PRACTICE OF
NEONATAL CRITICAL CARE MEDICINE

PRACTICE OF NEONATAL CRITICAL CARE MEDICINE

实用新生儿重症医学

主　审　封志纯
主　编　肖　昕　陈　超　母得志
副主编　郝　虎　李秋平　李思涛

人民卫生出版社
·北　京·

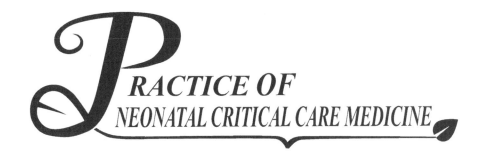

图书在版编目（CIP）数据

实用新生儿重症医学/肖昕，陈超，母得志主编.
北京：人民卫生出版社，2024. 6. -- ISBN 978-7-117
-36408-9

Ⅰ. R722. 1

中国国家版本馆 CIP 数据核字第 2024XOK774 号

人卫智网	www.ipmph.com	医学教育、学术、考试、健康，购书智慧智能综合服务平台
人卫官网	www.pmph.com	人卫官方资讯发布平台

实用新生儿重症医学

Shiyong Xinsheng'er Zhongzheng Yixue

主　　编：肖　昕　陈　超　母得志
出版发行：人民卫生出版社（中继线 010-59780011）
地　　址：北京市朝阳区潘家园南里 19 号
邮　　编：100021
E - mail：pmph @ pmph.com
购书热线：010-59787592　010-59787584　010-65264830
印　　刷：三河市宏达印刷有限公司
经　　销：新华书店
开　　本：889×1194　1/16　　印张：52　　插页：8
字　　数：1684 千字
版　　次：2024 年 6 月第 1 版
印　　次：2024 年 7 月第 1 次印刷
标准书号：ISBN 978-7-117-36408-9
定　　价：238.00 元
打击盗版举报电话：010-59787491　E-mail：WQ @ pmph.com
质量问题联系电话：010-59787234　E-mail：zhiliang @ pmph.com
数字融合服务电话：4001118166　E-mail：zengzhi @ pmph.com

蔡　纯　广州医科大学附属第三医院
陈　超　复旦大学附属儿科医院
陈　晓　南昌大学附属第一医院
陈大鹏　四川大学华西第二医院
陈运彬　广东省妇幼保健院
程隽永　郑州大学第一附属医院
崔其亮　广州医科大学附属第三医院
董文斌　西南医科大学附属医院
葛午平　广东省妇幼保健院
郝　虎　中山大学附属第六医院
黄为民　深圳市儿童医院
李秋平　中国人民解放军总医院第七医学中心
李思涛　中山大学附属第六医院
李易娟　中山大学附属第一医院
李占魁　陕西省妇幼保健院
林　广　珠海市妇幼保健院
林新祝　厦门大学附属妇女儿童医院
刘　俐　西安交通大学第一附属医院
刘鸿圣　广州市妇女儿童医疗中心
刘江勤　上海市第一妇婴保健院
刘王凯　中山大学附属第一医院
柳国胜　暨南大学附属第一医院
马丽亚　深圳市宝安区妇幼保健院
毛　健　中国医科大学附属盛京医院
母得志　四川大学华西第二医院
聂　川　广东省妇幼保健院
农绍汉　广东省人民医院
裘　刚　上海市儿童医院
施丽萍　浙江大学医学院附属儿童医院
史　源　重庆医科大学附属儿童医院
孙云霞　广东省人民医院
谭　宁　中山大学附属第五医院
唐　晶　广东省妇幼保健院
王　斌　南方医科大学珠江医院
吴本清　中国科学院大学深圳医院
吴素英　湖北民族大学附属民大医院
夏世文　湖北省妇幼保健院
肖　昕　中山大学附属第六医院
肖尚杰　广东省妇幼保健院
杨　杰　南方医科大学南方医院
杨传忠　深圳市妇幼保健院
余加林　南方科技大学医院
俞　钢　广东省妇幼保健院
俞惠民　浙江大学医学院附属儿童医院
袁　琳　复旦大学附属儿科医院
袁天明　浙江大学医学院附属儿童医院
乐盛麟　广东省妇幼保健院
张　刚　广州医科大学附属第三医院
张　蓉　复旦大学附属儿科医院
张金萍　上海市第六人民医院
周　伟　广州市妇女儿童医疗中心
周佳亮　广东省妇幼保健院
周建国　复旦大学附属儿科医院
周文浩　广州市妇女儿童医疗中心
周晓光　中山大学附属第八医院
朱小春　广东省妇幼保健院
朱小瑜　深圳市妇幼保健院

序言一

新生儿出生作为生命的起点，承载着家庭和社会的期望与祝福。然而，新生儿来到人世间并非总是风平浪静，有许多危重新生儿需要广大新生儿科医护人员的精心救治和呵护。因此，对于每一位新生儿科医护工作者来说，了解和掌握最新的新生儿危重症监护和救治技术显得尤为重要。目前，我国新生儿危重症监护和救治在一些高水平医院普遍开展并取得了很好的效果，极低和超低出生体重早产儿的救治水平已经接近发达国家水平，但在很多基层地区，新生儿危重症的救治水平还有待进一步提高，治疗的规范化、同质化还亟待加强。

《实用新生儿重症医学》旨在系统介绍新生儿危重症救治的基本理论、诊断方法、治疗技术，力求为广大新生儿科医务工作者提供一本实用、权威的新生儿危重症监护和救治参考书籍。希望通过这本书，能够帮助读者更好地掌握新生儿重症医学的知识和技能，提高新生儿重症的救治水平，系统学习国内外危重症新生儿救治与生命支持技术的新理论、新知识、新进展，为新生儿健康成长保驾护航。

本书主编肖昕教授、陈超教授和母得志教授均是国内新生儿领域知名专家，同时本书也汇聚了一大批知名教授参与编写，是他们渊博的理论知识及宝贵经验的总结，内容涵括了新生儿危重症救治领域的国际先进技术和前沿知识。在此，我向所有参与编写的医学专家表示崇高的敬意！同时，也希望每一位即将阅读这本书的医务工作者能够认真学习，积极思考和探索，为新生儿的健康成长贡献力量。

《实用新生儿重症医学》是一本不可多得的新生儿医学专著。我相信本书的出版将对我国新生儿危重症救治水平的提高起到积极的推动作用。在此强烈推荐大家阅读！

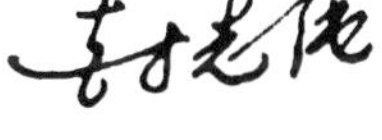

中国人民解放军总医院第七医学中心教授

中国医师协会新生儿科医师分会第一届会长

2024 年 6 月

序言二

时光荏苒，日月如梭。从 20 世纪 80 年代早期起，我国新生儿重症监护病房建立和发展已有近 40 年的历史。在此基础上，逐渐形成了新生儿重症医学，它是关于救治生命处于危机状态新生儿的医学，是新生儿医学的重要组成部分。对危重新生儿来说，时间就是生命，快速的病情判断和紧急正确的干预可明显降低新生儿危重症死亡率和后遗症发生率。

围产儿死亡率是国际公认的衡量一个国家或地区经济和社会发展水平最敏感的指标。据世界卫生组织统计，新生儿死亡占婴儿死亡人数的 2/3 以上，新生儿医疗保健工作在全球社会发展战略中均占重要地位。近年来，随着我国社会经济的迅猛发展，医疗技术的不断更新和进步，我国新生儿重症医学理论、监护和治疗手段也日益丰富和先进，危重新生儿的抢救成功率显著提高，出生胎龄 32 周以上的早产儿救治情况已逐步接近世界发达国家水平，对超早产儿的救治胎龄极限也不断创造新低。2023 年，我国新生儿死亡率已由 1990 年的 7.69‰降低至 4.50‰，对我国健康卫生指标的进步作出了很大贡献。

然而，由于我国幅员辽阔，各地区、各医疗单位之间医疗水平存在较大差异，新生儿重症医学发展不平衡，需要对危重新生儿诊断、监护和治疗进行规范化和同质化管理。另外，随着近年来国家生育政策的调整和辅助生殖技术的繁荣，早产、多胎或出生缺陷等原因导致的危重新生儿增多，新生儿危重医学的发展机遇与挑战共存，需要我们的临床救治工作更加精细和规范，只有这样，才能使我国新生儿重症医学真正进入国际先进行列，使千百万新生儿及其家庭受益。

本书组织了国内深耕于新生儿医学领域的近六十位专家，在力求突出科学性和实用性的前提下，从新生儿重症医学的各个方面进行了全面、系统的介绍，对重症监护内容和治疗技术给予了重点阐述，涵盖了新生儿重症医学所涉及的主要问题，适合于各级新生儿专科医师的继续教育和临床工作实践参考，也是医学院校本科生、研究生深度学习的工具书。

我相信，此书的出版将裨益于医林，在新生儿重症监护和救治中发挥重要作用。

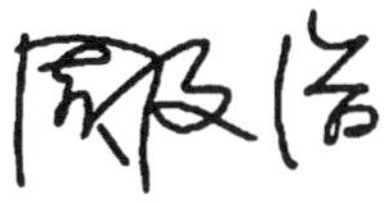

广州市妇女儿童医疗中心教授
中华医学会儿科学分会新生儿学组组长
2024 年 6 月

前　言

新生儿重症医学是关于救治生命处于危机状态新生儿的医学，是新生儿医学的重要组成部分。从 20 世纪 80 年代开始，国内不少医院相继建立了不同规模的新生儿重症监护病房，并配备了现代化的抢救与监护设备，培训了不少新生儿专业医务人员，从而大大提高了我国新生儿危重症救治水平。进入 21 世纪后，随着现代医学、生物信息技术和社会经济飞速发展，许多先进的理念和诊疗技术充实到新生儿重症医学中，许多精密医疗仪器和设备也应用于新生儿科临床，新生儿重症医学得以迅猛发展。因此，必须继续加强新生儿科专业医务人员对危重症救治和监护最新知识的学习，并运用于临床实践，使我国新生儿死亡率和后遗症发生率持续降低，使危重新生儿救治能力达到世界先进水平。

目前，国内介绍新生儿重症救治和监护的书籍还不多，在人民卫生出版社的大力支持下，在国内新生儿医学领域近 60 位专家的共同努力下，《实用新生儿重症医学》一书得以出版，为广大儿科、新生儿科、产科医护人员，专科规培生及研究生提供了一本较为实用的新生儿临床医学工具书。

本书力求科学和实用，内容涵盖了新生儿重症诊疗所涉及的重要问题，概括性介绍了中国新生儿重症医学的发展状况，新生儿重症监护病房的建立与发展，新生儿医院内感染防控策略，以及新生儿重症医学的伦理问题等；系统性阐述了新生儿危重症监护技术、穿刺插管技术和临床诊疗技术，以及早产儿和低出生体重儿的管理、各系统内外科重症的诊断与处理等。编者在搜集、整理资料和编写过程中，注重汲取国内外先进技术和基于循证医学的经验，既介绍了国外最新进展，也融入了国内危重症监护的经验和特点。因此，此书具有内容全面、新颖、可读性与可操作性强的特点。

编者大都是活跃在新生儿科临床一线的专家，本书凝结了他们的智慧和心血，在此表示深深的谢意；同时，要特别感谢在本书撰写过程中，在资料收集、整理和审校等方面付出辛勤劳动的一批年轻骨干；此外，还要衷心感谢封志纯教授和周文浩教授对本书出版给予的无私支持和帮助。

医学知识浩如烟海，限于我们的知识水平，在编著过程中难免存在遗漏甚至错误，恳请广大读者在阅读过程中，如发现错漏则不吝赐教，欢迎发送邮件至邮箱 renweifuer@ pmph. com 或扫描下方二维码，关注“人卫儿科学”，对我们的工作予以批评指正，以期再版修订时进一步完善，更好地服务于大家。

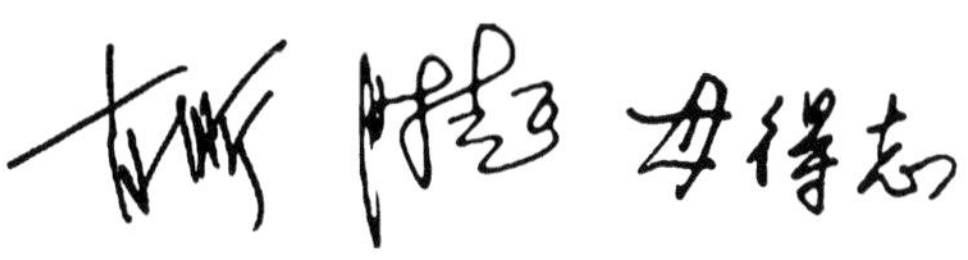

2024 年 6 月

目　录

视频资源二维码目录

扫描二维码观看配套增值服务：

1. 首次观看需要激活，方法如下：①用手机微信扫描封底蓝色贴标上的二维码（特别提示：贴标有两层，揭开第一层，扫描第二层二维码），按界面提示输入手机号及验证码登录，或点击“微信用户一键登录”；②登录后点击“立即领取”，再点击“查看”，即可观看配套增值服务。

2. 激活后再次观看的方法有两种：①手机微信扫描书中任一二维码；②关注“人卫助手”微信公众号，选择“知识服务”，进入“我的图书”，即可查看已激活的配套增值服务。

第一章　总　　论

第一节　中国新生儿重症医学的发展与思考

重症医学(critical medicine)是利用现代医学和其他科学技术,对各种器官或系统功能衰竭的重症患者实施连续生理功能监测、生命支持以及并发症防治,以提高存活率和降低后遗症发生率的一门科学。新生儿重症医学(neonatal critical medicine)是关于救治生命处于危机状态新生儿的医学,是新生儿医学(neonatology)和重症医学的交叉学科,而新生儿重症监护病房(neonatal intensive care unit,NICU)是新生儿重症医学的重要组成部分和临床实施场所,许多危重新生儿在此得到正确的诊断和有效的救治。

一、新生儿重症监护病房

NICU 是集有丰富临床经验和配合密切的医护团队、现代化的仪器设备、先进的诊疗技术和规范化的操作方案为一体的综合性救治系统,能为病情不稳定的危重新生儿提供持续监护、窒息复苏、呼吸支持、肠道外营养、重要器官(肝、脑、肾等)功能维护,以及复杂外科处置等有效干预措施。NICU 的主要收治对象包括:①各种原因所致呼吸衰竭并需要进行呼吸管理的新生儿;②早产儿和低出生体重儿;③重度窒息、缺氧缺血性脑病和颅内出血患儿;④严重感染、败血症和中枢神经系统(central nervous system,CNS)感染患儿;⑤各种原因所致休克或多脏器功能衰竭患儿;⑥某些患儿外科手术前后(围手术期)管理;⑦重度高胆红素血症需要换血的患儿、坏死性小肠结肠炎需要肠外营养的患儿等。对于这些危重新生儿,全面监测是其基础工作,通过各种无创和有创监测得到客观、准确的数据,能更好地了解患儿的整体情况、病情发展过程及疾病所处阶段,从而作出正确诊断和进行有效治疗。

NICU 的数量和质量标志着一个国家或地区新生儿重症医学的水平。国外 NICU 始于 20 世纪 60 年代,我国于 80 年代中后期仅有 NICU 雏形。随着改革开放、经济发展和重症医学发展,我国新生儿重症医学和 NICU 也得到迅猛发展。近年来,我国卫生行政部门已把设立 NICU 列为医院等级评审内容,我国二、三级妇儿专科医院和综合医院也相继开设了 NICU。随着以高水平 NICU 为中心的区域性新生儿救护网和转运系统的相继建立,规范化窒息复苏技术的普遍开展,肺表面活性物质(pulmonary surfactant,PS)的广泛应用,无创通气和有创通气、脐动静脉插管、经外周静脉穿刺的中心静脉置管术(peripherally inserted central venous catheter,PICC)及全肠外营养(total parenteral nutrition,TPN)等各种新技术的开展,包括早产儿和低出生体重儿在内的重症新生儿在 NICU 得到了正确的诊断和有效的救治,其成活率明显提高。

二、新生儿转运

新生儿转运(neonatal transport,NT)是 NICU 的重要工作内容之一,目的就是将危重新生儿安全、快速地转运到技术成熟和设备齐全的区域性 NICU 进行救治。转运系统的建立为危重新生儿转运提供了重要的生命通道,转运途中随车的新生儿科医护人员可以利用转运暖箱、呼吸机和监护仪等专用设备,保持危重儿的病情相对平稳,为进一步救治赢得时间。

在 20 世纪 50 年代,美国等发达国家就建立了比较完善的新生儿转运系统(neonatal emergency transport system,NETS)。我国新生儿转运工作起步较晚,在 80 年代末和 90 年代初,随着国内 NICU 的建立,新生儿转运才逐步开始实施。近十年来,我国新生儿转运得到了快速发展,中国医师协会新生儿专业委员会制定了《中国新生儿转运工作指南》,对新生儿转运管理、区域性新生儿转运网络建立、队伍建设和人员培训、交通工具和仪器设备配置、转运工作实施、转运决策与知情同意、转运评估和质量控制等均作了详细规定,规范了我国新生儿转运工作。为充分利用优质卫生资源,避免医疗资源重复浪费,我国许多大中城市都选择在有条件的医院建立区域性 NICU 中心,通过高效的转运手段,使危重新生儿在发病现场、转运途中和 NICU 均得到适当的监护和及时处理。目前,我国新生儿转运规模不断扩大,管理水平逐渐提高,转运技术不断完善,转运模式从单一的陆路车辆转运逐步发展成有航空转运参与的立体转运，大部分采取主动双程和双向转运，转入的主要病种为早产、新生儿窒息、新生儿呼吸窘迫综合征（respiratory distress syndrome，RDS）等；转出的病种为需要外科干预的先天畸形、先天性心脏病和严重呼吸衰竭等。转运途中的主要处理措施包括保暖、给氧、气管插管和心肺复苏，转运过程中危重患儿病死率约为 0.4‰。近年来，除出生后新生儿转运外，还逐渐介入到产房高危儿的保驾转运和产前宫内转运，即产前评估宫内转运的利弊后，可将早产儿、各种出生后需立即手术的出生缺陷儿等在出生前随孕母一起转运到医疗条件更好、可提供 NICU 及小儿外科手术的医疗单位。

三、新生儿复苏

目前，新生儿死亡的主要原因包括早产、低出生体重、围产期窒息、出生缺陷和感染等。世界卫生组织（World Health Organization，WHO）指出，上述新生儿死亡原因中，有些高危因素（如窒息）是可以通过简单、实用的适宜技术来避免，新生儿复苏技术就是其中之一。

多年来，中国新生儿复苏工作以国际指南为基础，结合中国实际，进行持续改良、推广和培训。2004 年在卫生部妇幼保健与社区卫生司的领导下，新生儿复苏项目在全国大规模开展，目标是确保每次分娩时至少有 1 名熟练掌握新生儿复苏技术的医务人员在场。随着新生儿医学的不断发展和新证据的出现，国际指南不断更新，中国新生儿复苏指南也经历了 2005 年、2007 年、2011 年、2016 年和 2021 年的多次修订，其内容不断丰富和完善，更接近临床实际。《中国新生儿复苏指南（2021 年修订）》参考 2020 年国际新生儿复苏指南，结合中国国情再次修订，重点关注分娩时的新生儿复苏，其可延伸至所有出生 0~28 天的新生儿复苏，主要内容包括分娩前准备、复苏基本程序、复苏流程、复苏的特殊情况、继续或停止复苏、复苏后监护以及团队合作和复苏培训等。

四、新生儿医院内感染防控

新生儿医院内感染（nosocomial infection）简称院感，主要指住院患者在医院内获得的感染，包括住院期间发生的感染和在医院内获得而于出院后发生的感染，但不包括入院前已经开始或入院时已存在的感染。NICU 存在许多院感高危因素，如早产和低出生体重、患儿病情重和有创检查多、中心静脉导管放置和高静脉营养、气管插管和有创机械通气、抗生素滥用和细菌耐药等，是院感的高发区域，已成为新生儿病情加重或死亡的重要原因之一。因此，减少新生儿院感发生是 NICU 质量的重要保障，是整个医疗过程中必须面对的严峻问题。为指导和加强医疗机构新生儿病室或 NICU 规范化建设和管理，保证医疗安全，2009 年 12 月，我国卫生部颁布了《新生儿病室建设与管理指南（试行）》，明确了中国 NICU 院感防控的目的、职责和内容，要求新生儿病室或 NICU 定期进行院感检测，严格执行消毒隔离制度；工作区最好设置独立的空调系统、空气层流装置或净化设备，并定期清洗，进入工作区必须穿专用工作服、佩戴帽子和口罩、穿拖鞋；洗手是控制院感的最重要措施，工作人员需严格执行手卫生制度，提高洗手的依从性，在检查、护理、治疗操作前后及接触污染物后必须用流动水洗净双手；诊疗过程中严格执行无菌技术操作，尽量减少各种介入性有创操作；防止配奶、喂奶和沐浴过程中的感染；此外，严格限制抗生素的使用，设立一、二、三线抗生素，杜绝无依据的预防性抗生素应用，加强病原学检测，根据药敏试验合理选择抗生素。

五、呼 吸 支 持

各种原因所致的急、慢性呼吸衰竭是新生儿常见的危重症，我国新生儿呼吸衰竭发生率约为 13.2%。NICU 普遍建立以来，呼吸支持相关技术如 PS 气管注入、无创和有创通气等的应用，在新生儿呼吸衰竭救治中具有里程碑意义。此外，一氧化氮（nitric oxide，NO）吸入和体外膜肺氧合（extracorporeal membrane oxygenation，ECMO）等新技术的开展，使新生儿呼吸衰竭救治成功率进一步提高。值得重视的是，早产儿或低出生体重儿的视网膜和肺发育尚未完全成熟，长时间高浓度氧疗和机械通气，易导致早产儿视网膜病（retinopathy of prematurity，ROP）和支气管肺发育不良（bronchopulmonary dysplasia，BPD）等并发症。近年来，由于早产儿用氧的科学管理和 ROP 筛查的严格实施，ROP 得以及时有效防治；肺保护性通气策略已被广大新生儿科医师接受，通过采用相对低的潮气量和允许性高碳酸血症策略，既预防了脑损伤，又降低了气胸、BPD 等肺损伤的发生。

1. **呼吸治疗模式** 西方发达国家自 20 世纪 70 年代就开始了以传统常规机械通气（conventional mechanical ventilation，CMV）为主的新生儿有创机械通气，之后又陆续出现各种高频通气（high frequency ventilation，HFV），极大推动了新生儿 RDS 和呼吸衰竭救治，取得了令人瞩目的成就。

随着我国新生儿医学的发展和社会经济的进步，中国新生儿呼吸衰竭治疗紧跟时代潮流，自 90 年代开始，CMV 被应用于中国 NICU 临床，在治疗新生儿呼吸衰竭中发挥“主力军”作用。2004 年，中华医学会儿科学分会新生儿学组联合首次发表了《新生儿机械通气常规》，人民卫生出版社出版了《新生儿机械通气治疗学》(第 1 版)，为我国新生儿呼吸衰竭的救治发挥了规范和引领作用。近年来，随着无创通气在 NICU 临床的推广应用，CMV 使用率有所下降，但仍然是 NICU 危重新生儿呼吸支持的重要手段。HFV 以高呼吸频率、低潮气量、小于或等于解剖无效腔为通气特征，在较低的气道和肺泡压力下能维持适当的气体交换，从而减少常规呼吸机治疗可能引发的气压伤和容量伤(肺保护作用)。在各种 HFV 中，以高频振荡通气(high frequency oscillation ventilation，HFOV)在 NICU 中应用最多，荟萃分析认为，HFOV 治疗新生儿 RDS 的效果优于 CMV，并可减少慢性肺疾病的发生，有望成为新生儿 RDS 的首选机械通气模式。

90 年代以来，随着产前糖皮质激素和生后 PS 的预防和治疗性应用，新生儿呼吸系统疾病谱和疾病严重程度发生了较大改变，机械通气方式和理念也随之发生变化，除 CMV 和 HFV 外，无创通气也广泛应用于临床，多个临床随机对照试验(randomized controlled trial，RCT)已证实无创通气的有效性和依从性。无创通气包括经鼻持续气道正压通气(nasal continuous positive airway pressure，nCPAP)、无创正压通气(non-invasive positive pressure ventilation，NIPPV)、经鼻同步间歇正压通气(nasal synchronized intermittent positive pressure ventilation，nSIPPV)、经鼻同步间歇指令通气(nasal synchronized intermittent mandatory ventilation，nSIMV)、双相气道正压(bilevel positive airway pressure，BiPAP)、经鼻加温湿化高流量给氧(heated humidified high-flow nasal cannula，HHHFNC)和经鼻高频通气(nasal high frequency ventilation，nHFV)等。在无创通气方面，nCPAP 具有非侵入性、经济实用、操作方便和并发症少等优点，是目前常用的无创呼吸支持技术，对于存在低氧血症(Ⅰ型呼吸衰竭)但有较强自主呼吸的新生儿(如早产儿呼吸暂停和 RDS)，可以给予 nCPAP 治疗。为使无创通气更好应用于临床，有学者对近年来开展的多项无创通气 RCT 研究进行了荟萃分析，带来了新的更有力的证据：NIPPV 与 nCPAP 两种通气模式的比较显示，在预防再插管或拔管失败方面，NIPPV 优于 nCPAP，但并不是每个患儿都需要 NIPPV；另外，有证据表明，HHHFNC 与 nCPAP 疗效相当，但鼻损伤风险更小。因此，应用无创通气时，应当了解不同通气模式的优缺点并将其应用于最适合的患儿。

近年来，所谓 INSURE 技术(气管插管-PS 给予-拔管后 nCPAP 通气)备受临床推崇，早产儿和低出生体重儿早期使用该技术，可降低有创机械通气使用率，减少气漏和 BPD 的发生。欧美国家 NICU，除 nCPAP 外，NIPPV、nSIPPV 应用也较多，主要作为早产儿 RDS 初始治疗、nCPAP 失败的抢救性治疗或撤机后的常规使用方式，nSIMV 和 BiPAP 也有应用，而 HHHFNC 和 nHFV 应用相对较少。目前，国内 NICU 主要应用 nCPAP、NIPPV 作为常规无创正压通气模式，其他无创正压通气模式的应用也在逐渐增加。2022 年欧洲新生儿 RDS 指南认为，通过呼吸机提供的同步 NIPPV 可减少有创机械通气需求或拔管后失败再次插管风险，并可能减少 BPD。因此，应依据新生儿低氧血症或呼吸衰竭的严重程度，采取不同的有创通气或无创通气的方式，并随着病情变化和疗效，进行替代和撤离(图 1-1-1)。

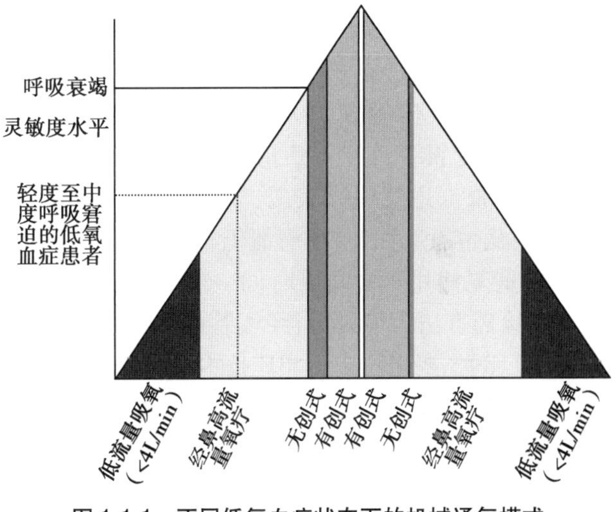

图 1-1-1　不同低氧血症状态下的机械通气模式

2. **PS 气管注入**　PS 由肺泡Ⅱ型细胞合成和分泌，具有降低肺泡表面张力，防止肺泡塌陷的作用。新生儿 RDS 为 PS 缺乏所致，国外大规模高质量的 RCT 研究和荟萃分析均提示外源性 PS 用于新生儿 RDS 治疗的效果显著。1990 年美国食品药品监督管理局(Food and Drug Administration，FDA)批准 PS 正式进入临床预防和治疗新生儿 RDS 等疾病，我国直至 2001 年才开始正式使用 PS 治疗新生儿 RDS。近 20 年来，由于新生儿 PS 临床应用理念和技术不断发展，美国和加拿大儿科学会专家会不断更新《肺表面活性物质替代治疗指南》和《早产儿出生时和出生早期呼吸支持策略》，欧洲新生儿专家组每隔3年就修改1次《欧洲新生儿呼吸窘迫综合征防治指南》，以期应用PS最新成果指导新生儿RDS的治疗。为使我国PS的临床应用更加规范化，中华医学会儿科学分会新生儿学组和《中华儿科杂志》编写委员会组织国内专家，以国内外循证医学证据和最新进展为基础，形成了《中国新生儿肺表面活性物质临床应用专家共识（2021版）》，对PS的适应证、剂型选择、用药时机、剂量和次数、给药方法、疗效评估等提出如下推荐意见：PS主要用于早产儿RDS的治疗，疗效显著；其他继发性PS缺乏性疾病如新生儿严重窒息、急性呼吸窘迫综合征（acute respiratory distress syndrome，ARDS）、重症肺部感染、重症胎粪吸入综合征（meconium aspiration syndrome，MAS）和肺出血导致的急性肺损伤也可以用PS治疗；对于先天性膈疝和PS蛋白缺陷，PS治疗有一定疗效。天然型PS（猪肺或牛肺灌洗液提取）治疗效果明显优于人工合成制剂。强调PS早期应用，早期给药是新生儿RDS等治疗成功的关键，即对于胎龄<30周的早产儿或体重<1 200g的极低出生体重儿，出生后立即给予PS预防治疗；对于有发生RDS高危因素（早产、剖宫产、糖尿病母亲等）的患儿，一旦出现呼吸困难进行性加重，在机械通气的基础上，如胸部X线片和/或肺部超声显示RDS变化，应立即加用PS治疗。根据药物推荐剂量和病情严重性选择PS剂量，使用PS后根据患儿临床表现、氧合情况和肺部影像学改变对病情重新评估，如病情仍较严重或改善后又加重，可重复使用PS，间隔时间一般为6～12小时。PS常规给药方法为仰卧位，经气管插管注入肺内，对于早产儿RDS多采用INSURE技术；近年来，对于需要无创通气的小胎龄（25～32周）早产儿RDS，中国NICU结合欧洲治疗经验，PS给药方式逐渐被微创肺表面活性物质注射（less invasive surfactant administration，LISA）或微创表面活性物质治疗（minimally invasive surfactant therapy，MIST）技术所取代，其中LISA被认为是nCPAP支持下自主呼吸早产儿的首选PS给药方式。PS治疗后，需密切关注可能发生的过度通气、高氧血症、气漏和肺出血等风险；应密切观察和评估临床表现、血气分析和呼吸力学变化，必要时下调吸入氧浓度（fraction of inspiratory oxygen，FiO_2）和其他呼吸机参数。2022年欧洲RDS管理指南指出，对RDS患儿，应在疾病早期给予抢救性PS治疗，即当CPAP压力≥6cmH_2O、FiO_2>0.30，患儿病情进一步恶化，或肺超声提示PS缺乏时，即可给予PS治疗（极度不成熟的早产儿可考虑较低的FiO_2阈值）；猪肺磷脂初始剂量200mg/kg用于RDS急救治疗的疗效优于100mg/kg。

3. NO **吸入疗法** 吸入性NO（inhaled nitric oxide，iNO）能选择性舒张肺血管，使肺部血液由非通气区流向通气区，减少了由右向左的分流，改善通气/血流比值，提高氧合指数和降低肺动脉压，是20世纪90年代呼吸理论和技术的重要突破。在新生儿医学领域，NO吸入已成为新生儿持续性肺动脉高压（persistent pulmonary hypertension of the newborn，PPHN）的常规治疗手段；此外，NO也可用于新生儿ARDS、MAS等其他重症和先天性心脏病术后肺动脉高压的治疗，特别是临床常规CMV效果不好的低氧性呼吸衰竭患儿，NO吸入后可迅速改善症状，为后续抢救赢得宝贵时间。由于特定原因（如合法NO气源缺乏），NO治疗在我国临床应用相对滞后，为推动我国新生儿领域NO吸入疗法的合法化和规范化应用，合法进口和国产气源正在紧锣密鼓报批之中，期望在不久的将来应用于中国新生儿科临床；此外，2019年中国医师协会新生儿科医师分会编撰了《一氧化氮吸入治疗在新生儿重症监护病房的应用指南》，采用证据推荐分级的评估、制订与评价的方法，对NO吸入治疗的指征、适应证、禁忌证、使用方法等进行了推荐。

4. **ECMO 技术的应用** ECMO是一种体外生命支持技术，其本质就是一种改良的人工心肺机，最核心部分就是膜肺和血泵，在体外起人工肺和人工心脏作用，可以对重症心肺功能衰竭患者进行长时间心肺支持，为危重症抢救赢得宝贵时间。ECMO首先应用于成人心脏外科，但因成功率较低而告一段落；在20世纪80年代，国外一些医院将ECMO用于新生儿呼吸衰竭取得了成功；1993年，Zwushenberrger等对5 000例ECMO治疗的呼吸衰竭患儿资料进行了总结，得出了ECMO对新生儿的疗效优于成人、对呼吸衰竭的疗效优于心力衰竭的结论，这又重新激发了人们的应用和研究热情；随着医疗、材料和机械技术不断发展，ECMO支持时间不断延长，疗效不断提高，已逐渐成为临床危重症抢救的重要手段之一。近十年来，我国借鉴国外应用经验，结合中国实际，在三甲医院正逐步开展ECMO，主要应用于氧合指数>40并持续4小时以上的呼吸衰竭患者。在接受ECMO的患者人群方面，成人占绝大多数，但儿童和新生儿实施ECMO的例数占比较低，是未来中国ECMO发展的重点。由于ECMO系统复杂、侵袭性大、费用昂贵，加之新生儿个体小，对医务人员操作水平要求极高，且易发生颅内出血，ECMO在NICU的应用将面临许多困难，任重而道远。

5. ROP和BPD的防治 ROP是早产儿的常见并发症之一，若不早期发现、早期干预，可发展为晶状体后纤维增生症（retrolental fibroplasia，RLF）而导致失明，对家庭和社会造成沉重负担。RLF于20世纪40年代首先由Terry报道，流行病学调查显示30%的学龄前儿童失明与此有关；1984年Patz发现ROP和RLF的发生与新生儿时期用氧有关。基于这一认识，NICU中新生儿用氧得到了有效管控，ROP和RLF发生率下降；但自80年代后期开始，随着极早产儿和极低出生体重儿救治成功率增加，ROP和RLF发生率出现第二个高峰。随着我国围产医学和新生儿医学的不断发展，NICU的普遍建立，早产儿和低出生体重儿存活率明显提高，ROP和BPD在我国的发病率也明显上升，已经成为中国NICU最为棘手的问题之一。ROP的主要预防措施包括对早产儿尽最大可能降低吸氧浓度、监测血氧分压和避免高氧血症的发生。2004年，我国卫生部公布了中华医学会制定的《早产儿治疗用氧和视网膜病变防治指南》，对推动我国早产儿救治的规范用氧和ROP的防治进程发挥了重要作用；中华医学会眼科学分会眼底病学组2014年制定了《中国早产儿视网膜病变筛查指南（2014年）》，规定筛查的主要对象为出生体重低于2 000g的低出生体重儿，或者出生胎龄小于32周的早产儿。

BPD是新生儿（尤其是早产儿）应用机械通气和长期吸入高浓度氧后发生的慢性肺疾病（chronic lung disease，CLD）。1967年，放射科医师Northway发现早产儿RDS恢复期出现慢性肺损伤病变，首先提出了BPD的概念（后来被称为“经典型”BPD），其病死率高达67%；随后NICU建立，许多早产儿因氧疗和机械通气得以存活，但以呼吸道上皮鳞状化生、平滑肌增生、肺纤维化和大血管变形为主要特征的“经典型”BPD报道日益增多；至20世纪90年代，由于产前糖皮质激素应用、出生后外源性PS气管注入、保护性通气策略的实施和NICU护理的改良，极不成熟早产儿在住院期间出现低浓度氧依赖并可持续到纠正胎龄36周以上，出现了以肺泡数目减少、体积增大、结构简单化，微血管发育不良和弹力纤维增生为主要特征的“新型”BPD。国内进行了为期3年（2006—2008年）有关BPD发病率和高危因素的调查，结果显示我国BPD总发病率为1.26%，主要发生于胎龄小于32周的早产儿；通过高危因素分析，提出BPD的主要预防措施包括早产儿合理用氧，适当的吸入氧浓度使维持PaO_2在50~70mmHg（6.67~9.33kPa），合理掌握机械通气指征，采取低峰压、低潮气量通气模式，预防医源性感染，限制液体入量，对于有症状的动脉导管未闭者及早关闭动脉导管等。

六、营 养 支 持

新生儿营养不足可对其生长发育和健康状况造成短期和长期不良影响。为保证新生儿足够的营养供给，必须胃肠道喂养与静脉营养（肠外营养）相结合。目前主张极低、超低出生体重儿在无胃肠道并发症的情况下，应尽早进行小量胃肠道喂养，以母乳为主，以维持肠道功能，促进胃肠激素分泌；对不能耐受肠内喂养者，应注意新生儿坏死性小肠结肠炎（necrotizing enterocolitis，NEC）发生，可给予全肠外营养（total parenteral nutrition，TPN）或部分肠外营养（partial parenteral nutrition，PPN），补充氨基酸、脂肪乳、葡萄糖、电解质、微量元素等，以保证足量热量及营养物质的摄入。

肠外营养广泛应用于新生儿领域，英国国家卫生与临床优化研究所（National Institute for Health and Clinic Excellence，NICE）于2020年在现有证据的基础上制定了新生儿肠外营养指南（NICE指南），为新生儿肠外营养的规范化管理提供指导和建议。脐静脉置管和PICC技术在中国NICU的开展和普及，解决了超低出生体重儿长期肠外营养的维持问题。中国新生儿营养支持的实施主要参考NICE指南和2013年《中国新生儿营养支持临床应用指南》。指南内容主要包括新生儿肠外营养的适应证及时机、途径、输注过程中的避光措施、能量推荐、肠外营养的组成、微量元素及其他营养素的补充、标准化新生儿肠外营养配方、肠外营养的监测、停止肠外营养的时机等。

七、其他重要器官功能支持

维持重症新生儿重要器官功能是NICU的重要目标。因此，在进行病因治疗的同时，必须采取各种措施维持心、肺、肾和胃肠等重要器官功能，为新生儿救治赢得时间。采取的措施除包括替代心肺功能的呼吸机机械通气、ECMO以及替代胃肠功能的全肠外营养（全静脉营养）外，还有替代肾功能的连续性肾脏替代治疗（continuous renal replacement therapy，CRRT）和脑功能监护等，其中机械通气、CRRT和ECMO合称为危重患者的“三大生命支持技术”。

1. 肾替代治疗 包括血液透析、腹膜透析和CRRT等，其中CRRT是近年发展的一项新的生命支持技术，可用于各种血液内环境紊乱的治疗。1995年第一届国际连续性肾脏替代治疗会议规定，每天24小时或接近24小时连续性血液净化，以替代受损肾功能的净化方式即为CRRT。CRRT起初仅用于急性肾功能衰竭患者，随着血液净化的基础研究和净化设备的改进，CRRT的应用范围已扩展到治疗非肾脏疾病，如免疫系统疾病、脓毒血症、急性中毒、急性心力衰竭、肝衰竭及遗传代谢病代谢危象等。CRRT包括连续性动-静脉血液滤过（continuous arterio-venous hemofiltration，CAVH）、连续性静脉-静脉血液滤过（continuous veno-venous hemofiltration，CVVH）、连续性动-静脉血液透析（continuous arterio-venous hemodialysis，CAVHD）、连续性静脉-静脉血液透析（continuous veno-venous hemodialysis，CVVHD）和连续性动-静脉血液透析滤过（continuous arterio-venous hemodiafiltration，CAVHDF）、连续性静-静脉血液透析滤过（continuous veno-venous hemodiafiltration，CVVHDF）等。CVVH因具有血流动力学稳定、能清除大中分子等特点，特别适合儿科及新生儿科急危重症的治疗。近年来，在我国北京、上海、广州、杭州、武汉等城市三甲专科医院，CRRT已成为儿科重症监护治疗病房（pediatric intensive care unit，PICU）危重症抢救的重要治疗技术，并逐渐向NICU发展。

2. **脑功能监测和保护** 围产期新生儿脑损伤严重者可引起死亡，幸存者多留有精神运动发育迟缓、智力障碍、听力障碍、视力障碍等后遗症，给患儿和家庭带来巨大经济和精神压力。故危重新生儿在抢救过程中，应注意监测和保护脑功能，保证脑灌注，降低死亡率，减少神经系统后遗症，提高生命质量。

20世纪90年代是新生儿脑损伤研究最集中的十年，涌现出大量新生儿缺氧缺血性脑病（hypoxic-ischaemic encephalopathy，HIE）和颅内出血（intracranial hemorrhage，ICH）的研究成果，在一定程度上降低了新生儿脑损伤的发生率及严重程度。但在这一时期，国内出现了HIE诊断与治疗指征过宽的现象，引起了国内外新生儿学者的高度重视。2005年，中华医学会儿科学分会新生儿学组组织修订的《新生儿缺氧缺血性脑病诊断标准》，对纠正HIE诊断扩大化倾向起到了很好的指导作用。除围产期缺氧窒息导致脑损伤外，新生儿神经系统异常也可由其他因素如遗传、代谢、脑结构异常等引起。近年来，新生儿脑损伤的研究热点正在向早产儿脑白质损伤（white matter injury，WMI）、低血糖脑损伤和遗传代谢性脑病防治方面转变。

目前，在NICU住院的重症新生儿主要应用振幅整合脑电图（amplitude integrated electroencephalogram，aEEG）进行实时脑功能监测，可为新生儿（尤其是早产儿）大脑结构、功能的评估以及临床诊断提供依据。aEEG是利用脑电信号振幅波分析脑电波的一种单通道脑电监测系统，是传统（标准）脑电图（electroencephalography，EEG）的简化形式。与标准EEG检测方法不同，aEEG通过3个电极，记录单个和多个通道信号，经放大、滤波器滤过及振幅压缩整合处理后，以慢速（6cm/h）输出，得到的aEEG信号能反映整个脑电背景活动电压改变状态；aEEG还可利用数字化技术，使整合后波谱带还原为原始脑电图形，直观反映脑电背景活动。aEEG操作方便、容易分析且无创伤，可在不影响正常治疗的情况下进行床边操作，重复性良好，aEEG可实时动态监测脑电活动，与常规CT、MRI诊断方法形成互补，缩短诊断时间，有助于新生儿（尤其是早产儿）脑损伤的早期诊断及神经系统发育预后的评估。

八、遗传性疾病的诊断和处理

随着遗传学和分子生物学分析技术的不断进步，以及新生儿筛查的普及和筛查谱的不断扩大，以往NICU中所谓“不明原因”死亡的新生儿中，部分已被证实由遗传性疾病所致。遗传性代谢病（interited metabolic disorder，IMD）或先天性代谢异常（inborn errors of metabolism，IEM）是遗传性疾病中的一大类。IMD种类繁多，总数可达数千种，IMD单一病种患病率低，但若将所有IMD种类相加，其总发病率则不低，其中约50%的小分子IMD（有机酸血症、氨基酸代谢障碍、脂肪酸代谢障碍及遗传性高氨血症、乳酸血症、低血糖症等）在新生儿期发病。发病越早，病情越重，若不早期发现和及时有效处理，死亡率和后遗症发生率高，加之起病突然，又“原因未明”，易引起医疗纠纷。小分子IMD在新生儿期的临床表现不典型、无特征性，尤其是发生代谢危象时与许多其他新生儿危重症如败血症、CNS感染类似，故临床在排除常见危重症的基础上，应根据血pH值、血糖、血氨、血乳酸等检测结果作出临床疑诊，并及早采取相应措施干预，才能挽救患儿生命和减少后遗症。质谱技术如串联质谱法（tandem mass spectrometry，MS-MS）、气相色谱-质谱法（gas chromatography-mass spectrometry，GC-MS）、快速二代测序（next generation sequencing，NGS）如全外显子组检测（whole exome sequencing，WES）的临床应用，使IMD早期确诊成为可能。80年代开始，欧美、日本等发达国家，已应用质谱技术对新生儿IMD进行筛查和诊断；近10年来，在北京、上海、浙江、江苏、广东、湖北、湖南、山东和辽宁等省市陆续应用质谱技术对IMD进行筛查和诊断。随着NGS技术的发展，中国紧跟世界前沿，已广泛应用于临床确诊遗传性疾病。

九、围手术期监护和管理

NICU的发展促进了新生儿外科的发展，近十年来取得了较大的成绩，如食管闭锁的手术成功率、先天性膈疝的存活率、各种重症畸形的手术成功率等均较过去有了大幅度提高。这些成绩的取得除了与手术术式改进等相关外，还归功于NICU加速康复外科(enhanced recovery after surgery，ERAS)理念在临床成功实践。所谓ERAS，就是指在围手术期综合应用多学科方法，提供一种标准化、基于循证证据的医疗护理计划，以减少手术应激和并发症，加快患者术后康复、减少住院时间。例如，在胃肠外科疾病治疗方面，为了提高新生儿肠道围手术期的医护质量，加快患儿康复，2020年欧洲加速康复外科协会基于循证医学证据和实践的整合，发布了首个《新生儿肠道手术围术期管理共识指南》，提出了17项推荐意见，主要包括手术方式、抗生素预防性应用、围手术期低体温的防治、镇痛的实施、围手术期液体管理、营养管理和再灌注喂养、最佳血红蛋白水平、围手术期与患儿家属的沟通等方面。此外，新生儿围手术期液体管理也是一个复杂而重要的问题，受新生儿胎龄、日龄、器官和系统成熟度、手术类型、合并症和失血量的影响，儿科麻醉医师协会指南建议患儿围手术期液体管理分为液体不足补充、维持性输液、各种液体丢失补充三部分。

十、出院后随访

随着NICU危重新生儿的抢救成功率与存活率明显提高，相伴而来的是各种后遗症的发生率也日益增多。国外资料表明，极低出生体重(very low birth weight，VLBW)儿的脑瘫发生率为5%～10%，其中10%～25%因NICU不适宜的环境及干预措施影响了VLBW儿的器官发育，尤其是脑的发育，从而影响患儿生存质量。因此，重症新生儿在抢救过程中应注意保证脑灌注，稳定期后给予营养脑细胞治疗，减少神经系统后遗症的发生。

重症新生儿出院后随访是NICU内容的进一步拓展，建立随访制度，通过对于高危儿定期随访和早期生长发育评估有助于早期发现体格发育或神经发育偏离问题(如智力、听力、视力障碍)，及时进行早期干预，减轻伤残程度，提高生命质量；另外，通过随访也可以进行回顾性流行病学调查和前瞻性随机临床试验探索神经发育伤残的发生率、危险因素和发病机制。

十一、中国新生儿重症医学面临挑战

我国新生儿重症救治和NICU管理方面取得的成绩有目共睹，但也应该清醒认识到：一方面，随着社会经济的高速发展，人们对新生儿重症救治的需求持续增加，对诊治水平的期望越来越高；另一方面，我国新生儿重症医学的发展、NICU的建设与管理、治疗技术的开展和临床研究等方面和发达国家相比存在不小差距和不少亟待解决的问题，质量控制有待持续改进。

1. 完善新生儿重症医学体系的建设 目前，新生儿重症医学的很多诊断和救治技术都是从其他学科借用而来，其理论体系也是各医学学科所共有的，没有自己明确的研究方向；我国新生儿重症医学起步较晚，专科医师准入制度尚未实施，本科教育中也没有专门的课程设置，导致专业队伍在数量及水平上明显不足。因此，必须尽快明确新生儿重症医学定位、组织和任务等，使其成为拥有自身的临床基地、人员培训系统和科研手段的临床和科研学科。

2. 加强新生儿重症救治专业队伍建设 我国属于发展中国家，沿海与内陆、东部与西部的区域性差别很大。部分西部边远地区专职NICU医护人员缺乏或严重不足，缺乏完整的新生儿重症救治专业队伍；在东部和沿海地区，许多医疗单位NICU的专业医护人员数量虽快速增长，但医护人员与床位比仍不能满足原卫生部下发的NICU建设和管理要求，部分NICU护士是其他专科转行而来，未接受NICU专科训练。另外，在我国NICU中，很少有专职机械师、呼吸治疗师、营养师和心理咨询师等。因此，加强新生儿重症救治专业队伍建设、瞄准世界前沿、提高重症医学整体水平迫在眉睫。

3. 不断开展NICU监测和诊疗新技术 利用多功能监护仪、无创血流动力学检测仪、振幅脑电监测仪、床旁彩超和X线检查精准监测患儿生命体征、重要器官功能和结构变化；由于新生儿(尤其是早产儿)血容量少，强烈推荐NICU生化检测的微量化或经皮化，如应用微量血糖测定仪、微量血气/电解质分析仪或经皮二氧化碳分压(partial pressure of carbon dioxide，PCO_2)检测等手段动态监测患儿机体内环境变化；应用有创或无创机械通气实施呼吸支持，应用脐静脉置管或PICC开展肠外营养，有条件的单位，应开展ECMO、CRRT实施心肺、肾替代疗法等。在新生儿重症监护和治疗方面，还需重视和强调：①高新技术的发展与应用，即不断探索疾病的病因和病理生理变化，将新技术、新疗法应用于临床，从而使监护水平和治疗技术得到进一步发展；②加强产科与儿科合作，将生后新生儿监护向出生前胎儿监护延伸，使小儿在生命早期（胚胎期、分娩期、新生儿期）均得到全程监护和管理，提高生命质量；③NICU 必须发展成为手术科室的坚强后盾和可靠保证，为新生儿胃肠外科、心脏外科和脑外科等专业医疗工作的开展提供围手术期支持和管理，使许多过去不能施行的围产期手术得以积极开展。

4. 更新新生儿重症医学临床医护模式和理念 随着社会、经济和科技发展，传统医学中的单纯“生物医学模式”需向现代医学的“生物-心理-社会”模式转变。研究表明，重症新生儿和早产儿所处的 NICU 高度应激环境对婴儿心理和行为可产生不良影响，故现代新生儿重症的医护理念已从单纯救治患儿生命转向同时关注早期抢救成功率与远期预后的改善，提出了新生儿个体化的发育支持医护模式，包括改进 NICU 环境（减少声光刺激、播放轻音乐）、模拟宫内环境（体位改变、袋鼠式护理）和改善 NICU 护理模式（镇痛措施）等一系列手段，这是“生物医学模式”向“生物-心理-社会模式”转变的典型例子。研究显示，采用现代医护模式，不但可以减少 NICU 新生儿的应激反应，促进患儿疾病康复，减少住院天数及机械通气时间，促进亲子关系及患儿从 NICU 出院到家庭的平稳过渡等，而且可以明显改善患儿远期神经系统预后。此外，尽管新生儿科及 NICU 专业已普遍发展至较高水平，但仍无法完全解决涉及各亚专业（如心血管、神经、呼吸、消化、五官等专业）的问题，术业有专攻，需倡导多科综合治疗的团队协作，采取多学科协作综合治疗（multi-disciplinary treatment，MDT）的医疗模式，一方面可以实现治疗规范化、精准化和合理化，使治疗达到最优化；另一方面，可不断提高各个学科的专业水平，推动多学科的交叉发展。对于重症新生儿抢救存活后的随访工作，也需要新生儿科与儿童保健科、康复科、神经科、耳鼻喉科、眼科和营养科等多学科的相互协作。

5. 开展新生儿重症诊疗多中心合作研究 新生儿重症基础和临床诊疗研究是新生儿医学的热点和重点，对于提高新生儿重症的救治水平，降低新生儿死亡率起着重要作用。随着我国社会经济发展水平的不断提高，规范化 NICU 的数量越来越多，新生儿重症的临床救治水平显著提高，新生儿死亡率显著降低。然而，我国新生儿重症的基础和临床研究与发达国家和地区相比仍然有较大差距，尽管每年发表了数量不菲的新生儿重症研究相关论文，但总体水平不高，在临床基础研究方面基本停留于对国外先进研究的追踪，缺乏富于创新性的工作，而临床研究大部分资料零散、质量参差不齐，缺乏设计良好的前瞻性随机对照研究，尤其缺乏具有说服力的高水平多中心研究。

为了提高我国新生儿重症的临床研究水平，在解决制约临床救治水平的关键问题时注重临床基础研究，深入思考来自临床的问题，应用循证医学（evidence based medicine，EBM）的手段和方法，开展真正富于创新性的探索，才能取得突破性的成果。EBM 核心思想是任何医疗决策都应建立在新近翔实、最佳的临床科学研究证据的基础上，强调研究数据、临床试验和患者三者有机结合，保证决策的科学化和合理化。近年来，EBM 理念虽被引入新生儿重症医学，但大多数的医务人员仍然对什么是可靠的科学临床证据感到困惑，认为在临床实践中个人经验和专业知识比任何前瞻性研究成果都更重要。因此，必须重视和强调：作为从事新生儿专业的临床工作者，必须遵循 EBM 核心思想，掌握循证实践需要的基本知识和技能，在临床科研中使用循征医学研究方法，开展多中心 RCT，从而为疾病管理和诊疗指南或专家共识的制定提供高质量的客观科学依据。我国幅员辽阔、人口众多，每年出生的新生儿数量接近 1 000 万，临床资源丰富，相信克服目前各自为政、非随机式分散研究的缺点，引入循证医学理念，加大协作、整合和多中心研究的力度，在不久的将来一定会产出有重大突破的临床研究成果。

6. 继续完善 NICU 区域化网络建设 NICU 是一个危重新生儿抢救治疗的整合系统，在发达国家均实行 NICU 准入制度，通过对医技人员、设施、组织、疾病种类与危险程度以及对诊疗护理水平的需求，进行 NICU 分级界定，组建区域性新生儿救治网络，使 NICU 服务覆盖广大城乡，最大限度地利用有限的 NICU 资源。近年来，国内新生儿转运发展迅速，但在转运系统管理、转运设备、转运方式选择、转运技术开展及区域性三级转诊体系建立方面仍有待改进，必须针对各级新生儿医疗服务水平，制定包括设备、人员、设施、辅助服务、培训及新生儿转运在内的医疗服务管理的统一标准，并基于全国或区域性新生儿分娩量及死亡率等数据，尽快建立符合我国国情的区域性 NICU 网络，对各级新生儿医疗服务机构进行合理的规模设置、资金投入以及质量控制，这对促进我国医疗卫生水平的发展有着非常积极的意义。

总之,我国新生儿重症医学虽有长足的发展,但仍然面临着上述诸多问题和挑战,需引起政府部门及医务人员的高度重视,共同努力,提高新生儿科重症救治水平,努力追赶世界先进水平,推动我国新生儿重症医学的发展,造福于祖国的未来。

(肖 昕)

第二节 新生儿重症监护病房的发展与现状

不同新生儿的生理和病理生理状况差别非常大,需要在不同级别的病房分别进行医疗监护。设置不同级别的新生儿病房,将新生儿病房进行分级建设和管理,不同国家分类标准不同,我国目前将新生儿病房分为三级六个等次。一级新生儿病房是指新生儿基础医疗护理病房,主要开展新生儿产房复苏,健康新生儿评估及生后护理,有高危因素的足月新生儿的护理和医学观察;二级新生儿病房是指新生儿特别医疗护理病房,分为两个等次,二级 A 等和二级 B 等;三级新生儿病房是指新生儿重症监护病房(neonatal intensive care unit,NICU),是集中收治危重新生儿的病房,分 A 等、B 等、C 等。

新生儿出生后经历从宫内到宫外环境的巨大变化,新生儿代偿能力差,病情变化快,高危新生儿随时可能发生各种危重情况,需要对生命体征、各脏器功能等进行密切监护和评估,良好的监护可以早期发现问题,及时处理。危重新生儿需要在 NICU 集中监护和抢救。

一、NICU 的基本设置

发达国家平均每 100 万人口建立 1 个 NICU。我国每个地、州、盟级城市应至少有 3~4 家医院建立 NICU,省会城市应至少有 4~5 家医院建立 NICU。

1. **病房规模** NICU 的规模不宜太大,规模太大不利于危重患儿的精细化管理,一般一个护理单元的 NICU 床位应控制在 30~50 张。

2. **床位面积** 患者密度高是发生院内感染的重要原因,NICU 床位面积有明确规定,发达国家规定 NICU 每张重症床位占室内面积为 8~15m^2,我国目前规定为>6m^2。

3. **房间设置** 以往 NICU 多为大房间,把所有病床集中在一起,便于集中管理,这种模式的明显缺陷是不利于消毒隔离,易发生院内感染;病房噪音大且相互影响;此外,也不利于医生、护士的分工负责。近年来 NICU 房间布局以小房间为主,每个房间放 4~8 张床。

4. **功能区设置** NICU 按功能分区为清洁区、半清洁(半污染)区、污染区和办公区等。NICU 至少需要 3~5 个隔离房间,分别隔离呼吸道、消化道、血流感染和其他特殊感染患儿,必要时设置负压隔离房间。将超早产儿、免疫缺陷等疾病患儿安置在小房间,按照隔离病房规范设置在一个小区域。每个小房间 1~2 张床,便于隔离和保护。病房入口和每个房间有足够的洗手槽,为避免空气传播性疾病,NICU 应有空气净化装置。

二、NICU 的等次

不同地区、不同医院患儿的严重程度和病种不同,NICU 技术配置应有所侧重,我国将三级 NICU 分为三个等次。

1. **三级 A 等** 即基本 NICU,具备下列收治能力和条件:①出生体重≥1 000g 的低体重新生儿或胎龄≥28 周的早产儿的医疗护理;②严重脓毒症和各种脏器功能衰竭患儿的内科医疗护理;③持久提供常规机械通气;④实施唇裂修补术、体表轻度畸形矫治等小型手术。

2. **三级 B 等** 除满足三级 A 等 NICU 条件及能力外,还需具备如下条件和能力:①出生体重<1 000g 的低体重新生儿或胎龄<28 周的早产儿的全面医疗护理;②能实施 HFOV 和 iNO 治疗;③新生儿各种危重症救治技术,如有创循环监护、脑电监护、亚低温治疗、支气管镜、连续血液净化和 ROP 治疗等;④实施中、大型外科手术。省级医院需设置三级 B 等 NICU。

3. **三级 C 等** 为高级 NICU,需同时具备三级 A 等、B 等及以下 NICU 的条件和能力:①实施体外循环支持的严重先天性心脏病修补术;②实施 ECMO 治疗。国家级和国家区域医学中心需具备三级 C 等 NICU。

三、NICU 的技术能力和仪器配备

1. **各种监护技术** NICU 的所有患儿都必须监护,应具备各种连续监护技术,如呼吸、血氧饱和度、心率、心功能、心电图、血压、凝血功能、血糖、电解质、血气和血生化等重要生理功能监护,每小时记录监护结果。

2. **各种危重症抢救技术** NICU 集中收治各种重症,应具备各种救治技术,如无创通气、有创机械通气、iNO、腹膜透析、换血疗法、亚低温治疗和生命支持

技术等。

3. **各种置管技术** 重症患儿需要多种置管通路，如气管插管或气管切开、周围动静脉置管、脐动静脉置管、PICC、胸腔闭式引流置管和腹腔置管等技术支持。

4. **各种影像学检查技术** 重症患儿不宜移动，NICU 应具备床旁一般超声、心脏超声、床旁 X 线摄片技术，开展 CT、MRI 和造影等技术。

5. **主要病原学检查诊断** NICU 收治重症感染患儿，必须及时确定病原体诊断，所在医院应具备重要病原体的培养、核酸（如宏基因组二代测序）和抗体检测等技术。

6. **其他技术** 根据不同等次的 NICU 配备相应的危重症诊治技术。

四、NICU 收治对象

NICU 主要收治各种需要监护或抢救的高危和重症新生儿，主要包括以下情况。

1. **高危妊娠母亲分娩的新生儿** 母亲患有各种内外科疾病和妊娠合并症，如原发性高血压、心脏病、自身免疫性疾病、妊娠期高血压疾病、妊娠糖尿病、妊娠相关性胆汁淤积症和围产期感染等为高危妊娠，其分娩的新生儿必须收入 NICU 进行监护。

2. **高危新生儿** 多胎或分娩过程中存在明显异常（如胎位异常、肩难产、第二产程延长等）的新生儿。

3. **胎龄和体重异常的新生儿** 早产儿、极低和超低出生体重儿、小于胎龄儿、大于胎龄儿、巨大儿和过期产儿等。

4. **围产期窒息、缺氧的新生儿** 产前、产时、产后有窒息和缺氧病史的新生儿。

5. **呼吸系统疾病患儿** 存在反复呼吸暂停、RDS、MAS、气漏和感染性肺炎等疾病且需要呼吸支持的患儿。

6. **脑损伤新生儿** 存在反复惊厥、昏迷，以及 ICH、HIE 和脑梗死等疾病的患儿。

7. **心血管疾病患儿** 存在心源性发绀、复杂性先天性心脏病、严重心律失常、心功能不全或各种原因所致休克的患儿。

8. **消化道疾病患儿** 存在腹胀、反复呕吐、腹泻合并脱水，怀疑 NEC 等疾病的患儿。

9. **严重高胆红素血症患儿** 存在严重高间接胆红素血症，有可能导致急性胆红素脑病，需要光疗和/或换血的患儿。

10. **血液疾病患儿** 存在中重度贫血、红细胞增多症、双胎输血综合征或出血倾向等疾病的患儿。

11. **严重感染患儿** 孕母分娩前发热、胎膜早破超过 18 小时，新生儿反应差、拒奶、皮肤花纹、四肢凉，怀疑存在严重感染合并休克的患儿。

12. **存在代谢危象的新生儿** 出现严重脱水或水肿、电解质平衡紊乱、乳酸酸中毒或酮症酸中毒、反复低血糖症、高氨血症等表现，怀疑存在内分泌、遗传代谢病合并代谢危象的患儿。

13. **重要器官功能障碍患儿** 各种原因所致单个或多个脏器功能障碍或衰竭，需要生命支持的患儿。

14. **需要围手术期监护的患儿** 先天畸形患儿，外科术前、术后需要监护的患儿。

15. **其他** 其他情形需要监护或抢救的危重症患儿。

五、NICU 病房专科队伍

1. **新生儿专科医师** NICU 的医生必须具备新生儿专科医师资质。在完成儿科住院医师规范化培训（3 年）和新生儿专科医师培训（3 年）后，才能成为新生儿专科医师，从事新生儿专科工作。我国规定 NICU 医师与患儿之比至少 0.5∶1，（发达国家多为 1∶1），其中主任 1 名，副主任 2~3 名，主治医师 3~4 名，总住院医师 2 名，住院医师 15~20 名。所有医师均应经过专门的新生儿医学和新生儿急救知识训练；主任由新生儿学科专家担任，具备高级职称；主治医师必须是新生儿专科医师，能熟练处理 NICU 的各种危重症问题，熟练掌握各种仪器的使用。

2. **新生儿专科护士** 保持一支相对稳定、训练有素的专科护士队伍非常重要，我国要求护士与患者的比例为（1~1.5）∶1［发达国家多为（2~3）∶1］。护士长由新生儿专科护理专家担任，必须经过正规 NICU 的进修学习；护士除掌握一般新生儿护理知识外，还应掌握急救复苏技术，正确使用监护仪，能熟练进行各种动静脉穿刺，能察觉新生儿的各种病情变化。

3. **新生儿专科技术人员** 北美国家 NICU 还配备新生儿专科技术人员，包括呼吸治疗师、营养师、临床药师、物理治疗师和社会工作者等，使 NICU 各项分工更加精细化和专业化。我国对此还未做出要求。

六、NICU 的管理制度

NICU 收治各类危重症，建立严格的管理制度非常重要，要严格落实医院“十八项核心管理制度”，并将各项管理制度具体化，实行严格精细化管理。

1. **培训制度** NICU 须建立定期培训制度，对各类人员进行严格培训，熟练掌握NICU的各种诊疗技术，熟悉NICU的各项规章制度。

2. **危重症诊疗常规管理制度** 建立完善的诊疗常规，NICU的各项诊疗技术都必须建立常规，做到有章可循和规范实施，对诊疗常规定期修订完善。

3. **医院内感染防控制度** NICU是医院内感染的高风险区，必须实行最严格的医院内感染防控制度，随时防控医院内感染，其中手卫生是重要和关键防控措施之一。

4. **患儿安全管理制度** NICU存在诸多安全风险，必须建立严格的患儿安全管理制度，严格保障诊疗操作安全、用药安全、仪器安全和生物安全等，防止意外事件发生。

5. **质量控制评估制度** 建立完善的质量管控评估制度，对每项诊疗技术进行质量评估，并对重要问题开展质量控制和质量持续改进。

（陈 超）

第三节 新生儿医院内感染的预防与控制

新生儿医院内感染主要指住院患儿产时和产后发生的感染。随着现代医学的进步，新生儿的救治水平大幅提高，许多极早产儿/极低出生体重儿得以存活，由于其特殊的病理生理特点，是医院内感染的高危群体。医院内感染的发生不仅严重影响患儿抢救的成功率、生存率及生存质量，而且延长住院时间，增加医疗费用，同时也是造成医患纠纷的主要原因之一。因此，新生儿医院内感染的防控显得尤为重要。

一、新生儿医院内感染的特点

1. **高危因素** 包括新生儿自身免疫特点、医院和医务人员因素，以及医疗措施的影响等。

（1）新生儿自身免疫特点：新生儿非特异性和特异性免疫功能不成熟，皮肤屏障功能差，脐部创口易被细菌感染造成血行播散；抗体和补体水平低，缺乏趋化因子和分泌型免疫球蛋白A（secretory immunoglobulin A，sIgA），胃酸少，胃蛋白酶活性低，血脑屏障功能较差，易发生呼吸道、消化道和神经系统感染。各种早产儿、低出生体重儿成熟度更低，对感染的抵抗力更弱。

（2）医院和医务人员因素：目前国内的新生儿病房仍以无陪护模式为主，每个医务人员需要照顾数个新生儿，这是医院内感染发生的高风险因素。当医务人员自身处于感染状态，尤其是隐性感染，更增加了感染传播的风险。医务人员手卫生的依从性依然值得关注和提醒，需要时刻牢记手卫生标准，严格执行手卫生规范。

（3）医疗措施的影响：由于新生儿支持治疗技术的进步，提高了早产儿的存活率，超低/极低出生体重儿需要更长的NICU住院时间，增加了医院内感染发生的风险。NICU抗生素的使用比较普遍，尤其是没有指征的长时间使用抗生素，增加了发生医院内感染的机会，并容易出现菌群失调和耐药菌株。新生儿喂养延迟可以影响肠道菌群的建立，肠绒毛萎缩，肠黏膜变薄，增加肠道感染的发生风险。各种侵入性生命支持技术和监护手段，如气管插管、呼吸机的使用、各种动静脉置管、护理操作等均是发生医院内感染的高危因素。

2. **临床特点** 普通新生儿室的感染通常累及皮肤和黏膜等体表部位。医务人员污染的手，污染的设备、器械、床单、包被及药物治疗等，是常见的感染途径。常见医院内感染病原体有金黄色葡萄球菌、链球菌、凝固酶阴性表皮葡萄球菌、肺炎克雷伯菌、大肠埃希菌、铜绿假单胞菌、沙雷菌、不动杆菌、肠球菌、艰难梭菌和真菌（念珠菌属）等。近年来，鲍曼不动杆菌、嗜麦芽窄食单胞菌等耐药革兰氏阴性菌感染也逐渐增多，治疗较为棘手，应引起高度重视。一般感染常表现为脐炎、脓疱病、结膜炎、软组织脓肿和鹅口疮等。在NICU中，医院内感染最常见的是血行感染（导管相关性血流感染）、肺部感染（呼吸机相关性肺炎）或CNS感染（化脓性脑膜炎）；消化系统感染可引起病房内院内感染的暴发性流行，如近年来屡见的新生儿病房暴发性柯萨奇病毒和沙门菌感染的报道。

二、医院内感染的预防与控制

首先要加强医院内感染管理，建立并落实医院内感染预防与控制相关规章制度和工作规范，成立独立的医院内感染组织机构，并配备有专职的感控人员负责新生儿医院内感染的日常监督、监测及管理工作。严格规范诊疗、护理的各项操作规程，提高全体医护人员对医院内感染的防患意识。

1. **病房布局和环境** 病房建设与管理应符合《新生儿病室建设与管理指南（试行）》要求，新生儿病室应当设置在相对独立的区域，做到洁、污区分开，配备空气消毒设施。病房分医疗区和辅助区，医疗区包括普通病室、隔离室和治疗室等，有条件的医院可设置早产儿病室，感染性疾病和非感染性疾病分区管理。

推荐至少设置一个符合标准的负压隔离病房，用于隔离围产期暴露于产妇水痘、疑似或确诊感染肺结核等疾病的新生儿。辅助区有清洗消毒间、配奶间、新生儿沐浴间、接待室等。

2. **病房环境卫生学监测** 空气质量、环境物体表面、消毒液、医务人员双手等监测遵循《医疗机构消毒技术规范》。由受过训练的感控人员来完成定期监测，当感控人员监测到与临床感染相关的菌群或有流行病学意义的重要病原体(尤其是多重耐药菌)时，应立即与新生儿室工作人员合作制订防控计划，避免暴发流行。在非暴发期间，不推荐对新生儿体表(皮肤、脐部、黏膜、气管吸出物和直肠拭子等)进行常规培养，因为无法通过这些方法预测新生儿感染的风险。在暴发期间，除感染的新生儿外，对其他新生儿进行体表培养有助于识别目标病原体是否定植，将之隔离以限制暴发病原体的水平传播。针对监测结果，应当及时进行分析和整改，存在严重医院内感染暴发隐患时，应立即停止接收新患儿，并将在院患儿及时转出。

3. **建立严格的消毒清洁制度** 在《医疗机构消毒技术规范》要求的基础上，结合自身情况建立消毒清洁制度。地面与物体表面保持清洁、干燥，每天2次消毒，遇明显污染时随时去污、清洁与消毒。拖布应分区使用，使用后在消毒液中浸泡30分钟后彻底清洗，晾干备用。对于物体表面的清洁消毒，尤其要注意键盘、鼠标、病例夹等医务人员经常接触又容易忽视和形成卫生死角的地方。暖箱、新生儿床、开放式抢救台等每天用清水清洁后，再用含氯消毒液擦拭。暖箱内如有患儿，擦拭外壳即可，但至少每周消毒1次或更换消毒过的暖箱。接触患儿皮肤、黏膜的器械、物品应消毒并一人一用。新生儿使用的被服、衣物每日至少更换1次，污染后及时更换，出院后床单位进行终末消毒。

4. **对工作人员的要求** 工作人员是防止新生儿医院内感染最重要的一环。所有新生儿病房工作人员(包括保洁人员)，自身不应是带病、带菌状态，应通过病史筛查，必要时进行麻疹、腮腺炎、风疹、水痘和乙型肝炎病毒感染的血清学筛查。医务人员必须接种可预防疾病的疫苗，工作人员每年至少健康体检1次。进入新生儿病房要更换室内工作服，医务工作者勤剪指甲，不涂甲油，在诊疗过程中严格执行标准预防措施、手卫生制度和无菌操作技术。诊疗活动时遵循先早产儿后足月儿，先非感染性患儿后感染性患儿的原则。

5. **新生儿的管理** 新生儿床位的安排应根据感染性与非感染性疾病、早产儿与足月儿分区管理，针对不同传播途径采取适当的隔离措施，对于早产儿、低出生体重儿应实施保护性隔离措施，最好专区专人护理。脐部用75%乙醇消毒并保持干燥。在NICU中，新生儿置管非常普遍，导管相关性血流感染(catheter-related bloodstream infection，CRBSI)的发生风险随导管放置时间延长而增加，大多数CRBSI发生于导管放置后2周以上的患儿，减少导管操作特别是注意无菌操作在预防CRBSI中非常重要。新生儿CRBSI的主要预防措施包括：①在插管操作前进行手卫生；②插管前，足月儿使用>0.5%含乙醇的氯己定、早产儿使用乙醇消毒皮肤；③中心静脉插管时使用最大无菌屏障；④尽可能减少中心静脉导管的使用，在使用前用消毒剂擦洗无针连接器(帽)；⑤日常评估静脉导管需求，一旦不需要，及时拔除；⑥保持敷料清洁和干燥，每7日更换一次透明敷料，或每3日更换一次纱布敷料，或当潮湿、松开或有可见污染时及时更换(无菌操作)；⑦对陪护者进行预防CRBSI教育，向临床人员提供CRBSI发生率情况。新生儿呼吸机相关性肺炎(ventilator-associated pneumonia，VAP)是另一种NICU常见的新生儿医院内感染，必须采取干预措施加以预防。新生儿VAP的预防措施如下：①使用消毒液或灭菌水进行口腔护理；②气管插管操作时注意手卫生；③接触呼吸道分泌物时戴手套；④经常清理呼吸机管道中的冷凝水；⑤仅在污染或故障时更换呼吸机管路；⑥呼吸设备储存前进行消毒；⑦每日进行机械通气需求评估，当不需要使用时及时拔管；⑧对陪护者进行预防VAP教育，向临床人员提供VAP发生率情况。对于需留置尿管的新生儿，须在插尿管时严格无菌操作，保持封闭的排尿系统，不需要使用时及时拔管。

在NICU中，新生儿抗菌药物使用比较普遍，抗菌药物的合理使用对于减少耐药菌出现、减少菌群失调引起的真菌感染等医院内感染具有重要的意义。落实抗生素的分级管理制度、加强对医务人员抗菌药物使用的培训、建立多重耐药菌的监测及应对机制、发挥临床药师对临床抗菌药物使用的指导及监督作用，这些都是抗菌药物管理中不可缺少的措施。

早期肠内喂养与母乳喂养对预防感染有积极的意义。母乳中的免疫活性物质有助于新生儿免疫功能建立、正常肠道菌群构建；延期喂养可导致新生儿肠道菌群失调，肠道屏障功能损伤，应鼓励早期肠内母乳喂养，有条件的医院应建立人乳库，提高住院新生儿的母乳喂养率，以减少医院内感染和NEC的发生率。

6. **建立规范的探视制度** 新生儿病房应有探视制度，但应限制有呼吸道和消化道症状的探视者，控制同一时间段探视人员的数量，准备必要的个人防护用品，如口罩、帽子，探视前后注意手卫生。在探视前，要询问家长健康状况，有无特殊疾病的接触史，在某些疾病的流行季节更应加强管理，防治流感病毒、呼吸道合胞病毒、新型冠状病毒、诺如病毒、轮状病毒、柯萨奇病毒和肠道病毒71型感染的住院新生儿。探视应有时间限制，加强对探视人员手卫生的宣教，对家属进行母乳正确收集、储存和处理的培训，注意询问母亲的健康状况。

（许洲斌 余加林）

第四节 新生儿重症医学的伦理问题

医学伦理来源于医疗工作中医患关系的特殊状态。患者求医时一般依赖医务人员的专业知识和技能，并常把自己的一些隐私告诉医务人员，这就给医务人员带来一种特殊的道德义务：把患者的利益放在首位，采取相应的行动使得自己值得和保持患者的信任。公元前4世纪的《希波克拉底誓言》是医学伦理的最早文献，其主旨是医生应根据自己的“能力和判断”采取有利于患者的措施，保守患者的秘密。世界医学联合会通过的《日内瓦宣言》（1948年）和《医学伦理学法典》（1949年）两部伦理学法典对医学伦理的建立具有里程碑意义，明确指出患者的健康是医务人员要首先关心、具有头等重要地位的问题，医务人员应无例外地保守患者的秘密，坚持医业光荣而崇高的传统。尽管公众对医生的动机越来越不信任，但医学实践仍然要求医生具有专业、诚信、同情、智慧、公正、坚韧、谨慎、整合、谦逊和全局观等优良品德。

尽管新生儿重症监护救治技术得到飞速发展，NICU中重症患儿仍面临各种结局，部分患儿经救治痊愈，部分患儿遗留严重的远期伤残甚至死亡。伦理问题在NICU中显得越来越突出，涉及道德规范与社会义务等诸多方面，也与法律密切关联，尤其是在面对生存与死亡抉择时，新的医疗技术在给个体或家庭带来深刻变化的同时，伦理问题也更加复杂。大多数新生儿科医生对于患儿各种疾病的日常临床治疗决策并无困难，但对于专业人员和家庭成员来说，具有伦理意义的决策和决定却很纠结，如对不可逆或终末期疾病的患儿（极度不成熟儿、严重HIE患儿、某些严重先天性畸形或其他无法接受最佳治疗者）建立、保留或停止维持生命治疗的决策。

一、伦理原则

NICU在决策过程中，必须考虑的伦理问题包括受益、不伤害、尊重自主权、公平和其他与医患关系相关的原则。

1. **受益原则** 医疗的实施必须是基于让患者本人受益的原则，这是伦理学中的道德与法律标准。遵循最大利益优先原则，就是要求准确评价患儿潜在的生活质量（认知能力和神经发育结局、潜在运动障碍或其他生理缺陷、远期行为能力、学习能力等预测），以及以后是否需要长期或反复住院、是否有手术或其他医疗需求、是否需要承受疼痛或忍受其他痛苦等评估。最佳利益原则主要适用于自主意愿不可辨或从未有过自主意志者相关问题的处理。

在重症新生儿救治过程中，保障患儿的根本利益是需要首先考虑的问题，这是处理儿童医疗伦理问题的根本准则，能最大限度地保护患儿的权益。联合国《儿童权利宣言》中提出，儿童因身心尚未成熟，在其出生前后均需要特殊的保护和照料，包括法律上的适当保护；要求儿童的最大利益应成为对儿童教育和指导负有责任人的指导原则。联合国通过的《儿童权利公约》规定，关于儿童的一切行动，公私社会福利机构、法院、行政当局或立法机构执行时，均应以儿童的最大利益为一种首要考虑。

关于如何界定儿童的“最大利益”有相当多的争论。最有争议的问题是该保护生命（生命论）还是维持特定的生活质量（非生命论）。在NICU中，经常遇到技术上可以救治更小和更危重的新生儿，但可能会留有严重后遗症而影响其以后的生活质量这种情况，医务人员和父母往往难以作出医疗和道德选择，并在选择的基础上作出决定。值得注意的是，对满足或适当生活质量的理解，在家庭和专业人员之间可能存在较大分歧或差别，以至于选择更加迷茫、纠结和困难。客观而言，最佳利益原则中不单要考虑患儿存活的时长，更要注重患儿的生命质量及感受。对于没有相应民事行为能力的新生儿，在判断何种医疗行为符合患者最佳利益时应当考虑以下方面：①首先应当尊重患儿的生命和健康权利；②考虑患儿的长远利益；③尊重代理人的意见，但应防止代理人权力的滥用。

2. **不伤害原则** 所有医疗措施必须基于不伤害患者利益的原则，最大限度避免对新生儿造成损害，包括疼痛、伤残和死亡。这一原则要求在开始治疗或继续治疗过程中，不能不顾及可能对患儿造成的不舒服、疼痛或痛苦；尤其要认识到，某种治疗仅是一种负担或痛苦而无任何可预测的益处时，这种治疗是不可取的。

3. **尊重自主权原则** 自主权原则就是患者有无可辩驳的权力作出对自己身体的医疗决定。新生儿无自主判断能力，需要由患儿监护人或律师接替此项权力，替代其做出医疗决定，其他任何机构或个人包括医生、医院或政府部门都无权干涉。

4. **公平原则** 医务人员对同一疾病新生儿不能因种族、社会地位或经济地位而采取不同医疗处理原则。

5. **其他** 主要是委托人（代言人）、受托者的权益和责任。

（1）父母为子女的法律和道德委托人（代言人）：父母与子女的关系是责任关系，而不是权利关系。因为新生儿不能为自己作决定，所以父母成为他们的代替决策者，保障患儿父母的各项权益至关重要。因此，父母在为其婴儿作出决定时应尊重自主权，保证他们的决定不违背其子女的最大利益。1995 年美国儿科学会（American Academy of Pediatrics，AAP）生物伦理政策委员会声明“在儿科实践中父母知情同意、许可和批准”包含了父母许可的概念。与知情同意一样，父母的许可要求父母了解各种治疗方案及其风险和利益，并允许他们与医生合作作出决定。它不同于知情同意，因为它源于父母和医生有共同的义务，为了婴儿的最大利益作出决定，从而使医生能够在不经父母许可的情况下进行治疗计划。

（2）医生是患者的受托者：医务人员应使用最新、基于证据的医学信息，为患者的最佳利益行事。医生作为婴儿受托者，负责监督患儿父母的反应（决定）。当医生认为婴儿的利益因父母的决定而受到不适当的威胁时，有责任让政法系统参与进来。医生应采取严谨的态度，科学客观地分析其不良预后和生命质量，既要避免为了减轻个人责任而夸大不良预后，给家属带来过度顾虑和恐慌，导致放弃治疗，也不应为了个人利益继续无意义的治疗。当医务人员对患儿的预后和生命质量进行评价时，提供的信息会直接影响到患儿家属对是否继续救治的决定，故医务人员应该保证家属获得信息的真实性和完全性。需要说明的是，由于信息的不对称性和其他如经济、情感等原因，家属的选择有时是困难的甚至是不明智的，这就需要医务人员从医学伦理角度提出决策意见，并对家属做进一步解释，以争取家属的同意。

二、实施伦理决策的过程

在具有道德挑战的案件中，一个道德健全、明确和严格的决策过程是避免国家机构或法院不必要干预的关键。NICU 应确定决策过程，并确定可能需要参与这一过程的个人（护理人员、一线医疗人员、亚专科医生、社会服务人员、伦理学家、医院法律顾问等）。将这一过程进一步拓展，则允许 NICU 人员在远离特定患儿的时间和地点进行全面（包括道德、知识和价值观）的讨论。当需要作出实际决定时，这种事先讨论可以减轻医务人员的压力。

1. **制订解决患儿治疗和护理过程的讨论方案** 医院伦理委员会可以作为处理伦理决策的讨论平台，制订方案，使 NICU 医护人员做好准备，解决有关患儿治疗和护理过程中的困难决定，关注过程（谁、何时、何地）以及实质内容，确定在 NICU 内达成共识时存在的分歧和冲突，并提出解决办法。例如，针对可能产生冲突的共同伦理状况（极早产儿、多发先天性异常、严重窒息等），根据共同的基本伦理原则，通过多学科讨论，分析出可能存在共识或分歧的共同领域。这些讨论有助于就群体价值观达成共识，促进对个人差异的容忍，并在专业人员之间建立信任和尊重，旨在在实际情况出现时，更好地为照顾者做好准备。

2. **界定和支持父母的作用** 父母应被视为新生儿的主要决策者，除非他们另有说明，父母的理想决策应该在公开和诚实的讨论中进行探讨，道德和法律推定他们作出的决定符合其子女的最大利益（最高利益标准），并符合公认的法律和社会界限。如果受托人（医务人员）认为父母的选择不符合新生儿的最佳利益，他们有义务推翻父母的决定，尽一切努力使父母和医疗团队的意见达成一致；但如果父母继续不同意医生为其新生儿的最佳利益而作出的治疗选择，则应征求医院道德委员会、医院法律顾问和社会服务部门的意见，政法系统也可能需要参与。在这种情况下，医生应该继续充当婴儿的受托人。

3. **临床团队和顾问与父母的交流** 主要临床团队和顾问之间应建立共识，在与父母见面交流时，说明将会面临的困境和选择，向家庭提供并希望就各项建议达成共识。允许团队与家庭沟通者建立联系，为在讨论复杂的医疗过程和伦理问题上保持一致性。在大量临床实践中，各种各样的意见是常见的。建立一个论坛，在论坛上征求其他工作人员对具体案件中的医疗和道德问题的意见，其目的有多方面，包括确定替代治疗方案，确定工作人员（医生、护士等），必要时向医院道德委员会提出具体行动方针。

4. **确定可用资源** 确定社会服务、医院律师和医院伦理委员会的角色，他们了解诸如不继续复苏或停止生命支持等常见情况的医院现行处理政策。具体到NICU，这些专业人员中应该包括1～2名易于接触的关键资源人员，他们常常是医院伦理委员会的成员，熟悉医院的政策、医院的道德准则、医师协会等全国性组织的道德准则，以及适用的国内法律，可以在不进行正式道德咨询的情况下获得服务。

5. **根据医疗信息作出决定** 良好道德从详尽事实开始，花时间积累最新、最准确的数据，为咨询服务提供有价值的参考。针对每个临床问题，在询问相同适当问题时应保持一致，这些问题的答案可能因情况而异，但必须始终围绕道德原则提问。在NICU中，合理程度的医疗确定性更容易实现，随着决策后果的加重，对合理确定性要求的严格程度和家长参与决策过程的重要性也随之增加。

三、新生儿临床研究的伦理问题

长期以来，儿童尤其是新生儿作为临床研究受试者被认为更为敏感、更易受伤害，很多临床研究的受试者入选标准都排除了新生儿，很多新技术、新药物因缺乏新生儿临床研究信息而只能借鉴成人临床研究的结果。新生儿作为一个特殊的群体，其解剖生理、新陈代谢、器官功能、体重与体表面积等方面均与成人存在较大的差别，其药代动力学与药效学随着体格发育水平和年龄变化而变化。因此，基于常人临床研究成果不能完全反映新生儿的实际情况，只能作为新生儿诊疗参考。《赫尔辛基宣言》(2013修订版)提出，“应使那些在医学研究中缺乏代表性的人群有适当机会参加研究”。因此，将儿童（包括新生儿）纳入临床研究是符合《赫尔辛基宣言》要求和医学伦理原则的。一方面，研究应基于公平分配、研究负担和利益考虑选择受试人群，儿童有权从对成人研究显示有治疗效应的研究中受益，特别是没有更好或等效的治疗方法时；另一方面，应尽可能保护儿童不被过多地用作受试者。涉及儿童的临床研究，唯有研究是针对儿童的健康需要，是儿童群体优先被关注的健康问题，且此项研究在非儿童人群中无法开展，儿童群体应能从研究获得的知识、实践或干预措施中获益的情况下，方能认为该研究是正当的。

总之，伦理问题是NICU中不可回避的重要问题，熟悉和掌握伦理学知识，可以保证在为患儿提供最佳服务的同时，又不损害患儿及其家属的权益，有助于更好地开展医疗工作。

（夏世文）

第五节 重症新生儿家属的沟通与心理干预

国内现有NICU多为隔离状态，家属的信息多来源于医务工作者，家属的决策也基于这些信息之上，加之情感及经济等因素，部分家属可能情绪失控或行为过激。鉴于此，做好重症新生儿家属的沟通与心理干预显得尤为重要。加强医务人员与患者的沟通，可以维护患儿合法权益，防范医疗纠纷的发生，维护良好的医疗秩序，确保医疗安全。

一、沟 通 原 则

医务人员为重症新生儿提供医疗服务时，应尊重患儿家属的知情权，进行良好的沟通与交流，使父母和医护工作者共同参与决策过程，并达成最终共识。理想的共识是每一个参与决策者都不会感觉在单独承担责任。良好的共同决策基础是必须建立起稳固有效的父母-医师相互信任关系，同时尊重父母的价值观、文化与宗教信仰。

1. **沟通环境** 努力创造一种有利于交流沟通的环境与氛围，力争使父母能够充分、主动参与其中。

2. **沟通时机** 医护人员在下列情况下，必须与患儿父母及时沟通：①重症患儿病情发生明显变化时；②各种有创操作、输血、放化疗、大剂量或长疗程激素治疗等；③诊断、治疗方案有重大修改，出现严重的与诊疗相关的不良反应、事件、并发症等情况时；④长期住院患儿的定期交流；⑤麻醉前（由麻醉师完成）、术前和术中改变术式时；⑥贵重药品使用前，对医保患儿采用医保以外的诊疗或药物前；⑦发生欠费及影响患儿治疗时。总之，在NICU住院期间，需要做有创或贵重检查或检验，预见患儿的预后可能不良，以及对治疗需要作出重大决策时，应随时主动与父母协商和沟通，当有医疗人员变动时，与家长的沟通也不能中断。

3. **沟通内容** ①诊疗前：医护人员应主动听取患儿家属对诊疗方案的意见和建议，在不违背医疗原则的前提下，充分考虑患儿家属的意见；②诊疗中：医务人员要对患儿病情进行充分的综合评估，科学预测、推断疾病转归及预后，与患儿家属进行诊疗转归的详细沟通，使其对疾病发展有所了解，应就疾病诊断、主要治疗措施、重要检查目的、患儿病情及预后、某些治疗可能引起的严重后果、药物不良反应、手术方式、手术并发症及防范措施、医疗费用等与患儿家属进行沟通，听取患儿家属的建议，解答提出的问题，争取患儿家属的密切配合；③出院时应明确告知带药及注意事项、出院后随访的具体时间、地点和联系电话等。

4. **沟通方式** 根据实际情况采取床旁沟通、分级沟通、集中沟通、出院回访等多种方式进行医患沟通。根据患儿病情的轻重、复杂程度及可能预后，由不同级别的医护人员及时沟通。在责任医师与患儿家属沟通有困难或患儿家属情绪激动时，应调换沟通者，即换其他医务人员如上级医师、科主任与其进行沟通。对发现可能出现问题或纠纷的患儿，责任医师应立即采取以预防为主的方法，将其作为重点沟通对象，针对性地进行沟通。还应作为重点内容进行交班，使下一班医护人员做到心中有数，并进一步有的放矢地与患儿家属沟通，消除患方心中疑惑。如已经发生医疗纠纷，应由主管的副主任医师或主任医师重点沟通。当下级医生对某种疾病的解释不肯定时，应当先请示上级医师或与上级医师共同与患儿家属沟通。患儿诊断不明或病情恶化时，在沟通前医师之间、医护之间、护士之间要先进行相互讨论，统一认识后由上一级医师对家属进行解释，避免由于沟通不统一导致患儿家属的不信任和疑惑。对需要进行某些特殊检查、治疗、重大手术的患儿，不配合或不理解医疗行为的患儿家属，或一些特殊（如丧失语言能力或听力）的患儿家属，应当采用书面形式进行沟通。加强对患儿家属的健康教育，落实座谈会制度，与患儿家属进行集中沟通，并做好记录。

5. **沟通技巧** 与患儿家属沟通时，应尊重对方，耐心倾听对方的倾诉，同情患儿家属的感受，以关爱之心、本着诚信的原则，坚持做到：①一个技巧，即尽量让家属宣泄和倾诉，对患儿的病情尽可能作出准确解释。②二个掌握，即掌握病情、检查结果和治疗情况；掌握患儿家属的社会、心理状况。③三个留意，就是留意沟通对象的教育程度、情绪状态及对沟通的感受；留意沟通对象对病情的认知程度和对交流的期望值；留意自身的情绪反应，学会自我控制。④四个避免，要求避免使用刺激对方情绪的语气、语调、语句；避免压抑对方情绪、刻意改变对方的观点；避免过多使用对方不易听懂的专业词汇；避免强调对方立即接受医生的意见和事实。

6. **沟通记录** 对医患沟通情况，医护人员须在患儿的病历中结合《病历书写规范》的要求按规定记录清楚。沟通记录的内容要着重记录沟通时间、地点，参加沟通的医护人员、患儿家属姓名、沟通的实际内容和沟通结果等。必要时在记录的结尾处要求患儿家属、参加沟通的医护人员签名。

7. **沟通机制** 建立一种开放、透明、信任与相互尊重的沟通机制，尤其当发生医疗意外时，不回避矛盾，也不放弃希望，以诚实的态度、毫不保留地及时向家长做出恰当、合理的解释和说明。

二、冲突的解决

虽然临床决策是在各方充分讨论的基础上达成的共识，但在患儿家属之间、患方与医护之间还可能产生新的冲突，因此，冲突的识别和正确处理非常重要。最好的方式是进行持续沟通，应确保患儿父母充分了解相关的医疗信息，为进一步的临床观察预留一定时间，继续讨论研究当初决策的根本原因，扩大参与决策的家庭成员范围，争取达成新的共识。理想的决策讨论应该由医师、护士、社会工作者共同参与，通过调查研究、明确存在的问题、寻求并分析解决方案、制订计划等途径开展。

三、人文关怀

新生儿作为特殊的弱势群体，更应得到人文关怀和照料。在救治过程中，医务人员应以极大的责任心、爱心和同情心去关爱幼小生命。值得提出的是，对于已经决定放弃救治或终止治疗的极不成熟儿或严重缺陷新生儿，如果任由他们在缺乏医学关怀的极端痛苦中死去，是与伦理相悖的缺乏人道的表现。对放弃救治或终止治疗的患儿及其家属应实施合理的人文关怀。医务人员尽可能通过条件允许的医学手段减轻患儿临终的痛苦，还要及时对患儿家属进行心理干预疏导，使其能客观、平和地面对现实。在制订终止治疗的决策时，父母起关键作用，作出一个无助的决定对父母来说是一件痛苦而困难的事，医务人员应该充分理解患儿父母所承受的压力及内疚感。大多数父母都希望参与从治疗到安慰的转变，但并不是所有的父母都能够参与或感到对最终的决定负有责任。他们依靠医护团队来理解信息，并以富有同情心、敏感的方式提供选择，这种方式结合了他们的个人需求和期望的参与程度。团队成员的人际关系质量和沟通方式会影响家长理解所提供信息的能力，并与医护团队达成共识。

（夏世文）

参考文献

1. 邵肖梅,叶鸿瑁,丘小汕. 实用新生儿学. 5 版. 北京:人民卫生出版社,2019.
2. 石永言,富建华.《2019 年欧洲呼吸窘迫综合征管理指南》解读. 中国实用儿科杂志,2019,34(6):461-516.
3. 刘万秀,何洋,唐军,等. 2020 年 NICE《新生儿肠外营养》指南解读及国内外指南对比与推荐. 中华新生儿科杂志,2021,36(4):1-6.
4. 祝益民. 儿科危重症监护与护理. 2 版. 北京:人民卫生出版社,2017.
5. 李秋平,马倩倩,封志纯. 新生儿重症监护病房院内感染的防控现状与对策思考. 临床儿科杂志,2015,33(9):761-766.
6. 中国医师协会新生儿专业委员会. 中国新生儿病房分级建设与管理指南(建议案). 中华实用儿科临床杂志,2013,28(3):231-237.
7. 冯泽永. 医学伦理学. 2 版. 北京:科学出版社,2010.
8. 王锦帆. 医患沟通学. 2 版. 北京:人民卫生出版社,2006.
9. JARVIS W R. Bennett & Brachman 医院感染. 胡必杰,陈文森,高晓东,等译. 上海:上海科学技术出版社,2016.
10. Committee of on Fetal and Newborn. Levels of neonatal care. Pediatrics,2012,130(2):587.
11. MACDONALD M G, SESHIA M M K. Avery's neonatology-Pathophysiology and management of the newborn. 7th ed. Philadelphia:Lippincott Williams and Wilkins,2016.
12. LEMYRE B,DAVIS P,PAOLI A G D E,et al. Nasal intermittent positive pressure ventilation(NIPPV) versus nasal continuous positive airway pressure(NCPAP) for preterm neonates after extubation. Cochrane Database Syst Rev,2017,2(2):D3212.
13. ARUMAINATHAN R,STENDALL C,VISRAM A. Managment of fluids in neonatal surgery. BJA eduication,2018,18(7):199-203.
14. SAHNI R. Continuous noninvasive monitoring in the neonatal ICU. Curr Opin Pediatr,2017,29(2):141-148.

第二章　新生儿重症监护

第一节　生命体征监测

生命体征(vital sign)通常是体温、呼吸、脉搏(或心率)、血压等的总称。它们是维持机体正常活动的支柱,缺一不可,无论哪项异常都可能导致严重的疾病,或是某些疾病的征象。通过监测生命体征,可以了解机体重要脏器功能活动情况及疾病的发生、发展和转归,为预防、诊断、治疗和护理提供基本信息和依据。新生儿出生后,由于环境改变,其生命体征也出现相应的变化;同时因为机体生理和解剖等的特殊性,其生命体征与婴儿和成人有很多差异。

一、体温监测

体温(bodytemperature)主要指身体内部胸腔、腹腔和中枢神经的温度,反映到体表(皮肤温度)又称体表温度。通过动态监测新生儿体表温度,可以判断体温有无异常,分析热型和伴随症状,是了解新生儿全身情况,协助疾病诊断的重要手段,为新生儿疾病的预防、治疗和护理提供重要依据。

人体通过调节散热与产热来维持体温平衡。体温调节中枢位于下丘脑,控制身体的正常温度水平。体温下降低于正常水平时,体温中枢启动产热机制如收缩外周血管;体温升高超过正常水平时则启动散热机制,主要为外周血管扩增和有限程度的出汗。新生儿中枢神经系统发育不成熟,散热和产热功能不完善,体温调节功能差,容易随环境温度变化而变化。

新生儿发热由产热与散热紊乱所致。许多因素如新生儿败血症,新生儿化脓性脑膜炎,呼吸道、消化道或尿路等感染,捂热综合征和新生儿脱水热等均可引起新生儿发热。新生儿对发热耐受性较差,体温过高可引起心动过速、呼吸急促、呼吸暂停,严重者可引起惊厥、脑损伤甚至死亡。在发热新生儿的处理中除监测体温外,还要注意观察了解新生儿全身情况。一般认为新生儿的正常核心温度(肛温)为36.5~37.5℃,体表温度为36.0~37.0℃,通常将新生儿的核心温度高于37.5℃定义为发热。

新生儿体表面积相对较大,皮下脂肪薄,血管多,容易散热,保温能力差。肌肉不发达,活动力小,产热能力差,容易受内外环境(如寒冷)、摄入不足或窒息、感染性疾病、缺氧、酸中毒、休克等疾病影响而出现低体温。早产儿、低出生体重儿棕色脂肪生成不足,能源物质储备少,出生后更容易出现低体温,且出现并发症风险高。世界卫生组织将低体温分为轻度36.0~36.4℃;中度32.0~35.9℃;重度32.0℃以下。

根据患者日龄、入院天数、病情、近期体温、体温曲线图及变化等,决定测量体温的时机、频率、测量工具和部位。入院后24小时、手术前1天、手术后3天每天测体温4次。危重患儿、早产儿、发热及体温不升患儿需密切观察体温变化。采取降温措施30分钟后需重测体温。体温与病情不符合时,必须重新测量,必要时多部位对照复查。目前新生儿体温测量工具有水银体温计、电子体温计、耳道式体温计、红外线体温测量仪及肤温传感器。传统水银温度计由于安全性差,读数易受诸多因素影响,新生儿临床基本不采用;远红外线辐射台或暖箱自带的肤温传感器具有持续监测、减少对患儿的打扰等优点,也是目前较为推荐的早产儿体温测量方法。新生儿体温测量常用部位有:①肛温,可使用直肠热敏电阻温度计进行直肠测温,因直肠温度接近机体中心温度,能准确了解新生儿的核心温度,缺点是插入深度不易掌握,有可能造成直肠损伤和引起排便反射。②皮肤温度,新生儿仰卧位,用热敏电阻探头的电子体温计连续监测新生儿的腹部皮肤温度,与直肠温度有很好的相关性。将热传感器电极轻贴在皮肤上记录皮肤温度,对新生儿干扰小,随时可以监测新生儿体温;缺点是探头不易固定,易受环境温度影响。③腋温,腋窝有丰富的血管分布,测得的温度接近新生儿的核心温度,但比肛温略低。腋温测量简单易行,对新生儿干扰小,临床较常应用。④耳温,应用特制的红外线耳式体温计,通过测量鼓膜及周围组织的红外线辐射来了解体温。由于鼓膜及周围组织靠近下丘脑体温调节中枢,且鼓膜下部和下丘脑同由颈内动脉供血,红外线耳温计外耳道测温法所得体温可较好地代表新生儿的核心温度。红外线耳式体温计测温无创伤、操作方便,可在1秒内读到准确数据。因此,红外线耳温计是一种较适合新生儿体温测量的便捷方法。测量时要使用一次性保护胶套以降低交叉感染的机会。⑤颌下温，颌下测量体温的优点是测量部位暴露于体表，简便、安全；缺点是不易固定，应有人在旁协助。⑥腹股沟温，腹股沟温度与腋温接近，测量时体温计方向与腹股沟平行并紧贴皮肤，同时使该侧大腿内收，紧靠腹壁。正确测量体温的同时，注意观察有无精神萎靡、反应低下、末梢循环不良等严重表现；另外，为了及时对导致体温异常的原因作出正确判断，还需注意检查局部或系统感染体征：皮肤感染，如有无皮疹、脓疱疹、局部脓包或破溃；耳道或脐部红肿、流脓；呼吸道感染，如气促、鼻翼扇动、口吐泡沫、发绀；中枢神经系统感染，如激惹、前囟张力增高、尖叫、抽搐、肢体抖动等；泌尿系统感染，如外阴红肿、异常分泌物等。

二、呼 吸 监 测

机体在新陈代谢过程中，需要不断地从外界环境中摄取氧气，并把自身的二氧化碳排出体外，机体与环境之间所进行的气体交换过程称为呼吸（respiration）。通过监测呼吸，可以判断呼吸有无异常，动态监测呼吸变化，可了解患者呼吸功能，协助疾病诊断。

正常足月新生儿呼吸频率（respiratory rate，RR）多为 40~60 次/min，节律规则，无声且不费力，呼吸与脉搏比为 1∶(3~4)，以腹式呼吸为主。早产儿呼吸频率稍快，节律可不规整，容易发生周期性呼吸或呼吸暂停。进行呼吸监测，要注意观察呼吸频率、深度、节律、音响、形态变化及有无伴随呼吸困难和发绀。如呼吸频率持续超过 60 次/min，则为呼吸急促。呼吸频率受胎龄、日龄、发热、疼痛、哭闹、药物等影响。多种呼吸系统疾病、心脏疾病、中枢神经系统疾病、代谢性疾病都可表现出呼吸异常，需结合伴随症状体征进行鉴别诊断；严重呼吸衰竭或疾病终末期可表现为呼吸过缓或呼吸停止。

新生儿呼吸异常主要包括呼吸困难和呼吸暂停等。呼吸困难是新生儿期常见的症状之一，存在呼吸频率、节律、深浅度改变，吸气与呼气比例失调等，其主要临床表现为呼吸增快（60 次/min 以上），伴有胸骨上窝、肋间隙、剑突下吸气性凹陷（三凹征），呼气性呻吟和/或发绀。

引起新生儿呼吸困难的常见病因包括：①呼吸系统疾病（肺源性）：是新生儿呼吸困难最常见的原因，其中上气道阻塞可致吸气性困难，下气道阻塞多表现为呼气性呼吸困难；②循环系统疾病（心源性）：新生儿期严重复杂的先天性和后天性心肌病、新生儿持续性肺动脉高压等疾病，呼吸困难出现是心力衰竭的重要指征之一；③中枢系统疾病（中枢性）：新生儿期严重的中枢系统疾病如颅内感染、颅内出血、严重缺氧缺血性脑病等可影响呼吸中枢功能，引起中枢性呼吸困难。

新生儿呼吸暂停是指呼吸停止时间≥20 秒，同时伴有心动过缓（心率<100 次/min）或低氧血症（发绀或血氧饱和度下降）。呼吸暂停分为原发性呼吸暂停和继发性呼吸暂停。原发性呼吸暂停多见于早产儿，由呼吸中枢发育不完善所致，且胎龄越小、出生体重越低，发生率越高。继发性呼吸暂停是由各种不同基础病及其他高危因素所致，如感染、各种原因造成的氧合障碍、代谢障碍（血糖异常和电解质紊乱）、母亲孕期用药（硫酸镁、麻醉药等）、体温过高或过低、颅内病变等，早产儿和足月儿均可发生。

呼吸频率可通过观察新生儿腹部的起伏获得；如果呼吸微弱，可将少许棉花置于患儿鼻孔前，观察棉花纤维被吹动的次数；也可以通过听诊器听诊呼吸音来计数呼吸频率。在新生儿病房，可通过多功能生理监护仪（心电监护仪）动态持续监测呼吸频率。

三、脉搏或心率监测

在每个心动周期中，由于心脏的收缩和舒张，动脉内的压力也发生周期性的变化，导致动脉管壁产生有节律的搏动，称为动脉脉搏（arterial pulse），简称脉搏（pulse，P）。脉率指每分钟脉搏搏动的次数。正常情况下，脉率和心率是一致的；通过监测脉搏的频率、节律、强弱等判断脉搏有无异常，动态监测脉搏变化了解心脏状况，有利于疾病的诊断。由于新生儿脉搏相对较弱，测量有一定困难，且能监测到的新生儿脉搏变化主要是脉率的改变，所以通常用监测心率来代替脉率。

新生儿平均正常心率（heart rate，HR）为 120~160 次/min。如果心率持续>180 次/min，则为心动过速；持续<100 次/min 为心动过缓。新生儿心率变化大，影响因素多，如胎龄、日龄、体温、哭闹或进食、药物、感染等，窦性心律失常很常见。

当患儿出现心率和心律异常时，可结合其他临床表现（如皮肤颜色改变和呼吸窘迫症状等）进行评估，有助于病因的寻找：合并呼吸困难、发绀和肺部啰音提示心、肺疾病；窦性心动过速伴发绀而无呼吸窘迫症状提示肺部以外病变可能；对于心脏畸形患儿，心动过速常是心力衰竭的早期症状；窦性心动过速也是低血容量、低血糖、低体温或感染的早期症状；某些药物如氨茶碱、咖啡因、多巴胺、多巴酚丁胺、异丙肾上腺素也可导致心动过速;发热患儿可有心动过速和呼吸急促;多血质新生儿伴心动过速提示红细胞增多症/高黏滞血症;贫血可表现为苍白和心动过速。

间断性或暂时性的窦性心动过缓可发生于呼吸暂停或影响迷走神经张力的操作(放置鼻胃管、插管期间、咽喉部吸引)等;存在中枢神经系统疾病、全身或局部感染的新生儿可出现呼吸暂停和心动过缓;不伴呼吸暂停的间断性心动过缓可能是脑室内出血的临床表现或新生儿惊厥微小发作;持续性心动过缓见于心脏传导系统异常,也见于严重呼吸系统疾病导致的呼吸衰竭;围产期窒息、缺氧性心肌损伤可导致心脏传导系统功能障碍,引起心动过缓;代谢性酸中毒、高钾血症、高钙血症、低镁血症、颅内压增高、甲状腺功能减退等都可表现出心动过缓。

脉搏测量部位最常选择桡动脉、颈动脉、股动脉、肱动脉等。在新生儿病房,通常采用指脉、脉搏血氧饱和度监护仪或多功能生理监护仪(心电监护仪)来动态监测脉搏或心率。

四、血压监测

血压(blood pressure,BP)是血管内流动的血液对血管壁所施的侧压力,一般是指体循环动脉血压。心室收缩时,动脉血压上升达到的最高值为收缩压;心室舒张末期,动脉血压下降达到的最低值为舒张压。收缩压与舒张压之差为脉压。血压可直接影响全身各组织器官的血液供给。若血压过低,可造成组织器官供血不足;相反,血压过高,可增加心脏负担,导致心、脑血管疾病。通过监测血压,可判断血压有无异常(高血压、低血压、脉压增大或减小),动态监测血压变化、间接了解循环系统功能,有助于疾病的诊断。

血压计量单位为 mmHg(毫米汞柱)或 kPa(千帕),两者间的换算关系:1mmHg = 0.133kPa,1kPa = 7.5mmHg。正常足月新生儿的血压为 70/50mmHg;生后 7 天内正常足月新生儿和早产儿收缩压、舒张压、平均动脉压(mean arterial pressure,MAP)随日龄而增加;早产儿每日的收缩压、舒张压、MAP 低于正常足月新生儿。

足月新生儿低血压临界值:收缩压<50mmHg,舒张压<30mmHg,MAP<40mmHg;也有将正常足月儿收缩压下限设定为 60mmHg(收缩压的第 5 百分位数)。早产儿低血压的常用定义为:①1999 年 Nuntnarumit 等提出的任何胎龄早产儿生后第 1 天 MAP 低于 30mmHg 即为低血压;②20 世纪 90 年代初有学者提出 MAP 低于胎龄则定义为低血压(如胎龄 30 周早产儿 MAP<30mmHg 为低血压),该定义虽无循证医学证据,但在临床已较广泛应用;③1989 年 Watkins 等提出极低出生体重儿连续 2 次监测 MAP 均低于同出生体重、同日龄新生儿 MAP 的第 10 百分位数即为低血压。引起新生儿低血压的常见原因包括早产儿、具有明显血流改变的大动脉导管未闭、各种原因引起的失血所致低血容量、重症感染及各种原因引起的休克等。

关于新生儿高血压的定义,比较经典并获得普遍认同的是美国儿科学会 1987 年提出的建议:新生儿期 3 个不同时间测得的高于同年龄同性别收缩压/舒张压的第 95 百分位数者为新生儿高血压;收缩压/舒张压在第 90 百分位数以下者为正常血压,位于第 90~95 百分位数为临界高血压。另有学者把新生儿高血压定义为足月儿血压大于 90/60mmHg,或 MAP 持续高于 75mmHg;早产儿血压大于 80/50mmHg,或 MAP 持续高于 70mmHg,虽然不够精确,但很实用。美国儿科学会确定新生儿(生后 7 天)收缩压的第 99 百分位数为 110mmHg,故当这些婴儿收缩压持续高于 110mmHg,就完全可以凭经验开始治疗。由于通常把血压超过同年龄正常值 30% 认为是高血压急症,故当收缩压大于 130mmHg 应当立即进行处理。导致新生儿高血压的常见原因有:①肾性高血压:先天性肾实质异常是新生儿高血压的主要因素;另外,肾盂输尿管连接部梗阻或由其他腹内肿块引起的尿路梗阻也可以引起高血压。②肺性高血压:支气管肺发育异常的新生儿中可有 43% 发生高血压,与肺疾病的严重程度呈正相关。③心血管性高血压:胸主动脉狭窄等血管疾病可起高血压。④内分泌性高血压:先天性肾上腺增生症、醛固酮增多症、甲状腺功能亢进、库欣综合征及嗜铬细胞瘤等多伴发高血压;神经母细胞瘤、肾母细胞瘤、中胚叶肾瘤等均可见于新生儿期,也可出现高血压。⑤神经性高血压:癫痫、颅内高压或疼痛可引起发作性高血压。

新生儿血压监测方法:①无创血压测量:是目前国内 NICU 中最常用的血压监测方法,属于间接测量血压。主要使用新生儿无创血压监测仪或多功能生理监护仪。进行无创血压监测时,血压计袖带型号的选择非常重要:使用过宽的袖带,可使测得的血压值偏低;选择的袖带过窄,则测得的血压偏高。袖带中气囊宽度应该为上臂长的 40%,气囊长度为上臂周长的 80%,即新生儿上臂围在 4~8cm 选新生儿用小号袖带;上臂围在 6~11cm 用中号袖带;上臂围在 8~13cm 用大号袖带。也可根据新生儿体重选择合适的袖带,体重<2.0kg 的选择新生儿用小号袖带;体重2.0~3.0kg 用中号袖带;体重>3.0kg 用大号袖带。也有为特殊的新生儿无创血压监测仪设计的新生儿袖带,袖带可是单管型或双管型,配有适当的接头,新生儿袖带尺寸范围从 1~5 号,分别对应的肢体围径为3~6cm、4~8cm、6~11cm、7~13cm、8~15cm。一般连续测量 2 次,间隔 2~3 分钟,取平均值。②有创血压测量:系采用动脉导管直接测量血压,是血压监测的金标准。现多选择外周血管(如颞浅动脉、足背动脉等)放置动脉留置针,将动脉导管插入动脉内,动脉压经充有肝素盐水的管道传至压力传感器,计算机自动计算出收缩压、舒张压、平均动脉压,可连续动态显示。但因其操作复杂、并发症多,仅在危重新生儿周围灌注不良时应用。

血压会受到一些因素的影响,如胎龄、日龄、哭闹、喝奶、体位、身体不同部位、药物等,在测量时应注意。

(陈俊操　周伟)

第二节　经皮血氧饱和度监测

经皮动脉血氧饱和度(percutaneous arterial oxygen saturation,SpO_2 或 Tc-SO_2)监测是一种无创性监测动脉血氧饱和度的技术,具有无损伤、可连续监测、操作方法简便易行等优点,特别是早产儿皮肤薄嫩,皮下脂肪较少,皮肤通透性好,使气体更易弥散,其监测数值更为准确。因此,从 20 世纪 90 年代,SpO_2 监测已成为新生儿病房最常用的监测手段。

一、经皮血氧饱和度仪监测原理

血氧饱和度是指血液中被氧结合的氧合血红蛋白(oxyhemoglobin,HbO_2)容量占全部可结合的血红蛋白(hemoglobin,Hb)容量的百分比,可反映组织的实际含氧量。目前经皮血氧饱和度仪的测量方法主要是红外光谱光电法。将监测仪的光感器(探头指套或片状传感器)放置在患儿血运充盈处,使用波长 660nm 的红光和 940nm 的近红外光作为射入光源,测定通过组织床的光传导强度来计算血红蛋白浓度及血氧饱和度。当脉搏波动时,末梢血管内容量变化,血红蛋白具有光吸收特性导致光吸收量不同,通过测定红外线吸收量与红光吸收量的比值,反映血液的氧合程度,最终通过计算机软件计算出经皮氧分压(percutaneous partial pressure of oxygen,SpO_2)的数值。根据血红蛋白氧离曲线的特点,血氧饱和度与氧分压呈正相关关系,因此,SpO_2 可以在一定程度上反映患儿动脉血氧分压(arterial partial pressure of oxygen,PaO_2)。一般来讲,经皮血氧饱和度仪包括光电感应器、微处理机和显示部分三个主要部件。

二、监测设备和监测部位

SpO_2 可采用脉搏氧饱和度监护仪或多功能生理监护仪进行监测。具有良好脉搏搏动的血管床部位可以作为 SpO_2 测量部位,如手指、足趾、耳垂等。一般情况下,手是最佳测量部位;血管收缩和低血压时,可选耳垂作为测量部位,这是因为耳垂血供少但对信号最敏感;新生儿手背、手心、足背、足心因体表面积大于指尖(趾尖),传感器易于固定,避免了因固定不牢致探头松脱、接触不良或外界光线影响监测结果,同时新生儿手掌、足部皮肤薄,光线容易透过这些部位,所以这些部位是较好测量部位,能及时、准确地监测出 SpO_2 值。

三、临床应用

1. 新生儿氧疗　氧疗是心肺疾病患儿最常用的治疗手段。SpO_2 不仅可无创连续监测,且与动脉血气的 PaO_2 有较好的相关性,是新生儿科最常用的监测技术。在氧解离曲线(oxygen dissociation curve)(图 2-2-1)的中段,PaO_2 一般从 40mmHg 逐渐升高到 60mmHg,在此段中氧解离曲线较陡峭,动脉血氧饱和度(arterial oxygen saturation,SaO_2)则从 75% 提升到了 90%,涨幅为 20%,此时很小的氧分压变化即可导致较大的血氧饱和度变化;在氧解离曲线的末端平坦部分,此时当 PaO_2 从 60mmHg 逐渐提升 100mmHg 时,SaO_2 仅仅从 90% 提升到 97.4%,涨幅约 8%;若将 PaO_2 提高到 150mmHg,即提高了 50%,而此时的 SaO_2 达到 100%,仅仅增加了 2.6%。因此,血氧饱和度监

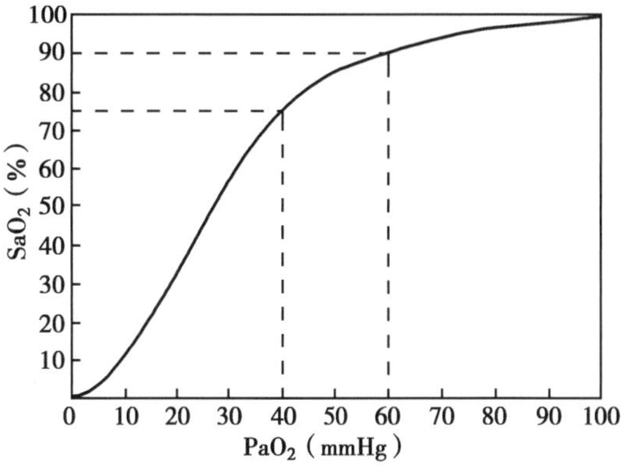

图 2-2-1　氧解离曲线

测对高氧不敏感。由于早产儿解剖结构不完善，生理功能尚未成熟，长期暴露于高氧中可导致ROP、BPD等不良结局，故在氧疗过程中，还应密切监测PaO_2。持续的SpO_2有助于减少上述并发症的发生。为减少高氧对机体的损伤，近年来提出目标血氧饱和度、肺保护策略的概念，其目的是使用最低浓度的氧、最低参数的机械通气达到氧疗目标，以防止早产儿氧中毒的发生。早产儿氧疗指南指出在不同的呼吸支持水平，均应尽量以最低的氧体积分数维持PaO_2在50～80mmHg，SpO_2在93%～95%。如高于目标值，应及时适当下调给氧体积分数。

2. **早期先天性心脏病** 一项荟萃分析证实，SpO_2监测对于严重先天性心脏病的筛查，特异度高（99.9%）、灵敏度中等（76.5%），故加拿大心血管学会/儿科心脏病协会推荐SpO_2监测可作为一种安全、无创、操作简便的筛查方法。临床上，一般采用生后24小时连续监测右上肢（导管前）和任一下肢（导管后）的SpO_2作为先天性心脏病的筛查指标。正常情况下，右手或任何下肢$SpO_2 \geq 95\%$，且两者差异≤3%。若存在以下两种情况之一或同时具备者，应怀疑为先天性心脏病：①上、下肢SpO_2差值首次测量和4小时后复测均大于3%；②首次测量上、下肢SpO_2同时<90%。

四、SpO_2与SaO_2的一致性

动脉血气分析中，PaO_2主要反映肺部通气/换气功能，从氧离曲线可知，在一定范围内PaO_2与SaO_2呈正相关，也就是SaO_2在一定程度上反映患者PaO_2。研究表明，血气分析中的SaO_2与SpO_2存在一致性，但SpO_2监测的准确性受多种因素影响，皮肤厚度、水肿、血管活性药物的使用、组织灌注不良及酸中毒等因素影响较为明显；患儿活动和过多外界光线可干扰SaO_2数值，血红蛋白异常（高铁血红蛋白）时，SaO_2读数不能做出相应校正；患儿体重、胎龄、吸入氧浓度等也对SpO_2产生一定影响。通常情况下，SpO_2一般不低于90%，故将SpO_2<90%定为低氧血症的标准。临床研究表明，SpO_2高于70%时，SpO_2与SaO_2相关性较好，准确性可达±2%，能较好反映动脉血氧变化，SpO_2 88%～93%对应PaO_2为50～80mmHg；SpO_2低于70%时，两者相关性较差，SpO_2误差较大，仍需动脉血气分析监测PaO_2。总之，常规应用SpO_2监测，可为临床观察病情变化提供有意义的指标，避免对患儿反复采血。

五、早产儿目标血氧饱和度

氧疗是危重早产儿救治过程中不可缺少的重要措施，高浓度氧气可发生氧损伤，因此如何控制吸入氧浓度关乎着早产儿救治成功与否和预后。虽然目前国际上开展了许多有关早产儿SpO_2参考值的研究，如Chow等发现早产儿低SpO_2组（SpO_2 83%～90%）比历史对照组（SpO_2 90%～98%）发生3期、4期ROP的比例明显减少（2.5% *vs.* 12.5%，$P=0.01$），需要进行手术的ROP比例也明显下降（0 *vs.* 7.5%，$P=0.0006$），BPD减少49%～61%，生长迟缓减少62%。Saugstad等对10项研究进行荟萃分析，提示低SpO_2组发生严重ROP［$RR=0.42$，95% CI（0.34，0.51）］及BPD［$RR=0.73$，95% CI（0.63，0.86）］的危险度较低，病死率未明显增加［$RR=1.12$，95% CI（0.86，1.45）］。由于上述研究样本数少，不是随机对照研究，因此未能被广泛认可。根据临床资料，大多数学者认为，适当氧疗使早产儿SpO_2维持在93%～95%，可提高早产儿抢救成功率，且不会明显增加ROP或BPD的发生率。至于使用低SpO_2是否会造成低氧血症而影响早产儿的预后，如何做到恰当的氧疗，需要氧疗的早产儿目标或适宜SpO_2是多少，尚需要进一步的多中心、大样本研究来解决。

（陈俊操 周伟）

第三节 经皮二氧化碳分压监测

动脉血二氧化碳分压（arterial partial pressure of carbon dioxide，$PaCO_2$）是一项评价新生儿呼吸及循环功能的重要指标，是新生儿病房使用频率最高的监测技术之一。通过动脉血气分析测得的$PaCO_2$值是评估动脉血CO_2分压最准确的方法，也是目前临床监测动脉血CO_2分压的金标准。由于新生儿的病情变化快，需对其进行多次的$PaCO_2$检测，而新生儿不同于婴幼儿及成人，频繁的血气分析会增加贫血及输血风险。面对这些问题，经皮二氧化碳分压（transcutaneous carbon dioxide tension，$Tc\text{-}CO_2$）监测凭借其无创、可持续监测等优点，成为$PaCO_2$的替代监测方法，在NICU的应用也逐渐增多。

一、新生儿$PaCO_2$的正常范围及监测意义

CO_2是细胞代谢的终产物，需及时排出体外以维持内环境稳定。$PaCO_2$反映了CO_2产生与排除之间的平衡情况。健康新生儿$PaCO_2$的范围是4.7～6.0kPa（35～45mmHg），$PaCO_2$超过6.0kPa（45mmHg）定义为高碳酸血症。目前$PaCO_2$在什么范围对新生儿可能产生不利影响仍存争议：一般认为，新生儿

$PaCO_2$ 在 6.00～7.33kPa（45～55mmHg）是安全的，且能很好耐受；新生儿（尤其是早产儿）过高的 $PaCO_2$（>60mmHg）可能具有潜在危险性。目前，专家共识提出 $PaCO_2$ 保持在 60mmHg 以下（允许性高碳酸血症），pH 值>7.20～7.25 较为安全。

对于新生儿，最易受异常 $PaCO_2$ 影响的器官是大脑。研究证实，当 $PaCO_2$ 每降低 1kPa，大脑的血流降低 18%～25%；高 $PaCO_2$ 可增加大脑的血流量，$PaCO_2$ 升高时会引起早产儿脑血管扩张，且 $PaCO_2$ 升高时会引起患儿血脑屏障的透过性增大及脑水肿，脑部的血流失去自我调节功能，进而引起颅内压升高，严重时会导致颅内出血。研究表明，频繁波动的 $PaCO_2$ 可对早产儿的脑血流产生影响，可导致严重的脑室内出血（特别是在出生 3 天内），而长期的低 $PaCO_2$ 是低出生体重儿脑室旁白质软化（periventricular leukomalacia，PVL）的一个危险因素。

新生儿低碳酸血症往往由通气过度所致，间接提示潮气量过大，会造成容量性肺损伤。有研究认为，对于早产儿，只需 6 次过度通气即可导致肺气压伤。回顾性研究表明，在早产儿中，持续性低 $PaCO_2$ 可增加 BPD 的发生率，过高的 $PaCO_2$ 还使 ROP 发生风险增加，还可增加 NEC 的发生率。此外，$PaCO_2$ 异常升高时，还可引起心肌收缩力和血管舒张力降低，心排血量不足，可导致心律失常及心力衰竭。

二、Tc-CO_2 监测的原理

无创 Tc-CO_2 监测可直接测定患儿组织细胞中的氧代谢水平，尽早地发现患儿组织细胞是否缺氧及 CO_2 的潴留程度，为早期指导氧疗提供依据。

人体皮肤角质层细胞富含大量角蛋白丝，但当患儿皮肤表面温度升高时，这种保护性屏障发生结构上的改变，使皮下气体（O_2 和 CO_2）更容易穿透皮肤。无创经皮监测就是根据上述毛细血管对温度的特性来设计的。Tc-CO_2 监测原理是测量人体皮肤上的 CO_2，即通过电极对皮肤进行局部加热（40～44℃），引起毛细血管扩张，动脉血液供应增加（毛细血管动脉化），进而促进 CO_2 扩散，血管中的气体通过弥散作用弥散到与皮肤表面接触的探头上（通过导电液和氧透过膜保持接触），从而测得皮下的氧分压及二氧化碳分压。最终通过皮肤表面的传感器计算出 37℃ 时精确的 $PaCO_2$ 数值。由于新生儿的皮肤菲薄，皮肤通透性高，故其监测结果更准确，更适用于此项技术。

三、Tc-CO_2 监测在新生儿临床的应用

1. **机械通气**　对接受机械通气的新生儿，最好有一种可持续监测 CO_2 的手段，避免因 $PaCO_2$ 过高而导致颅内出血。在高频振荡通气以及其他呼吸支持中，持续 Tc-CO_2 监测可以准确了解新生儿机械通气后各个阶段的 CO_2 水平，为机械通气参数设置、拔管时机的选择等提供指导，防止高碳酸血症及低碳酸血症给新生儿带来的不良影响。Tc-CO_2 监测具有无创、可持续监测、操作简单等优点，更适用于首次动脉血气监测结果提示无酸碱失衡，且需要呼吸支持的早产儿，特别是极低和超低出生体重儿。

2. **心肺复苏或围手术期**　Tc-CO_2 是判断新生儿心肺复苏是否有效的重要指标。由于 Tc-CO_2 可反映机体的代谢情况，因此其可应用于危重新生儿的监测。已有大量研究证实：在心肺复苏过程，早期 $PaCO_2$ 与呼气末二氧化碳分压（partial pressure of end-tidal carbon dioxide，PET-CO_2）、$PaCO_2$ 与 Tc-CO_2 之间均存在良好的相关性，并且 $PaCO_2$ 与 Tc-CO_2 的相关性更好。随着 $PaCO_2$ 的升高，PET-CO_2 呈先下降再升高的趋势，而 Tc-CO_2 则是呈持续升高的趋势。因此，针对先天性心脏病等围手术期新生儿进行监测时，Tc-CO_2 比 PET-CO_2 更精确，更有利于对 CO_2 的监测和对异常数值进行干预。研究也表明，在体外循环患儿中，由于外周灌注形式发生改变，Tc-CO_2 与血气分析具有较好相关性并可以动态监测组织灌注情况。

3. **危重新生儿转运**　在转运过程中，不仅需要专业人员的陪同和护理，还需要一定的设备来监测患儿病情变化，便于及时干预，尤其是需要机械通气的危重患儿。一项前瞻性随机对照研究显示，在转运途中接受呼吸机治疗的新生儿，使用 Tc-CO_2 及经皮氧分压（Tc-O_2）监测者，Tc-CO_2 与 $PaCO_2$ 更加接近，而且误差小，同时与未接受监测者相比，气道峰压下调更显著和更合理（-0.147kPa *vs.* +0.059kPa；$P=0.04$），到达目的地时，动脉血气分析结果更加理想。

四、Tc-CO_2 监测的影响因素

相对于动脉血气分析这一金标准，Tc-CO_2 监测技术也存在一定的不足。Tc-CO_2 不能评估患儿的酸碱平衡情况，使用前需要定标、监测时间较长、监测结果受较多因素的影响。极少数病例，特别是早产儿，皮肤娇嫩，局部监测部位可能出现烫伤等，因此早产儿的电极温度一般不宜超过 43℃，足月新生儿不宜超过 44℃，需要每 4～6 小时更换皮肤监测部位。

基于无创经皮监测的原理，末梢循环差、休克、酸中毒、低氧、低体温、水肿、贫血及皮下脂肪厚度等因素均可影响其监测结果。虽然 Tc-CO_2 监测可以较好

地预测 $PaCO_2$，但前提是应用于临床状况稳定且无低血流灌注的患儿。患儿严重休克时，微循环灌注明显减少，局部组织缺氧导致无氧酵解增加，使得组织局部产生的 CO_2 很难排出，可导致 Tc-CO_2 升高，Tc-CO_2 与 $PaCO_2$ 相关性差，并不能以此替代血气分析。

总之，Tc-CO_2 监测技术具有无创、持续动态监测等优点，一般情况下与血气分析中的 $PaCO_2$ 有良好的相关性，可应用于机械通气、围手术期及新生儿转运等过程中对 CO_2 的监测，可适时发现新生儿病情变化。该技术目前还存在一些技术上的问题，尚不能代替血气分析，加之电极的重新固定和校准所需成本较高，在新生儿科的临床应用价值还需进一步的研究。

（陈俊操　周伟）

第四节　呼气末二氧化碳监测

呼气末二氧化碳（end tidal carbon dioxide，$ETCO_2$）指呼气终末期呼出的混合肺泡气中含有的二氧化碳分压（end tidal carbon dioxide partial pressure，$PETCO_2$）或二氧化碳浓度（$CETCO_2$）。$PETCO_2$ 可以反映患儿代谢、通气和循环状态，临床上通过测定 $ETCO_2$ 反映 $PaCO_2$ 变化，以监测患儿的通气功能。近年来，$ETCO_2$ 监测作为一种无创监测技术已经被广泛关注，但其在临床实践中应用的可行性和局限性还存在争议。

一、监测原理

在正常生理情况下，组织细胞在代谢过程中产生的 CO_2 由体循环的静脉经肺动脉弥散到肺泡，随呼气排出。体内二氧化碳产量（V_{CO_2}）和肺通气量（pulmonary ventilation，VA）决定肺泡内二氧化碳分压（$PETCO_2$），即 $PETCO_2 = V_{CO_2} \times 0.863/VA$，0.863 是气体容量转换成压力的常数。由于 CO_2 的弥散能力比氧气高 20 倍，肺泡气体中 PCO_2（P_ACO_2）和血 $PaCO_2$ 差别极小，两者几乎相等。由于健康人的肺泡无效腔很小，因此 $PETCO_2 \approx P_ACO_2 \approx PaCO_2$。心肺功能较为正常或通气/血流比值（ventilation/perfusion ratio，V/Q）正常患儿的 $PETCO_2$ 和 $PaCO_2$ 密切相关，两者差值 < 5mmHg，$PETCO_2$ 略低于 $PaCO_2$；在病理状态下，如果肺泡通气、肺血流（V/Q）及分流（QS/QT）发生变化，$PETCO_2$ 就不能代表 $PaCO_2$。

$ETCO_2$ 监测采用非色散红外光谱技术，通过红外光传感器测定患者呼出气体中的 CO_2 浓度。CO_2 能吸收特定波长（4.3μm）的红外线，将患者呼出的气体送入一个透明的样品室，一侧用红外线照射，另一侧用光电换能器探测红外线衰减的程度，后者与 CO_2 浓度成正比，从而计算出 CO_2 的浓度。正常参考值：$PETCO_2$ 为 35～45mmHg，$CETCO_2$ 为 5%（4.6%～6.0%）。

二、监测仪器

$ETCO_2$ 测定有红外线法、质谱仪法和比色法三种，临床常用的红外线法又根据气体采样的方式分为旁流型和主流型两类。这两类监测方式间表面上看差异很小，但实际上它们对系统的准确性及反应时间存在不同要求。

主流型监测器目前只适用于插管患儿，是把传感适配器直接置于机械通气患儿气管导管与呼吸机接口之间的气道中，具有反应快、无须抽取样品气流、不会减少潮气量、不需患儿主动配合、可重复用传感器、永久使用和无需耗材等特点，对气管插管进行机械通气的新生儿来说是简易可行。缺点是由于其传感器外置，易摔坏，可能需经常更换，且外置传感器接近患儿的口和鼻，易受患儿痰液及分泌物污染而影响测量的准确性。

旁流型分析仪是通过抽气泵（有流量调节功能）把气体样本送至红外线测量室进行检测，该法要求的气流速率为 20～300L/min，具有所需气体量小、测量敏感度高、反应快等特点。与主流型相比，旁流型不需密闭的呼吸回路，因此既可用于机械通气患儿，也可以用于自主呼吸患儿；旁流型较主流型监测操作容易，但其缺点是反应时间较主流型长。旁流型 CO_2 分析仪在不插管患儿中使用时，采样气体可能被稀释，故应参考血气分析中的 $PaCO_2$。

三、$PETCO_2$ 波形分析

1. **正常 $PETCO_2$ 波形**　正常 $PETCO_2$ 波形可分为 4 段，即Ⅰ相：AB 段，吸气基线处于零点，是呼气的开始部分，此时呼出的气体为解剖无效腔中的气体，基本上不含 CO_2；Ⅱ相：BC 段，呼气上升支，为肺泡和无效腔的混合气，代表呼出的 CO_2 浓度；Ⅲ相：CD 段，CO_2 曲线是水平或微向上倾斜，称呼气平台，为混合肺泡气，平台终点为呼气末气流，为 $PETCO_2$ 值；Ⅳ相：DE 段，呼气下降支，迅速而陡直下降至基线，新鲜气体进入气道。正常情况下的 CO_2 波形曲线呈一种类似于“梯形”的结构，先呈现一个上升相，后保持一个平台期，最后再出现一个下降（图 2-4-1）。对于呼气末 CO_2 波形，应观察以下 5 个方面：①基线：吸入气 CO_2 浓度，一般应等于零；②高度：代表 $PETCO_2$ 浓度；

③形态：正常 CO_2 波形与异常波形；④频率：呼吸频率即 CO_2 波形出现的频率；⑤节律：反映呼吸中枢或呼吸机的功能。$PETCO_2$ 的正常值：35～45mmHg（4.6～6.0KPa）。超过 45mmHg 可能存在通气不足，低于 35mmHg 可能存在通气过度。

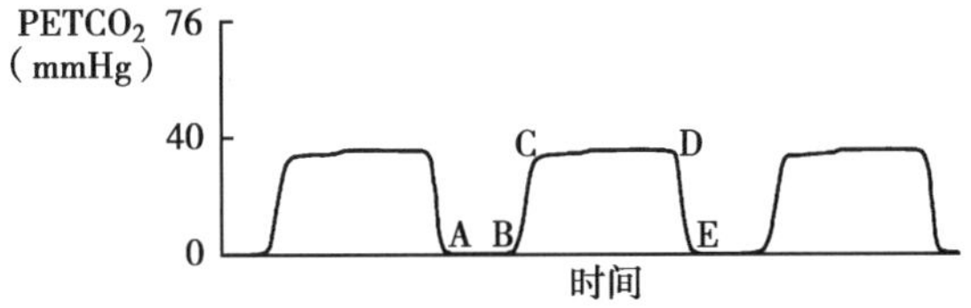

图 2-4-1　正常 $PETCO_2$ 波形

2. **异常 $PETCO_2$ 波形及意义**　主要表现为 $PETCO_2$ 异常降低或升高。

（1）$PETCO_2$ 降低：①突然降到接近零，提示气管插管误入食管、通气环路接头脱落或呼吸道梗阻；②突然降至非零水平、形态异常，提示呼吸系统漏气或面罩连接不好；③短期内呈指数性降低，多由心搏骤停、肺栓塞或严重肺低灌注引起；④$PETCO_2$ 逐渐降低、曲线形态正常，可由低体温、全身或肺灌注降低或过度通气所致；⑤持续低浓度，且平台缺失，反映吸气前肺换气不彻底如支气管痉挛或分泌物增多造成小气道阻塞、呼出气被新鲜气流所稀释；⑥持续降低状态但平台良好，提示过度通气或过大的生理性无效腔存在（见于各种原因引起的肺血管床减少、肺血流减少或肺血管栓塞等）。

（2）$PETCO_2$ 升高：①$PETCO_2$ 逐渐增加，见于体温升高、CO_2 外源性吸收增多或潮气量降低（气道阻塞、机械通气时少量漏气）；②$PETCO_2$ 突然升高，多见于静脉注射碳酸氢钠或松解外科止血带；③基线和 $PETCO_2$ 同时逐渐升高，提示活瓣关闭失灵、CO_2 吸收剂失效或 CO_2 重复吸入。

四、$ETCO_2$ 监测的影响因素

与肺部病变较严重者相比，$PETCO_2$ 监测在肺部病变较轻者更能准确地反映 $PaCO_2$；肺部病变严重的新生儿存在通气/血流比值失调、肺内分流量加大、无效腔通气量增大及潮气量变小等因素，均会影响 $ETCO_2$ 值的准确性，需同时测定 $PaCO_2$ 作为参考。不匹配的气管插管周围漏气、气管插管近端气体混合、采样管因分泌物堵塞或扭曲等因素也可影响其结果。若呼吸频率太快，呼出气体不能在呼气期完全排出，同时 CO_2 监测仪来不及反应，均可产生 $PETCO_2$ 监测误差。旁流型 CO_2 监测仪可因气体弥散、采样管材质和气体样品在管中暴露长度（与气体流速和采样管长度有关）等引起误差。一般来说，主流型 $ETCO_2$ 监测器被认为比旁流型 $ETCO_2$ 更准确，目前临床应用的最新远端微流旁流型 $ETCO_2$，也可以得到与主流型相似的结果。早产儿进行 $ETCO_2$ 监测时，必须选用合适的新生儿专用适配器，才能最大限度地减少无效腔增加对 $ETCO_2$ 测量值的影响。

$ETCO_2$ 监测已被广泛应用于 PICU 中，在 NICU 中的应用目前仍有一些限制。由于 Tc-CO_2 监测技术在非插管新生儿、气管插管高频通气新生儿、新生儿转运及通气/血流比值失调患儿等的 CO_2 持续性监测方面存在优势，$ETCO_2$ 监测在 NICU 具有广泛的应用前景。

五、临床应用及意义

1. **监测通气功能**　呼吸功能不全患儿使用呼吸机时，可根据 $PETCO_2$ 来调节通气量，避免发生通气不足和过度，造成高或低碳酸血症。

2. **确定气管导管的位置**　$ETCO_2$ 对导管位置的判断迅速、直观且敏感；$PETCO_2$ 对导管误入食管有较高的辅助诊断价值，是证明导管在气管内的方法之一。一般情况下，当 $PETCO_2$ 波形正常和 $PETCO_2$ > 30mmHg 时，可确定气管导管在气管内；当 $PETCO_2$ 数值接近零，CO_2 波形消失时，可考虑气管插管脱落。

3. **及时发现呼吸机的机械故障**　如接头脱落、回路漏气、导管扭曲、气管阻塞、活瓣失灵及其他机械故障等。

4. **调节呼吸机参数和指导呼吸机的撤除**　与动脉血气分析相比，$ETCO_2$ 可以反复多次估测 $PaCO_2$ 值，从而监测 $PaCO_2$ 变化的趋势，指导呼吸机参数的调节和撤离，减少对患儿的损伤。研究表明，在 ARDS 患儿肺复张后，通过 $PETCO_2$ 和 $PaCO_2$ 计算无效腔与潮气量百分比的变化能反映肺泡闭合特征，用来指导呼气末正压通气（positive end expiratory pressure，PEEP）的调整。

5. **监测体内 CO_2 产量的变化**　静脉注入大量碳酸氢钠、发热等均可使 CO_2 产量增多，$PETCO_2$ 增加。

6. **了解肺泡无效腔量及肺血流量变化**　$PaCO_2$ 为有血液灌注肺泡的 P_ACO_2、$PETCO_2$ 为有通气肺泡的 $PaCO_2$，若 $PETCO_2$ 低于 $PaCO_2$，$ETCO_2$ 增加或 CO_2 波形上升呈斜形，说明肺泡无效腔量增加及肺血流量减少。

7. **心肺复苏过程中的 CO_2 监测**　心跳、呼吸停止时，肺血流中断，CO_2 由血液向肺泡的弥散停止，PET-

CO_2 下降至 0,复苏后能逐渐回升。研究发现,心搏骤停后 $ETCO_2$ 浓度下降,而在胸外按压过程中增加。$ETCO_2$ 浓度快速升高提示自主循环恢复。因此,2015 年美国心脏协会(American Heart Association,AHA)心肺复苏指南指出,在对心搏骤停患者实施心肺复苏过程中,$PETCO_2$ 可作为反映心排血量和心肌灌注的生理参数,可用来优化胸外按压的质量及指导血管加压药物的应用。

(陈俊操 周伟)

第五节 肺功能监测

肺功能检查通过各种参数来评价呼吸系统的通气和换气功能,为诊断呼吸系统病变、判断病变性质(阻塞性、限制性、混合性等)、评估疾病严重程度、预测预后及探讨发病机制提供客观依据,亦可用于指导临床治疗并评判疗效。

一、新生儿肺功能评价指标

新生儿肺功能评价指标包括潮气量、呼吸频率、每分通气量、吸呼比、功能残气量、达峰时间和达峰时间比、达峰容积和达峰容积比、不同百分比(75%、50%、25%)潮气量时呼气流速等。

1. **潮气量**(tidal volume,VT) 为平静呼吸状态下每次吸入或呼出的气体量,年龄越小,潮气量越小,正常新生儿潮气量一般为 6~10ml/kg。影响潮气量的主要因素为肺部本身病变和呼吸肌功能。

2. **呼吸频率**(respiratory rate,RR) 为每分钟呼吸的次数,年龄越小,呼吸频率越快,足月新生儿为 40~60 次/min。存在限制性通气病变的小儿,呼吸频率增快。

3. **每分通气量**(minute ventilation,MV) 为潮气量和呼吸频率的乘积,每分通气量受潮气量和/或呼吸频率变化的影响。测定每分通气量用以检查通气对高碳酸血症和低氧血症的反应。呼吸动力异常、气道阻塞或呼吸泵衰竭时每分通气量下降。

4. **吸呼比**(inspiratory time/expiratory time,Ti/Te) 为吸气时间与呼气时间的比值,正常值范围为 1∶1~1∶1.5,周围气道阻塞患儿的 Ti/Te 降低,吸气性呼吸困难和限制性通气功能障碍的患儿通常会出现 Ti/Te 升高。

5. **功能残气量**(functional residual capacity,FRC) 即平静呼吸时,呼气末残留于肺内的气体量。FRC 具有稳定肺泡气体分压的作用,减少通气间歇对肺泡内气体交换的影响。FRC 一般是肺总量的 50% 左右,足月儿为 20~30ml/kg。因为 FRC 是从呼气末开始测定,这时已经达到稳定呼气末容积,所以测得的胸腔气体容积(thoracic gas volume,TGV)等于 FRC。FRC 明显减少,则肺泡内气体缓冲能力减弱,呼吸周期内肺泡内的 $PaCO_2$ 和 PaO_2 将有较大波动。FRC 增高时肺泡气 PaO_2 降低,$PaCO_2$ 升高。

6. **达峰时间和达峰时间比** 达峰时间(time to peak tidal expiratory flow,TPTEF)指从呼气起始到峰流速的时间,单位为秒。阻塞性通气障碍时,呼气峰流速可延迟出现,而合并呼吸中枢兴奋时时间缩短。达峰时间比(ratio of time to peak tidal expiratory flow to total expiratory time,TPTEF/TE)指到达呼气峰流速的时间与整个呼气时间之比。一般认为,TPTEF/TE 是反映气道阻塞(特别是小气道阻塞)敏感、可靠的指标:上呼吸道阻塞时,比值增加;阻塞性通气障碍时,比值下降,且阻塞越重、比值越低。目前,比较公认的判断标准:28%~55% 为正常,23%~27% 为轻度下降,15%~22% 为中度下降,<15% 为重度下降。

7. **达峰容积和达峰容积比** 达峰容积(volume at peak tidal expiratory flow,VPTEF)指达到呼气峰流速的容积。达峰容积比(ratio of volume at peak tidal expiratory flow to expiratory tidal volume,VPTEF/VE)指到达呼气峰流速的容积与整个呼气容积之比,是反映气道阻塞(特别是小气道阻塞)的另一个主要指标。其变化基本与 TPTEF/TE 同步,两者的相关性可达到 90% 左右。其检查结果判读标准同 TPTEF/TE。

8. **潮气呼气峰流速(peak tidal expiratory flow,PTEF)** 指受试者呼气过程中所能达到的最大呼气流速。呼气流速测定是反映气道阻塞程度的一项主要指标,能敏感且客观地反映患者气道阻塞程度及病情变化,监测呼气流速有助于在症状出现之前发现病情恶化的早期征象。

9. **75%、50%、25% 潮气量时呼气流速**(TEF75、TEF50、TEF25) 分别指呼出 25%、50%、75% 潮气量时的瞬间呼气流速,是判断气道阻塞(尤其是小气道病变)的主要指标。受肺组织弹性回缩力或肺顺应性的影响。

二、常用肺功能检查技术

新生儿(尤其是早产儿)肺泡数量少,呼吸道黏膜上皮细胞呈扁平立方形,毛细血管与肺泡间距离较大,潮气量小,气体交换率低,加之呼吸肌发育不全,导致其通气功能及肺顺应性较差,且不能主动配合。

因此，临床上对于新生儿常采用以下 4 种肺功能检查技术。

1. **潮气呼吸法**　在患儿安静睡眠状态下进行，不需患儿主动配合，监测时患儿通过面罩平静呼吸，无任何不适，操作简便，最适合于新生儿肺功能监测。采用肺功能仪进行监测，检查前先预热仪器 20 分钟，然后进行环境温度、湿度、海拔及大气压的测定，对机器进行定标。肺功能测定状态设定为：分辨率 > 0.1ml，流速敏感度 > 0.5ml/s，无效腔量 < 1ml。所有检查均在患儿自然睡眠状态下由专人操作，根据患儿情况选择大小合适的面罩，罩住口鼻，不能漏气，每人连续做 5 遍测试，每遍记录 20 次潮气呼吸，最后由电脑自动取其平均值。对痰多者注意吸痰，保持呼吸道通畅，操作中注意摆好体位，常采取去枕仰卧位，略垫高颈部，头稍后仰，使气道平直，并抬高下颌，面罩紧扣口鼻，不能漏气。

2. **快速胸腹腔挤压法**（rapid thoraco-abdominal compression，RTC）　原理是用可充气马甲模拟成人用力呼气过程，得到一条用力呼气流速-容积曲线（expiratory flow-volume curve，PEFV）。功能残气量时最大呼气流速（maximal expiratory flow at functional residual capacity，VmaxFRC）是从该技术得到的最常见的参数。VmaxFRC 被认为是能够反映低肺容积下的气道功能、评价婴幼儿气道功能最常用的方法，但对肺容积与气道张力有高度依赖性。RTC 提供了肺内气道功能检测的方法，在检查中不会因上呼吸道阻力过大而影响检查结果。因为新生儿上呼吸道特别是鼻部阻力占总阻力的大部分，因而此项检查方法对于了解新生儿肺内气道功能有显著帮助。

3. **单次阻断法**　此法是于吸气末瞬间阻断气道，测出吸气末肺泡内压，随后被动呼气描绘出流速-容量曲线。国外学者应用单次阻断法对新生儿肺功能的研究表明，该法是测定新生儿肺顺应性及气道阻力的一项简便可行的方法，其大部分参数都是在平静呼吸状态下进行，无须配合，但在气道阻塞明显、呼吸频率极快的患儿中气道和肺泡压力不易达到平衡，易导致阻断失败。

4. **全身体积描记法**　能测量所有静态和动态肺容积，包括残气量（residual volume，RV）、功能残气量（functional residual capacity，FRC）和肺总量（total lung capacity，TLC）。在婴幼儿中，该检查在仰卧位睡眠时用面罩进行，忽略气体泄漏，目的是测得气道阻力（airway resistance，Raw）、FRC 和其他参数，其结果的临床评价分为定性和定量两种，即首先看压力-流速曲线的形状和斜率：在健康儿童中，压力-流速曲线闭合，在吸气和呼气中的斜率几乎相同，无滞后现象；压力-流速曲线轻微未闭合和顺时针倾斜意味着中央气道狭窄，无小气道阻塞。然后根据肺容积的变化及通过流速传感器得到的气道开口压的变化计算出平静呼气末胸腔肺容积即 FRC。FRC 是不配合检查的患儿唯一能够检测的静态肺容积，其值增高提示肺泡过度通气，存在阻塞性病变。Raw 能客观、直接地反映气道口径的变化，较少受其他因素影响，是检测气道阻塞性病变的最好方法。Raw 增高见于各种原因引起的阻塞性通气功能障碍；FRC、RV、TLC 增高常见于肺气肿；FRC、RV、TLC 降低在儿童中最常见于肺实质损伤或占位性病变，如肺炎、肺间质纤维化。

全身体积描记法测试方法较复杂，对操作者技术要求较高，因此限制了其在婴幼儿中的应用。尽管如此，它已经被证明能够用于判断婴幼儿呼吸系统疾病的严重程度。

三、影响新生儿肺功能的因素

影响新生儿肺功能的因素包括出生胎龄、出生体重、肺成熟度、体位、感染和氧疗等因素。

1. **出生胎龄**　胎龄是影响新生儿肺功能的重要因素。研究发现，早产儿各项肺功能参数均落后于足月儿，胎龄越小呼吸道阻塞越明显，同时也存在不同程度的限制性通气功能障碍；较大胎龄新生儿的第 1 秒用力呼气量（forced expiratory volume in one second，FEV_1）、用力肺活量（forced vital capacity，FVC）和 25%～75% 的 TEF 有所增加；晚期早产儿的呼吸系统顺应性及 VPTEF/TE 均下降，而呼吸道阻力增加；早产儿生后气道功能无追赶增长，表明早产与肺发育改变相关，并证实了早产是肺功能下降的独立影响因素。

2. **出生体重**　研究表明，较大的出生体重与较高的 FEV_1、FVC 和 25%～75% 的 TEF 有关；极低出生体重儿成年后呼吸气流减少，在有 BPD 病史的患者中更为明显，提示极低出生体重儿成年后患阻塞性气道疾病的风险增加。

3. **肺成熟度**　由于早产儿肺发育不成熟，对高气道压力、高容量、高浓度氧、感染及炎性损伤易感而致 BPD，继而影响肺功能。研究表明，相同年龄下，无论有无 BPD 发生，极早产儿肺功能明显异常，提示肺功能与肺成熟度有关；随着日龄的增加，新生儿呼吸系统顺应性逐渐增加，呼吸系统阻力逐渐降低，肺通气功能逐渐成熟，肺功能参数随日龄逐渐改善；生后早期早产儿各项肺功能参数均落后于足月儿，在纠正胎龄 40 周时仍不能达到足月儿水平。

4. **体位**　早产儿发育未成熟,肋弓较软,不同体位可影响其呼吸功能。仰卧位吸气时肋弓容易塌陷,而俯卧位可以提高患儿胸腹运动的协调性,减少腹部内容物对膈肌的压迫,减少肺泡塌陷和过度通气,增加 FRC,增强通气能力,改善肺功能,故采取俯卧位更能显著改善氧合。

5. **感染和炎症**　宫内感染能够产生大量炎症介质,引起前列腺素水平增高,导致胎肺发育异常,并可诱发早产。生后炎症反应继续,炎性细胞在肺及气道内聚集,活化的中性粒细胞和巨噬细胞释放大量氧自由基,引起气道、肺血管及间质损伤,影响肺功能。研究表明,各种炎症反应都可能导致 BPD 的发生,BPD 早产儿存在大气道阻塞,即肺功能异常;早产儿免疫系统发育不成熟,生后易发生肺部感染,促发肺部炎症反应,加重肺损伤,影响肺功能。因此,减少早产儿生后肺部或其他系统的感染、炎症,可能能显著减少 BPD 的发病,继而改善患儿肺功能。

6. **氧疗**　早产儿呼吸系统发育不成熟,生后通常需要呼吸机辅助通气。肺作为一个暴露于最高氧浓度的呼吸系统器官,对氧化损伤比较敏感。机械通气可改善气体交换,维持肺的开放状态、减少呼吸做功,但它可能引起肺损伤,即导致机械通气性肺损伤(ventilator-induced lung injury, VILI),继而影响肺功能。

四、新生儿肺功能检测的临床意义

1. **早期检出肺、气道病变**　胸部 X 线片或肺部 CT 仅能粗略反映肺及气道有无病变,且有较强的辐射,不适于频繁反复应用。纤维支气管镜检查可比较直观地发现肺部及气道病变,但其为侵入性检查,家长不易接受,对技术人员要求较高,限制了其在婴儿中的应用。新生儿肺功能检查为非侵入性的检查、操作简便、不须患儿配合,能反复应用,对于早期气道疾病检测敏感,可作为早期检出肺、气道病变的手段。

2. **鉴别呼吸困难的原因**　不同疾病有不同的肺功能特征,如新生儿肺炎、RDS 和肺水肿表现为阻塞性通气指标下降;肺不张和 BPD 表现为限制性通气指标下降。重度 BPD 呼吸困难有不同的表现形式,需要不同的治疗方法。

3. **评估疾病严重程度**　肺部病变的严重程度一般在肺功能检查上会有比较客观的反映。如有 BPD 的早产儿在婴儿期肺功能通气效率明显低下,小气道阻塞更明显,因此动态监测新生儿肺功能变化对判断疾病严重程度、指导治疗很重要。

4. **评估药物疗效**　咖啡因是目前治疗早产儿尤其是极低出生体重儿呼吸暂停的常用药物,可缩短患儿机械通气及需氧时间。在新生儿期,咖啡因治疗改善了儿童中期的呼气流速。噻嗪类利尿剂和螺内酯可用于治疗液体潴留及肺水肿的 BPD 患儿。利尿剂和咖啡因均可降低气道阻力,以上药物的疗效主要是通过肺功能测定来证实的。

5. **判断疾病预后**　对有肺部疾病(如 BPD)的患儿进行肺功能检查及随访可帮助判断治疗效果、疾病恢复情况,并可根据肺功能检查结果判断疾病预后。研究表明,晚期早产儿生后早期均存在不同程度的小气道阻塞,这种情况会随着日龄的增加有所改善,因此晚期早产儿肺功能监测具有重要意义。已证实,婴儿气道功能与成年后呼吸道症状相关,这种联系在临床上很重要,因此必须强调产前和早期生活暴露,以最大限度提高气道生长和减少终身呼吸道损害。

(陈俊操　周伟)

第六节　循环功能监测

循环系统功能稳定是生命得以延续的保证。在许多情况下(如严重创伤、休克等)都需要对循环功能进行监测,以便及早处理已出现或即将出现的问题,从而挽救患者生命,减少并发症及后遗症的发生。除对一般状况和各项生化指标进行监测外,尚需应用各种监测技术如心电图、漂浮导管等进行监测。

一、一般监测

1. **皮肤检查**　包括有无脱水、水肿、出汗及皮肤温度和色泽等。

(1) 脱水和水肿:检查皮肤黏膜湿度、弹性,注意有无脱水表现;婴幼儿前囟未闭时,应注意观察前囟张力大小或饱满程度。右心功能不全时可出现水肿,水肿首先见于身体下垂部位,下地活动者水肿以足背、踝部、胫前更明显。充血性心力衰竭、缩窄性心包炎时可出现全身性水肿。

(2) 出汗情况:出汗可为生理或病理情况。婴幼儿即将发生心力衰竭或严重心力衰竭时可表现为出汗。临床上大量出汗可见于血儿茶酚胺浓度突然升高或交感神经兴奋性增强,代谢率增加或外周组织灌注急剧减少时(如低血糖、急性失血性休克等)。大量出汗可以是低灌注的首发体征。

(3) 皮肤温度:末梢皮肤温度能敏感反映外周组

织灌注变化,双足发凉提示组织灌注减少。正常情况下,踇趾温度介于中心体温与大气温度之间。出现低灌注状态时,踇趾温度与大气温差<2℃;如两者温差<0.5℃提示存在严重休克。对于休克患者,踇趾与大气温差较心排血量或血压更能可靠反映患者预后情况。踇趾温度与中心体温之差也是监测血流灌注的指标,可应用踇趾温度的绝对值预测某些疾病患者的预后。严重休克患者,踇趾温度低于 27℃ 持续 3 小时以上时,病死率为 67%。儿童心脏病术后,踇趾温度低于32℃持续 4 小时,病死率明显增加。新生儿高热时,中心体温与外周温差测定能帮助鉴别是环境温度影响还是疾病所致。

(4) 皮肤色泽:主要反映末梢循环状态。冷休克时皮肤血管最先出现代偿性收缩,表现为皮肤苍白、湿冷、毛细血管充盈时间(capillary refilling time,CRT)延长;暖休克时肢端温暖,皮肤潮红。浅表毛细血管内还原血红蛋白增高时常出现皮肤黏膜发绀,可见于充血性心力衰竭、右向左分流型先天性心脏病、休克等情况。CRT 是监测外周微循环较常用的方法。用手指持续压迫某处软组织或甲床后立即放开,观察毛细血管再充盈时间:正常情况下,按压局部皮肤时苍白区消失时间<3 秒,如>5 秒为异常。CRT 虽无特异性,但能敏感提示外周组织灌注情况。

2. **生命体征监测**　即体温、脉搏、呼吸和血压的监测。

(1) 体温:体温升高或降低都会严重影响心肺功能。新生儿或婴幼儿对环境温度变化较为敏感,易出现低体温;合并严重感染时体温也可不升高,甚至降低;中心温度低常提示组织灌注不良。常用测量体温的部位有舌下、腋下、腹部皮肤、直肠、食管、鼓膜、膀胱、踇趾及中心静脉。中心体温是指下丘脑控制的深层温度,它不随环境温度而变,但测量难度大。舌下测温较方便,但在新生儿中难以实施。腋下测温准确性和精确性较其他部位差,难固定,但较方便。可应用皮肤温度传感器进行腹部皮温测定,较为方便、准确,为危重新生儿常用的测温手段。直肠测温较准确,很少受外界温度影响。食管测温部位不同所测温度不同,食管上、中段易受外界温度影响;远端食管接近心脏大血管,能迅速反映中心体温变化,但在新生儿临床应用可行性差。鼓膜测温易造成鼓膜穿孔及出血,常借助耳镜进行,新生儿一般不用。膀胱测温由特制探针测得,较其他部位复温速度快。中心静脉测温由装有热敏电阻的肺动脉导管测得,吸入热气或静脉输注温、冷液体时影响测温效果。踇趾测温受血流影响较大,不能准确反映中心体温,仅用于评价外周循环状态。

(2) 脉搏:通常应用触摸法来感受脉搏节律、强弱及计数速率,至少计数 30 秒。脉搏常随呼吸变化,通过观察脉搏与呼吸周期变化的关系,可较早发现血流动力学异常,如心包积液时可触及奇脉,反映心肌后负荷的左室跨壁压增加,心肌功能障碍。不同部位的脉搏触诊有助于疾病的鉴别,如主动脉缩窄时右上肢脉搏良好,而下肢脉弱或无脉。休克时脉搏亦有改变,休克早期常脉速有力,休克中期常出现脉细速,浅静脉萎陷,休克晚期常有脉细弱不清。此外,观察静脉搏动亦有助于评价先天性心脏病患儿的心脏功能。

(3) 呼吸:观察呼吸频率、节律及深度的变化。心源性、肺源性、中枢神经系统疾病、严重创伤及休克时常出现呼吸异常,如严重胸廓外伤时可致反常呼吸运动。休克早期可出现过度换气,休克中期可出现呼吸浅促,休克晚期可出现呼吸急促、潮式呼吸。

(4) 血压:血压是血流动力学的重要指标之一,也是心脏急诊监测的基本指标之一。血压下降见于血容量减少(失血或体液丢失)、心力衰竭、循环功能障碍或疾病终末期失代偿。血压过低可出现休克,长时间休克可引起组织器官供血减少,会出现相应的组织器官功能障碍。血压升高提示循环功能改善、交感神经兴奋性增强或应用升压药。血压过高(高血压)也会对重要器官(心、肾)产生严重危害。

3. **心脏检查**　通过视、触、叩、听完成心脏检查。

(1) 视诊:心前区隆起常提示右心室肥大。新生儿心脏位置靠前,易看到心尖搏动,心尖搏动位置异常可提示心脏疾病的严重程度。

(2) 触诊:观察心尖搏动有助于评价心脏收缩力和心室容量。

(3) 叩诊:心脏扩大时心界常增大。

(4) 听诊:心排血量对心率的依赖性较心输出量强。正常生理范围内,心率增快能使心排血量明显增加;血容量不足时心率增快,严重血容量不足或心脏严重损害时心率可明显增快。心率减慢或心动过缓常见于下壁心梗、颅内压增高等情况。心律失常时应比较心率和脉率,以期发现两者之间频率是否存在差异。发现杂音提示可能存在血流动力学改变,听诊时应注意心音特征和强度;肺动脉区第二心音能提示肺动脉压、肺动脉瓣和右心室功能;奔马律提示心肌代偿失调;心脏杂音和喀喇音能反映心脏结构或功能病变;胸骨左缘听到柔和的喷射性杂音视为正常生理现象,为主动脉血流快速通过较薄胸壁时传导产生;短暂性杂音是由心室扩张和瓣膜环扩张引起的二尖瓣和三尖瓣关闭不全，能进一步提示心脏代偿失调或乳头肌功能不全。

4. **一般检查** 如意识状态、排尿情况等。

(1) 意识状态：循环功能障碍时可出现意识改变，根据意识障碍程度可分为嗜睡、意识模糊、昏睡、昏迷。在新生儿中，休克早期交感神经功能亢进，可出现烦躁不安；休克中期表现为嗜睡和反应差等；休克晚期出现昏睡、昏迷。

(2) 尿量和排出率：每小时尿排出量称尿排出率。监测尿排出率能及时了解肾灌注。尿量减少提示血容量不足，长时间血容量不足会引起肾灌注减少或发生急性肾衰竭。

总之，循环监测时应综合分析，注意休克早期体征(多发生在血压下降或微循环障碍之前)，如脉细数、心音低钝、心率增速、奔马律、呼吸急促、意识改变、肢端厥冷、尿量减少等。

二、实验室检查

实验室检查包括红细胞压积、血容量、动脉血气分析指标(pH 值、乳酸)等。

1. **红细胞压积(hematocrit, HCT)** 将抗凝血离心沉淀，测下沉的红细胞在全血中所占容积的百分比值即为 HCT。

(1) 适应证：严重创伤、大失血或内出血、大量输血或补液、溶血或溺水后红细胞破坏、大手术、休克时，需检测 HCT。

(2) 影响因素：红细胞压积是静脉血标本中红细胞浓度的静态测定，受血浆和红细胞量影响。

2. **血容量** 对病情不严重者，通常根据动脉压、心率、中心静脉压、肺动脉楔压、尿排出率和红细胞压积粗略判断血容量。对血流动力学状态不稳定者应直接进行血容量测定。

(1) 测定指征：意外创伤、术后状态、疑有失血性休克或血容量不足、脱水或过度水合、疑有输血过多时。

(2) 测定方法：静脉注射一定数量的标记物，而后在不同时间间隔取血测定标记物浓度或放射活性。标记物浓度与稀释倍数密切相关。

3. **血乳酸(lactic acid, Lac)** 乳酸是糖无氧酵解的中间代谢产物。某些生理情况下，乳酸产生增多，但不会在血液中堆积。病理情况下，乳酸产生增多而利用减少，血液乳酸浓度就会增高。血乳酸升高程度与组织缺氧程度正相关，故可作为评价组织氧释放与需求失衡的良好指标；某些遗传代谢病血乳酸可明显升高。

(1) 正常值：安静状态下静脉内 Lac 为 0.56~2.24mmol/L。血浆 Lac 比全血高 7% 以上。

(2) 临床意义：生理性增高见于剧烈运动。病理性增高见于氧供-需失衡(如休克、心搏骤停、严重贫血、严重低氧血症、癫痫发作、强烈寒战)及细胞代谢障碍(如先天性代谢性疾病、失代偿性糖尿病、维生素 B_1 缺乏或生物素缺乏、肿瘤性疾病、输注果糖或山梨醇、乙醇中毒)。严重脓毒症或感染性休克患儿的血 Lac 常>4mmol/L，提示组织灌注或利用氧功能障碍；若不存在组织缺氧，血 Lac 明显升高，应警惕遗传代谢病存在。

4. **pH 值** 表示体液氢离子浓度的指标或酸碱度。血液 pH 值为未分离血细胞的动脉血浆中氢离子浓度的负对数值，取决于血液中的碳酸氢盐缓冲对。

(1) 正常值：正常值为 7.35~7.45；<7.35 为失代偿性酸中毒；>7.45 为失代偿性碱中毒。正常可能为代偿性酸碱失衡、混合性酸碱失衡或无酸碱失衡。

(2) 适应证：存在急慢性呼吸困难、心力衰竭、呼吸衰竭、代谢紊乱、药物中毒、急性哮喘吸入空气时氧饱和度小于 92% 等，需行包括 pH 值在内的动脉血气分析。

(3) 临床意义：它是判断酸碱失调时机体代偿程度的重要指标。机体缺氧、休克等情况下会发生代谢性酸中毒，pH 值常降低(详见本章第十四节血气分析)。

5. **胃肠黏膜内 pH 值** 反映胃肠黏膜灌注及氧合状态的灵敏、可靠的新指标。

(1) 监测原理：休克、缺氧、感染等病理情况下，内脏血管代偿性收缩，血液重分布以供应重要生命器官如心、脑。心力衰竭和/或低血容量引起的内脏灌注下降较其他部位更严重，当组织内线粒体可利用氧降低到代谢所需水平以下时，内脏缺氧，组织低氧代谢首先出现在胃肠黏膜。

(2) 监测方法：通过特殊导管间接测量胃肠腔内的二氧化碳分压和动脉血中的碳酸氢根浓度，并根据 Henderson-Hasellbach 公式计算获得，通过几乎无创的方法反映组织细胞的氧合情况。

(3) 测量标准：≥7.35 为正常，<7.32 为黏膜酸中毒。

(4) 临床应用：在急性循环衰竭患儿中，胃肠黏膜内 pH 值不仅与血液 pH 值、碱剩余值、混合静脉血乳酸浓度变化相关性强，而且较其他指标更敏感，可作为发生严重并发症的报警信号；在大手术中监测胃肠黏膜内 pH 值对反映病情变化有一定意义，持续降低常预示有严重并发症，发生死亡的概率增加；对于失血性休克患者，复苏早期的治疗措施如补充血容量等较敏感，有助于判断复苏效果。

三、仪器监测

1. **心电图监测**　1887 年 Waller 首先发明了心脏生物电测定技术。1903 年荷兰生理学家 Einthoven 发明悬挂式石英电流计记录了第一份蛙的心电图。1907 年心电图引入临床。1912 年 Heric 描述了急性心肌梗死的典型心电图特征。1944 年通过心电图胸前导联诊断急性心肌梗死。1957 年 Norman J Holter 首创动态心电图，又称 Holter 监测，1961 年始用于临床，20 世纪 70 年代开始广泛应用。

（1）监测目的：①心律失常诊断；②心肌缺血程度评估与部位识别；③了解电解质异常及药物对心脏的影响；④心率计数；⑤对无症状性期前收缩的动态观察；⑥心源性症状的识别；⑦病态窦房结综合征的诊断；⑧评价永久起搏器功能；⑨心率变异性分析。

（2）心电监测方法：包括标准、床旁、遥测和动态心电图监测等方式。

1）标准心电图：最常用，方便易行，廉价无创，适用范围广泛。缺陷是只能记录短时间的心电活动，对间歇发生的心脏事件不能实时记录，价值有限。

2）床旁心电监测：通过导线将患者心电图信息输入床旁和/或中央监护台示波器，对重症患儿心电活动进行连续实时监测。此类监护仪具有数字和图形显示、声光报警、冻结异常图像等功能，床旁心电监护仪与中央监护台相连可以对心率/心律变化进行显示、储存和回放。

3）遥测心电监测：该监测仪包括发射盒、接收器和示波器。在患儿和心电图监视器之间无连接导线，主要用于心律失常的监测。患儿携带小型发射盒，通过导联线与电极连接，经无线电频率将心电图信号发射到床旁或中央接收站，在示波器上放大、显示。

4）动态心电监测：通过微型心电监测仪将心脏产生的电位变化从体表连续记录 24~48 小时，然后输入计算机分析系统处理，回放并由电子计算机做快速阅读和分析，由激光打印机打印出心电波形及数据，而成为完整的动态心电图记录。

2. **血压监测**　血压是血管内血液作用于血管壁产生的侧压，临床上血压一般指动脉血压。血压来源于心排血量及体循环的外周阻力，而心排血量又取决于心肌收缩力大小和舒张期心室充盈量的多少、外周血管阻力与阻力小动脉结构、血管壁顺应性、血管的舒缩状态及血液黏稠度等因素，因此血压的变化取决于有效循环血量、心肌收缩力、周围血管阻力、血管壁弹性大小、血液黏稠度和心率等因素。血压能保持相对稳定，这是多种调节机制作用的结果：血压的急性调节主要通过压力感受器及交感神经活动来实现；而慢性调节主要通过肾素-血管紧张素-醛固酮及肾对体液容量的调节来完成。

（1）分类：包括收缩压、舒张压、脉压和平均动脉压。

1）收缩压：心室收缩时动脉血压升高所达到的最高值。收缩压主要由心肌收缩力和心排血量决定，可以克服各脏器的临界关闭压，以保证其血液供应。

2）舒张压：心室舒张时动脉血压下降，在心室舒张末期动脉压下降所达到的最低值。舒张压受心率、外周血管阻力的影响较大，其重要作用是维持冠状动脉的血流。

3）脉压：收缩压与舒张压间的差值，由每搏量和血容量决定，受大血管弹性的影响，如血管弹性降低，脉压增大。对危重患者，它较收缩压和舒张压更敏感、可靠。感染性休克时收缩压下降常较舒张压明显，因而脉压变小。低血容量性休克患者，脉压减小常先于收缩压下降，它是血容量不足最早出现的征象之一；脉压增大是血容量恢复的早期征象。

4）平均动脉压：表示心脏在整个心动周期中给予动脉内血流的平均推动力，即心动周期的平均血压。维持一定的平均动脉压是保障心、脑等重要器官血流灌注的关键。由于收缩期比舒张期短，故平均动脉压较接近舒张压，一般平均动脉压为舒张压与 1/3 脉压之和；早产儿平均动脉压等于孕周加 5。平均动脉压与心排血量和外周血管阻力有关，常用于计算多种血流动力学参数如外周阻力，它也是反映脏器、组织灌注是否良好的重要指标之一。

（2）无创血压测定：包括间断测压和连续测压，其中手动和自动间断测压最常用。手动间断测压是用手法控制袖带充气，压迫周围动脉（一般为肱动脉）以间断测压；自动间断测压是用特制的气泵自动控制袖带充气，可定时间断测压。

1）间接测压法：间断给缚于四肢的袖带加压，通过动脉血流阻断-部分阻断-开放时血液湍流所产生的压力与声音变化来测定动脉血压。由于影响因素多，故新生儿无创血压测定准确性差。间接测压时应注意：①测血压前保持安静状态 5 分钟以上，必要时使用镇静剂。②事先检查器械有无故障，血压计应定期校对，误差不超过 0.4kPa(3mmHg)。③血压计水银柱必须保持垂直，测量者眼睛应与水银柱中部同高，以避免视差。④选用适当宽度的袖带，一般袖带宽度应为患儿上臂或大腿长度的 2/3，或较所测量的肢体直径宽 20%。过窄的袖带可使血压测值偏高，过宽则使血压测值偏低，袖带长度应足够完全围绕上臂 1 周。各年龄小儿所用袖带内橡皮袋的宽度及长度见表 2-6-1。⑤听诊器胸件勿过度紧压动脉，也不要插放在袖带里面。⑥测量血压至少应测 2 次，每次间隔至少 15 分钟，取其平均值。⑦放气不宜过快。

表 2-6-1 不同年龄范围小儿所用袖带内橡皮袋的宽度及长度

单位：cm

年龄范围	橡皮袋宽度	橡皮袋长度
未成熟儿或新生儿	2.5~4.0	5.0~9.0
婴儿	4.0~6.0	11.5~18.0
幼儿及学龄期儿童	7.0~9.0	17.0~19.0

2）超声多普勒法：多普勒超声血流仪袖带测量法多用于新生儿。以超声多普勒诊断仪探头(传感器)代替听筒，根据多普勒原理，从高频振荡器发出高频音波，然后传导至音频放大器，即可得知血压，使用水银柱式血压计，将探头放在肱动脉的位置，加压至声音消失，然后慢慢减压，至声音复现时的压力即为收缩压。继续减压至动脉完全开放，超声多普勒信号变轻及模糊时为舒张压。

3）自动间断测压法：由压力换能器、充气泵及微机等组成，采用振荡技术的原理进行测压。当袖带充气压迫肱动脉时，动脉搏动消失；随后逐渐放气，肱动脉的搏动也逐渐恢复，使袖带内的压力发生变化。后者通过压力换能器形成振荡电信号，经放大器而放大。振荡电信号最大时为平均动脉压，而收缩压和舒张压的值由计算机的程序通过检测压力振荡变化率计算而得。测压仪能自动定时显示收缩压、舒张压、平均动脉压和脉率。对需连续监测血压的患儿，可代替有创的直接动脉法，简便且误差小。但是患者发抖或痉挛、低血压休克或体温过低、心率低于 40 次/min 和高于 300 次/min 时不能进行测压。应用该法测压时应注意：①选用合适的袖带；②袖带绑好后才能启动使用；③袖带橡胶部分应紧贴肱动脉，袖带绑在肘关节以上；④测压时，应避免肢体活动或触摸袖带；⑤定期用水银血压计校对；⑥避免测压间隔时间短于 2 分钟，否则可引起静脉淤血。

4）自动连续测压法：包括 Penaz 测压法和动脉张力测压法等，无须穿刺动脉，能连续反映每一个心动周期的动脉压变化。①Penaz 测压法：测压时将手指套置于中指或拇指的第二节上，红外线光源发出的光透过手指并由光检出器接收，又经手指体积描计器，可连续测量指动脉的直径。再经伺服系统的反馈环路及微机系统，可在屏幕上显示收缩压、舒张压、平均动脉压及动脉搏动波，同时记录动脉压变化的趋势。②动脉张力测压法：将特制的换能器置于桡动脉处，通过电子系统确定换能器在桡动脉上的最佳位置，接着换能器自动向桡动脉加压直到获得最大信号。由于压力换能器转换的信号大小与动脉压力成正比，故最大信号时的压力为收缩压，最小信号时为舒张压，平均动脉压是从动脉波形中计算所得。测压时常常在对侧上肢用袖带法进行无创性血压监测，定时校正上述输出信号以保证连续动脉张力测量法的准确性。

（3）有创血压测定：又称直接测压，通过导管连接血管内腔与外部的压力传感器来测定血管内压力。为创伤性检查，准确、可靠，可连续监测收缩压、舒张压及平均动脉压。置管部位首选桡动脉，其次为股动脉，最后为肱动脉。通过根据动脉波形计算压力升高速率(dp/dt)以估计左心室的收缩功能。对危重儿如休克、心脏术后以此法监测血压，可减少对患儿的干扰，又可经动脉穿刺管多次采集血标本测定各种生化指标及动脉血气，也可作为紧急输血、输液通路。

1）适应证：急性心肌梗死和心力衰竭；严重高血压；心肺复苏后；各类顽固性休克；体外循环心内直视手术；控制性降压和低温麻醉；多器官功能衰竭；严重创伤；手术中可能会大量出血的患者；呼吸衰竭需反复抽取动脉血做血气分析等检查的患者。

2）禁忌证：局部皮肤感染者应更换测压部位；雷诺病和脉管炎患者。凝血功能障碍为相对禁忌证。

3）并发症：血栓形成和栓塞；局部渗血、血肿形成；假性动脉瘤和感染，甚至有肢体缺血、坏死等。

4）有创法与无创法比较：有创法的血压变化与测压部位血流无关，主要取决于脉压的传播，所测压力准确；无创法的 Korotkoff 音与血流有关。因此，末梢动脉血流量显著减少时有创法测得的血压值高于无创法 0.7~2.7kPa(5~20mmHg)。搏出量降低伴有严重血管收缩时袖带测压不准确，袖带血压计不能测到血压时，应用动脉内导管和压力换能器仍可测得 6.67~8.0kPa(50~60mmHg)的压力。

3. 中心静脉压监测 中心静脉压(central venous

pressure, CVP）指胸腔内上、下腔静脉或右心房内的压力。经皮穿刺中心静脉，主要经颈内静脉和锁骨下静脉，将导管插入上腔静脉或右心房，也可通过穿刺股静脉，将较长的中心静脉导管放置在下腔静脉或右心房，以测量 CVP。CVP 来源于右心室充盈压、静脉毛细血管压、作用于静脉外壁的压力（即静脉收缩压和张力）、静脉内壁压（即静脉内血容量）四部分。因此，CVP 主要反映右心室前负荷，受循环血容量、心脏功能、血管张力及胸腔内压等诸多因素影响，是临床上判断循环血容量与心功能（尤其是右心功能）的重要指标。

（1）测定方法：测定方法有水柱法与用压力换能器自动测量法。水柱法只需将中心静脉导管与充满液体的静脉延长管、CVP 测量标尺连接即可，但它不能自动显示数字及压力波形。自动测压原理相同，但它可自动显示数字及压力波形。插管部位根据患者的具体情况而定，可选颈内静脉、锁骨下静脉、股静脉、颈外静脉、大隐静脉，新生儿也可选脐静脉。

（2）适应证：①各类休克；②心脏直视手术和创伤失血多的手术；③脱水、失血和血容量不足需大量输液、输血者；④严重创伤或急性循环功能衰竭时需应用血管活性药物治疗等危重症；⑤插入肺动脉导管及经静脉放置起搏导管；⑥急诊血液透析；⑦经导管安置心脏临时起搏器需长期静脉输液、给药和静脉内高营养；⑧抽取静脉血、放血或换血。

（3）禁忌证：①上、下腔静脉及穿刺静脉不畅或损伤；②穿刺部位感染；③有严重的出、凝血障碍；④持续休克；⑤近期放置心脏起搏器电极者；⑥血压偏高者，尽量不做锁骨下静脉穿刺测 CVP，以免误伤锁骨下动脉引起巨大血肿。

（4）并发症：常见并发症有感染、出血和血肿、气胸和血胸、血栓形成和栓塞、心律失常、血管裂伤、血栓性静脉炎、气体栓塞、神经和淋巴管损伤、心脏压塞、心脏穿孔等。

（5）临床意义：CVP 正常值为 5.0~1.2kPa（5~12cmH$_2$O）；<0.25kPa（2.5cmH$_2$O）表示右心房充盈欠佳或血容量不足；>1.5~2.0kPa（15~20cmH$_2$O）表示右心功能不全或血容量过多。

1）CVP 变化原因：引起 CVP 下降的原因包括循环血量减少（脱水、输液或输血不足）、急性左心衰竭（有效循环血量减少）、静脉回心血量减少、应用血管扩张剂。引起 CVP 升高的原因包括循环血量过多（输液或输血过多）、使用血管收缩药、右心衰竭、心脏压塞、三尖瓣病变、限制型心肌病、肺水肿、肺动脉高压、应用呼吸机（呼气末正压通气）、气胸胸腔积液、纵隔摆动。

2）临床指导意义：临床工作中，常依据血压高低、临床症状和体征、尿量、脉压结合 CVP 对病情作出判断，并指导治疗。①CVP、血压均低，提示血容量不足，需补充血容量；②CVP 低、血压正常，提示心功能正常，血容量轻度不足，需适当补充血容量；③CVP 高、血压低，提示心功能不全，血容量相对较多，需强心、利尿，控制输液量，选用扩张静脉的扩血管药；④CVP 高、血压正常，提示容量血管收缩，肺循环阻力高，血容量过多，需控制补液；⑤CVP 高、血压高，提示心功能正常或代偿期，血容量过多，需控制补液量，利尿，用血管扩张药，适当用小剂量强心剂；⑥CVP 正常、血压低，提示心功能不全，容量血管过度收缩，血容量不足或已足，应以强心为主，血容量不足时可适当补液。

4. 漂浮导管监测 漂浮导管又称 Swan-Ganz 导管，是由 Swan 等在 1970 年发明的一种肺动脉导管，通过它可以进行血流动力学监测。将 Swan-Ganz 导管经静脉（首选右颈内静脉）插入上腔静脉或下腔静脉，通过右心房、右心室、肺动脉主干、左或右肺动脉分支，直到肺小动脉。通过此导管可监测心脏各部位的压力、计算多项血流动力学指标、判断心脏内血液分布情况、诊断不同类型休克、连续监测混合静脉血氧饱和度、监测氧供应和氧消耗间是否平衡、估计左右心功能、诊断肺动脉高压和肺动脉栓塞、估计心包和瓣膜病变、早期诊断心肌缺血、指导治疗等。

（1）适应证：漂浮导管主要用于各种呼吸、循环功能不全的监测与治疗及心脏起搏，如急性心肌梗死、呼吸窘迫、休克、心脏大血管手术，评价新药对心血管系统的作用及治疗方法的选择，评价危重患者的血容量等。

（2）禁忌证：肝素过敏、三尖瓣或肺动脉狭窄、右心房或右心室肿瘤、细菌性心内膜炎、活动性风湿病、心肌炎、严重心律失常、严重肝肾功能障碍、凝血功能障碍、败血症、近期放置心脏起搏器、急性感染期、不能合作者禁用漂浮导管。

（3）并发症：漂浮导管的常见并发症有气囊破裂、导管扭曲/打结、导管移位、心律失常、肺动脉破裂、感染、血栓形成和肺栓塞。

（4）血流动力学参数监测：Swan-Ganz 导管可监测的血流动力学参数有 CVP、右心房压、右心室压、肺动脉收缩压、肺动脉舒张压、肺动脉平均压及肺毛细血管楔压（pulmonary capillary wedge pressure, PCWP）

等。此外,通过漂浮导管用温度稀释法可测量心排血量,计算心指数。

1) CVP:详见“3. 中心静脉压监测”。

2) 右心房压:右心房压反映静脉血容量、静脉血管张力、右心室充盈和排空情况及右心室舒张期的顺应性,正常值为-0.13~1.10kPa(-1~8mmHg),平均为0.50kPa(4mmHg)。右心房压增高见于右心衰竭、右心室梗死、三尖瓣狭窄或关闭不全,以及其他任何影响心室舒张功能的疾病,如缩窄性心包炎、肺动脉高压、心肌病、阵发性室上性心动过速等。右心房压低于正常提示血容量不足。

3) 右心室压:右心室压代表右心室前负荷或右心室充盈压,多用于诊断性目的,可判断右心室梗死及肺动脉瓣和/或流出道狭窄。正常右心室收缩压为2.0~4.0kPa(15~30mmHg),舒张压为0~1.1kPa(0~8mmHg)。右心室收缩压升高表示肺动脉瓣狭窄、肺血管阻力升高;右心室收缩压降低表示低血容量、心源性休克或心脏压塞;右心室舒张压升高表示高血容量、充血性心力衰竭、心脏压塞或期前收缩;右心室舒张压降低表示低血容量。

4) 肺动脉收缩压和舒张压:肺动脉收缩压和舒张压反映右心室收缩产生的收缩期压力以及肺小动脉和肺毛细血管床的流量或梗阻情况。肺动脉收缩压/舒张压正常值为2.0~4.0/0~1.1kPa(15~30mmHg/0~8mmHg),平均肺动脉压为1.35~6.7kPa(10~20mmHg),平均值为2.0kPa(15mmHg);肺血管无梗阻时,肺动脉舒张压近似于平均肺毛细血管楔压。肺动脉舒张压大于楔压0.8kPa(6mmHg)以上,表明肺部存在阻塞性病变,如慢性阻塞性肺疾病、肺纤维化、肺梗死、二尖瓣病变及左心衰竭等;肺动脉压降低见于右心室流出道狭窄及肺动脉瓣狭窄;肺动脉收缩压升高提示肺疾病、肺血管阻力升高、二尖瓣狭窄或反流、左心衰竭、血流增多、左向右分流;肺动脉收缩压降低提示低血容量、肺动脉瓣狭窄、三尖瓣狭窄。

5) 肺毛细血管楔压(pulmonary capillary wedge pressure,PCWP):反映肺部的循环情况、左心室舒张末压、血容量等,是判断左心功能较有价值的指标,其正常值为0.67~2.0kPa(5~15mmHg),平均值为1.33kPa(10mmHg)。0.5kPa(4mmHg)<PCWP<2.4kPa(18mmHg)为大致正常;PCWP<0.5kPa(4mmHg)说明左心室前负荷不足,应补充血容量;PCWP>2.4kPa(18mmHg)反映肺充血或肺间质水肿:①PCWP在2.4~3.2kPa(18~24mmHg)提示轻度至中度肺充血;②PCWP在3.33~4.00kPa(25~30mmHg)提示重度肺充血;③PCWP>4.0kPa(30mmHg)提示肺水肿;④PCWP增高见于左心衰竭、二尖瓣病变、缩窄性心包炎、主动脉瓣狭窄或反流等。PCWP降低表示低血容量或换能器零点过高。监测PCWP有利于调整适当的左室前负荷,通常在15~18mmHg时可获得最大心排血量。

6) 心排血量:即每分钟由心脏输出到外周循环的血量。它受心脏的前负荷、后负荷、心肌收缩性和心率四个因素的影响,是反映心脏泵功能及整个循环系统功能状态的重要指标。测量时,将2~10℃冷生理盐水作为指示剂,经Swan-Ganz导管注入右心房,随血流进入肺动脉。由温度探头和导管前端热敏电阻分别测出指示剂在右心房和肺动脉的温差及传导时间,经心排血量计算机描记出时间-温度曲线,按公式自动计算心排血量,并显示和记录其数字及波形。正常值为3.5~5.5L/min。心力衰竭、休克等时降低。

7) 心脏指数:即每平方米体表面积计算的心排血量。正常值为2.5~4.0L/(min·m^2);心力衰竭时,心脏指数可降低到2.5L/(min·m^2)以下。心脏指数>2.3L/(min·m^2)时,预后较好,当<1.8L/(min·m^2)时预后较差。

5. 超声心动图检查 超声心动图是一种应用超声回波原理显示心脏结构的非侵入性检查技术。1953年Edler及Hertz首先建立应用超声检查心脏的方法。20世纪60、70年代M型超声心动图及二维超声心动图相继应用于临床,以后又进一步应用多普勒超声了解血流速度及血流量的变化。近年来经食管超声心动图及三维超声心动图也开始应用。超声心动图已成为能够检查心脏解剖结构、功能及血流动力学的诊断方法,用于心脏功能的评估,多普勒法、经食管及气管心脏超声监测。

(1) M型超声心动图:心脏超声用于心脏功能评估,包括心室壁局部活动(如心肌缺血时可出现心室壁局部活动异常)和左室泵功能的评估。通过测定不同心动周期时心腔内径或容量变化,结合其他生理参数计算心脏收缩及舒张功能。在心功能测定中应用最多的是M型超声心动图。

1) 左心室收缩功能:常以主动脉根部测得的左室射血最大流速(正常值为0.7~1.3m/s)与最大加速度(dv/dt max)作为心脏泵功能的指标,但它们易受心脏前、后负荷的影响,尤其是后负荷。

2) 每搏量及心排血量:反映心室的泵血功能状态。舒张末期与收缩末期左心室容量的差值为每搏量,每搏量乘以心率为心排血量。一般随年龄增加每搏量和心排血量均渐增加。

3) 射血分数:左心室每搏量与舒张末期容量的比值,反映左心室射血的效率,受心室前、后负荷的影响。正常时射血分数>0.6。

4) 缩短分数:反映左心室收缩时缩短的比例,心室肌肉纤维缩短程度,也反映左心室泵血功能。它不受年龄、心率影响,但受负荷变化的影响。正常值为0.28~0.40。

5) 平均左室周径向心缩短率:反映收缩期左心室短轴周径变换速度,是一项测定左心室收缩功能较敏感的指标。正常值为(1.3±0.03)周/s。随年龄增长该值逐渐降低,且受心率及后负荷影响。它的降低与心肌收缩功能减低程度有关。

6) 心肌收缩力:射血分数、缩短分数及平均左室周径向心缩短率均反映心脏收缩功能,但受负荷影响,不能真正反映心肌收缩力状态。研究显示,收缩末期左心室压力或壁应力与左心室容量或内径的关系可反映心肌收缩力。

7) 收缩时间间期:是以时间为变数反映心脏做功的指标。自心电图Q波至主动脉瓣开放点的时距为射血前期,主动脉瓣开放点至关闭点的时距为左室射血期。在前后负荷无变化时,射血前期延长表示心肌收缩力减弱。左室射血期与射血分数相关,受心率影响,而射血前期/左室射血期比值不受心率影响。射血前期/左室射血期的正常值为0.29±0.06,数值增大反映心功能减退。

8) 左室舒张功能的监测:左室舒张功能为心脏舒张期时的扩张能力,即心肌的顺应性。左室血液流入速度曲线与左室容积变化曲线有良好的相关性,据此可了解心室舒张功能。监测项目包括,①二尖瓣前叶EF斜率:不存在二尖瓣狭窄及低心排血量时,EF斜率代表左心室舒张早期充盈的速度,是反映左室顺应性的良好指标,正常值为70~160mm/s。EF斜率降低,说明心肌顺应性降低;二尖瓣关闭不全、动脉导管未闭及室间隔缺损等情况下左室充盈增快,EF斜率也增加。②多普勒血流速度曲线分析:跨二尖瓣血流频谱中E峰与A峰的比例与左心室舒张功能有关。E峰与左心室快速充盈有关,而A峰代表心房收缩时的心室充盈,当心室舒张功能减退时,E峰的速度及面积均减低,而A峰的速度及面积增高。正常E/A速度比值为(1.7±0.4)~(2.5±0.9),正常E峰频谱面积占舒张期血流总面积的65%±4%,而A峰频谱占20%±7%。跨房室瓣血流速度曲线变化主要取决于房室压力差。在左心室舒张功能减低后,由于左房压增高代偿降低的心室松弛率,E/A比值可呈正常状。结合肺静脉血流速度曲线分析可提高其评估左室舒张功能的价值。③快速充盈分数(即快速充盈量占每搏量的比例):快速充盈末期容量与收缩末期容量的差为快速充盈量。正常值为0.65±0.07,即快速充盈量约占充盈量的2/3。

(2) 多普勒超声心动图:心脏、大血管内血流动力学状况可反映心室收缩与舒张功能。多普勒超声心动图可无创、连续监测心脏、大血管内血流速度,据此可算出单位时间内某一截面的血流量。包括血流量的监测、左心室收缩功能的监测、左心室舒张功能的监测和肺动脉压的监测。其中血流量的监测包括心排血量的监测和反流量、分流量的监测。

(3) 经食管超声心动图:1976年始用于临床,1989年始用于儿科病例。它是一种半侵入性检查方法,通过插入食管的超声探头从心脏的背面直接观察心脏,适用于经胸超声心动图不能获得足够诊断信息的病例,需要在心脏手术或介入性心导管术时监护及进行效果评价的病例。体外循环前经食管超声心动图检查能够清除显示心脏畸形;术后及时检查可发现异常残余结构及心脏功能的异常;能监测心排血量、射血分数;并能估计预后。心导管术时能清楚显示瓣膜结构及功能,评估瓣膜反流程度,选择合适病例做球囊瓣膜成形术。经食管超声心动图可准确测量瓣环内径选择合适的球囊内径,并能指导球囊定位、充盈和评价瓣膜成形术的效果及发现早期并发症。经食管超声心动图能显示房间隔及室间隔,有助于房室间隔缺损时堵塞装置的定位和堵塞术后效果的评估。

(4) 经气管超声多普勒:通过气管内插入特制的超声多普勒气管导管、利用多普勒效应测定主动脉血流速度及主动脉横断面积,从而可连续无创监测心排血量。

6. 放射性核素心血管显像 主要包括首次通过法放射性核素心血管造影、放射性核素心室造影、心肌灌注显像和肺灌注显像。

(1) 首次通过法放射性核素心血管造影:放射性核素以“弹丸”式静脉注射后,示踪剂将随着血液先后进入右心房、右心室、肺动脉、肺、左心房、左心室和主动脉,之后循环至全身。记录其全过程,并进行定性和定量分析,就可获得左、右心室功能的多项指标。放射性药物最常用$^{99m}TcO_4^-$。放射药物静脉注射的同时即开始用计算机采集记录。该法精确度高,适用于儿童(新生儿少用),但注射技术要求高,分析结果之前要检查“弹丸”注射的质量和体位是否移动。

（2）放射性核素平衡法门控心室造影：用放射性核素标记患者血液并进行心电图门控显像，可在许多心动周期中重复采集直至得到足够的信息量。它可以测定左心室和/或右心室功能及评价心室总功能和局部功能。检查前无须特殊设备，但需要镇静，新生儿少用。放射性核素为^{99m}Tc。临床主要用于评价左右心室射血分数、反流分数、心排血量、心输出量、舒张末期容量和室壁运动。

（3）心肌灌注显像：利用心肌细胞特异性摄取放射性核素使心肌显影，心肌摄影示踪剂量与局部心肌血流灌注量和心肌功能成正比。成人广泛用于心肌梗死、冠心病等，而新生儿和年长儿主要用于某些先天性心脏病和心肌病等。

（4）肺灌注显像：直径>肺毛细血管的放射性蛋白颗粒（^{99m}Tc-MAA）静脉注射后，随血流进入右心系统并与肺动脉血均匀混合，随机地嵌顿在部分肺毛细血管内。肺灌注显像可显示各部位血流灌注多少，从而判断肺血流受损情况。成人主要用于检测肺梗死等肺部疾病，在小儿中可用于评价复杂先天性心脏病患儿的肺血流和肺动脉高压。正常显像显示双肺影大小接近，放射性分布均匀。先天性心脏病合并肺动脉高压时，一般肺内放射性分布不均匀。

7. **左心导管检查**　左心导管检查是将心导管插入左心房、左心室和主动脉，以了解左心血流动力学改变的检查方法。多数采用将心导管经股动脉或肱动脉穿刺逆行送入左侧各心腔，测定压力、压力阶差、压力波形、选择性造影的检查与治疗。

（1）适应证：左心导管可用于：①评价左心室功能；②左心室造影，计算射血分数，了解室壁活动状态，协助心肌病及室壁瘤等病变的诊断；③协助对先天性心血管疾病的诊断；④二尖瓣及主动脉瓣病变的诊断；⑤施行人工瓣膜替换等直视手术；⑥配合右心导管做动脉导管未闭栓塞术及二尖瓣、主动脉瓣狭窄气囊扩张术等。

（2）禁忌证：急性炎症期如感染性心内膜炎、风湿性心脏炎、心肌炎、洋地黄中毒、心力衰竭或严重二尖瓣狭窄有过急性肺水肿者、严重心脏传导阻滞（在人工心脏起搏保护下可行手术）等不宜行左心导管检查。

（3）并发症：左心导管的常见并发症有心律失常、动脉血栓形成、动脉内膜撕裂、局部血肿等。

8. **无创心脏功能监测系统**　无创心脏功能监测系统是我国在2010年开始推广使用的一种监测心排血量的新型无创测定仪，通过多普勒技术实现对患者心脏功能的连续监测，且探头设计较为独特，能够对患者的肺动脉血流量、主动脉血流量进行监测，实现心排血量的监测，从而间接获知患者其他的心功能指标，准确掌握患者的微循环情况与心功能指标，以此为依据制订科学、合理、针对性的治疗方案。无创心脏功能监测系统适用于各个年龄层的患者，具备很高的灵敏度，且操作简单、方便，能够实时获取患者心脏功能指标，无须进行插管，大大降低患者的并发症发生率。

（1）脉搏指数连续心排血量监测（pulse indicator continuous cardiac output，PiCCO）：为近年发展的新型微创心排血量监测方法，采用经冷盐水注射稀释法和动脉波形曲线下面积分析技术，进行心排血量、心脏后负荷及容量评估。现阶段经常将PiCCO连续监测的指标作为评估血流动力学的“金标准”。

1）监测数据：PiCCO技术包含两方面监测数据，即经温度稀释方法获取非连续性参数和经动脉轮廓分析法得到的连续性参数。前者包括心排血量、全心舒张末期容积、胸腔内血容量、血管外肺水含量（extravascular lung water，EVLW）、肺血管通透性指数、心功能指数和全心射血分数等；后者包括连续心排血量、动脉血压、心搏出量、每搏量变异、外周血管阻力和左心室收缩力指数等。通过两部分技术参数对休克患者血流动力学和容量进行管理，并对心肺功能进行实时动态评估。

2）临床意义：PiCCO技术突出的优点是能监测EVLW，EVLW的变化与液体容量及泵功能状态相关，正常成人基础值为3～7ml/kg。监测EVLW对判断肺水肿和呼吸窘迫综合征患者肺部病变程度具有重要意义，也是进行液体治疗或评估液体超载治疗效果（如采用连续性血液净化技术并进行脱水治疗）的重要参考指标。

（2）近红外光谱分析技术（near-infrared spectroscopy）：主要用于局部组织血液循环和氧代谢监测。

（3）中心静脉血氧饱和度（central venous oxygen saturation，$ScvO_2$）或混合静脉血氧饱和度（oxygen saturation in mixed venous blood，SvO_2）：是反映氧输送和组织氧代谢的重要参考指标。循环功能正常的情况下，$ScvO_2$测定值为0.75～0.80（75%～80%）。在感染性休克容量复苏早期，$ScvO_2$降低是组织灌注不良的重要表现，也是心排血量改变的重要指标。

（4）连续无创超声心排血量监测：基于连续波形监测的连续无创超声心排血量监测（ultrasound cardiac output monitoring，USCOM），可无创连续监测心搏出量和心排血量，克服了传统超声只能进行非连续测定的缺点，有较好的应用前景。

（吴本清）

第七节　脑电功能监测

新生儿脑损伤（neonatal brain injury，NBI）指刚出生的新生儿因各种原因所致的非进行性脑损伤，包括先天性脑发育不全、脑性瘫痪及中枢神经系统功能障碍。NBI 患儿极易出现神经发育异常，产生中枢性运动障碍、视听障碍，甚至导致智力低下，留下癫痫后遗症，严重的直接造成新生儿死亡。近年来开始应用脑电监测对新生儿脑功能进行长时程监测，以此评估脑损伤程度，目前对脑损伤高危儿需要脑电监测这一理念已经达成共识。振幅整合脑电图（amplitude integrated electroencephalography，aEEG）监测操作方便、无创，并可以同步显示原始 EEG，能够直观、实时反映出脑电活动的变化趋势，同时监测结果易于判读，可用于评估患儿脑功能情况、识别惊厥发作及判断脑损伤预后，逐渐成为应用于评价新生儿脑功能的重要电生理监测手段。

aEEG 是一种常用的基于波幅的量化脑电趋势图，可将原始脑电波振幅的变化信号经过二次滤波、振幅整合、时间压缩及半对数形式表现，通过波谱带的上下边界范围反映大脑皮质背景活动的整体水平。

1. 脑电监测指征　①有脑损伤表现或存在脑损伤高危因素的新生儿，包括新生儿窒息、顽固性低血糖、严重高胆红素血症、遗传代谢病、染色体病、颅内出血、颅内感染、大脑发育畸形、脑卒中、早产儿或存在脑损伤风险的危重病患儿；②新生儿脑发育的评估；③新生儿惊厥发作评估（惊厥类型、电发作特征），监测、指导抗惊厥药物治疗；④评价脑损伤的程度和预后；⑤脑损伤治疗方法的抉择和疗效评估，如亚低温治疗入组及疗效评估等。

2. 脑电监测的时机和时间　原则上建议长程监测至少 6 小时，根据实际情况调整监测时间和复查时机，但监测时间不能少于 2 小时；存在睡眠觉醒周期的新生儿，需记录至少 1 个完整的睡眠觉醒周期，对于中重度脑损伤患儿要适当延长监测时间，如监测到惊厥发作，持续监测至惊厥发作控制后 24 小时再停止监测。早产儿应注意监测开始时间（表 2-7-1）。对于 HIE 新生儿连续脑电监测的时机如下：①生后尽早开始监测，争取生后 6 小时内开始；②第 1 次检查提示正常或轻度异常的患儿，7 天后复查，此后酌情复查；③亚低温治疗患儿，建议至少持续监测 4 天，如 4 天后 aEEG 未恢复正常，视情况延长监测时间，此后酌情复查；④如有惊厥发作，需监测至发作停止 24 小时。

表 2-7-1　早产儿脑电监测时间

胎龄	时间
胎龄≤28 周	生后 2~3 天 纠正胎龄 31~32 周 纠正胎龄 36 周 纠正胎龄 40 周
胎龄 29~33 周（无危险因素）	生后 1 周内 纠正胎龄 36 周 纠正胎龄 40 周
胎龄 29~33 周（有危险因素）	生后 1~3 天 纠正胎龄 31~32 周 纠正胎龄 36 周 纠正胎龄 40 周
胎龄大于 33 周	生后 1 周内 纠正胎龄 36 周 纠正胎龄 40 周

注：危险因素包括急性胎儿窘迫、感染、双胎输血综合征、坏死性小肠结肠炎、头颅 B 超异常或可疑异常。

3. aEEG 电极的放置和导联的设置　aEEG 电极放置位置与国际脑电电极 10-20 系统一致，常用的电极放置方案有以下 3 种。

（1）单导 aEEG：aEEG 检查的经典通道，在评价新生儿脑发育和脑损伤方面与 EEG 有较好的一致性。单导 aEEG 监测记录电极首选放置在双侧顶区（P3~P4）或中央区（C3~C4）部位。这两组单通道监测对足月儿脑损伤程度的评估和早产儿脑发育成熟度的评价有较好的一致性。

（2）双导 aEEG：除 P 区和 C 区外，还包括前额区（F）部位。记录通道常选择 F3~P3 和 F4~P4 或 C3~P3 和 C3~P4，可以提高新生儿惊厥监测的灵敏度，同时可以观察大脑的双侧脑电活动的对称性。

（3）多导 aEEG：目前大部分脑电监测仪器可同时显示 aEEG 和视频脑电图（video-electroencephalography，vEEG），为了对患儿脑电活动进行更加详细的评估，建议根据美国临床电生理学会（ACNS）制定的新生儿脑电监测标准放置电极，记录电极可以选择放置在 Cz、C3、C4、O1、O2、Fp1、Fp2、T3、T4 位置，具体导联设置位置见图 2-7-1,有条件的单位也可以同时进行肌电图的监测。由于新生儿耳电干扰可导致伪差影响,一般不选取耳电极参考导联进行 EEG 监测,可以选择双极导联(表 2-7-2)、平均参考导联进行 EEG 监测。多导 aEEG/vEEG 监测可以对脑电活动进行全面判读,同时可以增加惊厥的检出率,是诊断惊厥的金标准。

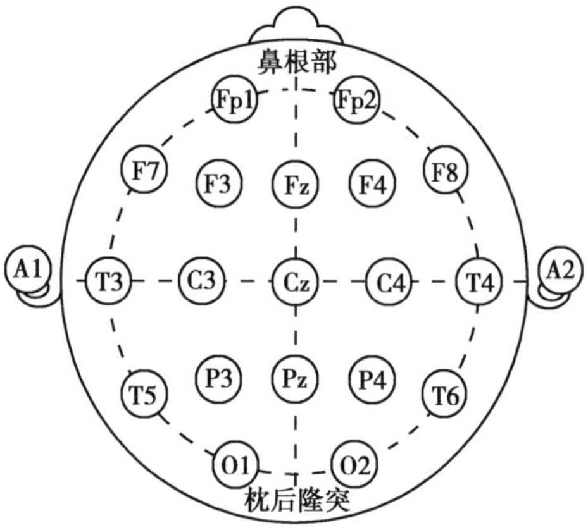

图 2-7-1　aEEG 导联位置

表 2-7-2　双极导联设置方案

通道	方案 1	方案 2	方案 3
1	FP1~T3	FP1~C3	FP1~T3
2	T3~O1	C3~O1	T3~O1
3	FP2~T4	FP1~T3	FP1~C3
4	T4~O2	T3~O1	C3~O1
5	FP1~C3	FP2~C4	FP2~T4
6	C3~O1	C4~O2	T4~O2
7	FP2~C4	FP1~C3	FP2~C4
8	C4~O2	C3~O1	C4~O2
9	T3~C3	T3~C3	T3~C3
10	C3~Cz	C3~Cz	C3~Cz
11	Cz~C4	Cz~C4	Cz~C4
12	C4~T4	C4~T4	C4~T4

4. **aEEG 分类方法及其判读**

(1) 五分类方法:Hellström-Westas 等提出的五分类方法,即通过观察连续性、睡眠觉醒周期和惊厥发作进行分类判读,此种分类方法可同时适用于早产儿和足月儿 aEEG 的判读分类(表 2-7-3)。

表 2-7-3　早产儿和足月儿 aEEG 的判读分类

类型		具体表现
背景活动	连续	背景活动连续,下边界为 7~10μV(最低可达 5μV),上边界为 10~25μV(最高可达 50μV)
	不连续	背景活动不连续,最低电压<5μV,最高电压>10μV
	爆发抑制(BS)	背景活动不连续,最低电压为 0~2μV 且无变化,爆发电压>25μV(BS+表示爆发密度≥100 次/h,BS-表示爆发密度<100 次/h)
	低电压	背景活动连续,低电压(≤5μV)
	电静息	背景活动低于 5μV
睡眠觉醒周期(SWC)	无 SWC	背景活动无正弦样变化
	未成熟的 SWC	低电压的周期性变化,但并未完全形成周期,周期与相应胎龄不相符
	成熟的 SWC	可识别的正弦变化,可见不连续和连续的背景活动的交替,周期持续时间≥20min
惊厥发作	单次发作	单次惊厥发作
	反复惊厥发作	30min 发作次数超过 1 次
	癫痫持续状态	连续持续性癫痫发作>30min,或发作时间超过监测时间的 50%

目前并没有对 aEEG 进行明确的分度,但有文献报道提出,HIE 患儿在生后 6 小时内进行脑电监测,脑电背景活动为暴发抑制(burst suppression,BS)、连续低电压(continuous low voltage,CLV)、在不连续背景模式下出现平坦(flat tracing,FT)的患儿预后较差;而出现连续正常电压(continuous normal voltage,CNV)或不连续正常电压(discontinuous normal voltage,DNV)的患儿预后较好,但 aEEG 的评估应同时包括背景活动、睡眠觉醒周期和惊厥负荷三要素,目前暂无综合分析三大要素的分度方法。

(2) 早产儿 aEEG 分类方法:除了 Hellström-Westas 分类方法可以适用于早产儿外,为了研究早产儿脑电发育变化的规律,也有学者提出了单独针对早产儿的 aEEG 分类方法,如 Burdjalov 评分法(表 2-7-4)。

表 2-7-4　Burdjalov 评分法

评分	连续性	周期性	下边缘振幅值	带宽和下边缘振幅值
0	不连续	无周期	严重抑制(<3μV)	严重抑制:低跨度(≤15μV)且低电压(≤5μV)
1	部分连续	首次波形	部分抑制(3~5μV)	很不成熟:高跨度(>20μV)或中跨度(15~20μV)且低电压(≤5μV)
2	连续	有不明确周期	无抑制(>5μV)	不成熟:高跨度(>20μV)且高电压(>5μV)
3		有明确周期但中断成熟		中跨度(15~20μV)且高电压(>5μV)
4		有明确周期不中断成熟		低跨度(<15μV)且高电压(>5μV)
5		规则和成熟的周期		

Burdjalov 等建立了早产儿 aEEG 评分系统,并提供了各组胎龄的典型 aEEG 图形,临床上可以结合各胎龄组的典型图形,对早产儿的脑电发育成熟度进行评估。由于该评分系统是基于视觉感知进行判读,尤其是对连续性、周期性的判断,主观性强,无定量评分标准,仍存在一定不足,不便于临床使用,尚需进一步完善。

(3) 早产儿脑电背景分类:为了对小胎龄新生儿的脑电背景进行细致的评估,Olischar 提出了小于 30 周早产儿脑电背景的分类。

1) 不连续低压模式:不规则的带宽,以及振幅和电压的显著变化,下边界小于 3μV,上边界在 15~30μV。

2) 不连续高压模式:不规则的带宽,以及振幅和电压的显著变化,下边界在 3~5μV,上边界在 20~40μV。

3) 连续模式:规则的带宽,没有振幅和电压的显著变化,最小振幅大于 5μV,最大振幅在 20~40μV。

该分类中的三种模式上边界区别不大,主要通过观察下边界差异以区别三种模式。不同胎龄早产儿,其变化模式不同:①24~25 周:不连续低电压模式和不连续高电压模式交替变化;②26~27 周:不连续低电压模式、不连续高电压模式和连续电压模式同时存在;③28~29 周:不连续高电压模式和连续电压模式交替变化。

aEEG 可以从宏观角度分析患儿的脑电活动,可直观辨别背景活动、睡眠觉醒周期、惊厥活动,仅靠 aEEG 不能全面反映不同脑区的差异变化和发育特征,诊断能力有限,因此同时结合 aEEG/EEG 模式进行判图,不仅可大大加快判图效率,而且可以增加判读的准确性。

(宋小燕　黄为民)

第八节　脑干诱发电位监测

脑干听觉诱发电位(brainstem auditory evoked potential,BAEP)作为一种听力和脑干功能检查手段,已广泛用于临床。它通过给予外界短声刺激,描记从蜗神经至丘脑的听觉传导通路上各神经核群的电活动,BAEP 记录的是听觉传导通路中的神经电位活动,反映耳蜗至脑干相关结构的功能状况,凡是累及听通道的病变或损伤都会影响 BAEP,可以精确地检测听力,并且在评定脑干功能方面也有一定价值。

听觉传导通路由 3 级神经元组成。第 1 级神经元为双极细胞,其胞体位于耳蜗内的蜗螺旋神经节内,周围支至内耳的螺旋器(spiral organ of Corti),而中枢支组成蜗神经,入脑桥终于蜗神经核。第 2 级神经元的细胞体在蜗神经核内,它们发出的纤维一部分形成斜方体越到对侧向上行,另一部分在同侧上行;上行纤维组成外侧丘系,其大部分纤维止于内侧膝状体。第 3 级神经元的细胞体在内侧膝状体内,其轴突组成听辐射,经内囊枕部至颞横回,是听觉神经细胞的密集处。

BAEP 能准确地记录短波声刺激后听觉通路产生的一系列电位,反映听觉神经功能的病理生理过程。应用声刺激后听觉系统神经细胞群兴奋,记录连续电位活动的波幅、波形和潜伏期,最后分析脑干功能和听力损害情况。BAEP 反映了听觉脑干神经通路上行投射系统结构和功能的完整性,其参数异常提示听觉通路近中枢神经的损伤。BAEP 一般由Ⅰ~Ⅶ七个波组成,新生儿期,一般分化发育较为清晰的有Ⅰ、Ⅲ、Ⅴ三个波。这些波产生于刺激后 10 毫秒内,分别代表脑干听觉通路上不同水平的神经核团结构及功能状态,Ⅰ波表示听神经的电活动,Ⅱ

波为耳蜗核的电活动，Ⅲ波为上橄榄复合体的电活动，Ⅳ波为外侧丘系核的电活动，Ⅴ波为中脑下丘的电活动；各波分别代表脑干听觉通路中相继出现的中继核电活动，各波潜伏期表示听觉冲动传导至这一部位的时间，与听觉神经纤维髓鞘化的程度、突触结构及功能成熟度有关，同时受耳蜗以外传音和感音功能的影响。Ⅰ波潜伏期通常用来反映周围性听觉功能，Ⅰ～Ⅴ波峰间期反映中枢性听觉功能即脑干听觉功能，Ⅰ～Ⅲ波峰间期反映脑干听觉通路的近外周部分，Ⅲ～Ⅴ波峰间期代表脑干听觉通路的近中枢部分，各波振幅大小取决于受刺激神经元的数量和兴奋性。通过分析各波形的潜伏期和波峰间期，反映听神经通路中不同部位神经元对声刺激反应的生理过程和病理现象，这两个指标反映了脑干听觉通路不同部分的结构和功能完整性，而且在不同的疾病状态下出现不同的变化。在各参数中，波峰间期是反映脑干听觉功能的最主要指标，它同时反映了听觉脑干中枢神经传导的时间，神经系统疾病损伤的新生儿参数中波峰间期延长十分常见。通过分析各波形的潜伏期和波峰间期，反映听神经通路中不同部位神经元对声刺激反应的生理过程和病理现象，波峰间期越长提示受损程度越严重。

1. **BAEP 检测方法**　BAEP 检测在安静隔声屏蔽室内进行，患儿自然睡眠或用 10% 水合氯醛镇静，记录电极、参考电极、接地电极分别置于双侧乳突、头顶、前额。通过隔音耳罩给予双耳短声刺激，电极放置前需清洁表面局部皮肤，极间电阻小于 5kΩ，受试耳短声刺激，对侧耳白噪声掩盖，带通滤波 100～3 000Hz，分析时间 10 毫秒，叠加次数 1 024 次，左、右耳分别刺激，每次重复 2～4 次。刺激声强度由 80～100dB 开始，以 20dB 为一级别，根据各波的出现及改变情况，依次递减或递加，观察及记录Ⅰ、Ⅲ、Ⅴ波的出现率、各波的峰潜伏期（peak latency，PL）、峰间潜伏期（inter-peak latency，IPL）、波幅等，并引出可重复记录到Ⅴ波的最小声强作为 BAEP Ⅴ波阈值。

2. **BEAP 分析指标**　BEAP 主要分析主要波形的成分，即Ⅰ、Ⅲ、Ⅴ波的 PL，Ⅰ～Ⅲ、Ⅲ～Ⅴ、Ⅰ～Ⅴ波的 IPL、Ⅴ/Ⅰ波幅比及Ⅴ波反应阈值，以最初能辨出Ⅴ波的最低声刺激强度为Ⅴ波反应阈值（即听反应阈）。

3. **BAEP 异常判断标准及意义**　BAEP 异常标准及其意义如下：①主波Ⅰ、Ⅲ、Ⅴ波消失或分化不良，重复性差。②Ⅰ、Ⅲ、Ⅴ波 PL 及 IPL 大于均值+2.5 个标准差。③双侧Ⅴ波 PL 差>0.4ms：左右耳的 PL 和 IPL 的耳间潜伏期差（interaural latency defference，ILD），PL 和 IPL 的 ILD 值如果超过 0.4 毫秒就有临床意义，该参量的变化提示蜗后病变。Ⅰ～Ⅴ波 IPL 延长或Ⅰ～Ⅴ波 IPL 的 ILD 延长，提示蜗后病变。可进一步分析Ⅰ～Ⅲ或Ⅲ～Ⅴ波 IPL，Ⅰ～Ⅲ波 IPL 延长提示病变可能累及同侧听神经至脑干段；Ⅲ～Ⅴ波 IPL 延长提示病损可能影响到脑干内的听觉传递通路。如果Ⅰ～Ⅴ波 IPL 的 ILD 显著延长，病损可能在Ⅰ～Ⅴ波 IPL 较长的一侧。④Ⅲ～Ⅴ波与Ⅰ～Ⅲ波 IPL 比值>1：此为Ⅲ～Ⅴ波 IPL 相对延长的结果，该参量的异常提示可能存在早期的脑干病损（脑桥到中脑下段）。⑤同侧Ⅴ波与Ⅰ波波幅比<0.5，可考虑为上部脑干受累，如果选择性Ⅴ波缺失，则为上部脑干受累的金标准。

听力障碍程度分级标准：按国际标准化组织和国际卫生组织制定的听力损失标准，依据不同频率的听阈（dB）来划分。正常听力阈值为 0～20dB。听力损失程度范围从轻度到极重度，定义如下：轻度为 20～40dB，中度为 41～60dB，重度为 61～90dB，极重度大于 90dB。

4. **新生儿 BAEP 发育变化的特点**　BAEP 波形随新生儿中枢神经系统结构发育及脑干听觉系统的功能变化而改变。神经发育包括脑干髓鞘化形成，轴突出芽，轴突内径增宽，树突的发育，神经突触连接的形成，突触效率提高，融合，同步化，以及同步听觉能力的增强。胎儿脑干听觉系统于孕 26 周时开始形成并随胎龄增加快速发育，孕 26 周时可以看到波形，随着生后脑干听觉系统的发育和成熟，到足月时波形才基本成熟但波形并不固定，生后仍有一定程度的变化。BAEP 的Ⅰ、Ⅲ、Ⅴ波随着孕期增加潜伏期缩短，尤其在 34 周变化最大，足月后神经发育继续进行，一直持续到 2～4 岁。波形的成熟与神经发育过程平行。参数变化不仅可以表现出脑干听觉通路的功能和发育过程，也为临床研究分析影响听觉通路的损伤因素和病理机制提供有用的信息，同时也与髓鞘及突触化学物质的改变相关。波形的改变，如潜伏期波峰间期域值的降低以及波幅的提高反映了脑干听觉通路上神经元髓鞘化、轴突直径增宽及突触效率的提高。BEAP 发育学的研究对了解听觉脑干发育的机制有更加深刻的意义。与足月儿相比，早产儿的 BAEP 波形特点相对不成熟，早产儿听觉神经通路存在一个不断完善的过程，对早产儿 BAEP 的分析不能套用足月儿的判断参数，而且一次异常者不应妄下结论，而应定期随访，防止过度诊断听功能异常。

5. **BAEP 在新生儿中的应用** 在新生儿期，BAEP 主要应用于早期鉴别和筛查听力损伤，评估各种类型的脑损伤（包括早产儿脑损伤、胆红素脑损伤、缺氧性脑损伤）的预后和脑死亡的判定。脑死亡具体表现有 3 种类型：BAEP 所有波形均引不出；BAEP 只有 Ⅰ 波，随后波形均消失或有时可见 Ⅰ、Ⅱ 波。

6. **在新生儿中 BAEP 的检查指征** 新生儿发生感觉神经性耳聋（sensorineural hearing loss，SNHL）或听神经病变的危险因素有：①早产儿，尤其是极低出生体重儿（<1 500g）；②入住 NICU>2 天、机械通气>5 天或使用 ECMO；③遗传性 SNHL 家族史或出现 SNHL 相关综合征（如瓦登伯革综合征）；④颅面畸形（如耳郭或耳道异常）；⑤巨细胞病毒、弓形虫病、风疹、梅毒、疱疹等先天性感染或细菌/真菌性脑膜炎；⑥达到换血标准的重度高胆红素血症；⑦母亲妊娠期合并症（如母亲糖尿病）或新生儿疾病（如 PPHN、甲状腺功能减退）；⑧产前用药（抗疟药、氨基糖苷类、异维 A 酸）或新生儿应用耳毒性药物（氨基糖苷类、袢利尿剂）；⑨低 Apgar 评分（1 分钟<4 分或 5 分钟<6 分）、围产期缺血/窒息。

NICU 患儿面临听力损失的风险，具备以上 1 个或多个危险因素的婴儿需做 BAEP 检测，并推荐在 24~30 月龄至少进行 1 次听力再评估。即使婴儿在出院前已通过新生儿听力筛查，也应实施再评估。极低出生体重早产儿面临进行性或迟发性听力损失的风险。因此，在校正实足年龄 1 岁内，应对这些婴儿进行诊断性听力检查随访。

（宋小燕　黄为民）

第九节　食管 pH 值监测

食管 pH 值监测主要用于诊断胃食管反流（gastroesophageal reflux，GER）。新生儿 GER 可由胃、食管发育不成熟引起，也可继发于胃、食管功能障碍，胃及十二指肠内容物反流入食管，易导致呕吐、呼吸暂停及吸入性肺炎等。

一、适　应　证

1. GER、呕吐及进食困难的患儿。
2. 非典型表现的 GER 患儿（如复发性肺炎、呼吸暂停、肌张力障碍）。
3. 治疗前后评价（如判断用药剂量等）。
4. 抗反流手术前、术后评价。

二、禁　忌　证

1. 生命体征不稳定患儿。
2. 鼻咽部或上食管梗阻患儿。
3. 食管黏膜破损、凝血功能障碍患儿。

三、操作前准备

1. 准备仪器和材料（图 2-9-1），包括分析仪、1.5mm 锑电极、反流分析软件等配套物品。

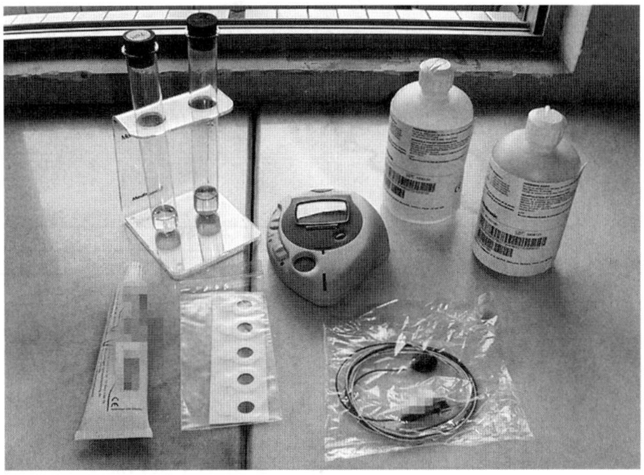

图 2-9-1　24 小时胃食管 pH 值测定仪器及材料

2. 了解患儿病史，确认生命体征平稳。
3. 术前最好禁食 1 餐，以防进食后插管引起恶心、呕吐及误吸等。
4. 术前 48 小时停用促胃动力剂。
5. 向患儿家长解释病情和风险，签署知情同意书。

四、操 作 步 骤

1. **仪器准备** 监测前均用 pH 值为 7.01 和 1.07 的缓冲液对 pH 电极定标，监测前定标不合格的电极弃用。

2. **电极插入** 定标合格的电极经鼻孔导入电极，按 Stobel 公式［身长（cm）×0.252+5］算出经鼻至食管下括约肌（lower esophageal sphincter，LES）长度，插入深度约为其 87% 的位置；也可在插入过程中监控 pH 值变化，突然下降明显时提示进入胃部，此时回拔 1~2cm，食管电极应正置于 LES 上方 1~3cm 处。

3. **记录仪连接** 监测间期新生儿吃奶、活动如常，准确记录进食、呕吐和哭闹等起始和终止时间，24 小时监测结束后，将记录仪通过红外线接收器与计算机连机，通过 pH 分析软件系统进行分析处理，记录数据（图 2-9-2~图 2-9-4）。

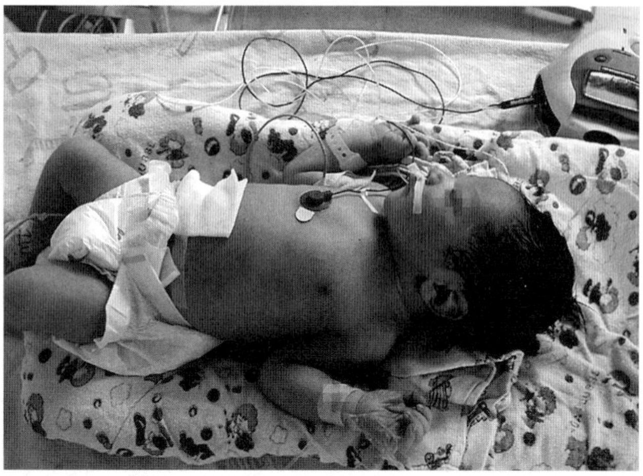

图 2-9-2　24 小时胃食管 pH 值的测定

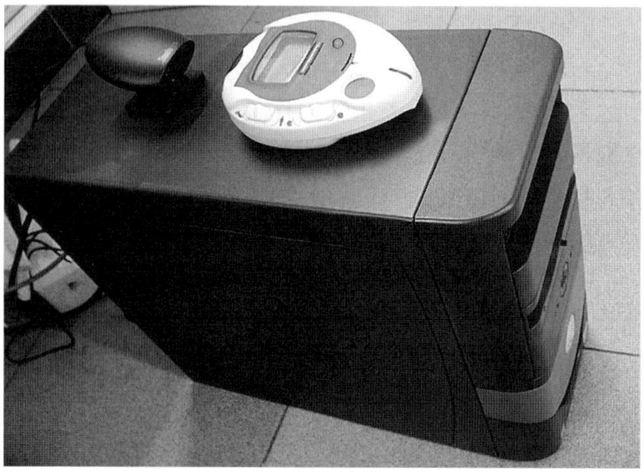

图 2-9-3　24 小时胃食管 pH 值测定数据传输

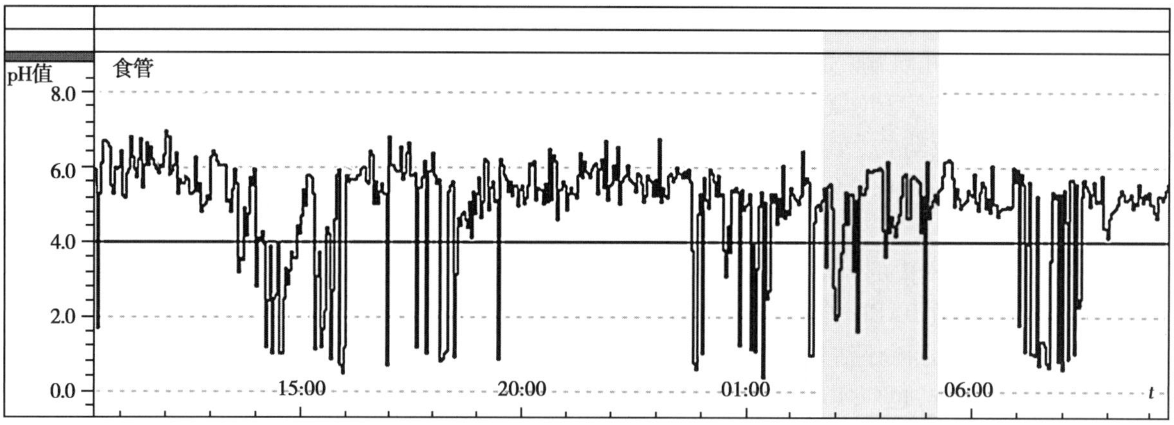

图 2-9-4　24 小时胃食管 pH 值变化截图

4. **指标分析**　一般认为,食管 pH 值下降至 4 以下并持续 15 秒以上定义为 1 次反流。通常描述反流的监测指标包括酸性暴露的时间百分比、食管 pH 值<4 的次数、反流时间≥5 分钟的次数和最长反流持续时间等。上述监测指标不一定全部异常,为综合判断食管酸暴露正常与否,可应用 pH 分析软件系统分析下列指标,进行国际较为公认的 Boix-Ochoa 综合评分,以区分反流是生理性的还是病理性的:①酸反流指数:pH 值<4 时的时间百分比(时间/总监测时间);②24 小时内反流超过 5 分钟的次数及总次数;③最长反流时间;④反流与进食、体位、睡眠、活动及症状的关系;⑤症状指数:pH 值<4 时症状次数/总症状次数。

在年长儿,Boix-Ochoa 综合评分>12 为病理性反流。对于新生儿(尤其是早产儿)GER,目前尚无统一的记分方法,很多情况下借助年长儿的标准;许多学者认为,食管 pH 值<4 的时间占总监测时间的百分比用于诊断新生儿 GER 较为准确,其正常值上限为 12%。

五、注 意 事 项

1. 检查当日患儿禁食情况、抑制胃酸药物(如轻泻剂、抗酸剂及非甾体抗炎药)的应用情况。

2. pH 电极置于食管的位置必须准确。

3. 外用参考电极时,注意皮肤接触和正确应用导电糊,减少干扰。

4. 为保证检测结果的准确性,使用新鲜缓冲液定标,使用锑电极用特定的缓冲液(无磷)。

5. 注意使用记录仪上的记事键,出现睡眠、呕吐及咳嗽等症状时,用记事键做标记。

六、并发症及处理

1. 出现导管损伤,如鼻咽喉部损伤/出血或食管胃损伤/穿孔,需停止操作,取出导管,止血处理。

2. 出现血管迷走综合征,需立刻停止操作,休息体位。

3. 导管插入气管引起呛咳、呕吐和缺氧，需立刻退出导管并吸氧。

（聂川 柳国胜）

第十节 肝肾功能监测

肝肾功能是反映机体基本代谢、排泄功能的重要指标，新生儿肝功能的主要监测指标包括谷丙转氨酶（alanine transaminase，ALT）、谷草转氨酶（aspartate transaminase，AST）、γ-谷氨酰转移酶（γ-glutamyl transferase，GGT）、总蛋白、白蛋白、胆汁酸、碱性磷酸酶和凝血酶时间等，其中 ALT 和 AST 尤为重要。ALT 正常值为 0~40U/L，只要有 1% 的肝细胞坏死就可以使血清酶增高 1 倍。因此，ALT 被认为是肝功能损害最敏感的检测指标，其高低往往与病情轻重相平行。AST 正常值为 0~40μ/L，当 ALT 明显升高，AST/ALT 比值 >1 时，就表示存在肝实质损害。

肾功能的主要指标包括尿素氮（blood urea nitrogen，BUN）、血清肌酐（serum creatinine，SCr）、β_2-微球蛋白（β_2-microglobulin，β_2-MG）等。与尿量、尿比重、尿蛋白等相比，SCr 是最简单、最常用的肾功能评估指标。足月儿 SCr 水平在生后 2 周内由 1.1mg/dl 降至平均 0.4mg/dl，早产儿可能先升后降，可根据 SCr 推测肾小球滤过率（glomerular filtration rate，GFR）。

肝肾功能主要通过测量血生化指标获得，因新生儿器官发育不完善容易受损，加重病情，所以对于危重新生儿，肝肾功能的监测十分重要。

一、适 应 证

1. 所有需要住院的病理新生儿的初步监测项目。
2. 危重新生儿需定期监测。
3. 体内药物治疗的新生儿的定期监测。
4. 长期静脉营养新生儿的定期监测。

二、禁 忌 证

没有绝对禁忌证，出血倾向需操作慎重。

三、操作准备和步骤

1. 评估新生儿身体状况，在不影响其他治疗的情况下，做好知情告知及床边采血准备。

2. 经静脉采集 2ml，及时送检。

四、注意事项及并发症

1. 操作安全，注意无菌操作。

2. 并发症及处理同静脉穿刺采血，有较低的血肿和感染的风险。

新生儿的肝肾功能有其自身的特点，除需密切观察临床表现（如黄疸、肝脾情况、水肿、尿量等），还需进行肝肾功能主要血生化指标检测，其正常参考值见表 2-10-1。对于一般治疗的新生儿应 1~2 周复查肝功能；对严重窒息、败血症及严重肠道病毒感染的患儿，应加强检测；肝炎综合征或肝肾功能衰竭者，根据病情变化随时进行监测。

表 2-10-1 新生儿肝肾功能主要血生化指标的正常参考值

项目指标	单位	正常值
谷丙转氨酶（ALT）	U/L	出生至生后 7 天：6~40；8~30 天：10~40（男），8~32（女）
谷草转氨酶（AST）	U/L	出生至生后 7 天：30~100（男），24~95（女）；8~30 天：22~71
γ-谷氨酰转移酶（GGT）	U/L	脐血：37~193；出生至生后 1 个月：13~147
碱性磷酸酶（ALP）	U/L	出生至生后 1 个月：34~114
总蛋白（TP）	g/L	出生至生后 1 个月：55~75
白蛋白（ALB）	g/L	出生至生后 1 个月：25~45
胆汁酸（TBA）	μmol/L	出生至生后 1 个月：0~13
尿素氮（BUN）	mmol/L	早产：0.5~6.7；足月：1.6~10.0
肌酐（Cr）	mmol/L	早产：55~150；足月：35~115
肾小管相关蛋白	mg/L	β_2-微球蛋白：1.5；α_1-微球蛋白：5~8

（聂川 柳国胜）

第十一节 微量血糖监测

糖代谢异常是新生儿期常见疾病，可导致不可逆的不良预后，甚至死亡。持续严重低血糖可造成不同程度的脑损伤，高血糖可增加脑室内出血的风险。因此，血糖监测在危重新生儿中是必不可少的监测项目。目前生化分析仪检测法仍被认为是最准确的；大量临床实践数据表明，微量血糖仪检测血糖值与生化分析仪检测血糖值一致性较好，而微量血糖监测方法损伤小，方便快捷，是目前新生儿血糖监测的最常用方法。

一、适　应　证

适用于刚出生新生儿的血糖筛查及持续监测血糖代谢紊乱的高危新生儿（表 2-11-1）。对极低出生体重儿或极危重新生儿的操作需特别小心，可通过血管留置通路取血，并定期通过实验室检测对比校正微量血糖仪。

表 2-11-1　存在高危因素的患儿血糖监测筛查时间

高危因素	血糖检测时间
（1）小于胎龄儿 （2）母亲糖尿病且血糖控制不满意者 （3）母亲用拉贝洛尔或甲苯磺丁脲治疗 （4）早产儿或其他患病新生儿	（1）第 2 次喂养之前，直至连续 2 次血糖>2.6mmol/L （2）直至 2 小时和 6～12 小时稳定大于 2.6mmol/L （3）全肠外营养时，每天监测 （4）如有临床指征，随时监测
缺血缺氧性脑病	入院时、2 小时、6 小时、12 小时和 24 小时
新生儿溶血病	换血后 1 小时、2 小时和 4 小时
抖动或激惹	立即检测

二、禁　忌　证

没有绝对禁忌证。

三、操作前准备

1. 根据环境要求，戴口罩、戴帽子、洗手，NICU 需穿着隔离衣。

2. 准备好血糖仪、试纸、采血针、治疗盘（内放 75% 乙醇和棉签）、笔、记录单。

四、操 作 步 骤

1. 使用前仔细检查仪器功能是否正常、检查试纸有效期、查对患儿信息。

2. 摆好患儿的体位，准备好仪器，插入试纸。

3. 温暖患儿足跟，用 75% 乙醇消毒，采血针取血，弃第一滴血，用放入试纸的检测仪取血，棉签轻压止血，记录数值，再整理、处理物品等。

五、注 意 事 项

1. 严格无菌操作。

2. 采血从足心向足跟挤压，不强力挤压皮肤，不挤压针尖处，以免有组织液渗出。

3. 避免反复同一部位采血，以免感染。

4. 注意足跟采血部位，操作轻柔，减少刺激，并密切观察患儿情况。

5. 试纸应密封保存，注意与条形码匹配和在有效期内。

六、并发症及处理

1. **局部皮肤感染**　注意无菌操作，可应用广谱抗生素软膏，必要时做分泌物培养，应用敏感抗生素。

2. **足跟部瘢痕形成**　避免同一部位多次穿刺，必要时可考虑更换其他采血方式。

3. **疼痛**　轻柔、熟练操作，可用安慰奶嘴、喂糖水、抚触等方法减轻患儿疼痛。

目前新生儿低血糖的界限值还存在一定争议，多主张无论胎龄和日龄如何，均以全血血糖<2.2mmol/L 作为诊断标准，而<2.2mmol/L 也作为临床处理的界限值。

（聂川　柳国胜）

第十二节　经皮胆红素监测

新生儿黄疸是新生儿期的常见症状，尤其是早期新生儿，可以是生理性的，也可是病理性的，严重者可致脑损伤。为了避免或减少胆红素脑病或核黄疸的发生，对新生儿，尤其是危重新生儿的黄疸进行动态监测，就显得尤为重要。取血测定血清总胆红素（total serum bilirubin，TSB）是诊断新生儿高胆红素血症的金标准，但由于是有创操作，增加了出血、感染等风险，不利于重复监测。经皮胆红素检测具有易携带、操作简便、动态监测等优势，与 TSB 高度正相关，是目前临床监测胆红素的最常用方法。

一、适　应　证

适用于所有新生儿，若患儿表现为梗阻性黄疸，血清胆红素以直接胆红素为主，经皮测胆红素可能欠准确。

二、禁　忌　证

没有绝对禁忌证。

三、操作前准备

准备好经皮胆红素测定仪，电源充足，部分品牌仪器需要校正。测量前洗手，注意无菌操作。

四、操作步骤

操作方法为选取额部、胸部、腹部及四肢皮肤，探头紧贴新生儿皮肤，垂直并完全接触皮肤，与皮肤无间隙，在同一个位置上测取 2~3 次，取其平均值，测量结束。

五、注意事项

1. 注意手卫生、仪器使用前消毒。
2. 测量时注意遮挡眼睛。
3. 如同一部位测量的数值相差较大，需重新测量。

六、并发症及处理

经皮胆红素检测是非常安全的，但可能因力度过大对早产儿局部产生压迫，或给隔离和极危重的新生儿带来感染的风险，轻柔、严格无菌操作可以避免此类风险。

对于胎龄≥35 周的新生儿，目前多采用美国 Bhutani 等制作的新生儿小时胆红素列线图或光疗参考曲线作为诊断或干预的标准参考（图 2-12-1）。

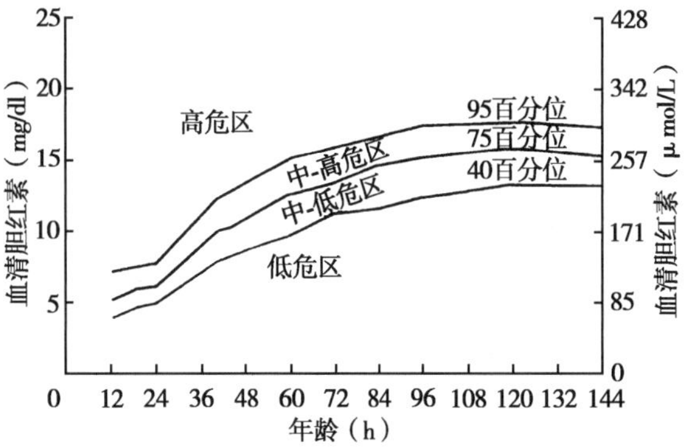

图 2-12-1　新生儿小时胆红素列线图

胆红素水平较高时测得的经皮胆红素（transcutaneous bilirubinometer，Tcb）值可能低于实际 TSB 水平，因此在 Tcb 值超过小时胆红素列线图的第 75 百分位数时建议测定 TSB，具体数值见表 2-12-1。

表 2-12-1　共识建议抽血测定 TSB 的 Tcb 值

单位：μmol/L

孕周	时龄							
	12	24	36	48	60	72	84	96
35~37 周+R*	77	103	122	141	161	173	179	186
>38 周+R* 或 35~37 周	96	126	151	167	190	195	208	231
>38 周	116	148	173	194	212	226	244	259

注：* R 代表危险因素，包括溶血（ABO/Rh 血型不合、葡萄糖-6-磷酸脱氢酶缺乏症）、窒息、嗜睡、体温不稳、败血症、代谢性酸中毒、低白蛋白血症等。

（聂川　柳国胜）

第十三节　生化监测

危重新生儿病情变化大，且往往临床病症不明显，需要通过监测机体内环境的细微改变来帮助判断病情。目前，通过实验室检验测定血清生化指标可协助判定疾病严重程度。其操作方便、患儿顺从性好、创伤小。除肝肾功能外，重要的生化指标还有血气分析（详见本章第十四节血气分析）、电解质、心肌酶谱、感染指标等。

一、适应证和禁忌证

1. 住院的病理新生儿的初步筛查。
2. 危重新生儿康复过程中器官功能的定期评估。
3. 早产儿肠内/肠外营养时生化指标的定期监测。
4. 感染新生儿的感染指标定期监测。
5. 没有绝对禁忌证，有出血倾向时需操作慎重。

二、操作准备和步骤

1. 评估好新生儿的身体状况，不影响其他治疗的情况下做好知情告知及床边准备。
2. 准备好生化分析仪、相关项目的检测试剂盒、校正液等。
3. 经静脉采集 1~3ml 血，用离心机将血清分离进行检测。

4. 操作均严格按照规范进行，打印结果等。

三、注意事项和并发症

操作安全，注意无菌操作，早产儿要根据病情适当减少采血量。定期进行仪器的维护和试剂的更新校正。并发症主要为采血并发症，如血肿、感染等。

四、不同疾病状态下的生化检测

生化指标中，除基本的血气分析、电解质、肝肾功能外，不同新生儿的检测重点也不同（表 2-13-1）。

表 2-13-1 部分重要生化指标新生儿期参考值

项目	单位	正常参考值
肌酸激酶（CK）	U/L	87~200
肌酸激酶同工酶（CK-MB）	U/L	15~90
乳酸脱氢酶（LDH）	U/L	185~500
C 反应蛋白（CRP）	mg/L	0~90 天：0.8~10
降钙素原（PCT）	ng/ml	0~3 天：<10；3 天~1 个月：<0.5
白细胞介素-6（IL-6）	ng/L	0~90 天：0.37~0.47
血清淀粉样蛋白 A（SAA）	mg/L	<10
血氨	μmol/L	1~90 天：40~100
乳酸	mmol/L	生后 24 小时后：0.8~1.2
铁	μmol/L	10~33（出生时略高）
铁蛋白	μg/L	25~200
磷	mmol/L	早产及足月：1.8~3.0
碱性磷酸酶（ALP）	U/L	35~115
钙	mmol/L	早产：1.75~2.80；足月：2.10~2.70
镁	mmol/L	早产：0.65~1.25；足月：0.7~1.0
凝血酶原时间（PT）	s	13~20
部分凝血活酶时间（PTT）	s	45~65
凝血酶时间（TT）	s	10~16
甲状腺素（T_4）	nmol/L	75~300
三碘甲状腺原氨酸（T_3）	nmol/L	0.8~4.0
促甲状腺素（TSH）	mU/L	3 天后：<10
胰岛素	ng/L	3~20
胰高血糖素	nmol/L	210~1 500
生长激素	ng/ml	15~400
IgG	g/L	5~17
IgM	g/L	<0.2

1. **窒息新生儿** 易出现电解质紊乱、血糖升高、肝肾功能及肌酸激酶和肌酸激酶同工酶升高等心肌酶改变，需密切监测相关指标。

2. **感染性疾病** 外周血白细胞（white blood cell，WBC）总数及分类（包括 I：T）、白细胞介素-6（interleukin-6，IL-6）、C 反应蛋白（C-reactive protein，CRP）、血清淀粉样蛋白 A（serum amyloid A，SAA）和降钙素原（procalcitonin，PCT）等是需监测的重要指标。

3. **早产儿** 需监测营养相关肝肾功能指标、贫血相关指标、甲状腺功能[三碘甲腺原氨酸（triiodothyronine，T_3）、甲状腺素（thyroxine，T_4）、促甲状腺素（thyroid stimulating hormone，TSH）]、骨代谢情况（如碱性磷酸酶、维生素 D、钙磷代谢情况）等。并定期监测血常规、血气分析，以防早产儿贫血及晚发性代谢性酸中毒。

（聂川 柳国胜）

第十四节 血气分析

人体体液环境中，适宜的酸碱度是机体进行正常新陈代谢等生理活动的基本条件之一。机体代谢过程中，会产生一定量的酸性或碱性物质并不断地进入血液，从而影响血液的酸碱度。尽管如此，正常人血液酸碱度仍保持相对恒定，即 pH 值维持在 7.35~7.45。新生儿正常生长发育有赖于包括酸碱平衡在内的内环境稳定，危重新生儿、早产儿及低出生体重儿出现酸碱平衡紊乱时，病情将更为复杂和严重，甚至比原发疾病更为有害。因此，血液酸碱平衡状态及血液气体状态的正确判断在新生儿医学中具有重要的临床意义。近年来，由于对机体酸碱平衡理论认识的不断深入，判断酸碱平衡的血气分析（blood gas analysis，BGA）技术不断改进和提高，已成为临床日常诊疗的基本手段。

一、血气分析指标及其意义

血液气体（简称血气）是指血液中物理溶解的氧和二氧化碳。血气分析是应用现代气体分析技术，对血液中物理溶解的气体成分及其分压、氢离子浓度等进行直接定量测定，并推算出有关参数，如碳酸氢根（HCO_3^-）浓度、碱剩余（base excess，BE）和 SaO_2 等，以评估血液输送气体及肺换气功能状态。新生儿时期，许多严重疾病均易引起血气和酸碱平衡失调，使病情加重，甚至危及生命。通过血气分析，对患儿酸碱平衡状态作出正确判断和适当处理极为重要，是 NICU 工作的重要内容。目前常用全自动血气分析仪，具有自动清洗、自动校正、自动分析、自动显示和自动打印等多种功能，只需将微量血标本注入仪器，很快就可以得到测定结果。至于经皮氧分压监测（$TcPO_2$）及经皮二氧化碳分压监测（$TcPCO_2$），并不能完全代替动脉血气分析。

临床上，动脉血气分析指标包括酸碱度（pH 值）、动脉血氧饱和度（SaO_2）、动脉血氧分压（PaO_2）、肺泡-动脉氧分压差（$A\text{-}aDO_2$）、动脉血二氧化碳分压（$PaCO_2$）、标准碳酸氢盐（standard bicarbonate，SB）、实际碳酸氢盐（actual bicarbonate，AB）、碱剩余（BE）、缓冲碱（buffer base，BB）和阴离子间隙（anion gap，AG）等。

1. **pH 值**　H^+浓度是反映血液酸碱度的重要指标，由于血液中 H^+浓度很低，故使用 H^+浓度的负对数即 pH 值来表达血液总酸度。动脉血 pH 值高低主要受血液缓冲对（HCO_3^-/H_2CO_3）的影响，取决于其比值，可用 Henderson-Haselbach 公式 $pH值 = pKa + \log([HCO_3^-]/[H_2CO_3])$ 计算出。正常人动脉血 pH 值为 7.35～7.45，平均为 7.40；pH 值低于 7.35 为失代偿性酸中毒；pH 值高于 7.45 为失代偿性碱中毒。动脉血 pH 值本身不能区分酸碱平衡紊乱是代谢性还是呼吸性的。血 pH 值正常可以表示酸碱平衡正常，但也不能排除酸碱平衡紊乱的存在，因为机体发生酸中毒或碱中毒时，HCO_3^-和 H_2CO_3 浓度的绝对值虽已发生改变，也可通过机体的代偿调节作用，使$[HCO_3^-]/[H_2CO_3]$比值仍维持在 20∶1，使 pH 值处于正常范围内，这种情况即代偿性酸中毒或碱中毒；在某些类型的混合性酸碱平衡紊乱时，酸中毒和碱中毒相抵，血 pH 值也可以正常。因此，进一步测定 $PaCO_2$（代表 H_2CO_3）和$[HCO_3^-]$是必要的。

新生儿动脉血 pH 值与其胎龄和生后日龄有关（表 2-14-1）。足月儿出生时脐动脉 pH 值为 7.11～7.36（平均为 7.26）；24 小时后外周动脉血 pH 值为 7.35～7.45（平均为 7.40）。温度对 pH 值也有一定的影响，应根据体温变化校正测得的 pH 值：校正 pH 值 = 测定 pH 值 + 0.014 7×（37℃ − 患儿体温），即患儿体温每升高 1℃，血 pH 值应减去 0.014 7，反之，则加上 0.014 7。此外，静脉血 pH 值较动脉血低 0.03。

表 2-14-1　新生儿于生后不同时间的 pH 值和 PaO_2 参考范围

时间	pH 值	PaO_2/kPa(mmHg)
早产儿		
出生 48 小时后	7.35～7.50	10.6～13.3(80～100)
足月儿		
出生时	7.11～7.36	1.1～3.2(8～24)
5～10 分钟	7.09～7.30	4.4～10.0(33～75)
30 分钟	7.21～7.38	4.1～11.3(31～85)
<24 小时	7.26～7.49	7.3～10.6(55～80)
24 小时	7.29～7.45	7.2～12.6(54～95)
>24 小时	7.35～7.45	11.0～14.4(83～108)

2. PaO_2　指动脉血中物理溶解的氧分子所产生的压力，是反映机体氧合情况的重要指标，可判断缺氧程度。氧在肺泡与 CO_2 交换后进入血液循环，大部分与 Hb 结合成 HbO_2 转运至组织供其利用；仅极少部分以物理溶解形式存在于血液中，其溶解度很低，溶解系数为 0.024，故在 37℃、PaO_2 为 13.3kPa（100mmHg）时，每 100ml 血液中能溶解的氧为 $100/760 \times 0.024 \times 100 = 0.3$ml。氧在血液中的溶解量与 PaO_2 成正比：当 PaO_2 显著增加时，氧在血液的溶解量也直线增加。如表 2-14-1 所示，新生儿出生时 PaO_2 很低，出生后迅速上升；在生后 24 小时内，新生儿的 PaO_2 值波动大，在 24 小时后相对稳定，为 11.0～14.4kPa（83～108mmHg）。早期新生儿和早产儿 PaO_2 偏低可能是由于心脏存在右向左分流的结果。

3. SaO_2　是单位血红蛋白含氧百分数，正常值为 92%～100%。PaO_2 和 SaO_2 的关系呈 S 形曲线（氧解离曲线），多种因素如温度、pH 值、$PaCO_2$、2,3-二磷酸甘油酸（2,3-DPG）均可影响氧与 Hb 的亲和力，使该曲线出现左移或右移（图 2-14-1）。新生儿期，胎儿血红蛋白（fetal hemoglobin，HbF）比例高，与氧亲和力较高，氧离曲线左移，在相同 SaO_2 时，其 PaO_2 较成人低。在氧解离曲线的低值端，监测 SaO_2 能较好反映 PaO_2 情况，SaO_2 轻微变化即可导致 PaO_2 重大变化，如 SaO_2 为 86% 和 92% 时，其对应的 PaO_2 分别为 37mmHg 和 97mmHg，因此新生儿用氧时需密切监测 SaO_2 和 PaO_2 变化，使 SaO_2 和 PaO_2 水平维持在最适范围；在高值段（SaO_2 超过 90%）时，曲线处于平坦区，SaO_2 的变化不能准确反映 PaO_2 的变化，继续增加 PaO_2 并不能相应增加 SaO_2，对新生儿有弊远大于利，应避免。

4. $A\text{-}aDO_2$　PaO_2 与组织摄氧有直接关系，当

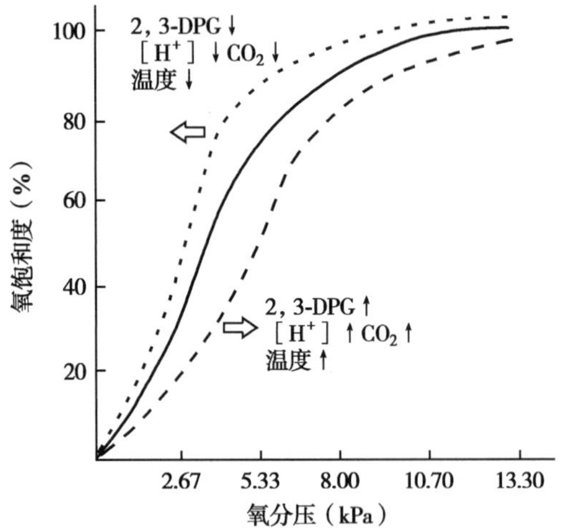

图 2-14-1　氧解离曲线

PaO_2<2.66kPa(20mmHg)时，组织就失去了从血液中摄取氧的能力。由于正常人在肺动、静脉间存在解剖学上的短路，加之肺各部分的通气/血流比值不完全一致，故在肺泡与动脉之间的 PaO_2 存在差值，称为肺泡-动脉氧分压差（A-aDO_2），是判断肺换气功能正常与否的一个重要指标。A-aDO_2 正常值为 0.67～2.00kPa(5.0～15.0mmHg)。A-aDO_2 差值增加，说明换气功能障碍或肺内分流存在；在抢救呼吸衰竭时，如果 A-aDO_2 明显增加，提示预后不良；此外，在心排血量减低或吸氧时，A-aDO_2 差值也增大。A-aDO_2 的计算公式为 A-aDO_2=PAO_2−PaO_2。因为 PAO_2=PIO_2−$PaCO_2$×1/R，PIO_2=(PB-47)×FiO_2（式中 PB 为大气压、47 是指 37℃时的饱和水蒸气压力、FiO_2 为吸入氧浓度、R 为呼吸商 0.8），所以，A-aDO_2=(PB-47)×FIO_2−$PaCO_2$×1/R−PaO_2=(760−47)×0.21−$PaCO_2$/0.8−PaO_2。因此，若患儿未吸氧，只要已知 PaO_2 和 $PaCO_2$，即可推算出 A-aDO_2。

5. $PaCO_2$　指动脉血中物理溶解的 CO_2 所产生的压力，正常值为 4.7～6.0kPa(35～45mmHg)，平均值为 5.3kPa(40mmHg)。由于 CO_2 通过肺泡膜的弥散速度很快，$PaCO_2$ 与肺泡气中的二氧化碳分压基本相等，故 $PaCO_2$ 主要反映肺泡通气情况，为衡量呼吸性酸碱平衡的重要指标，可直接影响血液 pH 值，故 $PaCO_2$ 既是血液气体指标，又是酸碱平衡指标。$PaCO_2$ 增高表示通气不足，CO_2 潴留（高碳酸血症），其原因可以是原发性的，也可以是继发于代谢性碱中毒代偿的结果（代谢性碱中毒时，血浆 HCO_3^-浓度增加，机体通过肺代偿途径，使呼吸变浅、变慢，CO_2 呼出减少，$PaCO_2$ 增加，H_2CO_3 浓度代偿性升高，使[HCO_3^-]/[H_2CO_3]比值维持 20∶1不变）；$PaCO_2$ 降低表示通气过度，CO_2 排出过多（低碳酸血症），其原因可以是原发性的，也可以是继发于代谢性酸中毒代偿的结果（代谢性酸中毒时，血浆 HCO_3^-浓度降低，机体通过肺代偿途径，使呼吸加深、加快，CO_2 呼出增加，$PaCO_2$ 下降，H_2CO_3 浓度代偿性降低，使[HCO_3^-]/[H_2CO_3]比值维持 20∶1不变）。

6. SB 和 AB　SB 是指全血在标准条件下（38℃、血红蛋白氧饱和度为 100% PCO_2 为 5.3kPa），血浆中的 HCO_3^- 含量。正常值为 22～27mmol/L，均值为 24mmol/L。SB 已排除了呼吸因素的影响，是判断代谢因素影响的指标：代谢性酸中毒时降低，代谢性碱中毒时升高。但在呼吸性酸或碱中毒时，由于肾的代偿作用，也可相应增高或降低。

AB 是指隔绝空气的血液标本，在实际 PCO_2 和血红蛋白氧饱和度的条件下测得的血浆中的 HCO_3^-实际含量。正常值为 22～26mmol/L，均值为 24mmol/L。AB 受呼吸和代谢两方面因素的影响：呼吸性酸中毒或代谢性碱中毒时增高，呼吸性碱中毒或代谢性酸中毒时降低。

AB 与 SB 两者比较的意义：①正常情况下，AB 应与 SB 相等。②AB 与 SB 的差值反映了呼吸因素对酸碱平衡的影响。AB 增加，AB>SB 表明有 CO_2 滞留，见于急性呼吸性酸中毒；反之，AB 减少，AB<SB 表明 CO_2 排出过多，见于急性呼吸性碱中毒。③两者均低提示有代谢性酸中毒或代偿后的呼吸性碱中毒存在。④两者均高提示有代谢性碱中毒或代偿后的呼吸性酸中毒。

7. BE　指在 38℃、PCO_2 为 5.3kPa、血红蛋白为 150g/L 和血氧饱和度为 100% 的状态下，用酸或碱将 1L 全血或血浆滴定到 pH=7.40 时所用的酸或碱的量，它表示血液中的碱储备情况。正常值为(0±3)mmol/L。BE 主要反映代谢性酸碱平衡失调：BE>+3mmol/L 提示碱增多（碱剩余），见于代谢性碱中毒；BE<−3mmol/L 提示酸增多（碱缺失），见于代谢性酸中毒。但在呼吸性酸中毒或碱中毒时，由于肾的代偿作用，BE 也可增加或减少。

8. BB　为血液中一切具有缓冲能力的负离子碱的总和，包括碳酸氢根、血红蛋白、血浆蛋白和磷酸盐等，正常值为 45～55mmol/L。PCO_2 高低对 BB 无明显影响。BB 是反映代谢性因素的指标：代谢性酸中毒时 BB 减少，代谢性碱中毒时 BB 增加。

9. AG　血清中总阳离子和阴离子值各为

151mmol/L，两者维持电荷平衡。主要阳离子（可测定阳离子）为 Na^+，正常值为 140mmol/L，占全部阳离子的 90%；主要阴离子（可测定阴离子）为 Cl^- 和 HCO_3^-，正常值分别为 104mmol/L 和 24mmol/L，占全部阴离子的 90%。此外，血清中还具有未测定阳离子（undetermined cation，UC）和未测定阴离子（undetermined anion，UA）。AG 是一个计算值，即血清中的 UA 与 UC 差值，即 AG=UA-UC。UA 包括 Pr^-、HPO_4^{2-}、SO_4^{2-} 和有机酸；UC 包括 K^+、Ca^{2+} 和 Mg^{2+}。根据血清阴离子、阳离子必须相等的原则，可得出等式：$[Cl^-]+[HCO_3^-]+UA=[Na^+]+UC$，移项后等式变为：$AG=UA-UC=[Na^+]-([Cl^-]+[HCO_3^-])$。将可测定阴离子、阳离子值代入后得出 AG=UA-UC=140-（104+24）=12mmol/L［范围（12±2）mmol/L］。在不成熟的早产儿中，AG 值偏高。

AG 是临床上一项被广泛重视的酸碱指标。AG 可增高也可降低，但增高的意义较大，有助于区分代谢性酸中毒的类型和诊断混合性酸碱平衡紊乱。目前，临床上多以 16mmol/L 作为判断有无 AG 增高的代谢性酸中毒界限。根据 AG 值，代谢性酸中毒可分为 AG 增高和 AG 正常代谢性酸中毒两类。AG 增高代谢性酸中毒常见于固定酸增加的疾病或状态，如有机酸血症、乳酸血症、酮症酸中毒、磷酸盐和硫酸盐潴留及水杨酸中毒等；新生儿低氧血症、低体温、严重呼吸窘迫和感染等致乳酸增加，可引起 AG 增高代谢性酸中毒；此外，AG 增高还可见于与代谢性酸中毒无关的情况如脱水、使用含大量钠盐的药物等。

10. **其他** 包括血浆二氧化碳总量（total plasma carbon dioxide content，TCO_2）和动脉血氧含量（oxygen content in arterial blood，CaO_2）等。TCO_2 指存在于血浆中的一切形式（溶解和结合）的 CO_2 量。一般说来，TCO_2 中，95% 是 HCO_3^- 的结合形式，少量是物理溶解的 CO_2，还有极少部分以 H_2CO_3、蛋白质、氨基甲酸酯及 CO_3^{2-} 等形式存在。在血液 pH 值为 7.4、$PaCO_2$ 为 5.3kPa（40mmHg）和温度为 37℃ 时，小儿 TCO_2 为 25.4mmol/L（23~27mmol/L）。

CaO_2 是指 100ml 动脉血中含氧的毫升数，为血液循环红细胞（Hb 结合）和血浆（物理溶解）含氧量的总和。Hb 携带氧为 1.34ml/（dl·g），氧在血浆中溶解度为 0.003ml/（dl·mmHg），故 CaO_2 正常值 = Hb（15）× 1.34ml × SaO_2（97.5%）+ PaO_2（100mmHg）× 0.003ml = 20ml。从公式中可以看出，CaO_2 量与 Hb 量密切相关，Hb 减少时，SaO_2 虽正常，CaO_2 仍极低；红细胞代偿性增多时，SaO_2 虽然降低，但 CaO_2 却正常。也就是说，新生儿贫血时，CaO_2 显著下降，患儿可有缺氧和呼吸困难等表现，若此时仅提高吸入氧浓度，SaO_2 虽正常，氧分压可显著增加，但因氧在血浆中溶解度低，对氧含量提高并不显著；只有通过输注红细胞提高 Hb 才能有效提高氧含量，缓解缺氧症状。

二、酸碱平衡紊乱的判断

危重患儿除组织器官功能障碍外，常并发机体酸碱平衡紊乱，通过血气分析通常能及时发现这一紊乱，并正确判断其类型。在判断患儿的酸碱平衡状况之前，可利用 Hendenson-Hasselbalch 方程式 $pH=6.1+\log([HCO_3^-]/[H_2CO_3])$ 或 Kassier 简化方程式 $[H^+]=24\times PaCO_2(mmHg)/[HCO_3^-](mmol/L)$ 来核实血气分析报告单上的数据，只有在 pH 计算值与实测值一致时，血气分析结果才正确可靠。

酸碱平衡的调节机制复杂且有一定的限度，许多原因均可导致酸碱失衡，使主要缓冲对 HCO_3^-/H_2CO_3 比例失调，当血浆 pH 值<7.35 时为酸中毒，>7.45 为碱中毒。血液中 $NaHCO_3$ 浓度受代谢因素影响，原发性$[HCO_3^-]$增加或减少，可导致代谢性碱中毒或酸中毒；血液中 H_2CO_3 含量受呼吸因素（呼吸速度和深度）影响，原发性 H_2CO_3 增加或减少，则为呼吸性酸中毒或呼吸性碱中毒。酸碱平衡紊乱时，尽管体内 HCO_3^- 或 H_2CO_3 绝对值已经发生变化，通过机体调节，只要 $[HCO_3^-]/[H_2CO_3]$ 比例仍维持在 20∶1，pH 值仍可在正常范围之内，则为代偿性酸中毒或碱中毒；若 $[HCO_3^-]/[H_2CO_3]$ 比例不能维持 20∶1，pH 值异常，则为失代偿性酸中毒或碱中毒。

新生儿出生时往往表现有混合性酸中毒（呼吸性和代谢性），但出生后随着呼吸建立，呼吸性酸中毒迅速消除，代谢性酸中毒持续较久，呈代偿性，pH 值在 7.3~7.39。足月新生儿在生后 12 小时即可恢复正常，未成熟儿则在 24 小时后可达正常，但亦可持续数周，不过均无症状出现。新生儿呼吸调节功能差，代谢性酸中毒时呼吸深长，可有精神萎靡、面灰、口唇及口腔黏膜樱红。危重症新生儿常有酸碱平衡紊乱，资料显示 RDS、败血症、肺炎、持续肺高压、窒息、低温、脑室内出血、溶血病等疾病所致新生儿酸碱失衡以代谢性酸中毒、代谢性酸中毒合并呼吸性酸中毒或呼吸性碱中毒为主，呼吸性酸中毒、呼吸性碱中毒者甚少。

单纯性酸碱平衡紊乱主要分为以下四种类型：代谢性酸中毒、呼吸性酸中毒、代谢性碱中毒和呼吸性碱中毒。判断酸碱平衡紊乱存在与否，主要分三个步骤：首先，是否存在酸碱失衡？其次，酸中毒还是碱中毒？最后，代谢性还是呼吸性？

1. **代谢性酸中毒**（metabolic acidosis） 指细胞外液 H^+增加和/或 HCO_3^-丢失引起的 pH 值下降，以血浆中原发性 HCO_3^-减少为特征，是临床最常见的酸碱平衡紊乱。可分为两大类：AG 增高型（正常血氯型）代谢性酸中毒，为"获酸"性代谢性酸中毒，血[Cl^-]大多正常；AG 正常型（高血氯型）代谢性酸中毒，为"丢碱"性代谢性酸中毒，血[Cl^-]大多增高。导致代谢性酸中毒的主要原因和机制包括肾排酸保碱功能障碍（如严重肾及肾小管功能障碍、碳酸酐酶抑制剂的应用和早产儿晚发性酸中毒），HCO_3^-直接丢失过多（胰液、肠液和胆液中碳酸氢盐的丢失）和代谢紊乱（乳酸性、酮症和有机酸性酸中毒）。

代谢性酸中毒的动脉血气分析参数呈如下变化：HCO_3^-降低（SB 降低、BE 负值增大），pH 值降低；通过体液缓冲、肺和肾等代偿后，$PaCO_2$、AB 继发性下降，AB、SB（AB<SB）及 BB 均降低，BE 负值增大。

2. **呼吸性酸中毒**（respiratory acidosis） 指 CO_2 排出障碍或吸入过多，血浆原发性 H_2CO_3 及 $PaCO_2$ 增高所致。原发性呼吸性酸中毒在新生儿期也很常见，各种原因引起的通气障碍和/或换气不良，如中枢神经系统功能障碍、神经肌肉疾病、胸部及呼吸系统疾病均可导致通气障碍，CO_2 潴留和 $PaCO_2$ 增高。呼吸性酸中毒按病程可分为急性和慢性呼吸性酸中毒：前者常见于急性气道阻塞、中枢或呼吸肌麻痹引起的呼吸暂停等；后者一般指 CO_2 高浓度潴留持续 24 小时以上，见于气道及肺部慢性炎症，如早产儿慢性肺部疾病或感染性肺不张。

呼吸性酸中毒的血气分析参数呈如下变化：$PaCO_2$ 增高，pH 值降低；通过肾等代偿后，代谢性指标继发性升高（AB、SB、BB 值均升高），AB>SB，BE 正值增大。

3. **代谢性碱中毒**（metabolic alkalosis） 指细胞外液碱增多和/或 H^+丢失引起的 pH 值升高，以血浆 HCO_3^-原发性增多为特征。引起代谢性碱中毒的原因包括酸性物质经胃或肾丢失、医源性碱性物质输入过多和严重低钾血症等；此外，肝衰竭或氨基酸代谢异常（尿素循环障碍）时，血氨过高，也常导致代谢性碱中毒。通常按给予生理盐水后代谢性碱中毒纠正与否，将其分为两类：盐水反应性碱中毒（saline-responsive alkalosis）和盐水抵抗性碱中毒（saline-resistant alkalosis）。盐水反应性碱中毒主要见于呕吐、胃液引流及应用利尿剂时，由于伴随细胞外液减少和有效循环血量不足，也常有低钾和低氯存在，从而影响肾排出 HCO_3^-的能力，导致代谢性碱中毒发生，可给予等张或 1/2 张盐水来扩充细胞外液，补充 Cl^-能促进过多的 HCO_3^-经肾排出，使碱中毒得到纠正。盐水抵抗性碱中毒常见于全身性水肿、原发性醛固酮增多症、严重低血钾及 Cushing 综合征等，是盐皮质激素直接作用和低钾血症的结果，这种碱中毒患儿给予盐水治疗无效。

通过体液缓冲、肺和肾的代偿，代谢性碱中毒的血气分析参数变化如下：pH 值升高，AB、SB 及 BB 均升高，AB>SB，BE 正值增大。由于呼吸抑制，通气量下降，使 $PaCO_2$ 继发性升高。

4. **呼吸性碱中毒**（respiratory alkalosis） 指肺通气过度所致 $PaCO_2$ 降低和 pH 值升高，以血浆 H_2CO_3 浓度原发性减少为特征的碱中毒。按发病时间分为急性和慢性呼吸性碱中毒两类，前者常见于人工呼吸机使用不当引起的过度通气、高热和低氧血症，一般指 $PaCO_2$ 在 24 小时内急剧下降而导致 pH 值升高；后者多见于缺氧、颅脑、肺部和肝等的疾病，可兴奋呼吸中枢，引起持久性 $PaCO_2$ 下降而导致 pH 值升高。

呼吸性碱中毒的血气分析参数变化如下：$PaCO_2$ 降低，pH 值升高，AB<SB，代偿后，代谢性指标继发性降低，AB、SB 及 BB 均降低，BE 负值增大。

三、酸碱失衡的代偿

各类酸碱失衡均可早期通过血液的缓冲和晚期经肺、肾的调节使 pH 值趋于正常。呼吸性酸碱失衡主要通过改变通气而代偿，代谢性酸碱失衡则由肾对重碳酸盐的吸收与排泄加以调节。如代偿充分，pH 值正常，称为代偿性酸碱失衡；如代偿不充分，则血液 pH 值偏离正常，称为失代偿性酸碱失衡（表 2-14-2）。应当强调的是，代偿需要有一定的时间，而且是有限度的。一般来说，代谢性酸中毒的呼吸代偿即刻发生，1 天内就可以达最大代偿；代谢性碱中毒的呼吸代偿则在 1 天后才开始，3~5 天才达最大代偿；呼吸性酸中毒的代偿在发生 1 天后才开始，5~7 天达最大代偿；呼吸性碱中毒的代偿 6~18 小时开始，3 天可达最大代偿。

表 2-14-2 各种酸碱平衡失调及其代偿时血气分析的主要参数变化

类型	pH 值	$PaCO_2$	$[HCO_3^-]$
代谢性酸中毒			
失代偿	最低	正常	**低**
部分代偿	低	低	**低**
完全代偿	正常	最低	**低**
代谢性碱中毒			
失代偿	最高	正常	**高**
部分代偿	高	高	**高**
完全代偿	正常	最高	**高**
呼吸性酸中毒			
失代偿	最低	**高**	正常
部分代偿	低	**高**	高
完全代偿	正常	**高**	最高
呼吸性碱中毒			
失代偿	最高	**低**	正常
部分代偿	高	**低**	低
完全代偿	正常	**低**	正常

注:黑体字表示原发性改变,其余为因原发性改变引起的继发性改变。

四、混合性酸碱失衡

混合性酸碱失衡指机体有两种或两种以上类型的酸碱平衡紊乱同时存在。二重酸碱失衡(double acid-base disorder)除呼吸性酸中毒与呼吸性碱中毒不能同时存在外,其余均可同时存在。三重酸碱失衡(triple acid-base disorder)则可有呼吸性酸中毒合并代谢性酸中毒、代谢性碱中毒,或呼吸性碱中毒合并代谢性酸中毒、代谢性碱中毒。混合型酸碱紊乱的诊断比较复杂,应根据病情、实验室检查结果、动态观察进行综合分析才能得出正确的结论。一般来说,二重酸碱失衡使 pH 值向同一方向变化者较易诊断,如代谢性酸中毒合并呼吸性酸中毒,$[HCO_3^-]$下降及 $PaCO_2$ 上升均使 pH 下降,容易诊断。如果二重酸碱失衡使 pH 值效应正好相反,二者抵消则 pH 值可正常,此时诊断困难。临床上除分析病情外,尚可运用 AG 值判断:AG 值增高,提示存在代谢性酸中毒;AG 值不高,则代谢性酸中毒可能性较小。此外,还可运用代偿预期值公式判断是否有多种紊乱。所谓代偿预期值即酸、碱失衡代偿后预期能达到的碱或酸数值。达到预期值,提示存在单纯性酸碱平衡紊乱;反之,则存在多种代谢紊乱(表 2-14-3)。

表 2-14-3 单纯性酸碱失衡代偿预期值判断

类型	原发反应	代偿反应	代偿预期值公式	代偿时间	代偿值
代谢性酸中毒	$[HCO_3^-]\downarrow$	$PaCO_2\downarrow$	$1.5\times[HCO_3^-]+8\pm2$,或 $PaCO_2=40-(24-[HCO_3^-])\times1.2\pm2$	12~24 小时	10
代谢性碱中毒	$[HCO_3^-]\uparrow$	$PaCO_2\uparrow$	$0.9\times[HCO_3^-]+9\pm2$,或 $PaCO_2=40+([HCO_3^-]-24)\times0.9\pm5$	12~24 小时	60~70
呼吸性酸中毒	$PaCO_2\uparrow$	$[HCO_3^-]\uparrow$	急性:$0.1\times\triangle PaCO_2\pm3$,或$[HCO_3^-]=24+(PaCO_2-40)\times0.07\pm1.5$	数分钟	30
			慢性:$0.35\times\triangle PaCO_2\pm3$,或$[HCO_3^-]=24+(PaCO_2-40)\times0.4\pm3$	3~5 天	45
呼吸性碱中毒	$PaCO_2\downarrow$	$[HCO_3^-]\downarrow$	急性:$0.2\times\triangle PaCO_2\pm2.5$,或$[HCO_3^-]=24-(40-PaCO_2)\times0.2\pm2.5$	数分钟	8
			慢性:$0.5\times\triangle PaCO_2\pm2.5$,或$[HCO_3^-]=24-(40-PaCO_2)\times0.5\pm2.5$	2~3 天	

由于血气分析在临床应用广泛,并有明确的代谢因素和呼吸因素指标,因此可以发现部分不是单一的原发性酸碱失衡,而是存在两种或以上混合性酸碱失衡的患儿。临床混合性酸碱失衡主要类型包括双重酸碱失衡(呼吸性酸中毒合并代谢性酸中毒或代谢性碱中毒、呼吸性碱中毒合并代谢性酸中毒或代谢性碱中毒、高 AG 型代谢性酸中毒合并代谢性碱中毒)和三重酸碱失衡(呼吸性酸中毒合并高 AG 型代谢性酸中毒+代谢性碱中毒、呼吸性碱中毒合并高 AG 型代谢性酸中毒+代谢性碱中毒)。混合性酸碱失衡的病情复

杂，主要治疗原发病，酸碱平衡紊乱的处理要慎重。有时其 pH 值维持或接近正常，对机体不一定是坏事。

五、影响血气结果的因素

1. **样本因素**　血样来源及采集、抗凝剂应用、血样送检或存放温度均可影响血气分析结果。

（1）血样来源：动脉、静脉和毛细血管血都可用于测定血气，其中动脉血是测定 pH 值、$PaCO_2$ 和 PaO_2 最好的样本。然而在 NICU 中，有时获取动脉血标本有困难，故也可以用静脉血或毛细血管血标本进行血气分析。静脉血气结果受各种因素影响较大，静脉血气正常值标准与动脉血气不同，其 pH 值较动脉血低 0.02~0.10（危重患者差异更大），PCO_2 略高，PO_2 则较低且不能作为氧合的评判标准；动脉化毛细血管血可以较为合适地评估 pH 值和 PCO_2，其 pH 值比动脉血低 0.02~0.04，PCO_2 高 6~10mmHg，而 PaO_2 在低血压或休克时结果不准确，参考意义也不大。另外，当血样被过多的输液液体混合后，$PaCO_2$ 被稀释而降低，而 pH 值由于血液本身的缓冲而影响不大，结果使 BE 负值增加（血气分析中的 BE 是通过 $PaCO_2$ 和 pH 值计算出来的），可造成代谢性酸中毒呼吸代偿的假象。

（2）血样采集：新生儿动脉血可取自桡动脉、颞动脉等，这些部位穿刺方便，且较安全。放置脐动脉或桡动脉插管，因并发症较多，不轻易采用，只有需频繁进行血气分析时才采用。有困难者，可用热敷使局部毛细血管“动脉化”后采血，目前所采用的部位有足跟、指端、趾端和耳垂等。无论是动脉血标本还是静脉血标本，都必须在隔绝空气的条件下获得，因为空气中 PO_2 接近 20kPa（150mmHg）而 PCO_2 接近于零，若让血标本接触空气或空气混在血中形成气泡，影响血气分析结果的准确性（PO_2 明显升高、PCO_2 显著下降、pH 值升高），故采血后必须将血标本充分密封。取血应尽量在患儿安静时进行，因为患儿受到刺激如呼吸道护理后不久、啼哭、屏气和挣扎等均可直接影响血气分析数值，特别是 PaO_2 和 $PaCO_2$。患儿低体温或高体温可导致 PaO_2、PCO_2 等检测值过低或过高。

（3）血样抗凝：肝素是唯一可用的抗凝剂，按每毫升生理盐水加 100U 肝素钠配制，每次只用 0.05~1.00ml 肝素盐水充填注射器（湿润注射器壁即可），过多的肝素盐水会造成样本稀释，影响血气分析结果，如 pH 值偏低、PaO_2 升高和 PCO_2 下降等。

（4）血样送检：样本采集后不应与空气接触，应立即送检，于 10 分钟内测定，否则影响数据的正确性。如不能立即送检或测定，应置于 4℃ 冰箱或冰块中待测（但不应超过 2 小时）。

（5）血样存放：在室温下，每过 10 分钟，PaO_2 下降 1/3、PCO_2 升高 0.133kPa（1mmHg）及 pH 值降低 0.01；而在低温下，红细胞代谢率低，氧气消耗和二氧化碳产生极少，故上述各种参数变化甚少。

2. **药物影响**　临床上碱性药物、大剂量青霉素钠盐、氨苄青霉素等输入，短期内可引起酸碱平衡暂时性变化，掩盖了体内真实的酸碱紊乱而造成误诊，故采血应在输注这些药物前 30 分钟进行。脂肪乳输注会严重干扰血气中的电解质测定及损坏仪器，应尽量在脂肪乳应用之前或 12 小时后取血。

3. **机械通气**　如有机械通气，评估血气分析时应了解其模式和参数，如辅助或控制通气、平均气道压、给氧浓度、潮气量和呼吸频率等参数对血气分析结果的影响。

4. **结果解读**　在解读血气分析结果时，若结果存在显著差别，且不能用病情变化解释时，最好在准备治疗前重新做一次血气分析，不要只根据一次结果去治疗患儿（尤其是病情无明显变化时）。

（肖　昕）

第十五节　血药浓度监测

所谓血药浓度监测就是治疗性药物监测（therapeutic drug monitoring，TDM），指在药代动力学（pharmacokinetics，PK）指导下，通过测定特定药物及其代谢产物的浓度，优化给药方案，减少或避免药物的毒副作用，最终实现个体化、精准用药。早在 1967 年，美国学者 Brodie 就提出了血药浓度指导个体化用药的概念。近 30 年来，TDM 获得了长足的发展，不仅检测方法越来越成熟，检测种类也在不断扩大，已成为临床合理用药不可或缺的重要手段之一。尽管大多数药物都不需要使用 TDM，但新生儿器官、组织发育尚未完全，其药物在体内分布、代谢及排泄都有其自身独特的特点，如何合理用药，减少药物副作用，对新生儿这个脆弱的群体显得非常重要。近年来，新生儿医学取得了惊人进展，新技术、新方法不断应用于临床，极低出生体重儿和超低出生体重儿的存活率明显增加。然而，新生儿药物治疗的临床研究面临一系列挑战和障碍，关于新生儿临床药理学的知识仍然存在诸多空白。危重新生儿在住院期间可能会接触未经证实安全有效的药物，Warrier 等报道，胎龄 28 周以下的婴儿在住院期间平均接触了将近 12 种药物，93% 的新生儿在住院期间接受了至少一种未经证实安全有效的药物，这使得新生儿处于极大的风险之中。因此，依据TDM数据，为新生儿制订安全、有效及个体化的治疗方案尤为重要。

一、新生儿药代动力学特征

新生儿是人群中最脆弱的群体，器官和功能的生理不成熟，各种药代动力学阶段（吸收、分布、代谢和排泄）的特点，均导致PK和药效学（pharmacodynamics，PD）的广泛变异，会影响药物的安全性和功效。

1. **药物吸收** 在出生时胃酸pH值是中性的，随后胃酸浓度下降。如果胃酸的pH值很高，则弱酸性药物的吸收速度要慢于弱碱性药物。因此，氨苄青霉素、阿莫西林和红霉素等药物的吸收是增加的。胃排空的速度也影响药物吸收和到达浓度峰值的时间，且受胎龄、喂养方式、喂养乳类的影响。新生儿肌内注射药物的吸收受肌肉、局部血流灌注的影响，也受药物的物理和化学特性（如pH值、分子量、溶解度和溶解速率）的影响。因此，新生儿首选静脉注射途径给药。

2. **药物分布** 药物吸收后的分布取决于年龄、细胞膜的通透性、与蛋白质的结合程度及体内细胞外液体积的变化。与儿童和成人相比，新生儿的细胞外液和体内水分含量相对较高，脂肪组织相对降低，肌肉含量降低。特别是早产儿的体脂含量相对降低，膜通透性和水分含量比足月儿更高。除此之外，循环血浆蛋白（如白蛋白和α_1-酸糖蛋白）的组成和数量的变化也会改变药物的分布。此外，新生儿血脑屏障发育不成熟，血管通透性增加，药物易通过血脑屏障，中枢神经不良反应风险增加。

3. **药物代谢** 新生儿和婴儿通过生物转化清除药物的速度比成人慢，通过肝代谢的药物其半衰期会延长。出生时新生儿体内咖啡因的半衰期为72~96小时，而较大的儿童和成人约为5小时。此外，有研究报道，母乳喂养的新生儿中咖啡因消除的半衰期比配方奶喂养的婴儿长，配方奶喂养可加速CYP3A4或CYP1A2的成熟，这些研究提示新生儿的喂养方式（环境因素）会影响药物代谢酶的表达模式。

4. **肾排泄** 新生儿肾小球滤过率（glomerular filtration rate，GFR）低，肾小管浓缩功能低，故会延长药物的半衰期。GFR直接取决于胎龄，这种作用在早产儿中更为明显。围产期的各种问题（如窒息、呼吸窘迫综合征等）都可能引起肾灌注不足，并可能损害肾小球和肾小管的功能，更容易发生药物蓄积中毒。

二、新生儿TDM检测

与成年人相比，新生儿药物代谢和清除存在显著差异。为保障儿童用药安全，2015年9月由中华医学会儿科学分会临床药理学组发布了《儿童治疗性药物监测专家共识》。TDM的目的是促进合理用药，减少和避免药物不良反应，为临床医生提供用药参考。并非所有药物都需要进行药物监测，TDM通常包括以下情况：①治疗指数低，安全范围狭窄的药物；②同一剂量可能出现较大血药浓度差异的药物；③具有非线性PK特性的药物；④肝、肾功能不全的患者使用主要通过肝代谢或主要以药物原型经肾排泄的药物；⑤长期用药但依从性差的患者；⑥长期使用易产生耐药性的药物；⑦诱导肝酶的活性而致PK及PD显著改变的药物；⑧怀疑药物中毒，但药物中毒与药物剂量不足的症状相似，临床无更客观的诊断及鉴别诊断指征；⑨联合用药易产生相互作用而影响疗效；⑩PK/PD个体差异大，尤其是因遗传因素造成显著性差异的药物，如免疫抑制剂吗替麦考酚酯。

根据国内儿科临床需求，目前临床已开展的TDM涉及抗生素（万古霉素、氨基糖苷类），抗癫痫类药物（苯巴比妥、左乙拉西坦），心血管类药物（地高辛），呼吸类药物（咖啡因、氨茶碱），镇痛类药物（丙泊酚、舒芬太尼）。TDM首选血液标本，年长儿可考虑采集唾液作为TDM样本，如苯巴比妥、苯妥英钠等。临床TDM检测方法多样，每一种方法都有自身的特点和不足，色谱法较为常用。以下介绍几种在新生儿期临床上常用药物（万古霉素、苯巴比妥和地高辛）的TDM。

（1）万古霉素：为一种糖肽类抗生素，对革兰氏阳性球菌有强大的抗菌作用，是治疗耐甲氧西林金黄色葡萄球菌感染的一线药物。万古霉素具有耳毒性、肾毒性，其PK机制已较为明确，新生儿进行血药浓度检测非常重要。

新生儿每次给药量10~15mg/kg，出生1周内的新生儿每12小时给药一次，出生1周至1个月的新生儿每8小时给药1次，每次静脉滴注在60分钟以上。治疗时间超过3天时进行TDM，推荐谷浓度为15~20mg/L，稳态浓度≥28mg/L与肾毒性风险增加相关。研究发现，按照目前推荐的给药方案只有不到40%的新生儿可达到万古霉素PK/PD的曲线下面积（area under the curve，AUC）/最低抑菌浓度（minimum inhibitory concentration，MIC）比值>400的目标，大多数新生儿剂量不足。计算机模型估计万古霉素在输注1小时后，应每8小时给药12mg/kg，以提高实现AUC 0~24小时

≥400(mg·h)/L目标的可能性。

(2) 苯巴比妥:是一种安全有效的抗惊厥药物,其作用机制是通过作用于突触后膜上的γ-氨基丁酸(gamma-aminobutyric acid,GABA)受体,使Cl^-通道开放时间延长,导致神经细胞膜超极化,降低其兴奋性。尽管疗效和安全性数据有限,但苯巴比妥仍是新生儿抗癫痫的一线用药。目前,新生儿苯巴比妥推荐负荷量为20mg/kg,维持剂量为3~5mg/kg。由于新生儿的PK差异很大,故关于最佳剂量方案尚无相关指南或专家共识。有文献报道,窒息新生儿采用苯巴比妥标准负荷剂量15mg/kg、维持剂量3mg/kg是治疗的最佳选择。

在成人中,苯巴比妥的半衰期为100小时,足月儿和早产儿的半衰期分别为103小时和141小时。苯巴比妥的半衰期每天减少4.6小时,4周龄婴儿的半衰期为67小时。因此,可在使用维持剂量3天后,对患儿进行谷浓度监测,治疗性血药浓度为20~40mg/L,苯巴比妥唾液浓度同血药浓度相关性高,临床可采集唾液进行TDM。新生儿生后前2周,使用推荐的维持量可能会发生药物积聚,应注意检测。

(3) 地高辛:是一种强心苷类药物,因其正性肌力、负性频率作用被用于治疗新生儿心功能不全及心律失常。地高辛主要经小肠上部吸收,新生儿在口服给药后的30~90分钟内血药浓度可达峰值,口服生物利用度约为75%,半衰期平均为36小时。负荷总量:早产儿为0.02~0.03mg/kg;1个月以下新生儿为0.03~0.04mg/kg;维持量为总量的1/5~1/3,分2次给药,每12小时1次。多建议在使用地高辛8天左右采血测定,有效血药浓度为0.5~2.0μg/L。地高辛的安全范围窄,PK和PD个体差异大,应密切监测血药浓度和心电图,保障用药安全。

总之,新生儿器官、组织发育尚未完全,其药物的体内分布、代谢及排泄都不同于成人。发育药理学和药物基因组学的技术进展为新生儿循证用药提供了机会,通过将PK/PD原理与基因组学、治疗性药物监测及使用基于贝叶斯模型的决策系统相结合,可以更好地实现个体化、精准、安全用药。

（程隽永）

参考文献

1. 周文浩,程国强. 早产儿临床管理实践. 北京:人民卫生出版社,2016.
2. 中华医学会儿科学分会新生儿学组,《中华儿科杂志》编辑委员会. 新生儿高胆红素血症诊断与治疗专家共识. 中华儿科杂志,2014,(10):745-748.
3. 中华医学会儿科学分会围产专业委员会. 新生儿振幅整合脑电图临床应用专家共识. 中华新生儿科杂志,2019,34(1):3-7.
4. 赵丹丹,黄迪,高翔羽. 经皮胆红素测定在新生儿黄疸中的应用. 中华儿科杂志,2017,55(1):74-77.
5. 邵肖梅,叶鸿瑁,丘小汕. 实用新生儿学. 5版. 北京:人民卫生出版社,2019.
6. 王婷婷,富建华. 经皮二氧化碳分压及氧分压监测在新生儿重症监护病房临床应用进展. 中国实用儿科杂志,2017,32(5):323-327.
7. 王辉,丁粤粤,吕海涛,等. 超声心动图二维斑点追踪联合多普勒技术评估新生儿心功能. 中国血液流变学杂志,2020,6(3):373-378.
8. 石晶,贾云涛,王刚,等. 儿童治疗性药物监测专家共识. 中华儿科杂志,2015,53(9):650-659.
9. 邵肖梅,刘登礼,程国强. 新生儿振幅整合脑电图图谱. 上海:上海科学技术出版社,2011.
10. 邵光花,李丽丽,刘冬云. 早产儿肺功能检查的临床应用研究进展. 发育医学电子杂志,2019,7(1):64-69.
11. 任艳丽,杨长仪,陈涵强,等. 经皮二氧化碳分压及氧分压监测在新生儿重症监护病房的应用价值探讨. 中国新生儿科杂志,2015,30:98-103.
12. 骆凝馨,曹云. 早产儿低血压的诊治现状及研究进展. 中华新生儿科杂志,2018,33(5):396-399.
13. 郝群英,聂慧. 新生儿24h食管pH值检测在肠胃功能障碍早期诊断中的价值及干预措施. 2017,14(2):215-216.
14. WARRIER I, DU W, NATARAJAN G, et al. Patterns of drug utilization in a neonatal intensive care unit. Journal of clinical pharmacology, 2006, 46(4):449-455.
15. TREVISANUTO D, GIULIOTTO S, CAVALLIN F, et al. End-tidal carbon dioxide monitoring in very low birth weight infants: correlation and agreement with arterial carbon dioxide. Pediatr Pulmonol, 2012, 47(4):367-372.
16. THECCHARIS P, GIAPROS V, TSAMPOURA Z. Renal glomerular and tubular function in neonates with perinatal problems. J Matern Fetal Neonat Med, 2011, 92(1):142-147.
17. SHELLHAAS R A. Continuous long-term electroencephalography: the gold standard for neonatal seizure diagnosis. Semin Fetal Neonatal Med, 2015, 20(3):149-153.
18. SANDBERG K L, BRYNJARSSON H, HJALMARSON O. Transcutaneous blood gas monitoring during neonatal intensive care. Acta Paediatr, 2011, 100(1):676-679.
19. ARNOLD N R C R. A manual of neonatal intensive care. 5th ed. London: Oxford Univ Pr, 2013:236-239.
20. ORTEGA R, CONNOR C, KIM S, et al. Monitoring ventilation with capnography. N Engl J Med, 2012, 367(19):e27.

21. BAIK-SCHNEDITZ N,SCHWABERGER B,URLESBERGER B,et al. Acid base and blood gas analysis in term neonates immediately after birth with uncomplicated neonatal transition. BMC Pediatr,2022,22(1):271.
22. MUKHOPADHYAY S, MAURER R, PUOPOLO K M, et al. Neonatal transcutaneous carbon dioxide monitoring-effect on clinical management and outcomes. Respir Care,2016,61(1):90-97.
23. MCEVOY C,VENIGALLA S,SCHILLING D,et al. Respiratory function in healthy late preterm infants delivered at 33-36 weeks of gestation. J Pediatr,2013,162(3):464-469.
24. KORVER A M, KONINGS S, DEKKER F W, et al. Newborn hearing screening vs later hearing screening and developmental outcomes in children with permanent childhood hearing impairment. JAMA,2010,304(15):1701-1708.
25. KJAER B B,JENSEN J S,NIELSEN K G,et al. Lung function and bronchial responsiveness after mycoplasma pneumoniae infection in early childhood. Pediatr Pulmonol, 2008, 43(6):567-575.
26. HOCHWALD O, BORENSTEINLEVIN L, DINUR G, et al. Continuous noninvasive carbon dioxide monitoring in neonates:From theory to standard of care. Pediatrics, 2019, 144(1):e20183640.
27. HARLOR AD J R,BOWER C,Committee on Practice and Ambulatory Medicine, et al. Hearing assessment in infants and children:recommendations beyond neonatal screening. Pediatrics,2009,124(4):1252-1263.
28. PALABIYIK F B,INCI E,TURKAY R,et al. Evaluation of liver, kidney, and spleen elasticity in healthy newborns and infants using shear wave elastography. J Ultrasound Med,2017, 36(10):2039-2045.
29. KELLENBERGER F,AKLADIOS C Y,SANANES N,et al. The practice of neonatal umbilical blood gas analysis in the" Alsace" regional French perinatal network. J Gynecol Obstet Biol Reprod(Paris),2016,45(8):835-840.
30. DAO K,GUIDI M,ANDRE P,et al. Optimisation of vancomycin exposure in neonates based on the best level of evidence. Pharmacological research,2020,154:104278.
31. CHOW C, WRIGHTK W, SOLA A. Can changes in clinical practice decrease the incidence of severe retinopathy of prematurity in very low birth weight infants? Pediatrics, 2003, 111(2):339-345.
32. STENDAL C. 胃肠动力检查手册. 邹多武,译. 香港:中国香港出版社,1998.
33. CASE I A. Accuracy of transcutaneous carbon dioxide measurement in premature infants. Crit Care Res Pract,2016,2(1):1-5.
34. BURDJALOV V F, BAUMGART S, SPITZER A R. Cerebral function monitoring:a new scoring system for the evaluation of brain maturation in neonates. Pediatrics,2003,112(4):855861.
35. BUONOCORE G,BRACCI R,WEINDLING M. Neonatology-a practical approach to neonatal diseases. New York:Springer, 2012:1295-1296.
36. BIELECKI I,HORBULEWICZ A,WOLAN T. Risk factors associated with hearing loss in infants:an analysis of 5282 referred neonates. Int J Pediatr Otorhinolaryngol,2011,75(7):925-930.
37. American Academy of Pediatrics Subcommittee on Hyperbilirubinemia. Management of perbilirubinemia in the newborn infant 35 or more weeks of gestation. 2004,114(1):297-316.
38. ALLEGAERT K,MIAN P,VAN DEN ANKER J N. Developmental Pharmacokinetics in Neonates: Maturational Changes and Beyond. Current pharmaceutical design, 2017, 23(38):5769-5778.
39. Committee on Fetus and Newborn,ADAMKIM D H. Postnatal glucose homeostasis in late preterm and term infants. Pediatrics,2011,127(3):575-579.

第三章 新生儿重症诊疗操作

第一节 穿刺采血术

一、静脉穿刺采血

（一）适应证

1. 采集全血或血清标本，测定血液中某些物质的含量。

2. 采血培养标本，培养血液中的致病菌。

3. 输血前交叉配血检查等。

（二）禁忌证

无绝对禁忌证，有严重出血倾向者慎用。

（三）操作前物品准备

消毒用品（含碘消毒液、乙醇、氯己定等）、棉签、止血带、5～10ml 注射器、5.5 号头皮针头、手套，以及根据检验目的准备的干燥试管、抗凝试管或血培养瓶。

（四）操作步骤

1. 查对患儿信息，评估患儿病情，检查穿刺部位皮肤及血供状况。

2. 根据不同采血部位，采取不同体位。

3. 贴好容器标签，再次核对患儿信息。

4. 选择合适的静脉、穿刺点。如有需要，在穿刺点上方扎止血带。

5. 常规消毒皮肤，待干。

6. 戴手套穿刺，即一手绷紧皮肤，一手持注射器将针头与皮肤呈 15°～30°进针，见回血后放平注射器，抽吸血液至所需量时，松开止血带。

7. 快速拔针，用无菌干棉签轻压穿刺口处 1～2 分钟。

8. 根据检验要求，将所需量的血标本沿管壁注入采血容器内，如有抗凝剂要充分混匀。

9. 清理用物，按《医疗废物处理条例》处置用物。

（五）注意事项

1. 采血时，应严格执行无菌操作及职业暴露预防方案。

2. 使用止血带的时间应尽量控制在 1 分钟以内，以降低溶血的风险。

3. 穿刺采血应在输液部位的对侧肢体进行，若需在静脉输液通路肢体侧穿刺，穿刺点应低于输液穿刺部位。

4. 对于凝血功能障碍患儿，拔针后按压时间延长至 5～10 分钟，观察至无出血为止。

5. 采用含抗凝剂的采血管，要使抗凝剂与血液充分混合。

6. 应了解每项测试所需的最小血量值，采用血液保护策略以减少失血。

（六）并发症及处理

1. **皮下出血** 主要因反复穿刺，或按压时间不够、按压方法不正确所致。预防及处理措施有：①选择正确的按压方法，一般沿着血管及穿刺走向进行纵向按压，伸肘按压法优于屈肘按压法；②避免反复穿刺；③出现皮下出血时，根据临床症状给予相应的冷、热物理治疗或辅助外用药物治疗。

2. **感染** 多因没有严格执行无菌操作所致，存在血流相关感染的易感因素时易发生。因此，穿刺时应严格执行无菌操作，选择合适血管穿刺，避免在有皮肤感染的部位穿刺；已发生感染者，给予对因治疗，对局部感染可按新生儿外科软组织感染规范进行处理。

二、动脉穿刺采血

（一）适应证

采集动脉血标本，用于测定血液中某些物质的含量（如血气分析）。

（二）禁忌证

无绝对禁忌证，相对禁忌证包括：①出血倾向；②穿刺部位有感染或皮肤病变；③动脉病变或血栓。

（三）操作前物品准备

消毒用品（含碘消毒液、乙醇或氯己定等）、棉签、止血带、无菌纱布、棉球、手套、无菌盘，以及根据检验目的准备的血气针、动脉留置针或不同目的的相应的采血针及取血器。

（四）操作步骤

1. **部位选择及评估** 可选择的部位包括桡动脉、胫后动脉和足背动脉。就降低感染风险而言，这些部位的血管优于股动脉或腋窝的血管；由于新生儿肱动脉侧支血流不充分，不推荐使用肱动脉置管。最常用的穿刺部位为桡动脉，穿刺之前，需评估桡动脉血液循环情况（动脉搏动和艾伦试验），并了解此前桡动脉插管、桡动脉采血等情况。

2. **摆放体位**　协助患儿取合适体位。

3. **消毒铺巾**　常规消毒皮肤，待干。

4. **血管穿刺**　戴手套穿刺，可通过触诊选取动脉搏动最明显处进针。选取桡动脉或胫后动脉者，以45°～60°进针，如搏动不明显，可以30°～40°进针；选取足背动脉者，以15°进针。穿刺见回血后，固定。

5. **标本收集**　采集血气分析标本时，将拔出的针头立即刺入血气针帽。

（五）注意事项

1. 采集血标本应严格执行无菌操作。

2. 严禁在输液、输血的肢体或输液、输血穿刺点上方采集血标本。

3. 凝血功能障碍患儿拔针后按压时间延长，观察至无出血为止。

4. 使用20G或更小管径的导管，以降低对桡动脉的损伤。

5. 由于需要触诊感受动脉搏动，应使用无菌手套进行穿刺。

（六）并发症及处理

1. **感染或皮下血肿**　原因和处理措施类似静脉采血并发症。

2. **筋膜间隔综合征**　主要是动脉穿刺后，按压不当导致皮下或组织血肿，筋膜间隙压力增高，筋膜间隙内容物主要是肌肉与神经干发生进行性的缺血、坏死。除采取与皮下血肿相同的预防和处理措施外，还应注意观察肢体血运、感觉、运动情况，出现缺血、缺氧表现时，请骨科进行专科诊治。

3. **假性动脉瘤形成**　桡动脉或足背动脉因反复穿刺造成损伤，引起动脉部分断裂，伤道小而曲折，血液不能流动，血肿与动脉管腔相通，在局部形成搏动性血肿。预防与处理措施包括：①避免在同一部位重复穿刺，以免局部瘢痕形成后使皮肤弹性降低而出血；②抽血后按压出血部位，并随时观察至无出血为止；③假性动脉瘤较大而影响功能者，可手术直接修补。

4. **动脉痉挛**　多发生在受刺激部位。动脉外膜中的交感神经过度兴奋，可引起动脉壁平滑肌持续收缩，血管呈细条索状，血管内血流减慢甚至完全阻塞。足动脉穿刺易发生血管痉挛，这是由于足背脂肪组织少，足背动脉穿刺时常碰到足背神经，患者疼痛剧烈，引起反射性的动脉痉挛。预防与处理措施：①如果穿刺针头确定在血管内，可暂停抽血；②避免反复穿刺，若穿刺未成功，应拔针暂停穿刺；③热敷局部血管，待痉挛解除后再行穿刺。

三、足跟采血

（一）适应证

需要采取少量末梢血测定血液中某些物质的含量。

（二）禁忌证

无绝对禁忌证。

（三）操作前物品准备

75%乙醇、棉签、无菌采血针、手套，以及采血卡片或适当的血样收集容器。

（四）操作步骤

1. **查对评估**　查对患儿信息，评估病情、穿刺部位皮肤情况及血供状况。

2. **摆正体位**　取舒适体位，其足底低于心脏水平位置。对于不配合的患儿需在其陪同者的协助下固定（图3-1-1）。

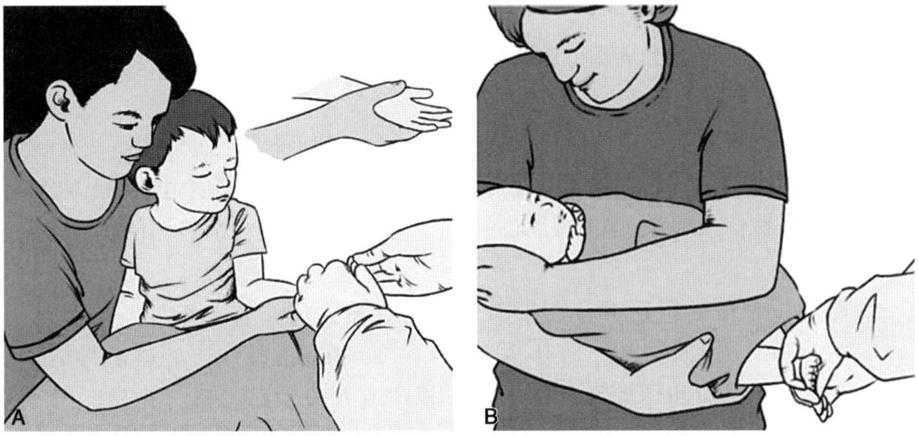

图3-1-1　足跟采血

3. **安抚患儿**　可采取非营养性吸吮或甜味剂、奶液吸吮以缓解疼痛。

4. **消毒穿刺点**　75%乙醇消毒足跟内外侧缘，直径大于3cm。消毒后待其自然干燥以使消毒剂发挥作用，不应提前拭去消毒剂以免影响消毒效果。

5. **穿刺取血**　戴手套，左手轻握患儿脚部，将采血部位皮肤绷紧，右手持采血针置于患儿足跟皮肤表面上，启动采血针，在足跟采血部位穿刺。穿刺后使血液自然流出，然后轻轻用无菌棉签擦去第1滴血，以避免血液和组织液混合而造成血样不合格。再在穿刺部位周围轻微挤压、放松、再挤压、放松，间歇性对周围组织施加压力，增加血流量，采集足够血液样本。足跟采血后患儿应将脚抬高至高于身体的位置，按压穿刺点直至止血。

6. **废物处理**　按《医疗废物处理条例》处置用物，脱手套，洗手。

（五）注意事项

推荐的穿刺区域见图3-1-2，不适宜穿刺的区域（部位）如下。

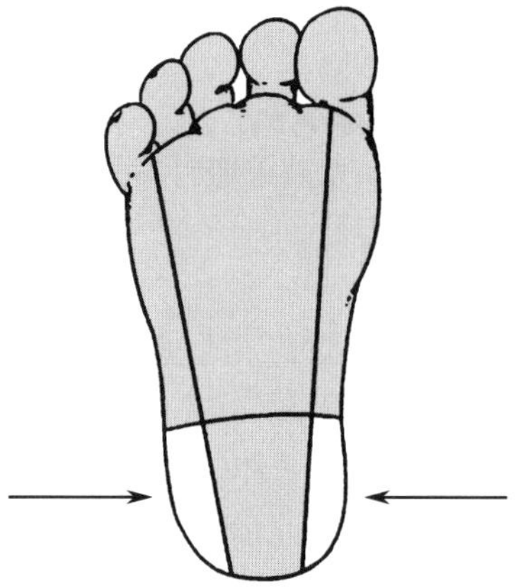

图3-1-2　推荐的穿刺区域

1. **足弓区域**　穿刺该区域可能导致神经、肌腱和软骨损伤，且足跟穿刺深度应控制在2.0mm以内（图3-1-2）。

2. **手指**　新生儿皮肤表面到末端指骨的最短间距为1.2~2.2mm，指尖采血易伤及骨骼，从而引发局部感染和坏疽等并发症。

3. **肿胀部位**　肿胀部位积聚的组织液会污染血样本。

4. **其他**　如近期穿刺过的部位和耳垂等。

（六）穿刺深度的选择

对于早产儿、足月儿和6个月内的小婴儿（体重在3~10kg），足跟是最常用的采血穿刺部位，其穿刺深度见表3-1-1。

表3-1-1　采血穿刺部位和深度推荐

采血对象	穿刺部位	穿刺深度/mm
早产儿	足跟	≤0.85
足月儿	足跟	≤2.00
婴儿	足跟	≤2.00

（七）并发症及处理

采血后按压穿刺点的方法不正确或患儿凝血机制不良可造成穿刺点出血。正确的处理方法是正确按压穿刺采血部位，按压时间至少30~60秒。按压过程中不能移开棉球查看局部情况或松开手指。

第二节　经皮中心静脉置管术

自1952年Aubaniac首次介绍锁骨下静脉穿刺置管以来，随着穿刺置管路径和方法不断改进，经皮中心静脉置管术（percutaneous central venous catheterization，PCVC）已广泛应用于临床，其应用范围不断拓展，在重症新生儿输液输血、容量治疗、血液透析和TPN方面发挥着重要作用。

（一）适应证

1. 需中、长期静脉输液（输液时间>7天）。
2. 因皮下脂肪多、多次外周静脉穿刺、缺乏合适静脉或肢体结构异常等原因，外周静脉穿刺困难，需建立中心静脉通道。
3. 需建立大量、快速扩容、加压输液的静脉通道。
4. 需应用高渗、非生理性pH值、刺激性或毒性大等药物。
5. 接受胃肠外营养。
6. 血液透析、血浆置换术。
7. 危重患者抢救和大手术期间行CVP监测。

（二）禁忌证

1. 穿刺置管处血管闭塞或血栓形成。
2. 静脉已有其他用途（如需经股部插入心导管）。
3. 穿刺、置管部位局部皮肤感染。
4. 凝血功能异常。

（三）操作前准备

1. **物品准备**　中心静脉导管包、透明敷料、医用棉球或纱块、无菌手套、手术衣、生理盐水、肝素钠、消毒剂（含量>0.5氯已定、碘伏、75%乙醇）、抢救车、吸氧设施、监测生命体征的仪器。

2. **血管评估**　选择合适的血管（颈内静脉、锁骨下静脉、股静脉），术前超声检查静脉位置及其通畅性。

3. **全身麻醉**　进行疼痛管理（包裹、非营养性吸吮等），给予全身麻醉。

（四）置管操作步骤

1. **摆放体位**　①颈内静脉：仰卧头低位，肩部垫高，头后仰使颈部充分伸展，面部略转向对侧，显露胸锁乳突肌。②锁骨下静脉：锁骨上径路取仰卧头低位，穿刺肩部垫高，头转向对侧；锁骨下径路取仰卧头低位，穿刺侧上肢垂于体侧，穿刺肩部垫高，头转向对侧。③股静脉：平卧位，穿刺侧下肢屈曲外展，必要时穿刺侧臀下垫高。

2. **测量置管长度**　①上腔静脉：穿刺点沿静脉走向到右胸锁关节再向下至第3肋间隙，颈内静脉置入深度（cm）= 身高（cm）/10-（1～2），锁骨下静脉要置入略深1～2cm；②下腔静脉：穿刺点沿静脉走向到腹股沟中点再至剑突的距离。

3. **无菌原则**　执行最大化无菌原则，合理布置操作用物，术者洗手，戴帽子、口罩，打开穿刺包，穿无菌手术衣，戴无菌手套（无粉）。

4. **穿刺针准备**　检查穿刺针是否通畅、中心静脉导管是否完善无渗漏，用肝素盐水充满中心静脉导管，使其肝素化，并夹闭。

5. **消毒铺巾**　碘伏或氯己定消毒、待干，然后铺孔巾。

6. **穿刺步骤**　穿刺针接上充满肝素盐水的注射器，穿刺进针，缓慢推进，边进针边回抽，直到有暗红色血为止。

7. **穿刺路径**　可从颈内静脉、锁骨下静脉、股静脉等路径置管。

（1）颈内静脉：可从前、中、后路进入（图3-2-1）。①前路：于胸锁乳突肌前缘中点与甲状软骨上缘水平线交点触及颈总动脉，以其外缘0.5～1.0cm为穿刺点，穿刺针与皮肤冠状面呈30°～45°，针尖指向同侧乳头或锁骨中内1/3交界处。②中路：在锁骨与胸锁乳突肌的锁骨头和胸骨头形成的三角区的顶点，距锁骨上缘约2～5cm处，穿刺针与皮肤呈30°～45°，与中线平行指向足端。③后路：胸锁乳突肌外侧缘中下1/3的交点作为进针点，面部尽量转向对侧，穿刺针保持水平，在胸锁乳突肌的深部指向胸骨上窝。

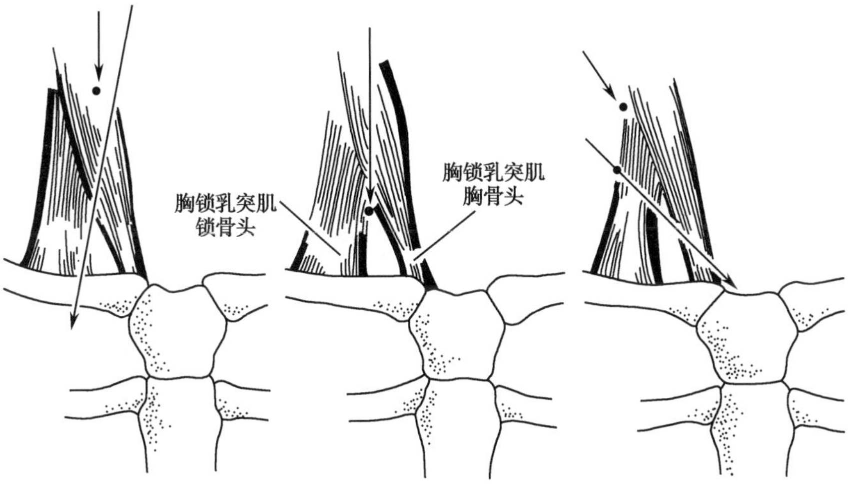

图3-2-1　颈内静脉穿刺途径

（2）锁骨下静脉：可从锁骨上、下径路进入。①锁骨上径路：胸锁乳突肌锁骨头的外侧缘，锁骨上缘约1cm处进针，穿刺针与身体正中线或锁骨呈45°，与冠状面保持水平或稍向前15°，针尖指向胸锁关节。②锁骨下径路：从锁骨中外1/3交界处，锁骨下缘约1cm处进针，针尖指向锁骨上窝，针体与皮肤呈25°～30°。

（3）股静脉：于腹股沟韧带下1～3cm，股动脉内侧约0.5～1cm处进针，穿刺针与皮肤呈30°，顺着血流方向。

8. **置入导管**　包括直接穿刺法和钢丝导入法。

（1）直接穿刺法：用无齿镊子缓慢旋转导管向前送入预定长度。

（2）钢丝导入法：①将钢丝缓慢送入外套管内至预定长度；②选用适当型号的扩张器沿钢丝送入静脉

内，扩大血管入口；③取出扩张器，再将导管沿钢丝送入静脉至预定长度；④退出引导钢丝。

9. **检查导管通畅度**　分别检查导管各腔血流是否通畅，用充满肝素盐水的注射器将导管内残血冲净，并安装肝素帽。

10. **固定导管**　将导管固定翼缝合固定在皮肤上，局部行无菌包扎，标记置管时间及有效期。

（五）注意事项

1. 穿刺针进针深度一般为 1~3cm。

2. 掌握多种进路，避免一种进路反复多次穿刺。

3. 左侧锁骨下静脉穿刺易损伤胸导管，一般选择右侧；锁骨上径路法易致气胸，极少选择。

4. 左侧颈内静脉穿刺时，因其与锁骨下静脉汇合成左头臂静脉后形成一定角度，扩张器进入不可太深，以免损伤血管。

5. 颈内静脉、锁骨下静脉置管长度一般为 5~8cm，股静脉置管长度一般为 8~10cm。

6. 重视每一个操作环节，避免空气进入，手指堵住针尾。

7. 中心静脉导管尖端的最佳位置为右心房或上腔静脉下 1/3 处，建议置管后行胸部 X 线检查了解导管情况，导管位置在第 4~6 胸椎。

（六）并发症及处理

1. **意外动脉穿刺、血肿**　多由穿刺操作不熟练、解剖结构或毗邻关系不清所致。应立即拔出穿刺针，指压 10~20 分钟，否则易发生血肿。

2. **气胸、血胸或血气胸**　由穿刺操作技术不熟练、胸廓畸形或胸膜有粘连所致。局限性气胸可自行闭合，严重者行胸膜腔穿刺抽气术；发生血胸或血气胸时，应及时止血、抗休克，必要时行胸膜腔穿刺术、胸腔闭式引流术或开胸止血。

3. **周围组织、器官损伤**　穿刺操作不熟练或误穿可致神经和淋巴管损伤、胸导管损伤、膀胱穿孔、腹膜穿孔。发生上述情况时，应退出穿刺针，调整后重新穿刺或重选穿刺部位。

4. **空气栓塞**　由穿刺操作不规范、导管接头连接不紧密或脱开所致。处理措施包括：①左侧头低位，通过导管抽吸空气；②经皮行右心室穿刺抽气；③急诊行体外循环。

5. **心律失常**　导丝或导管尖端置入过深，刺激三尖瓣附近的房室结可引起心律失常，应及时将导丝或导管从心房中抽取出来。

6. **血栓形成和栓塞**　多次穿刺或困难置管、长期输入高渗液体或肠外营养或不相溶药物沉淀等可导致血栓性静脉炎、血栓形成和栓塞。出现血栓或栓塞时，应尽快移除导管，并行全身抗凝治疗。

7. **导管相关感染**　导管相关感染发生与未严格执行无菌操作、导管留置时间、换药频次、管路密闭性及分离次数、血管通路类型等有关。因此，严格执行无菌操作非常重要，一旦发生感染需立即拔除导管，并做细菌培养，应用抗生素治疗。

8. **导管异常**　包括导管扭曲、打折、打结、移位或折断等情形，与暴力送入导管，送入导管前导丝已移位、打折，固定不佳，导管本身质量问题等有关。此时应退出导管，或运用超声、X 线检查确认残余导管位置，外科手术取出。

（崔其亮）

第三节　经外周静脉穿刺的中心静脉置管术

经外周静脉穿刺的中心静脉置管术（peripherally inserted central venous catheter，PICC）是利用导管从上、下肢等外周静脉穿刺，导管缓慢插入，直达靠近心脏的大静脉的一种深静脉置管方法，具有操作简便和保留时间长等优点，已广泛应用于新生儿临床。由于通过 PICC 所输药物或液体直接进入血流速度较快的腔静脉，可防止药物对浅表小血管的刺激作用，已成为 NICU 的重要辅助治疗手段。

（一）适应证

1. 需中、长期静脉输液（时间>7 天）者。

2. 需应用高渗、非生理性 pH 值、刺激性大或毒性大等药物者。

3. 胎龄<32 周的极早产儿、出生体重<1 500g 的 VLBW 儿。

4. 血管条件差（皮下脂肪多、多次外周静脉穿刺、缺乏合适静脉、肢体结构异常等），但需建立静脉通道者。

5. 接受全胃肠外营养者。

（二）相对禁忌证

1. 用于 PICC 穿刺的外周静脉条件差。

2. 静脉有其他用途（如需经股部插入心导管）。

3. 穿刺、置管部位局部皮肤感染。

4. 凝血功能异常。

（三）操作前准备

1. **选择合适血管**　静脉需要有足够大的口径以适应导管置入。新生儿上肢首选右侧贵要静脉，次选正中静脉、头静脉；下肢首选大隐静脉，次选腘静脉；其他可选静脉包括腋静脉、头部颞浅静脉和耳后静脉。

2. **物品准备**　PICC 导管包、辅助护理包、透明敷料、棉签、手套、手术衣、生理盐水、无菌持物钳、消毒剂（含量>0.5%的氯己定、碘伏、75%乙醇）、抢救车、吸氧设施、监测生命体征的仪器。

3. **疼痛评估**　进行疼痛管理（包裹、非营养性吸吮等），必要时给予镇静。

（四）置管操作步骤

1. **无菌原则**　落实最大化无菌原则，铺无菌巾，合理布置操作用物，术者洗手，戴无菌手套（无粉），穿无菌手术衣。

2. **置管长度**　测量上、下肢等不同部位静脉置管长度。

（1）上肢穿刺测量方法：平卧，上肢自然外展90°，自穿刺点至右胸锁关节，然后反折向下至第3肋间（或增加0.5~1.0cm）。

（2）下肢穿刺测量方法：患儿术侧下肢与躯干呈一直线，从预穿刺点沿静脉走向到腹股沟再向上到横膈（体表位置在脐部）与剑突的中点（图3-3-1）。

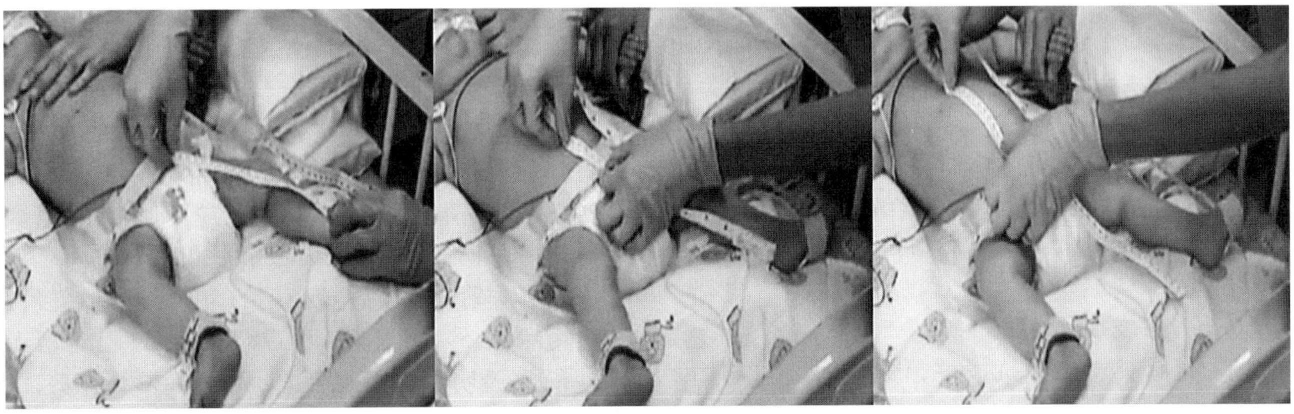

图 3-3-1　下肢静脉测量方法

（3）其他血管测量方法：按血管走行向预定部位测量。

3. **裁剪导管**　按测量结果裁剪导管（如果导管需要置管前裁管）并排气，检查导管完整性，导管浸泡在生理盐水中（图3-3-2、图3-3-3）。

4. **消毒铺巾**　消毒、待干，以无菌方法在患儿手下铺无菌巾，铺孔巾，以期建立最大化无菌屏障。

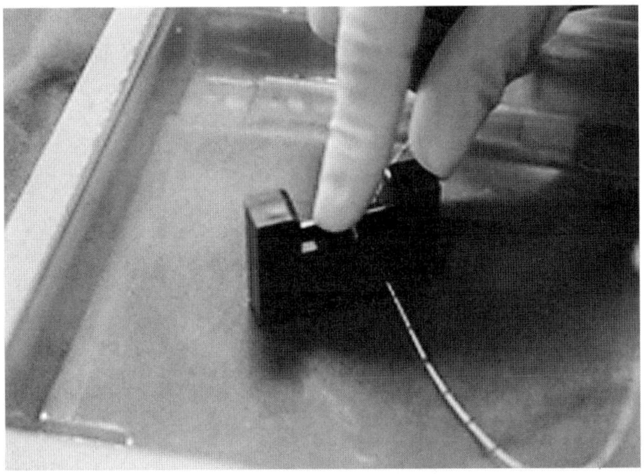

图 3-3-2　测量后裁剪导管

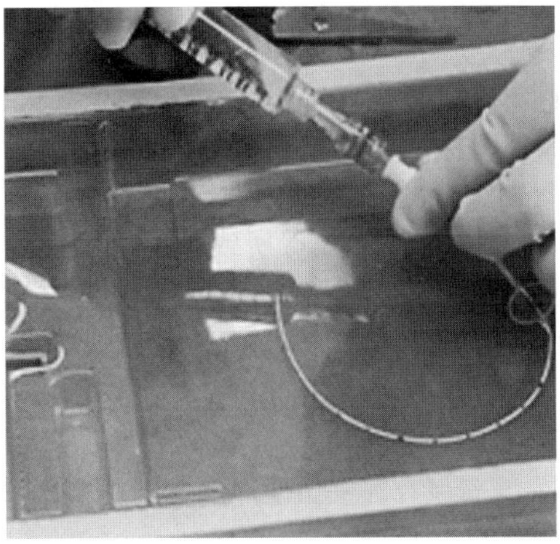

图 3-3-3　浸泡导管

5. **静脉穿刺**　操作者持穿刺针进针，穿刺点低于心脏水平（帮助血管充盈），穿刺针与皮肤成20°夹角。有血液自穿刺针尾端流出，进针角度改为15°或平血管走向进针。

6. **导管放置**　固定芯针，送外套管，拔出针芯，导管自外针套末端缓慢送入静脉，用无齿镊子以每次0.3~0.6cm的速度将导管送至预定长度。

7. **导管固定**　穿刺口用无菌胶布固定圆盘，外露部分导管呈“C”或“L”形摆放，用透明敷料固定（图 3-3-4）。

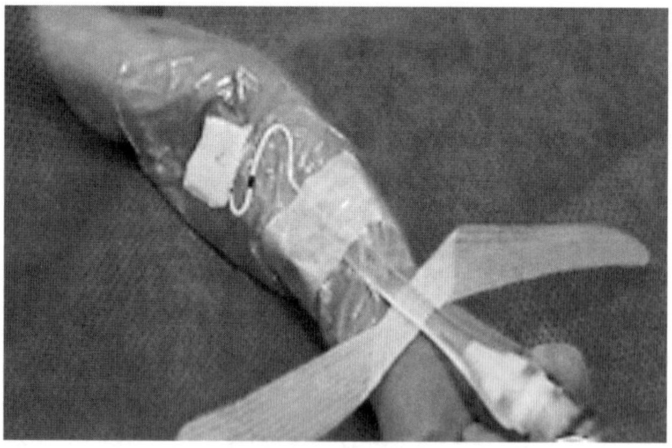

图 3-3-4 固定导管

8. **导管尖端位置确认** 上肢理想位置为上腔静脉中下段或上腔静脉与右心房交界处 CAJ 点；下肢理想位置为横膈膜上方下腔静脉内（文末彩图 3-3-5、文末彩图 3-3-6）。

（五）并发症及处理

1. **静脉炎** 包括机械性、化学性和细菌性静脉炎。

（1）机械性静脉炎：可能与静脉壁受到刺激有关，即导管相对血管腔过大、导管活动、插入引起创伤或导管材料和硬度导致。处理措施包括固定导管、热敷或患肢抬高，并监测 24～48 小时；如果症状和体征持续时间超过 48 小时，考虑移除导管。

（2）化学性静脉炎：由液体渗透压过高、药物刺激性较大、消毒液未待干等所致。处理措施包括调整输液速度、应用血管通路装置滤过大分子物质、消毒液彻底干燥后再置管，以及避免消毒液随着置管操作进入血管内。

（3）细菌性静脉炎：与置管时不严格的无菌操作有关。如果怀疑存在细菌性静脉炎，应拔除导管并取导管末端行细菌培养。

2. **外渗** 血管通透性增高、输入液体渗透压过高或导管穿透血管所致。依据外渗的部位及临床表现不同，按外渗处理原则处理。

3. **导管堵管** 由血栓形成、冲管不当、血液回流、导管直径相对于血管通路过大等引起。处理措施：①使用正确的冲管和封管程序；②以正确的顺序进行导管夹合和最终断开注射器，以减少回流到中心血管通路装置腔内的血量；③当 2 种或更多药物同时输注时，检查药物是否相容；④选择合适尺寸的导管；⑤保持管路通畅，避免机械性堵管（如外部管路折叠）；⑥患儿保持合理体位。

4. **感染** 主要与没有严格执行无菌操作及留置时间、换药频次、管路密闭性、分离次数、血管通路类型等有关。为防止感染发生，需采取如下措施：①严格执行无菌操作；②规范选择血管通路，停止治疗后应立即拔管；③减少不必要的换药，保持管路密封性；④减少不必要的分离，选择合适的穿刺口敷料；⑤制定操作规范，并进行培训。

5. **空气栓塞** 主要由血管通路连接不紧密、注射器或输液器中有空气未排空引起。因此，所有的附加装置、无针接头和给药装置都应使用螺旋口设计（luer-locking）以确保安全连接。注射器、给药装置、无针接头和所有其他附加装置中的空气都应被排除。

（六）导管拔除

1. **拔管指征** 治疗结束后，或怀疑 PICC 导管受到污染，出现不能解决的并发症时，应及时拔除导管。

2. **禁忌证** 中心血管装置相关的静脉血栓。

3. **操作前物品准备** 无菌治疗巾、换药包、卷尺、消毒用品（0.5% 聚维酮碘消毒液、0.5% 氯己定）、无菌纱布块、透明敷料、无菌手套、无菌 PICC 专用剪，以及血平板 1 套（需细菌培养时）。

4. **操作步骤**

（1）患儿取仰卧位（有禁忌证者除外），导管出口部位低于心脏水平。

（2）以 180°或 0°移除透明敷料。

（3）操作者戴无菌手套。

（4）使用皮肤消毒液以穿刺点为中心螺旋（顺时针-逆时针-顺时针）消毒皮肤 3 遍。

（5）拔除导管时，平行静脉方向，沿直线向外每次拉 1cm，从穿刺部位轻轻地缓慢地拔出导管（文末彩图 3-3-7）。

（6）覆盖纱布敷料密封穿刺点，按压穿刺点止血（文末彩图 3-3-8）。

（7）双人核对导管的总长度及完整性。

（8）如需细菌或真菌培养，用无菌剪剪下体内导管部分置于血平板内。

5. **注意事项**

（1）拔除导管时预防发生空气栓塞，导管出口部位低于心脏水平。

（2）拔除 PICC 导管后每 24 小时评估穿刺点情况 1 次，直至上皮形成。

（3）拔管过程遇到阻力应立即停止，不得强行拔管。可暂时固定导管，给予热敷，根据临床表现进行胸部 X 线等检查了解是否存在机械性问题等。

(4) 导管拔除后不得再次送入血管。

(5) 怀疑出现导管相关血流感染时,应根据相关规定与程序对导管进行细菌培养。

6. **并发症**

(1) 皮下瘀血、出血:按压穿刺点方法或力度不正确或在按压处来回揉动所致。预防与处理措施包括掌握正确的按压方法,根据个体差异适当延长按压时间。

(2) 空气栓塞:空气经皮肤进入静脉管道所致。因此,拔管时导管出口部位低于心脏水平;拔管后用纱布敷贴密封穿刺点,每 24 小时评估局部情况 1 次,直到上皮形成。

(3) 导管相关感染:没有执行严格无菌操作,且存在血流相关感染易感因素时易发生。因此,避免留置导管时间过长,拔管时应严格执行无菌操作,对已发生感染者,应采取对因治疗。

(崔其亮)

第四节 脐血管插管术

脐血管插管术包括脐动脉插管术(umbilical artery catherization,UAC)和脐静脉插管术(umbilical venous catherization,UVC)。

一、脐动脉插管术

(一) 适应证

1. 需频繁进行动脉血气分析。
2. 用于持续监测中心动脉血压。
3. 快速换血或同步交换输血。
4. 血管造影。
5. 外周静脉给药或输液有困难时,才采用 UAC 途径。

(二) 禁忌证

1. 脐炎或脐周围皮肤病变。
2. 脐部血管损伤。
3. 坏死性小肠结肠炎。
4. 腹膜炎、腹裂、脐膨出等腹部疾病。
5. 下肢或臀部局部血供障碍。

(三) 操作前物品准备

3.5~5.0Fr 导管(体重 1 500g 使用 3.5Fr,2 500g 使用 5.0Fr),消毒剂(含量>0.5% 的氯己定、碘酒、碘伏或 75% 乙醇),无菌隔离衣服,无菌手套(无粉),孔巾,脐置管包(解剖刀、缝合包、无菌镊有齿钳),丝线/刀片,消毒麻绳,无菌纱布块及棉球,无菌注射器,三通头,胶布,水胶体敷料,生理盐水等。

(四) 操作步骤

1. **患儿准备** 患儿仰卧于辐射台上,包裹下肢以固定患儿及保暖。

2. **测量长度** 一般通过测量脐至锁骨外端上缘的距离估计插管深度,测得长度+(1.5~2.0)cm 即为插管深度。也可通过公式计算:①高位插管长度:高位插管长度(cm)= 4×体重(kg)+7cm(Wright 公式),或者高位插管长度(cm)= 3×体重(kg)+9cm(Shukla 公式);②低位插管长度:低位插管长度(cm)= 体重(kg)+7cm。上述公式计算出来的长度还应加上脐带根部的长度。

3. **消毒铺巾** 按无菌原则消毒皮肤及脐带,穿无菌手术衣,戴手套,铺孔巾,进行最大化无菌操作(图 3-4-1)。

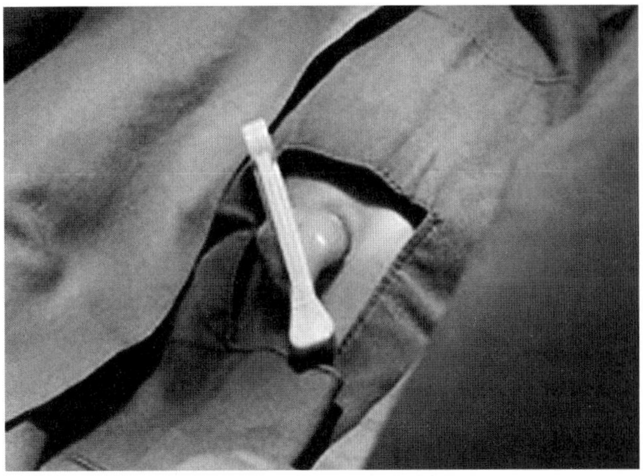

图 3-4-1 脐部置管孔巾

4. **填充导管** 用无菌注射器抽取生理盐水,将脐动脉导管与三通开关、含生理盐水的注射器相连,将生理盐水充满插管系统,不得有任何气泡。

5. **脐端处理** 用丝线将脐带根部系上,做一松荷包形结扎,以备必要时止血;用剪刀或手术刀切断过长的脐带,保留 1~2cm 的残端(文末彩图 3-4-2)。

6. **识别脐动脉** 可见 2 个脐动脉和 1 个脐静脉开口。动脉壁厚,孔小,通常位于 4 点和 7 点的位置,处于收缩状态;静脉壁薄,腔大,通常位于 11 点至 1 点处(文末彩图 3-4-3)。

7. **导管插入** 用止血钳夹住脐带切面边缘以固定,术者用弯头细镊轻柔地插入脐动脉约 0.5cm,微用力扩张管腔后,取出镊子,将脐动脉导管插入脐动脉。进腹壁后与水平呈 45°向尾侧旋转推进,助手将脐带向头侧牵拉以牵直脐动脉,有助于导管插入。

8. **导管长度确定和固定** 插入导管的预测长度,回抽可见回血;在脐带切面做荷包缝合,并将线绕插管数圈后系牢或用胶布将插管做柱状或"H"形桥状固定。

9. **导管位置确定** 利用影像学确定导管尖端位置。理想位置为:①高位置管:导管尖端位于膈肌上方约1cm,相当于第6~10胸椎水平;②低位置管:较常采用,导管尖端置于降主动脉分叉下方,第3~4腰椎水平。

10. **保持导管通畅** 用肝素或生理盐水(1U/ml),按0.5~1.0ml/h的速度持续输注。

(五)注意事项

1. 一旦导管固定,不要再向脐血管内推入。
2. 若同时放置两根导管,必须先行脐动脉置管。
3. 不要使导管与空气相通(有发生空气栓塞的危险)。
4. 导管在抵达已测量距离前有阻力,不能强行插入,可将导管退出2~3cm,轻轻转动,再次插入,使导管通过静脉导管。
5. 插管后应经常检查腹股沟和下肢的皮肤有无苍白或发花,及时发现股动脉及其分支痉挛。一旦发生,应立即拔管。
6. 导管内血凝块脱落可引起栓塞,继而导致肾、肠和下肢缺血,需用肝素化生理盐水持续输注保持管道通畅,防止血栓形成。若发生栓塞,则立即拔管。

(六)并发症及处理

1. **脐部出血** 主要由于插管与拔管时脐带结扎不紧,脱管未及时发现所致。预防与处理措施包括:①插管成功后,正确把握缝扎的部位,打结的力度要适宜;②拔管时应备好止血用物,拔管后禁忌采用俯卧位,因观察不了脐部出血情况。

2. **其他** 可发生堵管、感染或空气栓塞,预防和处理参照本章第三节经外周静脉穿刺的中心静脉置管术。

二、脐静脉插管术

(一)适应证

1. 中心静脉压测量。
2. 紧急情况下,作为静脉输液的快速通路。
3. 同步交换输血。
4. VLBW儿早期中心静脉通路(一般保留7天)。

(二)禁忌证

1. 脐炎或脐周围皮肤病变。
2. 坏死性小肠结肠炎。
3. 腹膜炎、腹裂、脐膨出等腹部疾病。
4. 脐部血管损伤。
5. 下肢或臀部存在血供障碍。

(三)操作前物品准备

同脐动脉插管术。

(四)操作步骤

1. **患儿准备** 患儿取仰卧位,包裹下肢以固定患儿并保暖。

2. **测量长度** ①插管长度(cm)=体重(kg)×2+5cm+脐残端长度(0.5~1.0cm);②插管长度(cm)=3×[体重(kg)+9]÷2+1cm;③插管长度(cm)=脐至肩缝(锁骨外端上缘)的距离(cm)×0.6。三种方法在临床上均可应用,其中方法①达到理想部位的成功率更高。

3. **消毒铺巾** 按无菌原则消毒皮肤及脐带;穿无菌手术衣,戴手套,铺孔巾,进行最大化无菌操作(见脐动脉插管术)。

4. **填充导管** 用无菌注射器抽取生理盐水,将脐静脉导管与三通开关、含生理盐水的注射器相连,将生理盐水充满插管系统,不得有任何气泡。

5. **脐带处理** 在脐带根部系上一丝线,以减少出血;用剪刀或手术刀切断过长的脐带,保留1cm的残端(见脐动脉插管术)。

6. **鉴别血管** 见脐动脉置管术。

7. **插入导管** 用止血钳夹住脐带切面边缘固定;将脐静脉导管插入脐静脉,插至脐轮时把脐带拉向下腹壁倾斜成60°左右,导管向患儿头的方向插入。

8. **导管长度预测和固定** 插入导管的预测长度,回抽可见回血;在脐带切面缝合并将线绕导管数圈后系牢。

9. **导管位置确定** 利用影像学确定导管尖端位置,导管尖端的理想位置是位于下腔静脉(约膈上1cm处),X线片的理想位置见图3-4-4。

(五)注意事项

1. 一旦导管固定,不要再向静脉内推入。
2. 当导管端部不在下腔静脉内时,避免输入高渗透性液体。
3. 不要使导管与空气相通(有发生空气栓塞的危险)。
4. 导管在抵达已测量距离前有阻力,不能强行插入,可将导管退出2~3cm,轻轻转动,再次插入,使导管通过静脉导管。
5. 导管尖端在肝区部位应慎用。

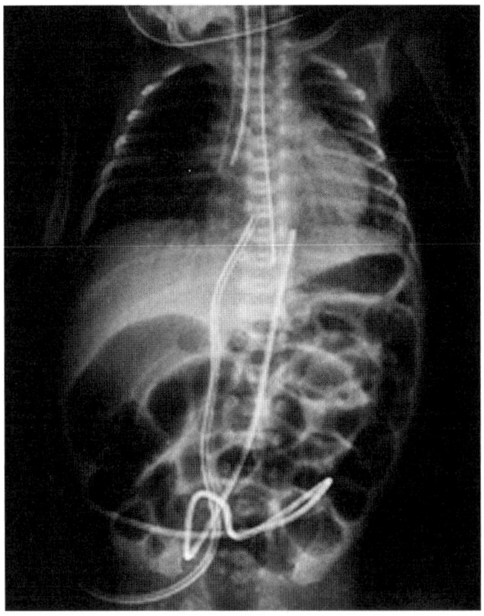

图 3-4-4 脐静脉置管尖端位置

(六) 并发症及处理

同脐动脉置管术。

三、脐动/静脉导管拔除术

(一) 拔管指征

1. 不再需要使用导管,或发生并发症。

2. 脐动脉导管留置时间超过 5 天,脐静脉导管留置时间超过 7~14 天。

3. 置管时没有保证无菌操作(紧急情况下置入的)应尽快拔管,最长不能超过 48 小时。

(二) 禁忌证

导管疑似有血栓形成。

(三) 操作前物品准备

换药包、脐带剪、消毒用品(0.5%聚维酮碘消毒液、0.5%氯己定)、无菌纱布块、透明敷料、无菌治疗巾、无菌手套、无菌剪刀,以及血平板一对(需细菌培养时)。

(四) 操作步骤

1. 患儿仰卧,更换干净尿片,尿片向下拉至腹股沟处充分暴露脐部及周围皮肤。

2. 移除脐导管尾端的固定敷料。

3. 操作者佩戴无菌手套;常规消毒,消毒皮肤,待干。

4. 用脐带剪拆除导管与脐残端的结扎线。

5. 在插入点紧握导管,动作轻柔地、连续地向外牵拉导管,在数分钟内缓慢拔除导管。拔除脐动脉导管时,导管最后 5cm 应以每分钟 1cm 的速度缓慢拔出,将动脉痉挛发生率降至最低。

6. 导管拔出后检查其长度,以确认导管的完整性。

7. 消毒局部后,用无菌纱布敷料覆盖脐部。

8. 如需送检培养,用无菌剪剪下体内导管部分置于血平板内。

(五) 注意事项

1. 拔管时严格执行无菌操作。

2. 使用锐器剪结扎线时,注意不要损伤导管。

3. 拔管遇到阻力时不要用力过猛以防止导管断裂,可在导管上方局部湿敷 1 分钟,然后再重新尝试拔管。

(六) 并发症

1. **感染** 原因、处理措施与 PICC 导管拔管相同。

2. **动脉痉挛** 导管最后 5cm 应以每分钟 1cm 的速度缓慢拔出,防止由于拔管速度过快诱发动脉痉挛。

(崔其亮)

第五节 血管导管插管术

一、体外膜肺氧合的循环通路建立

体外膜肺氧合(extracorporeal membrane oxygenation,ECMO)主要为重症心、肺功能衰竭患儿提供持续体外呼吸与循环,以维持患儿生命。实施 ECMO 时,首先需通过动静脉插管建立体外循环通路。

(一) 适应证

1. **严重呼吸衰竭** ①可逆性心肺衰竭;②氧合指数(oxygenation index,OI)>40 超过 4 小时;③OI>20 超过 24 小时或呼吸困难持续恶化;④急剧恶化的严重低氧性呼吸衰竭(PaO_2<40mmHg);⑤进行性 PPHN 伴有右心衰竭的表现或持续使用大剂量的正性肌力药。

2. 严重的难治性循环衰竭。

3. 心脏手术后体外循环脱机失败。

4. 作为心脏移植或放置心室辅助装置的过渡治疗。

(二) 禁忌证

1. **绝对禁忌证** ①致命性染色体疾病(如 13-三体综合征或 18-三体综合征);②不可逆的脑损伤或不可逆的器官衰竭;③难以控制的出血;④Ⅲ级或以上颅内出血。

2. **相对禁忌证** ①不可逆的脏器损害(除非考虑器官移植);②体重<2 000g 和胎龄<34 周;③机械通气时间超过 10~14 天;④病情严重且预后不良可能性较

高;⑤置管处血管闭塞或血栓形成;⑥置管部位局部皮肤感染。

(三)操作前准备

1. **物品准备**　动脉插管包、静脉插管包、透明敷料、医用棉球或纱布块、无菌手套、手术衣、生理盐水、肝素、消毒剂(含量>0.5%的氯己定、碘酒、碘伏、75%乙醇)、抢救车、监测生命体征仪器。

2. **血管评估**　术前超声检查各血管位置及其通畅性。

3. **治疗模式选择**　根据患者血管和病情等情况选择静脉-动脉(VA)或静脉-静脉(VV)治疗模式:①新生儿VA模式常选右侧颈内静脉和颈总动脉插管来建立血管通道,有时也采用中心静脉插管,即右心房-升主动脉;②新生儿VV模式选择双腔插管经右侧颈内静脉置入右心房。

4. **全身麻醉**　包括镇静、镇痛和肌松药的应用。

5. **插管前抗凝**　静脉推注肝素(50~100U/kg)。

6. **预冲管道**　悬浮红细胞及血浆预冲管道备用,使红细胞压积为30%~40%。

(四)置管操作步骤

1. **摆放体位**　仰卧头低位,肩部垫高,头后仰使颈部充分伸展,面部略转向对侧,显露胸锁乳突肌。

2. **测量置管长度**　①VA模式:静脉置管深度通常为6~7cm,尖端位于上腔静脉与右心房连接处;动脉置管深度为2~3cm,尖端位于升主动脉与颈总动脉分叉口处。②VV模式:套管置管深度通常为6~9cm,尖端采血孔位于下腔静脉,近端采血孔位于上腔静脉,中间孔位于右心房。

3. **消毒铺巾**　落实最大化无菌原则,合理布置操作用物,术者洗手,戴帽子、口罩,打开插管包,穿无菌手术衣,戴无菌手套(无粉);消毒,待干,铺孔巾。

4. **预充导管**　检查穿刺针是否通畅、插管导管是否完善无渗漏,用肝素盐水充满插管导管并夹闭。

5. **穿刺插管**　有切开插管和半切开插管两种方法。

(1)切开插管术:①暴露游离血管:在颈部锁骨上方一横指处,右胸锁乳突肌下部做约2~3cm横切口,暴露颈动脉鞘,分离血管;②放置插管:结扎带绕过插管部位上方和下方的血管,结扎远端血管,用血管夹将近端血管闭塞,打开血管,在插管处用血管留置缝合线,并放置套管至预定长度;③固定插管:收紧缝合线,将塑料“保护套”绑在套管周围的血管。

(2)半切开插管术:①切开及暴露血管:在锁骨上方约2cm处、右胸锁乳突肌两头之间的颈部做约1.5~2cm横切口,分离、暴露颈内静脉。②放置导丝:使用套管针在切口上方2cm处穿刺皮肤进入颈内静脉,退出针头,通过套管插入导丝,直至右心房,退出套管。通过导丝置入导芯,直至右心房。并用扩张器轻轻扩大皮肤的出口处。③置管:将插管通过导芯直视下插入静脉至预定长度。

6. **固定和连接管道**　缝合切口、固定插管,局部行无菌包扎,标记置管时间及有效期;连接管道。

(五)注意事项

1. VV模式通常用于呼吸衰竭治疗,而VA模式用于心力衰竭治疗。

2. 小婴儿(<2 500g)因颈内静脉管径较细,不能容纳最小的双腔静脉套管,一般选择VA模式。

3. 新生儿VA模式一般选择右颈内静脉和颈总动脉插管,左侧插管可能影响引流,较少选择。

4. 置管前先进行超声检查评估血管大小,选择直径占血管直径80%的套管。静脉引流管尽量选择大号套管,一般为10~12Fr;动脉回血管尽量选择小号套管,通常为8~10Fr。新生儿VV模式则建议使用13~16Fr双腔静脉套管。

5. 新生儿一般采用外科切开插管术。

6. 切开插管时,如果血管非常小,插管困难或出现痉挛,则在血管近端边缘进行细缝线缝合。

7. VV模式在右颈内静脉放置双腔套管,在固定插管时要保持动脉血回输管(红色)在前,对准三尖瓣口,以减少回输血液的重复循环。

8. 中心插管不能脱离体外循环机,预计支持时间较短。因新生儿升主动脉较细,中心插管在流量较低的情况下容易导致左心室射血阻力增加。

(六)并发症及处理

1. **血管穿孔伴出血**　主要由操作不熟练、暴力置管所致,此时应立即拔除套管,局部指压10~20分钟,必要时外科止血。

2. **置管位置异常**　操作技术不熟练,套管固定不佳,可出现导管打折、移位或脱出,应调整套管位置或钳夹套管,尽快重新留置套管。

3. **空气进入管道**　主要由于穿刺操作不规范,导管接头连接不紧密或脱开,管道穿孔、脱出,三通接头不正常开放所致。处理措施包括保持管道位置,定期认真检查各个接头情况等。

4. **心律失常**　导丝或套管尖端置入过深,刺激三尖瓣附近的房室结可引起心律失常,应立即将导丝或套管从心房中抽取出来。

5. **血栓形成和栓塞**　由多次穿刺或困难置管所

致，应调整抗凝处置措施，严重者应更换管路。

6. **感染** 与留置时间过长、换药频次、管路密闭性、分离次数、血管通路类型等有关。严格执行无菌操作是防止感染的关键，必要时做细菌培养，应用抗生素治疗。

二、心导管插管术

（一）适应证

1. **诊断性心导管术** 重症及复杂型先天性心脏病术前诊断（CT、MRI、心脏彩色多普勒超声等检查不足以提供手术前所需的解剖和生理资料时）。

2. **介入性心导管术** 重症肺动脉瓣狭窄球囊扩张术、室间隔完整型肺动脉闭锁射频穿孔和球囊肺动脉瓣成形术、主动脉瓣狭窄球囊扩张术、某些重症复杂型先天性心脏病的球囊房间隔造口术等。

（二）相对禁忌证

1. 发热或败血症。
2. 重症心力衰竭。
3. 严重的室性心律失常。
4. 严重的肝肾功能障碍。
5. 出血倾向。
6. 未纠正的低血钾、洋地黄中毒。

（三）操作前准备

1. **物品准备** 穿刺针、引导钢丝、鞘管（扩张管及鞘管）、心导管、一次性注射器（5~10ml）、医用棉球或纱布块、无菌手套、手术衣、生理盐水、肝素、消毒剂（含量>0.5%的氯己定、碘伏、75%乙醇）、抢救车、吸氧设施、监测生命体征的仪器。

2. **血管评估** 新生儿常选用经皮穿刺股静脉/股动脉插管术，术前超声检查各血管位置及其通畅性。

3. **全身麻醉** 以达到镇静、镇痛效果。

（四）置管操作步骤

1. **摆放体位** 平卧位，穿刺侧下肢屈曲外展，必要时穿刺侧臀垫高。

2. **消毒铺巾** 落实最大化无菌原则，合理布置操作用物，术者洗手，戴帽子、口罩，打开插管包，穿无菌手术衣，无菌手套（无粉）；消毒，待干，铺孔巾。

3. **预充导管** 检查穿刺针是否通畅，心导管是否完善、无渗漏，用肝素盐水充满心导管并夹闭。

4. **血管穿刺** 穿刺针接上注射器，穿刺进针，缓慢推进，边进针边回抽，直到有血为止。

（1）经皮穿刺股静脉插管法：于腹股沟韧带下1~3cm、股动脉内侧约0.5~1cm处进针，穿刺针与皮肤呈30°，顺血流方向。

（2）经皮穿刺股动脉插管法：于腹股沟韧带下1~3cm，触及股动脉搏动并稍加固定，穿刺针与皮肤呈45°，顺血流方向。

5. **置入心导管** ①将引导钢丝缓慢送入外套管内；②选用适当型号的扩张管及其外鞘，沿引导钢丝送入，扩大血管入口；③取出扩张管及钢丝，将心导管通过扩张管外鞘送至预定的心导管腔内。

6. **压迫止血** 完成各项检查后，撤出心导管及扩张外鞘，立即紧压穿刺部位上方约1cm处10~20分钟止血；继续用无菌压力绷带包扎，局部放置1.5~2.5kg重的沙袋4小时，6小时后解除压力绷带。

（五）注意事项

1. 应选用头端质软的心导管，尽量采用球囊血流导向气囊导管（漂浮导管）进行测压及心血管造影。

2. 操作应轻柔，幅度不宜太大，避免损伤血管及心脏。

（六）并发症及处理

1. **血管损伤、出血** 操作不熟练，暴力置管可导致血管破裂出血，此时应立即拔除穿刺针，局部指压10~20分钟，补充血容量，必要时外科止血。

2. **血管或心脏穿孔** 主要由操作幅度太大、导管质地较硬所致，出现此种情况应在紧急体外循环下手术。

3. **心律失常** 机械操作引起，导管尖端刺激房室壁可引起心律失常。防治措施包括导管快速通过右室流出道，或将导管后撤改变尖端的位置。

4. **血栓形成和栓塞** 多次穿刺或困难置管、导管过细或过粗所致，动脉插管时易发生。处理措施包括选择合适的导管、溶栓和肝素抗凝治疗等，必要时外科手术处理。

5. **感染** 主要由于没有严格执行无菌操作、操作时间过长所致，故操作时需严格执行无菌操作，必要时做细菌培养，应用抗生素治疗。

（崔其亮）

第六节 气管插管术与气管切开术

一、气管插管术

（一）适应证

1. 提供机械通气支持。
2. 呼吸、心搏骤停。
3. 胎粪性羊水吸入需气管内吸引。

4. 获取气管内分泌物做培养。

5. 上呼吸道梗阻如声门下狭窄。

6. 频繁呼吸暂停。

7. 肺表面活性物质气管内滴入。

8. 先天性膈疝患儿的治疗(避免肠管充气)。

(二) 禁忌证

气管插管术无绝对禁忌证。喉水肿、急性喉炎或喉头黏膜下血肿存在时,可能会插管困难或因插管创伤引起严重出血。

(三) 操作前准备

经过消毒的新生儿喉镜和镜片(00 号、0 号、1 号),气管插管(规格按体重而异,表 3-6-1),吸痰管,可弯曲的钝头金属管芯,气管插管钳(经鼻插管用),有储氧袋的面罩复苏囊,剪刀,胶布,听诊器,脉搏血氧饱和度仪,氧源,吸痰机等。

(四) 操作步骤

1. **经口气管插管**　常用,操作步骤见图 3-6-1。

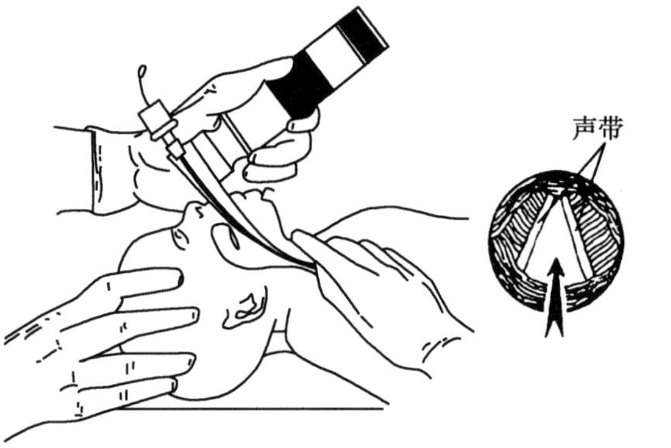

图 3-6-1　经口气管插管

(1) 患儿放置在辐射保温台或保温箱中,吸空胃液,吸尽咽部黏液。非紧急情况下,可考虑先后给予阿托品(0.01~0.03mg/kg,静脉推注)、芬太尼(每次 2~3mg/kg)、维库溴铵(每次 0.1mg/kg)等,以提高气管插管的成功率。

(2) 观察新生儿的心率、呼吸和血氧饱和度,必要时用复苏囊面罩加压给氧 1 分钟。

(3) 将患儿头部置于正中位,头后仰,在肩后垫以棉布卷(2~3cm),呈仰卧位,让颈部轻微伸展,保持“鼻吸位”,以保持气道平直。

(4) 术者立于患儿头侧,以左手拇指、中指持喉镜,余两指固定于患儿下颌部,选择合适的镜片(表 3-6-1),喉镜从口腔右边插入并将舌推向左侧,调整插管深入会厌软骨处,使镜片尖略向上提以暴露声门。如声门暴露不清,可用左手小指在环状软骨上轻压喉部,可使气管下移,有助于暴露声门。如有黏液,可予以吸引。

(5) 选择与出生体重相匹配的气管导管(表 3-6-1)。右手持气管插管从喉镜右侧经声门插入气管,插入深度可按下述方法判断:①在气管插管的前端 2cm 处有圈黑线,表示进入声门的深度,可在喉镜直视下将插管插入声门至黑线处;②插管本身有刻度标记,患儿体重为 1kg、2kg、3kg,按体重估计插入深度距门齿分别为 7cm、8cm、9cm,即体重(kg)+1;③插管完成后行胸部 X 线检查,正确位置为导管前端应位于气管隆嵴上方 1cm 处。

表 3-6-1　镜片型号、导管型号和插入深度

体重/kg	镜片型号	气管导管内径/cm	插管深度*/cm
<1	00	2.5	6~7
1~<2	0	3.0	7~8
2~4	1	3.5	8~10
>4	1	3.5~4.0	10

注:* 插管深度(cm)估计方法为体重(kg)+1。

(6) 抽出喉镜,用手固定插管位置,接复苏囊,进行正压通气。助手用听诊器听诊双侧胸部,如左右两侧肺呼吸音相等、胸廓起伏一致、心率回升、面色转红或者二氧化碳检测器变黄则提示插管位置正确。整个插管过程要求在 20 秒内完成(不包括插管的固定)。

(7) 可用“工”型胶布固定插管,即“工”型胶布的一端包绕管壁固定,另一端贴于上唇。

(8) 插管固定好后,接呼吸机等给氧装置或复苏囊即可进行人工辅助通气。

(9) 需做胸部 X 线检查,以确定气管导管的位置,必要时调整插管深度。

2. **经鼻气管插管术**

(1) 前 3 步同经口气管插管操作步骤(1)~(3)。

(2) 术者站于患儿头侧,将气管插管从鼻腔轻轻插入;如遇阻力,可轻轻转动插管,将插管送至咽喉部。

(3) 将喉镜插入口腔,暴露声门,用插管钳夹住插管送入声门下。插入深度可参照经口插管深度。从插入喉镜至插管完毕要求在 25 秒内完成。

(4) 抽出喉镜,将复苏囊接上气管插管后加压给氧 1~2 分钟。

(5) 固定插管,用“工”字型胶布的一端包绕气管插管，另一端贴在患儿的鼻翼上固定。

（6）插管固定好后，接呼吸机等给氧装置或复苏囊即可进行人工辅助通气。

（7）需做胸部X线检查，以确定气管导管的位置，必要时调整插管深度。

（五）注意事项

1. 显露声门是气管插管术的关键，必须根据解剖标志循序推进喉镜，防止顶端推进得太深或者太浅。插入喉镜的过程应动作轻柔以防口腔黏膜损伤。

2. 喉镜着力点应始终放在喉镜的顶端，采用上提喉镜的手法，严禁将上牙龈作为支点，采用“撬”的手法，否则极易损伤上牙龈。

3. 导管插入声门必须轻柔，避免使用暴力；如遇阻挡可能为声门下狭窄或者导管过粗，应更换较细的导管，切忌勉强硬插管。

4. 插管完成后，要核对导管的插入深度并做记录，及时判断是否有误插入食管的可能性。

5. 右侧呼吸强提示插管深度过深，进入了右侧支气管，此时应将插管缓慢退出直至两侧呼吸音对称为止。

6. 心排血量低或心脏停搏患儿，由于呼出气 CO_2 含量极低，即使插管成功，CO_2 检测也不会出现颜色改变。

7. 气管导管固定不牢是常出现的情况。应在粘胶布之前，先将面颊唇局部皮肤擦拭干净后再粘贴。

8. 若插管时间过长或在操作过程中患儿出现明显发绀、心率减慢时应立即停止操作，用复苏囊面罩加压给氧，直至面色转红、心率回升后再重新插管。

（六）并发症及处理

1. **感染** 未严格执行无菌操作或置管时间过长（超过72小时）所致，故插管过程中需执行无菌操作，以及尽量缩短插管留置时间，必要时应用抗生素治疗。

2. **喉头、声门下水肿或出血** 主要由反复插管或导管过大引起，因此应熟练掌握插管技术，选择内径合适的导管，避免导管过粗压迫声门引起水肿。

3. **声门下狭窄** 最常见于长期气管插管（>3~4周），需外科矫治，因此需长期气管插管者，应考虑气管切开，以预防狭窄。

4. **上腭沟形成** 常见于长期气管插管，并可以随时间自愈。

二、气管切开术

气管切开术在新生儿中不常使用。

（一）适应证

1. **喉阻塞和颈部气管梗阻** 喉部肿瘤、邻近气管病变压迫喉部和气管，先天性疾病如喉蹼，神经疾病等。

2. **下呼吸道分泌物潴留** 各种原因（颅脑外伤等）所致下呼吸道分泌物潴留，为了吸痰和保持气道通畅，可考虑气管切开。

3. **预防性气管切开** 咽部肿瘤、脓肿伴呼吸困难；对某些口腔、鼻咽、颌面、咽、喉部大手术，为了进行全麻，防止术中及术后血液流入下呼吸道，保持术后呼吸道通畅；防止术后术区出血或局部组织肿胀阻碍呼吸，可施行气管切开。

4. **长期机械通气** 因病情产生呼吸机依赖，需长期机械通气，短期内不能拔管。

（二）禁忌证

1. 低血容量性休克、心力衰竭尤其是右心衰竭者。

2. 肺大疱、张力性气胸及纵隔气肿未引流前。

（三）操作前准备

一次性经皮气管切开术包1套，皮肤消毒用物，无菌手套，无菌纱布，无菌治疗巾，吸痰装置，一次性吸痰管数根，喉镜一套，选择适合粗细的气管套管，包括外套管、内套管和套管芯等。

（四）操作步骤

1. **摆放体位** 一般取仰卧位，肩下垫一小枕，头后仰，使气管暴露明显，以利于手术；助手坐于头侧，以固定头部，保持正中位。

2. **无菌消毒** 落实最大化无菌原则，合理布置操作用物，术者洗手，戴帽子、口罩，打开插管包，穿无菌手术衣，无菌手套（无粉）；消毒，待干，铺孔巾。

3. **局部麻醉** 沿颈前正中，上自甲状软骨下缘，下至胸骨上窝，以利多卡因浸润麻醉；对昏迷、危重或窒息患者，若已无知觉，也可不予以麻醉。

4. **组织切口** 多采用直切口（全麻患者可用横切口），自甲状软骨下缘至接近胸骨上窝处，沿颈前正中线切开皮肤和皮下组织。

5. **气管前组织分离** 用血管钳沿中线分离胸骨舌骨肌及胸骨甲状肌，暴露甲状腺峡部，若峡部过宽，可在其下缘稍加分离，用小钩将峡部向上牵引，必要时也可夹持峡部、切断缝扎，以便暴露气管。分离过程中，两个拉钩用力应均匀，使手术视野始终保持在中线，并经常以手指探查环状软骨及气管是否保持在正中位置。

6. **气管切开** 确定气管后，一般于第2~4气管环处，用尖刀片自下向上弧形切开1~2个气管环前壁，形成气管前壁瓣（切开4~5环者为低位气管切开术），待插管后固定皮下（术后气管套管脱出者，有利于气管套管插入），刀尖勿插入过深，以免刺伤气管后壁和食管前壁而引起气管食管瘘。

7. **插入气管套管**　以弯钳或气管切口扩张器撑开气管切口，插入大小适合、带有管芯的气管套管，插入外管后，立即取出管芯，放入内管，吸净分泌物，并检查有无出血。

8. **创口处理**　将气管套管上的带子系于颈部，打成死结以牢固固定。切口一般不予以缝合，以免引起皮下气肿，最后用一块开口纱布垫于伤口与套管之间。

（五）注意事项

1. 始终保持切口在正中位，拉钩必须均匀用力上提，以保证切口切在正中。

2. 切开气管时应立即吸尽气管内分泌物；术后立刻供氧，注意气道湿化或定时使用超声雾化吸入。

3. 每日必须清洁和消毒内管1次，更换内管和吸痰应严格无菌操作。

4. 定时放气管套囊。

（六）并发症及处理

1. **术后出血**　气管切开术后伤口及套管内有少许血性物是正常的，一旦观察伤口及气管套管内不断地渗血，应及时重新打开伤口，结扎出血部位，防止血液流入气管引起窒息。

2. **皮下气肿、气胸及纵隔气肿**　多数皮下气肿由术中处理不当和患者咳嗽所致，严重者可合并气胸及纵隔气肿。密切观察皮下气肿情况，必要时做胸部X线检查排除膈疝和气胸。皮下气肿吸收过程中谨防套管脱落。

3. **切口感染**　术后应加强抗感染措施，保持伤口清洁。

（林　广）

第七节　穿　刺　术

一、胸腔穿刺与胸腔闭式引流术

（一）适应证

1. 各种类型的气胸。

2. 气胸或胸腔积液的引流。

3. 中等量以上的血胸。

（二）禁忌证

1. 出血性体质、应用抗凝剂、出血时间延长或凝血机制障碍者。

2. 血小板计数$<50\times10^9$/L者，应在操作前先输血小板。

3. 体质衰弱、病情危重，难以耐受操作的患者。

4. 皮肤感染的患者，应在感染控制后再实施操作。

（三）操作前准备

胸腔穿刺用最小号胸穿针（如无，可用连有透明塑料管的8号或9号针头代替）、蚊式钳、三通开关、20ml注射器。如需持续引流，需备一次性使用的14G中心静脉导管包，引流装置/水封瓶，吸引器。1%利多卡因，常规消毒用品，无菌巾、纱布、胶布等。

（四）操作步骤

1. **选定和标记穿刺点**　患儿仰卧位，选定穿刺点：如为排出气体，穿刺点放置在胸前第2肋间、锁骨中线上或腋前线第4肋间下一肋的上缘（图3-7-1）；如为引流液体，应以腋前线第4、5、6肋间为穿刺点。切记肋间神经、动静脉位于肋骨的下缘，故穿刺针应沿肋骨的上缘进针。

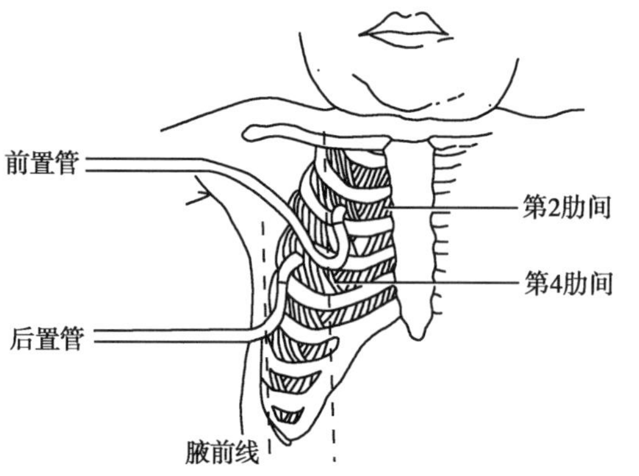

图3-7-1　胸导管放置位置

2. **消毒铺巾**　术者戴无菌口罩、手套，常规消毒皮肤，铺无菌孔巾。

3. **胸腔穿刺**　将盛有部分生理盐水的注射器、三通开关与针头连接后，用小量利多卡因进行皮下或皮内注射（也可合用安慰奶嘴吸吮，或使用阿片类药物止痛），在穿刺点沿肋骨上缘向内侧与平面呈45°进针，进针时以蚊式针夹住距针尖1.0~1.5cm处，以防止刺入过深损伤肺组织，进针至有落空感时即提示进入胸膜腔。

4. **抽气、抽液或持续引流**　用注射器通过三通开关抽吸时，可见盛有生理盐水的注射器中不断有气泡或积液抽出，可分次抽出气体或积液。需要持续引流者，穿刺成功后将导引钢丝从穿刺针针芯送入胸膜腔，固定导引钢丝，退出穿刺针（此时注意避免导引钢丝脱出），将 14G 中心静脉导管沿导引钢丝插入胸膜腔，取出导引钢丝（拔出一半时夹紧导管，再全部拔出，防止气体进入），将导管紧贴胸前壁向胸骨方向或向气胸部位推进 2～3cm。

5. **导管固定**　穿刺处用透明敷贴将导管固定后行 X 线检查导管位置。拔针后重新消毒皮肤并覆盖以纱布块后，可贴上胶布固定。

6. **连接和吸引**　将导管与气胸引流装置连接，再与吸引器连接，吸引负压一般调到 0.04～0.098kPa（5～10cmH_2O）。

7. **特殊情况处理**　严重张力性气胸尤其是在应用持续 CPAP 或呼吸机通气的情况下，必要时可在多个穿刺点插入导管引流，此时可将吸引负压调节到 0.294kPa（30cmH_2O）。

8. **导管拔除**　当患儿呼吸窘迫消失，胸腔导管无气体吸出，胸部 X 线片示气胸消失 24～48 小时，可停止负压吸引并夹住导管，如 6～12 小时后仍无气漏征象，可以拔管。拔管后局部重新消毒，用凡士林纱布块覆盖穿刺点，消毒纱布覆盖，胶布固定。

（五）注意事项

1. 保持管道的密封和无菌。

2. 闭式引流主要靠重力引流。水封瓶液面应低于引流管胸腔出口平面 60cm，以维持引流通畅。任何情况下引流瓶都不应高于患者胸腔，以免引流液逆流入胸膜腔造成感染。检查引流管是否通畅最简单的方式就是观察引流管是否继续排出气体和液体，以及长玻璃管中水柱是否随呼吸上下波动。

（六）并发症及处理

1. **感染**　常见的感染为蜂窝织炎，严格无菌操作有助于减少感染。

2. **出血**　在操作过程中遇到大血管被刺破或发生肺损伤，可以发生大出血。故要求术前确认各标志以免损伤，如出血持续，需请外科处置。

3. **神经损伤**　穿刺从肋骨的上缘进针，可避免肋间神经的损伤。

4. **其他**　应熟悉解剖结构，避免过度用力或进针过深，减少肺损伤，防止膈肌损伤或皮下气肿的发生。

二、心包穿刺术

（一）适应证

1. 心包积气或积液压迫心脏时，用来抽排积气或积液，或放置导管做持续引流。

2. 需采集标本对心包积液进行诊断和鉴别诊断。

（二）禁忌证

1. 出血性疾病、严重血小板减少症及正在接受抗凝治疗者。

2. 穿刺部位感染者。

（三）操作前准备

21G 静脉套管针，三通开关，10ml 注射器，常规消毒用品，无菌巾，纱布块，胶布条。

（四）操作步骤

最好在心脏超声的引导下操作，有助于指导进针位置和深度，以减少并发症的发生。

1. 将患儿置于仰卧位。做积液引流时，上半身略垫高，取剑突下作穿刺点。常规消毒皮肤铺以无菌孔巾。

2. 术者戴无菌口罩、手套，将套管针与三通开关、盛有少量生理盐水的注射器连接。在剑突与左肋弓缘交界处进针，与正中线和水平面各呈 45°向左肩方向推进（图 3-7-2），边进针边轻轻抽吸，进入 1～2cm 时达心包腔，可见注射器中有少量气泡或积液抽出。拔出内芯，将注射器、三通开关与套管连接，分次将积气或积液抽出。

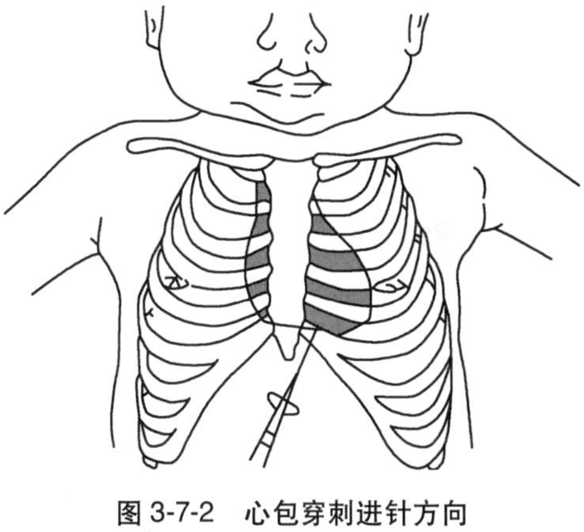

图 3-7-2　心包穿刺进针方向

3. 拔针后重新消毒皮肤，覆盖纱布块，贴上胶布。

4. 如气漏严重，或在使用 CPAP 或人工呼吸机的情况下，可将套管留置于心包腔内，固定后与引流装置及吸引器连接做持续引流，吸引负压为 0.049kPa（5cmH_2O）。

5. 待患儿病情稳定，无液体或气体引流出、胸部 X 线片无心包积液或积气时，可夹住引流管停止引流。

6. 1 小时后胸部 X 线片如仍无心包积液或积气，可以拔管。局部消毒后覆盖纱布块，贴以胶布。

（五）注意事项

1. 心包穿刺术有一定危险性，应严格掌握适应证，由有经验的医师操作或指导，并在心电监护下进行穿刺。

2. 术前须进行心脏超声检查，确定液平段大小与穿刺部位，选液平段最大、距体表最近点作为穿刺部位，或在超声影像指导下进行穿刺抽液更为准确安全。

3. 如抽出鲜血应立即停止抽吸，并严密观察有无心脏压塞出现。

4. 操作应轻柔，进针切忌强力快速，进入心包后应随时细察针尖感觉。如有搏动感，提示针尖已触及心脏或已刺入心肌，应立即退针。抽液或冲洗时动作需轻缓。

5. 抽液速度宜缓慢，首次抽液量以 100ml 左右为宜，以后每次抽液 300～500ml，避免抽液过多导致心脏急性扩张。

（六）并发症及处理

1. **心脏损伤** 进针时一旦采集到气体或液体即停止，可避免进针过深造成心脏损伤。

2. **气胸或血胸** 没有标记的盲穿易引发气胸或血胸（最好在超声指引下穿刺）。如果发生气胸或血胸，通常要在患侧放置胸腔引流管。

3. **感染** 严格执行无菌操作可防止感染。

三、腰椎穿刺术

（一）适应证

1. 怀疑中枢神经系统疾病如颅内感染、颅内出血的诊断性检查。

2. 脑脊液引流。

3. 鞘内注射药物。

4. 检查脑脊液以监测中枢神经系统感染的抗生素疗效。

（二）禁忌证

1. 明显颅内高压，尤其有早期脑疝症状。

2. 明确的颅窝病变或颅内占位性病变。

3. 全身感染，出现休克。

4. 穿刺部位（局部皮肤、皮下组织及脊柱）有感染。

5. 开放性颅脑损伤或有脑脊液漏。

（三）操作前准备

新生儿腰椎穿刺包（无菌孔巾、4 个无菌标本管、无菌纱布、5ml 注射器、新生儿腰椎穿刺针或 5 号头皮针），测压管，无菌手套，皮肤消毒剂，胶布等。

（四）操作步骤

1. 患儿侧卧，助手固定住患儿的肩部和臀部，使腰椎段尽量弯曲，充分暴露椎间隙，颈部不必过度弯曲，以保持呼吸道通畅。必要时需要镇静。

2. 术者戴好口罩、帽子和无菌手套，常规消毒穿刺部位，并铺好无菌孔巾。

3. 以脊柱中线第 4～5 腰椎间隙为穿刺点，缓慢进针并向脐部缓慢推进（图 3-7-3）。新生儿通常没有进针突破感，早产儿一般进针 0.5～0.7cm，足月儿进针 1cm 可达蛛网膜下腔，如用腰椎穿刺针应经常撤出枕芯查看有无脑脊液流出；如用头皮针穿刺，可见到针管中有脑脊液流出。先接测压管进行压力测定。

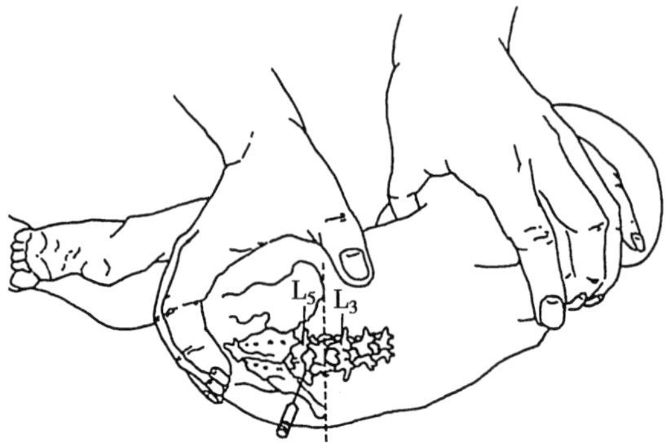

图 3-7-3 腰椎穿刺点

4. 测量脑脊液压力后用无菌标本管收集脑脊液标本。每管分别留取脑脊液 0.5～1.0ml（一般第 1 管送细菌培养和药敏试验，第 2 管送糖和蛋白质等生化检查，第 3 管送细胞学计数和分类检查，第 4 管送其他检查）。

5. 插回针芯，拔出穿刺针，重新消毒穿刺点皮肤并用无菌纱布覆盖，用胶布固定。

6. 术后去枕平卧 6 小时，并观察患儿生命体征。

（五）注意事项

1. 穿刺针要直，针体与针芯型号要匹配，针尖要锐利，不能带钩。

2. 腰椎穿刺时患儿采取的侧卧位一定要正确，穿刺针进针方向与背面的横轴一定呈 90°，且进针方向略微偏头侧，这是腰椎穿刺能够成功的重要环节。

3. 拔出针芯时一定要缓慢，如遇颅内压太高，脑脊液可呈喷射状流出，要快速把穿刺针拔出，以防脑脊液短时间大量流出。

4. 有时脑脊液因某些原因不能滴出（如蛋白含量过高或脑脊液压力过低），可接注射器轻轻抽吸一下，多可抽出。

5. 腰椎穿刺全程需严格按照无菌操作，否则任何一个环节均可能是造成感染的主要原因。切记勿将乙醇、滑石粉、棉花纤维、皮肤消毒液等注入鞘内，以免引起并发症。

6. 若穿刺失败而连续多次穿刺，穿刺孔增多，可导致脑脊液外漏，导致低颅内压，故应注意避免。

7. 当脑脊液呈血性又不能排除穿刺损伤时，可用三管法鉴别。方法：取 3 根试管分别连续取脑脊液。如病变所致血性脑脊液，3 管呈均匀一致的血性脑脊液；如为损伤所致，第 1 管为血性，第 2、3 管依次变淡甚至无色。穿刺损伤性出血呈鲜红色，很快出现血凝块；病变所致血性脑脊液呈暗红色，无血凝块形成。

（六）并发症及处理

1. **感染**　严格执行无菌操作可减少细菌进入脑脊液的机会；穿刺针接触污染的脑脊液后再刺破血管可导致菌血症。

2. **出血**　穿刺时易误穿入周围血管，需要重新定位穿刺。

3. **脊髓和神经损伤**　在第 4 腰椎以下穿刺可避免。

4. **椎管内表皮样瘤**　使用没有针芯的穿刺针可使上皮组织成为针管内的填充物。为防止针管内的上皮组织移植到硬脑膜，应尽量使用有针芯的腰椎穿刺针。

5. **呼吸暂停和心动过缓**　患儿被过紧束缚所致，穿刺过程中应密切观察患儿生命体征。

四、硬脑膜下穿刺术

（一）适应证

怀疑有硬脑膜下积液、积脓或积血。

（二）禁忌证

1. 穿刺部位皮肤有感染。

2. 前囟小或者闭合。

3. 有出血倾向者，需凝血障碍纠正后进行。

（三）操作前准备

7 号针头、20ml 注射器、常规消毒用品、胶布、无菌纱布。

（四）操作步骤

1. 患儿呈仰卧位，助手固定患儿头部，以前囟侧角为穿刺点，将前囟及其附近的毛发剃去，用甲紫在头皮上标记出穿刺点，常规消毒并铺无菌孔巾。

2. 将针头连接上注射器，于头皮垂直缓慢进针，进入硬脑膜下腔，在进针的同时轻轻回抽注射器以观察有无液体，一般进针 0.2~0.5cm，经过硬脑膜时有落空感。

3. 抽取所需要的液体后拔针，局部消毒后用无菌纱布覆盖并贴以胶布。

4. 如有指征，可行双侧穿刺，但每次每侧抽液不超过 15ml，两侧总放液量不超过 20ml。

（五）注意事项

1. 操作过程中，穿刺针要很好地固定在头皮上，不能摇动，助手可用无菌止血钳紧贴头皮固定针头。

2. 重复穿刺时可于左右前囟侧角交换进针，可用颅透光试验定位，亦可用 B 超协助定位。

3. 穿刺过程中切忌调换进针方向，否则可损伤大脑皮质。

4. 穿刺针达到一定深度，无液体流出或流出量很少时即拔针，千万不可过深，尤其不能用力吸引，以免吸出脑组织。穿刺一定次数后，应逐渐减少次数至停止穿刺。

（六）并发症及处理

1. **头皮水肿**　为最常见的并发症，多由穿刺后压迫时间不够或者方法不恰当导致。因此，拔针后需压迫 2~3 分钟，然后盖以纱布，再用胶布加压固定，最好再按 10~15 分钟。

2. **静脉窦损伤**　常见矢状窦刺破出血，尽量靠近前囟侧角内侧进行穿刺可避免。

3. **脑组织损伤**　可导致癫痫发作。应注意穿刺不能过深，且在穿刺过程中需固定好患儿头部，避免发生意外。

五、侧脑室穿刺术

（一）适应证

1. 脑室内注射药物。

2. 脑积水时放液以减轻颅内高压。

（二）禁忌证

1. 凝血障碍或血小板减少等疾病，必要时可输注新鲜冰冻血浆和血小板后进行。

2. 导管通路处有血管畸形等实质性病变。

（三）操作前准备

腰椎穿刺穿刺针，络合碘液，无菌孔巾，无菌纱布、手套和胶布。

（四）操作步骤

1. 患儿呈仰卧位，以前囟侧角为穿刺点，将前囟及其附近的毛发剃去，用甲紫在头皮上标记出穿刺点，常规消毒并铺无菌孔巾。

2. 术者戴好无菌手套，立于患儿的头侧，左手固定患儿头部，右手持腰椎穿刺针在穿刺点进针，针头进入皮下后稍微向前内、指向对侧眼内角方向进针。

3. 进针时每前进 1cm，应取出针芯，观察有无液体流出。早产儿进针深度依体重而异（表 3-7-1），足月儿进针 5cm 左右即达到侧脑室。

表 3-7-1　早产儿侧脑室穿刺进针深度

体重/g	进针深度/cm
<1 000	2~3
1 000~1 500	3~4
1 500~2 500	4~5

4. 操作完成后插上针芯，缓慢沿原路退出穿刺针，局部消毒后用无菌纱布加压包扎并监护患儿生命体征。

5. 在穿刺过程中，穿刺针不要随意摆动或改变方向以免损伤脑组织。若穿刺未成功，应将针沿进针轨迹拔至头盖骨下后再重新进针。

（五）注意事项

1. 此术比较危险，不宜轻易施行。

2. 助手必须稳妥固定患儿头部。

3. 针头进入颅内后，必须沿固定方向笔直前进，切忌左右摇动。如要改变方向，必须将针退至皮下，重新穿刺，以防损伤脑组织。

（六）并发症及处理

1. **感染**　严格执行无菌操作可减少细菌进入脑室的机会。

2. **脑脊液外渗**　严重脑积水时，穿刺后脑脊液可从穿刺点外渗。在穿刺后可加压包扎。

3. **脑组织损伤**　由于进针时摇摆或随意改变方向引起。穿刺时要保持进针方向，不要摇摆或改变方向。

六、骨髓穿刺术

（一）适应证

1. 血液病诊断及鉴别诊断。

2. 恶性肿瘤累及骨髓的诊断。

3. 骨髓细菌培养。

（二）禁忌证

严重出血的血友病患者禁忌做骨髓穿刺。有出血倾向或凝血时间明显延长者不宜做骨髓穿刺，但为明确诊断疾病也可进行，穿刺后必须局部压迫止血 5~10 分钟。

（三）操作前准备

5ml 注射器，骨髓穿刺针（供胫骨穿刺用），络合碘液，无菌孔巾，载玻片，无菌纱布、手套和胶布。

（四）操作步骤

1. **止痛**　口服 24% 蔗糖水或使用安慰奶嘴减轻疼痛，术前 60~90 分钟使用 5% 复方利多卡因乳膏外涂局部麻醉止痛。新生儿穿刺部位优先选用胫骨粗隆，也可使用前、后髂嵴。

2. **胫骨穿刺法**　患儿仰卧于床上，取胫骨粗隆下 1cm 之前内侧为穿刺点。常规消毒皮肤、戴无菌手套、铺无菌孔巾后，行局部麻醉。穿刺针进入皮肤时与骨干长径成 60° 角垂直骨面刺入，达骨膜后可轻轻旋转几次，待阻力消失（表示已达到骨髓腔）时固定穿刺针，取出针芯。用 2ml 注射器轻轻抽取 0.2~0.5ml 骨髓送检。操作完毕后将穿刺针连同注射器一同拔出，再次消毒后用无菌纱布加压包扎。

（五）注意事项

1. 穿刺针进入骨质后避免摆动过大，以免折断。

2. 胸骨柄穿刺不可垂直进针，不可用力过猛，以防穿透内侧骨板。

3. 抽吸骨髓液时，逐渐加大负压，做细胞形态学检查时，抽吸量不宜过多，否则会使骨髓液稀释，但也不宜过少。

4. 骨髓液抽取后应立即涂片。

5. 多次干抽时应进行骨髓活检。

6. 注射器与穿刺针必须干燥，以免发生溶血。

7. 术前应做出凝血时间、血小板等检查。

（六）并发症及处理

1. **出血**　术后应加压包扎穿刺点，以防止出血发生。

2. **感染**　应严格执行无菌操作以预防感染。

七、腹腔穿刺术

（一）适应证

1. **诊断性穿刺**　为查明腹水的性质，明确气腹。

2. **治疗性穿刺**　为抽出腹水或腹腔积液，解除腹胀。

（二）禁忌证

1. 电解质严重紊乱。

2. 有明显出血倾向。

3. 肠麻痹、腹部胀气明显者。

4. 膀胱充盈，未行导尿者。

（三）操作前准备

无菌孔巾和纱布，无菌手套，弯盘，22~24G 套管针，20ml 注射器，装腹水标本的无菌管。

（四）操作步骤

1. 新生儿取仰卧位，助手帮助固定体位。

2. 选择腹腔穿刺的穿刺点，因为有穿透膀胱和肠壁的危险，新生儿通常不使用脐和耻骨间的部位。最常使用的穿刺点是左右侧腹。一个好的方法是画一条通过脐的水平线，在这条线和腹股沟韧带间选择一个穿刺点。用络合碘液从内往外做环形消毒。

3. 戴无菌口罩和手套，铺无菌孔巾，用套管针在穿刺点进针，体重较大的婴儿可以“Z 形轨迹”进针，即首先与皮肤垂直进针到皮下，再平移 0.5cm，然后穿过腹壁进入腹腔后与注射器连接。“Z 形轨迹”可防止穿刺后腹水漏出。

4. 边进针边抽取，直到注射器中出现腹水或气体，抽出足够的腹水或气体后即可撤出套管针，诊断性穿刺抽取液体 5~10ml，治疗性腹腔穿刺放液 10~20ml/kg。用无菌纱布覆盖穿刺点直至无液体漏出。然后再次消毒穿刺点皮肤并用无菌纱布覆盖，胶布粘贴。

（五）并发症及处理

1. **感染** 未严格执行无菌操作，尤其是在反复进行此操作时易发生。

2. **低血压** 抽出腹水或气体过多过快所致，操作时动作要缓慢，并注意抽取腹水的量不宜太多。

3. **肠穿孔** 用尽可能短的针，动作要缓慢轻柔。

4. **持续漏液** 多因为没按“Z 形轨迹”进针。

5. **膀胱穿孔** 通常有自限性，不需特别处理。

（马海燕 林广）

第八节 鼻肠插管术与洗胃术

一、鼻肠插管术

（一）适应证

1. 不能耐受肠内喂养的新生儿。
2. 频繁的呕吐或反流。

（二）禁忌证

1. 肠梗阻。
2. 肠缺血坏死。
3. 肠穿孔。
4. 严重腹胀或腹泻间隙综合征。
5. 严重腹胀、腹泻，经一般处理无改善的患者，需暂停使用肠内营养。

（三）操作前准备

5Fr 鼻空肠管、5~10ml 注射器、无菌石蜡油、pH 试纸、胶布等。

（四）操作步骤

1. 患儿呈仰卧位，下肢伸展，测量鼻尖至踝部的距离来估计进管长度，并做好标记。本操作可以在 X 线透视指导下完成以提高插管的成功率。

2. 用无菌石蜡油湿润插管前端，经鼻进管，插至胃内。

3. 将患儿转至右侧卧位，用手指轻揉腹部，促使导管随胃蠕动波进入十二指肠，同时缓慢送管，每 10 分钟推进 1cm，直到标记处到达鼻孔。用胶布将管固定在面颊部（表 3-8-1）。

表 3-8-1 经鼻幽门插管的深度

体重/g	进管深度/cm
<1 000	13~21
1 000~1 499	21~26
1 500~3 500	26~34

4. **确定位置的方法** 可经导管抽取消化液，用试纸测定 pH 值。若 pH 值>5，则证明导管已在十二指肠内。若导管内抽不出液体，可向导管注入 1~2ml 生理盐水再回抽。也可通过腹部 X 线平片来确定插管是否成功。导管顶端的正确位置应在第 1 腰椎与第 3 腰椎之间，即超过幽门 2cm 左右。

5. 插管成功后，可用持续输注法经幽门进行饲喂。每 4~6 小时回抽 1 次导管内的液体复查 pH 值。若回抽的残留液较多，或者液体 pH 值≤5，说明导管已退入胃内，这时需要重新插管。

6. 导管应每周更换 1 次。

（五）并发症及处理

1. **乳汁反流** 肠梗阻、奶量过多或导管移位可引起乳汁反流至胃内，此时应减少奶量或停止喂养，并检查插管的位置。

2. **肠穿孔** 插管时动作要轻柔缓慢。

二、洗 胃 术

（一）适应证

1. 胎儿吞入过多单纯性或被胎粪污染的羊水、吞入含母血的羊水引起的呕吐（咽下综合征）。

2. 口服药物过量或误服药物等。

（二）禁忌证

1. 若服强酸或强碱等腐蚀性药物，禁忌洗胃，以免胃穿孔。

2. 食管、贲门狭窄或梗阻、主动脉弓瘤患儿。

3. 有明显上消化道出血、昏迷的患儿洗胃宜谨慎。

（三）操作前准备

合适的新生儿消毒胃管（体重<1 000g 选用 5Fr，体重≥1 000g 选用 8Fr）、弯盘、镊子、20ml 注射器、生

理盐水、无菌石蜡油、纱布、治疗巾、胶布、手套、吸引装置、听诊器、温开水、洗胃液。

（四）操作步骤

新生儿取仰卧位，头朝向一侧，以耳垂至鼻尖加鼻尖至剑突的距离为插入长度，将胃管前端涂石蜡油润滑后经口腔缓慢插入，插时一手持管，一手托起新生儿肩部、颈部、枕部，头稍后仰，从口腔轻轻插入胃管，当胃管插入5~7cm（快到咽喉部）时，迅速将胃管插入胃内后妥善固定。确认胃管在胃内后（胃管内抽吸出胃内容物，或注入少量空气并在上腹部听诊有气过水声），用20ml注射器向胃内注入洗胃液10~20ml，反复抽吸直至胃内容物澄清为止。

（五）注意事项

1. 插管时将新生儿上半身抬高30°~50°，以防呕吐物、分泌物误入气管引起窒息。

2. 置入胃管后一定要妥善固定好，防止洗胃过程中因患儿哭闹致不能及时发现胃管部分脱出。

3. 操作者应严格遵守操作规程，插管时动作要轻柔，技术要娴熟，切忌粗暴，有阻力时切勿硬插，以免损伤组织。

4. 洗胃速度要缓慢，切忌过快，进出量要掌握平衡。防止胃内积留过多液体而发生胃穿孔或水中毒。

5. 拔管时反折末段，当管前端近咽喉部时应迅速拔出胃管，以防管内液滴入气管引起窒息。

（六）并发症及处理

1. **呼吸暂停和心动过缓** 插管过程中刺激迷走神经可引起呼吸暂停和心动过缓，通常无须特殊处理便能缓解。

2. **食管、咽后壁、胃及十二指肠穿孔** 插管时动作轻柔、缓慢，洗胃速度要缓慢，进出量平衡。

（陈 晓）

第九节 肛门直肠插管术与灌肠术

（一）适应证

1. 肛管排气。

2. 清洁灌肠。

（二）禁忌证

1. 急腹症、下消化道出血。

2. 灌肠过程中，若出现面色苍白、出冷汗、剧烈腹痛、脉速、心慌、气急等表现，应立即停止并及时处理。

（三）操作前准备

12Fr聚乙烯管或相应大小的软橡胶管（导管的顶端侧面有几个小孔），镊子，无菌石蜡油，注射器，玻璃瓶（盛3/4瓶水）。

（四）操作步骤

1. 新生儿呈仰卧位，双腿向外屈曲，暴露肛门。以石蜡油润滑导管的前端后，用镊子夹住导管前端轻轻插入肛门。可轻轻旋转导管以便顺利插入。

2. 将导管的另一端插入床下水瓶中，并调整插管的深度直至有较多气泡排出。

3. 如要进行清洁灌肠，可用注射器抽取温热的生理盐水20~30ml，接导管后边插边注入。一般插入深度为3~4cm即可。随后吸出注入的液体倒入便盆中。可反复进行，每次可注入和回收液体20~30ml，直到抽出的液体无粪质为止。

4. 术后拔管，清洁臀部。

（五）并发症及处理

1. **肛周皮肤损伤** 由于肛管润滑不够、强行插管所致，或灌肠后大便次数增多，肛周皮肤易受潮湿刺激。因此，插管时要动作轻柔、充分润滑，排便后注意皮肤清洗，保持干燥。

2. **肠黏膜损伤、肠穿孔** 反复或强行插管，灌肠液体量太多可导致肠黏膜损伤，甚至肠穿孔。因此，插管时动作要轻柔、缓慢，避免强行插管，严格控制灌肠液的量和速度。

（陈 晓）

第十节 导尿术与耻骨上膀胱穿刺术

一、导 尿 术

（一）适应证

1. 采集尿标本。

2. 监测尿量。

3. 减轻尿潴留。

4. 膀胱造影或排尿性膀胱尿道造影。

（二）操作前准备

无菌手套，络合碘液，无菌容器，无菌孔巾，润滑剂，无菌尿瓶，尿道导管（体重<1 000g的新生儿用3.5F脐动脉导管，体重在1 000~1 800g者用5F鼻饲管，体重>1 800g者用8F鼻饲管），无菌纱布及胶布。

（三）操作步骤

1. 将新生儿置于仰卧位，双大腿外展呈蛙式位。

2. 用络合碘液消毒皮肤。男婴消毒阴茎，从尿道口向近端清洁；女婴则分开大阴唇，围绕尿道口消毒，用从前到后的顺序以防止大便污染。

3. 戴无菌手套，铺好无菌巾，覆盖操作部位。将导尿管前端涂上润滑剂。

4. 对于男婴，握住阴茎使其与身体呈近似垂直位，插入导尿管直到有尿液排出；对于女婴，用手分开大阴唇暴露尿道口后插入导管直到有尿液出现。当导管通过外括约肌时，可以感到稍微有一点阻力，通常需要平稳地稍微用力通过这个部位，决不能强行推进导管。

5. 留取尿标本，如需保留导尿管，可用胶布将导尿管固定在下腹部。

（四）并发症及处理

1. **感染**　预防感染要严格执行无菌操作，导尿管留置时间不宜过长。

2. **尿道或膀胱损伤**　多见于男孩，常为插管遇到阻力时强行插入引起。

3. **血尿**　常由插管时尿道黏膜损伤所致，为暂时性，可用生理盐水冲洗。

4. **尿道狭窄**　多见于男孩，由于尿管较粗，或放置时间过长，或插管损伤所致。

二、耻骨上膀胱穿刺术

（一）适应证

需要做无菌培养，而非侵入性操作不能获得所需的尿液时。

（二）禁忌证

无绝对禁忌证；相对禁忌证为穿刺部位皮肤感染、患儿凝血功能障碍或外周血小板计数低。

（三）操作前准备

无菌手套，络合碘液，5ml 注射器、23G 或 25G 针头，无菌容器，无菌孔巾，无菌纱布及胶布。

（四）操作步骤

1. 确定新生儿膀胱中有充足的尿液。

2. 患儿仰卧，双下肢屈曲，即“蛙式位”。

3. 取下腹部正中，耻骨联合上 1～2cm 处为穿刺点。

4. 常规消毒皮肤，戴无菌手套并铺孔巾。

5. 取 5ml 注射器在穿刺点垂直皮肤进针，边进针边抽吸，一旦见到注射器中有尿液出现，即停止进针（图 3-10-1）。

6. 取得所需要的尿液标本后拔出注射器，用无菌纱布压迫穿刺部位并用胶布固定。

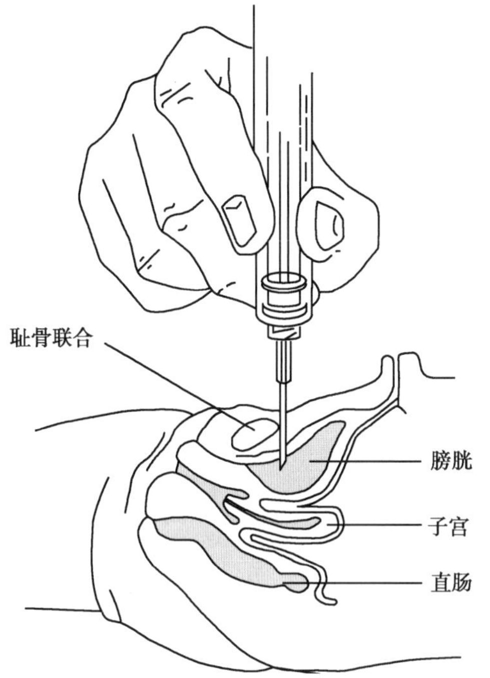

图 3-10-1　耻骨上膀胱穿刺术进针点

（五）并发症及处理

1. **出血**　膀胱穿刺后可发生镜下血尿，一般为一过性，不需处理。如果发生大量出血，则需要进一步治疗。

2. **感染**　需严格执行无菌操作。

3. **膀胱穿孔**　进针要缓慢，一般不要超过 2.5cm，避免进针过深损伤膀胱后壁。

4. **肠穿孔**　在标记前仔细辨认骨性标志，这种并发症几乎可以不发生。如果发生肠穿孔（从抽吸出的内容物可以证实），密切观察并要考虑静脉用抗生素。

（陈　晓）

第十一节　纤维支气管镜术

在 20 世纪 70 年代末，纤维支气管镜的应用扩展至儿科呼吸道疾病中，随着超细纤维支气管镜的面世，该技术逐渐应用于新生儿。纤维支气管镜检查术有助于肺部疾病的检查、诊断及治疗，包括上、下呼吸道的病变、畸形，肺实质性疾病的诊断，肺泡灌洗液、病原微生物的获取等；也可以治疗、急救为目的，如痰栓的吸取、肺不张的治疗、困难气道气管插管、异物的钳取、气道狭窄的治疗等。

（一）适应证

新生儿纤维支气管镜检查适应证包括诊断性和治疗性（干预性）适应证（表 3-11-1）。

表 3-11-1 新生儿纤维支气管镜检查适应证

诊断性适应证	治疗性(干预性)适应证
气道堵塞 不明原因呼吸困难 吸气性喉鸣 反复和/或持续喘鸣 局限性喘鸣 口腔及气道大量分泌物	确定气管插管的位置 明确气管插管的位置及通畅性 在气管软化、气管狭窄患者中调整气管套管的长度或估算辅助通气患儿适合的呼气末正压通气
慢性咳嗽 刺激性咳嗽 有呛咳病史疑诊异物吸入 不明原因肺炎和/或持续肺炎	纤维支气管镜引导下的气管插管 重症患者更换气管插管,气管切开患者更换气管套管 困难气道(口腔、咽部畸形或口腔瘢痕需引导气管插管)
声音异常 哭声低哑 音调改变	清理堵塞的气道 清除肺不张患者堵塞气道的痰栓或血凝块 取异物
影像学异常 肺不张 反复/持续肺实变或过度膨胀 肺部弥漫性渗出改变 局部过度通气/过度通气与实变并存	特殊诊疗 支气管肺泡灌洗 获取送检微生物的痰液标本 支气管黏膜刷检或活检
评估气道 评估气道损伤 评估烧伤或毒物吸入引起的气道损伤	介入治疗(新生儿器械缺乏,应用有限) 纤维支气管镜引导下气管支架植入 支气管损伤部位的止血和治疗 气管、支气管内药物使用
其他 反复撤机失败 不明原因的肺出血/反复咯血 不明原因的发绀	

(二) 禁忌证

纤维支气管镜检查的适应证和禁忌证在很大程度上取决于检查者的技术和必要的设备,随着纤维支气管镜应用的普及、检查者操作技术的熟练,禁忌证也是相对的。

1. 肺功能严重减退或呼吸衰竭者。
2. 心功能严重减退或有心力衰竭者。
3. 高热者。
4. 正在大咯血者。
5. 病情严重,一般情况差者。

(三) 设备选择

目前,2.8mm 外径伴 1.2mm 工作通道的光导纤维支气管镜已能够用于除最小的早产儿外的所有新生儿;2.8mm 外径的纤维支气管镜能满足足月儿甚至大部分早产儿检查的需要;外径为 1.8~2.2mm 的纤维支气管镜没有工作通道,只适用于早产儿或严重呼吸道狭窄的患儿做有限的诊断性检查,不能用于治疗;外径 3.6mm 及以上的纤维支气管镜直径太粗不适用于新生儿。

(四) 操作前准备

新生儿纤维支气管镜检查为有创性检查,对操作和配合要求很高,其中熟练的护理、配合对预防并发症、提高检查成功率起着重要作用。因此,充分做好术前准备,给予良好的术中、术后监护是十分必要的。

(五) 术前准备

1. **家属沟通** 术前与家属充分沟通,耐心向家属介绍检查的目的及过程,详细说明检查可能发生的并发症,消除疑虑,取得家属的信任、理解和配合,并签署检查同意书。

2. **医务人员准备** 检查操作者、助手、护士(如需全麻则还需要麻醉师)做好术前准备工作。心肺功能不全、病情较重的患儿需在监护室床边检查,并需要一名高年资新生儿科医生待命协助。操作者术前应详细了解患儿病情,包括现病史、既往史及药物过敏史,必要的体格检查,根据病情需要做好应急预案。

3. **患儿准备** ①术前须排除检查禁忌证,必要时行心电图、肺功能、出凝血时间等检查。凡病情严重、大咯血急性期、心肺功能严重障碍不能耐受者禁忌或慎做此项检查。②检查前禁奶、禁水 4~6 小时,以防术中因刺激咽喉引起恶心反射,导致呕吐物误吸入气管等意外。③术前 15 分钟皮下注射东莨菪碱 0.006~0.010mg/kg,减少分泌物,但不作为常规。④建立静脉通道,术前静脉注射咪达唑仑 0.3mg/kg 镇静。⑤经鼻入镜者在另一侧鼻孔给予单鼻导管吸氧。⑥术中监测心率、呼吸、血压、SaO_2 等生命体征。

4. **物品准备** 术前要保证冷光源、气管镜及各种器械处于良好的使用状态。仔细检查气管镜是否清晰、管道是否通畅、吸引器及吸引管有无堵塞、活检钳的灵活性、细胞刷有无折断、冷光源系统是否正常,均确定无误后方可使用,气管插管患者及喉罩下检查患者需准备方便入镜的连接适配器。

5. **药品准备** 纤维支气管镜检查虽较安全可靠,但仍有各种并发症发生,如麻醉药过敏、术中大出血、心律失常等,故术前应备好氧气及各种急救物品、药品。常备药物有生理盐水100ml（预热至37℃备用）、肾上腺素、利多卡因（2%和1%两种浓度各5ml）。

（六）麻醉

1. **局部麻醉** 于检查前10分钟进行，采用利多卡因局部黏膜表面麻醉法。良好的咽部麻醉可减少咽部受刺激而引起的恶心、呕吐，便于入镜。为防止发生意外并能达到满意的麻醉效果，采用喷雾麻醉时应注重口咽部及声门以下麻醉，但必须严格控制和掌握麻醉药剂量，麻醉后要及时进行检查，以免因麻醉失效而影响检查及诱发并发症。之后在检查过程中一边入镜一边经工作通道给予利多卡因（声门上为2%的利多卡因，声门下为1%的利多卡因），边进边麻，安全，容易掌握，每次经工作通道注入1ml，总量不超过4.5mg/kg。

2. **静脉麻醉** 对于特殊病例如有轻度肺动脉高压或心功能不全也可以考虑全身麻醉，可采用静脉麻醉药物如芬太尼、异丙酚等，但是需要麻醉师协助。

（七）操作流程

由于新生儿呼吸道狭小，操作难度大，纤维支气管镜操作中应注意动作轻柔，并由有一定操作经验的医生完成，重症患者需由有3年以上操作经验的医生完成并须有NICU医生在旁参与监护。

1. **体位** 患儿取仰卧位，肩颈部垫高2cm，保持头轻微后仰状态。

2. **路径** 有经鼻、经面罩、经喉罩、经气管插管及经气管切开导管入镜方式。新生儿多采用经鼻途径，不能耐受者可采用经面罩或喉罩。对于严重心肺功能不全的患儿应该在气管插管、呼吸机辅助下完成下呼吸道的诊疗。注意经喉罩及气管插管入路无法检查上呼吸道、声带及气管，如需评估这些部位，应在病情允许的情况下，拔除气管插管后再进行上呼吸道、喉部及气管的检查。由于上、下呼吸道可能合并疾病，全面、完整的气道评估非常重要。

3. **操作** 经鼻入镜者可用乙醇消毒鼻孔周围皮肤。按纤维支气管镜操作规程逐一检查鼻腔、咽部、喉部、声门、声门下、气管、双侧主支气管及可以观察到的逐级支气管。观察有无呼吸道黏膜充血、水肿，黏膜是否增厚，有无黏膜溃疡、肉芽，有无狭窄，狭窄是否为黏膜水肿所致，是先天的还是外压的，狭窄程度及呼吸道的形状；观察呼吸道动力情况及与呼吸相的关系，有无软组织塌陷、堵塞，观察会厌的形状，观察喉周围有无囊肿或包块堵塞，有无气道软化，上气道软化多为吸气时塌陷、变窄，呼气时缓解，而下气道软化多为吸气时扩张，呼气时塌陷变窄；观察气道狭窄时有无血管搏动，搏动来自什么方向及部位；观察有无痰栓或血凝块堵塞呼吸道；观察有无出血，出血来自什么部位。如需要行支气管肺泡灌洗，有局限病变者灌洗部位可选病变段，弥漫性病变者灌洗部位选择右肺中叶或左上舌叶。灌洗液为预热至37℃的无菌生理盐水，用量为1~2ml/(kg·次)，共2~3次。重症患者耐受性差，每次入镜时间需尽量短，如有心率及SaO_2明显变化，如心率上升超过基础心率的30%或SaO_2降至85%以下，需立即停止操作。操作过程中出现并发症也需要及时停止评估并并发症处理。

4. **镇静** 如果术前镇静理想，操作过程中一般不需要再进行额外的镇静；对于心肺功能轻度障碍的患儿，可在静脉复合麻醉保持足够的自主呼吸下完成；个别有肺动脉高压等严重情况的患儿，甚至可能需要在呼吸机支持下使用肌松药完成检查。

5. **监护** 术中需持续监测心率、呼吸及SaO_2等生命体征变化。

（八）并发症及处理

新生儿喉、气管腔狭小，组织娇嫩，操作难度大，支气管镜检查的并发症较儿童及成人多。除患儿自身的解剖因素外，术者对解剖认识不清、技术不熟练、动作粗暴、不按常规操作也是重要的原因。常见的并发症如下。

1. **上气道损伤** 鼻腔、咽喉部黏膜损伤，勺状软骨脱位。多由于术者的动作粗暴，使直接喉镜或支气管镜前端挫伤鼻腔及咽后壁，有的因解剖标志未认清，镜前端伸至梨状窝与舌会厌之间或误认为杓状会厌襞为会厌而引起创伤。术者必须熟悉解剖，动作轻柔，按操作规程进行，未认清解剖标志前不可盲目入镜。

2. **黏膜出血** 多由于气道黏膜炎症水肿严重，或气管镜、吸引管取异物、活组织创伤所致。少量出血一般可自行止血，量多者用纤维支气管镜直接压迫出血处或注入少量1∶10 000的肾上腺素液均能止血。少数患儿可出现大咯血，甚至可能因气道堵塞、窒息而死亡。一旦发生严重出血，应及时抽吸积血，确保气道通畅，并经镜、管滴入1∶10 000浓度的肾上腺素生理盐水等药物以局部止血，必要时可全身给予止血药。活检时尤其应该小心谨慎，对有出血倾向但又必须进行纤维支气管镜术的患儿，需先尽量纠正凝血功能紊乱，避免活检等损伤性操作。

3. **喉头痉挛** 多由于纤维支气管镜过粗、麻醉不充分刺激喉部，动作粗暴刺激呼吸道黏膜所致。暂停操作、加强镇静或加强喉头表面麻醉后可消失，必要时给予支气管扩张药吸入。

4. **喉头水肿** 常见，新生儿喉部组织娇嫩疏松、血管和淋巴管丰富，尤以声门下区受刺激后容易发生喉头水肿。新生儿支气管镜检查一定要根据患儿体重选择粗细合适的纤维支气管镜，年龄越小、体重越轻应选择越细的纤维支气管镜，一般认为3.6mm直径的纤维支气管镜适于体重3.5kg以上的足月新生儿，2.8mm直径或更细的纤维支气管镜可用于体重小于3.5kg的新生儿，体重小于2kg的早产儿最好选用2.2mm直径以下的纤维支气管镜。术中要求操作者具有熟练的经验与技术，动作轻柔，检查时间不宜过长，助手根据检查的需要而不断改变头位；术毕严密观察30分钟左右，一旦出现喉头水肿的症状，在氧气吸入的同时，用地塞米松肾上腺素混合液对喉头直接喷入并给予适量镇静剂，能有效地治疗喉头水肿，防止喉梗阻的发生。必要时给予全身激素治疗，可有效防止严重喉梗阻的发生。

5. **纵隔气肿或气胸** 主要原因：①术者动作粗暴或患儿镇静不佳而挣扎，支气管镜与气管轴不在同一直线上而强行插入气管镜，损伤气管壁；②取异物或取活组织时损伤气管壁或支气管隆嵴；③术后剧烈的咳嗽。如在术中或术后不久突然出现呼吸困难或呼吸困难明显加重，应注意发生该并发症的可能。处理措施：①少量气胸和纵隔气肿可密切观察或胸腔穿刺抽气后动态观察，适当给氧，多在数天内自行吸收；②存在张力性气胸征象者，应行胸腔闭式引流。

6. **低氧血症** 由于新生儿气道相对狭窄，放入实心纤维支气管镜后，仅可利用镜管周围自然通气，因而比儿童和成人更易引起短暂性低氧血症和高碳酸血症。可能的原因包括：①气道部分阻塞、肺通气容量减少、气管壁受刺激所致的平滑肌痉挛、黏膜水肿等；②纤维支气管镜术中频繁吸引可加重通气不足而导致缺氧；③经气管插管检查，通气受影响更大；④年龄越小，体重越轻的患儿，其气道阻塞程度越高，更易出现发绀；⑤喘息患儿及有严重喉气管软化等先天性呼吸道畸形者，也易发生发绀。为避免或减少低氧血症的发生，术前必须选择合适尺寸的纤维支气管镜，操作动作熟练、轻柔，缩短每次检查时间，并避免过于频繁的负压吸引。一旦出现发绀，可经纤维支气管镜活检孔给氧或口鼻腔给氧，必要时停止检查。

7. **发热** 术后发热的机制尚未明确，可能与检查过程中黏膜损伤、气道冲洗、肺泡灌洗等刺激致炎症细胞释放的细胞因子或介质有关，也有可能与纤维支气管镜术促进了肺部感染的扩散有关。为呼吸道感染患儿检查时，应先检查健侧或感染较轻的一侧，以免感染扩散，必要时围手术期使用抗菌药物。

8. **药物过敏** 主要为麻醉药物过敏，应用前询问有无麻醉药或其他药物过敏史，用药后仔细观察2~3分钟。一旦发生麻醉药物过敏，应立即停止用药，并给予吸氧，保持呼吸道通畅，输液，肌内注射或静脉滴注肾上腺素、地塞米松等，必要时行气管插管及对症处理。

（孙云霞）

第十二节　胃肠镜技术

（一）适应证

1. 胃肠镜检查

（1）上消化道出血（如呕血、黑便）或不明原因贫血。

（2）不明原因呕吐、长期腹泻。

（3）吞咽困难。

（4）体重减轻、生长迟缓。

（5）其他系统疾病累及上消化道。

2. 结肠镜检查

（1）下消化道出血或不明原因贫血。

（2）不明原因腹泻。

（3）肛周病变（肛瘘、肛周脓肿）。

（4）体重不增、生长迟缓。

（5）其他系统疾病累及下消化道。

（二）禁忌证

1. 胃肠镜检查

（1）绝对禁忌证：①存在严重的心、肺、神经系统疾病或休克、昏迷等不能耐受者；②疑有腹膜炎、严重腹胀者；③疑有上消化道穿孔者。

（2）相对禁忌证：①存在出凝血机制障碍的出血性疾病患者；②腹水明显者；③存在严重脊柱畸形者。

2. 结肠镜检查

（1）绝对禁忌证：①存在严重的心、肺、神经系统疾病或休克、昏迷无法耐受者；②疑有肠穿孔、腹膜炎、腹腔内广泛粘连者；③存在严重的坏死性肠炎、巨结肠危象或完全性肠梗阻者。

（2）相对禁忌证：①有出凝血机制障碍的出血性疾病患者；②近期有肠穿孔或肠切除7天以内者；③有明显腹胀者。

（三）术前准备

1. **医疗准备** ①体格检查：详细了解患儿病史并做体格检查，这将决定操作类型、操作场所（如手术室或内镜室)、人员和设备配置等。②术前检查:血常规、凝血功能,必要时化验肝功能、HBV 表面抗原(hepatitis B surface antigen,HbsAg)等;全麻者需要做心电图和胸部 X 线检查;对于消化道大出血需要急诊内镜手术者,术前应查血型,做好输血准备。③知情同意:在内镜操作之前必须获取患儿父母或法定监护人的知情同意,签署知情同意书,内容包括内镜操作的目的、禁忌证、并发症及处理措施等。④器械准备:检查内镜、主机、光源、活检钳、治疗器械、内镜消毒设备等是否正常;术前应检查内镜的控制钮及送气、送水功能是否正常。⑤药物及设备准备:检查急救药物及抢救设备是否正常;胃镜检查前口服咽部麻醉剂和消泡剂。⑥身份识别:核对患儿姓名、性别和年龄等信息。

2. **禁食建议**　胃镜检查的禁食时间根据饮食种类而不同:母乳为 4 小时,配方奶为 6 小时;如有食管狭窄、幽门梗阻、胃动力不足则需延长禁食时间;进行麻醉下内镜检查,至少需禁食 4~6 小时。

3. **肠道准备**　结肠镜检查前 1 天进食半流质或流质饮食。口服肠道清洁剂如聚乙二醇(polyethylene glycol,PEG)电解质散、乳果糖、镁盐等,还可以服用刺激性泻药如番泻叶等。

(四) 注意事项

1. **图像记录**　对标志性部位、病变部位治疗操作前和操作后均要留取清晰的内镜照片,及时用图像进行记录。

2. **监护和用药记录**　进行麻醉下操作需要有完整的麻醉记录;监护并记录血氧饱和度、脉搏、心率、血压等生命体征变化。

3. **严格操作规程**　插入内镜后,对每个解剖位置应确认无疑,不要遗漏检查部位。对病变区域应进行重点检查,注意黏膜隆起性和凹陷性的病变,以及黏膜色泽的改变,并对可疑病变处做活组织检查。

(李思涛)

第十三节　血压测量术

(一) 皮肤转红法

用新生儿血压计袖带(宽度:早产儿用 2.5cm,足月儿用 3.0cm)包扎上臂,抬高上肢,做向心性挤压,同时使袖带迅速充气,使压力达 13.3kPa(100mmHg)此时上肢呈白色。然后逐渐放气,当皮肤突然转红之际血压计上的数值,即收缩压值。此方法误差较大,不常用。

(二) 多普勒法

将多普勒(Doppler)超声传感器放在上臂内侧或腘窝部,包上袖带,打气至 13.3kPa(100mmHg),然后逐渐放气。当压力分别发出、降至与收缩压、舒张压相等的数值时,会分别发出不同的声音,此时血压计上所显示的数值,即收缩压和舒张压值。附有电脑的新生儿多普勒血压计,可自动显示收缩压和舒张压的数值。

(三) 血压监测仪

部分电子经皮血压监测仪,带有配套的传感器袖带,可同时监测收缩压、舒张压、平均压和心率 4 项参数。

(四) 直接测量法

临床上需要经动脉直接测量血压的情况很少,需用附有压力传感器的监护仪,一般通过脐动脉插管进行测量,其操作步骤如下。

1. **应用前检查和校正**　检查传感器,盖上传感器的顶罩,将入口与一有阀门的打气球的管道连接,出口与汞柱血压计的管道相连。将传感器的电线插头插入监护仪的相应插孔。启动监护仪,按自动调零按钮,使显示屏上出现 0.0kPa(0mmHg)。用打气球充气至 26.7kPa(200mmHg)。调节增益(敏感度)旋钮至适宜大小,再按校准按钮,显示屏上的数值与 26.7kPa 偏离一般不超过±0.27kPa(2mmHg),如偏离超过±0.53kPa(4mmHg),此偏离数字应作为该传感器的校正因子。

2. **肝素生理盐水填充**　用肝素生理盐水(1U/ml)分别充满传感器和管道各部,将传感器的入口通过三通开关与接合管相连,传感器的出口与另通开关相连,排出气泡后,将出口的三通开关关闭。注意:整个管道系统和传感器中不得有任何气泡。

3. **摆正体位**　患儿仰卧,将传感器安放在腋中线水平,必要时可用配套的座架。

4. **开始测压**　按监护仪上自动调零按钮,使显示屏上出现 0.0kPa。将接合管与动脉导管连接,即可开始测量。血压数值及波形可自动出现在显示屏上。

(崔其亮)

参考文献

1. 中华医学会肠外肠内营养学分会儿科学组,中华医学会儿科学分会新生儿学组,中华医学会小儿外科学分会新生儿外科学组,等. 中国新生儿营养支持临床应用指南. 中华小儿外科杂志,2013,5(10):352-356.

2. 中国医师协会新生儿科医师分会《中华儿科杂志》编辑委员会. 新生儿呼吸衰竭体外膜肺氧合支持专家共识. 中华儿科杂志,2018,56(5):327-331.
3. 杨琳琳,陈运彬,周晓光,等. 套管留置针胸腔穿刺治疗新生儿气胸疗效观察. 中国实用儿科杂志,2002,1(11):675.
4. 颜崇兵,裘刚,张育才,等. 体外膜肺氧合救治危重新生儿的临床应用. 中华新生儿科杂志,2019,34(6):448-452.
5. 许峰,党红星. 危重症早期肠内营养的治疗进展. 中国小儿急救医学,2015,4(2):86-89.
6. 谢朝云,李文华,蒙桂鸾,等. 新生儿导尿管相关性尿路感染影响因素分析. 临床儿科杂志,2021,4(12):891-894.
7. 翁景文,郁洁,靳绯,等. 新生儿重症监护病房 14 例气管切开患儿的临床特征. 中华儿科杂志,2022,5(8):815-819.
8. 孙建伟,洪小杨. 体外膜肺氧合在新生儿呼吸衰竭中的应用. 中国体外循环杂志,2018,16(6):379-384.
9. 邵肖梅,叶鸿瑁,丘小汕. 实用新生儿学. 5 版. 北京:人民卫生出版社,2019.
10. 马苗苗,王斌锋,刘晓会,等. 头皮针在新生儿腰椎穿刺术中的应用效果. 安徽医学,2016,37(8):1029-1030.
11. 罗丽红,李瑞琼,欧阳润仙. 新生儿肠梗阻回流灌肠的观察. 护士进修杂志,2012,2(7):657-658.
12. 龙梅,朱莉,王潇,等. 电子胃肠镜在小儿消化道出血中的临床应用. 中国内镜杂志,2019,25(10):31-36.
13. 蒋永江,陈继昌,李翠玉. 新生儿胸骨骨髓穿刺 28 例体会. 中国当代儿科杂志,2010,12(8):681.
14. 黄陈红,陈小波,刘靖. 基层医院新生儿导尿方法的应用与体会. 中国全科医学,2012,2(8):921-922.
15. 耿其明,吕小逢,张杰,等. 经鼻留置空肠营养管在新生儿高位消化道畸形矫治中的应用. 临床小儿外科杂志,2014,5(3):238-241,249.
16. 封志纯,祝益民,肖昕. 实用儿童重症医学. 北京:人民卫生出版社,2012:321-328.
17. 范真,贺生. 新生儿窒息气管插管复苏术的应用解剖. 中国临床解剖学杂志,2010,28(4):388-391.
18. 董凡. 静脉采血不同按压方法效果的 Meta 分析. 中华现代护理杂志,2017,9(27):23:3537-3538.
19. LEAN W L, DAWSON J A, DAVISET P G, et al. Accuracy of five formulae to determine the insertion length of umbilical venous catheters. Arch Dis Child Fetal Neonatal Ed, 2019, 104(2):F165-F169.
20. NICOLAI T. The role of rigid and flexible bronchoscopy in children. Paediatr Respir Rev, 2011, 12(3):190-195.
21. NICOLAI T. Pediatric bronchoscopy. Pediatr Pulmonol, 2001, 31(2):150-164.
22. TERKAWI R S, ALTIRKAWI K A, TERKAWI A S, et al. Flexible bronchoscopy in children: Utility and complications. Int J Pediatr Adolesc Med, 2016, 3(1):18-27.
23. RANUM A, HAGLE M. Diagnostic testing and values//WEINSTEIN S, HAGLE M E. Plumer's principles and practices of infusion therapy. 9th ed. Philadelphia: Wolters Kluwer/Lippincott Williams & Wilkins, 2014:108-141.
24. American Society of Anesthesiologists. Practice guidelines for central venous access 2020: An updated report by the American society of anesthesiologists task force on central venous access. Anesthesiology. Anesthesiology, 2020, 132(1):8-43
25. National Association of Neonatal Nurses. Peripherally inserted central catheters: Guideline for practice, 3rd edition. 2020.
26. O'HORO J, MAKI D, KRUPP A, et al. Arterial catheters as a source of bloodstream infection: a systematic review and meta-analysis. Crit Care Med, 2014, 42(6):1334-1339.
27. O'GRADY N P, ALEXANDER M, BURNS L A, et al. Guidelines for the prevention of intravascular catheter-related infections. Clin Infect Dis, 2011, 52(9):e162-193.
28. NUSSBAUM E. Pediatric fiberoptic bronchoscopy: Clinical experience with 2,836 bronchoscopies. Pediatr Crit Care Med, 2002, 3(2):171-176.
29. JONGE R C, POLDERMAN K H, GEMKE R J. Central venous catheter use in the pediatric patient: Mechanical and infectious complications. Pediatr Crit Care Med, 2005, 6(3):329-339.
30. IRISH M S, OTOOLE S J, KAPUR P, et al. Cervical ECMO cannula placement in infants and children: recommendations for assessment of adequate positioning and function. J Pediatr Surg, 1998, 33(6):929-931.
31. GORSKI L A, HAGLE M E, BIERMAN S. Intermittently delivered IV medication and pH: eevaluating the evidence. J Infus Nurs, 2015, 38(1):27-46.
32. ELHASSAN H A, DIXON T. MRSA contaminated venepuncture tourni-quets in clinicalpractice. Postgrad Med J, 2012, 88(1038):194-197.
33. DYCHTER S, GOLD D, CARSON D, et al. Intravenous therapy: a review of complications and economic considerations of peripheral access. J Infus Nur, 2012, 35(2):84-91.
34. DUESING L A, FAWLEY J A, WAGNER A J. Central venous access in the pediatric population with emphasis on complications and prevention strategies. Nutr Clin Pract, 2016, 31(4):490-501.
35. BANFI C, POZZI M, SIEGENTHALER N, et al. Veno-venous extracorporeal membrane oxygenation: cannulation techniques. J Thorac Dis, 2016, 8(12):3762-3773.
36. ARES G, HUNTER C J. Central venous access in children: indications, devices, and risks. Curr Opin Pediatr, 2017, 29(3):340-346.
37. American Society for Gastrointestinal Endoscopy. Modifications in endoscopic practice for pediatric patients. Gastrointestinal Endoscopy, 2008, 67(1):1-9.

第四章　新生儿重症诊断技术

第一节　危重症影像学诊断

一、新生儿影像学检查方法

影像学检查已广泛应用于新生儿疾病诊断，但由于各种检查方法的成像原理不同，对疾病的诊断价值与限度也不尽相同。因此，对于临床医师来说，了解各种影像学检查方法的特点，根据疾病性质、部位和患儿实际情况选择最适合的影像检查并快速地作出准确诊断非常重要。

（一）普通X线检查

1. **X线平片**　成像原理是穿经人体的X线使胶片上的溴化银感光显影。近年来，随着计算机技术的发展，在原有普通摄片的基础上增加了新的数字化摄片方式，包括计算机X线摄影（computed radiography，CR）、数字化X线摄影（digital radiography，DR）。CR、DR的成像密度分辨率明显高于普通X线成像，图像信息数字化后，便于记录、长期保存处理，且可以任意调节窗位、窗宽使得图像对比清晰、明暗适宜，利于观测更为细小的病变。在所有影像学检查方法中，X线检查由于低射线辐射、操作便捷、价格便宜等优点仍然是临床最常用和首选的影像学检查方法，主要应用于胸、腹部和骨骼系统疾病。一般新生儿作为出生后常规检查均需行胸腹部X线平片检查，观察心影大小、双肺透亮度以及腹部密度、肠管充气与分布等情况。

2. **透视**　又称荧光透视，即利用X线荧光作用，利用荧光屏或影像增强器获取被检查部位的组织影像。优点是可转动患儿体位，改变方向，进行动态观察，于患儿吸气相、呼气相观察气管、纵隔、心影、双膈以及双肺透亮度的变化，以排除气道梗阻性病变。但透视检查影像对比度及清晰度较差，难以观察密度差别小的病变以及密度与厚度较大的部位如头颅、脊柱、骨盆等，同时缺乏客观记录，目前主要应用于造影检查中。

3. **造影检查**　将密度高或低于空腔脏器或间隙的物质（对比剂）引入局部，从而使缺乏自然对比的空腔脏器或间隙产生对比的一种检查方法。一般用于有不明原因呕吐、排便不畅或不排便、难治性咳嗽等临床表现的患儿检查，对消化系统疾病的诊断，特别是食管先天性狭窄或闭锁并伴有气管异常、膈疝、胃肠道发育或位置异常等，具有重要意义。鉴于检查部位不同、临床检查目的各异及患儿实际情况复杂多变，放射科医生应严格把握不同对比剂的适应证。

（二）超声检查

新生儿皮下软组织较薄，骨骼未完全骨化，超声可检查的脏器较成人多，而且超声无放射线辐射损伤，便于重复操作。因此，超声检查在新生儿中有重要的临床应用价值，可广泛应用于消化系统、神经系统、呼吸系统及心血管系统等检查。

1. **检查前准备**　新生儿超声检查需在患儿安静状态下检查，如患儿哭闹不配合，必要时给予10%水合氯醛0.5ml/kg灌肠镇静、催眠。胆囊、胰腺、腹部大血管等深部脏器检查时需空腹4小时以上，胃及十二指肠检查需喂奶或水。

2. **检查仪器**　常规应用的彩色多普勒超声仪均可用于新生儿检查，但对探头有不同要求：在满足穿透力的条件下，尽量选择高频探头，如对浅表器官及腹部脏器检查，建议使用频率9.0MHz以上的高频线阵探头；当病变位置较深时，调低线阵探头频率或换为凸阵探头；心脏检查应选择5.0MHz以上高频相控阵探头。

3. **检查体位**　新生儿危重症超声检查宜在床旁进行，一般采用仰卧位、侧卧位检查。

4. **检查要点**　超声检查应遵循如下原则：全面扫查，沿脏器长轴与短轴分别纵向、横向扫查；对称器官需双侧对比，检查过程中遵循一定的顺序，避免遗漏。

5. **检查模式**　二维超声观察脏器的大小、形态及内部回声；M型超声可以观察运动的脏器的活动曲线，进而评估其功能；彩色多普勒超声观察脏器的血液灌注情况及血流方向；频谱多普勒可以定量测定血流速度，进而评估血流动力学；三维超声新技术较二维能更清晰地显示病变的空间位置关系。

6. **注意事项**　超声虽然无射线损伤，但也会产生热效应、机械效应与空化效应等超声生物效应，新生儿颅脑、眼睛、肺等对生物效应敏感，检查时应注意调节仪器功率或机械指数至安全水平。检查者动作要轻柔，操作前应先洗手或用免洗消毒液擦手，在完成检查后清洁消毒探头，避免医源性感染和交叉污染。检查时注意保暖，并将耦合剂加热至37℃左右。

（三）计算机体层成像

计算机体层成像（computed tomography，CT）分为平扫（plain scan）和增强扫描（enhanced scan）两种。平扫即扫描时不使用对比剂，一般检查需要先进行平扫，增强扫描时将水溶性对比剂（有机碘）经静脉注入患儿体内再行扫描。一般颅内占位、腹部检查、软组织检查时需要常规行平扫加增强。鉴于CT具有成像速度快、三维重建后处理技术等优势，目前几乎可以应用于全身任何部位的检查，为临床诊治提供了非常重要甚至决策性的帮助，对临床常见的危急重症如颅骨骨折、颅内出血、呼吸道异物梗阻、少量气腹、严重肠梗阻等，以及先天性心脏病、各部位肿瘤的大体情况评估等，都具有非常重要的临床价值。近年来，已逐渐发展成熟的多层螺旋CT、超高端CT，能很大程度消除呼吸运动伪影而获得更多的图像信息，明显提高小病灶的检出率。同时由于具有更快的扫描成像速度、丰富的后处理和伪色彩技术、门控技术及CT血管成像（computed tomography angiography，CTA）技术的广泛应用，主、肺动静脉大血管及颅内血管畸形、先天性心脏病等病变检出率明显提高。CT静脉造影（CTV）技术通过多平面重建可清楚显示静脉及静脉窦，对脑静脉窦血栓病变的检查作用同样不可忽视。

1. **CT检查的优点** CT检查有其独特的优点，包括：①所需费用相对较低，扫描速度快，更适合不配合的患儿，且家长容易接受；②图像清晰，密度对比度好，特别是多层螺旋CT强大的后处理技术，可以比X线平片提供更丰富的信息；③显示骨破坏与增生的细节以及重叠部位、解剖复杂骨骼的情况较X线平片更优；④对急性出血敏感，怀疑新生儿颅内出血的患儿首选CT检查。

2. **CT检查的缺点** CT检查也存在许多缺点，例如，①软组织分辨率不高，除对急性出血、钙化较敏感外，对于新生儿神经系统疾病的诊断能力有限，不能作为新生儿神经系统发育和疾病的主要检查手段，尤其是对新生儿HIE的诊断；②CT检查对患儿有射线辐射损伤，其辐射剂量明显高于普通X线摄片的水平，而且由于大部分疾病的诊断需要采用CT增强扫描的方式，需使用含碘对比剂，这又增加了造成机体损伤的因素，需要高度重视。因此，新生儿应尽可能少接受CT检查，严格把握检查适应证。对于确实需要行CT检查的新生儿，要尽可能采用多层螺旋CT检查，并选取低剂量成像，降低新生儿所接受的扫描剂量。

（四）磁共振成像检查

磁共振成像（magnetic resonance imaging，MRI）检查技术具有无辐射危害、软组织分辨率高、多平面成像的优势，能够全方位显示病灶与周围软组织的关系，特别对胎儿中枢神经系统发育异常、腹部脏器、肢体异常及新生儿脑发育异常检测具有无法替代的价值。常规MRI是诊断新生儿脑损伤可靠的检查方式，能显示脑损伤的受损范围及损伤类型。临床观点认为，MRI在显示颅脑形态学分辨率方面达到了很高水平，在显示脑室周围白质软化、脑动脉梗死以及基底节、脑实质出血方面明显优于CT和B超，特别是在显示小儿脑髓鞘化进程中有明显优势。

1. **功能成像** 广义上，MRI包括弥散加权成像（diffusion weighted imaging，DWI）、扩散张量成像（diffusion tensor imaging，DTI）、磁敏感加权成像（magnetic sensitivity weighted imaging，MSWI）、磁共振波谱（magnetic resonance spectroscopy，MRS）、脑神经活动检测与成像（BOLD）等；狭义上功能成像单指BOLD，即功能性磁共振成像（functional magnetic resonance imaging，fMRI）。

（1）DWI：反映水分子在组织内不规则运动（扩散）的成像技术，是临床应用最广泛、技术最成熟的功能成像序列，能够及时反映脑组织损伤范围及程度，对于新生儿急性脑出血的判定、急性脑中毒的诊断、颅内肿瘤及肿瘤样病变的鉴别等均具有非常重要的临床指导意义。DTI及纤维束示踪成像是目前唯一能观察中枢神经系统脑髓鞘形成及神经纤维束走行的技术手段，在婴幼儿脑发育过程中及脱髓鞘病变、神经变性等疾病中发挥重要作用。SWI作为一个高分辨率3D梯度回波成像的序列，通过相位后处理显示血液产物的顺磁性特性，因此该序列对静脉内去氧血红蛋白和血管外血液产物的检测更为敏感，广泛应用于脑外伤、脑梗死及血管畸形等疾病中。

（2）MRS：唯一能在活体上测得代谢产物的无创伤性检测方法，从分子水平反映组织代谢情况。MRS是一种无创性检查方法，可以提供脑的代谢信息，在显示组织的生化特征方面优于传统MRI。目前在脑部研究中^{1}H-MRS的应用最为广泛，^{1}H-MRS能半定量分析人脑内某些低浓度的代谢产物含量，主要有*N*-乙酰天门冬氨酸（*N*-acetylaspartate，NAA）、肌酸（creatine，

Cr)、乳酸(lactate,Lac)、胆碱(choline,Cho)等。MRS可提供活体上关于脑细胞能量代谢、细胞膜崩解、神经元功能及选择性神经递质活动等信息,观察新生儿脑的生化代谢过程,以及新生儿脑不同部位的髓鞘化进程等;对显示早期脑损伤非常灵敏,如在急性缺氧缺血发生6小时即可检测到乳酸波峰升高。应用MRS进行人脑代谢产物浓度测定具有重要意义,例如,①NAA:位于波谱2.0ppm处,主要位于成熟神经元内,是神经元的内标志物。在足月新生儿中是第二高波峰,仅次于Cho峰,出生后随着年龄的增长及神经元成熟,NAA峰逐渐升高,至6个月时NAA已跃升为最显著的波峰;神经元损伤时NAA下降。②Cho:反映脑内总胆碱含量,包括磷酸胆碱、磷脂酰胆碱和磷酸甘油胆碱,波峰位于3.2ppm处,是细胞膜磷脂代谢的成分之一,反映细胞膜的运转。定量研究发现,新生儿脑Cho含量较成人高,出生后数月随着髓鞘化的加速完成,Cho含量逐渐下降。脑的不同部位髓鞘化进程不同,其含量也不尽相同。③Cr:包括肌酸和磷酸肌酸,位于波谱3.0ppm处,参与体内能量代谢,在正常脑波谱中,Cr是第三高波峰。在HIE时相对稳定,故常作为其他代谢物的参考。MRS是一种新型的功能分析诊断方法,是目前唯一能检测活体中某一特定组织区域中化学成分的无损伤技术,利用磁共振现象和化学位移作用对特定原子核及其化合物进行定量分析,通过不同化合物中相同原子共振频率不同,在波谱线频率轴上不同位置形成不同的峰。该技术能较准确地反映组织代谢水平、无创地检测正常与病变脑组织中代谢物的浓度变化,可以无创性检测脂肪、氨基酸、酮体等重要生物代谢物质,对于脑内外肿瘤的鉴别、肿瘤良恶性的判断、脑白质病变以及代谢性脑病的诊断均能提供重要临床信息,尤其是在新生儿HIE,^{1}H-MRS更是可在诊断及预后方面提供无法替代的效果。

2. **MRI检查的利弊** MRI是一种无创伤、无射线、软组织对比分辨率高的检查,可以多方位、多参数、多轴向扫描,与CT及常规放射学相比具有特殊的优势;同时fMRI还可进行功能测量,并利用流空效应对心脏和大血管成像;MRI具备高软组织及空间分辨力,可准确、敏感、无创地显示新生儿的脑结构、脑发育、髓鞘化程度等,有助于明确脑部病变的部位、性质、范围以及与周围组织的关系等,在新生儿脑和脊髓等中枢神经系统疾病的诊断中具有不可替代的优势,尤其是新生儿HIE检查的最佳方法;fMRI等特殊的MRI检查也是神经系统定性、定量诊断的重要补充;在胸部检查中,由于纵隔内血管的流空效应及纵隔内脂肪高信号形成的优良对比,使MRI对纵隔及肺门淋巴结肿大、纵隔占位性病变以及新生儿先天性心脏病、心肌病、心包病变的诊断具有较高的价值,特别是磁共振电影成像、MRA的应用,使MRI在心血管疾病的诊断方面具有广泛的应用前景;对于软组织及骨髓病变,MRI有较好的显示效果,可清晰显示关节囊、关节软骨及关节韧带,对关节软骨损伤、韧带损伤、关节积液等病变的诊断及早期骨转移具有其他影像学检查所无法比拟的价值。

MRI设备昂贵,我国部分中小型医院无此设备,而且检查费用较高,不易普及;MRI扫描时间较长,受呼吸运动及胃肠道蠕动伪影干扰、心脏起搏器等铁磁性医疗装置受限,尤其是危重症患儿无法长时间配合、心电监护等医疗设备无法进入扫描间,从某种程度限制了对危重症患儿的检查效能;此外,MRI对成骨性或骨质增生性病变显示欠佳,对钙化及肺内小病灶的检出不敏感。

二、影像学检查在新生儿重症中的应用

(一)神经系统重症

神经系统重症以新生儿脑损伤为主,当需要紧急进行病因学检查时,尤其在创伤期间及可疑出血导致的意识模糊时,CT被认为是首选检查方式,而在评估癫痫、肿瘤鉴别、脑白质病变以及脑部感染方面,MRI优于CT。

新生儿脑损伤主要包括缺氧缺血性脑损伤(hypoxic ischemic brain damage,HIBD)和出血性脑损伤(hemorrhagic brain injury,HBI),其中HIBD如HIE主要由围产期患儿窒息所致。足月新生儿缺氧的主要原因包括窒息、反复呼吸暂停、胎粪吸入、高碳酸血症等;缺血的主要原因包括心搏骤停、严重心力衰竭、重度心动过缓以及败血症等。

1. **新生儿HIE** 是HIBD的主要类型,在病理生理上主要表现为选择性神经元坏死,随缺血缺氧程度不同而损伤不同脑区域,其中轻-中度损伤主要体现在分水岭区损伤,常见于双侧额叶、顶叶、枕叶,累及皮质下白质;中-重度损伤主要在深部灰质,尤以丘脑腹外侧、海马、豆状核及脑干、小脑多见;严重者表现为广泛灰质、白质损伤及多发脑软化灶、脑萎缩改变。

(1)CT表现:主要表现为脑水肿所致的低密度影及合并颅内出血所致的高密度影改变(图4-1-1)。根据CT改变,HIE可分三度,①轻度HIE:脑实质中境界模糊的小片状低密度影;②中度HIE:脑实质中低密

度影范围超过两个脑叶，可合并脑出血；③重度 HIE：脑实质广泛弥漫性低密度影，常合并脑出血。

（2）MRI 表现：双侧额叶、顶叶及枕叶分水岭区皮质及皮质下白质 T_1WI 低信号、T_2WI 高信号，脑灰质、白质分界不清；重度损伤者表现为弥漫性长 T_1、长 T_2 信号及脑软化、脑萎缩改变（图 4-1-2）。

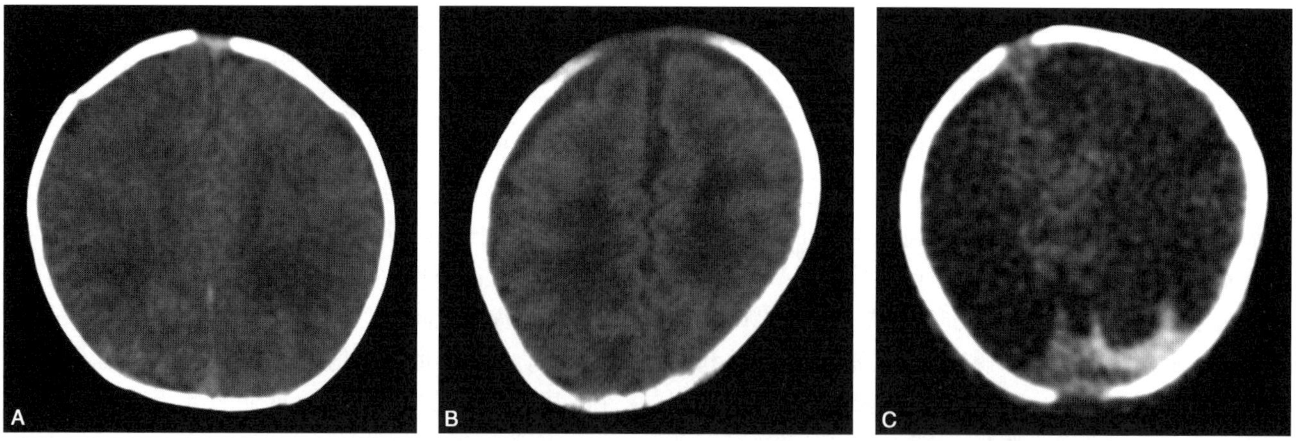

图 4-1-1 HIE 的 CT 表现

A. 轻度 HIE；B. 中度 HIE；C. 重度 HIE 合并出血。

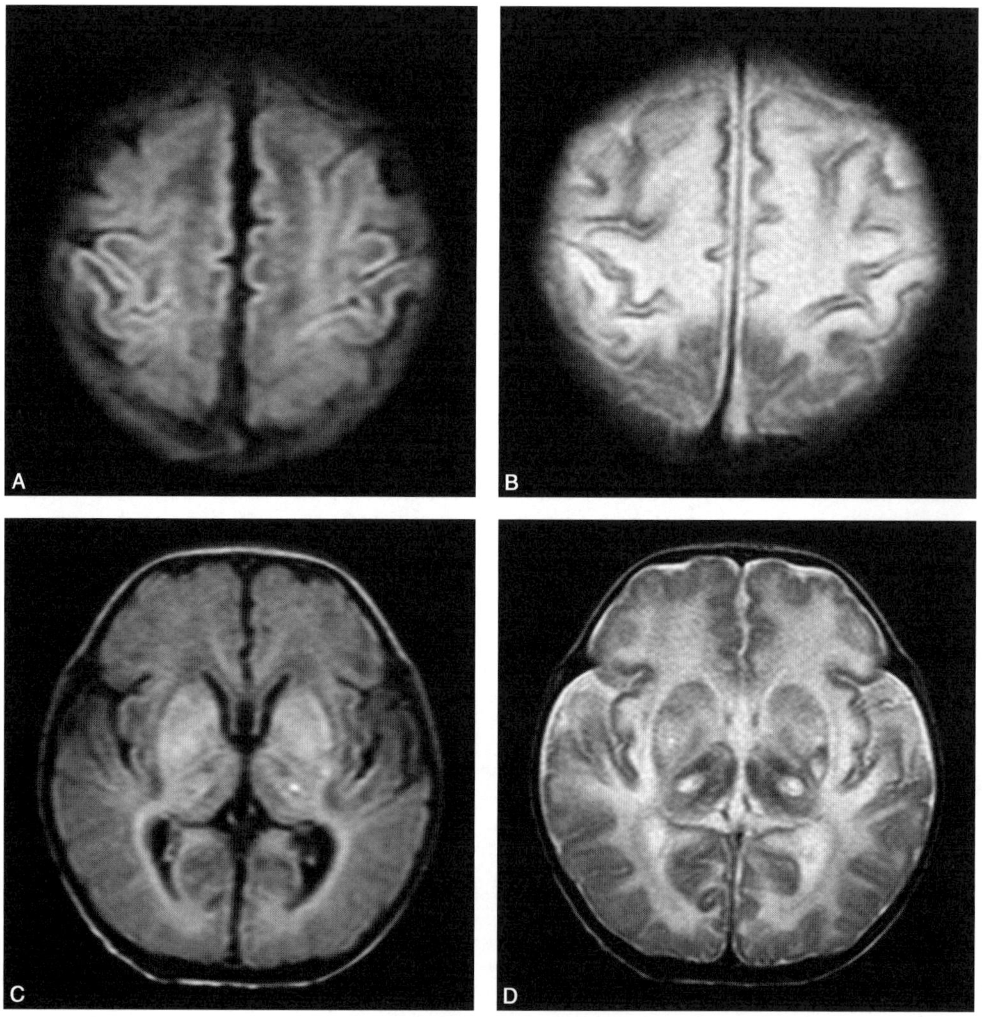

图 4-1-2 HIE 的 MRI 表现

A～B. HIE 皮质受累；C～D. HIE 基底节受累。

2. **新生儿 HBI**　主要包括脑室周围-脑室内出血(periventricular-intraventricular hemorrhage,PIVH)和其他部位出血,其中 PIVH 是早产儿脑出血最常见的类型,在 NICU 中常见,胎龄越小发病率越高,是患儿死亡的重要病因。出血多发生在双侧侧脑室的腹外侧室管膜下生发基质,故也称室管膜下出血(subependymal hemorrhage,SEH)或生发基质出血(germinal matrix hemorrhage,GMH)(图 4-1-3)。PIVH 可分为四级,Ⅰ级:出血限于室管膜下;Ⅱ级:脑室内出血不伴脑室扩张;Ⅲ级:脑室内出血伴脑室扩张;Ⅳ级:脑室内出血合并脑实质出血或脑室周围出血性梗死。50% 以上Ⅲ~Ⅳ级出血遗留神经系统后遗症,甚至导致死亡。出血性脑损伤的其他部位出血主要有脑实质出血、原发性蛛网膜下腔出血、硬脑膜下血肿和硬脑膜外血肿。

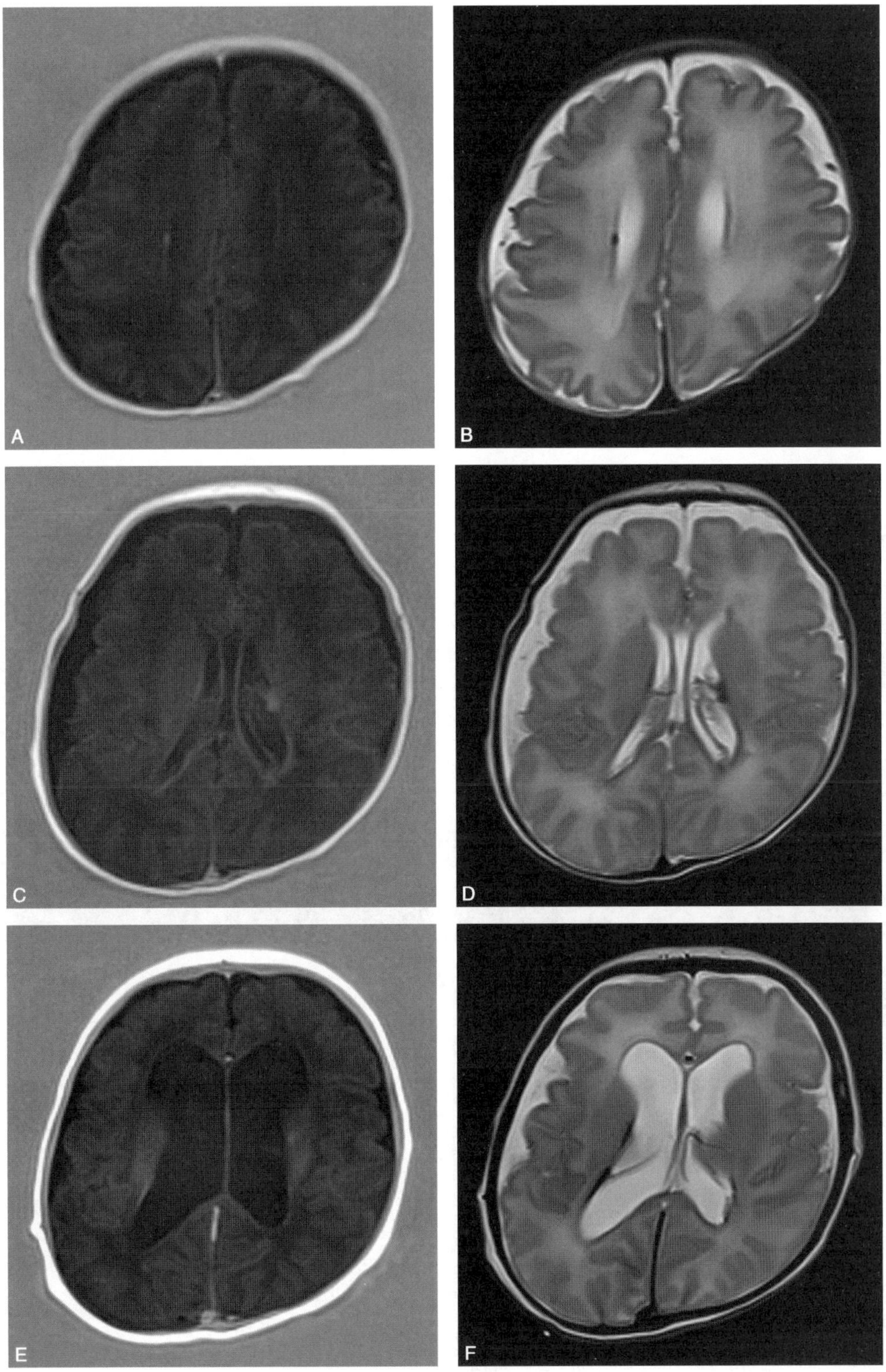

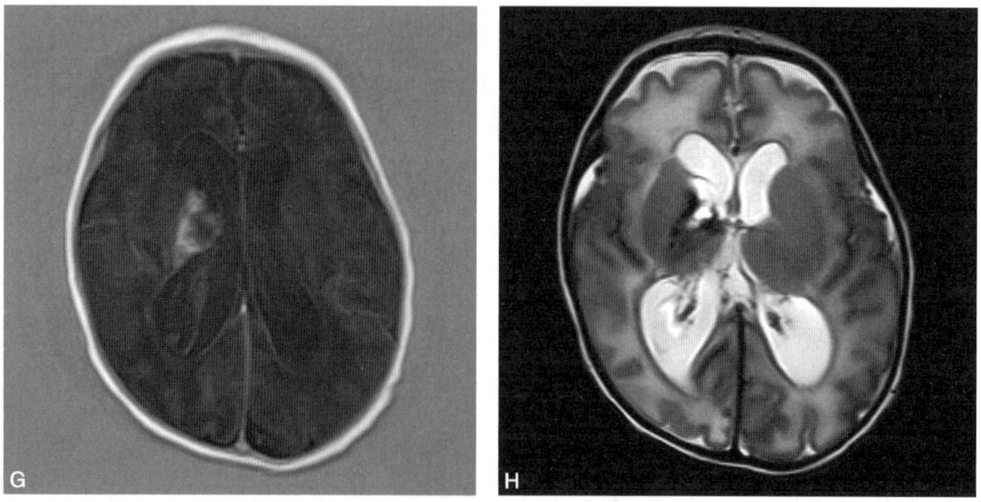

图 4-1-3　PIVH 的 MRI 表现

A~B. PIVH Ⅰ级；C~D. PIVH Ⅱ级；E~F. PIVH Ⅲ级；G~H. PIVH Ⅳ级。

（1）超声图像：PIVH 随病情进展呈动态变化，即出血早期为强回声，2~3 周后逐渐液化吸收，呈低回声或囊状无回声。Ⅰ级出血早期表现为室管膜下高回声团块，2~3 周后逐渐吸收，呈低至无回声；Ⅱ级出血表现为脑室内高回声团块，以三角区及后角多见，也可附着于脉络丛，表现为脉络丛不规则增宽，显示隆起，恢复期团块逐渐缩小，回声减低，变为囊肿、吸收消退，脑室无扩张；Ⅲ级出血除脑室内血块超声表现外，伴脑室扩张、脑积水；Ⅳ级出血表现为脑室周围脑实质内高回声团块，边界清，脑实质受压，较大血肿可引起脑中线偏移。恢复期出血灶逐渐液化、吸收形成囊泡（图 4-1-4）。

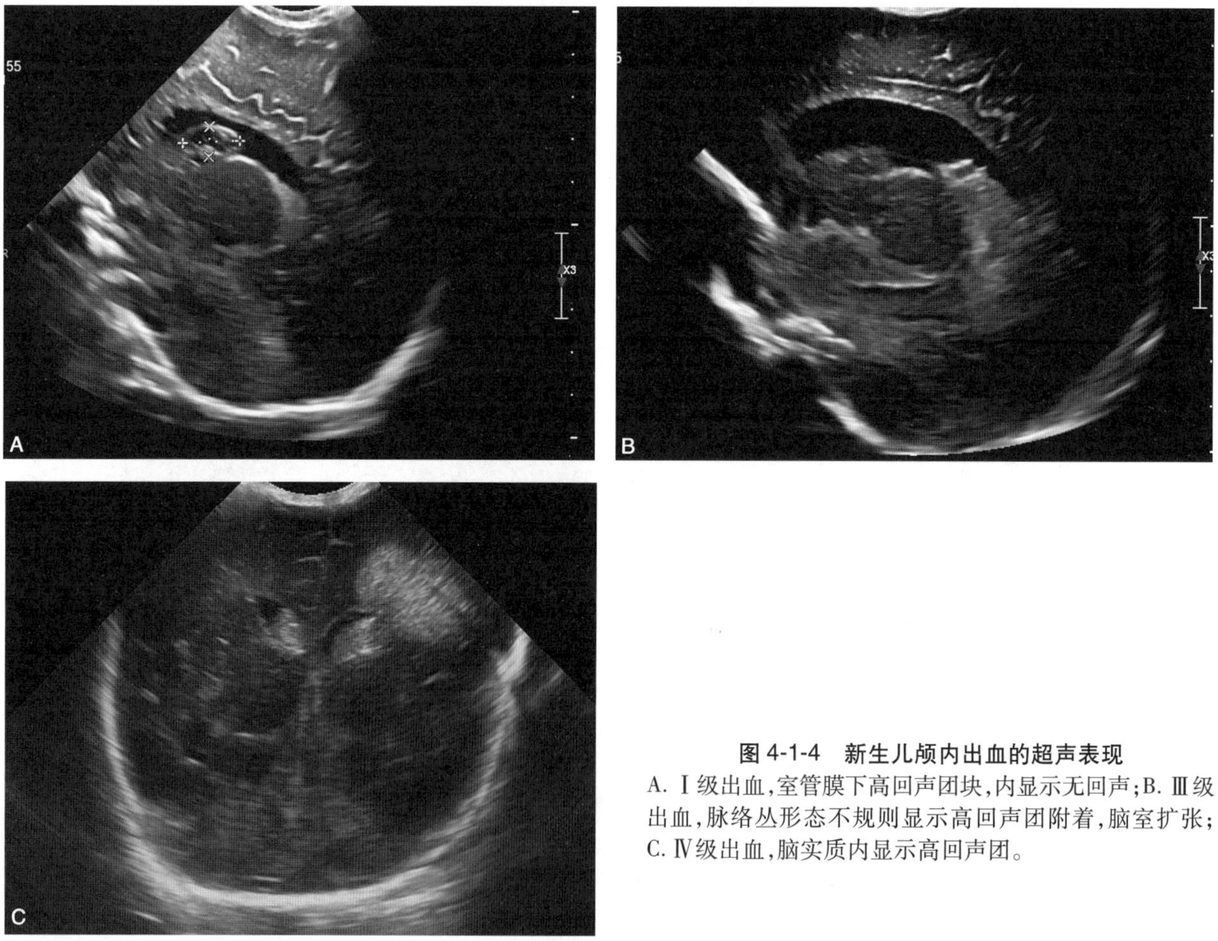

图 4-1-4　新生儿颅内出血的超声表现

A. Ⅰ级出血，室管膜下高回声团块，内显示无回声；B. Ⅲ级出血，脉络丛形态不规则显示高回声团附着，脑室扩张；C. Ⅳ级出血，脑实质内显示高回声团。

（2）CT表现：脑实质出血时，为脑内边缘清楚的类圆形、团片状或不规则形高密度影，周围可有低密度水肿带环绕，由出血量多少引发脑室、脑池及中线结构改变等（图4-1-5）。脑实质出血的MRI表现主要根据血红蛋白氧化时间而有不同表现，3天内大体表现为T_1WI呈等/低信号、T_2WI呈低-稍高信号；出血时间为3天~1个月时T_1WI均呈高信号、T_2WI逐渐由高信号转变为低信号。蛛网膜下腔出血CT平扫与MRI常规扫描T_1WI表现为基底池、侧裂池、半球间裂及脑沟内高密度影或高信号影，此类出血检查首选CT平扫。硬膜下出血CT平扫表现为颅骨内板下新月形高密度影，可跨颅缝甚至达对侧脑表面；而硬膜外出血表现为颅骨内板下梭形高密度影，一般不可跨颅缝；MRI常规扫描T_1WI表现亦根据血红蛋白氧化时间表现为颅内板下部位与脑实质出血信号类似的影像改变。

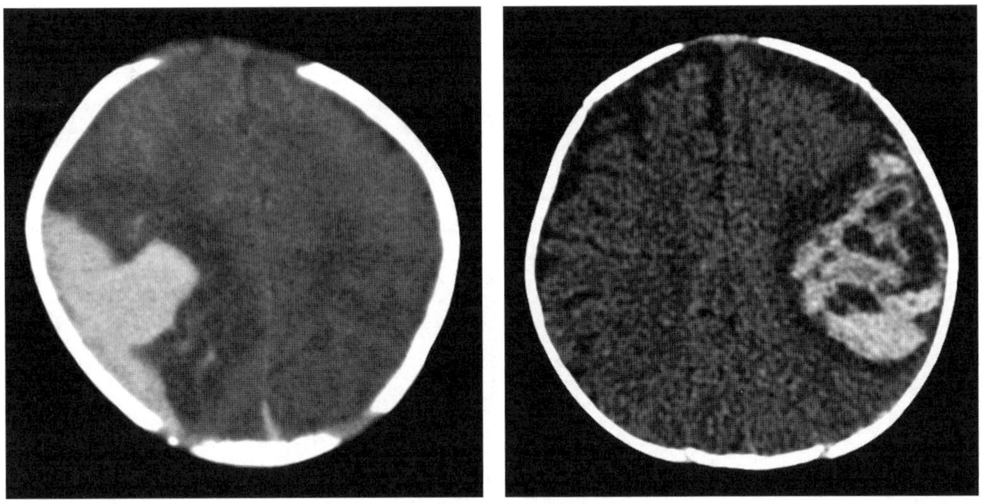

图4-1-5　脑实质出血的CT表现

（二）呼吸系统重症

主要应用于RDS、张力性气胸、先天性支气管疾病、MAS、羊水吸入性肺炎、新生儿肺炎等的诊断与鉴别诊断。

1. RDS　由于PS缺乏及肺发育不成熟所致的双肺广泛肺泡萎陷、损伤、渗出，表现为生后数小时内出现进行性呼吸困难和呼吸衰竭等。多见于早产儿，亦可发生在糖尿病母亲的新生儿、剖宫产儿、围产期窒息患儿及患有重度Rh溶血病的新生儿，是新生儿重症监护室的常见疾病，也是早产儿死亡的主要原因之一。

（1）超声表现：双肺弥漫性分布B线，呈“瀑布征”，A线消失（图4-1-6A）；胸膜线增粗、不光滑；胸膜下碎片状肺实变，内可显示点状支气管充气征，呈“雪

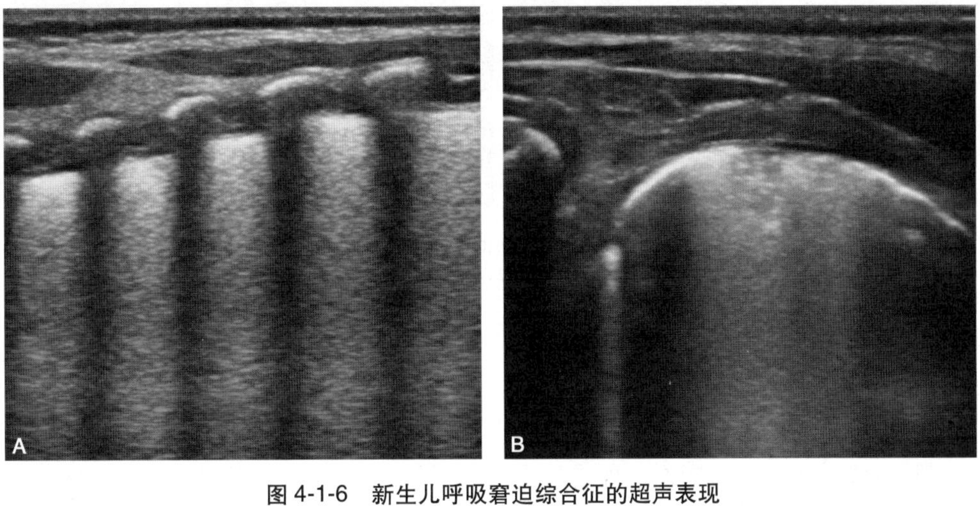

图4-1-6　新生儿呼吸窘迫综合征的超声表现

A. 双肺弥漫性分布B线，呈“瀑布征”，A线消失；B. 胸膜下显示碎片状肺实变，内可显示点状支气管充气征，呈“雪花征”。

花征”(图 4-1-6B)；动态检查时肺滑动征减弱。近年来，文献报道应用肺超声评分评估病变严重程度及预后。肺超声可以评估肺表面活性物质治疗 RDS 的效果，治疗后 B 线、肺实变减少或消失；对于机械通气治疗的患儿，肺超声可评估肺复张程度，对指导机械通气应用、选择撤机时机具有临床价值。肺超声可减少 NRDS 患儿胸部 X 线检查次数，减低患儿及医务人员的 X 线辐射暴露。

(2) X 线表现：根据典型表现，RDS 胸部 X 线表现分为 4 级，Ⅰ级：肺野内仅见广泛颗粒影，以双下肺野稍明显；Ⅱ级：肺野内可见均匀分布的网点影，双肺透亮度逐渐降低，出现空气支气管征；Ⅲ级：双野颗粒影增大，边界模糊，透亮度明显下降，支气管充气征广泛，心影及膈面显示不清；Ⅳ级：肺野一片增白呈“白肺”改变，空气支气管征消失，心影及膈面难辨(图 4-1-7)。有研究认为，对疑似新生儿 RDS 的诊断，胸部 X 线的灵敏度及特异度较略低于超声检查。但 X 线除了可用于诊断及随访评价病情转变外，还能直观、准确、快捷地确定气管插管的位置，能使因插管定位不当引起的肺损伤降到最低。

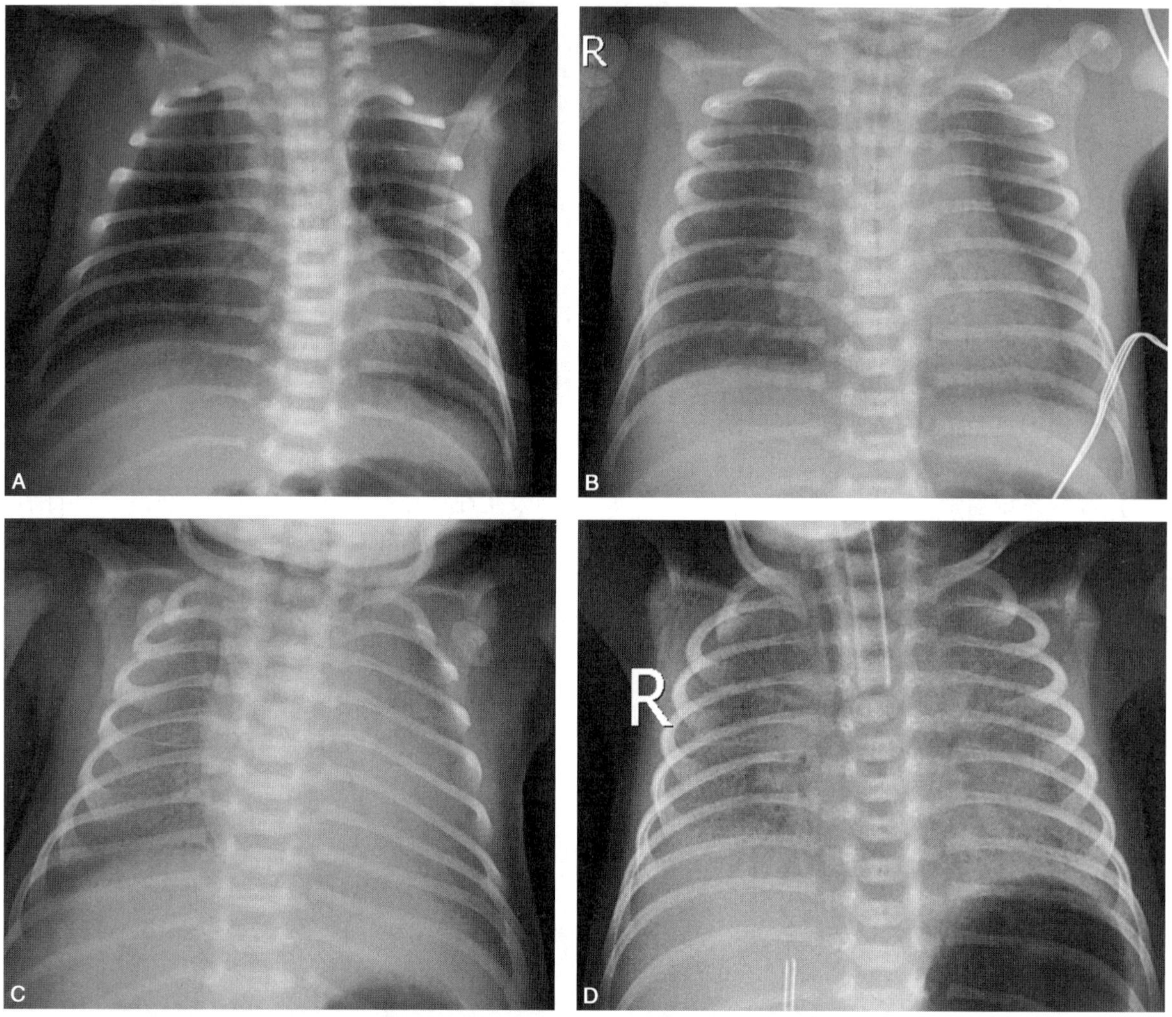

图 4-1-7　RDS 的胸部 X 线表现

A. RDS Ⅰ级；B. RDS Ⅱ级；C. RDS Ⅲ级；D. RDS Ⅳ级。

2. **张力性气胸**　气体通过脏胸膜或壁胸膜进入胸腔时称为气胸，临床上多见于肺原发病变基础上出现突发性咳嗽、发绀、气促及呼吸困难。

(1) X 线表现：胸部 X 线的典型影像表现为肺表面脏层细线状边缘与胸壁之间出现无肺纹理的透亮带(图 4-1-8)。

(2) CT 表现：压缩肺组织向肺门聚集、靠拢，卧位时常见肺组织向后背聚缩，低密度气体积聚在前内方，使患侧肺透亮度增高，病变严重者患侧肺野呈大片低密度无肺纹理影，胸廓膨隆、纵隔移向健侧。

3. **先天性支气管疾病**　包括先天性支气管闭锁及先天性气管瘘等。先天性支气管闭锁为胚胎期肺

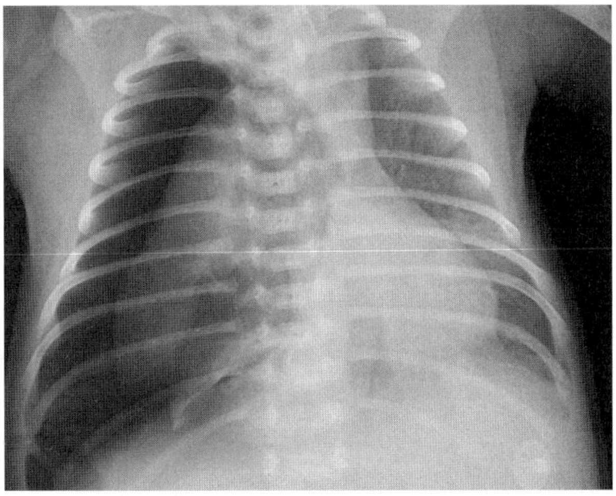

图 4-1-8　张力性气胸的胸部 X 线表现

段支气管发育异常或支气管动脉供血阻断所致支气管局部狭窄或闭锁引起的一种少见畸形，患儿出生后即有不同程度的呼吸困难。

（1）X 线表现：支气管闭锁端充满黏液，形成肺门区小肿块影或分支状阴影。

（2）CT 表现：CT 平扫表现为不规则状水样低密度黏液栓影，其内可见低密度气体影，黏液栓远端可见支气管扩张。

4. **羊水吸入性肺炎和 MAS**　为新生儿呼吸困难的常见原因。

（1）羊水吸入性肺炎：多见于剖宫产出生时吸入羊水。根据吸入羊水量的多少，X 线影像大致分为轻、中、重度三型：①轻度，主要表现为自肺门向外放射状增粗增多的肺纹理影，双下肺稍著；②中度，主要表现为自肺门向外的放射状斑片状、云絮状模糊影，双下肺亦较常累及，同时伴有肺气肿；③重度，主要表现为弥漫多发融合小片状高密度影，多伴有严重肺气肿，双侧肺野外带病变相对轻（图 4-1-9）。

（2）MAS：多见于足月儿或过期产儿，常有胎儿窘迫和羊水、胎粪污染史。胸部 X 线征象主要依据吸入量及胎粪、羊水相对含量多少而异。X 线影像表现为胎粪阻塞支气管或肺泡腔所致的沿着支气管走行的高密度结节状、斑片状阴影，常伴有灶性肺不张及程度不一的肺气肿（图 4-1-10）。

5. **新生儿感染性肺炎**　可发生在子宫内、分娩时或出生后，以出生后感染性肺炎发生率最高。病原体大多为细菌，如金黄色葡萄球菌、B 族溶血性链球菌、大肠埃希菌。临床表现通常为先出现上呼吸道感染，之后出现气促、鼻翼及三凹征等。影像学表现：胸部 X 线主要表现为双肺弥漫多发斑片状、絮片状高密度影，从双肺门向周围扩展常伴肺气肿，同时多见空气支气管征及双侧胸腔积液（图 4-1-11）。

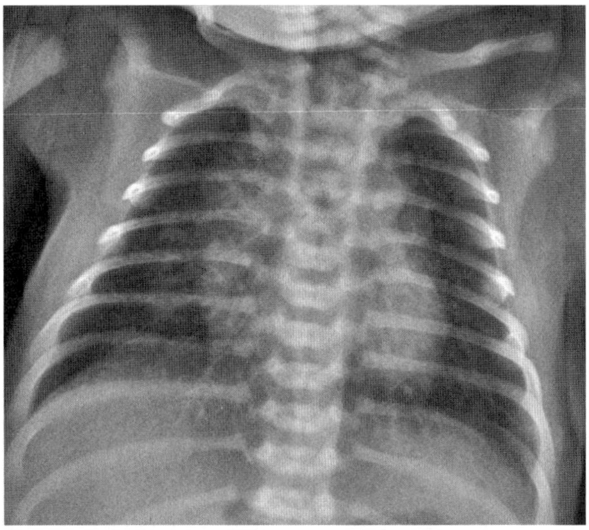

图 4-1-9　羊水吸入性肺炎胸部 X 线表现

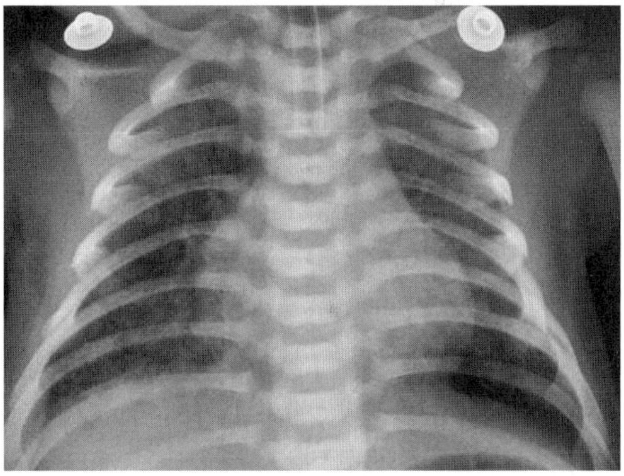

图 4-1-10　MAS 的胸部 X 线表现

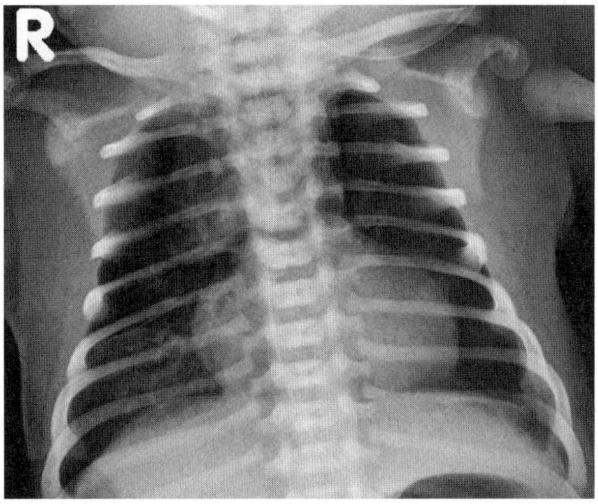

图 4-1-11　新生儿感染性肺炎的胸部 X 线表现

（三）消化系统重症

主要用于NEC、先天性消化系统畸形（如先天性肠闭锁、旋转不良等）的诊断和鉴别诊断。

1. NEC　是新生儿常见的肠道急腹症，早产儿和低体重儿发病率更高，病情进展迅速，严重者可致肠穿孔、腹膜炎、败血症、休克及死亡。新生儿由于肠道蠕动弱，容易造成肠道积气及由此引发炎症所致的肠壁增厚。

（1）超声表现：肠管壁增厚、回声减低，肠蠕动减弱；肠管壁、门静脉积气；肠管扩张、积液；腹腔游离积液，穿孔后可显示腹腔游离积气。彩色多普勒显示早期肠壁血流信号稍丰富，肠坏死后血流信号缺失（图4-1-12）。

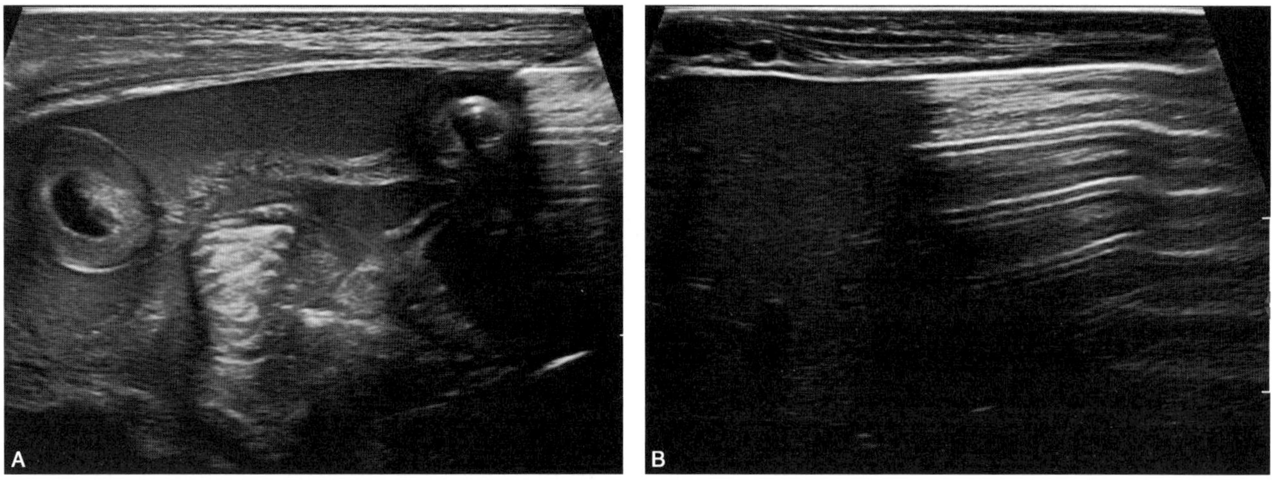

图4-1-12　NEC的超声表现

A. 肠管壁增厚、回声减低，腹腔游离积液，透声差；B. 腹腔肝前缘显示游离积气。

（2）X线表现：病变早期，积气肠管呈类圆形并多个聚集于局部时，表现为蜂巢状结构，称为“蜂窝征”；当多条积气肠管呈多发条状扩张聚集并上下排列形似芭蕉状，称为“芭蕉征”；如出现某一段肠管大量充气、扩张呈弓形横跨腹部，类似彩虹状改变，称为“彩虹征”；早-中期NEC可出现上述一种或多种混合X线征象。随着病情进展可出现沿肠壁走行的肠壁积气、肝门积气及气腹（图4-1-13）。以往文献认为，肠壁积气和肝门积气为NEC的特征性病变，出现此两种征象表明在病理上小肠、结肠已出现局部或广泛性坏死，故在临床工作中不能待上述多种征象或此两种特征性征象出现时才诊断该病，以免耽误治疗。实在诊断有困难而临床症状又怀疑时，条件允许时可行CT扫描，CT更易发现肠壁积气、腹膜积气及腹腔积气，对治疗方案的调整有指导意义。

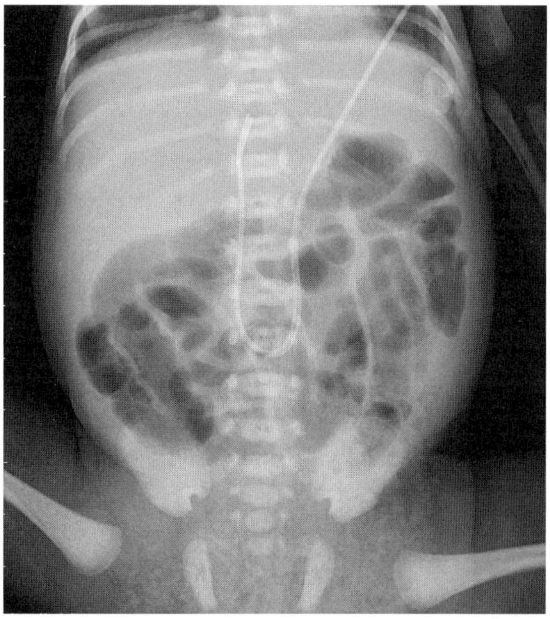

图4-1-13　NEC的腹部X线表现

2. **先天性肠闭锁**　发病机制尚不完全明确，可能与胚胎时期小肠空化不全、血液循环障碍和神经系统发育异常有关，不明原因呕吐是最常见症状，腹部立位X线片有较特征的提示意义。先天性肠闭锁的典型影像学表现：十二指肠闭锁，胃和十二指肠各出现一气液平面，出现典型“双泡征”；如出现十二指肠远端闭锁，则在十二指肠降部及水平部各有一气液平面，其他肠管未见充气，出现“三泡征”。对于低剂量多层螺旋CT冠状位重建可见与腹部X线片类似的“双泡征”（图4-1-14）。

3. **先天性肠旋转不良**　为胚胎期肠管在以肠系膜上动脉为轴心的旋转过程中出现不完全或固定异常，使肠管位置发生变异或肠系膜附着不全。临床症

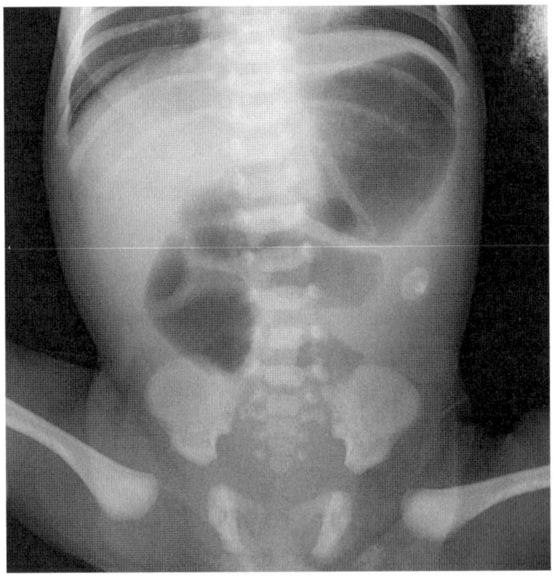

图 4-1-14 小肠闭锁的腹部 X 线表现

状主要表现为反复间断出现呕吐胆汁或咖啡样物、便秘或血便，严重者出现腹膜炎休克甚至死亡。

（1）影像学表现：典型特征为腹部 X 线片表现为十二指肠不全梗阻征象伴有小肠充气减少；消化道造影检查为该病临床首选影像学检查方式，主要表现为胃扩张、幽门管增宽，十二指肠降部或水平部完全或不完全梗阻。梗阻点呈外压性改变或合并肠扭转时，造影剂通过梗阻点后呈“鼠尾状”或“麻花状”，此征象为该病的特征性征象（图 4-1-15）。

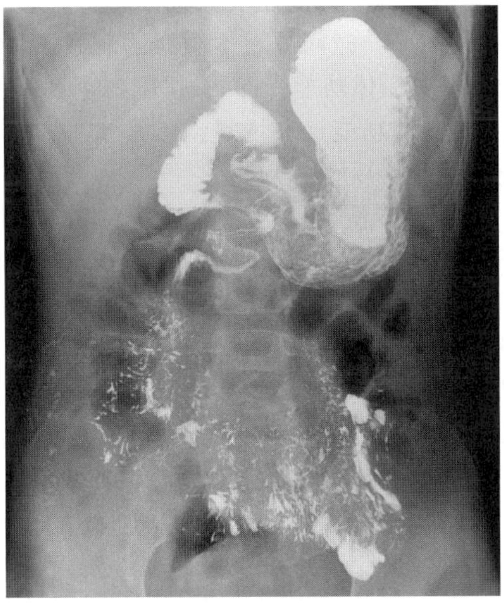

图 4-1-15 肠旋转不良的消化道造影表现

（2）多层螺旋 CT 扫描：肠旋转不良伴肠扭转时，典型征象为“漩涡征”和“中心点征”。“漩涡征”为肠系膜围绕肠系膜上血管旋转形成，由于新生儿腹腔内脂肪含量少而肠道气体较多，因此，该征象对较大龄儿童及成人的诊断效能有限。“中心点征”表现为轴位上水肿的肠系膜中央出现点状高密度影，可能是由肠系膜扭转造成肠系膜上静脉阻塞、淤血所致。

（四）体外膜肺氧合

ECMO 主要为重症心肺功能衰竭患者提供持续的体外呼吸与循环支持，使心肺得到休息和功能恢复，为抢救患者生命赢得时间。ECMO 主要包括血管内插管、连接管、动力泵（人工心脏）、氧合器（人工肺）、供氧管、监测系统等部分，核心部分是人工肺和人工心脏，可将血从体内引流到体外，经膜式氧合器氧合后，再用动力泵将血灌注回体内。

（1）ECMO 前超声评估：颈部及四肢血管，观察血管的大小及有无畸形或变异；腹部脏器检查排除先天性脏器畸形、肿瘤、炎症等病变。肺部检查排除胸腔积液、肺实变等；心脏检查评估心脏结构、功能、心包积液等。

（2）ECMO 中超声引导：可及时调整插管的位置，避免导管置入位置异常或损伤血管或心脏。

（3）ECMO 后超声监测：心脏超声心动图检查可评估心脏功能变化、心排血量，有无瓣膜反流等；肺部超声检查可评估胸腔积液、肺实变情况（图 4-1-16）；腹部超声检查评估有无肾、肠管及肝损伤，腹腔积液及腹腔间隙综合征；颅脑超声评估有无颅内出血、缺血缺氧性脑损伤。

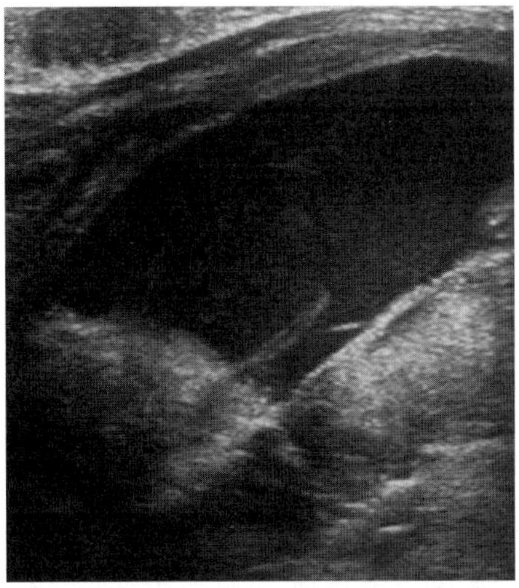

图 4-1-16 ECMO 后新生儿肺部超声检查

肺大部分实变，大量胸腔积液，积液内显示密集点状回声及团块状高回声（肺出血）。

（于红奎 刘鸿圣）

第二节 内分泌和遗传代谢病的实验室诊断

一、新生儿内分泌的实验室诊断

激素(hormone)是内分泌系统的最基本物质,是一种参与细胞内外联系的内源性信息分子和调控分子。按其化学本质可将激素分为两类:蛋白质(肽)类与非蛋白质类。蛋白质类包括蛋白质、肽和多肽类激素,如胰岛素、促胃液素、甲状旁腺激素和降钙素等;非蛋白质类则包括类固醇激素(孕酮、雌二醇、皮质类固醇、维生素 D 等),氨基酸衍生物(色氨酸衍生物,包括 5-羟色胺、褪黑素等),酪氨酸衍生物(多巴胺、肾上腺素、甲状腺素等)和脂肪酸衍生物(前列腺素、血栓素等)。

血液中激素含量具有不稳定、波动范围大的特点。所有激素的分泌包括基础分泌(持续性分泌)和在其基础上的脉冲式分泌。激素的合成与分泌受多种因素的影响。激素分泌的调节:①神经系统调节:主要通过下丘脑及自主神经中枢对激素的分泌进行调节,通过神经递质、肽能神经递质和交感、副交感神经进行调节,改变激素分泌速率、调节激素水平,从而调节内分泌系统的功能。②激素分泌的反馈调节:长反馈调节是靶腺与下丘脑、垂体间相互的正、负反馈调节;短反馈调节是指下丘脑与垂体间的相互调节;超短反馈调节是指激素反馈作用于产生它的细胞自身;还有代谢物质的反馈调节,如血糖浓度对胰岛素和胰高血糖素的调节,血钙对甲状旁腺激素和降钙素的调节等。激素反馈调节不仅具有重要的生理意义,也是各种激素储备功能和分泌功能试验的基础。临床上常需同时检测垂体激素和靶激素水平及其相关代谢物质水平,才能正确判断各内分泌腺体的功能。

(一) 激素测定

包括激素定量(瞬间和动态监测)、功能评估及腺体功能测定等内容。

1. **激素定量** 用各种激素的抗体,以放射免疫分析或免疫放射量度分析测定各种激素值,实际上代表含有能与抗体结合的抗原决定簇的激素分子总量,包括激素单体分子、寡聚体、含抗原决定簇的降解产物、激素前体及其他与抗原决定簇有同源性的交叉物质。激素定量测定与激素功能是两个不同的概念,血中某种激素浓度正常并不一定代表该腺体的功能正常。由于血液中激素含量具有不稳定、波动幅度大的特点,使得激素的正常值范围很宽,不宜根据一次激素测定结果判断腺体的功能;特别是对于分泌频率高的激素,更难用一次测定结果进行评判。在这种情况下,需要每隔 20~30 分钟采血 1 次,至少 3 次,合并后的测定值才比较有价值;或采取"激素对"和"激素与靶底物"同时测定的方法,例如,促激素与靶激素(促甲状腺素与甲状腺激素、促肾上腺皮质激素与皮质醇),胰岛素与葡萄糖,甲状旁腺激素与钙等,同时测定更能准确反映内分泌腺体的功能状态。

2. **24 小时激素分泌量** 某些激素(如生长激素和促性腺激素)的分泌方式呈脉冲式,随机测定其水平的诊断价值不大,需在 24 小时内多次测定,才可以比较真实地反映机体的激素内分泌状态。例如,生长激素神经内分泌功能失调时,患者对生长激素刺激试验反应正常,生长激素峰值正常,不能反映出其生长激素脉冲式分泌的异常。

3. **激素功能评估** 指激素与靶细胞上的特异性受体结合后,经过复杂的过程产生的生物学效应,即生物活性测定,它能比较正确地反映激素功能的"量级",即 IU/mg 或 IU/ml。生物活性测定方法复杂、费用昂贵,一般只用于研究工作。

4. **内分泌腺体功能评估** 由于激素定量测定有一定的局限性,因此常需要通过激素的刺激物或抑制物检查激素分泌细胞的刺激-分泌、刺激-合成及刺激-抑制效应。刺激试验用于内分泌腺功能低下的检查;抑制试验用于内分泌腺功能亢进的评价。应用中需注意的问题是,长时间缺乏促激素的刺激时,靶腺激素分泌细胞的受体功能受抑制,这需要重复应用促激素诱导后,受体功能逐渐恢复到正常水平,才能正确判断靶细胞分泌功能的状态。

5. **影响激素测定的因素** 受检者的年龄、饮食、生理状况及血样收集的时间、方法和处理等都可能影响激素的测定结果,因而减少了检测的可信度。重要的生理因素如精神和机体的紧张、应激状态等,包括运动即时和过后的变化、内在的昼夜变化等,对激素分泌和分泌周期均有影响。与年龄和发育相关的变化对正确解释测定结果也很重要。患者的健康状况,如慢性肝/肾疾病、严重营养不良等,都可能改变激素水平,使得在原发病的基础上很难做出内分泌学诊断。另外,部分药物可能改变内分泌生理并直接影响激素的水平,一些药物可直接干扰测定。以上这些因素在解释激素测定结果时必须予以充分考虑。

(二) 激素测定的常用方法

1960 年 Yalow 和 Berson 创立了放射免疫分析(radioimmunoassay,RIA),使人们第一次有可能在分子水平上重新认识某些生物现象的生理、生化基础。在其后的几十年中,RIA被广泛应用于医学科学的各个领域,特别是内分泌学科的飞速进展充分证明了这个超微量分析技术的巨大推动力。由RIA又衍生出酶免疫分析(enzyme immunoassay,EIA)、化学发光免疫分析(chemical luminescence immunoassay,CIA)、免疫放射分析(immunoradiometric assay,IRMA)等检测方法。于1968年建立的IRMA使传统RIA灵敏度提高了一个数量级,特别是在获得单克隆抗体之后,使具有高灵敏度和高特异度的IRMA方法广泛地应用于临床。

1. RIA　是一种竞争性免疫分析方法,其基本反应是标记抗原(Ag^*)与未标记抗原(Ag)竞争一定量抗体(Ab)上的结合位点。在一个反应体系溶液中存在三种成分,即被测抗原(Ag)和放射性核素标记抗原(Ag^*)与有限量的抗体(Ab)进行竞争结合,形成两种抗原-抗体复合物。当Ag^*为一定量,Ab为有限量时,加入的Ag量成倍增加,Ag^*-Ab随之减少。应用数学方法绘制一条函数曲线,即标准曲线,由此可以计算出未知样本的含量。

2. EIA　是以测定酶活性来确定被测物含量的一种免疫分析方法。竞争性EIA原理与RIA相似,样品中被测抗原含量越多,则酶标记抗原与抗体的结合越少,应用固相分离技术,酶底物显色后,测定其光密度进行定量分析。常用酶联免疫吸附法(enzyme linked immunosorbent assay,ELISA)为一种非竞争性免疫分析方法,又称免疫量度分析法,使用过量的标记抗体结合所有抗原,剩余的未结合标记抗体被固相抗原遗弃。

3. CIA　其原理与RIA相似,只是化学发光标记物代替了放射性核素标记物。当化学发光分子被氧化时,释放出大量光子而可以被测量。例如,鲁米诺及其衍生物常被作为化学发光标记物,如它与类固醇激素的衍生物以羧基和氨基相连接形成鲁米诺标记的类固醇,从而建立了类固醇的化学发光免疫分析。

4. IRMA　属于非竞争性免疫分析,是免疫量度分析的一种。常采用两种抗体,一种为放射标记抗体,另一种为固相抗体,反应中形成以抗原为中心的固相抗体、抗原标记抗体的夹心形式,称为双位点免疫量度分析。这种夹心反应的抗原至少要有两个分离的抗体结合位点,适用于多肽激素和肿瘤标志物的测定。IRMA特异度较高,灵敏度与RIA相当,但精确度与重复性不如RIA。

(三) 实验室的质量控制

评价一个实验方法的标准是特异度高,交叉反应小于0.5%,灵敏度适当,精确度高和重复性好。可重复性在决定临床诊断时具有重要作用,特别是在激素测定结果被作为诊断标准时。重复性一般用变异系数表示,RIA激素测定的批内变异系数要求在5%~9%,批间变异系数在8%~12%。应建立本实验室的不同性别、年龄组的正常参考值范围。若实验室在没有检测正常范围的情况下就转换不同的方法,或把相同的正常值范围用于不同的测定方法,都会造成结果判断的错误。检测所得的数据只有在方法和实验操作都正确时才是可靠的。因此临床医师在判断试验结果时,必须考虑上述情况。

二、新生儿遗传代谢病的实验室诊断

遗传代谢病是一组涉及各类生化代谢物异常的疾病,疾病种类繁多,涉及体内代谢途径广泛,分子病因复杂,多数疾病缺乏临床特异性表现,不同种遗传病可表现出相似的临床症状,而同一种遗传病在发病的不同阶段又可出现轻重不同的表型。新生儿期发病的遗传代谢病临床症状多为非特异性,常被误诊为败血症和颅内出血,表现为昏睡、肌张力异常、呕吐和拒食等。

在临床上,除少数较特异、典型的遗传代谢病可得到明确诊断外,大多数疾病诊断仍存在相当大的困难。遗传代谢病的准确诊断必须依赖实验室,常规实验室检查可提供诊断的线索,但确定诊断需要特异性的检测方法,包括特异性的生化检测、酶学测定、基因检测等,临床医师需掌握各项技术的适用范围、优势和方法的局限性,合理地选择和应用。随着分子诊断技术的发展,遗传代谢病基因诊断的准确性、可靠性日益突出,分子诊断将成为诊断的常规项目。

(一) 生化代谢物检测

测定血常规、血糖、血氨、血气分析、阴离子间隙(AG)、电解质、肝肾功能、血乳酸、丙酮酸水平,尿常规等。其中血气分析、AG、血氨、血糖、血乳酸及丙酮酸水平对判断病情尤为重要。

1. 血气分析　多种有机酸尿症临床表现以周期性反复发作的代谢性酸中毒为特征,常伴有脱水和电解质紊乱。血气分析和电解质测定可反映体内酸碱和电解质平衡状况。代谢性酸中毒时应首先除外感染、缺氧、重度脱水、饥饿或中毒等常见致病因素,结合血乳酸、血糖、血氨、酮体及转氨酶等检查结果综合考虑。在评价血气分析结果时还要注意阴离子间隙

(anion gap,AG)的改变,AG 升高是有机酸积聚的一个重要指标。在儿科临床中,大部分患者的 AG 升高是由于缺氧导致乳酸在体内积聚而引起的继发性酸中毒。代谢性酸中毒而 AG 正常多见于腹泻、肾小管酸中毒。代谢性酸中毒伴 AG>20mmol/L 时,提示遗传代谢病,如甲基丙二酸血症、丙酸血症、异戊酸血症等。酸中毒伴 AG 升高时,应注意检测乳酸、3-羟基丁酸、乙酰乙酸及尿有机酸。

2. **血乳酸、丙酮酸**　血乳酸(L)、丙酮酸(P)及 L/P 反映细胞质和线粒体氧化还原状态,是筛查能量代谢障碍的重要指标。循环障碍、缺氧和其他造成细胞呼吸障碍的因素均可导致血中乳酸累积。排除了上述情况的高乳酸血症,尤其是伴酮中毒者,常提示遗传代谢病。用同一标本同时检测血中乳酸、丙酮酸、3-羟基丁酸(3-OHB)和乙酰乙酸(AA)的含量,测定 L/P 和 3-OHB/AA 的比值,有助于诊断。正常情况下,L/P 比值约为 20。磷酸烯醇式丙酮酸羧激酶缺乏和丙酮酸脱氢酶缺乏时 L/P 小于 20。丙酮酸羧化酶缺乏、α-酮戊二酸脱氢酶缺乏、线粒体氧化磷酸化缺陷时 L/P 比值大于 20。

3. **血糖和酮体**　低血糖是遗传代谢病的常见症状,可伴或不伴酮症。低血糖出现时,应综合乳酸、酮体等水平综合判断。单纯出现低血糖时,应考虑高胰岛素血症;低血糖伴酮症酸中毒时,应排除有机酸尿症;低血糖伴乳酸酸中毒而无酮症时,应排除糖异生异常;不伴酮症的低血糖应注意排除脂肪酸氧化缺陷;低血糖伴明显的乳酸酸中毒,应考虑能量产生异常疾病,如线粒体氧化磷酸化缺陷、丙酮酸脱氢酶缺乏、α-酮戊二酸脱氢酶缺乏及丙酮酸羧化酶缺乏。

4. **血氨**　高蛋白饮食、运动、标本溶血等可使血氨轻度升高;各种原因导致的严重肝细胞功能异常也可使血氨升高。严重的高氨血症多见于遗传代谢病,如尿素循环障碍、有机酸血症、先天性高乳酸血症、脂肪酸氧化缺陷、氨基二羧酸转运缺陷、继发性高氨血症及谷氨酸脱氢酶缺乏(高胰岛素-高血氨综合征)等。在血氨升高的情况下,应结合其他实验室检查进行分析,如血气分析、血糖、血氨基酸水平等。尿素循环缺陷引起的高氨血症一般无酸中毒;支链氨基酸代谢紊乱引起的高氨血症则伴中、重度代谢性酸中毒;脂肪酸氧化缺陷常伴低血糖。

5. **特殊生化物质及代谢物**　质谱技术是通过测定物质的质荷比(质量数/所带电荷数)对物质进行定性和定量分析,包括 MS-MS、GC-MS 和高效液相技术等,为特异性的生化代谢物测定技术,已成为 IMD 的常规检测工具。MS-MS 能一次性对干血滤纸片上的微量血进行数十种氨基酸、有机酸、脂肪酸代谢异常以及尿素循环障碍疾病的检测,在实验室诊断中发挥着重要作用,疾病的检测谱见表 4-2-1。GC-MS 可诊断的疾病包括多种有机酸血症,还可包括氨基酸、单糖、双糖、嘧啶、嘌呤、卟啉、核酸等多种物质,对一些疾病的诊断有重要意义。

表 4-2-1　干血滤纸片串联质谱技术可检测的部分遗传代谢病

类型	疾病
氨基酸代谢病	高苯丙氨酸血症(苯丙酮尿症和四氢生物蝶呤缺乏症)、枫糖尿病、氨甲酰磷酸合成酶缺乏症、鸟氨酸氨甲酰转移酶缺乏症、瓜氨酸血症、精氨琥珀酸尿症、精氨酸血症、高鸟氨酸血症、同型半胱氨酸血症、高甲硫氨酸血症、酪氨酸血症、非酮性高甘氨酸血症等
有机酸血症	甲基丙二酸血症、丙酸血症、异戊酸血症、戊二酸血症Ⅰ型、3-甲基巴豆酰辅酶 A 羧化酶缺乏症、生物素酶缺乏症、全羧化酶合成酶缺乏症、β-酮硫解酶缺乏症、丙二酸血症、2-甲基丁酰辅酶 A 脱氢酶缺乏症等
脂肪酸氧化障碍疾病	原发性肉碱摄取障碍、肉碱棕榈酰转移酶Ⅰ缺乏症、肉碱棕榈酰转移酶Ⅱ缺乏症、短链酰基辅酶 A 脱氢酶缺乏症、中链酰基辅酶 A 脱氢酶缺乏症、极长链酰基辅酶 A 脱氢酶缺乏症、多种酰基辅酶 A 脱氢酶缺乏症、2,4-二烯酰辅酶 A 脱氢酶缺乏症等

IMD 导致体内代谢异常,发生生化异常是首要解决的问题,对疾病的初步诊断依赖于被检测代谢物浓度的切割值或正常参考范围。作为一种遗传性、终生性疾病,检测结果的分析要考虑:①疾病处在危象期还是非危象期,代谢物浓度可差别很大;②心、肝、肾功能异常也可导致代谢物浓度的改变;③药物治疗、饮食治疗、饥饿、其他疾病的影响;④早产儿、母亲营养状态的影响;⑤标本污染、检测误差;⑥饮食和随机的代谢物浓度波动等。因此,在进行代谢产物分析或分析检测报告时需要结合临床加以判断,并且经过多次检测验证。相对于代谢物检测,酶活性测定和基因变异检测则更为可靠,诊断价值更高。

(二) 酶活性检测

酶活性检测测定基因表达后翻译合成的酶蛋白活性,对遗传代谢病具有确诊意义。酶活性检测材料包括患者血清、红细胞、白细胞、皮肤成纤维细胞、肝组织等，采用微量的荧光底物或者人工合成的底物，用荧光分光光度计或普通分光光度计进行检测。由于二代测序的广泛应用，加之组织标本来源困难，使得酶活性测定的临床应用受到一定的限制，但对于复合分子病（如溶酶体贮积病）来说，酶活性测定仍然是其诊断和分型的重要依据。此外，酶活性检测还用于四氢生物蝶呤还原酶缺乏症、铜氧化酶缺乏症、生物素酶缺乏症等疾病的诊断中。

（三）分子检测

在遗传和环境因素的共同作用下，体内生化代谢时刻在变化中，生化标志物的浓度会有波动，检测会出现一定的假阳性率和假阴性率。遗传物质发生改变是遗传病的分子基础，通过对DNA检测，进行DNA序列分析或拷贝数变异分析，找出结构异常的过程，称为分子诊断或者基因诊断，这在临床诊断中占有重要地位，是一种特异、灵敏、准确的检测手段，基因诊断有传统生化诊断无法比拟的优点。

1. 分子诊断的标本和方法 标本一般来源于外周血白细胞和其他组织的DNA，包括羊水细胞和绒毛膜绒毛细胞（产前诊断）、口腔黏膜细胞（咽拭子）、成纤维细胞（皮肤活检）。

DNA扩增技术，如聚合酶链反应（PCR），能够从一个或很少量的细胞中扩增DNA，然后进行DNA分析，找出基因病变部位。相对于根据代谢物测定浓度进行诊断，代谢物要受疾病状态和环境的影响，而遗传性的基因改变不受生理状态和环境的影响，而且能检测出家系杂合子携带者，因此分子诊断是遗传代谢病诊断的金标准。技术发展和人们对测序技术需求的增大，促成了新一代测序技术的出现。该技术可以在一次实验中检测全部的基因组，快速完成对一个个体的全基因组测序，揭示个体全部的DNA序列和个体DNA序列的多态性、缺失、重复和点突变，这是对传统测序技术的一次革命性的改变，其高通量、高灵敏度和低运行成本优势突出，具有广阔的临床应用前景。目前，相对于全基因组测序，全外显子测序（whole exome sequencing，WES），或对一组临床表现相同而致病基因不同或一组特定疾病基因的外显子测序（target sequencing），是有效而相对低价的测序策略，可为复杂的临床表现与基因型的确定提供诊断依据。该技术可以广泛应用于单基因遗传病的分子诊断。由于新一代测序技术的临床应用时间较短，技术还在发展中，对发现的DNA变异要进一步用传统方法验证；有些新变异意义不明，需要进一步进行功能研究，确定是否有病理意义。

2. 基因检测的特点 ①在基因水平对患者的诊断：传统疾病诊断方法多为“表型诊断”，以疾病表型为依据，需要进行相同症状的鉴别诊断，而基因检测可在基因水平确定相同表型不同病因的诊断，进行家系携带者检出，对于尚未发病的遗传病，基因诊断可进行症状前诊断，具有即时性和超前性。基因诊断应用于遗传代谢病，不仅为进一步明确发病机制提供重要依据，而且使诊断水平从临床水平、生化水平，深入基因分子水平，具有重要的临床意义和科研价值，为遗传病的确诊和分型提供了依据，弥补了临床表型诊断的不足，为疾病的正确治疗提供依据，为遗传咨询和疾病预防提供了可靠的依据。②提供产前诊断信息：遗传代谢病有相当一部分危害严重，可致残或致死。携带该致病基因的婴儿在出生或儿童、青少年期发病，且进行性加重，严重影响健康。鉴于大部分遗传病尚无有效的治疗措施，因此，如何及早对此类疾病进行正确判断，特别是在妊娠早期发现患病胎儿，并及早干预，已成为优生优育的重要课题。产前诊断直接采用羊水细胞或绒毛细胞作为检测标本，在胎儿（或胚胎）早期确定是否患有某种遗传病，以便进行选择性流产，防止患儿出生。产前诊断是防治遗传代谢病的重要措施。③指导遗传咨询：遗传咨询即“遗传指导”，是由从事医学遗传专业人员应用遗传学和临床医学基本原理，对患者或家庭成员就遗传病的病因、遗传方式、诊治及再发风险率等予以解答，以此对婚育及产前诊断提出建议和指导。基因诊断能降低临床表型诊断误差，使遗传咨询的深度和指导性得以提高，为精确的遗传咨询奠定基础。

（四）染色体基因组芯片

染色体基因组芯片技术是近年遗传学检测的重大进展，它可以通过一次实验对某一样本的整个基因组进行检查。与传统的遗传学检测手段相比，基因芯片检测有如下优点：①检测高通量，能够在一张芯片上检测整个基因组的基因拷贝数变异（copy number variation，CNV）；②检测分辨率高，传统的核型分析即使分辨率最高也只能检测大于10Mb的片段，而基因芯片能够检测小于100kb甚至1kb的拷贝数变异。在临床上，染色体基因组芯片主要用于检测染色体拷贝数变异的疾病，这是目前临床诊断各类染色体异常、染色体微缺失和微重复综合征的首选方法，临床上有替代传统染色体分析的趋势，但是不能检测出染色体平衡变异、点突变。由于遗传代谢病这类单基因疾病主要以基因点突变和小片段的插入、缺失为主，该技术在这方面的临床应用价值有限。少数特制的基因芯片可应用于已知点突变的检测,但是 DNA 直接测序可检测测序片段的已知和未知的突变,结果更准确。

(五)细胞形态学检查

肝、骨髓及肌肉等组织活检可为部分遗传代谢病的诊断提供有价值的信息。例如,Gaucher 病患儿的骨髓、肝、脾穿刺液中可能检测到 Gaucher 细胞;而 Niemann-Pick 病患儿的骨髓涂片中可以找到典型的泡沫细胞等。不过,随着溶酶体病酶学测定方法的普及,酶学诊断、基因诊断比细胞形态学的诊断特异度更高。例如,糖原贮积病的诊断过去较多依据肝穿刺的病理报告,目前多采用基因诊断技术,且可分型。

(熊慧 郝虎)

第三节 感染的实验室诊断

新生儿感染性疾病在新生儿期发生率高,病情进展迅速,是新生儿死亡的主要原因之一。对于极低出生体重儿(very low birth weight baby infant,VLBWI)和超低出生体重儿(extremely low birth weight infant,ELBWI)而言,该群体免疫系统不成熟,住院时间长,接受呼吸支持、中心静脉导管留置等有创性操作增多,感染率较足月儿更高。由于新生儿感染发病隐匿,缺乏特异性的临床表现,导致临床医生过度治疗或延误病情,增加新生儿死亡率,给家庭和社会带来沉重的经济负担。因此,寻找一种简单易行、灵敏度及特异度高的诊断方法,对于新生儿感染的病情判断、治疗和抗生素合理使用具有重要意义。近年来国内外学者进行了大量的研究和工作,以期找到合适指标进行早期诊断。本节就新生儿感染的相关实验室检查进行介绍。

(一)检测项目

1. **微生物培养** 血液或其他无菌腔隙液培养出致病菌,是目前细菌感染诊断的"金标准",但是也存在灵敏度不高、培养周期长、结果滞后、采血量多等不足之处。因为标本的采集时间、方法、运送和抗菌药物的使用等的影响,不同医疗机构报道的新生儿血培养阳性率存在差异,因此强调在用抗生素前、严格无菌条件下采血进行血培养,必要时同时进行厌氧菌培养。研究证实,增加样本血量可增加血培养灵敏度,因此每次抽血量不应少于 1ml。这些措施可在一定程度上提高检测阳性率。如果分离出皮肤菌群或存在多个菌种生长,则需要考虑标本污染的可能。

2. **外周血常规** 常用于新生儿感染性疾病的临床评估,具有方便、快捷、廉价等优势。但是在出生早期,各项指标波动范围较大,需要结合胎龄、时龄具体分析,且影响因素多,不能准确反映病情。因此在新生儿感染诊断中,具有一定的局限性。

(1)白细胞计数:标本应待 6 小时龄后或起病 6 小时以后采集。若 6 小时龄~3 日龄患儿白细胞计数 $\geqslant 30\times10^9/L$,≥3 日龄患儿白细胞计数 $\geqslant 20\times10^9/L$,或任何日龄患儿白细胞计数 $\leqslant 5\times10^9/L$,均提示异常。白细胞计数升高可能出现在其他病理状态中,而白细胞计数减少在诊断新生儿感染中的灵敏度不高,但特异度高,因此参考价值相对更大。

(2)不成熟中性粒细胞/总中性粒细胞比值(I/T):3 日龄内患儿 I/T≥0.16,≥3 日龄患儿 I/T≥0.12,提示异常。该指标在围产期窒息、孕母高血压、分娩应激等情况下会增高,使得其阳性预测值降低,但阴性预测值达 99%。

(3)血小板计数:研究证实,血小板减少和感染的严重程度密切相关,是预后不良的危险因素。机体发生感染时,血小板黏附于血管内皮,内皮细胞被激活后,血小板消耗、破坏增加,重症感染弥散性血管内凝血(disseminated intravascular coagulation,DIC)的发生,进一步加重了血小板的消耗,同时细菌脂多糖和炎症介质可促使血小板凝集,导致血流中血小板减少。当血小板计数 $\leqslant 100\times10^9/L$ 提示可能存在感染,但该指标灵敏度、特异度均不高。

3. **急性时相蛋白** 包括 C 反应蛋白(C-reaction protein,CRP)、降钙素原(procalcitonin,PCT)、血清淀粉样蛋白 A(serum amyloid A,SAA)、白介素(interleukin,IL)等。

(1)CRP:是目前研究最为广泛,也是临床最常用的评估新生儿感染的指标之一。CRP 由 5 个相同亚基组成,它们围绕着一个中心孔对称分布,是在应激状态下,由肝脏合成的急性时相蛋白。CRP 兼具促炎和抗炎的作用,能够与磷酸胆碱结合,识别出磷酸胆碱基团的外源性病原体;还能激活补体系统,通过 Fc 受体结合吞噬细胞,来启动对病原体和坏死、凋亡细胞的识别和清除。部分细胞因子,如 IL-6、IL-1 和 TNF-α 可刺激其合成。由于 CRP 的检测方法操作简单、经济、快捷,目前临床广泛应用于新生儿感染的评估。新生儿 6 小时龄内 CRP≥3mg/L,6~24 小时龄 CRP≥5mg/L,24 小时龄 CRP≥10mg/L,提示异常。CRP 半衰期为 24~48 小时,在感染发生后约 6~8 小时升高,因此评估早期感染,其灵敏度不高。对于明确感染的患儿,连续性监测 CRP 水平的动态变化,有助于临床抗感染药物疗效的评估。CRP 阴性预测值高达99%，对于多次复查结果均在正常范围的患儿，不支持感染的诊断，可以作为临床停用抗生素的依据。CRP升高可伴发于多种病因所致的急性和慢性炎症，包括感染性疾病和非感染性炎症疾病，如MAS、脑室内出血、围产期窒息、溶血、表面活性物质的应用等，故不能作为新生儿感染的独立测试指标。

（2）PCT：为一种糖蛋白，在生理情况下仅由甲状腺神经内分泌细胞合成，但细菌感染引起全身炎症时，几乎所有组织均合成、释放PCT。细菌毒素、细胞因子如TNF-α、IL-6等均可促进其分泌。PCT≥0.5mg/L提示异常。在机体暴露于细菌内毒素的情况下，4～6小时内迅速升高，12小时达峰值，并且可持续24小时，半衰期约24～30小时。因此，PCT可作为新生儿细菌感染的早期检测指标。在病毒感染情况下，PCT不增高或仅轻度增高，且不会受到肿瘤、自身免疫系统疾病等影响。其升高超过2mg/L时，需警惕严重细菌感染的可能。高水平的PCT提示全身炎症反应重，死亡风险增高。经过有效的抗感染治疗后，PCT水平可明显降低，因此动态监测其变化趋势可用于抗感染疗效的评估。研究发现，PCT受胎龄影响较小，但生后早期有生理性升高，其升高范围目前仍缺乏多中心大样本研究，因此解读时需要考虑新生儿日龄，并联合其他指标使用，而不可作为唯一的决策依据。

（3）SAA：肝产生的一种急性时相蛋白，是反映早期炎症的敏感指标。在生理情况下，血液中浓度极低，但当机体发生炎症、感染后，在IL-1、IL-6、TNFα等的调控下，由肝巨噬细胞和纤维母细胞大量分泌，其浓度可升高上千倍。与CRP相比，感染后SAA升高更为迅速，灵敏度更高，感染后8～96小时，仍保持较好的灵敏度和特异度，因此诊断时间窗较长，感染控制后迅速下降，有助于炎症诊断、治疗监测及预后评估。

（4）细胞因子及趋化因子：包括各种IL、肿瘤坏死因子-α（tumour necrosis factor-α，TNF-α）等。

IL-6是多功能炎性细胞因子，是炎性介质网络的关键成分，具有致炎和抗炎的双向功能，其作用与组织中的含量有关。在生理情况下含量很低，在感染急性期，细菌脂多糖和感染产生的中介物质可刺激B淋巴细胞、T淋巴细胞和单核细胞、内皮细胞、成纤维细胞，诱导其分泌，引起一系列炎性损害。IL-6合成、释放迅速，在感染发生后1～2小时，血清浓度即开始升高，且IL-6可诱导肝细胞合成CRP等急性时相蛋白，具有较高的灵敏度和阴性预测值，可作为早期辅助诊断新生儿感染的指标。当机体发生重症感染时，IL-6升高非常明显，可用于评估新生儿感染的严重程度。但由于IL-6半衰期短，在抗生素治疗后24小时内迅速下降，时间窗窄，因而需要联合其他指标（如CRP和PCT）进行测定，弥补时限不足，以提高其临床诊断价值（图4-3-1）。

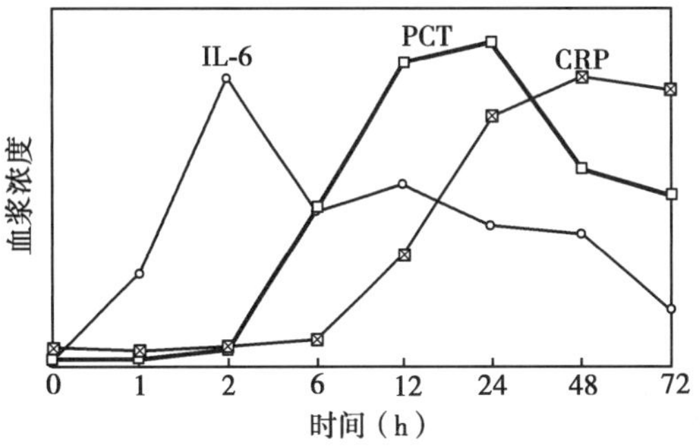

图4-3-1　IL-6、CRP和PCT随感染时间的变化规律示意图

IL-8是炎症细胞趋化因子，属趋化性细胞因子家族中C-X-C亚家族，具有多种细胞来源：单核细胞、巨噬细胞、淋巴细胞、表皮细胞、内皮细胞、中性粒细胞等。IL-8能趋化中性粒细胞向炎症部位集聚，使其脱颗粒，产生超氧阴离子，能促进急性时相蛋白的合成和炎症介质的释放并激活炎症细胞，与多种免疫性疾病和炎症反应性疾病密切相关。与IL-6相似，IL-8在生理情况下其分泌量很低，但在感染新生儿体内，IL-8和IL-8 mRNA水平均较未感染患儿明显升高，其变化发生在感染后2～4小时内，半衰期约4小时，因此对感染的早期诊断具有优势。

IL-35和IL-12、IL-23、IL-27同属IL-12细胞因子家族成员，是由EB病毒诱导基因3蛋白和IL-12 p35两个亚单位共价结合组成的异源二聚体，在T细胞增殖活化和细胞因子产生方面发挥重要作用。IL-35主要由调节性T细胞（regulatory T cell，Tr细胞）分泌，是Tr细胞发挥免疫负调控的主要细胞因子之一，在宿主的免疫功能调节方面起到重要作用。IL-35水平在娩出后3天无显著生理性波动，在感染后6小时，IL-35水平升高，12小时后达峰值，因此在新生儿感染诊断方面有特殊优势。IL-27在机体暴露于感染、炎症等情况下，刺激活化的单核细胞、树突状细胞、淋巴细胞、巨噬细胞等产生，是评估细菌感染的合适生物学标志物。研究表明，利用血浆IL-27水平作为诊断新生儿感染指标，其曲线下面积（area under the curve，AUC）为0.747，高于PCT的0.723，如联合应用IL-27和PCT，AUC可提升至0.792，同时灵敏度达98.53%，阴性预测值达97.14%，较单独使用其中一种，效能明显提高。

TNF-α 是跨膜蛋白,既可作为膜整合蛋白,又可作为蛋白水解切割后释放的可溶性细胞因子,主要由激活的单核巨噬细胞产生,通过激活 TNF 受体和下游信号通路而发挥调节机体炎症、免疫反应的作用。在炎性级联反应中,TNF-α 作为核心因子首先被激活,可以影响和刺激其他细胞因子的分泌,同时还能够诱导淋巴细胞分泌其他细胞因子,是炎症反应过程的关键因子。大多数健康人血清中 TNF-α 含量很低,在细菌激活机体的免疫系统后,2~4 小时内迅速升高,但峰值的时间较短,下降速度很快,因此检测时间窗较窄。可以根据血浆 TNF-α 上升的速度和幅度来判断新生儿感染的预后。

脂多糖结合蛋白(lipopolysaccharide binding protein,LBP)是由肝细胞、上皮细胞、肌细胞合成的一种糖蛋白,是可溶性的模式识别分子,属于脂质转运/LPS 连接蛋白家族。感染后 6~8 小时内 LBP 水平上升,且可维持 24 小时,其灵敏度和阴性预测值高,同时该指标不受性别、胎龄、分娩情况影响,在新生儿娩出后早期虽有生理性波动,但持续时间短,约 24 小时达成人水平,因此在新生儿感染的诊断中有其特殊优势。

4. 细胞表面标志物 又称分化决定族抗原(cluster of differentiation,CD)或白细胞抗原,为存在于细胞膜上的一类蛋白或糖蛋白,是不同谱系的白细胞在正常分化成熟的不同阶段及活化过程中,出现或消失的细胞表面标记。

(1) CD11b:中性粒细胞表面含量最多的 β_2 整合素黏附分子,主要分布于巨噬细胞和自然杀伤细胞表面。CD11b 能与 CD18 形成 CD11b/CD18 分子,与其配体结合,促进白细胞与激活的内皮细胞黏附、移行;诱导中性粒细胞产生 IL-6、IL-8 等细胞因子。正常情况下 CD11b 表达量低,储存在细胞的胞质颗粒中,但是机体发生感染时,在一些炎症因子、趋化因子的作用下,迅速移位到细胞膜,使其表达增加,参与细胞的黏附和迁移。研究证实,在机体发生细菌感染后 5 分钟内,CD11b 水平上升,对新生儿感染的早期诊断有一定的意义。

(2) CD64:为一种跨膜糖蛋白,其胞外部分含有细胞外类 IgG 结构域,可识别 IgG 的 Fc 片段,属于免疫球蛋白超家族成员。主要分布在巨噬细胞、单核细胞、树突状细胞等细胞表面,正常情况下分泌量低。当机体发生感染性疾病时,在脂多糖(lipopolysaccharide,LPS)、干扰素、粒细胞集落刺激因子(granulocyte colony-stimulating factor,G-CSF)等的作用下,4~6 小时内中性粒细胞表面 CD64 表达可增加数十倍,与其配体结合后通过抗体依赖细胞介导的细胞毒作用、细胞因子的释放以及吞噬作用,启动并放大免疫反应。该指标没有生理性变化,不受围产期并发症的影响,且增高程度与感染的严重程度相关,感染控制后其水平下降,因此动态监测 CD64 水平可用于观察临床疗效,指导临床治疗。

(3) CD14:为 Toll 样受体的辅受体,也是一种模式识别受体。常分布在髓样细胞表面或以可溶性蛋白形式分泌到细胞外。CD14 可识别多种细菌产物,是脂多糖-脂多糖结合蛋白(LPS-LBP)的高亲和力受体,参与调节 LPS 诱导的细胞凋亡过程。在中性粒细胞中,TNF-α、G-CSF 和 LPS 可刺激 CD14 表达,而在单核细胞中,IFN-α、IFN-γ、IL-2 能增加其表达。CD14 有两种亚型,分别为膜 CD14(mCD14)和可溶性 CD14(sCD14)。当病原入侵机体,LPS 或肽聚糖组分与细胞表面 CD14 结合,释放至外周血形成 sCD14,sCD14 经裂解形成 presepsin 片段。研究发现,患儿血液中 presepsin 的浓度与感染的严重程度和临床结局相关,并且能反映抗感染药物疗效,其检测可采用 Pathfast 法进行,仅需约 15 分钟,可实现床旁实时检测,可作为新生儿败血症诊断的可靠、便捷指标。

(二) 基因芯片对病原学诊断

基因芯片技术是具有高信息量、高效的 DNA 检测技术。可同时将大量不同探针固定于支持物,通过检测微生物标志性基因序列实现快速高通量的多种病原菌一次性筛查。16S rRNA 基因是细菌染色体上编码 rRNA 的对应 DNA 序列,存在于所有细菌。根据 16S rRNA 基因保守区设计引物,通过 PCR 扩增技术,选择合适的检测方法,能在 2~3 小时内检测出血液中是否存在病原菌,耗血量少,而且能进行菌种的鉴别,在临床早期诊断和指导治疗方面具有重要意义。但是该技术目前也有一些不足之处,如操作处理相对繁杂,需要专业人员和专门的实验室进行相关操作;需要针对每个待测细菌设计特异性探针;对未知细菌的 16S rRNA 基因序列无法进行检测。但是相信随着分子生物学技术的发展,这些问题终将迎刃而解。

(三) 细胞因子检测方法

由于新生儿感染的诊断缺乏特异性指标,常用的检测项目如 CRP、外周血常规、PCT 等均不够理想。近年来,越来越多的研究关注于生物学标志物在新生儿感染诊断中的价值。本部分针对相关细胞因子的检测方法进行概述。

1. 生物学检测法 该法主要用于活性状态的细

胞因子检测，虽灵敏度高，但需要相应细胞株，且操作较烦琐，实验周期较长；易受生物学活性相近的其他细胞因子的影响，特异性欠佳；且某些指示细胞对同一细胞因子的灵敏度有差异，结果难以标准化。基于上述因素，该法不适合作为临床常规检测项目。

2. **免疫学检测方法**　免疫学检测方法主要包括ELISA、RIA和IRMA。其中ELISA技术经过多年发展，日趋成熟，主要有三种测定方法：间接法、夹心法及竞争法。夹心ELISA法需要有抗同一细胞因子不同表位的两个抗体，一个抗体用于包被，作为捕捉抗体，另一个抗体标记生物素，作检测抗体。一般用单抗体作包被抗体，用多抗或几个单抗混合作检测抗体，这样可以提高检测的灵敏度。由于双抗体夹心法酶标记物制备简单，制剂安全、稳定且不使用放射物，被广泛用于细胞因子和细胞因子受体的检测。但目前对ELISA数据的解释与分析仍有一定局限性，该法不能显示单个细胞所产生细胞因子的同一性与频率性的直接信息；某些细胞因子半衰期短，ELISA法难以进行检测；由于只能检测具有免疫反应性的细胞因子蛋白，因此该法不能完全代表被检细胞因子的生物活性水平。目前，针对细胞因子的检测有许多市售ELISA试剂盒，具有方便、特异、批量化的特点，临床应用广泛。

3. **分子生物学测定法**　通过检测细胞内细胞因子的基因组成或mRNA表达水平，获得细胞因子的合成量。目前，主要采用的技术有RNA印迹（Northern blot）、逆转录聚合酶链反应（reverse transcription PCR，RT-PCR）及核糖核酸酶保护分析等方法，其中RT-PCR是最灵敏的一种。随着分子生物学技术的不断发展，实时定量PCR（real time quantitative PCR）技术也已应用于临床研究中。该技术集合了PCR和DNA探针杂交技术的优点，通过探测PCR过程中的荧光变化，获得DNA模板的准确定量结果，使定量极微量的基因表达或DNA拷贝数成为可能。具有灵敏度、特异度高，重复性好，可进行高通量标本操作等优点。运用实时定量PCR技术能早期从mRNA水平检测细胞因子的表达，有助于临床诊断和治疗。

4. **细胞表面及细胞内分子检测**　流式细胞术（flow cytometry，FCM）是利用流式细胞仪进行的一种单细胞定量分析和分选技术。该法用抗细胞因子抗体与细胞表面或胞内特定亚群标志组合，以高能量激光照射高速流动状态下被荧光色素染色的单细胞，测量其产生的散射光和发射荧光强度，从而对分泌的细胞因子进行定量或定性检测的技术。该法便捷、快速，无须培养、对标本要求不高，灵敏度高，操作安全，可在同一细胞内同时检测多种细胞因子，因此虽技术成本高，但在临床医学及科学研究中仍有广泛应用前景。

据报道在亚洲发展中国家，新生儿早发败血症的发病率在入院婴儿中为4.91‰，死亡率达7%，而在我国由于没有常规给予产前抗生素的应用，其发病率高达20.03‰，由此可见新生儿败血症仍然是威胁新生儿生命健康的重大疾病。然而由于新生儿感染早期症状轻微，缺乏特异性的临床表现，且尚无严格意义上的快速、灵敏、特异的检测方法，其诊断仍依赖于临床症状和常用实验室检查指标，如外周血常规、CRP、PCT以及微生物培养技术等，这为临床诊治带来很大挑战。一旦患儿被诊断存在感染，临床医生应立即给予抗生素治疗，然而误诊将导致住院时间延长、耐药菌的产生，引起患儿生命早期肠道菌群结构改变以及NEC的发生。漏诊会延误患儿的病情，错过最佳治疗时机，导致感染加重甚至死亡。因此寻找准确、便捷的感染早期标志物，以此指导临床诊断治疗，显得尤为重要。在临床实际工作中，不可依靠单一一项指标来进行新生儿感染的诊断，在结合患儿临床症状、体征的同时，联合应用多种检测手段，进行动态监测，可以提高诊断的准确性，指导临床决策。同时，随着分子生物学技术的进展、新型诊断工具不断优化，新生儿感染性疾病的快速、准确诊断终将得到实现。

（倪文思　余加林）

参考文献

1. 夏焙. 小儿超声诊断学. 2版. 北京：人民卫生出版社，2013.
2. 颜纯，王慕逖. 小儿内分泌学. 2版. 北京：人民卫生出版社，2006.
3. 顾学范. 临床遗传代谢病. 北京：人民卫生出版社，2015.
4. 王献良，邵雷朋，谢文雅，等. 新生儿坏死性小肠结肠炎164例分析. 中华小儿外科杂志，2015，36（2）：105-108.
5. 李涛，张增俊，杨军乐. 新生儿坏死性小肠结肠炎的X线征象和临床因素分析. 实用放射学杂志，2015（9）：1503-1505，1514.
6. 郑楠楠，闫学强，杨豪，等. 新生儿急腹症的低剂量MSCT表现. 放射学实践，2019，34（8）：911-915.
7. VAN WEZEL-MEIJLER G，STEGGERDA S J，LEIJSER L M. Cranial ultrasonography in neonates：role and limitations. Semin Perinatol，2010，34（1）：28-38.
8. RUTHERFORD M A，SUPRAMANIAM V，EDERIES A，et al. Magnetic resonance imaging of white matter diseases of pre-

maturity. Neuroradiology,2010,52(6):505-521.
9. THAYYIL S,CHANDRASEKARAN M,TAYLOR A,et al. Cerebral magnetic resonance biomarkers in neonatal encephalopathy: a meta-analysis. Pediatrics,2010,125(2):e382-e395.
10. MAO J. Patterns of brain injury in neonatal hypoxic-ischemic encephalopathy on magnetic resonance imaging: recommendations on classification. Chinese Journal of Contemporary Pediatrics,2017,19(12):1225-1233.
11. VERGINE M,COPETTI R,BRUSA G,et al. Lung ultrasound accuracy in respiratory distress syndrome and transient tachypnea of the newborn. Neonatology,2014,106(2):87-93.
12. GOH Y,KAPUR J. Sonography of the pediatric chest. J Ultrasound Med,2016,35(5):1067-1080.
13. DE MARTINO L,YOUSEF N,BEN-AMMAR R,et al. Lung ultrasound score predicts surfactant need in extremely preterm neonates. Pediatrics,2018,142(3). e20180463.
14. CHEN S,HU Y,LIU Q,et al. Application of abdominal sonography in diagnosis of infants with necrotizing enterocolitis. Medicine(Baltimore),2019,98(28):e16202.
15. LU X,ARBELOT C,SCHREIBER A,et al. Ultrasound assessment of lung aeration in subjects supported by venovenous extracorporeal membrane oxygenation. Respir Care, 2019, 64(12):1478-1487.
16. RADOVICK S, MISRA M. Pediatric Endocrinology. 3th ed. New York:Springer,2018.
17. DATTANI M T,Brook C. Clinical Pediatric Endocrinology. 7th ed. New Jersey:Wiley-Blackwell,2019.
18. HAN L,HAN F,YE J,et al. Spectrum analysis of common inherited metabolic diseases in Chinese patients screened and diagnosed by tandem mass spectrometry. J Clin Lab Anal,2015, 29(2):162-168.
19. SARAFOGLOU K,HOFFMANN G F,ROTH K S. Pediatric endocrinology and inborn errors of metabolism. New York: McGraw-Hill Medical,2009.
20. SAUDUBRAY J M,VAN DEN BERGHE G,WALTER J H. Inborn metabolic diseases. 5th ed. New York:Springer,2005.
21. SCRIVER C R,BEAUDET A L,SLY W S,et al. The metabolic & molecular bases of inherited disease. 8th ed. New York: McGraw-Hill Medical Publishing Division,2001.
22. HE Y,DU WX,JIANG H Y,et al. Multiplex cytokine profiling identifies interleukin-27 as a novel biomarker for neonatal early onset sepsis. Shock,2017,47(2):140-147.
23. PATOULIAS D,KALOGIROU M S,PATOULIAS I. Triggering receptor expressed on myeloid cells-1(TREM-1)and its soluble in the plasma form(sTREM-1) as a diagnostic biomarker in neonatal sepsis. Folia medica Cracoviensia, 2018, 58(2): 15-19.
24. BENITZ W E. Adjunct laboratory tests in the diagnosis of early-onset neonatal sepsis. Clinics in perinatology, 2010, 37(2): 421-438.
25. BELLOS I,FITROU G,DASKALAKIS G,et la. Soluble TREM-1 as a predictive factor of neonatal sepsis: a meta-analysis. Inflammation research: official journal of the European Histamine Research Society,2018,67(7):571-578.

第五章　新生儿重症治疗技术

第一节　退热疗法

临床上，当体温上升超过正常值 0.5℃ 称为发热（fever，pyrexia）。发热大部分由感染所致（感染性发热），是外源性致热原（细菌、病毒和内毒素等）刺激内源性致热原（循环白细胞和网状内皮细胞合成小分子蛋白）释放，经血液循环至下丘脑，刺激前列腺素 E_2（PGE_2）分泌增多，继而体温调节中枢调定点上移，引起调节性体温升高。少数为非感染性发热，如甲状腺功能亢进、先天性汗腺缺乏、脱水或下丘脑退行性变所致体温升高超过调定点水平，其本质不同于感染性发热，它是产热或散热障碍，体温调节机制失控的结果，故可另称为过热（hyperthermia）。

（一）处理指征

发热是机体对感染、损伤等致病因素的一种生理防御反应，有利也有弊：发热可使白细胞移行速度加快、吞噬病原微生物的能力增强；T 细胞和 B 细胞活性增加，合成和分泌大量干扰素，有利于机体清除病原体，促进疾病好转。但是，发热尤其是高热、超高热时，也会给机体带来一定危害，如高热可引起惊厥和颅内压增高，严重者留有中枢神经系统后遗症；发热日久或热度过高可使患儿新陈代谢增加（体温升高 1℃，基础代谢增加 13%），加重本已缺氧患儿的组织缺氧；发热时心输出量增加（体温升高 1℃，心率增快 15 次/min），可使合并有心脏病或贫血的患儿心脏负担加重，引起心力衰竭等。应该强调的是，患儿年龄越小，体温调节中枢发育越不完善，感染、损伤等高危因素易导致小儿出现发热，但发热高低与疾病轻重程度不一定平行，在早产儿、低出生体重儿、体弱或病情严重的新生儿中甚至可出现体温不升。因此，对每个具体患儿应作具体分析，动态检测体温、呼吸、心率、脉搏、毛细血管充盈时间、皮肤颜色、行为反应及有无脱水表现等极其重要。有学者提出，发热患儿存在下列情况之一者应给予退热降温等对症处理：①腋温>38.5℃伴烦躁不安；②中枢神经系统损伤或惊厥；③严重感染综合征，如患儿心率减慢或不齐、不能用发热解释的心率增快或毛细血管充盈时间≥3 秒；④严重心肺疾病或脑复苏后。

（二）处理措施

对存在上述高危情况的新生儿，在实施退热疗法的同时，尽快明确诊断，进行病因治疗。退热疗法首选物理降温，无效时可药物（对乙酰氨基酚和布洛芬）退热，物理降温与退热剂联合应用效果更佳，高热时也可选用萘普生，慎用肾上腺皮质激素。

1. 物理降温　足月新生儿发热时首选，包括降低环境温度、冰枕或冰帽等降温、温水浴或冷生理盐水灌肠等措施。

（1）发热患儿最好置于温度为 22~24℃ 的室内，尽量少穿衣服，通过传导、对流和辐射散热。

（2）按热以冷降、冷以温降原则进行物理降温。高热而循环良好者，可用冷湿毛巾、冰枕、冰帽和冰袋置于前额、枕后，或腹股沟、腋窝等大血管处，每 5~10 分钟更换一次；超高热者推荐退热剂与物理降温法联合应用，也可用冷生理盐水（4℃）10ml 灌肠，5~10 分钟后将其抽出，反复多次。高热而循环不良（四肢冷、皮肤苍白或发绀）者，可进行温水浴，即将患儿置于 30~35℃ 或比其体温低 2~3℃ 的温水中沐浴 10~15 分钟，然后用大毛巾将全身擦干，并揉擦皮肤至发红转温为止。新生儿皮肤柔嫩，酒精擦浴时可经皮肤吸收而出现酒精中毒，故一般不用。

2. 药物降温　物理降温无效时，可采用药物降温，或联合应用物理和药物降温。新生儿常用的退热药物有对乙酰氨基酚和布洛芬，必要时萘普生也可选用，慎用类固醇激素。其他解热镇痛如安乃近、阿司匹林、复方阿司匹林、赖氨匹林等一般不用于新生儿。必须指出的是，解热镇痛药不能预防热性惊厥发作。

（1）对乙酰氨基酚（acetaminophen）：为非那西丁的代谢产物。本品有温和而持久的解热镇痛作用，作用强度与阿司匹林相似。阿司匹林过敏和有葡萄糖-6-磷酸脱氢酶缺乏症（glucose-6-phoshate dehydrogenase deficiency，G-6-PD）患儿慎用对乙酰氨基酚。对乙酰氨基酚口服半小时内，患儿体温下降速度比服用布洛芬更快，WHO 推荐作为患儿急性呼吸道感染所致发热的首选药。早产儿每次 5~10mg/kg，足月儿每次 10~15mg/kg，口服 30~60 分钟血药浓度达高峰，必要时

6～8小时重复用药1次,24小时不超过4次,连续使用不超过3天。对乙酰氨基酚栓:每次15～20mg/kg,直肠给药。治疗剂量的副作用很少,偶见胃肠道刺激或过敏反应如皮疹,长期大剂量使用可出现肝功能损害、血小板减少或氮质血症。用药过量或中毒时主要表现为对肝的损害,可用其拮抗剂*N*-乙酰半胱氨酸解救(12小时内疗效满意,超过24小时疗效差):起始140mg/kg口服,然后70mg/kg每4小时1次,共17次;病情严重者可静脉给药或口服甲硫氨酸;其他治疗包括静脉输液和/或利尿以促排泄,必要时血液透析或连续性肾脏替代治疗(continuous renal replacement therapy,CRRT)。

(2)布洛芬(ibuprofen):为环氧化酶抑制剂,FDA推荐于临床使用的非甾体抗炎药,可用于阿司匹林过敏者和G-6-PD者。新生儿推荐剂量为每次5～10mg/kg,必要时4～6小时重复用药1次,24小时不超过4次,连续使用不超过3天。口服60～120分钟血药浓度达高峰,半衰期1～2小时。单次应用常规剂量布洛芬,其退热作用比对乙酰氨基酚强且维持时间久,特别是用药后4～6小时。必要时布洛芬与对乙酰氨基酚交替使用。患儿低血容量下用布洛芬退热可增加肾功能损害风险,长期使用可导致水钠潴留,心、肾功能不全患儿慎用。

(3)萘普生:强力解热镇痛药,解热作用是阿司匹林的22倍。口服2～4小时血药浓度达高峰,半衰期为13～14小时。临床推荐剂量:5～10mg/kg,每日2次。适用于贫血、NEC或其他原因不能耐受布洛芬等退热药的患儿。

(4)肾上腺皮质激素:通过非特异性抗炎作用,抑制致热原的生成与释放,并降低下丘脑体温调节中枢对致热源的敏感性而达到非特异性降温的目的。但由于肾上腺皮质激素应用时,可能存在下列问题:①抑制机体免疫系统,诱发和加重感染;②病因未明之前应用,可掩盖病情,延误疾病的诊断和治疗;③易产生药物依赖性;④缺乏糖皮质激素作为退热剂的任何国内外研究证据和文献报道。因此,肾上腺皮质激素用于发热新生儿退热应相当慎重,只有在重症感染(脓毒症)、无菌性脑炎或自身免疫性疾病伴高热时,上述物理和/或退热方法处理无效的情况下才考虑应用肾上腺皮质激素;急性重症感染时,应在强有力有效抗生素应用的情况下使用激素,且在停用抗生素之前,先停用激素;结核感染、水痘和带状疱疹等病毒感染禁用激素。

(肖 昕)

第二节 疼痛管理

疼痛(pain)是一种由于急性或潜在的组织损伤或由损伤造成的不愉快的感官刺激及情感经历,是一种主观感受的表述。由于新生儿不能表述这种感受,只能通过疼痛相关的行为和生理反应来间接表述经受的疼痛和程度。

许多人认为新生儿不会感知疼痛。然而大量的证据表明,各胎龄新生儿都能感知疼痛并有生理应激反应。新生儿的麻醉和镇痛现在被认为是一项非常重要的临床实践,对患儿远期预后有着重要的影响。在心脏手术后围手术期控制应激反应可以改善预后,合适的镇痛和镇静被证明有减少分解代谢的作用,促进从手术、疾病和损伤中恢复。人类和动物实验证实早期的疼痛和应激能影响其后对疼痛的伤害性感觉和行为的反应,但对于远期预后影响的机制和特征仍然没有解释清楚或结论仍有矛盾。

(一)病因

新生儿疼痛可能来自多方面因素,包括不良环境、操作和疾病(表5-2-1)。研究表明,早产儿在住院期间平均要经受488次疼痛性操作,疼痛的管理必定有利于这些早产儿的健康。

表5-2-1 NICU中引起新生儿疼痛的部分原因

类型	具体原因
疾病	中耳炎、咽炎和口腔感染、口腔溃疡、咳嗽引起的胸痛、组织创伤、脑积水、颅内出血、新生儿坏死性小肠结肠炎、肠梗阻、肠痉挛、血栓性静脉炎
诊断性操作	足跟穿刺、动静脉穿刺、采血时挤压肌肉、腰椎穿刺、脑室穿刺、气管内吸引、支气管镜检查、胸腔穿刺、腹水引流、胃肠道内镜检查
治疗性操作	动静脉置管、肌肉内注射、插入或拔出胃管、膀胱内导尿、气管插管和吸引、包皮环切术、伤口换药、伤口缝合和引流术后、插入和拔出引流管、内镜疗法
NICU环境	噪声、强光照明、蓝光治疗、频繁操作、不舒适体位

(二)病理生理

在孕晚期,胎儿感受疼痛刺激的解剖学、神经生理学和相关激素的组分已经发育完好。表5-2-2为新生儿遭受疼痛刺激后出现的病理生理反应,与成人和较大儿童相比,早产儿和足月儿感受疼痛刺激后显示有相似甚至更强的生理和激素反应。一些研究显示，足月儿生命早期的疼痛刺激，能扩大其后经历疼痛的效应和行为反应。超低出生体重儿通常在NICU经历较多的疼痛刺激，与足月儿相比，在纠正年龄18个月时他们的父母发现其对普通刺激有更强烈的疼痛反应；而另一项研究显示，在8～10岁时，超低出生体重儿感受医疗造成的疼痛的强度比精神、社会因素造成的疼痛更高，这些临床资料表明疼痛影响新生儿的远期预后。

表5-2-2　新生儿疼痛时的病理生理反应

类型	病理生理反应
立即效应	易激惹、睡眠和清醒状态紊乱、氧耗增加、通气/血流比例失调、营养摄取减少、胃酸度增加
短期效应	分解代谢增强、削弱免疫功能、伤口愈合时间延长、削弱母-婴情感交流
远期效应	对疼痛的异常记忆、发育迟缓、改变对痛觉的反应

（三）临床表现

新生儿疼痛的临床表现多样，有生理、行为、生化等表现。

1. 生理改变　心率增快、血压上升、呼吸频率增快、氧耗增多、肌张力增高、颅内压增高。瞳孔扩大、出汗、面色红或苍白。

2. 行为改变　面部表情痛苦或做鬼脸、皱眉、鼻孔扩张、鼻唇沟变深、舌卷曲、下颌颤抖。躯体运动：手指紧握、四肢剧烈运动和伸张、身体扭曲、角弓反张、打头。

3. 生化改变　皮质醇、儿茶酚胺、胰高血糖素、生长激素、肾素、醛固酮、抗利尿激素分泌增加，胰岛素分泌减少。

（四）疼痛评估

疼痛的行为指标（包括面部表情、身体运动和哭闹）和生理指标（包括心率、呼吸、血压、氧饱和度的改变，迷走神经张力、掌心出汗、血浆皮质醇和儿茶酚胺水平）可用来评估疼痛的强度。

1. 疼痛评估的方法　常用方法有早产儿疼痛特征（the premature infant pain profile，PIPP）、CRIES评估和新生儿疼痛量表（neonatal infant pain scale，NIPS）等。

（1）PIPP：包括面部表情如蹙眉、两眼紧闭、鼻唇沟变深，生理指标如心率、SaO_2（并考虑胎龄和疾病状况）。

（2）CRIES评估：根据哭闹（Crying）、氧的需要量（Requirement for oxygen supplementation）、心率和血压的增加（Increases in heart rate and blood pressure）、面部表情（facial Expression）、睡眠状态（Sleeping）进行评估。

（3）NIPS：包括面部表情、哭闹、呼吸方式、肢体运动、清醒状态。

上述方法是多维评估，另外还有一些一维的疼痛评估方法，如新生儿面部代码系统（neonatal facial coding system，NFCS）。临床常用几种疼痛评估表综合评估疼痛的程度，包括床边即时评估、对面部表情和躯体运动录像。目前的评估表多不适合评价机械通气患儿的疼痛程度，此外还需要建立一些评估药物麻醉的新生儿和慢性疼痛的方法。

2. 疼痛评估适应证　手术后患儿在第1个24小时，每4小时进行疼痛评估一次，之后改为必要时，如镇痛药物增量/减量时；患儿经受急性/亚急性疼痛性操作时；使用阿片类药物超过3～5天时。

（五）疼痛处理

新生儿直到如今才较为系统地进行镇痛（analgesia）和镇静（sedation）管理。1985年一项关于新生儿麻醉（anesthesia）的调查显示，仅有23%动脉导管未闭行手术结扎的新生儿被给予了手术期间麻醉。在一个阿片使用的回顾性调查中，933例新生儿中仅14%的患儿在手术后接受了阿片类镇痛治疗。1995年的问卷调查显示，所有接受较大手术的新生儿都接受了静脉注射阿片类药物治疗和/或局部镇痛治疗。尽管有证据表明，对清醒的新生儿采用直接喉镜气管插管时，术前用药能减少疼痛和维持生命体征稳定，但在NICU中对于非手术类操作，镇痛治疗的应用仍然有限。美国、加拿大和英国的调查显示，在NICU中非紧急气管插管也很少有术前用药。另一个采用术前用药能减少新生儿疼痛的是包皮环切术，但是1998年美国住院医生培训项目中有26%没有包括麻醉和镇痛的培训。而最近的调查显示，对有害刺激造成的可避免疼痛的预防和治疗措施仍然非常有限。

现在虽然越来越多的人理解新生儿有痛觉，但临床治疗仍然有分歧。在英国儿科麻醉医生中的调查显示，尽管80%的医生相信新生儿有痛觉，但仅5%会常规给予系统的术后阿片类药物治疗。有很多原因导致了这种情况，关键原因可能是缺少临床上药物使用、剂量和疗程的指导。在我国，对新生儿进行系统的疼痛管理的NICU仍然极少，对新生儿疼痛管理的研究还处在初步阶段。这需要提高新生儿科医生的意识,并对疼痛管理的临床应用进行系统的培训和论证。

最佳的疼痛管理方法是预防,包括限制或避免有害刺激,建立良好的 NICU 环境和家庭环境,减少不必要的有害刺激,如声音、光线、不舒服的接触和体位改变。无论什么样的操作都应该给予一些简单的安慰如襁褓包裹、非营养性吸吮和体位调整。尽量采用无损伤和非侵入性监护,熟练地放置各种插管,减少不熟练操作造成的痛苦。

疼痛处理包括非药物治疗和药物治疗。

1. 非药物治疗　可通过体位改变(positioning)、袋鼠式护理(kangaroo care)、母-婴皮肤接触(skin-to-skin contact)、非营养性吸吮(non-nutritive sucking, NNS)、口服蔗糖水(oral sucrose)和母乳喂养(breast-feeding)等方法,减轻新生儿疼痛。

(1) 体位:使新生儿四肢处于屈曲体位,把手放在口唇周围,使头和躯干处于中间位,用软布或蝶形枕头支撑患儿,并定时更换体位。研究显示襁褓包裹等有助于降低心率,减少哭闹不安。

(2) 袋鼠式护理和母-婴皮肤接触:有利于减少因足跟采血造成的哭闹和痛苦表情。

(3) 非营养性吸吮:给予安抚奶嘴能提高 SaO_2,改善呼吸和胃肠功能,减少烦躁和能量消耗,缩短住院时间。

(4) 口服蔗糖水:能有效地减少静脉穿刺和足跟采血时造成的疼痛,通常给 24%(12%~50%)的蔗糖水 2ml,在操作前 2 分钟口服。也可以用安抚奶嘴蘸蔗糖水吸吮。每日最多不超过 2 次。有研究显示,给予纠正胎龄小于 31 周的婴儿蔗糖水有影响神经行为发育的危险。使用蔗糖水的禁忌证:①母亲有糖尿病,新生儿存在低血糖(可喂葡萄糖);②严重肠道疾病(如 NEC)需要禁食;③婴儿接受吲哚美辛、强心药、胰岛素治疗;④短肠综合征或碳水化合物不耐受。

(5) 母乳喂养:研究显示母乳喂养的镇痛效果至少相当于安抚奶嘴加蔗糖水吸吮。

2. 药物治疗　在使用药物治疗时,必须考虑疼痛刺激的程度以及疼痛管理的作用和危险性。药物的选择必须建立在准确评估新生儿的疾病状态、药物的效力和安全性、个人使用此药物经验的基础上。药物的剂量,包括局麻药,应该根据新生儿的最合适体重准确计算。起始剂量不应该超过推荐的最大剂量,维持剂量应该根据多方面的因素进行调整,包括疼痛的病因、以前对药物的反应、临床状况、同时使用的药物及已知的药代动力学和药效学。可能引起新生儿失去防御反射或导致心肺功能不稳定的药物,应该由经过专业培训的医生使用,并且必须具备急救设备。使用时应同时监测生命体征,确保氧饱和度、肺通气以及心血管功能稳定。

对新生儿广泛组织损伤、反复或慢性疼痛时的管理仍然缺少研究(如 NEC、脑膜炎、骨折等)。在新生儿期使用镇痛或镇静药物对远期神经和精神发育影响的研究还不充分,但研究显示在 5~6 岁时智力、运动和行为发育没有显著性差异。

(1) 全身麻醉:麻醉药物、使用技术和监测手段的发展,提高了在足月儿和早产儿中使用的安全性和疗效。全身麻醉使患者在手术中没有痛感,并且遗忘手术过程。这种技术也可以在术后镇痛中使用,但必须在药师和麻醉师的指导下。

(2) 局部麻醉:局部麻醉技术,如周围神经阻滞和中枢神经丛阻滞(脊髓、硬膜下),在躯干或肢体手术时,可作为全身麻醉的辅助治疗或术后的止痛治疗。使用者必须具备足够的专业知识,并接受麻醉药物的药理学培训,使用时须准确计算用量,反复评价疗效和识别毒副作用。由于需要较强的专业知识,局部麻醉技术较难在 NICU 开展。

(3) 局部浸润麻醉:在做一些躯体外表的操作时可采用局部浸润麻醉药物镇痛,如胸腔穿刺。在做一些小的操作时,通常可使用含有利多卡因和丙胺卡因的软膏止痛,但对足跟采血无效。止痛效果可持续 1~2 小时。单剂量一般不会导致明显的高铁血红蛋白血症,但与对乙酰氨基酚联合使用时应小心。

(4) 非甾体解热镇痛药:常用对乙酰氨基酚,有止痛和退热的作用,只能口服。剂量为 15mg/(kg·次),每 4 小时 1 次,或 20mg/(kg·次),每 6 小时 1 次;每日最大剂量为 80mg/(kg·d),成人为 4~6g/d。口服后在肝脏代谢,42% 通过葡萄糖苷酸化,52% 通过硫酸盐化,也通过细胞色素 P450 同工酶 CYP2E1 转化为 *N*-乙酰-对-苯醌亚胺,然后通过内源性谷胱甘肽解毒,代谢产物通过肾脏排出体外。成人的致命剂量为一次口服 10g。婴儿和儿童的耐受性较好,但有肝脏疾病时使用要小心。

(5) 阿片类镇痛药(opioid):儿科可使用阿片类药物,包括天然的阿片类药物如吗啡(morphine)和可待因(codeine)、合成的阿片类药物如芬太尼(fentanyl)及混合的阿片受体激动剂/拮抗剂丁丙诺啡(buprenorphine)。可以单剂、间断使用,也可以 24 小时静脉维持。如果需要较长时间的治疗,静脉维持可以避免血浆浓度的较大波动,比间断使用要好。无论使用哪一种阿片类药物，都要严密监测心肺功能，防止可能并发的副作用。阿片类药物对人体各系统的作用有：①中枢神经系统作用，睡眠、改变对疼痛的感觉、欣快感、烦躁不安、瞳孔放大；②呼吸系统作用，降低呼吸频率，抑制呼吸运动，镇咳；③消化系统作用，便秘、呕吐，减少肠蠕动；④心血管系统作用，血管扩张，大剂量有负性心肌收缩作用。主要适应证为外科疼痛，如 NEC 的术后镇痛；插管和机械通气时镇静止痛。

当需要维持治疗时，应考虑到可能出现耐受和依赖。前者需要仔细评估婴儿情况，逐渐增大使用剂量；后者需要缓慢减量撤药以避免戒断综合征。阿片类药物基本没有远期副作用，对静脉穿刺和足跟采血的止痛无效，有极小的催眠和镇静作用，可引起烦躁不安，且镇痛效果很难评估。目前在 NICU 中最常用的阿片类药物为吗啡和芬太尼，二者没有明显的优劣，主要根据不同 NICU 和个人选择。

1）吗啡：一般 50～200μg/kg，缓慢推注，10 分钟后评估效果，包括是否心率和血压下降，出汗减少，哭闹和烦躁减少。如果无效可考虑静脉推注第 2 剂，直至疼痛缓解。在充分止痛后常开始静脉维持，剂量为 10～20μg/(kg·h)。早产儿半衰期较长可有累积效应，有些新生儿特别敏感，使用时应个体化，极少数情况下剂量需要升至 40μg/(kg·h)。有些报道认为联合使用苯巴比妥钠可减少吗啡的用量。

2）芬太尼：芬太尼能快速通过血脑屏障，镇痛作用较吗啡强 50～100 倍（治疗剂量为吗啡的 1/100），一次注射 1～2μg/kg，15 分钟起效，维持 1～2 小时，较吗啡短（4～5 小时），更容易耐受。维持剂量为 1～5μg/(kg·h)，副作用和不良反应与阿片类药物相似，大剂量时可产生明显的肌肉僵直（纳洛酮可拮抗），成瘾性较小。芬太尼的药代动力学见表 5-2-3，胎龄和日龄越大，在体内的清除速度越快，半衰期越短，这与婴儿体内代谢酶的活性有关。芬太尼在肝内由细胞色素 P450（CYP3A4）代谢成无活性的产物而排出体外。研究显示，总剂量达 2.5mg/kg 以上或使用时间超过 9 天，90% 发生撤药反应。表现为震颤、呕吐、腹泻、多汗、高调哭声、烦躁不安、惊厥、气促和拒乳等，应该在几天到几周内逐渐减量、停药。减量方法可采用每日减量 0.5～1μg/(kg·h)，达 1μg/(kg·h)后改为每日减 0.2～0.3μg/(kg·h)，直至停药。耐药表现为随使用时间的延长药效降低，或需加大剂量才能保持药效不减。许多因素决定耐药的形成，包括出生体重、胎龄、日龄及疾病，而且药效很难确定，此时需要进行疼痛评估，并增大剂量保持充分的镇痛效果。

表 5-2-3　芬太尼的药代动力学参数

参数	单位	早产儿	足月儿	成人
表观分布容积(V_d)	L/kg		5.1～11.2	4.0
清除率(Cl)	ml/(min·kg)	12.0～13.0	0～18.0	11.6
半衰期($t_{1/2}$)	h	6.0～32.0	5.0～13.5	3.7

（六）注意事项

1. 新生儿工作人员必须有新生儿能感知疼痛的意识，并建立有效的新生儿疼痛评估的工具。

2. 通过改进诊断和治疗方法减少新生儿疼痛，改善 NICU 的环境，减少有害的声、光刺激，每日的新生儿操作和治疗尽量安排在一个时间段进行。

3. 对轻度的新生儿疼痛采用非药物治疗的方法处理，对中重度疼痛采用药物治疗。

4. 对工作人员进行定期培训，使他们能熟练处理新生儿疼痛。

5. 开展对新生儿疼痛的研究，并随访疼痛干预的近期和远期预后。

（刘江勤）

第三节　惊厥的临床处理

惊厥（convulsion）是急诊症状，必须立即紧急处理，其治疗原则为：①及时、快速，控制发作，足量联合（短效与长效药物联合）给药，迅速止惊，防治脑损伤，减少后遗症；②维持生命功能；③积极寻找病因，针对病因治疗，防止复发；④防止抗惊厥药物对中枢神经系统的抑制作用，做好气管插管的必要准备。

（一）惊厥急救处理

患儿平卧，头转向一侧，防止窒息及误吸；保持气道通畅，及时清除口鼻腔分泌物，必要时给氧，建立静脉通路；指压或针刺人中、合谷、眶上、涌泉、十宣等穴位；减少对患儿刺激，保持安静，不要强行置压舌板于齿间，做好安全防护，防止碰伤、摔伤；体温过高时采取降温措施；对于窒息或呼吸不规则者宜人工呼吸或紧急气管插管。

（二）抗惊厥药物的应用

理想的抗惊厥药物应是作用迅速、止惊作用强、广谱、安全有效、半衰期较长、可静脉或口服途径给药。常用药物有地西泮类、苯巴比妥类、苯妥英钠、水合氯醛和丙泊酚等。

1. **地西泮类**　包括地西泮、氯硝安定、劳拉西泮和咪达唑仑等。

（1）地西泮：首剂0.2~0.5mg/kg，缓慢静脉注射速度为1mg/min，最大不超过10mg，或采用导管直肠给药的方法，剂量为0.3~0.5mg/kg。地西泮的脂溶性高，易进入脑组织，注射后1~3分钟即可生效，但疗效短（15~20分钟），必要时20分钟后可重复使用。对难以控制的惊厥每天给予5~10mg/kg，连续性静脉滴注效果好。地西泮肌内注射吸收慢且疗效不确定，止惊时不宜采用。起效剂量个体差异很大，有时有效量接近中毒量（每次0.5mg/kg以上）。副作用有抑制呼吸和血压下降，与苯巴比妥合用易引起严重的循环和呼吸衰竭。

（2）氯硝安定：作用较地西泮强5倍，起效快且持续时间长，可达24~48小时，呼吸抑制发生率低。每次0.02~0.10mg/kg（每次≤1mg），静脉注射或肌内注射，速度不超过0.1mg/s。

（3）劳拉西泮：本品作用迅速、强大，持续时间较长，疗效可达12小时以上，副作用小，被认为是治疗惊厥持续状态最理想的一线药物。每次0.05~0.1mg/kg肌内注射或静脉注射（最大量不超过4mg），根据需要每10~15分钟可重复1次。

（4）咪达唑仑：为水溶性药物，作用速度快，1.5~5.0分钟即能控制惊厥，安全范围广，苏醒快，半衰期为40分钟，4小时后可完全清醒，副作用小，对组织刺激轻微，可静脉注射，每次剂量为0.05~0.10mg/(kg·d)。

2. **苯巴比妥**　苯巴比妥对呼吸中枢的抑制性相对较小，临床应用较安全，为临床首选。苯巴比妥起效较慢，需20~60分钟后才能在脑内达到药物浓度高峰，半衰期长达120小时，故在地西泮等药物控制后作为长效药物协同使用。苯巴比妥钠负荷量为20~30mg/kg，首次为10mg/kg，2~3分钟内静脉推注；15~20分钟以同样的剂量重复用药1次。即使第1个10mg/kg剂量应用后惊厥停止，仍需继续给予第2个10mg/kg剂量，以保证达到有效的血药浓度；若第2个苯巴比妥钠剂量给予后患儿仍抽搐不止，可每隔15~20分钟继续给予5mg/kg，使负荷量达到30mg/kg。一般在12小时后开始给予维持量5mg/(kg·d)[负荷量30mg/kg时，维持量3mg/(kg·d)]，肌内注射或口服，这样可以使体内的苯巴比妥量得到一定的补充，以维持有效血药浓度。

3. **苯妥英钠**　作用广谱，脂溶性较强，15分钟即可在脑内达到高峰浓度，用于地西泮缓解维持用药和难治性癫痫持续状态，可致心律失常、低血压等。当苯巴比妥负荷量超过30mg/kg或血药浓度已达40mg/L时，惊厥仍不止者应考虑使用苯妥英钠，负荷量为20mg/kg（极量<1g/d），首次10mg/kg，隔15分钟后可重复2次；苯妥英钠24小时后开始给予维持量，由于其在患儿体内半衰期变化显著，故维持量开始为5mg/kg，以后根据测定的血药浓度随时调整剂量。紧急抢救时，苯妥英钠必须静脉注射，若注射剂量过大或速度过快，可诱发心律失常，因此需在严密监护下，用生理盐水稀释，缓慢静脉注射速度宜慢[<1mg/(kg·min)]，以策安全。

4. **其他**　水合氯醛、硫喷妥钠、丙泊酚、左乙拉西坦、托吡酯、维生素B_6等也可应用于抗惊厥治疗。

（1）水合氯醛：常与其他药物合用，如使用负荷量苯巴比妥效果不理想者可临时加用水合氯醛，剂量为25~50mg/kg，10%溶液口服、胃管给药或3%溶液保留灌肠。

（2）硫喷妥钠：难以控制的惊厥可试用7.5%硫喷妥钠，每次10mg/kg肌内注射，但新生儿与婴儿不宜应用，为加速止惊，应在气管插管下进行。

（3）丙泊酚：是新近用于惊厥持续状态的药物，安全有效，无呼吸抑制作用。丙泊酚首剂2.5mg/kg加入10%葡萄糖10~20ml缓慢静脉注射，而后9~15mg/(kg·h)静脉滴注维持。

（4）左乙拉西坦：是吡咯烷酮的一种衍生物，主要通过与中枢神经元的突触囊泡蛋白2A结合而调控突触囊泡内神经递质释放，从而阻止神经细胞异常放电的传导，发挥抗惊厥作用。给予负荷量10~50mg/kg，维持量10~70mg/(kg·d)，目前其最佳剂量尚无明确规定，安全性、有效性尚待进一步研究。

（5）托吡酯：是一种广谱的抗惊厥药物，通过阻断电压依赖钠-钙离子通道,抑制癫痫持续重复放电;增加 GABA 受体活性,强化氨基丁酸介导的神经抑制;阻滞红藻氨酸/AMPA-谷氨酸受体,从而阻断谷氨酸介导的神经兴奋作用。治疗新生儿惊厥,该药的推荐剂量为 3mg/(kg·d),副作用有引起代谢性酸中毒、高氨血症、易激惹、少汗等。本药现仅有胃肠道给药剂型,不适用于禁食患儿。

(6) 维生素 B_6:用于新生儿维生素 B 依赖性惊厥,负荷量为 100mg,静脉注射或肌内注射,维持量为 50~100mg/d。

惊厥持续状态抢救:①选择作用快、强有力的抗惊厥药物,及时控制发作。先用地西泮,对反复发作或持续惊厥的患儿,经苯巴比妥或苯妥英钠治疗无效,可应用利多卡因 2mg/kg 静脉注射,接着用维持量 6mg/(kg·h)静脉滴注,平均用药时间为 4 天。大多数患儿用药后立即起效,用药时应监测生命体征;仍无效者气管插管后全身麻醉。尽可能单药足量使用,先缓慢静脉注射 1 次负荷量后维持,不宜过度稀释。所选药物宜起效快、作用长、副作用少,根据发作类型合理选择。②维持生命功能,防止脑水肿、酸中毒及呼吸、循环衰竭,保持气道通畅、吸氧。③积极寻找病因和控制原发疾病,避免诱因。

(肖 昕)

第四节 抗生素的合理应用

抗菌药物(antimicrobial agent, antibacterial drug)是具有杀灭或抑制细菌生长作用的药物的总称,包括绝大多数的抗生素、化学药物(磺胺类、喹诺酮类)等。广义上的抗生素(antibiotics)是某些细菌、真菌或其他微生物在生活过程中产生的代谢产物,包括抗细菌抗生素、抗真菌抗生素、抗肿瘤抗生素及免疫抑制抗生素等;狭义上的抗生素主要指具有抗细菌活性的一类药物。

(一) 新生儿抗菌药物药代动力学特点

药物对机体的作用(或效应)依赖于药物的体内浓度,由于采取标本的缘故,多数用血药浓度代表,而血药浓度又取决于药物在体内的吸收、分布、代谢和排泄,新生儿处在特殊发育期,药代动力学有以下特点。

1. 吸收 除药物的理化性质外,与给药的途径密切相关。

(1) 口服给药:对早产儿和早期新生儿不太适合,这是因为:①新生儿初生时胃液 pH 值接近中性,生后 2 天内有短暂下降,之后再度回升至中性,所以胃内缺乏必要的酸度;②早产儿出生后 1 周内几乎没有胃酸分泌;③胃排空延迟易使药物到达肠道的时间较长;④胃食管反流常见,到达肠道的药物量少。

(2) 肌内注射、皮下注射或皮肤外用药:药物吸收的多少取决于局部血液灌注和药物沉积面积。早产儿和新生儿有以下不足:①肌肉组织少、局部血液灌注不足(特别是在缺氧、低体温或休克时),药物不易吸收;②由于肌肉组织少,预期注射到肌内的药物可能进入皮下;③对小早产儿肌内注射,可导致局部硬结或脓肿、储库效应。

(3) 静脉注射:对早产儿和新生儿是最理想的给药途径,但应注意:①最好用微量泵;②经脐血管时要严密观察,因脐静脉、脐动脉给药有引起肝坏死、肢体或肾坏死的危险。

2. 分布 药物从血液循环进入各种体液、器官和组织称为抗菌药物的分布,新生儿药物分布上应注意以下特点。

(1) 体液因素:新生儿体液占体重的比例高达 80%(早产儿更高),水溶性药物在细胞外液中容易稀释,浓度较低。

(2) 血浆白蛋白因素:许多药物进入血液循环后,首先需与血浆白蛋白结合,然后进入肝代谢。许多因素可影响药物与白蛋白的结合,继而影响药物代谢。

1) 药物联结力低:新生儿尤其是早产儿血浆白蛋白产生不足,并且以胎儿白蛋白为主。在血药浓度不变的情况下,游离药浓度增加使药性增强但半衰期缩短。对成人和年长儿处于治疗范围的总血药浓度,在早产儿中可能已是中毒范围。

2) 影响联结的因素:①胆红素浓度较高,血 pH 值较低,降低联结,容易药物中毒。②白蛋白受体竞争,某些药物如头孢曲松、磺胺类等不当应用可使游离间接胆红素增多造成核黄疸。

3. 代谢 药物代谢主要在肝脏进行,其过程包括氧化、还原、水解和结合。孕 29 周早产时,肝代谢酶的活性只有成人的 36%,对药物的代谢能力较差。新生儿的葡糖醛酸转移酶等活性低,应用氯霉素可致"灰婴综合征";某些酶诱导剂应用几天后,部分药物用常规剂量时药效可能降低。

4. **排泄**　抗生素主要从肾脏排泄，其次是肠道、胆道。早产儿、新生儿肾小球和肾小管功能低，肾血流量及肾小球滤过率均不足成人的40%，早产儿更低，1周后肾小球滤过率增加，出现球管不平衡现象并且持续几个月。早产儿及新生儿易在体内蓄积中毒，所以一般来说，日龄越小、出生体重越轻，药物半衰期越长。如青霉素G半衰期在生后0~6天长达3.2小时，≥14天则为1.4小时；氯霉素在新生儿体内半衰期长达250小时，而成人仅为1.5小时。所以<1周的新生儿尤其是早产儿应每12小时给药1次，1周后改为每8小时1次。β-内酰胺类抗生素具有时间依赖性，必须使其血药浓度超过最低抑菌浓度（minimum inhibitory concentration，MIC）的持续时间至少达到用药间隔时间的40%才能达到最高的细菌清除率，一般半衰期均仅1~2小时，因此必须每6~8小时使用1次；但头孢曲松半衰期长（6~9小时），每天1~2次即可。然而在某些病理情况下，如缺氧和低血压使肾血流量减少，可造成药物在体内蓄积中毒，应注意减少剂量，延长间隔时间。新生儿的药物毒性反应高，为24%，儿童及成人仅为6%~17%，故对于毒性较大的药物，如氨基糖苷类、万古霉素等，需监测血药浓度。

5. **使用原则**　根据临床经验和药敏试验合理应用抗生素。

（1）合理使用抗生素：①准确鉴别需用抗菌药物的患儿。对于早发脓毒症（early-onset sepsis，EOS）经验性选用广谱抗生素组合，需对B族链球菌（GBS）、大肠埃希菌以及李斯特菌敏感；对于迟发型脓毒症（late-onset sepsis，LOS）先经验性用抗生素，再尽量根据血培养及药敏试验结果进行调整。②根据当地流行病学资料选抗菌药物。如果当地的多重耐药杆菌比例不高，禁止经验性使用美罗培南。③避免重叠抗菌效果的制剂组合。不能同时使用甲硝唑和美罗培南。④得到培养结果后应调整抗菌药物。仔细解读检查结果，将广谱抗生素调整为窄谱；若调整后效果不佳，则以临床效果为准。

（2）经验性用药：在药敏试验未获结果之前，可根据患儿临床感染情况，结合当地耐药菌情况，经验性选择抗生素治疗。西方对EOS经验性抗生素治疗首选氨苄青霉素+庆大霉素，针对GBS和其他链球菌、肠球菌、李斯特菌、大肠埃希菌和其他革兰氏阴性（G^-）杆菌。第三代头孢菌素不但对李斯特菌和肠球菌无效，还与继发多重耐药菌败血症有关，且有更高的死亡率。

（3）药敏试验指导用药：体外试验耐药则高度预测治疗无效，但临床用药也不尽然，不但受感染部位、药物的亲和性、蛋白结合、给药途径、机体免疫状态、需要引流才能去除病灶的脓肿等的影响，还要考虑细菌生物膜形成对抗生素的群体耐药，一旦细菌生物膜形成，其内部细菌的耐药性是游离细菌的1 000倍。

（4）避免抗生素滥用：抗生素过度使用甚至滥用已经成为很严重的卫生问题，美国医院内30%~65%的抗生素处方是不合理的。但与抗生素毒副作用的危险相比，不用抗生素治疗感染造成的危害更大，5%的使用者会出现毒副作用，非指征用抗生素可增加患儿体内及环境菌丛的耐药菌株，并降低菌丛的多样性。

由于细菌培养需时几天且新生儿血培养阳性率不高，常需经验性用抗生素，需估计可能的致病菌、当地以往的药敏谱以及特殊患儿身体状况等来选择抗生素，如有几种抗生素可选，则优先选毒副作用小、方便、价廉的。给药途径取决于许多因素：感染程度、有效血药浓度及药物来源等，对较重患儿一般用静脉途径以快速达到血药浓度。早产极低体重儿由于肌肉层较薄，不能容纳足够体积的抗生素溶液，造成储库效应，不但达不到血药峰浓度，还会使产生毒副作用的谷浓度持续很长时间，所以不宜肌内注射。静脉途径使病情稳定后可改为口服途径以完成抗生素疗程，这种序贯方法常用于骨髓炎、化脓性关节炎以及化脓性脑膜炎等患儿，可减少血栓性外周静脉炎、导管相关性感染和住院时间。抗生素使用疗程不能只根据指南或教科书使用，应根据临床治疗反应来决定，恰当地应用抗生素，炎症体征和体温才能有所改善。实验室检查应包括重复的细菌培养、监测外周血白细胞计数和急相蛋白（如CRP或PCT），如没有改变提示应更换抗生素。

（二）新生儿抗菌药物的应用

1. **给药方法**　国内外多种教科书中，为不同胎龄或不同出生体重的新生儿（尤其是早产儿）分开列出各种抗菌药物的用量和时间间隔，主要采用静脉给药（表5-4-1）。

2. **预防性使用抗生素**　临床有滥用趋势，客观上造成了抗菌药物的高选择性压力，不但给当事新生儿治疗带来困难，也给整个微生态环境制造成了更多的耐药菌株。需强调准确把握预防性抗生素指征，并用CRP等感染标志物监测指导用药。

表 5-4-1　新生儿败血症常用抗菌药物的用法及用量

抗生素	<1 200g	1 200~2 000g		>2 000g	
	0~28d	0~7d	>7d	0~7d	>7d
青霉素*	2.5 万~5.0 万 U/kg q.12h.	2.5 万~5.0 万 U/kg q.12h.	5.0 万~7.5 万 U/kg q.8h.	2.5 万~5.0 万 U/kg q.8h.	2.5 万~5.0 万 U/kg q.6h.
氨苄西林*	25mg/kg q.12h.	25mg/kg q.12h.	25~50mg/kg q.8h.	25~50mg/kg q.8h.	25~50mg/kg q.6h.
哌拉西林	50~100mg/kg q.12h.	50~100mg/kg q.12h.	50~100mg/kg q.8h.	50~100mg/kg q.8h.	50~100mg/kg q.6h.
头孢唑林	20~25mg/kg q.12h.	20~25mg/kg q.12h.	20~25mg/kg q.12h.	20~25mg/kg q.12h.	20~25mg/kg q.8h.
头孢呋辛	25~50mg/kg q.12h.	25~50mg/kg q.12h.	50~100mg/kg q.12h.	50~100mg/kg q.12h.	50~100mg/kg q.12h.
头孢噻肟	50mg/kg q.12h.	50mg/kg q.12h.	50mg/kg q.8h.	50mg/kg q.12h.	50mg/kg q.12h.
头孢哌酮	50mg/kg q.12h.	50mg/kg q.12h.	50mg/kg q.8h.	50mg/kg q.12h.	50mg/kg q.8h.
头孢他啶	50mg/kg q.12h.	50mg/kg q.12h.	50mg/kg q.8h.	50mg/kg q.12h.	50mg/kg q.8h.
头孢曲松	50mg/kg q.d.	50mg/kg q.d.	50mg/kg q.d.	50mg/kg q.d.	75mg/kg q.d.
头孢吡肟	30mg/kg q.12h.	30mg/kg q.12h.	50mg/kg q.12h.	50mg/kg q.12h.	50mg/kg q.8h.
万古霉素**	15mg/kg q.d.	10mg/kg q.12h.	15mg/kg q.12h.	15mg/kg q.12h.	15mg/kg q.8h.
氨曲南	30mg/kg q.12h.	30mg/kg q.12h.	30mg/kg q.8h.	30mg/kg q.12h.	30mg/kg q.8h.
亚胺培南/西司他丁	20mg/kg q.d.	20mg/kg q.12h.	20mg/kg q.12h.	20mg/kg q.12h.	20mg/kg q.8h.
帕尼培南/倍他米隆*	20mg/kg q.d.	20mg/kg q.12h.	20mg/kg q.12h.	20mg/kg q.12h.	20mg/kg q.8h.
甲硝唑	7.5mg/kg q.48h.	7.5mg/kg q.d.	7.5mg/kg q.12h.	7.5mg/kg q.d.	7.5mg/kg q.12h.

注：q.6h.. 每 6 小时 1 次；q.8h.. 每 8 小时 1 次；q.12h.. 每 12 小时 1 次；q.d.. 每天 1 次。* 并发化脓性脑膜炎时剂量加倍；** 用药>3 天应监测血药浓度，最佳峰浓度为 20~32μg/ml，谷浓度<10μg/ml，生后 1 周内体重<1 000g 时每天测 1 次。

3. **常用抗生素的临床应用**　①青霉素：近年来，我国新生儿（特别是早产儿）GBS 感染明显增加，青霉素可作为新生儿早发性感染的首选抗生素。由于青霉素的耐药率也有所增加，经验性使用时应观察其疗效，并根据药敏试验进行调整。②氨苄西林：临床研究发现，大肠埃希菌对氨苄西林的耐药率明显上升，其中早产儿比足月儿耐药率高近 2 倍，故氨苄西林不太适合作为早产儿的首选抗生素，必要时根据药敏试验应用。③氨基糖苷类：国外对于新生儿严重感染（如败血症）治疗，多采用头孢类（如头孢噻肟、头孢曲松）联合氨基糖苷类（如庆大霉素或阿米卡星），并常规用微量血监测氨基糖苷类的血药浓度；在中国，基于氨基糖苷类对新生儿（尤其是早产儿）耳、肾毒性的危险性增加，在缺乏常规微量血药物浓度监测的情况下，一般不采用氨基糖苷类抗生素治疗。④喹诺酮类：环丙沙星、诺氟沙星等喹诺酮类药物的抗菌敏感率较高，但由于普遍担心其对新生儿软骨发育的损害而限制了其使用。荷兰学者报道，对其他抗生素耐药的早产儿（低出生体重儿）感染，使用环丙沙星明显有效，随访 3 年未发现严重的副作用；有学者对新生儿期间接受喹诺酮类药物治疗的早产儿进行随访，在生长发育方面并未发现异常，认为尽管环丙沙星可引起实验动物软骨损害，但在人类儿童中罕见。因此，其他抗生素治疗无效又有药敏试验结果支持的细菌感染的新生儿仍可选用该类药物治疗。

（三）新生儿抗生素的序贯疗法

序贯疗法就是在急性期或住院期间采用静脉用药，病情稳定或出院后改为口服用药，以达到巩固疗效、清除致病菌的目的。转换为口服药继续治疗的标准：①静脉用药至少 48～72 小时后，感染的症状与体征改善或消失；②患儿未发热（腋温≤37℃）或热退 24 小时以上；③白细胞总数和分类恢复正常；④C 反应蛋白恢复正常。新生儿期注意以下几点。

1. 注意抗菌药物的疗效 我国新生儿败血症致病菌主要为葡萄球菌及大肠埃希菌，GBS 感染逐渐增多，对青霉素及氨苄青霉素普遍耐药，将这两种药作为治疗新生儿败血症和新生儿感染性肺炎的首选药，已不适合当前我国国情，应考虑选用新型耐酶青霉素、万古霉素或第一代头孢菌素+第三代头孢菌素治疗；也可选用第二代头孢菌素或氨苄西林+β-内酰胺酶抑制剂或喹诺酮类。

2. 抗菌药物的序贯疗法 可用于序贯疗法的抗生素包括青霉素类、头孢类、大环内酯类，必要时可用喹诺酮类。

（1）青霉素类：青霉素 V 只适合于链球菌属感染；氨苄西林+舒巴坦因有 β-内酰胺酶抑制剂，使其抗菌谱及效率大大增加；阿莫西林+舒巴坦为静脉制剂，阿莫西林+克拉维酸为口服制剂，两者序贯使用也是很好的选择。

（2）头孢菌素类：第一代头孢菌素中，头孢氨苄和头孢拉啶为口服制剂，如果革兰氏阳性（G^+）菌感染且没有并发化脓性脑膜炎时可以选用。第二代头孢菌素中，头孢呋辛酯为较常用口服制剂，对 G^+ 菌的作用比第一代稍弱，对 G^- 菌有效，并对其产生的 β-内酰胺酶稳定，故对 G^+ 菌、G^- 菌均有效，口服吸收后代谢为头孢呋辛而发挥药效，且易于进入脑脊液；头孢克洛也是新生儿较常用的。第三代头孢中常用头孢克肟，抗菌谱广、抗菌活性强，对 G^- 菌尤其对肠杆菌科作用较强，对 G^+ 菌也有作用，对多种 β-内酰胺酶稳定且半衰期长，但金黄色葡萄球菌、表皮葡萄球菌、肠球菌、铜绿假单胞菌和不动杆菌属对其耐药。头孢布烯（ceftibuten）为一种新型口服第三代头孢菌素，抗菌谱和抗菌活性与头孢克肟相当。

（3）大环内酯类：阿奇霉素和红霉素既有静脉制剂又有口服制剂，主要针对 G^+ 菌、衣原体及支原体感染。阿奇霉素由于其特殊的药代动力学，只需口服 3 天，每天 1 次，疗效可维持 1 周以上，加上口感较好，有较好的依从性。但这类药对流感杆菌仅有中等活性，肺炎链球菌、溶血性链球菌及葡萄球菌对其耐药率已升至 20%，故常推荐与口服头孢菌素联用。

（4）喹诺酮类：第三代喹诺酮类药物中的环丙沙星，既有静脉制剂，又有口服制剂，必要时也可作为新生儿序贯疗法的抗菌药物。

3. 口服抗菌药物的生物利用度 要使序贯疗法有效，必须保证有效的血药浓度，要求口服药必须有较好的吸收率即生物利用度（bioavailability）。环丙沙星及氧氟沙星口服吸收率分别为 70%～80% 和 85%～95%，甲硝唑>95%，氨苄西林+舒巴坦>80%，阿莫西林+克拉维酸约 60%，头孢克洛>90%，以上这几种药除杀菌效果好外，还有较高的口服生物利用度，故成为较常选择的用于序贯疗法的药物，可用于新生儿。

4. 不适合序贯疗法的新生儿 ①完全禁食，需要胃肠道休息者；②存在影响胃肠道吸收的因素如严重的恶心、呕吐、持续鼻胃管引流、吸收不良综合征、短肠综合征等；③外周血白细胞或血小板过低；④存在化脓性脑膜炎、脑脓肿、骨髓炎、感染性休克及心内膜炎等严重疾病者；⑤多重耐药菌如 MRS 感染；⑥早期新生儿、极早产儿和极低出生体重儿。

新生儿抗菌药物的序贯疗法，在治疗效果、药物经济学等方面都显示出其广阔的应用前景，随着更多的新的高效口服药物不断研制成功并投入临床应用，现在已是口服抗生素治疗的时代。然而这方面的文献尚少，特别缺乏循证医学方面的依据，需要广大新生儿医学工作者共同努力。

（余加林）

第五节 糖皮质激素的合理应用

在新生儿临床，糖皮质激素主要应用于早产儿支气管肺发育不良（BPD）的防治，难治性休克、持续性低血糖症的治疗，以及先天性肾上腺皮质增生症替代疗法等。

一、糖皮质激素防治 BPD

炎症反应在 BPD 发生发展中起重要作用，糖皮质激素可以通过抑制炎症反应减少 BPD 的发生风险和严重程度，其可能机制包括促进肺表面活性物质产生，稳定细胞和溶酶体膜，抑制炎症细胞浸润，减轻支气管痉挛、肺水肿及肺纤维化等。

（一）糖皮质激素防治 BPD 的临床研究

对于新生儿出生后糖皮质激素的使用，目前的临床研究可分为全身性给药、吸入性给药、作为药物载体的表面活性药物混合后经气管给药三种使用方式。

1. 全身性应用 全身性糖皮质激素使用又分为早期预防性应用（生后 7 天内）和延迟性应用（出生 7 天后）。

2017 年 Doyle 等发表了一项关于早期全身性糖皮质激素预防性应用的荟萃分析，该纳入了 32 项随机对照试验，共 4 395 例早产儿。结果显示：早期（≤7 日龄）全身性应用地塞米松组与安慰剂组相比，前者拔管时间更早，在 28 日龄和纠正胎龄 36 周时 BPD 的发病率也更低；两组间死亡率和出院后进行家庭氧疗的存活者比例均无差异；长期随访显示，糖皮质激素治疗与脑性瘫痪（cerebral palsy，CP）和神经系统检查异常的风险升高有关。由于生后早期全身应用糖皮质激素的不良反应超过治疗所带来的益处，2010 年美国儿科学会（AAP）的政策声明指出，不推荐在超早产儿（胎龄<28 周）中常规早期使用全身性低剂量［<0.2mg/（kg·d）］或高剂量［0.5mg/（kg·d）］地塞米松预防 BPD。2012 年加拿大儿科协会（CPS）临床指南同样不推荐使用全身性高剂量地塞米松［0.5mg/（kg·d）］防治 BPD，也不推荐在生后 7 天内全身应用低剂量［0.15～0.2mg/（kg·d）］地塞米松。因此，目前临床上并不推荐生后早期全身性应用地塞米松预防 BPD。

由于早期全身应用地塞米松存在严重不良反应，2006 年 Doyle 等提出延迟（出生 7 天后）全身应用低剂量地塞米松以帮助患儿脱离呼吸机及氧疗的方案。该方案主要针对胎龄<28 周或出生体重<1kg，在生后 1 周仍需使用机械通气的早产儿，研究显示该方案可以帮助早产儿脱离呼吸机而无明显短期不良反应。2019 年欧洲新生儿 RDS 防治指南指出，对于生后 1～2 周仍然需进行机械通气的患儿，短期小剂量且逐渐减量的全身性地塞米松治疗可以帮助患儿脱离呼吸机。Onland 等也进行了一项关于早产儿延迟性全身使用糖皮质激素的荟萃分析，纳入了 21 项研究共 1 424 例早产儿，受试对象虽未有 BPD 的典型影像学改变，但已有氧依赖和/或使用呼吸机>7 日。该研究显示，与安慰剂组或不干预组相比，延迟给予地塞米松组的患儿 28 日龄生存率有改善，但出院时的生存率并没有改善，拔管失败率更低，28 日龄和纠正胎龄 36 周时 BPD 发生率更低，出院时仍需家庭氧疗的比例也更低。糖皮质激素组的脑性瘫痪或神经系统检查异常有增加的趋势，但死亡率降低的趋势将其部分抵消。

氢化可的松是存在于人体内的激素，有研究认为使用氢化可的松替代地塞米松对于早产儿脑部发育的损伤更小，但一直缺乏足够的临床证据支持早期全身使用氢化可的松这一方案。一项大型临床试验纳入 2008—2014 年出生的 523 例胎龄<28 周的超早产儿，结果显示，在 10 日龄内给予早期低剂量静脉用氢化可的松治疗与安慰剂相比，前者纠正胎龄 36 周时无 BPD 生存率更高，就整个队列研究而言，不良事件（胃肠道穿孔、败血症等）发生率的两组差异无统计学意义，但在胎龄为 24～25 周的早产儿中，氢化可的松应用使败血症发生率更高；2017 年该试验的随访研究显示，随访至 2 岁时仍未发现该治疗方案会使神经发育不良结局的发生率提高。另一项多中心研究显示，试验共纳入 372 例胎龄<30 周的有呼吸机依赖的早产儿，在 7～14 日龄时进行静脉用氢化可的松治疗（累积剂量为 72.5mg/kg），结果显示氢化可的松应用后，早产儿在纠正胎龄 36 周时死亡或 BPD 的发生率无明显降低，在整个住院期间拔管率更高，但需要胰岛素治疗的高血糖发生率也更高。因此，早期应用氢化可的松预防 BPD 的有效性与安全性尚需要更多的临床试验证实。

2. 吸入性给药 由于全身性糖皮质激素应用有显著的不良反应，有人提出用吸入性糖皮质激素作为替代。2015 年一项来自 9 个国家 40 个临床中心共 863 例胎龄为 23～27 周早产儿的研究指出，治疗组早产儿出生后 24 小时内开始吸入布地奈德治疗，每 12 小时 1 次，每次 400μg，直至脱离氧疗或纠正胎龄至 32 周，结果显示布地奈德治疗组早产儿的 BPD 发生率显著下降，但病死率却有所上升。Shah 等的一项荟萃分析结果提示，早期（2 周龄内）预防性吸入糖皮质激素对降低早产儿 BPD 发病率及死亡率无明显作用，不能降低早产儿在纠正胎龄 18～22 月龄时的神经发育障碍的发生率。

迄今为止，尚无确切证据显示出生后预防性吸入糖皮质激素治疗能降低 BPD 风险，且存在死亡率升高的可能，故不推荐常规进行预防性吸入糖皮质激素来减少 BPD 发生。

3. 经气管给药 全身性糖皮质激素治疗可出现远期神经发育障碍，有人提出糖皮质激素与表面活性物质混合后经气管给药，可安全且有效地替代全身性用药，以减少 BPD 的发生。Yeh 等在 2007 年进行了一项初步试验，对 22 例需要机械通气的极低出生体重儿进行混合灌注治疗并进行药代动力学检测，证明了与直接吸入激素相比，表面活性物质作为载体的混合灌注治疗可以提高激素在肺组织中的含量，并在给药 8 小时后仍有大部分的激素停留在肺组织。Yeh 等在 2016 年再次进行了来自 3 个临床中心 265 例早产儿的随机对照试验，干预组给予肺表面活性物质（100mg/kg）混合布地奈德（0.25mg/kg）灌注治疗，每 8 小时 1 次，持续至氧浓度降至 0.3 或拔管为止，最多给药 6 次。结果显示，该治疗降低了早产儿死亡或 BPD 的发生率，且随访至 18~24 月龄时未发现神经发育不良结局。该治疗方式的局限：给药需要插管后灌注，为维持药物浓度，需要每 8 小时给药 1 次，对于仅需无创通气的早产儿，导致不必要的插管损伤。

（二）糖皮质激素的应用指南

基于 2010 年 AAP 的政策声明及 2012 年 CPS 的临床指南，目前不推荐对超早产儿常规使用全身性糖皮质激素防治 BPD；不推荐早期（尤其是出生后 3~4 天）给予糖皮质激素预防 BPD；对于晚期治疗（生后 3~4 周）也仅限于病情重、难以撤离呼吸机的早产儿，权衡利弊后，尽可能给予最小剂量、最短疗程（总疗程 10 天，地塞米松静脉总用量 0.89mg/kg）：地塞米松起始剂量为 0.075mg/kg，每 12 小时 1 次，持续 3 天；减量为 0.05mg/kg，每 12 小时 1 次，持续 3 天；再减量为 0.025mg/kg，每 12 小时 1 次，持续 2 天；最后减量至 0.01mg/kg，每 12 小时 1 次，持续 2 天，然后停药。对于采用肺表面活性物质作为药物载体经气管给予糖皮质激素来预防 BPD，仍需进行大型多中心试验以验证效果。最后，强烈推荐对正在或曾参与地塞米松研究的早产儿进行长期神经发育评估。

二、糖皮质激素在难治性休克中的应用

在新生儿感染性休克早期，血氢化可的松水平明显升高；极早产儿因肾上腺皮质功能尚未成熟，容易发生相对性肾上腺皮质功能不全，导致血流动力学不稳定及低血压。在临床上，氢化可的松常用于液体复苏和使用多巴胺后效果不佳的患儿。氢化可的松作为第三线用药，除具有抗炎作用外，还可增加机体对内源性或外源性儿茶酚胺的敏感性，提高心肌收缩力、每搏输出量、有效循环血容量、体循环阻力，增加尿量。对于新生儿休克，氢化可的松可升高血压、降低心率，减少血管活性药物的使用。系列研究发现，给予出现低血压的极低出生体重儿氢化可的松治疗后，IVH、PVL 发生率和死亡率均有增加；只对存在肾上腺皮质功能不全或肾上腺素受体不足的低血压早产儿，给予氢化可的松才可能有效。既往氢化可的松一般为小剂量应用，用药间隔为 12 小时，首剂 1mg/kg，观察 4~6 小时，如有效，随后可每次给予 0.5~1mg/kg，每 12 小时 1 次。美国危重医学会（ACCM）2017 年发布的《儿童、新生儿脓毒症休克血流动力学支持临床实践指南》中，将新生儿肾上腺功能不全的定义修订如下：促皮质素刺激后皮质醇峰质量浓度<180μg/L，或基础皮质醇<40μg/L，或正性肌力药支持下基础皮质醇<180μg/L。该指南删除了氢化可的松持续输注或重复推注的给药方案、应激剂量和休克剂量的具体推荐，推荐氢化可的松的替代治疗仅考虑用于儿茶酚胺抵抗的难治性休克患儿，但剂量、给药方案、最佳持续时间、撤药时机、是否联合补充盐皮质激素等仍无明确推荐。

三、糖皮质激素在持续性低血糖症中的应用

新生儿持续性低血糖症的发生可造成永久性不可逆的神经系统损伤。对于顽固性低血糖者，当静脉葡萄糖输注速率在 12~15mg/(kg·min)时，仍持续存在低血糖者，应考虑给予糖皮质激素治疗，以刺激糖异生和减少外周葡萄糖消耗。可给予氢化可的松 5mg/(kg·d)，分 2 次口服或静脉给药，当血糖水平在数日内趋于稳定时，可迅速降低糖皮质激素的剂量至停药，但建议应用前先进行血皮质醇水平测定。

总之，新生儿期应用糖皮质激素的疗效及安全性仍存在未知和争议，临床上应该采用个体化治疗，以获得最大疗效及降低糖皮质激素的不良预后。

（陈运彬）

第六节 雾化治疗

近年来，雾化吸入疗法在我国儿科临床的应用迅速增加，很多医疗机构建立了专门的雾化室或雾化治疗中心，本节主要阐述雾化吸入疗法在新生儿期的应用。

（一）雾化吸入给药技术

1. 射流雾化 以压缩泵或氧气驱动的雾化器是目前临床最常用的雾化吸入仪器，其原理是高速运动的压缩气体通过狭小开口后突然减压，在局部产生负

压将药液吸出，并通过高速运动的持续气流形成药雾微粒，其中大药雾微粒通过挡板回落至贮药池，小药雾微粒则随气流输出。药雾微粒的大小与气流的压力和流速有关，增加气流速度可使雾化输出量增加，减小药雾微粒，缩短雾化时间，可使患儿的依从性更好。在应用射流雾化吸入器时，药池的液量要充足，一般用量为3~4ml，可在5~10分钟内输出全部药液。对处于喘息急性发作状态、呼吸困难的患儿，建议以氧气作为驱动力，在雾化给药的同时提供氧气。氧驱动雾化吸入时的氧气流量以6~8L/min为宜。

2. **滤网式雾化**　通过振动等方式使药液透过网孔进行雾化。与射流雾化相比，滤网式（mesh）雾化输出的可吸入微颗粒比例略低，但是装置体积小、重量轻、便于携带，且使用时噪声小，还可以倾斜使用，均是其优点。使用混悬液时网眼容易堵塞，滤网耐久性能较低是它的最大缺点。新改良的振动网格雾化器，则是通过隧道状网格振动产生肺部靶向的低速气溶胶，雾化颗粒大小约3mm，利于肺泡沉积，有研究显示，与传统的喷射雾化器相比，其有效输送的气体溶胶可提高9倍，肺部沉积率提高25倍，更能有效作用于支气管末端和肺泡组织。此外，振动网格雾化方式是利用呼吸机本身的气流对药物进行输送，与传统的雾化方式对比，无额外的气流供给，避免了对呼吸机送气和呼气气流的影响，呼吸机给予患儿肺部的压力更稳定，利于患儿肺泡膨胀的维持，同时也避免相关气压伤的发生。

3. **超声雾化**　通过压电晶片产生1~2MHz的高频超声，从而在储药池的顶层液面形成雾粒，但对于混悬液而言，药雾微粒并不能完全到达能形成雾粒的液面顶层；同时，超声雾化的气雾水粒密度大，有效药物颗粒少，并可增加气道阻力；超声雾化器的高频还可以转化成热能，可能影响糖皮质激素类药物的活性。使用超声雾化器时，药物容量大，药雾微粒输出效能较低，大部分药物最终留存在残留液中，不适用于哮喘等喘息性疾病的治疗。

（二）雾化吸入给药的特点

雾化吸入局部给药的治疗指数高、安全性好。吸入药物可以直接作用于气道黏膜，局部作用强，且局部药物浓度越高、疗效亦越好。一般雾化吸入治疗的药量仅为全身用药量的几十分之一，由此可避免或减少糖皮质激素等全身给药可能产生的潜在不良反应。

（三）新生儿期雾化吸入的临床应用

1. **雾化吸入糖皮质激素**　在防治BPD方面，全身和局部应用糖皮质激素都能够显著降低BPD患儿对辅助通气的依赖性，提高拔管成功率，缩短用氧时间，但全身激素治疗增加了患儿远期神经系统后遗症的发生率。因此，也有学者对BPD患儿进行了局部激素治疗的研究。国内调查显示，局部吸入布地奈德与全身应用激素相比，二者治疗BPD的疗效差异无统计学意义，且吸入布地奈德治疗减少了消化道出血、高血糖的发生，病死率明显下降。

目前的临床应用包括早期和晚期局部用药。早期激素局部治疗是指生后24小时内给予激素吸入。关于生后早期雾化吸入糖皮质激素预防BPD（详见本章第五节糖皮质激素的合理应用），由于出生后预防性吸入糖皮质激素治疗尚未有确切证据显示能降低BPD风险，且存在升高死亡率的可能，因此，并不推荐常规进行预防性吸入糖皮质激素以减少BPD的发生。晚期激素局部治疗是指出生1周后单纯吸入糖皮质激素的治疗方法。一项荟萃纳入了接受吸氧或机械通气的早产儿，将其随机分配至出生1周后但纠正胎龄36周前接受吸入性糖皮质激素治疗组或安慰剂治疗组的试验，结果显示治疗组的BPD风险、死亡风险并无改善，但治疗组在吸入性糖皮质激素治疗的第7天时拔管失败风险较低，但其机械通气或吸氧时间并未得到改善。因此，仅建议对月龄较大、严重BPD的患儿，如已证实有气道高反应性、需长期机械通气且高浓度供氧，才考虑短期使用吸入性糖皮质激素。

2. **雾化吸入支气管扩张剂**　严重BPD常伴有呼吸道平滑肌肥大、气道反应性高、肺顺应性降低以及喘憋。支气管扩张剂可扩张小气道，降低气道阻力，增加潮气量，改善肺的顺应性及肺功能，为支气管扩张剂用于BPD提供了理论基础。最常用于临床的药物是沙丁胺醇。尽管已有大量关于全身或吸入性支气管扩张剂应用于BPD的报道，但一项截至2016年的Cochrane研究表明尚无证据证明支气管扩张剂能改善BPD的远期预后。而且，β_2受体激动剂也有已知的不良反应，如心动过速、高血压、心律失常，鉴于缺乏长期疗效的证据及已知的不良反应，目前并不推荐BPD患儿常规或长期使用吸入性支气管扩张剂。仅在较大月龄且有呼吸机依赖的重度BPD患儿，且出现支气管痉挛急性发作时，才建议短期使用吸入性β_2受体激动剂（如沙丁胺醇）改善气道高反应性。2015年发表的《支气管舒张剂在儿童呼吸道常见疾病中应用的专家共识》中推荐的药物剂量为：沙丁胺醇或特布他林，2.5~5.0mg雾化吸入，每6~8小时1次。

3. **振动网格雾化**　近年来，气管插管-肺表面活性物质（PS）滴入-拔管（INSURE）技术一直是临床治疗 RDS 的主要方法。但临床实践及大量相关研究均表明,INSURE 技术存在一定的弊端,如要求操作者熟练掌握气管插管等相关技能,在操作过程中可能会对早产儿气道造成机械性损伤,在给药过程中需要正压通气,可能会对早产儿发育不完全的肺部造成一定损伤,从而增加 BPD 的发病率,用药过程中可能出现血氧饱和度、心率、脑血流等指标波动较大,增加早产儿颅内出血风险等。为此,国内外新生儿学者均开始探讨其他 PS 给药方式,如微创表面活性物质(MIST)技术、低侵入表面活性物质(LISA)技术、Sonda 鼻饲表面活性物质法、雾化肺表面活性物质技术等。MIST 或 LIST 等微创技术仍需将细小管道插入气道,对患儿气道存在刺激,自主呼吸和咳嗽反射可导致部分 PS 的外溢浪费,以上技术均未做到真正的无创 PS 给药,而振动网格雾化 PS 则是真正无创 PS 给药。Frans 等在动物实验中证实雾化 PS 联合经鼻持续气道正压通气(nasal continuous positive airway pressure,nCPAP)可有效改善因 PS 缺乏导致的呼吸窘迫症状;Sood 等的一项试验共入选 17 例胎龄为 $24\sim36^{+6}$ 周的早产儿,接受 PS 100mg/kg 或 200mg/kg,稀释为 12.5mg/ml 或 8.3mg/ml 雾化治疗。结果显示,该治疗方法在使用无创通气的早产儿中是可行且安全的。但鉴于该方法未有大规模多中心随机对照试验结果,在临床上仍未广泛使用。

(陈运彬)

第七节 氧气疗法

氧气疗法(oxygen therapy)简称氧疗,是新生儿呼吸治疗最常用的方法之一,其作用是通过适当的方式给新生儿输送氧气来提高血氧分压和血氧饱和度,从而消除或减少缺氧对机体的不利影响。氧疗需要有明确的应用指征,正确掌握氧疗的指征和合适的氧疗方式可以有效改善新生儿低氧血症,避免氧疗相关的并发症。本节氧疗的主要内容包括氧疗的指征、氧疗的方式、氧疗的注意事项。

(一) 氧疗的指征

新生儿是否需要接受氧疗,应该结合其临床表现和血气分析结果进行判断。严重呼吸困难伴有发绀的患儿给氧无需异议,但对存在轻-中度呼吸困难的患儿,是否给氧应根据血气分析结果决定。通常认为吸入空气时,血气分析提示 $PaO_2<7.3kPa(55mmHg)$ 为氧疗的绝对指征,因为 $PaO_2<7.3kPa(55mmHg)$ 濒临氧解离曲线失代偿,PaO_2 的轻微下降可引起血氧含量明显减少。

(二) 氧疗的方式

临床上常用的氧疗方式包括鼻导管吸氧、面罩吸氧、头罩吸氧、加温湿化高流量鼻导管通气(HHFNC)、经鼻持续气道正压通气(nCPAP)等。

1. **鼻导管吸氧法** 最常用的低流量给氧法,适用于轻度低氧血症患儿,有单鼻导管、双鼻导管、鼻前庭给氧法,一般氧流量为 0.5~1.0L/min,鼻导管吸氧的优点是简单、方便和舒适,缺点是无法正确评估吸入氧浓度(FiO_2),此外,气体加温及湿化效果差,易引起上呼吸道黏膜干燥。鼻导管吸氧一般用于需要较低吸氧浓度($FiO_2<30\%$)、接受袋鼠式护理和家庭氧疗的新生儿。

2. **面罩给氧** 面罩大小应以能罩住口、鼻为宜,两边以带子固定于头部,可连接于湿化加温器,一般氧流量为 0.5~1.0L/min,当增大至 3~4L/min 时 FiO_2 可达到 0.40 左右,适用于中度低氧血症者。

3. **头罩给氧** 头罩给氧能较为稳定地提高 FiO_2,一般所需的总氧流量为 5~8L/min,头罩内的温度、湿度及 FiO_2 均可按要求调节,即按不同的氧气、空气比例调节所需的 FiO_2,加温湿化后使吸氧舒适,头部不需固定能自由转动,由于湿化可稀释气道分泌物以利排出,可用于不同程度低氧血症的新生儿,但要求罩内空气、氧气混合气流量至少为 6L/min,否则会使罩内 CO_2 重新吸入。同时必须在罩内近口、鼻处置 FiO_2 监测仪。

4. HHHFNC 是一种通过非密封的鼻塞导管,将经过加温湿化、空氧混合的气体直接输送至鼻腔。HHFNC 起源于鼻导管氧疗,但是与传统的鼻导管氧疗不同,它可提供加温、湿化的气体,气体流量通常>1L/min,能够提供 $4\sim8cmH_2O(1cmH_2O=0.098kPa)$ 的呼气末正压通气(PEEP)。适用于常规氧疗效果欠佳的患儿,即在鼻导管、面罩或头罩常规氧疗,$FiO_2>30\%$ 时,仍 $PaO_2<50mmHg$,可采用 HHHFNC 模式吸氧。推荐的初始 FiO_2 为 0.3~0.4,流量为 3~5L/min,一般最大流量设置不应超过 8L/min。

5. nCPAP 是通过鼻塞或面罩连接 CPAP 装置进行辅助呼吸的一种氧疗方式。CPAP 可增加功能残气量,使萎陷或渗出物堵塞的肺泡扩张,并能通过减少渗出改善肺水肿,使气体交换及氧合改善。可用于常规氧疗效果欠佳的患儿(在鼻导管、面罩或头罩常规氧疗,$FiO_2>30\%$ 时,仍 $PaO_2<50mmHg$)。推荐的初始压力为 0.39~0.59kPa,亦有推荐起始压力为 0.49~0.69kPa,流量为 8~10L/min。

（三）氧疗的注意事项

1. **保持呼吸道通畅和足够通气**　新生儿氧疗期间对于气道分泌物增多的低氧血症需要通过气体湿化、雾化吸入、吸痰、胸部物理治疗等方法保持呼吸道通畅，降低气道阻力。对于通气量减少的低氧血症患儿，必须首先改善通气功能，先以nCPAP或机械通气来达到扩张肺泡、改善通气及氧合。

2. **给氧浓度监测和动脉血氧分析**　给氧浓度根据患儿的动脉血氧分压或血氧饱和度进行调节，一般维持足月儿 PaO_2 50～80mmHg，早产儿 PaO_2 50～70mmHg，经皮血氧饱和度在90%～94%。血氧饱和度持续监测的报警值应设定在下限，为89%，上限则为95%。氧疗期间应结合血氧饱和度及定期血气检查等及时调整给氧浓度，尤其是极低出生体重儿氧疗时必须进行持续血氧或氧饱和度监测。

3. **给氧须加温和湿化**　面罩、头罩、HHFNC、nCPAP方式给氧时，若吸入干冷氧气会造成局部温度下降，气道干燥，影响气管黏膜纤毛清除功能，使痰液不能排出。湿化罐的温度一般置于32～34℃，湿化液必须用无菌蒸馏水，并定期更换。

4. **解决头罩吸氧时存在的问题**　头罩内流量过低（5L/min）可引起罩内 CO_2 重吸收，此外头罩内湿化不能过度，一般以罩内有少量均匀轻雾状感觉即可，如罩内存在大量冷凝水表示湿化过度，如长期吸入可致体内水潴留、气道细胞肿胀、气道阻力增加及PS损伤。同时必须在罩内近口、鼻处置 FiO_2 监测仪。

5. **组织压迫损伤的预防**　鼻塞、鼻罩、面罩给氧时，不能压迫皮肤、黏膜太紧，一般每2～3小时检查1次，以免组织损伤及坏死。

6. **氧疗并发症的预防**　氧属于气体药物，也有不良反应，新生儿氧疗可发生许多并发症，尤其是长时间吸高体积分数氧易发生氧损伤，早产儿更易发生氧损伤，主要并发症有肺损伤、早产儿视网膜病、神经系统氧损伤等，应引起高度重视。严格掌握氧疗指征，只要血氧饱和度在正常范围内，就应避免不必要的吸氧，尤其是在新生儿复苏期间。此外，应严格掌握吸氧体积分数和时间。氧疗的不良反应与吸入氧体积分数和持续时间密切相关，要以尽可能低的吸入氧体积分数维持正常血氧饱和度，准确评估病情，及时、果断撤离氧疗，避免长时间吸氧。

（朱兴旺　史源）

第八节　无创呼吸支持

新生儿无创通气（noninvasive ventilation，NIV）是应用鼻塞、鼻罩、面罩、鼻导管、鼻咽管等相对无创方法的通气模式。目前，临床上常使用的NIV包括经鼻持续气道正压通气（nasal continuous positive airway pressure，nCPAP）、无创正压通气（noninvasive positive pressure ventilation，NIPPV）、双水平气道正压通气（bi-level positive airway pressure，BiPAP）、经湿化高流量鼻导管吸气（heated humidified high-flow nasal cannula，HHHFNC）、无创高频振荡通气（noninvasive high-frequency oscillatory ventilation，NHFOV）。其中nCPAP是最常用的NIV，HHHFNC、NIPPV、BiPAP及NHFOV也逐渐被应用于临床。

一、nCPAP

nCPAP是新生儿最常用的无创通气模式。它是经鼻塞或面罩等方式提供一定的压力，在整个呼吸周期内持续高于大气压的通气方式。主要作用原理包括：①增加功能残气量，改善氧合；②维持上气道开放，降低气道阻力；③减少呼吸做功，稳定胸壁，改善膈肌功能：④防治呼气末肺泡萎陷等。

（一）应用指征

1. 有自主呼吸的极早产儿（出生胎龄25～28周），产房早期预防性应用。

2. 可能发生RDS的高危新生儿（胎龄<30周无须气管插管复苏者）。

3. RDS患儿使用PS拔出气管导管后的呼吸支持。

4. 鼻导管、面罩或头罩吸氧，当 $FiO_2>0.3$，$PaO_2<50mmHg$ 或 $TcSO_2<90\%$ 时。

5. 早产儿呼吸暂停。

6. 有创机械通气拔出气管导管后，出现明显三凹征和/或呼吸窘迫。

（二）禁忌证

1. 无自主呼吸。

2. 呼吸窘迫进行性加重，不能维持氧合（$FiO_2>0.4$，$PaO_2<50mmHg$），$PaCO_2>60mmHg$，pH值<7.25。

3. 先天性膈疝、气管-食管瘘、后鼻道闭锁、腭裂等先天畸形。

4. 心血管系统不稳定，如低血压、心功能不全、组织低灌注等。

5. 肺气肿、气胸、消化道出血、严重腹胀、坏死性小肠结肠炎和局部损伤（包括鼻黏膜、口腔、面部损伤）。

（三）参数设定及调节

nCPAP压力调定应根据患儿基础疾病及疾病的

不同阶段进行设置。通常为 3～8cmH_2O（1cmH_2O = 0.098kPa），呼吸暂停（无肺部疾病）时为 3～4cmH_2O，RDS 患儿至少保证 6cmH_2O，但一般不超过 10cmH_2O。气体流量一般设置为 4～8L/min，FiO_2 则根据 $TcSO_2$ 进行设置和调整，范围为 21%～40%。

（四）nCPAP 撤离

目前尚无统一的撤离标准。推荐当患儿病情稳定时，可逐渐降低压力；当 PEEP < 5cmH_2O，FiO_2 ≤ 25%，无呼吸暂停及心动过缓，无 $TcSO_2$ 下降，呼吸做功未增加时，可考虑撤离。

（五）注意事项

1. 通气期间注意监测呼吸管路的密闭性，保证压力达到预设值，并保持稳定。

2. 推荐对具有 RDS 高风险、胎龄<28 周的早产儿在产房出生后尽早应用 nCPAP；若心率<100 次/min，或自主呼吸功能不足，或有明显的呼吸困难，则不宜应用 nCPAP。

3. 生后早期应用 nCPAP，根据氧合情况联合 PS 使用，是极低出生体重儿 RDS 的优化管理方案。

4. nCPAP 可使患儿吞入较多空气，导致胃扩张，可留置胃管，定时抽出残留气体，必要时可保持胃管持续开放；如血流动力学稳定，不是喂养的禁忌证。

5. 短/双侧鼻塞通气效果要优于单侧鼻导管，一般推荐双侧鼻塞，应根据患儿体重选择合适大小的鼻塞。

二、BiPAP

BiPAP 是一种无创通气条件下的流量触发型压力支持通气模式，吸气相提供高压水平相当于压力支持（PSV），呼气相提供低压水平（PEEP），通常高压持续 0.5～1.0 秒，转换频率为 10～30 次/min，高、低压差距 ≤4cmH_2O。其气体交换原理与 nCPAP 相同，由于 BiPAP 可设定额外的压力支持，使潮气量或每分通气量增加，因此理论上通气效果会优于 nCPAP。

（一）应用指征

1. 早产儿呼吸暂停。

2. RDS 新生儿及 RDS 患儿应用 PS 拔出气管导管后呼吸支持。

3. 有创机械通气拔出气管导管后出现的明显三凹征和/或呼吸窘迫。

4. 轻-中度呼吸衰竭等。

（二）禁忌证

同 nCPAP。

（三）参数及调节

低压水平为 4～6cmH_2O，高压水平为 8～10cmH_2O，高压水平维持 0.5～1.0 秒，压力转换频率为 10～30 次/min，FiO_2 根据维持 $TcSO_2$ 进行调节，范围为 21%～40%。治疗过程中，需根据患儿病情的变化随时调整通气参数，最终达到缓解气促、减慢呼吸频率、增加潮气量和改善动脉血气的目的。

（四）撤离时机

患儿病情趋于稳定后，可逐渐降低各参数，当参数降至高压 6cmH_2O、低压 4cmH_2O、压力转换频率 15 次/min、FiO_2<0.30，患儿无呼吸暂停及心动过缓，无 $TcSO_2$ 下降时，可考虑撤离 BiPAP。撤离 BiPAP 时应根据患儿当时的状况，考虑撤离后是否需要继续吸氧（包括 nCPAP/HHHFNC、鼻导管吸氧、头罩吸氧等）过渡，密切观察患儿病情变化，若病情稳定，撤机后 2 小时复查动脉血气分析。

三、NIPPV/SNIPPV

NIPPV/同步无创正压通气（synchronized NIPPV，SNIPPV）是在 nCPAP 的基础上给予一定频率间歇正压的呼吸支持模式。两者的区别在于叠加的正压通气是否与患者的自主呼吸同步。SNIPPV 的通气效果更具有优势。目前，NIPPV/SNIPV 主要用于以下几个方面：①增加功能残气量；②增加潮气量和每分通气量；③提高平均气道压力，支持肺泡扩张；④用于替代气管插管有创机械通气等。

（一）应用指征

1. 早产儿呼吸暂停。

2. 新生儿 RDS 的初始治疗及 RDS 患儿应用 PS 拔出气管导管后呼吸支持。

3. 有创机械通气拔出气管导管后出现的明显三凹征和/或呼吸窘迫。

4. nCPAP 或 BiPAP 失败后的营救性治疗。营救性治疗是指经 nCPAP 或 BiPAP 治疗后出现下列 5 项中的至少 2 项：①呼吸窘迫进行性加重；②呼吸暂停发作（需面罩正压通气处理）≥2 次/h；③FiO_2>0.40 才能维持 PaO_2>50mmHg 且持续 30 分钟以上；④间隔 30 分钟以上的 2 次动脉血气分析示 pH 值<7.25；⑤间隔 30 分钟以上的 2 次动脉血气分析示 $PaCO_2$>55mmHg。

（二）禁忌证

下列情形不适合使用 NIPPV/SNIPPV：①无自主呼吸；②呼吸困难进行性加重，不能维持氧合和通气，动脉血气分析明显异常（pH 值 < 7.25，$PaCO_2$ > 60mmHg 或 PaO_2 < 50mmHg）；③先天畸形：先天性膈

疝、气管食管瘘、后鼻道闭锁、腭裂等；④心血管系统：心跳、呼吸骤停；血流动力学不稳定（如休克、严重心律失常、低血压等）；⑤上消化道大出血；鼻腔黏膜受损；上气道损伤或阻塞；⑥其他：如气胸、新生儿坏死性小肠结肠炎、频繁呕吐、严重腹胀、肠梗阻等也视为相对禁忌证。

（三）参数设定及调节

NIPPV/SNIPPV 采用双鼻塞密闭环路方式。NIPPV/SNIPPV 的主要调节指标：吸气峰压（PIP），初始值一般设定在 15~25cmH_2O；呼气末正压（PEEP）一般设定为 6~8cmH_2O；吸气时间根据疾病性质设置；FiO_2 根据维持 $TcSO_2$ 进行调节，范围为 21%~40%；呼吸机频率一般设定在 15~50 次/min。治疗过程中，需根据患儿病情的变化随时调整通气参数，最终达到缓解气促、减慢呼吸频率、增加潮气量和改善动脉血气的目的。

（四）撤离时机

患儿病情趋于稳定后，可逐渐降低各参数，当 FiO_2<0.3，PIP<14cmH_2O，PEEP<4cmH_2O，RR<15 次/min，患儿无呼吸暂停及心动过缓，无 $TcSO_2$ 下降时，可考虑撤离 NIPPV/SNIPPV。撤离 NIPPV/SNIPPV 时应根据患儿当时的状况，考虑撤离后是否需要继续吸氧（包括 nCPAP/HHFNC、鼻导管吸氧、头罩吸氧等）过渡，密切观察患儿病情变化，若病情稳定，撤机后 2 小时复查动脉血气分析。

（五）注意事项

1. SNIPPV 比 NIPPV 具有更好的通气效果，条件允许时，可优先考虑应用 SNIPPV。

2. NIPPV/SNIPPV 作为 nCPAP 失败后营救性治疗过程的措施，应采用边治疗边观察患儿反应的策略，治疗 1~2 小时后，根据患儿的病情和治疗反应来决定是否继续应用 NIPPV/SNIPPV 或改为有创通气。

3. 若出现下列任一指征，应及时气管插管，以免延误救治时机。①严重高碳酸血症（pH 值<7.25，$PaCO_2$>60mmHg）；②低氧血症（FiO_2>0.4 时，PaO_2<50mmHg）；③经药物或 NIPPV/BiPAP 干预后仍有频繁呼吸暂停（可自行恢复的呼吸暂停发作≥3 次/h 或 24 小时内出现 1 次需要皮囊正压通气的呼吸暂停发作）；④出现频繁呕吐、消化道大出血；⑤意识恶化或烦躁不安；⑥血流动力学指标不稳定、低血压、严重心律失常。

四、HHHFNC

HHFNC 是通过无需密封的特制鼻塞导管直接经鼻输入加温、湿化的氧气或空氧混合气体。与 nCPAP 相比，HHFNC 临床应用方便，与患儿接触的界面舒适，便于护理且很少导致鼻中隔损伤。其主要作用机制包括：①冲洗鼻咽部解剖无效腔；②降低上呼吸道阻力和呼吸功；③加温、湿化的气体可以增强肺顺应性，提高气道传导性和防御功能，减少气流阻力，减缓机体热量的耗散。

（一）应用指征

1. 早产儿呼吸暂停。

2. nCPAP/BiPAP/NIPPV 撤离。

3. 有创机械通气拔出气管导管后出现的明显三凹征和/或呼吸窘迫。

（二）禁忌证

同 nCPAP。

（三）参数设定及调节

气体流量一般设置为 2~8L/min，FiO_2 根据维持 $TcSO_2$ 进行调节，范围为 25%~50%。

（四）撤离时间

当气体流量降低至 2L/min，FiO_2<0.25 时可考虑撤离。

（五）注意事项

1. HHFNC 设备提供的气体应接近或达到正常气管内湿化后效果（温度 37℃，湿度 100%）。

2. HHFNC 在治疗过程中由于鼻咽部解剖结构及鼻导管与鼻腔是否匹配的因素，存在产生过高压力的风险。

五、NHFOV

NHFOV 是近期出现的一种新兴无创通气模式。它是在 nCPAP 基础上叠加了压力振荡功能，与其他无创通气模式相比，NHFOV 存在以下优势：①有利于 CO_2 排出，减少 CO_2 潴留；②减少压力伤、容量伤的发生；③不需要同步支持技术。其具体气体交换动力学机制目前尚不清楚。

（一）应用指征

其他无创通气模式失败后的营救性治疗。

（二）禁忌证

除活动性颅内出血外，其他禁忌证同 NIPPV。

（三）参数设定及调节

平均气道压（mean airway pressure，MAP）一般为 6~12cmH_2O，频率为 6~12Hz，振幅设置为 MAP 的 1~2 倍，振幅的设置不需要追求颈部、胸壁出现明显振动，以能观察到患者下颌抖动为宜，吸气时间比例为 0.33~0.50，FiO_2 根据维持 $TcSO_2$ 进行调节，范围为0.21~0.40。如果FiO_2达到40%以上方能维持$TcSO_2$稳定，则需考虑MAP设置未达到最佳呼气末肺容积的可能，应进行肺复张策略寻找最佳MAP。治疗过程中，需根据患儿病情的变化随时调整通气参数，提高MAP和FiO_2可以改善氧合，提高吸气时间、振幅压力或降低频率可以增加潮气量、促进CO_2排出。

（四）撤离时机

患儿病情趋于稳定后，可逐渐降低各参数，当$FiO_2<0.3$，MAP<6cmH_2O，患儿无呼吸暂停及心动过缓，无$TcSO_2$下降时，可考虑撤离NHFOV。

（五）注意事项

1. NHFOV作为一种新兴的无创通气模式，目前临床研究资料非常有限，不推荐常规应用。

2. NHFOV作为其他无创通气模式失败后营救性治疗过程的措施，应采用边治疗边观察患儿反应的策略，治疗1~2小时后，根据患儿的病情和治疗反应来决定是否继续应用NHFOV或改为有创通气。

3. 若出现下列任一指征，应及时气管插管，以免延误救治时机。①严重高碳酸血症（pH值<7.25，$PaCO_2$>60mmHg）；②低氧血症（FiO_2>0.4时，PaO_2<50mmHg）；③经药物或NHFOV干预后仍有频繁呼吸暂停（可自行恢复的呼吸暂停发作≥3次/h或24小时内出现1次需要皮囊正压通气的呼吸暂停发作）；④出现频繁呕吐、消化道大出血；⑤意识恶化或烦躁不安；⑥血流动力学指标不稳定、低血压、严重心律失常。

无创通气是NICU常用的呼吸支持技术，正确使用无创通气可以有效地治疗各类疾病所致的轻-中度呼吸衰竭，避免和减少了气管插管和有创呼吸机的使用，提高了新生儿生存率及生活质量。

（朱兴旺　史源）

第九节　机械通气

近年来，随着新生儿机械通气治疗的进展，包括新生儿呼吸机性能的改进、新的机械通气模式、肺保护性通气策略的使用以及有效的监护手段，显著提高了新生儿呼吸衰竭救治的成功率，从而降低了新生儿死亡率。但与此同时，机械通气的不良预后，如支气管肺发育不良、氧中毒、呼吸机相关肺损伤等的发生也日益增多，探索优化的机械通气策略，降低机械通气并发症成为危重新生儿特别是极早产儿呼吸支持的焦点。

（一）新生儿机械通气的特点

1. 新生儿肺功能参数　新生儿呼吸生理与儿童、成人有明显的差别，表现在新生儿潮气量小且潮气量因肺顺应性变化而发生波动，呼吸频率快，吸气流速慢，解剖无效腔大，同时自主呼吸相对弱。足月新生儿肺功能参数及其正常值见表5-9-1。

表5-9-1　足月新生儿肺功能参数及其正常值

项目	研究例数	平均值	标准差	范围
潮气量/(ml·kg^{-1})	266	4.8	1.0	2.9~7.9
呼吸频率/(次·min^{-1})	266	50.9	13.1	25.0~104.0
每分通气量/(ml·kg^{-1}·min^{-1})	266	232.0	61.4	—
动态顺应性/(ml·cmH_2O^{-1}·kg^{-1})	266	1.72	0.50	0.90~3.70
总肺阻力/(cmH_2O·L^{-1}·s^{-1})	266	42.5	1.6	3.1~171.0
呼吸功/(G·cm)	266	11.9	7.4	1.1~52.6
呼气时间/s	291	0.57	0.17	0.27~1.28
吸气时间/s	291	0.51	0.10	0.28~0.87
最大呼气流速时间/总呼气时间	291	0.51	0.12	0.18~0.83
静态顺应性/(ml·cmH_2O^{-1}·kg^{-1})	289	1.25	0.41	0.43~2.07
气道阻力/(cmH_2O·L^{-1}·s^{-1})	299	63.4	16.6	34.9~153.3
时间常数/s	299	0.24	0.10	0.08~1.10
功能残气量/(ml·kg^{-1})	271	29.8	6.2	14.5~15.6

2. 新生儿机械通气的注意事项　包括新生儿（尤其是早产儿）呼吸生理特点、气管插管的选择和潮气量监测。

（1）呼吸生理特点：早产儿肺顺应性差，时间常数（time constant，Tc）短，通常需要较快的呼吸频率、较短的吸气时间；呼吸肌力量不足，胸廓顺应性又很好，很难实现合适的吸气流速或压力；对呼吸机的要求很高，需要灵敏地触发同步、吸气控制和精确的潮气量监测，否则会导致触发延迟不同步、不能触发或中止吸气、潮气量监测错误。

（2）气管插管的选择：考虑到气道黏膜受压可发生损伤甚至坏死，新生儿机械通气通常使用不带囊套的气管插管，气管插管周围存在不同程度的漏气。有些医生认为少量漏气意味着气管插管不够粗，持续的气管插管周围漏气导致潮气量监测不准确，对使用以容量为目标的通气模式影响很大。长期气管插管的患儿，喉部和气道因为反复通气的牵张出现进行性扩张，气管插管周围漏气会越来越明显，吸气时漏气更显著。受到患儿体位（头部位置）的影响，漏气也是随时变化的。

（3）潮气量监测：对于超低出生体重儿，无论使用压力控制还是以容量为目标的通气模式，精确监测潮气量都至关重要。救治出生体重<1 000g 的早产儿，潮气量需要精准到 2~5ml 范围内。适用于成人的呼吸机一般在呼气端监测潮气量，考虑到管路内的压缩气体、管路的顺应性和气管插管周围漏气的影响，监测数值不够准确，这种监测方式对于新生儿来说很不合适。

（二）适应证和禁忌证

机械通气的目的是改善通气、换气功能，实现最佳的气体交换，同时尽量少发生不良反应，并尽早拔管改为无创通气。正压通气的不良反应包括急性肺损伤、气漏综合征、心血管系统损伤、院内感染和脑损伤。机械通气也要保证舒适性，减少呼吸做功和氧耗。每个新生儿的临床情况、胎龄、体重均不同，需要个体化地评估气管插管指征，基于患儿的病理生理状态选择合理的机械通气策略。

1. 适应证　包括治疗性和支持性通气指征。

（1）治疗性通气指征：符合以下任意一项者即可应用呼吸机治疗：①在 FiO_2>0.4 时，PaO_2<50mmHg 或经皮血氧饱和度<90%，无创呼吸治疗无效（有青紫型先天性心脏病除外）；②$PaCO_2$>60~70mmHg 伴 pH 值<7.20~7.25；③频繁呼吸暂停；④全身麻醉。

（2）支持性通气指征：符合以下任意一项者应考虑给予机械通气治疗：①动脉血气分析结果尚属正常，但循环状态不稳定，短时间内不能改善；②机体内环境稳态失衡较严重，短时间内不可能纠正；③呼吸困难，呼吸做功明显增加；④严重的全身炎症反应综合征（SIRS）使外周循环灌注不足，并处于多器官功能障碍综合征（MODS）早期；⑤频繁、间歇性的呼吸暂停，药物干预无效。

2. 禁忌证　没有绝对禁忌证。应用机械通气后可使病情加重的疾病，如肺大疱、气胸、皮下气肿等为机械通气的相对禁忌证。

（三）新生儿常频机械通气

用于新生儿的呼吸机，其性能必须适应新生儿呼吸的生理特点，压力限制、时间切换、持续气流型呼吸机仍是新生儿最基本、最常用的类型。基于复杂微处理器的呼吸机可实现有效的呼吸同步，被广泛应用于临床。每家中心可结合应用对象、救治疾病种类、对各种通气模式的需求及经济情况选择。根据患儿自身情况选择最优化的机械通气模式结合良好的呼吸机才是救治关键。

1. 常用模式　新生儿常频机械通气一般采用压力控制模式，常用模式包括间歇指令通气（intermittent mandatory ventilation，IMV）、同步间歇指令通气（synchronized intermittent mandatory ventilation，SIMV）、辅助/控制通气（assist/control ventilation，A/C）、压力支持（pressure support ventilation，PSV）和指令分钟通气（mandatory minute ventilation，MMV）。最新研究表明，容量控制模式应用于新生儿机械通气也可获良效。

（1）IMV：呼吸机根据预设的频率对患儿进行正压通气，两次机械通气间歇，患儿可以借助呼吸机的持续气流进行自主呼吸。此模式的缺点是指令通气与患儿的呼吸不同步，可发生人机对抗。撤离呼吸机阶段可通过逐渐降低 IMV 的频率实现

（2）SIMV：与 IMV 相似，但 SIMV 强制通气的发生与患儿的吸气同步，即在一次呼吸周期的呼气相给予可触发的窗口（窗口期），患儿自主呼吸发生在窗口期内，呼吸机给予触发提供正压通气。因此 SIMV 实际递送的强制通气可以比预设的间隙稍提前或落后。这一模式的使用要求呼吸机必须具备同步触发功能。若患儿出现呼吸暂停或自主呼吸发生在窗口期外，呼吸机仍按预设的频率给予通气。SIMV 模式可减少人机对抗，但对两次机械通气间隙中的自主呼吸无支持。撤离呼吸机阶段也是通过逐渐降低 SIMV 的频率实现。

（3）A/C：为患者触发模式（patient-triggered ventilation, PTV）或同步间歇正压通气（synchronized intermittent positive pressure ventilation, SIPPV）。将辅助通气与控制通气结合，当患儿有自主呼吸时给予辅助模式通气（A），即根据患儿的自主呼吸频率给予触发，机械通气的频率与自主呼吸的频率相同；若患儿无自主呼吸或自主呼吸较弱未能触发呼吸机送气，或自主呼吸的频率低于预设频率，则按预设的通气频率控制通气（C）。这一模式的使用也要求呼吸机必须具备同步触发功能。A/C 模式可以为患儿的每次自主呼吸给予足够的支持，又能保证为自主呼吸不稳定的患儿提供预设水平的呼吸支持，但若自主呼吸较强的患儿有过度通气的风险，应及时调整压力和吸气时间等。撤离呼吸机阶段不能通过降低频率，而要逐渐降低吸气峰值压力（PIP）。

（4）PSV：是压力限制、流量切换、患儿自主呼吸触发的通气模式。患儿吸气触发呼吸机给予正压通气，当自主吸气流速降低到峰流速的一定比例时（通常是 15%，该比例可以调整，比例越高，吸气时间越短），吸气中止，转为呼气。当患儿无自主呼吸时，呼吸机按照预设的后备通气模式给予正压通气。这也要求呼吸机必须具备同步触发功能。这个模式的优点在于可以根据患儿的需要辅助其呼吸肌活动，降低吸气做功，吸气时间由患儿自主决定。当患儿自主呼吸能力足够强时可单独使用，通常与 SIMV 模式联用，对 SIMV 两次机械通气间隙中的自主呼吸给予支持，解决由于狭窄管径、高阻力的气管插管、呼吸机管路和呼气活瓣所导致的呼吸做功增加的问题。PSV 模式也是撤离呼吸机过程中可选用的一种模式。

（5）MMV：根据患儿的病情预先设定目标每分通气量，呼吸机连续监测患儿自主呼吸的每分通气量和指令通气的每分通气量。若自主呼吸不足以达到设定的目标每分通气量，指令通气相应增加；若自主呼吸达到或超过设定的目标每分通气量，则指令通气停止。因此，MMV 模式下呼吸机指令通气随着患儿自主通气水平的变化而变化，但可确保最低每分通气量。这是撤离呼吸机过程中可选的一种模式，呼吸机根据患儿病情动态调整，无须临床医生时时床旁监测。此模式的确定是只预设目标每分通气量，可以以无效小潮气量的浅快呼吸来实现，但是可能导致肺泡通气量不足、肺不张。

2. 参数调节　常频机械通气参数包括吸入氧浓度（FiO_2）、潮气量（V_T）、吸气峰压（PIP）、呼气末正压（PEEP）、平均气道压力（MAP）、呼吸频率（R）、吸气时间（T_i）和流速。

（1）FiO_2：一般根据血氧监测的要求而调整。一般认为呼吸机应用时如 $FiO_2<0.6$，其氧毒性对肺的损伤危险性小于呼吸机“容量损伤”的危险。

（2）V_T：现有的呼吸机均可自动监测潮气量。对定容型呼吸机或定压型呼吸机设置目标潮气量时，应考虑具体的潮气量设定。潮气量的选择取决于患儿胎龄、体重、肺部病情和使用的同步触发模式。一般主张将潮气量设置为 4~6ml/kg，这种低容量策略能降低肺损伤等并发症。胎龄越小，流量传感器无效腔占比越高，一般选择的潮气量相对越大。导致肺泡无效腔增加的肺部疾病，如胎粪吸入综合征、BPD，也需要相对较大的潮气量。

（3）PIP：指一个呼吸周期内达到的最大吸气压力。定压型呼吸机应预先设置压力。PIP 的设定应考虑患儿的胎龄、体重、日龄、原发疾病的严重程度及肺顺应性和气道阻力等因素。例如，对肺顺应性降低者应适度增加 PIP。PIP 超过 30cmH$_2$O 为高 PIP，使用时应慎重，防止发生气压伤、支气管肺发育不良等损伤，影响静脉回流和降低心排血量。

（4）PEEP：其作用与 CPAP 相同，呼气末保持一定的正压，使肺泡和终末气道在呼气末维持张开，防止肺泡萎陷，恢复和维持功能残气量，稳定肺容积。新生儿 RDS 和肺出血常需要较高的 PEEP。使用中应注意，若呼气时间过短或气道阻力高，可产生附加在调定 PEEP 之上的内源性 PEEP，引发肺气漏。

（5）MAP：MAP 不需要直接调节，一般由呼吸机自动计算得出。MAP 是一个呼吸周期中施于气道和肺的平均压力，受到压力、频率和吸气时间的影响；MAP 值等于一个呼吸周期中压力曲线下面积除以该周期所用的时间，其公式为：$MAP=K\times(PIP\times Ti+PEEP\times Te)/(Ti+Te)$。K 为常数（正弦波为 0.5、方形波为 1.0），Ti 为吸气时间，Te 为呼气时间。MAP 是影响氧合的主要因素，提高 PIP、PEEP、吸呼比、增加流量形成方波波形中任意一项均可使 MAP 值增大，使 PaO_2 提高。

（6）R：呼吸频率是每分钟自主呼吸或机械通气的频率，是影响每分肺泡通气量的重要因素之一。在潮气量不变的情况下，增加频率可使每分肺泡通气量增加，$PaCO_2$ 下降。机械通气频率可按不同年龄的生理呼吸频率来设置，新生儿为 40~50 次/min，胎龄越小，频率越高。在机械通气过程中，自主呼吸频率的变化也会影响通气。当 $PaCO_2$ 增高时，可通过增大 PIP 与 PEEP 的差值（即提高 PIP 或降低 PEEP）或调快呼吸机频率来使 $PaCO_2$ 降低，反之亦然。

（7）Ti：Ti 常根据患儿的氧合情况和时间常数等调节。新生儿机械通气中吸呼比显得不太重要，重点是控制吸气时间。Ti 一般设在时间常数（Tc）的 3~5 倍以上，Tc 指气道开口的压力与肺泡压力达到平衡所需要的时间，等于气道阻力和肺顺应性的乘积。临床较为简便的计算方法是 Ti 为胎龄（周）/100，如胎龄 30 周，Ti 设置为 0.3 秒。

（8）流速：机械通气最小的工作流速至少要大于每分通气量的 3 倍（新生儿的每分通气量为 0.2~1.0L/min），临床上常用的流速为 4~10L/min。较短的 Ti 常需要相对较大的流量。流速高则气道压力上升快，形成方波波形。流速太低时在规定的时间内不能开放气道，可导致无效腔通气。流速太大时由于气体引起湍流，尤其是在阻力较高的小管径气管插管应用时，可使潮气量降低。目前多数新生儿呼吸的流速是自动调节的，也可以人为调节。

在机械通气过程中，根据患儿情况、疾病性质、血气分析变化等具体调节参数，一般情况下每次调节 1 个或 2 个参数，每次参数变化的幅度不宜过大。调节原则是在保证有效通、换气功能的情况下，尽量使用较低的压力和 FiO_2，以减少气胸和氧中毒的发生。

（四）新生儿高频机械通气

高频通气是应用小于或等于解剖无效腔的潮气量、高的通气频率（通气频率≥正常频率 4 倍），在较低的气道压力下进行通气的一种特殊的通气方式。高频通气主要有 4 种类型，包括高频正压通气，高频断流，高频喷射通气和高频振荡通气［高频振荡通气（high frequency oscillatory ventilation，HFOV）或高频震荡（high frequency oscillation，HFO）］，新生儿临床采用最多的通气方式是 HFOV。不同的高频呼吸机在技术、表现、功能多样性等方面各有不同。

1. 适应证　HFOV 起初是作为传统常频通气失败的挽救性治疗，目前在很多国家这仍然是 HFOV 的主要适应证。HFOV 是治疗以低膨胀肺容量为特征的肺部疾病的有效手段，在合理应用优化肺容积策略后，甚至成为 ECMO 的有效替代手段。下列情况可考虑临床应用 HFOV。

（1）应用常频通气治疗效果欠佳或无效，或出现并发症，表现为用高浓度氧气、高通气方式治疗后仍不能维持适当的氧分压，如重症呼吸衰竭并发持续肺动脉高压的患者。

（2）常频通气应用中，已产生气压伤或极易产生气压伤，如肺间质气肿、气胸等。

（3）肺顺应性严重降低的患儿可以直接使用高频通气，如早产儿 RDS。

（4）新生儿重症呼吸衰竭达到 ECMO 应用指征者，可以将高频通气作为最后的尝试。

（5）腹胀、严重胸廓畸形，如新生儿坏死性小肠结肠炎、腹部手术后的患儿。

2. 参数调节　包括平均气道压（MAP）、振幅-振荡容量、振荡频率（f）、吸呼比（I：E）和二氧化碳弥散系数（DCO_2）等参数。

（1）平均气道压：是控制氧合的最主要参数，用来控制通气血流比例，避免肺内右向左分流。起始 MAP 设置可遵循下列原则：若 I：E 比值为1：1，则使用与常频通气模式相同的 MAP；若 I：E 比值为1：2，则使用比常频通气模式高 2~3cmH_2O 的 MAP。

（2）振幅-振荡容量：临床医生通常调整呼吸机振幅来控制振荡容积，这是排出二氧化碳的决定因素。当振荡频率高于 3~5Hz，振荡容积对清除 CO_2 的影响呈指数级。

（3）振荡频率：是呼吸机的一个参数，测量单位是 Hz（1Hz=60 次/min）。频率影响振荡容积：在给定振幅、同样的管路和肺本身因素下，随着频率的增加，肺膨胀和回缩的时间减少，从而限制了潮气量。频率选择对振幅传输到肺泡的比例有重要影响。频率增加时，振幅传递减少。

（4）吸呼比：吸呼比决定了振荡压力高于（吸气）或低于（呼气）平均气道压力所需要的时间，形成正向和负向气流的类似波动。当吸气和呼气的时间相同（I：E=1：1）时，高峰和低谷的振荡压力波形与平均气道压距离相等（方向相反）。

（5）二氧化碳弥散系数：DCO_2 在使用流量和潮气量监测时会被呼吸机测量和显示。$DCO_2=f\times V_T$，DCO_2 与频率呈线性相关，但随潮气量增加呈指数增加，通过增加潮气量提高二氧化碳的清除是效率最高的；DCO_2 增加时，$PaCO_2$ 降低。

（五）新生儿机械通气的监护

1. 临床表现和生命体征监护　对于有呼吸窘迫、低氧血症或呼吸衰竭的新生儿，临床表现可随疾病进展而改变，机械通气中密切监护临床表现和生命体征有利于对疾病进行准确的评估。体格检查应仔细观察活力、心率、呼吸活动度、呼吸节律、呼吸做功，有无人机对抗、三凹征、气促、呻吟、点头样呼吸、发绀等；听诊两肺呼吸音是非清晰、对称，有无啰音、漏气、气道阻塞等现象。

2. 使用过程中的监护　主要是呼吸机模式和参数监测、呼吸力学监测、加温和加湿监护、呼吸机报警系统。

（1）呼吸机模式和参数监测：①压力监测包括PIP、PEEP和MAP。在应用容量保证的时候，PIP的变化能够反映肺顺应性，MAP是影响循环功能的主要指标，能够综合评估病情严重程度。②适宜的潮气量能够保证良好的通气，避免过度通气和高碳酸血症，对新生儿的预后具有重要意义。在设置压力不变的情况下，潮气量的变化能够反映疾病进展或提示有无分泌物。③呼吸频率的监测能够反映有无气促、呼吸节律以及自主呼吸是否活跃。④气道阻力和顺应性的监测能够反映疾病状态，并且指导参数调节。⑤氧浓度能够使新生儿产生严重的氧毒性损伤，应注意密切监护氧浓度，将其控制在合理范围内。

（2）呼吸力学监测：使呼吸机参数调节更加精细化，也有利于评估病情变化。容量-时间曲线、流量-时间曲线、压力-时间曲线、压力-容积环、流量-容积环在新生儿中的监测意义与儿童类似，主要是能够发现：①呼吸不同步；②呼吸堆叠、气体陷闭和内源性PEEP；③吸气时间和呼气时间不当；④由于肺部病变或使用肺泡表面活性物质导致的动态顺应性改变；⑤意外脱管；⑥吸气压力过高；⑦吸气流速不当；⑧触发灵敏度设置不当；⑨气管导管漏气等。

（3）加温、加湿监护：由于新生儿体表面积与体重的比值更大、皮肤更薄、渗透力更强、周围空气干燥、呼吸速率更高，因此更加容易丢失水分和热量。气管插管时必须提供足够的湿度和热量以防止低温、气道分泌物浓缩和气道黏膜坏死等。在极低出生体重婴儿中，与较低吸入气体温度相比，较高的温度与较低的气胸发生率和慢性肺部疾病的严重程度有关。

（4）呼吸机报警系统：新生儿的呼吸机有广泛的警报内容，最重要的警报为威胁生命的事件，如失去输入电源或微处理器故障。其他警报包括如果不迅速纠正可能导致危及生命的情况，如高或低气道压力、潮气量、每分通气量、呼吸频率或不寻常的呼吸机设置。合理的报警设置能够协助医护人员及时发现病情变化并作出相应处理。

3. **氧合功能监护**　可通过PaO_2、SpO_2、经皮氧分压（$TcPO_2$）等反映患儿氧合功能。

（1）PaO_2：可通过动脉穿刺或留置导管采集动脉血标本进行血气分析测定。PaO_2可用于计算氧合指数（oxygenation index，OI），OI为机械通气的呼吸衰竭患者评价肺换气障碍严重程度的指标。$OI=[FiO_2 \times MAP(cmH_2O) \times 100]/PaO_2(mmHg)$，当OI<5为正常；5~10需要辅助通气治疗；>20提示严重氧合障碍，需要PS、iNO等治疗；>40一般需接受ECMO维持生命。

（2）SpO_2：SpO_2与SaO_2相关性好，可应用SpO_2对SaO_2进行持续监测，具有无创性、准确性、实时性、可持续、操作简单的优势，且与动脉血气的PaO_2有较好的相关性。当患儿血管床波动显著减少时，如低体温、血压过低或应用了大剂量血管收缩药物时会影响SpO_2的准确性；强光环境、碳氧或高铁血红蛋白会干扰监测值。关于早产儿用氧的目标氧饱和度存在一些争议，2019年欧洲新生儿呼吸窘迫综合征的防治指南指出，接受氧疗的早产儿目标SpO_2应在90%~94%，报警值应设置为89%和95%。

（3）$TcPO_2$：具有无创、可持续监测、操作简单等优点，可以反映组织氧合状态，并且可以准确提供患儿是否处于高氧分压状态，对于降低ROP和BPD的发生率有一定的临床意义。但当皮肤灌流差，如休克、低体温时，$TcPO_2$下降，与PaO_2相关性差；并且需要定时更换监测部位以免局部烫伤。

4. **通气功能监护**　可通过$PaCO_2$、经皮二氧化碳分压（$TcPCO_2$）和呼气末二氧化碳（$EtCO_2$）等反映患儿通气功能。

（1）$PaCO_2$：动脉血气监测$PaCO_2$是反映体内CO_2的金标准，但属于创伤性操作，对于临床状态比较稳定的新生儿，毛细血管血标本可代替动脉血监测体内CO_2水平。

（2）$TcPCO_2$：与$PaCO_2$之间有较好的相关性和一致性，临床应用较为广泛。$PaCO_2$正常时，$TcPCO_2$约高于血气测定值4mmHg，但高碳酸血症时二者差异较大。持续的$TcPCO_2$监测可以准确地了解新生儿机械通后各个阶段的CO_2水平，为机械通气参数设置、拔管时机的选择等提供指导；对于早产儿撤离呼吸机的早期（72小时内）发现和处理高碳酸血症也有一定的帮助。

（3）$EtCO_2$：为另一种用于无创监测机械通气时通气效果的评估方法。常用的呼气末二氧化碳仪利用红外光的发射和吸收，监测CO_2浓度。一般置于机械通气时气管插管接口处串联监测，但有增加无效腔的可能。

（六）常见并发症

1. **气漏综合征**　包括间质性肺气肿、纵隔气肿、心包积气、皮下气肿、气腹、血管内积气和气胸。

2. **气道损伤**　包括长期插管导致的气管-支气管软化、气管炎症、声门下狭窄、肉芽肿形成、鼻中隔损伤（鼻插管患儿）、坏死性气管-支气管炎等。

3. **气管插管相关并发症**　插管堵塞、意外拔管等。

4. **呼吸机相关性肺炎**　是机械通气的常见并发症，是 NICU 最主要的医院获得性感染之一。

5. **支气管肺发育不良**　早产儿长期高浓度给氧或吸入氧浓度不稳定可诱发支气管肺发育不良。

6. **循环障碍**　包括胸腔内压增加、静脉回流减少、肺循环阻力增加、心排血量减少等。

7. **其他**　肺不张、早产儿呼吸暂停、早产儿视网膜病变、脑室内出血、喂养不耐受等。

（七）新生儿机械通气的撤离

1. 撤机标准

（1）如疾病处于恢复期，具备以下条件可尝试撤机：①引起呼吸衰竭的原发疾病好转；②气体交换改善；③循环功能稳定；④自主呼吸活跃；⑤影像学表现改善。

（2）对于日龄≤2 周的新生儿，常频机械通气时，考虑撤机的参数如下：①SIMV：PIP≤16cmH$_2$O，PEEP≤6cmH$_2$O，频率≤20 次/min，FiO$_2$≤0.3；②AC/PSV：体重<1 000g 者，MAP≤7cmH$_2$O 和 FiO$_2$≤0.30；体重>1 000g 者，MAP≤8cmH$_2$O 和 FiO$_2$≤0.30；③潮气量≤4.0ml/kg（若体重<700g 则为 5ml/kg）和 FiO$_2$≤0.30。高频振荡通气时，考虑撤机的参数如下：①体重<1 000g 者，MAP≤8cmH$_2$O 和 FiO$_2$≤0.30；②体重>1 000g 者，MAP≤9cmH$_2$O 和 FiO$_2$≤0.30。

（3）体重较大的新生儿在较高的参数下也能成功撤机。

2. **撤机困难的原因和处理**　早产儿呼吸中枢发育不成熟，呼吸暂停是导致拔管失败的重要原因之一，拔管前使用咖啡因可以降低拔管失败的风险。新生儿（尤其是早产儿）拔管后应序贯无创通气，与鼻导管给氧相比，可以显著降低拔管失败率。拔管前不常规使用激素，但对曾有上气道梗阻导致拔管失败者，如拔管后急性气道水肿，可在拔管前 1~2 小时静脉给予糖皮质激素（如地塞米松）以减轻喉头水肿的程度。如果患儿拔管后出现声音嘶哑，拔管后可以继续雾化吸入糖皮质激素或去甲肾上腺素消除水肿。此外，有影响血流动力学的动脉导管未闭、感染性肺炎、支气管肺发育不良、严重水肿影响胸壁、呼吸驱动不足、颅内出血、低碳酸血症、镇静、神经肌肉疾病、膈肌功能障碍等的患儿也可发生撤机困难。可根据病因作相应的处理。

（袁　琳）

第十节　一氧化氮吸入治疗

一氧化氮（nitric oxide，NO）具有扩张肺血管、降肺动脉压力的作用，其机制主要是通过环磷酸鸟苷（cyclic guanosine monophosphate，cGMP）途径造成细胞内钙离子浓度降低。NO 激活肺血管平滑肌细胞内的鸟苷酸环化酶，使细胞内 cGMP 含量升高，后者经蛋白激酶 G 引起多种蛋白质磷酸化；进而抑制钙离子通道受体介导的钙离子内流，抑制钙离子从细胞内的钙库向外释放，抑制三磷酸肌醇的产生，阻止三磷酸肌醇触发钙离子从肌质网中向胞质释放，激活细胞膜上的钙泵、加速钙离子外排。同时收缩蛋白对钙的敏感性减低，肌细胞膜上钾通道活性下降，从而引起肺血管扩张。目前一氧化氮吸入疗法（inhaled nitric oxide therapy，iNO）已成为治疗新生儿持续性肺动脉高压（persistent pulmonary hypertension of newborn，PPHN）的常规手段，新生儿重症监护医师应准确掌握其临床适应证、参数设置、疗效判断及撤离标准。

NO 是一种有效的选择性肺血管扩张剂，常被用于新生儿低氧性呼吸衰竭（hypoxemic respiratory failure，HRF）合并 PPHN 的辅助治疗。iNO 已被证明可以改善氧合，减少对 ECMO 的需求，缩短机械通气和住院时间，并降低患有 HRF 和 PPHN 的新生儿患慢性肺疾病的风险。

氧合指数（OI）可用于评估新生儿 HRF 的严重程度，与预后密切相关，其计算公式为 OI＝[FiO$_2$×MAP（cmH$_2$O）×100]/PaO$_2$（mmHg）。对于胎龄≥34 周、出生日龄<14 天的新生儿，当 FIO$_2$＝1.0，但 PaO$_2$<100mmHg 和/或 OI>25，应考虑应用 iNO。目前关于新生儿 HRF 早期应用 iNO 的研究分析认为，OI 在 15~25 时给予 iNO，病情进展到 OI>30 和/或需要 ECMO 支持甚至死亡的风险降低 48%，因此若无 iNO 的禁忌证，可适当早期应用 iNO。

（一）绝对适应证

1. **肺血管适应不良**　肺血管结构正常，但由于围产期窒息或肺实质疾病，如足月儿或晚期早产儿的胎粪吸入综合征（meconium aspiration syndrome，MAS）、RDS、肺炎和败血症，导致肺血管不能适应生后低氧环境而始终处于收缩，出现 HRF 和 PPHN。

2. **特发性 PPHN**　无肺实质病变的 PPHN，由于肺血管重构，肺血流量因血管重塑异常而减少，导致肺血管收缩。因胸部 X 线检查无实质性疾病表现，肺透亮度并不降低，也称“黑肺 PPHN”。应进行 iNO 的血管反应试验，以判断 iNO 是否有效。

3. **先天性心脏病术后并发 PPHN**　先天性心脏病患儿手术后，常有肺内源性 NO 产生减少，可发生急性肺动脉高压，甚至出现肺动脉高压危象。对于先天性心脏病术后患儿，有肺动脉高压高危风险或明确存在肺动脉高压，用较低剂量的 iNO 维持，可降低肺血管阻力，降低肺动脉高压危象风险并缩短术后康复时间，利于改善生存和生活质量。

（二）相对适应证

1. **先天性膈疝并发 PPHN**　先天性膈疝出现严重 PPHN 时可用 iNO 治疗，但此类患儿常伴有肺发育不良、肺毛细血管床发育不全等，iNO 疗效较差。对于伴有左心功能不全者，iNO 治疗后肺动脉压下降可加重肺水肿使呼吸和氧合状态恶化。因此对于先天性膈疝患儿，仅在 ECMO 应用前短期急救、肺膨胀及左室舒张功能恢复后考虑使用 iNO。

2. **早产儿支气管肺发育不良并发 PPHN**　目前尚无明确循证依据支持常规应用，仅在患儿出现肺动脉高压危象时可考虑 iNO 作为急救手段。

3. **先天性心脏病术前并发 PPHN**　如肺动脉高压为动力型，可结合 OI 及手术指征考虑术前 iNO 治疗。需警惕伴有肺静脉梗阻、二尖瓣狭窄和左心射血分数减少时，iNO 可使肺动脉压力下降，肺静脉回流增加，从而导致肺淤血性肺水肿，使病情进一步恶化。

（三）禁忌证

1. 依赖动脉导管的右向左分流的先天性心脏病，如严重的主动脉瓣狭窄、主动脉弓离断、左心发育不良等。

2. 致命性先天性缺陷和充血性心力衰竭。

3. 先天性高铁血红蛋白血症。

4. 严重的颅内、脑室内出血或肺出血未控制者。

（四）操作前准备

1. **呼吸支持与心功能稳定**　吸入的 NO 分布于通气良好的肺泡，改善通气血流比例，因此应用前需采取合适的机械通气策略保证肺处于最佳容量。应选择合适的 PEEP 和 MAP，使胸部 X 线片显示吸气相的肺下界在第 8、9 后肋间，避免呼吸支持压力过高造成肺血流量进一步减少，保持目标 $PaCO_2$ 在 40～50mmHg。对于伴有严重肺实质性疾病的 PPHN 患儿，也可采用高频通气模式联合 iNO 应用。

严重的 HRF 和 PPHN 常合并左心功能不全，iNO 扩张肺血管增加肺血流，导致肺静脉和左心房压力增高，引起心房水平的左向右分流，加重肺水肿，反而使氧合情况恶化，因此应用 iNO 前应评估患儿心功能情况，必要时联合正性肌力药物使用。

2. **NO 气体装置与呼吸机连接**　目前临床最常用的 NO 气体装置是呼吸机联用式的，NO 气体与呼吸机供气在患者回路混合后供患者吸入治疗。在呼吸机患儿管道回路的供气端，近呼吸机和湿化器之间将 NO 气体接入，在供气回路中混合均匀，近患儿气道三通接口处连续取样检测（图 5-10-1）。NO 气体装置与呼吸机连接前应检测 NO 气体输送系统、NO/NO_2 浓度监测系统、报警系统、数据传输系统、电源等，保证 NO 气体能够按照预设的通气方式和浓度安全地输送到患者体内。NO 一般使用不锈钢瓶储存，用氮气作平衡气，即以氮气为底气，配制浓度一般为 800～1 000ppm。使用前 NO 和 NO_2 传感器需进行零点及标准气体定标（NO 和 NO_2 定标浓度分别为 84.7×10^{-6}、10.4×10^{-6}）。

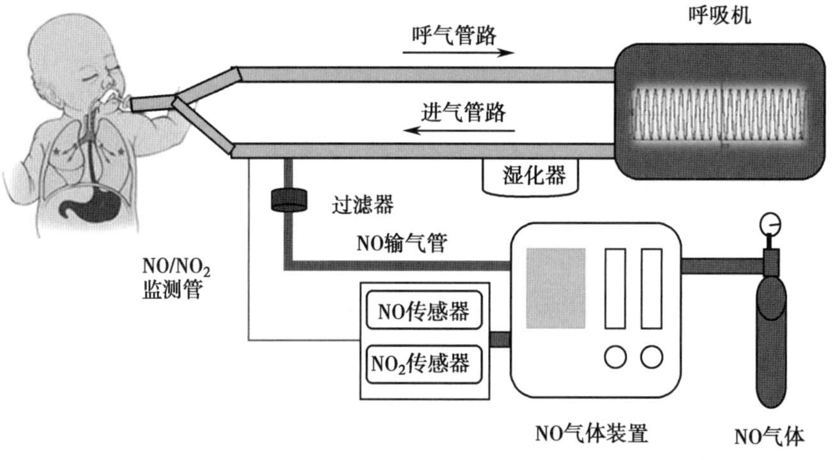

图 5-10-1　NO 气体装置与呼吸机连接示意图

（五）操作步骤

主要分起始浓度与疗效判断、逐步降低吸入浓度和撤离与停止治疗三步，具体流程见图 5-10-2。

1. **起始浓度与疗效判断**　iNO 的常用初始浓度为 20ppm，应用 30~60 分钟后如出现氧合改善，PaO_2/FiO_2 较基础值增加>20mmHg 提示治疗有效。如果氧合未能改善，继续以 20ppm 吸入，每 4 小时对患者重新评估 1 次直至 24 小时。如果患儿在 24 小时内不能改善氧合，视为治疗失败。

2. **逐步降低吸入浓度**　患儿持续吸入 4 小时后，氧合改善，PaO_2 维持在≥60mmHg，可考虑逐步降低吸入浓度，从 20ppm 开始每 4 小时将 iNO 浓度降低 5ppm，直至 5ppm 维持 24~96 小时。如果在下调 iNO 浓度过程中出现反跳性低氧（SpO_2 下降>5%，FiO_2 需增加 0.15 来维持 PaO_2>60mmHg），需将 iNO 浓度恢复至下调前水平，待患儿临床情况进一步改善后再做调整。

3. **撤离与停止治疗**　当患儿病情稳定、氧合改

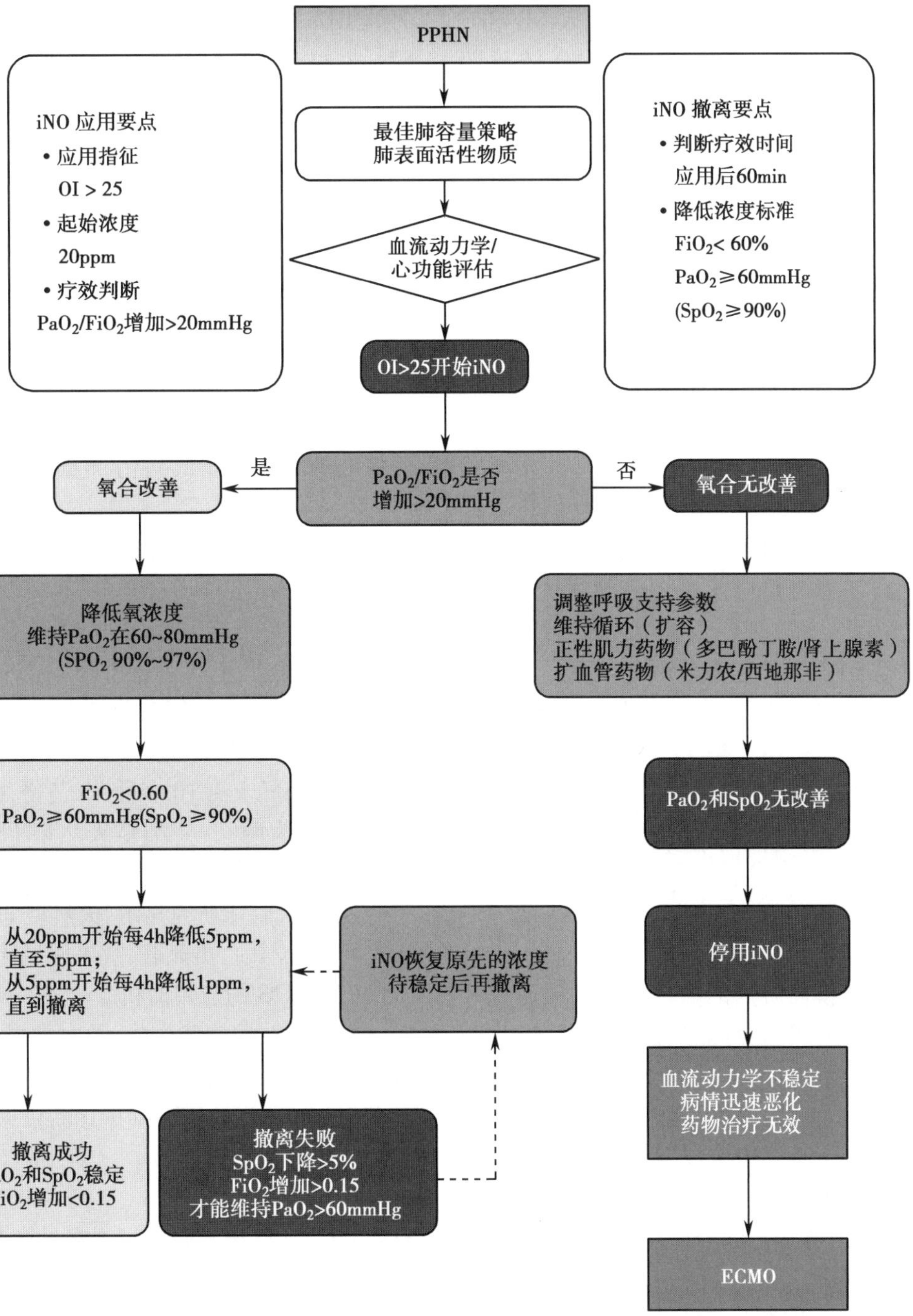

图 5-10-2　iNO 治疗流程图

善，右向左分流消失，$FiO_2<0.60$ 时，PaO_2 维持在 ≥60mmHg（$SpO_2 \geqslant 0.90$）持续超过 60 分钟，或 OI<10 时，可考虑撤离 iNO。为减少反跳性低氧，iNO 浓度从 5ppm 开始每 4 小时降低 1ppm，在停用前应将浓度逐渐降至 1ppm 或更低。撤离前提高 FiO_2 或口服西地那非可改善反跳性低氧。

（六）注意事项

1. **NO_2 的损害作用**　在 iNO 治疗的过程中，NO 可与氧气反应产生 NO_2，过多的 NO_2 会与水反应生成硝酸，对人体造成损害，因此应尽量减少呼吸管道内的 NO_2 浓度。在治疗过程中应实时监测吸入 NO 和呼出 NO_2 浓度，NO_2 浓度在 FiO_2 为 0.6、NO 浓度为 40ppm 时，不应超过 0.5ppm。

2. **高铁血红蛋白血症的影响**　高浓度的 iNO 可能会出现高铁血红蛋白血症，影响全身的氧供，iNO 应用后应间歇测定血高铁血红蛋白浓度（应用后 2 小时和 8 小时分别测定 1 次，然后每天 1 次）。

3. **血小板的聚集和黏附**　NO 会影响血小板的聚集和黏附，增加出血风险，应注意血小板减少和出血倾向，建议每天检测血小板、凝血时间、红细胞压积和血红蛋白，监测颅脑 B 超。

（七）并发症及处理

如监测 NO_2 浓度过高，应及时排查 NO 气体装置是否故障，患儿病情允许的情况下尝试降低 iNO 浓度。如血液中高铁血红蛋白水平上升超过 5%，iNO 需减量或停止使用。如发现严重血小板减少或颅内、脑室内和肺内等出血，应及时停止 iNO 应用。

（陈正　施丽萍）

第十一节　肺表面活性物质的临床应用

新生儿呼吸窘迫综合征（respiratory distress syndrome，RDS）为肺表面活性物质（pulmonary surfactant，PS）缺乏所致，大规模高质量的随机对照临床研究和荟萃分析显示，外源性 PS 治疗新生儿 RDS 疗效显著。2001 年我国正式开始使用 PS 药物治疗新生儿 RDS，近年来新生儿 RDS 治疗技术和理念有了新的发展，PS 的适应证、用药时机、剂量和次数、给药技术、疗效评估等一直在不断研究和发展。国际上 PS 临床应用的相关指南不断更新和修正，更趋合理和精细化。

（一）PS 适应证

PS 药物的适应证为新生儿 RDS，但新生儿 RDS 的病因较复杂，不同病因所致 RDS 的病理生理和临床表现各不相同，使用 PS 治疗也有很多差别。

1. **早产儿 RDS**　为早产儿肺发育未成熟，PS 合成、分泌缺乏所致，为原发性 PS 缺乏，可发生 RDS，临床表现为生后数小时出现进行性呼吸困难、发绀和呼吸衰竭。主要发生在胎龄<35 周的早产儿，胎龄越小，RDS 发生率越高。RCT 研究和荟萃分析显示，PS 治疗早产儿 RDS 可显著改善氧合，减少呼吸支持需求，降低病死率，改善预后。早产儿 RDS 是 PS 治疗的主要适应证。

2. **晚期早产儿和足月儿 RDS**　晚期早产儿和足月儿 RDS 的病因和病理生理与早产儿不同，多为 PS 消耗性缺乏。剖宫产尤其是择期剖宫产新生儿发生 RDS 多见于胎龄 35~38 周的晚期早产儿和足月儿，发生率为 1%~3%，胎龄>39 周的足月儿明显减少。糖尿病母亲的新生儿发生 RDS 也多见于晚期早产儿和足月儿。

3. **继发性 PS 缺乏**　研究显示，新生儿严重缺氧、败血症、重症感染性肺炎、重症胎粪吸入综合征（MAS）和肺出血等导致急性肺损伤，发生继发性 PS 缺乏和低氧性呼吸衰竭，严重者发生急性呼吸窘迫综合征（ARDS）。随机对照临床研究显示，PS 治疗可改善氧合和症状，降低病情严重程度，缩短机械通气时间。

4. **PS 蛋白缺陷性 RDS**　研究发现，PS 蛋白 B（SP-B）或 PS 蛋白 C（SP-C）基因缺陷或突变，导致 SP-B 或 SP-C 不能表达、表达明显不足或蛋白结构异常，引起新生儿 RDS。使用 PS 药物治疗有一定疗效，但维持时间较短，不能改善最终预后。

（二）PS 药物的选择

目前国际上有 10 多种 PS 药物，根据来源不同，将 PS 药物分为两类：一类是天然型 PS，或称动物来源 PS，从猪肺、牛肺灌洗液或肺匀浆中提取；另一类是人工合成 PS。临床研究显示，天然型 PS 起效快，改善呼吸支持、减少死亡更显著，效果明显优于人工合成 PS。

（三）PS 的应用时机

应准确评估病情变化，及时掌握 PS 的应用时机。目前常用临床症状结合所需的呼吸支持（如气道压力和 FiO_2）作为早期 RDS 临床诊断依据，但 RDS 确诊需结合肺部影像学检查。

1. **治疗早产儿 RDS**　对于早产儿 RDS 应强调 PS 早期治疗，从产房开始密切观察早产儿呼吸变化，如出现呻吟、呼吸困难，未吸氧时 $TcSO_2<90\%$，可先使用 nCPAP；如 nCPAP 的 PEEP≥6cmH₂O，$FiO_2>0.30$，建议给予 PS 治疗。回顾性队列研究显示，接受 nCPAP 治疗的患儿在生后2小时内$FiO_2>0.30$,是预测nCPAP失败的较好指标;一项多变量分析也显示,生后2小时$FiO_2>0.30$预示nCPAP失败。因此,在病情进展的早期,建议将$FiO_2>0.30$作为判定PS给药的阈值。

研究显示,相比于PS延迟治疗(确诊RDS),PS早期(出生2小时内)治疗显著降低早产儿RDS病死率、BPD和急性肺损伤发生风险。前瞻性随机对照研究显示,PS早期治疗较延迟治疗能降低25~30周早产儿颅内出血和气胸的发生率。一项53个中心的队列研究显示,PS早期治疗较延迟治疗显著降低病死率,改善新生儿结局。

给PS治疗后如病情减轻,继续使用nCPAP,对大多数早期或轻度早产儿RDS,nCPAP+选择性使用PS是最佳治疗方法。如使用PS后nCPAP仍不能维持,可改为NIPPV或无创高频通气。如达到机械通气指征,应及时改为机械通气。对病情进展快,需要气管插管和机械通气的严重RDS,立即给予PS治疗。

2. **治疗其他原因所致RDS**　这类RDS病因各不相同,病情比较复杂,应密切观察病情变化,正确掌握PS使用时机。

对剖宫产尤其是择期剖宫产新生儿和糖尿病母亲新生儿,生后须密切观察呼吸变化。如发生呼吸困难,并进行性加重,应及时气管插管机械通气,同时行胸部X线检查和/或肺部超声检查;如显示RDS变化,结合氧合和呼吸窘迫情况,给予PS治疗。部分病例早期表现为湿肺,生后数小时或第2天,呼吸困难突然加重,快速进展为RDS,需及时给PS治疗。

对于重症感染性肺炎、重症MAS和肺出血等,尤其是发生严重低氧性呼吸衰竭或已发生ARDS的病例,肺部影像检查显示两肺渗出比较明显,采用OI评估病情严重程度,如OI≥8,建议使用PS治疗。

(四) PS剂量和用药次数

根据PS药物推荐剂量和RDS严重程度选择PS用量。不同类型的PS药物推荐剂量不同,目前,我国批准使用的PS药物有2种,猪肺来源PS药物的推荐剂量为每次100~200mg/kg,牛肺来源PS药物的推荐剂量为每次70~100mg/kg。研究显示,对重症病例在推荐剂量范围内,较大剂量疗效优于较小剂量。

根据病情严重程度和需要,确定PS给药次数。对轻症病例,仅需要无创通气者,一般给1次即可,较少需要重复使用PS。对重症病例通常需要多次给药,如首次给PS后病情改善不明显或缓解后又加重,应根据临床表现和肺部影像学检查,对病情进行重新评估,如判断RDS仍比较严重,可考虑重复给PS治疗。系统评价显示,与单剂PS相比,机械通气病例按预定指征重复给PS治疗可降低病死率和气漏发生率,重复给药间隔时间根据病情而定,一般为6~12小时。

剖宫产新生儿RDS、重症感染性肺炎和MAS,两肺渗出非常严重,肺泡内渗出的血浆蛋白抑制PS活性,PS疗效维持时间较短,通常需要多次使用PS。PS蛋白基因缺陷所致RDS给PS治疗后病情改善,但6~12小时后病情又加重,需要多次给PS治疗,呈PS依赖。

如PS使用次数达到4次左右,但病情仍未改善,应及时评估病情,考虑可能存在其他影响因素,如继续使用PS,疗效可能并不明显。

(五) PS使用方法

目前PS药物有2种剂型,干粉剂须冷冻保存,使用前加注射用水摇匀;混悬剂冷藏保存,使用前轻轻摇匀,勿振摇。如将药瓶置于37℃预热数分钟,有利于PS磷脂更好地均匀分散。PS给药方法主要有3种:经气管插管注入、微创给药和雾化吸入。

1. **经气管插管注入**　传统的PS给药方法为经气管插管注入肺内。采用有侧孔的气管插管接口,将PS经气管插管侧孔注入肺内,取仰卧位给药,不需要多个体位,PS可以均匀分布于两肺。经过气管插管侧孔给药,不需要临时断开机械通气,可避免呼气相PS液体反流。无创通气者使用PS后拔除气管插管,继续使用无创通气。

2. **微创给药**　近年开展的微创给药技术逐渐增多,主要为微创肺表面活性物质注射技术(less invasive surfactant administration,LISA)和微创肺表面活性物质治疗(minimally invasive surfactant therapy,MIST),对存在自主呼吸而不需要气管插管和机械通气的患者,在应用无创通气的条件下,通过直接或可视喉镜,细导管经声门下进入气管,将PS注入肺内,可以避免气管插管。临床研究显示,通过微创给药技术,无需气管插管,可达到预期临床效果。微创给药技术操作者需要经过严格培训,使用的医生需熟练掌握给药技术。

多中心随机对照研究和荟萃分析显示,LISA或MIST可减少机械通气、死亡或BPD复合结局。德国新生儿协作网研究显示,LISA组BPD发生风险显著降低,短期临床结局改善。在实际操作过程中,许多问题需要考虑,如适宜人群、技术细节、技术安全性等。LISA或MIST主要适用于胎龄25~32周使用无创通气的早产儿RDS。

3. **雾化吸入**　以往研究显示PS雾化吸入给药效果不理想。近年来,使用新型雾化吸入装置,PS能够进入肺泡。初步研究显示,与单独nCPAP相比,使用

nCPAP 联合雾化吸入 PS 可减少气管插管和机械通气需求,但尚需进一步临床研究。

(六)监护和注意事项

1. PS 治疗可能发生的并发症 使用 PS 治疗后数小时(一般 6 小时内),肺顺应性显著改善,血流动力学快速变化,肺血管阻力下降,动脉导管开放出现左向右分流,肺血流增加。少数病例可能发生并发症,主要有过度通气、高氧血症、气漏、肺水肿和肺出血等。给 PS 治疗后,如病情改善,$TcSO_2$ 稳定在 90%~95%,应适时下调 FiO_2、无创通气或机械通气参数等,减少和减轻可能发生的并发症。

2. PS 治疗后应密切监护病情变化 观察患儿缺氧状况、皮肤颜色等变化。监测 $TcSO_2$ 和血气分析。观察呼吸力学变化如肺顺应性、压力-容量环和气道阻力等。根据病情需要随访床旁胸部 X 线检查或肺超声检查。

3. 影响 PS 疗效的因素 少数 RDS 患儿的 PS 疗效不理想,需考虑可能存在并发症,如持续性肺动脉高压、休克、心功能不全等,可能存在感染如感染性肺炎或败血症等。此外,RDS 病因不同,PS 疗效也不同,剖宫产新生儿 RDS、重症感染性肺炎、MAS 和肺出血等所致严重低氧性呼吸衰竭或 ARDS,患儿肺泡内血浆蛋白渗出比较严重,抑制 PS 活性,影响 PS 疗效。

4. 强调综合治疗 对出生体重较小的早产儿,需强调早产儿综合管理。重症 RDS 常合并循环功能不全、肾功能损伤等多脏器功能障碍,需强调危重症综合支持治疗,PS 治疗仅是其中之一。

(陈 超)

第十二节 体外膜肺氧合

新生儿体外膜肺氧合(extracorporeal membrane oxygenation,ECMO)是指将体内未氧合的血液引流出体外,通过膜肺模拟肺部气体交换功能,排出 CO_2、氧合血红蛋白,并通过泵将氧合后的血液输入体内,为体外生命支持(extracorporeal life support,ECLS)技术。ECMO 包括动脉-静脉 ECMO(VA-ECMO)和静脉-静脉 ECMO(VV-ECMO)两种模式,提供直接或间接的心肺功能支持,治疗威胁生命、常规治疗无效且病情可逆的顽固性呼吸衰竭和/或循环功能衰竭。1976 年,Robert 医生首次报道应用 ECMO 成功救治 1 例新生儿 MAS 导致的呼吸衰竭;经过几十年的发展,ECMO 已发展成为一项较为成熟的新生儿生命支持技术。在新生儿领域,ECMO 主要用于治疗严重 MAS、PPHN、RDS、先天性膈疝、气漏综合征和先天性心脏病等。

(一)ECMO 模式及原理

ECMO 从体循环中分流血液进入 ECMO 系统进行氧合交换,然后通过大的血管通道回输人体。ECMO 常用的模式有 VA-ECMO 和 VV-ECMO。

1. VA-ECMO 结扎右侧颈动脉和颈内静脉,分别用来引流及回输血液,是最早应用于呼吸衰竭及心力衰竭的 ECMO 类型(文末彩图 5-12-1)。

2. VV-ECMO 该应用模式出现较晚,主要用一个双腔的静脉导管留置于右侧颈内静脉,到达右心房,建立单管双腔的引流和回输通路(图 5-12-2)。

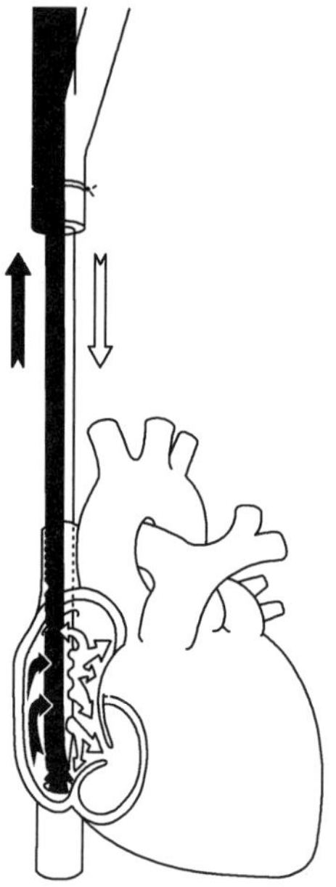

图 5-12-2 静脉-静脉 ECMO 双腔管道留置于右心房

3. 两种模式的优缺点对比 VV-ECMO 和 VA-ECMO 虽然各有优缺点,但设备操作、系统抗凝、维持器官灌注等却是两种 ECMO 类型应用过程中的共同问题(表 5-12-1)。VV-ECMO 不需要阻断颈动脉,因此安全性好,可以避免静脉-动脉旁路造成的缺血性肺损伤,另外还可以利用肺的过滤功能,降低 ECMO 管道中血栓进入体循环及脑部的风险(VA-ECMO 血流直接进入体循环及脑血流系统)。VV-ECMO 的主要缺点是不能提供直接循环支持,而且由于 VV-ECMO 回流的氧合血液和上下腔静脉回流的未氧合血液相混合,无法为机体提供足够的氧输送,所以对于同时存在呼吸和循环衰竭的病例效果不佳。VA-ECMO 既可以提供呼吸支持,也可以提供循环支持,但右心室前负荷和肺血流显著下降,左心室后负荷增加,加之冠状动脉由左心室低氧合的血流供氧,可造成心肌缺氧。反观 VV-ECMO，则可以增加肺动脉、静脉血氧浓度，降低肺血管阻力以及右心室后负荷，且不增加左心室后负荷，冠状动脉的氧供也较 VA-ECMO 丰富。

表 5-12-1　VA-ECMO 与 VV-ECMO 的优缺点对比

类型	优点	缺点
VA-ECMO	提供直接心功能支持 优越的氧输送功能 快速平稳病情	不结扎颈动脉 保留搏动性动脉血流 心肌供氧稳定 肺循环过滤微血栓
VV-ECMO	需要结扎颈动脉 无搏动性血流 潜在脑缺氧风险 心肌供氧不足 血栓进入体循环	不提供直接心功能支持 血液再循环 氧输送功能低

（二）适应证和禁忌证

据 ELSO 的数据，ECMO 在新生儿中最常用于 MAS、先天性膈疝、PPHN 等。

1. **适应证**　ECMO 用于具有死亡危险、患有可逆性呼吸或心力衰竭且常规治疗手段最大化后仍无效果的近足月及足月儿救治。国际上没有通用的 ECMO 入选标准，各 ECMO 中心的标准有差异性，常见入选及排除标准见表 5-12-2。ECMO 抗凝可增加颅内出血的发生率，因此多数 ECMO 中心排除胎龄小于 34 周的早产儿。ECMO 患儿，胎龄、体重越小，死亡率越高、并发症越高。

表 5-12-2　新生儿 ECMO 的入选及排除标准

项目	具体标准
入选标准	胎龄≥34 周 体重≥2kg 严重呼吸衰竭和/或循环衰竭：积极接受机械通气，病情无明显缓解，呼吸困难持续恶化呈下列任一情况：①OI>40，超过 4 小时；②OI>20，超过 24 小时或呼吸困难持续恶化；③积极呼吸支持下，病情仍迅速恶化，严重低氧血症（PaO_2<40mmHg）；④血 pH 值<7.15，血乳酸≥5mmol/L，尿量<0.5ml/（kg·h），持续 12~24 小时；⑤肺动脉高压导致右心室功能障碍，需要持续大剂量正性肌力药物维持心功能，正性肌力药物评分>40 分［正性肌力药物评分=肾上腺素（mg）×100+异丙肾上腺素（mg）×100+米力农（mg）×10+氨力农（mg）×1+多巴胺（mg）×1+多巴酚丁胺（mg）×1］；⑥导致呼吸/循环衰竭的病因具有可逆性
排除标准	严重的颅内出血 明显凝血功能障碍及未控制的出血 致命性的染色体和先天性异常 不可恢复性的脑损伤 不能纠正的先天性心脏病

所有患儿在应用 ECMO 前需进行全面的病史回顾及体格检查，完善胸腹部影像学检查，血细胞计数、分型，凝血功能，电解质，肾功能，头颅 B 超及心脏超声检查等。

2. **禁忌证和排除标准**　包括致死性基因异常（如 18-三体、13-三体等）以及不可逆性脑损伤的患儿。相对禁忌证包括已经发生的颅内出血，不能有效控制的出血以及凝血功能异常等。Ⅱ度以上的颅内出血在全身肝素化后有潜在加重风险，因此也不适用。有出血倾向及凝血功能障碍的患儿，原则上应在出血控制后进行 ECMO 置管。

入选患儿的潜在肺疾病应具有可逆性，建议有适应证的患儿，早期开始 ECMO 治疗，以防止慢性肺病及长期机械通气、高浓度氧造成的不可逆性肺损伤。部分先天性肺疾病（如肺表面活性物质蛋白 B 缺乏、肺泡毛细血管发育不良、肺发育不良等）患儿，应用 ECMO 可以争取时间以便完成诊断所需的相关检查。

（三）治疗疾病和预后

1. RDS　随着肺表面活性物质、高频机械通气、iNO 等呼吸治疗手段的普及，新生儿 RDS 病例通过常规治疗手段，一般预后良好，需要 ECMO 治疗的情况越来越少。以往资料显示，对于危重新生儿 RDS，使用 ECMO 治疗死亡率低，效果良好。

2. MAS　MAS 可以造成气道机械性阻塞、肺实质炎症性损伤及 PPHN。常频呼吸机和高频呼吸机治疗效果不佳的严重 MAS 是 ECMO 的重要适应证。ECMO 可以使肺得以休息，运行过程中应用较低的呼吸机参数，还可以减少相关肺损伤，改善肺动脉高压。一般应用 VV-ECMO 治疗，经 ECMO 治疗的 MAS 患者存活率为 94%；死亡病例主要源于神经系统并发症如颅内出血等。

3. **先天性膈疝**　先天性膈疝是新生儿常见的先天畸形，活产儿中发生率约为 1/2 200。横膈缺陷导致腹腔内容物疝入胸腔、挤压肺，造成肺实质及血管发育不良。发育不良的肺不仅容积小且缺乏正常的支气管分支、肺泡及肺血管结构。外周肺动脉肌化，造成肺动脉阻力增加。低氧、低血压、酸中毒甚至环境的刺激都可以引起肺血管痉挛、肺内分流增加，迅速加重病情。先天性膈疝的预后取决于肺发育不良及肺动脉高压的严重程度。近年来，先天性膈疝已经成为 ECMO 在新生儿中应用最多的领域。先天性膈疝患者，当常规治疗无效、不能维持氧合及通气功能，肺动脉高压无法有效缓解时，应考虑应用 ECMO 稳定病情，为手术争取时间。使用指征：不能维持导管前血氧饱和度>85%，PIP>28cmH_2O，MAP>15，顽固性低血压，持续性代谢性酸中毒和/或高乳酸血症，100%吸氧浓度应用>48 小时不能下调。需要使用 ECMO 的膈疝病例死亡率高，约为 50%。

4. PPHN 新生儿 PPHN 是由于出生后持续胎儿循环，肺血管阻力仍然维持较高水平，导致肺外分流增加。发生率约为活产婴儿的 0.2%。PPHN 合并右向左分流可以造成严重低氧血症和右心室扩张。支持治疗包括常频或高频通气、iNO、使用外源性 PS、血管活性物质等。经过上述治疗，仍有一部分重症患儿发生心肺衰竭，需要 ECMO 提供生命支持，直至肺动脉阻力改善、下降至正常水平。ELSO 数据显示，PPHN 患儿接受 ECMO 治疗的总体存活率为 75%～80%。

5. **败血症呼吸/循环衰竭** 严重感染（败血症）可导致休克、呼吸衰竭，经常规手段治疗，效果欠佳，符合指征，可以考虑使用 ECMO。由于感染危重病例多合并循环衰竭，因此主要选用 VA-ECMO，同时提供呼吸和循环支持。败血症经 ECMO 支持的存活率约为 75%。

6. **心脏疾病** ECMO 是新生儿严重心力衰竭的重要治疗手段。优化常规治疗手段无效的心排血量不足和终末器官功能损伤是应用 ECMO 的基本指征。ECMO 可以提供部分或全部心肺功能支持，应用于术前稳定病情；术后不能脱离体外循环、心室输出量不足的病例，为疾病恢复、手术干预及心脏移植等争取时间。ECMO 新生儿心脏疾病的入选标准：①先天性心脏病的术前稳定；②术后难以脱离体外循环；③低心排血量；④肺动脉高压；⑤难治性心律失常；⑥心搏骤停；⑦心肌炎；⑧心肌病；⑨过渡至心脏移植；⑩术中稳定循环；⑪呼吸衰竭/脓毒血症。

单心室曾被认为是 ECMO 的禁忌证，如今是需要 ECMO 支持的最常见心脏疾病类型；其他疾病包括心肌病，心肌炎，肺动脉高压，顽固、致命性心律失常，心搏骤停等。先天性心脏结构性异常术前，如果合并顽固性低氧血症及心源性休克，死亡率高，可应用 ECMO 改善器官灌注，减轻代谢性酸中毒，从而可能辅助心功能恢复。动脉导管依赖的青紫型先天性心脏病（如法洛四联症合并肺动脉闭锁、大动脉转位等）大多对前列环素或房间隔扩张术反应良好。但是如果临床表现为缺氧、休克，且药物不能维持肺动脉血流时，可应用 ECMO 稳定病情。

大动脉转位合并顽固性肺动脉高压、肺动脉闭锁不合并室间隔缺损、三尖瓣闭锁、左心发育不良及严重三尖瓣下移等，是术前应用 ECMO 的常见先天性心脏病类型。ECMO 使用的目标是优化血流动力学状态，改善器官灌注及氧输送，为手术赢得时机。

（四）术前准备和运行管理

1. **ECMO 前准备** 术前检查检验，排除禁忌证，家属谈话，获取知情同意，确定模式，准备 ECMO 设备及耗材，ECMO 管路预充，插管麻醉，插管前抗凝，ECMO 连接及启动，血管通路建立等。

2. **ECMO 运行中管理** 包括 ECMO 流速控制、呼吸监测、凝血功能和贫血监测、液体管理和营养支持、控制感染、镇静镇痛。

（1）ECMO 流速：VA-ECMO 流量维持在总血流量的 60%～80%［100～150ml/（kg·min）］；VV-ECMO 的血流量与 VA-ECMO 相似。根据氧合及循环灌注情况进行流量调节。

（2）呼吸管理：接受 ECMO 的新生儿往往已经存在呼吸机相关的肺部炎症和损伤。因此，ECMO 期间要保障肺部充分休息。呼吸机设置的水平目前各中心存在差异，VA-ECMO 患者的呼吸频率可为 10～20 次/min；PEEP 5～14cmH_2O；PIP 在 12～20cmH_2O；FiO_2 40%；在 VA-ECMO 中，维持 FiO_2 为 40%可以改善冠状动脉血液的氧合。VV-ECMO 患儿可能需要更高的呼吸机设置：呼吸频率 20～30 次/min，PEEP 5～10cmH_2O，PIP 15～25cmH_2O，FiO_2 50%。一些中心使用高频振荡通气，推荐平均气道压为 10～14cmH_2O，选用较低的振幅。

（3）凝血功能和贫血监测：每 2～3 小时监测激活全血凝固时间（activated clotting time of whole blood，ACT），每 12 小时监测凝血酶原时间（PT）及其活动度、活化部分凝血活酶时间（APTT）、纤维蛋白原（Fig）和 D-二聚体等。ECMO 启用后即应监测 ACT 水平，待 ACT 水平降至 300 秒以内，启用肝素抗凝，ECMO 支持期间以 5～50U/（kg·h）的剂量持续泵入肝素，维持 ACT 在 160～220 秒，Fig>1.5g/L，APTT 50～80 秒。建议有条件的单位监测抗凝血酶Ⅲ（antithrombin Ⅲ，AT Ⅲ）、抗 X 因子（参考范围为 AT Ⅲ>70%，抗 X 因子 0.35～0.7U/ml）。血小板、冷沉淀等凝血类物质只能经外周静脉输入，禁止在氧合器前输入。如果有出血，维持血小板计数>80 000/μl 或>100 000/μl。VA-ECMO 时维持 HCT>35%，VV-ECMO 时维持 HCT>40%。

（4）液体管理和营养支持：由于患儿的危重状态和ECMO导致的全身炎症反应，开始ECMO支持后大多数患儿容易出现液体超载。此时在维持足够的循环灌注量和ECMO流量的前提下，应该控制液体摄入量，采用“量出为入”液体管理，必要时可使用利尿剂或行持续肾替代治疗。虽然ECMO提供体外心肺支持，但并不能完全减少新生儿的代谢需求。有必要为ECMO新生儿提供合适的营养支持。传统观念认为，ECMO前大量使用血管加压药物会导致肠道血管收缩，导致肠道缺血缺氧，因此提倡全肠外营养。然而近年来的研究发现，常规开展肠内营养并未导致严重的并发症。美国肠外和肠内营养学会ECMO新生儿营养支持指南建议，应尽快开始营养支持，并在可能的情况下，尽早开始肠内喂养支持。

（5）控制感染：严格采取院内感染防控措施，建议有条件的医院实施单间隔离。根据基础疾病和感染指标（C反应蛋白、降钙素原和血培养）监测合理选择抗生素，在支持过程中再根据微生物学证据随时调整。国外有单位在开始使用ECMO后，即选用万古霉素和美罗培南预防性抗感染治疗，但存在争议。

（6）镇静镇痛：ECMO支持期间新生儿通常需要镇静和镇痛，首选苯二氮䓬类药物，如咪达唑仑，镇痛药物可给予吗啡或芬太尼。对于先天性膈疝新生儿，ECMO支持期间可能需要在镇静镇痛基础上静脉给予肌松药。建议根据疼痛评分，调整药物剂量。

（7）常规检查：血气分析，每3~8小时监测1次，病情有变化时，及时监测。建议密切监测头颅B超，每日1次，监测是否有颅内出血，适时行心脏超声、胸部X线检查。

3. **ECMO的撤离**　VA-ECMO的脱机有试停技术与非试停技术。试停技术即逐渐降低ECMO的流量，调整幅度为10~20ml/h，同时提高呼吸机参数设置，直到ECMO系统处于空转状态，然后夹闭插管，将ECMO转入静脉-桥连接-动脉转流模式，每5分钟打开桥连接冲刷插管1次，反复监测血气，观察20分钟以上，血气分析结果满意即拔除插管。非试停技术即逐渐将ECMO系统调整到空转模式，同时提高呼吸机参数到正常模式，观察1~2天，反复评估血气，如果指标满意即拔除插管，脱离ECMO。VV-ECMO撤离：由于VV-ECMO没有直接心脏辅助效应，在脱离过程中不需要降低流量。一般将呼吸机设置从“休息模式”调整至完全呼吸支持模式，切断气源，观察生命体征，评估血气分析，如果指标满意，即可撤离。

（五）ECMO并发症及其处理

1. **机械故障**　包括氧合器失能、泵头故障、管路故障、插管故障等。必要时更换相应的构成部件，如氧合器、泵头、管路。出现插管脱出时，应立即关闭血泵，更换插管；如遇插管堵塞，应提高肝素用量，随后更换插管。

2. **出血**　包括插管部位出血、鼻腔出血、气管和肺出血、尿道出血等。轻微出血可通过纠正凝血障碍、适当补充血制品、降低ACT来解决，局部创面可使用凝血酶胶等创面止血剂。胃肠道出血可使用质子泵抑制剂、H_2受体拮抗剂或其他抗酸剂保护胃黏膜。严重的大出血较少见，可能导致ECMO提前终止。

3. **血栓形成**　静脉端出现小栓子可通过调整抗凝方案处理，如果血凝块阻断了血流，需更换整套管路；如果动脉端发现血凝块（如氧合器顶部或动脉管路），应当更换整套管路；如果发生管路内DIC，表现为可见的凝块、D-二聚体增高、纤维蛋白原血症与血小板消耗加快，应更换整套管路。

4. **肝素诱导的血小板减少性血栓形成**　是在使用肝素过程中，由免疫介导的血小板减少及继发血栓形成。常见于首次应用肝素后5~14天，处理包括停止使用肝素，更换为其他凝血酶抑制剂。

5. **感染**　最常见的病原体为葡萄球菌及念珠菌，建议进行微生物培养，根据药敏试验结果使用抗生素。

6. **神经系统疾病**　主要为脑室内出血及脑梗死。建议每日行经前囟头颅超声检查。轻微颅内出血，需进一步优化抗凝策略，每日2次头颅超声检查，监测出血范围变化，如发现出血范围扩大，需考虑撤离ECMO。严重颅内出血的患儿，需头颅CT检查，并考虑终止ECMO。

（六）远期预后

长期随访数据表明，ECMO存活病例，神经系统不良后遗症发生率高，随着年龄增加，可能日趋明显，需要长期随访，必要时行康复治疗（表5-12-3）。

总之，对于包括机械通气在内的常规治疗无效的危重呼吸、循环衰竭患儿，经过ECMO治疗后，超过70%的新生儿可以存活，而该类患儿如果单纯应用非ECMO手段进行治疗，病死率可能近100%，因此ECMO具有重要的临床应用价值及意义。但同时也要注意到，ECMO存活新生儿，容易出现远期并发症，尤其是神经系统并发症，且随年龄增长有进一步明显的趋势，因此开展长期随访，尤其是针对神经系统发育方面的随访十分必要。

表 5-12-3　新生儿 ECMO 的神经系统预后长期随访报道

作者/国家	随访时间	结局
McNally,等/英国	4 年和 7 年	76%认知功能正常,21%需要特殊教育,40%运动功能正常,呼吸系统疾病发生率高,26%具有多动症,36%行为异常
Madderom,等/荷兰	8 年	91%智力正常,接受正常教育;大部分孩子在正常教育以外需要额外支持;注意力及行为障碍发生率高
Van der Cammen-van Zijp,等/荷兰	12 年	运动功能随年龄增加有下降趋势;运动功能减退与慢性肺疾病具有相关性
Khambekar,等/英国	11~19 个月	87%正常,5%具有严重功能障碍
Hanekamp,等/荷兰	5 年	17%具有神经系统异常,6%具有严重神经系统发育异常;26%具有运动功能障碍;智力评分正常,但 14%具有认知功能发育延迟
Ni jhuis-van,等/荷兰	5 年	13.3%存在严重缺陷,先天性膈疝患儿预后最差(包括发育、运动功能等);运动功能低于正常对照组;运动功能障碍与智力评分相关

(周建国)

第十三节　腹膜透析和血液透析

急性肾损伤(acute kidney injury,AKI)是临床新生儿危重症之一,NICU 中 AKI 的发生率高达 3%~8%,病死率高。新生儿 AKI 是指新生儿由于各种原因(血容量低下、窒息、休克、缺氧、溶血、低体温及药物中毒等)导致肾功能受损,表现为少尿或无尿、电解质紊乱、酸碱平衡失调及血浆中肾排出的代谢产物(尿素、肌酐等)增多。目前,新生儿 AKI 暂无有效的防治措施。腹膜透析(peritoneal dialysis,PD)和血液透析(hemodialysis,HD)是目前应用最广泛的肾脏替代治疗,而且不应延迟使用。

一、腹 膜 透 析

腹膜透析被认为是新生儿最佳的透析方式,特别是在发展中国家。它可以缓慢清除液体和溶质,避免血流动力学不稳定,技术操作简单,可以在 NICU 内连续进行。

(一) 基本原理和置管

腹膜透析是利用人体腹膜(半透膜),进行溶质与水分的交换。通过腹部置入的腹透管,将透析液注入腹腔,利用"灌入-存留-排出"进行持续透析(图 5-13-1)。新生儿发生 AKI 的风险极高,包括体重<1.5kg、脓毒症、心脏手术后、窒息等。虽然存在体重<1 000g 的新生儿腹膜透析成功的报道,但新生儿腹膜透析置管和管理仍存在挑战。

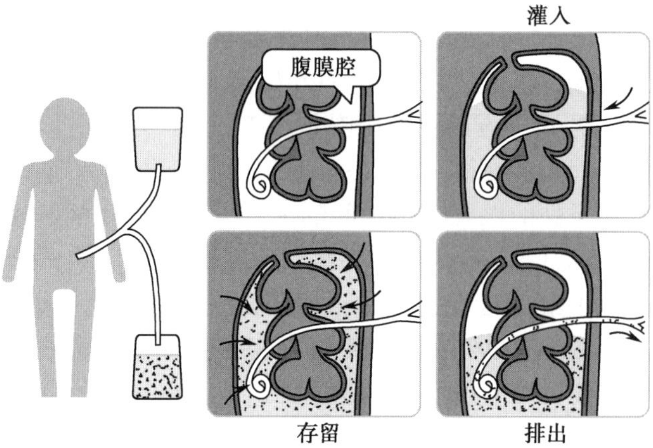

图 5-13-1　腹膜透析原理

新生儿腹膜透析的部位,通常可选择脐中下部、左或右下腹。新生儿导管不建议选择硬质导管。可在 NICU 床旁操作,操作过程中需全程监测,排空膀胱尿液,避免损伤。

(二) 适应证

1. AKI 伴少尿或无尿(继发性脱水、脓毒症、围产期窒息、多脏器功能衰竭)。
2. 心力衰竭或肺水肿所致液体超载。
3. 常规治疗不能改善的电解质紊乱如高钾血症(血钾≥8mmol/L)或低钠血症(血钠≤120mmol/L)等。
4. 严重代谢性酸中毒,对 $NaHCO_3$ 和支持治疗抵抗。
5. 毒性代谢产物积蓄或先天性代谢紊乱(高氨血症、瓜氨酸血症、支链氨基酸血症等)。

(三) 禁忌证

1. 腹壁缺如(脐膨出、腹裂等)或腹膜腔闭塞。
2. 先天性膈疝。
3. 膀胱外翻。
4. 有出血倾向。
5. 腹部恶性肿瘤。
6. 坏死性小肠结肠炎。

7. 严重呼吸衰竭。

8. 真菌性腹膜炎或腹壁蜂窝组织炎。

9. 近期有腹部手术。

（四）腹膜透析液的选择和调整

常用的透析液种类很多，其中葡萄糖是新生儿腹膜透析临床应用最广泛的一种透析液。透析液中，葡萄糖浓度有 1.5%、2.5%、4.25%，价格便宜，效果满意。一般说来，浓度越高，溶质清除率越高，但高浓度葡萄糖透析液可导致糖尿病样微血管病变、腹膜间皮细胞损伤等并发症。对于新生儿和血流动力学不稳定的婴幼儿，首选 1.5% 葡萄糖透析液；为实现更好的透析效果，2.5% 葡萄糖透析液是更好的选择（表 5-13-1）。

表 5-13-1　三种葡萄糖透析液成分

单位：mmol/L

电解质	常规钙和常规镁	常规钙和低镁	低钙和低镁
钠	132.0	132.0	132.0
钙	3.5	3.5	2.5
镁	1.5	0.5	0.5
氯化物	102.0	96.0	95.0
乳酸	35.0	40.0	40.0

腹膜透析液体交换量取决于新生儿腹腔大小、体重、肺部或其他疾病和 AKI 程度。新生儿初始透析量建议低于 10ml/kg，以减低腹腔压力，减少透析液外渗。随后透析量可缓慢增加至最大 35~40ml/kg。

腹膜透析时间，灌入时间通常为 10~15 分钟。存留时间通常持续 30~90 分钟，这有利于尿素和液体等交换。存留时间短于 30 分钟是不合适的。排出时间需持续 20~30 分钟。透析量、导管扭折、肠蠕动减弱、透析液纤维蛋白形成、引流袋与患者的高度差，将影响排出时间。

新生儿腹膜透析交换次数，初始通常为一天 24 次。1 周以后，随着外渗风险减少，交换容积增加，交换次数可以减少到一天 8~15 小时透析。

（五）并发症

1. **导管相关并发症**　常见，如导管阻塞、导管尖端错位和导管渗漏等。

2. **感染**　最常见的感染是腹膜炎，这可能是最严重的致死性并发症。

3. **其他**　腹腔出血、肠穿孔等。

二、血液透析

新生儿血液透析与儿童血液透析目标相同，是为了安全和有效地清除体内毒素和过多的液体。传统新生儿透析治疗以腹膜透析为主，原因是它较为安全和容易操作；但随着新生儿医学进步，血液透析拥有更有效的清除毒性物质和液体的作用，已应用于新生儿临床；另外，存在腹膜透析禁忌证时，血液透析也是首选方式。

（一）原理

血液透析是利用半透膜进行弥散和渗透。半透膜两侧的溶质浓度差就是驱动溶质移动的原动力，溶质从浓度高的一侧通过半透膜向浓度低的一侧（弥散作用）移动，水分移向渗透浓度高的一侧（渗透作用）。透析器相当于“人工肾”，血液和透析液借助半透膜进行电解质和水的交换（图 5-13-2）。

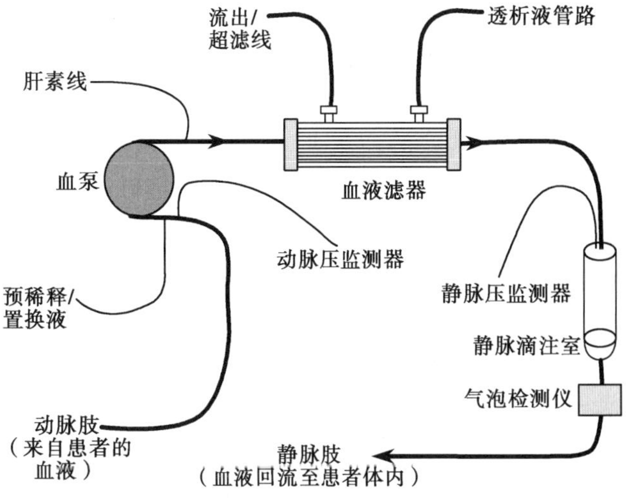

图 5-13-2　血液透析

（二）适应证和禁忌证

适应证同腹膜透析，为代谢紊乱性疾病（如高氨血症）的首选方式；相对禁忌证为严重颅内出血或血流动力学不稳定者。

（三）中心静脉置管

对于紧急血液透析，一种简单的、可以立即使用的血管通路是必需的。新生儿可以通过 5.0~8.5Fr 脐静脉导管进行血液透析。体重较大的新生儿，经皮穿刺股静脉是首选方法。对于置管困难的新生儿可在 B 超引导下进行颈内静脉或锁骨下静脉置管。新生儿导管型号选择，国内一般为 5.0Fr 单管双腔中心静脉导管，动脉孔在远心端，静脉孔在近心端，相距 2~3mm，血液再循环量小于 10%。

(四) 体外循环

体外循环血量应小于全身预估血量的10%,但在新生儿中很难实现。新生儿血液透析回路的安全容积为20~25ml。目前国内最小滤器使用聚丙烯腈膜(滤器容积10ml),管道容积是30ml,体外循环总量达40ml。新生儿血容量小,约80ml/kg,故新生儿透析时体外循环血量将超过总血量10%。因此,新生儿在血液透析开始容易出现低血压,可采用血浆或全血预充管路,必要时可添加血管活性药物,以避免低血压。

(五) 血液透析的管理

新生儿血液透析开始时,血液引发的风险会显著升高。例如,输注库存血,血液黏度高,体外循环回路阻力升高;血液透析时,肝素化是必需的,以避免凝血,故增加了出血的风险;库存血钾含量极高,因此患儿可能发生高钾血症。血液透析可依据患儿和病因不同,采取个体化治疗方案。

血液透析开始的同时予以肝素化,起始肝素剂量为20~50U/kg,然后以10~25U/(kg·h)维持。对于出血高风险的新生儿,维持量可减少到10U/(kg·h),或者选择生物相容性更高的透析器进行无肝素化透析。在透析过程中,实时监测凝血功能是必要的,应调整肝素剂量,使部分凝血活酶时间在100~200秒。

血液透析需密切监测体重变化。因输注生理盐水、白蛋白、血液和口服奶等摄入都会改变患儿的循环和液体平衡。如果丢失的总液体小于体重的5%和超滤速度小于0.2ml/(kg·min)是相对安全的;如果需去除更多的液体,容易引起循环衰竭。

(六) 新生儿腹膜透析和血液透析的区别

患儿有顽固的电解质紊乱、AKI恶化、液体超载、持续性酸碱失衡或在少尿或无尿期间,而又要摄入液体以补充营养时,需进行透析治疗。由于腹膜透析和血液透析具有不同优势和缺点,因此需依据新生儿特殊体质、有效性、安全性做出不同选择(表5-13-2)。

新生儿有其特殊性,不管采用哪种透析方法都需依据新生儿体重、胎龄等特质和病情特点合理选择腹膜透析或血液透析。血液透析患儿,因为并发症或某些问题,可以改为腹膜透析。反之,腹膜透析的患儿腹膜功能衰竭或考虑效果,也可选择血液透析治疗。

表5-13-2 腹膜透析和血液透析的优缺点

模式	优点	缺点
腹膜透析	不需要血管通路或血液制品	缓慢纠正代谢产物
	不需要全身肝素化	腹膜炎风险
	慢速,持续	禁忌证为严重肺部和腹腔内疾病
	减少血流动力学不稳定的风险	
血液透析	快速纠正代谢紊乱	血管通道
	快速去除液体或毒素	血液制品
	代谢紊乱性疾病(如高氨血症)的首选方式	血流动力学不稳定风险
		全身肝素化
		需要反渗透系统
		透析不平衡
		相对禁忌证为严重颅内出血或血流动力学不稳定

(裘 刚)

第十四节 连续性肾脏替代疗法

连续性肾脏替代治疗(continuous renal replacement therapy,CRRT)是一种连续性血液净化(continuous blood purification,CBP)方法,是指具有连续、缓慢经体外循环和滤器清除水分和溶质的治疗方式的总称。近年来,CRRT技术不断发展,已成为重症医学的重要治疗手段之一,能够显著改善危重症患者的疗效和预后,应用人群也从成人扩大至儿童甚至新生儿,临床应用的范围也从最初应用于肾衰竭患者,逐渐发展到非肾性疾病。

(一) 常用模式及原理

1. **连续性静脉-静脉血液滤过(continuous veno-venous hemofiltration,CVVH)** 通过血泵驱动进行血液体外循环,血液通过高通透性的滤过膜,利用对流原理,以跨膜压(transmembrane pressure,TMP)的压力梯度为驱动力,持续清除体内的水分和中小分子溶质,再通过输液装置将前后置换液补充给患者,特点是等渗地清除水及溶质,对血流动力学影响较小。

2. **连续性静脉-静脉血液滤过透析(continuous veno-venous hemodiafiltration,CVVHDF)** 为连续

血液滤过与透析相结合的血液净化模式，以弥散及对流为原理，使用高通透性的透析滤过膜，可以清除水分及中小分子溶质。其中透析是利用弥散原理，以浓度梯度为驱动力清除大量的小分子物质，在此基础上结合滤过、对流的原理，以压力梯度为驱动力清除大量含有中小分子物质的体液。治疗过程中需要配置透析液及置换液。由于结合了滤过及透析的优势，因此是目前临床上最为常用的CRRT模式之一。

3. **血浆置换**（plasma exchange，PE）　是指抽取患者的血液，使用血浆分离器分离并滤出存在于机体血液循环中的致病物质，如毒物、病原体、自身抗体及代谢产物，再回输给患者并补充等量的置换液，从而达到治疗及支持的目的。置换液通常使用新鲜冰冻血浆，也可以使用白蛋白及林格液等替代。由于可以清除出血浆中的致病抗体，目前血浆置换已经被广泛地应用于一些急性神经系统、血液系统及免疫系统疾病中。

4. **高容量血液滤过**（high volume hemofiltration，HVHF）　是在CVVH的基础上，通过增加置换液的输入量，提高对大中分子溶质的清除效率，一般超滤率超过35ml/（kg·h）时即可称为HVHF。近年来的动物实验和临床研究均表明，HVHF能够更好地清除炎症介质，下调炎症反应，改善血流动力学状态，减少正性肌力药物的应用，提高存活率。

5. **连续性血浆滤过吸附**（continuous plasma filtration adsorption，CPFA）　结合血液滤过和血浆吸附的功能，全血先经过血浆分离器分离血浆，通过合成树脂柱吸附内毒素及炎症介质之后再与血细胞混合，然后进入血液滤过器清除过多的液体和小分子物质。特点是可以同时清除中、大分子炎症介质，尤其对于细菌内毒素脂多糖（LPS）和肿瘤坏死因子α（TNF-α）的清除率高。

6. **血液灌流**（hemoperfusion，HP）　利用体外循环灌流器中吸附剂的吸附作用，清除体内外源性和内源性的物质以及药物，达到血液净化的目的。常用的吸附材料有活性炭、多糖类、树脂、阳离子吸附剂及免疫吸附剂等。最主要的用途是药物、毒物中毒及脓毒血症患者的救治。

（二）适应证和禁忌证

新生儿使用CRRT的适应证尚无统一的规范，传统适应证是新生儿AKI，利用连续血液净化治疗替代肾功能。目前临床应用中，对于各种原因（新生儿脓毒血症、新生儿重度窒息、遗传代谢性疾病、严重创伤、药物和毒物中毒等）导致的多器官功能障碍综合征，特别是伴有肾功能不全、肝衰竭、严重电解质代谢紊乱、严重液体超载时，都可以考虑使用CRRT。针对不同的病因，可以选择不同的血液净化模式，目前在新生儿临床应用较多的是CVVHDF及血浆置换，其他CRRT模式尚未广泛开展。

CRRT没有绝对禁忌证，当有严重的颅内出血或全身出血倾向时需要注意抗凝剂的应用。对于CRRT适用何种胎龄及体重的新生儿，目前尚无统一标准，一般认为胎龄小于34周、体重小于2 000g的新生儿，存在较高的颅内出血风险，以及在置管时可能存在一定的困难，因此CRRT在早产儿中的应用受限。

（三）新生儿CVVHDF治疗

CVVHDF是目前新生儿CRRT中应用最多的一种模式，以下简单介绍CVVHDF在新生儿中的应用。

1. **静脉通路的建立**　CVVHDF的治疗需要建立良好的体外循环通路，采血端和回血端均为静脉，通常使用4.0Fr或5.0Fr的中心静脉双腔置管，也可以分别在两处留置两根单腔管。新生儿静脉穿刺位置可以选择脐静脉、颈内静脉或者股静脉。

2. **管路及滤器的选择**　尽量选择新生儿专用的管路及滤器。目前部分厂商有新生儿专用的管路及滤器，最小膜面积为0.1m^2，预充体积仅12ml，因此在治疗时，对新生儿本身血流动力学影响较小。

3. **预充及抗凝**　由于新生儿本身血容量较小，因此在进行管路及滤器的预充时，需要注意预充液的选择。一般可以选择白蛋白或者新鲜冰冻血浆，但是当体外循环回路容量大于新生儿血容量的10%时，需要使用全血预充，以防止低血容量及低血压的发生。在治疗过程中，需要使用抗凝剂，目的是防止体外循环回路的血液凝固，维持足够的血液流速。通常使用肝素作为抗凝剂，一般在上机时首剂30IU/kg，之后按照10~30IU/（kg·h）的速度维持，根据凝血功能调整肝素用量，一般需要将活化部分凝血活酶时间（APTT）维持在80~120秒。目前有研究表明，使用枸橼酸抗凝风险更低，但是在新生儿中尚无应用。目前部分公司的新型血液净化机可以进行无肝素化治疗，可以根据条件选择。

4. **透析液及置换液**　需要根据人体细胞外液的主要成分进行配置，并根据患者的临床情况及治疗目标对电解质、糖浓度进行适当调整。通常采用改良PORTS配方。

5. **参数设置**　根据患儿血流动力学状态，血流速度一般设置为3~5ml/（kg·min），速度太慢容易导致体外循环血液凝固、堵管，流速太快可能出现采血不畅。置换液速度为20~35ml/(kg·h),透析液与置换液量比为1:1,或根据治疗目的是清除小分子还是中、大分子进行调整。对于新生儿脓毒症等的治疗,为提高炎症介质的清除,可提高置换液速度至35~50ml/(kg·h),但一般不超过100ml/(kg·h)。

6. **治疗时间** 取决于病情的严重程度及恢复情况,通常连续治疗时间为24~72小时。一般滤器吸附功能达到饱和的时间在3小时左右,需要根据治疗目的确定是否更换滤器。

7. **治疗过程中的监测** ①血流动力学:由于需要进行CVVHDF治疗的患者多数本身已存在血流动力学不稳定的情况,再加上CVVDHF治疗对血流动力学可能存在一定的影响,因此在治疗过程中,必须持续进行血流动力学监测,包括心率、尿量、有创血压、毛细血管再充盈时间等;②凝血功能:注意观察有无皮肤黏膜出血、伤口及穿刺点渗血、消化道出血、颅内出血等,监测血常规,注意是否出现肝素诱导的血小板减少症(heparin-induced thrombocytopenia,HIT);③生化监测:需要监测血电解质、血糖、血气等内环境状态,并及时作出调整;④液体管理:CVVHDF治疗时,需要监测患儿每日出入量及体重的变化,根据液体超载情况调整超滤量的设定。

8. **并发症及处理** ①血小板减少及出血:当血液由患儿体内引出进入滤器时,由于滤器的吸附作用及生物不相容性,可引起血小板降低,通常血流速度越快,血小板黏附越少,因此对于血小板降低患儿可考虑提高血流量,另外应用肝素会导致HIT发生,必要时需要降低甚至停用肝素,对于血小板低于30×10^9/L的患儿需要及时输注血小板;②低血容量及低血压:常常出现在上机引血时以及治疗初期阶段,通常由于管路及滤器预充容量较多、未给予全血预充等造成,注意需要在预充时选择适当的预冲液,在上机初期可以采取低流速,防止血容量迅速降低,若仍发生低血压,可以增加血管活性药物剂量;③感染:由于长时间留置中心静脉导管,可能引起导管相关性感染,另外在导管连接、采取血样、滤器更换、置换液更换等过程中,应该注意无菌操作,防止感染的发生;④血栓形成:由于长时间中心静脉置管、有创动脉置管有导致动静脉血栓形成的可能,因此在治疗过程中,需要注意患儿的四肢末梢循环状态;⑤低体温:在治疗过程中,由于患儿处于开放状态或血液回输端未加温可能导致体温降低,需要注意加强体温监测,适当保暖。

CRRT已广泛应用于成人和儿童,但国内在新生儿中的应用仍处于起步阶段,需继续积累经验。随着科技的发展,相信未来会有更适合新生儿的机器和模式诞生。

(裘 刚)

第十五节 光照疗法

光疗法(phototherapy)简称光疗,即利用光线的辐射能治疗新生儿黄疸的理疗方法,是降低血清未结合胆红素简单而有效的方法。最早的光疗出现在英国,通过观察发现每天接受阳光照射的皮肤比未经阳光照射的皮肤黄疸程度要低。此外,研究人员发现,经过阳光照射的用于换血疗法的输血样本,其胆红素水平低于未经阳光照射的输血样本。

(一)光疗原理

光疗使未结合胆红素光异构化,形成构象异构体和结构异构体,即光红素。上述异构体呈水溶性,可不经肝脏处理,直接经胆汁和尿液排出。波长为425~475nm的蓝光、波长为510~530nm的绿光或波长为550~600nm的白光效果最佳,日光灯或太阳光也有较好的疗效。值得提醒的是,光疗主要作用于皮肤浅层组织,光疗后皮肤黄疸消退并不代表血清未结合胆红素已经达到了正常。

(二)光疗设备

主要有光疗灯(包括LED灯)、光疗箱和光疗毯等,可以单面、双面和多面光疗。影响光疗效果的因素包括光源性质与强度、单面光源或多面光源、光源-光照对象距离、暴露在光照下的体表面积及光照时间等。光照强度以光照对象表面所受到的辐照度计算。辐照度由辐射计量器检测,单位为$\mu W/(cm^2\cdot nm)$。光疗时总胆红素下降率与辐照度直接相关。标准光疗为8~10$\mu W/(cm^2\cdot nm)$,强光疗为>30$\mu W/(cm^2\cdot nm)$。胆红素水平接近换血标准时建议采用持续强光疗。

(三)光疗指征

光疗标准很难用单一的数值来界定,当血清总胆红素水平增高时,应根据胎龄、患儿是否存在高危因素及生后日龄来判断。出生胎龄35周以上的晚期早产儿和足月儿可参照2004年美国儿科学会推荐的光疗参考标准(图5-15-1),或将血胆红素水平超过Bhutani曲线(图5-15-2)第95百分位数为光疗干预标准。在尚未具备密切监测胆红素水平的医疗机构可适当放宽光疗标准。出生体重<2 500g的早产儿光疗标准亦应放宽(表5-15-1)。对于极低出生体重儿或皮肤挤压后存在瘀斑、血肿的新生儿,可给予预防性光疗,但对于<1 000g的早产儿,应注意过度光疗的潜在危险。

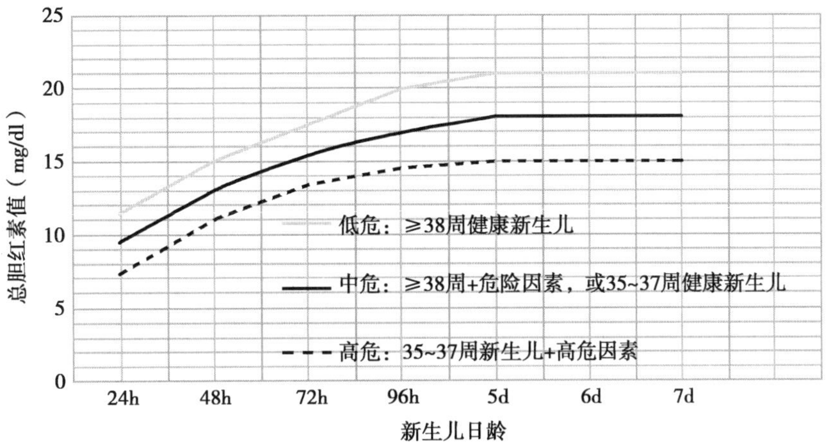

图 5-15-1　>35 周新生儿不同胎龄及不同高危因素的生后小时龄光疗标准
高危因素包括新生儿溶血病、葡萄糖-6-磷酸脱氢酶缺乏症、窒息、缺氧、酸中毒、高热、低体温、严重感染、高碳酸血症、低血糖、低蛋白血症等。

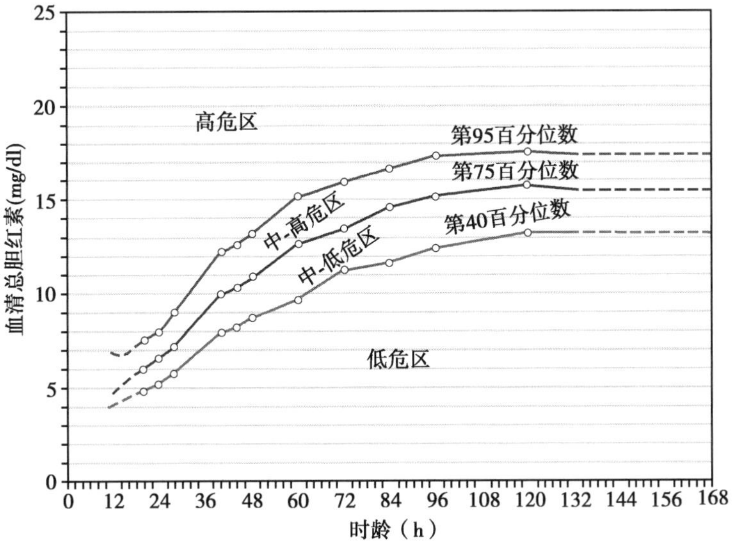

图 5-15-2　Bhutani 曲线

表 5-15-1　出生体重<2 500g 的早产儿生后不同时间光疗和换血的血清总胆红素参考值

单位：mg/dl

出生体重/g	<24h	24～<48h	48～<72h	72～<96h	96～<120h	≥120h
	光疗/换血	光疗/换血	光疗/换血	光疗/换血	光疗/换血	光疗/换血
<1 000	4/8	5/10	6/12	7/12	8/15	8/15
1 000～1 249	5/10	6/12	7/15	9/15	10/18	10/18
1 250～1 999	6/10	7/12	9/15	10/15	12/18	12/18
2 000～2 299	7/12	8/15	10/18	12/20	13/20	14/20
2 300～2 499	9/12	12/18	14/20	16/22	17/23	18/23

（四）停止光疗的指征

对于>35 周的新生儿，一般当血清总胆红素<13~14mg/dl（222~239μmol/L）可停止光疗。可参照如下具体方法。

1. 应用标准光疗时，当血清总胆红素降至低于光疗阈值胆红素 3mg/dl（50μmol/L）时，停止光疗。

2. 应用强光疗时，当血清总胆红素降至低于换血阈值胆红素 3mg/dl（50μmol/L）时，改标准光疗，然后在血清总胆红素降至低于光疗阈值胆红素 3mg/dl（50μmol/L）时，停止光疗。

3. 应用强光疗时，当血清总胆红素降至低于光疗阈值胆红素 3mg/dl（50μmol/L）时，停止光疗。

因高胆红素血症住院光疗的患儿，在确定已无导致胆红素过高的严重因素时，建议住院期间尽可能降低胆红素水平，保证出院后不再发生高胆红素血症或不再因为高胆红素血症在门诊反复就诊。

（五）副作用

可出现发热、腹泻、皮疹等副作用，但大多不严重，在暂停光疗后可自行缓解，可继续光疗；当血清结合胆红素>4mg/dl（68μmol/L），并且血清谷丙转氨酶和碱性磷酸酶增高时，光疗可使皮肤呈青铜色即青铜症，此时应停止光疗，青铜症可自行消退。

（六）注意事项

1. 光疗时患儿的皮肤暴露在光照下，冬天必须有适合的保暖设施，夏季室温过高时注意散热。

2. 光照时，用黑色眼罩保护婴儿双眼，以免损伤视网膜黄斑，因长时间强光疗可能增加男婴外生殖器鳞癌的风险，除会阴部用尿布遮盖外，其余均裸露；可以连续光照，也可间隔 8~12 小时进行。

3. 光疗时间<72 小时，避免长时间光疗对染色体产生损伤导致新生儿姐妹染色单体交换及染色体断裂增加微核频率。

4. 光疗过程中仍需严密监测胆红素数值，监测时间间隔依据胆红素水平决定，一般 6~12 小时监测 1 次。对于溶血症或血胆红素接近换血水平的患儿需在光疗开始后 4~6 小时内监测。当光疗结束后 12~18 小时应监测血胆红素水平，以防反跳。

5. 适当补充液体，保证足够的尿量排出。

6. 长时间持续光疗时，建议补充维生素 B_2。

7. 应监测血清钙浓度，必要时需补充钙剂，以防低钙引起反复呼吸暂停所带来的不良后果。

（刘　俐）

第十六节　换血疗法

换血疗法（exchange transfusion）是以输入较大量的健康人血液，置换出受血者原有部分或大部分血液，以期迅速清除受血者病理血液成分的一种疗法。20 世纪 50 年代，Diamond 采用单一脐静脉插管进行换血，标志着新生儿换血疗法的问世；至 90 年代，发展为外周动静脉同步换血疗法；近年来，通过不断的方法优化和仪器更新，换血疗法已发展为外周动静脉全自动同步换血疗法。一般说来，新生儿双倍换血量可换出约 85% 循环红细胞并使血清胆红素降至换血前的一半；此外，换血治疗还可纠正贫血。

（一）换血的目的

1. 换出血清中的免疫性抗体和致敏红细胞，终止溶血。

2. 有效换出血液循环中游离的间接胆红素，使其降低到安全水平，防止发生胆红素脑病。

3. 纠正贫血，改善携氧，防止心力衰竭。

（二）适应证和禁忌证

1. 适应证

（1）各种原因所致的高间接胆红素血症，如严重免疫性溶血病、G-6-PD、巨大血肿、先天性 Crigler-Najjar 综合征等。

（2）严重贫血（胎-胎、胎-母、胎儿-胎盘间输血）或红细胞增多症。

（3）严重败血症，药物过量或中毒。

（4）遗传代谢性疾病所致高氨血症或有机酸血症等。

（5）经胎盘获得抗体所致免疫性疾病如新生儿血小板减少症等。

2. 禁忌证　急性心力衰竭患儿慎用换血疗法。

（三）换血指征

换血疗法是治疗新生儿高胆红素血症，预防急性胆红素脑病迅速有效的方法之一。目前，关于新生儿高胆红素血症开始换血治疗的确切胆红素值仍存在争议，需结合全身情况、出生体重、胎龄和新生儿日龄等考虑，其换血指征如下。

1. 在我国，各种原因所致早产儿高胆红素血症的换血指征见表 5-15-1；足月新生儿高胆红素血症的换血标准，可参照 2001 年中华医学会儿科学分会新生儿学组的推荐标准（表 5-16-1）。

表 5-16-1　足月新生儿高胆红素干预标准（推荐）

单位：mg/dl(μmol/L)

时龄	血清总胆红素水平			
	考虑光疗	光疗	光疗失败换血*	换血
~24h	≥6(103)	≥9(154)	≥12(205)	≥15(257)
~48h	≥9(154)	≥12(205)	≥17(291)	≥20(342)
~72h	≥12(205)	≥15(257)	≥20(342)	≥25(428)
>72h	≥15(257)	≥17(291)	≥22(376)	≥25(428)

注：* 光疗失败：指光疗 4~6 小时后，血清总胆红素仍上升 0.5mg/(dl·h)[8.6μmol/(L·h)]。

2. 对于严重的 Rh、ABO 血型不合或其他稀有血型（Kell、Kidd 及 MNS 等）不合溶血病等，若强光疗无效，符合下列条件之一者，需换血治疗。

（1）出生胎龄 35 周以上的早产儿和足月儿可参照图 5-16-1，在准备换血的同时先给予患儿强光疗 4~6 小时，若血清总胆红素（total serum bilirubin，TSB）水平未下降甚至持续上升，或免疫性溶血患儿在光疗后 TSB 下降幅度未达到 2~3mg/dl(34~50μmol/L)，立即给予换血。

（2）严重溶血，出生时脐血胆红素>4.5mg/dl(76mmol/L)，血红蛋白<110g/L，伴有水肿、肝脾大和心力衰竭。

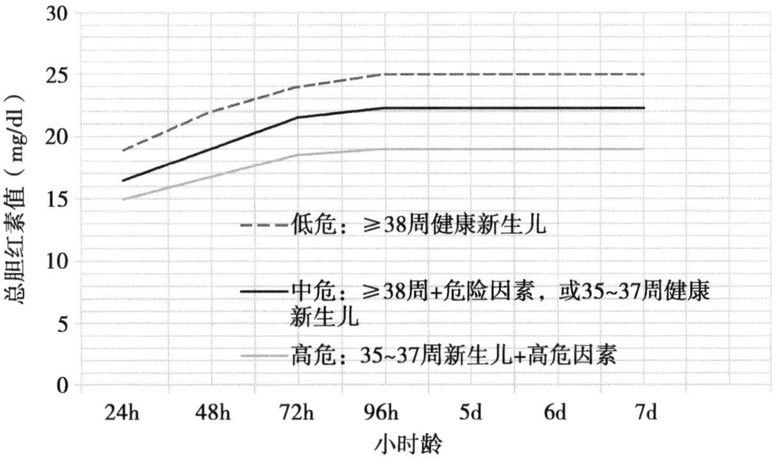

图 5-16-1　胎龄 35 周以上早产儿及足月儿的换血参考标准

高危因素包括新生儿溶血病、葡萄糖-6-磷酸脱氢酶缺乏症、窒息、缺氧、酸中毒、高热、低体温、严重感染、高碳酸血症、低血糖、低蛋白血症等。

（3）Rh 血型不合溶血病，红细胞压积<0.45，TSB 上升速度>0.5mg/(dl·h)[8.6μmol/(L·h)]者；ABO 或其他稀有血型不合溶血病，TSB 上升速度>1mg/(dl·h)[17.1μmol/(L·h)]者。

3. 已有急性胆红素脑病的临床表现者，无论胆红素水平是否达到换血标准、TSB 在准备换血期间是否明显下降，都应换血治疗。

（四）换血准备

1. 换血物品准备

（1）辐射加温床、输注泵、体温计、心电监护仪、血压监护仪、血糖测定仪、氧饱和度检测仪、复苏器及药品等。

（2）婴儿约束带、胃管、吸引装置。

（3）放置动、静脉留置管的全套消毒设备。

（4）换血用器皿：三通接头、动脉和静脉留置针、滤血器、20ml 注射器、延长管、静脉输液管、采血管若干、废血容器。

（5）6.25U/ml 的肝素生理盐水（100ml 含肝素 10mg）、50% 葡萄糖注射液及 10% 葡萄糖酸钙注射液（每 100ml 血备 2ml）等。

2. 血制品准备

（1）Rh 血型不合时选择原则为 Rh 系统与母亲同型；在 RhD 溶血病无 Rh 阴性血时，不得已时可用无抗 D(IgG) 的 Rh 阳性血。

（2）ABO 溶血病选择与新生儿同型或 O 型血与 AB 型血浆等份混悬液（或抗 A、抗 B 效价<1∶32 的 O 型血），建议红细胞与血浆比例为 2∶1。

（3）Coombs 试验阴性的高胆红素血症、败血症等，用 Rh 及 ABO 血型均与婴儿相同的全血。

（4）供血应经血库筛选（除外 G-6-PD、镰状细胞贫血等）；同族免疫溶血病时，供血应与母亲血清及婴儿血做交叉配型。

（5）对免疫性溶血，可用去白细胞血（低度放射杀白细胞/去白细胞滤器）换血，国内的报道尚少，主要担心白细胞下降影响机体防御功能，导致感染。

3. 换血量确定

（1）双倍量换血：血型不合所致高胆红素血症，所需血量（ml）=2×80ml×体重（kg），胆红素的换出率在50%左右。

（2）单倍量换血：凝血缺陷病、败血症等所致高胆红素血症，胆红素的换出率约为30%。

（3）部分换血：红细胞增多症（静脉血HCT>0.65，Hb>220g/L可诊断，换血指征为静脉血HCT在0.65~0.70，临床有症状者）、贫血和心力衰竭者（输注浓缩红细胞，增加红细胞水平）。

4. 抗凝血准备

（1）肝素抗凝血：肝素3~4mg/100ml血，肝素血的贮存不能超过24小时。换血后，必要时按与换血时所用肝素半量相等的鱼精蛋白中和。肝素血血糖水平较低，换血时可发生低血糖，每换100ml血可给50%葡萄糖注射液5~10ml。

（2）枸橼酸抗凝血：保养液中除含枸橼酸、枸橼酸钠外，还含葡萄糖2.45g/100ml，可刺激胰岛素分泌，造成反应性低血糖。储存不超过3天的库存血中的枸橼酸和枸橼酸盐可引起低钙及酸中毒，必要时每换100ml血，加用10%葡萄糖酸钙2ml。另外，保养液占血量的1/5，血液被稀释，换血后贫血不易纠正。

5. 药物准备　包括500ml和10ml生理盐水、肝素、鱼精蛋白、10%葡萄糖酸钙、50%葡萄糖等。

6. 换血环境准备　换血应在手术室、NICU或经消毒处理（紫外线照射）的环境中进行，室温保持在24~26℃，辐射抢救台温度设置在36~37℃。

7. 患儿准备

（1）患儿仰卧位，放置在远红外保暖床上，必要时手脚分别用棉垫、绷带固定。

（2）换血前禁食6小时，或抽出胃内容物，以防呕吐后再吸入。

（3）苯巴比妥钠10mg/kg静脉注射使患儿入睡。

（4）伴窒息、缺氧、酸中毒、心力衰竭、休克、低血糖等，须先纠正。

（5）换血前双面蓝光照射，静脉输入白蛋白及碱性液体，可增加胆红素的换出。

（6）Rh溶血病严重贫血者，应先以浓缩红细胞做部分换血，待Hb上升至120g/L以上，再行双倍量换血。

（7）安置心脏监护、血氧饱和度监测、血压监测。

（8）开通3条换血通路：动脉通路1条，静脉通路2条（一条通路泵血用，另一条通路泵入常规液体用）。

8. 医务人员准备

（1）医务人员应掌握换血指征，了解患儿病史、诊断、出生日龄、体重、生命体征及一般状况。

（2）成立换血小组，医护配合，分别担任操作者、助手、监护记录者和联络者等。

（3）正确估计和处理换血过程中常见的护理问题，操作前戴口罩，严格无菌操作，减少人员流动。

（五）换血后的护理

（1）换血后要密切观察并记录患儿生命体征，如心率、呼吸、血氧饱和度、血压等变化，必要时吸氧。

（2）转重症监护室监护，继续行双面蓝光治疗和白蛋白治疗。

（3）尽量保持患儿安静，必要时可使用镇静剂，并尽量减少护理活动，使患儿得到充足的休息。

（4）治疗后情况良好者，4~6小时可试喂糖水，如无呕吐等异常情况，换血后8小时可进行正常喂养以保证足够的摄入量。

（5）对自行吮奶好的患儿，可用软奶嘴（奶嘴孔不宜过小）缓慢喂哺，对于不能自行吮奶的患儿可采用鼻饲。

（6）换血后测血糖，以便及时发现低血糖期并纠正。

（7）注意穿刺针的脱落及出血，每2小时1次推注少量肝素生理盐水，以保持管道的通畅，待再次换血时用。

（8）注意黄疸程度的变化，有无嗜睡、烦躁、眼神异常、抽搐，生理反射是否正常，肌张力是否正常等；高胆红素血症患儿，换血后4小时测血清胆红素，当其升至342μmol/dl（20ml/L）以上时，可考虑再次换血。

（9）备好各种抢救物品，观察有无并发症（心功能不全、低血钙、酸中毒、休克等），发现病情变化及时报告医生进行处理。

（六）注意事项

1. 核对姓名、床号、住院号、血型、交叉配血试验结果、血液种类和剂量。

2. 换血前检查有效期、质量和输血装置是否完好，供血先置于室内复温30分钟。

3. 换血前、后应做血常规、胆红素、血培养、肝功能、血气分析、血生化、血糖等检查；换血过程中应监测血气、血糖、血钙和血电解质等。

4. 换血过程中，应注意监测生命体征（体温、心率、血压和氧饱和度）和凝血功能，记录呼吸、心率、体温、尿量、每次进出血量等各项临床参数。

5. 换血时依据体重和血压决定抽出和输入的速度，即低出生体重儿速度需减慢；血压偏高时多抽少注，血压偏低时多注少抽。一般控制全程在90~120分钟内。

6. 换血后可发生血清胆红素反弹约30%，应继续光疗，并每4小时监测胆红素数值，若胆红素数值超过换血前水平应再次换血。

7. 换血量以150~180ml/kg（2倍患儿血容量）为宜，静脉端输入10~20ml后，动脉端开始同步抽出20ml血液，如此反复进行；速度要均匀，以2~3ml/min的速度为宜；体重轻、病情重、有明显贫血和心力衰竭者，换血总量酌减，每次置换量减半，以减少静脉压波动。

8. 用保养液血者，每置换100ml血需静脉推注10%葡萄糖酸钙1~2ml/kg，以防低钙血症（可以血气分析结果为准，不低不补）；用肝素血者则给50%葡萄糖溶液5~10ml，以防低血糖。

9. 严格执行无菌操作，在推注血液时要特别注意注射器与三通接头的衔接，防止空气和血凝块注入。

10. 换血过程中，如推注有阻力，不可强行推注，可用含肝素的生理盐水注入导管，同时注意导管是否扭曲或从血管中滑脱。

11. 换血完毕及时清点用物，暂时保留动脉处留置针，待黄疸症状逐渐消退，确定不需要第二次换血时再拔管，以避免患儿穿刺痛苦。

（七）并发症

1. **输血反应**　白细胞所致的非溶血性发热反应、人类白细胞抗原（human leucocyte antigen，HLA）同种免疫、输血相关移植物抗宿主病等。

2. **感染传播**　乙型肝炎、巨细胞病毒感染、艾滋病等传染性疾病传播。

3. **心血管问题**　血流动力学不稳定，严重者可有心律失常、心力衰竭、气体栓塞致心搏骤停。

4. **代谢紊乱**　低血糖症、低钙/低镁血症、高钠/高钾/低钾血症、低T_4血症等。

5. **换血相关疾病**　血液系统疾病（血小板减少、出血、栓塞、血栓形成、白细胞减少）、低蛋白血症，早产儿IVH，极低体重儿ROP、NEC等。

（八）外周动静脉同步换血疗法

1. **外周动静脉同步换血的优势**　传统换血方法为外周动静脉同步换血疗法，需在NICU中进行，操作比较烦琐，不利于在基层开展；近年来开展的外周动静脉全自动同步换血疗法，具有如下优点：①克服传统手动换血法的弊端，换入血以输液泵控制，与出血等速输入，整个过程无须手动抽注操作，均是在封闭监护状态下自动进行，安全有效、简便易行；②换出血经可调松紧的排血管自然流出，出速不超过4ml/min；③另有一旁路，肝素液经输液泵控速后汇入排血管，解决了排血管易凝、易堵的技术难点；④提高了胆红素换出率，减少了感染机会，避免血流动力学波动所致的不良影响。

2. **外周动静脉同步换血步骤**

（1）穿刺2条周围静脉（图5-16-2）：一条用蝶翼（Y型）尾端留置针穿刺，分别接血滤管，并与2个血袋（浓缩红细胞和冰冻新鲜血浆）相接，保证红细胞和血浆进入患儿血液循环的速度一致（分别为1~1.5ml/min）；另一条周围静脉同时按每100ml供血输入稀释的10%葡萄糖酸钙1~2ml。

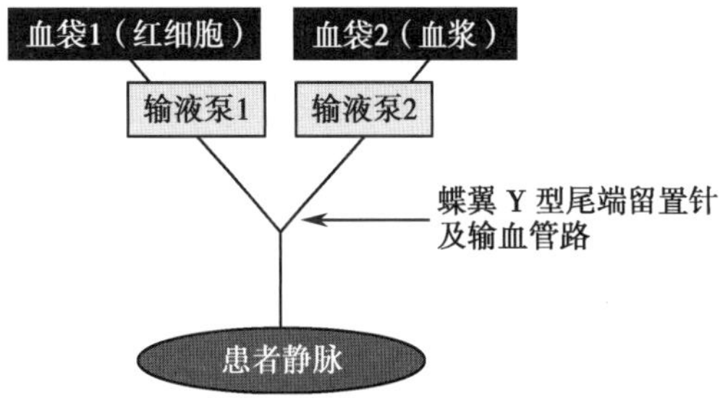

图5-16-2　换血静脉端通道的连接顺序

（2）穿刺桡动脉（图5-16-3、图5-16-4）：连接延长管和两个串联三通管，第1个三通管接肝素盐水（6.25U/ml）的注射器，速度为0.5~1.0ml/min；第2个三通管作为排出患儿血液用，排血速度为0.5~1.0ml/min+输血速度。

（3）起始换血速度为100ml/h，10分钟后为120ml/h，30分钟后为150ml~200ml/h。余量30ml时停止排血，换血时间约150分钟，TSB换出率约50%。

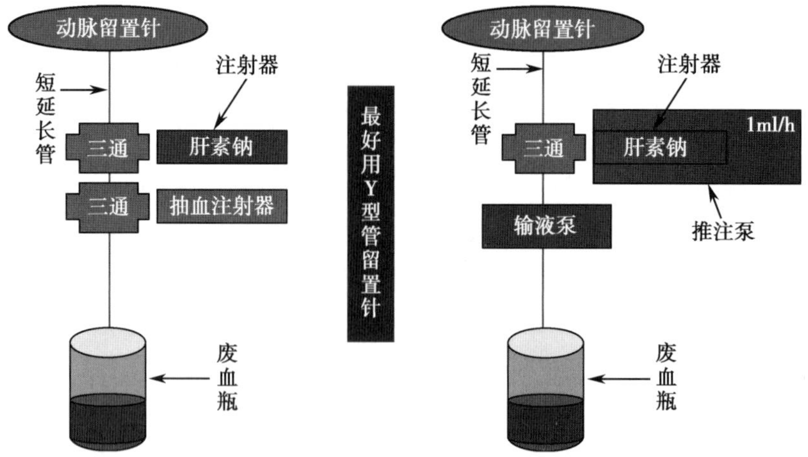

图 5-16-3　换血动脉端的连接顺序(两种方式)

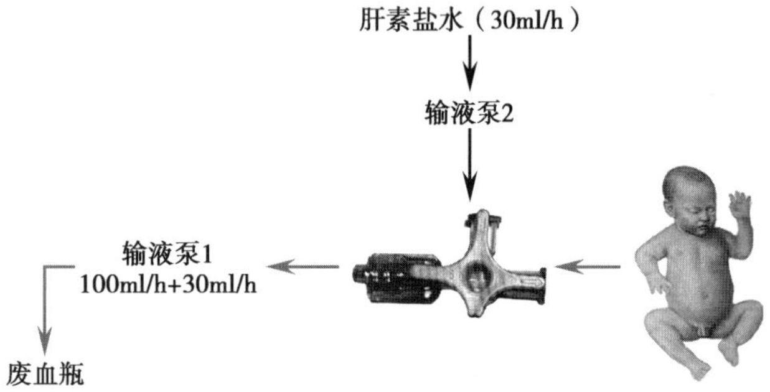

图 5-16-4　全自动换血装置的出血通道

(刘俐　肖昕)

第十七节　成 分 输 血

新生儿各器官、系统功能尚未完全成熟,与年长儿和成人相比,新生儿输血具有独特的生物学特点,生理学和免疫学上存在明显差异,决定了新生儿输血具有特殊性,是输血医学中一个独特的分支,其中成分输血在新生儿输血治疗实践中更具价值。随着早产儿救治水平的提高,极早早产儿存活率明显提高,存活率高达 90% 的极低出生体重儿在住院期间至少输血 1 次,总输血率在过去几年里呈指数级增长。尽管目前成分输血相对安全,但关于新生儿最佳输血的血红蛋白(hemoglobin,Hb)和红细胞压积(hematocrit,HCT)阈值仍然存在争议,反映出在这个问题上缺乏国际共识。随着新生儿输血医学的不断发展、输血技术的提高、国际合作的开展,临床输血实践将不断改变。

一、红细胞输注

(一) 新生儿 Hb 和 HCT 参考范围

足月儿和早产儿(低出生体重儿)在不同日龄有不同的 Hb 和 HCT 参考范围(表 5-17-1、表 5-17-2)。生后 3 天内,新生儿 Hb 和 HCT 水平相对较高,随着日龄增加,两者水平有所下降。对于出生 1 周后的新生儿贫血,需考虑 Hb 和/或 HCT 参考范围,以及是否存在组织缺氧证据,如表情淡漠、喂养困难、生长迟缓、心动过速和呼吸急促等。

表 5-17-1　不同日龄的足月新生儿 Hb 和 HCT 参考范围

日龄	Hb/(g·L^{-1})		HCT	
	均数	−2 倍标准差	均数	−2 倍标准差
1~3 天	185	145	0.56	0.45
7 天	175	135	0.54	0.42
14 天	165	125	0.51	0.39
28 天	140	100	0.43	0.31

表 5-17-2　不同体重的低出生体重儿(早产儿)Hb 参考范围

日龄	1 000~1 500g		1 501~2 000g	
	均数	范围	均数	范围
1~3 天	170	12.5~18.5	175	12.8~19.2
14 天	163	11.7~18.4	168	11.8~18.1
28 天	109	8.7~15.2	115	8.2~15.0

(二) 新生儿贫血的特点

新生儿贫血原因众多,可导致以 Hb 和 HCT 下降为特征的贫血。新生儿生后胎儿血红蛋白水平下降和低水平的促红细胞生成素(erythropoietin,EPO)可导致生理性贫血。生理性贫血在早产儿和低出生体重儿中更为明显:足月新生儿 Hb 水平从出生时的 146~225g/L 下降到 8~10 周龄的 100~120g/L,早产儿(出生体重 1 200～2 500g）生后 5～10 周 Hb 下降到 80～100g/L，出生体重<1 200g 者生后 4～8 周 Hb 下降到 65～90g/L。然而，生理性 Hb 下降不是住院新生儿贫血的主要因素，病理性因素如溶血性贫血、医源性失血及红细胞产生障碍所致的病理性贫血，才是住院的主要原因。尽管各机构 NICU 中医源性失血的原因各不相同，但极低出生体重儿第 1 周静脉采血量可能高达婴儿总血量的 10%，大量静脉采血所致的失血是早产儿贫血的一个独立危险因素。

（三）输血指征

新生儿贫血的临床表现与病因、失血量及贫血的速度有关。贫血患儿往往表现出非特异性的症状和体征，如安静时呼吸增快（>50 次/min），心率增快（>160 次/min），呼吸暂停，心动过缓或心动过速，乳酸酸中毒，进食疲劳或喂养不耐受，体重增加不满意（每日体重增加<25g），无明显组织缺氧时血乳酸>3mmol/L 等；此外，急性失血还可伴周围循环衰竭而危及生命，须及时输血治疗。值得注意的是，上述新生儿贫血表现往往与其他并发症的临床表现重叠或被掩盖；由于脱氧血红蛋白至少达到 50g/L 时才出现发绀，故严重贫血时反而不出现发绀。

许多国家都有关于新生儿输血的指南或共识，但目前关于红细胞输注的最佳 Hb 阈值仍没有国际共识。我国大多数学者的意见：①生后 24 小时内，静脉 Hb<130g/L；②急性失血≥10% 血容量，医源性失血（静脉采血累积）5%～10% 血容量；③为确保氧容量，减轻组织缺氧，严重肺部疾病时，应维持 Hb≥130g/L 或 HCT>40%；中度肺部疾病和大手术时，应维持 Hb≥100g/L 或 HCT>30%；④严重先天性心脏病（如室间隔缺损）有大量左向右分流者，需维持 Hb>130g/L 或 HCT>40%，可增加肺血管阻力，使左向右分流及肺血流减少；⑤NICU 住院患儿出现呼吸困难、呼吸暂停、心动过速或过缓、进食困难或淡漠等贫血相关症状，输血后症状减轻。

早产儿有更多的输血需求，对早产儿采用限制性输血还是非限制性输血存在争议，其中临床红细胞输注应在考虑患儿临床情况（出生胎龄和体重、生后日龄、合并疾病、各系统状态特别是呼吸支持情况和喂养情况等）的基础上，主要以 Hb 或 HCT 水平作为干预目标值，其输注指征见表 5-17-3；对于合并 RDS 的早产儿，2019 年欧洲 RDS 指南建议输血指征：生后 2 周有严重心肺疾病、单纯吸氧及病情稳定者的 Hb 和 HCT 下限分别为 12g/dl 和 35%、11g/dl 和 30%、7g/dl 和 25%。以上指征缺乏临床大数据支持，仅供参考；目前两项正在进行的确定输血阈值的 ETTNO 和 TOP Ⅲ期临床试验结果值得期待。

表 5-17-3　不同日龄（14～28 天）早产儿在不同临床情况下的输血指征

临床情况	输血指征	
	Hb	HCT
自主呼吸		
FiO_2>0.21	<80g/L	<0.25
空气（FiO_2=0.21）	<70g/L	<0.20
无创通气（CPAP 或 NIPPV 等）	<100g/L	<0.30
有创通气（常频或高频通气）		
FiO_2≥0.3	<120g/L	<0.40
FiO_2<0.3	<110g/L	<0.35

（四）血制品的选择

目前，临床上常用悬浮红细胞、洗涤红细胞、浓缩红细胞及γ射线照射红细胞纠正患儿贫血，各种红细胞的特点及优点不同。过去，优先选择“新鲜红细胞”（保存期≤7 天），认为 1 周以上的成人库存血 2,3-二磷酸甘油酸（2,3-diphosphoglyceric acid，2,3-DPG）水平下降，氧解离曲线左移，Hb 氧离解减少，输注后组织能利用的氧量增加不多；但近年来研究表明，与标准库血相比，使用新鲜红细胞并不能改善主要新生儿疾病的结局。

1. **浓缩红细胞**　1U 浓缩红细胞含 200ml 全血的全部红细胞，此外还含部分血浆（20%～35%）、白细胞和血小板，其容积为 120ml，HCT 为 0.75～0.85。每千克体重输注浓缩红细胞 10ml 可使 Hb 升高约 30g/L。浓缩红细胞的适应证：①手术失血的输血；②心力衰竭患者的输血；③各种慢性贫血。

2. **悬浮红细胞**　1U 悬浮红细胞含 200ml 全血的全部红细胞，基本不含血浆、白细胞和血小板，容积为 130ml，HCT 为 0.60～0.70。每千克体重输注悬浮红细胞 10ml 可使 Hb 升高约 25～30g/L。悬浮红细胞适应证：①手术失血的输血；②各种慢性贫血；③高钾血症、心功能障碍者的输血。

3. **洗涤红细胞**　1U 洗涤红细胞相当于 200ml 全血所含红细胞的 70%，容积为 110ml。由于洗涤作用，去除了 98% 以上的蛋白质和 80% 的白细胞；同时也去除了钾、氨、乳酸、抗凝剂和血液中的微小凝块。洗涤红细胞特别适合血浆蛋白过敏、自身免疫性溶血性贫血、输血反应、肝/肾功能不全和高钾血症患儿的输注。因该制品在洗涤过程中损失了部分红细胞，故输注的剂量要比其他红细胞剂量大。

（五）输血剂量和速度

对于慢性贫血，足月新生儿红细胞输注常规采用小剂量10～20ml/(kg·次)，早产儿5～15ml/(kg·次)。理论上输注10～15ml/kg的悬浮红细胞可提高Hb水平20～30g/L，但也有较大剂量输血(20～25ml/kg)的报道。输注红细胞量也可应用公式进行估算：输注红细胞量(ml)=(目标HCT值-实际HCT值)×1.6×体重(kg)，或输注红细胞量(ml)=(目标HCT值-实际HCT值)/输入红细胞的HCT×新生儿血容量(ml/kg)。原则上，红细胞输注时间一般为1～3小时[10ml/(kg·h)]，不能超过4小时，血温最好维持在32℃，室温保持在24℃左右。

失血量超过血容量的10%或出现休克表现，应及时输血治疗，可予以红细胞15～20ml/kg快速输入。输血过程中，密切监测血压、心率、尿量、肤色等，调整输入速度和量，必要时可重复输入红细胞及其他胶体液。

（六）输血注意事项

1. 对于心率增快、体重增长缓慢、对氧需求增加、频繁呼吸暂停或心动过缓等症状性贫血，除外其他情况所致，可以适当放宽输血指征。

2. 新生儿贫血并心力衰竭者，须少量分次输浓缩红细胞[3～5ml/(kg·次)]，防止输血速度过快，必要时可在输血前先用快速洋地黄化药物或呋塞米，同时给氧。

3. 新生儿(尤其是早产儿)体温调节功能差，不能耐受低温血，输注时最好将血制品加温至32℃。

4. 输血时注意维持血糖稳定。输血时可能需要暂停静脉营养液输入，红细胞输入会增加葡萄糖消耗，所以需要监测血糖，及时调整输液内容，维持血糖稳定。

5. 新生儿肾脏排钾、保钠及维持酸碱平衡的功能差，输入保存时间过长的红细胞，易发生高钾血症、低钙血症和酸中毒。

6. 对原有腹胀、喂养不耐受、严重感染等合并症的患儿，输血前后适当禁食以减少NEC的发生；对有重要部位出血如新生儿颅内出血时，输血应谨慎，有可能会加重出血，应权衡利弊。

7. 对极低和超低出生体重儿，为了防止发生循环超负荷，输血后可给予适当利尿，保持出入量平衡。

8. Hb正常参考值一般以静脉血为准；末梢血Hb含量比静脉血或动脉血要高，一般高15～25g/L左右，在临床决策时需要注意。

9. 新生儿红细胞的血型抗原性较弱，血清中抗体效价较低，判定血型要用高效价标准血清，只需做ABO血型正定型，不必做反定型。

（七）减少新生儿输血策略

虽然目前成分输血相对安全，但鉴于输血相关的并发症，减少输血次数、预防贫血是切实有效且经济的选择。出生时延迟脐带结扎或脐带挤压，进一步减少医源性失血等策略是预防新生儿贫血简单有效的方法，适当补充铁剂和应用EPO，也可能会减少输血次数。

1. **延迟脐带结扎或挤压** 出生时延迟脐带结扎30～60秒或脐带挤压，可减少新生儿(尤其是早产儿)生后的输血次数。

2. **减少医源性失血** 采集脐带血作为早产儿生后的基础检验标本，可延迟极低出生体重儿第1次输血的时间；采用合并检验、微量血检测可减少采血次数和采血量。

3. **尽早开始铁剂补充** 早产儿由于铁储备低，补充铁剂治疗尤为关键。对早产儿(尤其是极低出生体重儿和超低出生体重儿)铁剂治疗的开始时间、剂量、剂型及疗程等相关问题并无统一的标准，一般认为生后2周即可补充。

4. **EPO的应用** 重组人促红细胞生成素(rHuEPO)治疗是否能减少早产儿输血次数结论尚不一致，但早产儿视网膜病变风险显著增加，故不作为防治早产儿贫血的常规方法。

二、血浆输注

新鲜冰冻血浆(fresh frozen plasma，FFP)是从全血中提取、分离获得，在8小时内冷冻且保存时间在1年以内的产品，包含血浆蛋白及各种凝血因子，一般200ml中含有血浆蛋白60～80g/L，纤维蛋白原2～4g/L，其他凝血因子(包括不稳定的Ⅴ因子和Ⅷ因子)0.7～1.0IU/ml。

（一）适应证

随着研究的深入，临床已经不再将补充营养、治疗低蛋白血症、增加抵抗力作为血浆输注的适应证，其主要目的是补充凝血因子。胎龄小于32周的早产儿多数存在凝血功能异常，有研究表明，常规输注FFP进行容量替代或预防出血并不能降低死亡率或改善神经系统预后，预防性FFP输注存在争议。尽管也有新生儿血浆应用的前瞻性、多中心研究，但缺少高质量的循证医学证据，多数建议很大程度上依赖有限的研究得出的意见，有必要进行随机对照试验，以探讨在出血风险高或凝血异常的新生儿中预防性使用FFP

的方法。

目前,FFP 输注的主要适应证包括:①各种原因(口服抗凝剂过量、大量输血伴发等)引起的明显凝血功能异常,持续出血者;②凝血因子缺乏、抗凝血酶Ⅲ缺乏或其他紧急情况下,存在活动性出血即将接受侵入性手术(如心脏直视手术)者;③先天性凝血因子缺乏没有特定的凝血因子浓缩物治疗时;④严重的肝病患者;⑤DIC 的治疗;⑥血栓性血小板减少性紫癜(TTP)患者;⑦大面积烧伤患者。

(二) 输注量

FFP 输注量取决于临床表现和适应证:一般按 10~15ml/kg 输注,多数患者凝血因子水平将上升 25%~50%,这一效应持续 6~12 小时;凝血因子缺乏初次剂量在 15ml/kg 左右;大出血和手术的初次剂量在 30~60ml/kg。

三、血小板输注

新生儿血小板减少症,传统定义为血小板(platelet,PLT)计数低于 150×10^9/L,这种现象在 NICU 患儿中很常见,胎龄越小,发生率越高。关于新生儿 PLT 输注存在争议:临床资料显示,高达 15% 的早产儿接受过 PLT 输注,且输注后确实可以降低潜在的出血风险;但一项对 NICU 中 1 600 名 PLT 减少患儿进行的回顾性研究发现,在所有水平的 PLT 计数中,接受 PLT 输注的婴儿死亡率反而较高。Baer 对 PLT<50×10^9/L 的婴儿进行了进一步分析,结果表明死亡率不是由最低 PLT 计数预测的,而是由病情严重程度、连续接受血小板输注次数预测的;最低 PLT 计数不能预测脑室出血、肺出血和消化道出血。Katherine 的研究也发现,新生儿颅内出血的风险与 PLT 计数最低值并无确切关联。近期研究表明,尽管与足月新生儿相比,早产儿的出血时间更长,但早产儿的凝血功能足以原发性止血。因此,需要权衡 PLT 治疗的潜在益处和输血风险。

(一) 输注适应证

临床上 PLT 输注主要是防治 PLT 减少所致的出血(尤其是严重的颅内出血)。临床实践中,各国关于 PLT 输注的指南、共识各有不同,输注 PLT 的阈值通常在 20~100×10^9/L。目前,PLT 输注主要基于临床经验,大多数临床工作者接受的 PLT 输注适应证如下。

1. 除急性出血外,无感染及出血倾向的新生儿 PLT 维持在 50×10^9/L 以上时,出血风险较小,可密切观察,必要时才考虑输注 PLT。

2. 大量输血所致的 PLT 稀释性减少(PLT<50×10^9/L),伴有严重出血者。

3. 侵入性检查或腹部手术时,应将 PLT 升至 50×10^9/L 以上(骨髓穿刺除外)。关键部位手术(脑、内眼、某些泌尿外科手术)应将 PLT 提升至 100×10^9/L 以上。

4. PLT 30~50×10^9/L 的超低出生体重儿(体重<1 000g),伴有脓毒症、血压不稳或已有早期颅内出血者,建议输注 PLT。

5. PLT<20×10^9/L 时,若存在发热、感染、潜在出血,建议预防性输注 PLT。

6. PLT<20×10^9/L 伴有一般部位出血者。

7. PLT 计数不低,但功能异常导致严重出血者。

(二) 输注剂量

单采 PLT 的 1 个治疗量(IU)含 PLT≥2.5×10^{11} 个。PLT 纯度高,外观半透明,橙黄色,混入的白细胞和红细胞极少。小儿可将 1 个单采 PLT 治疗量分成 2~4 袋,分次输注(采用密闭式管路),输注剂量视病情而定,多为 10~15ml/kg,输注时间为 30~60 分钟[5~10ml/(kg·h)]。

四、冷沉淀输注

冷沉淀(cryoprecipitaion,CP)是经处理从血浆中获得的含纤维蛋白原、凝血因子Ⅷ(FⅧ)、血管性血友病因子(von Willebrand factor,vWF)、凝血因子ⅩⅢ(FⅩⅢ)的产品。一般 400ml 全血分离出的血浆可制备成 1 个单位冷沉淀,主要含有 FⅧ和 FⅩⅢ约 100IU、纤维蛋白原 150~200mg、纤维粘连蛋白(Fn)60mg 以上及其他共同沉淀物(各种免疫球蛋白、抗 A 抗体、抗 B 抗体及变性蛋白等),其容量为 20~30ml。

(一) 适应证

1. **纤维蛋白缺乏症**　为先天性低纤维蛋白原血症替代治疗药物;对严重创伤、烧伤、白血病和肝衰竭等所致的继发性纤维蛋白原缺乏,输注冷沉淀可明显改善预后。

2. **凝血因子Ⅷ缺乏症**　由于冷沉淀中富含 FⅧ,故常用作 FⅧ浓缩剂的替代物,治疗先天性或继发性 FⅧ缺乏症。

3. **血友病 A**　主要补充 FⅧ,冷沉淀是除 FⅧ浓缩剂外最有效的制剂之一。

4. **血管性血友病**　血管性血友病(von Willebrand disease,vWD)表现为血浆中 vWF 缺乏,因冷沉淀中含较高的 FⅧ和 vWF,是 vWD 替代治疗的最理想制剂。

5. **其他**　有时也用于手术后出血、低血容量休克并发 DIC 患者的替代治疗。有资料报道,冷沉淀中还含有纤维粘连蛋白，术后输注可加速创口愈合且平整。

(二) 输注剂量

常用剂量：每 10kg 体重输 1.0~1.5 个单位，使纤维蛋白原水平维持在 0.5~1.0g/L。

(三) 注意事项

1. 需按 ABO 血型相容原则输注，但不需做交叉配血。

2. 输注前应在 37℃ 水浴中约 10 分钟，使之完全融化；融化过程中，需不断轻轻摇动，以加速融化和避免局部温度过高。

3. 融化后的冷沉淀应在 4 小时内尽快输注完毕，剩余部分应丢弃，不可重新冻存再用。

五、粒细胞输注

浓缩粒细胞(白细胞)多采用血细胞单采机分离而得，其浓度可高达 $1.5 \sim 3.0 \times 10^{10}$/L。新生儿(尤其是早产儿)中性粒细胞的趋化性、杀伤力等功能均较弱，易发生感染，而严重感染可能导致粒细胞减少。对于存在这种情况的新生儿，给予粒细胞输注有可能减少因严重感染所致的死亡。

由于粒细胞输注可能发生发热、肺水肿、血压下降、移植物抗宿主病和巨细胞病毒感染等严重副作用，且无证据显示粒细胞输注有益于新生儿，故临床上逐渐为重组人粒细胞生长因子(重组人粒细胞集落刺激因子、重组人粒细胞-巨噬细胞集落刺激因子)所取代。

六、输血风险

所有成分输血都存在风险，包括一般风险和新生儿特殊风险。

(一) 一般输血风险

与儿童和成人一样，可发生过敏反应、感染血液传播性疾病、输血相关性移植物抗宿主病(transfusion-associated graft versus host disease，TA-GVHD)和输血相关性急性肺损伤(transfusion-related acute lung injury，TR-ALI)等一般输血风险。

1. **过敏反应** 常见的过敏反应有荨麻疹和皮肤瘙痒，这可能是由于受血者对输注血浆中的血浆蛋白过敏引起的。对于 IgA 缺乏患儿，首次输血可能导致抗 IgA 抗体产生，再次输注含有 IgA 的血浆时，将会发生严重过敏反应，如喉头水肿、支气管痉挛、过敏性休克，甚至威胁患儿生命。

2. **输血相关传染病** 基于下列原因，输血仍有传播疾病[乙型肝炎病毒(HBV)、人类免疫缺陷病毒(HIV)及巨细胞病毒(CMV)感染等]的风险：①献血者献血时处于病毒感染的“窗口期”，从病毒感染到血液中可以检测到抗体或抗原(如 HBV 表面抗原)需要一段时间；②对于某些发生变异的病毒，目前最先进的检测方法亦无法检出；③机体感染后无免疫应答；④检测方法灵敏度不够，或检测人员操作误差。

3. TA-GVHD 为严重的输血不良反应(免疫反应)，发生率为 0.01%~0.1%，死亡率高达 90%。发生机制是血制品(供体)中含具有免疫能力的异体 T 淋巴细胞，将其输入具有免疫缺陷的患儿(受体)体内后，在体内迁移和增殖，进而攻击和破坏宿主体内的细胞和组织。

4. TR-ALI 常发生在输血后 6 小时内，目前尚无针对性的治疗方法，是导致输血相关死亡的主要原因。主要由于献血者血浆中含有中性粒细胞和淋巴细胞反应性抗体所致。TR-ALI 的临床特征就是 ARDS，表现为发热、寒战、呼吸困难、低氧血症、低血压，胸部 X 线检查显示双侧肺浸润等。发病机制是补体介导的肺毛细血管内皮损伤、水肿，从而导致换气障碍和低氧血症。对献血者的调查发现，献血者多为女性，有多次妊娠史或输血史，其血液中富含中性粒细胞和淋巴细胞反应性抗体。

(二) 新生儿特殊输血风险

研究表明，新生儿(尤其是早产儿)输注红细胞可发生输血相关性低血糖、坏死性小肠结肠炎(NEC)、脑室内出血(IVH)和早产儿视网膜病变(ROP)等，但缺乏因果关系的证据。因此，新生儿输血时，应动态监测血糖水平，必要时及时处理；对具有 NEC、IVH、ROP 高危风险的患儿，应评估输血的利弊。

(程隽永 肖昕)

第十八节 骨髓输液

(一) 适应证

急需经血管通路补液治疗或药物治疗，但又无法建立常规静脉通路的患儿。

(二) 禁忌证

穿刺部位近期发生过骨折；患成骨不全或穿刺部位有感染征象。此外，应避免在同一块骨上反复进行骨髓输液尝试，以避免潜在的漏液风险。

(三) 操作前准备

络合碘液、骨穿针、5ml 或 10ml 注射器、生理盐水、无菌手套、无菌巾、输液管、可静脉输注的液体、纱布、胶带、小毛巾。

（四）操作步骤

1. 固定下肢。

2. 将小毛巾放于膝盖后达到固定效果。

3. 选择穿刺部位，最佳部位为胫骨前面胫骨结节下1~2指处平坦的中线区域。

4. 用络合碘液消毒局部，并覆盖无菌巾。

5. 避开骨骼生长盘，与平面呈10°~15°，朝向足部穿刺。往复旋转进针，直至出现落空感（大约进针1cm），说明针尖已进入骨髓腔。

6. 拔出针芯。

7. 将针柄与针管相连。

8. 核对位置。

9. 位置合适时，可从穿刺针内抽出少许骨髓并容易推回。

10. 注入生理盐水1~2ml，观察是否溢出（如果液体容易注入，且没有溢出，说明位置合适）。

11. 若不能确保穿刺成功，拔出针头，局部压迫5分钟后，用无菌纱布包裹穿刺部位。不能在此部位进行再次穿刺，否则可引起液体从穿刺点外渗入周围组织。

12. 若确定穿刺成功，可将静脉输入的液体与穿刺针相连。首先将延长管与穿刺针相接，然后将液体与延长管相连。将穿刺针和输液管用固定带固定于腿上，以防移位（如果穿刺针位置合适，不须固定即可直立于穿刺点）。

13. 穿刺针不能保留超过12小时，当其他静脉通路建立后，立即拔出穿刺针。

14. 拔出穿刺针后，加压穿刺部位，并用无菌干敷料包裹。

（五）注意事项

1. 记录穿刺日期和时间。

2. 每班记录液体输入量和核对穿刺位置。

3. 记录输注液体种类。

4. 记录拔出穿刺针的日期和时间。

（六）并发症

1. 皮下组织渗液（十分常见）。

2. 骨膜下渗液。

3. 局部蜂窝织炎。

4. 皮下脓肿。

5. 骨髓凝固导致此血管通路失败。

6. 骨髓炎（罕见）。

7. 骨折应摄X线片证实穿刺针的位置，排除骨折。

8. 分隔综合征。

9. 外周血出现母细胞。非肿瘤、感染或骨髓浸润性疾病的患儿经骨髓输液后在外周血中发现母细胞。

10. 败血症。严格无菌操作减少感染的危险。

（陈 晓）

第十九节 高压氧治疗

高压氧（hyperbaric oxygen，HBO）治疗是指让机体在高于1个标准大气压（atmosphaera absolutus，ATA）的环境中，呼吸纯氧或高浓度氧的一种治疗方法。其治疗机制有：①提高血氧张力，增加血氧含量；②增加组织氧储备；③提高血氧弥散率，增加组织弥散距离；④收缩血管，促进侧支循环建立；⑤抑制厌氧菌生长与繁殖等。在成人中主要用于急性脑水肿、心搏骤停复苏后的全脑缺血、减压病、一氧化碳中毒、厌氧菌感染等的治疗；在新生儿中主要用于缺血缺氧性脑病的治疗，但其疗效仍存在争议。

（一）适应证

根据中华医学会高压氧医学分会、原卫生部医政司医用高压氧岗位培训中心的推荐，结合既往文献报道，目前HBO应用于新生儿和婴幼儿的适应证如下。

1. 新生儿缺氧缺血性脑病（hypoxic-ischemic encephalopathy，HIE）。

2. 新生儿胆红素脑病。

3. 新生儿肺炎。

4. 新生儿坏死性小肠结肠炎。

5. 新生儿破伤风。

6. 产伤致周围神经损伤。

7. 各种原因所致急性脑水肿。

8. 病毒性心肌炎。

9. 病毒性脑炎。

10. 支气管哮喘。

11. 脑性瘫痪。

（二）禁忌证

1. 出血急性期 如颅内出血急性期内（1周）不宜行HBO治疗，1周后视情况（临床表现、头颅影像学检查）决定是否行HBO治疗。

2. 肺大疱或未经处理的气漏。

3. 空洞性肺结核及咯血。

4. 未经处理的肿瘤。

5. 36周以下及体重小于2 200kg的早产儿。

6. 严重的肺部感染。

7. 不明原因高热。

8. 频繁的癫痫大发作。

9. 二度以上的房室传导阻滞或病态窦房结综合征。

10. 新生儿接受高压氧治疗时，存在3种特殊情况（ROP、BPD和先天性心脏病）的新生儿应予以警惕（相对禁忌证）。

（1）ROP和BPD：有不少研究证实，高浓度氧可导致ROP和BPD。然而，HBO与高浓度氧的意义和作用是不同的。虽然有资料显示，将新生大鼠置于5ATA（1ATA=750mmHg=0.1mPa）超高压力HBO中5小时可导致ROP，但在临床上是不可能使用如此高的压力的，HBO在常规使用的压力（1.5～3.0ATA）下，不会导致这两种并发症。

（2）先天性心脏病：对某些动脉导管依赖型先天性心脏病，保持动脉导管开放可拯救其生命，若给予高浓度氧或HBO，可能导致动脉导管关闭，出现严重的休克和循环衰竭。因此，疑有此类先天性心脏病时，应完善心脏彩超，排除后方可应用HBO。

（三）高压氧操作前的准备

1. 预先让患儿监护人了解有关HBO治疗的相关知识，签署知情同意书。

2. 在入舱前30分钟喂好奶，换好纯棉尿布及衣物，包裹妥当后右侧卧位于治疗托盘上，避免患儿在舱中呛奶引起窒息。

3. 预先调好室温，注意减压时，由于对流和热传导，氧舱内通风换气会使机体热量散发增加，这时可用棉毯来防止皮肤暴露于气流中。

4. 如需家属陪同进入氧舱，应采用低流量供氧连续换气法，以提高舱内氧浓度和降低二氧化碳浓度。

5. 所有氧气加压舱均要求安装有静电导出装置，其作用发挥有赖于良好的接地装置，这对于防止舱内火灾至关重要，应正确使用。单人纯氧舱内陪护时，最好有2个泄电电极，分别夹在陪护人员与婴儿衣着上，当只有1个泄电电极时，陪护人员与婴儿保持肌肤密切接触是非常重要的。

6. 氧舱内应准备好加湿装置，做好消毒工作，可用少许消毒液喷洒后再用清水擦去，或以肥皂水擦洗再用清水擦去（不可用硬物或粗糙材料擦洗）。单人舱还可紫外线消毒，必须定期进行舱体消毒后的细菌培养以了解消毒效果。

（四）治疗方案

新生儿应选用婴儿舱，一般舱体为透明式，构造简单。根据患者日龄、病情选择治疗时间长短、次数、压力及疗程。以新生儿HIE为例，脑损伤后的6～12小时开始治疗效果最佳。动物实验发现，增加疗程可增强治疗窗延迟的HBO对神经细胞凋亡的抑制与对神经元的保护作用。所以，临床上中、重度HIE新生儿都要在生命体征稳定后才能开始HBO治疗，大多数在生后5～7天开始治疗是可行的。不同日龄新生儿高压氧治疗方案见表5-19-1。一般每天1次，连续治疗5～7天为1个疗程；根据患儿实际情况选择疗程数。

表5-19-1 不同日龄新生儿的高压氧治疗方案*

日龄	治疗压力/ATA	加压时间/min	稳压时间/min	减压时间/min
1～15天	1.3	15	20	15
15～30天	1.4	20	20	20

注：*所用压力值为绝对压；洗舱后舱内氧浓度应≥75%，稳压后>80%。

（五）注意事项

1. 治疗期间，用于分散患儿注意力的物品（如电动玩具、铃铛等）必须是防火的，可撕裂开的金属薄膜包装等易产生静电火花，严禁带入舱内。

2. 由于婴幼儿外耳道短而平，中耳压力容易达到平衡。为了减轻患儿中耳鼓膜的受压感，防止鼓膜气压伤，可采取以下方法：①延长升压时间；②在加压时由家属适当喂水、喂奶，但应注意一次量不可过多，避免窒息；③患儿哭闹时也能使咽鼓管打开以维持中耳压力平衡。

3. 注意巡视，防止由于呕吐引起窒息或抽搐等意外情况。

4. 如有紧急情况，应紧急减压出舱。

（六）并发症及处理

1. **中耳气压伤** 是HBO最常见的不良反应。主要由加压或减压过快导致鼓室内外压力不平衡引起。因此，进行HBO治疗时，加压、减压过程应缓慢；患儿偶有哭闹有利于咽鼓管开放；有上呼吸道感染者应暂停HBO，可避免发生气压伤。发生中耳气压伤时，婴幼儿可表现为哭闹不安、难以安抚、外耳道有血液流出等，必要时请耳鼻喉科医生会诊。

2. **ROP** 临床研究发现，过量用氧是ROP的一个重要原因；目前并无足够的证据支持用常规条件的HBO治疗HIE会导致ROP。有研究者将7天的新生大鼠分别置于1.0ATA、1.5ATA和3.0ATA的纯氧中1小时，1次/d，2周后处死，并未发现视网膜血管存在增生现象。南方医科大学南方医院新生儿科已开展HBO治疗近14年，近5年共行HBO治疗19 300人次（多为足月儿或近足月儿），未发现有ROP发生。由于早产儿视网膜已发育但尚未成熟，在HBO治疗前仍建议行眼底检查，未发现视网膜病变方可行HBO治疗，治疗后还需定期观察眼底变化。

3. **气胸**　减压过程中屏气、减压速度过快、排气不畅是气胸的主要原因。因婴幼儿不能有意识地屏气，可排除该因素。注意减压过程要缓慢，有上呼吸道感染等可能导致排气不畅时应暂停治疗，可避免该不良反应。必要时可在治疗开始前行胸部X线检查予以排除，若治疗过程中出现呼吸困难、胸廓隆起等气胸临床表现应立即停止治疗，行胸部X线检查，必要时行胸腔穿刺术。

4. **减压病**　因环境压力降幅过大、速度过快，导致机体组织和血液内形成气泡而引起的疾病。气泡压迫神经可表现为疼痛，婴儿可因大关节疼痛而表现为肢体极度屈曲、哭闹，皮肤可出现苍白、大理石样花斑，呼吸系统可表现为呼吸窘迫、咳嗽等。注意加压压力宜小，速度宜慢，以防减压病发生。一旦发现减压病，应立即行加压治疗。

（郭丽珊　黄为民）

第二十节　亚低温治疗

新生儿HIE是围产期严重缺氧缺血所致的脑损伤，中重度HIE常遗留神经系统后遗症，严重影响远期儿童生活质量。大型多中心随机对照临床研究证实，生后6小时之内给予亚低温（hypothermia）治疗，对足月新生儿中重度缺氧缺血性脑病有较好的疗效，可以降低病死率和严重神经系统发育障碍发生率，具有良好的安全性。亚低温治疗是目前重度新生儿HIE的主要临床治疗措施。

目前发达国家也已将亚低温治疗作为治疗新生儿HIE的常规方法。据WHO估计，全世界90%以上的出生窒息发生在发展中国家，亚低温作为一项适宜技术值得向具备条件的基层医院推广使用，从而最大程度降低重度窒息和严重HIE患儿的病死率和伤残率。

（一）亚低温治疗HIE的适应证

1. **早产儿和低出生体重儿**　胎龄≥36周、出生体重≥2 500g，且同时存在下列情况：①有胎儿窘迫的证据；②有新生儿窒息的证据；③临床表现显示新生儿中度或重度HIE或aEEG脑功能监测异常。

2. **围产期窒息患儿**　胎儿窘迫的证据至少包括以下2项中的1项：①急性围产期事件，如胎盘早剥、脐带脱垂、严重胎心率异常变异或晚期减速；②脐血pH值<7.00或BE>16mmol/L。新生儿窒息的证据，满足以下3项中的任意1项：①5分钟Apgar评分<5分；②脐带血或生后1小时内动脉血气分析pH值<7.00或BE>16mmol/L；③需正压通气至少10分钟。

3. **脑功能异常患儿**　aEEG脑功能监测异常，至少描计20分钟，并存在以下任意1项：①严重异常：上边界电压≤10μV；②中度异常：上边界电压>10μV和下边界电压<5μV；③惊厥发作。

（二）亚低温治疗HIE的禁忌证

新生儿HIE存在以下情况不适合进行亚低温治疗：①严重先天性畸形，特别是复杂青紫型先天性心脏病，复杂神经系统畸形，21-三体、13-三体或18-三体等染色体异常；②颅脑创伤或中重度颅内出血；③全身性先天性病毒或细菌感染；④自发性出血倾向或血小板计数<50×10^9/L。

（三）亚低温治疗的时间窗

1. **最佳治疗时间窗**　对于中、重度HIE，最好在缺氧缺血后6小时内开始亚低温治疗，若亚低温治疗延迟至缺氧缺血6小时后或惊厥出现之后才开始，则疗效显著降低。因此，亚低温治疗开始的时间越早越好。

2. **转运途中亚低温治疗**　为了最大限度发挥亚低温的神经保护作用，在基层医院及转运途中实施亚低温治疗尤为重要。我国大部分重度窒息和重度HIE发生在基层医院，需要转运到上级医院治疗，在转运途中实施亚低温治疗，将尽可能早期获得治疗，值得在基层地区推广。

3. **延长治疗时间窗**　虽然亚低温治疗的最佳时间窗是生后6小时内，但在临床实践中有部分患儿进入NICU时可能已经错过了最佳治疗时间，如果开始亚低温治疗的时间在出生6小时后，很多患儿亦将受益。美国国立儿童健康和人类发展研究院（NICHD）的一项多中心临床研究，将生后6~24小时的HIE患儿随机分为亚低温组和对照组，亚低温组给予持续96小时的全身降温，对照组常规治疗，结果显示亚低温组患儿18~24月龄时病死率和中重度残疾率降低，为延长亚低温治疗HIE的时间窗（生后6~24小时）提供了证据。

（四）亚低温治疗的降温方式选择

新生儿亚低温治疗主要有全身降温、选择性头部降温联合全身轻度降温两种方式。荟萃分析已经证实，两种亚低温方式对新生儿HIE都有神经保护作用，尚无证据表明哪种降温方式的临床效果更好。

降温措施包括专业的亚低温治疗仪和简易降温

方法，目前已经完成的多中心临床研究中用于亚低温治疗的设备比较昂贵。

简易降温方法包括冰袋、降温垫和自然降温等，许多发展中国家开展了一些低成本的简易降温方法研究。凝胶冰袋能反复冷冻，在实施过程中通过每小时更换1次凝胶冰袋，使其温度保持在7~10℃（通过冰箱冷冻），维持直肠温度在33~34℃，具有成本低廉、操作方便等优点。研究表明，简易实用的凝胶冰袋能安全、有效地实施全身降温，能快速、方便地达到和维持亚低温治疗所需的目标温度。用凝胶冰袋实施亚低温治疗，治疗组病死率和神经发育情况优于对照组。Horn等在南非用冰帽、风扇和凝胶冰帽诱导降温，能快速达到并能稳定维持目标温度，在实施亚低温治疗的过程中没有观察到严重的不良反应。

（五）亚低温治疗的实施方法

亚低温治疗实施方法包括诱导、维持和复温三个阶段。

1. **诱导阶段**　目标是在较短的时间内把核心温度降至目标温度（34℃），诱导阶段的时间长短取决于降温方法，一般要求在1~2小时内达到目标温度。亚低温治疗的目标温度：轻中度低温疗法在临床上已经得到广泛的应用。研究显示，轻度低温与深度低温疗效无明显差异，目前没有临床证据支持将温度进一步降低对患儿有益，因此临床应用过程中应避免过度降温，治疗过程中维持体温在33~34℃。

2. **维持阶段**　目标是尽可能维持核心温度恒定，或在小范围内波动（通常在0.2~0.5℃），重点是监测亚低温治疗期间各脏器的功能变化，亚低温持续时间为72小时左右。治疗维持时间：缺氧缺血损伤后6小时内开始亚低温治疗，并持续至继发性能量损伤的全过程，具有有效、持久的神经保护作用。由于新生儿脑损伤的时间难以确定，目前认为治疗持续时间至少48~72小时。6项临床试验将治疗持续至72小时，发现长时间降温具有神经保护作用，但同时也会增加凝血功能障碍等不良反应的发生率。目前还没有超过72小时降温疗效的报道。

3. **复温阶段**　亚低温治疗结束后缓慢地恢复体温至正常，复温前首先停止降温，然后进行复温。复温宜缓慢，一般多采用自然复温的办法，复温速度通常为每小时复温0.2~0.5℃。复温时间≥5小时，体重轻或病情较重的患儿，可能需要更长时间，一般超过6~8小时才能达到常温。应避免快速复温，因为快速复温会发生血管扩张，引起低血压休克，还可导致电解质紊乱如低血糖和高血钾，凝血功能障碍，甚至反跳性惊厥等。复温过程中，须监测肛温，体温恢复正常后每4小时测一次体温，并适当补充液体，维持血压稳定。

（六）亚低温治疗的不良反应

1. 窦性心动过缓、QT间期延长、室性心律失常、心搏出量减少及低血压等。

2. 减少PS的产生，增加肺血管阻力，增加耗氧量。

3. 通过影响全身的凝血功能和血液黏度，导致机体血小板减少、白细胞减少，引起凝血障碍、出血、贫血等。

4. 肝肾功能损害，影响机体的新陈代谢，导致代谢性酸中毒、低钾血症和低血糖。

（七）亚低温治疗的远期结果

Azzopardi等的研究中，对接受过亚低温治疗的HIE患儿随访至6~7岁，发现18月龄时，接受亚低温治疗的幼儿脑瘫发生率降低，根据Bayley发展量表评价智力发育和运动发育指数，亚低温组患儿的分数更高；在6~7岁时，接受亚低温治疗的患儿存活并且智商在85分以上的构成比更高。亚低温组（29%）及对照组（30%）的病死率接近；在存活的患儿中，亚低温组（45%）神经系统正常的构成比高于对照组（28%），亚低温组（21%）发生脑瘫的构成比明显低于对照组（36%）。亚低温组（22%）患儿留有中至重度残障的构成比也低于对照组（37%）。

（八）亚低温联合其他治疗方法

虽然临床试验证实了亚低温治疗HIE的有效性，但接受亚低温治疗的中重度HIE患儿中仍有一定比例发生死亡或严重伤残，亚低温联合其他治疗方法可能有助于进一步改善预后。

总之，新生儿HIE是导致新生儿死亡和致残的重要疾病，在神经保护治疗方面，目前国际上推荐亚低温治疗作为新生儿HIE的常规治疗。新生儿脑损伤的其他治疗方法较多，但应该以循证医学为指导，各种治疗方法都必须经过多中心随机对照研究，证明有效并且安全，才能推荐临床使用。

（陈　超）

第二十一节　肝功能替代治疗

新生儿急性肝衰竭（acute liver failure，ALF）是一

种临床少见的疾病，其死亡率高，但临床表现及病因均不同于成人或儿童ALF。目前认为，凝血异常应作为新生儿ALF的一个决定性特征，但不同于儿童凝血异常，新生儿期凝血异常定义为国际标准化比值(INR)≥3.0。常见的引起新生儿ALF的原因有胎儿同族免疫性肝炎、病毒感染、代谢异常、噬血细胞综合征等。新生儿ALF的临床症状也不典型，包括拒奶、生长落后、低血糖、对维生素K无反应的凝血障碍及胆汁淤积性黄疸，但由于新生儿ALF发展迅速，病情严重，通常建议将患儿转诊至可进行肝功能替代治疗的ICU救治。肝功能替代治疗又包括临时性功能替代及永久性功能替代。

（一）临时性肝功能替代

人工肝支持系统(artificial liver support system，ALSS)简称人工肝，目前人工肝治疗主要是借助体外机械、化学、生物性装置暂时及部分替代肝功能，在体外采用某种有解毒、代谢等作用的装置和方法来代偿肝功能，从而辅助治疗肝功能不全、肝衰竭或相关疾病。ALSS的作用原理是肝损伤均有可逆性和肝细胞有强大的再生能力，通过人工肝辅助治疗，在内环境改善的情况下，肝功能能自发恢复或为肝移植做准备。

1. 人工肝的分类 目前，根据人工肝组成和性质主要分为非生物型人工肝、生物型人工肝、组合生物型人工肝。

（1）非生物型人工肝：是一整套包括血浆置换(plasma exchange，PE)、血液灌流(hemoperfusion，HP)、血液透析(hemodialysis，HD)、血液滤过(hemofiltration，HF)、分子吸附循环系统(molecular adsorbent recirculating system，MARS)、连续性血液净化(continuous mood purification，CBP)等方法联合应用的治疗方法。

（2）生物型人工肝：是将肝细胞培养技术与血液净化技术相结合的产物，它的基本原理是将体外培养增殖的肝细胞置于特殊的生物反应器内，利用体外循环装置将肝衰竭患者的血液或血浆引入生物反应器，通过反应器内的半透膜与肝细胞进行物质交换和生物作用。

（3）组合生物型人工肝：非生物型人工肝与生物型人工肝结合的装置即组合生物型人工肝。组合生物型人工肝集非生物型人工肝的解毒和生物型人工肝的合成、代谢和转化等作用于一体，代表了人工肝今后的主流发展方向。

2. 人工肝的适应证

（1）各种原因引起的早、中期肝衰竭，以凝血酶原活动度(PTA)保持在20%～40%和血小板>50×10^9/L为宜。

（2）晚期肝衰竭肝移植术前等待供体、肝移植术后排斥反应、移植肝无功能期；也可用于晚期肝衰竭患者的治疗，但并发症多见，应慎用。

（3）未达到肝衰竭诊断标准，但有肝衰竭倾向者，可考虑应用人工肝支持治疗进行早期干预。

3. 人工肝的相对禁忌证

（1）严重活动性出血或弥散性血管内凝血者。

（2）治疗过程中，对使用血制品或药品(如血浆、肝素和鱼精蛋白等)高度过敏者。

（3）循环功能衰竭者。

（4）心、脑梗死非稳定期者。

4. 人工肝在新生儿中的应用 目前，以上人工肝技术多应用于儿童ALF；对于新生儿ALF，仍未有证据证实人工肝有效。

（二）永久性肝替代治疗

在过去20年来，儿童肝移植已取得巨大进步，目前肝移植(liver transplantation，LT)已被作为儿童终末期肝病的标准治疗。1963年首例儿童肝移植进行，1984年环孢霉素应用以后，小儿肝移植已有了令人满意的存活率，从19%升至65%。免疫抑制剂治疗及手术技术(包括减体积、劈离式手术及活体肝移植)的改进降低了肝移植患儿的死亡率。在美国、日本等发达国家，儿童肝移植比例均超过肝移植总例数的10%，术后5年生存率约为80%，儿童活体肝移植的生存率则更高。

1. 新生儿和小婴儿肝移植的困难 临床上遇到小体重的新生儿或小婴儿需要肝移植，如果仍选择成人的左外侧叶移植，会遇到以下问题：①受体腹腔容积小，容纳供肝困难，植入后通气功能受到限制，并可造成血流动力学失衡，甚至短期内出现流出道梗阻及门静脉血栓；②植入的新肝由于灌注不足出现无功能或功能不全，在挤压下甚至可能出现大片坏死的情况；③大的移植物植入后，还会带来更多的血管并发症和急性排斥反应可能。

2. 肝移植的适应证及禁忌证 根据《中国儿童肝移植临床诊疗指南(2015版)》，儿童肝移植的适应证及禁忌证见表5-21-1。

表 5-21-1 儿童肝移植适应证和禁忌证

项目	具体指征
适应证	（1）胆汁淤积性肝病：胆道闭锁、Alagille 综合征、进行性家族性肝内胆汁淤积症、原发性硬化性胆管炎等 （2）遗传代谢性疾病 1）合并器质性肝损伤：Wilson 病、Ⅰ型酪氨酸血症、糖原贮积症、α_1-抗胰蛋白酶缺乏症、囊性纤维化、尼曼-皮克病、胆汁酸合成障碍、线粒体病等 2）无器质性肝损伤：尿素循环障碍性疾病、家族性淀粉样多发性神经病变、原发性高草酸尿症、Crigler-Najjar 综合征、枫糖尿病、纯合子家族性高胆固醇血症等 （3）暴发性肝衰竭 （4）肝肿瘤：肝母细胞瘤、肝细胞肝癌、婴儿型肝血管内皮瘤等 （5）其他：病毒性肝炎肝硬化、自身免疫性肝炎、隐源性肝硬化、布-加综合征、门脉性肺动脉高压、Caroli 病、先天性肝纤维化、二次肝移植等
禁忌证	绝对禁忌证 （1）难以控制的全身性感染 （2）肝恶性肿瘤合并无法彻底清除的肝外转移灶 （3）合并严重的心、肺、脑等重要脏器器质性病变 （4）获得性免疫缺陷综合征 （5）其他：C 型尼曼-皮克病、严重的多器官受累的线粒体病（如 Alpers 综合征、丙戊酸钠诱导的肝衰竭）等 相对禁忌证 （1）经化疗后仍快速进展或合并静脉侵犯的肝细胞癌 （2）广泛的门静脉系统血栓形成 （3）药物难以控制的门脉性肺动脉高压 （4）人类免疫缺陷病毒携带者 （5）经多学科干预仍无法控制的高度不依从性 （6）噬血细胞综合征

3. **手术方法** 肝移植有多种手术方式，主要方式有辅助性肝移植、同种异体原位肝移植。

（1）辅助性肝移植：病肝不切除，腹腔内另加一个肝称为辅助性肝移植（auxiliary liver transplantation，ALT）。

（2）同种异体原位肝移植：儿童一般均采用同种异体原位肝移植（orthotopic liver transplantation，OLT），即病肝切除，在原来位置上移植一个功能良好的肝。根据患儿大小，采用全肝移植或减体积移植。由于新生儿和小婴儿肝移植常常要预防的是大肝综合征（large-for-size syndrome），在汲取失败的教训后，优化成为左外侧叶内进一步减小体积的单肝段肝移植方式（monosegmental liver transplantation，MLT）。

美国和加拿大医疗中心对儿科急性肝衰竭行肝移植的报告指出，46%的移植为死亡供者全肝移植术，38%为劈离式肝移植或切肝移植术（cut-down graft），14%的患者接受了活体供肝移植术。接受活体供肝移植或劈离式肝移植患儿的临床结局与接受全肝移植患儿相比无差异。

（三）肝移植并发症

1. **近期并发症** 包括移植肝功能不良、血管栓塞、胆瘘和急性排斥反应等。

（1）移植肝功能不良：为术后最危及生命的并发症，故术后需要每间隔 12 小时进行 1 次肝功能检测，如转氨酶成倍增长，应立即考虑到移植肝无功能或功能不良。移植肝无功能需急诊再移植，如未能及时进行移植，可能会出现严重代谢紊乱、肾衰竭、脑水肿及神经损伤。

（2）血管栓塞：术后 24 小时内，应进行超声检查评估吻合血管的通畅情况，防止血管栓塞发生。

（3）胆瘘：为常见的早期胆道并发症，多见于部分肝移植或活体肝移植患儿。

（4）急性排斥反应：术后早期的急性排斥反应相对常见，可发生于近一半的患儿中。

2. **远期并发症** 包括慢性排斥反应、胆管并发症、移植后淋巴增生症等。

（1）慢性排斥反应：一小部分患儿发生慢性排斥反应，表现为转氨酶逐渐升高，肝活检发现汇管区纤维化及小胆管缺失。

(2) 胆管并发症：晚期可发生胆管狭窄及结石形成，继而导致胆管炎出现。对于肝内胆管狭窄，可采用经皮肝穿的支架放置治疗；某些肝内胆管狭窄导致反复胆管炎发作者，则需再移植。

(3) 移植后淋巴增殖性疾病(post transplant lymphoproliferative disorder，PTLD)：是长期免疫抑制治疗的潜在致命并发症，主要治疗包括减少免疫抑制剂及支持治疗，近年来用针对B细胞表面标志物的抗体进行治疗有一定作用。

(陈运彬)

第二十二节 微生态治疗

人体微生态包含所有定植于人体(皮肤、呼吸道、泌尿生殖道及胃肠道等)的微生物，包括细菌、古细菌、真菌及病毒等，其中以细菌为主。肠道微生物群构成了机体最丰富、最复杂的微生态系统，约占人体总微生物量的78%，并可在构建肠道屏障和维持机体消化、吸收、抗感染及免疫调节等功能中发挥重要作用。因此，肠道微生态系统在人类健康与疾病中起重要作用，并已成为近年的研究热点。新生儿肠道菌群的发生发展受多因素影响，如分娩方式、胎龄、出生日龄、喂养方式、环境因素及抗生素使用等。肠道微生态组成异常除引起消化系统疾病外，还与新生儿败血症、变态反应及神经精神性疾病的发生密切相关。随着高通量测序技术在更多领域的应用，为更直接揭示呼吸道菌群与人体健康和疾病的关系提供了新的途径。本节主要讲述新生儿微生态的建立、各个系统微生态的关系、微生态与新生儿期疾病的关系及常见微生态制剂的应用。

(一) 新生儿微生态的建立和演化

1. 新生儿肠道微生态的建立和演化 1900年Henry Tissier提出“胎儿躺在无菌环境中”，胎盘在孕产妇与胎儿之间形成了一个无菌屏障。然而，近年来越来越多的研究表明，新生儿肠道微生态的建立始于出生前母亲子宫内。在无任何炎症和病理征象的正常妊娠过程中，也可从脐带血、羊水、胎盘和胎膜中检测到细菌微生物，这些早期微生物菌群如何形成、婴儿如何暴露于微生物并被定植仍未明确。目前认为胎儿微生物是从母体而来，其可能的定植途径为口腔-胎盘途径、消化道-胎盘途径和泌尿生殖道-胎盘途径。

对于自然分娩的婴儿，其皮肤、口腔黏膜、咽部及肠道的微生物群落种类与其母亲阴道微生物的种类最为相似，而通过剖宫产分娩的新生儿其微生物群落则与其母亲皮肤和环境中的微生物更相似。新生儿肠道菌群的建立是缓慢发展的动态演化过程，直至2岁时逐渐趋于稳定并与正常成人肠道微生态相似。初始期最先定植的是需氧菌和兼性厌氧菌(如肠杆菌、肠球菌、链球菌等)，随后双歧杆菌数量增多并成为优势菌(生后4~7天)，于生后1周左右达到初步平衡。哺乳期以双歧杆菌为优势菌，兼性厌氧菌数量逐渐减少，同时出现大量的拟杆菌、乳杆菌等。但不同喂养方式(如母乳或配方奶)婴儿肠道菌群演替模式存在明显差异。

2. 新生儿呼吸道微生态的建立与演化 传统观点认为新生儿下呼吸道无菌，现代研究结果表明下呼吸道中存在细菌DNA，其中一部分与上呼吸道细菌相似，另一部分则在下呼吸道较多表达。由于子宫及胎盘均有微生物的存在，故胎儿可能在子宫内即有微生物定植在呼吸道。出生后接触的环境对定植微生物的种类似乎有更重要的影响，呼吸道共生微生物与宿主健康之间存在复杂的相互作用。除了分娩方式、皮肤或肠道的直接接触对新生儿呼吸道微生态的形成有重要影响外，早期误吸、穿刺或插管等医源性操作也可影响其组成。目前研究认为，分娩方式是新生儿早期微生态菌群形成的决定因素。与肠道微生态不同的是，早产儿呼吸道微生态在出生第1周即发生了改变。有实验表明，小鼠呼吸道菌群中变形菌门和厚壁菌门细菌的数量在出生2周内逐渐增加。

(二) 各个系统微生态的关系

1. 肠道与呼吸道微生态之间的相互作用 呼吸道微生物与细胞间的相互作用与局部的免疫调节、免疫反应和免疫应答有关，而肠道的远程调控对全身的免疫功能更为重要。国内有学者采用非致病性大肠埃希菌ATCC25922灌胃行肠道感染，然后采用卵清蛋白(ovalbumin，OVA)诱导小鼠呼吸道变应性炎症，观察大肠埃希菌ATCC25922感染后呼吸道变应性疾病(airway allergic disease，AAD)小鼠上下气道炎症的改变情况，结果显示大肠埃希菌感染后的AAD小鼠，尤其是新生鼠10^8CFU干预组，上下气道炎症被明显抑制。肠道在免疫系统的发育和调节过程中发挥重要作用，胃肠道通过营养物质介导免疫系统，并通过免疫系统来影响呼吸道对暴露物的反应。

2. 脑-肠-微生物轴 中枢神经系统与胃肠道之间存在功能性双向交流，称为“脑-肠-微生物信号系统”，脑-肠-微生物轴的组成包括中枢神经系统、内分泌-免疫系统、下丘脑-垂体-肾上腺轴、交感-副交感自主神经系统、肠神经系统及肠道微生态，其中肠道微生态在应激反应及早期神经免疫系统发育中起关键作用。

（三）微生态与新生儿期疾病的关系

1. 肠道微生态与败血症　新生儿晚发型败血症的发生是新生儿死亡和严重并发症的重要因素之一，而肠道菌群紊乱与新生儿晚发型败血症密切相关。Groer等指出，晚发型败血症由于病原菌的存在可使肠道微生态组成发生显著改变。新生儿感染不仅与微生物本身的侵袭性和致病性相关，还是微生物、环境和宿主之间平衡被破坏的结果。

2. 肠道微生态与新生儿NEC　NEC是发生于新生儿期的严重消化道疾病，可威胁早产儿，尤其是极低出生体重儿的生命。尽管NEC潜在发病机制尚未完全明确，但目前证据表明，其发病机制从病理生理学角度可归纳为早产、肠道微生物异常、肠内喂养、遗传易感性、肠道感染及其他潜在因素。因此，细菌存在是NEC的先决条件。Pammi等对早产儿NEC发生前肠道菌群失调的试验进行荟萃分析，发现NEC发生前变形菌门细菌比例增加，厚壁菌门、拟杆菌门细菌比例减少。

3. 肠道微生态紊乱与脑-肠-微生物轴　近年来的研究表明，由于脑-肠-微生物轴的存在，肠道菌群失调不仅会导致胃肠道疾病，还会对神经系统造成影响。Asztalos等探究了NEC与神经系统预后间的关系，追踪极早产儿至纠正年龄18个月，评估其神经系统发育情况，发现NEC是导致极早产儿认知、语言、运动发育迟滞的重要因素。近年来的研究也有提示，肠道微生物与神经心理疾病如精神分裂症、心理障碍、孤独症谱系障碍、注意缺乏多动障碍的相关。

4. 肠道微生态与过敏性疾病　通常认为遗传因素和环境因素是发生过敏性疾病的两大要素。学者提出的“卫生假说”表明，早期微生物接触和刺激可促进机体免疫系统发育和抑制过敏性疾病的发生。Russell等研究发现，抗生素使用增加与过敏性疾病发生率上升有关，应用抗生素可改变肠道微生态系统平衡，导致大肠埃希菌和艰难梭状芽孢杆菌数量增多，而双歧杆菌和乳酸杆菌等有益菌数量减少，机体出现免疫失衡，从而增加远期过敏性疾病的发生风险。

（四）常见微生态治疗的应用

益生菌制剂是指摄入适当剂量后，能给宿主提供有益作用的活的微生物制品。目前国内使用的益生菌有20余种，主要有双歧杆菌、乳杆菌、酪酸梭菌、布拉氏酵母菌、肠球菌、地衣芽孢杆菌和蜡样芽孢杆菌等。为规范微生态制剂的应用，中华预防医学会微生态学分会儿科学组在2017年制定了《益生菌儿科临床应用循证指南》，其中亦有提及微生态制剂在新生儿期的应用。

1. 益生菌预防NEC　荟萃分析指出，预防性口服益生菌可预防早产儿严重NEC的发生。对于益生菌菌株的选择，我国《益生菌儿科临床应用循证指南》推荐使用双歧杆菌三联活菌散、双歧杆菌乳杆菌三联活菌片、酪酸梭菌活菌散剂、布拉氏酵母菌、酪酸梭菌二联活菌散、枯草杆菌二联活菌颗粒和双歧杆菌四联活菌片。益生菌菌株、剂量、疗程存在较大差异，使得益生菌在实际临床应用中缺乏统一标准。BMC医学在2011年发布的早产儿益生菌使用指南中推荐的应用方法为：自出生后7天内可接受肠内喂养时开始，联合应用乳酸菌和至少1种双歧杆菌菌株，每天3×10^9CFU，每日1次，持续至纠正年龄35周以上或出院，但出现败血症、NEC或存在围产期窒息者建议暂停服用。随后的研究中，益生菌的服用剂量范围较大，$10^7\sim10^{10}$CFU/d。目前大多数研究建议采用每日给予固定的剂量。

2. 益生菌辅助治疗新生儿黄疸　新生儿黄疸是新生儿期的常见病，也是新生儿反复住院的原因之一。新生儿黄疸是新生儿胆红素代谢异常，引起血中胆红素升高而出现的皮肤、巩膜及黏膜黄染。引起新生儿黄疸的原因很多，在综合治疗基础上辅助益生菌可降低胆红素浓度，缩短黄疸持续时间。益生菌辅助治疗新生儿黄疸的作用机制可能为调节肠道菌群、维持正常肠蠕动、促进结合胆红素排泄、降低肠道pH值、使肠道内β-葡糖醛酸苷酶活性降低而减少胆红素肠肝循环、提高肝结合胆红素的能力、改善喂养不耐受等。国内推荐使用的益生菌制剂有枯草杆菌二联活菌颗粒、双歧杆菌三联活菌散/胶囊、地衣芽孢杆菌活菌颗粒、布拉氏酵母菌、双歧杆菌四联活菌片、双歧杆菌乳杆菌三联活菌片和酪酸梭菌二联活菌散。

3. 益生菌防治过敏性疾病　由上述可知，人体微生态对呼吸道疾病有影响作用，但2007年的荟萃分析指出，目前仍未有证据证实，口服益生菌可预防呼吸道过敏性疾病或婴儿食物过敏的发生。2016年一项国内的荟萃分析也指出，不管是分娩前母亲服用益生菌，还是新生儿出生后进行预防性口服益生菌治疗，并未改善呼吸道过敏性疾病或食物过敏的发生率。因此，就目前研究，并不建议常规口服益生菌预防呼吸道过敏性疾病。

4. 粪便菌群移植　粪菌移植（fecal microbiota transplantation，FMT）是指从健康人（供体）粪便中分离

的菌群、病毒等多种微生物，食物分解消化后及微生物的各种代谢产物和天然抗菌物质等，通过鼻胃管、十二指肠管、胃镜和结肠镜等技术注入患者（受体）肠道内，以重建肠道菌群平衡、修复肠黏膜屏障、控制炎症反应、调节机体免疫、治疗特定肠道内和肠道外疾病的一种特殊方法。FMT 作为治疗人体肠道菌群紊乱的重要手段引起了全球的广泛关注。为规范 FMT，在 2016 年，由中华预防医学会微生态学分会儿科微生态学组组织了全国 31 个单位 37 名儿科消化专家制定了《儿童粪菌移植技术规范的共识》。

目前，FMT 的途径包括：①通过鼻胃管、鼻十二指肠管或内镜下给药到达近端胃肠道；②采用内镜灌注至近端结肠；③肛门导管直入直肠或近端结肠。FMT 途径的选择取决于疾病的类型及患病部位，如代谢性疾病倾向于鼻胃管或鼻空肠途径，因为小肠更多地参与了膳食中葡萄糖和脂肪的吸收及固有免疫系统应答。结肠途径更符合患者的生理接受度和胃肠生理，患者更容易接受。在 FMT 前进行结肠清洁有助于清除原有的致病菌，但对于婴幼儿不必常规进行肠道清洁的准备。

需要特别强调的是，患儿若存在下列情况不应接受 FMT：发热、肠梗阻、肠出血、多器官功能衰竭、严重免疫缺陷病及其他 FMT 后可能引起全身严重反应的疾病。因此，FMT 前必须严格评估。

目前的研究表明，FMT 在炎症性肠病、肠易激综合征、慢性便秘等肠道疾病及与肠道菌群失调相关的肠道外疾病中也显示出潜在的治疗效果。2013 年，美国食品药品监督管理局批准 FMT 应用于儿童，并将其纳入复发性艰难梭菌感染治疗方案，但我国儿童 FMT 现处于初始阶段。在国内，目前 FMT 主要用于治疗艰难梭菌肠炎、严重或合并严重并发症的复发性艰难梭菌肠炎、炎症性肠病合并艰难梭菌肠炎、过敏性疾病、慢性便秘、肠易激综合征及肠外相关性疾病（儿童孤独症）等。NEC 的发病被认为与细菌定植失调相关，因此，有学者提出，FMT 可能有助于治疗 NEC，但目前尚无新生儿的应用研究。

（陈运彬）

第二十三节　干细胞治疗在新生儿疾病中的应用

围产医学的飞速发展，使危重新生儿的救治存活率明显上升。技术的革新与进步使许多危重新生儿得以存活，但现有临床治疗手段仍不能很好地解决所有并发症问题。尤其是随着超早产儿和极早产儿救治存活率的提高，BPD、NEC、早产儿脑损伤、ROP 等严重并发症的发生率始终居高不下；足月儿和晚期早产儿中，窒息导致的新生儿 HIE 仍不少见。探寻更好的治疗手段是目前新生儿界关注的热点。

干细胞医学的发展，为众多疑难疾病的诊治带来了曙光。从早期的造血干细胞移植，到继后的胚胎干细胞（embryonic stem cell，ESC）、间充质干细胞（mesenchymal stem cell，MSC）、诱导多能干细胞（induced pluripotent stem cell，iPS），干细胞研究的热潮正以前所未有的速度改变着医学界对疾病治疗的认识。近年来，在新生儿疾病治疗方面，干细胞研究也取得了诸多进展，部分疾病的干细胞治疗已开始进入临床试验阶段。本节主要概述干细胞治疗在新生儿疾病中的应用进展。

目前，干细胞治疗新生儿疾病的动物模型主要是通过 MSC 来进行。MSC 是一类来源于胚胎发育早期的中胚层、具有自我更新和多向分化潜能的成体干细胞。人体几乎所有的组织中都含有 MSC，在骨髓、脂肪、脐带和胎盘中 MSC 的含量尤其丰富。MSC 可通过局部微环境的刺激产生大量生物活性物质，发挥造血支持、提供营养、激活内源性干/祖细胞、组织损伤修复、免疫调节、促进血管新生、抗细胞凋亡、抗氧化、抗纤维化以及归巢等多方面的作用。临床试验结果表明，MSC 在许多疾病治疗中都表现出很好的效果及安全性，特别是移植物抗宿主病、脊髓损伤、自身免疫性疾病、心血管疾病、骨及软骨损伤修复、克罗恩病、糖尿病及其并发症等。

因 MSC 有独特的优势，有望成为新生儿疾病治疗的理想选择。①具有多向分化潜能且可迁移至受损组织、器官进而调节炎症反应（增殖分化使缺失或受损的组织再生）。②MSC 也能旁分泌一些因子如生长因子、细胞因子、趋化因子，这些因子浸润到局部组织环境中并与周围的细胞相互作用，可用于治疗组织损伤、炎症，并可通过其抗炎、抗凋亡、促有丝分裂功能来调节组织修复、再生。③MSC 还具有低免疫原性、抑制免疫细胞活化的特性，相较于胚胎干细胞和诱导多能干细胞，其致癌风险非常低。目前，越来越多的临床研究将 MSC 用于新生儿疾病，包括 BPD、HIE、NEC 和 ROP 等，但这些临床研究仍处于早期阶段，其中大多数试验为Ⅰ期、Ⅱ期或Ⅰ/Ⅱ期。然而，MSC 在疾病治疗中的作用机制尚不明确，主要包括转分化和细胞融合、旁分泌作用、细胞与细胞接触依赖、胞外囊泡和线粒体转移以及表观遗传学调控等，仍需深入地研究和探索。为了更确切地证明 MSC 治疗的安全性和有效性，尚待进一步开展具有更合适对照、更大规模和更长随访期的临床试验。

（一）支气管肺发育不良

BPD 为早产儿常见的慢性肺部疾病，是影响早产儿存活和远期生存质量的最主要原因。尽管随着产前激素、PS 及更为柔和的通气管理策略的应用，经典型 BPD 已较少见。但随着超早产儿救治存活率的升高，以生后肺泡化和肺微血管发育阻滞为特点的新型 BPD 发生率呈上升趋势。美国国家儿童健康和人类发育研究所（National institute of Child Health and Human Development，NICHD）数据显示，2003—2007 年，9 575 例出生胎龄 22～28 周的超早产儿中，40% 发展为 BPD（以生后纠正胎龄 36 周仍不能脱氧为标准）。这些患儿不仅死亡率高，如果存活，也常因 BPD 导致长期甚至终生心肺功能异常，并可明显增加脑瘫和神经发育延迟的发生率。目前 BPD 的防治措施主要包括无创通气、NO 吸入、维生素 A 补充以及咖啡因、激素的应用。但这些措施均无法完全解决 BPD 的致死和致残问题。

干细胞治疗在 BPD 动物模型中的应用效果为寻找新的治疗方法带来了希望。目前，BPD 干细胞治疗的动物研究较多，涉及 ESC、各类来源的 MSC、内皮细胞前体细胞、iPS 等多种细胞，并均显示了一定效果。在这些干细胞中，以 MSC 的研究最多。Tropea 等通过尾静脉注射骨髓 MSC 干预高氧 BPD 模型鼠，发现可有效减轻高氧导致的肺部炎症和肺动脉高压。采用气管内滴入骨髓 MSC 也取得了相似效果。而通过气管内滴入或腹腔注射脐血 MSC，也可减轻高氧肺损伤和肺部炎症反应。将干细胞治疗用于 BPD 的临床试验最早始于 2014 年，研究者对具有 BPD 高危因素的早产儿气管内植入脐带血间充质干细胞（UCB-MSC）治疗的安全性和可行性进行研究，并且进行了为期 2 年的随访，结果显示 UCB-MSC 的治疗有助于降低 BPD 的严重程度和炎症指标，并且最大程度降低了神经发育障碍的发生率，且期间未发现患儿出现明显不良反应。干细胞治疗 BPD 的具体机制尚未完全明确。研究认为，干细胞的旁分泌效应和良好的抑炎效应是其主要的机制。血管内皮生长因子（VEGF）、基质细胞源性因子（SDF）、转化生长因子 β（TGF-β）和白介素-1 受体拮抗剂（IL-1RA）等因子可能是旁分泌效应的主要因子。

干细胞治疗 BPD 的主要途径为气管内滴入、鼻内滴入、静脉内注射、腹腔内注射。对于未进行气管插管的新生儿，局部注射为较好的选择，比静脉内注射所需的干细胞数量少，且干细胞不易聚集于肺外组织。对于已经进行气管插管的新生儿，气管内给予干细胞为较好的选择。目前干细胞治疗 BPD 的最佳剂量及时间窗尚未明确。有研究显示，最佳剂量取决于损伤的部位和干细胞注入的途径，且治疗效果存在剂量依赖性，剂量越大效果越明显。就目前的研究来看，干细胞移植治疗 BPD 的最佳时间窗很窄，可能仅在生后第 3～14 天进行 MSC 移植可明显减轻肺损伤。

干细胞治疗 BPD 的安全性尚未明确。Pierro 等人的研究发现，干细胞移植治疗 BPD 动物模型后随访至 6 个月，BPD 动物模型的肺功能在得以改善的同时并未发现明显的副作用。Chang 等的 Ⅰ 期临床试验也表明气管内移植 MSC 是安全的，在随访至纠正年龄 2 岁时未发现患儿出现明显不良反应。由于 MSC 的治疗研究未发现过敏性休克、免疫排斥、肿瘤形成和剂量限制性毒性，MSC 在防治 BPD 上的潜力令人振奋。

（二）新生儿缺血缺氧性脑病

HIE 是指新生儿在围产期缺氧窒息所导致的缺氧缺血性脑损伤，是围产期窒息的严重并发症，存活的患儿常伴有生长发育迟缓和永久性神经功能障碍。国外研究表明，HIE 还可导致神经内分泌失调的相关后遗症，如成年后罹患高血压、肥胖、糖尿病、脑卒中、癫痫的风险明显增高。

目前，HIE 的主要治疗方法中，仅有亚低温治疗的疗效得以证实，其他疗法如对症支持治疗、脑细胞活性药物的使用及功能锻炼均未能取得满意的效果。目前，动物实验主要用 MSC 治疗 HIE。Park 等利用 HIE 的模型鼠做了一项对照实验，结果表明通过脑室内注入 UCB-MSC 比亚低温疗法更加有效，同时联合两种治疗方法可有效减少脑梗死的面积、降低脑脊液内细胞因子的水平、提高模型鼠的行为评分；Van Velthoven 等通过脑实质内或鼻内将骨髓间充质干细（BM-MSC）注入 HIE 模型鼠体内，发现干细胞治疗可减少受累的脑实质的面积并改善大脑功能。干细胞治疗 HIE 的具体机制尚未完全明确，旁分泌作用、免疫调节作用和新生血管作用是其可能的机制，干细胞可分泌神经营养因子如胶质细胞系源性神经营养因子、成纤维细胞生长因子、血管内皮生长因子等来促进神经功能的修复。

干细胞治疗 HIE 的主要注射途径为鼻内注射、脑室内注射、脑实质内注射、静脉内注射、腹腔内注射。有研究者认为，鼻内注射是干细胞治疗 HIE 的最佳途径，鼻内注射 MSC 可明显改善模型鼠的认知、感觉、运动功能。也有研究显示，静脉内注射比腹腔内注射效果更好。目前，干细胞治疗 HIE 的最佳剂量尚未明确，研究显示最佳剂量取决于损伤的部位和干细胞注入的途径。干细胞治疗 HIE 的最佳时间窗仍未明确，有研究表明，在 HIE 发生后的第 3～10 天内进行干细胞移植可促进神经元的修复。干细胞治疗 HIE 的安全性尚未明确，目前干细胞治疗 HIE 已经进入Ⅰ期临床研究，试验期间没有出现明显的副作用。

（三）坏死性小肠结肠炎

NEC 是严重影响早产儿预后的常见疾病，缺乏有效的防治措施，死亡率和致残率极高。美国有研究报道，出生体重 500～1 500g 的早产儿 NEC 患病率为 7%。2011 年中华医学会儿科学分会新生儿学组的调查结果显示，极低出生体重儿 NEC 发生率为 6.6%（170/2 564），且早产儿一旦发生 NEC，病死率高达 20%～30%。美国 NICHD 在 2015 年发表了对 6 075 例超早产儿死亡病例的分析结果，显示与 2000—2003 年比较，2008—2011 年死于肺部原因、不成熟、感染和中枢神经系统损伤的病例已有减少，但死于 NEC 者明显增多，值得关注。

动物研究显示，腹腔注射人骨髓 MSC，可减轻配方奶喂养合并寒冷损伤、交替低氧、高氧导致大鼠 NEC 模型的临床预后和病变程度；骨髓 MSC 干预组体重增长更快，临床危重评分更低，且肠道损伤更轻；在损伤的肠道内可发现标记后的 BM-MSC 植入。另一项采取羊水来源干细胞对高渗喂养合并低氧和脂多糖诱导的新生大鼠 NEC 模型干预的研究显示了相似的效果，并发现这种治疗效应可能是通过环氧化酶 2（cyclooxygenase-2，COX-2）调节的，而且羊水来源干细胞的治疗效应同样可能得益于其旁分泌效应，使用 COX-2 拮抗剂可阻断干细胞的治疗效果。尽管动物实验显示干细胞治疗对于 NEC 有一定的治疗效果，但临床研究仍处于探索阶段。

（四）早产儿视网膜病变

随着超早产儿存活率不断增加，罹患 ROP 并因此致盲者也不断增加，尤其是在中国、印度、巴西等发展中国家，由于早产儿整体管理水平相对落后，ROP 正处于第 3 次流行浪潮中。ROP 发病包括 2 个阶段：第 1 阶段为相对高氧期，视网膜血管生长停滞、闭塞甚至消失；第 2 阶段为血管闭塞后相对缺氧期，VEGF 等促血管生成因子分泌大量增加，视网膜大量异常新生血管生成。现有 ROP 治疗方法如激光、冷凝及抗 VEGF 抗体治疗，均着眼于血管增殖期，通过损毁或直接抑制血管生成达到治疗目的。由于该阶段视网膜损伤已形成，无论是激光、冷凝，还是抗 VEGF 抗体治疗，仅能阻断病变进展，常遗留弱视、斜视、视野缺损及白内障等多种视力问题，甚至仍可失明，故探寻有效的 ROP 防治方法仍是围产医学的研究焦点。

近年来干细胞在 ROP 治疗方面也深受关注。Machalinska 等发现，与无 ROP 的早产儿比较，ROP 早产儿外周血中极小胚胎样干细胞（very small embryonic-like stem cell，VSEL-SC）和内皮祖细胞（endothelial progenitor cell，EPC）数目均显著减少，同时在 ROP 发生的第 2 阶段或视网膜正常血管化的过程中，存在 EPC 向视网膜迁移，这显示干细胞参与了视网膜成熟化过程。Machalinska 等的另一项研究发现，ROP 患儿外周血中 EPC 含量明显低于无 ROP 的早产儿和足月儿，并且同时伴随血清 VEGF 的增加，因此认为外周血 EPC 减少可能与 ROP 的形成有关。以上研究均显示 ROP 与外周血干细胞数量密切相关，通过动员内源性干细胞或外源性补充干细胞可能对防治 ROP 有效。Ritter 等将鼠骨髓祖细胞注入氧诱导视网膜病变新生小鼠的玻璃体内，发现干细胞可迁移至损伤部位并活化神经胶质细胞，减少血管闭塞及新生血管形成。Medina 等将来源于人外周血的 EPC 作为 ROP 移植的细胞来源，分离出 2 种细胞亚群：外向生长内皮细胞（outgrowth endothelial cell，OEC）和早期内皮祖细胞（early endothelial progenitor cell，eEPC），玻璃体内注射后第 3 天，发现 OEC 能整合到视网膜血管上，增加 VEGF 受体-2 的表达，促进血管腔形成，有利于缺血区域的视网膜血管重建，减少了病理性血管的形成。马倩倩等采取 *Ang1* 基因修饰的 BM-MSC 对氧诱导 ROP 模型鼠进行干预，发现可有效减轻视网膜新生血管生成，提高血管成熟度。这些研究均显示，干细胞治疗可能是 ROP 潜在的有效治疗手段，但干细胞治疗 ROP 基本仍处于动物研究阶段。

尽管干细胞研究在新生儿疾病中的应用日趋深入，部分已经进入临床研究阶段，但目前尚存在诸多问题有待解决。目前对干细胞的具体作用机制仍未完全明确，部分研究认为与细胞植入分化有关，其他研究则认为主要获益于干细胞的调节机制和旁分泌效应。若能明确其治疗机制，证实干细胞基质即可取得明显效果，则干细胞治疗将更加方便和安全。此外，干细胞治疗的最佳细胞类型、干预途径、干预时机及安全性问题，均有待进一步研究以明确。

（周文浩）

参考文献

1. 封志纯,祝益民,肖昕. 实用儿科重症医学. 北京:人民卫生出版社,2012.
2. 邵肖梅,叶鸿瑁,丘小汕. 实用新生儿学. 5版. 北京:人民卫生出版社,2019.
3. 《中华儿科杂志》编辑委员会,中华医学会儿科学分会新生儿学组. 新生儿常频机械通气常规. 中华儿科杂志,2015,53(5):327-330.
4. 艾丹阳,周建国,陈超. 糖皮质激素防治支气管肺发育不良的研究进展. 中华儿科杂志,2017,55(10):792-795.
5. 蔡成,裘刚,龚小慧,等. 连续性肾脏替代治疗在新生儿急性肾损伤救治中的应用. 中华实用儿科临床杂志,2019,4(1):30-33.
6. 范娟,李茂军,吴青,等. 新生儿操作性疼痛的临床管理. 中国小儿急救医学,2017,24(1):28-33.
7. 彭晓婷,李秋平. 新生儿急性腹膜透析的应用及预后进展. 中华实用儿科临床杂志,2020,4(22):1754-1757.
8. 史源,朱兴旺. 无创高频通气技术在早产儿的应用. 中国实用儿科杂志,2018,33(5):18-22.
9. 孙玄,陈玲. 新生儿肠道微生态研究进展. 中华新生儿科杂志(中英文),2018,33(3):229-233.
10. 封志纯,洪小杨,童笑梅,等. 新生儿呼吸衰竭体外膜肺氧合支持专家共识. 发育医学电子杂志,2018,6(3):129-133.
11. 中国医师协会新生儿科医师分会,中国当代儿科杂志编辑委员会. 新生儿疼痛评估与镇痛管理专家共识(2020版). 中国当代儿科杂志,2020,22(9):923-930.
12. 中国医师协会新生儿科医师分会. 一氧化氮吸入治疗在新生儿重症监护病房的应用指南(2019版). 发育医学电子杂志,2019,7(4):241-248.
13. 中华医学会儿科学分会新生儿学组,《中华儿科杂志》编辑委员会. 新生儿高胆红素血症诊断和治疗专家共识. 中华儿科杂志,2014,52(10):745-748.
14. 中华医学会儿科学分会新生儿学组. 早产儿无创呼吸支持临床应用建议. 中华儿科杂志,2018,56(9):643-647.
15. 中华医学会儿科学分会新生儿学组,《中华儿科杂志》编辑委员会. 新生儿肺动脉高压诊治专家共识. 中华儿科杂志,2017,55(3):163-168.
16. 中华预防医学会微生态学分会儿科微生态学组. 关于儿童粪菌移植技术规范的共识. 中国微生态学杂志,2016,28(4):479-481.
17. VAN DEN HOOGEN N J,DE KORT A R,ALLEGAERT K M,et al. Developmental neurobiology as a guide for pharmacological management of pain in neonates. Semin Fetal Neonatal Med,2019,24(4):101012.
18. ADAMS J M,FERNAMDES C J. Guideline for acute care of the neonate. Texas Children' s Hosptial. 22nd ed. Houston:Texas,2014-2015:2-3.
19. AHN S Y,CHANG Y S,KIM J H,et al. Two-year follow-up outcomes of premature infants enrolled in the phase I trial of mesenchymal stem cells transplantation for bronchopulmonary dysplasia. J Pediatr,2017,185:49-54.
20. AMODEO I,NARDO M D,RAFFAELI G,et al. Neonatal respiratory and cardiac ECMO in Europe. Eur J Pediatr,2021,180(6):1675-1692.
21. BARRINGTON K J,FINER N,PENNAFORTE T,et al. Nitric oxide for respiratory failure in infants born at or near term. Cochrane Database Syst Rev,2017,1(1):CD000399.
22. BARRINGTON K J,FINER N,PENNAFORTE T. Inhaled nitric oxide for respiratory failure in preterm infants. Cochrane Database Syst Rev,2017,3(1):CD000509.
23. BASSLER D,SHINWELL E S,HALLMAN M,et al. Long-term effects of inhaled budesonide for bronchopulmonary dysplasia. N Engl J Med,2018,378(2):148-157.
24. BAUD O,TROUSSON,CLÉMENCE,et al. Association between early low-dose hydrocortisone therapy in extremely preterm neonates and neurodevelopmental outcomes at 2 years of age. JAMA,2017,317(13):1329-1337.
25. BHATT P,LEKSHMINARAYANAN A,DONDA K,et al. National trends in neonatal extracorporeal membrane oxygenation in the United States. J Perinatology,2018,38(8):1106-1113.
26. CHAKKARAPANI A A,ADAPPA R,ALI S K M,et al. "Current concepts in assisted mechanical ventilation in the neonate"-Part 2:Understanding various modes of mechanical ventilation and recommendations for individualized disease-based approach in neonates. International J Pediatr Adolescent Med,2020,7(4):201-208.
27. CHAKKARAPANI A A,ADAPPA R,ALI S K M,et al. "Current concepts of mechanical ventilation in neonates"-Part 1:Basics. International J Pediatr Adolescent Med,2020,7(1):13-18.
28. CLARK R H,KUESER T J,WALKER M W,et al. Low-dose nitric oxide therapy for persistent pulmonary hypertension of the newborn. Clinical Inhaled Nitric Oxide Research Group. N Engl J Med,2000,342(7):469-474.
29. CREMER M,SALLMON H,KLING P J,et al. Thrombocytopenia and platelet transfusion in the neonate. Seminars in fetal & neonatal medicine,2016,21(1):10-18.
30. DOYLE L W,CARSE E,ADAMS A M,et al. Ventilation in extremely preterm infants and respiratory function at 8 years. N Engl J Med,2017,377(4):329-337.
31. DOYLE L W,CHEONG J L,EHRENKRANZ R A,et al. Early (<8days) systemic postnatal corticosteroids for prevention of bronchopulmonary dysplasia in preterm infants. Cochrane Database Syst Rev,2017,10:CD001146.
32. ERIKSSON M,CAMPBELL-YEO M. Assessment of pain in new-

born infants. Semin Fetal Neonatal Med, 2019, 24(4): 101003.

33. FINDER M, BOYLAN G B, TWOMEY D, et al. Two-year neurodevelopmental outcomes after mild hypoxic ischemic encephalopathy in the era of therapeutic hypothermia. JAMA Pediatr, 2020, 174(1): 48-55.

34. GOLLWITZER E S, SAGLANI S, TROMPETTE, et al. Lung microbiota promotes tolerance to allergens in neonates via PD-L1. Nature Medicine, 2014, 20(6): 642-647.

35. KARIHOLU U, MONTALDO P, MARKATI T, et al. Therapeutic hypothermia for mild neonatal encephalopathy: a systematic review and meta-analysis. Arch Dis Child Fetal Neonatal Ed, 2020, 105: F225-F228.

36. KESZLER M. Mechanical ventilation strategies. Semin Fetal Neonatal Med, 2017, 22(4): 267-274.

37. KIM F, BERNBAUM J, CONNELLY J, et al. Survival and developmental outcomes of neonates treated with extracorporeal membrane oxygenation: a 10-year single-center experience. J Pediatr, 2021, 229: 134-140.

38. NELIN L D, POTENZIANO J L. Inhaled nitric oxide for neonates with persistent pulmonary hypertension of the newborn in the CINRGI study: time to treatment response. BMC Pediatr, 2019, 19(1): 17.

39. NG E H, SHAH V. Guidelines for surfactant replacement therapy in neonates. Paediatr Child Health, 2021, 26(1): 35-41.

40. ONLAND W, COOLS F, KROON A, et al. Effect of hydrocortisone therapy initiated 7 to 14 days after birth on mortality or bronchopulmonary dysplasia among very preterm infants receiving mechanical ventilation: A randomized clinical trial. JAMA, 2019, 321(4): 354-363.

41. ONLAND W, OFFRINGA M, VAN KA. Late(≥7 days) inhalation corticosteroids to reduce bronchopulmonary dysplasia in preterm infants. Cochrane Database Syst Rev, 2017, 4(4): CD002311.

42. ONLAND W, HUTTEN J, MIEDEMA M, et al. Precision medicine in neonates: Future perspectives for the lung. Front Pediatr, 2020, 8: 586061.

43. SHERLOCK L G, WRIGHT C J, KINSELLA J P, et al. Inhaled nitric oxide use in neonates: Balancing what is evidence-based and what is physiologically sound. Nitric Oxide, 2020, 95: 12-16.

44. CHACHAM S, KUMAR J, DUTTA S, et al. Adverse events following blood exchange transfusion for neonatal hyperbilirubinemia: A prospective study. Journal of Clinical Neonatology, 2019, 8(2): 79-84.

45. SWEET D G, CARNIELLI V P, GREISEN G, et al. European consensus guidelines on the management of respiratory distress syndrome-2019 update. Neonatology, 2019, 115(4): 432-451.

46. TAYMAN C, UCKAN D, KILIC E, et al. Mesenchymal stem cell therapy in necrotizing enterocolitis: a rat study. Pediatr Res, 2011, 70(5): 489-494.

47. VAN KAAM A H, DE LUCA D, HENTSCHEL R, et al. Modes and strategies for providing conventional mechanical ventilation in neonates. Pediatr Research, 2021, 90(5): 957-962.

48. WALKER S M. Long-term effffects of neonatal pain. Semin Fetal Neonatal Med, 2019, 24(4): 101005.

49. WHEELER C R, SMALLWOOD C D. 2019 year in review: neonatal respiratory support. Respiratory Care, 2020, 65(5): 693-704.

50. RAIS-BAHRAMI K, VAN MEURS KP. Venoarterial versus venovenous ECMO for neonatal respiratory failure. Seminars in perinatology, 2014, 38(2): 71-77.

第六章　新生儿重症护理技术

第一节　血管通路的管理

一、外周动静脉通路

（一）适应证

1. 非紧急和紧急情况下使用静脉液体和药物。
2. 肠外营养输注(静脉)。
3. 血液制品输注(静脉)。
4. 动脉血气分析、动脉压测定或换血疗法(动脉)。

（二）用物

1. 基本用物。
2. 23~25G 的头皮静脉针或 22~24G 套管针。

（三）操作步骤

1. 静脉置管

(1) 选择静脉。

(2) 必要时剃头发。

(3) 疼痛管理。

(4) 扎止血带,消毒。

(5) 穿刺成功后,推注生理盐水确保通畅,正确固定针头。

(6) 连接输液通道和液体。

(7) 固定。

2. 动脉置管

(1) 首选桡动脉。

(2) 穿刺前用改良 Allen 试验评估。

(3) 穿刺。

(4) 持续动脉测压。

（四）并发症

1. 穿刺部位血肿(最常见的并发症)。
2. 静脉炎。
3. 血管痉挛。
4. 感染。
5. 栓塞(空气或凝块)。
6. 动静脉瘘。
7. 渗出。
8. 输注钙溶液外渗,引起皮下组织钙化。
9. 液体超负荷。

二、脐动静脉置管

（一）脐静脉适应证

1. 产后立即或紧急用药。
2. 中心静脉压监测。
3. 换血。
4. 长期中心静脉通路。
5. 输入血制品。
6. 其他适应证,包括外周静脉通路建立困难等。

（二）脐动脉适应证

1. 经常或连续监测动脉血气。
2. 持续动脉血压监测。
3. 换血。
4. 血管造影。

（三）禁忌证

1. 脐炎。
2. 脐膨出。
3. 腹裂。
4. 坏死性小肠结肠炎。
5. 腹膜炎。

（四）用物

1. 脐动静脉插管包。
2. 脐动静脉导管。

(1) 单腔、双腔或三腔。

(2) 规格:早产儿用 3.5F;足月儿及晚期早产儿用 5.0F。

（五）置管关注要点

1. 应该先放置脐动脉导管。
2. 脐静脉导管在产房内迅速插入。
3. 使用最少数量管腔的导管。
4. 及时评估是否发生心脏压塞。
5. 严格无菌下,建议保留脐静脉置管不超过 14 天(也有证据不超过 7 天);脐动脉置管可以保留 5~7 天。
6. 肝素在脐静脉导管中的使用有争议。
7. 放置后从脐静脉导管抽血进行血液培养。
8. 超声引导置管。

9. 确定所需脐动脉导管、脐静脉导管的长度。

10. 疼痛管理。

（六）置管流程

1. 婴儿仰卧，准备脐周围区域。

2. 脐部暴露，放置无菌治疗巾，在脐根部系一条脐带线。

3. 用手术刀或剪刀剪断多余的脐带，留下 0.5~1.0cm 的残端。

4. 置管时使用超声引导有助于减少置管时的并发症。

5. 将导管连接到连接管和输液管上，并固定导管（可以采用桥式固定法）。

6. 确认位置。

7. 缓慢移除导管，直至约 2~5cm 残留；扎紧脐带线，停止输液，拔出。施加压力，出血停止，松开脐带线。怀疑感染时进行导管末端培养。

（七）并发症

导管末端位置理想可减少并发症。

1. 感染。

2. 心脏并发症。

3. 动脉痉挛。

4. 血栓或栓塞现象。

5. 失血/出血。

6. 导管异位。

7. 腹膜后液体外渗、腹腔积液。

8. 坏死性小肠结肠炎。

9. 右心房真菌感染。

10. 肺水肿、出血。

11. 门静脉高压症。

三、外周中心静脉导管

（一）适应证

1. 长期接受胃肠外营养。

2. 无法建立或维持外周静脉通路。

3. 输注高渗性或刺激性药物。

（二）禁忌证

新生儿外周中心静脉导管（peripherally inserted central venous catheter，PICC）没有绝对禁忌证，相对禁忌证如下。

1. 活动性血流感染（48 小时内血培养结果阳性）。

2. 穿刺部位有感染或破损。

3. 出凝血时间异常。

4. 靶静脉血栓。

5. 家属不同意置管。

（三）用物准备

1. 置管治疗车。

2. PICC 穿刺包。

（四）留置过程

1. 穿刺前的评估和准备。

2. 无菌操作区域准备。

3. 镇痛措施。

4. 穿刺后推进少许管鞘，PICC 导管缓慢匀速送入静脉，导管送入测量（估计）位置，压迫穿刺点止血，连接生理盐水维持通路。

5. 固定导管。

（五）注意事项

1. 确定导管长度。

2. 消毒液注意待干。

3. 加强疼痛管理。

4. 导丝拔出后不要再插入导管。

5. 冲洗导管时注意压力。

6. Cochrane Review 建议预防性使用肝素。

7. X 线片确认导管末端位置。

8. 不在 PICC 导管侧肢体测量血压。

9. 除非制造商指定，否则不要修剪导管和导丝。

10. 不要缝合导管。

11. 不要输注血制品或者高黏度液体。

12. 不常规更换敷料。

13. 经常检查导管的部位和肢体皮色等情况。

14. 静脉用的液体和药物应使用无菌条件制备，根据要求进行肝素化。

（六）常见并发症

1. 渗出。

2. 导管堵塞。

3. 感染或脓毒症。

4. 空气栓塞或导管栓子。

5. 导管异位/错位。

6. 心包积液。

四、骨髓腔内输液

（一）适应证

1. 紧急情况下（如休克、严重烧伤）应用。

2. 反复周围静脉穿刺，未能成功建立静脉通路者。

3. 紧急采血检验（血常规除外）。

（二）禁忌证

1. 骨疾病。

2. 骨折。

3. 相应部位皮肤感染、破损、灼伤或烫伤。

（三）用物准备

聚维酮碘溶液，无菌纱布垫，无菌巾，手套，骨髓腔内输液装置（适用于新生儿），预充液注射器，输注药液和输液装置。

（四）操作过程

1. 部位选择。

2. 婴儿及新生儿的胫骨近端是首选穿刺部位。

3. 消毒穿刺部位后戴无菌手套，铺巾，利多卡因行局部麻醉，固定皮肤，骨髓穿刺针与垂直面呈10°~15°旋转穿刺针，产生"落空感"后拔出针芯，用注射器抽出骨髓后固定穿刺针，连接输液装置并泵注液体。

4. 固定和输液器械选择。

5. 骨髓输液的持续时间不超过2小时并观察局部。

6. 1~2天内不在同一部位进行再次穿刺。

（五）并发症

1. 外渗。

2. 感染。

3. 骨髓的凝血。

4. 医源性骨折。

5. 骨-筋膜室综合征。

6. 脂肪栓塞。

7. 针头异位。

（周文浩）

第二节　皮肤护理

成熟的皮肤屏障能最大程度地减少液体和电解质的流失，防止感染及有毒物质的吸收并支持体温调节。

（一）新生儿皮肤的评估

1. 评估频率　至少每天或每班从头到足全面评估皮肤。

2. 评估工具　①新生儿皮肤风险评估量表（NSRAS）；②新生儿皮肤状况评分表（NSCS）；③新生儿/婴儿 Braden Q 量表；④新生儿皮肤组织活力风险评估工具；⑤MARSI 风险评估量表。

3. 危险因素评估　内容包括：①是早产儿吗？②皮肤环境如何？③是否存在长时间固定体位？④是否有皮肤感染、水肿或脱水？⑤是否使用过升压药？⑥是否存在手术伤口或胃肠造口？⑦是否使用各种导管及其装置、血氧饱和度探头、心电监护或长程脑电图监测？⑧是否有局部温度升高（经皮检测 CO_2 的探头、血氧饱和度探头、辐射放置）或降低（使用亚低温冰毯）？⑨是否有各种摩擦（皮肤与织物或暖箱、光疗箱的有机玻璃之间的摩擦）、尿布接触等。

（二）新生儿皮肤护理目标和环境要求

1. 护理目标　①维持皮肤的完整性，即确保完整的皮肤屏障功能，尽量最小化各类医疗操作刺激，以减少显性或隐性的皮肤损伤；②加速皮肤成熟的速度。

2. 环境要求　新生儿室的环境温度为24~26℃，湿度为55%~65%。早产儿需要使用具有控温、控湿功能的暖箱。体重<1 500g的早产儿出生后10分钟内用塑料袋包裹，防止体温过低。

（三）新生儿皮肤护理要点

1. 沐浴预见性护理要点

（1）第1次沐浴应在温度和心肺状况保持稳定2~4小时后。

（2）盆浴沐浴，必要时用无菌水，沐浴时环境温度在26~28℃，水温计监测水温并维持38~40℃。

（3）使用pH值=5.5的沐浴液，能比清水更有效地防止水分流失。

（4）2天沐浴1次，特殊情况下可增加或减少沐浴频次，每次沐浴5~10分钟。

（5）早产儿擦浴和沐浴。

（6）出生后6小时内（第1次沐浴前），无特殊原因不必刻意去除胎脂。

2. 尿布皮炎预见性护理要点

（1）保持臀部皮肤清洁和干爽。

（2）促进皮肤成熟，葵花籽油有促进角质层成熟和改善皮肤屏障功能的作用。

3. 粘胶相关性皮肤损伤（MARSI）的预见性护理要点　所谓MARSI是指移除医用粘胶产品后约30分钟内出现的持续性红斑和/或其他皮肤异常，主要原因为机械性损伤、炎性损伤及其他损伤（浸渍、毛囊炎）等。

MARSI预见性要点如下。

（1）选择医用粘胶：避免使用黏附力过强的粘胶产品。

（2）医用粘胶使用前保持皮肤清洁和干爽。

（3）医用粘胶的粘贴原则：①无张力粘贴法；②顺着皮肤的纹理粘贴；③需要在关节附近粘贴时，关节屈伸不受限。

（4）去除医用粘胶的方法：采用180°平行去除，有条件时可考虑使用医用粘胶去除剂。

4. 医疗器械相关性压力损伤（MDRPI）的预见性护理要点　MDRPI 是指因用于诊断或治疗的医疗器械的应用而导致的压力损伤，损伤部位的形态与医疗接触部位形态一致。各种探头和管路固定处常是新生儿发生 MDRPI 需要预见性护理的关注部位。

MDRPI 原则上可以通过以下措施预防。

（1）选择合适的器械尺寸和危害较小的材料。

（2）定期评估器械下方和边缘的皮肤。

（3）定期重新放置使用的设备。

（4）使用材料保护设备下方的皮肤等。

5. 外科术后伤口、造口相关皮肤损伤的预见性护理要点

（1）外科术后伤口预见性护理要点：①伤口评估与观察；②伤口护理应严格遵循无菌操作原则；③根据情况尽可能予以侧卧位及屈曲位；④伤口分泌物多，敷料潮湿时需立即更换；⑤需要预防感染时，内敷料可预防性使用含银敷料，外敷料选择无菌纱布；⑥如果渗出多，建议使用负压引流装置；⑦保证营养的供给，必要时纠正低蛋白血症。

（2）外科造口后造口袋更换流程：①建议使用粘胶去除喷剂移去旧的造口袋；②生理盐水清洁造口及其周围皮肤；③测量造口大小并裁剪底盘开口；④将造口护肤粉均匀涂洒在造口周围的皮肤上，扫去多余的浮粉；⑤造口周围皮肤上涂擦/喷皮肤保护膜；⑥待干燥后，可在造口周围涂抹防漏膏；⑦以造口为中心由内向外粘贴造口袋；⑧粘贴后再以空心手掌捂住温热底盘 1~3 分钟；⑨造口袋更换时间：一件式造口袋原则上 3 天更换 1 次，造口袋有渗漏需及时更换。

6. 静脉外渗的预见性护理要点　临床上中心静脉外渗事件少见，外周静脉外渗常见。

（1）选择粗直的静脉进行置管。

（2）血管位置避免关节处。

（3）静脉营养液的糖浓度应≤12.5%，渗透浓度<900mOsm/L，药物 pH 值在 5~9。

（4）留置时间，当出现滴速减慢或不滴、局部有渗出、穿刺点周围皮肤有发红等临床指征时需更换。

7. 中心静脉留置的预见性护理要点　开展新生儿中心静脉置管的医院或科室应成立中心静脉置管小组，由经过专业培训、具有穿刺资质的医护人员组成，并建立中心静脉置管规范化操作和维护流程。

（周文浩）

第三节　袋鼠式护理

袋鼠式护理（kangaroo care，KC）最早始于哥伦比亚首都波哥大，研究者发现将婴儿放到母亲裸露的皮肤上进行大面积的皮肤接触，不仅可以提高早产儿的生存率，还可以促进其生长发育，20 世纪 80~90 年代该研究结果得以广泛传播，很多 NICU 纷纷开展了 KC。

（一）开展 KC 前的评估

开展 KC 时的安全性是十分重要的，需监测是否有呼吸暂停、心率（HR）迟缓、低体温及母亲的满意度，相关机构是否支持也需要评估。

（二）临床进行 KC 的流程

1. KC 前的准备　准备工作非常重要，包括：①父母宣教；②获得父母知情同意；③固定好患儿导管和管道；④把可能影响或中断 KC 的操作尽可能提前完成；⑤在暖箱旁边准备躺椅（或轻微摇动的摇椅）和私人屏风；⑥婴儿体重≤1 000g，或者生后 1 小时内，应该穿好尿布，戴好帽子；⑦婴儿体重>1 000g，生后 1 小时以上，穿好尿布，根据情况选择是否戴帽子，注意避免婴儿体温过高；⑧监测 HR、呼吸频率、SaO_2 和体温，并且在实施前和实施后 15 分钟评估疼痛。

2. 进行 KC 时的交接　①站位交接（母亲站在暖箱旁边接受婴儿）或坐位交接（母亲坐在躺椅上，护士将婴儿抱给母亲）；②患儿机械通气时，进行 KC 也可以站位或坐位交接；③将婴儿直立放置于母亲的前胸、双乳之间或者单侧乳房上；④将毯子从婴儿的后背包绕，婴儿体重≤2 000g 需要将毯子折成 4 层，>2 000g 可以将毯子折成 2 层；⑤将母亲的长袍包住婴儿及其后背上的毯子，即可防止周围的气流进入婴儿的毯子里，也可以防止婴儿滑落。

3. KC 时的母（父）亲体位　①婴儿应与母亲前胸相对，直立或者倾斜 30°~40°；②保持婴儿的头和颈部处于鼻吸气位置；③可以给父母一个小镜子，便于在不改变体位的情况下观察患儿面色等变化；④评估父母 KC 时的舒适度。

4. KC 过程中监测　应密切监测 KC 前、中、后婴儿的体温、呼吸、HR 和 SaO_2，同时还要监测和记录 KC 期间婴儿的异常表现。

5. KC 时注意的问题　①鼓励父母穿着宽松、前面解开的衬衫或者罩衫；②前几次 KC 时，每次至少 1 小时，让婴儿可以完成 1 个睡眠周期；③进行 KC 时尽可能不要受到干扰；④KC 期间，应尽可能维持睡眠；

⑤KC 期间可以经口或胃管进行喂养；⑥KC 的父母可以每天给宝宝清洁皮肤；⑦KC 期间不关闭暖箱或者远红外；⑧KC 之后让母亲泵奶。

（三）KC 期间的监测和记录

1. 在 KC 开始时，应密切监测生命体征，开始 KC 后 15 分钟内，每 5 分钟监测婴儿的 HR、呼吸频率、SaO_2 和体温，之后的监测数据可以每 15～30 分钟一次。

2. 每次的 KC 及全过程都应该记录在婴儿的病历上。

（四）成功实施 KC 的十大步骤

就像促进母乳喂养的十大成功措施一样，为<3 月龄婴儿提供服务和照护的机构都应该做到以下十大 KC 促进措施。

1. 管理层应建立 KC 相关规章制度、指南，保障 KC 顺利开展，直至婴儿出院。

2. 医生和护士都应参加 KC 培训。

3. 孕期保健中普及和推广 KC 的方法和益处。

4. 在健康足月婴儿出生后几分钟内，即应帮助妈妈开始 KC。

5. 向母亲示教进行 KC 的体位，保证安全。

6. 允许母亲和婴儿进行每天 24 小时、每周 7 天的 KC，直至出院。

7. 需要每次对婴儿进行至少 1 小时的 KC。

8. KC 的同时要保证婴儿的温暖和舒适。

9. KC 全程注意保暖，使用帽子、温暖的毯子。

10. 通过各种形式和途径促进 KC 实施者相互交流学习，直至出院。

（周文浩）

第四节 疼痛管理

疼痛（pain）被国际疼痛研究协会定义为“与实际或潜在的组织损伤相关的不愉快的感觉和情感体验”。在 20 世纪 80 年代之前，人们普遍认为早产儿缺乏感觉疼痛的神经功能发育。近年来，研究表明妊娠中期胎儿即具备疼痛感知能力，新生儿疼痛阈值低于成年人，易受疼痛刺激影响，产生一系列神经生理和行为变化，可造成呼吸暂停、喂养困难、伤口裂开、发育迟缓等近期影响或认知、运动和行为障碍等远期影响，因此疼痛不仅干扰新生儿生命体征和内环境稳态，影响疾病康复进程，反复疼痛刺激更是神经发育障碍和部分慢性疾病的高危因素之一。新生儿住院期间的疼痛没有得到重视和干预。在过去 20 年里，新生儿科在理解疼痛方面取得了长足的进步，然而，约一半的 NICU 尚未开展疼痛管理工作，新生儿疼痛发生率高达 80% 以上，其中中度疼痛发生率约为 70%，有效评估和治疗 NICU 患儿所经历的各种类型的疼痛仍然是一个挑战。

（一）新生儿常见致痛源

1. **急性发作性疾病相关疼痛** 各种呼吸道和肠道感染所致头痛、腹痛及肠痉挛等。

2. **致痛诊疗操作** 临床上最常见的致痛性操作包括足跟/动脉/静脉穿刺取血、经口鼻吸痰、静脉/肌内/皮下注射、特殊药物（如葡萄糖酸钙）输注时外渗、动静脉穿刺、PICC 及脐动/静脉置管、气管插管、胃肠道置管、灌肠、腰椎穿刺、眼底检查等诊疗操作。

3. **持续性疼痛致痛源** 常见于长期机械通气，各类手术术后，导管留置，炎症性疾病（如 NEC、静脉炎、骨髓炎等），各种产伤（颅脑损伤、骨折、臂丛神经损伤等），创伤性疾病（烧伤、烫伤等），功能性疾病及相关并发症（如喂养不耐受所致肠胀气）等。

（二）新生儿疼痛的生理机制

新生儿对疼痛的反应涉及生理、生化和行为等方面。伤害性刺激导致组织损伤，引发致敏物质如前列腺素、缓激肽、5-羟色胺、P 物质和组胺的释放。这些化学物质产生一种冲动，然后传递到伤害性感觉通路。反复接触有害刺激可能导致生理和行为紊乱，导致婴儿神经系统发育的变化，可能导致婴儿在未来对疼痛的反应过度。

（三）新生儿疼痛分类

对于新生儿来说，临床上常根据疼痛发生的持续时间和原因等进行分类。

1. **依据持续时间分类** 是新生儿疼痛最常见的分类方式，可分为急性疼痛、持续性疼痛和慢性疼痛。由于目前对新生儿各类疼痛的反应特征、病理生理机制尚不清楚，无法确定新生儿急性和持续性疼痛转化的时间窗口。

（1）急性疼痛：在受到伤害性刺激（损伤或疾病）时即刻发生，通常在刺激发生期间或刺激结束之后的数小时内持续疼痛。

（2）持续性疼痛：持续时间在数小时及以上或没有明确终点的疼痛。一般说来，新生儿持续性疼痛是一种病理状态。

（3）慢性疼痛：目前仍无明确界定。

2. **根据疼痛原因分类** 分为创伤性疼痛、急性操作性疼痛、急性术后疼痛等。

（1）创伤性疼痛：主要指出生创伤相关的新生儿

疼痛。

（2）急性操作性疼痛：在 NICU 中，基本上每天疼痛性操作的频率在 5～15 次，故最理想的疼痛控制方法是尽量减少疼痛性操作的数量。NICU 具有疼痛性的操作包括气管插管、插管内吸引、机械通气、胸腔导管引流、ROP 检查、外周静脉或中心静脉置管、足跟穿刺、腰椎穿刺、包皮环切、PDA 结扎、胸腔或腹膜穿刺、放置引流管等。

（3）急性术后疼痛：即各种外科手术后所致疼痛，若未得到有效缓解，将影响康复过程。

（四）新生儿疼痛症状

1. 疼痛的常见症状　通常包括心率增加、呼吸频率变化、血压波动，以及面部表情的变化，如眉毛隆起、眼睛紧闭、鼻唇沟、哭泣和运动增加。

2. 持续性疼痛症状　经历长时间疼痛的婴儿可能表现为心率下降、呼吸频率降低、耗氧量降低、嗜睡、灌注减少和四肢发凉。

（五）新生儿疼痛评估

1. 评估时间与频率　对疼痛进行及时、准确的动态综合评估（GPS）是实施疼痛管理的关键。

AAP 指南指出，需定期评估新生儿疼痛，并根据具体的疼痛情景调整疼痛评估的时机与频率。建议常规（每班）进行新生儿疼痛评估；接受计划性致痛性操作的新生儿，建议在操作前、中、后进行疼痛评估；新生儿术后 48 小时内，需每 4 小时评估 1 次；持续接受镇痛治疗的新生儿，至少每 2 小时评估 1 次；经历疾病相关持续性疼痛的新生儿，一般 4～6 小时评估 1 次；由于病情改变、活动或体位改变等导致疼痛程度改变或出现新发疼痛时，建议根据临床实际情况增加疼痛评估频率。

加拿大安大略注册护士协会（RNAO）建议给予镇痛措施 1 小时后再次评估疼痛；国内多在给予镇痛措施 0.5 小时或 1 小时后再次评估疼痛。实施镇痛后评估疼痛旨在评价镇痛效果及其持续时间、监测不良反应等，以指导临床医生及时调整镇痛方案。

受胎龄、健康状态、医疗环境等多因素影响，新生儿疼痛反应存在个体差异，故采取针对性、科学有效的个性化镇痛干预尤为重要。WHO 指南建议对疼痛进行多维度的综合评估，评估内容包括致痛源、疼痛程度、疼痛部位、疼痛频率、疼痛持续时间、伴随症状，以及疼痛对睡眠、发育和身体机能的影响。

2. 疼痛评估量表　如何准确评估新生儿疼痛对临床实践非常重要，现有新生儿疼痛评估量表主要针对急性疼痛和持续性疼痛研发和验证。在对不同群体进行测量时，只有具备良好测量性能（包括信度、效度和反应度）和可解释性（区分度）的量表才能作为可靠工具用于临床实践。

国内外系统评价结果显示，新生儿疼痛、躁动（激惹）及镇静评估量表（neonatal pain，agitation and sedation scale，N-PASS）用于足月儿和早产儿急性疼痛、持续性疼痛及术后和机械通气等临床情景时均具有较好的测量性能和低偏倚风险，是目前适用范围最广的新生儿疼痛评估量表。此外，具有良好信效度且能准确区分不同疼痛程度的量表还有舒适行为量表（COMFORT-behavior scale，COMFORT-B）、早产儿疼痛量表（premature infant pain profile，PIPP）、新生儿急性疼痛评估量表（neonatal infant acute pain assessment scale，NIAPAS）、新生儿术后疼痛评估量表（cries，requires oxygen，increased vital signs，expression，sleeplessness，CRIES）、婴儿疼痛行为指征量表（behavioral indicators of infant pain，BIIP）、修订版早产儿疼痛量表（premature infant pain profile revised，PIPP-R）、新生儿急性疼痛行为评分量表（douleur aiguë du nouveau-né，DAN）和新生儿疼痛量表（neonatal infant pain scale，NIPS）。

良好测量性能是量表应用的前提条件，而临床实用性和可行性则直接影响医护人员对量表的接受度。量表的使用语言和适用范围是影响其实用性和可行性的两个关键因素，上述量表均来源于国外，目前仅 N-PASS、NIAPAS 和 BIIP 有规范中文译制版本，其中 N-PASS 的适用范围较其他量表更广，其可行性和临床实用性评分均值显著高于 NIAPAS 等常用量表。因此，我国新生儿科应首选 N-PASS，必要时也可根据具体的临床情景选择其他经过验证的量表评估患儿疼痛（表 6-4-1）。

表 6-4-1　适合于不同情景的新生儿疼痛评估量表

量表	适用人群	适用情景			
		急性疼痛	持续性疼痛	术后疼痛	机械通气性疼痛
N-PASS	新生儿	√	√	√	√
COMFORT-B	新生儿	√	√	×	×
PIPP	新生儿	√	×	×	×
NIAPAS	新生儿	√	×	×	×
CRIES	新生儿	×	×	√	×
BIIP	新生儿	√	×	×	×
PIPP-R	早产儿	√	×	×	×
DAN	早产儿	√	×	×	×
NIPS	早产儿	√	×	×	×

注：√. 适用；×. 不适用或未测量。

值得一提的是，危重症疾病、神经功能障碍、肌松药等可能影响新生儿的疼痛反应，进而影响疼痛评估结果的准确性。此为疼痛评估量表的共性问题，建议结合临床对评估结果进行解释。

（六）新生儿疼痛干预

1. 干预原则　主要包括：①尽可能减少致痛性或压力性操作的次数。②控制新生儿病房环境噪声。③推荐避免将新生儿暴露于强光照射中。④对计划性致痛性操作或手术进行预防性镇痛。⑤采用基于疼痛评估结果的阶梯式镇痛管理模式，即轻度疼痛以非药物镇痛为主；中度疼痛以对乙酰氨基酚为主，辅以非药物干预和局部麻醉药；重度疼痛以阿片类药物为主，辅以非药物干预、对乙酰氨基酚和局部麻醉药。⑥紧急情况下的疼痛管理，以抢救新生儿生命为第一原则。

2. 非药物镇痛　针对新生儿各类不同程度的疼痛，可分别选择如下有效和安全的非药物镇痛方法，如非营养性吸吮（non-nutritive sucking，NNS）、给予蔗糖水或葡萄糖水、母亲声音或舒缓音乐刺激、袋鼠式护理、母乳喂养、蜷曲体位（facilitated tucking，FT）和嗅觉刺激等。

（1）非营养性吸吮（NNS）：指使用安慰奶嘴等技术增加新生儿吸吮动作，而无乳汁或其他甜味剂吸入（不以进食为目的）的吸吮。研究表明，NNS可通过刺激口腔触觉感受器提高疼痛阈值，并促进调节伤害性感受传导的5-羟色胺释放而产生镇痛作用。NNS是新生儿病房最常用的非药物镇痛方法，NNS的最佳实施时间是在致痛性操作前3分钟开始，并持续整个操作过程。《新生儿疼痛评估与镇痛管理专家共识（2020版）》推荐新生儿轻、中、重度疼痛及持续性疼痛均可采用NNS镇痛（中、重度疼痛需结合药物镇痛）。资料表明，非营养性吸吮在足跟采血中的镇痛效果非常好。

（2）给予蔗糖水或葡萄糖水：通过注射器、滴管、奶嘴等方式给予新生儿蔗糖水或葡萄糖水，可诱导内源性阿片类物质释放、激活脑神经肽系统进而产生镇痛作用。《新生儿疼痛评估与镇痛管理专家共识（2020版）》推荐致痛性操作前2分钟给予24%蔗糖水或25%葡萄糖水0.2～0.5ml/kg，可缓解新生儿操作性疼痛、术后疼痛和长期慢性疼痛。

（3）舒缓音乐和母亲声音刺激：母亲声音是新生儿最佳的听觉刺激，采用录制的母亲心跳声、说话、唱歌或讲故事的声音，或现场发出的声音，使新生儿重新接收在子宫内听到的熟悉的母亲声音而产生安全感，可预防和缓解新生儿疼痛。此外，采用扬声器或耳机播放古典音乐、民族音乐、儿童音乐和流行音乐等镇痛效果也显著，且简单易行，分别被美国新生儿护理协会及中国医师协会新生儿科医师分会推荐用于预防和缓解新生儿疼痛。系统评价建议，对于26周以上的新生儿，接受致痛性操作前10分钟开始播放，持续至操作结束后10分钟或患儿恢复平静后，播放声音的强度控制在50dB左右。

（4）袋鼠式护理：指母亲或其他亲属以大约60°的角度将穿着尿布的婴儿直立式地贴在其胸口，使婴儿和母亲或其他亲属之间保持最大程度的皮肤接触，为新生儿提供温暖与安全感。系统评价证据显示，袋鼠式护理能有效减轻疼痛的生理和行为反应，降低新生儿操作性疼痛评分，多部指南或专家共识推荐采用袋鼠式护理预防和缓解新生儿操作性疼痛和长期慢性疼痛。袋鼠式护理用于新生儿镇痛最常用的方案：在疼痛刺激前和整个刺激过程中进行15分钟或30分钟袋鼠式护理；当母亲不能参与袋鼠式护理时，父亲或其他女性可以作为替代。

（5）母乳喂养：母乳喂养借助味觉、嗅觉、触觉等多感官刺激发挥镇痛作用，且母乳中含有的高浓度色氨酸是褪黑素的前体，可增加β-内啡肽的浓度，继而产生镇痛作用。母乳喂养可作为主要非药物镇痛方法之一，一般在致痛性操作前2分钟开始并在操作全程持续进行母乳喂养；当无法进行母乳喂养时，母乳（在致痛性操作前2分钟用注射器将1～2ml母乳滴入新生儿口腔）可作为备选。

（6）蜷曲体位（FT）：指当新生儿侧卧、仰卧或俯卧时，保持新生儿四肢中线屈曲位，并将父母、医护人员或人工模拟的手置于婴儿的手和脚上，以控制整个身体并提供支撑。蜷曲体位为国外多部新生儿疼痛管理指南所推荐，可用于超早产儿和极早产儿，以及新生儿不能从暖箱向外转移的情况。建议自致痛性操作前15分钟至操作结束后15分钟维持新生儿侧卧蜷曲体位。

（7）嗅觉刺激：指运用气味激活嗅觉系统引起生理、情绪和行为反应的过程。嗅觉刺激可通过抑制伤害信号的处理发挥镇痛作用。研究表明，母乳气味和习惯化的香草气味和薰衣草气味对降低操作性疼痛有效且安全。由于香草和薰衣草气味的习惯化需要较长时间，镇痛的时间和经济成本高于母乳气味，建议优先考虑使用能释放母乳气味的玩偶、棉垫等为住院新生儿提供有益的嗅觉刺激以预防和缓解新生儿疼痛。

3. **药物镇痛**　对于新生儿中度及以上疼痛，建议在非药物镇痛的基础上，加药物镇痛。需要使用药物性干预的疼痛操作包括气管插管、机械通气、放置胸腔闭式引流管、早产儿视网膜病筛查和大手术后（全身应用），以及针刺或浅表手术（外用）等。

（1）对乙酰氨基酚：主要应用于新生儿中度及以上疼痛，与阿片类药物联合用于重度疼痛时，可降低阿片类药物的总需要量。对乙酰氨基酚属中枢性解热镇痛药，是治疗儿童急性疼痛最常用的镇痛剂，可多途径（口服、直肠、静脉）给药。对乙酰氨基酚在新生儿中使用时，仍需关注过敏反应、肝功能损害等潜在不良反应。

对乙酰氨基酚口服或直肠给药方案依据新生儿胎龄和/或日龄不同而有所不同：胎龄 28～32 周的早产儿，每次 10～12mg/kg，两次给药时间间隔 6～8 小时，最大总剂量为 40mg/（kg·d）；胎龄 33～36 周的早产儿或日龄<10 天的足月儿，每次 10～15mg/kg，两次给药时间间隔 6 小时，最大总剂量为 60mg/（kg·d）；日龄≥10 天的足月儿，每次 10～15mg/kg，两次给药时间间隔 4～6 小时，最大总剂量为 75mg/（kg·d）；所有新生儿最大剂量疗程不得超过 48 小时。对乙酰氨基酚的静脉给药方案：单次剂量 7.5mg/kg，两次给药时间间隔 4～6 小时，最大总剂量为 30mg/kg。

（2）吗啡或芬太尼：吗啡和芬太尼是新生儿最常用的阿片类药物，主要用于气管插管、机械通气或大手术所致新生儿重度疼痛（有时临床可用地西泮、咪达唑仑）。吗啡经肠道吸收，由肾排出，有时可导致大量组胺释放，引起血管舒张、血压下降；芬太尼经肝代谢，与吗啡相比具有镇痛效价高、起效快、持续时间短、血流动力学稳定的优势，但易引起胸壁、腹壁肌肉强直。因此，使用吗啡或芬太尼治疗新生儿重度疼痛时，需做好不良反应（呼吸抑制、低血压、肌肉强直、药物耐受及戒断综合征等）的监测与处理。

吗啡给药方案有 3 种：①口服：每次 80μg/kg，短效吗啡两次给药时间间隔 4～6 小时；②肌内注射或静脉推注：每次 50～100μg/kg，两次给药时间间隔 4～6 小时；③持续静脉输注：10μg/（kg·h），最大剂量 30μg/（kg·h）。芬太尼给药方案有 2 种：①静脉推注：0.5～3.0μg/kg（注射持续时间>2 分钟），两次给药时间间隔 2～4 小时；②持续静脉输注：负荷剂量 1～2μg/kg，维持剂量 0.5～1μg/（kg·h）。若患儿有腹内压增高的风险则首选吗啡镇痛，不推荐机械通气的早产儿常规持续输注吗啡镇痛；若胎龄<27 周或有低血压风险、胃肠蠕动减慢或肾功能衰竭者，则首选芬太尼镇痛。

（3）利丙双卡因乳膏（lidocaine and prilocaine cream，EMLA）、丁卡因凝胶或利多卡因凝胶：通过改变细胞膜的钠离子通透性，阻止神经动作电位产生和传导而发挥镇痛作用，主要用于预防和治疗新生儿各类针刺相关操作和浅层外科手术引起的疼痛。研究表明，EMLA 乳膏可降低腰椎穿刺、静脉穿刺、包皮环切术围手术期的疼痛，但不能降低足跟穿刺所致疼痛；丁卡因凝胶可能降低静脉穿刺过程中的疼痛，但不能降低肌内注射所致疼痛。正是由于上述药物的镇痛范围局限，建议临床谨慎选用。

上述药物的参考给药方案为：EMLA 乳膏每次 0.5～1.0g，用药时间 60 分钟，最大总剂量为 1g；4% 丁卡因凝胶每次 1.0g，用药时间 30～45 分钟；2% 利多卡因凝胶最大总剂量<3mg/kg。

（4）盐酸丙美卡因：主要用于预防和治疗 ROP 筛查期间的疼痛。研究表明，早产儿视网膜病变筛查过程中，开睑器、巩膜压迫器及检眼镜的使用会诱发新生儿中重度疼痛反应，在眼底检查前 30 秒使用 0.5% 盐酸丙美卡因可降低新生儿疼痛，且无不良反应。参考给药方案：早产儿视网膜病变筛查前，采用 0.5% 盐酸丙美卡因 1～2 滴滴眼局麻。

（七）新生儿疼痛管理

1. **新生儿疼痛管理要点**　为了更好地落实疼痛管理实践，应做到如下几点：①尽量减少或避免具有疼痛的操作；②制定蔗糖管理标准；③加强疼痛评估；④疼痛性操作时或实施后需应用疼痛管理策略；⑤使用阿片类药物时注意实施有效和安全的撤药策略。

2. **鼓励患儿家属参与新生儿疼痛管理**　采用教育-促进参与-合作的方式与患儿家属共同制订并执行疼痛管理计划；积极鼓励父母参与实施非药物镇痛，如袋鼠式护理、母乳喂养、蜷曲体位等，以期有效减轻新生儿的疼痛反应；推荐通过健康教育手册、互联网电子科普资源、健康教育课堂等多种形式对患儿家属进行有关新生儿疼痛管理知识和技术的健康教育。

3. **客观准确地记录新生儿疼痛管理过程**　疼痛仍然是新生儿学科中一个新兴的研究领域，及时、准确、客观、完整地记录疼痛管理全过程，是疼痛规范化管理的必然要求，倡导采用结构化的电子记录单记录疼痛管理全过程，记录疼痛评估和干预后的随访分数，实现新生儿疼痛的精准管理。

（肖昕　周文浩）

第五节 外科疾病围手术期管理

新生儿外科疾病患儿可能住院时间较长，外科护理非常重要，住院期间需要护理人员具有高度的责任心和专业的专科护理知识。

（一）基础护理

1. 加强保暖措施 新生儿体温中枢系统发育未完善，皮下脂肪少，体表面积相对大，容易散热，产热靠棕色脂肪的代谢，体温容易随外界的影响而变化。新生儿外科患儿会因术中开腹或其他原因的脏器外露，对体温产生较大影响。因此，对围手术期的新生儿更需要关注保暖。

（1）入院评估体温情况，有无硬肿症，有体温不升者按实际情况给予复温处理。

（2）低体温患儿给予暖箱、红外线辐射台等保暖设施，使其核心温度维持在36.5~37.5℃，有多项操作应使用红外线辐射台。

（3）医护人员操作前除手消毒外，应把手搓暖后再进行相关的检查与操作，以减少交叉感染与冷刺激。

（4）对外露脏器部位予以保鲜膜保暖。

（5）每4小时记录监测体温。

2. 保持呼吸道通畅 新生儿胃呈水平位，贲门括约肌发育差，幽门括约肌发育较好，吃奶后易呕吐、溢乳，易发生误吸，保持呼吸道通畅非常重要。

（1）术后持续监测心率、呼吸和 SaO_2 等。

（2）取头高位（床头抬高15°~30°）有利于呼吸道通畅，降低反流和误吸风险。

（3）呼吸道分泌物多的患儿予以及时清理；对食管闭锁的患儿，术前可将胃管置入食管上端盲袋，15分钟冲洗1次，避免黏稠唾液堵管。

3. 胃肠减压 80%以上的术后新生儿均需胃肠减压，尤其是消化道梗阻、先天膈疝、腹壁缺损等。

（1）妥善固定胃肠减压装置，避免体位管理时管道反复活动对咽部的刺激。

（2）防止管道受压，保持引流管通畅。

（3）观察记录引流物的颜色、性质、量，及时发现并发症。

4. 皮肤伤口护理 皮肤是人体最大的器官，是抵御外界微生物入侵的屏障。术后患儿面临水肿、造口、silo袋术、伤口、中心静脉导管、引流管、导尿管等情况，所以要尽量保持皮肤清洁性和完整性，促进伤口愈合。

（1）用生理盐水、注射用水清洗伤口，避免使用刺激性消毒剂。

（2）合适的敷料，既能保护伤口又能吸收渗出液，可促进伤口愈合。

（3）使用合适的沐浴露，避免破坏皮肤的弱酸性环境。

（4）使用纯棉、柔软、舒适的衣物，使用护臀霜、液体敷料等皮肤保护剂，减少臀红发生。

（5）请造口专科人员会诊，给予专业意见。

5. 维持水电解质平衡 手术给患儿造成低血容量、组织损伤、低组织灌注量、败血症等均会影响水电解质平衡，为减少相关问题应予以护理计划。

（1）维持体液平衡，使用中心静脉输液。每天定期评估体重、尿量、引流量、渗出量。

（2）监护体温、心率、呼吸、SaO_2、血压及毛细血管充盈度，监测血气分析、电解质、血糖等情况。

6. 保证营养 长期使用肠外营养可引起导管相关性感染、胆汁淤积性黄疸，故在病情允许的情况下尽量维持患儿营养供给。

（1）在未能进食时，评估病情允许的情况下予以非营养性吸吮，保持吸吮功能，促进胃肠道蠕动，有利于胃肠功能的恢复。

（2）病情允许时应尽早开奶，根据医嘱采取连续输注、间歇滴注、重力管饲等方法。

7. 疼痛管理 反复疼痛影响患儿睡眠，带来代谢增加、灌注减少、呼吸及免疫改变、耗氧增加，影响病情恢复。

（1）使用合适的疼痛评估工具（如N-PASS）进行新生儿疼痛评估。

（2）根据医嘱准确予以镇痛药物。

（3）给予舒适体位、安抚奶嘴（NNS）、袋鼠式护理等减少疼痛。

8. 预防感染 新生儿免疫力低，术后抵抗力下降，易发生院内感染。

（1）术后置于新生儿室，集中护理，加强口腔、脐部护理。

（2）严格管理入室人员，加强医护人员手卫生监控。

（3）所有生活物品专人专用。

（4）体位管理，避免坠积性肺炎发生。

9. 发展性照顾 减少不良刺激，有利于生长发育。

（1）集中治疗、护理，避免过度打扰患儿休息。

（2）避免光线直射患儿，室内光线柔和。

（3）使用“鸟巢”，给予舒适体位，保持手脚屈曲，促进手口协调。

10. **家庭支持计划**　为父母与手术医生、麻醉医生、护理人员提供充分交流的机会，在病情允许时尽早让父母参与患儿的照护，提供皮肤接触、袋鼠式护理、沐浴、喂养的机会，帮助建立亲子关系。

（二）术前护理

1. 择期手术/限期手术术前护理常规

（1）病室环境清洁、舒适、空气新鲜，保持适宜温湿度，一般新生儿要求室温 22~24℃，相对湿度 55%~65%。

（2）心理护理：做好患儿家长的思想工作，消除其顾虑，减少恐惧，取得配合，保证患儿有足够的睡眠。

（3）协助完成各项辅助检查，全面了解患儿健康状况，包括完整的病历、全面的体检和必要的化验。改善营养，纠正患儿的营养不良状况，以免削弱抗感染的能力和影响术后恢复。

（4）注意保暖，严防低温致硬肿症、肺炎发生。

（5）做药物过敏试验，并观察记录，若有过敏及时报告医生，更换药物，并做过敏标记。按规定在病历上用红笔注明，床头挂上阳性标志。

（6）按医嘱备血、备药、备皮。皮肤准备：术前 1 日清洗手术区皮肤、理发、剪指/趾甲、更换清洁衣物。

（7）做好交叉配血准备，对贫血患儿术前可根据医嘱少量多次输血。

（8）观察患儿的体温，如超过 38℃，及时通知医生。术前 1 晚加测体温 1 次，注意有无咳嗽、流涕，如有上述症状应及时与医生联系。

（9）术前禁食 6 小时，母乳喂养患儿禁食 4 小时，术前禁水 4 小时，于床头挂禁食标志并告知家长。

（10）消化道手术患儿遵医嘱术前留置胃管，胃部手术前遵医嘱洗胃，结肠/直肠手术、巨结肠或肠瘘患儿按医嘱做好术前灌肠，术前 1 晚及手术日晨进行清洁灌肠。

（11）遵医嘱给予术前用药：肠道手术患者术前 3 天给予口服抗生素或术前 30 分钟静脉输入抗生素。

（12）进手术室前核对姓名、床号、腕带标识，排尽尿液。盆腔手术或估计手术时间长者，应插好导尿管。

（13）术前建立静脉通路 PVC、PICC、UVC，术前 30 分钟按医嘱注射术前用药。

（14）做好术后床单位准备，备齐所需的各种用物，如心电监护、吸引器、减压装置及无菌引流袋等，必要时准备气管切开包和急救用品。

2. 急诊手术术前准备

（1）收集患者资料，评估患儿病情，做护理诊断，拟定护理计划、实施护理措施。

（2）迅速建立静脉通路，遵医嘱输注药物。

（3）准确采集血标本。

（4）详细询问患儿最后进食、进水时间，并通知医生，指导禁食禁水，或按医嘱进行胃肠减压以缩短术前准备时间。

（三）术后护理

1. 准备床单位及必需物品（输液架、引流瓶/袋、胃肠减压、血压计、氧气筒、吸引器等）。

2. 责任护士与手术室护士交接患儿，轻稳搬动，听取交班，了解手术情况及注意事项，观察皮肤对刺激的反应、肢体的活动等。并检查静脉、各种引流管、伤口包扎及全身皮肤情况。测体温、脉搏（心率）、呼吸、血压，并记录。

3. 保持呼吸道通畅，麻醉未清醒前去枕平卧，头侧向一边，保持呼吸道通畅，防止误吸。注意保暖，并适当约束四肢。根据手术性质及病情安置患者体位。

4. 给予低流量吸氧，严密观察病情及生命体征变化，观察神志、血氧饱和度、末梢循环等，早期发现窒息、休克、感染等并发症。

5. 观察伤口有无渗血、渗液，敷料有无松脱，有无腹胀及尿潴留，敷料湿透应及时更换。正确记录肛门排气排便时间、大便性状。

6. 接好各种引流管、袋，并保持通畅、不高于引流部位。引流袋可每周更换 1~2 次（引流液有性状、颜色改变，需每天更换）。保持各种引流管通畅，防止堵塞、受压、扭曲，观察并记录引流液的颜色、量及性质。

7. 保持输液管通畅，根据患儿年龄及病情调节输液速度。

8. 做好基础护理，保持口腔及皮肤清洁，防止发生口腔炎、压疮。

9. 新生儿可放入暖箱内或红外线辐射台保暖，勿将热水袋直接与皮肤接触，以防烫伤。

10. 非腹部手术及不引起全身反应的小手术，术后 4~6 小时可给正常饮食；腹部手术或留置胃肠减压者，禁食、静脉补液，待肠道功能恢复后方可进食。

11. 病情许可时，新生儿及不能行走的婴幼儿应由家长协助翻身、拍背、活动肢体，以减少肺部并发症。

12. 注重健康教育。教育家长养成良好的卫生习惯，预防受凉感冒，教会家长对术后患儿的生活护理，定期复查。

（李于凡　刘翠芬）

参考文献

1. 胡晓静,张玉侠,曹云,等. 新生儿经上、下肢静脉植入中心静脉导管并发症比较—115 例病例分析. 中华围产医学杂志,2012,15(6):372-374.
2. 胡晓静,张玉侠,庄薇,等. 新生儿重症监护病房早产儿袋鼠式照护的评估与实施. 中国循证儿科杂志,2019,14(1):64-68.
3. 李丽玲,胡晓静. 新生儿经外周中心静脉置管导管末端位置与非计划性拔管相关性研究. 中国实用护理杂志,2017,33(9):675-678.
4. 杨童玲,王丽,胡晓静,等. 新生儿医源性皮肤损伤的评估要点和预见性护理的专家共识. 中国循证儿科杂志,2020,15(3):161-165.
5. 国家儿童健康与疾病临床医学研究中心,儿童发育疾病研究教育部重点实验室,儿科学重庆市重点实验室,等. 中国新生儿疼痛管理循证指南(2023 年). 中国当代儿科杂志,2023,25(2):109-127.
6. 郑珊. 实用新生儿外科学. 北京:人民卫生出版社,2013.
7. 张金哲. 小儿外科学. 北京:人民卫生出版社,2013.
8. American Academy of Pediatrics,Committee on Fetus and Newborn and Section on Surgery,Section on Anesthesiology and Pain Medicine,Canadian Pediatric Society and Fetus and Newborn Committee. Prevention and management of pain in the neonate:an update. Pediatrics,2006,118(5):2231-2241.
9. BROOM M,DUNK A M E,MOHAMED A L. Predicting neonatal skin injury:the first step to reducing skin injuries in neonates. Health services insights. Health Serv Insights,2019,12(14):1-10.
10. DIMENNA L. Considerations for implementation of a neonatal kangaroo care protocol. Neonatal Netw,2006,25(6):405-412.
11. EPSTEIN E G. Moral obligations of nurses and physicians in neonatal end-of-life care. Nurs Ethics,2010,17(5):577-589.
12. HARRISON D,LOUGHNAN P,MANIAS E,et al. Utilization of analgesics,sedatives,and pain scores in infants with a prolonged hospitalization:a prospective descriptive cohort study. Int J Nurs Stud,2009,46(5):624-632.
13. MADHAVA S S. Intravenous cannulation (pediatric): Best practice. The Joanna Briggs Institute,2020,2(11):1-4.
14. MONAGLE P,CHAN A K,GOLDENBERG N A,et al. Antithrombotic therapy in neonates and children:Antithrombotic Therapy and Prevention of Thrombosis. 9th ed. American College of Chest Physicians Evidence-Based Clinical Practice Guidelines. Chest,2012,141(suppl 2):e737S.
15. MONARA M C,MARTEKA P,BREDA K. Decreasing incidence of medical device-related pressure injuries in a Small Community Hospital:A quality improvement project. J Wound Ostomy Continence Nurs,2018,2(45):137-140.
16. MOORE E R,BERGMAN N,ANDERSON G C,et al. Early skin-to-skin contact for mothers and their healthy newborn infants. Cochrane Da tabase Syst Rev,2016,11(11):CD003519.
17. NEWNAM K M,MCGRATH J M,SALYER J,et al. A comparative effectiveness study of continuous positive airway pressure-related skin breakdown when using different nasal interfaces in the extremely low birth weight neonate. Appl Nurs Res,2015,28(1):36-41.
18. SHAH P S,NG E,SINHA A K. Heparin for prolonging peripheral intravenous catheter use in neonates. Cochrane Database Syst Rev,2005,19(4):CD002774.
19. TOBIAS J A,ROSS A K. Intraosseous infusions:a review for the anesthesiologist with a focus on pediatric use. Anesth Analg,2010,110(2):391-401.
20. WALDEN M,CARRIER C. The ten commandments of pain assessment and management in preterm neonates. Crit Care Nurs Clin North Am,2009,21(2):235-252.
21. YAMADA J,STINSON J,LAMBA J,et al. A review of systematic reviews on pain interventions in hospitalized infants. Pain Res Manage,2008,13(5):413-420.

第七章　新生儿危重症急救与急诊处理

第一节　院前急救

院前急救(pre-hospital firstaid,PHFA)是重症医学的重要组成部分,2013年10月22日国家卫生和计划生育委员会颁布《院前医疗急救管理办法》,明确定义院前医疗急救是指由急救中心(站)和承担院前医疗急救任务的网络医院(以下简称急救网络医院)按照统一指挥调度,在患者送达医疗机构救治前,在医疗机构外开展的以现场抢救、转运途中紧急救治以及监护为主的医疗活动。根据以上定义,新生儿院前急救(neonatal pre-hospital first aid,NPHFA)可以理解为在医疗机构外开展的针对危重新生儿的现场抢救、转运途中紧急救治及监护的医疗活动。但是,我国新生儿院前急救作为新生儿重症医学的一部分,具有与成人、儿童院前急救不同的概念与意义,拥有独特的专业特色。由于我国许多基层医院和部分三级综合医院没有新生儿专科医护人员,也不具备新生儿专业医疗条件。因此,在这些医疗机构出生的新生儿出现危急重症时,往往需要转运到具有新生儿专业医疗条件的医疗机构进行监护、诊断与治疗。可见,在我国新生儿院前急救中,新生儿现场抢救不仅是在医疗机构以外的现场抢救,如在患儿家中、公共场所进行的抢救;还包括实施新生儿院前急救的新生儿专业医护人员在不具备危重新生儿专业医疗条件的医疗机构进行的危重新生儿抢救。因此,目前我国新生儿院前急救实际上是指实施新生儿院前急救的医疗机构,在本医疗机构以外进行的对各种危及生命的危急重症、创伤、中毒、灾难事故等伤及新生儿患者进行的以现场抢救、转运途中的紧急抢救和监护为主的医疗活动。

当新生儿出现危急重症时,由患儿家属紧急求助当地120急救中心,或由有危重新生儿需要院前急救的医疗单位紧急电话联系实施新生儿院前急救的医疗机构,派出由新生儿专科医生、护士组成的院前急救与转运小组,新生儿出生后即刻在产房进行急救,或在不具备危重新生儿专业医疗条件的医疗机构进行转运前急救处理,以及在转运途中对患儿进行监护和急救处理,也包括在患儿家中、公共场所对患儿进行现场急救,其目的是给予现场急救,稳定患儿病情,减轻病痛,防止再损伤,安全、快捷地将患儿转运到NICU进行专业化的监护、诊断与治疗,从而使危重新生儿在第一时间得到专业化的救治,降低危重新生儿死亡率,不断提高生存质量。

一、新生儿院前急救模式

目前,我国的新生儿院前急救模式主要有以下几种:医院互动式、患者求助式和灾害背景下的新生儿院前急救模式。

1. 医院互动式新生儿院前急救模式　我国许多基层医院(主要为一级、二级医院)和部分三级医院没有新生儿专科医护人员,也不具备新生儿专业医疗条件,一旦有危重新生儿出生,这些医院会第一时间电话求助实施新生儿院前急救的上级医院(通常为具有NICU的儿童医院、妇幼保健院或综合医院),在了解患儿病情后上级医院派出危重新生儿急救与转运小组赴求助医院对患儿进行院前急救,在稳定患儿病情后及时转运到上级医院进行救治。这是我国各地目前实施的主要新生儿院前急救模式。

2. 患者求助式新生儿院前急救模式　在我国城市或农村家庭、公共场所突然发现新生儿发生危急重症时,由患者家属电话联系120急救中心,120急救中心立即调派实施新生儿院前急救的医院安排新生儿急救与转运小组赶赴患者家中或呼救现场,进行现场急救,并转运至上级医院,这种院前急救模式称为患者求助式新生儿院前急救模式,我国许多省市仍然存在这种院前急救模式。

3. 灾害背景下的新生儿院前急救模式　在突然发生灾害背景下,新生儿作为最弱小的生命个体极易受到灾害的损伤,需要紧急救治。具有新生儿院前急救能力的医院均会积极参与当地政府或国家统一组织的灾害救援,在第一时间快速反应,对危重新生儿实施专业化的院前急救和转运服务,安全、及时、有效地将危重患儿送至合适的医疗中心进行救治。这种在灾害背景下的新生儿院前急救模式,实际上是在当地政府或国家统一组织的灾害救援任务指导下,由具有新生儿院前急救能力的医院实施的主动式新生儿院前急救模式。

二、新生儿院前急救配置

1. **人员配置** 新生儿院前急救人员通常由新生儿专科医生、护士、医疗救护员和救护车司机等组成，各地可根据本地区服务人口基数、新生儿出生率、服务半径及危重新生儿院前急救工作量等，合理配置新生儿院前急救人员。在山区、湖区、海岛等地区可根据地理情况实施医疗直升飞机、急救快艇、专业医疗船等新生儿院前急救和转运任务，还应配置直升飞机、急救快艇、专业医疗船的驾驶员和辅助人员。要求新生儿专科医生身体健康，临床医学专业本科以上学历，具有2年以上新生儿专业临床医疗工作经验，必须取得《中华人民共和国医师执业证书》，同时取得院前急救专业岗位培训证书。要求新生儿专科护士身体健康，护理专业中专及以上学历，从事新生儿护理工作2年以上，必须取得《中华人民共和国护士执业证书》，同时取得院前急救专业岗位培训证书。医疗救护员应当按照国家有关规定经培训考试合格取得国家职业资格证书，上岗前经设区的市级急救中心培训考核合格；医疗救护员可以从事的相关辅助医疗救护工作包括：①对常见急症进行现场初步处理；②对患者进行通气、止血、包扎、骨折固定等初步救治；③搬运、护送患者；④现场心肺复苏；⑤在现场指导群众自救、互救。救护车驾驶员的准入条件：年龄在40岁以下，身体健康，具有B1以上驾驶证，5年以上驾龄，急诊急救相关知识培训合格。

2. **交通工具和通信设备配置** 我国目前用于新生儿院前急救的主要交通工具是救护车，可以分为三大类，即监护型救护车、普通型救护车和运输型救护车。其中监护型救护车设备齐全，急救药品与医疗用品较多，类似于移动的“NICU”，可满足危重新生儿的现场急救和转运途中的监护与治疗；普通型救护车内急救设备简陋，急救药品和医疗用品配备较少，主要用于一般患者的初步处理和安全转运；运输型救护车内未配备相应的医疗设备、急救药品和医疗用品，仅用于已康复患者的出院或到院复查、体检等。各地应根据区域服务人口、服务半径、地理环境、交通状况等因素，合理配置救护车、医疗直升飞机、急救快艇、专业医疗船等交通工具，并按照院前医疗急救需求配备通讯系统。1986年国家卫生部、邮电部发文规定，中国院前急救机构统一使用急救电话“120”。急救中心与下属分站设立专线，与网络医院等也设立专用通讯。各大中城市的救护车内均装备无线对讲机，其覆盖半径与服务区域相一致，各城市按统一受理、就近派车、按需送院的原则分配患者。很多城市的救护车内还配置了卫星定位系统和车载通信设备，既可提供明确的导航，还可进行语言通讯和文字、影像传输，使急救信息的传递和调度指令更加便捷、清晰和准确。

3. **设备、药品与医疗用品配置** 院前急救设备、药品与医疗用品主要包括：①新生儿转运暖箱：由双层透明有机玻璃罩、自备充电电池、产热及温控装置、带脚轮的升降式担架和输液架等组成。有机玻璃罩的头部和侧面设有出入口，并有加盖小圆孔以利于静脉输液管、引流管、输氧管、呼吸器管道及监护仪的导线通过。另有供氧通道，可行暖箱内给氧。呼吸器、监护仪和便携式氧气瓶可安装在转运暖箱上。②监护与诊断仪器：主要有多功能监护仪、微量血糖测定仪、微量血气分析仪、便携式超声诊断仪等。③氧疗及呼吸支持设备：包括呼吸器、便携式氧气瓶、氧浓度测定仪、头罩、鼻导管、输氧管等。多采用具有持续气流、时间切换、限压型呼吸器，可提供SIPPV、SIMV、CPAP和PEEP等通气方式，并有氧气-空气混合及湿化装置。④输液泵：能准确控制输液及用药速度。⑤便携式吸引器：有手动式急救吸引器或电动式负压吸引器，前者无需电源，操作简单、方便，但吸引压力不好控制；后者需充电或外接电源，吸引压力稳定。⑥急救箱：备有各种急救药物和医疗用品供抢救用，包括肾上腺素、异丙肾上腺素、多巴胺、多巴酚丁胺、去乙酰毛花苷、利多卡因、妥拉唑林、阿托品、纳洛酮、地西泮、苯巴比妥钠、维生素 K_1、白蛋白、肝素、呋塞米、地塞米松、10%葡萄糖酸钙溶液、5%碳酸氢钠溶液、5%葡萄糖溶液、10%葡萄糖溶液和25%葡萄糖溶液、0.9%氯化钠溶液和10%氯化钠溶液、注射用水等药物；喉镜、各种型号气管插管、复苏囊、各种型号的面罩、吸痰管（口咽部及气管内吸痰管）、胃管、一次性手套等复苏用具；一次性注射器、输液器、各种型号注射针头、留置针、消毒用酒精、碘酒、消毒纱布、棉球、胶布、剪刀等输液用具；消毒胸腔穿刺包、引流包、胸腔引流导管或导尿管、消毒脐血管插管包、脐血管导管等；听诊器、手电筒、备用电池、体温计、微量血糖测定仪、培养管、尿袋等。

三、新生儿院前急救工作流程与内容

1. **新生儿院前急救工作流程** 通畅和合理的院前急救流程对挽救患儿生命和降低后遗症非常重要。

（1）求助医院电话呼救或120电话呼救：上级医院接到不具备新生儿急救医疗条件医院的电话求助

后，在了解患儿病情后派出危重新生儿急救与转运小组赴求助医院对患儿进行院前急救，在稳定患儿病情后及时转运。在我国城市或农村家庭、公共场所突发新生儿危急重症时，由患者家属电话联系120急救中心，120急救中心立即调派实施新生儿院前急救的医院安排新生儿急救与转运小组赶赴患者家中或呼救现场，进行现场急救，并转运至上级医院进行进一步救治。

（2）受理急救电话：上级医院或120急救中心接到呼救电话，要及时核对和记录呼救信息，包括呼救医院名称或患者家属姓名、联系方式、具体位置、患者情况等，安排新生儿急救与转运小组出发，并通知医院NICU做好相应准备。若遇特殊紧急状况或灾害事故紧急医疗救援事件等，应立即向领导汇报，启动应急预案。

（3）新生儿院前急救与转运小组迅速出动：在接到医院或120急救中心的出诊指令后，迅速出动，奔赴呼救医院、患者家中或呼救现场。

（4）在指定地点与呼救人会合：急救与转运小组在出发前应再次与呼救医院或呼救人联系，确定呼救医院、患者家庭或呼救现场的具体位置，询问患者病史、具体病情及其需求等，以准备所需特殊救治设备、药品和医疗用品等。在出发后保持与呼救医院或呼救人的联系，以确保及时到达指定地点与呼救人会合。

（5）现场急救：到达呼救医院、患者家庭或呼救现场后，应根据患者病史、病情等，及时进行体格检查和相应辅助检查，及时做出初步诊断，按照急救操作规范，实施现场救治。评估病情严重程度，确定是否适合转运，科学把握转运时机。向患者家属交代病情，按照“就近、就急、就救治能力、尊重患者家属意愿”的原则，确定患者转送哪家医院进行救治，并签署知情同意书。经过初步救治后，根据患者病情采取正确的搬运方式和体位，安全搬运患者。对于病情危重患者需提前告知医院做好抢救准备。如遇患者已经死亡，应及时进行心肺复苏抢救、心电图记录，并告知患者家属和/或现场警察等，签字确认，开具死亡通知书。

（6）转运与途中监护：在转运患者途中，做好患者生命体征的监护，密切观察患者的病情变化，发现病情变化及时抢救处理。同时，还应采取一些治疗措施如保暖、保持呼吸道通畅、开放静脉通道输液、配制好常用急救药品以备急用等，以稳定病情，减少转运对患儿生理功能的影响，避免病情恶化。此外，转运中要记录患儿体温、呼吸、心率、血压、经皮血氧饱和度、尿量、排便情况。若病情变化应具体记录其临床表现，以及途中所用药物和治疗操作等。

（7）抵达医院：送达医院后，负责将患者送入NICU或相应接诊科室，应主动向接诊医生介绍患者病情及处理情况，移交相关医疗文书，并由接诊医生签收。妥善安排患者后，立即返回医院，及时书写院前急救病历和填写相关记录。并及时检查和补充急救物品、药品及器械，为下一次出诊做好准备。

2. 新生儿院前急救工作内容　院前急救工作的医疗定位是高级生命支持等级水平，其治疗原则是以生命支持和对症治疗为主。主要工作内容如下。

（1）产房复苏：我国基层医院和一些综合医院产房由于没有新生儿专科医师，在产房对危重新生儿的第一时间急救不力，或产房复苏条件差，有些分娩量大的医院没有配置NICU。许多高危妊娠都可发生胎儿向新生儿转变的过程不顺利，新生儿出生时需要在产房进行及时复苏。因此，针对这些高危分娩产妇，新生儿急救与转运小组人员可以在产房待产，在高危儿出生后第一时间进行新生儿复苏处理。

（2）新生儿危急重症的评估与转运：在呼救医院、患者家庭或呼救现场，根据病史、临床表现及现有辅助检查结果，对患者进行体格检查，得出初步诊断，并对新生儿常见危急重症进行评估，确定是否适合转运，科学把握转运时机。

1）窒息复苏后评估：是否有脑损伤，是否有循环功能障碍，是否有严重酸中毒，5分钟和10分钟Apgar评分是否<3分，是否有其他严重合并症；如果有上述问题存在，需要积极处理，然后考虑转运到NICU。下列情况则不需要转运：轻度窒息，5分钟Apgar评分正常，复苏后反应好，无合并症。

2）呼吸急症评估：①对于RDS，病情较轻者先使用CPAP，如果无有创通气条件应尽早转运；对超低出生体重儿可先用PS治疗，再行转运。②对于湿肺患儿，使用CPAP即可，一般不需要转运；需密切注意选择性剖宫产新生儿，若湿肺所致呼吸困难>12小时未改善者，可考虑转运。③有呼吸困难的感染性肺炎须转运。④存在呼吸困难的MAS，如没有呼吸机，要尽快转运；无呼吸困难者，不需要转运。⑤偶发性呼吸暂停者，先用药物治疗，频发者需转运。⑥肺出血先就地抢救，气管插管及持续气道正压通气，稳定后转运。⑦自发性气胸一般不需要转运，有明显呼吸困难者，胸外科会诊，先胸腔穿刺排气，再转运。⑧先天性膈疝不能气囊加压，直接气管插管，不能气管插管者，先插胃管；严重呼吸困难者给予呼吸支持，需要转运到新生儿外科水平较高的医院进行救治。

3）心血管急症：①PDA 无症状不需要转诊；出现分流、呼吸困难和发绀需转诊。②有窒息史，缺氧时间比较长，发绀较明显；吸入高浓度氧发绀仍很难改善的 PPHN，即使肺部病变不重（与发绀不相称），也应联系转诊。③PDA、房间隔缺损或室间隔缺损，无症状者可以暂时不转院；有发绀、心力衰竭、呼吸困难、复杂先天性心脏病如大血管错位及肺静脉异位引流等需转运。④阵发性室上性心动过速、房室传导阻滞等心律失常，可有休克表现，需考虑转院。⑤一旦考虑休克，应先扩容，使用血管活性药物等进行抗休克治疗，病情稳定后可转运。

4）脑损伤：①新生儿惊厥诊断不明确、反复发作者，需转运。②对于 HIE，诊断要明确，先进行初步检查，轻度不需转院；中、重度先行止惊治疗，维持正常通气和血液灌注，保持内环境稳定，再转诊。③影像学检查确诊（B 超、CT 或 MRI）的严重颅内出血，需转运。④早产、缺氧缺血及感染等所致早产儿脑病，影像学确诊后需转院。⑤怀疑或明确诊断细菌性脑膜炎等颅内感染者，应转诊；病毒性脑炎症状不明显者可以不转院，有惊厥、意识障碍时需转院。

5）胃肠急症：新生儿胃肠急症诊断比较困难，进展快，须紧急处理，可先禁食、胃肠减压，并进行腹部平片检查，及时请外科会诊，尽快转运。①新生儿呕吐的处理：详细询问病史、起病情况及疾病经过；立即行腹部平片检查，立即读片，尤其对于多次呕吐和腹胀的患儿；请外科急会诊，不能除外外科问题时，应立即转运。②新生儿腹胀的处理：立即插胃管，胃肠减压；行腹部平片检查，立即读片；请外科急会诊，外科问题不能除外，应立即转运。③坏死性小肠结肠炎（NEC）：新生儿 NEC 的临床表现不典型，常见有反应差、喂养困难、呼吸暂停、肠鸣音减弱及腹胀，需随访腹部平片结果，先给予治疗，如禁食、抗感染及维持内环境稳定，同时联系转运。④腹泻：应立即隔离，无脱水者，不必转院，有中重度脱水、酸中毒者，先补液，后转运。

6）重度高胆红素血症：达到光疗指标，但没有光疗仪；达到换血指标，但没有换血技术；怀疑溶血，感染伴黄疸等，应考虑立即转院。

7）内分泌与代谢性疾病急症：新生儿先天性代谢性疾病常见表现为反复低血糖，治疗效果不好；严重酸中毒，不容易纠正；昏迷、神经系统表现，无明显缺氧史；肌张力低下。如有上述情况应考虑先天性代谢疾病，要转院进一步检查与治疗。

8）新生儿重症感染：临床表现不典型，病情进展很快，常因感染性休克、肺出血和 DIC 而死亡，怀疑感染者应做血常规、CRP、血培养、血气分析、尿培养及胸部 X 线检查。如有明显异常，应考虑重症感染或休克，先纠正酸中毒、低血压，然后转运。

9）血液系统疾病：主要表现为面色苍白，中、重度贫血。主要类型有慢性失血性贫血，如胎-母输血、双胎输血综合征；急性失血性贫血（休克），如脐带出血、颅内出血、内脏破裂及后腹膜出血。应紧急处理，行腹部平片和 B 超检查，同时联系转运。

10）产伤：常见产伤有颅内出血、肝脾破裂、肾上腺出血、后腹膜出血、胎-母输血及脐带出血等，表现为突然出血或逐渐渗血，1~3 天后突然大出血，应立即急救处理，联系转运。

11）外科急症：应先给予紧急处理，立即联系转运，转到新生儿外科比较好的医院进行进一步诊断与治疗。

12）极低和超低出生体重儿：无新生儿病房，新生儿体重小于 2 000g；有新生儿病房，无 NICU，新生儿体重小于 1 500g；医疗单位无呼吸机和 CPAP，新生儿体重小于 1 000g，以上患者均须考虑及时转运。

3. 危重新生儿现场复苏与抢救 在呼救医院、患者家庭或呼救现场，新生儿出现呼吸心搏骤停、呼吸暂停或心率减慢等危急情况，应在现场立即进行新生儿心肺复苏（cardiopulmonary resuscitation，CPR），采用清理呼吸道、复苏囊正压通气、人工心脏按压和药物治疗等手段，尽快改善氧气供应，促进二氧化碳排出，通过人工心脏按压维持血液循环，保障心、脑等重要脏器的血液灌注，维持正常脑功能，避免神经系统后遗症，从而提高生存质量。

4. 防止转运途中的继发损伤及安全转运 在完成危重新生儿的现场复苏、抢救及稳定患儿情况的初步处理后，应正确把握危重新生儿转运指征和转运时机，正确评估患者转运的风险，防止患儿在转运途中发生继发损伤，保证转运安全。

5. S. T. A. B. L. E. 项目的应用 S. T. A. B. L. E. 项目包括血糖、体温、血压、呼吸道管理、实验室检查及情感支持，它作为危重新生儿复苏后/转运前常规进行的监护、评估项目在新生儿院前急救中发挥着重要作用。S. T. A. B. L. E. 项目可评估危重新生儿病情严重程度及生命体征是否稳定，确定是否适宜转运；也可监测患儿在转运过程中的病情变化，指导转运途的紧急处理；还可作为新生儿转运后评估转运安全性和有效性的指标，对转运效果进行评估。

（周晓光）

第二节　心肺复苏与复苏后处理

心跳、呼吸骤停是由于各种原因引起的患儿循环和呼吸功能突然停止的一种危急状态，在新生儿尤其是早产儿中发生率较高。其主要病理生理改变为低氧血症、高碳酸血症和酸中毒，需要争分夺秒地进行CPR，以改善通气和恢复正常循环功能，维持心、脑等重要器官的血液灌注，避免造成中枢神经系统损伤甚至死亡。

一、新生儿心跳、呼吸骤停的原因

引起新生儿心跳、呼吸骤停的原因很多，主要包括：①呼吸系统疾病，如呛奶误吸、胃食管反流、分泌物阻塞、气管异物、喉痉挛、喉头水肿等造成气道阻塞，或继发于呼吸衰竭或引起呼吸停止的疾病等；②严重感染，如脓毒症、脑膜炎、脑膜脑炎等；③循环系统疾病，如先天性心脏病、休克、心肌炎、心律失常等；④中毒与药物过敏，如麻醉剂、镇静剂、肌松药应用过量或过敏等；⑤代谢性疾病，如严重的水电解质平衡失调、酸中毒、低血糖等代谢紊乱；⑥中枢神经系统疾病，如颅内出血、颅内感染、脑水肿、颅内高压等；⑦新生儿生后突发意外衰竭（sudden unexpected postnatal collapse，SUPC）或新生儿猝死等，前者是指生后5分钟或10分钟Apgar评分≥8分的健康足月儿或晚期早产儿（胎龄>35周）在没有任何先兆的情况下突然发生的心跳、呼吸衰竭，抢救时需要进行正压通气，预后不佳。

二、新生儿心跳、呼吸骤停的临床表现与诊断

新生儿心跳、呼吸骤停的临床表现：①突然意识丧失；②瞳孔扩大；③大动脉搏动消失；④心音消失或极缓慢心率；⑤呼吸停止；⑥心电图显示等电位线、心室颤动或心电机械分离；⑦眼底血管血流中断。心跳、呼吸骤停是临床上最危急的情况，切忌逐项落实诊断指标或等待会诊。临床上凡突然发生意识丧失伴大动脉搏动或心音消失，即应诊断并果断进行复苏。

三、新生儿心跳、呼吸骤停的紧急处理

1. 心肺复苏的作用与意义　出现心跳、呼吸骤停必须立即进行CPR，以保证心、脑等重要脏器的血液灌注及氧的供应，抢救生命。CPR分为基本生命支持（basic life support，BLS）、高级生命支持（advanced life support，ALS）和复苏后处理（post life support，PLS）三个步骤，每个步骤之间紧密相连，不可截然分开。BLS是由现场人员立即对患儿进行的现场抢救（first aid），系CPR最关键的环节，包括一系列支持或恢复呼吸或心跳、呼吸停止新生儿有效的通气或循环功能的技能。主要目的是保持呼吸道通畅，建立人工呼吸和人工循环，保证重要生命器官的血液和氧气供应，为患者提供最基本的生命支持，即心肺复苏流程中的ABC：A为开放气道（airway，A）；B为人工呼吸（breathing，B）；C为人工循环（circulation，C）。BLS成功的标志是自主循环恢复（return of spontaneous circulation，ROSC）。任何一个受过训练的医务人员或非医务人员都可以进行BLS，它对危重新生儿的最终恢复是非常重要的。当心跳呼吸停止或怀疑停止时，同样需要迅速将患儿送到能给予进一步生命支持的医疗机构。ALS为心肺复苏的第二阶段，在完成BLS的基础上，需要继续进行ALS，主要目的是努力恢复自主心律和自主呼吸，以保证生命体征基本稳定。有经验的医护人员参与此时的抢救工作，并且常有明确的分工，协调处理呼吸、胸外心脏按压、辅助药物应用、输液、监护及必要的记录。心肺复苏后需要继续进行监护与治疗，复苏后处理即延续生命支持（prolonged life support，PLS），主要目的是维持心肺功能的稳定，避免继发性多脏器功能损伤，特别是要进行积极、正确的脑复苏，防止中枢神经系统后遗症的发生。其主要措施包括维持足够的脑血流灌注、降低颅内压、控制惊厥、降低脑代谢等。CPR的对象是各种原因引起的心跳、呼吸骤停患儿，经过BLS和ALS处理后，患儿呼吸、心跳恢复，并不意味着CPR成功，患儿脑复苏才是CPR的最终目的。

2. 心肺复苏的步骤与方法　对于心跳、呼吸骤停患儿，现场抢救十分必要，应争分夺秒地进行，以保持呼吸道通畅、建立呼吸、建立人工循环的顺序进行，以保证心、脑等重要脏器的血液灌流及氧供应。主要步骤与方法如下。

（1）保持呼吸道通畅（A）：患儿低氧血症和呼吸停止可能引起病情急剧恶化和心跳、呼吸停止。因此，建立和维持气道的开放和保持足够的通气是BLS最重要的内容。首先应去除气道内的分泌物、异物或呕吐物，有条件时予以口、鼻等上气道吸引。将患儿仰卧、肩部垫高2~3cm，呈轻微颈伸仰位，使呼吸道通畅。也可放置口咽导管，使口咽部处于开放状态，通过推下颌来开放气道。

（2）建立呼吸（B）：当患儿呼吸道通畅后仍无自主呼吸时应采用人工辅助通气，维持气体交换。常用的方法：①口对口人工呼吸，此法适合于现场急救。操作者先深吸一口气，将嘴覆盖婴儿的鼻和嘴将气吹入，同时可见患儿的胸廓抬起。停止吹气后，放开鼻孔，使患儿自然呼气，排出肺内气体。重复上述操作，40~60 次/min。口对口呼吸即使操作正确，吸入氧浓度也较低（<18%），操作时间过长，术者极易疲劳，故应尽快获取其他辅助呼吸方法替代。②复苏囊的应用。在多数新生儿急诊中，可用气囊面罩进行有效的通气。常用的气囊通气装置为自膨胀气囊，递送的氧浓度为 30%~40%。气囊尾部可配贮氧装置，保证输送高浓度的氧气。带有贮氧装置的气囊可以提供 60%~95% 浓度的氧气。将连接于复苏皮囊的面罩覆盖于患儿的口鼻，正确的面罩大小应该能保证将空气密闭在面部，从鼻梁到下颏间隙盖住口鼻，但露出眼睛。用一只手将面罩固定在脸上并将头或下颌向上翘起。在面罩吸氧时，一定程度的头部伸展能保证气道通畅。气囊常配有压力限制活瓣装置，首次呼吸所需压力为 30~40cmH_2O，以后为 20cmH_2O，频率为 40~60 次/min，手指压与放的时间 1∶1.5。患儿肤色转红，呼吸增强，心率回升表明面罩加压给氧有效，可以继续通气直至各项生命指征稳定。若上述操作无误，胸廓也有足够起伏，但捏气囊 10 次~20 次（30 秒）后仍无肤色转红亦视为无效，应迅速改为气管插管，后者通气效果最充分、也最有效。③气管内插管人工呼吸法。当需要持久通气或面罩吸氧不能提供足够通气时，就需要用气管内插管代替面罩吸氧。插管后可继续进行皮囊加压通气，或连接人工呼吸机进行机械通气。

（3）循环支持（C）：当气道通畅，呼吸建立后复苏仍不理想时应考虑做胸外心脏按压。对新生儿进行胸外心脏按压时，可用一手托住患儿背部，将另一手两手指置于乳头连线下一指处进行按压，或两手掌及四手指托住两侧背部，双手大拇指按压。每次按压与放松比例为 1∶1，按压深度为胸部厚度的 1/3，按压频率为 90 次/min，通气频率为 30 次/min，胸外心脏按压与呼吸的配合在新生儿中为 3∶1。

（4）进一步处理：大多数患儿在呼吸道通畅、呼吸建立后心跳可恢复。如胸外心脏按压仍无效，可试用药物。在心搏骤停时，最好静脉内给药，但由于很难建立静脉通路，有些药物可在气管内给药，如阿托品、肾上腺素、利多卡因等。药物从骨髓腔内注入能很好地被吸收，骨髓腔内注射与静脉注射效果相同。常用药物：①肾上腺素。新生儿最常见的心律失常是心跳停止和心动过缓，肾上腺素具有增加肌力和正性频率作用。1∶10 000 肾上腺素气管内给药剂量略大，0.5~1.0ml/（kg·次），或静脉快速给药 0.1~0.3ml/（kg·次）。必要时可重复。②碳酸氢钠。一般不推荐，但严重代谢性酸中毒且通气良好者需用，剂量为 2mmol/kg（相当于 3.3ml/kg），一般等量稀释后经静脉注入，速度不超过 1mmol/（kg·min），即全量大于 2 分钟注入。③纳洛酮。剂量为 0.1mg/kg，仅限于产妇在 4 小时内用过吗啡类麻醉剂且患儿呼吸抑制，不可滥用，静脉、肌内注射或气管内均可快速给药。④10% 葡萄糖酸钙、阿托品等用于特殊情况。当存在室颤时可用利多卡因，负荷量为 1mg/kg，负荷量以后即给静脉维持，剂量为 20~50μg/（kg·min）。

（5）复苏后的监护与治疗：复苏后的新生儿可能有多器官损害的危险，应继续进行生命体征监测，维持内环境稳定（氧饱和度、心率、血压、红细胞压积、血糖、血气分析及血电解质等），及时对脑、心、肺、肾及胃肠等器官功能进行监测，早期发现异常并适当干预，如合并中、重度缺氧缺血性脑损伤，有条件的单位可给予亚低温治疗。

3. 停止复苏的指征 目前，我国尚无脑死亡和生物死亡的统一标准，对于以下情况经家属同意后可以考虑停止复苏：①心肺复苏前心跳、呼吸停止 15 分钟以上；②心肺复苏 30 分钟以上心跳仍未恢复；③已知为终末期疾病。

（周晓光）

第三节 危重新生儿转运

危重新生儿转运（neonatal transport，NT）既是新生儿重症医学的重要内容，也是围产医学领域不可缺少的重要课题。危重新生儿转运是指将危重新生儿从基层医院或不具备危重新生儿救治能力的医疗机构及时转运到拥有经过专门训练的新生儿专科医护人员及配备现代化急救医疗设备的 NICU 进行监护、诊断和治疗的过程。患儿在医院内科室之间的转运，如产科出生的病理新生儿转运到新生儿科、新生儿科患儿送到影像医学科进行辅助检查或其他科室进行辅助治疗等，也属新生儿转运的范畴。在全国范围内建立起以 NICU 为中心的区域性新生儿转运系统，真正做到“将移动的 NICU 送到危重新生儿身边”，对降低新生儿死亡率和伤残率，提高危重新生儿生存质量，发挥着积极的重要作用。

一、危重新生儿转运的分类

可按患儿来源、转运方式和交通工具等进行分类。

1. 按患儿来源分类 根据我国各级医疗保健机构所具备的医疗、保健技术水平及设备条件等的差异,目前分为一级综合医院、二级综合医院、三级综合医院、儿童医院、妇幼保健院、中医院等。在不具备危重新生儿救治医疗条件的医疗保健机构出生的危重新生儿多需要转运到上级医疗保健机构,接受监护、诊断和治疗。这种从其他医疗保健机构将危重新生儿转运到三级医疗保健机构 NICU 救治的过程,称为院外转运。在医院内,有时需要将新生儿送到其他科室去做一些辅助检查(如放射科、CT 室、MRI 室、超声诊断科等)或治疗(新生儿外科、眼科等),在产房、手术室复苏后的高危新生儿需要转入新生儿科,或由急诊室、产科婴儿室、母婴同室病房转入新生儿科等,称为院内转运。

2. 按转运方式分类 将危重新生儿由下级医疗保健机构转运到上级医疗保健机构进行治疗的过程,称为单程转运。由上级医疗保健机构派出新生儿专科医护人员,并携带新生儿急救设备到下级医疗保健机构,将危重新生儿接回本院 NICU 进行治疗的过程,称为双程转运。当 NICU 床位过于紧张时,可将一些恢复期的患儿转回当地医院继续治疗,这种转运过程也属双程转运。由于基层医疗保健机构技术力量薄弱,新生儿转运及急救设备缺乏,单程转运的质量及安全性较双程转运差。

3. 按交通工具分类 根据转运路程远近、气候条件、地理环境及经济条件等因素的差异,各医疗保健机构可采用不同的交通工具进行新生儿转运,主要包括地面、水上及空中三种形式。地面转运适用于转运时间在 2 小时以内的短距离(50~100km)转运,尤以平原地区、高速公路发达地区为好。地面转运不仅方便、快捷,而且经济,是最为常用的一种转运形式。对于转运时间在 2 小时以上的远距离(100km 以上)转运,可采用直升飞机或救护飞机进行空中转运,适用于山区、需要跨越江河湖海的远距离转运。但空中转运费用高,还要安排好从机场到医院间的救护车接送,较为烦琐。若两个医院之间以水路为主,则以水上救护艇转运为宜。选择何种交通工具,应以转运到上级医院的时间最短、转运对患儿病情的影响最小为原则。

二、转运系统的组成

危重新生儿转运系统是建立在 NICU 基础之上的院前急救系统,由转运组织、转运工具及转运网络三部分组成。

1. 转运组织 三级医院的 NICU 应派出新生儿专科医生、护士各 1 名,与救护车、直升飞机或救护艇驾驶员和医疗救护员一起组成转运小组,24 小时值班,接到转诊电话 10 分钟即可出发。参与转运的医护人员应具有 NICU 工作经验,熟悉新生儿复苏及新生儿急救知识与技术,能熟练进行气管插管、复苏囊的正压通气、监护仪及呼吸器的应用、静脉穿刺、胸腔穿刺排气或引流等,并熟悉新生儿急救药品的使用。

2. 转运工具 危重新生儿转运实际上相当于一个移动的 NICU,在转运中应对患儿进行严密的监护,及时发现病情变化,及时给予相应的处理。为使新生儿在转运中得到相当于 NICU 的医疗护理,应配备交通工具、新生儿急救设备、药品和其他医疗用品,以及通信设备等(表 7-3-1)。

表 7-3-1 危重新生儿转运设备及药品的基本配置

转运设备		药品
基本设备	便携设备	
转运暖箱	喉镜及各型号镜片	5%、10% 葡萄糖注射液
转运呼吸机	气管导管	生理盐水注射液
心电监护	吸痰管和胃管	盐酸肾上腺素
经皮氧/二氧化碳监测仪	吸氧管	5% 碳酸氢钠
微量血糖仪	复苏囊及各型号面罩	硫酸阿托品
氧气筒(大)	输液器	多巴胺
负压吸引器	静脉注射针	利多卡因
便携氧气瓶	胸腔闭式引流材料	呋塞米
输液泵	备用电池	甘露醇
T-组合复苏器	听诊器	苯巴比妥钠注射液
急救箱	固定胶带	肝素钠
空氧混合仪	体温计	无菌注射用水
	无菌手套	皮肤消毒制剂
	吸氧头罩或面罩	
	喉罩	

（1）交通工具：根据路程远近、地理环境等因素，配备救护车、直升飞机或救护艇等交通工具，其中以救护车最常用。交通工具既可由城市急救网统一管理，亦可由医院自行配备。交通工具内应备有供医疗用的电源、照明设备，以及可供医护人员工作的空间和工具箱。有条件者还可安装空调设备，以控制环境温度和湿度。

（2）转运暖箱：保持新生儿体温正常可减少硬肿症、低血糖及酸中毒等并发症的发生率，对其预后具有很大影响。因而，暖箱是新生儿转运必不可少的设备。

（3）监护仪器：主要有多功能监护仪及微量血糖测定仪，前者监护心电、呼吸、血氧饱和度、血压等，并有声、光报警功能。后者可监测患儿血糖浓度。

（4）氧疗及呼吸支持设备：包括呼吸器、便携式氧气瓶、氧浓度测定仪、头罩、鼻导管、输氧管等。多采用具有持续气流、时间切换、限压型呼吸器，可提供IPPV、IMV、CPAP和PEEP等通气方式，并有氧气-空气混合及湿化装置。转运暖箱的升降式担架上可安装两个小型氧气瓶，供转运中使用。氧浓度测定仪用于监测给氧浓度，在早产儿中尤其应当注意。

（5）输液泵：用于准确控制输液及用药速度。

（6）便携式吸引器：有手动式急救吸引器或电动式负压吸引器，前者无需电源，操作简单、方便，但吸引压力不好控制。后者需充电或外接电源，吸引压力稳定。

（7）急救箱：备有各种急救药物和医疗用品供抢救用，包括药物、复苏仪器、监测设备和输液用具等（详见本章第一节院前急救）。

（8）通信工具：NICU设立长途直拨电话，转运小组配备移动电话，以便于通信联系。随着互联网技术的普及和发展，转运小组可配置移动的院前急救转运系统，与医院管理系统或急救中心的管理系统对接，危重新生儿的病例资料及其在转运途中的病情变化均可实时传输给NICU。

3. **转运网络** 建立区域性的三级医疗保健网，三级医院的NICU可与一定区域内的多家基层医院建立医疗保健业务联系，当基层医院有危重新生儿转诊时先电话联系，上级医院及时派出转运小组转运患者。对于一些高危孕产妇，可行“宫内转运”，将高危孕产妇送到有NICU或靠近NICU的围产中心分娩，更有利于高危新生儿的抢救。同时，三级医院对基层医院的医务人员负有培训的责任和义务，不断提高其对新生儿疾病的诊断、治疗和新生儿转运水平。

三、转运指征

危重新生儿转运指征：①早产儿或低出生体重儿：胎龄<34周和/或出生体重<2 000g，小于胎龄儿（small for gestational age infant，SGA）；②呼吸窘迫：经处理未见好转，又无机械通气条件者；③循环衰竭：心力衰竭、休克或严重贫血者；④窒息复苏后，有神经系统症状（惊厥、颅内出血、缺氧缺血性脑病、脑膜炎等）、酸中毒或代谢紊乱（高血糖或低血糖、低钙血症等）者；⑤严重先天性畸形：先天性心脏病、消化道畸形、膈疝、食管气管瘘、脑脊髓膜膨出等；⑥严重内外科疾病：新生儿产伤及外科疾病、严重感染、溶血性或出血性疾病者；⑦妊娠合并症：母亲糖尿病、妊娠高血压综合征、子痫或撤药综合征等；⑧需要监护与治疗的其他高危儿。

四、转运程序

1. **转运联络** 当基层医院有危重新生儿转诊时，首先通过电话向上级医院详细报告患儿情况，如姓名、日龄、出生体重、胎龄、出生时间、Apgar评分、病史、目前状况、转诊原因、要求到达的时间及转诊医院地址、医生姓名、电话号码等。上级医院的医护人员应做好记录，以便转运小组做好各种准备；并提出使患儿病情稳定的具体建议，准备好病情简介及必要的标本，从接到电话起即对患儿负起责任。基层医院在接受上级医院建议后，及时给予患儿相应处理。若在处理过程中出现新问题应及时与上级医院联系，这对稳定患儿病情及缩短转运小组到达后停留时间均十分有利。转运小组在离开基层医院前应向上级医院报告患儿病情、可能返回的时间、到达后需要进行的特殊检查与治疗，以便医院做好各种准备。在转运途中，转运小组应与上级医院保持联系，以取得必要的支持。将患儿转运到上级医院后，应定期与基层医院联系，告知患儿病情及转归。

2. **转运前准备** 根据患儿病情，转运小组人员应和上级医生讨论转运计划，重新检查所有转运器械、物品是否齐全和功能完备（每次转运完成后应由专人清点补充），及时通知司机出发。

3. **稳定患儿病情** 转运小组到达基层医院后，应详细询问患儿病史，做全面体检，结合基层医院提供的母婴资料，作出初步诊断，及时给予处理，以稳定患儿病情。稳定患儿病情是新生儿转运中最重要的一环，与预后密切相关。稳定病情的具体措施如下。

（1）保持呼吸道通畅：首先摆好患儿体位，吸净气道分泌物，必要时行气管插管，以保证正常通气。但应避免在转运途中进行这一操作。对羊水中胎粪污染严重，直视下见声门周围有胎粪颗粒，或有胎粪污染的羊水从声门涌出，或在胃内吸出较多胎粪污染的羊水者，均给予气管内灌洗。

（2）保暖措施：将患儿，尤其是早产儿、低出生体重儿及体温不升的新生儿，置于预热的转运暖箱保温，以维持正常体温。纠正低体温往往可使机体代谢和血流动力学异常得到改善。一般保持箱温在中性温度，以减少能量消耗。

（3）氧疗或辅助通气：对存在低氧血症或组织缺氧者给予氧疗，对多数患儿只需采用头罩、鼻导管或暖箱内吸入适当浓度氧气即可。部分严重呼吸衰竭患儿需要人工辅助通气。

（4）建立静脉通道：在转运前对危重新生儿常规建立静脉通道，以保证输液和方便急救用药。通常采用外周静脉穿刺，尤以留置针为好，特殊情况可采用中心静脉插管或脐静脉插管。

（5）放置鼻胃管：为防止转运途中汽车颠簸引起胃内容物反流，造成异物吸入肺内，在转运前应给危重患儿放置鼻胃管，吸净胃内容物。

（6）紧急处理：对惊厥、低血糖、低血压、酸中毒、休克、心力衰竭、气胸等危急情况，给予紧急处理，待病情稳定后再转运。

（7）特殊情况处理：对先天性膈疝、上呼吸道畸形、食管闭锁及食管气管瘘等特殊情况，给予相应处理。如对先天性膈疝患儿取仰卧位，正常侧在上，并抬高头部，以减轻对正常肺的压迫，有利于呼吸代偿。症状严重者立即气管插管，并放置胃管引流，可缓解缺氧症状。但应避免用面罩手控通气，因进入消化道的气体使胸腔内胃肠道扩张，可加重对肺和纵隔的压迫。对上呼吸道畸形可采用口咽管或气管插管维持呼吸道通畅。食管闭锁或食管气管瘘患儿应取半卧位，置鼻胃管于食管盲端引流，以避免异物吸入。在面罩正压通气时，气体可通过瘘管进入胃肠道使其扩张，易加重呼吸窘迫，故应尽可能不用正压通气。

（8）生命体征监护：对危重患儿应测定血压，并安置心电、呼吸、血氧饱和度监测电极及传感器，密切监护生命体征变化。

4. **掌握转运时机**　正确掌握转运时机，是保证转运成功的重要条件。一般来说，新生儿转运应在患儿病情稳定的状态下进行，这样可大大降低转运死亡率和新生儿死亡率。但在某些情况下，尽管患儿病情不稳定，但基层医院无抢救条件，延迟转运将贻误治疗时，可在积极采取措施稳定病情和严密监护下转运。如严重的呼吸衰竭经一般治疗无效者，可在机械通气下转运；某些先天性畸形或外科疾病需要急诊手术者，以及严重的新生儿溶血病需要光疗或换血者，应及时转运。

5. **解释病情**　耐心向患儿家属解释病情及其转运中可能发生的问题，介绍三级医院 NICU 的情况及探视规则等，征得其同意并签字后，方可转运。

6. **转运中的处理**　在转运中除密切监护生命体征和观察病情变化，发现病情异常及时处理以外，还应采取一些措施稳定病情，减少转运对患儿生理功能的影响，避免病情恶化。

（1）体温管理：为保证暖箱保温效果，可根据气候情况调节救护车内温度至 26~28℃。在转运前将暖箱预热到 30℃，根据患儿日龄、体重及体温调节箱温至中性温度，以尽快恢复或维持正常体温。

（2）减少机械振动：新生儿转运是一个运动的过程，救护车、直升飞机或救护艇的机械振动对患儿的生理功能和病情无疑是有影响的。在患儿身体下衬垫柔软、平实的棉垫，用安全带束缚好患儿身体，锁定转运暖箱的脚轮，可缓冲机械振动和避免移位。此外，要求救护车司机谨慎驾驶，尽量避免或减少急停、急开，以减少机械振动。

（3）呼吸管理：取仰卧位，吸净呼吸道分泌物，根据患儿病情给予头罩或鼻导管吸氧、复苏囊加压给氧或机械通气。对气管插管患儿应固定好气管内导管，防止移位、脱落或造成损伤；并做好气管内吸痰，避免呼吸道堵塞。

（4）开放静脉通道：采用头皮针或静脉留置针穿刺，建立静脉通道，以 5% 或 10% 葡萄糖溶液维持，以方便抢救用药。转运前配制好常用急救药品，如 1/10 000 肾上腺素、1.4% 碳酸氢钠等，以备急用。

（5）密切观察病情：转运中密切监护生命体征，观察病情变化，及时发现异常，及时给予相应处理。

（6）做好各项记录：转运中要记录患儿体温、呼吸、心率、血压、经皮血氧饱和度、尿量、排便情况。若病情变化应具体记录其临床表现，以及途中所用药物和操作。

7. **转运后的评估**　抵达 NICU 后，转运小组向主管医生汇报转运经过及患儿病情，进行全面体检，测定患儿体温、血糖及分析血气，对转运质量做出评价，完成转运记录，附于患儿病历档案中。并通知转诊医院及患儿家属，告知患儿已安全到达。

（周晓光）

第四节 危重症早期识别与评估

WHO 数据显示 2015 年全球新生儿死亡率为 1.91%,美国 2015 年新生儿死亡率为 0.38%,中国新生儿死亡率为 0.55%。随着围产医学的发展,危重新生儿越来越多,危重新生儿的救治需要争分夺秒,早期识别新生儿危重症或潜在危重症,采取积极有效的治疗手段,对挽救患儿生命及改善疾病预后至关重要。

一、高危因素识别

围产期高危因素均可危及胎儿及新生儿,常见因素包括母源性疾病、出生窒息和产伤、早产和/或低出生体重等。

1. **母源性疾病** 母亲妊娠期合并糖尿病、妊娠高血压综合征、重度贫血、严重心肺疾病等,对胎儿及生产过程都会产生一定影响,危及胎儿及新生儿。孕期孕妇有药物、放射线、毒物等接触史及先天性宫内感染(TROCH 感染),造成胎儿先天发育异常或宫内发育迟缓等。

2. **出生窒息和产伤** 生产过程中的高危因素如脐带、胎盘异常(脐带扭转、绕颈、前置胎盘)、头盆不称、异常胎位等,可导致急性胎儿窘迫及出生时缺血缺氧;剖宫产时使用麻醉剂、镇静剂可引起新生儿呼吸抑制;各种原因引起产妇大出血可导致新生儿失血性休克;产程中不恰当的助产措施可导致新生儿产伤。

3. **胎龄及出生体重** 胎龄越小、出生体重越低,患儿的危险程度越高。早产儿特别是胎龄<32 周的高危早产儿,低出生体重儿尤其是出生体重≤1 500g 等,均为极危重儿。

4. **其他因素** 如孕妇甲状腺疾病、胆汁淤积综合征、多胎妊娠,胎-胎输血、胎儿水肿、胎儿宫内发育迟缓、严重先天畸形等。

二、危重症的早期识别

1. **一般情况** 包括一般生命体征变化、皮肤颜色改变、不明原因哭闹的识别等。

(1) 生命体征:新生儿发热或低体温需高度重视,核心温度(肛温)高于 37.5℃为发热,低于 36℃为新生儿低体温,低于 35℃为体温不升,一般认为体温升高至 39℃,甚至 40℃以上,或者体温不升,为危重症信号,见于严重感染,甚至是脓毒症休克。有专家认为,血氧饱和度是第五生命体征。经皮血氧饱和度($TcSO_2$)低于 90%提示机体缺氧。呼吸、心率、血压等变化将在下文呼吸系统、循环系统中详述。

(2) 皮肤颜色:观察患儿有无发绀、苍白、黄疸、瘀斑、瘀点等。正常新生儿生后 5 分钟内常有发绀,持续性发绀是病理现象,提示机体缺氧,常见于心、肺、脑损伤等;生后 24 小时内出现黄疸,进展快,需警惕新生儿溶血病;皮肤苍白提示急性出血、贫血、休克等;皮肤苍白发灰、花斑纹及湿冷提示脓毒症休克;瘀点、瘀斑提示严重败血症、DIC 等。

(3) 新生儿啼哭:生理性啼哭一般声调不高,程度不剧烈,排除引起啼哭的原因后易停止啼哭。哭声高调、尖直常提示中枢神经系统疾病;剧烈哭闹、不易安抚,伴有腹胀、面色苍白等表现,需警惕肠痉挛、肠绞痛、肠套叠及肠梗阻等;哭声微弱,甚至不哭,伴有嗜睡,常提示病情严重。

(4) 新生儿的"五少/不"表现:少/不吃、少/不哭、少/不动、体温不升、体重不增等,可视为危重信号。

2. **呼吸系统** 正常新生儿安静状态下呼吸频率为 35~45 次/min。呼吸危重症表现为呼吸困难、呼吸窘迫及呼吸节律异常等,常伴发绀。

(1) 呼吸频率异常:安静时,呼吸频率≥60 次/min,为呼吸增快;呼吸频率≤30 次/min,为呼吸减慢。

(2) 呼吸困难:表现为呼吸频率及呼吸运动异常,如吸气性胸凹陷、鼻翼扇动,常见于上气道梗阻,可导致通气障碍,肺部听诊闻及吸气延长;呻吟为呼气性呼吸困难,常见于小气道梗阻、肺泡病变,致换气障碍,肺部听诊为呼气延长。

(3) 呼吸窘迫:呼吸明显增快达 60~80 次/min,甚至达 100 次/min 以上,伴呼吸浅快、低氧血症。常见于新生儿呼吸窘迫综合征。

(4) 呼吸节律异常:最常见为呼吸暂停,呼吸停止发作持续 20 秒以上,或发作持续时间虽较短,但伴有低氧血症和/或心动过缓。胎龄越小发生呼吸暂停的概率越高,胎龄<28 周或超低出生体重儿(出生体重<1 000g)的发生率接近 100%。叹息样呼吸、潮式呼吸多为生命终末期的呼吸节律改变。

3. **循环系统** 新生儿安静状态下心率波动在 120~160 次/min。部分足月儿在睡眠时心率可能会降至 85~90 次/min,活动、哭闹时可增快。安静状态下出现心率增快、全身灌注不足及发绀等现象,需警惕以下疾病。

(1) 新生儿休克:若出现四肢末端凉、皮肤花斑纹、尿少等血流灌注不足表现,立即进行休克评分。

(2) 新生儿心力衰竭:安静时心动过速,心率持续超过 160 次/min,伴有呼吸急促(>60 次/min),肝大

(肋下≥3cm,或短期内肝大≥1.5cm),可诊断心力衰竭。此外,还可出现喂养困难、体重增加过多、呼吸暂停、周围循环不良等表现。肺部湿啰音、奔马律等在新生儿中少见。

(3) 严重心律失常:新生儿心律失常以传导系统紊乱发生率最高,有室上性心动过速、心房扑动与心房颤动、阵发性室性心动过速、心室扑动和心室颤动、房室传导阻滞(二度Ⅱ型以上)、心室内传导阻滞(双束支以上)等,其中室上性心动过速是新生儿最常见的严重心律失常类型。在代偿期,仅表现为心率增快,可高达230~320次/min;失代偿期,可合并心力衰竭,甚至休克等。

(4) 危重先天性心脏病(congenital heart disease,CHD)的识别:危重CHD是指出生后第1年需要外科手术或导管介入治疗的CHD,在CHD患儿中约占25%,包括导管依赖型和发绀型CHD,脉搏血氧饱和度筛查能够识别一部分。对怀疑有CHD的患儿,应常规进行心脏查体、脉搏血氧饱和度筛查,进一步确诊需依靠超声心动图。

(5) 循环和心血管状态的参数评估:血压、心排血量、心率、每搏输出量及体循环血管阻力。血压随胎龄和出生后日龄变化而有显著差异。

4. **神经系统**　常见神经系统临床表现有新生儿惊厥、意识障碍、颅内压增高及危及生命的脑疝。常见病因有新生儿脑病(如HIE)、代谢紊乱(低血糖症、低钙血症、低镁血症)、中枢神经系统感染或全身性感染、结构性脑损伤(缺血性和出血性脑卒中)等。

(1) 新生儿惊厥:可表现为局灶阵挛性、多灶阵挛性、全面强直性、肌阵挛性或不显性。不显性指伴异常眼球运动、咂嘴、游泳、踩踏板样动作或呼吸暂停等体征,应注意识别。

(2) 意识障碍:包括嗜睡、昏睡、昏迷。常与颅脑疾病或全身其他严重疾病有关;昏迷提示严重颅脑损伤。

(3) 颅内压增高/脑疝:表现为前囟隆起、张力增高、骨缝增宽、头皮静脉突显,常伴意识障碍、惊厥等。急性颅内压增高伴双侧瞳孔不等大、中枢性呼吸衰竭,提示脑疝,随时危及生命。

5. **消化系统**　消化系统常见危重症有喂养困难、呕吐、腹胀、便血等。

(1) 喂养困难:表现为吸吮能力差、吞咽困难、进食时间长、喂养不耐受、呛奶、奶量骤减或拒奶等,可发生于早产和/或低出生体重、严重感染、神经系统或消化系统疾病等患儿。

(2) 呕吐、腹胀:新生儿呕吐是常见的生理现象,但如果伴腹胀、奶量减少,应视为病理现象,可发生于消化道畸形(如肠旋转不良、肠闭锁等)、早产儿喂养不耐受、急性胃肠道疾病等。

(3) 呕血、便血:呕血和/或便血提示上、下或全消化道出血,新生儿(尤其是早产儿)出现呕吐、腹胀、便血,应高度警惕NEC。

6. **泌尿系统**　泌尿系统的功能是将机体代谢的废物通过尿液排出体外,维持身体水、电解质及酸碱平衡,肾还具有内分泌功能,调节血压。急性肾衰竭表现为尿少/无尿、肌酐清除率下降、水电解质和酸碱平衡紊乱及血压改变。

(1) 尿少、无尿:当尿量<1.0ml/(kg·h),为少尿;当尿量<0.5ml/(kg·h),为无尿。当患儿病情危重,出现少尿或无尿时,应考虑休克、心功能或肾功能不全等。

(2) 肌酐清除率下降:表现为血肌酐升高,尿肌酐降低。血肌酐水平变化可以判断肾功能情况,若每天升高44.2~88.4mmol/L,应考虑有肾损害。

(3) 内环境紊乱:表现为水肿、电解质及酸碱平衡紊乱,常见高钾血症、低钙血症、低钠血症和代谢性酸中毒等。

7. **黄疸**　新生儿黄疸(高胆红素血症)是新生儿时期的常见症状之一。生理性黄疸以间接胆红素升高为主,一般生后2~3天出现,4~5天达高峰,足月儿2周内消退,早产儿可延长至第3周消退。对于生后24小时内出现的皮肤黄染进行性加重,需引起重视,警惕各种原因导致的新生儿病理性黄疸。临床上,高间接胆红素血症常见于同族免疫性溶血(ABO或Rh血型不合溶血病);近年来发现,遗传性尿苷-葡糖醛酸转移酶缺乏症(Gilbert syndrome,Crigler-Najjar syndrome)所致高间接胆红素血症也不少见;严重者可致急性胆红素脑病,重症黄疸可能需要行换血疗法。高直接胆红素血症主要见于胆道闭锁(狭窄)、巨细胞病毒性肝炎和希特林综合征(Citrin syndrome)等。

8. **内分泌代谢紊乱**　在新生儿时期,比较常见的代谢紊乱有低血糖症、严重代谢性酸中毒及严重代谢性碱中毒;早产儿可发生一过性先天性甲状腺功能减退和代谢性骨病等。急性代谢性紊乱可引发严重并发症、进行性神经系统损伤甚至死亡。

(1) 新生儿低血糖症:无症状性低血糖是症状性低血糖的10~20倍,临床缺乏特异性表现,有时可出现意识改变;重者可表现为低血糖脑病(少动、尖叫、惊厥、呼吸抑制、发绀、低体温等)。对于糖尿病母亲的婴儿、生后喂养不耐受/喂养不足或不明原因发绀/抽搐的婴儿，应常规监测血糖。

（2）严重代谢性酸中毒：酸中毒为某些疾病状态的一种表现，如脓毒症、休克和心力衰竭通常会因组织灌注不足而发生代谢性酸中毒，治疗原发病后可以纠正。对于严重代谢性酸中毒，不能纠正的代谢性酸中毒伴乳酸或阴离子间隙（anion gap，AG）明显升高，可能与遗传代谢性疾病有关，如有机酸血症、氨基酸代谢障碍、丙酮酸代谢障碍、线粒体病、碳水化合物代谢障碍（糖原贮积病和糖异生障碍）等。

（3）严重代谢性碱中毒：代谢性碱中毒在临床工作中较少见，对于喂养后出现嗜睡、不能维持正常体温、喂养困难、呕吐、昏睡甚至昏迷等的患儿，应警惕尿素循环障碍可能。

三、新生儿危重症评估

20世纪90年代后，为预测新生儿疾病程度及死亡风险，新生儿危重评分系统在NICU中的应用逐渐增多，包括新生儿急性生理学评分（score for neonatal acute physiology，SNAP）、新生儿急性生理学评分围生期补充（score for neonatal acute physiology and perinatal extension，SNAPPE）及新生儿临床危险指数（clinical risk index for babies，CRIB）。至2001年，上述新生儿危重评分通过简化、重新筛选变量而形成了改良评分系统，包括SNAP-Ⅱ、SNAPPE-Ⅱ及CRIB-Ⅱ。通过统一的评分系统对不同单位间新生儿疾病的严重程度、并发症的发生率及危险因素干预前后的差异进行比较，对于临床工作者提供疾病的严重程度，从而更加准确地评估预后，进而确定治疗方案，具有重要意义。临床常用的评分系统有以下几种。

1. **新生儿休克评估**　①皮肤循环：指压前臂内侧皮肤毛细血管测再充盈时间，正常为<3秒，较慢为3~4秒，甚慢为>4秒；②四肢温度：发凉为凉至肘膝关节以下；发冷为凉至肘膝关节以上；③新生儿休克评分：轻度为5分，中度为6~8分，重度为9~10分（表7-4-1）。

表7-4-1　新生儿休克评分法

评分	皮肤颜色	皮肤循环	四肢温度	股动脉搏动	血压/kPa
0	正常	正常	正常	正常	>8
1	苍白	较慢	发凉	减弱	6~8
2	花纹	甚慢	发冷	触不到	<6

2. CRIB　CRIB包括出生体重、胎龄、生后最初12小时的最大碱缺失、最低适合吸入氧浓度和最高适合吸入氧浓度五项。CRIB-Ⅱ包括体重、胎龄、性别、生后最初12小时的最大碱缺失、入院时体温（表7-4-2）。其优点在于资料容易收集，在生后12小时收集，受治疗效果的影响小。

表7-4-2　新生儿临床危险指数

项目	变量	得分
出生体重/g	>1 350	0
	851~1 350	1
	701~851	4
	≤700	7
胎龄	>24周	0
	≤24周	1
先天畸形	无	0
	有，但不危及患儿生命	1
	有，同时危及生命	3
入院后12小时内最大碱剩余	>-7.0	0
	-7.0~-9.9	1
	-10.0~-14.9	2
	≥-15.0	3
入院后12小时最大适宜吸入氧浓度	≤0.04	0
	0.41~0.60	2
	0.61~0.91	3
	0.91~1.00	4
入院后12小时最小适宜吸入氧浓度	<0.40	0
	0.41~0.80	1
	0.81~0.90	3
	0.90~1.00	5

3. SNAP　共有28个项目，包括每一个系统和部分血液检查结果。每项分别评为0分、1分、3分或5分。适用于住院的新生儿，但对于非常小的早产儿评估的灵敏度较低。SNAPPE在SNAP评分的基础上增加出生体重、小于胎龄儿和5分钟Apgar评分<7三项。简化版的SNAP评分包括SNAP-Ⅱ和SNAPPE-Ⅱ（表7-4-3），优点是能够很好地收集资料和预测死亡率。

4. **我国新生儿危重病例评分法**　中华医学会急诊医学分会儿科学组和中华医学会儿科学分会急诊学组、新生儿学组曾于2001年制订了《新生儿危重病例评分法（草案）》，内容包括新生儿危重病例单项指标、新生儿危重病例评分法（表7-4-4）。

表 7-4-3　SNAPPE-Ⅱ评分表

项目	测定值	<12 小时 月　日	病情 1 月　日	病情 2 月　日	出院分值 月　日
平均动脉压	>30mmHg	0	0	0	0
	20~29mmHg	9	9	9	9
	<20mmHg	19	19	19	19
最低体温	>35.6℃	0	0	0	0
	35~35.6℃	8	8	8	8
	<35℃	15	15	15	15
PO_2/FiO_2 比值	>2.50	0	0	0	0
	1.00~2.49	5	5	5	5
	0.30~0.99	16	16	16	16
	<0.30	28	28	28	28
最低血气 pH 值	>7.2	0	0	0	0
	7.1~7.2	7	7	7	7
	<7.1	16	16	16	16
反复惊厥	无	0	0	0	0
	有	19	19	19	19
尿量	>1.0ml/(kg·h)	0	0	0	0
	0.1~0.9ml/(kg·h)	5	5	5	5
	<0.1ml/(kg·h)	18	18	18	18
Apgar 评分	>7	0	0	0	0
	<7	18	18	18	18
出生体重/g	>1 000	0	0	0	0
	750~999	10	10	10	10
	<750	17	17	17	17
小于胎龄儿	<第 3 百分位数	12	12	12	12

表 7-4-4　新生儿危重病例评分表

项目	测定值	入院分值 月　日	病情 1 月　日	病情 2 月　日	出院分值 月　日
心率	<80 次/min 或>180 次/min	4	4	4	4
	80~100 次/min 或 160~180 次/min	6	6	6	6
	其余	10	10	10	10
收缩压	<40 或>100	4	4	4	4
	45~50mmHg 或 90~100mmHg	6	6	6	6
	其余	10	10	10	10

续表

项目	测定值	入院分值 月　日	病情 1 月　日	病情 2 月　日	出院分值 月　日
呼吸	<20 次/min 或>100 次/min	4	4	4	4
	20~25 次/min 或 60~100 次/min	6	6	6	6
	其余	10	10	10	10
PaO_2	<50mmHg	4	4	4	4
	50~60mmHg	6	6	6	6
	其余	10	10	10	10
pH	<7. 25 或>7. 55	4	4	4	4
	7. 25~7. 30 或 7. 50~7. 55	6	6	6	6
	其余	10	10	10	10
Na^+	<120mmol/L 或>160mmol/L	4	4	4	4
	120~130mmol/L 或 150~160mmol/L	6	6	6	6
	其余	10	10	10	10
K^+	>9. 0mmol/L 或<2. 0mmol/L	4	4	4	4
	7. 5~9. 0mmol/L 或 2. 0~2. 9mmol/L	6	6	6	6
	其余	10	10	10	10
Cl^-	>132. 6mmol/L	4	4	4	4
	114. 0~132. 6mmol/L 或<87. 0mmol/L	6	6	6	6
	其余	10	10	10	10
BUN	>14. 3mmol/L	4	4	4	4
	7. 1~14. 3mmol/L	6	6	6	6
	其余	10	10	10	10
红细胞压积	<0. 2	4	4	4	4
	0. 2~0. 4	6	6	6	6
	其余	10	10	10	10
胃肠表现	腹胀并消化道出血	4	4	4	4
	腹胀或消化道出血	6	6	6	6
	其他	10	10	10	10

（吴素英）

第五节　危重症急诊处理

新生儿危重症并不少见，及时有效的急诊处理，不仅能挽回患儿的生命，还能消除或延缓并发症的发生、发展，减少后遗症的发生，从而降低新生儿死亡率，提高患儿的生存质量。

一、新生儿窒息与复苏

新生儿窒息是导致新生儿死亡、脑瘫、儿童伤残的主要原因之一，及时有效的复苏是提高生存率及生存质量的关键。复苏基本步骤：清理呼吸道（airway，A）、呼吸支持（breathing，B）、循环支持（circulation，C）和药物应用（drug，D）。应做好复苏前准备，重视复苏的基本程序，加强呼吸、心率、SpO_2 等指标评估，掌握早产儿复苏特点等（详见本章第二节心肺复苏与复苏后处理）。

1. **复苏前准备**　确保每次分娩时至少有 1 名熟练掌握新生儿复苏技术的医护人员在场，高危孕妇分娩时需要组成有儿科医师参加的复苏团队，多胎妊娠孕妇分娩时，每名新生儿均应有专人负责。同时，准备好各种复苏设备、器材及药物。

2. **复苏基本程序**　包括评估-决策-措施，复苏中每 30～60 秒重复这个程序，直至复苏成功。

3. **评估三个指标**　呼吸、心率、SpO_2 是评估新生儿窒息程度及复苏有效性的三个指标，其中评估心率是最重要的，对于决定下一步具有重要意义。复苏过程中切记 2 个关键数字——心率小于 100 次/min，正压通气；心率小于 60 次，气管插管。若羊水胎粪污染，评估患儿有无活力，无活力者气管插管吸引胎粪。

4. **早产儿复苏**　与足月儿相比，早产儿复苏需要特别重视 3 个问题：①体温管理，对于胎龄小于 32 周的早产儿，出生后立即用塑料薄膜包裹，维持体温在 36.5～37.5℃；②用氧管理，复苏初始氧浓度为 30%～40%，维持氧饱和度在目标范围；③循环管理，建议延迟脐带结扎 30～60 秒。

二、新生儿低体温

足月儿体温低于 35℃、早产儿体温低于 36℃，即为低体温；新生儿（特别是早产儿及极低出生体重儿）容易发生低体温。有研究表明，极低出生体重儿入院体温每下降 1℃，病死率增加 28%，并与晚发性脓毒症、脑室内出血、NEC 及机械性通气时间等密切相关。

复温是治疗新生儿低体温的主要措施。常用暖箱复温，每小时提高暖箱温度 1℃，于 12～24 小时恢复正常体温。对于出生体重小于 1 200g、胎龄小于 28 周或体温低于 32℃的新生儿，复温速度不超过每小时 0.6℃，复温过程中体表温度与肛门温度的温差不应超过 1℃。对于需抢救的低体温新生儿，可将其置于远红外线抢救台上进行复温，床面温度从 30℃开始，复温速度可每 15～30 分钟提高 1℃。如无暖箱或抢救台，可因地制宜采用热水袋、电热毯、热炕等复温。复温应与控制感染、供给热量、纠正酸中毒和水电解质紊乱、纠正器官功能障碍等措施同步进行。

三、呼 吸 系 统

新生儿常见的呼吸系统急症包括呼吸衰竭、RDS 和肺出血等。

1. **呼吸衰竭**　表现为呼吸困难、发绀，动脉血气 PaO_2<50mmHg 和/或 $PaCO_2$>60～65mmHg，严重者可伴呼吸性酸中毒，pH 值<7.2。急诊处理措施主要为呼吸支持。①氧疗：根据病情选择不同的氧浓度，不同的鼻导管、面罩、头罩，是否高浓度给氧等（详见第五章第七节氧气疗法）；②呼吸机辅助通气：包括无创、有创通气方式及常频通气、高频通气模式，根据疾病选择不同呼吸机初调参数，根据病情监测及时调整呼吸机参数（详见第五章第八节无创呼吸支持和第九节机械通气）。

2. RDS　包括早产儿呼吸窘迫综合征（NRDS）和各种原因所致的急性呼吸窘迫综合征（ARDS）。主要急诊处理措施：①氧疗，对于早产儿应注意用氧管理，目标氧饱和度为 90%～95%；②呼吸机辅助通气；③PS 替代治疗；④如为 ARDS，还应注意病因治疗，如抗感染和抗休克等治疗（详见第十四章第五节新生儿呼吸窘迫综合征和第十二节新生儿呼吸衰竭）。

3. **肺出血**　多为休克、DIC 的终末期表现，病情进展快，死亡率极高。紧急处理措施：①常频机械通气：根据出血情况、呼吸及氧合情况调节呼吸机参数；②止血：使用止血药及肾上腺素气管内注入，但效果可能并不理想；③PS 治疗：严重出血至两肺呈白肺时，可气管内注入 PS 缓解病情；④其他治疗：改善微循环、纠正凝血功能障碍、维持正常心功能及治疗原发病等（详见第十四章第八节新生儿肺出血）。

四、循环功能障碍/衰竭

新生儿循环功能障碍/衰竭是新生儿常见危重症，主要表现为休克、心力衰竭、严重心律失常及严重先天性心脏病。

1. **新生儿休克**　休克评分≥5 分即可诊断。应立即进行纠正。新生儿休克治疗主要包括病因治疗、扩容、纠酸及应用血管活性药物、正性肌力药物、呼吸支持、糖皮质激素、对症支持治疗（详见第十五章第八节新生儿休克）。

（1）液体复苏：首次液体复苏是救治成功的关键，一旦诊断明确，应立即开始初始液体复苏：使用 20ml/kg 等张晶体液（0.9%氯化钠注射液）静脉输注，5～10 分钟完成。同时评估患儿对初始液体输注的反应（监测心率、血压、外周灌注），若循环灌注改善不明显，则再给予第 2、3 次液体，可按 10～20ml/kg，1 小时内液体总量可达 40～60ml/kg；如为失血性休克，可输注红细胞。对早产儿、极低出生体重儿，过量输注等张液体（>30mL/kg）会增加死亡和脑室内出血风险。

（2）呼吸支持：包括吸氧和/或机械通气（有创或无创，常频或高频）。

（3）正性肌力药和血管活性药：可使用去乙酰毛花苷、米力农等正性肌力药物和/或多巴胺、多巴酚丁胺等血管活性药物。

（4）对症支持：休克新生儿常见其他生理紊乱，应及时纠正，包括低体温、高血糖/低血糖、电解质紊乱（如代谢性酸中毒）、血小板减少及凝血障碍等。

（5）抗生素治疗：新生儿脓毒性休克常见，若疑为细菌感染所致休克，在复苏的同时，应经验性使用第1剂抗生素。

（6）肾上腺皮质激素：扩容效果差，低血压不能纠正时，应考虑加用肾上腺皮质激素，首选氢化可的松。

2. **新生儿心力衰竭** 新生儿心力衰竭常见于缺氧、肺损伤、贫血、代谢紊乱及严重心脏疾病，诊断明确，立即给予以下急诊处理（详见第十五章第十节新生儿心力衰竭）。

（1）一般治疗：给氧、镇静、控制液体入量等。

（2）利尿剂：呋塞米、氢氯噻嗪、螺内酯可选用，减轻心脏前负荷。

（3）正性肌力药：可选用洋地黄类（如去乙酰毛花苷、地高辛），也可选择多巴胺、多巴酚丁胺、米力农和氨力农等。

（4）血管活性药物：如酚妥拉明、多巴胺、多巴酚丁胺、肾上腺素、异丙肾上腺素等。

（5）病因治疗：治疗原发病，去除诱因，如控制感染、纠正代谢紊乱等。

3. **严重心律失常** 一般不影响血流动力学的新生儿心律失常可不处理，但应密切监测；若出现阵发性室上性心动过速、严重房室传导阻滞或室性心动过速则需及时处理（详见第十五章第七节新生儿严重心律失常）。

（1）阵发性室上性心动过速：可选择迷走神经刺激法及药物复律。药物包括三磷酸腺苷（ATP）每剂0.1~0.2mg/kg，5秒内快速静脉注射；亦可应用普罗帕酮、去乙酰毛花苷/地高辛、胺碘酮等。若药物复律不成功，可考虑同步心脏电复律（0.5~2.0J/kg）。

（2）二度Ⅱ型以上房室传导阻滞：使用异丙基肾上腺素或阿托品，必要时放置心脏起搏器。

（3）室性心动过速：可选用利多卡因、普罗帕酮，伴血流动力学改变者立即行同步心脏复律。

4. **先天性心脏病** 关键是评估，应与心脏外科共同完成。对于有导管依赖型先天性心脏缺陷的患儿，需要立即给予前列腺素 E_1 0.01μg/(kg·min) 维持PDA持续开放，如需手术，转运至心脏外科。

5. **其他急症** 如心脏压塞患儿需接受胸腔穿刺术或心包穿刺术等紧急特殊干预，以解除血流阻塞。

五、神经系统异常

1. **新生儿惊厥** 在及时有效抗惊厥的基础上，积极寻找病因并积极处理。苯巴比妥是首选的新生儿抗惊厥药物，其初始剂量为15~20mg/kg，若惊厥未控制，可每间隔15~20分钟给予苯巴比妥5mg/kg，直至负荷量达到40mg/kg，维持血药浓度20~40mg/L时可发挥最大疗效，12~24小时后维持剂量为3~5mg/(kg·d)，分1~2次给药。如惊厥未能控制，可联合咪达唑仑。咪达唑仑为新型短效苯二氮䓬类药物，起效快、半衰期短，遇到生理性pH值时变为脂溶性，可透过血脑屏障，可有效控制惊厥持续状态。可静脉给药、肌内注射、口服、直肠给药，一般负荷量为0.1~0.3mg/(kg·次)，静脉推注，惊厥停止后给予1.0μg/(kg·min)静脉维持；如果惊厥不能控制，则每15分钟增加维持剂量1.0μg/(kg·min)直到惊厥停止，惊厥停止后给予静脉维持24小时，随后逐渐减量，每15分钟~2小时减1.0μg/(kg·min)至停药。

2. **新生儿脑水肿/颅内高压/脑疝** 该症主要见于新生儿缺氧缺血性脑病、颅内出血、颅内感染等。急诊处理措施如下。

（1）综合治疗：包括体位调整、体温控制、镇静、镇痛、液体管理及纠正低血糖、低钠血症等。

（2）高渗性液体应用：20%甘露醇，高渗盐水（3.0%~23.4%），目前认为后者较前者疗效肯定、副作用小。

（3）外科手术：侧脑室引流、开颅减压。

（4）积极治疗原发病。

3. **新生儿急性肾衰竭** 当新生儿出现少尿［尿量<1.0ml/(kg·h)］、无尿［尿量<0.5ml/(kg·h)］时，应评估肾功能。急性肾衰竭包括肾前性、肾性和肾后性。

（1）肾前性肾衰竭：新生儿肾前性肾衰竭较为常见，治疗措施主要是补充血容量，增加肾小球滤过，然后利尿。

（2）肾性肾衰竭：①加强液体管理，即量出为入，保持出入量平衡；②药物治疗，使用小剂量多巴胺［2~5μg/(kg·min)］，扩张肾血管，增加肾血流量，同时利尿（呋塞米，可适当增加剂量）；③肾脏替代治疗适于重症或血容量过多者，腹膜透析（PD）和持续性肾脏替代治疗(CRRT)均可作为治疗方式(详见第五章第十三节腹膜透析和血液透析、第十四节连续性肾脏替代疗法)。

(3) 肾后性肾衰竭:明确诊断后,需要外科手术解除梗阻。

4. 电解质及酸碱平衡紊乱 主要包括高(低)钾血症、高(低)钠血症、低钙血症和严重代谢性酸中毒等。

(1) 高钾血症:少尿/无尿期,可致血钾升高,血清钾>5.5mmol/L 为高钾血症。处理方法:①停用含钾的液体;②输注 10%的葡萄糖酸钙(1~2ml/kg),以拮抗高钾血症对心脏的毒性作用;③静脉给予碳酸氢钠,静脉持续输注胰岛素,促进钾向细胞内转移;④呋塞米(1mg/kg)静脉推注,增加利尿;⑤持续少尿或无尿新生儿考虑腹膜透析。

(2) 低钾血症:多尿期,经肾钾排除增多,致血钾降低,血清钾<3.5mmol/L 为低钾血症。纠正低钾血症,需补充生理需要钾+丢失钾。补钾浓度小于 40mmol/L(0.3%),补钾速度不超过 10mmol/L,见尿补钾,补钾过程中监测心电图。

(3) 高钠血症:血清钠>150mmol/L 为高钠血症。肾前性肾衰竭时,补充血容量即可;水钠潴留,应限制钠盐摄入。过快纠正高钠血症可能导致脑水肿和癫痫发作。通常纠正速度<1mmol/(kg·h),连续监测血清钠是适当治疗的基础。每降低 1mmol/L 的[Na^+]需要游离水 4ml/kg。0.9%氯化钠溶液中游离水为 0,0.45%氯化钠溶液中游离水为 50%,5%葡萄糖溶液中游离水为 100%。

(4) 低钠血症:血清钠低于 130mmol/L 为低钠血症。对于正常细胞外液的低钠血症,应限制液体进量。当血钠<120mmol/L 或出现神经系统症状时,不应限制液体,可静脉应用呋塞米 1mg/kg,同时应用 3%氯化钠溶液(开始剂量为 1~3ml/kg)补充钠的丢失,经 4~6 小时至血钠达 120mmol/L;然后更换为 5%葡萄糖溶液加 0.45%~0.9%氯化钠溶液继续输注,纠正低钠血症,应在第 1 个 24 小时补充钠丢失量的 2/3,其余在以后 24 小时补充。

(5) 低钙血症:血清钙低于 1.8mmol/L(7.0mg/dl)或离子钙低于 1.0mmol/L(4.0mg/dl)为低钙血症。若患儿有低钙血症症状,包括严重的神经肌肉易激惹性或惊厥,可静脉给予 10%葡萄糖酸钙 1~2ml/kg,输注时间为 5~10 分钟,输注过程中心率应不低于 80 次/min;若效果欠佳,间隔 10 分钟可重复用药,还应考虑可能合并低镁血症。

(6) 严重代谢性酸中毒:新生儿动脉血 pH 值<7.2,可用碱性液体纠正酸中毒。严重酸中毒纠正的目标值,早产儿动脉血 pH 值为 7.25,足月儿为 7.30。碳酸氢钠用量(mmol)= BE 绝对值(mmol/L)×体重(kg)×0.3;一般用计算量的一半。进一步的碳酸氢钠用量根据血气分析结果而定。对于严重的乳酸中毒或肾衰竭,可以考虑用透析治疗。

(吴素英)

第六节　意 外 事 件

新生儿意外事件(newborn accidents)是指新生儿的呼吸、外观或行为发生意外改变的事件,是一组有着不同病理生理学异质性的群体,并不是一种具体的诊断,而是婴儿就诊的"主诉"。如何通过进一步检查和更长时间观察识别出可以受益的婴儿是有难度的,需要根据某些特征提示潜在的诊断或随后某些意外发生的风险,而同时要避免让不存在这些特征的婴儿经历不必要的检查、监测和住院。

国际上有很多婴儿期意外事件的相关术语,如"明显威胁生命事件(apparent life-threatening event, ALTE)"。此术语范围宽泛,包括多种多样的事件和预后,由于它们会令人误以为婴儿的这些症状和婴儿猝死之间有直接联系,目前已逐渐少用。而大多数这些事件的更精确描述为"快速恢复的不明原因事件(brief resolved unexplained event, BRUE)"。此术语于 2016 年由相关共识定义,每当事件持续短暂并在恰当的医学评估之后仍原因不明时,就应当用 BRUE 取代 ALTE。大部分(但并非所有)存在 BRUE 的婴儿发生复发或有严重潜在问题的风险较低。

一、相关定义或概念

新生儿突发意外衰竭(sudden unexpected postnatal collapse, SUPC)是近年来国际上出现的一种新的、特指新生儿期突发意外事件的定义。SUPC 因为其隐匿性、无预警的突发性,常常引起严重后遗症及约 50%的死亡,因此引起医护人员的担心和重视(详见本章第八节猝死综合征)。

SUPC 也被称为发生于新生儿期的 ALTE 或严重的明显危及生命的事件(severe apparent life-threatening event, SALTE),甚至是早发性婴儿猝死综合征(early sudden infant death syndrome, ESIDS)。SUPC、ALTE、SALTE 和 SIDS 的定义有一些重叠,在一些文章中作者交替使用了这些术语。本章主要论述国际上对婴儿期(包括新生儿)发生的其他意外事件的定义。

由于发生意外事件的婴儿具有不同的表现、病因和预后,对他们进行评估和处理时应个体化。本节概述了主要的诊断注意事项和对因这一主诉就诊的婴儿的阶梯式评估计划。

1. SUPC 出生时良好、5 分钟 Apgar 评分正常、适于常规护理、生后 7 天内的足月或近足月儿(胎龄>35 周)意外出现循环和呼吸衰竭,需要正压通气复苏,并导致新生儿需要重症监护、患脑病或者死亡。

2. ALTE 指造成观察者(医护工作者或家属)惊吓的一组症状,包括呼吸暂停(中枢性或阻塞性),皮肤颜色改变(发绀、苍白、偶有充血和红斑),肌张力改变(多数是肌张力明显低下),窒息或呕吐等。

3. BRUE BRUE 不是特定诊断,是描述婴儿突发、短暂(小于 1 分钟)且就诊时已消退、找不到具体原因、未见明显医疗相关问题的发作。包括以下 1 种或多种特征:①肤色,发绀或苍白;②呼吸消失、减慢或不规则;③肌张力显著改变(张力过高或过低);④反应水平改变。

仅当婴儿就诊时无任何症状,并且经针对性病史询问和体格检查后仍无法解释发作原因时,才使用该术语。一般持续不到 1 分钟,典型情况小于 20~30 秒。

4. **低危型** BRUE 满足以下所有条件的 BRUE 婴儿被视为低危型 BRUE:①日龄>60 天;②出生时胎龄≥32 周,且纠正胎龄≥45 周;③仅有 1 次发作(无既往类似发作,且无婴儿聚集发作);④BRUE 的持续时间小于 1 分钟;⑤无须由受过培训的医护人员进行心肺复苏,仅将婴儿抱起并轻拍后其即可恢复正常肤色、呼吸、肌张力和/或反应水平;⑥无令人担忧的病史,包括婴儿虐待的社会因素、呼吸系统疾病或暴露、近期受伤、事件发生前几天有其他症状(发热、易激惹、腹泻或吃奶量减少)、使用或可获得药物、呕吐或嗜睡发作史、发育迟缓或先天性异常,有 BRUE 家族史或同胞不明原因猝死;⑦没有令人担忧的体格检查发现,如出血、瘀斑(特别是在头皮、躯干、颜面或耳朵部位)或前囟隆突等损伤体征,无神志改变、发热或中毒表现,无呼吸窘迫、心脏杂音或奔马律、脉搏减弱,无腹部膨隆、肝脾大等。

经针对性病史询问和体格检查后,符合上述所有低危型 BRUE 标准的婴儿只需进行最低限度的额外评估或观察;不符合这些低危标准的婴儿复发或有严重潜在疾病的风险较高,需要进一步全面评估。

二、流行病学

目前,尚无准确的关于婴儿 BRUE 发病率的报告,因为现有研究大多数侧重于范围更宽泛、定义不明确的明显威胁生命事件(ALTE);ALTE 在婴儿中的发病率为 3/10 000~41/10 000。较宽的发病率范围可能反映了 ALTE 定义的严格程度不同以及病例检出策略的不同。最近的前瞻性研究表明,活产儿发病率在(0.58~2.46)/1 000。当然,ALTE 在急诊科是相当常见的事件,占婴儿总入院病例的 0.6%~0.8%。我国没有相关报道。BRUE 主要影响 1 岁以内的小婴儿,2 个月内是婴儿发病高峰期。男孩、早产、进食困难、呼吸道疾病者为高危人群。

三、病　因

在因紧急事件就诊的婴儿中,经仔细的病史询问、体格检查和适当的实验室评估之后,能在超过 50%的婴儿中识别出特定病因。有些可能需要进一步的特异性诊断性检查。额外评估取决于主诉症状、病史、体格检查和初始评估结果所提示的可能诊断。

1. **消化系统疾病** 在查明的 BRUE 中,50%可能与消化道疾病相关,其中胃食管反流(gastroesophageal reflux,GER)或吞咽功能障碍最常见,其可能机制是喉痉挛。生理性 GER 也可在健康婴儿中引发喉痉挛和 BRUE。新生儿尤其是早产儿 GER 及吞咽功能障碍发生率高。GER 可能诱发了喉痉挛,引起呼吸暂停及心动过缓,但这并不意味该婴儿的 GER 程度异常,或治疗 GER 能够防止未来发生类似的事件。喂奶过程中的一过性窒息或呕吐可导致健康婴儿发生紧急事件,但通常为良性。如果发作时伴严重呕吐或胃内容物反流至口腔,婴儿清醒且处于仰卧位时发作,有阻塞性呼吸暂停的特征(即婴儿有努力呼吸的动作,但无气流通过),则提示可能与 GER 有关。其他在新生儿期引起呕吐的疾病如胃扭转、肠旋转不良等也可能是病因。

2. **呼吸系统疾病** 呼吸道感染和非感染性疾病、屏气发作等均可导致 BRUE。

(1)呼吸道感染:约 20%发生紧急事件的婴儿最终诊断为上呼吸道或下呼吸道感染(包括毛细支气管炎)。对于有呼吸道症状的新生儿或早产儿应评估呼吸道感染性疾病,呼吸道感染最常见的微生物为呼吸道合胞病毒(respiratory syncytial virus,RSV)、肺炎支原体、流感嗜血杆菌、百日咳杆菌、流感病毒和副流感病毒。RSV 是婴幼儿呼吸暂停的主要原因之一,RSV

感染引起的呼吸暂停的机制不清楚，动物模型证实RSV可以改变喉部化学感受器的敏感性，从而导致中枢性呼吸暂停；毛细支气管炎也可引起呼吸肌疲劳或低氧血症，致呼吸暂停；同样，百日咳引起的痉挛性咳嗽可能是尚未接种疫苗婴儿BRUE的原因，痉挛性咳嗽可引起缺氧或呼吸暂停，有些新生儿百日咳甚至没有典型的“痉咳”，仅表现为呼吸暂停。约10%的病例确定为百日咳和RSV感染。如怀疑呼吸道感染，建议采用快速PCR检测法进行RSV及白喉的排查，通常检测鼻咽部样本，如怀疑下呼吸道感染，应进行胸部X线检查。

（2）非感染的呼吸系统疾病：呼吸暂停可以为BRUE的表现之一，新生儿特别是早产儿、低体重儿，原发性呼吸暂停可以为阻塞性的，通常与呼吸道感染有关（见上述），也可能是特发的。由于其上呼吸道扩张肌的活性较低，吸气时产生的咽喉部负压可导致咽喉部塌陷，因此新生儿呼吸暂停时虽然有呼吸动作但无气流通过，常伴随心动过缓，需特别警惕。4%～10%的BRUE可归因于睡眠时的呼吸障碍，在348名3周～3个月的婴儿中，多达58%的病例可归因于阻塞性呼吸暂停（如由于下颌后缩），同时存在胸腹矛盾呼吸，这是克服上呼吸道阻力增加所需的呼吸用力增加的表现。继发性呼吸暂停通常是原发病病情加重的表现，如新生儿败血症、早产儿颅内出血等导致的呼吸暂停，因呼吸暂停、心率减慢使组织缺氧、危及生命。

（3）屏气发作：在紧急事件中约7%可归因于屏气发作（breath holding spell，BHS），通常分为发绀、苍白和混合形态。BHS的发绀表现为长期的呼气性呼吸暂停，随后由于严重的低氧血症而迅速出现中央发绀。发绀性BHS的病因被认为是右向左的肺内分流，这可以解释低氧血症发作的快速性，而不是呼吸暂停本身。BHS可能由长时间的哭泣或突然和/或痛苦的刺激引起；其中约25%发生在6个月之前，也有研究结果认为脑干髓鞘成熟的延迟可能与屏气发作有关。

3. 中枢神经系统疾病 10%～20%表现为ALTE的婴儿最终被诊断为中枢神经系统疾病。其中大多数事件最终确定是由癫痫发作导致的，少数新生儿存在脑室出血或脑积水。但值得注意的是，事件后的脑电图（EEG）检查结果通常正常，所以在这些病例系列研究中，癫痫发作的诊断可能基于看护人报告的详细病史。

当临床强烈怀疑癫痫发作时，才需要做EEG和/或头颅MRI检查。因为这些检查对于诊断癫痫的灵敏度低。反复发生伴肌张力丧失和婴儿无反应性事件提示可能存在癫痫或中枢神经系统疾病。临床特征包括持续性或刻板事件，无窒息和恶心、呕吐史。中枢性呼吸暂停可能是中枢神经系统疾病的症状，包括脑损伤（如虐待性头部创伤或感染），结构性脑异常（如脑积水），或通气控制障碍如先天性中枢性低通气综合征（罕见）等。

4. 儿童虐待 儿童虐待在我国较少见，占ALTE病例的0.4%～11%，而在BRUE婴儿中其比例更低。如果经过病史询问或体格检查怀疑儿童被虐待，则需要全面评估。

5. 其他感染 在ALTE中占0.5%～3%。如果婴儿有发热、中毒症状、呼吸窘迫、低氧或聚集性发作，提示全身感染的可能性。应根据婴儿的年龄和临床表现酌情对这些体征或症状进行评估。对于具有呼吸道感染症状的婴儿，除检查百日咳杆菌和RSV外，还应进行胸部X线检查。细菌感染（包括尿路感染，占ALTE的1%）是紧急事件的少见原因，但如果是早产儿或入院当日发生多次事件则很大可能性为新生儿败血症。如果婴儿室内有聚集性发作并伴发热，则要注意院内感染（细菌及病毒）暴发。

6. 心血管疾病 在ALTE中约占0.5%。结构性和离子通道缺陷性先天性心脏病均可能有多种表现形式，包括猝死、心搏骤停、晕厥和发绀发作。对于具有这些特征或有一级或二级亲属在35岁前猝死家族史的婴儿，如果从其他方面无法解释，应该考虑心脏病的可能性；心脏评估的范围取决于具体表现。如一些危重先天性心脏病新生儿和先天性长QT间期综合征患儿等。肠道病毒感染导致的暴发型心肌炎也可以在没有任何临床表现的情况下引起婴儿病情突然变化。

7. 代谢内分泌疾病 先天性代谢异常（遗传性代谢病）约占紧急事件的2%～5%，如基因突变所致的线粒体脂肪酸氧化缺陷，可导致突然、不可预期的低酮体性低血糖、肝衰竭和难以纠正的酸中毒、高乳酸血症；尿素循环缺陷如鸟氨酸氨甲酰转移酶缺乏症、精氨酸酶缺乏症可导致脑水肿和急性脑病（昏迷、抽搐和肌张力升高）。

先天性代谢异常可为急性、复发性或慢性，临床表现几乎涵盖各系统，其中嗜睡、惊厥、反应差、拒食及呕吐等神经系统及消化系统表现最常见，此外还可能出现低血糖、代谢性酸中毒等，进食或应激状态下（感染、发热、外伤或手术、饥饿或暴饮暴食等）可触发。因此，对于初始实验室筛查发现低血糖或其他代谢性异常的婴儿，以及当前表现、既往史或家族史提示可能存在代谢性疾病的婴儿，均需要进一步评估是否存在遗传性代谢病。若怀疑应复核新生儿筛查结果，还应通过基因、染色体等检测手段确诊。

8. **其他** 与紧急事件相关的罕见（<5%）情况还包括喂养过量导致急性反流、各种原因的意外窒息（如蒙被等）、捂热、坠床、中毒、外伤性内脏破裂等。新生儿腹部内脏损伤引起的内脏出血，特别是双侧大量肾上腺出血时，可因肾上腺功能不全或失血性休克而病情迅速恶化。

四、初始评估

最重要的诊断手段是目睹发作的看护者和参与该病例的急救人员对事件和干预措施的详细描述。对已发生 BRUE 的婴儿，病史询问和体格检查是初始评估也是 BRUE 原因确认中非常重要的环节。这些信息有助于识别潜在的严重疾病低风险的婴儿，这类婴儿仅需最低限度的诊断性检查或观察。通过病史询问和体格检查还可能发现提示意外的特定病因（如窒息、喉痉挛或上呼吸道感染）的表现，或提示潜在的严重疾病较高风险的特征。对高风险患儿需辅以针对性检查进一步评估。有研究表明，21% 的病例仅根据病史和体格检查即诊断出了事件的病因。另有 49% 的病例通过病史和体格检查所提示的检查内容而确诊。评估流程见图 7-6-1。

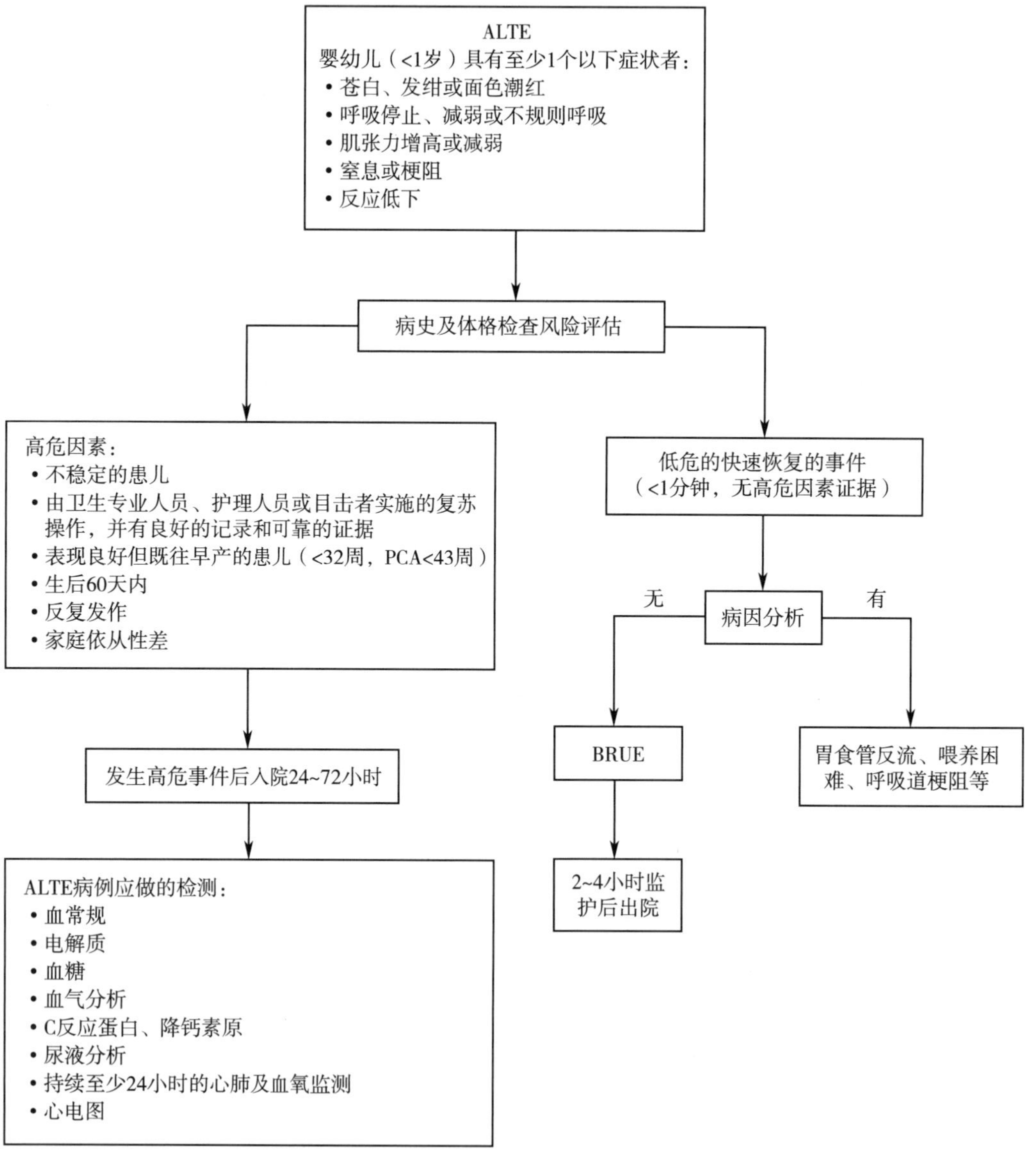

图 7-6-1 ALTE 和 BRUE 的评估流程及 ALTE 初步检测

1. **病史** 应包括以下几方面的信息：所有既往呼吸暂停事件、近期疾病或症状、孕期和围生期情况、婴儿平时的行为、睡眠（包括睡姿和环境）及喂养方式和习惯，家族史（包括同胞的类似发作、猝死、夭折及遗传、代谢、心脏和神经系统疾病病史），社会史（包括家中是否有人吸烟、饮酒或药物滥用及家中药物清单）。应专门询问家人关于意外或故意给予毒药或药物的可能性，包括处方药、非处方感冒药及草药。

以下特征可能提示事件由胃食管反流和/或喉痉挛引起。发作时出现严重呕吐或胃内容物反流至口腔，且发作特征为阻塞性呼吸暂停（婴儿有努力呼吸的动作，但无气流通过）。喉痉挛引起的急性事件通常发生在喂食时或喂食后不久，尤其当婴儿处于仰卧位时。喂食后的喉痉挛多数不严重，但如果事件反复发生和/或婴儿有潜在的神经系统或发育异常，可能需要进一步评估吞咽功能障碍。

如有呼吸道症状/发热史，提示可能为感染导致事件发生。发作期间肌张力丧失和无反应性，并且无窒息或恶心、呕吐史，提示癫痫发作所致意外。

如既往有类似的严重事件发作史，应注意儿童虐待的可能性，尤其当事件发生时仅单人且为同一人在场并且需要进行心肺复苏时。同胞有意外事件或不明原因死亡史，或患儿既往有遭受虐待的记录时，也应关注。儿童虐待可能涉及故意窒息、下毒、故意感染、虐待性头部创伤等人为性疾病（代理型 Munchausen 综合征）。

2. **检查** BRUE 婴儿应接受仔细的体格检查，特别要注意神经、呼吸和心脏系统的异常。一般检查，应包括身高、体重和头围；检测生命体征，包括脉搏血氧饱和度测定；检查有无身体创伤（皮肤瘀斑、舌系带撕裂、球结膜下或视网膜出血、前囟隆突）；神经系统检查，包括警觉度和肌张力；针对呼吸困难或上气道梗阻进行评估，包括颅面部畸形评估；心脏检查，包括杂音、心律、脉搏减弱或肝大；发育评估。

当存在以下警示标志情况时，表明紧急事件很可能具有医学意义并且有特定病理原因。有这些警示表现的婴儿应入院观察，进行心脏、呼吸及血氧监测，并根据病史进行进一步检查。

（1）评估时就已存在的症状，包括中毒表现、嗜睡、不明原因的反复呕吐或呼吸窘迫。

（2）根据看护者的详细描述，在事件发作期间出现的显著生理损伤，如全身持续性发绀或意识丧失和/或需要经受过培训的人员实施 CPR（不仅仅是刺激）。

（3）瘀斑或任何其他创伤证据。

（4）该患儿既往有类似事件史，尤其是发生在过去 24 小时内，或事件在短时间内聚集出现。

（5）同胞存在有临床意义的事件史或意外死亡。

（6）有令人怀疑的儿童虐待的可能史，如家人对该事件的描述不一致，该家庭既往有虐待儿童的记录，或描述的情况不符合儿童的发育阶段。

（7）畸形表现、先天性异常和/或已知的综合征。

五、低危型 BRUE 的处理

对于低风险的 BRUE 婴儿需要的干预很少。推荐采用下列步骤。

1. **推荐处理** 包括：①对看护者宣教有关 BRUE 的内容，告知具有哪些特征的婴儿风险较低；②提供基本护理、急救方面的知识及 CPR 培训的资源；③与家人就进一步评估和处置方面进行共同决策；④24 小时内随诊 1 次，以找出因医疗问题持续发展而需要进一步评估和治疗的婴儿。

2. **可选处理** 对于一些病史描述不清楚，不能完全确定是否为低危婴儿的处理方式：①短时间留观（如 1~4 小时），包括持续的脉搏血氧饱和度测定和连续的心、肺观察；②12 导联心电图，注意 QT 间期；③可以进行百日咳及呼吸道感染病毒排查（尤其对于有呼吸道症状的婴儿）。

临床医生应告知家人，低危型 BRUE 与婴儿猝死之间不存在已知关联。但是应该利用这一机会提醒婴儿家庭采取一些常规措施，将婴儿猝死的风险降至最低，如确保婴儿睡觉时是仰卧位且露出面部，并且处于安全的睡眠环境（避免使用成人或松散的卧具、避免穿过多衣物、避免室温过高或过低），以及避免出生前后暴露于烟草烟雾等。应明确建议父母不要通过摇晃婴儿的方式试图使其“苏醒”。

美国 AAP 指南推荐，对于低危婴儿，一般不需要进行尿液分析、血液检查（血常规、感染指标、血糖和/或血气等代谢性疾病相关检查）、胸部 X 线检查、超声心动图、脑电图、针对 GER 的检查、神经影像学检查等检查；也不推荐对这些婴儿进行家庭心脏、呼吸监测；但在国内，可根据实际情况酌情进行部分检查，以避免因漏诊或误诊而产生医疗纠纷。

六、高危婴儿的评估

即使评估时婴儿看起来完全良好，也必须认真看待婴儿意外事件的相关主诉。

当婴儿具有高危特征时，需要进一步评估。如有提示特定诊断(如儿童虐待)的临床表现,则评估时可有针对性地进行。对于临床表现未提示具体诊断的婴儿,尚无证据提供进一步评估的明确方法,为明确诊断和指导治疗,必要时可进行下列检查。

(1) SpO_2 监测,至少 4 小时。

(2) 心电图检查。

(3) 血常规检查。

(4) 血糖、碳酸氢盐或动脉血气分析、乳酸检测(评估遗传性代谢病)。

(5) 病原菌检测:呼吸道病毒系列检测(包括RSV),如新生儿有提示性症状和/或暴露于百日咳流行地区或暴发期,应行百日咳检测。

(6) 遗传代谢病筛查。

此外,评估应包括有针对性的病史询问和实验室筛查,以检查婴儿是否有意外或故意的毒物或药物摄入(包括非处方感冒药和乙醇),尤其是婴儿有神志改变时应常规检查。

七、高危情况(ALTE)的处理

初始评估(病史、体格检查或其他诊断性检查等)提示有生理损伤的婴儿,需要住院观察,进行生命体征监测。

对于高危婴儿,在事件发作之后立即进行短期住院观察和监测(如持续 24 小时)可能会获得重要的临床信息。观察期间,医护人员可能目睹再次发作,这将提供关于事件性质的更多细节,可确定是否需要进行更专业的诊断性检查,如延长动态心电图监测、食管 pH 值监测、癫痫监测、多导睡眠图、颅脑 CT 或 MRI 检查、代谢检查,或更具侵入性的检查,如支气管镜检查等。

八、家庭监测及预后

由于意外事件病史婴儿特征的多样性,因此不能制订关于家庭心肺监测的通用策略。应与患儿家人共同考虑潜在的益处、不确定性和有关的压力后,视具体情况作出决定。

监测记录可能具有一定的诊断价值。可能从家庭监测中受益的婴儿包括呼吸暂停和心动过缓反复发作的早产儿,或者气道不稳定或有慢性肺疾病的婴儿。对于疑似阻塞性呼吸暂停者,通过脉搏血氧饱和度监测仪来监测血氧饱和度可能比心肺监测更恰当。

ALTE 的复发风险为 10%~25%,但 BRUE 婴儿的复发风险大大降低。有临床意义的复发危险因素包括早产、入院前多次意外发作史和病毒性呼吸道感染。早产儿的呼吸暂停事件常由呼吸中枢调节不成熟引起,一般随着发育成熟而消失。一旦婴儿达到纠正胎龄 43 周,这些意外事件通常会消失。发生多次意外事件的婴儿可能存在基础疾病,可能包括急性感染(病毒或细菌感染)、代谢性疾病或儿童虐待。

发生 ALTE 的婴儿死亡的风险不到 1%,BRUE 婴儿的死亡风险更低。最初表现为 ALTE 而随后死亡的婴儿中,大多数都存在特定的死因。死亡原因可能包括儿童虐待、神经系统基础疾病、肺炎或代谢性疾病。过去认为 ALTE 可能是婴儿猝死综合征的前兆,然而过去 20 年的研究未能证实 ALTE 与婴儿猝死综合征存在因果关系,且预防婴儿猝死综合征的干预措施(如仰卧睡)并未使 ALTE 发病率降低。

(孙云霞)

第七节 中 毒

中毒在儿科急诊中较常见,但新生儿中毒不多见,临床表现无特异性,早发现给予及时干预,预后良好。由于少见,医务人员的认识可能不足,有待进一步提高。

一、流 行 病 学

目前国内尚未建成中毒监测体系,也无大宗医学报道,医学文献报道中的病例都较零星,与中毒相关的监测信息基本都是散在和不全面的,故国内目前没有儿童中毒的流行病学资料。欧美从 20 世纪 50 年代开始毒物监控,具备较完善的毒物监测体系,欧洲多数以“毒物中心”冠名,提供中毒诊断治疗、毒物信息服务、毒物检测、培训教育等服务。美国中毒控制中心也于 2000 年开始实现覆盖全民的中毒控制服务,通过网络、统一电话及健康教育材料为公众提供全面快捷的服务。

据美国国家医学院估计,美国的中毒发生率约为 400 万/年,其中每年 300 000 例需住院治疗,约 30 000 例死亡。2003—2004 年,中毒在所有损伤死亡原因中占 18%,在因损伤住院治疗后出院的患者中占 10%,每年有超过 100 万例 6 岁以下儿童毒物暴露被上报至美国中毒控制中心协会。1 岁以下毒物暴露约占总上报数的 5%~6%,5 岁以下是最常见的中毒人群(45%~64%),但没有新生儿的数据。美国在 2004—2013 年的 10 年研究期间,收集疑似毒物暴露患儿共 23 900 791 例,其中 271 513 例为 6 月龄及以下的婴儿(占总数的 1.1%)。

二、中 毒 原 因

儿童中毒的原因因年龄组而异，5 岁以下是最常见的中毒人群。儿童中毒的研究通常将所有小于 1 岁的婴儿归为一类。然而，在生命的第 1 年，运动能力有很大的变化。与一个正在爬行或行走的婴儿相比，一个还不能直坐的婴儿的探索性接触能力是有限的。包括新生儿在内的 6 月龄以下的婴儿，探索性摄入行为更少，而护理人员的错误用药更多见。美国国家毒物数据系统单一药物摄入数据的研究表明，小于 1 岁的婴儿治疗错误所占比例为 29.3%，而 2 岁和 3 岁幼儿仅分别为 3.1% 和 1.6%。

治疗错误可分为定量错误（用药剂量不正确）和非定量错误（如重复用药或用药速度太快、用错药物、用药路径错误）。一项针对 6 个月以下婴儿的中毒呼救中心的小型回顾性研究（358 例）报道称，该年龄组 53% 的呼救是由于治疗错误所致的，其中，28% 是由于不正确的剂量或定量剂量错误导致的。

新生儿受自身活动能力的限制，探索性行为能力有限，大多数暴露为无意的接触行为（96.7%），如治疗错误。

三、中毒的方式

国内外报道的新生儿中毒资料显示，绝大部分暴露为药物摄入，多数为急性摄入，常见单一物质；其次为皮肤接触，新生儿皮肤较薄，表面脂质较多，故接触脂溶性化学物质或毒物易于吸收而发生中毒。眼结膜、鼻黏膜吸收也很快，故新生儿期药物滴眼或滴鼻都可造成中毒。新生儿中草药水泡澡等都可能导致药用植物物质的吸收。还有呼吸道吸入中毒（气体中毒），由于肺泡表面积大、吸收快，多发生急性中毒；少数为注入中毒（包括错误的药物注射、蜇伤、咬伤等）、直肠吸收（小儿灌肠等操作引起）及母亲用药（经胎盘和/或乳汁）导致的胎儿及新生儿中毒。

国内病例多数来自农村，发生地点有农村医疗站、个人诊所及家庭用药，因医疗站、个体医生及家长多无专业儿科知识，对儿童的用药品种、剂量及适应证掌握不好，导致儿童药物中毒；也有住院患儿发生药物剂量错误及给药错误的报道。

四、常见药物中毒种类

国内报道的药物接触中，常见为解热镇痛药、感冒咳嗽药等。误服和超剂量应用对乙酰氨基酚是最常见的错误，布洛芬是美国毒物上报中治疗错误的第六大常见产品；错误的咳嗽和复方感冒药制剂的联合应用也常发生，提醒医务人员在进行发热宣教时应注意指引。治疗性接触乙醇也可导致新生儿中毒，故乙醇不应用于新生儿皮肤消毒。新生儿服用某些中药高丽参、枇杷止咳糖浆、六神丸、野蜜蜂、保儿安、罂粟碱、脐风散、益母草等引起中毒也有报道，其他还有皮肤接触护肤用品、吸入有机磷、各种中草药泡澡“祛黄”等。

五、毒物在人体的分布、转化和排泄

1. **分布**　主要分布在体液和组织中。影响分布的因素有：①毒物与血浆蛋白的结合力；②毒物与组织的亲和力；③毒物通过血脑屏障、胎盘屏障的能力，如吗啡对新生儿的毒性比成人大 3~10 倍；铅容易导致幼儿脑病等。

2. **转化**　肝是毒物在人体内转化的主要场所，其他如肾、胃、肠、心、脑、脾、肺及各组织的网状内皮细胞也是进行代谢转化的场所。

3. **排泄**　主要经肾排泄，此外也可经胆道或其他途径排泄。

（1）经肾排泄：通过肾小球滤过和肾小管分泌的方式排泄。毒物在肾小球滤过后在肾小管内或被重吸收，或经尿液排泄，后者与 pH 值有关，一般碱性物质在酸性尿液易被排泄，如苯巴比妥中毒时可口服碳酸氢钠，使尿液呈碱性，加速其经肾的排泄；反之亦然。

（2）经胆道排泄：经胃肠道吸收的毒物先经门静脉系统进入肝，在肝内转化后，其代谢产物或毒物本身由肝细胞分泌入胆汁，再进入肠内被排泄。一部分毒物在肠内可被再吸收形成肝肠循环，导致从体内排出的延迟。

（3）其他排泄途径：小肠及大肠的黏膜可排出一些重金属及生物碱，少量毒物可经汗液、唾液排出体外，有害气体则经肺排出。

六、中毒的机制

由于中毒的物质不同，其发生机制也各异，包括：①干扰酶系统：毒物通过抑制酶系统，与酶的辅因子或辅基反应或竞争，夺取酶功能所必需的金属激活剂，生成配位化合物；②阻抑血红蛋白的携氧能力；③变态反应：由抗原抗体作用在体内激发各种异常的免疫反应；④直接化学损伤；⑤麻醉作用；⑥干扰细胞膜或细胞壁的生理功能。

七、中毒的诊断

看护者如能告知中毒经过，急性中毒的诊断比较容易，否则由于中毒的种类多，症状、体征往往没有特异表现，诊断有时极为困难。因此，存在下列情况时应考虑中毒的可能。

1. 集体同时或先后发病，症状相似的患儿。

2. 病史不明、症状与体征不符，或各种临床表现不能用一种疾病解释的患儿。

3. 多器官受累或明显意识变化而诊断不明者。

4. 患儿经过“认为最有效的治疗”而无效者。

5. 患儿具有某种毒物中毒的迹象。

八、诊断流程

已经疑为中毒的新生儿，可遵循以下流程进行诊断。

1. **询问发病经过** 家居患儿需了解喂养情况（母乳喂养者包括母亲饮食及用药）、生后情况、家长职业、环境中有无有毒物品（杀虫剂、毒鼠药等）、经常接触哪些人等；对于住院新生儿，应核对药物的种类及剂量，找相关的当班人员详细了解情况。

2. **现场检查** 注意患儿周围是否有残留毒物，尽可能保留患儿奶瓶、相关用具及衣物以备鉴定。

3. **体格检查** 注意有诊断意义的中毒特征，同时要留心检查孩子的尿片、衣物或皮肤上是否有毒物。

4. **留取残留物** 仔细查找呕吐物、胃液或粪便中有无毒物残渣。

5. **实验室检查** 有助于了解患儿机体内环境变化和重要器官功能情况。

6. **诊断性治疗** 若症状符合某种毒物中毒，但问不出病史时，可试用该种毒物的特效解毒药作为诊断性治疗。

7. **毒物鉴定** 有条件时采集患儿的呕吐物（或胃内洗出物）、血液、尿液、粪便或可疑的含毒物品送相关部门（疾病预防控制中心、职防所等）进行毒物鉴定，此为中毒诊断最可靠的方法。

九、急性中毒的处理

急性中毒的处理原则是抢救必须争分夺秒，诊断未明者先进行一般急救处理，诊断明确者要尽快用特效解毒剂。一般急救处理包括下面几个方面。

1. **一般急救处理** 需入住 NICU，并进行有效的一般急救处理。

（1）重症监护：严密观察病情变化，监测神志、呼吸及循环状态，对生命体征不稳定的重症患儿要一边组织有效的抢救一边进行检查，给予适当的呼吸、循环支持。

（2）清除未被吸收的毒物：包括对不同途径（接触、吸入或口服）中毒的处理。

1）对接触中毒的处理：立即脱去污染的衣物，清水冲洗被污染的皮肤，特别注意毛发及指甲部位，对于不溶于水的毒物可用适当的溶剂清洗，也可用适当的拮抗剂或解毒剂冲洗，但是强酸、强碱等腐蚀性毒物忌用中和剂，因为化学反应会加重损伤。对于深入皮肤或黏膜的毒物颗粒，很难完全清除。皮肤、黏膜发生糜烂、溃疡者，在清洗后应敷消炎药膏以防止感染。毒物溅入眼内时，应立即用生理盐水冲洗，如没有生理盐水，可用清水冲洗至少 5 分钟（忌用拮抗剂），送眼科后应再用生理盐水或蒸馏水冲洗 5 分钟，然后滴入荧光素检查，根据损伤情况做进一步处理。

2）对吸入中毒的处理：应立即移离有毒场所，呼吸新鲜空气，如有堵塞应清理呼吸道分泌物，必要时吸氧，昏迷者应注意舌后坠及喉头水肿引起的气道梗阻。

3）对口服毒物的处理：采用催吐、洗胃、导泻或洗肠等方法以清除毒物。

（3）防止毒物吸收：采取不同措施对不同途径的中毒进行处理，防止毒物吸收。

1）对皮下、肌内注射中毒或蛇咬、毒蝎蜇伤的处理：注射处近心端用止血带结扎，以不让止血带远端的脉搏消失和不让止血带产生搏动感为宜，每 15 分钟放松 1 分钟。若毒物注射不久，可于注射部位注射 1∶1 000 肾上腺素 0.3～0.5ml，或局部放置冰袋，使血管收缩，延缓吸收，但是对早产儿及低体重儿要注意冰袋导致的硬肿症、低体温等问题。若为强度注入，应做局部切口吸引和冲洗。

2）对口服中毒的处理：在催吐、洗胃过程中或后，应给予拮抗剂直接与未被吸收的毒物发生作用，以降低毒性或防止吸收。

（4）加速已吸收毒物的排泄：毒物吸收后，较多由肝解毒，或加强利尿由肾排出，或经胆管随粪便排出，少数毒物可由肺、汗腺排出。

2. **消除毒物的常用方法** 包括洗胃、药物解毒、利尿排毒，严重者使用透析疗法等。

（1）洗胃：一般在服用毒物后 1 小时内进行可能有效。胃黏膜皱襞中可能会残存毒物，有些油状毒物在胃内可残留 12 小时以上，故尽管胃管已排空，洗胃仍可能有作用。洗胃适合流质或水溶性毒物中毒。严重腐蚀性毒物中毒，洗胃可能导致胃穿孔或者大出血，一般列为禁忌，若必须洗胃，可放入最小号胃管，每次给予少量液体，新生儿不超过 10ml，小心冲洗。

兴奋剂中毒时，应在用镇静剂后再行洗胃，以免引起惊厥；洗胃操作之前进行气道保护（即患者清醒且有完整的气道反射或已行气管插管）是必不可少的，所有操作都要注意体位，避免把洗出物吸进肺内。值得提醒的是，对于新生儿中毒，一般不采用催吐、导泻、洗肠等方法。

（2）药用炭的应用：药用炭是强力吸附剂，能吸附许多生物碱、药物、毒物类，并能阻止毒性物质在胃肠道的吸收，如对乙酰氨基酚、阿司匹林、吲哚美辛、吗啡、巴比妥类、卡马西平、苯二氮䓬类、苯妥英钠、乙酰半胱氨酸、阿托品类、樟脑、氯苯那敏、可卡因、秋水仙碱、洋地黄、氯化汞、亚甲蓝、毒蕈碱、有机磷、青霉素、酚、酚酞、氯丙嗪、麻黄碱、茶碱、甲苯磺丁脲、三环类抗抑郁药等，药用炭吸附毒物的比例通常是 10∶1，新生儿使用活性炭的剂量是 0.5~1.0g/(kg·次)，活性炭粉末可与水混合形成混合液使用，经胃管注入。使用活性炭时，应注意新生儿腹部情况，如明显腹胀肠、鸣音消失禁用。因山梨醇易导致腹泻及水电解质紊乱，故新生儿不使用山梨醇混合活性炭。活性炭不能吸附金属、无机盐（锂、砷）、乙醇、酸及碱等毒物。

（3）特异性解毒剂：根据患儿中毒的具体毒物选择合适的解毒剂。

（4）利尿排毒：如毒物可经肾排出，可以适当增加液体量，一般情况好的患儿可经口喂水，有脱水的患儿应积极纠正脱水，给予 5%~10% 的葡萄糖氯化钠溶液，必要时口服或静脉使用利尿剂（如氢氯噻嗪、呋塞米）增加尿量，有脑水肿时可慎用甘露醇，以促进毒物排泄。根据毒物种类，给予碱化或酸化尿液处理。

（5）透析疗法：对于危重症患儿或出现肾损伤或肾衰竭者可考虑使用肾脏替代治疗如腹透、血液透析等加速毒物的排出。目前新生儿可以开展的技术有腹膜透析、血液透析、血液滤过等技术。血液透析对面积大、弥散性强的小分子物质清除能力最强，而分子量在 15 000~20 000 的大分子物质血液滤过最好，但是血液净化技术需要的抗凝治疗，对新生儿特别是早产儿是挑战，可能会导致颅内出血等并发症，需要在有条件、有经验的中心进行。

（6）高压氧疗法：在高压氧情况下，血中氧溶解度增高，氧分压增高，促使氧气更易于进入组织细胞中，从而纠正组织缺氧。高压氧疗法适用于各种中毒引起的严重缺氧。一氧化碳与血红蛋白的结合力是氧气的 20~30 倍，一氧化碳中毒时应用高压氧治疗可以促使一氧化碳与血红蛋白分离。

3. **特殊或对症治疗** 对于有特效解毒药的中毒，临床上一旦确诊，应尽快使用特效解毒药。中毒后应用特效解毒剂需要一定的时间，如有严重症状如惊厥、呼吸困难、循环衰竭、肾衰竭等需要及时给予相应的对症、支持治疗，以免失去解救时机，特别是中毒原因不明或没有特效解毒药物时。

十、预　　防

为了防止新生儿中毒和意外的发生，应注意以下预防措施。

1. **看护人员培训** 教育照看孩子的看护人员切记不要自行给新生儿服用药物，特别是将成人或成分不明的药物（包括中成药）随便给新生儿服用；需要服用医生处方药时，应仔细阅读说明书，包括有效期、成分及储存方法等，了解药物的毒副作用、使用方法及药物剂量，或向主诊医师或药师详细了解药物的副作用及服用方法；新生儿用药剂量很小，所以在分药时，一定要注意，尽量准确；多种药物同时服用时要了解药物的相互作用；存储药物时切忌将外用药装入内服药容器中。

2. **儿科医务人员用药** 儿科医务人员在日常工作中，应按新生儿体重或体表面积仔细计算药物剂量，切勿过量；处方多种药物时，要注意药物间的相互作用，复方制剂使用时应注意不同药物可能会有同类药物重复，如一些感冒、咳嗽药物中可能会有解热镇痛药物，要避免同时使用；对于住院患者，护士给药时严格遵守三查七对制度，核对身份、药物剂量及使用方法。

3. **家属的宣教工作** 社区、大众媒体或临床环境中的宣教活动是防止新生儿中毒事件发生的重要措施。教育父母及其家人不能随便使用各种植物泡澡“祛黄”，新生儿使用的衣物、包被等需清洗干净备用，纸尿片需要使用正规厂家的产品，出现皮疹时不要随便使用成人的药膏，应使用婴儿产品或咨询儿科医生，并注意不要大面积使用，护臀或护肤用品也需使用合适的婴儿专用产品。农村或家庭日常使用的灭虫、灭蚊、灭鼠剧毒药物及农药等需妥善保管及正确使用，避免儿童接触或吸入。

4. **学习先进经验** 发达国家的一些先进经验值得学习和借鉴，如通过立法减少药物、食物中的毒物暴露（一级预防）；此外，临床医生在开具药物处方时应考虑中毒的风险，并在适合的情况下选用毒性更小的治疗药物；在使用涉及致死性吞食及小剂量就具有毒性的药物时，应特别谨慎。2015 年美国儿科学会药物委员会针对儿童口服液体药物的给药问题发布了一项政策声明：使用液体药物时，用液体药物专门的度量剂量（末位数酌情精确到 0.1ml、0.5ml 或 1ml）；处方中包含所有液体药物的浓度，以计算出适当的剂量；临床医生在开处方时需告知家长按毫升计算的剂量，药房要提供以毫升计量且容量适宜的给药设备。

（孙云霞）

第八节　猝死综合征

猝死是一个宽泛的术语，用来描述任何在婴儿期发生的、可解释或无法解释的突然和意外死亡，包括婴儿猝死综合征（sudden infant death syndrome，SIDS）和定义不清的死亡。SIDS 定义为 1 岁以下婴儿突然死亡，经尸检、死亡现场检查和临床病史回顾等全面调查后死因仍不明确。发生在新生儿期的 SIDS，称为新生儿猝死（sudden death in newborn，SDN），是指健康、病情稳定或"轻微"的新生儿，突然发生苍白或发绀（偶尔有面色涨红）、呛咳或干呕堵塞喉头、意识丧失、呼吸停止、肌张力低下等，经抢救无效，短期内死亡。可发生于产科的爱婴区、新生儿病房或家中，在整个新生儿期内均可发生，但生后 1 周内相对多见，特别是生后 2 小时内。

全球范围内新生儿 SIDS 死亡有增加的趋势，目前全球公认新生儿突发意外衰竭（sudden unexpected postnatal collapse，SUPC）状态可能是造成这一转变的原因。SUPC 是近年来国际上出现的一种新的、特指新生儿期突发的意外事件定义，SUPC 是指胎龄>35 周、出生时 Apgar 评分正常，通常被认为仅需要常规护理的晚期早产儿或足月儿，于生后 7 天内突然出现意外的心脏循环和呼吸衰竭，需要人工复苏的情况。新生儿 SUPC 特征：患儿呼吸暂停、四肢无力、苍白、心动过缓、发绀，出现呼吸衰竭、全身脏器衰竭、脑病而需要重症监护，严重者死亡。以 SUPC 为特征的事件发生时间仍有争议，一般认为最大的风险期是生后 2 小时内。2011 年，由英国多学科专家组和英国围产医学协会共同提出：生后 7 天内发生的新生儿突发意外衰竭为 SUPC。这一定义被越来越多的围产界人士接受。

一、发　病　率

中国没有大样本 SIDS（SDN）发病率的报道，国外也没有准确的数据。美国 SIDS 总体风险小于 1/1 000 活产儿（0.56/1 000 活产儿），然而在美国低收入人群中，SIDS 发生率是平均水平的 2~3 倍。在儿童保育机构中，SIDS 比例明显更高（占 15%~20%），大约 12% 的 SIDS（SDN）发生于新生儿期。新生儿 SIDS（SDN）的发生率在婴儿死亡率中的占比从 1995 的 10% 增至 2014 年的 12.2%，估算新生儿 SDN 约为 1.2/10 000。SUPC 的定义缺乏一致性，这给确定其发生率带来了困难，欧洲各国报道的发生率为（2.6~133）/10 万活产儿，由于目前 SUPC 仍没有 ICD-10 的编码，国内外 SUPC 发病率难以统计，被低估的可能性很大。

二、高　危　因　素

95% 以上的 SIDS 病例存在 1 个或多个危险因素，包括以下母亲、婴儿和环境等独立危险因素。多个欧美国家报道了 SUPC 危险因素与 SIDS 相似，也提示了 SUPC 与早期母婴皮肤接触、产科环境的其他实践的联系（表 7-8-1）。

表 7-8-1　SUPC 和 SIDS 的高危因素

项目	SUPC	SIDS
年龄	1 周内（1/3 发生于生后 2 小时）	0~1 岁，高峰期为 2~4 个月
发生地点	医院（1/3 发生于产房）、爱婴区、家里	医院、婴儿室、家里、托婴中心
母亲因素	初产妇、年轻、吸烟、肥胖、产后疲劳、母亲使用电子产品、母亲仰卧位	初产妇、年轻、吸烟、饮酒、使用电子产品
婴儿因素	35 周以上的足月儿、呼吸循环控制不成熟、围产期缺氧史、新生儿持续性肺动脉高压、心血管畸形、宫内感染、代谢缺陷	早产、肺泡塌陷、呼吸暂停、呼吸循环控制不成熟、围产期脑损伤、代谢缺陷
睡姿	俯卧位，多在首次母婴皮肤接触、首次吸吮母乳时	俯卧位、侧卧位
环境	过热、过度包裹、共睡	过热、过度包裹、共睡、
药物	母亲全麻或在产程中使用某些药物如阿片类、硫酸镁	母亲孕期使用毒麻药、吸烟、饮酒，婴儿使用退热剂等药物

1. 母亲高危因素　是新生儿发生 SUPC（SDN）非常重要的高危因素。

（1）母亲吸烟：妊娠期吸烟的影响最大，婴儿接触二手烟也是一个独立的危险因素。研究显示，妊娠期吸烟女性所生婴儿对刺激（如直立倾斜试验、低氧

或 CO_2 增高）的心血管反应异常且刺激后觉醒受损。

（2）小年龄母亲：小于 20 岁的母亲，特别是初产妇，通常缺乏照顾新生儿的经验和认识疾病迹象的知识。

（3）母亲用药影响：滥用药物的母亲所生新生儿发生 SUPC 的风险增加了 5 倍，但尚不清楚该关联是否主要与宫内药物的生物学效应、早产和低出生体重的风险增加和/或其他产后状况（社会经济地位、环境或父母抚育行为）有关。新生儿早期猝死还可能与产妇阿片类药物镇痛、局部或全身麻醉后、分娩时使用硫酸镁等有关，这些药物可能影响婴儿的呼吸。

（4）母亲酗酒：可能是一个重要的 SUPC（SIDS）危险因素，在美洲北部平原的特定印第安人人群中，SUPC（SIDS）与围孕期母亲饮酒和早期妊娠酗酒显著相关。

（5）未进行规律产检：产检时间延迟或未进行产检可使 SUPC（SIDS）风险增加，无法及时发现和处理与 SUPC（SIDS）相关的妊娠并发症如前置胎盘、胎盘早剥、胎膜早破、母体 AFP 血症。

2. 婴儿危险因素　早产儿和/或低出生体重儿、不良家族史、双胎或多胎、反复呼吸暂停等均为 SUPC 的危险因素。

（1）早产和低出生体重：在早产儿和/或低出生体重儿中，SIDS 的发生率为足月儿的 3~4 倍；小于胎龄儿的 SUPC 风险也增加。

（2）不良家族史：在 SUPC（SIDS）死者的同胞中，发生 SUPC（SIDS）的风险增加至 5~6 倍。

（3）双胎或多胎：队列研究显示，双胎的 SUPC（SIDS）粗略风险约为单胎的 2 倍。

（4）反复呼吸暂停：研究表明，呼吸暂停或其他形式的呼吸功能受损可能是 SUPC（SIDS）发病机制的最终共同途径。然而，呼吸暂停史、ALTE 或呼吸模式的其他异常并不能预测 SIDS。

3. 侧卧位/俯卧位睡姿　可能为 SUPC（SIDS）的高危因素之一。研究表明，采用侧卧位或俯卧位睡姿的早产和/或低出生体重儿死于 SUPC（SIDS）的可能性分别增加至 15 倍和 24 倍；近年来推广的早期母婴皮肤接触（母亲仰卧而新生儿为俯卧位）和早期母乳喂养，也使新生儿 SUPC 发生率增加，且多发生于生后 2 小时内。因此，在实施母婴早期皮肤接触和母乳喂养时，采取侧卧位或俯卧位睡姿时，应充分评估 SUPC 存在的风险。

4. 环境因素　多种生活环境也可增加 SUPC（SIDS）的风险。

（1）床面柔软：病例对照研究表明，在柔软的床上睡觉是 SUPC（SIDS）的危险因素（5 倍风险），俯卧位睡姿加上柔软床面则为 21 倍风险。其他形式的柔软卧具（沙发、各种填充物的软垫、气垫）也会增加 SUPC（SIDS）风险。

（2）松软的床上用品：床上堆放松软的用品（如毯子、被子、枕头、毛绒玩具和皮毛寝具）可能会覆盖婴儿头部，使 SUPC（SIDS）的风险显著增加至 5 倍。

（3）防撞床围：虽然 AAP、加拿大儿科学会等已推荐婴儿床不要使用防撞床围，但因此而导致的 SUPC（SIDS）仍有发生。

（4）与家人同床：荟萃分析发现，同床显著增加了小婴儿发生 SUPC（SIDS）的风险。叠加其他 SIDS 危险因素（包括多人同床、人工喂养、父母吸烟和饮酒）的婴儿，同床导致的风险可增加至 15 倍。

（5）环境过热：婴儿包裹过多和室温过高使 SUPC（SIDS）风险增加，但尚不清楚这些风险是因面部被覆盖而重复呼吸混浊空气还是过热所致。在中国农村地区，由于捂热导致的新生儿意外事件仍时有发生。

三、发病机制及病因

1993 年，有学者提出 SUID（SDN）的三重风险假说：内在脆弱性（内在危险因素）、关键发育期脆弱性，结合外部诱因（外在危险因素）可导致 SUID（SDN）发生。新生状态发育过程的脆弱性无法避免，而内在危险因素往往难以识别，识别潜在的外在危险因素并制订相应的措施来降低风险非常重要。

多种疾病都可导致 SIDS（SDN），有多达 50% 的 SIDS 可用内外科疾病来解释，近 60% 的 SUPC 可发现潜在病因，常见的潜在、可预防的致死原因有感染（36.6%）、心血管异常（25.4%）、呼吸异常（19.7%）及代谢缺陷（14.1%）等。因此，对于存在上述高危因素（病因）的新生儿，必须系统和全面地评估其发生 SIDS（SDN）的风险。

1. 潜在易患病性　即导致 SIDS（SDN）的内在高危因素。

（1）脑部异常：与心肺中枢控制神经调节有关的脑干异常或成熟延迟可能是 SIDS 的发病机制之一。研究发现，一些 SIDS 婴儿存在宫内环境不理想和产前危险因素，提示出生前可能已存在脑功能障碍、循环功能、呼吸功能和睡眠觉醒模式调节的微小异常。脑内 5-羟色胺（5-hydroxytryptamine，5-HT）信号传递异常是可能的发病机制。其他研究发现，在某些 SIDS 婴儿弓状核和其他参与缺氧和高碳酸血症所致呼吸和血压反应的脑区中，存在微小变化或“成熟延迟”，包括髓质区 5-HT_{1A} 受体结合减少。目前已知髓质中的 5-HT 信号传递可影响多种自主神经系统的生理过程，SIDS 与 5-HT 介导的自主神经系统调节功能障碍有关。此外，接触尼古丁可改变 5-HT 的信号传递，这可能解释了母亲吸烟与 SIDS 风险间的关联。

脑干和边缘系统构成了控制自主神经功能许多方面的关键网络。近期文献报道，一组死于 SIDS 的婴儿中，有 40% 的病例出现了海马体齿状回异常，提示与脑干相关的其他脑区功能障碍也可能参与了 SIDS 的发病。其他神经系统病变，如新生儿（特别是早产儿）大量脑室周围-脑室内出血可在短时间内病情急剧恶化，出现出血昏迷、频繁呼吸暂停、抽搐、瞳孔固定、肌张力低下、心动过缓等，从而引起 SDN；脑干的先天性畸形也可伴有呼吸暂停和心率、心律的改变等，也可导致 SDN 发生。

（2）遗传因素：SIDS 患儿的某些基因变化可能与特定的环境危险因素相互作用，从而增加 SIDS（SDN）的易感性。如心脏离子通道蛋白基因、编码心肌传导关联蛋白基因、骨骼肌钠通道 NaV1.4 基因（*SCN4A*）、参与自主神经系统发育的基因、补体 C4 基因、5-HT 转运体基因或影响 5-HT 和去甲肾上腺素传递的单胺氧化酶 A 基因、白细胞介素 10 启动子基因等突变、缺失等变化与部分 SIDS 有关。定位于染色体 4p12.3 的 *Phox2b* 基因突变导致的先天性中枢性低通气综合征也可能是罕见原因。

（3）心肺功能不全：SIDS（SDN）中心功能异常的发生率和作用仍有争议。有研究发现，死于 SIDS（SDN）的婴儿生前心率轻度增加，心电图分析显示 QT 间期延长或在死后发现与长 QT 间期综合征有关的钠通道基因突变。

SIDS（SDN）还可能与先天性或获得性心脏疾病有关。在 SUPC 导致的死亡中心血管异常占 25.4%。某些复杂先天性心血管畸形，如 PDA 依赖型心血管畸形，起病比较隐匿，若无尸体解剖的病例可能也会被诊断为 SIDS。一些肠道病毒感染引起的暴发型心肌炎，也可以在没有任何临床表现的情况下突然引起新生儿病情恶化和死亡。

新生儿 PPHN 发病率高于其他年龄段，在生后 1 周内，易在缺氧、感染、RDS 等因素的触发下引起 PPHN 而出现猝死。择期剖宫产出生的新生儿，缺乏自然分娩引起的儿茶酚胺增加，导致心血管功能失调，并增加 RDS 的发病率，可能是生后早期 SUPC 及猝死的原因之一。

（4）先天性代谢异常：先天性代谢异常（遗传代谢性疾病）约占 SIDS（SDN）病因的 2%～5%。各种基因突变所致的有机酸血症（如甲基丙二酸血症）、线粒体脂肪酸氧化缺陷（如肉碱-酰基肉碱移位酶缺乏症）以及尿素循环障碍（鸟氨酸氨甲酰转移酶缺乏症）等所致严重代谢性酸中毒、低血糖症或高氨血症，若未早期识别和及时处理可导致新生儿死亡（由于病因未明，多归于 SDN）。

（5）围产期潜在缺氧：部分围产期存在窒息的 SIDS 患儿的尸体病理显示，涉及心肺控制的脑干区域有轻度神经胶质增生或变性，推测围产期缺氧缺血性损伤导致心肺控制功能受损，从而易受到已知的 SIDS 危险因素（同床睡眠）的影响，是 SUPC（SDN）发生的原因之一。此外，胎儿出生前，其大脑微环境中含有高水平的神经调节物质——腺苷和前列腺素，能抑制胎儿的活动，降低代谢率，起到保护胎儿的作用；缺氧后这些物质会急剧升高，脑干呼吸中枢受到抑制，导致生后早期 SUPC 发生。

（6）感染：感染是部分可解释的 SUID 的确定因素。尸检结果发现，死于 SIDS 的婴儿与死于脓毒症休克的婴儿具有某些相似之处，提示某些 SIDS 病例可能存在导致脓毒症性休克样的感染性触发因素，包括肠道细菌（产肠毒素性金黄色葡萄球菌和大肠埃希菌）、病毒感染。SIDS 病例中，免疫系统变异（如导致促炎反应放大的基因多态性）的发生率高于对照组。

2. **出生后的母婴脆弱期**　新生儿期是出生后适应的关键时期。从胎儿到子宫外生命的过渡可能会使新生儿在生命的最初几个小时更为脆弱，需要适应温度、湿度等环境的剧烈变化。心血管系统处于由原来的胎儿循环向生后循环的过渡期：肺循环由原来的高阻力、高肺动脉压力向低阻力、低压力过渡，肺动脉压力在逐渐下降的过程中，生后 2 周内的肺循环阻力及肺动脉压力仍较高，特别是 1 周内的新生儿。此外，产后母亲也处于疲惫状态，特别是年轻的母亲，可能出现对新生儿的关注不足。

3. **触发因素**　包括俯卧位睡姿、松软卧具、同床睡眠。采取俯卧位的新生儿出生后早期的母婴皮肤接触使 SUPC 风险增加，这是因为俯卧位易导致窒息、睡眠持续时间更长、呼吸道阻塞的时间更长、觉醒减少、呼吸道阻塞与觉醒间的间隔更长、对呼吸道阻塞事件的反应（觉醒或叹息）减少。松软的寝具或堆积较多的用品（如枕头）及捂热也可导致发生意外窒息（SIDS）。产后监护不足，母亲仰卧位、肥胖、沉迷网络

（疏于照顾），新生儿俯卧位口鼻被遮盖等，都可能触发 SUPC（SIDS）。

四、预 防

进行公众教育，告知所有家人如何最大限度地降低 SIDS 风险，尤其是安全睡姿和安全睡眠环境的相关知识，是目前能够减少 SIDS 行之有效的措施。

1. **产前预防措施** 下列产前措施对于防止新生儿生后猝死非常重要。

（1）吸烟、饮酒是 SIDS 重要的可改变的危险因素，吸烟预防/干预项目可能大幅降低 SIDS 的发生率，对孕期母亲提供相关知识教育，母亲在妊娠期和产后应避免吸烟、饮酒和使用违禁药品。

（2）加强围产期管理，避免延迟产检，规律产检，及时发现潜在的胎儿先天畸形特别是先天性心血管畸形、宫内感染、围产期缺氧等。

（3）产科、儿科医生详细了解母亲孕期用药情况，特别是已知的可影响新生儿呼吸循环的药物如毒品、硫酸镁、麻醉药品等，对有相关用药母亲的婴儿要增加看护级别。

（4）对于年轻或初产的母亲要特别关注，产检时给予更多的产前及产后婴儿看护指导宣教。

2. **产后预防措施** 应采取如下措施预防新生儿猝死发生。

（1）刚刚出生的新生儿在进行母婴皮肤早接触时一定要注意患儿口鼻有没有被挤压，特别是肥胖母亲，给予母亲足够的指导，母亲上半身抬高至 35°~80°，保持警觉，避免使用手机等电子产品而分心。

（2）俯卧位睡姿是最易纠正的 SIDS 危险因素，包括早产儿在内的所有新生儿睡觉时均应采取仰卧位，不推荐侧卧睡觉，避免俯卧位。仰卧位睡眠的推荐也适用于存在胃食管反流的婴儿，因为正常婴儿在反流发作后可有效保护其气道。除神经功能障碍导致吞咽机制受损等极少数婴儿，一般不主张使用抬高头端的床垫，因为这并不能有效减少反流。“俯卧时间”仅在婴儿清醒且有人照看时，鼓励将婴儿置于俯卧位，以促进肩胛带力量的发育和避免枕骨斜头畸形。

（3）如果使用襁褓要更加注意避免非仰卧位睡姿，并在婴儿的年龄达到足以尝试翻身时停止使用。

（4）睡眠环境：鼓励生后采用至少 6 个月的最低风险睡眠环境。

1）使用硬质平整的床面或摇篮睡觉，且这些婴儿寝具还需要有资格认证。坐具（包括汽车安全座椅、婴儿背袋、婴儿车、婴儿摇椅）不应用于常规睡眠。避免使用柔软或宽松的寝具，以防婴儿翻身时窒息或卡挤。不应使用任何装置固定婴儿睡姿。为成人和年龄较大儿童设计的床（包括有围栏的床）、气垫或充气床、表面柔软的寝具都不适于婴儿睡觉。婴儿床上不应放置任何松软的用品，不应使用防撞床围。

2）建议同房间但不同床，婴儿床或摇篮可以紧挨父母的床，方便及时发现问题及照顾婴儿。国外指南建议双胞胎和多胞胎也不应睡在同一张婴儿床上。

3）避免环境过热，婴儿应穿轻薄衣服睡觉，不应遮盖婴儿头部；卧室温度应尽量保持在成人穿轻薄衣服时感觉舒适的水平；婴儿不应睡在暖气片或加热器旁，避免阳光直射下睡觉。

4）其他：①鼓励母乳喂养，除其他获益外，母乳喂养还可能降低 SIDS 的风险；②建议在婴儿开始睡觉时使用安抚奶嘴，有证据表明这可以预防 SIDS，但注意不应将安抚奶嘴系带或系绳，因为这存在勒死婴儿的风险；③应避免婴儿接触烟草烟雾。

3. **医院的预防措施** 加强医院管理及家属护理科普教育是预防新生儿猝死的重要环节。

（1）产房及爱婴区管理：提供专业的分娩支持及帮助，减少产时药物的使用，缩短产程。产房里常规开展“RAPP”监测，即新生儿的呼吸（R）、活动度（A）、灌注（P）及体位（P）监测，能及时发现新生儿的异常情况并及时规避风险，减少 SUPC 的发生。考虑到母婴皮肤早接触和早喂养给新生儿带来的益处，出生后经专业人员评估无 SUPC 高危风险（感染、围产期缺氧及先天性畸形等）时可在爱婴区实施。将产妇的床头抬高至半卧位（35°~80°），首次接触及首次母乳喂养时，护理人员需进行指导和密切观察，定时对新生儿进行体位、反应、肤色等评估，并确保母亲保持警觉，特别是生后最初的 2 小时内。针对生后 2 小时内爱婴区可能发生 SUPC 的高风险新生儿，可对其生命体征进行监护、记录并提出处理意见（表 7-8-2）。

（2）产后婴儿护理知识教育：产科及新生儿科应该对每个出院新生儿的父母进行婴儿护理的教育，告知如何观察新生儿，进一步落实关于睡姿、睡眠环境等的安全教育，并警告不能擅自喂药，包括解热镇痛药及中草药。

（3）院内婴儿睡眠措施：医院应制定有关婴儿安全睡眠环境的具体政策，包括床表面应保持平坦且没有其他物品，采取正确的仰卧睡姿，避免束缚过多。产科新生儿室的安全睡眠实践及教育很重要，因为这些实践可起到榜样作用，增加母亲对这些推荐的依从性。

表 7-8-2　产房新生儿监测电子记录表

项目	结果
心率	________次/min
呼吸频率	________次/min
呼吸情况	平顺/呻吟/鼻翼扇动/三凹征
体温	________℃
喂养情况	是/否
母乳喂养	是/否
肤色	身体红润/肢端发绀 全身粉红 发绀 苍白
肌张力	良好屈曲 部分屈曲 无力/松弛 无弹回反应
体位:头转向一侧	是/否
体位:颈部在直线上	是/否
体位:鼻孔/嘴看得见	是/否
皮肤早接触护理	继续母婴皮肤接触 新生儿转至热辐射台 其他处理方式的新生儿 其他

（孙云霞）

第九节　捂热综合征

包括新生儿在内的婴儿捂热综合征（infant muggy syndrome，IMS）是捂、闷或过度保暖所致的以缺氧、高热、大汗、抽搐、昏迷、循环障碍为主的临床症候群，可引起机体代谢紊乱和多脏器功能损害。IMS 常在寒冷季节发生，是冬春季节儿科常见的危重症，并且有地域分布特征，以我国北方、农村地区较为常见。严重者或治疗不及时可遗留神经系统后遗症或导致死亡。新生儿是 IMS 的主要发病人群。

一、流行病学

近年来，随着育儿知识的不断普及和睡眠卫生科普宣传，IMS 发病率有所降低，但由于家长对该病认识不足，其病死率仍很高，目前国内没有明确的发病率，来自西安的较大宗的病例报道中，649 例 IMS 占同期新生儿住院病例的 0.65%，男女比为 3∶1，来自市区的病例约占 6%，农村占 73%，病死率高达 12.17%。由于存在地区差异，婴儿 IMS 在中国儿童意外伤害报道中占 7.6%~46.2%。

二、病因和发病机制

新生儿保暖过度或衣物捂、闷时间过长，导致新鲜空气缺乏和机体散热受阻，易出现 IMS。由于早产儿或生后 1 周内新生儿的体温调节中枢功能不完善，所以过热时不能及时调整；捂、闷时间过长，机体散热受阻，新生儿无力挣脱“捂热”环境，持续时间长，导致大汗、高热、高渗性脱水，引起机体有效循环血量减少、低血压、器官低灌注和微循环功能障碍、组织细胞缺氧、电解质紊乱、乳酸等代谢产物增多，体内酸碱失衡发生代谢性酸中毒；血浆渗透压升高加重脑细胞肿胀；包裹过度堵塞呼吸道引起通气、换气功能障碍，导致低氧血症和呼吸性酸中毒，加重组织细胞缺氧及能量代谢障碍。临床上可表现为多器官功能损害，尤其是循环功能障碍及脑损害。高热、缺氧两者相互作用和相互影响，患儿出现能量衰竭、氧自由基生成增多、细胞内钙离子超载、再灌注损伤以及脑血流调节障碍等，最终导致神经元凋亡。因此，保暖过度所致的高热与严重缺氧是 IMS 的两大主要因素。

三、临床表现

1. **发生季节**　IMS 常在寒冷季节发生，有明确的捂闷、包裹过多病史，个别患儿起病前可有轻微“感冒”或“腹泻”症状，多数患儿起病前无异常表现。

2. **体温改变**　高热（可达 41~43℃），全身大汗可浸湿衣被，面色苍白、拒奶、哭声低弱，大汗后全身湿冷甚至体温不升及新生儿硬肿。

3. **循环系统**　烦躁不安或反应极差，皮肤弹性差、花斑和湿冷，口腔黏膜干燥，前囟及眼眶凹陷，脉搏细弱或消失，血压低、心率增快、心律失常，尿少等。

4. **呼吸系统**　唇周、肢端发绀或面色苍白，呼吸急促、节律不规则，严重者有肺出血等。

5. **神经系统**　可有反应差、尖叫、呕吐、双眼凝视、抽搐或昏迷等表现。

6. **其他系统**　可出现腹胀、消化道出血、DIC、急性肾损伤等多系统、器官功能不全及水电解质紊乱表现。

四、辅助检查

实验室检查可有血液浓缩，血常规检查示血红蛋白升高或正常，白细胞总数往往升高，血小板可正常或降低；血生化检查可有血钠、血钾和血浆渗透压升高，可出现心、肝、肾功能损害及凝血功能异常等；血气分析提示 pH 值下降、低氧血症、高碳酸血症及高乳酸血症等。

五、诊断和鉴别诊断

1. **诊断**　根据下列病史和临床特点可明确诊断。

（1）冬春季发病，新生儿有较厚衣物包裹捂热史。

（2）高热、大汗后伴有脱水及循环障碍、衰竭的症状：前囟门及眼眶凹陷，皮肤弹性差、花斑、湿冷、苍白，心率增快或心律不齐，严重者体温不升、皮肤硬肿等。

（3）面色苍白、发绀等缺氧表现，有呼吸急促、呼吸节律不规则甚至呼吸暂停等。

（4）烦躁不安、反应低下、呆滞、双眼凝视、肌张力改变、抽搐、昏迷等。

（5）实验室检查有血液浓缩、高钾血症、高钠血症等，血气分析显示有代谢性酸中毒、高乳酸血症、低氧血症等，可有心、肝、肾功能损害的实验室证据。

2. **鉴别诊断**　有明确捂热病史者结合临床表现及实验室检查不难诊断。病史不明确者应该与新生儿脱水热、新生儿败血症、重症肺炎、化脓性脑膜炎、左心梗阻型先天性心脏病（如主动脉弓离断、左心发育不良等）以及遗传代谢病代谢危象（严重代谢性酸中毒、低血糖症和高氨血症）鉴别。

六、治　　疗

1. **物理降温**　解除包被的衣物，离开高温环境，将患儿置于通风良好的环境。给予物理降温如温水擦浴、湿巾擦拭。避免使用退热药物，以免进一步出汗加重、脱水，降温过程如仍继续出汗应及时用干毛巾擦拭。

2. **呼吸支持**　根据病情给予恰当的呼吸支持，尽快纠正低氧血症，维持正常的氧饱和度，改善机体缺氧状况。呼吸支持的方式：低或高流量吸氧、无创正压通气或机械通气。

3. **止惊治疗**　对于临床有惊厥、临床无惊厥表现但脑电图有惊厥样放电的患儿给予抗惊厥药物治疗。新生儿首选苯巴比妥，静脉注射，负荷量为 20～30mg/kg，维持量为 5mg/(kg·d)；首次负荷量后惊厥未缓解者，应及时重复 10～20mg/kg。苯巴比妥的目标血浓度为 50μg/ml，或 24 小时总量不超过 50mg/kg，效果不佳者可用咪达唑仑静脉维持。疗效判断最好以持续脑电图监测作为评估手段，更加精准。对于顽固惊厥新生儿也可考虑使用左乙拉西坦，但需要有小儿神经专科医生的指导。

4. **液体治疗**　由于高渗性脱水，高渗透压可导致中枢神经系统损害，因此应积极纠正脱水、电解质紊乱及酸中毒。治疗常分为两个阶段：①扩容阶段。多以等张生理盐水 10～15ml/次扩容，以恢复循环容量，速度依据循环灌注情况而定，多数需要半小时内输注；根据情况可重复使用，有心衰时液体要减半或注意控制液体速度。②补液阶段。补充其余的游离水（free water）缺失和生理需要量，至少经过 48 小时均匀补充，游离水缺失可按下列公式计算：游离水缺失（L）=［0.7×体重（kg）］×［1－$[Na^+]_{实测值}$（mmol/L）/$[Na^+]_{要求值}$（mmol/L）］。

临床上，$[Na^+]$每降低 1mmol/L 需要补充游离水 4ml/kg，在重度高钠血症（如血钠高达 195mmol/L）时，只需要输注游离水 3ml/kg。生理盐水的游离水为 0，0.45% 氯化钠溶液的游离水为 50%，而 5% 葡萄糖溶液的游离水为 100%。

在轻-中度高钠血症的补液阶段，可用 5% 葡萄糖溶液加 0.225% 或 0.45% 的氯化钠溶液；当血钠>165mmol/L 时，首先用生理盐水以免血清钠下降过快；当血钠>175mmol/L 时，在输注液体中加入 3% 氯化钠溶液，调节输注液体的钠浓度，使其低于实际测量的血清钠浓度 10～15mmol/L（详见第十一章第二节新生儿低钠血症和高钠血症）。

扩容后液体量可根据出生胎龄、出生体重、就诊时日龄、体重、尿量及皮肤弹性等情况综合评估液体需要量，新生儿每日生理液体需要量见第十一章新生儿水电解质及酸碱平衡紊乱。血钠正常的患者可按 1/3～2/3 张力的液体给予；有条件的医院可在监测血流动力学的基础上补液。有代谢性酸中毒及其他电解质紊乱的患儿可以根据血气分析结果补碱及对症处理。

5. **高压氧治疗**　高压氧能增加氧在脑组织中的弥散和利用，使脑血管收缩，减轻脑水肿，对缩短病程、恢复意识和减少后遗症有效，建议在病情稳定后尽快使用。

6. **亚低温治疗**　国内有报道，在婴儿 IMS 中使用亚低温疗法可能有效地保护器官功能，减轻病情，但是循证证据等级不高，临床上仍需结合患儿病情和在排除禁忌证情况下应用。

7. **脑水肿防治**　尽快纠正高渗性脱水及低氧血症，最大限度减轻进一步脑损伤。对于已发生脑水肿的患儿，在补液的同时可给予小剂量［0.25g/（kg·

次)]的20%甘露醇治疗。新生儿(尤其是早产儿)使用甘露醇时易发生颅内出血,故甘露醇的剂量不能过大,可与呋塞米交替静脉注射;当血钠超过160mmol/L及血浆渗透压大于320mOsm/L时禁用甘露醇,必要时可考虑补液的同时谨慎使用呋塞米。在临床治疗过程中,当脱水和脑细胞水肿并存,应实时评估全身容量状态及脑水肿情况,快补快脱,避免在纠正脱水的同时加重脑水肿。

8. **营养支持**　提供充足的能量及营养支持,保证热量供应,评估肠道功能情况,尽快建立肠内营养。对于肠道功能严重受损者,需提供足量的全静脉营养以保证能量供应。

9. **其他措施**　对于合并多器官功能损害的患儿,需提供对症支持治疗及各器官功能的维护,如急性肾损伤无尿或少尿时,经积极补液治疗仍无法纠正者提供肾替代治疗,可以考虑腹透或CRRT;对于凝血功能障碍者,输注新鲜冰冻血浆或补充各种凝血因子。

七、预　　防

目前,临床上针对IMS并没有特效治疗措施,故重点在于防治。新生儿出院宣教时应做婴儿睡眠安全及环境的相关教育。提醒新生儿家属尽量将室温调节到24~25℃,或以大人穿轻薄衣服感觉舒适为度。对孩子不要包裹得太紧太厚,尤其夜间睡眠时,大小合适、轻薄的睡袍完全能够替代被盖;或给予厚薄适中的被盖,被盖不能过于松软,不能超过胸部,保持婴儿正常体温而不是出汗状态。提倡婴儿单独睡小床,但与大人同房间,床上不能放置多余的衣物,避免挤压或衣物蒙盖婴儿头面部。发现孩子有捂热情况,应及时将婴儿移出被褥,松解衣物及包裹,置于有良好通风的环境,改善缺氧状况,更换湿衣服,高热者给予温水擦浴等物理降温措施,避免使用退热药物,以免出汗过多加重脱水。同时拨打医疗求救电话,立即送医院进行进一步诊治。

八、预后及随访

存活者随着病情的好转,脏器功能障碍逐渐恢复正常,但神经系统后遗症发生比例高。国内报道,婴儿IMS的病死率为高达12%~18%,大约15%的患儿可能发生脑性瘫痪、智力落后和癫痫等中枢神经系统后遗症。应对恢复期患儿进行新生儿神经行为测定。异常者定期随访,及时发现问题、早期干预,提高患儿的生存质量。

(孙云霞)

第十节　多器官功能障碍综合征

多器官功能障碍综合征(multiple organ dysfunction syndrome,MODS)是一种涉及多个器官、系统功能损害的复杂病理状态,即同时或相继发生的两个或两个以上器官或系统功能障碍甚至衰竭,具有动态性和可逆性的特点,在其发展过程中表现为失控的全身炎症、高动力循环状态和持续高代谢等全身炎症反应综合征(systemic inflammatory response syndrome,SIRS)。继1973年提出序贯性系统衰竭(sequential systemic failure)的概念后,1977年多器官功能衰竭(multiple organ failure,MOF)被提出,1991年美国ACCP/SCCM芝加哥会议将MOF改为MODS,理由为"衰竭"是静止状态,强调的是疾病的终末阶段,忽略了临床动态变化的整个过程,是不可逆的意思,MOF一旦诊断且累及4个以上器官几乎100%死亡,由于MOF过分强调严格的器官衰竭诊断指标,不利于衰竭前的早期发现和治疗,作出诊断时常常已经是疾病的终末期,所以病死率极高;而MODS则能表示由轻到重,从代偿到失代偿的动态、演变及连续的发展过程,使临床医生能重视器官衰竭前期,早期干预,提高生存率。1995年中国小儿危重病急救医学学术会议上也正式决定用MODS代替MOF,以便与国际接轨,并重新修订了MODS的分期诊断和严重性评分标准,病情的严重程度可按评分计算;之后国内对MODS的认识趋于统一,也开始从疾病的发生发展过程上看待这一综合征。虽然MODS得到众多学者的认可,但在实际临床工作中,并未完全替代MOF,有学者提出MODS涵盖了MOF的病理过程,认为其发展规律应为损伤-应激反应-SIRS-MODS-MOF,所有MOF都有MODS,但MODS并非都有MOF,故定义其病变早期为器官功能障碍,发展至晚期为器官功能衰竭。

一、MODS的基本概念

MODS为SIRS失控后出现两个或两个以上的器官功能障碍,必须依赖临床处理才能维持内环境稳定,故MODS概念强调:①原发病是急性的,继发受损的器官远离原发损害的部位;②原发损害与发生MODS至少间隔24小时;③受损器官原来的功能基本正常,功能障碍是可逆的,一旦阻断其发病机制,器官功能有望恢复;④各器官功能障碍的严重程度不一,可为器官的完全衰竭(如无尿性肾衰竭),也可为器官的生化性衰竭(如肾的血清肌酐升高),可有或无临床表现。

新生儿 MODS 是指严重创伤，包括新生儿窒息、严重感染、各种原因导致的休克、大面积烧伤、烫伤及外科手术等原发病发生 24 小时后，同时或相继发生两个或两个以上器官功能障碍以致功能衰竭的临床综合征，是目前 NICU 的首位死因。在慢性疾病基础上产生的慢性多器官功能衰竭并不都是 MODS，如支气管肺发育不良导致的心脏病等，这些情况主要由器官间相互影响引起，器官功能不全具有累积性、器质性、不可逆性的特点。另一类是由于机械因素损伤组织或多发、先天的器官解剖结构损伤所致。此外，对于休克 24 小时内死亡的患儿，若其原因归咎于复苏失败所致组织和器官的缺血性损伤，在短期内几乎同时并发多个器官功能衰竭，也不同于 MODS；MODS 是初步复苏成功后的后续表现，衰竭的器官往往并非来自直接损伤，其发生的时间与机体受打击时间常常有数日至数周的间隔。

二、病　　因

新生儿 MODS 的病因很多，可分为感染性和非感染性两大类。

1. **感染因素**　各种细菌、病毒、立克次体等病原微生物感染均可引起新生儿全身炎症反应而导致脏器功能损伤。如败血症、NEC、重症肺炎、化脓性脑膜炎、腹腔感染以及肠道菌群紊乱致细菌、毒素移位等引起机体内源性感染等。近年来国内新生儿室时有暴发性新生儿肠道病毒感染引起的重症感染也应引起重视。

2. **非感染因素**　最常见的原因是新生儿窒息，其他有早产、胎粪吸入综合征、严重同族免疫性溶血、重型 α-地中海贫血致胎儿水肿、双胎输血综合征的受血者、先天性心脏病低心排血量导致的休克、颅内出血、胆红素脑病等，其他情况如严重创伤、大面积烧伤、滥用抗生素、药物中毒、大量输血等原因在新生儿 MODS 中少见。

三、发病机制

MODS 的发病机制非常复杂，至今尚未完全阐明，单一的理论很难完全解释，而是循环、代谢、免疫障碍和各种促炎介质等综合作用的结果。国内外有各种学说，但这些学说都只是从不同侧面解释了 MODS 的发病机制，相互之间有一定的重叠和关联。

1. **炎症反应失控**　各种原因导致炎症反应时，细胞因子和炎症介质过度释放是 MODS 发病机制的基础。炎症反应是机体对抗外来致病因素侵袭的保护性反应，但过分强烈失去控制时，必将引起内环境失衡、细胞凋亡、免疫抑制、休克、脏器功能障碍甚至衰竭。经过多年的临床研究，炎症反应失控是 MODS 的主要发病机制，可归纳为炎症反应学说、缺血再灌注损伤及肠道细菌和毒素易位学说。

（1）炎症反应学说：多种致病因素可诱发 MODS，即各种致病因素首先产生局部炎症反应，对促进组织修复和病原体清除是必要和有利的；当炎症反应过度和失控时，机体的免疫反应发生紊乱，对机体的保护作用转变成为损伤作用，任何导致机体免疫炎症反应紊乱的病因均可导致 MODS。该学说认为，上述各种病因并不是导致器官功能衰竭的直接原因，其诱发的全身炎症反应才是导致器官功能衰竭的根本原因，从本质上看 MODS 是机体炎症反应失控的结果。失控反应主要涉及单核巨噬细胞、内皮细胞和中性粒细胞等免疫活性细胞过度激活，由此引起细胞因子和炎症介质（如 TNF-α、IL、氧自由基、氮氧自由基、白三烯、前列腺素、血小板活化因子等，以及溶酶体、缓激肽、组胺、补体激活产物等）过度释放，细胞因子及炎症介质有较强的生物活性作用，可导致毛细血管通透性增加，驱使大量中性粒细胞在组织中浸润并被激活，产生氧化剂（如磷脂酶 A2、氧自由基等）、蛋白水解酶对组织细胞有很强的破坏力，其中中性粒细胞-弹力蛋白酶对组织细胞最具破坏力，能降解所有细胞外基质成分，分解重要的血浆蛋白成分，甚至攻击完整细胞，在中性粒细胞介导的血管内皮细胞损伤中也起重要作用。

（2）缺血再灌注损伤：随着缺血缺氧和细胞膜功能受损，大量钙内流并激活细胞内蛋白酶，黄嘌呤脱氢酶不可逆地转变为黄嘌呤氧化酶；再灌注开始后，在有氧条件下，黄嘌呤氧化酶使次黄嘌呤向尿酸的转化过程中产生超氧阴离子，虽然超氧阴离子本身仅是一种弱氧化剂，但通过继发效应可产生细胞损伤作用。同时，由于缺血、缺氧后细胞内线粒体呼吸功能受损，使超氧化物歧化酶（SOD）和细胞色素氧化酶活性下降，细胞不能有效地清除再灌注后产生的过多氧自由基，不仅使氧自由基的损伤作用增强，同时也进一步加重组织水肿。

各器官都可能在缺血持续时间较长时发生再灌注损伤，但易感性不同，如心、脑及小肠壁肌肉的易感性很高。由于再灌注损伤所致的组织水肿明显加重，脑的再灌注损伤常是致命的并发症；肠道再灌注损伤可导致细菌和内毒素易位。当内毒素作用于内皮细胞时，组织因子激活外源性凝血系统，促进白细胞和内皮细胞黏附和激活，此时毛细血管是炎症反应的积极参与者，具有很强的促进炎症细胞向感染部位趋化和激活炎症细胞的作用，当局部炎症反应失控时，全身毛细血管内皮弥漫性损害，一方面由于外源性凝血系统激活微血栓形成，启动 DIC，另一方面由于白细胞和内皮细胞激活，大量炎症介质参与的炎症反应愈演愈烈。内皮细胞的激活和白细胞与内皮细胞的黏附被认为是各种因素诱导 MODS 的共同途径。

（3）肠道细菌和毒素易位：肠道是机体最大的细菌和内毒素贮存库。严重感染、缺氧、缺血及大量广谱抗生素使用、长期禁食、胃肠道应激性溃疡出血等可使肠道发生屏障功能改变、肠道免疫功能受抑制等应激情况。肠道的屏障功能削弱或损害，肠道免疫功能受抑制，细菌可移位到肠系膜淋巴结或其他远隔器官积聚繁殖，细菌毒素和炎症介质进入血液和淋巴，MODS 的各种原发疾病如败血症、感染性休克、新生儿窒息等都有严重应激反应，造成肠源性内毒素血症和细菌易位，并在一定条件下激发细胞因子和其他炎症介质的连锁反应，启动和加速 MODS 的发展，引起全身各器官损害。MODS 发生时，胃肠道不仅是靶器官，更是 MODS 的始动器官。

上述内容构成了 MODS 炎症反应失控学说的三个相互重叠、相互联系的重要发病机制：炎症细胞激活和炎症介质的过度释放是引起 MODS 的根本原因；缺血再灌注损伤提示组织缺血再灌注以及再灌注介导的内皮细胞激活是炎症反应失控和 MODS 的共同途径；肠道细菌和毒素易位则提示肠道是炎症反应失控的重要“策源地”。

2. **机体防御反应与炎症反应的关系** 机体的免疫防御反应过度参与炎症反应失控，即全身炎症反应出现与否及反应的轻重取决于机体的反应性。然而，原本机体对创伤、失血、缺氧、感染等外来打击防控有益的炎症反应防御机制，如何变成了有害的自身损害和内稳态失衡，其相关病理生理机制如下。

（1）双相预激学说与瀑布效应：1985 年 Deitch 提出，MODS 发病经历了两次打击和/或应激过程，即缺血再灌注损伤和失控的炎症反应。第一次打击造成的直接器官损伤并不是真正意义上的 MODS，但其引起的炎症细胞活化、肠道屏障损害、坏死组织残留、体内抗炎机制削弱及过度的应激反应等第二次打击导致脓毒症和器官衰竭，导致 MODS 发生（预激作用）。

（2）促炎和抗炎反应失衡假说：1991 年 SIRS 提出后，人们对 MODS 的认识有了重大进展，认为 SIRS 是导致 MODS 的本质原因，但是通过抑制 SIRS 反应降低 MODS 发生率和死亡率的研究并没有得到正面的结果（未成功阻止 MODS）。1996 年，有学者提出了 CARS（compensatory anti-inflammatory response syndrome）假说，以解释 MODS 的发生发展过程。失控的全身炎症反应未必是致炎介质占优势，而可能是抗炎介质过度分泌。抗炎机制从全身炎症反应一开始就得以启动，如应激反应时，神经内分泌系统大量释放的肾上腺皮质激素和抑制催乳素分泌均对免疫反应有抑制作用，产生的 IL-4、IL-10、IL-13 和 TGF-β 是最重要的巨噬细胞抑制因子，它们通过抑制抗原提呈活动而抑制多种细胞因子的产生。

炎症失控导致 MODS 的发病过程分为 3 个阶段：①局限性炎症反应阶段：主要是在损伤或感染局部，炎症介质释放以抵抗炎症，清除异物和促进组织修复，而抗炎介质则阻抑这种反应。②有限性全身炎症反应阶段：原发损伤过强、“一次打击”介入或损伤局部产生炎症介质过多或过少，导致局限炎症反应阶段稳态未能恢复，大量介质进入全身循环。③失控性全身炎症反应阶段：该阶段表现为两个极端，即大量炎症介质释放进入循环，刺激更多炎症介质瀑布样释放，而内源性抗炎介质又不足以抵消其作用，导致 SIRS；内源性抗炎介质释放多于促炎介质释放，导致 CARS。

炎症反应的转归取决于促炎、抗炎两类物质生物活性作用的平衡关系，如两者保持动态平衡，则机体内稳态得以维持，不会导致器官功能损伤。任何一方的过度优势均可损害器官功能，成为 MODS 的发病基础。SIRS/CARS 的结果是炎症反应的扩散和失控，是细胞因子从保护作用转变为自身破坏作用，不但损伤局部组织细胞，同时损伤远隔器官。因此，MODS 的本质不是细菌和毒素直接作用的结果，而是炎症反应过程中，SIRS/CARS 失衡造成的炎症反应失控的结果。

四、临床表现

MODS 的临床表现主要是原发病和各系统器官功能损伤的表现。早期器官功能损伤常被原发病症状所掩盖而被忽略，MODS 表现随病期不同而有所变化，有序贯性和进行性的特点。典型的 MODS 在临床发展中可见到三个不同时期的病程特点：第一期，病情急剧发展，以各脏器相继进行性发生衰竭症状为特征，也称为 MODS 激进期；第二期，如能度过激进期，将进入感染期，患者免疫衰竭、抗感染能力低下是这一期脏器功能障碍的主要表现，感染来源于创伤部位、肠源性感染或院内感染；第三期，如患者能度过感染期，在同样条件下机体各脏器功能达低水平的新平衡，病情相对稳定，抗感染能力较感染期强，但机体将进入营养衰竭期，营养不良和代谢衰竭的症状十分突出，患者表现为无力、淡漠，可能合并难治的高尿钠症和低钠血症。

MODS 常累及以下器官或系统：呼吸系统（肺）、心血管系统、消化系统（肝、胃肠道）、泌尿系统（肾）和中枢神经系统。

1. **肺** 呼吸功能障碍表现突出。当机体出现缺血缺氧、低氧血症，肺常成为最先受炎症损伤的靶器官，出现肺水肿、肺萎陷、急性肺损伤。临床进展快，表现为气促、氧合指数（$OI = PaO_2/FiO_2$）$<300mmHg$（40kPa）；胸部 X 线显示双肺浸润征象，如控制不佳，表现为进行性呼吸困难，氧疗等一般呼吸支持手段不能缓解呼吸困难和缺氧，氧合指数可能进一步减少（<200mmHg/26.7kPa），最终发生急性呼吸窘迫综合征（ARDS）。肺是发生 MODS 的“前哨器官”。

2. **血液系统** 各种严重感染性疾病、休克、创伤等均可致血管内膜异常，成为凝血系统活化及血小板破坏的原因，可促进 DIC 形成及贫血危象的产生。一旦凝血机制发生障碍，疾病将迅速恶化，出现 DIC。DIC 的两个相互依存的病理过程（广泛的小血管内微血栓的形成及纤维蛋白溶解系统被激活而出现纤溶亢进）可交叠出现，表现为全身性多处严重出血倾向（如皮肤瘀斑和紫癜，呕血或便血，咯血及血尿等）、低血压或休克、器官功能障碍、微血管病性溶血性贫血（除有溶血的特征外，外周血涂片可见红细胞碎片）。实验室检查提示血小板进行性减少（$<100\times10^9/L$），新生儿血浆纤维蛋白原<1.17g/L，凝血酶原时间>20 秒（生后 4 天内）或>15 秒（生后>5 天），纤维蛋白降解产物>10mg/L，APTT>60 秒。

3. **心血管系统** MODS 患儿发生心功能障碍或衰竭的主要原因是长时间组织缺氧、细菌毒素和各种炎症介质。休克时产生的心肌抑制因子是急性心力衰竭的重要原因，主要表现为心肌收缩力减弱、心排血量降低、心脏指数减低、肺动脉楔压增高、心肌酶增高，进而出现低血压、肝大、尿量减少、水肿等。

围产期窒息缺氧是新生儿最常见的 MODS 原因。虽然随着新生儿窒息复苏在全国的全面普及和培训，窒息发生率逐年下降，但是，目前我国新生儿窒息导致的 7 天内死亡率仍有 125/10 万。窒息后 MODS 发生率非常高，窒息后心血管损伤率高达 61%。缺氧而导致的血流动力学不稳定，无论在子宫内还是在复苏和新生儿过渡期间，都会对其他器官产生下游影响。严重窒息后导致心肌缺氧缺血性损伤，心脏舒张功能首先受累，其次是右心收缩功能，肺动脉压力和阻力也升高，肺循环/体循环阻力比值增高。心功能障碍主要表现为心肌收缩力减弱，临床上出现面色苍白或皮肤花斑、毛细血管再充盈时间>3 秒，心音低钝、心率减慢（<100 次/min），心律不齐或心搏骤停，低血压，肝大，尿量减少、水肿等，实验室有心肌酶（肌酸激酶同工酶）或肌钙蛋白升高，心脏超声检查可见右心室扩大、三尖瓣反流并可出现左心室壁运动异常，心脏射血分数常降低，心包积液、心肌收缩力降低、肺动脉高压，心电图示Ⅱ或 V_5 导联 ST-T 改变且持续>2 天或心律失常。

4. **肾** 新生儿 MODS 的肾功能障碍或衰竭的主要原因是新生儿窒息。据报道，窒息后急性肾损伤（acute kidney injury，AKI）发生率高达 56%，其他原因有低灌注、免疫介质、抗体、血管加压药物的使用及免疫复合物沉积引起的急性肾小管功能不良，常常是晚期 MODS 的表现。临床患儿表现为少尿性、无尿性或非少尿型肾衰竭，血清肌酐或尿素氮升高、电解质紊乱及化学解毒作用减弱。尽管肾功能障碍或衰竭使危重新生儿的处理复杂化，但患儿多数不会因为肾脏问题而死亡，肾衰竭仅反映潜在疾病的严重性。一些研究将新生儿窒息后 AKI 定义为肌酐>1.5mg/dl，尿量<1ml/（kg·h），但少尿型肾衰竭仅发生在 50% 的 AKI 患儿中。少尿型肾衰竭的病死率高于非少尿型肾衰竭。

5. **肝** 肝功能障碍在 MODS 中常不被重视，但其发生较早，且能加剧 MODS 的发展。肝功能障碍主要由缺氧、低灌注及炎症介质、毒素等所致；也可能是继发于循环障碍低灌注，而不是缺氧。主要表现为短期内血清胆红素、AST、ALT、LDH 升高。代谢功能改变包括碳水化合物代谢、糖原贮存、糖异生及血糖自身稳定性的变化。患儿有明显的胃肠道症状，可有黄疸、腹水，甚至昏迷，ALT>2 倍正常值；血清胆红素升高>34mmol/L，血清白蛋白≤25g/L。

6. **胃肠道** 感染作为 MODS 重要的发病因素，主要包括外源性感染和内源性感染因子的启动，后者通常由肠道菌群的移位引起。MODS 的各种原发疾病如败血症、感染性休克、新生儿窒息等都有严重应激反应，胃肠功能障碍触发或加重 MODS，应高度重视对胃肠道的监测。胃肠道功能障碍的突出表现为应激性溃疡出血，患儿可有不同程度的胃肠道黏膜糜烂、溃疡和出血，腹胀、肠蠕动减弱或肠麻痹，肠道严重积液、积气，甚至 NEC、肠穿孔，此时腹部 X 线立位（或侧位）检查显示肠管扩张、僵直和液平面。

7. **中枢神经系统**　MODS 对中枢神经系统的影响是低灌注、血流量减少和毒性介质对中枢神经系统的影响，损伤可直接因缺氧、缺血或间接由毒性介质如假性神经递质、氧自由基或环氧乙酸代谢物所致。由于病因不同，脑功能障碍发生的时期也不同，原发于窒息复苏后、脑干损伤、颅脑疾病等原发病者，脑功能障碍发生相对早，临床上突出的表现为意识障碍，患儿表现为烦躁不安或反应低下、尖叫、抽搐、嗜睡、昏睡、昏迷等不同的严重程度，还可表现为中枢性高热、血压波动、高钠血症等。

五、诊断标准

目前国内没有专门针对新生儿的 MODS 诊断标准，我国在 1995 年第四届全国小儿急救医学研讨会统一了婴儿及儿童系统脏器功能衰竭的诊断标准（表 7-10-1）。2015 年，全国新生儿窒息多器官损害临床诊断多中心研究协作组遵循循证依据，制定出了符合中国国情的新生儿窒息多器官损害的诊断标准，规定窒息后 2 个或以上器官损害为窒息多器官损害。

表 7-10-1　小儿 MODS 诊断标准

器官/系统	器官功能不全	严重器官功能不全	器官功能衰竭
循环系统	SIRS 或脓毒症 除维持输液外，扩容（<20ml/kg）可维持适宜灌注	严重 SIRS 或脓毒症 扩容>20ml/kg，或需升压药；多巴胺[<10μg/(kg·min)]+多巴酚丁胺[<10μg/(kg·min)]，肾上腺素[<0.05μg/(kg·min)]，或 SIRS/脓毒症灌注适宜但器官功能不全>3 个	SIRS/脓毒症+休克 需升压药多巴胺[>10μg/(kg·min)]+多巴酚丁胺[>10μg/(kg·min)]和/或肾上腺素/去甲肾上腺素[>0.05μg/(kg·min)]，或 SIRS/脓毒症+血乳酸 2~10mmol/L(>8 小时)，或 SIRS/脓毒症+严重器官功能不全>3 个
肺	维持正常氧合时自主呼吸 FiO_2<0.5，机械通气时 FiO_2 0.35~0.5	需要辅助通气或机械通气，FiO_2>0.5	胸部 X 线检查表现为 ARDS，A/aDO_2>37.7kPa 和/或 FiO_2>0.7
肾	少尿<1.0ml/(kg·h) 肌酐升高但<1.4mg/dl(120mmol/L)	少尿<1.0ml/(kg·h) 肌酐 1.4~2.8mg/dl(120~250mmol/L)，经补液、给正性肌力药或呋塞米静脉注射<3~12mg/(kg·d)，尿量恢复	无尿或少尿<1.0ml/(kg·h) 肌酐>2.8mg/dl(250mmol/L)，呋塞米静脉注射>12mg/(kg·d)和/或需要肾支持，血钾>6.0mmol/L
血液系统	血小板<$10×10^9$/L 和/或 PT、APTT>正常值 1.5 倍	中度 DIC，血小板<$5×10^9$/L，12 小时内需要替代治疗和/或 PT、APTT>正常值 1.5~2 倍，纤维蛋白原<1.3g/L	严重 DIC 需要血小板和凝血因子替代治疗，血小板<$3×10^9$/L/或 PT、APTT>正常值 2 倍，纤维蛋白原<1.0g/L

注：SIRS. 全身炎症反应综合征；FiO_2. 吸入氧浓度；PT. 凝血酶原时间；APTT. 活化部分凝血活酶时间；DIC. 弥散性血管内凝血；A/aDO_2. 肺泡和动脉血氧分压的差值。

六、MODS 的治疗

新生儿 MODS 是感染、窒息、损伤、缺血等因素刺激引起的机体炎症反应失控所导致的器官损害，多种介质参与发病，目前还没有任何一种方法能解决 MODS 的所有问题，综合治疗是目前的最佳方法。治疗原则为去除病因、控制感染、有效地改善休克、改善微循环，维护脏器功能及机体内环境平衡，加强营养支持，提高免疫力，防止并发症。

1. **病因治疗**　治疗原发病是 MODS 救治的关键，应根据不同病因择重治疗。

对于新生儿窒息导致的多器官损害，基础治疗有维持中性温度，合理用氧，维持机体各器官的正常血流灌注，保持内环境稳定，纠正酸中毒和水电解质紊乱，维持正常的血压，必要时给予正性肌力药物，维持正常的肾灌注及监测尿量，呼吸功能障碍时选择合适的呼吸支持方法维持正常的氧合和通气。对于重度窒息患儿可采用亚低温治疗，窒息后胃肠功能障碍患儿应谨慎评估开奶时机，严重病例需暂时禁食。

对于严重感染、大面积组织坏死者，控制感染才能使器官功能障碍获得逆转，选择抗生素和清除病灶非常重要。根据药敏试验或经验性用药，按照发病时间、感染部位及不同监护室各自常见的细菌谱选择敏感药物。宫内感染导致的败血症常见病原菌为B组无乳链球菌和大肠埃希菌，病原菌不明时可同时应用青霉素联合抗革兰氏阴性菌的药物（如第三代头孢等）。对于病原菌尚不清楚的院内感染，由于MODS常并发混合感染，常选择联合2种以上的抗生素。肠道厌氧菌具有生物学屏障功能，可抑制肠道需氧菌黏附在肠黏膜而获得侵入点，选择性消化道去污疗法，即口服不吸收的抗生素如多黏菌素B、妥布霉素等选择性消除消化道革兰氏阴性菌，减少细菌易位。

2. **脏器功能支持**　脏器功能支持治疗的重中之重是维持循环和呼吸功能稳定，防止和纠正机体缺氧，维持较高的氧输送量。

（1）改善循环功能：MODS患儿常发生心功能不全、低血压及微循环障碍，严重影响其他脏器的血液供应，故首先应给予适当的扩容，有条件的单位最好在血流动力学监测指导下扩容，避免心脏超负荷。对低血压患儿，扩容多采用晶体液，新生儿补液量5～10ml/次，如扩容效果不佳或血流动力学监测心脏指数（CI）降低或低外周阻力时应及时使用正性肌力药和升压药如多巴胺、多巴酚丁胺、去甲肾上腺素，因为它们不但能升压，还能增加缺血内脏的血液灌注。尽早复苏能保证内脏器官灌注，减少肠黏膜缺血造成的细菌移位及毒素的产生。改善外周氧利用，尽量避免容量过多，必要时给予利尿剂。

（2）呼吸支持：评估患儿的呼吸状态，根据血氧、血气分析及呼吸做功情况选择合适的通气模式，如普通氧疗不能改善低氧状态或患儿呼吸做功明显增加时，应及时给予无创或有创呼吸机支持供氧及改善通气，合并ARDS时采用较高的呼气末正压（PEEP）或高频通气。维持血氧在理想的目标管理范围，防止氧中毒，特别是早产儿要严格控氧，根据目标管理血氧，维持血氧饱和度在90%～95%。

（3）纠正代谢紊乱：代谢紊乱可导致机体多方面的损害，特别是代谢性酸中毒，应及时纠正。MODS患儿常处于高代谢状态，消耗大量的热能，可出现应激性高血糖及负氮平衡。严重高血糖时需要胰岛素治疗，提供适当的氨基酸[最低1.5g/(kg·d)]，提供适当的肠内、外营养支持，改善机体的高代谢状态，并维持正常电解质。

（4）营养支持：机体在MODS时表现为高代谢、负氮平衡状态，需要提供足够的营养维持细胞代谢、器官的结构和功能，改善各种代谢通路，减少葡萄糖负荷，增加脂肪和氨基酸的供给，选择新生儿专用的氨基酸，评估肠道功能，尽快建立肠内营养，保护肠黏膜的屏障功能。营养支持不能直接改善MODS患儿的生存率，但是可改善营养原因引起的并发症与病死率。

（5）血液净化：目前不同的血液净化方式被广泛地应用于MODS，血液透析（HD）、血液滤过（HF）、血液灌流（HP）、血浆置换（PE）和免疫吸附（IA）等在儿童和成人SIRS/MODS的综合治疗中取得了非常好的效果，成为MODS治疗的新趋势；由于技术、血容量、设备等的限制，这些技术用于新生儿（尤其是低体重儿）有一定难度。目前新生儿可以开展的血液净化有腹膜透析、血液透析、血液滤过等有限的技术。血液透析对面积大、弥散性强的小分子物质清除能力最强，而分子量在15 000～20 000的大分子物质行血液滤过最好；内毒素及与白蛋白结合的物质只有血浆置换才能清除，而免疫吸附对特异性抗原抗体的吸附、清除效果非常显著。由于不同的血液净化技术有其独特的溶质清除特点，而病因不同、病情不同的患儿治疗的目的和要求也不同，故常需要将这些技术联合应用才能取得最佳疗效。血液净化技术需要的抗凝治疗，对新生儿（尤其是早产儿）是一种挑战，可能导致颅内出血等并发症，而由于免疫吸附等技术使用的限制，也使血液净化技术在新生儿MODS治疗中的开展受限。

（6）肝支持：肝支持技术在新生儿中开展受限。

3. **DIC的治疗**　当DIC处于凝血亢进和消耗性低凝期（纤溶亢进期），均可用小剂量肝素或低分子量肝素持续静脉滴注；在纤溶亢进期需要补充各种凝血因子和纤维蛋白原制剂，常用新鲜冰冻血浆、血小板输注，甚至需要输注凝血酶原复合物、Ⅶ因子等；有明显出血倾向者，在上述治疗的基础上，可加用抗纤溶药如6-氨基己酸等。需要注意的是，新生儿使用低分子量肝素时应选择在新生儿中有相对多经验的依诺肝素。

4. **急性肾损伤的治疗**　①早期治疗：纠正休克，以保障肾血供；适当应用血管扩张剂改善肾循环，应用呋塞米，维持适当的尿量，避免进入少尿期；②持续期治疗：限制液体入量，维持水、电解质及酸碱平衡，保持出入平衡，保证足够的热量供应，防止内源性蛋白分解。

5. **急性肝损伤的治疗**　保障高热量、低脂肪的营养供给。热量供应以糖类为主，蛋白质供给需要根据患儿的具体情况调整，以减少血氨来源。病情稳定后可逐渐增加蛋白质供给，可以输白蛋白、丙种球蛋白及血浆，儿童和成人的经验还有给予肝细胞促生剂，如肝细胞生长因子、胎肝悬液等，口服新霉素或甲硝唑抑制肠道细菌，避免氨产生过多，净化和酸化肠道，以防止氨的吸收。可以导泻、洗肠，口服乳果糖，降低血氨、促进清醒，但导泻、洗肠等在新生儿特别是低出生体重儿中的应用容易导致水电解质紊乱，不宜使用。

6. **胃肠功能障碍的治疗** 保护胃肠功能，预防应激性溃疡，可适当应用 H_2 受体拮抗剂、质子泵抑制剂等。维持和恢复肠道的运动功能，选用合适的抗生素，避免发生菌群失调。

7. **脑功能障碍的治疗** 新生儿脑损伤时可使用全身或头部的亚低温治疗，特别是对窒息后的中、重度脑损伤效果显著，目前已是常规的脑保护治疗方案，可有效降低病死率及严重伤残率，但亚低温对伴有 aEEG 极严重异常的 HIE 患儿效果不佳。因有囟门及骨缝的缓冲，脑水肿时应评估是否需要应用脱水剂；严重脑水肿前囟张力明显增高时，可应用小剂量甘露醇，可与呋塞米联合使用以减少甘露醇的副作用。

8. **特异性免疫抗炎治疗** 由严重感染所诱发的器官功能损害，本质上是机体过度释放各种炎症介质引起炎症反应失控和免疫功能紊乱。根据细胞因子产生的各个环节，出现了各种针对不同阶段进行相应干预的细胞因子疗法及抗炎介质的免疫治疗，如抗内毒素单抗、抗肿瘤坏死因子抗体、IL-1 受体拮抗剂等。目前仍没有充分的临床证据显示这些治疗的有效性，单一抗体作用效果不佳可能与 MODS 复杂的发病机制有关。

（孙云霞）

参考文献

1. 蔡花中. 危重新生儿转运与院前急救护理. 医药产业资讯，2005，2(9)：87-88.
2. 陈翔. 高危儿早期筛查与干预. 中华实用儿科临床杂志，2018，33(14)：1045-1048.
3. 陈运彬，王俊平，杨杰. 危重新生儿院前急救的新模式. 实用医学杂志，2005，3(17)：1892-1894.
4. 封志纯，祝益民，肖昕. 实用儿童重症医学. 北京：人民卫生出版社，2012.
5. 何柳，夏斌，虎春元，等. 新生儿危重病例评分法的临床应用. 中华妇幼临床医学杂志(电子版)，2017，13(2)：162-168.
6. 黄见可，涂桂英，杨学群，等. 新生儿中药中毒的临床特征及治疗. 实用儿科临床杂志，2010，25(18)：1406-1407.
7. 李海英，单若冰. S. T. A. B. L. E. 项目在新生儿院前急救中的应用. 中华围产医学杂志，2012，15(5)：264-266.
8. 李莺，徐仑. 婴儿捂热综合征死亡的危险因素. 实用儿科临床杂志，2007，22(24)：1880-1881，1886.
9. 梁宇珊，周晓倩. 危重新生儿院前急救 336 例病种分析及对策. 中国优生与遗传杂志，2002，2(4)：93-93，96.
10. 邵肖梅，叶鸿瑁，丘小汕. 实用新生儿学. 5 版. 北京：人民卫生出版社，2019.
11. 中国新生儿复苏项目专家组. 中国新生儿复苏指南(2016 年北京修订). 中国新生儿科杂志，2016，31(4)：241-246.
12. 岳少杰. 新生儿脑水肿与颅内高压的治疗. 中华妇幼临床医学杂志(电子版)，2015，11(1)：4-8.
13. 张进军，郭天伟，廉慧欣.《院前医疗急救管理办法》实施中的若干问题与对策. 中华急诊医学杂志，2014，23(9)：964-967.
14. 赵红. 西安市 0~6 岁儿童意外伤害调查分析. 中国儿童保健杂志，2013，21(1)：98-100.
15. 中国新生儿复苏项目专家组，中华医学会围产医学分会新生儿复苏学组. 中国新生儿复苏指南(2021 年修订). 中华围产医学杂志，2022，25(1)：4-12.
16. 中国医师协会新生儿科医师分会. 非危重新生儿救治中心医疗机构新生儿急诊、分诊、评估和治疗工作指南. 发育医学电子杂志，2018，6(4)：193-196.
17. 中国医师协会新生儿科医师分会. 新生儿转运工作指南(2017 版). 中华实用儿科临床杂志，2017，32(20)：1543-1546.
18. 中华医学会. 临床诊疗指南(小儿内科分册). 北京：人民卫生出版社，2012.
19. KOJIMA A，HATA T，SADANAGA T，et al. Maturation of the QT variability index is impaired in preterm infants. Pediatr Cardiol，2018，39(5)：902-905.
20. BASKE K，SAINI S S，DUTTA S，et al. Epinephrine versus dopamine in neonatal septic shock：a double-blind randomized controlled trial. Eur J Pediatr，2018，177(9)：1335-1342.
21. BASS J L，GARTLEY T，LYCZKOWSKI D A，et al. Trends in the incidence of sudden unexpected infant death in the newborn：1995-2014. J Pediatr，2018，196：104-108.
22. BERGEN G，CHEN L H，WARNER M，et al. Injury in the United States：2007 Chartbook，National Center for Health Statistics. Hyattsville：National Center for Health Statistics，2008.
23. BLAIR P S，MITCHELL E A，HECKSTALL-SMITH E M，et al. Head covering-a major modifiable risk factor for sudden infant death syndrome：a systematic review. Arch Dis Child，2008，93(9)：778-783.
24. BOLDINGH A M，SOLEVÅG A L，NAKSTAD B. Outcomes following neonatal cardiopulmonary resuscitation. Tidsskr Nor Laegeforen，2018，138(9).
25. BOSMANN M，WARD P A. The inflammatory response in sepsis. Trends Immunol，2013，34(3)：129-136.
26. BRAND D A，ALTMAN R L，PURTILL K，et al. Yield of diag-

nostic testing in infants who have had an apparent life-threatening event. Pediatrics,2005,115(4):885-893.

27. BYERS H M,CHEN M,GELFAND A S. Expanding the phenotype of congenital central hypoventilation syndrome impacts management decisions. Am J Med Genet A,2018,176(6):1398-1404.

28. COLOMBO M,KATZ E S,BOSCO A,et al. Brief resolved unexplained events:Retrospective validation of diagnostic criteria and risk stratification. Pediatr Pulmonol,2019,54(1):61-65.

29. FOGLIA E E,LANGEVELD R,HEIMALL L,et al. Incidence, characteristics,and survival following cardiopulmonary resuscitation in the quaternary neonatal intensive care unit. Resuscitation,2017,110:32-36.

30. GAWAD K A,WINKLER E,IZBICKI J R. Acute renal failure in the neonate. Journal of Pediatric Intensive Care,2016,5(2):042-049.

31. GOLDSTEIN B,GIROIR B,RANDOLPH A,et al. International pediatric sepsis consensus conference:definitions for sepsis and organ dysfunction in pediatrics. Pediatr Crit Care Med,2005,6(1):2-8.

32. GREENOUGH A,ROSSOR T E,SUNDARESAN A,et al. Synchronized mechanical ventilation for respiratory support in newborn infants. Cochrane Database Syst Rev,2016,9:CD000456.

33. GUMMIN D D,MOWRY J B,SPYKER D A. 2017 Annual Report of the American Association of Poison Control Centers' National Poison Data System(NPDS):35th annual report. Clin Toxicol(Phila),2018,56(12):1213-1415.

34. HERLENIUS E,KUHN P. Sudden unexpected postnatal collapse of newborn infants:a review of cases,definitions,risks and preventive measures. Transl Stroke Res,2013,4(2):236-247.

35. KANG A M,BROOKS D E. US poison control center calls for infants 6 months of age and younger. Pediatrics,2016,137(2):e20151865.

36. KLINGENBERG C,WHEELER K I,MCCALLION N,et al. Volume-targeted versus pressure-limited ventilation in neonates. Cochrane Database Syst Rev,2017,10:CD003666.

37. MONTI M C,BORRELLI P,NOSETTI L,et al. Incidence of apparent life-threatening events and post-neonatal risk factors. Acta Paediatr,2017,106(2):204-210.

38. POSENCHEG M A,EVANS J R. Acid-base,fluid and electrolyte management. In:Christine a Gleason,Sherinu Devsdkar. Avery's Disease of the Newborn. 9th ed. Philadelphia:Elsevier Saunders,2012.

39. MONTI M C,BORRELLI P,NOSETTI L,et al. Incidence of apparent life-threatening events and post-neonatal risk factors. Acta Paediatr,2017,106(2):204-210.

40. MOON R Y,Task Force On Sudden Infant Death Syndrome. SIDS and other sleep-related infant deaths:Evidence base for 2016 updated recommendations for a safe infant sleeping environment. Pediatrics,2016,138(5):e20162940.

41. MOON R Y. Air mattresses are not appropriate sleep spaces for infants. Am J Public Health,2017,107(6):838-839.

42. NIERMEYER S. Improving global newborn survival:Building upon helping babies breathe. Neonatology,2020,117(2):211-216.

43. VURUCU S,KARAOGLU A,PAKSU S M,et al. Breathholdingspells may be associated with maturational delay in myelination ofbrain stem. J Clin Neurophysiol,2014,31(1):99-101.

44. WALSH W C,KLIEGMAN R M,FANAROFF A A. Necrotizing enterocolitis:a practitioner's perspective. Pediatrics in review,1988,9(7):219-226.

45. WEISS S L,ASARO L A,FLORI H R,et al. Randomized Evaluation of Sedation Titration for Respiratory Failure(RESTORE)study investigators. Multiple organ dysfunction in children mechanically ventilated for acute respiratory failure. Pediatr Crit Care Med,2017,18(4):319-329.

第八章　新生儿危重症营养支持

第一节　危重新生儿的营养需求

一、液　　体

合理的液体量补给有助于患儿疾病的治疗与康复。危重新生儿的临床状况不尽相同，液体需要量存在个体差异，需要根据实际情况进行调整（如光疗、暖箱、呼吸机、心肺功能、各项监测结果等），同时需要关注液体的渗透压和肾溶质负荷。

1. **肠内营养**　新生儿肠内能吸收的液体量为96～200ml/(kg·d)。2010年欧洲儿科胃肠病学、肝病学和营养学学会（ESPGHAN）推荐135ml/(kg·d)为下限，200ml/(kg·d)为上限。早产儿使用专用配方粉或强化母乳喂养时，常规液体量150～180ml/(kg·d)可以保证各种营养素需求。但个别患儿需要根据摄入营养素的性质，适当调高总液体量。

2. **肠外营养**　新生儿出生后会出现体重丢失，其中足月儿最大丢失体重不应超过出生体重的10%，极低出生体重儿体重丢失7%～10%为可接受范围。为了避免体重下降幅度过大和帮助尽快恢复体重增长，同时避免液体超负荷带来的动脉导管未闭、心功能不全、支气管肺发育不良等风险增加，新生儿生后早期推荐的液体需要量随日龄增长存在差异。新生儿不同日龄的液体需要量见表8-1-1。

表8-1-1　新生儿不同日龄的液体需要量

单位：ml/(kg·d)

出生胎龄与体重	过渡期（第一阶段）					中间期（第二阶段）	稳定生长期（第三阶段）
	第1天	第2天	第3天	第4天	第5天		
足月儿	40～60	50～70	60～80	60～100	100～140	140～170	140～160
早产儿							
>1 500g	60～80	80～100	100～120	120～140	140～160	140～160	140～160
1 000～1 500g	70～90	90～110	110～130	130～150	160～180	140～160	140～160
<1 000g	80～100	100～120	120～140	140～160	160～180	140～160	140～160

注：过渡期指初生时体重丢失的阶段；中间期指从体重丢失最大时至恢复出生体重的阶段；稳定生长期指恢复出生体重后的持续体重增长阶段。

二、能　　量

能量供应需要满足患儿的营养需求，包括基础代谢率、体力活动、生长、饮食诱导产热和纠正先前存在的营养不良。过量的能量摄入会增加近期和远期的并发症发生风险，如高血糖会增加感染风险，也会引起脂肪变性或代谢异常；能量供应不足可导致生长落后，瘦体重丢失，运动、认知和行为发育障碍，免疫力低下等，并可增加婴儿发生严重致死性疾病的风险。

导致能量需要量增加的疾病包括支气管肺发育不良、先天性心脏病、败血症等；能量需要量减少的新生儿疾病主要见于缺氧缺血性脑病。

1. **肠内营养**　由于大便中的能量丢失，肠内营养需要量比肠外营养高约10%。大部分新生儿达105～130kcal/(kg·d)可以实现良好的体重增长。由于生长的特殊需求，早产儿热量需达110～135kcal/(kg·d)，超低出生体重儿或支气管肺发育不良患儿甚至需高达150kcal/(kg·d)才能获得较好的体重增长。

2. **肠外营养**　足月儿为70～90kcal/(kg·d)，早产儿为80～100kcal/(kg·d)。2016年版欧洲儿科肠外营养指南则按不同疾病阶段给出了相应的推荐量：足月儿在疾病急性期为45～50kcal/(kg·d)、稳定期为60～65kcal/(kg·d)、恢复期为75～85kcal/(kg·d)；早产儿在疾病急性期为45～50kcal/(kg·d)、恢复期为90～

120kcal/(kg·d),但早产儿在稳定期的具体推荐量未能给出。

三、碳水化合物

葡萄糖供给量应在满足能量需求与葡萄糖超载风险、疾病不同进展阶段(急性期、稳定期、恢复期)、肠内及肠外营养中宏量营养素的量、非营养途径给予的葡萄糖量(如治疗药物的配制)之间达到平衡。尽量避免摄入过量的葡萄糖和发生高血糖,从而引起脂肪合成和脂肪沉积增加,以及相关的肝脂肪变性和肝生成极低密度脂蛋白(very low density lipoprotein,VLDL)增加、甘油三酯水平增加,或导致 CO_2 产量和每分钟通气量增加。研究结果显示,增加葡萄糖摄入不会降低危重症患儿急性期的蛋白质分解代谢。

1. **肠内营养**　10~14g/(kg·d),占总能量的40%~50%。

2. **肠外营养**　根据胎龄、出生日龄的不同,所需碳水化合物的量不同。

(1) 早产儿:第1天开始剂量为4~8mg/(kg·min),第2~3天逐渐增加至目标量8~10mg/(kg·min),最高剂量为12mg/(kg·min)。

(2) 足月儿:第1天开始剂量为2.5~5.0mg/(kg·min),第2~3天逐渐增加至目标量5~10mg/(kg·min),最高剂量12mg/(kg·min)。

(3) <28天的新生儿:如有感染或败血症等急性疾病时,应根据血糖水平暂时按照第1天的葡萄糖输注速度供给。

高血糖会增加病死率,NICU的患儿应避免血糖>8mmol/L,若血糖反复>10mmol/L,调整葡萄糖输注速度无效时,应使用胰岛素治疗。

四、蛋白质或氨基酸

蛋白质是体内所有细胞的主要结构和功能成分。蛋白质和能量二者之间存在着相互制约的关系,某一方摄入过多会影响机体对另一方的吸收能力。例如,能量摄入不足,蛋白质被用作能量来源而被消耗,产生负氮平衡;能量摄入过多会限制蛋白质的摄入,过剩的能量被用作脂肪沉积。因此,在适宜的能量供给下,增加蛋白质的摄入,才可促进患儿体重的增长。

1. **肠内营养的蛋白质推荐量**　根据胎龄的不同,所需碳水化合物的量不同。

(1) 足月儿:2~3g/(kg·d),蛋白质与热量之比为1.8~2.7g/100kcal。

(2) 早产儿:体重<1 000g为4.0~4.5g/(kg·d),1 000~1 800g为3.5~4.0g/(kg·d),蛋白质与热量之比为3.2~4.1g/100kcal。在体重达到1 800g至出院前,如果患儿生长模式符合要求,推荐量可以根据患儿情况逐步减少。

2. **肠外营养**　推荐选用小儿专用氨基酸。早产儿生后第1天就应给予氨基酸至少1.5g/(kg·d);生后第2天起氨基酸应达2.5~3.5g/(kg·d),并保证非蛋白能量摄入>65kcal/(kg·d),以及充足的微量营养素。氨基酸的最大供给量,足月儿可至3g/(kg·d),早产儿可至3.5~4.0g/(kg·d)。

此外,必需氨基酸不能由人类自身合成,必须在饮食或肠外营养中补给;非必需氨基酸则可以由其他氨基酸或其前体合成。此外,还有一些氨基酸被归类为半必需氨基酸,这些氨基酸可以由其他氨基酸合成,但在某些情况下这种合成是有限的。由于某些氨基酸代谢酶在胎儿时期发育较晚,包括从甲硫氨酸合成半胱氨酸、从半胱氨酸合成牛磺酸、从苯丙氨酸合成酪氨酸,以及酪氨酸的降解和尿素的生成中所涉及的多种酶。从而导致早产儿对某些氨基酸的需求量增加(如半胱氨酸和牛磺酸),并有出现某些氨基酸堆积而发生损害的风险(如苯丙氨酸、酪氨酸和甲硫氨酸)。因此,早产儿应给予具有生物活性的半胱氨酸50~75mg/(kg·d),但更高的剂量并不能改善预后;早产儿酪氨酸供给量的下限应为18mg/kg/d,足月儿适宜的酪氨酸摄入量为94mg/(kg·d)。有研究结果显示,早产儿补充精氨酸可预防NEC的发生。

五、脂　　肪

脂肪是饮食中能量的主要来源,占总能量的40%~50%。脂肪的需要量根据患儿的能量需求、蛋白质和碳水化合物摄入或输送方法(肠内还是肠外)、饮食来源(母乳还是配方乳)而有很大不同。肠内营养的足月儿,膳食脂肪推荐摄入量为5~6g/(kg·d),早产儿(早产母乳喂养)可高达7g/(kg·d)。

亚油酸和α-亚麻酸对于脑发育具有十分重要的作用,其衍生物分别为花生四烯酸(arachidonic acid,AA)和二十二碳六烯酸(docosahexaenoic acid,DHA),作为长链多不饱和脂肪酸(long-chain polyunsaturated fatty acids,LCPUFA),是脑、视网膜和红细胞膜中磷脂的组成成分,与体格生长、视觉和认知功能发育密切相关。母乳中含有这些脂肪酸,而牛乳和植物油中没有。早产儿合成LCPUFA的能力较低,早产儿配方奶中需添加这些脂肪酸。目前推荐的DHA和AA摄入量分别为11~27mg/100kcal和16~39mg/100kcal。

需肠外营养的患儿可使用脂肪乳剂。早产儿出生当天即可耐受脂肪乳剂的输注，最迟不应晚于生后2天。推荐剂量从1.0g/(kg·d)开始，按0.5~1.0g/(kg·d)的速度增加。基于担心输注脂肪乳剂带来的可能毒性，中国2013年版的新生儿营养指南推荐总量不应超过3g/(kg·d)，而欧洲2016年版的肠外营养指南推荐新生儿肠外脂肪乳剂摄入量最高可达4g/(kg·d)。为预防必需脂肪酸缺乏，脂肪乳剂中，亚油酸和α-亚麻酸供给的最低含量分别为0.25g/(kg·d)、0.1g/(kg·d)的亚油酸。

相比于混合型脂肪乳剂，纯大豆油配方脂肪乳剂更易造成脂肪酸不均衡。因此，需长时间接受肠外营养的患儿，应以含或不含鱼油的混合脂肪乳剂作为首选。此外，为逆转患儿肠功能衰竭相关肝病(intestinal failure associated liver disease，IFALD)，亦应考虑停止大豆油配方脂肪乳剂，减少其他配方脂肪乳剂剂量和/或使用含鱼油的混合制剂。早产儿或肠外营养治疗超过4周的患儿，根据病情考虑是否使用肉碱补充剂。脂肪乳剂应连续输注20~24小时，并采取有效的避光措施。

存在以下情形时，应调整脂肪乳剂用量：严重感染、严重出血倾向、不明原因的严重血小板减少、高脂血症(甘油三酯>2.26mmol/L时减量，>3.4mmol/L时暂停使用)、血浆间接胆红素>170μmol/L、严重肝功能不全和严重肾功能不全等。脂肪乳剂减量时应保证患儿对必需脂肪酸的最低需要量。

六、电　解　质

2016年版欧洲儿科肠外营养指南建议：电解质(Na^+、K^+、Cl^-)在细胞外液减少和/或体重开始降低时便应开始补充；Cl^-摄入量应略低于Na^+和K^+摄入量的总和[或1~2mmol/(kg·d)]，以避免Cl^-摄入过量和医源性代谢性酸中毒的风险。在给予超低出生体重儿和极低出生体重儿高推荐量的氨基酸和能量时，建议生后第1天即开始补充Na^+和K^+，同时监测尿量，关注非少尿性高钾血症的发生风险。患儿的个体化需要量可能因临床情况不同而与常规推荐摄入量范围有明显偏差，如液体潴留、脱水或水分过度流失等。新生儿肠外营养的电解质推荐量详见表8-1-2。

表8-1-2　新生儿肠外营养的电解质推荐量

单位：mmol/(kg·d)

出生胎龄与体重	过渡期(第一阶段)					中间期(第二阶段)	稳定生长期(第三阶段)
	第1天	第2天	第3天	第4天	第5天		
足月儿							
钠	0~2	0~2	0~2	1~3	1~3	2~3	2~3
钾	0~3	0~3	0~3	2~3	2~3	1~3	1.5~3.0
氯	0~3	0~3	0~3	2~5	2~5	2~3	2~3
早产儿(>1 500g)							
钠	0~2(3)	0~2(3)	0~3	2~5	2~5	2~5	3~5
钾	0~3	0~3	0~3	2~3	2~3	1~3	1~3
氯	0~3	0~3	0~3	2~5	2~5	2~5	3~5
早产儿(<1 500g)							
钠	0~2(3)	0~2(3)	0~5(7)	2~5(7)	2~5(7)	2~5(7)	3~5(7)
钾	0~3	0~3	0~3	2~3	2~3	1~3	2~5
氯	0~3	0~3	0~3	2~5	2~5	2~5	3~5

七、矿　物　质

1. 钙　孕35周之前，胎儿平均骨骼增长为17g/(kg·d)，相对应的钙和磷需要量分别为3.4mmol/(kg·d)和2.6mmol/(kg·d)；足月新生儿的全身钙含量约为28g。新生儿出生后胎盘转移途径的钙被中断，激素控制相对不成熟(甲状旁腺激素增加延迟)，最初的24~48小时内容易出现低钙血症，但通常不伴明显的临床症状(如手足抽搐)。静脉输注钙剂可以预防和治疗早期新生儿低钙血症。在肠外营养中补充钙剂时，由于钙会与磷酸盐结合发生沉淀，输注浓度受到限制，建议采用有机磷来预防甘油磷酸的生成。

2. 磷　血磷浓度受生长、摄入和肾排泄影响，可以通过测量磷酸盐浓度来反映。婴儿肾对磷酸盐的重吸收阈值高于成人。此外，应注意新生儿尤其是早产儿磷酸盐的实验室检查参考值高于成人。早产儿参考值下限是 1.6mmol/L 或 5mg/dl，成人为 1.0mmol/L 或 3mg/dl。由于实验室通常使用成人参考值，这可能导致患儿的磷缺乏被低估。磷保留与骨矿化、瘦体重生长和蛋白质保留密切相关。肠外营养中的钙磷比，可采用以下公式进行估算：磷摄入(mmol) = 钙摄入(mmol/kg)/1.67 + 蛋白质保留(g)×0.3。

对于病情稳定的早产儿，如果肠外营养最佳蛋白质摄入量为 2~2.5g/(kg·d)，钙摄入量为 2mmol/(kg·d)(低于胎儿宫内钙的保留量)，则理想的钙磷比接近 1，在 0.8 和 1.2 之间；如果是相同的蛋白质摄入量，钙摄入量为 3mmol/(kg·d)(接近胎儿宫内钙的保留量)，则需要使用更高的钙磷比。

以胎儿在孕晚期的生长速率推算，早产儿每天肠内钙、磷需求量分别为 120~230mg/(kg·d) 和 60~140mg/(kg·d)。然而，此数值可能被高估了，因为早产儿独特的出生后环境可能会改变其对矿物质的需求，婴儿早期骨骼生长不太可能以孕晚期观察到的速度发生。此外，出生后骨骼重塑增加，释放的矿物质可存储于钙池，用于满足出生后早期骨骼生长增加的消耗量需求。最近的研究表明，极低出生体重儿在肠外营养时，摄入 60~90mg/(kg·d) 钙可确保适当的骨矿化。假设肠道对钙的吸收率为 50%~65%，肠内营养时摄入 120~140mg/(kg·d) 钙将可满足需求。

3. 镁　母乳喂养的婴儿，其体内镁保留量通常约为 0.08mmol/(kg·d)；采用早产儿配方奶喂养的早产儿，则可高达 0.15mmol/(kg·d)。需要注意的是，新生儿的血镁参考值高于成人，生后最初 2 周的新生儿，血镁浓度参考值为 0.7~1.5mmol/L。

母亲因先兆子痫等原因接受硫酸镁治疗的早产儿，生后早期可能存在高镁血症。此外，新生儿在生后第 1 周肾小球滤过率较低，限制了镁的排泄能力。因此，对于母亲分娩前接受硫酸镁治疗的新生儿，出生后必须限制镁的摄入量，并且监测血镁浓度。

新生儿肠外营养的钙、磷和镁推荐量详见表 8-1-3。

表 8-1-3　新生儿肠外营养的钙、磷和镁推荐量

单位：mmol/(kg·d)[mg/(kg·d)]

新生儿	Ca^{2+}	P^{4+}	Mg^{2+}
足月儿	0.8~1.5(30~60)	0.7~1.3(20~40)	0.1~0.2(2.4~5.0)
早产儿(生后初期)	0.8~2.0(32~80)	1.0~2.0(31~62)	0.1~0.2(2.5~5.0)
早产儿(生长期)	1.6~3.5(100~140)	1.6~3.5(77~108)	0.2~0.3(5.0~7.5)

八、微量元素

1. 铁　早产儿和低出生体重儿发生缺铁的风险很高，但通过肠外营养的方式补充铁剂，由于绕过了肠道对铁吸收的稳态调控，人体对铁超载的保护机制丧失，如过量补充会导致铁超载。铁超载会增加感染的风险，导致生长不良，并影响其他矿物质的吸收和代谢。此外，铁是一种强有力的氧化剂，铁超载可导致自由基紊乱。基于铁超载可能带来的不良反应，在肠外营养中不常规使用铁剂，市场上售卖的微量元素制剂也没有将铁剂包括在内。

早产儿补充铁剂可从生后 2 周开始，剂量为 2~3mg/(kg·d)(体重<1 500g)或 2mg/(kg·d)(体重在 1 500~2 500g)。如可耐受，应优先通过肠内而不是肠外途径补充铁。短期(<3 周)肠外营养的患儿可不在肠外营养中持续补铁；长期肠外营养的患儿，如果经肠内补充铁剂无法维持正常铁状态，应当通过肠外途径补铁。肠外营养补铁的常规剂量为早产儿 200~250μg/(kg·d)、足月儿 50~100μg/(kg·d)。静脉铁制剂可通过添加至肠外营养溶液中每日输注，也可间歇性单独输注。

2. 锌　锌缺乏常见于长期肠外营养治疗的患儿。锌缺乏会导致身长生长受阻，以及发生感染、皮疹和神经系统发育不良的风险增加。肠内液体的流失(如经回肠造口丢失)会增加锌的丢失，锌需求量显著增加。400μg/(kg·d)的锌保留对早产儿发育较为合适，如未达此目标，早产儿应每天经肠内摄入锌 2.0~2.25mg/(kg·d)。如无法通过肠内途径补充锌，应通过肠外营养提供，早产儿剂量为 400~500μg/(kg·d)、足月儿为 250μg/(kg·d)。

3. **铜**　在长期肠外营养的患儿中，铜缺乏与全血细胞减少、骨质疏松症相关。血浆和细胞中的铜浓度以及铜金属酶浓度能反映体内的铜状态。在肠外营养期间，应对血浆铜和铜蓝蛋白（主要铜转运蛋白）浓度进行监测。然而，与血浆铜浓度或铜蓝蛋白相比，红细胞中的铜-锌超氧化物歧化酶活性对诊断铜缺乏更为敏感。铜状态的其他指标还包括嗜中性粒细胞计数（铜缺乏时减少）、超氧化物歧化酶活性、血小板细胞色素C氧化酶活性和血小板铜浓度等。

肠外营养时，早产儿的铜需求量为40mg/（kg·d），足月儿为20mg/（kg·d）。为避免铜缺乏，在某些情况下需要增加静脉营养中的铜补给，如烧伤的患儿需增加20mg/（kg·d），肠液中排铜增加的患儿需增加10～15mg/（kg·d）。铜主要通过胆汁排泄，曾有建议胆汁淤积症患儿，不应从肠外营养中补充铜。然而，最近的一些数据表明并非如此，此类患儿甚至可能铜缺乏。因此，胆汁淤积症患儿应进行铜状态监测。

4. **碘**　肠外营养时，早产儿应补充碘1～10μg/（kg·d），足月儿至少1μg/（kg·d）。长期肠外营养治疗时，定期测量甲状腺激素水平以确定体内的碘状态。

5. **硒**　硒参与机体的抗氧化防御机制，早产儿有发生氧化损伤的风险，尤其是生后最初数天，且与BPD、ROP和脑白质病变等并发症相关，故应注意生后早期的硒缺乏。硒缺乏常与长期肠外营养而不补硒有关。肠外营养时，早产儿补硒量为7μg/（kg·d），足月儿为2～3μg/（kg·d）。长期肠外营养患儿和肾衰竭患儿应定期监测硒状态（血浆硒）。

6. **锰**　长期肠外营养时应添加锰，但剂量不应超过1μg/（kg·d），并应定期检测血锰浓度。此外，如果患儿出现胆汁淤积，亦应检测血锰浓度，并停止使用肠外营养中的锰。

7. **钼**　钼缺乏可能导致心脏和神经症状，特别是心动过速和昏迷，以及高亚硫酸盐和尿酸盐血症。目前尚没有婴儿钼缺乏症的报道。尽管如此，低出生体重儿仍可能是钼缺乏症的高危人群。长期肠外营养治疗时应补充钼，建议低出生体重儿补充1μg/（kg·d）、足月儿0.25μg/（kg·d）。目前没有人类钼中毒的数据。

8. **铬**　目前尚无儿童铬缺乏症的报道。肠外营养在生产过程中可能存在铬污染，长期接受肠外营养治疗的患儿血清铬水平升高。目前建议接受肠外营养治疗的婴儿可摄入铬0.2μg/（kg·d），但因为铬污染的存在，不主张额外补充。

新生儿肠外营养时微量元素的估算需要量详见表8-1-4。

表8-1-4　新生儿肠外营养时微量元素的估算需要量

单位：μg/（kg·d）

元素	早产儿	足月儿
铁	200～500	10～100
锌	400～500	250
铜	40	20
碘	1～10	1
硒	7	2～3
锰	≤1	≤1
钼	1	0.25
铬	—	—

九、维　生　素

1. **维生素A**　有调查显示，约76%的极低出生体重儿存在维生素A缺乏症，而足月儿仅63%发生。出生胎龄和出生体重越低，维生素A缺乏症发生率越高。在早产儿中，维生素A缺乏可导致呼吸道感染和支气管肺发育不良的发生率增加。另有研究显示，补充维生素A可以减少早产儿视网膜病变的发生。肠外营养时，维生素A与脂肪乳剂混合后进行输注，可以增加血浆的维生素A水平。维生素A中毒很少见，但在肝和肾疾病的患儿静脉大剂量补充维生素A时可能出现。维生素A在缺乏和出现毒性之间的浓度窗相对较窄。急性毒性（约>150 000μg/d）时颅内压升高，表现为头痛、恶心/呕吐、眩晕、模糊视觉、肌肉不协调等；慢性毒性（约30 000μg/d）时，呈现骨骼异常（畸形、骨折）、皮炎、脱发、共济失调、肌肉疼痛、唇炎、皮肤和视力障碍，以及假性脑瘤、肝细胞坏死、高脂血症和维生素K的抑制等。

2. **维生素D**　婴幼儿血清25-羟维生素D<50nmol/L提示维生素D缺乏。肠外营养时，早产儿对维生素D的最适宜需求量尚不清楚，目前的不同建议之间推荐量差异也很大。有建议认为注射30IU/（kg·d）可能已足够。但美国儿科学会营养委员会2010年建议，为达到血清25-羟维生素D>50nmol/L的正常浓度，应每天提供200～400IU维生素D；ESPGHAN认为，尽管目前关于维生素D急性毒性的明确阈值尚未清楚，但长期摄入高达 10 000IU/d 或血清 25-羟维生素 D 浓度高达 240nmol/L 似乎是安全的。血清 25-羟维生素 D 浓度>375nmol/L 可导致急性高钙血症和高磷血症。临床上,急性维生素 D 中毒是罕见的,通常是由维生素 D 摄入剂量过大引起,常远高于 10 000IU/d。各种维生素的推荐量详见表 8-1-5。

表 8-1-5　各种维生素的推荐量

维生素	肠外营养		肠内营养	
	早产儿	足月儿	早产儿	足月儿
水溶性				
维生素 C/(mg·kg^{-1}·d^{-1})	15~25	15~25	11~46	30~50
维生素 B_1/(mg·kg^{-1}·d^{-1})	0.35~0.50	0.35~0.50	0.14~0.30	0.30
维生素 B_2/(mg·kg^{-1}·d^{-1})	0.15~0.20	0.15~0.20	0.2~0.40	0.40
维生素 B_6/(mg·kg^{-1}·d^{-1})	0.15~0.20	0.15~0.20	0.10~0.30	0.30
维生素 B_{12}/(μg·kg^{-1}·d^{-1})	0.3	0.3	0.1~0.7	0.3
烟酸/(mg·kg^{-1}·d^{-1})	4.0~6.8	4.0~6.8	0.4~5.5	5.0
叶酸/(μg·kg^{-1}·d^{-1})	56	56	35~100	25~50
泛酸/(mg·kg^{-1}·d^{-1})	2.5	2.5	0.3~2.0	0.3~2.0
生物素/(μg·kg^{-1}·d^{-1})	5.0~8.0	5.0~8.0	1.7~16.5	10.0
脂溶性				
维生素 A/(IU·kg^{-1}·d^{-1})	700~1 500	500~1 000	400~1 000	1 250
维生素 D/(IU·kg^{-1}·d^{-1})	80~300	40~150	250~300	300
维生素 K/(μg·kg^{-1}·d^{-1})	10.0	10.0	4.4~28.0	50.0
维生素 E/(mg·kg^{-1}·d^{-1})	2.8~3.5	2.8~3.5	2.2~11.0	5.0~10.0

注:1μg 视黄醇当量=1μg 全反式视黄醇=3.33IU 维生素 A;10μg 维生素 D=400IU 维生素 D;2.8mg α-生育酚=2.8IU 维生素 E。

(崔其亮)

第二节　危重新生儿的营养评估

科学的营养计划,既要预防营养摄入不足影响疾病康复和生长发育,又要防止营养过剩引起远期潜在的不利影响。因此,需要对其营养状态进行持续和动态的监测与评估,并根据评估结果,及时调整营养治疗方案。

一、体格测量

体格测量指标主要包括体重、身长和头围,尽管其对婴儿营养状态的评估具有一定延后性,但由于比较容易操作,仍为目前使用最广泛的指标。危重新生儿的体重应每天或隔天测量,身长和头围每周测量。

1. **体重**　每日体重增长速度[g/(kg·d)]是最常用的评估指标。但危重新生儿常伴有水肿或脱水现象,应注意鉴别和合理评估。由于存在生理性体重下降,足月儿常在生后 10 天左右恢复到出生体重(最低体重时丢失应<10%),早产儿则需要 2~3 周(最低体重时丢失可达 15%~20%)。生后初期体重的过度丢失和恢复缓慢,与早产儿宫外生长发育迟缓的发生密切相关。参照胎儿宫内生长速度,早产儿生后体重增长速度:<28 周为 20.0g/(kg·d),28~31 周为 17.5g/(kg·d),32~33 周为 15.0g/(kg·d),34~36 周为 13.0g/(kg·d),37~38 周为 11.0g/(kg·d),39~41 周为 10.0g/(kg·d)。生长曲线是体格生长监测中必不可少的工具。除了关注其生长速度,更要关注其生长模式。当前早产儿最常用的是 2013 年版的 Fenton 早产儿生长曲线,适用胎龄为 22~50 周,且区分性别。

2. **身长**　身长是反映线性增长的良好指标。早产儿在纠正胎龄 3 个月前约增长 1.0cm/周,足月儿为

0.70~0.75cm/周。

3. **头围**　极低出生体重儿头围增长为0.9~1.0cm/周，并随出生后周龄的增长而增加。一般情况下，出生体重越低，头围增长曲线越陡峭。头围的追赶生长，可以反映大脑的发育状况。

4. **身体成分**　主要包括瘦体重、脂肪、水和骨矿物质密度。通过检测婴儿的身体成分，可以评估其体重的增长质量。早产儿瘦体重和脂肪分布评估的重要性已日益受到重视，早产儿营养目标是要达到与同胎龄正常胎儿相似的体重增长速度和身体成分。目前，双能量X射线吸收法（dual-energy X-ray absorptiometry，DEXA）已被成功用于测定体重>1 800g的早产儿和足月儿的瘦体重、脂肪量和骨矿物质含量。肱三头肌皮褶厚度、中臂围也能反映婴儿的身体成分，但其测量的准确性受到许多因素的影响，目前不推荐常规使用。

二、生长参数和血液指标监测

危重新生儿在住院治疗过程中，常需要使用肠外营养。为评估患儿对治疗的反应和及早发现肠外营养治疗的相关并发症，接受肠外营养治疗的新生儿除监测生长发育指标外，还需定期监测血液的电解质、钙、磷、镁、葡萄糖、肝肾功能和血脂水平，以及动脉血气分析和血常规，必要时监测微量元素（表8-2-1）。

表8-2-1　肠道外营养期间生长参数和实验室指标的监测频率

项目	第1周	稳定后
生长参数		
体重	每天1次或隔天1次	每周2~3次
头围	每周1次	每周1次
身长	每周1次	每周1次
实验室检查		
血常规	每周2~3次	每周1~2次
血K^+、Na^+、Cl^-	每周2次	每周1次
血Ca^{2+}	每周2次	每周1次
血P^{4+}、Mg^{2+}	每周1次	必要时
微量元素	必要时	必要时
肝功能	每周1次	每周1次或隔周1次
肾功能	每周1次	每周1次或隔周1次
血脂	每周1次	必要时
血糖	每天1~4次	必要时

注：血脂测定标本采集前6小时内，应暂停输注含脂肪乳剂的营养液。

对于接受肠内营养的患儿，其实验室检查指标及监测频率，目前没有明确规定。考虑到频繁采血可能对患儿造成的伤害（尤其是医源性贫血），如果患儿的临床情况稳定，生长速度正常，则没有必要进行频繁的实验室检查。

三、其他指标

1. **前白蛋白与白蛋白**　不同的血清蛋白质具有不同的半衰期，可提供不同的时间信息。前白蛋白的半衰期只有2天左右，能反映近期的蛋白质摄入情况和预估今后的体重增长速度，可每周测定1次或根据临床需要进行监测；血清前白蛋白水平在应激、感染和糖皮质激素治疗等影响下可迅速升高，将其作为营养标志物使用存在局限性。白蛋白半衰期为10~21天，可作为慢性蛋白质营养不良状态的评估指标。

2. **碱性磷酸酶（ALP）**　骨矿化的间接指标，其血清水平与骨的重塑呈正相关。代谢性骨病的患儿，血清ALP升高、血磷降低。极低出生体重儿血清ALP轻度升高（<800U/L）提示生长正常和成骨细胞活化。正常生长、肝脏疾病或代谢性骨病时ALP均可能升高。血清ALP明显升高（>800U/L）时，应进一步检测骨或肝的ALP同工酶以区分肝脏疾病和骨骼疾病。如果存在肝脏疾病，应当减少或停止肠外营养；如果存在代谢性骨病，应当提供足够的钙、磷、镁和维生素D。

3. **维生素D**　接受长期肠外营养的患儿应定期检测25-羟维生素D的血清浓度，如<50nmol/L应额外补充维生素D。

4. **甲状腺功能**　危重新生儿，尤其是超早产儿和极早产儿，极易发生暂时性甲状腺功能减退症（TSH升高伴或不伴T_3、T_4下降），且可能与远期的神经系统不良结局相关。应对高危患儿定期进行甲状腺功能测定。

（崔其亮）

第三节　危重新生儿的肠内营养

随着围产医学和新生儿重症监护技术的提高，危重新生儿数量和存活率均显著提高。危重新生儿存在分解代谢旺盛，多脏器功能不全，酸碱、液体和电解质失衡等代谢特点，但临床上肠外营养和肠内营养供给往往受到疾病本身、静脉通路或药物等诸多因素的限制，因此容易发生营养不良，导致不良的近期和远期预后。危重新生儿的营养支持应将肠外营养和肠内营养两者适当结合并合理过渡，在达到良好生长的同时，尽可能降低肠外营养支持相关的严重并发症。其中了解危重新生儿的病理生理特点、代谢状态以及营养素需求是进行合理营养支持的前提。早产儿作为危重新生儿中的重点人群，其营养支持治疗可参见第九章第四节早产儿和低出生体重儿的营养支持。

一、肠内喂养指征

研究表明，早期肠内营养（enteral nutrition，EN）有利于胃肠道发育、代谢平衡、预防感染、神经系统发育和远期生长，而长期禁食会导致肠道黏膜萎缩、动力障碍、消化酶分泌低下和免疫功能失调，不利于疾病恢复和远期预后。因此当胃肠道功能存在时，建议尽早开始肠内喂养；无先天性消化道畸形及严重疾病、能耐受胃肠道喂养者应尽早开始喂养。出生体重>1 000g、病情相对稳定者可于出生后 12 小时内开始喂养；有严重围产期窒息、脐动脉插管者或超低出生体重儿（出生体重<1 000g）可适当延迟开始喂养至 24~48 小时；血流动力学显著不稳定、应用血管活性药物或存在多器官功能障碍的危重新生儿酌情延迟。

早期微量肠道营养（minimal enteral nutrition，MEN）已被证明可以促进胃肠激素释放，促进肠道结构、功能和动力恢复，增加肠道黏膜厚度和绒毛高度，且具有免疫效用。MEN 适用于无肠道喂养禁忌证但存在胃肠功能不全的新生儿（极早早产儿、危重新生儿和外科术后患儿等）。大量研究证实 MEN 安全、有效，可缩短达到全肠内营养和静脉营养时间，减少住院天数，且不会增加 NEC 的发病率。起始量一般从<10ml/（kg·d）开始，缓慢加量，每日 10~20ml/kg，持续 3~5 天，加量过程中，注意患儿的喂养耐受性。

二、母乳与母乳喂养

母乳是新生儿的最佳食物，可提供必要的营养元素以满足婴儿生长和发育需求。母乳中蛋白含量虽然低于牛乳，但以乳清蛋白为主（70% 乳清蛋白和 30% 酪蛋白），易消化。母乳和牛乳的乳清蛋白组成也不同，前者的乳清蛋白是 α-乳清蛋白，是一种具有营养作用的蛋白，同时也是乳腺乳糖合成的组成成分。乳铁蛋白、溶菌酶和分泌型免疫球蛋白 A（secretory immunoglobulin A，sIgA）均为特殊类型的人乳清蛋白，在胃肠道宿主免疫反应中起着重要的作用，但它们在牛乳中含量微少。牛乳中的乳清蛋白主要是 β-乳清蛋白，是引起牛乳过敏和肠绞痛的主要原因。母乳含有的谷氨酰胺，是一种对细胞生长和特异性肠上皮细胞生长很重要的氨基酸。它也是谷胱甘肽的前体，具有免疫作用。谷氨酰胺由于稳定性问题在配方乳中几乎不存在。母乳中还含有高浓度的牛磺酸，对视网膜和中枢神经系统发育、免疫功能调节和抗氧化作用都很重要。母乳中的脂肪是以脂肪小球的形式存在的，易消化吸收。长链多不饱和脂肪酸只在母乳中存在，它是大脑、视网膜和红细胞膜中磷脂的重要组成成分。亚油酸和亚麻酸的衍生物——ARA（20∶4ω-6）和 DHA（22∶6ω-3），它们与生长、视觉和认知功能有关。母乳中的碳水化合物由乳糖（90%~95%）和寡糖（5%~10%）组成。乳糖可分解为半乳糖和葡萄糖。研究显示，在足月儿的粪便中存在着少量乳糖，这被认为是母乳喂养的正常生理现象。粪便中这一小部分未被吸收的乳糖使得婴儿的粪便更柔软，含有更多的非致病菌群，能促进矿物质的吸收。母乳中的寡糖（益生元）和糖醇化合物等碳水化合物有利于肠道益生菌的定植。钙和磷是骨骼的主要组成成分，并对维持神经与肌肉正常兴奋性和细胞膜的正常功能有重要作用。母乳中钙含量低于牛乳，但其钙磷比例恰当，吸收率高。母乳中镁的吸收率要远远高于配方乳。

除营养要素外，母乳中还存在着多种生物活性成分。细胞因子和免疫球蛋白有助于增强免疫功能，发挥抗感染和抗炎作用；充足的低聚糖可促进肠道益生菌定植，限制肠道炎症反应及病原菌的生长；激素和生长因子可通过肠壁进入循环作用于全身。母乳中这些活性成分对提高住院早产儿抗感染能力和机体抵抗力都具有重要作用。初乳中含大量生长因子能积极促进新生儿肠黏膜表面积快速增长，诱导各种消化酶的合成；含有更高的 IgA、乳铁蛋白等免疫活性物质，对早产儿尤其是极低出生体重儿有保护作用。这些具有诸多生物活性的物质是配方乳所缺乏的，因此母乳始终是新生儿喂养的首选方式。除了能促进新生儿消化道成熟、宿主免疫和神经系统发育，近年来研究还显示母乳喂养对于减少食物过敏、婴儿肥胖和成年后代谢性疾病有保护作用。

母乳喂养对母亲也有诸多益处：促进产后康复；降低产后抑郁症的发生率；对减少女性心血管健康、代谢性疾病和生殖系统肿瘤均有保护作用。此外，危重新生儿的母亲也能从泵乳中获取心理益处。

母乳喂养可能存在以下问题。母乳中 90%~95% 的碳水化合物是乳糖，乳糖被乳糖酶分解为半乳糖和葡萄糖，进而被肠道吸收。在妊娠晚期，胎儿的乳糖酶活性逐渐增加，因此早产儿的乳糖酶活性比足月儿低，而肠道黏膜受损的危重新生儿（如 NEC 患儿）的乳糖酶也会受到不同程度的破坏，继而出现暂时性的乳糖不耐受，症状可表现为腹胀、腹泻、大便酸臭、水样便或便秘等。临床考虑存在暂时性乳糖不耐受时，可使用乳糖酶制剂，尽量不要因此停止母乳喂养。脂肪在母乳中不是均质化的，所以母乳静置一段时间后，脂肪就会分离出来。这些分离出来的脂肪会黏附在容器上，如喂养管和针管壁上，而造成喂养过程中脂肪的丢失，从而导致摄入能量不足，所以在使用此类喂养方式时要尽可能地使用长度较短的管道。建议使用针管和小型注射推泵，针管直立放置，这样可以尽量减少脂肪的丢失。母乳中的铁在整个哺乳期间是呈下降趋势的，纯母乳喂养的早产儿会处于铁的负平衡状态。母乳中的钠含量在哺乳期间下降，部分长期使用利尿剂或小肠造瘘液较多的患儿钠丢失增加，单纯母乳喂养可能导致低钠血症。尽管初乳中的维生素 K 含量较高，但仍明显低于配方乳，所以母乳喂养的新生儿需要预防性使用维生素 K。

三、配方乳与配方乳喂养

因某些情况缺乏母乳或母乳不足时，可选用专业制造的配方乳。足月儿配方乳适用于胃肠道功能发育正常的足月新生儿，或是胎龄≥34 周且出生体重≥2kg、无营养不良高危风险的晚期早产儿。临床存在特殊生理或病理情况时，应根据患儿情况合理选择特殊配方乳：半乳糖血症患儿可选用不含乳糖的配方乳；脂肪吸收障碍或胆汁淤积症时选用含中链甘油三酯（medium-chain triglyceride，MCT）的配方乳。如果存在继发于短肠综合征或严重肠黏膜损伤（如 NEC）的明显吸收障碍，可使用要素配方乳（游离氨基酸）或半要素配方乳（深度水解蛋白）。相比要素配方乳，半要素配方乳渗透压低，吸收好，口味也较易接受。鉴于深度水解蛋白的特点，当发生喂养不耐受或内外科并发症时，可以考虑短期应用以达到建立肠内喂养和减少肠外营养的目的。但该配方乳不能满足早产儿的特殊营养需求，所以一旦肠内喂养建立后，应适时转为常规配方喂养以避免营养素的缺乏。NEC 新生儿通常存在显著的肠道吸收障碍且持续时间长，同时肠道在喂养开始时可能仍未完全修复，所以喂养可能会导致疾病复发，因此喂养时应谨慎。对于持续且严重的吸收障碍，则需要特殊组合配方，配方中葡萄糖、氨基酸和中链甘油三酯等营养要素应分别配置。

四、喂养途径

经口喂养能刺激唾液分泌和胃肠蠕动，是肠内喂养的首选途径。通常来说，出生胎龄≥34 周，吸吮、吞咽和呼吸功能协调的新生儿，可采用经口喂养；胎龄<32 周的早产儿，存在吸吮、吞咽功能障碍、患有特定消化道畸形或机械通气的患儿，宜选择管饲喂养；胎龄 32～34 周的早产儿可根据临床情况选择经口喂养、管饲喂养或两者结合。根据患儿的临床情况选择鼻胃管、口胃管、鼻空肠管、胃造瘘管或空肠造瘘管进行喂养。胃管经胃喂养符合生理状态，可促进胃消化酶和胃酸分泌，此外还能耐受较大容量和较高渗透压，减少腹泻和倾倒综合征的发生。若患儿需要长期胃管喂养（>6～8 周），应考虑行胃造瘘以减少反复置管对口鼻的刺激。跨幽门喂养限于以下情况：不能耐受鼻胃管或口胃管喂养；存在吸入高风险或解剖学上有经胃喂养的相对禁忌证。

五、管饲肠内喂养

管饲肠内喂养可通过推注、持续输注或两者结合的方式给予。推注法符合生理状态，可刺激肠动力、肝内胆汁酸循环和胆囊收缩。持续输注法则不会引起婴儿的胆囊收缩，且需要喂养泵持续推注。新生儿推注法喂养可每 2～3 小时 1 次，每次维持 15～20 分钟，早产儿或消化道手术后的新生儿宜间隔 2 小时喂养。当患儿存在严重胃食管反流、胃排空延迟或肠道吸收障碍等情况而不耐受推注法喂养时，可使用 24 小时持续输注喂养。也可根据患儿的情况选择间歇持续输注喂养，减少胃肠负担，如间隔 3 小时喂养，输注 1 小时，休息 2 小时。跨幽门喂养或幽门后空肠置管时因缺乏胃的容受功能，应使用持续输注法进行喂养。

（张　蓉）

第四节　危重新生儿的肠外营养

肠外营养（parenteral nutritions，PN）是指不能耐受肠内营养时，由静脉输入各种人体所需的营养素来满足机体代谢和生长发育需求的营养支持方式。自 20 世纪肠外营养首次在危重新生儿应用以来，大大提高了危重新生儿，尤其是超早产儿和外科手术新生儿的存活率。肠外营养的适应证包括早产儿，危重新生儿，预计不能经肠内喂养>3 天、先天性消化道畸形（食管闭锁、肠闭锁）和获得性消化道疾病（难治性腹泻、NEC 和短肠综合征）患儿等。在危重新生儿肠外营养应用中，多学科团队（新生儿科、外科、营养科和药剂科等）的参与可以实现最优化的治疗效果。除此之外，肠外营养的安全配置、运送和使用需要一定水平的设备和技术支持，适于在具有相应资质的医疗机构中使用。

一、液　体　量

危重新生儿液体需求波动范围大、变化快，应根据患儿的生理特点（胎龄、出生体重）、病理情况和不同的临床条件，密切监测体重、尿量和电解质（特别是血钠变化）等，适时调整液体量，保证有效循环容量和水电解质平衡的同时，不增加机体液体负荷。当存在病理性体液丢失（如腹裂、脐膨出、腹泻、大量胃肠减压或造瘘液体）时，应给予液体替代，避免循环塌陷。肠外营养总液体量应使用输液泵在 20～24 小时内均匀输入。

二、能　　量

能量过低可导致生长不足，而过高则是引起肠外营养并发症的重要原因之一。影响能量需求的主要因素包括出生胎龄、日龄、体重、体温、疾病、感染、应激程度和活动量等。在蔡威等的研究基础上，国内外首次提出 60～80kcal/（kg·d）的足月新生儿营养支持能量推荐量，较以往 100～120kcal/（kg·d）的能量需求降低了 30%。早产儿生后早期能量目标为 40～60kcal/（kg·d），危重足月儿可从该能量目标低限值开始，根据疾病和耐受情况逐步增加。

三、营 养 物 质

1. **氨基酸**　与成人不同，新生儿需要保持正氮平衡以满足基本代谢并达到良好的正常发育。足月儿和早产儿的肠外营养氨基酸需求量不同，足月儿约为 2.5～3.0g/（kg·d），早产儿为 3～3.5g/（kg·d）。有严重营养不良或额外丢失（如高位肠造瘘）的患儿可能需要更多的氨基酸。危重新生儿急性期可能合并肝、肾等脏器功能不全，2018 年 ESPGHAN 肠外营养指南建议足月危重新生儿生后第 1 周内不输注氨基酸。然而，目前对该建议存在争议，临床上对于没有绝对氨基酸输注禁忌证的足月危重新生儿可酌情给予 1.0～1.5g/（kg·d）以减少体内蛋白分解，避免负氮平衡。

2. **葡萄糖**　是机体细胞和重要脏器主要的能量来源，也是生后大脑能量的唯一来源。葡萄糖作为肠外营养中碳水化合物的唯一来源，是肠外营养最重要的组成部分，提供了非蛋白能量的 60%～70%。危重新生儿存在应激、葡萄糖分解消耗增加、糖原储存有限和糖异生能力不足等特点，容易发生高血糖或低血糖，导致不良预后。同时葡萄糖输注速率过高会增加氧消耗、二氧化碳产生和提高静息代谢率，且过多的葡萄糖摄入会导致脂肪合成增加和沉积。因此，危重新生儿生后葡萄糖输注速率需根据血糖进行调整，避免血糖<2.5mmol/L 或>8mmol/L。需要指出的是，全静脉营养时葡萄糖输注速度不宜低于 4mg/（kg·min），若此时血糖仍持续>10mmol/L 可给予短时胰岛素静脉维持输注来降血糖。

3. **脂肪**　是肠外营养中重要的组成部分，除了是能量的主要来源，还可防止必需脂肪酸缺乏和保证脂溶性维生素吸收。脂肪的能量密度较高（9kcal/g），但由其提供的非蛋白能量应为 30%～40%，不宜超过 60%，否则可能增加机体代谢负担，增加脂肪异常沉积，从而增加日后肥胖及相关代谢性疾病发生的风险。目前推荐新生儿肠外营养使用 20% 的中长链混合型脂肪乳剂。新型脂肪乳剂由大豆油、中链甘油三酯、橄榄油、鱼油混合而成，减少了 ω-6 脂肪酸的含量、增加了 ω-3 脂肪酸的含量，并提供大量的单不饱和脂肪酸。研究显示，此类多种油脂肪乳剂能降低氧化应激，减轻炎症反应和改善免疫功能。

脂肪乳剂在生后 24 小时内即可开始应用，从 0.5～1.0g/（kg·d）开始，按 0.5～1.0g/（kg·d）逐日增加，直至 3.0g/（kg·d）。静脉脂肪乳剂应在 24 小时内均匀输注，使用期间监测血甘油三酯水平以评估患儿对脂肪乳剂的耐受情况。危重新生儿的脂肪代谢会受到不同程度的影响，因此在败血症、严重高胆红素血症、血小板显著减少或凝血功能障碍时应适当减少脂肪乳剂剂量，并密切监测血甘油三酯水平。

4. **维生素和矿物质**　危重新生儿肠外营养中应常规加入维生素和矿物质。

（1）维生素：包括水溶性维生素和脂溶性维生素，制备肠外营养制剂时可将水溶性维生素添加到水溶液中，脂溶性维生素添加到脂类溶剂中，或者将两者一起添加到脂类溶剂中。

（2）矿物质：钙在凝血、酶活性、肌肉收缩、细胞膜稳定和骨矿物化中有重要的生理学作用。足月新生儿肠外营养时钙需求为 0.8～1.5mmol/（kg·d）左右。危重新生儿易发生低钙血症，可能引起或加重神经系统、心肌收缩、平滑肌收缩和舒张、出凝血等障碍。危重儿抢救中应密切随访血钙水平，需要指出的是，血钙水平不能真实有效地反映体内钙状态，还受到白蛋白水平、酸碱平衡和其他因素影响，应同时检测离子钙水平，必要时可检测血甲状旁腺素和降钙素水平以助判断，适时调整钙补充量。磷和镁也都具有重要的作用，日常肠外营养时磷需求量为 0.7～

1.3mmol/(kg·d),镁为0.1~0.2mmol/(kg·d),应定期监测血磷和血镁,结合患儿临床情况给予相应调整。微量元素是占生物体总质量0.01%以下的物质,对机体生长发育至关重要。但人体自身无法合成,危重新生儿需求量增加,若不及时充分补充极易造成缺乏。相关指南指出,新生儿及儿科接受肠外营养支持的患儿应补充微量元素,以避免发生微量元素缺乏并影响生长发育。微量元素可在生后第2天开始加入肠外营养中。不同的微量元素排泄途径不同,若临床存在胆汁淤积或肾功能不全,要调整微量元素补充量,并定期监测血微量元素水平。

四、静脉通路

进行肠外营养的静脉通路包括周围静脉、中心静脉和经外周静脉中心静脉置管。周围静脉通路操作简单,便于护理,适用于短期或开始应用肠外营养的患儿。周围静脉输注的液体渗透压需<900mOsm/L,葡萄糖浓度<12.5%;周围静脉也不宜常规作为钙剂的输注途径,以避免液体外渗所致的皮肤组织坏死。中心静脉置管留置时间较长,可承受较高的渗透压和葡萄糖浓度,并能安全地输注钙制剂。在危重新生儿的救治中有效的中心静脉通路非常重要,脐静脉置管和经周围静脉中心静脉置管是目前NICU较常用的中心静脉通路。

(张　蓉)

参考文献

1. 欧洲儿科胃肠肝病与营养学会,欧洲临床营养与代谢学会,欧洲儿科研究学,等.儿科肠外营养指南(2016版)推荐意见节译.中华儿科杂志,2018,56(12):885-896.
2. 邵肖梅,叶鸿瑁,丘小汕.实用新生儿学.5版.北京:人民卫生出版社,2019.
3. 吴圣楣,蔡威.新生儿营养学.2版.北京:人民卫生出版社,2016.
4. 中华医学会肠外肠内营养学分会儿科学组,中华医学会儿科学分会新生儿学组,中华医学会小儿外科学分会新生儿外科学组.中国新生儿营养支持临床应用指南.中华小儿外科杂志,2013,34(10):782-787.
5. AGOSTONI C,BUONOCORE G,CARNIELLI V P,et al. Enteral nutrient supply for preterm infants:Commentary from the european society of paediatric gastroenterology,hepatology and nutrition committee on nutrition. J Pediatr Gastroenterol Nutr,2010,50(1):85-91.
6. BRONSKY J,CAMPOY C,BRAEGGER C,et al. ESPGHAN/ESPEN/ESPR/CSPEN guidelines on pediatric parenteral nutrition:Vitamins. Clin Nutr,2018,37(6 Pt B):2366-2378.
7. DOMELLOF M,SZITANYI P,SIMCHOWITZ V,et al. ESPGHAN/ESPEN/ESPR/CSPEN guidelines on pediatric parenteral nutrition:Iron and trace minerals. Clin Nutr,2018,37(6 Pt B):2354-2359.
8. JOCHUM F,MOLTU S J,SENTERRE T,et al. ESPGHAN/ESPEN/ESPR/CSPEN guidelines on pediatric parenteral nutrition:Fluid and electrolytes. Clin Nutr,2018,37(6 Pt B):2344-2353.
9. MESOTTEN D,JOOSTEN K,VAN KEMPEN A,et al. ESPGHAN/ESPEN/ESPR/CSPEN guidelines on pediatric parenteral nutrition:Carbohydrates. Clinical Nutrition,2018,37(6 Pt B):2337-2343.
10. MIHATSCH W,FEWTRELL M,GOULET O,et al. ESPGHAN/ESPEN/ESPR/CSPEN guidelines on pediatric parenteral nutrition:Calcium,phosphorus and magnesium. Clin Nutr,2018,37(6 Pt B):2360-2365.
11. VAN GOUDOEVER J B,CARNIELLI V,DARMAUN D,et al. ESPGHAN/ESPEN/ESPR/CSPEN guidelines on pediatric parenteral nutrition:Amino acids. Clinical Nutrition,2018,37(6 Pt B):2315-2323.

第九章　早产儿和低出生体重儿

第一节　早产儿和低出生体重儿的解剖和生理特点

早产儿是指出生胎龄不足37周(<259天)的新生儿,低出生体重儿则是指出生体重不足2 500g的新生儿,大部分早产儿为低出生体重儿。近几年,早产儿有明显增多的趋势。据WHO的报告,全球每年诞生约1 500万名早产儿,占新生儿总数的10%以上,其中约110万名死亡,占新生儿死亡的36%。据国家卫生健康委员会资料,我国早产儿发生率在7.0%左右,早产已成为我国婴儿死亡的首位死因。随着高龄孕产妇数量的增加、人工辅助生殖技术的发展及其他社会环境等因素的改变,我国早产儿发生率有逐渐增加的趋势,因此,早产儿及低出生体重儿的问题需予以高度重视。

早产儿及低出生体重儿出生时器官发育尚未成熟,对外界环境的适应能力较差,免疫力较弱,在宫内向宫外切换的过程中,容易发生各种并发症,甚至危及生命。现将早产儿及低出生体重儿的解剖与生理特点概述如下。

一、外观特点

早产儿由于胎龄小、体重低,与足月儿在外观上存在明显差异(表9-1-1)。

表9-1-1　早产儿与足月儿外观特点

项目	早产儿	足月儿
皮肤	绛红,水肿,毳毛多	红润,皮下脂肪丰满,毳毛少
头	头更大,占全身的1/3	头大,占全身的1/4
头发	细而乱,如绒线头	分条清楚
耳郭	软,缺乏软骨,耳舟不清楚	软骨发育良好,耳舟成形,直挺
乳腺	无结节或结节<4mm	结节>4mm,平均为7mm
外生殖器	男婴睾丸未降或未全降,阴囊少皱裂;女婴大阴唇不发育,不能遮盖小阴唇	男婴睾丸已降至阴囊,阴囊皱裂形成;女婴大阴唇发育,可覆盖小阴唇及阴蒂
指/趾甲	未达指/趾尖	达到或超过指/趾尖
跖纹	足底纹理少	足纹遍及整个足底

二、器官、系统发育不成熟

1. **呼吸系统**　人类肺发育通常分为胚胎期、假腺期、小管期、囊泡期和肺泡期五个阶段。人肺发育始于胚胎期(孕3~7周),初始为腹侧前肠的一个小囊状突起,称为呼吸憩室。在随后肺发育的假腺期(孕5~17周),肺末端呼吸道内的气管支气管树形成。小管期(孕16~26周)则是肺部血管发育的关键时期,该阶段肺泡周围基质血管化形成空气-血液屏障,肺泡毛细血管膜出现,细支气管和肺泡上皮细胞的分化也在这个阶段开始。囊泡期(孕24~38周)则开始形成原始囊状肺泡和厚的肺泡间隔。细的次级肺泡间隔的形成和毛细血管床的重塑发生在肺发育的肺泡期(孕36周~8岁),最终形成成熟的肺泡组织。

早产儿由于肺发育尚未进入肺泡期,气体交换能力较差,肺储备不足,临床管理上必须关注其在呼吸系统解剖学、生理学等方面的特点。①出生时容易合并窒息,肺液清除不足,容易发生湿肺;②呼吸中枢不完善,呼吸不规则且浅快,易发生呼吸暂停;③呼吸泵功能不足:早产儿胸壁软,呼吸肌发育和肋骨活动度差,膈肌力量较弱,容易出现呼吸疲劳;④支气管及小支气管发育未成熟,软骨发育不完善,容易塌陷导致呼吸困难;⑤肺泡数量较少,毛细血管与肺泡间距离大,表面活性物质分泌不足,肺顺应性差,通气/血流比例变小,气体交换率比较低,容易发生呼吸窘迫等相关合并症,尤其是极早产儿,尚未进入囊泡期,肺表面活性物质分泌极少,肺血管发育不成熟,咳嗽反射弱,出现RDS、气漏、肺出血及肺部感染等的风险更高。由于早产儿多需要吸氧和呼吸支持,后期发生支气管肺发育不良的风险也较高。

2. **心血管系统**　心血管系统是胚胎发生中功能活动最早的系统,在胚胎第3周即胚胎已不能仅靠物质弥散方式来获得营养时发生并形成原始心管,约在第4周开始有波动和血液循环以维持胚胎营养供应和废物排出。至胚胎第5周末,已经形成心脏内部的分隔,8~12 周心脏发育基本完成。

胎儿在宫内循环有别于个体自身循环特点。胎儿的营养供应和气体交换依赖于脐带、胎盘与母体的交换。含氧丰富的动脉血经脐静脉进入胎儿体内,到肝下缘分为两支;一支入肝与门静脉吻合,再由肝静脉汇入下腔静脉;一支经静脉导管入下腔静脉,与来自下半身的静脉血混合后入右心房,其中大部分经卵圆孔入左心房,再经左心室入主动脉,供应心脏、脑及上肢。而来自上半身的上腔静脉血入右心房后绝大部分流入右心室,再转向肺动脉。由于胎儿肺尚未张开,肺小动脉处于收缩状态,阻力较高,故肺动脉大部分血液经动脉导管进入降主动脉与主动脉血混合,供应腹腔器官、躯干及下肢,最后再经过脐动脉回至胎盘进行营养和氧气交换。胎儿血液循环具有以下特点;①通过胎盘和脐血管来完成营养与气体交换;②肺循环基本未建立,只有体循环;③胎儿体内绝大部分为混合血;④存在静脉导管、卵圆孔、动脉导管这些特殊通路;⑤肝脏的血氧含量最高,心、脑、上肢次之,下半身最低。新生儿娩出后,因脐带离断,自主呼吸建立,肺血管舒张,肺循环建立,卵圆孔和动脉导管关闭。这是一个正常的循环切换过程,早产儿由于循环系统发育不成熟,容易有切换障碍而发生一系列循环相关的并发症。

出生时和新生儿期的循环调节和心肌生化变化与早产程度直接相关,早产儿循环系统具有以下特点:①肺小动脉的肌层在妊娠晚期形成;婴儿越早产,出生时肺小动脉肌层就越少。这会导致早产儿出生后主动脉-肺动脉压力差明显大于足月婴儿,表现为动脉导管关闭不全,导管水平分流增加,并产生一系列影响;②动脉导管一般在胎龄 41 周左右,也就是足月儿生后 1 周左右关闭,但早产儿常见的影响动脉导管发育的生物因素和缺氧可导致导管闭合延迟;③心肌结构和生物化学的发育变化可影响左心室对压力的反应功能,如源于导管水平的左向右分流导致的容量超负荷。早产儿心肌纤维胶原含量低而且缺乏张力,心肌处于低反应状况,表现为收缩期的收缩力和舒张期的舒张力都比较低,每搏输出量代偿能力有限,主要依靠增快心率代偿,更容易发生心功能不全;④毛细血管脆弱,在无外伤的情况下,缺氧或凝血障碍时,容易发生出血,以脑出血和肺出血最多;⑤早产儿分娩后,由于多存在肺部疾病,肺血管阻力下降缓慢,而体循环血压由于血管张力低,对缩血管因子反应力较弱,容易出现低血压,如果肺循环血压超过体循环血压,就很容易出现右向左分流,临床表现为持续性肺动脉高压甚至持续胎儿循环,严重时可危及生命。

3. **消化系统**　胎儿消化系统发育是一个逐渐成熟的缓慢过程,不同器官的发育进程也不同。大约在妊娠 14 周时,胰腺内分泌和外分泌组织开始分化,小肠开始形成隐窝。几周后,类似于小肠的结肠也开始发展其更具特征的表面。随着这些形态学变化的发生,各种消化功能逐渐形成并完善,有些在宫内早期已成熟,有些到出生时才具备,另一些则需要至出生后 1 年才成熟。消化道器官如食管、胃和肠管在胚胎 4~11 周已经形成,12 周即有吞咽动作,分娩后咽下的空气 2 小时可达回肠,3~6 小时到达结肠。新生儿肠壁通透性高,有利于吸收母乳中的免疫球蛋白,但对牛奶和豆类蛋白容易发生过敏。

早产儿、低出生体重儿的消化系统具有以下特点:①食管括约肌压力低,胃底发育差,水平位,胃容量小,胃肠蠕动有限,吸吮和吞咽能力差,加之贲门括约肌松弛,因此,容易发生溢奶和胃食管反流。②胃肠道消化酶缺乏,乳糖酶在 26~34 周时,仅有足月儿的 30%,胰腺脂肪酶水平降低,显著削弱脂肪分解。早产儿可能在回肠末端有无效的胆汁盐转运过程,导致胆汁盐的肠肝循环受损。因此,胆汁酸浓度可能不足以形成胶束和溶解脂肪。故早产儿对多种营养素的消化能力均较低,易患营养不良。③早产儿粪便形成较少,有规律的胃肠蠕动能力差,易发生胎便排出延迟甚至胎粪塞。④由于肠壁发育不成熟,加上免疫力低下和感染、缺氧、菌群失调等多重因素,早产儿易发生坏死性小肠结肠炎。⑤早产儿肝脏葡糖醛酸转移酶缺乏,生理性黄疸时间延长;同时肝脏合成的维生素 K 依赖因子比足月儿少,有明显的出血倾向。⑥肝功能不成熟,储存铁和维生素 A、维生素 D 少,早期即可出现贫血和佝偻病;肝合成白蛋白的能力也较低,易并发低蛋白血症,同时可影响胆红素转运,增加胆红素脑病的危险性;此外,肝内糖原储存少,容易发生低血糖。

4. **泌尿系统**　泌尿系统来源于胚胎早期的间介中胚层。人类肾的发生经过前肾、中肾和后肾三个阶段。在胚胎 10~12 周时,肾即有排尿的功能,至胚胎 14 周时,肾小管开始具备主动转运功能,胚胎 35 周,肾功能基本发育成熟,但内部结构还不成熟。

早产儿、低出生体重儿泌尿系统具有以下特点:①肾功能不够成熟,肾小球滤过率低,肾小管的浓缩和稀释功能及保钠功能差,容易发生水、电解质和酸碱平衡紊乱,导致低钠血症和代谢性酸中毒。由于这个时期每日蛋白质相对摄入过多，引起非挥发性酸负荷增加，超出肾小管的离子分泌与排泄能力，尤其是牛奶喂养者，晚期酸中毒发生率更高，如改用人乳或者配方奶粉喂养，可以纠正酸中毒症状。②膀胱括约肌发育较差，容易发生尿潴留。③尿道较短，免疫力相对较低，容易发生泌尿系统感染。④由于肾功能相对较低，药物代谢能力较差，容易发生药物中毒，导致肾衰竭。

5. **中枢神经系统**　早产儿脑组织发育未成熟，具有以下特点：①早产儿脑白质区血管发育较为特殊，供应皮质下白质区的血管为动脉的短穿支，脑室周围深部白质则为动脉长穿支。缺血时不同白质区域为供应血管的边界区或终末区，易受损伤。②脑白质引流的静脉汇入终末静脉，在侧脑室马尾孔后方、尾状核头部前方呈“U”字形曲折，汇入大脑内静脉。③生发基质周围血管非常丰富，但血管常为单层内皮，极易发生出血。④脑室管膜下的生发基质是神经细胞发源地，是胎龄32周前细胞分化最为活跃的区域，也是最容易发生缺血、出血等损伤的区域。⑤早产儿脑血管自主调节能力较差，调节范围较窄，容易受血压等影响而发生被动调节，导致脑灌注的急剧波动，引发出血和缺血损伤。⑥早产儿出生后，受内外因素的影响，脑发育容易受到阻滞，神经系统后遗症风险较高。⑦由于早产儿中枢神经系统发育未成熟，原始反射较难引出，或反射不完整，觉醒程度低，嗜睡，肌张力低下，四肢屈曲程度随胎龄增加而增高，呈现特殊的神经肌肉表现，临床可用神经肌肉成熟度评分来评估早产儿胎龄。

6. **造血系统**　造血系统由造血器官和造血细胞两部分组成，是机体内制造血液的整个系统，主要包括卵黄囊、肝、脾、肾、胸腺、淋巴结和骨髓。造血细胞均发生于胚胎的中胚层，随着胚胎发育，造血中心转移。卵黄囊造血期始于人胚第3周，停止于第9周。肝脏造血始于人胚第6周，至第4~5个月达高峰，以红细胞、粒细胞造血为主，不生成淋巴细胞。此阶段还有脾、肾、胸腺和淋巴结等参与造血。脾自第5个月有淋巴细胞形成，至出生时成为淋巴细胞的器官。6~7周的人胚已有胸腺，并开始有淋巴细胞形成，胸腺中的淋巴干细胞也来源于卵黄囊和骨髓。骨髓造血期开始于人胚第4个月，第5个月以后开始成为造血中心，从此肝脾造血逐渐减退，骨髓造血功能迅速增加，成为红细胞、粒细胞和巨核细胞的主要生成器官，同时也生成淋巴细胞和单核细胞。淋巴结参与红细胞生成的时间很短，从人胚第4个月以后成为终生造淋巴细胞和浆细胞的器官，其多能干细胞来自胚胎肝脏和骨髓，淋巴干细胞还来自胸腺。

由于提前脱离母体，早产儿血液系统具有以下特点：①血容量高于足月儿，早产儿平均血容量为90~105ml/kg，而足月儿仅为85ml/kg；②贫血较为常见，这与早产儿出生时即血红蛋白含量较低、红细胞寿命较短以及医源性失血、骨髓造血补充能力差等有关，生后延迟结扎脐带可在一定程度上改善贫血；③血小板数量低于足月儿，27~31周早产儿的血小板计数为$(275\pm70)\times10^9$/L，足月儿约为$(310\pm68)\times10^9$/L。

7. **免疫系统**　早产儿、低出生体重儿的特异性和非特异性免疫系统功能都不够成熟，容易发生感染，需高度注意。具体特点如下：①早产儿屏障功能不完善，皮肤菲薄，角质化较差，血脑屏障、血液-胎盘屏障等均不成熟，以及脐部为开放伤口，均容易导致病原微生物的侵入，引发感染。②吞噬细胞功能不足：单核细胞虽发育较成熟，但因缺乏辅助因子，其趋化、吞噬、杀菌和抗原提呈能力均较弱；中性粒细胞趋化、黏附分子和Fc受体表达不足，中性粒细胞数量偏少，功能较低，容易发生化脓性感染；早产儿补体水平和溶血活性也较低；其他非特异性免疫因子如甘露糖结合凝血素、血浆纤连蛋白等水平也明显低于足月儿。③早产儿特异性免疫功能也较弱，表现为T淋巴细胞和B淋巴细胞功能均较低。④早产儿往往需要接受频繁及种类繁多的侵入性诊疗，这也增加了感染的机会。

8. **内分泌系统和能量代谢**　与足月儿相比，早产儿、低出生体重儿内分泌系统发育亦不成熟，能量代谢容易受到自身发育与疾病的影响。①甲状腺功能发育不成熟，暂时性甲状腺功能减退较为常见；②肝糖原储备较低，胰岛功能较差，容易发生血糖的波动，导致低血糖或高血糖；③对体内各种激素的反应能力较低，容易导致内环境紊乱和低钙血症；④早产儿单位体重代谢率高于足月儿，如果得不到合适的能量补充，容易发生生长发育迟缓甚至出现严重的营养相关并发症。

9. **体温调节系统**　早产儿体温调节中枢发育不全；体表面积大，皮下脂肪少，易散热；基础代谢低，肌肉运动少，产热少；汗腺发育不良，散热困难；因此，早产儿体温调节能力差，容易发生寒冷损伤。

（李秋平）

第二节　早产儿和低出生体重儿的管理

早产儿器官功能不成熟，过早脱离母体，在适应外界环境的过渡阶段，很容易出现各种并发症；由于需要接受各种医疗干预，在后期生长发育的过程中也很容易发生各种问题，早产儿面临着死亡和残疾两个重大挑战。早产儿的救治是一项涉及产前管理、产房处置、NICU 救治和出院后照顾等多个环节，需要多学科协作，医院、家庭甚至社会共同介入的一项系统工程。

一、产前管理

早产的原因尚未明确，对疾病、并发症和后遗症等的发生难以预防和预测，但细致的产前管理，有助于提高早产儿的存活率和生存质量。

1. **产儿科协作**　应加强产儿科团结协作，共同评估母亲与胎儿的高危因素，制订周密的诊疗方案，积极与家属沟通取得配合。

2. **产前糖皮质激素应用**　对可预期的早产使用糖皮质激素，能明显改善早产儿结局，降低 RDS、IVH、NEC 的发病率和死亡率。美国妇产科学会（ACOG）推荐：对于孕 24~34 周，且 7 天内有早产风险（如胎膜破裂和多胎妊娠等）的孕妇进行 1 个疗程的糖皮质激素治疗；对孕 23 周且 7 天内有早产风险的孕妇，也可考虑进行类固醇激素治疗，而不考虑胎膜是否破裂和胎儿数量；在围存活期 7 天内有早产风险的孕妇，是否给予糖皮质激素治疗，需基于她和她的家庭是否进行新生儿复苏来最终决定；对于 34~37 周且有 7 天内早产风险者，如之前未进行过糖皮质激素治疗，建议进行 1 个疗程的倍他米松治疗（不推荐常规重复性疗程或进行序贯性疗程 2 次以上）；推荐小于孕 34 周出现早产迹象，且之前接受过产前激素治疗已过 14 天的患者，在 7 天内可单次重复治疗；如有临床指征，最早可在上一疗程的 7 天之后进行补救性的糖皮质激素治疗。国内指南也建议，对胎龄 23~34 周有早产危险的孕妇产前使用 1 个疗程激素，即地塞米松每次 6mg，1 个疗程 4 次，间隔 12 小时，肌内注射，最佳给药时间为分娩前 24 小时~7 天；如果第 1 个疗程的类固醇激素已使用超过 1~2 周，且妊娠小于 32~34 周的孕妇又出现新的产科指征，产前需要再给 1 个疗程的类固醇激素。

3. **产前硫酸镁使用**　硫酸镁具有稳定脑血流、抑制兴奋性氨基酸、抗氧化、抗凋亡及调节细胞因子分泌的作用。研究显示，产前使用硫酸镁对早产儿具有神经保护作用，虽然不能降低死亡率，但可以降低脑瘫的发生率，且产妇没有严重的副作用。建议对胎龄小于 32 周进入产程或宫口扩张超过 4cm 的产妇，产前使用硫酸镁，负荷量 4g，然后 1~2g/h，维持 24~48 小时，静脉滴注。

二、产房管理

新生儿娩出是从宫内环境向宫外环境过渡的过程。早产儿发育不成熟，身体机能较弱，容易出现过渡困难，引发窒息、低体温、RDS 等各种并发症，故早期的产房管理非常重要。

1. **体温管理**　早产儿极易发生低体温，应注意提前将产房温度维持在 26~28℃，准备好置于中性温度的辐射台，预热好毛巾、包被，早产儿出生后无须擦干，直接用塑料膜包裹，并戴好帽子。

2. **延迟脐带结扎**　延迟脐带结扎是指新生儿出生后延迟 1~3 分钟，等脐带停止搏动后再断脐，不仅可以提高新生儿出生时的铁储备，降低缺铁性贫血风险，还可以降低早产儿低血压、脑室内出血、迟发性败血症等的发生风险。WHO 建议将延迟脐带结扎作为改善母婴营养和健康结局的适宜技术进行推广。早产儿娩出时，可维持其体位略低于胎盘水平，观察婴儿活力，延迟 45~60 秒断脐；如果活力差需要复苏，或脐动脉搏动停止，应立即断脐进入复苏流程。如果存在胎盘早剥等产时合并症，无法进行延迟结扎时，可将长约 20cm 脐带中的血挤压 3~4 次，血液进入患儿体内后再断脐。

3. **温和的呼吸支持**　在产房紧张的环境下，对早产儿过于积极或不当的干预措施很容易导致继发性伤害。产房温和的呼吸支持策略对于早产儿非常重要，包括温和性肺通气策略、合理用氧、使用 LISA 等微创方法实施 PS 替代治疗等。不主张常规对早产儿进行肺复张操作，需要正压通气复苏时推荐使用 T-组合复苏器。避免纯氧复苏，早产儿复苏氧浓度推荐从 30% 开始。对胎龄<30 周、有自主呼吸，或呼吸困难的早产儿，在产房内尽早使用 CPAP 支持以防止肺泡塌陷，并根据病情选择性使用 PS。对于有经验的团队，PS 微创给药方式可能有助于减少插管带来的损伤。

三、NICU 处理

1. **保暖保湿**　早产儿出生体重、胎龄及生后日龄不同，对环境的温度和湿度要求也不同，应该根据出生胎龄、出生体重和日龄等调整，以维持其处于中性温度环境中（表 9-2-1、表 9-2-2）。

表 9-2-1 不同出生体重、不同日龄早产儿的适中温度(暖箱)

出生体重/g	暖箱温度			
	35℃	34℃	33℃	32℃
1 000~1 499	生后 10 天	10 天~<3 周	3 周~<5 周	5 周
1 500~1 999	—	生后 10 天	10 天~<4 周	4 周
2 000~2 499	—	生后 2 天	2 天~<3 周	3 周

表 9-2-2 超低出生体重儿不同日龄的暖箱温度和湿度

日龄/天	温度/℃	湿度/%
1~10	35	100
11~20	34	90
21~30	33	80
31~40	32	70

2. **建立血管通道** 大部分早产儿生后需要接受静脉营养或静脉药物治疗,故建立合适的血管通道非常重要,可依据病情程度选择合适的血管通道。外周留置针可供短时间使用,对于需要较长时间静脉输液的病重或超早产儿,选择脐静脉插管、PICC 等可能是更好的决策。如果需要持续监测动脉血压,频繁采血,生后予以脐动脉插管也是有益的。但需要注意插管和护理过程中严格无菌操作,避免导管相关血流感染,同时应注意导管留置时间。一般脐静脉插管留置时间为 7~10 天,脐动脉插管留置时间为 4~5 天,过长的留置时间可增加感染、血栓形成等风险。

3. **液体管理** 早产儿皮肤发育未成熟,不显性失水较多。建议生后给皮肤覆盖聚氨酯半透膜以减少经皮肤的水分丢失,不主张长时间放置于辐射台,这将造成液体管理困难。早产儿首日液体需要量应该根据出生胎龄、体重及疾病情况进行个体化的选择。一般而言,早产儿生后第 1 天液体需要量为 60~80ml/kg,以后每天增加 10~15ml/kg,直至每天 150ml/kg。不同出生体重早产儿的液体需要量见表 9-2-3。早产儿液体管理切忌一刀切,要根据环境湿度、体重丢失、疾病、血钠、尿量等情况适当调整。光疗、呼吸机湿化情况、保暖设备等均可能对不显性失水造成较大影响,也应该予以关注。

4. **呼吸管理** 由于早产儿肺发育不成熟,呼吸系统疾病是早产儿面临的主要挑战之一。RDS、湿肺、呼吸暂停、感染性肺炎、肺出血、BPD 等在早产儿中均较为常见。临床应该高度关注早产儿呼吸支持,合理用药和选择合适的呼吸支持技术。

表 9-2-3 不同体重、不同日龄早产儿每日液体需要量

单位:ml/(kg·d)

出生体重	第 1 天	第 2 天	第 3~7 天	第 8~28 天
<1 000g	100~120	120~140	140~160	140~180
1 000~1 500g	80~100	100~120	120~160	140~180
>1 500~2 500g	60~80	80~100	100~140	140~160
>2 500g	40~60	60~80	80~120	120~140

(1) 氧疗:高氧暴露将导致 ROP、BPD 及脑损伤的发生风险增加。早产儿应该避免不必要的高氧暴露,哪怕仅仅是数分钟。早产儿复苏用氧初始浓度为 30%,氧疗应该使用空氧混合仪,建议目标氧饱和度维持在 90%~95%,报警界值为 89% 和 95%。

(2) 无创通气:维持早产儿肺泡稳定是救治成功的关键。对于有较好自主呼吸但存在肺泡不稳定的早产儿,无创通气是很好的选择。目前无创通气的方式较多,包括 CPAP、NIPPV、HHHFNC 和无创高频通气等,在临床上应该视患儿胎龄、体重及疾病情况合理选择。出生胎龄<30 周、生后不需气管插管复苏的早产儿,应在产房内即予以 CPAP 支持以稳定肺泡;对于其他存在 RDS 风险的早产儿或已有轻中度 RDS 症状的早产儿,也应该及时予以无创通气支持。无创通气的接触界面一般为双孔鼻塞或鼻罩,起始压力为 6~8cmH_2O,然后根据临床表现、氧合情况和循环情况进行个体化调整。对于需要接受插管 PS 替代治疗的早产儿,推荐 INSURE 方案。无创通气也是有创通气撤离后的最佳序贯通气措施。

(3) 有创通气:尽管无创通气具有很多优势,但仍有半数超早产儿需要接受有创通气。无创和有创仅是相对而言,不合适的无创通气一样可以导致严重的肺损伤。故使用无创通气后不能维持正常氧合或病情加重者,应尽快改用机械通气。早产儿有创通气推荐使用目标潮气量通气,尽可能缩短通气时间,避免高碳酸血症和低碳酸血症。生后 1 周内维持动脉血 PCO_2 在 40~55mmHg 较为合适。

(4) PS 的应用:目前已不推荐对早产儿包括超早产儿常规进行 PS 预防性使用,而是建议依据病情需要进行选择性使用。但对于各种原因导致的早产儿 RDS,建议尽早使用 PS 替代治疗。欧洲早产儿 RDS 管理指南 2019 年更新版中推荐:①推荐给予 RDS 患儿天然 PS;②早期补救性治疗是 PS 的标准治疗策略,但有时可以在产房预防,如需要气管插管复苏时;

③应该在发病早期尽快给予 RDS 患儿补救性 PS 治疗，给药时机为 CPAP 压力大于 $6cmH_2O$，$FiO_2>0.30$，病情仍在恶化；④对抢救性治疗，猪肺 PS 首剂剂量 200mg/kg 比猪肺 100mg/kg 或牛肺 PS 效果更好；⑤对 CPAP 治疗自主呼吸好的早产儿，对于操作经验娴熟的医生而言，LISA 是更好的 PS 给药方式；⑥当有证据提示 RDS 在进展，如持续吸氧、需要机械通气，应使用第 2 剂 PS，有时需要第 3 剂。

（5）呼吸暂停防治：呼吸暂停在早产儿中非常常见，原发性呼吸暂停多发生在极早产儿，继发性呼吸暂停继发于各种原发性病理情况，具体处理参见本章第五节早产儿和低出生体重儿的临床问题。

（6）BPD 防治：BPD 是影响早产儿尤其是超早产儿存活及预后的瓶颈问题，目前发病机制尚未完全明确，治疗手段有限，临床预防重于治疗。相关内容参见本章五节早产儿和低出生体重儿的临床问题。

5. **血糖管理** 早产儿胰岛功能不成熟，代谢能力相对不足，容易发生血糖波动。早产儿血糖<2.6mmol/L(47mg/dl)为低血糖症，持续低血糖可导致严重脑损伤甚至死亡。早产儿出生后，应密切监测血糖，尤其是不能经口喂养、极早产儿、极低出生体重儿和病情危重早产儿，应该重点监测。对没有喂养禁忌的早产儿，应该尽早开始经口喂养，生后 2~3 小时开始喂奶。有喂养禁忌者，应及时补充静脉营养，静脉滴注葡萄糖，血糖<2.6mmol/L 者无论有无症状，都应给 10% 葡萄糖 6~8mg/(kg·min)静脉滴注；如血糖<1.6mmol/L(29mg/dl)应给 10% 葡萄糖 8~10mg/(kg·min)静脉滴注。如需要以 10% 葡萄糖>12mg/(kg·min)的静脉滴注速度才能维持血糖，可使用胰高血糖素 10~20μg/(kg·h)或氢化可的松 5~10mg/(kg·d)静脉滴注，并积极检查明确顽固性低血糖的原因。早产儿不仅容易发生低血糖，也容易发生高血糖症(血糖>7mmol/L)。临床出现高血糖，应调低葡萄糖输注速度，如血糖仍高，可使用胰岛素，静脉滴注 0.01~0.1μ/(kg·h)，胰岛素使用过程中应密切监测血糖，防止发生低血糖症。部分高血糖与感染等有关，应该针对病因及时处理。

6. **循环管理** 多种因素可导致早产儿循环不稳定，出现低血压、动脉导管重新开放等。

（1）低血压处理：由于出生后循环切换障碍，早产儿生后早期低血压较为常见。目前早产儿低血压定义尚不统一，主要有以下几种定义：①低于正常同胎龄、日龄儿的第 10 或 15 百分位数；②平均压低于或等于其出生胎龄，但仅适用于生后 48 小时(英国围产医学会推荐)；③平均压低于 30mmHg(主要基于脑血流的研究)。需要注意的是，低血压并不等于低灌注，尤其是生后早期发生的低血压。仔细查找低血压原因至关重要，不同原因低血压的治疗策略也不同。大部分早期低血压并非容量不足所致，积极的容量扩充不仅无益，还会增加死亡率。如果没有出现灌注不良的情况，早期低血压可能是切换过程中一种正常的暂时性表现，仅仅需要密切观察即可。早产儿早期低血压的处理应综合临床症状、辅助检查(尤其是超声)来决定，目标在于维持有效组织器官灌注，切忌单纯依据血压来进行干预(如血管活性药物的应用)，因为其远期影响均尚不明确。如果需要使用血管活性药物，多巴胺是一线选择，但对于一些极不成熟早产儿(胎龄小于 26 周)以及存在心功能障碍的早产儿，可考虑多巴酚丁胺，必要时也可使用肾上腺素。

（2）PDA 处理：早产儿 PDA 非常常见，胎龄越小，合并 RDS 越严重，PDA 发生率越高。临床上需高度重视血流动力学不稳定的 PDA(HsPDA)，因其导管水平的分流，可导致肺充血、水肿甚至出血，以及因体循环灌注不足而发生心力衰竭、肾衰竭、脑灌注不足、IVH、NEC 等多种并发症。目前，不主张对早产儿预防性使用布洛芬和吲哚美辛关闭 PDA，因可能增加消化道出血和穿孔风险。对于 HsPDA，应该积极处理：①一般治疗，适当限制液体入量、纠正贫血等。②药物关闭导管，布洛芬首剂 10mg/kg，第 2、3 剂各 5mg/kg，每 24 小时 1 次；混悬滴剂用 5% 葡萄糖注射液 2 倍稀释后口服，1 个疗程 3 剂，如未关闭，可再用 1 个疗程。也可选择吲哚美辛，常用剂量为每剂 0.2mg/kg，间隔 12~24 小时，连用 3 剂。③存在药物禁忌证或药物使用 2 个疗程还不能关闭，且严重影响心肺功能者，建议手术结扎。

7. **脑损伤及防治** 早产儿脑损伤主要包括颅内出血、脑白质损伤等，是导致早产儿远期后遗症的主要原因，需加强防治，具体参见本章五节早产儿和低出生体重儿的临床问题。

8. **黄疸的处理** 早产儿血脑屏障不成熟，血中游离间接胆红素容易进入大脑导致胆红素脑病，遗留神经系统后遗症。因此，对住院早产儿生后前 2 周应每天 1~2 次监测经皮胆红素，及时发现需要干预的患儿。在我国，对于胎龄≥37 周足月儿和 28~36 周早产儿(低出生体重儿)的黄疸，可参照中华医学会儿科学分会新生儿学组制定的《新生儿黄疸治疗原则的专家共识》进行评估、监测和干预(表 9-2-4、表 9-2-5)。

表 9-2-4 不同出生日龄足月儿高胆红素血症干预光疗或换血治疗的总胆红素标准

单位:μmol/L(mg/dl)

日龄	总血清胆红素水平			
	考虑光疗	光疗	光疗失败换血	换血加光疗
出生~1天	≥130(≥6)	≥154(≥9)	≥205(≥12)	≥257(≥15)
>1~2天	≥154(≥9)	≥205(≥12)	≥291(≥17)	≥342(≥20)
>2~3天	≥205(≥12)	≥257(≥15)	≥342(≥20)	≥428(≥25)
>3天	≥257(≥15)	≥291(≥17)	≥376(≥22)	≥428(≥25)

表 9-2-5 不同出生胎龄(体重)早产儿高胆红素血症干预光疗或换血治疗的总胆红素标准

单位:μmol/L(mg/dl)

胎龄/出生体重	出生~24h		>24~48h		>48~72h	
	光疗	换血	光疗	换血	光疗	换血
~28周 <1 000g	17~86 (1~5)	86~120 (5~7)	86~120 (5~7)	120~154 (7~9)	≥120 (≥7)	154~171 (9~10)
28~31周 1 000~1 500g	17~103 (1~6)	86~154 (5~9)	103~154 (6~9)	137~222 (8~13)	≥154 (≥9)	188~257 (11~15)
32~34周 1 500~2 000g	17~103 (1~6)	86~171 (5~10)	103~171 (6~10)	171~257 (10~15)	171~205 (10~12)	257~291 (15~17)
35~36周 2 000~2 500g	17~120 (1~7)	86~188 (5~11)	120~205 (7~12)	205~291 (12~17)	205~239 (12~14)	274~308 (16~18)

9. **营养支持** 早产儿更易发生营养物质缺乏,早期积极营养支持对降低早产儿患病率和死亡率起着关键作用,加强早产儿营养支持有重要意义。具体参见本章四节早产儿和低出生体重儿的营养支持。

10. **NEC 防治** NEC 是严重影响早产儿生存和预后的疾病,在超早产儿中发病率高达 10%,死亡率高达 40%~50%,临床表现为腹胀、便血、腹部压痛、消化道穿孔等。合理的营养策略和感染预防措施,可有效降低 NEC 发生率。早期诊断和及时处理有助于降低死亡率,改善远期预后。

(1)预防:母乳喂养可明显降低 NEC 发生率,应大力提倡母乳喂养,必要时可采取捐赠母乳喂养。目前,益生菌用于预防 NEC 尚存在一定争议,但多数研究认为其对预防超低体重儿 NEC 可能有益,推荐使用鼠李糖乳酸杆菌和双歧杆菌。此外,应积极防治感染,避免不必要的抗生素暴露。相对保守的肠内喂养策略在早期研究中被认为可减少 NEC 风险,但考虑到早产儿追赶生长的需求,目前不主张过于谨慎的喂养,可每天评估早产儿病情变化和对喂养的耐受性,随时调整喂养的量和速度,早期微量喂养可降低 NEC 发生率。

(2)早期诊断:一旦怀疑 NEC,立即摄腹部正侧位平片,并每隔 6~8 小时随访腹部平片,观察其动态变化。近年来,超声在 NEC 中的应用也日趋广泛,由于其没有射线,可随时重复观察,具有良好的应用前景。外周血白细胞增高或减少、血小板减少、CRP 显著升高是 NEC 病情进展的重要指标。目前,临床上最常用的是贝尔(Bell)NEC 分级诊断,即根据全身表现、腹部表现及 X 线平片结果,将 NEC 诊断分为三级,1 级为疑似病例,2 级为确诊病例,3 级为晚期病例。

(3)治疗:①禁食:一旦怀疑 NEC 需立即禁食,观察病情发展,如症状缓解可在 3 天后尝试微量开奶,对确诊 NEC 者应至少禁食 7~10 天,同时胃肠减压。②加强抗感染治疗。③循环支持:对合并循环不良、休克的 NEC 患儿,应根据病情给予扩容和适当血管活性药物;大剂量缩血管药物可能导致消化道缺血加重,需要尽量避免。④全身支持治疗:维持必要的营养和内环境稳定,纠正酸中毒等。⑤及时外科治疗:肠穿孔是手术绝对指征,如积极内科保守治疗后情况仍持续恶化、休克不能有效纠正,伴有难治性酸中毒和乳酸明显增加,腹部平片存在肠袢固定、门静脉积气,腹壁红肿和腹部触到肿块等,也是手术指征。相对积极的手术有助于降低死亡率,改善远期预后。⑥NEC 术后容易发生短肠综合征、反复感染、肠狭窄、胆汁淤积、代谢性骨病等问题，需要根据情况及时处理。

11. **院内感染防治**　院内感染是早产儿最主要的死亡原因，应高度重视。以下措施非常重要：①注意病房环境管理，保证足够的床位面积和空气洁净，洁污区划分合理，有专门空间用于标准性隔离，定期进行病区环境消毒和采样监测。②手卫生：是预防医院感染的关键措施，可使医院感染发生率降低 50%，提高医务人员手卫生的依从性，必须执行严格的七步洗手法，并按照要求予以监督。③做好皮肤完整性保护：早产儿皮肤发育不成熟，角质化差，容易损伤并成为感染侵入的门户，应尽量减少不必要的损伤性操作，做好皮肤完整性保护。④仪器设备消毒：建立严格的消毒规范，呼吸机和暖箱等仪器每周更换彻底消毒。⑤配奶与喂养管理：鼓励母乳喂养，做好母乳采集、运送、储存和复温、喂养过程中的清洁无菌。采取配方奶喂养者，应保证配制和喂奶过程的每个环节都清洁无菌。⑥严格规范抗生素使用，避免不必要的抗生素暴露。⑦尽量减少有创通气的使用，缩短有创通气时间，做好口咽部护理，减少不必要的吸引，以减少呼吸机相关性肺炎（VAP）的发生。⑧严格穿刺和护理流程中的无菌操作，减少导管相关性血流感染（CRBSI）的发生。

12. **早产儿贫血与输血**　早产儿贫血较为常见，尤其是小胎龄早产儿，住院期间很多需要输注血制品。本部分内容可参见本章第五节早产儿和低出生体重儿的临床问题。

13. **ROP 防治**　ROP 是严重影响早产儿预后的常见眼底疾病，合理用氧、保持良好的宫外追赶生长速率对于预防 ROP 非常重要。早期及时的筛查和治疗可避免 ROP 导致的失明。具体内容可参见本章第五节早产儿和低出生体重儿的临床问题。

14. **发育支持护理**　随着 NICU 建立和围产医学的飞速发展，早产儿救治存活率飞速提高，但存活后的远期生活质量仍未完全解决，尤其是 28 周以下超早产儿，仍存在 BPD、脑瘫、智力低下、ROP 等后遗症可能。这些不良预后在一定程度上与早产儿过早脱离母体暴露于与宫内迥异的环境中，受到多种不利因素的影响有关。为尽可能改善早产儿的生存质量，发达国家自 20 世纪 80 年代即提出了发育支持护理（developmental supportive care，DSC）的概念，注重生理、环境和心理全方位的护理支持，以营造类似子宫内的发育环境，降低外界不良刺激对早产儿发育的影响。目前得到被认可的 DSC 的核心措施主要可概括为以下 5 个方面。

（1）睡眠保护：尽可能减少不必要的刺激，包括各种操作、声光刺激等。尽可能集束化护理，维持暖箱内安静、幽暗的环境，噪声水平维持在 45～50dB，偶发噪声不超过 65～70dB。

（2）疼痛/压力的评估与管理：①应用疼痛/压力评估工具，进行日常的疼痛/压力评估；②在进行相关操作前、中、后，进行疼痛/压力管理，做好记录并确认操作后疼痛评分恢复至操作前水平；③让父母参与和分享疼痛/压力管理计划。

（3）日常发育支持：在日常生活中，对早产儿喂养、体位和皮肤的护理非常重要。注意喂养方式和早期的口咽功能锻炼，早期的非营养性吸吮有助于吞咽协调性提高；早期应保持头颈部处于中位，在操作时头颈部和身体保持直线，可降低 IVH 发生率。鸟巢和袋鼠式护理可提高早产儿的安全性和舒适性。做好皮肤护理，保证皮肤的完整性也非常重要。

（4）以家庭为中心：DSC 的核心是家庭，应鼓励父母在早产儿护理中承担重要的角色。父母的参与不仅可促进早产儿生理和心理的正常发育，也可减轻父母自身的焦虑和压力。应积极与父母沟通治疗信息，指导父母进行袋鼠式护理，积极提倡母乳喂养。出院前予以相应的培训，出院后应通过电话咨询、门诊测评和家庭访视等方式，使家庭了解早产儿不同阶段的发育状况及现阶段的发展目标，及时进行环境和护理行为调整，帮助父母正确对早产儿实施发育支持护理。

（5）利于恢复的环境支持：包括以下三方面：①提供安静、幽暗及隐私的环境；②团结协作的医疗团队；③提供基于循证医学的政策、规程和资源以维持有利于恢复的环境。

（李秋平）

第三节　早产儿和低出生体重儿的体温调节和保暖

人类是一种恒温哺乳动物，维持恒定的体温对于保持正常的人体生理功能至关重要。早产儿由于提前脱离母体，体温调节能力较差，对环境的适应能力较弱，非常容易发生低体温，并导致一系列严重的并发症甚至死亡，临床上需要高度关注早产儿体温管理问题，这对提高早产儿存活率、降低致残率非常重要。

新生儿低体温非常常见，尤其是在医疗资源匮乏、经济和文化素质较为落后的国家和地区，发生率极高。非洲地区虽然气温相对较高，但新生儿低体温发生率极高，其中赞比亚为48%～71%，埃塞俄比亚为53%，津巴布韦为51.4%，中东地区为53.3%，乌干达高达70%，尼泊尔更是达到了92.3%。文献报道显示，低体温对全球新生儿健康造成了极大危险，32%～85%的住院分娩、11%～92%的家庭分娩新生儿发生低体温。低体温虽然很少成为直接死因，但可合并感染、弥散性血管内凝血（DIC）、多脏器受损等，成为致死的潜在原因。早产儿体温调节能力更差，低体温引发的危害更大。

一、低体温

新生儿正常核心体温在36.5～37.5℃。36.0～36.4℃被认为是轻度低体温，需要高度警惕并给予保暖；32～35.9℃被认为是中度低体温，长期处于中度低体温下，可能导致一系列不良后果，需要高度重视并立即予以复温；而低于32℃被认为是严重低体温，即使积极处理，仍有可能导致心率和血压急剧下降，最终死亡。

二、冷应激病理生理机制

体温调节有赖于产热和散热之间的精妙平衡。基础代谢、肌肉活动、甲状腺素、肾上腺素对细胞的作用、环境温度等都会导致产热增加，而传导、辐射、对流和蒸发则可以导致热量的丢失。新生儿由于单位体重体表面积比成人大得多，更容易散失热量。如一个身高175cm、体重70kg的成人，其单位体表面积为263cm²/kg，而一个身长50cm、体重3kg的足月新生儿，其单位体表面积为680cm²/kg，一个身长40cm、体重1kg的早产儿，其单位体表面积更是高达1 054cm²/kg。单位体表面积越大，通过蒸发、辐射、对流和传导散失的热量也就越多。新生儿躯体半径比成年人小，从而在体表形成的温暖、静止的保护性空气层也较薄。早产儿皮肤和皮下筋膜对热量从体内到体表的流动几乎没有隔绝作用，表皮层角质化不足也使蒸发散热量显著增加。另外，早产儿皮下脂肪缺乏，棕色脂肪含量也较少，用于存储热储备的器官也要小得多，因此早产儿针对冷应激不能形成有效的产热作用。低棕色脂肪组织储存量削弱了寒战产热和非寒战产热，此外，缺氧（早产常见）通过降低线粒体的氧化能力使非寒战产热严重减少。产热不足加上热量丢失快，使新生儿尤其是早产儿极易发生寒冷损伤。

三、散热途径

1. **对流散热** 对流散热（convective heat dissipation）是指通过气体流动进行热量交换的一种散热方式。当环境气温低于新生儿皮肤温度时，就会出现对流散热。对流散热包括自然对流（热量从皮肤传递到周围的静止空气）和强制对流（婴儿身上大量的空气流动将热量从皮肤传递出去）。热量散失多少与空气和皮肤之间的温度差以及空气流速成正比。

2. **蒸发散热** 蒸发散热（evaporative heat dissipation）是水分从体表蒸发时吸收热量而散发体热的一种方式。新生儿皮肤中的水分被动经皮蒸发（不显性失水）可丢失0.58kcal/ml的热量。胎龄越小、体重越低，经皮水分丢失量越大，热量丢失也呈几何级数上升。胎龄25～27周的早产儿生后1周内蒸发热损失可能会高于辐射热损失。小胎龄超早产儿蒸发散热量可以超过4kcal/（kg·h）［失水量约7ml/（kg·h）］。蒸发散热与环境温度、湿度及空气对流密切相关，温度越高、湿度越低、对流越快，蒸发所致的不显性失水越多，热量丢失也就越多。

3. **辐射散热** 辐射散热（radiative heat dissipation）是指人体以热射线的形式将体热传给外界较冷物质的一种散热方式。辐射热损失与皮肤和周围平面之间的温度梯度成正比，婴儿的姿势可能会通过增加或减少暴露的辐射表面积来影响辐射散热。

4. **传导散热** 传导散热（conductive heat dissipation）是指机体的热量直接传给与之接触的温度较低物体的一种散热方式。从新生儿皮肤到与其接触较冷物体表面的传导散热速度取决于所接触物体的温度和导热性。新生儿尤其是早产儿娩出后，应该立即予以预热衣物和毯子包裹，并置于床垫上，这样可以最大程度地减少传导热损失。

四、寒冷损伤的生理机制

人体对寒冷环境的反应始于皮肤温觉感受器和冷觉感受器对环境温度变化的感知。下丘脑可对皮肤感知的多种温度信息进行整合，但并非依据单一信号控制体温。在不同的环境条件下，皮肤温度的波动范围较大，但下丘脑温度调节范围明显较窄。在寒冷环境中，交感神经系统兴奋，末梢血管收缩，使婴儿自中心向外周流动的温暖血液减少，从而减少热量丢失。寒战产热也是人体对寒冷环境的一种生理适应，但新生儿由于其肌肉的收缩和松弛纤维神经尚未髓鞘化，无法像成人一样通过寒战产热，而是依靠棕色脂肪的非寒战产热。新生儿棕色脂肪含有丰富的线粒体，可以水解和再酯化甘油三酯并氧化游离脂肪酸，产生热量。足月儿可通过棕色脂肪分解使自身代谢率增加2倍甚至更多。但早产儿因棕色脂肪少，即使面临最严重的冷应激，其代谢率增长也可能不会超过25%。在低温情况下，机体可通过下丘脑后部的体温感受器，一方面下达指令给垂体调节甲状腺素分泌，另一方面通过中枢神经系统调节肾上腺，增加去甲肾上腺素的分泌，从而分解棕色脂肪产生热量。严重的寒冷应激将导致机体氧和葡萄糖消耗增加，发生严重的低氧血症、低血糖及代谢性酸中毒。如果得不到及时纠正，将导致最终呼吸循环衰竭而死亡。研究显示，<34.0℃的低体温可导致早产儿死亡风险增加20倍。

中性温度又名适中温度，是指一定范围内适中的环境温度，在此温度环境中婴儿的代谢率和耗氧量最低，仅通过血管舒缩张力即可调节体温，而无需调节代谢性产热。出生体重、胎龄越低，所需中性温度越高。维持新生儿尤其是早产儿处于中性温度，是保证其存活的关键之一。

五、早产儿低体温常见原因

早产儿由于自身体温维持能力较差，易受外界环境因素的影响而发生低体温。常见原因包括母亲低体温、寒冷环境、出生后未及时擦干、未正确包裹、热量摄入不足及各种疾病因素如感染、窒息等，此外，母子分离、转运、出生后过早洗浴等均可导致早产儿低体温。

六、早产儿低体温的预防

1. **分娩前注意产妇保暖** 胎儿体温比母亲高约0.5℃。胎儿体温与母亲体温密切相关，产妇发热会导致胎儿散热不良而发热，产妇低体温则会导致胎儿热量散失过快而发生低体温。一项前瞻性研究显示，30%的产妇分娩前体温低于36℃，这些产妇分娩的婴儿中分别有44%在出生后5分钟和51%在进入NICU时体温低于36℃。因此，维持产房温度恒定、采取加温输注液体等保暖措施可防止产妇在分娩过程中发生低体温，并需加强麻醉期间产妇体温波动的监测。

2. **维持产房适宜温度** 体表水分蒸发可带走大量热量，如果新生儿出生后未积极采取保暖措施，其体核温度将以每分钟0.1℃的速度下降，早产儿下降速度更快。2015年国际复苏指南声明，早产儿分娩时，分娩室温度应该增加到25℃以上；对28周以下的早产儿，产房温度应该在26℃以上。

3. **脐带结扎前注意保暖** 延期结扎脐带是目前诸多指南推荐的做法，延迟结扎时间从30到180秒不等；延期结扎脐带期间，如不注意保暖，容易导致低体温，故分娩前应该将包裹单和干毛巾预热，脐带结扎前应将新生儿置于预热的辐射台，垫上加热凝胶床垫的毛毯或无菌巾，防止低体温发生。

4. **袋鼠式护理** 母体是天然的保暖箱。袋鼠式肌肤接触可提供额外的热源，帮助减少皮肤暴露引起的热损失，增加母子交流和新生儿安全感。健康足月新生儿推荐出生后应立即进行肌肤接触；而早产儿、低出生体重儿待情况稳定后与其母亲进行肌肤接触。

5. **聚乙烯塑料膜包裹** 聚乙烯包裹可提供一个环绕身体的微环境，减少了早产儿耗氧量和通过皮肤的水分丢失，降低了早产儿低体温的发生率。国际急救与复苏联合会(ILCOR)推荐胎龄<28周的超早产儿使用塑料薄膜包裹。具体方法：胎儿娩出后，不擦干身体，直接使用预热的食品级聚乙烯包裹颈部以下，再用预热的毛巾擦干头部，戴上帽子。

6. **专业保暖设备** 现代化的保暖设备如新生儿暖箱、辐射保暖台可很好地维持早产儿在相对温暖的恒温环境中。辐射台保暖，新生儿通过辐射获得了热量，但也增加了通过对流和蒸发导致的热损失，因此应擦干新生儿。婴儿在辐射台上的不显性失水量比在暖箱中多50%，体重小于1 500g的早产儿不显性失水量每天高达150ml/kg以上。但若结合使用塑料薄膜包裹，则可使不显性失水减少30%~50%。暖箱升温效应不如辐射保暖台，但湿度恒定，可减少不显性失水和蒸发、对流带走的热量散失。早产儿建议使用双层壁、温湿度均可调节的暖箱。由于湿度对不显性失水及热量丢失的影响极大，无湿度调节功能的单层壁普通暖箱不适用于小胎龄早产儿。随着现代保暖技术的进步，伺服式暖箱和辐射台也在临床广泛应用，可以更好地对早产儿体温和中性环境进行管理。结合两种保暖方式的优点的保暖设施也已在临床得到应用。

7. **注意头部保暖** 新生儿头部表面积约占体表面积的20.8%，血流丰富，热量散失快；早产儿很大一部分热量通过暴露的头部丢失。早产儿或低出生体重儿娩出后，应立即擦干头部并戴上保暖材质的帽子。

8. **转运过程中保暖** 转运过程中，由于环境变化较大，早产儿应特别注意保暖。一般需要使用专门的转运暖箱进行转运。如果没有，也可采用热凝胶床垫或智能型婴儿保暖被提供一定时间的保暖需求，前者由无水乙酸钠和羟乙基纤维素构成，激活后能在1分钟内变暖，最高温度为40℃，可提供保暖2小时；后者在包被棉层内设置耐高温碳纤维电热线和由热敏电阻组成的温度感应装置，使用前开启即可加温并调节包被温度，充电后可持续使用 4 小时。

9. **注意气道加温湿化**　干冷空气吸入除损伤气道外，还将导致液体和热量额外丢失；欧洲早产儿和新生儿呼吸窘迫综合征管理共识指南声明，胎龄小于 28 周的早产儿在复苏期间吸入加温、加湿气体有助于保持婴儿的体温。

总之，早产儿体温管理问题应高度关注。WHO 新生儿体温管理实践指南中提出了"新生儿温暖链条"的概念，包括产房温暖、生后立即擦干（胎龄<32 周不建议擦干，直接裹保鲜膜）、皮肤-皮肤接触、母乳喂养、延后洗浴和称重、正确包裹、合适的床品、母婴同室、转运中和复苏保暖以及培训和提高保暖意识，这些对于早产儿保暖同样适用。

（李秋平）

第四节　早产儿和低出生体重儿的营养支持

营养支持治疗是早产儿救治中的重要组成部分，对提高早产儿的生存率、降低患病率和改善预后有着举足轻重的影响。生后早期优化营养支持的意义并不仅限于短期预后的改善，还会对儿童期乃至成年后的代谢产生深远的影响。

一、早产儿肠外营养

荟萃分析显示早产儿生后早期积极的肠外营养治疗可以减少早产儿体重丢失、缩短恢复出生体重的时间和改善纠正胎龄足月时的预后。肠外营养可经由周围静脉和中心静脉输注，基本成分包括葡萄糖、氨基酸、脂肪乳剂、电解质、维生素、矿物质和微量元素。

1. **液体量和能量**　早产儿和低出生体重儿的液体需要量根据患儿生理特点、胎龄、出生体重（birth weight，BW）、日龄、病理情况和不同临床条件（光疗、暖箱湿度或呼吸支持等）而各异。通常早产儿生后起始液体量：BW>1 500g 者，60～80ml/（kg·d）；BW 1 000～1 500g 者，80ml/（kg·d）；BW<1 000g 者，80～100ml/（kg·d）。液体量逐日增加 10～20ml/（kg·d），需要密切监测体重、尿量和电解质（特别是血钠变化）等，适时调整液体量。与足月儿相比，早产儿体液占体重的比例和细胞外液占总体液的比例均较高，肾功能不成熟，生后早期多余液量排出能力有限。系统综述显示，早产儿生后第 1 周适当限制液体量可显著降低动脉导管未闭和 NEC 发生率，且支气管肺发育不良发生率呈下降趋势，因此第 1 周液体量不宜超过 120～150ml/（kg·d）。肠外营养时早产儿生后早期能量目标为 40～60kcal/（kg·d），稳定期能量需求约为 80～100kcal/（kg·d）。

2. **氨基酸**　与成人不同，新生儿需要足够的氨基酸供给以保持正氮平衡。足月儿和早产儿的肠外营养氨基酸需求量不同：足月儿约为 2.5～3.0g/（kg·d），早产儿和低出生体重儿为 3.5～4.0g/（kg·d）。若无特殊禁忌证（如先天性遗传代谢病、肾功能不全等），可在生后 24 小时内即开始应用氨基酸溶液以避免负氮平衡。大多数新生儿都可从 1.5～2.0g/（kg·d）开始，每日增加 1.0g/kg，直至目标剂量。氨基酸制剂应选用小儿专用氨基酸。

3. **葡萄糖**　是机体细胞主要的能量来源，也是生后大脑能量的唯一来源。葡萄糖作为肠外营养中最重要的组成部分，提供了非蛋白能量的 60%～70%。早产儿和低出生体重儿由于糖原储存有限和糖异生能力不足，容易发生低血糖，因此，出生后应立即开始输注葡萄糖以维持血糖的稳定和保护内源性碳水化合物的储存。葡萄糖起始输注速率为 4～6mg/（kg·min），根据血糖（血糖≤8mmol/L），逐日增加葡萄糖输注速率 1～2mg/（kg·min），目标为 8～10mg/（kg·min），最高建议不超过 11～14mg/（kg·min）。理论上，极早产儿葡萄糖利用率约是足月儿的 2 倍，因此需要更高的葡萄糖输注速度以跟上内生葡萄糖的速度。但在临床实践中，超低出生体重儿由于胰岛细胞功能相对不足以及肝和外周组织对胰岛素相对不敏感，生后早期更易发生高血糖，需逐步下调葡萄糖输注速度以达到葡萄糖的稳态。若血糖持续>10mmol/L，必要时可给予短时胰岛素静脉维持输注以避免持续高血糖导致的不良反应。

4. **脂肪**　是肠外营养的重要组成部分。脂肪不仅是能量的主要来源，还能防止必需脂肪酸缺乏以及保证脂溶性维生素吸收。如果不及时补充脂肪，早产儿可以在生后 72 小时内就出现必需脂肪酸的缺乏。生后早期仅需提供 0.5～1.0g/（kg·d）的静脉脂肪乳剂就可以避免这种必需脂肪酸的缺乏。脂肪乳剂与葡萄糖联合输注较单一葡萄糖输注更有能量代谢优势，还可提高蛋白质的合成速度。虽然脂肪的能量密度较高（9kcal/g），但由其提供的非蛋白能量应为 30%～40%，不宜超过 60%，否则会增加机体代谢负担、增加脂肪异常沉积，从而增加日后肥胖及相关代谢性疾病发生的风险。早产儿建议采用 20% 中长链混合型脂肪乳剂。新型的脂肪乳剂由大豆油、中链甘油三酯、橄榄油、鱼油混合而成，减少了 ω-6 脂肪酸的含量、增加了 ω-3 脂肪酸的含量，并提供大量的单不饱和脂肪酸。研究显示，此类油脂肪乳剂能降低氧化应激，减轻炎症反应和改善免疫功能。但尚无明确证据表明不同的脂肪乳剂对早产儿支气管肺发育不良的发生率影响有显著差异。脂肪乳剂在生后 24 小时内即可应用，从 0.5~1.0g/(kg·d)开始，按 0.5~1.0g/(kg·d)逐日增加，直至 3.0g/(kg·d)(不同胎龄使用的脂肪乳不一样)。静脉脂肪乳剂应在 20~24 小时均匀输注。

使用期间监测血甘油三酯水平以评估患儿对脂肪乳剂的耐受情况。由于脂肪的代谢产物游离脂肪酸会与胆红素竞争与白蛋白的结合，从而可能会潜在地增加胆红素脑病的危险性，所以临床上对于给高胆红素血症的患儿补充静脉脂肪乳剂还是有顾虑的。有研究检测了胎龄小于 33 周的早产儿静脉使用脂肪乳剂时游离胆红素水平，结果发现胎龄<29 周的早产儿使用高剂量脂肪乳剂时体内游离胆红素水平增加，但较大胎龄早产儿无类似发现。目前建议超低出生体重儿有明显高胆红素血症时应适当减少脂肪乳剂剂量，但无须停用脂肪乳剂。

5. **电解质**　新生儿生后开始几天由于游离水的排出，所以对钠的需要量比较低。此外，在新生儿充分排尿前，肠外营养中暂不需要加入钾。对于超低出生体重儿，需要频繁监测水、电解质平衡情况以调整肠外营养中电解质的供给量。

6. **维生素和矿物质**　肠外营养时需要补充水溶性维生素和脂溶性维生素，制备肠外营养时可将水溶性维生素添加到水溶液中，脂溶性维生素添加到脂类溶剂中，或者将两者一起添加到脂类溶剂中。超低出生体重儿和极低出生体重儿生后早期肠外营养中应加入钙和磷以预防早产儿代谢性骨病，建议摄入钙 40~120mg/(kg·d)，磷 31~71mg/(kg·d)。另外，镁作为一种必需的营养素也要加入静脉营养中。定期监测血钙、磷和镁水平。若早产儿生后不能顺利建立肠内营养，肠外营养中应加入微量元素制剂。

二、早产儿肠内营养

早产儿出生后应尽早开始肠内营养，但不同胎龄和出生体重的早产儿，病理生理状况差别非常大，应强调个体化肠内营养。

1. **喂养指征**　无先天性消化道畸形或严重疾病、能耐受胃肠道喂养的新生儿应尽早开始喂养。出生体重>1 000g、病情相对稳定者可于出生后 12 小时内开始喂养。有严重围产窒息或超低出生体重儿可适当推迟到 24~48 小时开奶。早期微量肠内营养已被证明可以促进胃肠激素释放，增加肠道黏膜厚度和绒毛高度，改善肠道功能和动力，且具有免疫效用。研究证实，微量喂养可缩短达到全肠内喂养和静脉营养的时间，减少住院天数，且不会增加 NEC 的发病率。微量喂养一般从<10ml/(kg·d)开始，缓慢加量。

2. **乳类选择**　母乳是早产儿喂养的首选。母乳含有免疫原性物质、抗感染因子、激素和消化酶等配方乳中缺乏的物质，能促进新生儿消化道成熟、宿主免疫和神经系统发育，对提高住院早产儿抗感染能力和机体抵抗力，改善早产儿远期预后，都具有重要作用。初乳中含大量生长因子，能积极促进早产儿肠黏膜表面积快速增长，诱导各种消化酶的合成，含有更高的 IgA、乳铁蛋白等免疫活性物质，对早产儿尤其是超未成熟儿具有保护作用。母乳还可降低早产儿细菌性败血症和 NEC 的发病率。美国 NICHD 新生儿协作网对 1 272 例生后 14 天内即达到全肠内喂养的超低出生体重儿的研究发现，母乳喂养量与 NEC 的发生率和病死率呈反比。

早产儿由于出生时营养素缺乏，同时需要追赶生长，所以纯母乳喂养不能满足其额外的营养需求，因此应适时添加母乳强化剂。我国《早产/低出生体重儿喂养建议》中指出胎龄<34 周、出生体重<2 000g 的早产儿应首选强化母乳喂养。当缺乏母乳时，可选用捐赠人乳或相应的早产儿配方乳。

早产儿配方乳根据早产儿的生理特点和营养需求而设计，含有较高的蛋白质，由优化蛋白组成(乳清蛋白为主)，含有较高的能量，适当比例的中链甘油三酯，强化了维生素、矿物质和微量元素。早产儿配方乳作为一种营养富集的配方乳适用于胎龄<34 周或出生体重<2kg 的早产儿住院期间使用。早产儿出院后配方乳营养成分介于早产儿配方乳和足月儿配方乳之间，其成分的组成和含量既考虑到早产儿出院后仍相对较高的营养需求和特殊营养物质(钙、铁)的需求，也避免了因营养富集而可能导致的营养过度。临床存在特殊生理或病理情况时应根据患儿情况合理选择特殊配方乳。

3. **启动喂养**　无消化道畸形、严重疾病、病情相对稳定的早产儿应尽早开始喂养，有严重围产期窒息、脐动脉置管、超低出生体重儿可适当延迟喂养时间至 24~48 小时。早产儿的胃肠道形态和功能均不成熟，早期喂养是微量喂养，≤10~20ml/(kg·d)，目的是刺激胃肠道成熟，而非营养。

4. **喂养途径**　喂养途径的选择取决于吸吮、吞咽、呼吸和三者间协调性的发育成熟度。经口喂养能刺激唾液分泌和胃肠蠕动，是肠内营养的首选。通常来说，出生胎龄≥34周，吸吮、吞咽和呼吸功能协调的早产儿可采用经口喂养。胎龄<32周的早产儿，存在吸吮、吞咽功能障碍或患有特定消化道畸形的患儿，宜选择管饲喂养，胎龄32~34周的早产儿可根据临床情况选择经口喂养、管饲喂养或两者结合。根据患儿的临床情况选择鼻胃管、口胃管、鼻空肠管、胃造瘘管或空肠造瘘管进行喂养。胃管经胃喂养符合生理状态，可促进胃消化酶和胃酸分泌，此外，还能耐受较大的容量和较高的渗透压，减少腹泻和倾倒综合征的发生。与口胃管相比，鼻胃管易于固定，但新生儿呼吸以鼻通气为主，所以早产儿宜选择口胃管以减少上气道阻塞。跨幽门喂养限于以下情况：不能耐受鼻胃管或口胃管喂养；存在吸入高风险或解剖学上有经胃喂养相对禁忌证。在管饲喂养期间，建议使用非营养性吸吮，有助于吸吮动作发育、促进胃肠动力、刺激消化酶分泌、缩短管饲过渡到经口喂养的时间。另外，进行口腔按摩抚触可使早产儿口腔部位的感知觉得到增强，并使口咽部肌肉得以收缩，其口腔运动强度增加，定向反射能力提高，有效促进进食能力的发育。有研究显示，初乳涂抹口腔有助于减少喂养不耐受，初乳中的细胞因子可以与口咽部的淋巴组织产生一定的作用，促进早产儿的消化道功能成熟。

5. **管饲方法**　肠内营养可通过推注、持续输注或两者结合的管饲方式给予。推注法符合生理状态，可刺激胃肠动力、肝内胆汁酸循环和胆囊收缩，而持续滴注则不会引起胆囊收缩。当婴儿存在严重胃食管反流、胃排空延迟或肠道吸收障碍等情况而不耐受推注法喂养时，可使用24小时持续输注喂养，也可根据患儿情况选择间歇输注喂养，减少胃肠负担。幽门后喂养时因缺乏胃的容受功能，应使用持续输注喂养。

6. **加奶速率**　临床实践中因顾虑NEC的发生，大部分新生儿科医生倾向于缓慢加奶，这无形中增加了肠外营养时间及相关并发症的发生率。最新的系统综述显示，与较快的肠内喂养增加速度[25~35ml/(kg·d)]相比，缓慢增加肠内喂养量[<24ml/(kg·d)]不会降低极低体重儿的NEC发病率。加拿大极低出生体重儿喂养指南中建议，BW<1 000g的超低出生体重儿和BW在1 000~1 500g的极低出生体重儿达到全肠内营养的时间分别为2周和1周。但需要指出的是，发达国家早产儿母乳喂养率高，加奶速率应结合我国国情，依据患儿临床生理特点、病理情况、喂养制剂和喂养耐受情况制订个体化加量方案。超低出生体重儿和小于胎龄儿易发生喂养不耐受、肠道动力障碍和营养素吸收障碍，需加倍关注，谨慎评估。

7. **喂养不耐受**　是早产儿肠内营养中最常面临的问题，新生儿科医生关心喂养耐受性，因为这对他们决定何时开始喂养、增加的量以及何时停止喂养起着很重要的作用。此外，喂养的耐受性也是决定早产儿住院时间长短的重要因素之一。

虽然喂养耐受性对于早产儿很重要，但现在仍然缺乏全球统一认可的判断标准。临床上喂养不耐受通常包括腹胀、肠鸣音减弱或消失、胃潴留、呕吐和大便改变等。有时其他一些非特异性的症状如呼吸暂停增加、心率减慢、血氧饱和度下降或嗜睡也可能提示喂养不耐受。极低出生体重儿和超低出生体重儿由于胃肠道发育极不成熟，在生后的第1周内通常会出现胃潴留，有时甚至有胆汁样潴留，但在缺乏显著临床症状的情况下贸然中断或停止肠内喂养并无益处。事实上，维持充足的肠内喂养可以促进胃肠道的成熟和改善喂养耐受性。但当出现明显胃肠道异常表现（呕吐、严重的腹胀，伴有肠型、便血），或胃肠道表现与窒息、心动过缓、低灌注和/或血流动力学不稳定等全身症状相关时，应考虑NEC可能，需对患儿进行全面的临床诊断。一旦肠内喂养中断，根据临床情况排除NEC或其他疾病后应尽快恢复肠内营养，避免不必要的长时间禁食，长时间禁食会加速胃肠黏膜的萎缩并增加肠外营养的使用时间。

8. **能量目标**　肠内营养时因存在胃肠道能量吸收比和粪便能量丢失，所以能量需求较静脉营养高10~15kcal/(kg·d)。通常能量供给达到105~120kcal/(kg·d)可使得大部分新生儿体重增长良好，而部分早产儿或有特殊疾病因素的患儿需要提高能量供应量[约110~135kcal/(kg·d)]才能达到理想体重增长速度，如某些特殊疾病（如慢性肺病、先天性心脏病等）可能需要高达130~150kcal/(kg·d)的能量供给。

（张蓉　李秋平）

第五节　早产儿和低出生体重儿的临床问题

一、早产儿呼吸暂停

由于早产儿呼吸中枢不成熟，呼吸调节能力较弱，容易发生呼吸暂停。约50%出生胎龄33~34周的早产儿被诊断为呼吸暂停，而对于胎龄28周以下的超早产儿来说，几乎不可避免将会发生呼吸暂停。早产儿呼吸暂停尤其是频繁呼吸暂停可引发缺氧、循环波动，导致呼吸衰竭、肺出血、颅内出血、缺氧缺血性脑病、多脏器衰竭甚至猝死，需予以高度关注。

（一）定义

早产儿呼吸暂停（apnea of prematurity，AOP）最常见的定义为早产儿呼吸停止超过20秒或与氧饱和度下降（≤85%且持续超过10秒）和/或心动过缓（≤100次/min）相关的呼吸暂停。严重呼吸暂停指6小时内出现≥6次或需复苏囊加压给氧方可恢复。

新生儿呼吸暂停按病因可分为原发性呼吸暂停和继发性呼吸暂停。原发性呼吸暂停主要因为呼吸中枢不成熟引起通气调控障碍，导致呼吸通气反应受损和/或上气道阻塞；继发性呼吸暂停多与基础疾病相关，如颅内出血、低血糖、感染、贫血、胃食管反流、电解质紊乱、动脉导管未闭等，也可能继发于应用麻醉性镇痛药和硫酸镁。

根据持续吸气和上呼吸道阻塞的存在，呼吸暂停分为中枢性、阻塞性和混合性。中枢性呼吸暂停主要是中枢因素导致的吸气功能缺失；阻塞性呼吸暂停是吸气努力持续存在，但因存在上呼吸道阻塞而无效；混合性呼吸暂停则是在中枢性呼吸暂停之前或之后合并有上呼吸道阻塞。大多数早产儿呼吸暂停发作是中枢性或混合性的，单纯的阻塞性呼吸暂停较为少见。

早产儿呼吸暂停需注意与周期性呼吸区别。周期性呼吸暂停通常被定义为持续时间为5~15秒的呼吸停顿，随后又出现呼吸，通常不伴有心率和血氧饱和度变化，不需要临床干预。

（二）病因与发病机制

呼吸中枢不成熟及上气道阻塞是早产儿呼吸暂停的主要原因，遗传因素和睡眠模式在早产儿呼吸暂停中也发挥重要作用。

1. **呼吸中枢不成熟** 早产儿呼吸暂停是一种反映生理不成熟而非病理过程的发育障碍，足月儿极少见呼吸暂停的情况。胎儿期气体交换通过胎盘发生，呼吸肌活动是间歇性的。新生儿出生后，需反复的呼吸肌活动来维持气体交换，早产儿由于脑干呼吸中枢不成熟，容易发生呼吸暂停。

动脉二氧化碳分压、动脉氧分压和酸碱度的变化，可通过神经和化学感受器将信号输入大脑的呼吸中枢，中枢通过整合受体输入并通过传出通路将神经元信号传递到呼吸肌，驱动呼吸。早产儿呼吸调控能力不成熟，对中枢和外周化学敏感性较低，对高碳酸血症、缺氧的反应能力低下。此外，早产儿神经突触连接数量较少，树突树状化，星形胶质细胞发育受损，髓鞘形成不良，抑制神经递质（如腺苷、γ-氨基丁酸和内啡肽等）的上调，均具有抑制呼吸的作用。

2. **上气道阻塞** 上气道的开放性对于环境和肺泡-毛细血管界面之间的呼吸气体流动至关重要。早产儿下咽肌张力不佳容易导致气道塌陷，尤其是在快速眼动睡眠期间或颈部弯曲时。早产儿抑制性上气道反射（也称为喉化学反射）的激活或刺激也可能导致呼吸暂停，但其机制尚不清楚。此外，经鼻呼吸是新生儿的主要呼吸方式，但由于新生儿鼻腔狭窄，黏膜血运丰富，容易闭塞，长期的经鼻通气或吸引也容易加重鼻部损伤和增加鼻塞的发生。因此，部分早产儿呼吸暂停也可能是由间歇性肿胀引起的鼻塞导致的。也有少数早产儿因为存在喉水肿、声带功能障碍、气管狭窄或喉和/或气管软化而导致呼吸暂停。

3. **遗传因素** 部分研究认为，遗传因素也与早产儿呼吸暂停相关。单卵双胎的早产儿呼吸暂停的发生率高于同性别异卵双胎（87% *vs.* 62%），提示遗传背景对呼吸调节和呼吸暂停的发生具有一定程度的影响，呼吸暂停可能有基因易感性。

4. **睡眠模式** 早产儿睡眠周期中快速眼动睡眠（rapid eye movement sleep，REM）占相当大的比例，在REM期呼吸运动较不稳定，呼吸暂停发生率增加。当早产儿从REM期觉醒时往往是早产儿呼吸暂停发生的前兆，因此唤醒早产儿更易发生喉部关闭而加剧呼吸暂停的发生。

（三）治疗与预防

早产儿呼吸暂停的治疗原则为减少呼吸功及提高呼吸动力，主要手段包括药物治疗和呼吸支持。

1. **一般处理** 包括生命体征监测、体位管理、温度管理、合理供氧、感官刺激和袋鼠式护理及原发病和合并症的处理等。

（1）监测：对于有发生呼吸暂停风险的早产儿尤其是极早产儿、超早产儿，注意加强呼吸、心率和脉搏氧的监测，设置好相应的报警界限，于第一时间识别呼吸暂停的发生。现在也有通过探测呼吸运动来识别呼吸暂停的设备，可帮助临床和家庭及时发现和干预呼吸暂停。

（2）体位管理：注意保持上气道开放，避免颈部过度伸展或屈曲，减少经鼻胃管的留置时间。俯卧位有利于改善胸腹呼吸运动协调性，维持胸壁稳定，降低早产儿呼吸暂停的发生率。但实施时医护人员需要严密监护早产儿的生命体征及肢体活动，以避免猝死。

（3）温度管理：过低或过高的环境温度均可能引发早产儿呼吸暂停，应维持早产儿处于中性温度的环境中。可通过伺服系统（皮肤温度传感器/箱温传感器）调节辐射暖台或培育箱温度，减少体温波动。

（4）合理供氧：高氧或低氧均可能引发呼吸暂停，故应该采取合适的供氧方式，维持氧饱和度在90%～95%，并注意加温、湿化。早产儿呼吸暂停原因较多，应该注意甄别，不宜对所有呼吸暂停早产儿均给予吸氧。

（5）感官刺激：主要包括触觉刺激和嗅觉刺激。对发生呼吸暂停的早产儿，可通过刺激足底、背部甚至复苏囊加压给氧诱发其自主呼吸，但应注意用正确的手法（动作轻柔）避免伤害。研究发现，芳香气体如香草醛可调节早产儿的呼吸模式，减少呼吸暂停的发生。

（6）袋鼠式护理（kangaroo care）：简单易行，可增加早产儿安全感、维持良好体温、增加舒适度和增进亲子交流，以及建立正常的菌群生态。研究发现，实施袋鼠式护理可稳定早产儿生命体征、促进体重增长、减少医院内感染发生、促进认知能力发展、降低疼痛反应、改善睡眠模式和缩短住院时间等。

（7）贫血纠正：贫血可明显增加早产儿呼吸暂停的发生。输注红细胞可增加早产儿血液携氧能力，减少呼吸暂停的发生。但因输血不仅增加相关感染（如CMV等），还可增加NEC发生的风险，因此需严格把控输血指征。

（8）原发病处理：应积极处理诱发和加重早产儿呼吸暂停的原发病，以减少呼吸暂停的发生。

2. **药物治疗**　目前早产儿呼吸暂停最常用的药物为甲基黄嘌呤类药物，包括咖啡因和氨茶碱等。甲基黄嘌呤类药物是非选择性腺苷受体拮抗剂，可竞争性与呼吸中枢神经抑制剂腺苷的受体结合，从而提高呼吸中枢的兴奋性，增强膈肌收缩力并改善咽部肌肉张力。甲基黄嘌呤类药物不仅可用于呼吸暂停治疗，研究显示其也可降低支气管肺发育不良、认知发育延迟及脑瘫的发生率。此外，还有多沙普仑等少数药物也被用于呼吸暂停的治疗。

（1）咖啡因：与茶碱相比，咖啡因半衰期较长（65～100小时），给药频率低，安全范围大，不良反应相对较少，目前是治疗早产儿呼吸暂停的首选药物。对于发生早产儿呼吸暂停的早产儿，可在生后1周内开始使用咖啡因，也有研究支持生后3天或更早期用药。枸橼酸咖啡因的负荷剂量为20mg/kg（相当于咖啡因10mg/kg），可静脉或口服给药，维持剂量为5～10mg/（kg·d）［相当于咖啡因2.5～5mg/（kg·d）］。由于小胎龄早产儿尤其是超早产儿呼吸暂停高发，可预防性使用。咖啡因疗程一般为7～14天。咖啡因的常见临床副作用包括心率增快、胃肠道反应及神经兴奋性增加后影响睡眠，但总体安全性较高，无须常规进行血氧浓度的监测。

（2）氨茶碱：相对于咖啡因，半衰期较短，用药频率高，副作用较大，药物浓度的安全范围较窄，现临床已较少使用。首次负荷量为5mg/kg，维持量为2mg/kg，每隔12小时1次，静脉滴注或口服，需监测血药浓度，并注意观察有无临床中毒症状。

（3）多沙普仑：是一种呼吸兴奋剂，用来治疗难治性呼吸暂停，但容易导致烦躁、高血压、胃潴留等不良反应，并可能降低脑血流、增加脑耗氧量和减少脑部氧供，因此不作为治疗早产儿呼吸暂停的常规药物。

3. **呼吸支持**　早产儿呼吸暂停容易导致呼吸不充分和缺氧，积极的呼吸支持非常重要。目前常用的呼吸支持手段包括经鼻持续气道正压通气（nCPAP）、经鼻间歇正压通气（NIPPV）、双水平气道正压通气（BiPAP）、无创高频通气、经鼻加温加湿高流量吸氧（HHFNC）等。这些通气方式各有优缺点，临床上可根据患儿胎龄、体重和病情进行选择。无论何种通气方式，使用得当，均可以更好地保持气道的开放，维持肺泡开放，减少患儿呼吸肌做功，并刺激呼吸中枢减少呼吸暂停的发生。但在使用过程中，也需要注意避免鼻损伤、气漏、BPD等并发症的发生。

二、早产儿喂养不耐受

早产儿由于消化系统发育不成熟，胃肠动力差，各类消化酶分泌不足，肠道菌群建立异常，消化吸收能力明显低于足月儿，容易发生喂养不耐受（feeding intolerance，FI）。尤其对于胎龄小于28周的超早产儿、需要正压支持的早产儿或血培养阳性的早产儿而言，FI发生率极高。约有半数胎龄32周以下的极早产儿发生FI。FI不仅直接影响营养和能量供给，导致宫外发育迟缓，还延长了静脉营养时间，使静脉营养相关胆汁淤积、感染、坏死性小肠结肠炎的风险明显增加，临床需要予以高度关注。

（一）定义

FI通常指对肠内营养不能很好地消化吸收，临床上出现胃潴留、腹胀、呕吐、消化道出血等表现。早产儿 FI 目前尚无统一的定义标准，各个国家和不同文献中各种定义均存在一定的差异。

2003 年美国儿科学会制定的新生儿 FI 临床指南中，将其定义为存在以下任意 1 项：①严重的腹胀或腹壁变色；②胃潴留量大于间隔喂养 2～3 次总量的 25%～50%；③明显血便；④胆汁反流或呕吐；⑤喂养相关的严重的呼吸暂停或心动过缓。Moore 等则将 FI 定义为早产儿胃潴留量达到前次喂养量的 25%～50%，并有腹胀或血便；Kairamkonda 等认为连续 2 次喂养胃潴留量超过前次喂养量的 50% 为 FI。2003 年我国董梅提出 FI 定义：①多次出现喂养后呕吐；②胃残余量超过喂养量 30%；③腹胀；④胃内有咖啡样物；⑤第 2 周末喂养量低于 8ml/(kg·次)；⑥被禁食超过 2 次。2015 年加拿大极低出生体重儿喂养指南中提出，对 FI 的评估不必常规检查胃内潴留，也不必常规测量腹围，只在达到每顿最小喂养量时检查餐前残余奶量（残余奶量适用于形容母亲泌乳情况）。发现单纯的绿色或黄色胃内潴留物时，需注意排除肠梗阻等异常情况，呕吐胆汁样物或消化道出血时，应立即禁食。

综上所述，目前对 FI 的定义存在很大差异，主要依据潴留量、临床症状及体征进行诊断，存在较大的主观性，因此，需要进一步的研究来制定更可靠、易行，且更被广泛接受的 FI 定义标准。

（二）临床表现

FI 的临床常见表现包括呕吐、腹胀、胃内潴留、大便异常、呼吸暂停和心动过缓发作增加、氧饱和度降低和嗜睡等。临床出现以上症状中的任何一种都应对婴儿进行重新评估，以评估 FI 和/或潜在病理的可能性。

1. **呕吐**　呕吐在大多数 FI 定义中被认为是一种症状，但并非所有呕吐均为 FI。一般在 24 小时内必须发生 3 次以上呕吐，且通常是胆汁性或血性的，才予以中断喂养。此外，胃食管反流（GER）也常常伴有呕吐，这在极低出生体重儿、早产儿中较为常见，不被认为是 FI 的症状。

2. **胃潴留量**（GRV）　是指喂食后 2～3 小时留在胃中的奶量，通常在预定喂食前测量。GRV 是胃排空和肠功能和/或病理的间接指标，但不是特异性的，因为它可能受婴儿体位或胃管位置的影响。目前对是否需要在每次喂养前常规进行 GRV 的测量存在争议，有研究显示不常规进行 GRV 测定可缩短早产儿到达全肠内喂养的时间，增加体重增长速率。因此，目前许多 NICU 完全放弃了 GRV 的常规测量。但对于一些有明显 FI 症状如呕吐、腹胀的早产儿，GRV 的测量仍然可以作为一项重要的评估指标。

3. **血性或胆汁性胃液**　绿色含胆汁的胃液表明可能存在肠梗阻，但更多是因为胃过度膨胀和胆汁反流。胃内少量咖啡样物可能提示胃内存在炎症损伤或由于留置胃管导致的黏膜损伤。

4. **粪便排出量**　粪便排出量提供了肠动力的指标。早产儿胎便容易排出延迟，因此在胎便排出前，一般仅给予微量喂养。也有部分医生使用甘油来帮助早产儿尽快排空胎便。出生后第 1 周胎粪排出较快可改善极低出生体重儿喂养的耐受性。

5. **血便**　大便带血通常被认为是 FI 的表现，也应注意 NEC，尤其是结合其他症状如腹胀、体温不稳定或呼吸暂停增加时。但单纯的大便潜血阳性在 NICU 新生儿中很常见，其临床意义尚不清楚。研究显示，在出生体重≤1 800g 的新生儿中，58% 的婴儿在出生后的前 6 周内至少有 1 次大便潜血阳性，而在其中 6 名 NEC 患儿中，仅 2 名粪便中有潜血。因此，不能将大便潜血阳性作为 FI 或 NEC 的判断指标。除 NEC 外，大便带血还需要注意有无咽下母血、抽吸损伤、肛裂、消化道过敏、凝血功能障碍及梅克尔憩室等先天发育异常等。

（三）喂养策略

包括母乳喂养、微量喂养、非营养性吸吮、喂养调整、喂养量增加速度和持续或间歇喂养等。

1. **母乳喂养**　母乳是早产儿最好的食品，也是一种药品。对于没有喂养禁忌的早产儿，应该鼓励积极的母乳喂养，不仅可降低 FI 的发生率，也能大幅度降低 NEC 的发生风险。如果孕母无法提供母乳，捐赠人乳也是较好的选择。但需要注意的是，对于胎龄小于 34 周、出生体重小于 2 000g 的早产儿，母乳中缺少微量元素及维生素、营养素，且能量密度也不足，推荐使用母乳强化剂。如果确实不能进行母乳喂养，可选择早产儿配方奶喂养。有研究显示，使用深度水解奶进行喂养，可降低早产儿 FI 的发生率，但由于其能量和营养素成分较低，不适合作为常规选择进行长期喂养。

2. **微量喂养**　早期肠道内微量喂养是指通过肠内喂养少量的人乳或配方乳[5～25ml/(kg·d)]，使早产儿能在较耐受的情况下维持胃肠道的继续发育。早期微量喂养具有以下好处：①可刺激许多胃肠道激素的分泌，促进消化道细胞的生长和胃肠道动力的发育，改善对葡萄糖的耐受能力；②早期肠内营养也可刺激胆汁流出，减少胆汁淤积和代谢性骨病的发生；③可引起比较有序的肠道蠕动，加快肠道运输速度，改善生长；④缩短到达全肠内喂养的时间，减少对肠道外营养的需求，降低感染风险和对氧的需求；对无喂养禁忌的早产儿应该尽早开始微量喂养。

3. **非营养性吸吮**　不能接受经口喂养的早产儿，在采用胃管喂养时给其吸吮安慰奶头称为非营养性吸吮。非营养性吸吮通过刺激口咽部迷走神经兴奋和成熟的吸吮行为，可激发酶和激素类（脂肪酶、胃泌素、胰岛素等）分泌，明显缩短住院天数，更好转化为经口喂养，对生长发育、能量摄入、肠道转运时间、达到全肠内喂养时间及行为方式无明显作用。目前尚无不良反应报道。

4. **喂养调整**　当出现 1 个或多个 FI 的表现时，临床医生需要对喂养进行调整或选择禁食，并在下一次喂养之前，继续对早产儿进行检查和评估，以决定是否恢复或改变喂养方案。如果仅仅有 FI 的轻微或孤立症状，通常可以通过减少奶量或降低加奶速度来纠正，不太主张对奶进行稀释。当有多个表现或症状严重时，需要注意 NEC 的可能，进行全面评估并暂禁食。长时间禁食可导致肠萎缩，并增加胃肠外营养的风险，应该尽可能避免。

5. **喂养量增加速度**　不同的肠内喂养增加速度对生长速度影响较大。相对积极的加奶，可以更快达到全肠内喂养，维持较好的宫外生长速度，改善远期预后。但既往较为担心这是否会增加 NEC 的发生。研究显示，与微量喂养量［10～20ml/（kg・d）］相比，快速增加喂养量［20～35ml/（kg・d）］能更快达到全肠内喂养，生后恢复至出生体重的时间也明显缩短，在 NEC 或是肠穿孔发病率上无明显差别。故目前不主张过于谨慎、保守的加奶策略。最佳的加奶速度对早产儿的影响仍需要进一步的研究。

6. **持续或间歇喂养**　持续喂养法是指连续 20～24 小时用营养泵输注喂养，输液泵中的配方奶应每 3 小时进行更换；间歇喂养法是指根据患儿肠道耐受情况间隔 1～4 小时输注，每次输注时间应持续 30 分钟～2 小时；持续喂养可克服早产儿胃容量小及胃排空缓慢的弱点，增强胃肠的动力，并且能使胰岛素、胃动素及其他肠道激素维持在较高水平，但重力沉积容易导致脂肪和钙等营养成分的丢失。间歇推注喂养方式操作简单，更接近生理喂养，能促进消化相关激素水平峰值周期出现，减少胃食管反流的发生。目前尚无充分证据证明何种方式更具优势，对于超早产儿而言，比较弱的证据证明持续喂养可能更好。

（四）药物治疗

目前临床上主要应用于 FI 的药物为红霉素，必要时使用促胃肠动力药、抑酸剂或益生菌。

1. **红霉素**　红霉素能竞争性拮抗邻近肠管的胃泌素受体，增加内源性胃泌素分泌，兴奋胆碱能神经，从而增加胃肠道动力。小剂量红霉素激活胆碱能神经元胃动素受体而产生轻度收缩活动；大剂量红霉素则激活低亲和性的胃动素受体，从而产生了胃窦部强有力的收缩。目前关于红霉素在改善早产儿 FI 方面的效果和安全性仍存在较大争议，药物使用剂量和疗程也差异较大：剂量有每 8 小时 15mg/kg、每 6 小时 12mg/kg、每 6 小时 2.5mg/kg，静脉或口服给药，疗程有 7 天、2 周或直至全肠内喂养，早期预防给药或诊断 FI 后治疗性给药。部分研究显示，小剂量红霉素（每次 2.5mg/kg，每日 4 次，共 10 天）能改善胎龄小于 32 周早产儿的胃排空及喂养耐受能力，且未增加暴露于广谱抗生素的危险，但荟萃分析发现，除了高治疗剂量组，没有总体疗效的证据。此外，有报道称早期（在第 1 个月）使用红霉素与婴儿肥厚性幽门狭窄的发展之间存在联系。因此，目前并不推荐常规使用红霉素治疗 FI，尤其是长时间、大剂量、预防性使用，如果使用，疗程不应超过 2 周。

2. **促胃肠动力药**　虽可一定程度改善极低出生体重儿的胃肠动力，但由于多数存在副作用，临床使用需要谨慎。第一代促胃肠动力药如氯贝胆碱、甲氧氯普胺及西沙比利，疗效不确切，且存在导致心电图 QT 间期延长、神经系统损伤等严重并发症的风险，已被摒弃。第二代促胃动力药物，如多潘立酮，副作用相对较少，但也有极少数个案报道 QT 间期延长，也应谨慎使用。

3. **抑酸剂**　抑酸药物如组胺 2 型受体拮抗剂曾经也被用于治疗 FI 的早产儿，但它们可能增加 NEC 的发病率。质子泵抑制剂也有类似的副作用，所以不应常规用于治疗 FI。

4. **益生菌**　部分研究显示，对早产儿补充双歧杆菌、鼠李糖乳杆菌等，可改善早产儿对喂养的耐受性，降低 NEC 的发生率，缩短达到全肠内喂养的时间，但也有少数研究发现补充益生菌有导致早产儿败血症的风险。故目前对于早产儿是否应该使用益生菌，使用何种菌株，使用的时机、剂量、疗程等，均尚缺乏共识，仍需要进一步的研究以明确。

三、早产儿视网膜病变

早产儿视网膜病变（retinopathy of prematurity，ROP）是一类以视网膜血管异常增殖为特点的眼底疾病，主要见于早产儿、低出生体重儿。胎龄越小，体重越低，ROP 的发生率越高，尤其是在围产医学发展迅速但有待完善的发展中国家。随着早产儿救治成功率的提高，ROP 发生率和绝对人数均有升高趋势。多项调查显示，ROP 已经成为我国儿童致盲的首要原因。加强 ROP 防治工作，仍将是我国新生儿工作者和眼科医师共同面临的长期挑战。

（一）发病率

ROP 发病率和严重程度都随着胎龄和出生体重的降低而增加。2000 年 10 月—2002 年 10 月在美国进行的一项多中心研究中，早产儿（体重<1 251g）ROP 的发病率为 68%，严重 ROP 的总发生率为 36%，胎龄≥32 周、27～31 周和≤27 周的早产儿 ROP 的发生率分别为 8%、19% 和 43%。资源有限的发展中国家，ROP 发生率尤其是严重 ROP 的发生率明显高于发达国家。来自低、中、高发展水平国家的眼科医生的调查发现，发展中国家患有严重 ROP 的婴儿的平均体重和平均出生胎龄均大于发达国家（900g *vs*. 750g，28 周 *vs*. 25 周）。我国报告的 ROP 发病率随地区、医院不同差异较大，在北京、上海、广州等城市，目前 ROP 发生率相对较低，约为 10.8%～17.8%；但在基层和偏远地区，ROP 发生率仍较高，大胎龄、大出生体重早产儿 ROP 亦不鲜见，值得高度关注。

（二）发病机制

了解眼睛血管化的顺序对于理解 ROP 的发病机制很重要。妊娠 16 周之前，视网膜中没有血管，血液供应来自玻璃体动脉。视网膜血管化通常始于妊娠 15～18 周。视网膜血管从视盘延伸出来，并逐渐往视网膜周边生长，大约在 36 周到达鼻侧锯齿缘，颞侧视网膜的血管发育稍晚，通常在 40 周内完成。

早产儿视网膜血管发育不成熟，因子宫内外环境改变，尤其是视网膜供氧的变化，视网膜血管发育随之出现异常。ROP 不同阶段呈现明显迥异的病理特征：①血管闭塞阶段：从出生至纠正胎龄 30 周，生后相对子宫内的高氧环境使早产儿视网膜血管发育停滞，发生闭塞和丢失。②血管新生阶段：可持续至纠正胎龄 42 周，血管发育停滞和阻塞导致视网膜大面积缺氧，激活一系列缺氧调控基因，VEGF 等促血管因子分泌随之增加，导致大量不成熟的新生血管生成。与正常视网膜血管不同，这些新生血管的血管壁缺乏紧密连接，导致血浆渗漏至视网膜内及玻璃体腔，破坏视网膜内环境的稳定，并诱导玻璃体液化、变性、增殖、收缩，最终导致牵拉性视网膜脱离而严重损害视力。

（三）危险因素

发生 ROP 最重要的危险因素是早产和不合理用氧。此外，尚有多种危险因素与 ROP 的发生发展有关，包括低体重、低血糖、辅助通气超过 1 周、表面活性剂治疗、高输血量、疾病严重程度、低热量摄入、高血糖症和胰岛素治疗、败血症、血气波动、脑室内出血、支气管肺发育不良、系统性真菌感染和早期使用促红细胞生成素治疗早产儿贫血等。母乳喂养和合理的体重增长可降低 ROP 发生风险。

（四）ROP 国际分类

在 ROP 国际分类标准（ICROP）中，将视网膜分成 3 个区。Ⅰ区：以视盘为中心，以视盘至黄斑中心凹的 2 倍距离为半径划圆，圆内区域为Ⅰ区。Ⅱ区：从Ⅰ区向外直到鼻侧视网膜周边部画圆，此环形区域为Ⅱ区。Ⅲ区：Ⅱ区以外剩下的颞侧半月形区为Ⅲ区，该区域最常发生 ROP。ROP 以发生在Ⅰ区者为最严重，Ⅲ区者为最轻，多数病变发生在Ⅲ区，其次为Ⅱ区。

根据眼底检查，将 ROP 病变分为 4 期 5 级。Ⅰ期：视网膜后极部有血管区与周边无血管区之间出现一条白色平坦的细分界线。Ⅱ期：白色分界线进一步变宽且增高，形成高于视网膜表面的嵴形隆起。Ⅲ期：嵴形隆起愈加显著，并呈粉红色，说明新生血管不仅长入嵴内且发展到嵴上。此期伴纤维增殖，并进入玻璃体。Ⅳ期：部分视网膜脱离，又分为 A 与 B 两级。ⅣA 为周边视网膜脱离未累及黄斑，ⅣB 为视网膜脱离累及黄斑。视网膜脱离多属牵引性，但亦有渗出性。Ⅴ期：视网膜全脱离，常呈漏斗型，可分为宽漏斗、窄漏斗、前宽后窄、前窄后宽四种。此期有广泛结缔组织增生和机化膜形成，导致晶体后纤维增生发生。

此外，还有其他一些病变：①附加病变（plus）：后极部视网膜血管出现怒张、扭曲，或前部虹膜血管高度扩张。附加病变是 ROP 活动期的指征，一旦出现常意味预后不良。②阈值病变（threshold ROP）：为 ROP Ⅲ期，处于Ⅰ区或Ⅱ区，新生血管连续占据 5 个时钟范围，或病变虽不连续，但累及 8 个时钟范围，同时伴附加病变。此期是早期治疗的关键时期。③阈值前病变（prethreshold ROP）：包括两种情况，若病变局限于Ⅰ区，ROP 可为Ⅰ期、Ⅱ期、Ⅲ期；若病变位于Ⅱ区，则有 3 种情况，即Ⅱ期 ROP 伴附加病变、Ⅲ期 ROP 不伴附加病变、Ⅲ期 ROP 伴附加病变，但新生血管占据不到连续 5 个时钟范围或不连续累及 8 个时钟范围。④Rush 病变：ROP 局限于Ⅰ区，新生血管行径平直。Rush 病变发展迅速，医务人员一旦发现应提高警惕。

（五）ROP 筛查

由于早产儿管理水平迥异，各国 ROP 筛查范围差异较大。胎龄、出生体重作为 ROP 最主要的高危因素,是确定筛查范围的主要依据,部分指南还兼顾了用氧情况和病情程度。在围产医学发达的高收入国家,ROP 筛查指南经过数十年的发展与修订,ROP 筛查群体逐渐缩窄。如英国、新西兰、挪威的筛查范围为胎龄<32 周或出生体重<1 500g 的早产儿,美国筛查范围为胎龄<30 周或出生体重<1 500g 的早产儿。而在发展中国家,筛查范围相对较广,如印度筛查标准为胎龄<34 周和/或出生体重≤1 750g 的早产儿,并对有疾病和其他高危因素如败血症、呼吸系统疾病和多胎等的更大胎龄和出生体重的早产儿也进行筛查。我国不同地区、不同医院间早产儿管理水平存在较大差异,在此情况下,中国医师协会新生儿科医师分会 2013 年修订的指南中指出,暂不宜急于缩小全国筛查的指征,应将出生体重≤2 000g 或胎龄≤34 周的早产儿均纳入筛查,对长期氧疗的早产儿还可适当放宽,以避免漏筛。对于少数早产儿管理水平较高的 NICU,可在本单位既往筛查数据的基础上,适当缩小筛查范围。不同胎龄早产儿筛查建议初始时间见表 9-5-1,筛查手段可采用间接检眼镜检查或眼底成像系统进行。在眼底复查时间方面,对双眼无病变者,可隔周复查 1 次,如有Ⅰ期、Ⅱ期病变,应每周复查 1 次,随访过程中如病变退行,可改为 2 周复查 1 次,如出现Ⅲ期或阈值前Ⅱ型病变,应每周复查 1～2 次。而对于有 ROP 的早产儿,应该至少连续 2 次检查确认病变已退行,方可考虑停止筛查。

表 9-5-1　不同胎龄早产儿建议的初次眼底检查时间

胎龄/周	初次眼底检查的年龄	
	生后年龄/周	纠正胎龄/周
22	8	30
23	7	30
24	6	30
25	5	30
26	4	30
27	4	31
28	4	32
29	4	33
30	4	34
31	4	35
32	3	35
33	2	35
34	2	36
35	2	37

（六）ROP 治疗

大部分较轻的 ROP 将在纠正胎龄 45 周前自然消退,但亦有少数严重 ROP 需要接受及时的药物或手术治疗。及时有效的治疗是降低 ROP 致盲风险的关键。目前一般采用早期 ROP 治疗协作组(ETROP)标准作为治疗指征:①阈值前病变Ⅰ型:Ⅰ区任何病变伴附加病变的各期 ROP,或Ⅰ区不伴附加病变的Ⅲ期 ROP,或Ⅱ区伴附加病变的Ⅱ、Ⅲ期 ROP;②阈值期病变:范围连续达 5 个时钟范围,或间断累及 8 个时钟范围的Ⅲ期病变伴附加病变;③附加病变:指后极部至少 2 个象限的视网膜血管扩张和迂曲。常用治疗方法包括激光、冷凝等毁损性治疗和抗 VEGF 抗体玻璃体注射等。对于已经发生视网膜脱离的严重 ROP 患儿,还可以采取巩膜环扎、玻璃体切除等手术治疗。

1. **激光治疗**　早期激光光凝治疗 ROP 可取得良好效果,一直被作为 ROP 的标准治疗方法,其作用机制为通过激光破坏视网膜周边无血管区,从而降低视网膜血管对氧的需求,抑制血管的异常增殖。与冷凝治疗相比,光凝对Ⅰ区 ROP 疗效更好,对Ⅱ区病变疗效相似,但操作更精确,可减少玻璃体积血、术后球结膜水肿和眼内炎症。目前认为,对阈值 ROP 首选光凝治疗。光凝在全麻下进行,通过间接检眼镜激光输出系统,在 20D 或 28D 透镜下进行,在视网膜无血管区施行 800～2 000 个光凝点。目前激光有氩离子(Ar)激光和二极管激光两种。激光治疗的并发症包括角膜、虹膜热损伤,虹膜萎缩,晶状体混浊,低眼压,青光眼,并发性白内障等。

2. **冷凝治疗**　作用机制与激光光凝治疗类似,通过冷凝破坏视网膜周边无血管区以降低血管对氧的需求。冷凝治疗通常在局麻下进行,亦可在全麻下操作,在间接检眼镜直视下通过结膜透入眼内施行 40～50 个冷凝点。对纤维血管组织伸展进入玻璃体内的嵴前无血管视网膜,也可用连续冷凝法治疗。冷凝的并发症有球结膜水肿、出血、撕裂、玻璃体积血、视网膜中央动脉阻塞、视网膜出血等,全麻可能诱发心动过缓、呼吸暂停、发绀等。相较激光治疗,冷凝治疗精准性较差,效果也相对较差,目前较少采用。

3. **玻璃体注射**　常用药物包括雷珠单抗和贝伐珠单抗(抗 VEGF 抗体),其治疗机制是通过将抗 VEGF 抗体注射入玻璃体内,以抑制视网膜血管向玻璃体内生长。与激光和冷凝治疗相比,该方法操作相对简单,手术时间短,对周边视网膜损伤小,复发率相对较低,有望成为 ROP 的替代治疗选择。尤其是对于后极部病变,可避免激光治疗带来的视野缺损。但由于抗 VEGF 抗体可能通过视网膜屏障进入全身血液循环,其对于脑和肺等其他脏器发育的影响尚有待评估。

4. **巩膜环扎术**　对于未能得到及时控制的阈值 ROP,如仅发展至Ⅳ期,采用巩膜环扎术可能取得一定的效果。巩膜环扎术治疗 ROP 是为了解除视网膜牵引,促进视网膜下液吸收及视网膜复位,阻止病变进展至Ⅴ期。

5. **玻璃体切除手术**　巩膜环扎术失败及Ⅴ期患者,只能做复杂的玻璃体切除手术。手术方式有闭合式和开放式 2 种,手术效果以视网膜脱离呈宽漏斗型最好,约 40% 视网膜能复位,窄漏斗型最差,仅 20%。尽管做了复杂的玻璃体切除术,术后视网膜得到部分或完全解剖复位,患儿最终视功能的恢复仍极其有限,很难能恢复正常视力。

6. **其他方法**　目前 ROP 的内科治疗仍在研究之中,如除抗 VEGF 抗体外的其他抑制剂、基因治疗、干细胞治疗等。即使经过积极的治疗,少数 ROP 患儿仍可能遗留视力减退、视野缺损、屈光异常及眼前节异常(如小角膜、前房变浅、闭角型青光眼)、白内障、黄斑变性、眼底色素改变、视网膜裂孔、孔源性视网膜脱离等多种问题。故做好早产儿精细化管理,减少 ROP 尤其是严重 ROP 更加重要。

四、支气管肺发育不良

支气管肺发育不良(bronchopulmonary dysplasia, BPD)是新生儿期发生的一种慢性肺疾病(chronic lung disease, CLD),主要发生于接受氧气和正压通气治疗的早产儿。BPD 发病机制非常复杂,目前仍未完全明确;多种因素导致未成熟肺组织发生损伤和异常修复是其主要的病理机制,表现为肺泡数量减少、体积增大、均匀膨胀、结构简单化,肺泡分隔及肺微血管发育异常。对于胎龄<32 周的早产儿,纠正胎龄 36 周时是否需要呼吸支持,能够准确预测儿童早期神经系统损伤和肺功能异常,是 BPD 严重程度分级的重要依据。重症 BPD 病死率比较高,已成为 NICU 最棘手的问题之一,严重影响早产儿生存和预后。

(一) 定义和分度

BPD 最早在 1967 年由 Northway 等提出,主要用于定义部分机械通气及氧疗时间较长的早产儿 RDS 病例出现的较特殊的慢性肺损伤。随着早产儿救治技术的进步,越来越多的早产儿得以存活,BPD 越来越受到人们的关注。半个多世纪以来,关于 BPD 确切定义的争议从未停息,先后出现了多种 BPD 的定义。如 1979 年 Tooely 提出的定义:生后 30 天肺部 X 线显示间质病变,或血气 PaO_2 < 60mmHg 或 $PaCO_2$ < 45mmHg,或需接受>21% 氧。同年 Barcalan 提出的定义:①生后第 1 周需接受>3 天间歇正压通气;②生后 28 天仍有慢性肺病表现;③生后 28 后仍需要氧疗维持正常 PaO_2;④存在肺影像学持续病变。1988 年 Shennan 等提出了出生体重<1 500g 的早产儿在纠正胎龄 36 周时有氧依赖表现可诊断 ROP 的定义。目前使用最广泛的仍是 2001 年 NICHD 共识中提出的定义,该定义按不同出生胎龄,出生胎龄<32 周,评估时间为纠正胎龄 36 周或出院时,出生胎龄≥32 周,评估时间为生后 56 天或出院时,在患儿经过至少 28 天氧疗的基础上,根据吸入氧浓度(FiO_2)进行轻度、中度和重度分级(表 9-5-2)。

表 9-5-2　BPD 分级

分级	分级标准
轻度	未用氧(FiO_2 21%)
中度	需要 FiO_2<30%
重度	需 FiO_2≥30%,或需要持续气道正压通气或机械通气

(二) 发病率

BPD 发病率与出生胎龄、体重、基础疾病、管理水平密切相关。胎龄、体重越低,BPD 发生率越高。由于产前糖皮质激素、早期表面活性剂治疗和温和的通气方式已将肺损伤的严重程度降至最低,所以在相对成熟的早产儿中,BPD 发生率已有明显降低,但由于超早产儿救治存活数量大大增加,BPD 的整体发生率并无明显下降。BPD 发生率与临床管理策略也有关,如不同的通气策略可能影响 BPD 的发生率。此外,BPD 与人种也有一定关系。与白种人婴儿相比,非裔美国婴儿具有较低的严重 BPD 发病率。部分研究显示,BPD 也有一定的基因易感性。

美国资料显示,大约 1/4 体重低于 1 500g 的极低出生体重儿被诊断为 BPD。近年来,随着我国围产医学的进步,早产儿尤其是超早产儿救治存活率不断提高,BPD 发病人数也逐渐增加。我国早产儿 BPD 调查协作组曾报道 2006—2008 年 10 家医院收治的胎龄≤28 周早产儿的 BPD 发生率为 19.3%。2011 年另一项纳入 26 家三级 NICU 258 例超低出生体重儿的多中心调查显示,BPD 发生率为 48.1%,其中胎龄≤27 周早产儿的发生率超过 60%;最近的一项纳入 2 392 例超未成熟儿的临床研究也提示 BPD 的发生率高达 72.2%。这显示随着我国超早产儿救治数量的增加,

BPD 已成为重要的瓶颈问题。

（三）病因和发病机制

BPD 病因复杂，是多种因素综合作用的结果，主要发病机制是肺部长时间的炎症反应。在早产儿肺发育未成熟的基础上，发生高氧肺损伤、容量伤、气压伤、感染等，导致瀑布式的继发性炎症反应，大量炎症细胞浸润，释放大量炎症介质，进一步导致肺损伤，最终发生 BPD。整个过程非常复杂，是多种危险因素综合作用的结果，有许多环节尚未清楚。

1. **早产和低出生体重**　BPD 主要发生在早产儿和低出生体重儿，与其肺结构及生理特点（肺发育未成熟）密切相关。新型 BPD 与肺发育未成熟的关系更为密切。新型 BPD 主要发生于超早产儿，由于肺的解剖结构和肺功能极不成熟，容易受到氧和机械通气等因素干扰，肺泡化和血管化障碍，导致肺泡数量少、肺血管发育迟滞。

2. **氧损伤**　早产儿肺发育未成熟，对氧非常敏感，极易发生氧损伤，氧暴露导致氧自由基产生，可直接损伤肺泡上皮细胞、毛细血管内皮细胞，使肺泡毛细血管通透性增高，加重肺泡渗出，吸高浓度氧可使肺泡气体交换膜增厚，气体弥散距离增宽，气体交换变得困难，需要更高浓度的氧，形成恶性循环。

3. **容量伤和气压伤**　机械通气是 BPD 形成的重要因素之一。过高的潮气量和气道压力可直接损伤气道和肺泡上皮细胞，破坏肺的结构，发生肺泡融合和肺气肿，加重肺泡渗出。未成熟肺过度膨胀可导致毛细血管内皮细胞、上皮细胞和基底膜产生裂缝，导致严重机械性损伤。同时机械通气促发肺部炎症反应和促炎症因子的释放，导致进一步的肺损伤。

4. **感染导致肺损伤**　感染是导致肺损伤的重要因素，包括宫内感染和出生后感染。研究发现，绒毛膜羊膜炎与 BPD 密切相关。发生绒毛膜羊膜炎者羊水中的炎症因子进入胎儿肺，发生肺部炎症反应及肺损伤，出生后肺部炎症反应及肺损伤继续发展。生后早期反复肺部感染（尤其是导致肺部慢性炎症的病原学，如解脲支原体感染、症状性巨细胞病毒感染）可促发肺部炎症反应，发生感染性炎症，加重肺损伤，促使 BPD 发生发展。

5. **继发性炎症反应**　大量研究显示，发生在产前和产后早期的继发性炎症反应导致肺损伤是发生 BPD 的关键环节，可导致瀑布式继发性炎症反应，释放大量炎症介质。炎症介质具有广泛的生物活性，如引起炎症介质的再释放、细胞趋化作用、毛细血管通透性增加、肺血管收缩，进一步加重肺损伤。更重要的是，炎症介质能刺激成纤维细胞增殖、分泌纤维蛋白，炎症反应后肺发生修复反应时，向纤维化方向发展，最终形成肺纤维化。

6. **血流动力学变化**　血流动力学不稳定的 PDA 也是 BPD 的危险因素，PDA 左向右分流，导致肺充血水肿，肺血管损伤增加，肺动脉高压、右心室负荷增加，加重肺部炎症反应。同时，PDA 分流量较大者撤离机械通气困难，致使长时间依赖氧疗和机械通气。

7. **易感性和遗传倾向**　研究显示，有些早产儿更容易发生 BPD，起病早，病情重，可能具有一定的易感性和遗传倾向。

（四）病理变化及分型

BPD 患儿肺病理变化非常广泛，几乎累及各级支气管和肺泡。较大的支气管，黏液腺大量增生，广泛或局灶性支气管软化。小气道发生广泛的黏膜上皮细胞增生，平滑肌增生，管壁增厚，管腔狭窄。各级支气管可见广泛的炎症反应，炎性细胞浸润、水肿，气道上皮细胞坏死、脱落。间质细胞增生、纤维化。肺泡数量减少，肺泡总面积减少，发生肺气肿。肺毛细血管内皮细胞增生、通透性增高。

BPD 依据临床和影像学、病理特点，经历了从经典型 BPD 到新型 BPD 逐渐增多的过渡。经典型 BPD（old BPD）主要见于 PS 使用前时代胎龄相对较大的早产儿，多继发于严重 RDS，高氧、高通气造成肺损伤及损伤后的异常修复，肺部病变非常严重，存在严重的气道损伤，支气管结构变形和增生，早期肺泡炎症，代偿性肺气肿，呈马赛克或蜂窝样改变，不可逆性肺纤维化非常明显。新型 BPD（new BPD）则主要发生于后 PS 时代，多见于超早产儿和超低出生体重儿，以肺泡、血管发育进程受阻为主，肺泡及肺微血管发育不良，数量减少，体积增大，肺泡结构简单化，肺微血管发育不良，形态异常，肺和气道损伤或纤维化表现较经典型 BPD 轻，以阻塞性通气障碍及肺气肿为最终临床结局。

（五）临床表现

1. **一般临床表现**　BPD 绝大多数发生于胎龄<32 周的早产儿，早期表现为呼吸困难、三凹征、气道分泌物增多、频繁低氧血症，需要吸氧和呼吸支持（无创或有创机械通气），容易并发肺部感染；后期则产生对氧和呼吸支持的依赖，反复发生肺部感染，不易控制，可出现气道高反应表现，易发生 CO_2 潴留和低氧血症。轻症病例可逐渐脱离氧疗，逐渐恢复正常；严重的 BPD 病例长期（数月，甚至数年）对呼吸机依赖，常合并宫外生长发育迟缓、肺水肿、气道软化、胃食管反流

等，部分可合并肺动脉高压和肺心病，加之免疫力低下，BPD患儿易合并各种感染，病死率较高；存活者生长发育大多存在各种营养问题，导致宫外生长发育迟缓，发生胆汁淤积综合征、代谢性骨病等，肺功能受到严重影响。

2. **经典型BPD的临床特点**　发生于较大的早产儿，平均胎龄34周，生后有RDS等严重原发疾病，需要机械通气和高浓度氧疗，日龄超过28天仍依赖氧疗，肺部病变比较严重。目前，经典型BPD越来越少见。

3. **新型BPD的临床特点**　发生于较小的早产儿，胎龄<32周，或体重<1 500g，肺部原发疾病较轻或没有，生后不需要高浓度氧疗，但数日或数周后逐渐发生进行性呼吸困难，需要提高吸入氧浓度或机械通气，到纠正胎龄36周仍依赖氧疗，肺部病变不是很严重。

（六）辅助检查

1. **实验室检查**　BPD患儿的血气分析可出现低氧血症、高碳酸血症和酸中毒；利尿剂使用后，可出现慢性呼吸性酸中毒导致电解质紊乱；合并感染时白细胞、中性粒细胞增高；脑钠肽（brain natriuretic peptide，BNP）升高可用于PPHN的早期诊断。

2. **影像学检查**　包括胸部X线片、CT、纤维支气管镜和超声等检查。

（1）胸部X线片：典型BPD影像学改变，早期为RDS表现，肺含气不良呈毛玻璃样改变，严重时可见支气管充气征、呈白肺；后期逐渐呈现囊泡样改变，严重时可出现肺实变、肺纤维化和肺大疱形成。

（2）CT或MRI检查：胸部增强CT和大血管成像，对于合并肺动脉高压和心内或PDA分流的病例具有重要参考价值。此外，还有助于判断BPD的严重程度，鉴别BPD与肺不张、肺炎和漏气综合征。

（3）超声检查：肺部超声检查可观察肺部病变的动态变化（重症病例需进行肺部CT或MRI检查）。重症BPD病例，约1/4合并肺动脉高压，心脏超声表现为三尖瓣反流，室间隔居中或自右向左偏移，PDA/卵圆孔水平的右向左分流等。

（4）纤维支气管镜：重症BPD病例容易合并气管或支气管软化，纤维支气管镜可以明确诊断，评价气道软化、狭窄严重程度。

3. **肺功能检查**　BPD患儿肺容量下降，肺顺应性较差，气道阻力明显增高。

（七）诊断与分期、分级

1. **诊断**　BPD诊断依赖于病史、临床表现、实验室检验和影像学检查等。国际上BPD诊断标准比较多，没有统一。2001年美国NICHD制定的诊断标准在临床上较为常用，该标准将生后吸氧或呼吸支持超过28天的患儿诊断为BPD。

2. **分期**　1967年放射科医师Northway首次描述BPD时主要根据肺部X线表现，国际上多采用Northway的分期法，将BPD胸部X线改变分为4期（表9-5-3）。这些是经典型BPD的肺部病变，现在比较少见。而新型BPD的肺部X线表现比较轻，表现为肺纹理增粗，肺气肿，肺纤维化不明显。

表9-5-3　BPD肺部X线表现的Northway分期法

分期	肺部X线表现
Ⅰ期	2~3天，为新生儿呼吸窘迫综合征的典型改变
Ⅱ期	4~10天，全肺明显混浊
Ⅲ期	10~20天，进入慢性肺病变期，有小透亮区及密度增高区
Ⅳ期	>1个月，广泛的索状透亮区，伴有条状密度增高影

3. **分级**　见表9-5-2。

（八）预防

BPD治疗手段有限，故应该高度重视BPD的预防，并将其贯穿产前管理、产房处理及NICU治疗的全程。

1. **预防早产和产前激素应用**　早期识别早产风险，孕期保健和干预，预防早产；对于难免早产，预期出生胎龄<34周的孕妇，建议使用产前糖皮质激素。研究显示，给予产前皮质醇激素可以显著降低RDS的发病率和严重程度，降低对机械通气的需求，降低BPD的发生率。目前发达国家适龄早产儿应用产前皮质激素的比例已高达80%上，但在我国，35周以下早产儿使用产前皮质激素的比例不足50%，这一定程度上增加了我国BPD的发生率。因此，我国需学习国际实施方案，对难免早产积极采取产前糖皮质激素预防RDS策略。

2. **正确的产房处理**　帮助早产儿顺利完成从宫内到宫外的过渡是产房处理的关键。处理原则是尽可能避免不必要的气管插管，同时维持肺泡开放和稳定的功能残气量，这可以有效预防后期BPD的发生。对于有自主呼吸的早产儿，产房内应尽早给予CPAP或T组合面罩通气，初始压力可设置为5~6cmH$_2$O。一般认为，选择性使用PS预防RDS更为合理，不推荐常规气管插管PS应用。对于胎龄26周以下的早产儿，或出生后自主呼吸不佳、有呼吸窘迫表现的小胎龄早产儿，应该及时予以 PS 替代治疗。

3. **合理用氧**　早产儿即使是短时间的高氧吸入，也将带来不可逆的肺部损伤。因此，临床大多推荐早产儿复苏氧浓度从 21%～30% 开始。早产儿最佳经皮氧饱和度目标一直是关注的焦点，维持较低的目标值虽然可降低 BPD 和 ROP 风险，但一定程度上也增加了死亡率和脑损伤的风险。因此，综合国际上多个多中心 RCT 的结果，建议在纠正胎龄 32 周前目标氧饱和度以 90%～95% 为宜，减少不必要的高氧暴露。具体措施：早产儿出生后，早期选择无创呼吸支持，预防性插管；对于机械通气的早产儿，注重肺保护性通气策略，争取早撤机，改为无创呼吸支持；对于有指征使用 PS 的 RDS 患儿，采用微创给药技术（如 LISA/MIST）早期使用外源性 PS。

4. **避免输入过多的液体**　早期的一些研究显示 BPD 发生与液体过多有关，但近年来的一系列研究比较了常规液体疗法与严格限水治疗的早产儿，发现在 BPD 的发病率上并无明显差异。故早产儿早期液体管理仍需结合个体病情，因人而异，最佳液体摄入量仍有待进一步的研究。

5. **RDS 阶段的呼吸管理**　该阶段的呼吸管理要点：①无创通气：依据 RDS 程度选择合适的呼吸支持方式，轻中度 RDS 应尽可能避免气管插管，尽早给予 CPAP 或 NIPPV 等其他无创支持方式维持肺泡稳定。②无创通气+PS 治疗：若无创通气支持下仍出现呼吸窘迫、所需 FiO_2>30% 的早产儿，应给予外源性 PS 替代治疗。LISA、MIST 或 INSURE 等微创 PS 给药方式有助于减轻插管带来的损伤。③有创通气+PS 治疗：需要注意的是，无创通气支持并非真正意义上的无损伤，不合适的无创通气在一定程度上比有创通气带来的损伤更大。对于无创通气支持下 RDS 仍在进展的早产儿，应该及时给予气管插管有创通气和 PS 治疗，并依据患儿肺部病理生理及呼吸力学情况进行通气模式选择和参数调节，维持合适通气，并尽量避免或减少机械通气相关的肺损伤。④目标潮气量通气（volume targeted ventilation，VTV）：有助于缩短机械通气时间，降低重度 IVH、气胸和 BPD 的发生率。⑤参数设置：机械通气时，推荐足够的 PEEP（5～8cmH_2O）维持肺泡稳定，小潮气量（4～6ml/kg）、短吸气时间（0.3～0.4 秒）、快通气频率（30～60 次/min）的保护性通气策略。与常频通气比较，高频通气在降低 BPD 发生率方面有微弱优势，但证据仍不充分，且有增加 IVH 的风险。⑥慎用允许性高碳酸血症：允许性高碳酸血症的证据仍不充分，不推荐长时间的中度以上（>55～60mmHg）的高碳酸血症。

6. **PDA 管理**　PDA 持续开放，尤其是 HsPDA 的存在，是 BPD 的高危因素。临床上，对于 HsPDA，应该给予非甾体药物治疗，常用药物包括布洛芬、吲哚美辛和对乙酰氨基酚等。对于 2 个疗程仍无法关闭或存在药物应用禁忌的 HsPDA，应考虑手术关闭。

7. **早期感染的防治**　早产儿宫内感染和生后感染与 BPD 的发生发展关系密切，反复感染促使 BPD 发生发展，应及时诊断与治疗早发败血症，但也需注意抗生素使用的正确选择和合适疗程，避免不必要的抗生素暴露。解脲支原体宫内感染的患儿 BPD 风险增加，但尚无充分证据显示早期治疗对预防 BPD 的有效性。

（九）治疗

目前 BPD 仍缺乏有效的治疗手段，全面、精细的管理，尤其是合理的呼吸支持、营养支持、限制液体、抗炎治疗，有助于改善预后。

1. **综合评估**　BPD 虽然是肺部疾病，但可以累及多个系统，需要多学科的协作。对 BPD 患儿进行综合评估有助于制订个体化治疗方案。评估重点应包括病史回顾、BPD 严重程度及病理类型、营养评估、合并疾病的评估等。

2. **呼吸管理**　不同程度、不同阶段的 BPD 患儿肺部病理生理和呼吸力学差异巨大，严重 BPD 不仅存在非均质性肺部病变，同时也存在气道软化、狭窄等问题，并可能合并肺动脉高压，对呼吸管理的要求非常高。应制订个性化的呼吸管理策略以降低进一步损伤，提高治疗效果。应根据 BPD 严重程度选择合适的呼吸支持方式，不应单纯追求无创通气。大多数严重 BPD 患儿的肺部病变不均一，宜采用“高潮气量（10～12ml/kg）、长吸气时间（≥0.5 秒）和低呼吸频率（10～25 次/min）”的设置以尽量募集更多的肺泡，保证充足的 CO_2 呼出时间，一般允许 $PaCO_2$ 维持在 50～60mmHg。严重 BPD 的 PEEP 设置非常重要，范围较大，一般设置 6～8cmH_2O，但气道软化和肺泡募集困难时最高可设置 10～15cmH_2O。SIMV+PSV 或 SIMV+PSV+VG 有助于锻炼其自主呼吸并更好地实现人机同步，此类患儿不适用吸气时间固定的辅助/控制（assist/control，A/C）模式。对严重 BPD 患儿，血氧饱和度目标不宜过低，最好维持在 92%～95%，以避免脑损伤和加重肺动脉高压。长期气管插管无法撤离者（纠正胎龄 40～42 周），需要考虑气管切开。

3. **营养支持**　BPD 患儿因病情危重，能量消耗大、供应不足，很多存在营养不良，宫外发育迟缓比例很高。为改善肺的生长发育和修复损伤，充足的能量和营养素摄入至关重要。对于 BPD 患儿,往往需要>130kcal/(kg·d)的能量供应才能获得理想的体重增长,但由于心肺功能较差,部分患儿很难在液体承受能力和能量供应需求之间寻找到很好的平衡。应该对此类患儿进行全面系统的营养评估,根据心肺功能采取个体化的营养方案。过度限制液体摄入或过于强调能量而忽略心肺功能都是不可取。强化母乳喂养仍是肠内营养的首选,对液体限制需求较高时,也可考虑特殊高密度强化母乳或配方乳。此外,BPD 患儿很容易发生代谢性骨病,应注意补充钙、磷和维生素 D。BPD 患儿由于长期插管、正压通气等影响,口咽部感觉和肌肉张力容易异常,很多存在经口喂养困难。应该尽早进行相关干预,包括早期的口咽功能训练和抚触等。

4. **限制液体** 早产儿的液体调节能力及耐受性差,液体过量可导致肺间质、肺泡水肿,增加 PDA、NEC 和 BPD 风险,因此应控制液体量和钠的摄入。而过分限制液体量又易引起营养不良,因此需要注意限制液体量和充足营养供给之间的平衡。一般说来,维持液体摄入量在 120~130ml/(kg·d),并尽量保证能量和氨基酸摄入;BPD 稳定期,不建议限液。也可使用利尿剂(呋塞米、氢氯噻嗪和螺内酯),以减轻肺水肿,改善肺顺应性。首选呋塞米,0.5~1.0mg/kg,每天 1~2 次或隔天 1 次。但须注意长期应用利尿剂可导致电解质紊乱、高钙尿症、肾钙化及耳毒性等副作用,且现有研究显示其对降低死亡率并无明显益处。

5. **糖皮质激素的应用** 炎性损伤是 BPD 发生的关键,肾上腺糖皮质激素能够抑制炎症反应、减轻肺水肿、肺纤维化,促进肺抗氧化酶与 PS 的生成,改善肺功能。由于其潜在的短期和长期副作用,尤其是对远期神经发育的影响,糖皮质激素使用一直存在争议。

研究表明,地塞米松和氢化可的松都可以改善 BPD 患儿的氧依赖,但随访资料显示,地塞米松组患儿神经系统异常及接受特殊教育者比例与对照组比较,差异有统计学意义;而氢化可的松组与对照组比较,差异无统计学意义,提示地塞米松治疗可能更容易导致神经系统不良预后。早期氢化可的松治疗可能对部分特定患儿有益,但尚缺乏足够的证据支持对所有 BPD 高危儿应用氢化可的松,尤其是大剂量应用。目前大剂量长疗程激素预防或早期治疗 BPD 的方法已被摒弃。但对于机械通气 1~2 周后仍不能拔管撤机的 BPD 高风险患儿,在排除 PDA、感染等禁忌证后,可考虑小剂量短疗程静脉使用地塞米松治疗,以促进拔管。目前以 DART 方案应用较多:地塞米松起始剂量 0.15mg/(kg·d)持续 3 天,减量至 0.10mg/(kg·d)持续 3 天,再减量至 0.05mg/(kg·d)持续 2 天,最后减量至 0.02mg/(kg·d)持续 2 天;整个疗程持续 10 天,累积剂量 0.89mg/kg。

吸入性糖皮质激素可起到局部抗炎作用而全身反应小,临床可考虑应用,常用药物有布地奈德、倍氯米松。尽管有研究证明,对于胎龄 23~28 周的早产儿生后 24 小时内开始吸入布地奈德,或布地奈德(0.25mg/kg)联合 PS(100mg/kg)作为载体雾化吸入治疗,直到患儿脱离氧气或纠正胎龄 32 周,可显著提高拔管成功率,降低 BPD 发生率。然而,更多的研究并未证实吸入性糖皮质激素在治疗 BPD 中的益处,仍需临床研究证实吸入性糖皮质激素治疗 BPD 的有效性和安全性。

6. **控制感染** 病程中继发细菌、病毒或真菌感染是引起病情加重而危及生命的常见原因。NICU 应加强消毒隔离制度,避免医源性感染,必要时行血、痰培养查找病原菌。机械通气患儿可行支气管肺泡灌洗液培养,以确定病原菌、选择有效的抗生素治疗。呼吸道合胞病毒感染是 BPD 患儿出院后反复呼吸道感染的主要病因。美国儿科学会推荐,对于因肺部疾病需治疗的 2 岁以下 BPD 患儿,在预计呼吸道合胞病毒感染高峰前的 6 个月内应考虑给予帕利珠单抗或呼吸道合胞病毒免疫球蛋白预防。

大环内酯类抗生素(如阿奇霉素)兼有抗炎与抗菌作用,已成功用于治疗年长儿和成人囊性纤维化及慢性阻塞性肺疾病等慢性炎性肺疾病。阿奇霉素属于大环内酯类新一代的抗生素,副作用小,抗炎作用更强。解脲支原体是早产儿宫内感染的重要病原菌和 BPD 的病因之一,且 BPD 的病理改变以炎症、肺泡发育受阻和纤维化为主,因此,已有在具有 BPD 风险的早产儿中预防性应用大环内酯类抗生素的报道。但目前尚无高质量的关于该药剂量和安全性的研究资料,且广泛应用可能导致耐药性的产生和幽门肥厚,因此,尚不推荐在极早产儿中预防性应用阿奇霉素。

7. **继发性 PPHN 的处理** BPD 长期慢性缺氧可导致肺小动脉数量减少、肺血管重塑、肺小动脉壁异常肌化等病理改变,引发 PPHN。BPD 患儿约 14%~25%合并 PPHN,严重 BPD 中发病率更高达 30%~50%,BPD 相关 PPHN 患儿 2 岁内的病死率高达 40%。合并 PPHN 的患儿多有长期呼吸机或氧依赖、对呼吸支持和氧浓度要求进行性增高、临床反复发绀、明显高碳酸血症、严重宫外发育迟缓等。对 BPD 患儿应该进行心脏超声检查、脑钠肽测定,必要时行心导管检查,以明确 PPHN 情况和排除心脏畸形,如肺静脉狭窄等。一般将肺动脉收缩压超过体循环收缩压的1/2定义为BPD相关PPHN，超过体循环收缩压的2/3为重度PPHN。首次心脏超声筛查一般在纠正胎龄36周进行。心导管检查评估肺动脉压力是诊断BPD相关PPHN的金标准，但因技术难度较大，目前国内开展较少。

对BPD相关PPHN患儿，应给予合理的呼吸支持和氧疗，避免频繁发生低氧血症；NO吸入有助于降低肺动脉压，急性PPHN危象时可给予10~20ppm的NO吸入，待稳定后逐步撤离。可使用西地那非以逐步撤离NO；急性肺动脉高压危象，可以谨慎选择使用NO吸入，逐步过渡至口服西地那非，初始口服剂量为0.3~0.5mg/(kg·次)，每8小时1次，逐渐增加至1~2mg/kg，每6小时或8小时1次（婴儿每次最大剂量不超过10mg，每8小时1次）。使用中需注意低血压、胃食管反流、阴茎勃起等副作用，有病例报告显示长期（>2年）使用可能使病死率增加；除西地那非外，波生坦也是常用的降低肺动脉压的药物，它属于内皮素受体拮抗剂，初始口服剂量为0.5~1.0mg/kg，每12小时1次，可在2~4周后增加至2mg/kg，每12小时1次；主要副作用为肝功能损害。

8. **其他药物治疗**　也有应用咖啡因、支气管扩张剂（β_2受体激动剂和抗胆碱能制剂等）治疗早产儿BPD的报道，但疗效尚未确定；干细胞治疗可能是BPD未来治疗方向。

（1）咖啡因：咖啡因治疗可以显著缩短极低出生体重儿机械通气和用氧的时间，降低BPD、PDA的发生率，改善神经发育的预后。但咖啡因的使用时机、是预防性用药还是治疗性用药、用药疗程、停药指征等均尚有待进一步的研究明确。

（2）支气管扩张剂：对部分BPD患儿可能有效，临床有阵发喘憋的患儿可以使用支气管扩张剂如沙丁胺醇、异丙托溴铵等。但对存在明显气管-支气管软化的患儿，使用沙丁胺醇等β受体兴奋剂有可能导致气道平滑肌舒张而加重喘憋。

（3）干细胞治疗：干细胞是一组具有分化潜能的细胞，在合适的环境或给予正确的信号，可以分化为具有特定形态及功能的成熟细胞。目前研究最多的是间充质干细胞（mesenchymal stem cell，MSC）。MSC是一种多能干细胞，具有抗炎、可修复受损组织结构和功能等特性，在引导细胞发育及细胞对组织损伤的修复中起关键作用；且体外实验未发现致瘤作用。MSC存在于机体所有组织，可从骨髓、脂肪组织、羊水、脐血、脐带等多种组织中提取，在细胞治疗中最具优势。MSC可通过静脉、腹腔内或气管内注入，目前干细胞治疗已进入Ⅰ期临床试验。

（十）出院计划和随访

BPD患儿再入院风险极高，家庭护理中也容易出现吸入、猝死、感染等多种危险。对于出院不能脱氧的患儿，应建立合理家庭氧疗，出院前充分评估，制订可操作的随访计划，对父母应该进行出院前教育，与患儿家庭充分沟通，培训窒息复苏方法、喂养等，并帮助其制订详尽、可实施的家庭护理计划，掌握必要的急救技能。对BPD患儿，应该建立儿童呼吸、心血管、神经、五官科等多学科合作的随访团队，密切追踪其生长发育情况，适时进行预防接种，以尽可能改善其远期预后。

（十一）预后

BPD预后与肺功能损伤程度及其他早产儿合并症的严重程度有关。BPD病例出院后再入院率高。重症BPD导致的死亡，多继发于心肺功能衰竭、败血症等。BPD病例和非BPD病例相比，神经系统不良预后如运动障碍、认知功能损伤、听力损伤、早产儿视网膜病发生率高。

五、早产儿贫血

新生儿由于出生后呼吸开始和动脉导管闭合导致组织氧合增加；促红细胞生成素（EPO）生成减少，造成出生后红细胞生成减少。随着红细胞破坏增加，新生儿血红蛋白水平通常在出生后大约8~12周降至最低点。早产儿（包括低出生体重儿）贫血的发生率更高，且出现时间更早，严重程度更高。国外报道的极低出生体重儿半数在生后2周内需要接受红细胞输注，国内报道的住院早产儿贫血发生率为38.1%~41.2%，临床上需要高度关注。

（一）定义

早产儿贫血的定义仍未完全明确。一般认为，出生时早产儿贫血指胎龄<28周，血红蛋白低于120g/L；胎龄28周及以上，血红蛋白低于130g/L。早产儿出生后血红蛋白含量可快速下降，在生后4~8周时，可能降低到65~90g/L。

（二）发病机制

早产儿贫血的主要原因包括：①EPO生成减少：贫血或组织缺氧导致的EPO生成能力不足；EPO是由胎儿肝和肾皮质间质细胞生成的，不能通过胎盘，胎龄越小，EPO生成越少。②医源性失血：早产儿早期贫血与抽血检查造成的医源性失血有关，疾病越重，胎龄越小，相对失血量越多。③红细胞寿命短：新生儿红细胞存活时间为60~80天，但超低出生体重儿的红细胞寿命仅为45~50天，红细胞寿命的缩短使早产儿贫血更加严重。④造血物质缺乏：尽管铁缺乏不参与发病机制，但它可能影响早产儿贫血的恢复；维生素 B_{12} 或叶酸缺乏与早产儿贫血也有一定关联。

（三）临床表现

早产儿贫血可导致氧携带和传递能力下降，导致心动过速、体重增加不良、对氧气的需求增加、呼吸暂停或心动过缓的发作增加。实验室检查外周血涂片，显示为正常形态红细胞，网织红细胞计数低，骨髓中的红细胞前体减少。早产儿在出生后第 1 个月血清 EPO 水平也明显低于成人（10U/L *vs.* 15U/L）。

（四）治疗

早产儿贫血应该依据病因进行有针对性的治疗，主要原则为减少不必要的医源性失血，合理输血和慢性贫血的防治。

1. **减少医源性失血**　医源性失血是早产儿贫血的重要原因，应该尽可能降低医源性失血量，避免不必要的抽血项目，减少可导致失血的侵入性操作，多采取微量监测方法、集束化操作，防止医源性贫血的发生。

2. **延迟结扎脐带**　延迟结扎脐带可提高早产儿出生后红细胞压积，减少后期贫血的发生、降低输血频率。目前主张至少延迟脐带结扎 45～60 秒，情况紧急无法延迟脐带结扎时，可将脐带血挤压部分进入新生儿体内。

3. **输血治疗**　输血可确保早产儿足够的组织氧合，减轻贫血的临床症状，并可改善其生长状况。由于输血相关风险，对早产儿输血应该严格掌握指征，总体原则是病情越危重，贫血临床表现越明显，输血的指征相对越宽松。反之，对于早产儿后期无明显症状、生长速度良好的贫血，输血指征应该相对严格。

（1）输血指征：早产儿急性贫血，如失血量超过血容量的 10% 或出现休克表现，应立即输血。慢性贫血如血红蛋白低于 80～90g/L，并有以下情况者，需要输血：胎龄<30 周且有贫血症状，如安静时呼吸增快（>50 次/min），心率增快（>160 次/min），呼吸暂停，喂养不耐受，体重增加<25g/d、血乳酸>1.8mmol/L 等。

对于无症状的慢性贫血早产儿，应每 4～6 周复查网织红细胞计数来评估是否需要输血，如红细胞压积<0.20 或血红蛋白<70g/L，且网织红细胞比例<2%，即使无症状也需要输血。

早产儿输血指征需要考虑生后日龄和病情危重程度，对生后早期、需要呼吸支持尤其是机械通气的早产儿，应该适当放宽输血指征。有研究据此原则提出了相应的早产儿输血参考指征（表 9-5-4）。

表 9-5-4　早产儿输血参考指征

指征		血红蛋白/（$g \cdot L^{-1}$）	红细胞压积
机械通气	<28 天，$FiO_2 \geq 0.3$	<120	<0.4
	<28 天，$FiO_2 < 0.3$	<110	<0.35
	≥28 天	<100	<0.3
CPAP	<28 天	≤100	<0.3
	≥28 天	<80	<0.25
自主呼吸	$FiO_2 \geq 0.21$	<80	<0.25
	空气	<70	<0.2

注：CPAP. 持续正压通气；FiO_2. 吸入氧浓度。

（2）血制品选择及输血量：早产儿贫血一般较少输注全血，以浓缩红细胞为主，如能输入照射过的洗涤红细胞，将有助于减少早产儿输血相关的移植物抗宿主病（GVHD）。一般按 10～20ml/kg 输入浓缩红细胞，在 4 小时左右输完，如果有失血性休克或持续性出血，输血量依据病情和失血量确定。输血过程中应注意监测血压、心率、尿量、肤色等，及时调整输注速度和量。除常规输血风险外，早产儿还需要注意预防输血相关 NEC，并注意输血过程中低血糖的发生。不主张常规输血后予以呋塞米治疗。

4. **药物治疗**　主要应用铁剂、重组人促红细胞生成素（rhEPO）、叶酸或维生素 B_{12} 等治疗。

（1）铁剂：早产儿因出生时体内储存铁不足，推荐所有母乳喂养早产儿，生后 1 年内补充元素铁 2～4mg/（kg·d）。人工喂养的早产儿建议选择强化铁的配方奶，可根据进食奶量及强化方案适当减少额外铁剂的补充。

（2）rhEPO：为慢性贫血治疗的主要药物之一。早产儿贫血与内源性 EPO 不足有关，故 rhEPO 用于早产儿贫血也有较多的研究。目前研究显示，尽管 rhEPO 可以减少输血次数，但不能避免输血暴露和减少输血量。生后早期（7 天内）使用 rhEPO 可能增加早产儿视网膜病尤其是严重 ROP 的发生，使用需要谨慎。晚期 rhEPO 应用对减少输血次数有微弱的益处，但目前证据尚不支持对早产儿常规应用。

（3）叶酸：叶酸缺乏可引起巨幼细胞贫血。新生儿血清叶酸水平高于成人 2～3 倍，但由于生长过快、代谢快，生后 3～4 周常降到缺乏范围。正常婴儿吸收叶酸无困难，饮食中每天 20～50μg 即可预防其缺乏。

（4）维生素 B_{12}：维生素 B_{12} 对预防早产儿贫血十分重要。维生素 B_{12} 缺乏将降低内源性 EPO 对贫血的反应。

（5）维生素 E：维生素 E 对维持红细胞膜的完整性很重要，缺乏时细胞易发生脂质过氧化，损伤细胞膜。与对照组相比，早产儿每日补充维生素 E 15U/kg，Hb 水平更高，网织红细胞计数更低。

六、早产儿暂时性甲状腺功能减退症

甲状腺激素（TH）在胎儿和婴儿的大脑发育中起着关键作用。新生儿医学的持续进步使极不成熟早产儿的存活率大幅提高，这些早产儿甲状腺系统不成熟，以及疾病导致的甲状腺功能障碍，很容易合并早产儿暂时性甲状腺功能减退症（transient hypothyroidism of prematurity，THOP）（简称早产儿暂时性甲减），其特点是总甲状腺素（TH）和游离甲状腺素（如 FT_4）较低，而促甲状腺激素（TSH）水平升高。目前，关于 THOP 是否对发育中的大脑有害及甲状腺素治疗对 THOP 早产儿神经发育结局的影响尚未完全明确。

（一）定义

胎龄<32 周的早产儿生后出现暂时性甲状腺激素（主要是 T_4 和 FT_4）水平降低，但降低程度不及先天性甲状腺功能减退者（克汀病），同时 TSH 正常、升高或偏低，即为 THOP。

早产儿出生时脐血 T_4 水平较低而 TSH 稍高；在生后第 1 周，血液中主要 T_4 水平会降到最低（尤其是存在 RDS 等合并症者），且胎龄越小，T_4 水平越低，持续时间越长；随着下丘脑-垂体-甲状腺轴发育成熟，一般经过 2~3 周时间，早产儿的甲状腺激素和 TSH 水平恢复正常。

（二）病因

早产儿生后甲状腺功能不同于足月儿。早产儿 TSH 水平可能略有增加，但仍低于其截止点（20mU/L）；早产儿的 T_4 和 FT_4 水平低于足月出生后第 1 周的婴儿。超早产儿下丘脑-垂体-甲状腺轴不成熟，T_4 水平更低，此外也与以下因素有关：①孕早、中期胎儿自身合成的 T_4 水平低，来自母体和胎盘转运的 T_4 较少；②T_4 合成和代谢功能不成熟，自身反馈调节功能不健全；③甲状腺碘摄入不足或丢失增加，碘和甲状腺球蛋白储备能力差；④药物影响，如利尿剂、脂肪乳、多巴胺、糖皮质激素、苯巴比妥等；⑤其他围产期不良事件的影响，如 RDS、BPD、NEC、PDA 等合并症。

（三）发病机制

甲状腺是人体内最早发育的内分泌腺体，大约在怀孕 24 天时就已经开始发育。孕 7 周见甲状腺两叶形态，孕 10 周见含胶体的甲状腺滤泡。功能方面，孕 4 周可检测到甲状腺球蛋白合成，孕 8~10 周发现碘捕获，孕 12 周检测到 T_4 及相对较少的 T_3 合成和分泌。孕 6~8 周时下丘脑神经元含有促甲状腺激素释放激素（TRH），孕 8~10 周垂体门脉系统开始形成，孕 12 周可以检测到 TSH 分泌。下丘脑-垂体-甲状腺轴的成熟发生在妊娠期后半阶段，但生后 1~2 个月反馈调节关系才完全正常。早期甲状腺激素主要来自母体，但这种供应是有限的，故妊娠早期的胎儿血清 T_4 和 T_3 水平较低。妊娠中期后，胎儿 T_4 分泌逐渐增加直至足月，但胎儿 T_3 分泌在妊娠 26~30 周之前一直很低。

新生儿娩出后，成功过渡到子宫外生活需要胎儿自我维持恒温。新生儿必须迅速通过下丘脑 TRH 的增加来增加垂体分泌 TSH，刺激血清 T_4、FT_4 和 T_3 水平升高。健康足月儿生后 30~60 分钟，血清 TSH 迅速上升至 60~80mU/L，这与生后暴露于较冷的环境及脐带夹闭有关。生后 24 小时血清 TSH 迅速降低至约 20mU/L，1 周时降至 6~10mU/L。随 TSH 激增，血清总 T_4 和 FT_4 在生后 24~36 小时升至峰值，分别为约 10~22μg/dl（129~283nmol/L）和 2.0~5.0ng/dl（25~64pmol/L）。同时，血清 T_3 浓度也升高，峰值约 250ng/dl（3.8nmol/L）。出生后最初 4 周，血清 T_4、FT_4、T_3 浓度逐渐下降，之后趋于平稳，但略高于成人。新生儿甲状腺功能正常范围：血清总 T_4 为 7~16μg/dl（90~206nmol/L），FT_4 为 0.8~2.0ng/dl（10~26pmol/L），TSH 为 0.5~6.0mU/L。

（四）临床表现

THOP 临床症状多不典型，28 周以上较大胎龄早产儿可无明显临床表现。但有半数超早产儿，伴有暂时性甲状腺功能减退，可出现嗜睡、肌张力减退、心动过缓、低血压、体温过低，水肿、皮肤斑驳、持续黄疸、进食困难、哭闹不佳或嘶哑及便秘等临床表现。提示胎龄越小，甲状腺激素水平越低，THOP 产生的影响相对越大。此外，甲状腺激素水平与新生儿疾病的严重程度相关，即早产儿胎龄越小，合并症（败血症、PDA、NEC、BPD 等）越多，越易导致低血清 T_4 和 T_3。除疾病影响外，许多药物（如多巴胺、氨茶碱、咖啡因和地塞米松）也可影响早产儿甲状腺功能。

甲状腺素在许多主要的神经发育事件中起着关键作用，包括神经发生、轴突和树突形成、神经元迁移、突触发生和髓鞘形成。有研究显示 THOP 和异常神经发育结果之间存在关联。尽管这种关联还有争议，但总体而言，胎龄越小，THOP 导致神经损伤的风险越高。

（五）治疗

THOP 需要与其他原因所致甲状腺功能减退进行鉴别，这对于治疗方案的选择非常重要。值得注意的是，对于早产儿 THOP 使用 T_4 治疗，目前仍缺乏足够的证据显示其利弊；预防性 T_4 应用对改善神经系统预后及降低发病率也未得到公认。

（1）筛查发现 FT_4 或 T_4 低、TSH 高，表明甲状腺本身功能减退而下丘脑-垂体无异常，为原发性甲减；对于早产儿来说，可能存在暂时性（一过性）甲减，应给予 T_4 治疗，初始剂量为 10～15μg/（kg·d）。

（2）部分早产儿 FT_4（或 T_4）水平正常而 TSH 水平略有升高，可能为高 TSH 血症或亚临床甲减，应予复查；必要时给予小剂量 T_4 治疗，剂量为 5μg/（kg·d）。

（3）血清 FT_4 低、TSH 正常或低，并伴有任何其他垂体激素缺乏的临床或生化证据，或伴有可能导致下丘脑-垂体损伤的中枢神经系统损害的婴儿，可能为中枢性甲减，应接受 T_4 治疗。

（4）仅血清甲状腺结合球蛋白（TBG）降低，血清总 T_4 低、FT_4 轻度降低而 TSH 正常的婴儿，则无须治疗。

（5）若婴儿有非甲状腺疾病的特征性异常（血清总 T_4 和 FT_4 正常或降低、血清 T_3 低、血清 TSH 正常低限或低），则甲状腺激素治疗的效果尚不确定，只建议在临床试验的背景下治疗。

（6）对于胎龄>28 周的早产儿，T_4 低但 TSH 为正常低限且没有中枢性甲状腺功能减退证据时，不推荐给予 T_4 治疗。

（7）超早产儿通常 T_4 低但 TSH 为正常低限，表明下丘脑-垂体-甲状腺轴不成熟，但并非真正的原发性甲减而可能为暂时性甲减。研究证据表明，短疗程 T_4 治疗可能对患儿有益；但也有研究提示，治疗不仅未能改善脑发育预后，还可能带来代谢紊乱、NEC、原因不明的心动过速或心律失常、震颤、体重减轻或发热等副作用，故目前不建议常规进行治疗。

（8）暂时性甲减与先天性甲减的共同特点是甲状腺激素分泌减少，而 TSH 反馈性增加，可能只是程度不同，故难以鉴别，需通过复查来明确。如果缺乏明确的证据表明存在先天性甲状腺激素缺乏，最好按暂时性甲减处理或推迟治疗。

七、早产儿脑损伤

随着早产儿存活率的飞速提高，早产儿脑损伤（brain injury in preterm infant，BIPI）也大量发生。近年来，随着人们对早产儿脑室旁白质软化（periventricular leukomalacia，PVL）等脑损伤的新认识，提出了早产儿脑病（encephalopathy of prematurity）的概念。早产儿脑损伤/脑病并非单一的疾病，而是一类多种高危因素导致多种形式脑损伤的统称，临床可分为出血-缺血性脑损伤（hemorrhagic-ischemic cerebaral injury）和 PVL 两大类。前者主要为脑室周围-脑室内出血（periventricular-intraventricular hemorrhage，PIVH）：首先发生室管膜下出血（subependymal hemorrhage，SEH）；当出血量大时，血液经破溃的室管膜流入脑室，形成脑室内出血（intraventricular hemorrhage，IVH）。早产儿脑损伤严重影响患儿预后，如不能早期识别并及时干预，常可引起脑性瘫痪、智力低下，甚至死亡。

（一）发病率

早产儿脑损伤的发病率各国报道不一，但即使在欧美发达国家，其发生率也高达 10%～15%。超早产儿中脑瘫发生率在 5%～10%。国内报道，在有高危因素的早产儿中，轻度脑损伤发生率为 23.48%，重度脑损伤发生率为 13.57%，以 PIVH 及 PVL 最为常见。PIVH 约占早产儿脑损伤的 43.32%，IVH 约占 14.17%。研究显示，早产儿一旦发现脑损伤，即使未发展至脑瘫，仍有较高概率遗留其他神经系统后遗症，如多动、注意力不集中、认知障碍和学习困难等，值得关注。

（二）发病机制

早产儿容易发生脑损伤，与以下自身发育和解剖特点有关。①胎龄 32 周以下的早产儿在脑室周围室管膜下及小脑软脑膜下均存在胚胎生发基质，该组织是胚胎发育期间的特殊过渡结构，毛细血管丰富，结构疏松，缺乏胶原和弹力纤维等结缔组织支持，容易受动脉压波动影响导致毛细血管破裂出血。②生发基质层血管壁细胞富含线粒体，耗氧量大，对缺氧、高碳酸血症和代谢性酸中毒等极为敏感，易发生坏死、崩解而出血。③生发基质内小静脉呈“U”形走向汇于静脉，窒息缺氧时，压力被动性脑血流导致血流动力学变化，引发出血及出血性脑梗死。④脑室周围白质的纤维蛋白溶解活性增高，可抑制凝血。⑤早产儿脑白质血管供应较特殊，主要来自深穿支动脉，与室管膜下动脉系统之间很少或没有吻合支，为动脉支配的边缘区或终末区，代谢旺盛但血液供应能力较差，容易受到缺氧缺血影响，形成所谓“分水岭梗死”。⑥早产儿脑血流压力被动调节能力不足，容易导致脑血流不稳定，发生出血或缺血损伤；⑦少突胶质细胞未成熟且易损。

（三）临床表现

1. 脑室周围-脑室内出血（PIVH） 临床症状取决于出血程度、部位及有无并发症。

（1）Ⅰ级或部分Ⅱ级 PIVH：由于出血量少，且位于脑室内，多无明显临床症状。

（2）Ⅱ级或部分Ⅲ级 PIVH：可表现为轻度抑制，自发动作减少，肌张力降低，眼球偏斜。临床症状常有好转间隙。

(3) 部分Ⅲ级和Ⅳ级 PIVH:迅速进展,可出现意识障碍、严重肌张力低下、呼吸不规则或暂停;严重者很快出现昏迷、前囟张力高、对光反射消失、自主呼吸消失及强直性惊厥,直至死亡。

2. **脑室周围白质软化**(PVL) 临床症状与白质损伤程度、部位有关,多不典型。位于侧脑室前角外上方的局部 PVL 病变主要引起痉挛性肢体瘫痪,以下肢痉挛性瘫痪多见。位于枕部三角区的局部 PVL 病变可引起视神经发育不良,表现为斜视、眼震颤、视野范围缩小等。出现认知和行为缺陷的患儿,可能主要与弥漫性 PVL 病变有关。

(四)诊断

早产儿脑损伤应结合其病史、临床表现和超声、MRI 等影像学检查进行综合判断。

1. **颅脑超声** 可床旁实施,无辐射,安全、价廉,可重复检查,是早产儿脑损伤的首选检查方法,但对检查者经验要求较高,诊断颅脑外周病变有一定局限性。初次检查一般在生后 3 天内进行,然后每隔 1 周复查,直至出院。PVH-IVH 视病情需要复查,出血较重者可每隔 3 天复查 1 次,直至出血稳定。

对于新生儿颅内出血,分级标准是临床诊断和治疗的基石,并有助于预后评估。临床上,一般依据 Papile 分级法将 IVH 分为 4 级。Ⅰ级:为轻度颅内出血,通常出现为侧脑室周围的小出血点,病情相对较轻,一般不需要手术治疗,多数能够自行吸收。Ⅱ级:为中度颅内出血,通常表现为侧脑室周围较大出血点,病情较为严重,但经积极治疗和护理,多数患儿也能够恢复。Ⅲ级:颅内出血范围进一步扩大,累及脑室或脑白质,头围急剧增大,颅内压升高,临床表现更为明显。这类患儿需要进行外科手术治疗,同时也需积极内科处理。Ⅳ级:最严重的颅内出血,表现为颅内压明显升高,神经系统功能受损,常常出现偏瘫、癫痫等表现,需要及时采取外科手术或其他综合治疗措施。

局部 PVL 超声中通常呈现四期变化:①回声增强期(水肿期):生后 1 周内表现为脑室周围双侧对称性强回声;②相对正常期(囊腔形成前期):生后 1~3 周,超声可无明显异常或呈稍强回声;③囊腔形成期:最早在生后 2 周左右出现,在原双侧回声增强区出现多发小囊腔;④囊腔消失期:数月后小囊腔消失,脑室扩大变形(脑白质容量减少)。

局部 PVL 依据 deVries 分级法也可分为四级。①Ⅰ级:双侧脑室周围局部回声增强,持续或大于 7 天,但其后无囊腔出现。②Ⅱ级:双侧脑室周围局部强回声,数周后脑室周围出现局部小囊腔。③Ⅲ级:双侧脑室周围广泛性强回声,数周后脑室周围广泛性囊腔改变,可融合成片。④Ⅳ级:双侧脑室周围广泛性强回声,并涉及皮质下浅表白质,数周后出现脑室周围和皮质下浅表白质弥漫性囊腔改变。

2. **颅脑 MRI** 头颅 MRI 无创、无辐射,具有较高的组织对比分辨率,可进行横断面、冠状面及矢状面检查,不但可以显示脑萎缩、脑软化等病变,进行定量分析,DWI 成像对早期脑室周围白质水肿也较敏感。美国神经学会新生儿神经影像指南推荐用于 CT 不能明确的早产儿脑损伤诊断。但与 CT 相比,MRI 对出血不敏感,检查时间长,患儿不易配合,费用相对较高。

DWI 成像可用于早产儿脑室周围白质损伤的早期识别,建议在生后 1 周内检查,时间太长则对病变不敏感。

3. **颅脑 CT** 因辐射较大,且对脑室周围白质损伤灵敏度不如头颅 B 超,所以不推荐常规使用,仅用于无条件开展头颅 B 超检查的单位。对脑室周围出血、早期(水肿期)和晚期(囊腔形成期)局部 PVL 的诊断特异度均不如 B 超,不能清晰显示 PVL 后囊腔改变。

4. **aEEG** 为近年来应用于新生儿脑损伤监测的新技术,可床边连续监测,操作及判读简单,在 NICU 中使用日益广泛。早产儿脑损伤 aEEG 的主要特点为睡眠觉醒周期(sleep-wake cycle,SWC)不明显或无 SWC,不连续低电压、窄带下边界电压<5μV、原始脑电图中可见癫痫波、出现暴发抑制等表现。

(五)预防和治疗

1. **预防** 早产儿脑损伤一旦发生,没有特效治疗,因此,应该注重全面、精细化的管理,尽可能避免早产儿脑损伤尤其是严重脑损伤的发生,以改善其预后。

(1) 防止早产发生:小胎龄早产儿易发生脑损伤,减少早产是降低早产儿脑损伤(PIVH 和 PVL)的关键。

(2) 预防缺血缺氧:规范产房复苏流程和技术,可减少早产儿出生时严重缺血缺氧所致早产儿 PVL 等发生。

(3) 稳定血流:脑血流、颅内压不稳定是脑内小血管破裂出血的直接原因。脑血流稳定与产前、产时和产后多个环节有关:①妊娠期合并症的有效处理;②分娩时正确的催产、助产措施;③生后危重患儿抢救过程中,尽量避免低/高氧血症、低/高碳酸血症、高/低血糖症、高渗液体输入过多或过快等。

2. **治疗** 早产儿脑损伤一旦发生,无特效方法治疗,下列措施仅可减轻脑损伤的程度。

（1）注重维系治疗中的平衡：早产儿治疗过程中，注意体温管理，尽可能维持血压、血氧、血糖稳定，避免高/低碳酸血症，防止出现电解质紊乱等。此外，早期感染的防治、液体量和酸碱平衡管理、动脉导管未闭处理和尽可能少的刺激对于早产儿脑损伤也很关键。

（2）对症治疗：已有脑损伤并出现惊厥等症状时，可予以止惊处理，一般首选苯巴比妥钠，负荷量20mg/kg，维持剂量10mg/（kg·d），分两次给予。早产儿由于颅缝未闭，颅骨软，不易出现颅内高压，不主张使用甘露醇脱水，以免加重颅内出血和心肺负荷。

（3）神经营养药物：早产儿脑损伤的神经营养药物主要包括促红细胞生成素（erythropoietin，EPO）、神经节苷脂（ganglioside，GMS）、神经生长因子（nerve growth factor，NGF），但目前均尚未有充分证据支持使用。

（4）物理康复：对早产儿脑损伤应及时评估其生长发育情况、视损伤种类及程度，给予积极有效的物理康复及视听功能训练等，以改善最终预后。但物理康复应该遵循循序渐进原则，量力而行，避免患儿疲劳而加重病情。

（5）手术治疗：对于堵塞型脑积水，应该予以脑室穿刺引流或脑室分流手术，减轻脑组织压迫。Ommaya囊埋植可减少频繁脑室穿刺带来的感染风险，部分脑积水患儿经一段时间抽液后可恢复正常，不需要进行进一步的分流手术。也可行脑室镜手术治疗堵塞型脑积水，但亦存在再度梗阻积水的可能。

（6）其他治疗：神经干细胞治疗也被用于早产儿脑损伤的治疗，并在动物实验和极少数临床研究中取得了令人鼓舞的效果，但在临床广泛使用尚需时日。

（六）预后

由于小胎龄早产儿远期预后受多种因素影响，很难获得不良预后发生率的准确数据。尽管如此，通过临床、脑电生理、影像学和病理学的研究，在早产儿脑损伤等远期预后方面也获得了一些规律性结果。

1. **常见后遗症** 与早产儿脑损伤程度密切相关，主要包括脑瘫、癫痫、智力运动发育迟缓、视觉损害、注意力缺陷、认知障碍、学习困难等后遗症。

2. **PVL类型与后遗症的关系** PVL主要包括脑室旁白质软化和弥散性脑白质损伤，均可引起严重的中枢神经系统后遗症，且损伤越重，后遗症发生率越高，残疾程度越高。存在脑室旁白质软化时，首位远期后遗症是痉挛性脑瘫，其次是视觉障碍；弥散性脑白质损伤时，患儿存在不同程度的运动障碍、认知障碍，导致学习困难、行为异常和社会化异常等。

八、早产儿代谢性骨病

代谢性骨病（metabolic bone disease，MBD）是早产儿（尤其是超早产儿）常见的合并症之一。由于早产儿钙磷储备和摄入不足、肠内营养建立延迟及生长迅速等，早产儿易发生MBD，严重者可发生骨折。加强早产儿综合管理能力，改善营养供给（包括钙、磷补充），提高对MBD的认识与预防水平，有助于减少MBD的发生，提高早产儿生存质量。

（一）定义

1891年MBD最初被提出时，主要是指成人因甲状旁腺激素和维生素D分泌异常所导致的骨软骨病、骨质疏松、骨纤维结构发育不良和Paget病等。早产儿（尤其是超早产儿）救治存活率的提高，使早产儿MBD更受关注。早产儿MBD是因早产儿骨矿物质减少、钙磷代谢紊乱导致骨化异常，从而引起影像学和生化改变的一种疾病。

（二）发病率

早产儿MBD与出生胎龄、体重密切相关，胎龄和体重越低，发生率越高。超低和极低出生体重儿MBD发生率为16%~40%；在钙磷补充不足的情况下，如未强化母乳喂养或配方奶钙磷含量少，发生率更高。MBD多发生在生后6~16周，约10%可在纠正胎龄36~40周时发生骨折。

（三）发病机制

早产儿容易发生MBD，主要与骨化相关的钙磷代谢异常和调节钙磷代谢的维生素D、甲状旁腺激素分泌异常有关。①钙磷储备不足：约80%的钙磷储备发生在胎龄24~40周，胎龄越小，体内矿物质储备越少，越易发生MBD；②钙磷排泄过多：早产儿肾发育不成熟，尿磷酸盐阈值较低，尿中钙磷排泄量增加；③甲状旁腺激素（PTH）分泌增加：肾对钙的吸收增加而磷丢失过多；④维生素D贮存不足：生后钙磷摄入不足；⑤运动过少：早产儿活动相对较少，缺乏机械刺激，不利于骨髓生长；⑥药物影响：糖皮质激素、利尿剂、甲基黄嘌呤类药物均可导致肾脏钙磷排泄增加，加速骨钙动员，导致MBD；⑦遗传因素：研究显示，MBD与雌激素受体基因、维生素D受体和胶原质Ⅰα_1基因的相互作用相关。

（四）诊断

早产儿MBD诊断主要依靠临床表现、影像学和实验室检查。由于临床表现常滞后于影像学改变，大部分早产儿虽已有骨质减少，但临床并没有明显症状和体征，故早期诊断比较困难。

1. **临床表现** MBD在早期可无症状，生后6~12

周由于骨矿物质含量减少，可出现类似佝偻病的症状，重者可发生多发性骨折；此外，尚可有生长缓慢、呼吸困难、呼吸机依赖等表现。

2. **实验室检查**　包括钙、磷、血清碱性磷酸酶（ALP）和PTH等检测。

（1）血、尿钙：血钙不能用于MBD的早期诊断，因在血钙水平较低时，机体可通过骨钙的动员和释放维持正常的血钙水平；尿钙增高（>19.8mmol/L）对诊断早产儿MBD意义更大。

（2）血磷：与低血钙相比，低血磷（<1.8mmol/L）诊断MBD的特异度高达96%，灵敏度约50%。

（3）ALP：当血ALP>900IU/L，诊断极低出生体重儿MBD的灵敏度和特异度分别为88%、50%；将血ALP和血磷联合用于诊断MBD，灵敏度和特异度可分别提高至100%和70%。

（4）PTH：PTH水平与MBD密切相关，界值不同，特异度和灵敏度不一。PTH>180ng/dl时，诊断重度MBD的灵敏度和特异度分别为71%和88%。

3. **影像学检查**　骨双能X线吸收法和超声检查对诊断MBD的特异度和灵敏度较高。

（1）双能X线吸收法：为目前测量骨质密度最常用的方法，具有灵敏度高、辐射小、可重复多次测量的优点。可发现骨质变薄、骨密度下降、骨小梁数量减少等变化。因新生儿骨骼发育与骨盐沉积间并非完全平行的关系，仅仅依靠骨密度测定不能完全反映骨骼发育状况。

（2）超声定量分析：可对骨骼的钙盐沉积、骨皮质厚度、骨骼结构与密度进行评价，用于评估MBD的程度、治疗效果，具有经济、操作简便、无放射性的优势。

（3）传统X线检查：典型MBD可见骨质变薄、肋骨软化、长骨骨质疏松、骨骺变宽、骨折等，但对早期MBD诊断灵敏度较低。

（4）CT定量分析：辐射量较大，不建议用于早产儿MBD评估。

（五）治疗

早产儿MBD一旦发生，治疗措施有限，故应该以早期预防为主。

1. **注意均衡营养**　尽早开奶，并缩短到达全肠内喂养的时间，首选强化母乳喂养，注意热量、钙、磷、维生素D及其他微量元素的补充。ESPGHAN建议，对于母乳喂养或配方奶粉喂养的早产儿，推荐使用高生物活性钙盐，补充钙120~140mg/（kg·d）和磷60~90mg/（kg·d）；推荐出生第1周补充维生素D 20~25μg/d。AAP推荐早产儿的钙磷摄入量：钙123~185mg/418.4kJ，磷80~10mg/418.4kJ。

2. **钙、磷及维生素D的补充**　对已发生MBD的早产儿，应注意钙、磷、维生素D等的补充。应注意过高的维生素D摄入可导致高钙血症、高尿钙、多尿、脱水、高血压、下尿路结石、转移性钙化等，故不予以推荐，每日补充维生素D 400IU已足够。若发生骨折，应及时固定或手术处理。

3. **物理训练**　活动不足是早产儿骨骼发育落后的重要原因，对MBD高危的早产儿，可通过适当的物理训练增加骨骼强度，但需要注意避免刺激和运动过度。

（李秋平　肖昕）

第六节　超早产儿/超低出生体重儿救治的现状与展望

超早产儿（extremepremature infant，EPI）是指出生胎龄<28周的早产儿；超低出生体重儿（extremely low birth weight infant，ELBWI）是指出生体重不足1 000g的新生儿。两者由于器官发育极不成熟，易出现多种合并症，死亡率和致残率均很高。随着早产儿救治技术的发展，EPI存活率和远期预后均有明显改善。尤其是在美、日、欧等发达国家与地区，EPI的存活率已达到较高水平，远期生存质量也有明显改善。长期以来，我国EPI被归于晚期流产儿范畴，近年来随着围产医学的长足发展，尤其是经济发展带来的NICU建设浪潮，EPI和ELBWI的救治和存活比例已有明显提高，但整体水平相较发达国家仍有较大差距。

尽管EPI和ELBWI存活率和生存质量有较大改善，但需要看到，胎龄25周以下过超早产儿（utra-extremely prematurity infants）的死亡率和致残率均居高不下。现有治疗手段在挽救EPI生命的同时，不可避免地对这些患儿器官造成损伤，脑损伤、严重的慢性肺部疾病、视听障碍等问题已经成为现阶段救治体系难以突破的瓶颈。近年来，人工胎盘的进展和突破为打破现阶段EPI救治困境带来了希望（详见本章第七节人工胎盘技术在超早产儿救治中的应用）。

一、全球EPI救治现状

2012年，WHO全球早产儿报告中指出，全球早产儿发生率有上升趋势，目前已超过10%，年分娩达到1 500万，占全球儿童11.1%。全球每年分娩的EPI约为78万，占早产儿总数的5.5%。早产已是5岁以下儿童死亡的第二位原因。由于不完善的卫生设施和落后的经济状况，非洲等不发达国家早产儿发生率明显高于其他地区。全球 12 个早产儿发生率超过 15%的国家中,10 个位于非洲,2 个位于亚洲,最高的为马拉维(18.1%)。而全球早产儿发生率低于 6%的 13 个国家则多为发达国家。全球早产儿数量最多的国家为印度,年出生约 352 万。我国早产儿发生率为 7.1%,年出生早产儿约 117 万。

目前全球 EPI 救治状况极不均衡,在发达国家,由于先进的重症监护设施与技术,EPI 救治存活率已达到很高水平。The New England Journal of Medicine 最新报道显示,26 周 EPI 存活率已达到 81%,其中无严重后遗症存活率为 76%,无轻、重后遗症存活率为 59%;24 周 EPI 存活率也已达 55%,其中无严重后遗症存活率为 45%,无轻、重后遗症存活率为 30%。上述数据显示,发达国家 EPI 不仅存活率很高,且无后遗症生存比例也有明显提高;在非洲一些不发达国家,由于医疗资源匮乏,即使胎龄 32 周的早产儿亦死亡率较高,EPI 几乎无存活可能;发展中国家,如中国、印度等,EPI 仅在少数有 NICU 的医院得到救治,总体而言 EPI 死亡率仍处于较高水平。

二、我国 EPI 救治现状

我国新生儿重症监护起步较晚,与发达国家相比,EPI 救治数量及预后存在较大差距。在我国,由于对治疗费用及潜在后遗症风险的担忧,大部分 EPI 未能进入 NICU 救治;此外,有能力进行 EPI 治疗的 NICU 仍不足,也制约了 EPI 的救治成功率;更重要的是,长期以来,我国指南中将胎龄 28 周及体重 1 000g 以上的新生儿定义为早产儿;小于该胎龄和体重的 EPI 被归为晚期流产儿,这在一定程度上影响了产科医生对 EPI 救治的态度,导致部分患儿在产科即被放弃。鉴于以上原因,即使是在国内规模较大的新生儿救治中心,救治的 EPI 例数也较少。中华医学会儿科学分会新生儿学组组织的中国大陆地区 ELBWI 短期预后调查显示,2011 年 1 月 1 日—12 月 31 日,26 家医院仅救治了 258 例 ELBWI,总体存活率为 50%。中国医师协会新生儿科医师分会进行的一项包括 117 家医院的全国性调查显示,EPI 和 ELBWI 存活率分别为 53.7%和 66.1%。以上数据显示,在我国一些大的 NICU 中心,EPI 救治存活率已有明显改观,但救治成功率与发达国家仍存在明显差距。

三、EPI 救治的主要进展

EPI 救治取得的令人鼓舞的进步,除与产前激素使用、生后 PS 治疗、机械通气和营养支持等有关外,更重要的是得益于许多基于 EPI 生理特点的新理念的实施。这些理念强调给予 EPI 所需要的环境和营养,同时避免过多的干扰与刺激,提倡“绿色婴儿(green baby)”概念,以最大限度减少对 EPI 宫外发育的影响,提高其远期生存质量。

1. 产前糖皮质激素的应用 产前使用糖皮质激素是改善早产儿预后的重要进展。自 1969 年 Liggins 发现暴露于产前皮质激素的早产羊比对照组存活时间更长后,产前使用糖皮质激素促胎肺成熟的作用就引起了人们的广泛关注。研究显示,分娩前接受糖皮质激素的新生儿,RDS、NEC 发生频率降低且病情较轻,死亡率明显下降。ACOG 2012 年发布指南,推荐对孕 24~34 周、在 7 天内可能发生早产的孕妇使用单疗程糖皮质激素(A 级证据);我国《早产临床诊断与治疗指南(2014)》也推荐给予所有妊娠 28~34 周的先兆早产孕妇 1 个疗程的糖皮质激素。尽管产前使用激素对提高早产儿存活率和改善预后作用显著,但值得关注的是,2014 年 WHO 发表于 *The Lancet* 的一项包括中国在内的多国调查显示,胎龄 26~34 周、22~25 周和 35~36 周分别仅有 52%、19%和 24%的母亲接受了产前皮质激素治疗。另有研究发现,适合接受抑制宫缩药物和产前糖皮质激素的女性中,仅有 18%接受了适当的治疗,不同国家之间皮质激素应用的情况差别较大,尤其在中低收入国家中,产前糖皮质激素使用仍极不规范,表现为对有指征者未能用药,而在有争议的孕周(妊娠 26 周前、妊娠 34 周后)反而有相当部分用药。

2. 呼吸支持技术的发展和呼吸管理的规范化 迄今为止,RDS 仍是影响 EPI 生存的最主要因素之一。20 世纪 60 年代前,早产儿 RDS 治疗手段匮乏,仅能进行基本氧疗,且监测手段缺乏,RDS 死亡率极高。20 世纪 60 年代后,婴儿呼吸机开始加速开发,微量血气分析和脐血管插管也得到应用,但由于早期呼吸机在潮气量控制及同步方面的缺陷,气胸等机械通气并发症高发,早产儿存活率虽有增加,但 BPD 发生率逐渐升高。20 世纪 70~80 年代,CPAP 开始应用于临床,RDS 死亡率明显下降;Fujiwara 首次应用外源性 PS,RDS 死亡率进一步大幅下降。20 世纪 90 年代,随着计算机及微电子技术等的发展,常频呼吸机技术得以迅速发展,各种更精确、同步性能更好的通气模式不断应用于临床,同时高频通气、开放肺技术、保护性肺通气策略及容量目标通气等也在临床逐渐推广。21 世纪以来,无创通气技术推陈出新,除原有 nCPAP 技术不断改进外,NIPPV、BiPAP、SNIPPV 等也不断应用,逐渐成为早产儿生后呼吸支持的主流;NO 吸入、咖啡因应用等联合治疗手段的研究也日益增多;在有创通气方面，新的通气模式包括神经调节辅助通气（NAVA 技术）、容量目标通气、容量自动调节系统、闭环式氧浓度自动调节系统等也日益受到关注，呼吸治疗更加强调高度的策略性和艺术性，以寻求最佳的治疗效果和最小的损伤。呼吸支持技术的进展和呼吸管理的规范化，极大降低了 EPI 因呼吸问题死亡的风险，但由于 EPI 救治存活率的增加，目前 BPD 发病人数并未减少，仍是 EPI 救治面临的重要挑战。

3. **合理的营养支持**　营养支持是 EPI 存活的基础，EPI 的救治历程，也是一个追求最佳早产儿营养支持的历程。这方面的主要进展包括：①早产儿配方奶的研制与进步：早产儿营养不足是早产儿死亡的主要原因，早产儿配方奶的研制与革新，为给早产儿提供合适、均衡的营养带来了可能。②母乳喂养与人乳库建设：母乳仍是 EPI 最佳的食品，可有效降低 NEC 等的发生率。近年来，在推进母乳喂养尤其是早期喂养、母乳泌乳的促进、母乳强化剂的开发及人乳库的建设方面，国际上进行了大量的研究与实践，对提高 EPI 存活率具有重要意义。美国、欧洲、加拿大纷纷制定肠内喂养相关共识，采取相对积极的肠内喂养策略。③肠道外营养的进步：适合早产儿特点的肠外营养成分及相对积极的肠外营养策略，有效保证了 EPI 早期热量和蛋白的供应，减少了宫外生长迟缓的发生率。

4. **有效的感染防控**　随着呼吸支持手段的革新，因呼吸衰竭而死亡的 EPI 越来越少，但感染仍是目前 EPI 死亡的主要原因。EPI 免疫功能未成熟，长期需接受侵入性操作，很容易发生败血症、导管相关性感染和 NEC 等，一旦发生，进展迅速，死亡率很高。近年来，质谱分析、核酸检测及宏基因组高通量测序（mNGS）等快速细菌鉴定方法的临床应用，细菌和真菌感染的防控策略，严格的导管留置和管理，有效降低了 EPI 感染死亡率。美国 NICHD 在 *The New England Journal of Medicine* 刊登的一组 6 075 例 EPI 的死亡治疗分析，显示与 2000—2003 年比较，2008—2011 年死于肺部疾病、不成熟、感染和中枢神经系统损伤的 EPI 已减少，但死于 NEC 者明显增多，值得关注。此外，因为抗生素的广泛使用，耐药现象在 NICU 中日趋严重，需引起高度关注。

5. **发育支持性护理策略**　NICU 中的各种外界刺激如声、光等各种干扰，将对 EPI 的生长和远期预后产生不利影响。近年来，EPI 的护理策略已由原来的以工作程序为中心的护理，转变为以个体生长需求为中心的护理，措施包括：①强调最小化的操作、最舒适的感受及父母与患儿之间的亲情交流；②建立对早产儿疼痛进行评估和管理的工具，并特别关注对于早产儿睡眠的保护；③父母被鼓励参与危重 EPI 的护理，特别强调袋鼠式护理。研究结果显示，这些措施对于 EPI 的发育、体质增强及预防感染具有重要的作用。

四、我国 EPI 救治急需解决的问题

我国 EPI 救治水平近年来发展很快，但仍需关注以下方面。

1. **转变 EPI 救治的认识**　要提高 EPI 的存活率，应首先提高产科、儿科医生对于 EPI 的正确认识，因为产科、儿科医生的信心直接影响家长救治的信心。目前发达国家对 25 周以下 EPI 的救治态度尚存在一定的差异，但对 25 周及以上的 EPI 大部分持积极的救治态度。今年发表于 *Pediatric* 的一篇系统综述显示，47 个发达国家的 34 个指南中，68% 支持对 22 周 EPI 采取姑息处置，而 65% 支持对 25 周早产儿给予积极的救治。我国目前较大的新生儿救治中心，EPI 的救治存活率和远期预后均有明显改善，故有必要对我国的围产期和早产儿概念进行修订，对 25 周以上 EPI，选择更为积极、精确的救治策略。

2. **重视多学科协作**　EPI 的管理，绝非单纯是新生儿科医生的事情，而是涉及产科、新生儿科、遗传、感染控制、儿童发育等多个学科和领域的一项系统工程。这些学科间的良好协作，对于提高 EPI 生存率、降低不良预后率均具有重要意义。目前我国在 EPI 的产科处理方面，如产前胎膜早破的处理、母亲 GBS 感染的筛查与处理、产前糖皮质激素的规范使用、产房内延迟结扎脐带及规范化复苏，做得远远不够。对可能分娩的 EPI，应及时宫内转运至有条件救治 EPI 的医院分娩，而我国宫内转运开展率较低，且由于缺乏严格的 NICU 分级管理体系，目前 EPI 收治较为混乱，这些均影响了我国 EPI 的救治水平。EPI 出院后随访及发育促进，尤其是家庭护理、治疗方面，也仍不够完善，需要进一步加强。

3. **倡导绿色婴儿救治理念**　从生理学角度看，EPI 虽然脱离了母体，但本身仍属于极不成熟的胎儿，其所需要的是类似子宫内所需的生命支持条件、环境和营养。对 EPI 的救治也应该着眼于此，这对降低 EPI 死亡率和致残率至关重要。因此，对 EPI 除给予必须的保暖、呼吸支持、营养、预防感染等措施外，应尽可能减少治疗带来的干扰、刺激与继发损害，维护其生长发育所需要的安静环境和充足睡眠，并注重家庭在孩子救治中不可或缺的作用。国际上倡导发育支持性护理及“绿色婴儿”理念正是出于此种考虑。目前我国部分水平较高的 NICU 已能较好地贯彻此种

理念,但仍需更大范围地普及和推广。

4. **建立标准的 EPI 管理规范** EPI 由于器官功能发育极不成熟,器官功能储备不足,治疗过程中很容易出现各种失衡,导致一系列病理改变,引起各种并发症甚至死亡,故探寻救治的最佳平衡点是 NICU 医生面临的重大挑战。EPI 救治中的体温维持、液体平衡、酸碱平衡、喂养耐受性、肠道微生态、血糖稳定、循环管理、感染防治、生长平衡等,无一不涉及平衡和精细化的管理。在标准化管理的基础上,依靠对病情的准确观察做出个体化的调整,寻找治疗中的最佳平衡点,是 EPI 治疗的最高境界。要找到最佳的 EPI 管理方案,单纯照搬国外经验,不具可能性和可行性。因此,一方面,需加强我国的早产儿基础数据库建设,建立生长指标、生命体征等标准的生理学数据库;另一方面,需进行更多基于我国人群的高质量多中心 RCT 研究,对 EPI 致死率、致残率高的重要疾病如 RDS、败血症、NEC、BPD、IVH、PVL 等进行重点研究,以期建立基于我国研究成果的管理规范。

5. **组建早产儿救治协作网** 早在 20 世纪 90 年代,欧美国家 NICU 就开始建立基于网络平台的新生儿临床病例数据库,在此平台上开展多中心、多机构合作的流行病学调查和大样本的随机对照试验,并对各中心的医护情况进行质量控制,同时为持续医疗改进和政府决策提供数据参考。较著名的协作网有加拿大新生儿协作(Canadian Neonatal Network, CNN)、美国的 Vermont Oxford Network、欧洲新生儿协作网(EuroNeoNet)、澳大利亚和新西兰新生儿协作网(Australian and New Zealand Neonatal Network, ANZNN)等。目前,我国在早产儿大数据平台的建立上,尚明显滞后,导致无法提供全国性的数据,急需补齐短板。

(李秋平)

第七节 人工胎盘技术在超早产儿救治中的应用

超早产儿(EPI)救治成功率虽然有明显提高,但胎龄 25 周以下的过超早产儿(UEPI)死亡率和致残率仍极高,现有救治手段无法解决这一瓶颈问题,需要全新的治疗手段。人工胎盘(artificial placenta, AP)技术为解决 UEPI 高死亡率和致残率问题带来了希望。

一、人工胎盘的研究历史

人工胎盘研究起步于 20 世纪 50 年代,由于当时早产儿死亡率极高,人们期望能研究一种替代胎盘功能的仪器,以提高早产儿存活率。随着心肺体外循环的实施,人们慢慢意识到这或许可用于早产儿的心肺支持。50 年代 Westin 最早开始相关研究,通过给人胎儿脐血管插管,连接旋转的氧合器使血液循环,并给予葡萄糖输注,可维持胎儿心脏跳动达 12 小时;1961 年,Callaghan 等最早开展真正意义上的人工胎盘动物研究,采取泵辅助的 VV-ECLS 模式,但初始支持时间只能维持数小时。20 世纪 60~70 年代为研究小高峰。1969 年 Zapol 等首次使用硅胶膜肺使胎羊的生存时间达到 55 小时;1971 年 White 则首次使用静-静脉转流人工胎盘使 3 例垂危早产儿分别存活了 10 小时、3 小时和 2 小时。但由于材料、电子等技术的局限,人工胎盘诸多难题未能解决,临床支持时间较短。

随着呼吸支持技术、产前激素和 PS 的应用,早产儿存活率明显提高。人工胎盘研究至 20 世纪 80 年代一度遇冷,但人工胎盘技术的研究一直未曾中断,比较著名的研究机构包括日本东北大学和京都大学 iPS 细胞研究所、美国密歇根大学和费城儿童医院。80 年代后期日本 Kuwabara 和 Unno N 等使实验动物在动-静脉转流人工胎盘下的存活时间达到了创纪录的 3 周。21 世纪以来,随着 UPEI 救治困境和工程、材料技术的进步,人工胎盘研究重新成为热点。CHOP 研究组通过对无泵型 A-V 人工胎盘的改进,将胎羊人工胎盘支持时间进一步延长至 4 周,且胎羊发育正常。这使得人工胎盘距离临床使用又前进了一大步。

二、人工胎盘技术的原理与分类

天然胎盘具有气体交换、营养供给、废物清除及内分泌功能。人工胎盘是在胎儿循环的基础上通过血管插管建立体外循环(extracorporeal circulation, ECC),利用体外氧合器使患儿的静脉血进行充分的气体交换后再回输至患儿体内参与循环代谢,同时可通过 ECC 通路为患儿提供生命活动所必需的营养物质和电解质等,部分或完全代替患儿肺功能,使不成熟肺组织得到充分的休息和发育。人工胎盘必须达到以下目标:①维持胎儿循环和氧分压;②取代对机械通气的需求;③模拟无菌的子宫内环境;④允许正常的基于人工羊水的胎儿呼吸和吞咽;⑤能维持持续生长和器官发育成熟。

尽管均依赖体外循环技术,但人工胎盘与现有的 ECMO 存在诸多不同。ECMO 是在正常子宫外循环的情况下进行的,一般仅能部分替代心肺功能,仅适用于短时间的心肺支持,很少长达数周;ECMO 也无法提供模拟的子宫内无菌环境,目前仅适用于胎龄 34 周和体重达 2 000g 以上的危重新生儿的支持。29~33 周早产儿 ECMO 虽然在技术上可行,但由于颅内出血发生率极高,死亡率和脑损伤发生率居高不下,临床较少开展。

人工胎盘多采用完全支持,剖宫产娩出后,需通过药物抑制自主呼吸,并维持动脉导管开放,通过建立肺循环旁路以实现肺外分流及气体交换,接受人工胎盘的实验动物常被浸浴在充满人工羊水或生理盐水的体外孵育箱中模拟子宫内环境,或用人工羊水灌注患儿肺以阻断其自主呼吸,模拟生理状态下的子宫内呼吸,从而实现实验动物的子宫外孵育,并建立体外循环;人工胎盘应用过程中,需要通过静脉营养液添加来解决生长问题,同时需要间断输注血制品予以支持。

胎儿特殊的生理状况为人工胎盘实施带来了便利。开放的脐血管为建立 ECC 创造了相对无创的良好界面;胎儿循环模式可使 ECC 血液进入体循环后形成肺外分流,从而减轻体外循环带来的心脏前后负荷的增加;胎儿型血红蛋白携氧能力强,故较小的体外分流量便能为机体代谢提供相对充足的氧气。

与 ECMO 一样,人工胎盘也分为动-静脉转流人工胎盘(arterio-venous total artificial placenta support,AV-TAPS)和静-静脉转流人工胎盘(veno-venous total artificial placenta support,VV-TAPS)两种模式。AV-TAPS 在心脏收缩和动静脉压力差的驱动下,通过脐动脉导管引流出静脉血,体外气体交换后再经脐静脉导管回输,包括有泵和无泵两种类型。无泵性 AV-TAPS 可减少血泵对血细胞的破坏,但由于脐动脉较细而弯曲,插管较为困难,且较难长期维持。VV-TAPS 引流导管常由颈静脉置入,引流出的静脉血经体外氧合后仍通过脐静脉回输至患儿体内。VV-TAPS 合理利用了胎儿的循环特点并能有效避免动脉痉挛导致的血流动力学不稳定,缺点是必须依靠泵驱动。

三、人工胎盘技术的难点

人工胎盘要成功实施,必须解决血管通路、最小的预充容量、精密的流量控制、高度的生物相容、良好的氧合功能和极低的管路阻力等技术难题。

1. **血流动力学问题** 要实现人工胎盘的体外循环,就需要解决血流驱动力问题。目前人工胎盘分为无泵型和有泵型两种。无泵型人工胎盘利用动脉-静脉天然压力差和胎心搏动进行驱动,可减少预冲量,但动力低,容易导致低血压、血栓和心力衰竭,难以长期维持;早期研究中,静脉回流增加导致的右心衰竭是主要的死亡原因。2002 年 Pak 等人进行的人工胎盘研究中,12 只胎羊有 8 只死于循环衰竭,尸检发现死亡胎羊存在明显胸腔积液、腹水、腹腔内出血、腹腔内瘀血和皮下水肿。有泵型采用蠕动泵或离心泵提供血流驱动力,动力好,但预冲量大,对血液成分破坏较大,容易导致溶血、出血;早期由于管路凝血难题,无泵型维持时间较短,多仅数小时。但随着材料和涂层技术的进步,循环管路阻力明显降低,接近零阻力,使无泵型人工胎盘维持时间大大提升。尤其是近期,费城儿童医院采用无泵型人工胎盘支持时间长达 4 周,且胎羊血流动力维持良好。

2. **氧合器应满足的条件** 氧合器是实现气体交换的核心组件。由于胎儿体重小,需要预充量小、效率高的氧合器来达到良好的气体交换效能,并尽可能减少对循环的影响。Arens J 等认为理想的人工胎盘氧合器应满足以下条件:①总预充量小于 30ml;②血压下降幅度不超过 30mmHg;③无泵,以避免机械造成的血液成分破坏;④氧合器最大气体交换面积满足 120ml/min 的血流。微型氧合器预充量仅为 12ml,加上相应的 ECC 管路,整个系统的预充量也不超过 20ml,具有良好的气体交换功能,并保持了血流动力学的稳定。模块化的集成微流控氧合器,由一个个独立的具有气体交换功能的模块组成,每个模块预充量仅为 0.12ml,可提供 0.1kg 体重所需的氧气,可根据体重大小增减模块数量。

3. **凝血及血栓形成的防治** 体外循环引起凝血和血栓形成是导致人工胎盘支持失败和死亡的重要原因。对人工胎盘支持中的抗凝研究一直是技术难点。一方面,人工胎盘体外循环时需要使用抗凝剂,另一方面,需要尽可能提高管路及氧合器等的生物相容性,以减少凝血和血栓的发生。目前最常用的抗凝剂还是肝素,优点是廉价且抗凝效果较好,缺点是容易过量导致出血。除肝素外,其他抗凝手段包括:①前列环素(PGI_2):代谢肝素,可能效果更好;②NO:提高肝素包被的组织相容性;③混合内皮细胞:可减少蛋白沉积和血小板活化;④硅酮:有轻微改善组织相容性的效果,但抗凝和减少血小板活化的效果不佳。⑤亲水性聚合物(聚乙二醇):有增强抗凝的效果。与 ECMO 一样,在人工胎盘支持过程中,需要严密监测凝血功能。

4. **感染的防控** 生后长时间人工胎盘支持,感染是不可回避的问题,也是胎羊生后死亡的重要原因。预防性抗生素应用并不能完全解决人工胎盘支持过程中感染的问题。最近一项研究显示,使用头孢唑林作为标准感染预防药物的 2 例人工胎盘支持胎羊,无一例外发生了败血症。在使用更强的美罗培南预防感染的 3 例人工胎盘支持胎羊中,也有 2 例发生了败血症。故营造一个类似子宫内的无菌环境,并且保持羊水循环，对于避免感染、提高存活率至关重要。早期开放环境下的人工胎盘支持，时间一长，很容易并发感染。CHOP 研究中采用了“Bio-Bag”的创新性设计，将胎羊剖宫产取出后密封于其中，并充入无菌人工羊水，采用带有过滤器的泵维持羊水的循环，很好地解决了感染的问题。

5. **适当的营养支持** 人工胎盘与常规 ECMO 很大的区别在于其必须维持胎儿的正常生长发育，因此营养支持就成为了很重要的内容。由于建立了血管通路，营养供应可以通过含糖、脂肪乳、氨基酸、微量元素等的高能量静脉营养液补充来解决。在人工胎盘支持期间，需要定期监测血糖，维持血糖在正常水平。一些激素和生长因子对于胎儿生长同样非常重要，但目前尚未有这方面的研究。

四、人工胎盘应用的伦理问题与展望

早期的临床研究主要集中在 20 世纪 70 年代前，主要利用流产胎儿或子宫切除娩出的胎儿进行，仅有一项对分娩后合并严重 RDS 的晚期新生儿进行人工胎盘支持，体重从 100g 至 4 900g，但存活时间均未超过 24 小时。目前还没有临床成功应用人工胎盘的先例。

人工胎盘支持需要维持胎儿处于胎儿循环状态，故必须在剖宫产将胎儿取出后立即进行。一方面，对部分已经分娩的超早产儿而言，可能因来不及行人工胎盘支持而失去机会；另一方面，对于未分娩发动的超早产儿，判断剖宫产手术时机是一件很困难的事情。此外，目前进行人工胎盘研究的动物大部分是新生羊，其体重约 1 500g，而胎龄 25 周的人类胎儿体重仅约 500g，故人工胎盘要走向临床，仍存在小型化难题。近期日本的一项研究已将人工胎盘支持胎羊初始胎龄降至 95 天（足月为 150 天），其体重为 600~700g，约相当于人类胎儿的 24 周，并成功支持 120 小时，这使得人工胎盘距离临床应用更近了一步。人工胎盘技术一旦临床应用，将对超早产儿救治带来革命性的改变，同时也必然带来一系列的伦理问题：如何掌握人工胎盘的指征？人工胎盘的规范流程如何？人工胎盘对于胎儿发育到底会带来什么样的影响？这些均需要在严格临床 RCT 研究的基础上，进行慎重考证，以确保其安全，真正造福这些超早产患儿。

总之，人工胎盘距离临床应用已经越来越近。进一步小型化氧合器和管路，降低管路阻力和减少血栓形成，维持血流稳定，预防感染发生，是需进一步优化的方向。

（李秋平）

参考文献

1. 常立文. 支气管肺发育不良的治疗现状. 中华围产医学杂志，2018，6(6)：381-386.
2. 超未成熟儿与超低出生体重儿研究协作组. 广东省超未成熟儿与超低出生体重儿临床救治分析. 中华儿科杂志，2019，57(12)：934-942.
3. 李秋平，封志纯. 推行适合我国国情的早产儿视网膜病变筛查制度. 中华围产医学杂志，2015，18(5)：326-330.
4. 李秋平，封志纯. 早产儿动脉导管未闭管理中的困惑与思考. 中华儿科杂志，2016，54(1)：3-5.
5. 李晓香，杨永辉，李秋平. 早产儿视网膜病变干细胞治疗进展. 中华围产医学杂志，2016，19(3)：233-236.
6. 罗晓娜. 早产儿代谢性骨病研究进展. 临床儿科杂志，2017，35(10)：788-792.
7. 荣箫，周伟. 早产儿贫血输血相关临床问题研究进展. 中国新生儿科杂志，2015，30(5)：379-381.
8. 邵肖梅，叶鸿瑁，邱小汕. 实用新生儿学. 5 版. 北京：人民卫生出版社，2019.
9. 徐韬. 世界卫生组织延迟脐带结扎指南解读. 中国妇幼卫生杂志，2018，9(4)：1-4.
10. 杨永辉，李晓香，李秋平. 血管神经因子对早产儿脑损伤保护机制的研究进展. 中华儿科杂志，2016，54(3)：237-240.
11. 于文红，刘瑞霞. 早产儿暂时性甲状腺功能低下研究新进展. 中华围产医学杂志，2004，7(4)：249-251.
12. 早产儿支气管肺发育不良调查协作组. 早产儿支气管肺发育不良发生率及高危因素的多中心回顾调查分析. 中华儿科杂志，2011，49(9)：655-662.
13. 中国新生儿复苏项目专家组. 国际新生儿复苏教程更新及中国实施意见. 中华围产医学杂志，2018，21(2)：73-80.
14. 中国医师协会新生儿科医师分会. 早产儿治疗用氧和视网膜病变防治指南(修订版). 中华实用儿科临床杂志，2013，28(23)：1835-1836.
15. 中华医学会肠外肠内营养学会儿科学组，中华医学会儿科学分会新生儿学组，中华医学会小儿外科学分会新生儿学组. 中国新生儿营养支持临床应用指南. 中华小儿外科杂志，2013，34(10)：782-787.
16. 中华医学会儿科学分会新生儿学组，《中华儿科杂志》编辑委员会. 早产儿脑室周围-脑室内出血与脑室周围白质软化的诊断建议. 中华儿科杂志，2007，45(1)：34-36.
17. 中华医学会儿科学分会新生儿学组. 早产儿无创呼吸支持临床应用建议. 中华儿科杂志，2018，56(9)：643-647.
18. BLENCOWE H，COUSENS S，OESTERGAARD M Z，et al. National，regional，and worldwide estimates of preterm birth rates in the year 2010 with time trends since 1990 for selected countries：a systematic analysis and implications. Lancet，2012，379(9832)：2162-2172.
19. American College of Obstetricians and Gynecologists，Committee on Practice Bulletins—Obstetrics. ACOG practice bulletin no. 127：Management of preterm labor. Obstet Gynecol，2012，

119(6):1308-1317.
20. AGOSTONI C,BUONOCORE G,CARNIELLI V P,et al. Enteral nutrient supply for preterm infants:commentary from the European Society of Paediatric Gastroenterology, Hepatology and Nutrition Committee on Nutrition. J Pediatr Gastroenterol Nutr, 2010,50(1):85-91.
21. American College of Obstetricians and Gynecologists, Committee on Obstetric Practice. Antenatal corticosteroid therapy for fetal maturation. Pediatrics,2017,140(3):e20172082.
22. BLENCOWE H,COUSENS S,CHOU D,et al. Born too soon: the global epidemiology of 15 million preterm births. Reprod Health,2013,10(Suppl 1):S2.
23. CHEN D,CHEN J,CUI N,et al. Respiratory Morbidity and Lung Function Analysis During the First 36 Months of Life in Infants With Bronchopulmonary Dysplasia(BPD). Front Pediatr,2019,7:540.
24. CHI C,BUYS N,LI C,et al. Effects of prebiotics on sepsis,necrotizing enterocolitis,mortality,feeding intolerance,time to full enteral feeding,length of hospital stay,and stool frequency in preterm infants: a meta-analysis. Eur J Clin Nutr, 2019, 73 (5):657-670.
25. DI F J M,MARTIN R J,GAUDA E B. Apnea of prematurity-perfect storm. Respir Physiol Neurobiol,2013,189(2):213-222.
26. DUTTA S,SINGH B,CHESSELL L,et al. Guidelines for feeding very low birth weight infants. Nutrients, 2015, 7(1): 423-442.
27. FANARO S. Feeding intolerance in the preterm infant. Early Hum Dev,2013,89(Suppl 2):S13-S20.
28. FIELDER A,BLENCOWE H,O'CONNOR A,et al. Impact of retinopathy of prematurity on ocular structures and visual functions. Arch Dis Child Fetal Neonatal Ed, 2015, 100(2): F179-F184.
29. FROST B L,MODI B P,JAKSIC T,et al. New medical and surgical insights into neonatal necrotizing enterocolitis:A Review. JAMA Pediatr,2017,171(1):83-88.
30. GALLIGAN M. Proposed guidelines for skin-to-skin treatment of neonatal hypothermia. MCN Am J Matern Child Nurs,2006, 31(5):298-304.
31. GUILLEN U,WEISS E M,MUNSON D,et al. Guidelines for the management of extremely premature deliveries:A systematic review. Pediatrics,2015,136(2):343-350.
32. KLEIN C J. Nutrient requirements for preterm infant formulas. J Nutr,2002,132(6 Suppl 1):1395S-1577S.
33. KREUTZER K,BASSLER D. Caffeine for apnea of prematurity: a neonatal success story. Neonatology,2014,105(4):332-336.
34. LUNZE K,BLOOM D E,JAMISON D T,et al. The global burden of neonatal hypothermia:systematic review of a major challenge for newborn survival. BMC Med,2013,11:24.
35. MARTIN R J, WILSON C G. Apnea of prematurity. Compr Physiol,2012,2(4):2923-2931.
36. MESOTTEN D,JOOSTEN K,VAN KEMPEN A,et al. ESPGHAN/ESPEN/ESPR/CSPEN guidelines on pediatric parenteral nutrition:Carbohydrates. Clincal Nutrition,2018,37(6 Pt B):2337-2343.
37. MHYSES H E,HOHNSON M J,LEAF A A,et al. Early parenteral nutrition and growth outcomes in preterm infants: a systematic review and meta-analysis. Am J Clin Nutr, 2013, 97 (4):816-826.
38. MORTY R E. Recent advances in the pathogenesis of BPD. Semin Perinatol,2018,42(7):404-412.
39. MULLANY L C,KATZ J,KHATRY S K,et al. Neonatal hypothermia and associated risk factors among newborns of southern Nepal. BMC Med,2010,8:43.
40. NOMOTO S,SHIBATA M,IRIKI M,et al. Role of afferent pathways of heat and cold in body temperature regulation. Int J Biometeorol,2004,49(2):67-85.
41. ONALO R. Neonatal hypothermia in sub-Saharan Africa:a review. Niger J Clin Pract,2013,16(2):129-138.
42. PARTRIDGE E A,DAVEY M G,HORNICK M A,et al. An extra-uterine system to physiologically support the extreme premature lamb. Nat Commun,2017,8:15112.
43. PATEL R M,KANDEFER S,WALSH M C,et al. Causes and timing of death in extremely premature infants from 2000 through 2011. N Engl J Med,2015,372(4):331-340.
44. RYSAVY M A,LI L,BELL E F,et al. Between-hospital variation in treatment and outcomes in extremely preterm infants. N Engl J Med,2015,372(19):1801-1811.
45. SOLL R F. Progress in the care of extremely preterm infants. JAMA,2015,314(10):1007-1008.
46. SWEET D G,CARNIELLI V,GREISEN G,et al. European consensus guidelines on the management of respiratory distress syndrome-2019 update. Neonatology,2019,115(4):432-450.
47. USUDA H,WATANABE S,SAITO M,et al. Successful use of an artificial placenta to support extremely preterm ovine fetuses at the border of viability. Am J Obstet Gynecol,2019,221(1): 69. e1-69. e17.
48. VAN IMHOFF D E,DIJK P H,HULZEBOS C V. Uniform treatment thresholds for hyperbilirubinemia in preterm infants: background and synopsis of a national guideline. Early Hum Dev,2011,87(8):521-525.
49. VAN OMMEN C H,NEUNERT C E,CHITLUR M B. Neonatal ECMO. Front Med(Lausanne),2018,5:289.
50. VOGEL J P,SOUZA J P,GULMEZOGLU A M,et al. Use of antenatal corticosteroids and tocolytic drugs in preterm births in 29 countries:an analysis of the WHO Multicountry Survey on Maternal and Newborn Health. Lancet, 2014, 384(9957): 1869-1877.
51. WESTRUP B. Newborn Individualized Developmental Care and Assessment Program(NIDCAP)-family-centered developmentally supportive care. Early Hum Dev,2007,83(7):443-449.

第十章　新生儿窒息与复苏

第一节　新生儿窒息

新生儿窒息（asphyxia）是指产前、产时或产后各种病因使新生儿出生后不能建立正常呼吸，引起缺氧，导致全身多脏器功能损害，是围产期新生儿死亡和致残的主要原因之一，正确的复苏是降低新生儿窒息发生率、死亡率和伤残率的主要手段，用最新技术培训参与分娩的医务人员，提高新生儿复苏水平，是围产工作者的重要任务。

一、概　　述

目前全球范围内，新生儿窒息仍是导致新生儿死亡和智力伤残的主要原因之一。全球每年约400万的新生儿死亡中，窒息占1/4，而且99%发生在发展中国家，其中我国约占窒息新生儿的1/5；幸存者因窒息造成的新生儿缺血性脑损伤和缺氧缺血性脑病（hypoxic-ischemic encephalopathy，HIE）将会影响一生。中国残疾人联合会等的调查报告显示，一方面，0～6岁残疾儿童中智力残疾约占一半，而引起智力残疾的主要原因也是产时窒息，可见新生儿窒息无论对致死还是致残，目前来说都是主要原因；另一方面，窒息又是所有原因中最能被预防的，处理得当可避免不良后果的产生。尽管目前围产期监测、孕期和新生儿监护等方面的医疗技术取得了较快的发展，但新生儿窒息和新生儿HIE总体发生率的降低却并不十分明显。因此，除了提高分娩监护技术、严密观察产程、及早发现胎儿窘迫、适时终止妊娠外，推广应用并娴熟掌握正确有效的新生儿复苏技术是预防生后HIE同时减少死亡的关键和最后防线。

二、病　　因

新生儿窒息是产前、产时或产后各种病因引起气体交换障碍，使新生儿出生后不能建立正常自主呼吸。因此，凡是能导致胎儿、新生儿血氧浓度降低的因素都可引起窒息，可出现于妊娠期，但绝大多数出现在产程开始后，如果缺氧严重且发生较早，胎儿可死于子宫内；如果缺氧发生在产程中或产后，则为产时窒息或娩出后的新生儿窒息。表10-1-1为可能造成胎儿缺氧与新生儿窒息的产前和产时的高危因素，有报道指出凡有高危因素的分娩，新生儿窒息的发生率可达70%，应高度重视，做好复苏的准备。

表10-1-1　产前和产时的高危因素

	高危因素
产前	产妇糖尿病，妊娠高血压，慢性高血压，胎儿贫血或同种免疫疾病，既往死胎或新生儿死亡史，妊娠中、后期出血，孕妇感染，孕妇心、肺、肾、甲状腺或神经系统疾病，羊水过多，羊水过少，胎膜早破，胎儿水肿，过期妊娠，多胎妊娠，胎儿大小或孕周不符，妊娠用药如镁剂，肾上腺素能阻滞药，孕妇吸毒，胎儿畸形或异常，胎动减弱，无产前检查，年龄<16岁或>35岁
产时	急诊剖宫产，产钳或胎吸助产，臀先露或其他异常先露，早产，急产，羊膜炎，脐带脱垂，滞产（超过24小时），第二产程延长（超过2小时），巨大儿，持续胎儿心动过缓，子宫强直性收缩，产妇使用全身麻醉药物、镇痛药、催产药，产钳4小时内用过麻醉药，羊水胎粪污染，脐带绕颈，胎盘早剥，前置胎盘，明显的产时出血

三、病理生理

1. 呼吸的改变　把新生猴置于急性完全缺氧情况下，其呼吸变化的程序如下：喘气相1—原发性呼吸停止—喘气相2—终末性呼吸停止（图10-1-1）。喘气相1较短促，系因延髓表面的化学感受器对pH值降低和高碳酸血症的反应，继之出现原发性呼吸暂停（primiary apnea），持续1～2分钟，由于颈动脉窦和主

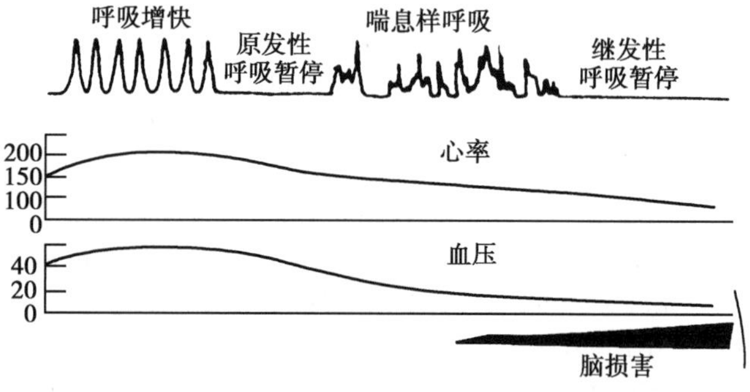

图10-1-1　原发性呼吸暂停和继发性呼吸暂停

动脉体的化学感受器在严重缺氧时仍能向呼吸中枢发放冲动，故出现喘气相2，持续约数分钟，终因缺氧过重呼吸中枢陷于麻痹，出现继发性呼吸暂停（secondary apnea）即终末性呼吸暂停（terminal apnea）。在原发性呼吸暂停阶段，有恢复呼吸的可能，采用触觉刺激和给氧，可诱发出自主呼吸。在终末性呼吸暂停阶段，则只能用正压通气的方法来引出自主呼吸，而且必须秒秒必争，因为在喘气相2后，复苏时间延误越久，恢复自主呼吸所需的时间就越长。从最后1次喘气后开始，每延误1分钟，从复苏到恢复呼吸的时间将是延误前的2倍，而至恢复节律呼吸的时间将是4倍。

2. **循环的改变** 在缺氧初期，因应激出现潜水反射（dive reflex），血中儿茶酚胺增高，血管紧张素释放，出现血流再分配，非生命器官（如皮肤、肝、胃、脾、肠、肾等）的血管收缩而血供减少，但代偿和增加了生命器官（脑、心、肾上腺）的血供和氧供。此外，缺氧和二氧化碳增高使脑部血管扩张也是脑血流增加的原因之一。在胎儿中，除非是脐带受压，其胎盘的血供也基本保持正常。胎肺血流量本身就低，缺氧时因肺血管的逆向加压反应，血流更少，但对胎儿并无不利；在新生儿，却可引起PPHN，出现持续胎儿循环，进一步加重缺氧。缺氧早期，心率短暂增快，并有血压增高，此为血流再分配的反射所引起，标志着机体尚处在代偿阶段；若到中晚期缺氧加重，心肌氧供不足，转为糖无氧酵解供能，加速糖原耗竭，并同时遭受严重缺氧和酸中毒的损害，导致心肌功能减退，心率渐渐减慢，有效循环最终减少，可致心源性休克。此时，其他生命器官亦灌注不足，脑组织将受到损伤。

3. **生化的改变** 缺氧初期，糖无氧代谢生成ATP减少，但因磷酸肌酸分解增加，ATP水平得以暂时维持。一旦待高能磷酸物减少，细胞的能量代谢即受到影响，细胞膜的钠-钾泵和钙-镁泵受损，钙离子通道开放，发生细胞内钾和氨基酸外流，氢、钠、氯、钙等离子及二氧化碳、水分子的内流，引起细胞内水肿和一系列酶活动的紊乱，尤其是钙离子内流和复苏后再灌注时大量氧自由基形成所致的过氧化损伤；神经突触末端谷氨酸的释放刺激了神经细胞膜受体，使线粒体电子传递系统失灵，溶酶体破裂，加上缺氧缺血启动死亡程序，终致细胞坏死或凋亡，构成了脑、心、肺、肾等器官损伤的病理基础。“缺氧-机体反应-产生后果”是一个进行性过程，其速度和程度可有很大差异，急性完全缺氧可以在10分钟内致死；亚急性非完全缺氧可以逐渐恶化，经历半小时以上；也可以是反复、短暂的缺氧，总共历时数小时以上，期间每次短暂缺氧引起的病理生理变化虽可自发恢复，但产生的损伤会有积累作用。在早期如能去除病因，其病理生理过程可以逆转，但当发展到严重阶段，由于循环衰竭和神经系统受损，自发性逆转遂不可能。复苏的生理学本质就是窒息的病理生理学的逆转，如果在早期正确复苏，患儿可以完全康复；如发展至晚期，各脏器已受到严重的器质性损伤，即使当时复苏成功，患儿也多有并发症，甚至后期死亡或留下中枢神经系统后遗症。

四、诊　断

1. **新生儿窒息诊断的变迁** 随着医学发展和临床实践的检验，新生儿窒息的诊断经历了一系列变迁。

（1）Apgar评分的应用：Apgar评分是由美国学者Virginin Apgar在1953年提出来用于快速评估新生儿生后一般状况的方法，Apgar评分由5项体征组成，5项体征中的每一项赋予分值0、1或2，然后将5项分值相加，即Apgar评分的分值。在新生儿生后1分钟和5分钟做出Apgar评分。当5分钟Apgar评分<7时，应每隔5分钟评分1次，直到20分钟。一般将1分钟Apgar评分0~3分诊断为重度窒息，4~7分为轻度窒息。Apgar评分是一种便捷、实用的评估新生儿出生时生命状况和复苏效果的初筛指标。

但是，近20年人们对Apgar评分的诊断价值不断提出质疑：①Apgar评分虽可识别新生儿有无抑制，但不能区别抑制的病因；②低Apgar评分并不等同于窒息，低评分的原因可能不是宫内缺氧；③早产儿由于肌张力弱和对刺激反应差，其Apgar评分可低于正常；④没有突出呼吸抑制，把相同的分值赋予了重要性并不相等的5个项目；⑤1分钟Apgar评分与患儿远期预后无明显相关性，5分钟低评分与预后相关性更强；⑥主要不足之处在于灵敏度高而特异度低，常导致窒息诊断扩大化。而且，国内部分医疗单位及个人不能正确执行评分，个体主观影响较大，降低了评分的可靠性。

（2）对脐动脉血气的评价：近10年来，有研究认为应增加脐动脉血气分析作为新生儿窒息的诊断标准。脐动脉血气代表新生儿在产程中血气变化的结局，能揭示有无缺氧、酸中毒及其严重程度，反映窒息的病理生理本质，被认为比Apgar评分更客观、更有特征性。近年来国内外均提出，Apgar评分对诊断新生儿窒息的灵敏度高，特异度较低，而脐动脉血气（pH值和碱剩余）指标特异度高，灵敏度较低，两者结合可增加其准确性。

（3）新生儿窒息诊断标准的探讨：1996年美国儿

科学会联合美国妇产科医师学会更改了新生儿窒息的诊断标准，即必须同时具备以下 4 条：①生后严重代谢性酸中毒（脐动脉血 pH 值<7）；②Apgar 评分 0～3 分持续>5 分钟；③有神经系统症状如惊厥、昏迷及肌张力低下等；④有多器官损害，并明确指出低 Apgar 评分并不等同于窒息，如将 Apgar 评分作为诊断窒息的唯一标准，则是对 Apgar 评分的误解和滥用，经典儿科专著 Nelson Textbook of Pediatrics（第 17 版）也将上述指标作为新生儿窒息的诊断标准。结合我国国情考虑，以上诊断标准太过严格，不适合在我国推广。

2. **我国新生儿窒息诊断的专家共识**　为与国际接轨，提出一个符合我国国情且确实可行的新生儿窒息诊断标准，2015 年中华医学会围产医学分会新生儿复苏学组组织相关专家讨论并提出了“关于我国新生儿窒息诊断的几点专家共识”。

（1）Apgar 评分的应用：Apgar 评分在国际上已用了半个世纪，目前我国也还在应用，尽管有不少问题和缺陷，但仍不失为新生儿出生时最便捷、实用的初步评估方法，但是要注意如下问题：①由于 Apgar 评分的缺陷，单纯用 Apgar 评分诊断新生儿窒息有一定局限性，不能将 Apgar 评分作为诊断窒息的唯一标准；②Apgar 评分可作为评价窒息严重程度和复苏效果的部分手段，但不能完全指导复苏，因为它不能决定何时应开始复苏，也不能为复苏过程提供决策。复苏程序要按照新生儿复苏指南流程图的要求进行，因为复苏措施是改变 Apgar 评分的要素，因此在评分时应用的复苏措施也应同时记录。建议在产房内复苏后填写 Apgar 评分的辅助表格（表 10-1-2）。

表 10-1-2　Apgar 评分

孕龄______周

体征	0 分	1 分	2 分	1 分钟	5 分钟	10 分钟	15 分钟	20 分钟
肤色	发绀或苍白	四肢发绀	全身红润					
心率	无	<100 次/min	>100 次/min					
呼吸	无	微弱、不规则	良好、哭					
肌张力	松软	有些弯曲	动作灵活					
对刺激反应	无反应	反应及哭声弱	哭声响，反应灵敏					
	总分							
备注		复苏						
		时间		1 分钟	5 分钟	10 分钟	15 分钟	20 分钟
		给氧						
		PPV/nCPAP						
		气管插管						
		胸外按压						
		肾上腺素						

注：PPV. 正压通气；nCPAP. 鼻塞持续气道正压通气。

（2）脐动脉血气分析：如上所述，Apgar 评分灵敏度较高而特异度较低，脐动脉血气分析（pH 值和碱剩余）特异度较高而灵敏度较低，两者结合可增加准确性，因此建议在二级及以上或有条件的医院，对出生后怀疑有窒息的新生儿，常规做脐动脉血 pH 值检查，Apgar 评分要结合脐动脉血 pH 值结果作出窒息的诊断。单纯 Apgar 评分低但 pH 值正常，不能诊断新生儿窒息，可诊断“低 Apgar 评分”。在无条件做动脉血气分析的医院，仅 Apgar 评分异常，也可称为“低 Apgar 评分”。但考虑到目前国际、国内的疾病诊断编码现状，“低 Apgar 评分”目前仍可列入新生儿窒息的诊断。

关于脐动脉血气诊断窒息的标准值，国内外都做了不少研究，国外将脐动脉血 pH 值<7.0 作为新生儿窒息不良预后的最高危因素。窒息缺氧新生儿需心肺复苏者若脐血 pH 值<7.0，83.3% 预后不良；若脐血 pH 值>7.0，10.8% 预后不良，诊断新生儿窒息的灵敏度为 88%，特异度为 92%，阳性预测值为 89%。2008—2009 年，我国新生儿脐血血气指标研究协作组组织多家医院进行脐动脉血气指标诊断新生儿窒息的多中心临床研究，结论认为，新生儿窒息的脐动脉血 pH 值临床校正值分布范围为 7.00～7.20，碱剩余分布范围为-18～-10mmol/L，诊断新生儿窒息的血气指标可在上述范围内灵活掌握；pH 值<7.15 诊断新生儿窒息的灵敏度、特异度分别为 96.1% 及 69.9%，而 pH 值<7.0 为 49.1% 及 99.9%。碱剩余<-12mmol/L 的诊断灵敏度、特异度分别为 91.4% 及 74.8%，而碱剩余<-16mmol/L 分别为 54.0% 及 89.6%，显然 pH 值<7.0 及碱剩余<-16mmol/L 的特异度更好。

（3）国际新生儿窒息的诊断标准：国际上应用必须同时具备前述 4 条诊断标准，对于目前我国的情况来说太过苛刻，全部符合此 4 项标准者，实际属于重度窒息并已发生 HIE。如严格按此 4 条诊断，会造成部分漏诊，故结合目前国情在我国尚不能推广。

3. 我国新生儿窒息的诊断方案　中华医学会围产医学分会新生儿复苏学组组织相关专家讨论，提出关于结合 Apgar 评分及脐动脉血气 pH 值诊断新生儿窒息的具体方案如下。

（1）单独 Apgar 评分：仅有 Apgar 评分异常，而未做脐动脉血气分析的窒息患儿诊断，可称为“低 Apgar 评分”。考虑到目前国际、国内的疾病诊断编码现状，对于“低 Apgar 评分”的病例，Apgar 评分≤3 分列入严重（severe，ICD-9 code 768.5/ICD-10 code 21.0）新生儿窒息诊断；3 分<Apgar 评分<7 分列入轻或中度（mild or moderate ICU-9 code 768.6/ICD-10 code 21.1）新生儿窒息诊断。由于“低 Apgar 评分”并未取得相关的国内外编码，故建议在具体实行过程中，具体病例的诊断包括病历封面仍应该采用轻或重度窒息，以避免病例诊断和统计的困难。“低 Apgar 评分”在做临床流行病学和比较研究时可以应用，以方便国际交流和科研论文发表。

（2）Apgar 评分+脐动脉血气分析：新生儿生后仍行 Apgar 评分，在二级及以上或有条件的医院生后应即刻做脐动脉血气分析，要结合 Apgar 评分和血气结果作出窒息的诊断。①轻度窒息：1 分钟或 5 分钟 Apgar 评分≤7 分，动脉血 pH 值<7.2；②重度窒息：1 分钟 Apgar 评分≤3 分或 5 分钟 Apgar 评分≤5 分，伴脐动脉血 pH 值<7.0。

（3）围产期缺氧病史：应重视围产期缺氧病史，尤其强调胎儿窘迫及胎心率异常，在有条件的医院常规定时做胎心监护，呈现不同程度胎心减慢时，可变减速、晚期减速、胎心变异消失等，可作为新生儿窒息的辅助诊断标准，尤其对于没有条件做脐动脉血气分析的单位。

（杨传忠　朱小瑜）

第二节　新生儿复苏

目前在全球包括我国新生儿窒息仍是新生儿死亡和智力伤残的主要原因之一。除了提高分娩监护技术、严密观察产程、及早发现胎儿窘迫、适时终止妊娠外，推广应用并娴熟掌握正确有效的新生儿复苏技术是预防生后 HIE 同时减少死亡的关键和最后防线。1987 年美国儿科学会和美国心脏协会建立新生儿复苏项目后制定了新生儿复苏指南，并在循证医学的基础上每 5 年修改一次；中国新生儿复苏项目专家组于 2005 年制定了中国新生儿复苏指南，并结合中国国情不断丰富及完善，历经 2007 年、2011 年、2016 年和 2021 年 4 次修订。本节参照国内外最新指南，介绍目前最新的复苏理论和技术。

一、复苏准备

1. 医务人员的配备　人员配备和分工如下：①每次分娩时至少有 1 名能够实施初步复苏并启动正压通气的医护人员在场，其职责是照料新生儿；②如有围产期高危因素，则需多名医护人员在场，组建合格、熟练掌握复苏技术的团队，要明确组长和成员分工；③多胎分娩的每名新生儿都应由专人负责。

2. 器械和用品的准备　产房内应备有整个复苏过程所必需的、功能良好的全部器械。预计新生儿高危时，应将器械打开备用。常用的器械和用品如下：①吸引器械：吸引球囊、吸引器和管道、吸管（5F、6F、8F、10F 或 12F）、胃管（8F）、胎粪吸引管；②正压人工通气器械：新生儿复苏气囊（气流充气式或自动充气式气囊，常用自动充气式气囊）或 T-组合复苏器、不同型号的面罩（最好边缘有软垫）、配有压力表和导管的氧源，有条件者准备脉搏血氧饱和度仪、空氧混合仪；③气管内插管器械：带直镜片的喉镜（0 号，早产儿用；1 号，足月儿用）、喉镜的备用灯泡和电池、不同型号的气管导管、金属芯、剪刀、气管导管的胶带或固定装置、酒精棉球，有条件者准备喉罩气道；④其他：辐射保暖台或其他保暖设备、温暖的毛巾、肩垫、氧气导管、无菌手套、时钟、听诊器（最好是新生儿专用的）、胶布等。

3. 药品和给药的准备　肾上腺素（浓度 1∶1 000，用前配制成 1∶10 000）；等渗晶体液（生理盐水或乳酸林格液），注射用水，脐静脉插管用品［消毒手套、解剖刀或剪刀、消毒溶液、脐带胶布、脐静脉导管（3.5F、5F）、三通管］；注射器（1ml、3ml、5ml、10ml），针头。

二、复苏方案

目前新生儿窒息采用的复苏方案为“ABCD”方案：A(airway)为建立通畅的气道；B(breathing)为建立呼吸，进行正压人工通气；C(circulation)为进行胸外心脏按压，维持循环；D(drug)为药物治疗。

临床经验表明，约90%的新生儿可以毫无困难地完成子宫内到子宫外环境的过渡，需要少许帮助或者根本无须帮助就能开始自主且规则的呼吸；约有10%的新生儿在出生时需要一些帮助才能开始呼吸；约有1%需要使用各种复苏措施才能存活。

图10-2-1的倒三角形复苏步骤显示了复苏步骤和需要复苏的新生儿之间的关系。上部是所有新生儿都需要的步骤，而下部的是少数新生儿需要的步骤。在整个复苏过程中，评估-决策-措施的基本程序不断重复(图10-2-2)。

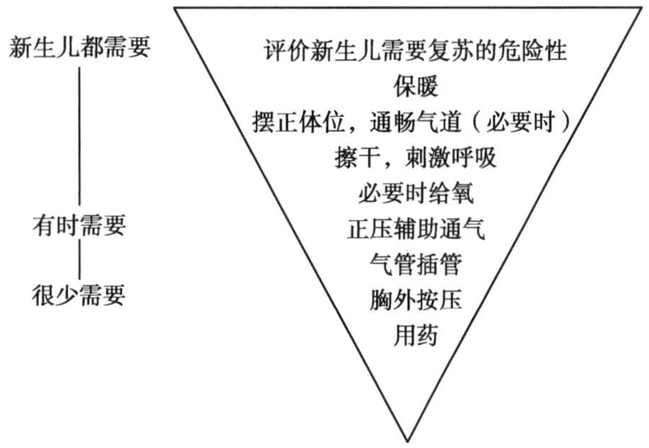

图10-2-1 复苏步骤(倒三角形)

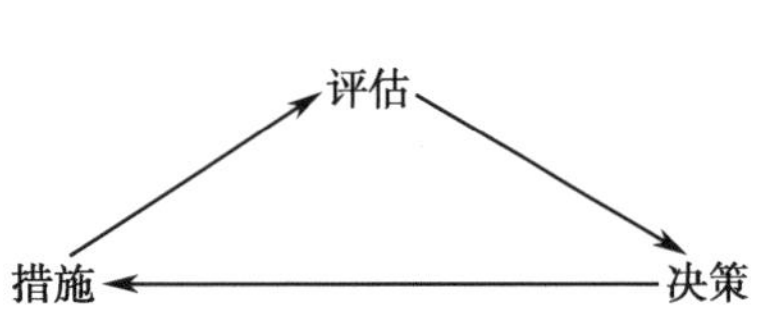

图10-2-2 复苏程序

评估主要基于3个体征—呼吸、心率和血氧饱和度。通过评估这3个体征中的每一项来确定每一步骤是否有效，其中心率对于决定是否进入下一步最重要的体征。

2021年中国新生儿复苏项目专家组制定了中国新生儿复苏流程图(图10-2-3)。

三、复苏的实施

1. **快速评估** 对每个出生的新生儿，出生后立即用几秒的时间快速评估以下4项指标：①足月吗？②羊水清吗？③肌张力好吗？④哭声或呼吸好吗？如4项均为“是”，应快速彻底擦干，和母亲皮肤接触，进行常规护理；如以上任何一项为否，则进入复苏流程，开始初步复苏；如羊水有胎粪污染，则对新生儿进行活力评估，决定是否需要气管插管吸引胎粪。

2. **初步复苏** 包括保暖、体位、吸引、羊水胎粪污染时的处理、擦干和刺激等措施。

(1)保暖：产房温度保持在24~26℃。提前预热辐射保暖台，对于足月儿，辐射保暖台温度设置为32~34℃，或腹部体表温度36.5℃；早产儿根据其中性温度设置。所有新生儿均需擦干头部，用预热毛巾包裹新生儿放在辐射保暖台上。复苏胎龄<32周和/或出生体重<1 500g的早产儿时，可将其头部以下躯体和四肢放在清洁的塑料袋内，或盖以塑料薄膜置于辐射保暖台上，摆好体位后继续初步复苏的其他步骤。新生儿体温(腋温)应维持在36.5~37.5℃，但也应避免处在高温环境中，防止引发呼吸抑制。

(2)体位：置新生儿头部轻度仰伸位，维持鼻吸气位。

(3)吸引：不建议常规进行口鼻咽部及气道吸引，以免增加心动过缓和呼吸抑制的风险。如新生儿气道分泌物量多且呼吸不畅，可用吸球或吸管(12F或14F)先口咽后鼻腔进行清理。应限制吸管的深度和吸引时间(<10秒)，吸引器的负压不超过100mmHg(13.3kPa)，过度用力吸引可导致喉痉挛，刺激迷走神经引起心动过缓，并可延迟自主呼吸出现。

(4)羊水胎粪污染时的处理：国际新生儿复苏指南不再推荐羊水胎粪污染时常规气管内吸引胎粪(无论有无活力)，但对于正压通气时存在气道梗阻的新生儿，气管插管清理胎粪可能有益。根据我国国情和实践经验，新生儿复苏项目专家组推荐(图10-2-4)，当羊水胎粪污染时，仍首先评估新生儿有无活力。有活力时，继续初步复苏；无活力时，应在20秒内完成气管插管及用胎粪吸引管吸引胎粪。如不具备气管插管条件而新生儿无活力时，应快速清理口鼻后立即使用面罩气囊正压通气。

(5)擦干和刺激：快速彻底擦干新生儿头部、躯干和四肢，拿走湿毛巾。彻底擦干，一方面是防止热量丢失，另一方面也可以刺激新生儿诱发自主呼吸。如仍无呼吸，用手轻拍或手指弹患儿的足底或摩擦背部2次以诱发自主呼吸。如以上操作无效，表明新生儿处于继发性呼吸暂停，需要正压通气。

(6)评估呼吸和心率：初步复苏后，应观察新生儿呼吸状况和评估心率。心前区听诊心率是首选方

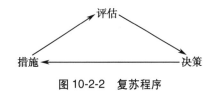

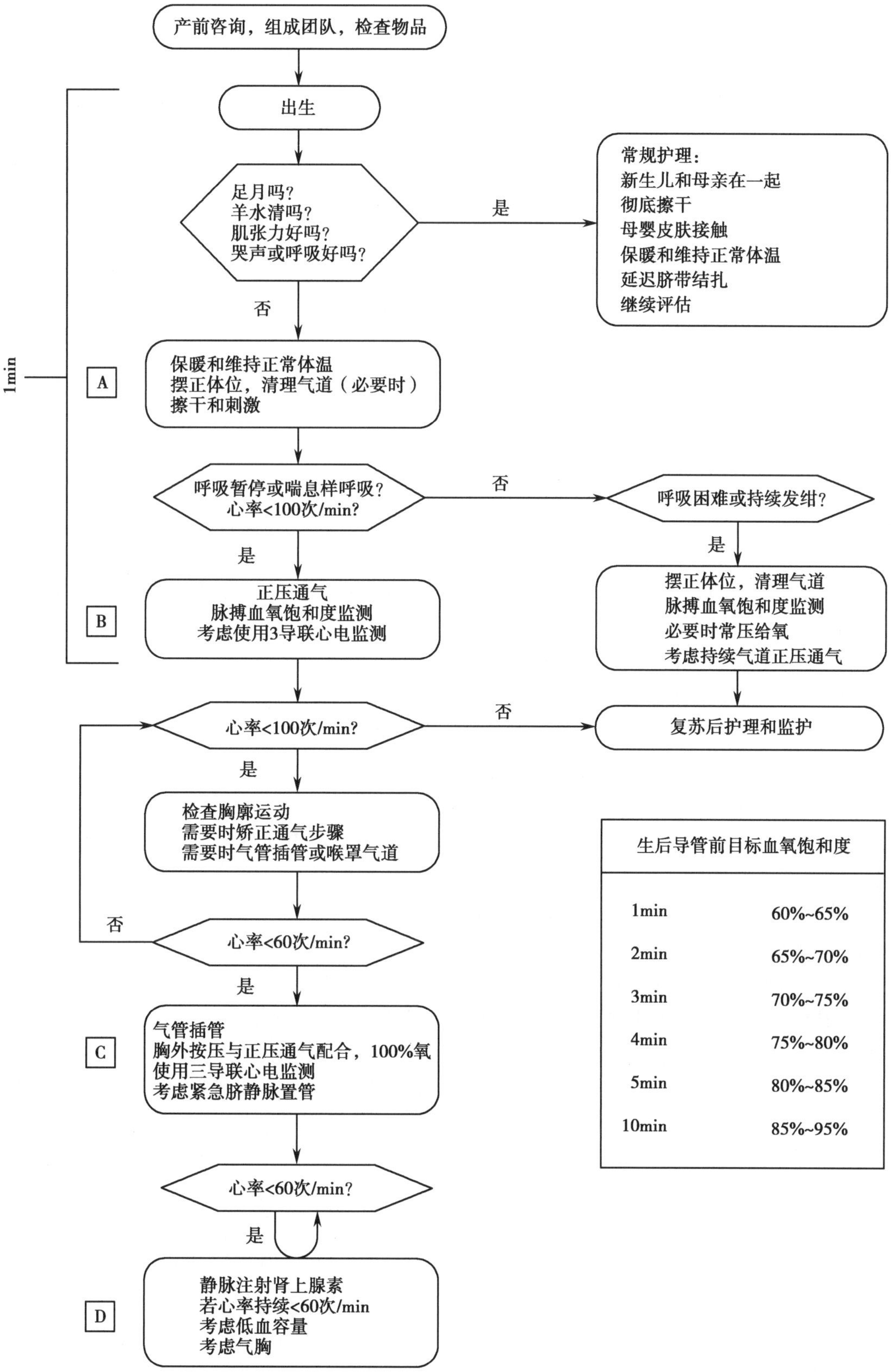

图 10-2-3　中国新生儿复苏流程图(2021 年)

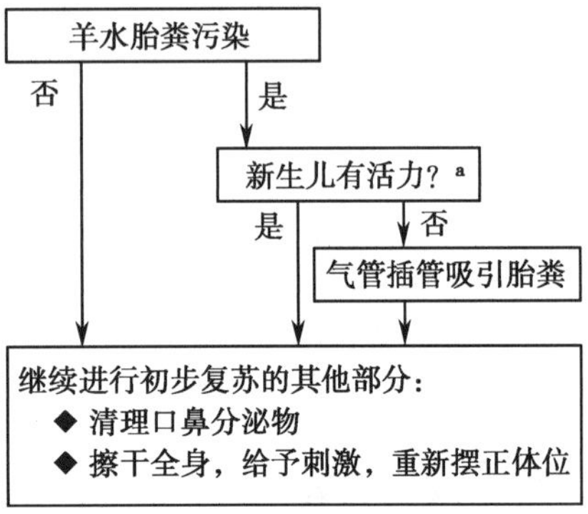

图 10-2-4　羊水胎粪污染新生儿的处理

[a]无活力指肌张力低、无呼吸或喘息样呼吸、心率<100 次/min 3 项中具备 1 项。

法，计数心率 6 秒乘以 10 即为每分钟心率。

四、正压通气

建立充分有效的通气是新生儿复苏成功的关键，通气指征和方法如下。

1. **指征**　需要正压通气的指征：①呼吸暂停或喘息样呼吸；②心率<100 次/min。对有以上指征者，要求在“黄金”1 分钟内实施有效的正压通气。如果新生儿有自主呼吸，心率>100 次/min，但存在呼吸困难或持续发绀，应清理气道，监测脉搏血氧饱和度，可常压给氧或 CPAP。经上述处理，血氧饱和度仍不能达到目标值者，应考虑正压通气。有自主呼吸的早产儿，出生后如需即刻呼吸支持，应给予 CPAP 而不是气管插管正压通气。

2. **方法**　包括面罩气囊和 T-组合复苏器加压给氧。实施加压通气时，应调节通气压力、频率和用氧浓度，并评估通气效果。

（1）压力：通常情况下，PIP 为 $20\sim25cmH_2O$（$1cmH_2O=0.098kPa$）；对于少数病情严重新生儿，可用 2~3 次 $30cmH_2O$ 的压力通气；对需要正压通气的新生儿，最好同时提供 PEEP。

（2）频率和吸气时间：正压通气频率通常为 40~60 次/min。用“吸-2-3”的节律大声计数以保持正确的速率。无论是足月儿还是早产儿，正压通气的吸气时间≤1 秒，因采用持续性肺膨胀策略有潜在危害，故不推荐早产儿正压通气时增加吸气时间。

（3）用氧：推荐县及县以上医疗单位在产房添置空氧混合仪、空气压缩器及脉搏血氧饱和度仪。无论是足月儿或早产儿，正压通气均要在脉搏血氧饱和度仪的监测指导下进行。由于使用纯氧与死亡风险增高有关，故不建议使用；足月儿和胎龄≥35 周的早产儿开始用空气进行复苏，早产儿开始给 21%～40% 浓度的氧，根据血氧饱和度使用空氧混合仪调整给氧浓度，使氧饱和度达到目标值（图 10-2-3）；胸外按压时给氧浓度要提高到 100%。脉搏血氧饱和度仪的传感器应放在新生儿动脉导管前位置（右上肢、手腕或手掌中间的表面）。在传感器与仪器连接前，先将传感器与婴儿连接，有助于最迅速地获得婴儿指标。

在我国，有一些基层医院没有配备脉搏血氧饱和度仪或空氧混合仪，或两者皆无。如果没有以上两种仪器，利用自动充气式气囊复苏时，有 4 种氧浓度可用：自动充气式气囊不连接氧源，氧浓度为 21%（空气）；连接氧源，不加储氧器，可获得浓度约 40% 的氧；连接氧源，加储氧器可获得浓度 100%（袋状）或 90%（管状）的氧。

（4）评估心率：对进行复苏的新生儿，可触摸新生儿的脐带搏动或用听诊器听诊新生儿的心跳，计数 6 秒钟，乘 10 即得出每分钟心率的快速估计值。脉搏血氧饱和度仪用于新生儿复苏，可以测量心率和血氧饱和度。为了更快速、准确和持续地评估心率，近年来美国新生儿复苏指南推荐应用三导联心电图测量心率，考虑到我国国情，笔者建议有条件的单位可以试用，并总结经验。

（5）判断通气的有效性：正压通气开始后，即刻连接脉搏血氧饱和度仪和/或三导联心电监测，并观察胸廓是否起伏。有效的正压通气表现为胸廓起伏良好，心率迅速增快。

（6）矫正通气步骤：如未达到有效通气，需做矫正通气步骤。首先，检查面罩和面部之间是否密闭；其次，调整头位为鼻吸气位，清除分泌物，使新生儿的口张开以保持气道通畅；最后，适当增加通气压力。矫正通气若无效，心率仍<100 次/min，则需气管插管或使用喉罩气道。

（7）评估及处理：经 30 秒有效正压通气后评估新生儿心率，根据不同情形进行处理。①心率≥100 次/min 时，逐渐降低正压通气的压力和频率，同时观察自主呼吸是否良好；如心率持续保持 100 次/min 以上，自主呼吸好，则逐渐停止正压通气；如脉搏血氧饱和度未达到目标值，可常压给氧。②心率在 60～99 次/min，再次评估通气的有效性，必要时再做矫正通气步骤，可考虑气管插管正压通气。③心率<60 次/min，再次评估通气的有效性，必要时再做矫正通气步骤，给予气管插管，增加氧浓度至 100%，连接三导联心电监测，开始胸外按压。

（8）其他：持续（>2 分钟）面罩气囊正压通气可引起胃部充盈，需经口插入 8F 胃管，用注射器抽出胃内气体，并保持胃管处于开放状态。

3. **复苏装置**　正压人工呼吸复苏装置包括自动充气式气囊、气流充气式气囊和T-组合复苏器等。

（1）自动充气式气囊：临床上最常用，容量为250ml（图10-2-5）。在无压缩气源的情况下，可自动充气，如不挤压，一直处于膨胀状态，它的PIP取决于挤压气囊的力量。其结构有如下特点：①氧与空气混合气体的出口为单向，有单向阀门，加压、吸气时打开，呼气时关闭，故不能作常压给氧用。②储氧器功用：不用储氧器，供40%氧；用密闭式储氧器，供100%氧；管状储氧器，供90%氧。③安全装置：减压阀，当压力>3.43kPa（35cmH_2O）时，阀门被顶开，防止过高的压力进入肺。

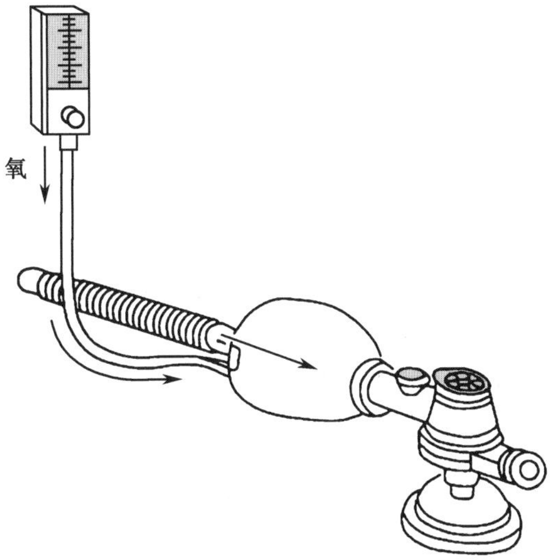

图10-2-5　自动充气式气囊

（2）气流充气式气囊：又称麻醉气囊，靠压缩气源产生的气流充盈，不用时处于塌陷状态，当气源将气体压入气囊，且面罩紧贴面部时气囊才能充盈（图10-2-6）。PIP由进入气体的流速、气流控制阀的调节和挤压气囊的力量决定。可提供PEEP，PEEP由一个可调节的气流控制阀控制。可进行常压给氧。

（3）T-组合复苏器（T-piece）：为一种由气流控制、有压力限制的机械装置，能提供恒定的PIP及PEEP，维持功能残气量，有助于提高早产儿复苏效率和安全性，推荐医疗机构使用（图10-2-7）。T-组合复苏器使用前需连接压缩气源，采用空氧混合仪调节氧浓度。需预先设定PIP 20~25cmH_2O、PEEP 5cmH_2O，维持最大气道压在40cmH_2O左右。主要用于足月儿和早产儿正压通气。使用时需接上压缩气源，气体由T-组合复苏器的新生儿气体出口经一个管道输送到新生儿端，与面罩或气管导管相连。操作者用拇指或示

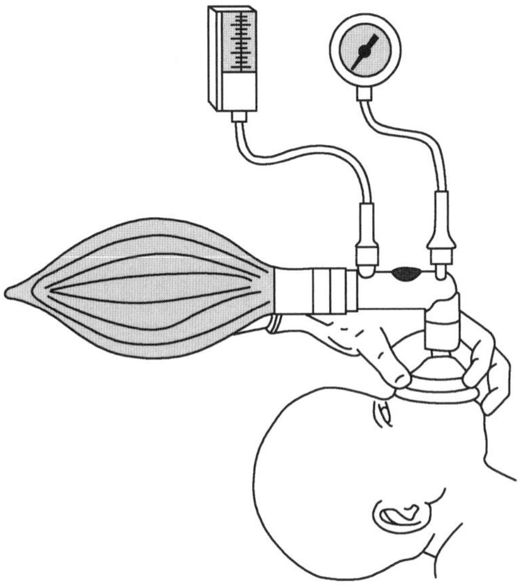

图10-2-6　气流充气式气囊

指关闭或打开T形管的开口，控制呼吸频率及吸气时间，使气体直接进入新生儿气道。由于提供恒定一致的PEEP和PIP，维持功能残气量，更适合早产儿复苏时正压通气的需要。本装置容易操作，使用灵活，压力输出稳定，操作者不易疲劳。

4. **面罩**　面罩有不同的形状、大小，可以用不同的材料制成。面罩分为2种形状，圆形和解剖形。面罩有不同的大小，适于足月儿或早产儿。新生儿面罩的选择取决于是否适合新生儿的面部，面罩边缘应能覆盖下颌的尖端、口和鼻，但勿覆盖眼睛，应使面罩与新生儿的面部形成密封。面罩的周围可有或无缓冲垫，缓冲垫可使面罩与婴儿面部的形状一致，更容易形成密封，并减少对新生儿面部的损伤。面罩过大可损伤眼睛，且密封不好；过小不能覆盖口和鼻，且可堵塞鼻孔。

五、胸外按压

1. **胸外按压的指征**　30秒有效正压通气后，心率持续<60次/min，应在继续正压通气的同时开始胸外按压。为保证正压通气有效进行，在胸外按压前应气管插管正压通气，给氧浓度提高到100%，并进行脉搏血氧饱和度和三导联心电图监测，必要时可考虑脐静脉置管。

2. **胸外按压的方法**　胸外按压有两种手法：①拇指法，双手拇指端压胸骨，根据新生儿体型不同，按压时双手拇指重叠或并列，双手环抱胸廓支撑背部，放松时拇指不应离开胸壁。由于拇指法能产生更高的血压和冠状动脉灌注压，操作者不易疲劳，加之采用气管插管正压通气后，拇指法可以在床头进行，不影

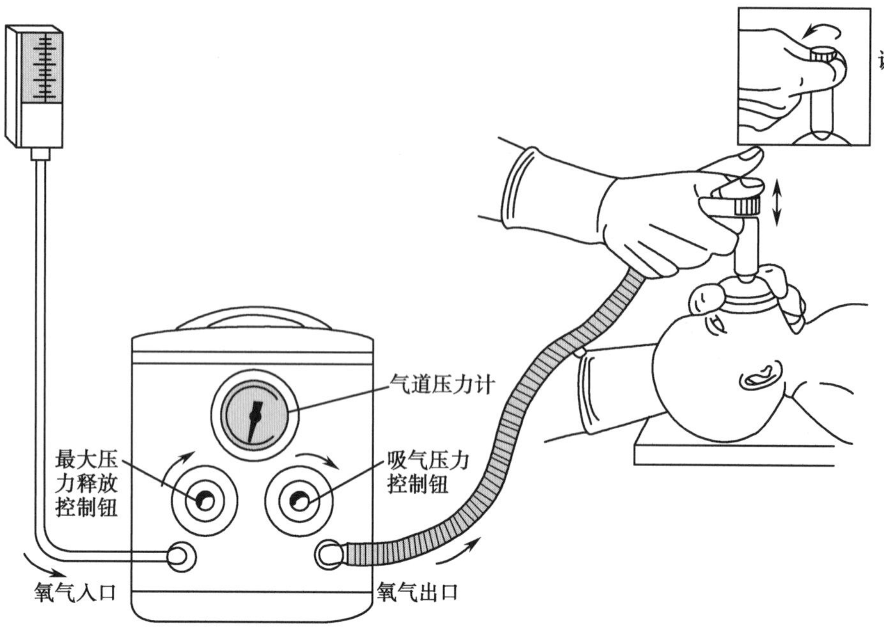

图 10-2-7　T-组合复苏器

响在脐部做脐静脉插管，因此为常用方法。②双指法，右手示、中两个手指尖放在胸骨上进行按压，左手支撑背部。

3. **胸外按压的位置和深度**　胸外按压的位置为胸骨下1/3（两乳头连线中点下方），避开剑突，避免直接对剑突用力，按压深度为胸廓前后径的1/3，按压时间稍短于放松时间，使心脏输出量达到最大。摆好手与手指的位置后，要用足够的力量使胸骨下陷，约为前后胸直径的1/3，然后放松使心脏充盈。胸外按压时，拇指或其他手指的指尖在按压和放松的过程中，应始终不离开胸骨的压迫区；两次压迫之间，拇指或其他手指不得离开胸部。

4. **胸外按压与呼吸的配合**　由于通气障碍是新生儿窒息的主要原因，胸外按压务必与正压通气同时进行。胸外按压要两人合作完成，一人进行正压通气，一人做胸外按压。胸外按压要与呼吸很好地配合，在按压放松的时候要保证胸廓能很好地扩张。胸外按压与正压通气的比例应为3∶1，即每2秒有3次胸外按压和1次正压通气，达到每分钟约120个动作。按压60秒后评估心率，如心率>60次/min，停止胸外按压继续人工通气，如心率仍<60次/min，加用肾上腺素。

5. **胸外按压时心率的评估**　研究表明，胸外按压开始后60秒新生儿的自主循环可能才得以恢复，因此应在建立了协调的胸外按压和正压通气60秒后再评估心率：①如心率≥60次/min，停止胸外按压，以40～60次/min的频率继续正压通气；②如心率<60次/min，检查正压通气和胸外按压操作是否正确，以及是否给予了100%氧；③如通气和按压操作皆正确，做紧急脐静脉置管，给予肾上腺素。在评估心率时，尽量避免中断胸外按压，因为按压停止后，冠状动脉灌注减少，将延迟心脏功能的恢复。为便于脐静脉置管操作，胸外按压者可移位至新生儿头侧继续胸外按压。

六、气管插管

1. **气管插管的指征**　气管插管的指征如下：①新生儿羊水胎粪污染且无活力时需气管插管吸引胎粪；②面罩气囊正压通气无效（不能充分改善临床症状，无良好的胸廓起伏）或需长时间正压通气；③需胸外按压（此时应气管插管，有利于正压通气和胸外按压更好的配合，使每次正压通气取得最大效率）；④经气管插管注入药物（肾上腺素、肺表面活性物质）；⑤特殊复苏情形，如先天性膈疝等，禁用面罩而用气管插管，以防气体进入胃肠道，妨碍肺扩张。

2. **插管准备和实施**　新生儿气管插管所需的器械和用品应放置在一起，在产房、手术室、新生儿室和急救室随时备用。常用的气管导管为不带套囊、不透射线且有刻度标识的直管。如使用金属导丝，其前端不可超过管端。

（1）选择喉镜：足月儿使用的喉镜镜片型号为1号，早产儿为0号。

（2）选择气管导管型号：根据体重或胎龄选择合适型号（导管内径）的气管导管（表10-2-1）。

表 10-2-1　气管导管型号(内径)

新生儿体重/g	胎龄/周	导管内径/mm
<1 000	<28	2.5
1 000~2 000	28~34	3.0
2 000~3 000	34~38	3.5
>3 000	>38	3.5~4.0

(3) 确定气管插管深度:①公式法:按体重计算管端至口唇的长度(cm),可按出生体重(kg)+(5.5~6.0)cm 计算(表 10-2-2);②胎龄和体重法(表 10-2-3)。

表 10-2-2　气管导管的插入深度(公式法)

新生儿体重/kg	管端至口唇的长度/cm
1	6~7
2	7~8
3	8~9
4	9~10

表 10-2-3　气管导管的插入深度(胎龄和体重法)

胎龄/周	新生儿体重/g	插入深度/cm
23~24	500~600	5.5
25~26	700~800	6.0
27~29	900~1 000	6.5
30~32	1 100~1 400	7.0
33~34	1 500~1 800	7.5
35~37	1 900~2 400	8.0
38~40	2 500~3 100	8.5
41~43	3 200~4 200	9.0

(4) 气管插管的步骤:①操作者左手持握喉镜。②保持新生儿的头部呈“鼻吸气”位置(整个过程中,应常压给氧)。③喉镜应沿着舌面右侧滑入,将舌推至口腔左侧,推进镜片直至尖端到达会厌软骨谷。④轻轻提起镜片,提升整个镜片而非镜片尖端。⑤寻找解剖标记(必要时吸引分泌物改善视野),声带看起来像反向的字母“V”(图 10-2-8)。⑥如声门关闭,等待其开放;插入气管导管管端直至声带线到达声门水平;撤出喉镜时,将导管紧贴患儿上腭;如有金属芯,握住导管,将金属芯从管中撤出。以上步骤需要在 30 秒内快速完成;如无法暴露声门并在 30 秒内插入导管,则撤出喉镜,用气囊面罩给新生儿做正压人工呼吸使新生儿稳定,然后重试。

(5) 气管插管位置的判断:下列指征可提示插管成功(插管位置正确和正压通气有效):①心率迅速增加,脉搏血氧饱和度上升,皮肤颜色明显变红(最重要);②每次呼吸时胸廓对称扩张,双肺呼吸音一致,而无胃部扩张和胃区无声音;③呼气时,管内壁有雾气凝结;④CO_2 检测器可确定呼出 CO_2 的存在;⑤胸部 X 线片显示导管管端在锁骨或稍下水平。

3. **喉罩气道(laryngeal mask airway,LMA)**　是一个用于正压人工通气的气道替代装置,由一个带有边圈(喉罩)可充气扩张的软椭圆形喉罩与弯曲的气道导管连接而成(图 10-2-9)。弯曲的喉罩越过舌产生比面罩更好的气道密闭效果和更有效的双肺通气。随机对照研究发现,当气囊面罩人工通气不成功时,应用喉罩气道与气管内插管无明显区别;但需吸引胎粪污染的羊水、胸外按压、极低出生体重儿或需要气管内给药时,需应用气管内插管而不应用喉罩气道。

(1) 喉罩气道的适应证:①多应用于体重≥2 000g 的新生儿;②新生儿存在口、唇、舌、上腭和颈部的先天性畸形,面罩气囊难以形成良好的气道密闭

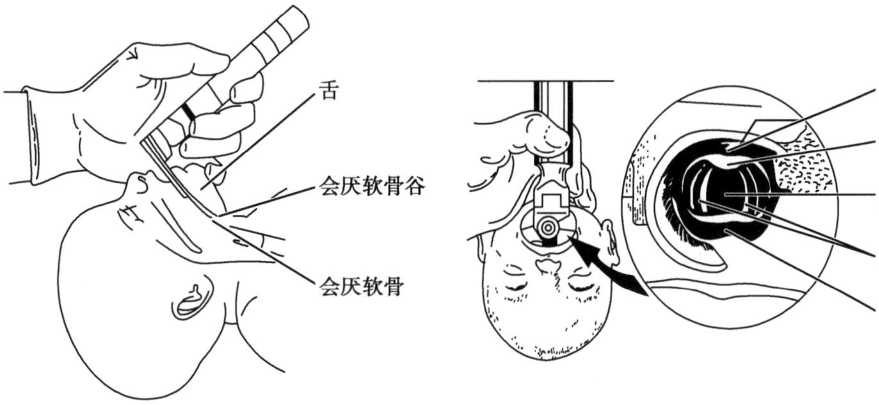

图 10-2-8　识别声门的解剖标记

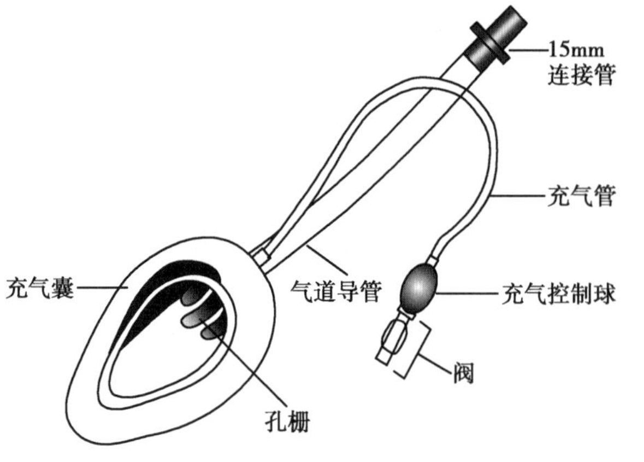

图 10-2-9　喉罩气道

性,或使用喉镜观察喉部有困难或不可能;③面罩气囊正压通气无效及气管插管不可能或不成功。

(2) 喉罩气道的使用方法:一般采用“盲插”法,即操作者用示指将喉罩罩体开口向前插入新生儿口腔,并沿硬腭滑入至不能推进为止,使喉罩气囊环置于声门上方。当喉罩完全插入时,打气(2~4ml 空气)使边圈扩张,使喉罩覆盖声门,用低压封堵住食管。喉罩气道导管可直接连接复苏气囊或 T-组合复苏器进行正压通气,压力通过气道导管传送到喉罩,进入到新生儿的气管。

七、复 苏 给 药

新生儿复苏时,很少需要用药。应该强调的是,新生儿心动过缓通常是由于肺部通气不足或严重缺氧所致,纠正心动过缓最重要的步骤是充分有效的正压通气。

1. **肾上腺素**　有效的正压通气和胸外按压 60 秒后,心率持续仍低于 60 次/min,需考虑应用肾上腺素。肾上腺素需稀释成 1∶10 000,静脉用量为 0.1~0.3ml/kg,气管内用量为 0.5~1.0ml/kg,必要时 3~5 分钟重复 1 次。首选脐静脉给药;如脐静脉插管操作尚未完成或没有条件做脐静脉插管时,可在气管内快速注入,气管内给药后要快速挤压气囊几次,确保药物迅速进入体内;如果在血管通路建立之前给予气管内肾上腺素无反应,则一旦建立静脉通路,不需要考虑间隔时间,即刻静脉给予肾上腺素;若需重复给药,则应选择静脉途径,静脉给药后用 1~2ml 生理盐水冲管;骨髓腔内也是给药途径之一。

2. **扩容剂**　推荐生理盐水。根据病史和体格检查,对疑有失血、低血容量或休克(表现为皮肤苍白、毛细血管再充盈时间延长>3 秒、心音低钝和大动脉搏动微弱)的新生儿,尽管给予了正压通气、胸外按压和肾上腺素,但心率仍然<60 次/min 时,应使用生理盐水扩容,首次剂量为 10ml/kg,经脐静脉或骨髓腔内 5~10 分钟缓慢推入,必要时可重复使用。值得提醒的是,不推荐采用外周静脉进行扩容治疗;如无低血容量表现或急性失血史,不常规扩容。

3. **其他药物**　分娩现场新生儿复苏时一般不推荐使用碳酸氢钠或纳洛酮。

4. **脐静脉插管**　脐静脉是静脉注射的最佳途径,用于注射肾上腺素和扩容剂。

(1) 置管指征:当新生儿需要正压通气及胸外按压,预期使用肾上腺素或扩容时,复苏团队中的 1 名成员应放置 3.5F 或 5F 的不透射线的脐静脉导管,为给药做准备,而其他人员继续进行正压通气和胸外按压。

(2) 置管方法:常规消毒铺巾,沿脐根部用粗线打一个松结,如断脐后出血过多,可将此结拉紧。在夹钳下离脐根部约 2cm 处用手术刀切断脐带,可在 11 点、12 点位置看到大而壁薄的脐静脉。脐静脉导管连接三通和 5ml 注射器,充以生理盐水,导管插入脐静脉,导管尖端深入脐根部以下 2~4cm,抽吸有回血即可,避免将空气推入脐静脉。早产儿插入脐静脉导管要稍浅,插入过深时高渗透性药物和影响血管的药物可能直接损伤肝脏。

(杨传忠　肖昕)

第三节　新生儿复苏后管理

新生儿窒息是引起新生儿死亡和影响儿童生存质量的主要因素,是导致新生儿死亡、脑性瘫痪和智力低下的主要原因之一。近年来,我国国家卫生健康委员会在全国启动了新生儿窒息复苏培训项目,大力推广新生儿窒息复苏技术,成效显著。但是,新生儿窒息复苏后管理还存在许多不足,应引起足够的重视。接受过重大复苏的新生儿曾处在严重应激状态,可能有多器官损害的危险,这些损害不会立即表现出来,而是在生长发育过程中逐渐显现。因此,不要期望已成功复苏的新生儿就是健康的,可以像对待普通新生儿一样对待他们,而是需要通过产科、儿科的努力,降低我国新生儿窒息复苏的伤残率,提高患儿生存质量。

一、新生儿窒息不良预后的高危因素

目前已有多篇文献报道指出,在窒息复苏后短时间内能早期判断患儿的不良预后。

Nelson Essentials of Pediatrics 指出,15%~20% 的

重度 HIE 患儿在新生儿早期死亡,存活者中 25%~30%遗留不可逆的脑损害,如智力低下、脑性瘫痪和癫痫等。窒息导致不良预后的高危因素依次是:①酸中毒(pH 值<7.0);②Apgar 评分 0~3 分并持续 5 分钟以上;③出现神经系统损害症状,如惊厥、昏迷和肌张力低等;④多器官(心、肺、肾等)功能损害。

1. **提示 HIE 患儿可能预后不良的因素** 早期鉴别中、重度 HIE 患儿可能预后不良的因素:①可导致胎儿窘迫的明确异常产科病史(如胎心率异常等);②出生时有重度窒息,即 1 分钟 Apgar 评分≤3 分,且持续时间长;③产房复苏时,需采用气管插管、胸外按压复苏和/或应用肾上腺素;④出生时脐动脉血气 pH 值<7.00 和/或 BE>-16mmol/L;⑤早期神经系统检查异常和/或振幅整合脑电图(aEEG)异常。

2. **识别严重胎儿窘迫和生后窒息新生儿的标志** Pedman 指出,以下标志提示严重胎儿窘迫且生后窒息新生儿存在极高的脑损害风险。①产程中的病理征象:产程中出现胎心率异常和羊水胎粪污染,或胎心监护有频繁的晚期减速或胎心率变异消失,常提示严重的心脑缺氧,而大部分羊水胎粪污染新生儿并不会发展为中、重度 HIE;②Apgar 评分:持续低 Apgar 评分(5 分钟、10 分钟、20 分钟)会增加窒息病死率和 HIE 发生率,其中 5 分钟低 Apgar 评分加其他异常指标(如病理性胎儿酸中毒、复苏需气管插管等),提示有明显的产时损害;③心肺复苏:在产房需要心肺复苏,合并严重胎儿酸中毒时,明显增加预后不良的危险性,如脐动脉血 pH 值<7.0 发生预后不良的可能性为 83.3%,而 pH 值>7.0 时仅为 10.8%。以上指标有助于及时鉴别重度窒息及中、重度 HIE,早期给予合理干预措施可改善预后。因此,必须进一步推广窒息新生儿生后脐血血气分析(重点关注 pH 值、BE 等指标)和生后正确的 Apgar 评分,并开展 aEEG 床旁监测。

二、新生儿窒息复苏后监测及多器官损害的评估

复苏后发生并发症的可能性与复苏的时间和程度呈正比,如有些复苏后的新生儿会自主呼吸,而另一些还需要辅助通气。因此,新生儿窒息复苏后需密切监护,并对重要器官功能进行评估。

1. **窒息新生儿复苏后监护** 复苏后的新生儿可能有多器官损害的危险并仍有再恶化的可能,一旦足够的通气和循环建立,应给予密切监护和护理。窒息新生儿出生后,立即收集脐血或采血检查 pH 值及 BE,有助于评估窒息的程度。接受过重大复苏的新生儿,应在可提供继续监护的环境中照料,加强温度管理,做好保暖,体温维持在 36.5℃的中性温度,保持呼吸道通畅,适当限制入量和控制脑水肿,密切 HCT、血糖、血电解质和血气分析,以便早期发现并发症。

2. **窒息新生儿血糖监测** 围产期窒息期间,无氧代谢的葡萄糖消耗比有氧情况下明显增加,尽管最初儿茶酚胺分泌会导致血糖升高,但储存的葡萄糖(肝糖原)将很快耗尽,最终发生低血糖。低血糖可以加重新生儿窒息引起的脑损伤,因此,窒息新生儿维持血糖在正常偏高水平、防止低血糖发生非常重要。窒息后新生儿低血糖的干预标准:无论胎龄,血糖低于 2.6mmol/L(47mg/dl)为临床需要补糖处理的界限值。

3. **窒息新生儿重要器官功能评估** 新生儿窒息可以引起多脏器损害,如脑损害(HIE)、心肌损害、肺损害、肾损害、胃肠道损害、肝损害等,要及时对脑、心、肺、肾及胃肠等器官功能进行监测,早期发现异常并适当干预。*Nelson Essentials of Pediatrics* 中新生儿窒息导致多器官损害的诊断标准:①中枢神经系统:HIE、脑梗死、颅内出血、惊厥、脑水肿、低肌张力、高肌张力等;②心血管系统:心肌缺血、心肌收缩力差、心源性休克、三尖瓣功能不全、低血压和 PPHN 等;③肺脏:肺出血、ARDS;④肾和肾上腺:急性肾小管或肾皮质坏死、肾上腺出血等;⑤胃肠道:黏膜糜烂并出血、穿孔、溃疡等;⑥代谢:抗利尿激素分泌异常、低钠血症、低血糖症、低钙血症、肌红蛋白尿症等;⑦皮肤:硬肿、皮下脂肪坏死等;⑧血液:凝血功能异常、弥散性血管内凝血等。窒息复苏后多器官功能损害需早期发现、及时治疗,以减少窒息的死亡率和伤残率。各器官损害分为轻-中度及重度两类(表 10-3-1),此种分度方法有助于及早检出重度病例并早期行干预治疗,改善预后,可作为临床参考。

三、脑、心脏损害的早期识别

1. **窒息复苏后心脏损害** Martin-Ancel 等将围产期窒息多器官损害分为轻、重两度。Ranjit 将心肌损害分为缺氧性心肌损害和短暂心肌缺血。心电图对诊断短暂心肌缺血有重要价值,表现为 T 波倒置和异常 Q 波。实际上,短暂心肌缺血是缺氧性心肌损害的重型,即心肌梗死。窒息后心肌缺血包括短暂的三尖瓣反流、二尖瓣反流和短暂心肌缺血。有文献报道,部分窒息缺氧心肌损害死亡患儿的心脏组织有类似心肌梗死的病理改变。

表 10-3-1 多器官功能损害分度

脏器损害	轻-中度	重度
脑损害	HIE 轻-中度	重度 HIE 影像:广泛低密度,甚至有新生儿颅内出血梗死、脑室周围软化等表现
肺损害	Ⅰ型呼吸衰竭	Ⅱ型呼吸衰竭、肺出血等,需人工呼吸器治疗
肾损害	尿量少或正常、BUN>5.36mmol/L、尿蛋白(+~++)、$β_2$-M、NAG、GAL 轻度↑	尿量<1ml/(kg·h)、BUN>7.14mmol/L、Cr>110μmol/L、尿 NAG 明显升高或符合肾衰竭
心损害	心律失常,ST-T 改变,心肌酶(CK、CK-MB)↑	心力衰竭、心动过缓、心搏骤停、心源性休克、持续肺动脉高压等
胃肠损害	胃滞留、腹胀、反复呕吐,X 线呈胃扩张等	胃肠出血、新生儿坏死性小肠结肠炎等

注:BUN. 尿素氮;$β_2$-M. $β_2$-微球蛋白;NAG. *N*-乙酰-β-D-氨基葡萄糖苷酶;GAL. β-半乳糖苷酶;CK. 肌酸激酶;CK-MB. 肌酸激酶同工酶;Cr. 肌酐。

目前,尚无新生儿窒息心肌损害诊断标准,通过临床实践,曹绪梅和虞人杰于 2005 年提出初步诊断依据:①有明显窒息及围产期缺氧病史;②出现心音低钝、心动过缓、循环不良(面色、肤色苍白,指端发绀,毛细血管再充盈时间>3 秒等)或心力衰竭等临床表现;③严重心律失常或心搏骤停等;④心电图有 ST-T 改变且持续 2~3 天以上;⑤血清肌酸激酶同工酶或肌钙蛋白升高。诊断需具备缺氧病史、异常临床表现 2 项加心电图和/或酶学异常。值得提醒的是,应防止仅凭心肌酶异常增高而过度诊断心肌损害。

2. **窒息复苏后脑损害** 诊断 HIE 需有严格指征,2006 年国内第 3 次修订了 HIE 的诊断常规,提出临床表现是诊断 HIE 的主要依据,同时需具备以下 4 项方可确诊。①明确的可导致胎儿窘迫的异常产科病史,以及严重的胎儿窘迫表现如胎心率<100 次/min 并持续 5 分钟以上,和/或羊水Ⅲ度污染。②出生时存在重度窒息,即 1 分钟 Apgar 评分≤3 分,且 5 分钟时仍≤5 分;和/或出生时脐动脉血气 pH 值≤7.00。③出生后不久出现神经系统症状并持续 24 小时以上,如意识改变、肌张力改变、原始反射异常,严重时可有惊厥、脑干症状等。④排除电解质紊乱、颅内出血和产伤等原因引起的抽搐,以及宫内感染、遗传代谢性疾病和其他先天性疾病引起的脑损伤。国外的 HIE 诊断标准更加明了、精确,具体如下:①出生时脐动脉血 pH 值<7;②Apgar 评分 0~3 分持续>5 分钟;③有神经系统症状如惊厥、昏迷、低肌张力;④1 个或多个脏器功能障碍。满足上述 4 项时可确诊 HIE,并足以引起神经系统后遗症。无论国内还是国外,诊断 HIE 均需要严格的指征,并注意鉴别诊断。在诊断 HIE 时需避免误区,并注意几个问题,尤其是无论足月儿还是早产儿,如无围产期缺氧病史(特别是严重胎儿窘迫)或生后窒息史,生后几天内无临床神经系统症状且影像扫描在 3~4 周复查时也无特殊神经病理类型的改变,仅凭早期 CT 低密度改变不能轻易诊断 HIE,更不是脑性瘫痪的诊断依据。HIE 发病的主要环节是第 2 次能量衰竭的发生,尤其是迟发性能量衰竭,后者可启动一系列生化级联反应"瀑布"式发生,加重神经元死亡。两次能量衰竭间期即为治疗的"时间窗",是神经保护措施成功的最佳时期。动物模型为 6~15 小时,新生儿为 6 小时。在动物和临床研究中,亚低温治疗(时间窗为生后 6 小时内)已证明可有效降低病死率及减少 18 月龄时中、重度神经障碍的发生。

(杨传忠 朱小瑜)

第四节 新生儿窒息多器官系统损害

1989 年 Perlmans 首次报道新生儿窒息多器官损害后,引起各国学者的关注。随着对窒息多器官损害认识的提高和重视,窒息多器官损害的研究成为窒息领域的重要课题之一。目前,国内外尚无新生儿窒息多器官损害的多中心研究,更无公认的诊断标准、常规或指南。2016 年全国新生儿窒息多器官损害临床诊断多中心研究协作组制定了新生儿窒息多器官损害的临床诊断标准。

一、新生儿窒息多器官损害的发生率和原因

1. **发生率** 由于国内外各医院的诊断标准、监护条件、监测指标等不同,报道的新生儿窒息多器官损

害发生率不一(表 10-4-1)。中国多中心研究对窒息的诊断标准:①轻度窒息:1 分钟 Apgar 评分≤7 分,或 5 分钟≤7 分,且出生时脐动脉血 pH 值<7.2;②重度窒息:1 分钟 Apgar 评分<3 分,5 分钟<5 分,结合生后脐动脉血 pH 值<7 或 BE 负值增大至-14~-16mmol/L。结果显示,重度窒息的多器官损害发生率明显高于轻度窒息;重度窒息所致器官损害发生率前三位分别是脑损害、心损害、肺损害。

表 10-4-1 各器官损害发生率

单位:%

研究者(研究时间)	例数	脑损害	肺损害	肾损害	心损害	胃肠损害	肝损害
虞人杰(1990—1996 年)	147	65.5	37.4	42.9	33.3	5.4	-
朴梅花(1999—2003 年)	183	63.9	60.7	19.7	27.3	24.0	-
Perlman(1989 年)	35	57	23	40	46	-	-
Martin(1990—1992 年)	72	72	26	42	29	29	-
Hankins(2003 年)	46	100	-	72	78	-	80
中国多中心研究(2016 年)							
轻度窒息	371	45.8	24.0	26.7	21.6	12.4	5.4
重度窒息	116	92.9	52.6	36.2	61.2	22.4	15.5

2. **原因** 窒息缺氧(胎儿窘迫及生后窒息)是多器官损害的根本原因。窒息缺氧早期,通过潜水反射(血流灌注重新分布)保证心、脑的血流灌注,而减少肺、肾和胃肠等器官血流以致功能受损。

二、新生儿窒息的病理生理改变

1. **窒息缺氧** 窒息的本质是缺氧,是各器官损害的病理生理基础。窒息早期由于潜水反射的存在,机体发生体内血液重新分布,目的是保证心、脑等重要脏器血供。虽然此时可出现呼吸暂停,但心血管系统功能仍保持完整,尚可维持心率、血压正常,有足够的心排血量,心、脑血流灌注得以维持,一般不会产生严重的心、脑损害。随着窒息发展为重度窒息,缺氧、酸中毒加重(pH 值<7),心肌缺氧,导致心功能障碍,心肌收缩力减弱,心排血量下降,出现心率减慢血压下降,心、脑血流灌注减低,就会引起心、脑严重损害,并出现肺动脉高压和持续胎儿循环。由于体内血流重新分布,非重要脏器如肾、肺、胃肠等在窒息早期就存在血流减少易发生器官损害。

2. **新生儿窒息时血流动力学改变** 采用彩色超声诊断仪对新生儿窒息全身性多脏器血流动力学变化分析发现,①窒息新生儿脑、肾、肾上腺、肝、胃肠道等各脏器血液灌注量均减少;②心功能障碍是缺氧缺血性心肌损伤的结果,急性窒息性心功能障碍表现为舒张功能首先受累,而收缩功能障碍则右心室重于左心室,可能与肺循环阻力增高有关;③肺动脉压力和阻力增高,通过肺动脉瓣超声心动图测得的右心室射血前期/右心室射血时间比值(RPEP/RVET)可较准确地反映受检者的肺动脉舒张压(pulmonary artery diastolic pressure,PADP)和肺动脉阻力(pulmonary arteriolar resistance,PAR),正常新生儿 RPEP/RVET 比值为 0.26 ± 0.04(<0.30),窒息新生儿为 0.44 ± 0.07($P<0.01$);④低氧血症是新生儿窒息各脏器损伤的病理基础,且低氧血症的程度与各脏器血流减慢的程度呈高度正相关($R=0.93\sim0.98$,$P<0.01$)。因此,血流动力学紊乱是新生儿窒息各脏器损伤的主要原因。2006 年 Perlman 描述了产程缺氧胎盘血流阻断可导致多器官功能受累(图 10-4-1),因此要重视窒息缺氧后多器官损害的临床监测和干预。

三、新生儿窒息的病理解剖变化

1. **脑** 足月儿为选择性神经元坏死,皮质及皮质下白质坏死,脑梗死、基底核大理石样改变及以蛛网膜下腔出血(subarachnoid hemorrhage,SAH)和脑实质出血为主的颅内出血;早产儿以脑室周围白质软化(PVL)及室管膜下-脑室内出血(SEH-IVH)为主,出血类型与胎龄相关,如<34 周的早产儿:①多发生侧脑室旁室管膜下出血(生发层部位),可发展为 SEH-IVH;②PVL 易发展为孔洞脑。>34 周的早产儿及足月儿:①皮质及皮质下白质坏死、液化发展为多囊、层状孔洞脑;②边缘区(分水岭)脑梗死,多在大脑前、中动脉及大脑中、后动脉交界末梢部位;③基底核改变,病理

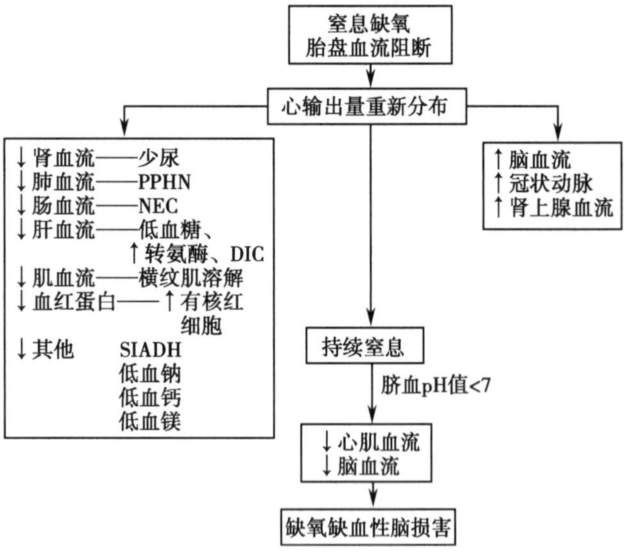

图 10-4-1 窒息多器官损害与缺氧缺血性脑损害

上呈现大理石样纹状体，为过度髓鞘化或脱髓鞘变化，可发展为锥体外系脑瘫；④合并颅内出血，以蛛网膜下腔出血多见。

2. **心** 轻度表现为心肌充血，伴心肌细胞内空泡形成、横纹消失及心包淤血；重度为心肌细胞坏死，尤其是心内膜下及乳头肌心肌细胞坏死、心内膜下出血及坏死，心脏肥大，显著心包积液及心肌出血。

3. **肾** 轻度为充血、间质或小灶出血；重度为急性肾小管坏死，大量实质出血及髓质坏死。

4. **肺** 轻度为小灶出血、胸膜瘀点；重度为大量胎粪吸入，肺炎，显著肺实质出血，血性胸腔积液>10ml，肺动脉异常。

四、新生儿窒息多器官损害诊断标准

全国新生儿窒息多器官损害临床诊断多中心研究协作组，经过科研协作、3 次论坛研讨总结，于 2016 年制定了新生儿多器官损害诊断标准。

1. 有明确的围产期窒息及缺氧病史

（1）围产期孕母存在窒息高危因素。

（2）明确的围产期缺氧和胎儿窘迫史：①产时有滞产、母亲使用麻醉剂、羊水胎粪污染、脐带绕颈、脐带脱垂和胎盘早剥等；②胎心监护提示胎儿窘迫，如胎心率>160 次/min 或<100 次/min，晚期减速、变异消失和持续胎心异常等；③重度胎儿窘迫表现，胎心率减慢、胎心变异消失和反复晚期减速，心、脑缺氧表现。

（3）新生儿窒息：呈现呼吸抑制+出生时脐动脉血 pH 值及 Apgar 评分改变。①轻度窒息：1 分钟 Apgar 评分≤7 分或 5 分钟≤7 分，且出生时脐动脉血 pH 值<7.2；②重度窒息：1 分钟 Apgar 评分≤3 分和/或 5 分钟≤5 分，且出生时脐动脉血 pH 值≤7.0。

2. **新生儿窒息多器官损害** 诊断标准为窒息新生儿凡 2 个或以上器官损害则为窒息多器官损害。

（1）脑损害：需符合新生儿 HIE、颅内出血或颅内压增高的诊断，建议在降颅内压前进行颅内压测定，需>90mmHg（1mmHg=0.098kPa）或头颅 B 超观察有脑水肿。

HIE 诊断主要依据临床表现，但需影像学检查（头颅 B 超、CT 或 MRI）证实并需要动态观察。需符合中华医学会儿科学分会新生儿学组修订的 HIE 诊断标准及分度。影像学诊断应与临床特征及 HIE 的神经病理类型相结合，以免诊断扩大化；如无临床表现，仅头颅 CT 有局灶性低密度灶，不能轻易诊断脑损害。推荐使用新生儿 aEEG 在生后早期（2~6 小时）进行连续监测，结合临床表现可辅助诊断 HIE 并进行临床分度，已证实其对诊断评估有较好的特异度和阳性预测值，且可成为 HIE 亚低温治疗的适应证。

（2）肺损害：指征包括：①呼吸衰竭 Ⅰ 型（临床表现及血气分析结果符合）；②需要呼吸支持，如无创和有创正压通气；③PPHN；④肺出血；⑤新生儿窒息合并急性肺损伤及急性呼吸窘迫综合征。

具备以上 1 条就可诊断，但需胸部 X 线片、血气分析及超声证实。凡无呼吸衰竭的肺炎、MAS 及 RDS 等肺疾病不能列为肺损害。

（3）心脏损害：①临床特征：心率减慢（≤100 次/min）、心音低钝；烦躁哭闹、发绀，呈现心力衰竭表现；循环不良，如面色苍白、指端发绀、毛细血管再充盈时间（前胸）>3 秒；严重心律失常和/或心搏骤停。②心电图改变：Ⅱ或 V_5 导联有 ST-T 改变且持续>2~3 天。③心肌酶：血清肌酸激酶同工酶>40U/L 或心脏肌钙蛋白 T≥0.1ng/ml。④超声心动图（推荐）：显示新生儿右心扩大，三尖瓣反流并有左心室壁运动异常，心脏射血分数常减少、心包积液、心肌收缩力降低、心排血量减少及肺动脉压力增高；或采用多普勒组织成像（推荐）显示窒息后 24 小时内二尖瓣收缩期峰值速度、舒张晚期峰值速度和室间隔峰值速度均降低。

满足第 1 条中至少 1 项，加上第 2~4 条之一可诊断心脏损害；无临床表现而仅有 1 项心肌酶（肌酸激酶同工酶）增高，不可诊断。

（4）肾损害：①尿量：临床有少尿、无尿，尿量<1ml/（kg·h）持续 24~48 小时。②血 BUN 及 Cr 测定：BUN>7.14mmol/L，Cr>100μmol/L。③血、尿 β_2-微球蛋白（β_2-MG）测定：血 β_2-MG 升高提示肾小球滤过率下降，尿 β_2-MG 升高表明肾小管重吸收功能障

碍;尿 β_2-MG 检测是公认的能早期反映肾功能改变的灵敏指标。④肾血流检测:使用多普勒超声肾血流检测在新生儿生后第 1 天观察左右肾动脉主干收缩期峰值血流情况,窒息缺氧主要表现为血流灌注阻力增大,血流速度减慢,从而使血流灌注量减少。

凡符合①、②、③或④均可诊断肾损害。因尿 N-乙酰-β-D-氨基葡萄糖苷酶、β-半乳糖苷酶及视黄醇结合蛋白灵敏度高,本诊断标准未采用,需结合尿少才能诊断肾损害,以免过度诊断。

(5) 胃肠道损害:①喂养不耐受和胃滞留;②腹胀、呕吐咖啡样物、便血、肠鸣音减弱或完全消失;③X 线片呈现肠胀气、肠段僵硬、间隙增厚、肠壁积气、肠梗阻或穿孔等。

只满足第 1 条不可诊断胃肠道损害,满足第 2、3 条中任意 1 条可诊断。

(6) 肝损害:生后 1 周内血清谷丙转氨酶 > 80U/L。

五、多器官损害的监测和处理

窒息多器官损害的发生率和病死率较高,且与永久性神经系统后遗症相关,对重症胎儿窘迫及生后窒息需要严密的监护。首先要了解临床特点、明确诊断及确定轻度或重度,重度窒息者及早干预对稳定病情和改善预后非常重要。

1. **保持中性温度和内环境稳定**　根据新生儿的不同胎龄和体重,调整暖箱温度,采取肠内、外营养,以保证足够热量,维持新生儿中心温度。合理给氧,维持机体各器官正常血流灌注,监测患儿血气、血糖、血电解质和尿量等,纠正酸中毒和水电解质紊乱,保持内环境稳定。

2. **监测生命体征变化并及时处理**　密切监测心率、呼吸、血压、颅内压、氧饱和度、心电图、aEEG 及胸腹 X 线片等变化。注意皮肤颜色、脉搏强弱、周围循环、毛细血管再充盈时间、呼吸节律、意识、肌张力、原始反射、前囟张力、瞳孔反应、惊厥等改变。对于脑水肿和颅内压增加者,可用小剂量 20% 甘露醇[1.25~2.5ml/(kg·次),每 6~8 小时 1 次]和呋塞米(1~2mg/kg,静脉维持滴注)处理;血压下降伴心率减慢者,首选多巴胺 10μg/(kg·min)静脉滴注,增加心肌收缩力和改善肾血流;血压持续降低者,可逐渐增加多巴胺至 20μg/(kg·min),或多巴酚丁胺 10~15μg/(kg·min)与多巴胺合用,静脉输注。

3. **正确判断器官功能损害**　结合围产期缺氧病史、临床特征及相应器官损害的实验室检查和影像资料作出多器官损害的诊断。

六、新生儿窒息复苏后管理的热点问题

1. **亚低温治疗**　亚低温治疗已在重症窒息合并脑损害的应用研究中取得了疗效。邵肖梅等的多中心随机对照试验(RCT)纳入了 194 例 HIE 新生儿(亚低温组 100 例,对照组 94 例),随访 18 个月,两组病死率分别为 20% 和 29%,严重伤残率分别为 14% 和 28%。2007 年 Jacobs 在荟萃分析中评价了 8 个 RCT 包括 638 例产时窒息合并中重度 HIE 给予治疗性亚低温的患儿,结果显示 18 个月时主要预后(神经发育障碍合并症)的差异有统计学意义,且临床病死率有明显的降低。2011 年美国复苏指南已将亚低温作为复苏后疑诊中、重度 HIE 新生儿生后 6 小时的常规治疗。

2. **低血糖性脑损害**　由于交感神经兴奋,分娩过程中母亲和胎儿血糖通常会升高;新生儿生后,高血糖症随着缺氧加重,继之出现低血糖。因此,经复苏后的新生儿应定时监测并维持血糖在 60~80mg/dl,防止低血糖脑病的发生。早产儿出生时如发生重度窒息,人们往往会更加关注缺氧缺血造成的脑损害而忽略了低血糖性脑损伤,这一点应引起高度重视。Alkalay 通过检索 Medline,统计了 1963—2005 年新生儿低血糖脑损害 89 例,表现为惊厥、智力运动发育落后、视力障碍、小头畸形及影像学异常,其中 95% 的新生儿血糖低于 25mg/dl(1.4mmol/L)。Per 等对 60 例新生儿低血糖的研究发现血糖低于 2.2mmol/L 时脑损伤的发生率显著增高,影像学表现为脑室旁白质软化、顶枕叶皮层萎缩及多囊脑软化等;EEG 呈现顶枕、颞枕或颞叶起源的痫样放电、高峰失律及慢棘综合波等表现。毛健等报告的 16 例低血糖脑损害新生儿的血糖均低于 1.7mmol/L,所有新生儿均出现惊厥,88% 有肌张力降低,63% 嗜睡,19% 激惹,69% 呼吸异常。MRI 多为局部(顶枕叶)皮质信号变化,EEG 明显异常者 MRI 表现为广泛区域的信号异常。Burno 等报告与新生儿症状性低血糖相关的脑损伤模式,较先前所描述的更多样,不仅局限于脑顶枕部,还包括脑白质异常、脑皮质异常、脑白质出血、丘脑基底核病变和大脑中动脉梗死等。与低血糖严重程度和持续时间相比,早期 MRI 发现对于预测神经发育预后更有意义。

3. **新生儿窒息与脑瘫的关系**　西方国家近 40 年来脑瘫的发生率基本保持在 1.5‰~3‰,国内尚缺乏相关的流行病学调查资料。据 Remie 等的研究,脑瘫

各种表现中以痉挛性四肢瘫和运动障碍型脑瘫与缺氧缺血之间的因果关联最强,可有认知障碍。2008 年 Graham 等一篇大样本荟萃分析统计脑瘫的发生率为 2.5%,其中与 HIE 有关者占 14.5%,仅重度和中度 HIE 中的一部分可引起脑瘫。结果提示围产期窒息虽是脑瘫的重要原因之一,但绝大部分脑瘫并非围产期窒息所引起的。因此,临床上必须做鉴别诊断,以免扩大诊断,引起不必要的医疗纠纷。

Perlman 认为与产时窒息相关的脑瘫应具备以下几点:①有产程缺氧病史,严重胎儿窘迫如胎心率减慢伴持续晚期或可变减速、心动过缓、子宫破裂、胎盘早剥或大量的胎-母输血等;②分娩时新生儿抑制和酸中毒,脐血或新生儿生后 pH 值<7;③Apgar 评分 10 分钟或更长时间<3 分;④进展为中-重度 HIE,是产时缺氧缺血损害发展为脑瘫必定要经过的途径;⑤早期有多器官损害的证据;⑥与急性脑损害一致的急性神经影像异常。

美国妇产科学会(ACOG)和美国儿科学会(AAP)于 2003 年制订的与脑瘫相关的急性产时缺氧的标准,其中必须标准(所有 4 条都必须满足):①脐动脉血 pH 值<7.0 及 BE>-12mmol/L;②出生>34 周的新生儿早期呈现重或中度 HIE;③痉挛性四肢瘫或运动障碍型脑瘫;④排除其他病因如产伤、凝血病、感染及遗传病。辅助标准:①有发生在临产前或产时的缺氧病史;②突然出现的持续胎儿心动过缓;或存在持续、晚期或可变减速时突然缺乏胎儿心率变异,通常发生在胎心正常的胎儿缺氧后;③Apgar 评分 0~3 分超过 5 分钟;④出生后 72 小时内开始的多器官损害;⑤早期影像学检查显示急性非局灶性脑异常的证据。

4. 复苏过程中及复苏后的早产儿通气策略 早产儿抗氧化防御能力弱,为了保护早产儿,在复苏过程中或复苏后应采取合适的氧疗模式和通气策略,如 FiO_2 需根据心率或氧饱和度来调整。恒定的 21% 氧或 100% 氧对早产儿复苏并非是好的选择。2019 年欧洲新生儿 RDS 防治指南针对于早产儿复苏用氧的问题,提出应依据胎龄进行选择,胎龄<32 周的早产儿,FiO_2 一般从 21%~30% 开始,每分钟调节 10% 直至达到目标氧饱和度,若持续心动过缓(<100 次/min),FiO_2 可增至 100%;不推荐初始复苏时给予高浓度氧(FiO_2>65%)。

早产儿通气时应给予 PEEP 或复苏后给予 CPAP,应用 PEEP 可对抗肺损伤并改善肺的顺应性和气体交换,PEEP 常用 $5cmH_2O$。绝大多数呼吸暂停早产儿最初的正压通气可用最大吸气压(PIP)20~$25cmH_2O$;如早产儿需迅速改善心率或未见胸廓起伏,则需更高的压力。国际新生儿复苏指南还推荐适合于新生儿复苏的 T-组合复苏器,是一种由气流控制和压力限制的机械装置,能提供恒定一致的 PEEP 及 PIP,维持功能残气量,更适合早产儿复苏时正压人工呼吸的需要。

对于早产儿复苏和 CPAP 等的应用,2019 年欧洲新生儿 RDS 防治指南推荐:①有自主呼吸的早产儿,面罩或鼻塞 CPAP 的初始压力至少为 $6cmH_2O$。②复苏时应使用空氧混合仪供氧:胎龄<28 周的极早产儿,复苏初始 FiO_2 从 30% 开始;胎龄 28~31 周的早产儿,可采用 21%~30% 的氧;32 周以上采用 21% 的氧。③对于面罩或鼻塞正压通气无效的早产儿可给予气管插管,需要气管插管的早产儿建议补充 PS。

在应用 PS 防治 RDS 方面,2019 年欧洲新生儿 RDS 防治指南提出以下建议:①应给予 RDS 患儿动物源性 PS。②当患儿需要气管插管时,PS 应通过气管插管连接的侧管给予。③对于正在实施无创通气(如 CPAP)具有自主呼吸的患儿,LISA 技术是使用 PS 的首选方式,前提是临床医生对此技术有经验。④对于有持续高氧需求的 RDS 患儿,若能排除其他问题,则应给予第 2 剂,个别给予第 3 剂 PS。

(杨传忠 朱小瑜)

第五节 新生儿产房急救

新生儿出生时,可能就存在宫内感染(败血症)、MAS、气漏、PPHN、失血、溶血、胎儿水肿、新生儿戒断综合征、新生儿红细胞增多症、新生儿产伤、严重先天性畸形等危重症,需要在产房紧急处理。

一、产房内新生儿常见重症及处理

1. 出生前感染性肺炎 感染性肺炎可由细菌和病毒引起。既可在子宫内,也可发生在出生过程与生后。由于细菌对新生儿的侵入经常发生在经阴道分娩,故细菌性肺炎可发生在任何母亲无症状或胎膜延迟破裂等情况。B 组无乳链球菌(GBS)是新生儿肺炎的主要病因,该菌为新生儿于子宫内或分娩时从母亲生殖道获得,导致约 1% 新生儿发生 B 组无乳链球菌败血症。值得注意的是,产前广泛应用阿莫西林预防宫内感染可引起耐药菌感染,为早期新生儿败血症重要的病原菌。

如何识别无症状新生儿败血症是早期诊断的关键。部分严重新生儿肺炎缺乏肺部症状,生后早期仅出现神经症状或抑制表现，因此须警惕其他表现，如体温不稳定、呼吸暂停等。胸部X线片可显示肺透光度强或弥漫颗粒影，类似RDS。对于这类患儿，在获得细菌培养+抗生素敏感试验结果之前，就应开始使用抗生素治疗。

2. MAS　严重MAS可并发呼吸衰竭及PPHN等危重状态，是分娩室内新生儿常见的危重症之一。MAS主要发生在足月儿，尤其是过期产儿，几乎未见34周胎龄以前的婴儿发生。胎粪污染羊水、胎粪黏稠、胎儿心率加快或宫内胎儿监护出现胎儿改变表现，均提示处于发生MAS的高危状态。MAS时，双肺的主要病理生理改变是胎粪导致气道梗阻。完全梗阻可导致肺不张；部分梗阻可引起“活瓣”现象，出现肺过度扩张，甚至引起气漏，包括气胸及纵隔气肿。胎粪进入肺内首先可引起化学性炎症，继而出现肺内感染。

根据我国国情和实践经验，新生儿复苏项目专家组对出生时羊水胎粪污染的处理作出了如下推荐：当羊水胎粪污染时，首先评估新生儿有无活力；如新生儿有活力，继续初步复苏；新生儿无活力时，应在20秒内完成气管插管及用胎粪吸引管吸引胎粪。若不具备气管插管条件而新生儿无活力时，应快速清理口鼻后立即开始正压通气。

新生儿如诊断为MAS和/或细菌性肺炎应进一步提供持续治疗。MAS可并发PPHN和细菌性新生儿肺炎、败血症，在应用抗生素的前提下，MAS患儿应用PS替代疗法可明显减少NO吸入或ECMO的应用（早期应用其疗效可更为明显）。

3. **肺气漏**　肺气漏是由气胸、弥漫性肺气肿、心肺周围积气及肺间质气肿等疾病构成的综合征。很多治疗手段和疾病可增加肺气漏的发病率，包括出生时过度复苏、RDS、胎粪吸入综合征和肺发育不良等。应用辅助通气治疗可增加气胸与肺气漏的发病率，但适度、温和的机械通气与PS应用已经使本病发生率有下降。对于量小的气胸，如新生儿状况稳定，可行胸部X线检查确定，注意气胸的部位，并与弥漫性肺气肿鉴别，后者一般不予以处理。当婴儿有原发肺疾病时，出现气胸可加重呼吸困难，并且经常需要立即处理，包括应用大型多孔胸导管穿刺引流。张力性气胸导致血流动力学恶化时，应立即胸腔穿刺抽气抢救生命。对于无肺疾病的婴儿，如气胸无临床表现或有轻度临床症状也可不需要特殊处理。

4. PPHN　指生后肺血管阻力持续性增高，肺动脉压超过体循环动脉压，使由胎儿型循环过渡至正常成人型循环发生障碍，而引起的心房和/或动脉导管水平血液的右向左分流，临床出现严重低氧血症等症状。

PPHN多见于足月儿或过期产儿，窒息和RDS早产儿也可见。某些患儿生后肺血管阻力仅短暂增加，当诱发因素去除后迅速下降。导致患儿的肺血管阻力持续增高的因素主要包括：①宫内慢性缺氧或围产期窒息；②肺实质性疾病，如RDS、MAS等；③肺发育不良（肺实质及肺血管发育不良）；④心功能不全，病因包括围产期窒息、代谢紊乱、宫内动脉导管关闭等；⑤肺炎或败血症时，由于细菌或病毒、内毒素等引起的心脏收缩功能抑制、肺微血管血栓、血液黏滞度增高、肺血管痉挛等。

患儿常有羊水胎粪污染的病史。生后除短期内有窘迫外，常表现正常；接着在生后12小时内可出现发绀、气急而无呼吸暂停、三凹征或呻吟。常可闻及三尖瓣反流的心脏杂音，但体循环血压正常。动脉血气分析显示严重低氧，二氧化碳分压相对正常。当有严重的动脉导管水平的右向左分流时，右上肢动脉血氧分压大于脐动脉或下肢动脉氧分压。约半数患儿胸部X线片示心脏增大。对于单纯特发性PPHN，X线片示肺野常清晰、血管影少；其他原因所致的PPHN则表现为相应的胸部X线特征（如MAS、RDS等）。心胸比例可稍增大，肺血流减少或正常；心电图可见右心室占优势，也可出现心肌缺血表现。超声多普勒检查可排除先天性心脏病的存在，并可进行一系列血流动力学评估，建议选用。

治疗主要包括以下方面：①保持患儿镇静；②纠正酸中毒及碱化血液；③药物维持体循环压力，降低肺动脉压力；④机械通气；⑤一氧化氮吸入（inhaled nitric oxide，iNO）；⑥iNO+高频通气治疗；⑦抑制PPHN肺血管结构变化的潜在疗法。

5. **新生儿产前失血**　新生儿产前失血主要由胎-胎输血、胎-母输血、胎儿-胎盘出血及产前的某些诊疗操作所致。产前急性失血可以引起失血性休克，慢性失血可引起新生儿贫血和宫内发育不良，严重者可致死亡，应及时治疗。

（1）胎-胎输血综合征（twin-twin transfusion syndrome，TTTS）：TTTS是双胎妊娠胎儿及新生儿在围产期死亡的重要原因，如不及时治疗，病死率高达50%～70%。TTTS解剖学基础是双胎胎盘间有血管吻合，虽有各自的胎盘循环，但吻合支之间仍有分流和短路。几乎所有单绒毛膜双胎都有这种吻合，但是否有血液通过吻合口分流，则取决于吻合口两侧的压力差。胎-

胎输血时，供血者发生贫血，受血者发生红细胞增多症，可分为急性型和慢性型。此外，还可发生活胎-死胎间输血，即当一个胎儿死亡后，活胎一侧的血通过胎盘吻合支流向死胎，由于吻合支的大小和压力差不同，存活胎儿的失血程度和速度也不同，活胎发生失血性贫血后，心率加快，往往被诊断为胎儿窘迫。

产前和产后的TTTS诊断：①分娩前做胎儿B超，可发现单绒毛膜双胎；双胎体重差≥20%，腹围差≥20mm，胎儿脐动脉超声多普勒可观察血流；可在B超指引下穿刺脐血管检查双胎间血红蛋白的差别。②新生儿出生后，供血儿胎盘苍白、水肿、萎缩，羊水过少；受血儿胎盘色红、充血；供血儿与受血儿血红蛋白水平相差≥50g/L。

（2）胎-母输血综合征（feto-maternal transfusion syndrome）：指胎儿红细胞由胎盘的绒毛间隙进入母体血液循环，引起胎儿不同程度的失血。脐动脉和绒毛间隙存在压力差，当胎盘绒毛发生病变（如损伤、糜烂等）时，引起滋养层组织和毛细血管的破坏，胎儿红细胞可通过胎盘直接到母血循环；某些妊娠期间的诊断、治疗操作也可损伤胎盘，如经腹羊膜穿刺可损伤胎盘引起出血，外倒转术、静脉注射催产素也可损伤胎盘，引起胎-母输血。

胎-母输血综合征可分急性和慢性两种，其临床表现随胎儿出血量及出血速度而不同：胎儿出血量少时可无任何症状；大量胎-母输血可导致胎儿贫血、发育受阻甚至胎死宫内，表现为胎动减少甚至消失、心律失常、心脏肥大、收缩力减弱或全身水肿，胎心监护可表现为心动过速、正弦曲线、晚期减速等，新生儿出生时可表现为贫血、低血容量性休克、心力衰竭等。特殊检查：①红细胞酸洗脱试验；②母血胎儿血红蛋白含量测定；③发生胎-母输血时，母亲血清甲胎蛋白（AFP）增高。

（3）胎儿-胎盘出血（fetal-placental hemorrhage，FPH）：指胎儿出血至胎盘，可引起新生儿贫血。主要发生在如下两种情况：①脐带绕颈。脐带绕颈时，脐动静脉受压，但脐静脉壁薄，受影响大，致使胎儿不易获得从脐静脉来的胎盘血，而脐动脉仍将胎儿的血回流入胎盘，故导致严重失血。②结扎脐带前如新生儿位置高于胎盘（此种情况多见于剖宫产），受重力影响，新生儿的血流向胎盘，造成新生儿失血。胎儿-胎盘出血严重时，可丢失新生儿血量的20%以上，此时患儿可出现皮肤黏膜苍白、血压下降等急性失血性休克的表现。

胎-胎输血者分娩前可用羊膜穿刺法抽取羊水减压，或通过胎盘镜用激光阻断胎盘间血管吻合支的血流，达到治疗的目的。新生儿分娩后如发现苍白、软弱、循环不良、低血压甚至失血性休克等表现时，应采取以下紧急措施：①尽快为新生儿建立通畅的呼吸道并给氧；②取血检查新生儿的血红蛋白、血型并交叉配血，做血气分析、胆红素检测、Coombs试验；③在输血的准备工作做好前，可先给血浆或生理盐水10ml/kg扩容；④输血是治疗新生儿产前出血的主要手段。

6. **重症胎儿水肿** 胎儿水肿是指胎儿或新生儿生后即发现的程度较重的全身性皮下水肿，常伴有胸膜腔、腹膜腔及心包积液。

（1）病因：分为免疫性和非免疫性因素。①免疫性因素：如母胎之间血型不合所致的同族免疫性溶血引起的胎儿水肿，其中以Rh溶血病最常见，还有Kell、Mn血型系统溶血病，ABO溶血病引起胎儿水肿者较少见。严重同族免疫性溶血病可导致流产、胎儿宫内死亡。新生儿出生时水肿程度一般较重，如不及时抢救处理，病死率极高。②非免疫性因素：纷繁复杂，如心血管疾病引发的心力衰竭或动静脉血流受阻，或血管疾病如动静脉畸形，血管或心腔压力增高等致胎儿水肿，约占胎儿水肿病因的24%～40%；血液系统疾病，其中以α-地中海贫血中的血红蛋白巴特（hemoglobin Bart）病导致严重胎儿水肿最为常见。

（2）诊断：胎儿水肿仅是一个临床症状，必须寻找其潜在的疾病，以利于诊断和治疗。应详细收集病史、家族史、妊娠分娩史，对孕期出现胎儿水肿的孕妇及胎儿进行监护和全面检查。由于引起胎儿水肿的病因很多，除常规的筛查外，应重点针对严重胎儿水肿进行监护和检查，主要的检查手段包括超声波检查、血液学和羊水检查、胎儿镜检查。

（3）治疗：包括产前处理和产后急救。胎儿水肿的病死率很高，随着产前诊断技术的进展和超声介入技术的发展，已经可以在产前了解胎儿水肿及一些病因，为处理提供了依据。对预后不良或出生后不能成活的胎儿水肿应考虑尽早终止妊娠；对病情较轻或预后较好并有产前治疗指征和条件者，可考虑进行宫内治疗或等待分娩后治疗。产前已做出诊断或疑似胎儿水肿的应转至三级医院或有条件的医院进行产后紧急处理，急救应从产房内开始，并迅速转至NICU进行处理。

7. **母亲用药对胎儿的影响** 孕妇在妊娠期间及产后用药时，药物可能在母体内代谢延迟，并可通过胎盘从母体进入胎儿体内或由乳汁进入新生儿体内。此时，新生儿的许多器官尚未发育完善，体内活性物质和代谢酶尚未成熟，对药物代谢、排泄功能差，因此低浓度也可产生多种不良影响，甚至危及生命。

(1) 致畸作用：怀孕3~8周胚胎进入分化期是致畸的最危险时期；妊娠中晚期器官已形成，这时期药物对胎儿的影响主要是中毒，亦可表现为智力障碍；药物可对新生儿直接造成不良反应，如麻醉药、镇静药、兴奋药、抗生素类等。母亲在孕期使用有毒药物可使婴儿在子宫内接触各种不同物质，如阿片类麻醉剂、镇静剂、兴奋剂、乙醇等，甚至多种药物联合应用，导致新生儿在生后出现各种损害。

(2) 新生儿戒断综合征(neonatal abstinence syndrome，NAS)：母亲在孕期非法使用药物如海洛因、大麻素、美沙酮、酒精、巴比妥和苯环己哌啶(phencyclidine，PCP)等，婴儿娩出后，原从母体得到的药物突然终止而出现精神、神经行为、代谢等症状和体征；医源性NAS见于外科使用镇静剂、ECMO或其他操作。

NAS症状出现的时间取决于用药类型和母亲最后用药时间，如急性麻醉药(阿片类)引起的症状可在生后立即出现，迟则到生后2周，多发生于24~48小时。戒断症状的严重性取决于药物使用情况及剂量，多药联合使用的症状重于单独用美沙酮，使用美沙酮重于单独使用阿片类或可卡因。主要临床表现为：①中枢神经系统：尖声哭叫、睡眠障碍、反射增强、肌张力增高、震颤、肌阵挛、全身抽搐等；②呼吸系统：鼻塞、打喷嚏、打呵欠、呼吸加快；③消化系统：腹胀、呕吐、稀便或水样便；④代谢增强：多汗、发热等。NAS治疗主要包括对症治疗及药物治疗，对症治疗无效则应采用药物治疗，在药物治疗之前应先用NAS评估表对婴儿进行评估以指导药物治疗。

8. **新生儿红细胞增多症** 指新生儿生后静脉血Hb>220/L，HCT≥0.65或2次周围毛细血管血HCT>0.70，红细胞>7.0×10^{12}/L。新生儿红细胞增多症与高黏滞血症关系密切，两者常相伴发生，轻者可无临床症状，重者可由于血液黏滞度增高而产生多脏器功能损伤表现。

(1) 病因：①宫内红细胞生成素增加，多发生于胎盘功能不全、过期产或母亲患心脏病、妊娠高血压综合征及糖尿病的婴儿；②继发性红细胞输入，如产前或产时的胎儿-胎盘出血、母-胎输血或双胎输血综合征婴儿；③其他高危状态，如早产儿、缺氧或冷伤的新生儿等。临床表现主要是多血貌，皮肤红，甲床、黏膜可有发绀。

(2) 诊断：①胎儿有宫内缺氧或双胎输血、母-胎输血、胎儿-胎盘出血或脐带结扎延迟病史。②有多血貌、器官循环淤滞表现。③血常规显示Hb≥220g/L，红细胞>7.0×10^{12}/L，HCT值>0.65或2次周围毛细血管血HCT>0.70，其中只要HCT与Hb符合，即可诊断。

(3) 处理：轻症不需特殊处理。重者除保暖、供氧、纠正低血糖和酸中毒外，可进行部分换血治疗，换血量按公式计算[换血量(ml)=血容量(80~90ml/kg)×(实际HCT-预期HCT)/实际HCT]。

9. **严重的先天畸形** 严重的先天异常伴畸形时常在分娩时即被发现。新生儿出生时严重畸形的病因主要包括：①遗传因素：约25%的先天缺陷是由于单基因缺陷和染色体异常。②环境因素：流行病学研究证实，某些环境因素在先天畸形的发生中起作用。③发育因素：胚胎细胞通过相互作用而形成结构。④其他因素，如羊膜破裂、双胎或多胎。

对畸形儿的评估与确诊应依据病史、体格检查、实验室检查与影像学资料等综合分析，有时也依据围产期尸检确证。①病史：家族史中家庭环境和妊娠史能为诊断提供重要线索，应重点了解产妇妊娠期间和前3个月的异常情况等，应调查胎儿生长发育史，也应了解子宫、羊水和分娩相关情况。②体格检查：婴儿娩出后除注意危及生命的指征外，需紧急做全身各器官系统检查以尽早发现各种畸形和进行有效的支持治疗。③影像学与实验室检查：骨及胸腹部X线片、CT、MRI和超声检查对畸形儿的诊断都很重要，细胞遗传学分析可提供特异性诊断。应注意正常的细胞核型并不能完全排除严重的遗传病，临床的确诊有时也需要补充生物化学、免疫学等检查资料。④围产期尸检：对流产及死亡的畸形儿进行尸检可提供重要的诊断资料。

产房内或婴儿室内对畸形儿的紧急处理不同于非畸形儿，医生应在了解上述病史、体格检查和必要的辅助检查的基础上，尽快明确诊断，以良好的医疗责任心，用现代的医疗技术，维持生命体征和积极护理。医务人员更应以人道主义支持和同情心，将已明确的畸形诊断与预后向家长交代，共同商量制订适应患儿的处理对策。出生即已危重的畸形儿中，一些属于围产期致死性畸形如无脑儿、脑严重畸形或发育不良、肾发育不全及某些严重的青紫型先天性心脏病等；另一些畸形虽严重，但为非致死性，即使有多个畸形，亦可维持生命，这些畸形应及早诊断并与家长交代预后，以便选择更积极的医疗干预。

10. **新生儿产伤**(birth injury of newborn) 指新生儿在出生过程中受到的损伤，是围产期新生儿死亡及远期致残的原因之一，其发生率为0.1%~0.7%。

产伤可发生在不同胎龄、体重及分娩方式的新生儿，常见的危险因素包括先露异常、臀位产、器械助产、头盆不称、早产、巨大儿、肩位产和剖宫产。

（1）皮肤及软组织损伤：包括擦伤、局限性水肿、瘀点、瘀斑等。

1）擦伤（abrasion）：可发生于使用产钳、胎头吸引器或臀位助产的新生儿，损伤常较小和浅表。由于损伤部分主要在表皮而表现为不规则的皮肤破损、红斑；在产钳叶片安放处，面部擦伤可呈线条形；在胎头吸引器安放处，头皮擦伤呈圆环状。擦伤无须特别处理，可在损伤部位涂敷抗生素软膏，以防止感染，常在2~3天内痊愈。

2）局限性水肿（localized edema）：由于羊膜破裂，羊水外流后胎儿受子宫收缩的压力，压到宫颈口外，致使先露部软组织的淋巴及静脉回流障碍、液体外渗而形成。水肿部位视先露部不同而异：头先露者，常见为头顶部水肿，除皮下组织水肿外，尚可波及帽状腱膜，局部可有凹陷性水肿，边界不清，无波动感，其范围常超越骨缝线，即产瘤，又称“先锋头”（caput succedanerm）；臀位产者，阴囊、阴唇明显水肿；面先露者，则眼睑、口唇水肿及发绀；手先露者，则肢端水肿。一般不需要特殊处理，于生后2~5天水肿自行消退。

3）瘀点（petechia）或瘀斑（ecchymosis）：新生儿凝血因子功能低下，毛细血管脆性增加，加之急产、产程延长、难产等产科因素，约半数新生儿生后可见皮肤瘀点或瘀斑。瘀点为红色针刺样小点，瘀斑为片状皮内出血，呈深红色，直径≥0.5cm，两者均压之不褪色，常为局限性；瘀斑在最初可伴皮肤肿胀，当出血吸收后病损部位呈青色，然后呈黄色，数天后完全消退。早产儿由于皮肤松弛和脆弱，故瘀斑较多见。瘀点、瘀斑均不需要特殊治疗，瘀点常在2~3天内消失，瘀斑约1周内消退。

（2）出血：新生儿血管壁弹力纤维发育不良，血管壁脆弱，足月新生儿毛细血管通透性2倍于成人，早产儿则6倍于成人，加之各种产科因素，使新生儿容易出现较多不同部位的出血。

1）头颅血肿（cephal hematoma）：多由于胎位不正、头盆不称，在分娩过程中胎头受产道骨性突出部位（骶骨岬、耻骨联合）压迫或因产钳、胎头吸引器助产牵引而受伤，导致骨膜下血管破裂、血液积留在骨膜下所致。临床表现：①血肿多见于顶部，常为一侧性，但也可两侧同时发生；②血肿多于生后数小时至数天逐渐增大，边界清楚，不超过骨缝；③局部肤色正常，压之无凹陷，扪之有弹性或波动感；④血肿吸收较慢，常需数周至数月（一般3周~3个月）；⑤多无全身症状，当出血量较大时，可致贫血及黄疸加重。血肿较小时无须治疗；较大血肿，早期冷敷以阻止血肿进一步扩大，后期热敷可促进血肿吸收；一般情况下，不主张穿刺抽血，以免继发感染；必要时，可肌内注射维生素K_1 1mg/d，共3次。

2）帽状腱膜下出血（subapomeurotic hemorrhage）：常因使用胎头吸引器部位不当或负压过大，导致帽状腱膜下血管破裂所致，偶可见于产钳助产或其他头位异常产者。临床表现：①头颅外观无突出的肿块，但头顶部呈波动性弥漫肿胀；②出血部位边缘不清，可跨越颅缝线；③头围多较正常增大（头围每增大1cm，估计出血量增加约38ml），出血量大者，眼睑、耳后、枕部甚至颈部皮肤可见紫红色瘀斑；④大量失血时，患儿明显苍白，若治疗不及时，多死于失血性休克。临床处理：①少量出血时，一般不需治疗，当出血停止后，血肿可逐渐吸收；②中、重度出血，可输生理盐水、新鲜冰冻血浆、全血扩容和纠正贫血；③维生素K_1 1mg/d肌内注射，连用3天；④避免出血部位穿刺抽血；⑤血肿吸收期，常出现较重的新生儿黄疸，可给予相应的治疗（蓝光照射）。必要时，可测定患儿凝血酶原时间以排除低凝血酶原血症。

3）结膜下出血（subconjunctival hemorrhage）：分娩过程中，由于难产用胎头吸引器助产或产钳放置不当，产钳叶片施加于眼部的压力过强，在损伤结膜时，结膜下小血管破裂而出血。临床表现：①常在结膜外侧见到线状或斑片状出血灶，可伴结膜水肿；②若局部出血较多，应考虑到有巩膜破裂的可能，须注意瞳孔形状及前房深度；③若出血最多的部位在下穹隆处，且与眼睑有明显分界，近角膜处变稀薄或消失，则出血多来自眶内，多有颅底骨折，应行颅底X线检查。一般结膜下出血不需要特殊治疗；巩膜破裂出血、颅底骨折所致出血应请眼科、神经外科紧急处理。

（3）神经损伤：新生儿神经损伤以周围神经包括面神经、臂丛神经和膈神经损伤较常见，脊髓损伤较少见。

1）臂丛神经麻痹（brachial plexus paralysis）：新生儿常见的产伤，是由臂丛神经损伤引起的肌麻痹。常见的危险因素为臀位产、巨大儿及肩难产，因过度向一侧牵拉胎头或胎肩，致臂丛神经（颈5~8及胸1~2）挫伤或神经根撕裂。根据臂丛神经受伤的分支不同而出现不同症状：①迪谢内-埃尔布麻痹（Duchenne-Erb paralysis）：为颈5~6神经根损伤（臂丛上束型），最常见，约占臂丛神经麻痹的50%。表现为患肢垂于体侧，上臂内收、内旋，前臂旋前，肘部微屈，肩部外展困难，肱二头肌反射消失，患侧拥抱反射消失，但握持反射存在。②克隆普克麻痹（Klumpke paralysis）：颈8～胸1、2神经根损伤（臂丛下束型），临床少见。表现为手瘫痪，腕不能屈曲，大、小鱼际肌萎缩，患儿握持反射消失。③Horner综合征（Horner syndrome）：胸1神经根的交感神经纤维受损。表现为患侧眼睑下垂，眼裂变小，眼球稍凹陷，瞳孔缩小，面部潮红、少汗等。④膈神经麻痹：某些臂丛损伤时，同时累及膈神经，膈肌运动受限而出现呼吸困难。⑤完全性臂丛神经麻痹：约10%患儿有全部臂丛神经麻痹，可出现上述所有表现。一经确诊，应立即给予治疗，使患肢处于肩外展旋位、肘关节屈曲位，使肌肉处于松弛状态，有利于受伤处水肿及出血吸收；数周后可给针灸、按摩、功能训练等，以防肌萎缩。大部分患儿在2～3个月痊愈，如6个月时症状未见改善，则预后不良，需行神经吻合术。

2）面神经麻痹（facial nerve paralysis）：又称Bell麻痹，发生率约占活产儿的0.18%，巨大儿、产钳助产儿多见。常由于产钳放置不当，压挫茎乳孔，伤及面神经与下颌神经支的交叉部所致，或胎儿在产道下降过程中受到母亲产道骨隆部位如骶突、坐骨棘的压迫所致，通常是周围性面神经麻痹（核下运动神经元型）。临床表现：患侧眼睑不能闭合，哭闹时口角斜向健侧，吮奶无力等。面神经麻痹大多为面神经末梢单纯受压所致，预后良好，出生后数小时至数天肌肉功能即可自行恢复，不需特殊治疗；如出生后数小时至数天症状加重，伴颅内症状，则应考虑中枢性面神经麻痹，预后往往较差。

3）膈神经麻痹（phrenic nerve paralysis）：常与臂丛神经损伤同时存在，通常是臂丛神经麻痹的一部分，很少单独存在，麻痹常为单侧性。当同侧交感神经链受到损伤，则出现Horner综合征（瞳孔缩小，同侧眼睑下垂，周围皮肤发红）。临床表现：患儿生后不久就出现呼吸困难、阵发性发绀、腹式呼吸减弱或消失；若神经根挫伤，则数天至数周内上述症状逐渐好转至消退；若神经根撕裂，则膈肌麻痹持续存在，出现矛盾呼吸运动，患侧肺部易发生坠积性肺炎，甚至发生进行性喂养困难和生长发育停滞。X线检查示患侧膈肌升高，呼吸时膈肌运动两侧升降相反，膈肌活动度减小。MRI有助于发现撕裂的神经根。治疗以对症支持为主，患儿应向患侧卧位吸氧，下胃管鼻饲喂养，预防肺部感染。

4）脊髓损伤（spinal cord injury）：为新生儿严重的产伤，相对少见，常易被误诊，死亡率高，存活者致残率也高。引起脊髓损伤的危险因素包括早产、肩位难产、臀位产、面先露、额先露、宫内低氧及急产；直接原因为分娩时用暴力过度牵拉或压迫扭曲胎儿脊柱轴，而引起脊柱、脊髓甚至脑干组织的延伸性损伤。脊髓损伤最初几天常表现为脊髓休克体征：①患儿躯干和/或肢体呈弛缓状态，缺乏自主运动，深部反射消失，感觉消失，给痛觉刺激时患儿无面部表情，也不哭，据此可判断患儿受伤的脊髓平面。②自主呼吸可能消失，呈矛盾呼吸运动，根据脊髓损伤平面决定是否需要生命支持。颈髓急性高位损伤常伴心动过缓，随之心搏停止；颈髓上段（颈4以上）损伤，可引起呼吸暂停；颈胸段损伤（颈4～胸4），则有不同程度的呼吸困难，而胸、腰段损伤（胸11～腰5），则不引起呼吸困难，可有小便失禁。在脊髓休克过后，交感神经张力恢复，心率逐渐加快至恢复正常，同时肌肉瘫痪发展为痉挛性瘫痪，一些患儿的损伤部位以下的皮肤丧失出汗功能。当脊髓休克或高位颈髓受损时需人工呼吸机维持。有由尿潴留引起的反复尿路感染、反复的支气管肺炎及自主神经系统不稳定引起的发热、大小便失禁和截瘫或四肢瘫痪时，则给予抗感染、体温调节、营养支持、功能训练、康复治疗等。死亡原因主要是呼吸抑制、支气管肺炎和败血症等。预后取决于脊髓损伤的部位及程度，脊髓上段损伤患儿的长期预后，最好根据第1次出现自主呼吸的时间及前3个月内肢体运动功能恢复的速度加以预测。

（4）骨折：新生儿产伤性骨折多数因分娩时助产过程中用力不当及接生技术不够熟练造成，较常见的骨折部位有锁骨、肱骨、股骨及颅骨等。新生儿骨折后可有一些共同的临床表现：①局部肿胀，常在骨折后很快出现，系局部出血、水肿所致；②贫血，如完全性骨折，常因出血较多而出现贫血，严重时皮肤苍白、脉搏细弱、低体温甚至低血压休克等症状；③发热，多为38℃左右，系骨折后血肿吸收所致，持续3～4天后退热。骨折处移位明显时，易造成相邻血管、神经损伤，出现相应的症状，如肱骨干骨折引起的桡神经损伤。新生儿骨折愈合有其特点：愈合能力强，速度快，骨痂一般在7～10天形成，2～3周即可达临床愈合。骨痂形成丰富，塑型能力强，骨痂可随肢体的应力变化自行塑型，一般在6～12个月内可使骨折完全恢复正常外观，但旋转畸形的塑形能力差。

1）锁骨骨折（fracture of clavicle）：是产伤性骨折中常见的一种，发生率为2.1%。主要病因：①当胎儿迅速下降时，前肩胛底部挤向产妇的骨盆耻骨联合处，使锁骨极度弯曲而发生骨折。②巨大儿或骨盆出口狭窄时娩肩困难，助产人员牵拉胎儿肩部用力过猛，强拉胎儿娩出至骨盆口时，两肩剧烈向内挤压而致锁骨骨折。骨折多发生于中央或中外1/3段，多呈横形骨折，也有不完全性骨折（青枝骨折）。临床表现：①骨折侧上臂不愿移动或运动不灵活，或完全失去运动能力；②移动患侧上臂时，患儿哭闹明显，用手触诊锁骨时，其局部肿胀、疼痛，锁骨上凹可消失；③因胸锁乳突肌呈痉挛状态，使骨折锁骨向上后移位，造成重叠或成角畸形；④患侧拥抱反射消失。X线片可证实骨折及移位情况，如为青枝骨折则易漏诊，至骨折愈合、局部骨痂隆起（2~3周）时才被发现。对于青枝骨折，一般不需处理，但注意避免上举患侧上肢，2周左右可愈合，预后良好；对完全性骨折者，多主张将患肩上抬，上肢与胸部固定以减少其活动，即可愈合；即使有成角、重叠畸形，经过塑形均可消失，不影响其功能。

2）肱骨骨折（humeral fracture）：肱骨骨折多发生于难产、臀位产或进行内倒转术操作时，助产者强力牵拉上肢，或当头位难产时，助产者用力牵拉腋部时发生。骨折多发生在肱骨中段和上1/3，以横形或斜形骨折多见。临床表现：①难产分娩时，助产者常可听到骨折声；②出生后患肢肿胀、患臂不能活动，骨折部短缩、弯曲或成角畸形；③触摸患处，患儿哭闹明显；④肱骨中下1/3骨折，可损伤桡神经，出现桡神经麻痹症状（患侧手腕下垂，患肢活动受限）；⑤骨折伤及血管或骨膜大片剥离形成大血肿时，可出现贫血甚至休克表现。临床处理：①小夹板固定法：患儿仰卧，患肢上臂外展、前臂旋前位，掌心向上，助手拉住患儿的腋窝做相对牵引，术者一手拉住患肢肘部渐渐向远心牵拉，使骨折处重叠畸形矫正，同时矫正移位，使对位对线良好，然后在上臂用4块小夹板前后左右固定，并屈肘90°以颈腕带悬吊，固定2~3周后可达临床愈合。②绷带固定法：经上法整复后，在患侧腋下置一棉垫，使患肢保持轻度外展位，用绷带固定在胸外侧，2~3周后即可愈合；若有成角、重叠畸形，短期内可经塑形自行矫正。

3）股骨骨折（femoral fracture）：多见于臀位或横位产时，助产者用手企图钩出胎儿下肢，或双下肢娩出后，为娩出胎儿躯干，助产者握住双下肢极度扭曲旋转而致股骨骨折。骨折多见于股骨上中段，是斜形骨折；助产者常可听到骨折声，局部多肿胀明显、疼痛剧烈，两断端间出现骨摩擦感，患肢缩短，因新生儿习惯于屈膝屈髋姿势，使骨折近端屈曲外展，远端常向上内移位，造成向前成角畸形；X线检查可确诊。治疗可采用小夹板固定术、下肢悬垂牵引法（Bryant法）或躯干绷带固定法（Crede法）。

4）颅骨骨折（fracture of skull）：临床较少见，颅骨被挤压时易发生。胎儿分娩时，持续受产妇骨产道内某一突出点的压力，如骶骨岬、骶尾关节前翘、尾骨不活动致出口前后径狭窄等，均可使胎头相应部位受压而发生骨折；此外，由于产钳应用不当，相对挤压颅骨形成凹陷，又称“乒乓球骨折”。临床表现：①颅骨骨折较常见于颞骨，为较浅的凹陷性骨折，常无症状；②若为线性骨折，也多无明显临床症状，但易伴有颅骨骨膜下血肿（头颅血肿）；③额、顶部较深凹陷性骨折则可有前囟饱满、患侧瞳孔散大或局部受压的神经症状；④颅前窝底骨折，可有眶周皮肤发绀、肿胀、瘀斑，球结膜下瘀血，及鼻腔、口腔流出血性脑脊液等表现，并常造成额叶底部脑损伤；⑤颅中窝底骨折时，可有颞肌下出血及压痛，且常合并面神经及听神经损伤；⑥颅后窝底骨折时，则可表现为枕部或乳突部及胸锁乳突肌部位的瘀斑，偶有第9~12颅神经损伤，脑脊液可外漏至胸锁乳突肌及乳突后皮下，出现该部肿胀、瘀血及压痛；⑦X线及头颅CT可清晰了解骨折程度及脑损伤情况。颅骨线性骨折或凹陷深度不超过0.5cm者，因常无临床症状，可自行复位，不需处理；若有下列情况之一时，则需考虑手术治疗：①X线检查证实骨折凹陷深度≥0.5cm或有碎骨在脑内者；②有高颅内压症状和/或神经系统症状者；③帽状腱膜下、鼻腔、口腔或中耳有脑脊液流出，或胸锁乳突肌及乳突后皮下有脑脊液漏出者；④颅骨骨折损伤血管伴颅内出血者。保守支持治疗则包括头高位（抬高15°~30°）卧床休息，适当应用抗生素，有脑脊液漏者切勿堵塞，不做腰椎穿刺，可给予神经营养药物（如B族维生素）等。

（5）内脏损伤：新生儿产伤中内脏损伤（abdominal organic jnjury）不多见，但常较严重，诊断易被延误，死亡率较高。

1）肝破裂（rupture of the liver）：为新生儿实质性内脏破裂中最常见之一。病因：①胎儿肝相对较大，胸腹壁肌肉较薄弱，在头位分娩特别是急产过程中，产道尚未松弛，如外加压力较大时，易引起肝破裂；②在新生儿复苏过程中，行人工呼吸时不恰当地按压胸腹部；③围产期缺氧或感染时，内源性凝血机制障碍。肝破裂初期，多为肝包膜下出血，形成血肿，多无症状；继续出血则包膜胀大甚至破裂，引起腹腔内大出血，此时则出现面色苍白、重度贫血、腹胀、心动过速或减慢，最终致失血性休克，腹腔穿刺若抽出血性液体则首先考虑本病。临床处理包括急查凝血功能、抗休克治疗（输血等）、行剖腹探查及破裂缝合修补止血术、应用止血药物，必要时给予抗生素等治疗。

2）脾破裂（rupture of the spleen）：脾破裂在臀位产中较常见，尤其是有异常肿大的脾（如胎儿红细胞增多症）时，更容易在分娩过程中破裂。脾破裂的病因、临床表现及治疗与肝破裂基本相同。腹腔内出血的患儿剖腹探查时，如未见肝破裂，则探查脾，确诊后行缝合修补术，因脾是机体重要的免疫器官，应尽可能保留。

3）肾上腺出血（adrenal gland hemorrhage）：肾上腺出血的发生率在新生儿期较其他年龄组多见，经阴道分娩活产儿为0.17%，剖宫产儿未见报道。肾上腺出血多见于巨大儿臀位难产时，可能是助产时胸腹部受挤压后引起，而肾上腺出血性坏死则很有可能是围产期窒息与创伤性分娩的联合作用所致；也可能是获得性凝血机制障碍的全身性疾病在肾上腺局部的表现。临床表现：多数出血为一侧性；少量出血可无症状，少数可在日后出现Addison病（肾上腺皮质功能低下）的症状及严重的黄疸；大量出血时症状明显，可表现为突然休克，有发绀、呼吸不规则或暂停、体温不升、不能吮奶、肌肉松弛，腹部触诊肾区可触及浮动的肿块；亦可表现为不安、尖叫、惊厥、发热等。大量出血可使肾上腺破裂，血液流至后腹膜间隙，出现急性失血性休克症状，多在生后24小时内死亡；腹部B超有助于本病的确诊。治疗包括抗休克，补充血容量，纠正贫血；补充电解质，防止低钠血症；亦可给予肾上腺皮质激素替代治疗，开始给氢化可的松5mg/（kg·d）静脉滴注，以后根据病情调整剂量。

二、极低/超低出生体重儿产房复苏的管理

几乎所有的极低和超低出生体重儿出生时均需有经验的医护人员帮助，建立呼吸，维持正常的血氧交换，以度过生命降生的最初阶段。极低和超低出生体重儿复苏的关键是避免医源性损伤，医护人员应始终牢记对患儿施救的同时，更需有高质量的预后保证。一旦分娩，必须有有实际经验的人员参加复苏，如婴儿孕周<28周，则至少需要2名人员参加，尽可能进行“温和”复苏。复苏时或复苏后应特别注意环境温度的保持，在极低和超低出生体重儿复苏过程及转运过程中，注意维持体温和体位，避免可能对患儿造成后续影响。

除按新生儿复苏指南实施常规的复苏步骤外，对生存边缘的早产儿如不能及时改善肺通气，常导致较高的死亡率和发病率，建议实施延迟结扎脐带（delayed cord clamping，DCC）或脐带挤压（umbilical cord milking，UCM）和持续性肺膨胀（sustained lung inflation，SLI），这可能是超早产儿复苏方法的有效临床变更。

1. DCC和UCM 研究显示，如果在肺通气开始之前即脐带钳夹，可造成肺循环尚未建立而脐静脉-胎盘循环即已中断，进而引起新生儿循环血量不足，而导致心血管不良结局。由于早产儿，特别是胎龄小于30周的早产儿，如出生后立即结扎脐带，约有30%～50%的血量留在胎盘和脐带血管内，过早结扎脐带将使早产儿循环血量不足，因此，临床上常见这部分早产儿在出生进入NICU后，因低血压或器官低灌注而需要反复输血、血制品或使用血管活性药物。DCC或UCM可以使存留在胎盘或脐带中的血液进入婴儿循环，从而增加早产儿血容量。DCC实际上是脐带完整、有胎盘血流供应情况下对早产儿的复苏帮助，一般情况下并不会造成复苏的延迟。

胎儿循环时，经过胎盘循环的血管床为低阻力、高顺应性；经胎盘循环的血量占早产儿心排血量的30%～50%。出生后由于经过胎盘的循环突然中断，体循环阻力陡然增加，左心后负荷增加，对于功能不成熟的心肌，更容易引起有血流动力学意义的循环波动；但随着出生后自主呼吸的建立，肺循环阻力下降，肺血管扩张，原本经胎盘循环的血液迅速进入早产儿体内，作为循环建立的血容量补充；因此，在早产儿宫内向宫外循环过渡过程中，脐带结扎前保证肺开放，可改善早产儿循环的转变。而超早产儿出生时几乎均需“复苏”，以帮助维持呼吸，恰恰这部分早产儿可能最需要DCC和UCM，以减少出生后循环的波动。

某些情况下，如早产儿出生时存在胎-胎输血或胎盘早剥出血，DCC可能不能实施时，可用UCM作为DCC的替代。UCM可以在20秒内完成，方法是操作者在婴儿娩出后用一只手的拇指和示指尽可能在靠近胎盘端捏紧脐带，另一只手的拇指和示指顺着脐带，将血液向婴儿方向挤捏，时间约2秒；然后松开胎盘端手指1～2秒，让胎盘中的血液再次充盈脐带血管；重复一次挤捏过程，反复3～4次，然后断脐。UCM对剖宫产出生的极低和超低出生体重儿较DCC能更好地改善血容量。

2. SLI 胎儿从宫内经胎盘获得氧气与新生儿分娩后需通过自主呼吸从肺部气体交换获得氧气两者迥然不同。在宫内，胎儿的肺部和气管内充满肺液，肺泡表面张力较高；出生后的第1次呼吸需克服很高的肺泡表面张力，且需清除气道和肺泡内肺液。有研究显示，足月儿第1次呼吸需达到60～80cmH_2O的吸气负压，才能克服气道阻力和肺泡表

面张力，清除肺液并将肺泡打开，建立肺部的气体交换，故晚期早产儿或足月儿表现为分娩后第 1 声啼哭。孕周小于 32 周的早期或极低和超低出生体重儿，由于发育极不成熟，其呼吸的能力不足以产生第 1 次呼吸所需压力，无法扩张肺泡、清除肺液进行有效的气体交换。因此，几乎所有的极低和超低出生体重儿均需呼吸的支持，以维持分娩后的气体交换。通过最初几次通气，肺液逐渐被吸入的空气所代替，肺泡保持一定的开放，即使在呼气末仍保持了一定的肺泡气体，肺泡功能残气量（FRC）的建立和保持稳定仍有一定的困难。通过最初给予一个恒定的正压并持续较长时间（>5 秒），使肺液被更快地清除；部分表面张力较高的肺泡，由于持续给予的正压，使其由闭陷状态更快地打开，理论上可能对 FRC 维持有较好的作用。

多项研究发现，产房使用 SLI 可改善早产儿短期呼吸预后，且无明显的副作用；但一项多中心随机试验发现，SLI 可增加早产儿的死亡率，因此被提前终止。即使目前 SLI 在早产儿中的应用争论较多，但 2019 年欧洲 RDS 指南仍然推荐对持续呼吸暂停或心动过缓的早产儿，使用 20～25cmH$_2$O 的 PIP 进行轻柔肺膨胀（>5 秒），它可以由面罩非侵入性通气给予，也可经气管插管给予。通过面罩给予 SLI 时，其效果与早产儿是否存在自主呼吸相关，对于无自主呼吸的早产儿，由于存在声门关闭，可能使 SLI 失败。极低和超低出生体重儿进行 SLI 后，需常规应用一定的 PEEP 维持，保证扩张的肺泡维持开放状态。

3. 产房中体温管理　低体温对新生儿有害，不但可能引起代谢率增加、酸碱平衡紊乱、呼吸窘迫、喂养困难、水肿、低血糖、出血倾向，尤其对超低出生体重儿等容易引起肺出血、颅内出血等，还显著增加了早产儿的死亡率。非窒息新生儿的体温应维持在 36.5～37.5℃；避免高温，防止引发呼吸抑制。出生时低体温是可防可控的，对于胎龄小于 28 周的早产儿应在辐射保暖台上分娩后不擦干即用塑料袋或密闭的包裹材料覆盖包裹，包括婴儿头部，给早产儿戴上棉绒帽子，以减少低体温的发生。复苏完成后，转运至 NICU 的过程中也需注意保温，使用转运暖箱或预热毯子包裹，尽可能减少转运途中体温的丢失；如需人工通气支持，注意气体的加温和加湿。欧洲 RDS 防治指南建议在任何时候都保持体温在 36.5～37.5℃。稳定后，婴儿应在相对湿度较高的保温箱中护理，以减少不必要的水分损失。

4. 产房中 PEEP/CPAP 和 PS 的应用　虽然几乎所有超早产儿在出生时都需要呼吸支持，但并非所有极低和超低出生体重儿均需常规气管插管给予正压通气或侵入性呼吸支持，气管插管仅限于对面罩正压通气无效的早产儿。出生后最初给予早产儿正压通气时，建议同时给予 6～8cmH$_2$O 的 PEEP，对于早产儿建议使用 T-组合复苏器。实施正压通气时，过高的潮气量或功能残气量不足均可能造成肺损伤。胎龄越小，在高容量易损区和低容量易损伤区之间的正常肺容量区越狭小，早产儿更容易因不当的人工通气而受到肺损伤。有自主呼吸的早产儿可使用经面罩或鼻塞 CPAP 进行初始复苏，压力至少 6cmH$_2$O。早产儿，尤其是极低和超低出生体重儿，肺发育极不成熟，其肺组织处于囊腺期，PS 产生不足和缺乏，即使通过最初的呼吸支持将肺泡扩张，亦不能维持肺泡持续开放状态。因此，对于极低和超低出生体重儿是出生后立即插管并预防性应用 PS，还是生后立即给予 nCPAP，然后根据胎龄和用氧需求考虑气管插管和 PS 应用，近年来一直处于争论中。2019 年欧洲早产儿 RDS 管理指南推荐，所有有疑似 RDS 风险的早产儿，生后应即刻使用 CPAP，当 PEEP 6cmH$_2$O 以上，FiO$_2$>0.3，仍不能维持目标血氧饱和度时，建议应用 PS。

5. 避免复苏过程中或复苏后的相关损伤　极低和超低出生体重儿复苏成功后，可能出现早产儿 IVH 或 PVL，常造成严重的预后不良；ROP 和 BPD 的预防也应该从极低和超低出生体重儿的产房复苏开始。有报道显示，90% 的 IVH 发生在最初的 72 小时内，95% 发生在最初的 5 天内，98% 发生在第 1 周内。除了极低和超低出生体重儿进入 NICU 后的各种措施外，还应使噪声最小化（仪器设备报警声最小化，轻柔开关暖箱门等）、暗光，采取襁褓包裹及适当体位、集中治疗和操作（头颅超声、胸部 X 线片、采血、通便等），尽量减少对患儿的刺激。极低和超低出生体重儿的最初体位可能也是造成 IVH 的一个重要原因，建议极低和超低出生体重儿在产房复苏期间即应注意保持头部正中位置并维持到生后 1 周。如需气管插管，则应注意保持患儿头部不要仰伸过度。复苏过程中如需实施人工正压通气，不要因急于使患儿变“红”而造成高氧血症或低碳酸血症。在极低和超低出生体重儿的复苏过程中，应特别注意在整个复苏过程做到“温和”复苏。

（杨传忠　朱小瑜）

参考文献

1. 程国强，陈丽霞，邵肖梅，等. 振幅整合脑电图预测足月儿缺氧缺血性脑病预后的 meta 分析. 中华围产医学杂志，2011，14(11)：653-659.

2. 王来栓，程国强，周文浩，等. 亚低温治疗大于35周龄新生儿缺氧缺血性脑病疗效和安全性的荟萃分析. 中华医学杂志，2012，92(20)：5.

3. 虞人杰，王俊怡，刘淑芳，等. 新生儿窒息多器官损害的临床诊断标准. 中华围产医学杂志，2016，19(4)：241-242.

4. 邵肖梅，叶鸿瑁，邱小汕. 实用新生儿科学. 5版. 北京：人民卫生出版社，2019.

5. 新生儿脐动脉血气指标研究协作组. 脐动脉血气指标诊断新生儿窒息的多中心临床研究. 中华儿科杂志，2010，48(9)：668-673.

6. 叶鸿瑁. 再接再厉，继续深入开展我国的新生儿复苏工作. 中华围产医学杂志，2016，19(1)：12-14.

7. 中国新生儿复苏项目专家组. 中国新生儿复苏指南(2019年修订). 中华围产医学杂志，2022，25(1)：4-12.

8. 中华医学会儿科学分会新生儿学组. 亚低温治疗新生儿缺氧缺血性脑病专家共识(2022). 中华儿科杂志，2022，60(10)：983-989.

9. 中华医学会围产医学分会新生儿复苏学组. 新生儿窒息诊断的专家共识. 中华围产医学杂志，2016，19(1)：3-6.

10. 朱小瑜，张谦慎. 重新认识新生儿窒息的诊断问题. 中国新生儿科杂志，2011，26(4)：217-219.

11. 朱小瑜. 新生儿复苏30年文集：从理论到实践. 南昌：江西科学技术出版社，2018：358-409.

12. Committee on Fetus and Newborn, American Academy of Pediatrics. Respiratory support in preterm infants at birth. Pediatrics, 2014, 133(1): 171-174.

13. AL-WASSIA H, SHAH P S. Efficacy and safety of umbilical cord milking at birth: a systematic review and meta-analysis. JAMA Pediatr, 2015, 169(1): 18-25.

14. American Heart Association. Part 13: neonatal resuscitation: 2015 American Heart Association Guidelines Update for Cardiopulmonary Resuscitation and Emergency Cardiovascular Care. Circulation, 2015, 132(18 Suppl 2): S543-S560.

15. BACKES C H, HUANG H, LAMS J D, et al. Timing of umbilical cord clamping among infants born at 22 through 27 weeks' gestation. J Perinatol, 2016, 36(1): 35-40.

16. BENNET L. The art of cord clamping: sparing the linen or sparing the child? J Physiol, 2013, 591(8): 2021-2022.

17. BROCATO B, HOLLIDAY N, WHITEHURST R M J R, et al. Delayed cord clamping in preterm neonates: a review of benefits and risks. Obstet Gynecol Surv, 2016, 71(1): 39-42.

18. DANI C, CORSINI I, BERTINI G, et al. The INSURE method in preterm infants of less than 30 weeks' gestation. J Matern Fetal Neonatal Med, 2010, 23(9): 1024-1029.

19. DE ALMEIDA M F, GUINSBURG R, SANCHO G A, et al. Hypothermia and early neonatal mortality in preterm infants. J Pediatr, 2014, 164(2): 271-275.

20. EL-CHIMI M S, AWAD H A, EL-GAMMASY T M. Sustained versus intermittent lung inflation for resuscitation of preterm infants: a randomized controlled trial. J Matern Fetal Neonatal Med, 2017, 30(11): 1273-1278.

21. GARDNER S L, CARTER B S, HINES M E. Merenstein and Gardner's handbook of neonatal intensive care. 8th ed. Mosby: Elsevier, 2016: 47-70.

22. GOMELLA T L, CUNNINGHAM M D, EYAL F G, et al. Neonatology: Management, procedures, on-call problems, diseases, and drugs. 7th ed. New York: McGraw-Hill Companies, 2013: 15-24.

23. KAPADIA V, WYCKOFF M H. Chest compressions for bradycardia or asystole in neonates. Clin Perinatol, 2018, 39(4): 833-842.

24. KATHERIA A C, TRUONG G, COUSINS L, et al. Umbilical cord milking versus delayed cord clamping in preterm infants. Pediatrics, 2015, 136(1): 61-69.

25. KLIEGMAN R M, STANTON B F, GEME J S, et al. Nelson textbook of pediatrics. 19th ed. Philadelphia: Saunders Elsevier, 2011: 569.

26. LAMBERSKA T, LUKSOVA M, SMISEK J, et al. Premature infants born at <25 weeks of gestation may be compromised by currently recommended resuscitation techniques. Acta Paediatr, 2016, 105(4): e142-e150.

27. LISTA G, BONI L, SCOPESI F, et al. Sustained lung inflation at birth for preterm infants: a randomized clinical trial. Pediatrics, 2015, 135(2): e457-e464.

28. OEI J L, VENTO M, RABI Y, et al. Higher or lower oxygen for delivery room resuscitation of preterm infants below 28 completed weeks gestation: a meta-analysis. Arch Dis Child Fetal Neonatal Ed, 2017, 102(1): F24-F30.

29. World Health Organisation. Born too soon: the global action report on preterm birth. World Health Organisation, 2012, 380(9855): 1713.

30. RABE H, SAWYER A, AMESS P, et al. Neurodevelopmental outcomes at 2 and 3.5 years for very preterm babies enrolled in a randomized trial of milking the umbilical cord versus delayed cord clamping. Neonatology, 2016, 109(2): 113-119.

31. SOLEVAG A L, CHEUNG P Y, SCHMOLZER G M, et al. Chest compressions and ventilation in delivery room resuscitation. Neoreviews, 2014, 15(9): e396.

32. SWEET D G, CARNIELLI V, GREISEN G, et al. European consensus guidelines on the management of respiratory distress syndrome-2019 Update. Neonatology, 2019, 115(4): 432-451.

33. WHITE C R H, DOHERTY D A, NEWNHAN J P, et al. The inpact of introducing universal umbilical Cord blood gas analysis and lactate measurement at delivery. Australiam and New Zealand J Obstet Gynaecol, 2014, 54(1): 71-78.

第十一章　新生儿水电解质及酸碱平衡紊乱

新生儿由于体表面积大，不显性失水增多，加之泌尿、心血管、消化和中枢神经等系统功能发育不健全，机体体液很不稳定，在疾病状态下，非常容易发生水、电解质及酸碱平衡紊乱。临床上，常常需要液体疗法来纠正水、电解质和酸碱平衡紊乱，以维持机体体液的稳定，保持正常生理功能。要制订合理的液体治疗方案，首先应根据患儿病史、临床表现和实验室检查精准评估水、电解质和酸碱平衡紊乱的性质和程度，这是初步决定补液的总量、组成、步骤和速度的前提，其次根据患儿的治疗反应、病情变化、器官功能发育成熟度和疾病的特殊性，随时对治疗方案进行调整。

第一节　新生儿脱水及液体疗法

一、新生儿期影响水、电解质平衡的因素

1. **新生儿体液总量**　新生儿按千克体重算总体液量相对较成人多，受胎龄、日龄的影响大。胚胎发育过程中，水由细胞外液转移至细胞内液，胎龄越小体液总量所占体重的比例越高。出生时，足月新生儿的细胞外液约占体重的45%。出生后，由于不显性失水增多和肾功能改善，尿量增多，细胞外液逐渐下降，至出生后1周左右细胞外液量降至最低点，约为体重的39%，出现生理性体重下降。与足月儿相比，早产儿有较多的细胞外液和较少的细胞内液，体重下降更明显。此外，新生儿体液中的电解质也与胎龄有关，早产儿比足月儿含有更多的钠、氯和稍低的钾。不同胎龄新生儿细胞外液体和电解质组成见表11-1-1。

2. **肾的调节**　肾是机体参与水、电解质、酸碱平衡调节的主要器官，新生儿（特别是早产儿）肾功能发育不完善，肾小球滤过率低，肾浓缩功能差，对水、钠的重吸收功能亦差，因此，摄入不足很容易发生脱水，引起低血压、酸中毒和氮质血症等；摄入水过多或输液速度快时，又容易发生水潴留及水肿，还可增加循环负荷，导致心功能不全、动脉导管开放、支气管肺发育不良、脑室内出血和坏死性小肠结肠炎等严重并发症。新生儿肾排钾能力强于排钠和排氯，但是对钠的调节幅度有限，在疾病条件下，如缺氧、呼吸窘迫、高胆红素血症、急性肾小管坏死或使用氨茶碱、利尿剂等药物时，容易导致钠排泄分数增高，出现低钠血症等。

表11-1-1　不同胎龄新生儿细胞外液体和电解质组成

组成	24周	28周	32周	36周	40周	足月生后1~4周
体液总量/%	86	84	82	80	78	74
细胞外液/%	59	56	52	48	44	41
细胞内液/%	27	28	30	32	34	33
钠/($mmol \cdot kg^{-1}$)	99	91	85	80	77	73
钾/($mmol \cdot kg^{-1}$)	40	41	40	41	41	42
氯/($mmol \cdot kg^{-1}$)	70	67	62	56	51	48

3. **内分泌激素的调节**　心房钠尿肽（atrial natriuretic peptide，ANP）是影响新生儿水、电解质平衡的重要激素，在胎儿早期，心脏就可以产生，出生后继续升高，在48~72小时达到高峰，刺激利尿和排钠。抗利尿激素（antidiuretic hormone，ADH）在出生后24小时较高，然后降低，刺激肾集合管对水的重吸收，减少尿量。但是在疾病状态下，如早产RDS、窒息缺氧、疼痛和IVH等均可刺激ADH异常分泌，出现尿少、水潴留、低钠血症、血渗透压降低、尿渗透压增高等临床表现，称为抗利尿激素分泌失调综合征（syndrome of in-

appropriate secretion of antidiuretic hormone, SIADH)。肾素-血管紧张素-醛固酮系统有利于新生儿保钠和保水，但是早产儿对醛固酮反应低下，因此存在发生低钠血症的危险。

二、新生儿水、电解质平衡的维持

维持液包括补充不显性失水、排尿、粪便失水和生长需要的所需水量。

1. **不显性失水**　不显性失水是指经皮肤和呼吸道蒸发而丢失的水分，其中皮肤占 70%（未包含出汗），呼吸道占 30%。新生儿由于代谢旺盛，所需热量相对较多，而且体表面积与体重的比值大，不显性失水相对较多，按体重计算约为成年人的 2 倍。

临床上导致不显性失水量增多的因素有：①新生儿成熟度：胎龄越小，出生体重越低，不显性失水量越大；②呼吸增快：可使经肺的不显性失水增加 20%～30%，甚至更多；③体温每升高 1℃，不显性失水增加 10%～12% 或 0.5ml/(kg·h)；④环境温度高于适中温度时，不显性失水量增加，在 35℃ 以上时增加 3～4 倍；⑤应用光疗或红外线辐射热保温时不显性失水分别增加 10%～50% 和 50%～100%；⑥运动或啼哭时不显性失水可增加 30% 左右；⑦光疗和辐射台保暖可以增加 50%，机体发热不显性失水增加高达 300%；⑧皮肤破溃或损伤可影响皮肤对抗蒸发的屏障作用，可增加不显性失水。

导致不显性失水量减少的因素有：①环境湿度或吸入空气的湿度增加时不显性失水减少；②呼吸机治疗时肺不显性失水可为零（有时因湿化过度进水）；③塑料防热罩、塑料毯可以减少 30%～70%；④半透膜、皮肤搽剂可以减少 50%。不同胎龄新生儿在环境湿度 50% 时的经皮肤不显性失水量见表 11-1-2。

表 11-1-2　不同胎龄新生儿在环境湿度 50% 时的经皮肤不显性失水量

单位：ml/(kg·d)

胎龄/周	例数	0～1 天	3 天	7 天	14 天	21 天	28 天
25～27	9	129±39	71±9	43±9	32±10	28±10	24±10
28～30	13	42±13	32±9	24±7	18±6	15±6	15±6
31～36	22	12±5	12±4	12±4	9±3	8±2	7±1
37～41	24	7±2	6±1	6±1	6±1	6±0	7±1

2. **尿液排出的水分**　正常新生儿尿量变化很大，一日尿量为 50～100ml/kg[2.5～4ml/(kg·h)]，早产儿生后 3 天内每小时尿量为 1～3ml/kg，4 天后每小时 4～5ml/kg。尿量取决于肾溶质负荷、最大稀释及浓缩能力。

3. **粪便中排出的水分**　新生儿每日经粪便排出的水分为 5～10ml/kg（或 5～10ml/100kcal）。腹泻时可增加至 20～40ml/(kg·d)。禁食新生儿排便量很少，为低值。

4. **生长保留水量**　生成新组织 1g 需水约 0.85ml。足月儿每日体重增加约 10g/kg，早产儿约 15g/kg，可以每日实测体重计算。由于在疾病或液体治疗过程中，体重增长很少、不增甚至下降，一般短期液体疗法可不必考虑，但当健康新生儿或疾病缓解和恢复生长时，应当补给。

5. **内生水量**　机体新陈代谢的内生水量约为 12ml/100kal（10～15ml/100kal）。一般情况下，新生儿生理需水量只包括不显性失水量、尿量及粪便失水量，三项相加总量为 100～130ml/100kcal。生理需水量按照热量消耗计算更为合理，一般按每代谢 100kcal（418kJ）能量需水 100～150ml。早产儿和足月儿生后不同日龄每千克体重的热量需要量差异很大，因此每千克体重的需水量不同，必须使用不同的数据计算（表 11-1-3、表 11-1-4）。

表 11-1-3　足月和早产新生儿基础代谢时的需水量

单位：ml/(kg·d)

途径	<1 500g	1 500～2 500g	>2 500g
不显性失水量	25～50	15～35	20～30
粪	0～5	5～10	5～10
尿	40～80	50～100	25～60
合计	60～140	75～150	50～120

表 11-1-4　不同日龄新生儿的需水量

单位：ml/(kg·d)

日龄	<1 000g	1 001~1 500g	1 501~2 500g	>2 500g
第 1 天	70~100	70~100	60~80	60~80
第 2 天	60~100	80~120	80~110	80~110
第 3~7 天	80~120	100~120	100~120	100~120
第 2~4 周	100~150	120~150	110~150	110~120

6. **电解质需要量**　新生儿生后第 1 天尿量少，排出的电解质不多，补液时可以不给电解质。以后钠的需要量，足月儿为 2~3mmol/(kg·d)，早产儿为 3~4mmol/(kg·d)。早产儿因肾保留钠的功能较差，钠常为负平衡。出生后由于红细胞破坏，新生儿早期血钾常偏高，因此生后 1~2 天一般不必补充钾，以后新生儿钾需要量为 1~2mmol/(kg·d)。必要时可测血钾浓度。氯为细胞外主要阴离子，与碳酸氢根离子共同维持酸碱平衡，与钠离子同时被肾小管重吸收，需要量为 2~3mmol/(kg·d)。早产儿应补钙，因其体内储存量很低；在孕期的第三阶段，胎儿钙的增加最多，推荐补钙量为 20~30mg/(kg·d)。按出生体重、日龄等计算生理需要量，用 1/5~1/4 张含钠液体输注。

三、新生儿水、电解质平衡的监测

由于新生儿各系统功能发育不健全，机体体液很不稳定，因此，在临床上对水、电解质平衡的监测显得十分重要。

1. **监测的目标**　获得出入量的平衡、满足生长发育和代谢所需，补充必要的丢失，减少并发症，如 PDA、NEC。

2. **监测的指标与内容**　包括体重、尿量、血清钠、尿钠、血尿素氮和肌酐等。

(1) 体重：为最常用的指标，直接反映液体平衡的指标，要求每天称重 1 次，早产儿可能每天称重 2~3 次。对早期新生儿来说，体重丢失率控制在 10% 以内比较合适。

(2) 尿量：是衡量液体平衡有价值的指标，每 6~8 小时对尿量进行一次评估。保证尿量达到 0.5~1.0ml/(kg·h)，如果大于 5.0ml/(kg·h)，多为利尿状态或多尿。监测尿比重的价值不大。

(3) 血清钠：是细胞外液水化状态的指标，每天至少监测 1 次。升高提示脱水，降低表明水过多。

(4) 尿钠：价值不如血钠价值大，但也是反映早产儿水、电解质平衡常用的指标，有助于区别早产儿低钠血症的病因。

(5) 血清尿素氮和肌酐：属于肾功能指标，对于水、电解质平衡的评价具有一定的价值。

四、新生儿脱水与治疗

脱水是指水分摄入不足或丢失过多引起的体液总量特别是细胞外液量减少，同时伴有钠、钾和其他电解质的丢失。

1. **脱水程度分类**　根据前囟、眼窝、皮肤弹性、循环情况和尿量等临床表现进行综合判断，临床上通常分为轻度、中度和重度脱水三种类型。

(1) 轻度脱水：失水量约为体重的 5%(50ml/kg)。临床表现为精神稍差，略有烦躁不安，皮肤稍干燥，弹性尚可，眼窝和前囟稍凹陷，哭时有泪，口唇黏膜略干，尿量稍减少。

(2) 中度脱水：失水量为体重的 5%~10%(50~100ml/kg)。临床表现为精神萎靡或烦躁不安，皮肤干燥，弹性较差，眼窝和前囟明显凹陷，哭时泪少，口唇黏膜干燥，四肢稍凉，尿量明显减少。

(3) 重度脱水：失水量为体重的 10%(100~120ml/kg)以上。临床表现为精神极度萎靡，表情淡漠，昏睡甚至昏迷，皮肤发灰或有花纹、干燥、弹性极差，眼窝和前囟深陷，眼闭不合，两眼凝视，哭时无泪，口唇黏膜极度干燥，甚至可出现心音低钝、脉细速、血压下降、四肢厥冷、尿量极少或无尿等休克症状。

2. **脱水性质**　根据水和电解质(主要是钠)的丢失比例不同，体液渗透压分为等渗、低渗和高渗三种类型。临床上以等渗性脱水最为常见，其次为低渗性脱水，高渗性脱水较少见。常用血清钠浓度来判定细胞外液的渗透压。

(1) 等渗性脱水：水和电解质按比例损失，血浆渗透压在正常范围内，血清钠浓度为 130~150mmol/L。体液的变化主要为间质液和循环血容量的减少，而细胞内液体量无明显改变。临床表现主要是一系列脱水症状和体征。

（2）低渗性脱水：电解质损失的比例大于水，血浆渗透压较正常时低，血清钠浓度<130mmol/L。体液的变化主要为细胞外液容量减少，由于其渗透压降低，水向细胞内转移，脱水症状比其他两种类型严重，容易发生休克，并可出现嗜睡、抽搐、昏迷等神经系统症状。

（3）高渗性脱水：电解质损失的比例较水少，血浆渗透压比正常时高，血清钠浓度>150mmol/L。体液变化的特点为细胞外液容量减少，同时由于其渗透压增高，水从细胞内向细胞外转移，使细胞内液容量减少，而细胞外液容量可得到部分补偿。因此，脱水症状比其他两种类型轻。由于细胞外液渗透压增高和细胞内脱水，患儿呈现皮肤和黏膜干燥、烦渴、高热、烦躁不安、肌张力增高甚至惊厥。

3. **脱水的处理**　不同个体、不同疾病对水分的要求不同，必须根据临床表现、体重、尿量及血电解质情况加以监测。

（1）补充累积损失量：第1周新生儿可先给1/3~1/2张含钠液体25~50ml/kg，再根据临床进行调整。第2、3周新生儿可按婴儿补液方法，轻、中度脱水分别补液50ml/kg、50~100ml/kg，累积丢失的1/2量于8小时内输注，其余1/2量在后16小时内输注，约24小时纠正脱水。重度脱水可先补等张含钠液，每次10ml/kg，15~20分钟快速输注，根据临床评估1小时内可重复2~4次；再给1/2张含钠液体80~100ml/kg。

（2）补充继续损失量：用1/3张含钠液体。

（3）生理维持液：见表11-1-4。

（4）纠正酸中毒和电解质紊乱：静脉补充1.4%碳酸氢钠溶液。

（董文斌　母得志）

第二节　新生儿低钠血症和高钠血症

体内的钠主要存在于细胞外液，细胞内液含量很少。维持血清钠的稳定有赖于ADH、醛固酮、ANP和交感神经系统等的综合作用。高钠或低钠血症是危重新生儿和早产儿中最常见的电解质紊乱，处理不当均可引起中枢神经系统的永久性损害，甚至死亡。

一、新生儿低钠血症

各种原因引起新生儿原发钠缺乏、水潴留或水钠的代谢异常致血清钠浓度<130mmo/L的临床综合征，称为新生儿低钠血症（hyponatremia）。

（一）病因

1. **钠缺乏**　主要由钠摄入不足和钠丢失过多所致。

（1）钠摄入不足：①孕母因素：新生儿出生时存在的低钠血症往往是母亲血钠水平的结果，如孕母因妊娠高血压综合征应用低盐饮食或分娩前应用利尿药，均可引起新生儿出生时低钠血症；②饮食因素：人乳含钠量低，长期母乳喂养未补盐者可致钠缺乏；早产儿或低出生体重儿生长迅速，每日需钠量较大，如补充不足，易发生低钠血症。

（2）钠丢失过多：①肾因素：如早产儿肾发育不成熟，肾小管对醛固酮反应低下，保钠能力差，尿排钠过多；急性肾衰竭多尿期、肾病综合征（利尿）、肾髓质囊性病等。②胃肠道丢失：如腹泻、外科引流、肠瘘、肠梗阻等。③皮肤丢失过多：如烧伤、烫伤。④假性醛固酮缺乏症（远端肾小管和集合管对醛固酮不反应）。⑤肾上腺盐皮质激素缺乏：各种原因引起的肾上腺皮质功能不全，如肾上腺发育不全、肾上腺出血、沃-弗综合征、先天性肾上腺皮质增生症（21-羟化酶、3β-羟脱氢酶或20、22-碳链裂解酶缺乏）或单纯醛固酮合成不足（18-羟化酶缺乏）。⑥药物因素：利尿药可引起钠丢失，输注甘露醇或高张糖溶液可造成高渗性失盐。

2. **水潴留**　包括水摄入过多、排水障碍和钠代谢异常等。

（1）水摄入过多：产妇在分娩期接受缩宫素、静脉滴注无盐或少盐溶液可导致新生儿生后出现稀释性低钠血症；新生儿口服或静脉输注无盐或少盐溶液过多或使用稀释的配方奶。

（2）排水障碍：窒息、缺氧、低血容量（频繁抽血）、高胸腔内压（气漏、正压通气）、肺炎、心肺功能障碍、感染、颅内出血、缺氧缺血性脑病、脑膜炎、外科术后等可由于压力感受器受刺激，引起继发性ADH分泌增加，肾小管水重吸收增多而排钠不受影响，从而出现稀释性低钠血症。继发性ADH分泌增加所致低钠血症需与真正的抗利尿激素分泌失调综合征（syndrome of inappropriate secretion of antidiuretic hormone，SIADH）相区别：在低钠血症伴血容量正常，心、肾、肾上腺、甲状腺功能正常的情况下，尿钠仍继续丢失、尿液不能最大稀释、尿量减少、血浆渗透压低、尿渗透压明显高于血浆渗透压、尿钠和尿比重增加时，才能诊断SIADH。药物如吲哚美辛引起水潴留，也可导致稀释性低钠血症；阿片类制剂、卡马西平和巴比妥类可导致 SIADH。

(3) 钠代谢异常:钾缺乏症时细胞内液失钾,钠由细胞外液进入细胞内液,使血钠降低。此外,高血糖、高脂血症、高蛋白血症等代谢紊乱可引起假性低钠血症。

(4) 早产儿迟发性低钠血症:早产儿生长至6~8周时,由于生长发育快,肾小管不能有效地重吸收而出现的低钠血症。母乳中含钠量较少或因疾病(如BPD)使用利尿药治疗时,低钠血症更易发生。

总之,不同病因所致低钠血症可归结为三种类型:①总钠减少的低钠血症:体液丢失时,溶质丢失超过水分丢失(失钠大于失水),发生低钠血症和低渗性脱水,见于肾外丢失(如胃肠道丢失和中枢神经系统损伤所致脑性失盐综合征,尿钠<20mmol/L)或肾丢失(如利尿药/脱水药应用、盐皮质激素缺乏、肾小管疾病和酮症酸中毒等,尿钠>20mmol/L);②总钠正常的低钠血症:见于糖皮质激素缺乏、甲状腺功能减退症、某些药物所致低钠血症(ADH 释放增加或作用增强)和 SIADH(尿钠>20mmol/L);③总钠增加的低钠血症:总体钠增加,但体内同时有水潴留,故血钠降低。此外,还可根据是否存在血容量和血钠变化分为高容量性低钠血症(稀释性低钠血症,多见于颅脑疾病所致继发性 ADH 分泌增多等)和低容量性低钠血症(失钠性低钠血症,多见于胃肠疾病腹泻等);根据失钠速度可分为急性低钠血症(48 小时内迅速丢失,多见于胃肠疾病所致丢失等)和慢性低钠血症(缓慢出现,多见于慢性肾功能障碍和内分泌代谢紊乱等)。

(二) 发病机制

血清钠是决定细胞外液渗透压的主要因素,低钠血症都伴有低渗综合征。

1. **急性低钠血症** 由于短时间内细胞外液渗透压降低,细胞内液渗透压相对较高,水由细胞外液向细胞内液移动,引起细胞特别是脑神经细胞肿胀,产生烦躁、嗜睡、昏睡、昏迷甚至惊厥等一系列神经系统症状。

2. **慢性低钠血症** 由于中枢神经系统的渗透调节机制可使脑组织含水量恢复正常,出现适应现象,因此,即使血清钠浓度低于 110mol/L 也不会引起中枢神经系统功能障碍,该渗透调节机制是通过细胞内电解质(主要是钾)和新生的有机渗透溶质(主要是氨基酸)的缓慢外移来实现的。由于肌肉组织和其他组织细胞没有渗透调节机制,不会出现适应现象,因此可以出现骨骼和组织生长发育迟缓。

(三) 临床表现

血清钠在 130mmol/L 以上时,极少出现临床表现;血清钠在 125~130mmol/L 时,主要表现为胃肠道症状;当血清钠降至 125mmol/L 以下时,临床症状明显,伴有细胞外液减少时,可以出现低渗性脱水,主要表现为体重减轻、前囟及眼窝凹陷、皮肤弹性差、心率加快、四肢凉、血压下降甚至休克,口渴不明显。发生稀释性低钠血症者,体重迅速增加,水肿常较明显,甚至出现脑水肿,出现神经系统的表现,如呼吸暂停、昏睡、昏迷或惊厥等。

(四) 辅助检查

总钠减少或正常的低钠血症(失钠性低钠血症、低容量性低钠血症)均有血浆渗透压(<280mmol/L)和血清钠降低(<130mmol/L);此外,总钠减少的低钠血症还存在血容量不足和代谢性酸中毒,血清钾、血浆白蛋白、HCT 和 BUN 升高,尿量、尿钠和氯化物减少,尿比重增加等情况。对于总钠增加的低钠血症(稀释性低钠血症、高容量性低钠血症),血浆渗透压和血清钠虽有降低但不明显,其余实验室检查结果与总钠减少的低钠血症相反。SIADH 时,尿钠浓度常>20mmol/L。

(五) 诊断与鉴别诊断

根据临床表现和血清钠测定可以确定诊断。低钠血症常合并低血容量和酸碱代谢紊乱,应予以注意。另外,还应确定低钠血症的发生速度和类型:是脱水所致的失钠性低钠血症(低容量性低钠血症),还是水潴留所致的稀释性低钠血症(高容量性低钠血症)?出现神经系统表现时,要注意可能是颅内感染、颅内肿瘤等所致的低钠血症。

(六) 治疗

主要针对原发病,积极去除病因,纠正严重低钠血症的危害,使血清钠恢复到 125mmol/L 以上。若低钠血症在 48 小时内发生(急性低钠血症),则有极大的危险性,可很快出现抽搐、昏迷、呼吸骤停,严重者甚至死亡,幸存者多留有永久性神经系统后遗症。对于慢性低钠血症,钠纠正不宜太快(每日应<12mmol/L),因为纠正过快,超过了脑细胞渗透性溶质恢复的速度,引起细胞内脱水和脑损伤,容易发生渗透性脱髓鞘综合征。

1. **失钠性低钠血症的治疗** 补充钠为主,所需钠量(mmol)=[140-患儿血清钠(mmol/L)]×0.6×体重(kg)。对于血清钠在 120~130mmol/L 的轻度低钠血症,缓慢补钠即可,一般用 2∶1含钠液或生理盐水按上述公式计算,其中 1/3 量在 8 小时内输注、1/3 量在 16

小时内输注，另 1/3 量在 24 小时内输注。对于血钠 120mmol/L 或严重低钠血症、有明显神经系统症状者，需紧急处理，用 3% 氯化钠溶液静脉滴注，在 4 小时内使血清钠恢复到 125mmol/L。所需 3% 氯化钠溶液(ml)=［125-测得血清钠(mmol/L)］×0.6×体重(kg)/0.5 或按 12ml/kg 提高血钠 10mmol/L 计算，然后在 24～48 小时逐渐使血清钠恢复正常。对于慢性低钠血症者，缓慢补钠，在 48～72 小时纠正即可。32 周以下的早产儿，可通过增加钠盐摄入(每天 4～6mmol/kg)来预防低钠血症，同时补充额外丢失的钠盐；母乳应当强化，或用含钠较高的早产儿配方乳。

2. **稀释性低钠血症的治疗**　按照总液体量减少 20ml/(kg·d)的原则限制水的摄入，同时清除体内过多的水。具体治疗方案：体内过剩水量(L)=0.6×体重(kg)×［1-(测得血清钠浓度/期望达到的血清钠浓度)］，可给予呋塞米 1～2mg/kg 静脉推注，以利水的排出，液体入量限制在生理需要量(不显性失水量+前日尿量)的 50%～75%。当血清钠<120mmol/L 或有中枢神经系统症状出现，在给予利尿药的同时，采用 3% 氯化钠溶液将血清钠提高到 125mmol/L。在治疗过程中应密切进行观察，每 6～8 小时监测血钠水平，记录出入水量，监测体重、血气、HCT、血浆和尿渗透压、尿钠含量等，随时调整治疗，使血清钠、体液渗透压和容量恢复正常。

二、新生儿高钠血症

各种原因引起新生儿钠聚集过多或水排出量大于相应钠排出量而导致血清钠浓度>150mmol/L 的临床综合征，称为新生儿高钠血症(hypernatremia)。严重的高钠血症可引起神经系统症状，可遗留严重后遗症或导致死亡。

(一) 病因

1. **单纯钠过多**　临床上静脉输入过多的盐溶液，或纠酸时应用过多碳酸氢钠，或给新生儿喂稀释不当的口服补液盐或配方乳时，可导致高钠血症。另外，肾排钠障碍性疾病(如醛固酮增多症、充血性心力衰竭、肾衰竭等)也可引起血清钠升高(潴留性高钠血症)。

2. **单纯水缺乏**　新生儿尤其是早产儿体表面积相对较大，胎龄越小，不显性失水越多，当水摄入不足，血液浓缩可引起高钠(浓缩性高钠血症)、高钾、高糖和高渗综合征。个别母乳喂养的患儿，由于母儿情感交流不好，母亲情绪焦虑，导致母乳分泌不足和初乳过渡到成熟乳延迟，初乳含钠浓度增高［在正常情况下母乳中含钠量由初乳中(65±4)mmol/L 降到成熟乳中的(7±2)mmol/L］。对于极低出生体重儿在出生后 24 小时内，高钠多为水缺乏所致。

3. **混合性失水失钠**　凡导致体内失水在比例上多于失钠，均可引起浓缩性高钠血症。新生儿生理需要量较多，呕吐明显的腹泻常引起等渗或低渗失水，但若补液不足，易发生高钠性脱水；静脉滴注甘露醇或高渗葡萄糖溶液、配制乳过浓、胃肠道外营养等可以出现渗透性利尿，引起高钠血症和脱水；此外，尿崩症、高钙血症、高钾血症、急性肾衰竭(多尿期)等可因经肾失水超过失钠而致高钠血症。

(二) 发病机制

由于血钠高导致细胞外液渗透压增高，细胞内液渗透压相对较低，水由细胞内液向细胞外液移动，细胞皱缩，细胞外液扩张，因此，脱水可得到某种程度的代偿。当血清钠>160mmol/L 时可引起脑细胞脱水，间质液及脑脊液减少，脑皱缩，而小静脉和毛细血管充盈扩张，可出现脑血管撕裂出血，甚至脑血栓形成，出现神经系统症状。神经症状的产生与细胞外液渗透压增高的速度、程度有关。一旦高钠血症持续 24 小时，脑的渗透调节机制引起脑细胞内新生的有机渗透溶质(蛋白和肽分解产生氨基酸，如牛磺酸、天冬氨酸和谷氨酸等)堆积，从而恢复脑细胞内的水分，神经症状消失。高钠血症缓慢发生时，可完全无神经症状。

(三) 临床表现

临床上表现为显著的神经系统症状，而脱水征、周围循环障碍的症状比较轻。神经系统表现包括烦躁不安、嗜睡、昏睡、昏迷、震颤、肌张力增高、腱反射亢进、尖叫、惊厥、烦渴等，甚至可因颅内出血或脑梗死而出现神经定位损害的症状和体征；有时出现发热、呕吐和气促；潴留性高钠血症还可发生皮肤水肿和肺水肿。

(四) 辅助检查

1. **血清钠和尿钠测定**　血清钠>150mmol/L，尿钠也明显升高，多伴有高氯血症，且血、尿钠浓度上升程度与血、尿氯浓度基本一致。

2. **血浆及尿渗透压、尿比重测定**　血浆晶体渗透压常升高，由于尿氯化钠排出增多，加之水分在肾小管吸收，尿渗透压和尿比重均明显升高；但内分泌紊乱者，尿渗透压和比重较低。

3. **其他**　外周血红细胞计数、血红蛋白、血浆蛋白及红细胞压积基本正常，但红细胞体积可缩小，平均红细胞血红蛋白浓度增加。出现中枢神经系统症状者，脑脊液可见红细胞和蛋白增多。怀疑颅内出血和脑梗死时可行脑 CT 或 MRI 检查。

（五）诊断与鉴别诊断

根据病史、临床表现及血清钠测定可作出诊断。临床还应注意有无中枢神经系统定位损害或颅内高压，进一步明确是否并发颅内出血或血栓形成，并需与颅内感染、颅内肿瘤等鉴别。

（六）治疗

浓缩性高钠血症以补充水分为主；潴留性高钠血症主要治疗原发病，去除病因、限制钠摄入、使用排钠利尿剂等，恢复正常血清钠浓度。

1. **浓缩性高钠血症**　单纯失水性高血钠主要补充水分使血清钠及渗透压恢复正常。需水量（L）=［测得血清钠（mmol/L）-140］×0.6×体重（kg）/140。先给计算量的 1/2，再根据治疗后反应确定是否继续补充。纠正高钠血症（高渗）的速度不可过快，一般血清钠的降低不可超过每小时 1mmol/L，否则可发生脑水肿和惊厥。混合性失水性高血钠的需水量同上，还需补充生理需要及异常损失的水量。补液过程中，应监测患儿呼吸、脉搏、心率、血压等生命体征以及血生化改变。

2. **潴留性高钠血症**　暂时禁盐，肾功能正常者可用呋塞米加速钠的排泄，并适当增加非电解质溶液（需水量同上）；肾灌注不良、肾功能障碍者，可行透析疗法，将体内过多的钠排出体外。

严重脱水和休克时，无论血清钠高低都应首先扩容，重症者应至少 48 小时缓慢恢复正常。纠正高血钠的同时，补充适量的钾也很重要，可帮助脑细胞钠、钾再分配；高钠性脱水比正常血钠性脱水更容易发生低钙血症，建议适当静脉补钙。

（董文斌　母得志）

第三节　新生儿低钾血症和高钾血症

钾是细胞内的主要阳离子，主要分布于细胞内液，对于维持和调节细胞的各种功能起重要作用。血清钾的浓度并不能反映机体总钾的情况。正常情况下，细胞内液钾浓度为 150mmol/L，血清（细胞外液）钾浓度为 3.5~5.5mmol/L。血清钾浓度的降低可反映体内钾离子的缺乏。新生儿每日需钾 1~2mmol/kg。肾是调节钾的主要器官，摄入的钾 90% 通过肾排出。正常血清钾和体内钾储存量的维持是通过肾和细胞内外钠钾分布的调节机制完成的。凡影响钾的摄入，细胞内外钾分布和肾、消化道排钾的因素，均可导致低钾血症或高钾血症。

一、新生儿低钾血症

当各种因素导致新生儿血清钾<3.5mmol/L 称为新生儿低钾血症（hypokalemia），在临床十分常见。当体内钾缺乏时，若存在影响细胞内外钾分布的因素，血清钾可正常或增高；而体内钾总量正常时，血清钾亦可降低或增高。

（一）病因

1. **钾摄入不足**　乳类含钾丰富，一般可满足需要，但新生儿进食少或不能进食以及肠外营养补充钾不足时均可导致钾摄入不足。

2. **钾丢失过多**　①消化道丢失：呕吐、腹泻、胃肠道吸引及各种外科手术引流等；②肾丢失：肾小管酸中毒（Ⅰ型、Ⅱ型）、醛固酮增多症、先天性肾上腺皮质增生症、高钙血症、低镁血症、多尿、Bartter 综合征等；③烧伤、腹膜透析治疗不当等；④药物：两性霉素 B 可直接导致肾小管损害引起低血钾，袢利尿药和渗透性利尿药、庆大霉素和羧苄西林也可引起钾的丢失，皮质类固醇也可刺激钾的分泌。

3. **钾在细胞内外分布异常**　①碱中毒：钾进入细胞内，H^+ 从细胞内向外移（pH 值每升高 0.1，血清钾下降 0.6mmol/L）。②胰岛素增多：可增加 Na^+-K^+ ATP 酶的活性，促使钾进入细胞内。③细胞生长过快：应用维生素 B_{12}、叶酸治疗巨幼细胞贫血时，血清钾浓度降低与网织红细胞升高同时出现，此现象多发生在用药 2~3 天后。④其他：如特布他林、沙丁胺醇、异丙肾上腺素或儿茶酚胺等药物可使细胞内钾增多导致低血钾。⑤新生儿低体温。

（二）发病机制

血清钾降低时，细胞内外钾比值增大，静息电位负值增加，细胞膜超极化，神经、骨骼肌、平滑肌兴奋性降低。但慢性失钾时，由于钾从细胞内经化学梯度向细胞外移出，使细胞内外钾浓度均降低，细胞内外钾浓度比值轻度增大或正常，神经肌肉兴奋性可轻度降低或正常。由于低钾使心肌细胞膜的钾通透性降低，心肌静息电位负值减小，静息电位与阈电位的差值变小，引起去极化的阈刺激值降低，导致心肌兴奋性增高，超常期延长和快反应自律组织（心房和心室特殊传导组织，包括希氏束-浦肯野纤维系统）的复极化舒张期自动去极化速度加快，使这些异位起搏点的自律性增高，易发生异位节律。由于静息电位负值变小，动作电位去极化速度降低，兴奋传导减慢，导致 PR 间期延长，QRS 波增宽。由于传导减慢和有效不应期缩短，可发生兴奋折返，引起心房颤动或心室颤动。传导性降低可导致传导阻滞。细胞外液低钾使动作电位过程中钙内流增加，心脏细胞内 Ca^{2+} 浓度增高，心肌兴奋-耦联收缩增强，收缩力增强。低钾可使心肌变性或灶性坏死而使心肌收缩力减弱。

重症低钾血症还可因肾小管上皮细胞空泡变性，对抗利尿激素反应低下，浓缩功能降低，使尿量增多。缺钾时肾小管泌 H^+ 和再吸收 HCO_3^- 增加，氯的重吸收降低，可发生低钾低氯性碱中毒伴有反常性酸性尿。低钾时胰岛素分泌受抑制，糖原合成障碍，对糖的耐受性降低，易发生高血糖症。

（三）临床表现

低钾症状的轻重取决于以下几点：①血钾的浓度；②缺钾发生的期限，时间越长，耐受性越强，症状反而越轻；③缺钾发生的速度，发病越快，症状越轻。

1. **中枢神经系统**　精神萎靡，易激动，烦躁不安，甚至出现嗜睡、昏迷。

2. **神经肌肉兴奋性**　低钾血症最突出而常见的表现是躯干和四肢肌肉无力，常从下肢开始，呈上升型，肌张力减低、腱反射减弱或消失，严重者出现松弛性瘫痪。呼吸肌受累时呼吸浅表、呼吸困难，甚至可因呼吸肌麻痹而出现呼吸衰竭或呼吸停止。

3. **心血管系统**　心肌兴奋性增强可导致心律失常，如期前收缩、心动过速、阿-斯综合征，重者可以发生心室颤动，亦可引起心动过缓和房室传导阻滞。由于心肌收缩力减弱和血管张力降低，也可能发生心力衰竭和血压降低。心电图可表现为 T 波增宽、低平或倒置，出现 U 波，在同一导联中 U 波≥T 波，两波可融合成一个宽大的假性 T 波；QT 间期延长，ST 段下降；后期 P 波可增高。

4. **其他**　低钾出现平滑肌受累时表现为腹胀、便秘、肠鸣音减弱，重者可致肠麻痹；肾小管受累可出现尿量增多，尿比重降低，甚至发生肾性尿崩症和低钾低氯性碱中毒。低钾血症者亦易可发生高血糖症。

（四）辅助检查

一般情况下血清钾<2.5mmol/L 时，应视为低钾已经很严重，而血清钾<2mmol/L 时，应视为危及生命安全。当判断血钾数值和心电图结果时，应该注意以下几点：①因呕吐、腹泻引起急性缺钾的患儿起初尽管脱水和酸中毒比较严重，但因血液浓缩和尿少，测定血钾时大多可正常，缺钾症状也不明显。②在输注含糖含钠液后，由于血液被稀释和肾功能的恢复，钾从尿中大量排出，加上酸中毒纠正后钾向细胞内转移，以及糖原合成消耗钾等原因，血钾浓度可迅速降低而出现缺钾症状。③心电图不能作为诊断低钾血症的唯一依据，因为危重新生儿如伴有酸中毒、低血钙或应用心血管药物时，可影响低钾血症的心电图改变。

（五）诊断与鉴别诊断

低钾血症的诊断须结合病史和低钾血症的各种诱发因素，密切观察临床症状和体征，及时做心电图检查和血钾测定以明确诊断。

（六）治疗

1. **治疗原发病**　尽量去除导致低钾的病因，防治血钾的进一步丢失，尽早哺乳。

2. **静脉补钾**　临床上常用 10% 氯化钾，1ml 含钾 1.34mmol，一般按 10% 氯化钾 2～3ml/（kg·d）［3～4mmol/（kg·d）］静脉滴注。静脉滴注时，氯化钾浓度不宜超过 0.3%（40mmol/L），速度为 0.2～0.5mmol/（kg·h）。治疗期间需监测血钾、心电图和尿量，做到“见尿补钾”。补充的钾由细胞外液进入细胞内，细胞内外平衡需 15 小时以上，因此，钾应在 24 小时内缓慢输入，以避免过快而发生高钾血症。由于细胞内钾恢复较慢，补钾须持续 4~6 天。补钾时应将氯化钾放置于生理盐水或低浓度的葡萄糖液中静脉滴注，因高浓度（≥10%）的葡萄糖液可引起胰岛素的分泌，使细胞外液的钾很快进入细胞内，反而使血钾更低，而发生严重的心律失常。

二、新生儿高钾血症

由于钾摄入过多、排钾障碍或从细胞内向细胞外转移导致新生儿血清钾>5.5mmol/L 的临床综合征，称为新生儿高钾血症（hyperkalemia）。生后前几天血清钾浓度较高，可达 7.7mmol/L，属正常生理现象。与低钾血症不一样的是，血清钾增高常反映体内钾总量过多。

（一）病因

1. **钾摄入过多**　输血时使用枸橼酸葡萄糖作保养液的血或陈旧库存血（库存 2 周血钾可增高 5 倍），或短时间内输注钾量过多过快，或静脉注射大剂量青霉素钾盐等。

2. **钾从细胞内移出**　如急性大量溶血、出血、头颅血肿、颅内出血、低体温、缺氧、酸中毒、休克、组织分解代谢亢进、严重组织损伤、胰岛素水平降低、洋地黄中毒等。早产、极低出生体重儿由于 Na^+-K^+ ATP 酶活性低或肾小管和肾小球功能不成熟引起钾由细胞内向细胞外移动导致非少尿高钾血症。

3. **肾排钾障碍**　急性肾衰竭，血容量减少如脱水、休克，肾上腺皮质功能不全，先天性肾上腺皮质增生症（21-羟化酶或3β-羟脱氢酶缺乏等），应用保钾利尿药如螺内酯及氨苯蝶啶。

（二）发病机制

当血钾增高时，细胞内外钾比值变小，静息电位负值减低，神经肌肉兴奋性增高。当血钾大量增加时，静息电位过小，钾内流的电梯度不足，兴奋性反而降低或消失。高钾使心肌细胞静息电位降低，心肌去极化的上升速度及幅度降低，出现P波变低、增宽或消失，R波降低；出现兴奋传导减慢，PR间期延长，QRS波增宽，发生心房内、房室间及心室内传导阻滞。高钾使心肌细胞膜的钾通透性增高，钾外流加速，复极化加速，ST段压低，T波高尖而窄、坡度变陡，QT间期缩短。高钾时快反应自律组织的舒张期自动去极化速度减慢，自律性降低。由于有效不应期缩短、传导缓慢、可发生单向传导阻滞，易形成兴奋折返，引起室性心动过速、心室扑动或心室颤动。高钾使钙内流减少，心肌细胞内 Ca^{2+} 浓度降低，兴奋-收缩耦联减弱，收缩力降低。

（三）临床表现

高钾血症的症状轻重主要取决于细胞外钾浓度，而与细胞内钾浓度关系不大。轻者可无临床症状；出现症状者，因心肌、骨骼肌和神经的毒性反应，使神经肌肉兴奋性增高，心肌的应激性降低，主要表现为精神萎靡、嗜睡、躯干和四肢肌肉无力、腱反射减弱或消失、皮肤湿冷、呼吸急促、心音弱、心跳慢及血压早期升高晚期下降，严重者呈松弛性瘫痪，常从下肢开始呈上升型。可出现典型高钾血症的心电图表现，严重者可发生各种心律失常，甚至心跳于舒张期骤停而猝死。

（四）辅助检查

1. **血清钾测定**　当血清钾>7mmol/L时，可以出现严重的钾中毒症状，但是在临床上判断血清钾水平要注意排除导致假性血钾升高的情况：①足跟取血和细针取血导致的溶血；②标本凝血；③肝素化脐导管取血时，脐导管释放的苯甲烷铵可使血钾结果升高。

2. **心电图检查**　T波高尖、底部较窄，P波低平、增宽，PR间期延长，ST段降低，ORS波明显增宽等。严重者可发生室性心动过速、心室扑动或心室颤动、房室传导阻滞和阿-斯综合征等。

（五）诊断与鉴别诊断

由于高钾血症的神经、肌肉和心脏症状大多与低钾血症相同，因此诊断亦必须结合病史，密切观察临床症状和体征，及时做血钾测定和心电图检查以期确诊。

（六）治疗

治疗原则是及早纠正高血钾和积极治疗原发病。

1. **轻症**　血清钾一般为6.0~6.5mmol/L，心电图正常，停用钾剂、含钾药物、保钾利尿药和已知可引起高钾血症的药物（如吲哚美辛），减少或暂停哺乳，禁用库存血，并心电监护。亦可给予阳离子交换树脂保留灌肠或用排钾利尿药等。

2. **紧急处理**　血清钾>6.5mmol/L时，需即刻采取以下治疗方法：①葡萄糖酸钙：10%葡萄糖酸钙1~2ml/kg等量稀释后缓慢静脉注射，起效时间为1~5分钟，作用持续时间为15~60分钟，可拮抗钾对心脏的毒性作用。应用时心电监护，如发生心动过缓应立即停止注射；正在应用洋地黄的患儿须慎用钙剂。②碳酸氢钠：具有碱化血液，使钾转移至细胞内的作用。碳酸氢钠1mmol/kg可降低血清钾1mmol/L，必要时可重复使用。5%碳酸氢钠3~5ml/kg稀释后缓慢静脉注射，起效时间为5~10分钟，作用持续时间为2~6小时。对于胎龄小于34周的早产儿、出生后3天内的新生儿，尽量避免应用较多碳酸氢钠。③葡萄糖联合胰岛素疗法：胰岛素和葡萄糖的比例为1U∶4g，以促进糖原的合成，将钾转移入细胞内，1g葡萄糖需钾0.36mmol，一般采用20%葡萄糖溶液10ml/kg加胰岛素0.5U/kg于30分钟内静脉滴注，继之以5%或10%葡萄糖溶液静脉滴注维持，逐渐减量停用。须密切监测血糖，防止发生医源性低血糖。

3. **促进钾的排出**　①排钾利尿药：呋塞米1mg/kg，促进肾排钾。对心力衰竭和水肿者可促进液体和钾排出，但肾衰竭或醛固酮减低的患儿反应不佳。②阳离子交换树脂：常用聚苯乙烯磺酸钠，为 Na^+-K^+ 交换树脂。每克阳离子交换树脂可结合钾1mmol。1g/kg加入生理盐水稀释至0.5g/ml，保留灌肠30~60分钟。一般起效时间为1~2小时（少数延迟至6小时），作用持续时间为4~6小时，必要时每4~6小时用1次。阳离子交换树脂对肠黏膜有刺激作用，有增加坏死性小肠结肠炎的危险，应慎用于早产儿或有肠道缺血改变者。阳离子交换树脂每结合1mmol钾，可释放出1~2mmol钠被重吸收，应注意在肾衰竭少尿或心力衰竭时可能引起水钠潴留和肺水肿。③透析：需迅速降低血清钾而应用上述治疗措施无效时，可使用腹膜透析；病情严重或紧急情况下可用血液透析或CRRT，效果更好。④双倍容量换血：须用新鲜全血（储存时间<24小时）。

在临床上选择何种方法，应该视患儿疾病状况而定，同时还应根据治疗反应随时进行调整：有心律失常等心血管功能异常时，须先纠正心律失常，同时选择葡萄糖酸钙、碳酸氢钠、呋塞米、阳离子交换树脂，若无效可给予葡萄糖和胰岛素；心血管功能稳定但有心电图改变者，可用葡萄糖酸钙、碳酸氢钠，若无好转可给予葡萄糖和胰岛素或阳离子交换树脂；存在肾功能不全者，首选阳离子交换树脂，少尿者用呋塞米。以上效果不佳时，用双倍容量换血或行透析治疗；若肾功能正常，血钾>8mmol/L，立即用碳酸氢钠、呋塞米、葡萄糖和胰岛素，以上无效时行透析治疗。

（董文斌　母得志）

第四节　新生儿低钙血症和高钙血症

一、新生儿低钙血症

当新生儿血清钙低于1.75mmol/L（7.0mg/dl）或游离钙低于0.9mmol/L（3.5mg/dl）时的临床综合征称为新生儿低钙血症（hypocalcemia）。其中，血清游离钙是衡量低钙血症的最佳指标。足月儿出生后24小时内游离钙的正常值为1.10～1.36mmol/L（4.4～5.4mg/dl）；一般情况下，新生儿游离钙值>0.75mmol/L（3.0mg/dl）即可。对于早产儿的低钙血症，诊断比较困难，最好采用游离钙水平来判断。

（一）病因与发病机制

1. **早期低钙血症**　多在生后2～3天发生。常见的各种围产期原因：产前母亲患糖尿病、妊娠高血压综合征、产前出血等疾病，或生后窒息、呼吸窘迫综合征、胎粪吸入综合征、颅内出血、败血症、低血糖等因素致组织缺氧，磷释放增加，血磷增高，此时甲状旁腺功能仍表现不足，导致血钙水平相对低下。早产儿由于其25-(OH)D_3向1,25-$(OH)_2D_3$转化能力不足、尿磷排出减少、肾cAMP对甲状旁腺激素反应低下，且常伴血浆蛋白水平低和酸中毒，更易发生早期低血钙。患儿低血镁、高血钠、剧烈啼哭、过度换气致呼吸性碱中毒，以及某些医源性因素如输注过量碳酸氢钠致碱中毒，用枸橼酸钠抗凝的血液换血，反复应用呋塞米利尿后未及时补钙等，均可导致新生儿发生早期低钙血症。

2. **晚期低钙血症**　出生3天后发生的低血钙，多在5～7天发生，多为足月人工喂养儿。常见原因：因牛乳、黄豆粉制作的代乳品和谷类食品中含磷较高，且牛乳中钙/磷比例低，不利于钙的吸收，相对高的磷酸盐摄入和新生儿相对低的肾小球滤过率，导致高磷酸盐血症，加之新生儿甲状旁腺暂时性功能低下，对钙磷的调节能力差，导致血钙降低。

3. **先天性甲状旁腺功能低下**　主要见于：①母亲甲状旁腺功能亢进，母亲血钙增高，引起胎儿高血钙和甲状旁腺抑制。患儿甲状旁腺往往比正常儿大，症状顽固而持久，对治疗有拮抗作用，但应用钙剂可最终使症状缓解。②暂时性先天性特发性甲状旁腺功能不全，为良性自限性疾病，除用钙剂治疗外，还须用适量的维生素D治疗数月。③永久性甲状旁腺功能不全，较少见，如Digeorge综合征为X连锁隐性遗传病，常合并胸腺缺如、免疫缺陷、小颌畸形和主动脉弓异常，具有持久的甲状旁腺功能低下和高磷酸盐血症。

（二）临床表现

临床上主要为神经肌肉兴奋性增高，表现为哭闹不安、易惊、震颤、面部肌肉抽动，甚至手足抽搐和惊厥等。惊厥发作时常伴有呼吸改变、心率增快和发绀。严重者可出现喉痉挛和呼吸暂停。发作间期一般情况良好。

（三）辅助检查

1. **血清钙、磷测定**　生后早期发病者血钙低，血磷正常或升高；晚期发病者血钙低，血磷高。应用总钙浓度诊断低钙血症时，最好用血清白蛋白进行校正：校正钙浓度（mg/dl）= 总钙浓度（mg/dl）-0.8×[4.0-血清白蛋白浓度（g/dl）]，必要时检测游离钙浓度。

2. **心电图表现**　QT间期延长（足月儿>0.19秒，早产儿>0.20秒）、T波倒置或心动过速。

3. **其他**　根据病情需要可行甲状旁腺激素、1,25-$(OH)_2D_3$、肝功能、肾功能、白蛋白、尿钙、血镁检测。研究表明，特发性甲状旁腺功能减退症存在以基底核为主的颅内钙化，因此必要时做颅脑CT或MRI检查。

（四）诊断与鉴别诊断

对孕期摄入维生素D及钙剂较少或母亲有足肌痉挛史的新生儿，以及早产儿、有并发症的新生儿、人工喂养儿等，应密切观察，若出现临床症状，应做血钙测定，以明确诊断。对于顽固性低钙血症患儿应摄胸部X线片，必要时测母亲血钙、磷及甲状旁腺激素水平。常需与新生儿低血糖症、低镁血症、缺氧缺血性脑病、癫痫等相鉴别。

（五）治疗

应强调母乳喂养或用钙磷比例适当的配方乳喂养。临床上对低血钙伴惊厥或其他明显神经肌肉兴奋症状时，采取止痉（控制惊厥和喉痉挛）、补钙（使血钙迅速上升）、补充维生素 D 的“三部曲”原则进行处理。但是对于早产儿，若无临床症状，则不需要特殊治疗。开始治疗的指征：血清钙低于 1.5～1.6mmol/L（6.0～6.5mg/dl）或游离钙低于 0.7～0.8mmol/L（2.5～3.0mg/dl）。具体处理方法如下。

1. **止痉** 用地西泮 0.3mg/kg 静脉注射或灌肠，苯巴比妥 10～20mg/kg 静脉注射。

2. **补钙** 采用 10% 葡萄糖酸钙每次 1～2ml/kg，以 5% 或 10% 葡萄糖溶液等量稀释后缓慢静脉注射（1ml/min）。必要时可间隔 6～8 小时重复给药，元素钙总量为 25～35mg/（kg·d）（10% 葡萄糖酸钙含元素钙 9mg/ml），最大剂量为 50～60mg/（kg·d）。密切观察心率，同时应避免药物外溢至血管外引起组织坏死。惊厥控制后需维持治疗，使血钙稳定在 1.75mmol/L（7.0mg/dl）以上。一般情况下，早期低血钙是一过性的，只需短期治疗，通常血钙水平在出生后 48～72 小时后恢复正常，甲状旁腺素在出生后 24～72 小时恢复正常。晚期低钙血症口服钙剂 2～4 周，维持血钙在 2～2.3mmol/L（8.0～9.0mg/dl）。血镁过低或低血钙不易纠正时，应给予 2.5% 硫酸镁 2～4ml/kg 静脉滴注或 25% 硫酸镁 0.2～0.4ml/kg 肌内注射，8～12 小时后可重复使用。惊厥控制后，可予以 10% 硫酸镁每次 1～2ml/kg 口服，每日 2～3 次，共 5～7 天，但多数新生儿为一过性低血镁，给予 1～2 剂镁剂即可纠正。早产儿和低出生体重儿不宜肌内注射镁盐，以免发生肌肉坏死。

3. **维生素 D 治疗** 在补充钙剂的同时，可给予维生素 D 10 000～25 000U/d 或骨化三醇[1,25（OH）$_2$D$_3$] 0.125μg，每日 1～2 次，4～5 天后改隔日或隔 2 日 1 次，疗程视血钙水平而定，常为 2～14 个月。如为维生素 D 缺乏性佝偻病所致低血钙，可每天口服维生素 D 1 000～2 000U，连用 4 周。

二、新生儿高钙血症

当新生儿血清总钙高于 2.75mmol/L（11.0mg/dl）或游离钙高于 1.4mmol/L（5.6mg/dl）的临床综合征称为新生儿高钙血症（hypercalcemia），临床上较少见。

（一）病因与发病机制

1. **甲状旁腺功能亢进症** 孕母甲状旁腺功能低下所致的新生儿暂时性甲状旁腺功能亢进、甲状旁腺增生或腺瘤引起的原发性甲状旁腺功能亢进以及肾小管酸中毒伴发的继发性甲状旁腺功能亢进，可增加肠道和肾对钙的重吸收而致高钙血症。

2. **维生素 D 过量** 见于维生素 D 中毒、婴儿特发性高钙血症（Lightwood 综合征）及新生儿皮下脂肪坏死、结节病或其他肉芽肿病等，可有肾外 1,25（OH）$_2$D$_3$ 合成、肠道和肾对钙的重吸收增加而导致高钙血症。

3. **磷摄入相对不足** 肠道外营养时间过长的早产儿易出现摄入相对不足，此时血中 1,25（OH）$_2$D$_3$ 升高，伴肠道内钙吸收增加；磷缺乏时骨再吸收增强，钙不易向骨沉着，血钙水平增高。

（二）临床表现

临床上常缺乏典型表现，可累及各系统出现相应的表现。轻者出现嗜睡、易激惹、发热、食欲缺乏、吃奶少或拒乳、恶心、呕吐、便秘、多尿、脱水、体重不增等症状；重症者出现高血压、肌张力低下、呼吸急促、呼吸困难、抽搐、胰腺炎、肾小管功能损害、肾实质钙化、血尿，甚至发展为不可逆性肾衰竭。亦可伴有皮肤、肌肉、角膜及血管等的钙化。

当血钙大于 3.75mmol/L（15.0mg/dl），可发生高钙危象，出现木僵或昏睡、昏迷、重度脱水貌，并有心律失常、高血压，甚至惊厥、心力衰竭。若不及时抢救，病死率甚高，也可遗留神经系统后遗症。

（三）辅助检查

常规进行血镁、磷、碱性磷酸酶、血清蛋白、甲状旁腺激素、25（OH）D$_3$，尿钙、磷的测定，以及甲状旁腺和腹部超声，骨骼 X 线、CT 或核素扫描等影像学检查。必要时应对母亲进行钙、磷、甲状旁腺激素等的检测。甲状旁腺激素介导的高钙血症的骨骼 X 线检查具有特征性改变：普遍脱钙，骨膜下骨质吸收、囊性变，颅骨板溶骨呈点状阴影。维生素 D 中毒或过量时，长骨干骺端临时钙化带致密增宽，骨干皮质及骨膜增厚，扁平骨及圆形骨周缘增厚呈致密环状影。

（四）诊断与鉴别诊断

询问病史了解可能引起高血钙的病因十分重要，如家族或母亲有与钙或磷有关的疾病史，难产史，母亲或新生儿长期、过量维生素 A、维生素 D 服用史，母亲有长期某些药物用药史如噻嗪类利尿药等，均应尽早检测血钙，然后结合临床表现和相关实验室检查作出诊断。

（五）治疗

高钙血症一旦明确，应立即进行治疗，尤其对重症或已出现高血钙危象者，应先采取措施降低血钙、缓解症状，再明确病因，进行彻底治疗。

1. **限制维生素 D 和钙的摄入** 采用低钙、低维生素 D 配方乳喂养。慢性高钙血症病例应防止日晒以减少内源性维生素 D 生成。

2. **减少钙的吸收**　对维生素D中毒、肉芽肿病、白血病、淋巴瘤等引起的高钙血症，可每日给予氢化可的松4~10mg/kg或地塞米松0.2~0.5mg/kg静脉滴注，或泼尼松1~2mg/kg口服，疗程至少2~3周，减少肠道钙吸收和肾小管对钙的重吸收，并可抑制肿瘤的溶骨作用。

3. **促进钙的排泄**　①补盐水：因钠能竞争性抑制肾小管对钙的重吸收，从而促使钙从尿中排出，用生理盐水10~20mmol/kg静脉滴注。②利尿排钙：呋塞米能有效地促进尿钙排泄，2mg/kg静脉注射，每4~6小时1次，但是噻嗪类利尿药可抑制尿钙排泄，应禁用。③镁剂的使用：因镁是钙的拮抗剂和竞争剂，不仅能加速钙从肾排出，还可在钙通道与钙竞争，阻止钙通过血管平滑肌细胞的受体通道内流，可用25%硫酸镁0.2~0.4ml/kg加入5%葡萄糖氯化钠溶液中稀释成2.5%的溶液，以0.5~1ml/min的速度静脉滴注，每日1~2次，用至症状明显好转、血钙恢复正常。

4. **补充磷酸盐**　主要针对低血磷的患儿，可给予口服或静脉补充磷酸盐[元素磷每日30~50mg/kg，以维持血清元素磷在1.0~1.6mmol/L(3~5mg/dl)水平]。用药后24~48小时即有治疗反应。静脉应用磷酸盐不良反应较大者，建议首选口服。

5. **血液透析或腹膜透析**　肾功能不全经上述治疗无效时，可应用不含钙的透析液进行血液透析或腹膜透析降低血钙。

（董文斌　母得志）

第五节　新生儿低镁血症和高镁血症

镁离子是人体内位于钠离子、钾离子、钙离子之后的第四种常见阳离子，在细胞代谢中起着至关重要的作用。镁的代谢受甲状旁腺激素、降钙素和维生素D调节。正常新生儿血清镁为0.6~1.1mmol/L，离子镁为0.40~0.56mmol/L。

一、低镁血症

血清镁低于0.6mmol/L为低镁血症(hypomagnesemia)。当血镁低下时，神经系统的兴奋性增强，新生儿可以出现类似低钙性惊厥的症状。

（一）病因

1. **先天储备不足**　胎儿从母亲获得镁主要在孕期后3个月，早产、多胎或母亲低镁血症都可导致胎儿镁储备不足。宫内发育迟缓时胎盘转运镁障碍，胎儿摄取镁减少。

2. **镁摄入减少**　新生儿患有肝病或肠道手术后吸收不良。单纯牛乳喂养因磷摄入多，影响镁的吸收。腹泻影响肠道对镁的吸收。

3. **镁丢失增加**　缺氧、缺血、先天异常等可使肾小管重吸收镁减少；有些药物如利尿药等可抑制肾小管对镁的重吸收，使尿镁排泄增加；糖尿病母亲因肾重吸收障碍，常有缺镁和甲状旁腺功能减退，导致新生儿低镁血症。原发性甲状腺功能亢进也可引起症状性低镁血症。

（二）临床表现

临床表现多样，无特异性，血清镁<0.5mmol/L(1.2mg/dl)时可出现症状，但严重程度与血清镁降低的程度不完全平行。

1. **神经肌肉系统**　神经肌肉兴奋性增高，烦躁不安，震颤、惊跳，两眼凝视，面肌或手足抽搐、腱反射亢进、四肢强直，严重者出现喉痉挛、呼吸暂停、窒息。

2. **心血管系统**　心肌细胞兴奋性增高，可发生各种类型的心律失常。

3. **呼吸系统**　导致气管、支气管平滑肌收缩，发生呼吸困难。

4. **消化系统**　呕吐、腹胀。

（三）辅助检查

1. **血清镁**　血清镁一般<0.6mmol/L。必要时可做镁负荷试验。

2. **心电图检查**　显示PR及QT间期延长，QRS波明显增宽，ST段降低，T波增宽、低平或倒置等。此种表现易与低钾血症相混淆。

（四）诊断与鉴别诊断

最简便的方法是检测血清镁，有时血清镁正常，也不能完全否定低镁血症。低镁血症的临床表现与低钾血症很难区别，如在补钾后情况仍无改善，应考虑低镁血症的存在。出现患儿出现手足搐搦时，可首先静脉缓慢注射钙剂，若不能解除搐搦症状，也应怀疑低镁血症的可能。

（五）治疗

1. **治疗原发病**　寻找引起低镁血症的原因，进行针对性治疗。

2. **补镁**　严重低镁血症且有症状，特别是有各种类型的心律失常时，必须及时静脉补镁。2.5%硫酸镁缓慢静脉注射，如症状未控制可重复给药2~3次/d，惊厥控制后改为口服。由于肾保镁作用较差，补镁需持续7~10天。补镁过程中，要监测血清镁浓度，以防补镁过多而转变为高镁血症，如出现肌张力过低、呼吸抑制立即给予10%葡萄糖酸钙静脉滴注。由于镁可使外周小动脉扩张，新生儿静脉内补镁时还应特别注意防止低血压的发生。

3. **纠正其他电解质紊乱**　低镁血症常伴有低钙和低钾，在补镁的同时可适当补钙和补钾。伴低钙的低镁血症用钙剂和维生素D治疗常无效，甚至使血镁更低、症状加重，应强调用镁剂治疗。

（六）预防

重视孕期保健，防治母亲低镁血症，防治新生儿肝肠疾病。当有镁丢失过多的因素存在时应注意镁的补充。新生儿甲状旁腺功能低下时，血磷较高也可致血镁的下降，应积极预防。

二、高镁血症

血清镁高于1.25mmol/L时为高镁血症（hypermagnesemia）。常表现为食欲缺乏，因临床表现缺乏特异性，容易被忽视，新生儿较为罕见。

（一）病因

多伴发于急性或慢性肾衰竭，如果短时间内进入体内过多（如使用硫酸镁），则可能出现明显高镁血症，并出现症状。此外，甲状腺素可抑制肾小管对镁的重吸收，促进尿镁排出，故某些甲状腺功能减退、黏液性水肿患儿可发生高镁血症。醛固酮也具有抑制肾小管镁重吸收、促进尿镁排出的作用，故Addison病患者可有高镁血症。

（二）临床表现

高镁血症的临床表现与血清镁升高的幅度和速度有关，短时间内迅速升高者临床症状较重，一般早期表现为食欲缺乏、皮肤潮红等，因缺乏特异性，容易被忽视，当血清镁浓度达2~4mmoL/L，可出现神经、肌肉及循环系统的明显改变。

1. **神经肌肉系统**　血清镁离子升高可抑制神经-肌肉接头及中枢神经乙酰胆碱的释放，表现为呼吸肌无力和中枢抑制状态。一般情况下，血清镁浓度与临床表现有一定关系：血清镁浓度>3mmol/L时，原始反射减弱或消失；>4.8mmol/L时，发生肌无力，影响呼吸肌时，可发生频繁呼吸暂停或呼吸衰竭；>6mmol/L时，可发生严重的中枢抑制，如昏睡、昏迷。

2. **心血管系统**　对心脏的影响主要表现为窦性心动过缓、各种传导阻滞，由于高位正常细胞的自律性降低，低位自律性细胞兴奋，可发生各种心律失常。高血镁可抑制交感神经节前纤维乙酰胆碱的释放，相应的去甲肾上腺素释放减少并抑制副交感神经释放乙酰胆碱，但由于前者的作用更强，故表现为血管平滑肌舒张、皮肤潮红、血压下降。

3. **呼吸系统**　严重高血镁可使呼吸中枢兴奋性降低和呼吸肌麻痹，导致呼吸停止。

4. **消化系统**　高血镁抑制自主神经递质的释放，并直接作用于胃肠道平滑肌，表现为腹胀、便秘、呕吐等。

（三）辅助检查

1. **血清镁检测**　血清镁>1.25mmol/L可以诊断高镁血症。

2. **24小时尿镁排泄量**　有助于病因诊断。经尿排出量减少，提示肾性因素、内分泌因素、代谢因素所致高镁血症；尿排出量正常，则可能是摄入增加或分布异常所致。

3. **心电图检查**　主要为心动过缓、传导阻滞表现：PR间期延长、QRS波增宽及QT间期延长；因高镁血症常伴高钾血症，故还可出现T波高尖。

4. **其他**　血BUN、Cr升高提示肾功能不全；B超检查可证实肾器质性病变存在。

（四）诊断与鉴别诊断

血清镁>1.25mmol/L即可诊断高镁血症，临床上可出现拒奶、吐奶、皮肤潮红等非特异性症状，容易被忽视。高镁血症多数由肾功能障碍、镁排出减少所致，对于新生儿也可能由下列因素所致：①肾小管对镁重吸收增加，见于甲状腺功能减退、肾上腺皮质功能减退；②严重溶血反应，细胞内高含量镁进入血液；③严重酸中毒时，细胞内镁交换至细胞外增加。

（五）治疗

1. **对症支持处理**　停用一切含镁药物，同时根据病情不同，可采用呼吸支持治疗、升压药治疗、抗心律失常治疗等。

2. **钙剂的使用**　由于钙对镁有拮抗作用，及时静脉注射10%葡萄糖酸钙或10%氯化钙常能缓解症状。肾功能不全所致高镁血症时，常合并高钙血症，使用钙剂治疗应非常谨慎。

3. **胆碱酯酶抑制剂的使用**　高镁血症使神经末梢释放乙酰胆碱减少，应用胆碱酯酶抑制剂（如新斯的明）可使乙酰胆碱破坏减少，从而减轻高镁血症引起的神经-肌肉接头兴奋性的降低。

4. **降低血镁浓度**　肾功能正常者，可适当补充生理盐水或葡萄糖溶液，增加肾小球滤过量，加速镁的排出。在补液的基础上，也可加用利尿药增加尿镁排出，必要时可噻嗪类利尿药和袢利尿药联合应用，效果更佳；对于明显肾功能不全者，应用利尿药是无效的。肾功能不全时，发生高镁血症是血液透析的指征，透析时使用无镁液。

（陈大鹏　母得志）

第六节　新生儿酸碱平衡紊乱

机体的内环境必须具有适宜的酸碱度才能维持正常的生理功能。正常情况下机体通过一系列的调节作用，使体液的酸碱度总是保持在一个相对稳定的范围内，即在 pH 值稳定在 7.35~7.45。这种机体自动维持体内酸碱相对稳定的过程，称为酸碱平衡。

一、酸碱平衡的调节

人体通过几种调节酸碱平衡的缓冲系统，以及肺和肾对酸碱平衡的有效调节作用，减轻酸碱负荷对 pH 值的影响，使血 pH 值维持在正常范围。

1. **血液缓冲系统**　包括碳酸氢盐缓冲系统与非碳酸氢盐缓冲系统两大类。HCO_3^-/H_2CO_3 是体内最重要的缓冲系统，缓冲能力最强，在细胞外液中含量最高，总含量占血液缓冲量的 1/2 以上。两者的比值决定着 pH 值，正常为 20∶1，此时 pH 值为 7.40。非碳酸氢盐缓冲系统包括 Hb^-/HHb、$HPO_4^-/H_2PO_4^-$、Pr^-/HPr 等。

2. **呼吸系统**　肺在酸碱平衡中的作用是通过改变肺泡通气量来控制挥发酸释放出的 CO_2 排出量，使血浆中的$[HCO_3^-]/[H_2CO_3]$的比值维持在 20∶1的水平，从而实现其调节体内酸碱平衡的作用。当体内酸增多时，血中 H^+增加，肺泡过度代偿通气，CO_2 的排出增加。当体内碱增多时，血中 H^+减少，呼吸变浅变慢，CO_2 的排出减少。肺代偿的特点是快，当机体出现酸碱平衡紊乱时，肺的代偿在数分钟之内即可发生，但其代偿调节范围有限。

3. **肾脏**　肾对酸碱平衡的调节作用主要是通过其改变排酸量和保碱量来维持 pH 值在正常范围。包括：①近曲小管对 HCO_3^- 的重吸收；②近曲小管和远曲小管通过 H^+-Na^+交换机制，排出 H^+；③远曲小管泌氨，NH_4^+生成，即 $NH_3+H^+=NH_4^+$。与肺相比，肾代偿的特点是起效缓慢而完全，在酸碱紊乱数小时后开始，3~7 日逐步代偿完全。

4. **离子交换**　当机体发生酸碱平衡紊乱时，K^+、Na^+、H^+在细胞内外之间的交换也发挥了一定的作用。酸中毒时离子交换可分为 2 种情况：①细胞外液的 2 个 Na^+和 1 个 H^+进入细胞内，同时 3 个 K^+自细胞内到细胞外；②细胞外液的 3 个 H^+进入细胞内，同时 2 个 Na^+和 1 个 K^+自细胞内到细胞外。碱中毒时，细胞内液的 3 个 H^+自细胞内到细胞外，同时 2 个 Na^+和 1 个 K^+转入细胞内。

上述 4 方面的调节因素共同维持体内的酸碱平衡，但调节的时间和程度有区别。血液缓冲系统调节迅速但不持久；肺调节迅速、效能大，30 分钟即可达高峰，但仅对 CO_2 有调节作用；细胞内液缓冲作用虽较强，但要 3~4 小时才发挥作用；肾调节慢，12~24 小时才发挥作用，但效率高、作用持久。

二、常见的新生儿酸碱平衡紊乱

1. **代谢性酸中毒**（metabolic acidosis）　是指体内固定酸产生过多或 HCO_3^- 丢失过多，引起血浆 HCO_3^-原发性减少，血 pH 值降到 7.35 以下。其基本改变是 HCO_3^-减少，BE 呈负值。根据引起代谢性酸中毒的原因分为 AG 增高型和 AG 正常型代谢性酸中毒。

2. **代谢性碱中毒**（metabolic alkalosis）　是指细胞外液碱增多或 H^+丢失而引起的以血浆 HCO_3^-增多为特征的酸碱平衡紊乱。根据生理盐水的疗效分为生理盐水治疗有效型代谢性碱中毒和生理盐水治疗无效型代谢性碱中毒。

3. **呼吸性酸中毒**（respiratory acidosis）　是以 CO_2 潴留、$PaCO_2$ 原发增高为特征的酸碱平衡紊乱。

4. **呼吸性碱中毒**（respiratory alkalosis）　主要是由于肺通气过度所引起的以 $PaCO_2$ 原发减少为特征的酸碱平衡紊乱。

三、酸碱失衡的判断

当发生代谢性或呼吸性原发性酸碱失衡后，机体必然通过体内的调节使另一因素发生继发性改变，来代偿部分原发性酸碱失衡。根据新生儿的病史、体征、病程资料，可初步找到引起酸碱失衡的原发性疾病。单纯性酸碱失衡，尤其是改变典型时，判断比较容易；如已发生完全代偿，继发性改变与原发性改变就易混淆，如已代偿的代谢性酸中毒与代偿的呼吸性碱中毒，单从化验结果就难以区别，在遇混合型酸碱失衡时更加复杂。原发性变化与代偿性变化的规律：①碳酸氢盐和碳酸的任何一项原发性变化均可引起另一项的同向代偿性变化；若两者呈反向变化，应考虑混合型酸碱失衡的存在。②原发性失衡变化大于代偿性变化；原发性酸碱失衡决定了 pH 值是偏酸还是偏碱。③酸碱失衡的代偿性变化有一定限度，当代偿性变化超出酸碱失衡预计代偿公式的计算范围，应考虑合并另一种酸碱失衡。

在临床工作中，可通过以下三步帮助判断酸碱平衡情况；如果是代谢性酸中毒，还需计算 AG，以判断酸中毒性质。

1. 判断酸碱平衡紊乱的类型 观察 pH 值是否正常和变化方向，即正常 pH 值为 7.4；若 pH 值向<7.4 的方向变化，则确定为代谢性或呼吸性酸中毒；若 pH 值向>7.4 的方向变化，则确定为代谢性或呼吸性碱中毒。

2. 判断酸碱失调的原发因素 比较 HCO_3^- 和 $PaCO_2$ 两者的变化方向以及与 pH 值变化方向的异同，确定原发因素是呼吸因素还是代谢因素。①pH 值<7.4，且原发于 HCO_3^- 降低或原发于 $PaCO_2$ 升高，则分别为代谢性酸中毒或呼吸性酸中毒。②pH 值>7.4，且原发于 HCO_3^- 升高或原发于 $PaCO_2$ 降低，则分别为代谢性碱中毒或呼吸性碱中毒。

3. 判断单纯型或混合型酸碱失衡 将 HCO_3^- 或 $PaCO_2$ 代入相关代偿预计公式，计算单纯型酸碱失衡的预计代偿范围值（表 11-6-1），再将患儿的 HCO_3^- 或 $PaCO_2$ 与之比较，判断是单纯型还是混合型酸碱失衡（表 11-6-2）。如果原发为急性或慢性呼吸性酸中毒或呼吸性碱中毒时，可计算 pH 值的代偿预计值，确定是否有三重酸碱失衡（表 11-6-3）。

表 11-6-1　单纯型酸碱失衡的代偿预计值计算公式

酸碱失衡类型（原发性）	预计代偿应达范围	代偿限值
代谢性酸中毒	$PaCO_2=1.5\times[HCO_3^-]+8\pm2$	10mmHg
代谢性碱中毒	$PaCO_2=40+(0.4\sim0.9)\times\Delta[HCO_3^-]\uparrow$	55mmHg
呼吸性酸中毒		
急性	$[HCO_3^-]=24+(0.025\sim0.175)\times\Delta PaCO_2\uparrow$	32mmol/L
慢性	$[HCO_3^-]=24+(0.25\sim0.55)\times\Delta PaCO_2\uparrow$	45mmol/L
呼吸性碱中毒		
急性	$[HCO_3^-]=24-(0.2\sim0.25)\times\Delta PaCO_2\downarrow$	18mmol/L
慢性	$[HCO_3^-]=24-(0.4\sim0.5)\times\Delta PaCO_2\downarrow$	12mmol/L

注：$[HCO_3^-]$ 单位为 mmol/L；$PaCO_2$ 单位为 mmHg。

表 11-6-2　判断单纯型或二联酸碱失衡

酸碱失衡	$PaCO_2$	诊断	酸碱失衡	HCO_3^-	诊断
代谢性酸中毒或代谢性碱中毒	在预计代偿范围	单纯型	呼吸性酸中毒或呼吸性碱中毒	在预计代偿范围	单纯型
	>预计代偿范围	合并呼吸性酸中毒		<预计代偿范围	合并代谢性酸中毒
	<预计代偿范围	合并呼吸性碱中毒		>预计代偿范围	合并代谢性碱中毒

表 11-6-3　原发性呼吸性酸中毒或呼吸性碱中毒时 pH 值代偿预计公式

原发性酸碱失衡类型	$PaCO_2$	pH 值
呼吸性酸中毒		
急性	$PaCO_2$ 升高 10mmHg	pH 值降低 0.080
慢性	$PaCO_2$ 升高 10mmHg	pH 值降低 0.027
呼吸性碱中毒		
急性	$PaCO_2$ 降低 10mmHg	pH 值升高 0.080
慢性	$PaCO_2$ 降低 10mmHg	pH 值升高 0.027

另外，临床上偶尔可见同时存在三种原发性酸碱失衡（TABD），即一种呼吸性酸碱失衡+代谢性碱中毒+高 AG 型代谢性酸中毒。由于同一患者不可能同时存在呼吸性酸中毒或呼吸性碱中毒，因此 TABD 只

存在两种类型：呼吸性酸中毒合并代谢性碱中毒和高 AG 型代谢性酸中毒；呼吸性碱中毒合并代谢性碱中毒和高 AG 型代谢性酸中毒。具体判断方法如下：①根据病史及 $PaCO_2$ 变化，决定原发是呼吸性酸中毒还是呼吸性碱中毒；②计算 AG 值是否增高，确定是否有高 AG 型代谢性酸中毒，因为 TABD 时 AG 值应>16mmol/L；③计算潜在[HCO_3^-]，即潜在[HCO_3^-]=实测[HCO_3^-]+ΔAG；④根据呼吸性酸中毒或碱中毒的代偿公式，计算预测[HCO_3^-]的最大值；⑤根据潜在[HCO_3^-]是否大于此最大值，以明确是否合并有代谢性碱中毒。在判断 TABD 时需注意：①在同时存在呼吸性碱中毒和代谢性酸中毒时，要判断何种失衡在先，因两者的代偿机制不同，选用代偿公式也不同，否则可能得出不同的结论。②呼吸性酸中毒或呼吸性碱中毒时，必须区别是慢性发作还是慢性病程中急性发作，因后者需选用急性代偿公式。

4. 根据 AG 判断酸中毒性质　存在代谢性酸中毒时，需计算阴离子间隙以判断酸中毒性质。AG 是指血浆中未测定的阴离子与未测定的阳离子浓度间的差值。该值可通过血浆中已测定的阳离子与已测定的阴离子之间的浓度差来表示，即 AG=[Na^+]-([Cl^-]+[HCO_3^-])，其正常值为 8~16mmol/L。AG 实际上是反映血浆中固定酸含量的指标，当 $H_2PO_4^-$、SO_4^{2-} 和有机酸阴离子增加时，AG 增大，故 AG 可帮助区分代谢性酸中毒的类型和诊断混合性酸碱平衡紊乱。AG 增高(>16mmol/L)为高 AG 型代谢性酸中毒；AG 正常为 AG 正常型代谢性酸中毒，由于此型患者 HCO_3^- 丧失的同时伴 Cl^- 增高，故又称为高氯性代谢性酸中毒。由于血浆白蛋白可影响 AG 值，计算低白蛋白血症患儿 AG 值时应根据白蛋白浓度进行修正：AG 修正值=AG+0.25×(白蛋白参考值-白蛋白测定值)。

如果 AG 升高，评价 AG 升高与[HCO_3^-]降低的关系。单纯高 AG 型代谢性酸中毒时，[HCO_3^-]降低值(Δ[HCO_3^-])与 AG 增加值(ΔAG)相等；如果 Δ[HCO_3^-]≠ΔAG 值则应考虑混合型酸碱失衡，此时可通过计算潜在[HCO_3^-]揭示高 AG 型代谢性酸中毒或三重酸碱失衡中代谢性碱中毒的存在。潜在[HCO_3^-]的概念：由于增高的 AG 可消耗一部分 HCO_3^-，由 ΔAG 与实测[HCO_3^-]之和可得出潜在[HCO_3^-]。用公式表示：潜在[HCO_3^-]=实测[HCO_3^-]+ΔAG。用潜在[HCO_3^-]替代实测[HCO_3^-]与预计代偿公式计算所得的预计[HCO_3^-]相比较，若潜在[HCO_3^-]>预计[HCO_3^-]的上限即可判断代谢性碱中毒的存在。

值得提醒的是，新生儿酸碱失衡的判断不能孤立地单凭一张血气分析报告单作出诊断，必须密切结合患者的实际情况、临床表现、其他实验室检查(尤其是电解质等)进行综合动态分析，才能得出准确的结论，用以指导临床。

(陈大鹏　母得志)

参考文献

1. RENNIE J M. Roberton's textboox of neonatology. 4th ed. Philadelphia: Elsevier Churchill Livingstone, 2005: 339.
2. FELD L G, NEUSPIEL D R, FOSTER B A, et al. Clinical practice guideline: Maintenance intravenous fluids in children. Pediatrics, 2018, 142(6): e20183083.
3. GUPTA N, BRUSCHETTINI M, CHAWLA D. Fluid restriction in the management of transient tachypnea of the newborn. Cochrane Database Syst Rev, 2021, 2(2): CD011466.
4. NAIR S, SINGH A, JAJOO M. Clinical profile of neonates with hypernatremic dehydration in an outborn neonatal intensive care unit. Indian Pediatr, 2018, 55(4): 301-305.
5. SLAGLE C, GIST K M, STARR M C, et al. Fluid homeostasis and diuretic therapy in the neonate. Neoreviews, 2022, 23(3): e189-e204.
6. LALITHA R, SURAK A, BITAR E, et al. Fluid and electrolyte management in preterm infants with patent ductus arteriosus. J Neonatal Perinatal Med, 2022, 15(4): 689-697.
7. LI Y, DU X, ZHAO X, et al. Hyponatremia as a specific marker of perforation in infants with necrotizing enterocolitis. Indian J Pediatr, 2022, 89(7): 725.
8. SARIN A, THILL A, YAKLIN C W. Neonatal hypernatremic dehydration. Pediatr Ann, 2019, 48(5): e197-e200.
9. DURRANI N U R, IMAM A A, SONI N. Hypernatremia in newborns: a practical approach to management. Biomed Hub, 2022, 7(2): 55-69.
10. SUAREZ-RIVERA M, BONILLA-FELIX M. Fluid and electrolyte disorders in the newborn: sodium and potassium. Curr Pediatr Rev, 2014, 10(2): 115-122.
11. BONILLA-FÉLIX M. Potassium regulation in the neonate. Pediatr Nephrol, 2017, 32(11): 2037-2049.
12. MITTAL A, KHERA D, VYAS V, et al. Dangerous hyperkalemia in a newborn: Answers. Pediatr Nephrol, 2019, 34(5): 813-815.
13. ARIFIN A, THAMBIAH S C, ABDULLAH H, et al. A neonate with hypocalcemia and cardiac anomaly. Clin Chem, 2021, 67(6): 823-826.
14. MOSS C R. Neonatal hypocalcemia in the infant of a diabetic

mother. Neonatal Netw, 2020, 39(4): 200-204.

15. GORVIN C M. Genetic causes of neonatal and infantile hypercalcaemia. Pediatr Nephrol, 2022, 37(2): 289-301.
16. VANNUCCI L, BRANDI M L. Familial hypocalciuric hypercalcemia and neonatal severe hyperparathyroidism. Front Horm Res, 2019, 51: 52-62.
17. CATALANO A, BELLONE F, CHILÀ D, et al. Magnesium disorders: Myth or facts? Eur J Intern Med, 2019, 70: e22-e24.
18. JUNQUEIRA E O, MARBA S T M, CALDAS J P S. Hypermagnesemia and feeding intolerance in preterm infants: A cohort study. JPEN J Parenter Enteral Nutr, 2022, 46(5): 1054-1060.
19. CORREIA A L, CASTRO C, MORAIS J M, et al. Hypermagnesemia in preterm neonates exposed to antenatal magnesium sulfate. Minerva Pediatr(Torino), 2022.
20. YILDIZDAS H Y, DEMIREL N, İNCE Z. Turkish Neonatal Society Guideline on fluid and electrolyte balance in the newborn. Turk Pediatri Ars, 2018, 53(Suppl 1): S55-S64.
21. IACOBELLI S, GUIGNARD J P. Renal aspects of metabolic acid-base disorders in neonates. Pediatr Nephrol, 2020, 35(2): 221-228.
22. WEDENOJA S, HÖGLUND P, HOLMBERG C. Review article: the clinical management of congenital chloride diarrhoea. Aliment Pharmacol Ther, 2010, 31(4): 477-485.
23. MACDONALD M G, MULLETT M D, SESHIA M M K. Avery's neonatology-pathophysioy and management of the newborn. 6th ed. Philadelphia: Lippincott Wilkins, 2005: 363.

第十二章　新生儿危重症症状与体征

第一节　发热与低体温

一、发　　热

正常人体温受下丘脑体温调节中枢调控，并通过神经、体液因素使产热和散热过程处于动态平衡，使体温维持在相对恒定的范围内。机体在致热原（pyrogen）作用下或体温调节中枢发生功能障碍时，产热增加和/或散热减少，体温升高超过正常范围称为发热（fever，pyrexia）。新生儿正常体表温度为 36.0～37.0℃，核心温度（肛温）一般比体表温度高 0.5℃。通常将新生儿体表温度超过 37.0℃或核心温度超过 37.5℃定义为新生儿发热。新生儿发热是临床常见问题，一般首先考虑是否为感染性发热，除此之外，还有环境温度过高、脱水以及非感染性疾病等所致发热。

（一）发热机制

各种原因使体温调节中枢温度调定点上升、产热增加和/或散热减少，均可导致机体发热。根据发热是否由致热原引起，发热机制可分为致热原性发热和非致热原性发热两种，其中致热原性发热为临床最常见的发热机制。致热原包括内源性致热原（exogenous pyrogen）和外源性致热原（endogenous pyrogen），其种类见表 12-1-1。外源性致热原分子量大，不能通过血脑屏障直接作用于体温调节中枢，而是通过激活宿主细胞（中性粒细胞和单核吞噬细胞等），使其产生内源性致热原白细胞介素-1（IL-1），后者通过血脑屏障直接刺激丘脑激活磷脂酶 A_2，后者刺激前列腺素 E_2（prostaglandin E_2，PGE_2）产生，调高下丘脑体温中枢的调定点，使机体产热增加和散热减少，体温上升至发热水平。非致热原性发热与致热原性发热在原因上有本质差别，多由甲状腺功能亢进、先天性汗腺缺乏、环境过热或下丘脑退行性变引起，是产热或散热障碍，体温调节机制失控的结果。

（二）新生儿体温变化特点

新生儿出生后短时间内从恒定的母体温度到温度较低且波动的环境温度，加之其本身体表面积相对较大、皮脂层薄、体表血管丰富和血流量相对较大的特点，可出现一过性体温降低；在适中温度下体温逐渐上升，一般于 24 小时内稳定在 36.0～37.0℃。新生儿体温调节中枢发育不成熟，产热和散热调节功能差，在外界因素影响下，体温容易波动，出现低体温或发热；喂奶、哭闹、衣被过厚、暖箱及室温过高均可使小儿体温轻微升高。新生儿对发热耐受性差，体温过高可引起心动过速、呼吸增快或呼吸暂停，严重者出现惊厥。

表 12-1-1　外源性和内源性致热原种类

分类	种类
外源性致热原	各种病原微生物（病毒、细菌、支原体、衣原体、螺旋体、立克次体和寄生虫等）及其代谢产物（脂多糖或毒素等） 各种疫苗制剂 炎性渗出物及无菌坏死组织 抗原抗体复合物 某些类固醇物质（如肾上腺皮质激素的代谢产物原胆烷醇酮） 多糖成分、多核苷酸、淋巴细胞激活因子等
内源性致热原	白细胞介素（IL-1、IL-6）、肿瘤坏死因子（TNF-β）和干扰素等

（三）新生儿体温测量

新生儿体温监测是了解其全身状态和协助诊断的重要手段之一，可为新生儿疾病预防、诊疗和护理提供重要依据。目前，用于测量体温的温度计包括传统水银体温计、电子体温计、红外线耳温计和热敏电阻探头。新生儿体温测量部位有腋温、肛温（直肠温）、耳温、颌下温、腹股沟温和皮温等。

1. **腋温**　腋下体温测量简单易行，对新生儿干扰少，临床上最常用。水银体温计测温时间以 5 分钟为准，36.0～37.0℃为正常体温（比肛温低 0.3～0.5℃），电子体温计所测腋温更接近肛温（低 0.2℃左右），这种差别随体温升高变得不明显，在高热患儿中基本一致。

2. **直肠温度（肛温）**　最接近新生儿核心温度，测量结果能准确反映体温实际变化。当环境温度过低或患儿循环不良时，腋温测量往往不准确，需用水银温度计（肛表）测温 2 分钟，其结果准确可靠，正常体温一般为36.5~37.5℃。肛温测量的最大缺点是肛表经肛门插入直肠的深度不易掌握，加之新生儿直肠壁较薄，有发生直肠穿孔的危险。

3. **耳温**　应用红外线耳温计，测量鼓膜及周围组织的红外线辐射来反映体温（耳温）。由于鼓膜及周围组织靠近下丘脑体温调节中枢，且鼓膜下部和下丘脑均由颈内动脉供血，故该法所测温度可较好地代表新生儿核心温度，是一种适合新生儿体温测量的便捷方式。值得注意的是，红外线耳温计测得的体温有时与水银/电子体温计所测体温相差较大，故3次测量后取平均值可提高其测量的准确性。

4. **颌下和腹股沟温度**　颌下和腹股沟温度测量具有测量部位易于暴露、简便易行、安全快速等优点，测量结果接近腋温。缺点是温度计不易固定，影响测量结果。

5. **热敏电阻探头**　以热敏电阻为探头的电子体温计连续监测新生儿腹部皮肤温度是一种非侵袭方法。在早产儿和极低出生体重儿中，该法所测体温与肛温有很好的相关性。缺点是探头不易固定，易受环境温度影响等。

（四）病因与分类

临床上，为了更好地进行发热诊断、鉴别诊断和有效处理，主要根据其病因、持续时间及发热程度进行分类。

1. **根据病因分类**　引起新生儿发热的病因复杂而多样，临床上将其分为感染性发热和非感染性发热两大类。①感染性发热是新生儿发热最常见的原因，主要由各种病原微生物（病毒、细菌、支原体、衣原体、螺旋体等）局部或全身感染所致。②非感染性发热主要由无菌性或肿瘤性坏死组织吸收（无菌性炎症）、抗原抗体反应（免疫性疾病）、产热增加和/或散热减少或体温调节中枢功能失常（中枢性发热）等原因所致。

2. **根据发热持续时间分类**　①持续时间在2周以内的发热为短期/急性发热，临床常见，大多属于感染性发热；②持续时间≥2周的发热为长期发热，≥4周的发热为慢性发热，可由非感染性因素或感染性因素引起。

3. **根据发热程度分类**　以腋温为准，按体温高低可将发热分为四类：37.3~38.0℃为低热，38.1~38.9℃为中度热，39.0~41.0℃为高热，≥41.0℃为超高热。

（五）诊断与鉴别诊断

发热是新生儿最常见的症状，而不是独立的疾病。一般说来，2周以内的短期/急性发热多由感染性疾病引起，通过其临床表现、必要的影像学和实验室检查，确立诊断多无困难。对于长期（≥2周）或慢性（≥4周）发热，由于其病因复杂，有时临床又缺乏其他特异性表现，是临床诊断和鉴别诊断的难点，可通过病史的全面收集、临床表现的归纳整理以及对常规检查结果的客观分析，从中获得疾病发展的蛛丝马迹，然后有的放矢地选择特殊检查手段，顺藤摸瓜地找出引起发热的证据，继而作出疾病的正确诊断和鉴别诊断。

在以发热为线索进行的疾病诊断与鉴别诊断时，区分出感染性发热和非感染性发热非常重要，因为两者的治疗方法及预后完全不同。

1. **感染性发热**　可以是短期/急性发热，也可是长期/慢性发热。

（1）短期/急性发热：大多属于感染性发热，少部分属非感染性发热。新生儿短期/急性感染性发热多由急性上呼吸道感染、新生儿肺炎、新生儿胎粪吸入综合征、GBS感染、败血症、化脓性脑膜脑炎、肠道病毒或细菌感染、尿路感染、深部真菌感染或TORCH感染等所致。此外，疫苗预防接种所致发热也逐年增加。新生儿感染后，其临床表现不典型、无特异性，严重者出现三不——“不吃、不哭、不动”。必须指出的是，围产期母儿感染高危因素（母亲产前发热、外周血白细胞和CRP明显升高、胎膜早破等）的存在，对新生儿感染的诊断具有重要价值；新生儿发生某一系统感染时，往往可累及其他系统，临床上同时出现多系统表现，认清其主次关系对疾病的定位诊断具有指导意义；实验室检查如外周血白细胞增高或降低，IL-6、CRP、降钙素原等变化，以及血培养、特异性抗原/抗体和核酸检测，对感染性疾病的诊断与鉴别诊断发挥着重要作用。新生儿期短期/急性非感染性发热可见于脱水热、颅内出血、外科手术后及硬膜外麻醉产妇所生新生儿。

（2）长期/慢性发热：若新生儿长期/慢性发热，并具有相应感染定位症状和体征，应考虑慢性感染性疾病存在，如链球菌感染后综合征和先天性结核病等。在临床实际工作中，不少长期/慢性发热无明显症状和体征，此时应详细进行体格检查，仔细寻找是否存在慢性病灶或小脓肿如脐炎、皮肤细菌感染、尿路感染和肛周脓肿等。当体格检查、一般和特殊辅助检查仍不能发现感染灶时，应考虑存在非典型感染性疾病或非感染性疾病两种可能性。偏重考虑非典型感染性疾病时，可进行抗生素试验性（诊断性）治疗，首先试用足量的二联抗生素治疗，根据疗效排除或确定感染诊断。

2. **非感染性发热**　长期/慢性发热可由非感染性因素引起，但感染因素也不能忽视。在排除感染性疾病的基础上，要注意无菌性炎症的存在，必须努力发掘免疫性疾病（结缔组织病）的特异性表现，积极寻找肿瘤性疾病的相关证据，高度警惕一些少见、罕见发热性疾病存在的可能。

（1）无菌性炎症或肿瘤性疾病：主要是组织细胞坏死、组织蛋白分解及组织坏死产物吸收（无菌性炎症）所致的吸收热。在新生儿期，常见原因包括：①机械、物理或化学性损伤，如大手术后组织损伤、内出血或大血肿等。②溶血反应和肌肉溶解症等。③恶性肿瘤（如白血病、淋巴瘤）生长迅速，可发生组织崩溃或继发细菌感染而致发热，临床上易与败血症、结核病或传染病相混淆，应注意鉴别。高度怀疑肿瘤存在时，应选择相应的特殊生化、物理或影像学检查（X 线检查、B 超、CT、MRI 等）、内腔镜、血液学和组织细胞学检查等，以明确诊断。

（2）免疫性疾病：在新生儿期，可见于系统性红斑狼疮、川崎病（皮肤黏膜淋巴结综合征）、链球菌感染所致风湿热、炎性肠病或药物热等。发热持续时间、皮疹（环形红斑、蝶形红斑）及心、肝、肾等多系统损害在免疫性疾病的诊断中具有重要价值；常规实验室检查往往能提供支持诊断的依据；通过某些特殊检查（特异性生化检查、影像学检查、组织活检及病理学检查）提出最可能的诊断，并倾向性选择相关治疗方案，最终可根据治疗效果来排除或确定诊断。

（3）引起产热增加和/或散热减少的疾病或因素：①新生儿（尤其是早产儿和低出生体重儿）所处环境温度过高，如新生儿病房室温过高、暖箱/辐射台或光疗时温度控制不当，可导致体温迅速上升。②脱水热多见于生后 3~4 天的正常新生儿，因母乳和水分摄入严重不足，而经呼吸、皮肤蒸发及大小便丢失大量水分致新生儿血液浓缩，体温可突然升至 39℃以上，出现烦躁不安、面色潮红、呼吸增快，严重者口唇干燥和尿量减少，应与感染性疾病相鉴别。③新生儿衣被过厚过严（捂热综合征）、无汗性外胚层发育不良（汗腺缺乏），均使散热减少，可引起发热。④惊厥持续状态时，产热较多而散热滞后，可出现体温一过性升高。⑤甲状腺功能亢进患儿由于代谢增高，可出现长期低热。

（4）累及下丘脑体温调节中枢的疾病：某些致病因素直接损害体温调节中枢，使体温调定点上移，导致产热大于散热，出现中枢性发热，一般为超高热（hyperthermia）。高热无汗、退热药无效是中枢性发热的特点。常见于重度巴比妥类药物中毒、颅脑损伤（脑出血和脑干损伤等）、中毒性脑病，高钠血症（垂体性或肾性尿崩症等）。

（5）少见、罕见性疾病：在排除感染性疾病、无菌性炎症、免疫性疾病和肿瘤性疾病的基础上，最后还应想到某些少见、罕见的发热性疾病，如功能性低热、感染后低热、家族性无汗无痛症等；此外，还应特别注意是否存在药物过量（水杨酸类、阿托品等）、撤药综合征以及输血或输液反应等。

（六）发热的治疗

对于发热新生儿，首先应明确发热原因，如为细菌感染所致发热，需积极使用抗生素治疗；如为环境因素所致发热，应去除相应原因（降低室温，调节暖箱或光疗箱温度，检查辐射保暖台皮肤温度电极是否松动、脱落等）；若发热因脱水所致，应评估脱水程度和体重减轻情况，尽快补充水分。

在进行病因治疗的同时，若患儿存在严重感染综合征、中枢神经系统损伤、严重心肺疾病或高热惊厥史，出现肛温>39℃伴烦躁不安时，应及时有效地进行退热处理（详见第五章第一节退热疗法）。

1. **物理降温**　为足月新生儿发热时的首选措施，包括：①发热患儿最好置于 22℃左右的室温下，尽量少穿衣服，通过传导、对流和辐射散热。②按“热以冷降、冷以温降”的物理降温原则，对高热而循环良好者，可用儿童降温仪或者冷湿毛巾和冰袋置于浅表大血管处，也可用冷盐水（4℃）灌肠或灌胃；高热而循环不良者，可进行温水浴。新生儿皮肤柔嫩，酒精擦浴时可经皮肤吸收而出现酒精中毒，一般不采用该方式降温。

2. **药物降温**　常用的退热药有对乙酰氨基酚和布洛芬，属非甾体抗炎药，为新生儿迅速、安全、有效的解热镇痛药，作用缓和而持久，布洛芬可用于葡萄糖-6-磷酸脱氢酶缺乏症者（对乙酰氨基酚慎用）。一般当体温超过 38.5℃时才考虑应用，可交替使用，必要时 6~8 小时重复，24 小时之内应用不能超过 4 次，连续应用不超过 3 天。对于严重细菌感染伴高热、惊厥者，如上述退热措施处理无效，在有效抗生素应用的同时，可考虑应用肾上腺皮质激素；结核感染、病毒感染（尤其是水痘和带状疱疹）时禁用肾上腺皮质激素。其他解热镇痛如安乃近、阿司匹林、复方阿司匹林或赖氨匹林等一般不用于新生儿。

二、低 体 温

新生儿维持正常体温依靠产热和散热的平衡。

产热有赖于棕色脂肪组织（brown adipose tissue）、糖原分解和热量摄入；散热主要通过辐射、传导、对流和蒸发实现。新生儿娩出后，由于各种原因，产热和散热失衡，继而发生低体温甚至硬肿病。WHO 将低体温分为轻度（36.0～36.4℃）、中度（32.0～35.9℃）和重度（<32.0℃）。低体温可导致新生儿细胞代谢和耗氧量增加，出现低血糖症、代谢性酸中毒、硬肿病、凝血功能障碍和 MODS，严重者死亡。有临床报道指出，当新生儿体温低于 32.0℃时，其病死率可高达 50%。因此，临床工作中，恢复和保持新生儿正常体温极其重要。

（一）病因

新生儿低体温原因包括早产和低出生体重、寒冷、疾病和能量补充不足等。

1. 早产/低出生体重　早产儿及低出生体重儿由于存在下列不良因素，在寒冷、缺氧或疾病等应激状态下容易消耗能源物质，继而丧失产热能力，易发生低体温。①新生儿产热主要依靠棕色脂肪组织，早产儿、低出生体重儿或小于胎龄儿棕色脂肪组织少，能源储备不足，肌肉不发达，活动力小，产热能力差；②早产儿体表面积相对较大，皮下脂肪薄、血管丰富，保温能力差，且从子宫娩出后，外界温度低于宫内温度，散热增加；③吸吮及吞咽功能差，摄食量少，又未进行肠道外营养，能源补充不足；④体温调节中枢尚未发育成熟，缺乏寒战等物理产热机制；⑤内分泌功能低下，儿茶酚胺及甲状腺素水平低，新陈代谢率低。近年来，由于生殖医学和围产医学的发展，我国早产儿/低出生体重儿的出生率和成活率明显上升，成为 NICU 中低体温的主要群体，且早产儿胎龄越小，体重越轻，低体温发生率越高，越易并发硬肿病及 MODS。

2. 寒冷　寒冷是导致新生儿（尤其是早产儿、低出生体重儿）低体温的重要因素。寒冷时，去甲肾上腺素分泌增加，可使新生儿末梢血管收缩，体内棕色脂肪分解，增加产热以维持体温；若寒冷时间过长，棕色脂肪耗竭，化学产热能力急剧下降，可导致新生儿低体温和硬肿病的发生。近年来，随着我国社会经济发展、医用和民用保暖设备的普及，寒冷所致硬肿病的发生率明显下降，仅见于经济欠发达且寒冷的地区。

3. 疾病　新生儿存在围产期窒息、肺炎、败血症等感染性疾病时，在摄食量明显下降的同时，能量消耗明显增加，疾病引起缺氧、酸中毒或休克等抑制患儿神经反射调节及棕色脂肪分解产热，均可使新生儿发生低体温和硬肿病。

4. 能量补充不足　新生儿（尤其是早产儿或低出生体重儿）棕色脂肪和糖原储备少，产热来源受限，若此时存在严重疾病、母乳或配方乳喂养不足、未实施肠外营养，或虽已实施但仅输注葡萄糖而未给予脂肪乳，新生儿热量摄入不足，可出现低体温甚至硬肿病。

（二）病理生理

新生儿热量散失过多或产热不足即可发生低体温，此时去甲肾上腺素分泌增加，引发以下重要病理生理变化。

1. 缺氧和酸中毒　去甲肾上腺素分泌增加使机体新陈代谢增强、组织耗氧增加，外周血管收缩加剧组织缺血缺氧，以及肺血管收缩导致肺循环压力高于体循环压力（右向左分流），体循环低氧血症，均可使机体无氧酵解增加，产生过多的乳酸等代谢产物，导致乳酸性酸中毒。此外，糖原储备耗竭可导致低血糖症发生；去甲肾上腺素还可使棕色脂肪利用增加，血游离脂肪酸和酮体水平升高，发生酮症酸中毒。严重或晚期低体温还可因肺损伤出现混合性酸中毒（代谢性+呼吸性酸中毒），可合并高钾血症、低钠血症和低钙血症。

2. 系统、器官功能障碍　新生儿低体温所致缺血缺氧和酸中毒，最终可引起 MODS。①新生儿一般情况与低体温程度、潜在疾病和并发症有关，患儿常嗜睡、拒乳、少哭、不动，皮肤有硬肿。②呼吸频率、每分通气量、潮气量降低和呼吸暂停；早期肺动脉收缩，出现 PPHN；晚期肺血管床扩张，肺血容量增加，出现肺水肿和肺出血。③冠状动脉血流量明显减少，心动过速、血压下降，严重者窦房结抑制，心脏传导障碍，发生心室颤动，甚至死亡。④肾血流量下降，肾小球滤过率降低，肾小管上皮细胞肿胀变性，出现急性肾衰竭，导致明显氮质血症、少尿甚至无尿。⑤随着体温下降，血流缓慢，血液浓缩、黏稠度增加，血液呈高凝状态，血小板聚集增加；晚期凝血因子及血小板大量消耗，凝血时间延长，血液呈低凝状态，出现 DIC。⑥免疫功能受损，易合并严重细菌感染如肺炎、败血症和化脓性脑膜炎。

（三）诊断

详尽的病史记录、仔细的体格检查及相关辅助检查，对低体温病因、并发症的正确判断及指导处理具有重要意义。

1. 病史　早产和/或低出生体重儿，若存在保温不当、散热增加、患严重感染性疾病和能量补充不足，极易发生低体温和硬肿病（寒冷损伤综合征）。因此，要了解患儿的出生胎龄和体重，有无环境温度过低或保温不当史，有无热量摄入不足，以及是否存在围产期窒息或感染性疾病病史等。

2. **体格检查**　患儿体温常低于35.0℃，严重者低于33.0℃。患儿反应差，可有嗜睡、拒乳、少哭、不动，皮肤硬肿始于大腿，继而向四肢和臀部扩展，严重者遍及全身并出现多器官损害表现，如呼吸和心率减慢、微循环障碍，甚至出现肺出血、心力衰竭、肾衰竭、休克和DIC等。

3. **辅助检查**　可见下列异常改变：①血气分析：低氧血症、代谢性酸中毒或混合性酸中毒；②凝血功能障碍：早期血液黏稠度增加，晚期凝血酶原时间延长，凝血酶及凝血活酶时间延长、纤维蛋白原和血小板减少；③血生化改变：血糖降低，血尿素氮、肌酐升高，高血钾、低血钠和低血钙等；④心电图改变：T波低平或倒置，ST段下降，PR和QT间期延长；⑤胸部X线检查：X线片可见肺淤血、肺水肿或肺出血等改变。

（四）治疗

新生儿低体温和硬肿病的主要处理包括复温、控制感染、供给能量、纠正电解质和酸碱平衡紊乱，以及维护系统、器官功能等。

复温是治疗新生儿低体温和硬肿病的主要措施，但有关复温速度的观点尚未统一。以往主张逐渐复温，近年来有人提出快速复温。临床上常用暖箱逐渐复温，即将患儿放入预热的暖箱中，复温速度一般为每小时提高箱温1.0℃，于12~24小时内恢复正常体温；若新生儿胎龄<28周、体重<1 500g或体温低于32.0℃，复温速度应减慢（每小时提高箱温0.6℃）；复温过程中，体表温度与直肠温度相差不应超过1.0℃。对低体温合并严重疾病需要抢救的患儿，可将其置于远红外线抢救台上进行复温，床面温度从30.0℃开始，复温速度可每30分钟提高1.0℃。在经济欠发达地区，如无暖箱和抢救台，可因地制宜使用热水袋、电热毯、热炕等复温。在复温的同时，应密切监测患儿体温和凝血功能变化，加强抗感染、经静脉供给足量能量、纠正电解质和酸碱平衡紊乱，保护重要器官功能。

（五）预防

胎龄<28周或体重<1 500g的早产儿出生后可用塑料保鲜膜保温，然后置于远红外线抢救台上治疗原发疾病。近年来，国际上提出并推广的“袋鼠式护理（kangaroo care）”也逐渐被国内所接受。顾名思义，就是母亲或其他亲人仿效袋鼠的育儿袋，把新生儿（尤其是早产儿、低出生体重儿）俯卧放在裸露的胸前进行持续皮肤接触，以减少新生儿低体温的发生。

（肖　昕）

第二节　呼吸困难

呼吸困难（dyspnea）是指新生儿的呼吸频率、呼吸节律、深度及呼气相与吸气相之比发生改变，表现为呼吸急促、费力、点头、张口呼吸及三凹征（胸骨上窝、剑突下窝和肋间隙的吸气性凹陷）、鼻翼扇动等。呼吸困难是新生儿的常见症状之一，也是危重症，可由多种病因引起，如不及时处理，可引起不同程度的低氧血症、代谢性和/或呼吸性酸中毒，危及生命。

（一）病因

新生儿呼吸困难的常见原因有呼吸系统疾病、循环系统疾病、中枢神经系统疾病等，其中以呼吸系统疾病所致的呼吸困难最常见。

1. **呼吸系统疾病**　包括上、下气道疾病，胸腔及胸廓疾病。

（1）上呼吸道疾病：新生儿期上呼吸道疾病主要为先天性疾病，包括后鼻孔闭锁、声带麻痹、先天性喉喘鸣、喉蹼、喉囊肿、声带麻痹、声门下狭窄及气管软化、狭窄或外部受压等。

（2）下呼吸道疾病：肺部本身的疾病是新生儿期呼吸困难最常见的病因。主要包括湿肺、胎粪吸入综合征、新生儿呼吸窘迫综合征（NRDS）、先天性感染性肺炎、支气管肺发育不良（BPD）、肺囊肿、膈疝、膈膨升、肺气肿、肺出血等。

（3）胸腔及胸廓疾病：如各种病因引起的胸腔积液、气漏综合征、胸廓发育畸形或腹压增高引起膈肌运动受限等。

2. **循环系统疾病**　循环系统疾病相关呼吸困难是心力衰竭的常见症状。心力衰竭时，肺淤血、肺顺应性下降、换气功能障碍是呼吸困难的主要原因。常见疾病有新生儿先天性心脏病、新生儿持续胎儿循环、原发性肺动脉高压、心包积液、心律失常等。

3. **中枢神经系统疾病**　中枢神经系统损伤性疾病也可引起呼吸困难。出生时产伤、颅内出血、新生儿窒息、缺氧缺血性脑病（HIE），颅脑畸形、染色体畸形，药物引起的呼吸抑制（如母亲或新生儿应用镇静剂、抗抑郁药物、镁剂），先天性TORCH感染、脑膜炎，癫痫、脊肌萎缩症、先天性肌病、脊髓损伤等，都可影响呼吸中枢功能，引起中枢性呼吸困难。

4. **其他疾病**　败血症、低血糖、代谢性酸中毒、低体温或发热、遗传代谢性疾病、胎儿水肿、低钠血症、高钠血症等均可引起呼吸困难。新生儿贫血和红细胞增多症也可因缺氧引起呼吸困难。

（二）辅助检查

为明确新生儿呼吸困难的诊断，需根据病史、体格检查选择合适的辅助检查方法。

1. **血液检查**　包括白细胞计数，其中未成熟中性粒细胞计数与总中性粒细胞计数的比值（I/T）大于0.2通常提示感染。生后24小时、48小时超敏CRP小于10mg/L通常排除败血症，此项指标的阴性预测值达到94%。血培养的结果有助于明确败血症，并可指导抗生素的选择。血糖水平检查可以明确是否存在低血糖，电解质的检查可以明确是否有严重电解质紊乱。

2. **血气分析**　是呼吸困难的重要检测项目，结果包括pH值、PCO_2、PO_2、[HCO_3^-]等，可用于评估气体交换的状况、呼吸衰竭的程度及类型，有助于判断患儿肺的功能、对呼吸支持的需求，故对指导治疗及判断预后都有重要的价值。可用于评估酸碱平衡的状态，是否有代谢性酸碱平衡紊乱导致的呼吸困难。

3. **胸部影像学**　是必不可少的辅助检查，特别是对于明确呼吸系统疾病，如新生儿呼吸窘迫综合征、湿肺、先天性感染性肺炎、吸入性肺炎、气漏综合征、BPD等。如胸部X线不能明确诊断，可进一步行CT检查。此外，胸部影像学检查也是鉴别先天性心脏疾病的重要检查指标。

4. **其他**　可进一步完善纤维支气管镜、心脏超声、头颅MRI等检查，以鉴别先天性心脏病、神经系统疾病、气道狭窄或发育不良等病因。

（三）诊断与鉴别诊断

新生儿呼吸困难主要根据病史特点、临床表现、实验室检查和影像学检查等诊断。其中新生儿期常见疾病的诊断要点如下。

1. **新生儿呼吸窘迫综合征（NRDS）**　是常见的新生儿肺部疾病，也是新生儿呼吸困难的常见病因。最常发生于早产儿，也可见于选择性剖宫产和有糖尿病母亲的足月儿。NRDS的病因是肺表面活性物质产生不足以及肺结构不成熟所导致的肺泡萎陷。临床表现为生后很快出现呼吸困难并进行性加重，伴气促、呻吟、鼻翼扇动、吸气性三凹征，听诊呼吸音减低，可有细湿啰音。胸部X线检查是明确诊断的重要依据，典型表现为肺透亮度减低、弥漫性细颗粒影、支气管充气征，严重者呈“白肺”。NRDS的自然病程是先加剧，随着足够表面活性物质的产生，在3～5天内逐渐恢复。通过产前母亲应用类固醇类药物及生后PS替代治疗、呼吸支持等措施，NRDS的发病率和严重程度都有所下降，生存率大幅度提高。

2. **新生儿湿肺**　也称新生儿暂时性呼吸增快。常见于足月儿和晚期早产儿，特别是剖宫产分娩者，其原因主要是胎儿肺液吸收延迟。临床表现为气促、发绀，可有三凹征和鼻翼扇动，肺部听诊可闻及湿啰音。胸部X线检查显示肺容量正常或略增加，肺野模糊，叶间积液，偶尔有胸腔积液。新生儿湿肺为自限性疾病，通常在1～4天内迅速恢复，治疗上可给予适当氧疗，一般很少需要呼吸机支持。

3. **胎粪吸入综合征（MAS）**　是产前或产时发生的吸入性肺炎。胎儿在宫内因缺氧排出胎粪、污染羊水，在宫内或产时吸入被胎粪污染的羊水而出现新生儿呼吸困难，多见于足月儿或过期产儿。患儿生后皮肤、指甲、脐带可见胎粪污染痕迹，临床症状可见发绀、呻吟、鼻翼扇动、吸气性凹陷、呼吸浅促等。胸部体征有过度充气的表现，桶状胸，听诊可闻及湿啰音。胸部X线检查表现为两肺斑片状阴影伴肺气肿，严重者可表现为大片的肺不张、继发性PS缺乏所致的肺萎陷，可并发气胸、纵隔气肿。重症MAS患儿可并发肺气漏综合征和PPHN。分娩时发现羊水胎粪污染，若新生儿无活力，建议进行气管插管及胎粪吸引。出生后治疗主要包括呼吸支持、PS应用、抗感染、并发症处理等，重症MAS可能需要ECMO支持治疗。

4. **败血症和感染性肺炎**　败血症可发生于早产儿和足月儿，发生率为0.1%～0.7%。高危因素包括胎膜早破>18小时、早产、母亲发热、绒毛膜羊膜腔炎等。常见的病原菌主要有B组链球菌大肠埃希菌、李斯特菌、流感嗜血杆菌、金黄色葡萄球菌等。早发感染性肺炎常在生后3天内起病，可表现为呼吸急促、呻吟等。晚发感染性肺炎起病迟，常在出院后发生，可出现呼吸困难、发热或其他肺部表现。感染性肺炎的常见病原菌与败血症相同。血细胞计数、超敏C反应蛋白、下呼吸道分泌物培养、脐血和静脉血培养可帮助诊断及指导治疗。如考虑细菌感染，需要静脉应用抗生素，治疗疗程根据临床表现和实验室检查结果决定。

5. **新生儿持续性肺动脉高压（PPHN）**　在胎儿从宫内向宫外环境过渡的过程中，肺扩张充气，氧分压上升，肺血管阻力迅速下降；脐带结扎致体循环阻力升高，血压上升，动脉导管关闭。PPHN患儿，因各种原因导致生后肺血管阻力维持在较高水平，出现动脉导管和/或卵圆孔水平的右向左或双向分流，导致严重低氧血症。PPHN常见于足月和过期产儿，但也可发生于具有高危因素的早产儿。高危因素主要包括围产期窒息、早发性败血症、严重NRDS、胎粪吸入综合征等。临床表现主要有常规吸氧不能缓解的发绀,可伴有气促、呻吟、鼻翼扇动、吸气性三凹征,常有低血压和休克等,动脉导管前后血氧饱和度存在差异。PPHN 的诊断依靠病史、临床表现和辅助检查。对于 PPHN 病例,胸部 X 线和心脏超声检查是必须要做的,以明确 PPHN 的原因。治疗包括稳定内环境、维持最佳肺容量、心功能和循环支持、肺血管扩张药物的应用等综合管理。

（四）治疗

1. **一般处理措施**　维持水、电解质平衡,保持合适的中性环境温度,减少患儿的能量需求和氧气消耗。如果呼吸频率超过 60 次/min,暂停经口喂养以预防误吸。密切监护患儿的生命体征,包括心率、呼吸、体温、血压,纠正各种代谢紊乱。

2. **氧疗**　包括面罩、头罩、鼻导管吸氧及无创通气、有创机械通气等方式。对于早产儿,推荐应用空氧混合仪调节氧浓度,并维持氧饱和度在 90%~94%。近年提倡使用无创通气,包括 nCPAP、BiPAP、NIPPV 和无创高频通气等。及时正确应用无创通气,可减少机械通气的使用;严重病例或无创通气支持效果不佳者,应改为机械通气。

3. **PS 替代治疗**　PS 替代治疗是 NRDS 患儿的常规治疗措施,可减少肺气漏的发生以及降低死亡率。通过微创技术给予 PS 同时优化无创通气的方式可减少机械通气的应用,降低气漏综合征和 BPD 的发生率。

（林慧佳　施丽萍）

第三节　发　　绀

发绀(cyansis)是新生儿的常见症状之一,指皮肤、口唇黏膜、甲床呈青紫色或暗红色。新生儿发绀可由多种病因引起,一些可能与危及生命的疾病相关,包括心脏病、呼吸系统疾病、神经系统疾病等。因此需积极明确诊断,给予相应处理。

（一）病因与发病机制

是否发绀取决于还原血红蛋白总量,还原血红蛋白绝对值超过 3g/dl 时就可观察到皮肤或黏膜组织发绀。发绀还与以下因素有关:①Hb 浓度:血液循环中 Hb 的浓度影响发绀所对应的 SaO_2 水平,如当 Hb 含量较高(红细胞增多症)时,即使 SaO_2 处于较高水平也可出现发绀(并非真正缺氧);在贫血情况下,只有 SaO_2 降至较低水平时,临床上才可出现发绀(缺氧已很严重)。②胎儿血红蛋白(fetal hemoglobin,FHb)水平:FHb 是新生儿红细胞中主要的血红蛋白形式,比成人血红蛋白更易与氧结合。因此,新生儿在比年长儿和成人更低的动脉氧分压时才出现发绀,此时组织缺氧严重。③皮肤色素沉着:患儿皮肤色素沉着会掩盖发绀。因此,要观察甲床、舌和黏膜,这些部位较少受到色素沉着的影响。④其他生理因素:使氧解离曲线左移的因素包括碱中毒、过度通气、低体温和 2,3 二磷酸甘油酸水平下降,增加了 Hb 与氧的亲和力,从而使相同的 PaO_2 下还原血红蛋白浓度降低,因此 PaO_2 水平较低时才出现发绀;相反,使氧离曲线右移的因素包括酸中毒、发热等,降低 Hb 的氧亲和力,可增加组织输氧量,使还原血红蛋白浓度增加,因此在 PaO_2 水平较高时即出现发绀。

（二）发绀分类

发绀可分为生理性发绀、外周性发绀、中心性发绀和其他原因所致发绀;中心性发绀又可根据是否为心肺疾病所致分为心源性发绀、肺源性发绀。

1. **生理性发绀**　正常新生儿生后由于肺未完全扩张、肺换气功能不全以及周围皮肤血流灌注不良可引起发绀。哭闹时因为肺动脉压力增高可引起动脉导管和/或卵圆孔水平的右向左分流而致一过性发绀。

2. **周围性发绀**　周围性发绀是由于末梢循环血流缓慢,组织从毛细血管摄取更多的氧,使动静脉间含氧量差别加大,毛细血管内血含氧减少,致还原血红蛋白大于 5g/dl。这种发绀的特点是动脉血氧饱和度正常,发绀多发生在四肢末梢指/趾端,皮肤冷。在新生儿中,尽管周围性发绀(肢端发绀)通常是良性的一过性表现,但脓毒症患儿也可能伴有周围性发绀,这是由于脓毒症时心排血量较低且血管舒缩功能不稳定导致微循环障碍。

3. **中心性发绀**　是各种病因导致动脉血氧饱和度和氧分压降低引起的发绀。可见于:①先天性心脏病(心源性发绀):各种青紫型心脏病,如先天性大动脉转位、永存动脉干、肺静脉异位引流、肺动脉瓣闭锁/狭窄等。②肺部疾病(肺源性发绀):导致通气/血流比值失调的肺部疾病是新生儿发绀最常见的病因,主要见于 NRDS、新生儿湿肺、MAS、感染性肺炎、气漏综合征、先天性膈疝和先天性囊性腺瘤样畸形等。③气道畸形:为气道梗阻导致肺泡通气不足而引起的发绀,主要疾病包括后鼻孔闭锁、小下颌畸形、先天性喉软化、声带麻痹、气管狭窄等。④其他:PPHN、神经或代谢疾病(如 HIE、IVH、严重低血糖症、脓毒症)等均可引起发绀。

4. **其他原因所致发绀**　高铁血红蛋白血症、新生儿红细胞增多症等是发绀的少见原因。

（1）高铁血红蛋白血症：当高铁血红蛋白水平超过血红蛋白总量的10%时，可出现皮肤发绀，血液呈棕色。吸入NO及应用亚硝酸盐类药物等也可引起高铁血红蛋白血症。

（2）新生儿红细胞增多症：发生率占出生人数的1%~5%，因为红细胞增多、血液黏滞、还原血红蛋白增加而出现发绀。

（三）诊断

包括详细的病史询问、仔细的体格检查、常规实验室检查（尤其是血气分析）和影像学检查（X线和超声）等。

1. **病史询问** 可提示新生儿发绀的潜在病因，包括母亲的妊娠和分娩史、羊水过多或过少、羊水是否污染、有无胎膜早破及围产期母亲发热、有无家族心脏病或潜在异常血红蛋白病病史等。

2. **体格检查** 对确定发绀的病因非常重要。呼吸评估包括呼吸频率和节律的变化、胸壁运动，有无鼻翼扇动和肺部啰音。作为体格检查的一部分，通过脉搏血氧饱和度仪测量经皮血氧饱和度能证实临床发绀的存在。测量导管前和导管后的血氧饱和度对于确定动脉导管水平是否存在右向左分流具有实用价值。

3. **实验室检查** 包括全血细胞计数、血气分析、血糖、血培养和胸部X线检查检查。全血细胞计数和分类计数在红细胞增多症患儿中显示为红细胞压积和血红蛋白水平较高；脓毒症患儿的白细胞计数降低或升高，且中性粒细胞绝对计数降低或未成熟中性粒细胞计数与总中性粒细胞计数的比值升高。血培养有助于明确脓毒症的诊断。

4. **动脉血气分析** 对评估发绀具有重要意义，结果异常提示可能存在心肺疾病；代谢性酸中毒和高乳酸血症提示组织灌注不足和氧运输障碍（详见第二章第十四节血气分析）。

5. **胸部X线检查** 为必不可少的辅助检查，对于评估新生儿发绀至关重要，有助于区分发绀是心源性或肺源性的。呼吸系统疾病，如湿肺、NRDS、感染性肺炎、肺气漏综合征、先天性膈疝等，在胸部X线检查时有特异性改变。

6. **超声心动图检查** 能区分新生儿发绀的心源性和非心源性病因。符合下列情况的患儿均应接受超声心动图检查：发绀的严重程度超过肺部病变所能提示的程度，且给予辅助供氧和/或正压通气但仍存在发绀，提示患儿可能存在先天性心脏病、异常灌注或休克。

（四）常见疾病的诊断与鉴别诊断

新生儿发绀的诊断应首先明确类型，再根据辅助检查结果寻找病因。常见疾病主要有青紫型先天性心脏病、导致PPHN或通气/血流失调的肺部疾病、气道畸形等。

1. **先天性心脏病** 诊断性检查包括胸部X线检查、心电图、超声等。高氧试验有助于鉴别低氧血症是肺部疾病还是结构性心脏病所致。用氧前检查动脉血气，然后给患儿头罩吸氧，吸入100%的氧至少15分钟，再次检查动脉血气。用氧后，结构性心脏病患儿的PaO_2不会显著上升。超声心动图是确诊结构性心脏病的手段，也是鉴别先天性心脏病和PPHN的主要手段，一旦怀疑先天性心脏病，应尽早行超声检查。

新生儿期即出现发绀症状的先天性心脏病一般都是危重型先天性心脏病，在新生儿期即需要外科手术治疗。分为以下三类：①依赖动脉导管与肺循环交通的青紫型先天性心脏病，如室间隔完整的肺动脉闭锁、室间隔缺损的肺动脉闭锁、危重型肺动脉瓣狭窄、三尖瓣闭锁、Ebstein畸形；②依赖动脉导管与体循环交通的青紫型先天性心脏病，如左心发育不良综合征、主动脉弓离断、主动脉瓣狭窄；③其他青紫型先天性心脏病，如完全性大动脉转位、极重型法洛四联症、完全性肺静脉异位引流、永存动脉干。

2. **PPHN** 是指患儿未能从胎儿循环向新生儿循环正常过渡，生后肺动脉压明显增高的情况。PPHN患儿在生后肺血管阻力仍异常增高，经胎儿循环通道（动脉导管和卵圆孔）的右向左分流持续存在，导致严重的缺氧和发绀。PPHN最常与肺实质疾病相关（包括MAS、NRDS和新生儿肺炎等），故大部分PPHN的患儿会出现呼吸困难和发绀。然而，特发性PPHN也可能在不伴有基础肺实质疾病的情况下发生。PPHN的发现依靠病史、临床表现，但确诊主要靠心脏彩超。治疗上包括稳定内环境、维持最佳肺容量、心功能和循环支持和肺血管扩张药物的应用等综合处理。

3. **肺部疾病** 导致通气/血流比值失调的肺部疾病也是新生儿发绀的常见病因。肺部疾病所致发绀患儿一般伴有一定程度的呼吸窘迫，且高氧试验能缓解发绀症状。存在上述情况时应考虑存在肺部疾病（如NRDS、湿肺、MAS、肺气漏综合征、先天性膈疝等），可进一步检查肺部体征和胸部X线检查等进行确诊。

4. **气道畸形** 下列疾病通常因气道梗阻导致的

肺通气不足而引起发绀：①后鼻孔闭锁：通常是单侧的，若双侧后鼻孔闭锁在出生后即可出现症状。患儿在安静状态下出现呼吸窘迫和发绀，但在哭闹时肤色转红；如果吸痰管不能经鼻插入咽部，应高度怀疑后鼻孔闭锁，可行 CT 检查明确诊断。②小下颌畸形：如皮-罗综合征（Pierre-Robin syndrome），体格检查时容易发现，俯卧位可减轻气道梗阻的症状，必要时可放置口咽通气管改善呼吸情况。③其他畸形：先天性喉软化、声带麻痹、气管狭窄等患儿可在新生儿期即出现发绀、喘鸣、三凹征，可行胸部 CT、纤维喉镜检查明确。

5. **其他疾病**　①HIE 或 IVH：由于中枢性呼吸抑制而发生肺通气不足和呼吸暂停，导致低氧血症和发绀。②内分泌代谢性紊乱：如严重低血糖症，可能并发呼吸暂停，导致低氧血症和发绀的间歇性发作。③红细胞增多症：常见于宫内慢性缺氧、胎儿生长受限、脐带结扎延迟、有糖尿病母亲的患儿等。除发绀外，患儿还有肤色较红、激惹、嗜睡、呼吸暂停等症状，患儿血氧饱和度降低（假性降低）但氧分压可能正常。④高铁血红蛋白血症包括先天性或后天性原因，其亚铁血红素中的铁被氧化成三价铁，失去结合氧的能力。当血中高铁血红蛋白量超过 3g/dl 时可出现皮肤发绀（血液棕色），伴有呼吸困难和激惹等症状，此时患儿有发绀但氧分压正常。

（五）治疗

对于持续性中心性发绀的患儿，应积极评估，并在明确潜在病因之前给予经验性治疗。

1. **一般处理措施**　初始治疗从常规护理开始，应监测生命体征，建立血管通路便于给药和采血，维持酸碱平衡，纠正代谢紊乱，稳定血压。

2. **呼吸支持**　如考虑发绀由呼吸系统疾病引起，应立即开放气道，并根据病情予以呼吸支持，尽可能使血氧饱和度达到 92% 以上。如患儿存在气道梗阻，可考虑采用俯卧位或口咽通气管以减轻发绀。存在呼吸窘迫和二氧化碳潴留的患儿，应给予无创辅助通气或正压机械通气。

3. **其他治疗**　发绀可能是脓毒症的首发症状，如不能排除感染病因，应在采血培养后开始使用广谱抗生素治疗。监测并维持正常的血糖水平，使血糖水平维持在 2.6mmol/L（47mg/dl）以上。低血压或低灌注的患儿应补液治疗，必要时给予正性肌力药物以纠正低血压。如怀疑发绀为先天性心脏病导致，应立即行超声心动图检查明确。对于需要维持动脉导管开放的患儿，给予前列腺素 E 持续性静脉输注，并要正确掌握吸氧指征，监测氧分压。后续在明确诊断后进行病因治疗。

（林慧佳　施丽萍）

第四节　喉　喘　鸣

喉喘鸣（laryngeal stridor）是在呼吸过程中产生的高调、单音调声，是常见症状，也是重要的体检发现。因其伴有上气道梗阻和呼吸窘迫，如在新生儿期发生，需要立即评估，明确诊断，必要时需要紧急干预。

（一）病因

喘鸣是由狭窄气道的气流震荡引起的，当气流被迫通过狭窄的气道时，局部的低压会对狭窄处的远端产生真空效应。狭窄气道远端的局部低压导致气道壁塌陷和振动，因此产生喘鸣的特征性高调音。新生儿由于气道管径较小，而比其他年龄组小儿更易发生生理性的狭窄。

在解剖学上，气道分为胸腔外区域和胸腔内区域。胸腔外区域又可分为两部分：①声门上区，包括鼻、鼻咽、口咽和下咽部。支撑该区域的气道壁由软组织和肌肉组成，缺乏软骨支持，故气道塌陷和阻塞很容易发生且进展迅速。②声门和声门下区，这部分气道从声带延伸至气管胸外段（胸腔入口以上）。声门区有一定的软骨支持（即环状软骨和不完整的气管环），因此同声门上区相比不太容易塌陷。声门下区被环状软骨环包围，是气管最狭窄的部分。出生时声门下区直径为 5～7mm，稳定增长，到成人时平均为 20mm。可导致胸腔外区域气道阻塞的疾病包括先天性喉软化症、声带麻痹、喉蹼、喉囊肿、声门下狭窄、颌面畸形等。胸腔内区域包括主支气管及其他胸腔内部分。此区域引起的先天异常相对少见，主要有气管软化、气管狭窄、先天性大血管异常压迫气道等。

（二）诊断

1. **快速评估**　喉喘鸣患儿首先要进行快速评估，以识别是否需要立即接受干预。重点评估上气道通畅度、呼吸用力程度、是否存在低氧血症和乏力，并密切监测可能出现的迅速恶化。对于呼吸状况平稳的患儿，要进一步采集详细病史和体格检查，并做辅助检查，如影像学检查、气道可视化检查等，明确诊断。

2. **病史询问**　病史询问应重点关注起病年龄、起病急缓、伴随症状及既往病史。对于新生儿喉喘鸣来说，围产期情况，如感染、早产、窒息、是否插管和接受机械通气、有无重要手术史（如动脉导管结扎术、心脏手术、颈部手术）等信息非常重要。生后数周内出现的喉喘鸣通常提示先天性疾病，如先天性喉软化症、声门下狭窄、气管软化等；急性起病，且迅速进展并有发热，提示细菌性气管炎或会厌炎；慢性或反复发作的喘鸣可能提示声门下狭窄，或者由血管环或肿瘤引起的气道外源性压迫；间歇性发作及起止突然的喘鸣或哮鸣提示声带功能障碍。症状发作的时机和伴随症状有助于区分潜在的病因。

3. **体格检查**　如有体重不增或生长迟缓则提示慢性疾病；若皮肤存在血管瘤，提示气道也可能存在血管瘤；应观察是否存在颌面部畸形，注意关注舌与下颌骨大小，注意平静、活动后和体位变动时喘鸣的变化。此外，查体（听诊）时还要重点关注喘鸣在呼吸循环中的特征和发生时间，通常最佳听诊部位是颈前区。单纯吸气性喘鸣通常提示声门以上（胸腔外）阻塞；呼气性喘鸣可能是胸腔内的气道梗阻；双相（吸气相和呼气相）喘鸣提示危重或固定性的病灶，或者在声门与声门下区域都存在阻塞；鼻、鼻咽或口咽的阻塞会导致低音调的鼾音，用或不用听诊器都可听到。

4. **影像学检查**　为非常重要的辅助检查，包括X线、CT或MRI、内镜检查等。

（1）X线检查：颈部X线片可显示咽后脓肿、不透射线的异物、喉部软组织肿瘤等引起的改变。胸部X线检查可显示纵隔淋巴结肿大或肿块、右位主动脉弓等；另外，也可发现纵隔移位、单侧肺过度充气、肺不张或异物（不透射线）。

（2）CT或MRI：胸部和颈部CT可提示淋巴结肿大、软组织肿瘤、先天性血管环等，还可能发现气管狭窄。CT+气道三维重建能更好地显示气道的梗阻病变。MRI可评估气道的狭窄或阻塞病变，MRA可明确血管解剖畸形。

（3）食管吞钡造影：可识别吞咽功能障碍或食管畸形，也可发现血管环或纵隔肿块，但对新生儿并非诊断疾病的首选检查。

（4）内镜检查：纤维喉镜和纤维支气管镜已被应用于儿科领域，来确诊喉喘鸣的病因。患儿可能存在不止一种气道异常，可能需要全面评估上、下气道。纤维喉镜可以观察声门上区域和声带运动；纤维支气管镜是评估和诊断声门下、气管和中央气道病变的金标准。通过支气管镜还可采集活检标本、行支气管灌洗，并采样做分泌物涂片或培养等检查。

（三）常见疾病的诊断与处理

根据解剖学定位，新生儿喉喘鸣的常见疾病可分为声门上区、声门区、声门下区的气道梗阻性病变。常见疾病和处理如下。

1. **喉软化**　为最常见的先天性喉部畸形，也是新生儿喉喘鸣最常见的原因，占70%左右。大部分患儿在生后数周出现症状，但在18月龄时缓解。典型症状是吸气性喉喘鸣，在卧位或喂养时症状加重。纤维喉镜是诊断喉软化的重要检查，诊断准确率高达90%。纤维喉镜下可以观察到喉软化的特征性改变，包括杓状软骨黏膜脱垂、杓状会厌襞紧、Ω形会厌、会厌向后移位等。因为大部分喉软化患儿在18月龄时能缓解，所以不需要外科治疗。但对于少部分严重病例，出现喉喘鸣、喂养困难、生长发育落后及梗阻性呼吸的情况，需要行声门上成形术。

2. **先天性喉囊肿**　先天性喉囊肿是另一种引起喉喘鸣的声门上区疾病，临床表现类似喉软化。囊肿通常位于会厌谷或喉前庭侧方。吸出囊液或使囊肿破裂可能暂时缓解症状，但是会复发，所以在诊断之时可以通过手术彻底切除或烧灼基底面直至会厌黏膜，达到根治目的。

3. **喉蹼**　此病罕见，是正常发育过程中封堵喉口的上皮层吸收障碍引起的，导致声带分离不完全。它可发生在喉前部或后部。喉蹼也可因气道创伤引起，如创伤、插管或既往手术。10%的喉蹼患儿同时存在其他异常，主要在上呼吸道（如声门下狭窄、黏膜下腭裂）。此外，喉蹼还与心脏缺陷（主要是室间隔缺损）相关，可能伴随基因变异，如腭心面综合征。

喉蹼表现为呼吸窘迫和异常哭闹，后期可能出现的症状包括声音嘶哑或微弱，以及不同程度的呼吸困难和喘鸣。喉蹼的治疗取决于气道阻塞的程度，简单的前连合蹼采用手术治疗，可应用CO_2激光行简单分离或手术刀锐性切开；累及声门前部和后部较大部分的喉蹼可能需要进行喉重建术、喉支架及气管切开术。

4. **声带麻痹**　是较为常见的喉喘鸣病因之一，医源性损伤是其常见原因。可为先天性或获得性，单侧性或双侧性。常见的病因包括：①医源性，最常与心胸外科手术、气管食管瘘修补术相关；②神经性，如Arnold-Chiari畸形、颅后窝肿瘤、脑积水等；③喉返神经损伤或被压迫，主要为大血管异常等引起压迫或臀位分娩过程中颈部拉伸引起。诊断可根据直接喉镜明确，另外，胸部X线检查、头颈部MRI、胸部CT等检查可确定声带麻痹的潜在病因。

单侧声带麻痹的喉鸣为双相性，常伴声音嘶哑或失音，无发绀及喂养困难，多数能自行缓解。双侧声带麻痹可同时伴有吞咽困难及其他脑神经损伤，常有哭声低弱、高音调的双相喉鸣和呼吸窘迫，必要时需要气管插管或气管切开，部分患儿也可能随年龄增长而缓解；严重时可考虑手术干预，包括激光杓状软骨切除术、声带切断术和声带外移术等。

5. **声门下狭窄**　可分为先天性声门下狭窄和获得性声门下狭窄。先天性声门下狭窄是由于弹性圆锥组织肥厚或环状软骨畸形引起的，而获得性声门下狭窄通常是早产儿长期气管插管引起的。纤维喉镜或纤维支气管镜可以明确诊断。先天性声门狭窄症状一般不及气管插管后的获得性声门下狭窄严重，且通常随着喉的生长而改善；如果喉喘鸣的症状并不严重，可以保守治疗。获得性声门下狭窄症状相对较重，梗阻严重者可能需要球囊扩张、喉气管重建及气管切开的联合治疗。

6. **声门下血管瘤**　较少见，但可能是致死性病变，女性发病多于男性，男女比为1∶2。临床表现为呼吸双相喘鸣和反复的哮吼，有50%的病例伴有皮肤血管瘤。颈部平片通常表现为声门下的不对称性狭窄，增强CT可能有助于显示较大的血管瘤或超出喉范围的血管瘤。内镜检查可看到红色至蓝色、可压迫的无蒂病变，最常位于声门下后外侧。目前普萘洛尔是一线疗法，且治疗并发症的发生风险较低。如普萘洛尔治疗无效，可选择气管切开术或试用糖皮质激素控制血管瘤的增殖。

7. **气管狭窄和血管环**　气管狭窄是一种罕见的异常，指支气管树内任何部位的支气管变窄，可由气管本身病变（气管软骨环缺如、气管环软化、气管蹼、气管囊肿等）或气管外病变（颈部肿瘤、纵隔肿瘤或先天性血管吊索等）压迫所致。患儿通常表现为出生时或出生后不久即有持续性喉喘鸣，呼气时明显，哭声和发音正常，严重者伴有呼吸窘迫。可行纤维支气管镜、CT、三维气道重建明确病因、狭窄的部位和程度等。治疗上可给予无创或有创通气支持，外科手术治疗包括球囊扩张、支架放置或气管成形术。

血管环是胚胎发育早期，主动脉弓和大血管形成过程中出现的一类先天性发育异常，变异的血管围绕气管和食管形成紧缩的血管环，压迫气管或食管。双主动脉弓形成的血管环最紧，多在出生时或出生后不久即出现持续性喉鸣，呼气时明显；严重者有呼吸困难和发绀，进食可使喉鸣加重。诊断根据症状、体格检查和CTA明确，治疗上需要外科手术矫形。

新生儿喉喘鸣的病因多种多样，从自限性的良性疾病到危及生命的严重疾病。需要评估喘鸣的特征、伴发症状及严重程度，治疗主要根据病因减轻缺氧、清除梗阻，以及通过手术根治，也需要多学科共同管理疾病。

（林慧佳　施丽萍）

第五节　呕吐与腹泻

一、呕　　吐

呕吐（vomiting）是新生儿期常见症状之一。据报道，发生呕吐者占同期住院新生儿的10%左右；因新生儿急症就诊的患儿中呕吐占36%。剧烈呕吐可引起机体严重脱水，甚至危及生命。同时，呕吐也是一些严重消化道疾病如肠道感染、NEC、肠梗阻、食管闭锁、幽门狭窄、肠套叠、阑尾炎等疾病的临床表现，应尽早诊断和治疗。新生儿特别是早产儿呕吐物易呛入气道引起窒息和/或吸入性肺炎，也易引起水、电解质紊乱和酸碱失衡，较长时间呕吐可导致营养不良。

（一）病因与发病机制

呕吐是由平滑肌、骨骼肌、中枢神经系统反射、小肠、胃、食管和横膈共同运动将胃肠内容物强有力地排出口外的过程，是消化道及其他相关器官借一系列复杂的神经反射来完成的。在此反射弧上任何一个环节的兴奋冲动增加或增强都会产生呕吐。新生儿呕吐取决于胚胎期各脏器尤其是前、中、后原肠分化和发育的状况，也取决于新生儿胃肠道的解剖、生理特点及出生前后内、外环境的急剧变化。主要与新生儿胃容量小、胃呈水平位、贲门括约肌发育较差、食管下段括约肌较短、压力较低、胃肠道动力差及胃酸和胃蛋白酶分泌少等生理特点有关。大脑皮质和第四脑室下的呕吐中枢受全身炎症或代谢障碍产生的毒素或颅内压升高刺激，也可引起呕吐。

引起新生儿呕吐的原因复杂，一般可分为内科性和外科性呕吐两大类。

1. **内科性呕吐**　占80%～90%，主要由消化系统及全身性疾病所致。

（1）消化系统疾病：①胃黏膜受刺激，如咽下羊水、出血、应激性溃疡、服用药物等；②喂养不当，乳头内陷、奶嘴孔过大、大量吞入空气、喂奶过多过频、配方奶浓度和量不合适等；③胃肠道动力障碍，如胃食管反流、幽门痉挛、小左结肠综合征、假性肠梗阻、胎粪性及新生儿便秘等；④肠道感染，如细菌性肠炎、NEC等；⑤过敏性胃肠道疾病，如牛奶过敏等。

（2）全身性疾病：①肠道外感染；②中枢神经系统疾病，如HIE及颅内压增高等；③代谢紊乱，如低血糖症、低钙血症、高钾血症等；④遗传代谢性疾病，如肾上腺皮质增生症、半乳糖血症、苯丙酮尿症、尿素循环障碍所致高氨血症、有机酸血症（甲基丙二酸血症、丙酸血症）、线粒体病等。

2. **外科性呕吐**　主要病因是消化道畸形。

（1）与前原肠发育障碍相关性疾病：病变在十二指肠壶腹胆总管开口以上，临床特点为呕吐物往往不含胆汁。主要疾病包括：①食管闭锁和气管食管瘘；②先天性肥厚性幽门狭窄、胃扭转；③胃流出道梗阻、穿孔、膈疝及食管裂孔疝等。

（2）与中肠发育障碍相关性疾病：病变上端起始于胆总管开口以下，止于横结肠右 2/3 处。主要疾病包括：①肠狭窄、肠闭锁、肠重复畸形、肠旋转不良及环形胰腺等；②胎粪性肠梗阻、胎粪性腹膜炎。

（3）与后肠发育障碍有关的疾病：①先天性巨结肠；②肛门和直肠闭锁或狭窄。

（4）其他外科情况：肠套叠、阑尾炎、嵌顿疝等。

（二）临床表现

1. **内科性呕吐**　临床特点：①大多数以呕吐奶汁及咖啡样物为主，呕吐物不含胆汁或粪便成分，无肠梗阻（假性肠梗阻除外）表现；②常伴有消化道以外的症状和体征，如发绀、呼吸困难、心动过速等；③腹部立位 X 线平片无异常征象；④常需结合病史来综合判断，可有围产期窒息史、难产史、产前感染、喂养不当、过敏史或家族过敏史、服药史等。

2. **外科性呕吐**

（1）与前原肠发育障碍相关性疾病：临床特点为呕吐物往往不含胆汁。

（2）与中肠发育障碍相关性疾病：共同表现为完全或不完全性肠梗阻，有严重呕吐、腹胀、便秘、肠型、蠕动波、肠鸣音亢进和气过水声。高位者生后不久即吐，呕吐物有胆汁，肠型腹胀不明显，可排少量胎便。低位者以便秘和腹胀为主要表现，呕吐出现较晚，常在生后 3~7 天出现，呕吐物有胆汁和粪便。

（3）与后肠发育障碍有关的疾病：生后无大便排出或排出明显延迟。

（4）其他外科情况：临床特点：①多有羊水过多史；②呕吐物多数情况下含有胆汁或粪便成分；③呕吐量大，多为喷射状，有明显肠梗阻表现；④反复、严重呕吐常导致脱水和电解质紊乱；腹部立位 X 线平片、胃肠道造影检查、腹部 B 超、胃镜等可发现各种消化道病变的特征。

（三）诊断与鉴别诊断

通过详细询问病史，可初步判断呕吐是生理性还是病理性的。着重询问母亲妊娠史（尤其是孕早期患病史）、分娩史、喂养史、有无遗传和畸形病史。询问每次呕吐发生的时间、呕吐物性状和成分、呕吐量、动作及伴随症状。进行全面查体，尤其是肠鸣音、肠型和胃肠蠕动波等体征对呕吐的鉴别诊断有重要意义。还应注意观察患儿进食情况及其与呕吐的关系。在诊断思路方面，首先要区别呕吐的类型，根据呕吐的发病时间、伴随症状、相应体征及特点鉴别是内科性还是外科性呕吐，是否存在感染，是全身疾病还是消化道本身疾病，是否伴有机械性或麻痹性肠梗阻等，从而尽早明确诊断。患儿阵发性哭闹，吐后哭闹缓解，腹胀时肠型明显、肠鸣音亢进等，机械性肠梗阻可能性大；患儿呻吟、腹胀但肠型不明显，肠鸣音减弱或消失，提示麻痹性肠梗阻。

1. **呕吐的类型**　分析呕吐类型有助于疾病的诊断及鉴别诊断。

（1）溢乳：新生儿胃呈水平状，胃部肌肉发育不完善，贲门松弛，哺乳后即从口角溢出奶汁，不影响生长发育，常于生后 6 个月左右消失，不是真正的呕吐。

（2）一般呕吐：常伴恶心，每次呕吐不重，多为胃内容物，多为喂养不当、过敏、胃肠道感染或全身感染的伴随症状，常见于内科性疾病。

（3）反复呕吐：无规律性，呕吐一般不含胆汁，主要见于胃食管反流及遗传代谢性疾病。

（4）喷射性呕吐：突然发生，呕吐量较大；随日龄增加，呕吐物可为奶样、乳酪样，具酸腐味，可含胆汁。主要见于胃扭转、幽门梗阻、颅内压增高等。

2. **呕吐的发生时间**　生后 7 天内发病的早期新生儿呕吐应重点考虑食管闭锁、咽下综合征、胃食管反流、胎粪性便秘、胃扭转等；生后 7 天后发病的中晚期新生儿呕吐应考虑肥厚性幽门狭窄、肠梗阻、NEC 等。

3. **呕吐的伴随症状**　包括呕吐物颜色，呕吐与腹型或排便的关系。

（1）呕吐物颜色：①清淡或半透明色黏液可能是食管内容物；②伴有酸味、有奶汁或凝块，提示多来自胃内；③乳凝块多、伴酸腐味，且持久、有规律性，多为幽门及十二指肠球部梗阻；④呕吐物为均匀绿色，可能为较高位肠梗阻，首先要考虑先天畸形如肠旋转不良，也可能由于败血症所致；⑤呕吐物为粪性，有臭味，多为低位梗阻，结合腹部情况考虑是否为麻痹性肠梗阻或是胎粪性腹膜炎；⑥呕吐物带血，首先考虑消化道黏膜出血：若色鲜红，提示出血量多或新鲜活动性出血；若呈紫褐色或咖啡色，则为陈旧性出血。

（2）呕吐与腹型：①上腹膨隆而下腹塌陷，表明梗阻位置较高，如看到胃蠕动波可能为幽门性梗阻；伴有肠型、蠕动波为空肠梗阻。②腹部异常膨隆呈球形，皮肤张紧发亮、静脉曲张，则为低位肠梗阻。肠鸣音亢进或减弱、气过水声，梗阻多在回肠末端、结肠部位；肠鸣音消失，则是麻痹性肠梗阻的表现。

（3）呕吐与排便：①呕吐同时伴有稀便、水样便、蛋花便，为胃肠功能紊乱、消化不良、肠炎、乳糖不耐受、牛奶过敏等引起，临床最为常见。②伴便血，内科首先要考虑肠道感染、NEC、出血性疾病、应激性溃疡、过敏性肠炎、炎性肠病等；外科则要注意有无肛裂、肠道畸形、肠套叠等。③伴排便逐渐减少到停止，且膨隆不减轻，则可能为完全性肠梗阻；伴排便则为不完全性肠梗阻。肛诊时有气体溢出，则为麻痹性肠梗阻。

4. **辅助检查**　包括腹部X线平片、胃肠造影、食管pH值检测及胃镜检查等。

（1）腹部X线平片：新生儿呕吐怀疑有外科病变时，可行腹部立位平片检查。胃或小肠扩张积气、有液平，提示上消化道梗阻；结肠扩张呈袢状，提示肛门、直肠部位梗阻；膈下游离气体，提示穿孔；特征性肠壁积气征象，提示NEC。由于立位片易漏诊肠穿孔，必要时需加做左侧卧位片。

（2）胃肠造影：采用吸吮法或插胃管抽液后再注入对比剂，可显示胃腔、幽门出口、十二指肠至Treitz韧带。可选用稀钡或泛影葡胺型造影剂检查，剂量一般为30ml左右。新生儿一般采用稀钡奶瓶吸吮法造影，先摄取立位平片，再进行造影检查。对于体弱、潴留液较多者，可插入胃管抽净胃液后再注入泛影葡胺。先天性肥厚性幽门狭窄者，采取右侧卧位或右后斜位显示较佳，检查时间可延长到4～6小时，以便观察胃排空情况。对于胃食管反流新生儿，立位吸吮稀钡30～35ml较为适宜，仰卧位或轻微头低位检查，必要时腹部轻度加压，可疑患儿应多轴位观察；对于胃充盈不良者，可插胃管清洗食管及胃后，再注入适量对比剂进行观察，一般安静状态下观察5分钟，发现反流3次以上即可确诊。必要时，可增加卧位、右前斜位及多轴位立位等摄片，以便充分显示各种异常影像。

（3）胃食管pH值检测：目前，24小时胃食管pH加阻抗动态监测被认为是诊断呕吐是否为病理性胃食管反流的金标准。检查前停用促胃动力药2～3天，禁用降低胃酸的药物。

（4）腹部B超检查：应用低回声水作为对比剂行B超检查，可显示胃排空、胃内容物反流至食管下段的情况，以及肥厚性幽门、幽门和各种十二指肠畸形等。B超检查无时间限制，无放射性暴露，但技术要求高，空腔气体也限制了B超显影的效果。

（5）胃镜检查：胃镜检查可发现胃和十二指肠黏膜病变如溃疡、出血等，并可指导气管食管瘘的手术方式。

（四）治疗

1. **病因治疗**　首先排除外科性呕吐，以免延误手术时机，再针对病因治疗，如合理喂养、控制感染、降颅内压等。

2. **对症治疗**　病情轻者一般不须特殊处理。如新生儿不能正常进食，一方面可导致能量和液体供应不足，易并发脱水、血液浓缩、高胆红素血症、低血糖症等；另一方面，由于新生儿吞咽动作协调性差，容易发生误吸，导致吸入性肺炎。因此，应及时检查、处理，缩短病程，以减少并发症的发生。

（1）禁食：呕吐轻者无须禁食；呕吐严重者在确诊前应禁食，并给予肠道外营养，保证能量和液体供给。

（2）体位：胃食管反流患儿可采取左侧卧位，床头抬高30°。

（3）洗胃：对于吞下羊水或母血引起的咽下综合征，可用温生理盐水或1%碳酸氢钠100ml洗胃。

（4）解痉、止吐：对于幽门痉挛患儿，可在每次喂奶前15～20分钟滴入1∶1 000～1∶2 000的阿托品，从1滴开始，逐步增加剂量直到用药后面部潮红为止（药量已足）。

（5）胃肠减压：呕吐频繁伴严重腹胀者，可持续胃肠减压。

（6）纠正脱水、酸中毒和电解质紊乱：一般给3∶1液（10%葡萄糖溶液∶生理盐水），用5∶1液维持静脉滴注，以纠正脱水；存在代谢性酸中毒时，在通气功能良好的情况下，可用5%碳酸氢钠纠正酸中毒、电解质紊乱；若存在低钾血症，可在静脉滴注的溶液中加入氯化钾（浓度不超过0.3%，见尿补钾）。

（7）营养治疗：胃食管反流患儿可选用抗反流奶粉，牛奶蛋白过敏患儿可选用深度水解蛋白和氨基酸奶粉。

（8）药物治疗：红霉素的治疗效果未得到肯定，抑酸药物和促胃肠动力药物在新生儿中的应用尚存在争论。

二、腹　泻

腹泻（diarrhea）指消化功能紊乱，主要表现为排便量的增加。新生儿腹泻常分为感染性腹泻和非感染性腹泻,后者多见于碳水化合物不耐受、蛋白质吸收障碍或不耐受等。

(一) 感染性腹泻

感染性腹泻(infectious diarrhea)又称肠炎(enteritis),可由多种细菌、病毒、真菌及寄生虫引起。可由孕母阴道或经被污染的乳品、水、乳头、食具等直接进入消化道或由带菌者传染,病原微生物也可在全身性感染或其他脏器感染时经血行、淋巴或邻近组织直接蔓延进入肠道。某些病毒还可通过呼吸道感染患儿。由于新生儿胃酸和消化液分泌不完善,细胞免疫和体液免疫还不成熟,肠道缺乏分泌型 IgA,防御感染的功能低下;新生儿由宫内的几乎无菌环境到出生后立即暴露在各种病原体存在的环境中,故易患感染性腹泻。

1. **病因**　已知能引起新生儿腹泻的临床常见病原体如下。

(1) 细菌:以大肠埃希菌最多见,共分五个类型,即致病性大肠埃希菌(enteropathogenic *Escherichia coli*,EPEC)、产毒性大肠埃希菌(enterotoxigenic *Escherichia coli*,ETEC)、侵袭性大肠埃希菌(enteroinvasive *Escherichia coli*,EIEC)、肠出血性大肠埃希菌(enterohemorrhagic *Escherichia coli*,EHEC)和肠凝聚黏附性大肠埃希菌(enteroaggregative *Escherichia coli*, EAEC)。新生儿以 EPEC 感染最常见。

暴发流行性腹泻由鼠伤寒沙门菌(*Salmonella typhimurium*)引起的报道较多,伤寒及副伤寒杆菌感染以腹泻为主要表现者不多。非伤寒沙门菌感染有报道由新港沙门菌(*Salmonella newport*)、阿哥纳沙门菌(*Salmonella Agona*)及斯坦利沙门菌(*Salmonella Stanley*)引起者。

空肠弯曲菌(*Campylobacter jejuni*)为革兰氏阴性弧菌,是引起小儿感染性腹泻的主要病原体之一。空肠弯曲菌肠炎好发于两岁以下的婴幼儿,新生儿亦有发病。围产期感染与胎儿弯曲菌相关而极少与空肠弯曲菌相关。围产期感染的主要临床表现为流产、死产、早产、新生儿败血症和脑膜炎。

此外,耶尔森菌、金黄色葡萄球菌、铜绿假单胞菌、变形杆菌、产气单胞菌、志贺菌、嗜盐菌等都可导致新生儿肠炎。

(2) 病毒:轮状病毒(rotavirus)是新生儿病毒性肠炎最常见的病原体,发达国家和发展中国家都有发病。此外,诺如病毒(norovirus, NV)、柯萨奇病毒(Coxsackie virus)A 或 B 型、埃可病毒(enterocytopathogenic human orphan virus)、肠腺病毒(enteric adenovirus)、星状病毒(astrovirus)、冠状病毒(coronavirus)等也可引起新生儿肠炎。

(3) 真菌:常由白念珠菌引起,为长期使用抗生素引起的继发感染。

(4) 寄生虫:隐孢子虫(*Cryptosporidium parvum*)、蓝氏贾第鞭毛虫(*Giardia lamblia*)都可引起新生儿腹泻,常发生于低出生体重儿和免疫功能缺陷患儿。

2. **发病机制**　病原体通过下列机制造成腹泻:①侵犯肠黏膜,在黏膜细胞内复制,产生细胞毒素,影响细胞功能;②产生多肽类肠毒素,引起细胞水盐失衡;③黏附于细胞表面,使微绒毛破坏,致细胞丧失功能。

3. **临床表现**　由于引起肠炎的病原体不同,病情表现和严重程度不一。轻型病例主要表现为一般消化道症状,腹泻 1 日数次至 10 次左右,可伴有低热、吃奶差、呕吐、精神稍萎靡、轻度腹胀、不安等,可出现轻度脱水。重型、急性起病即非常严重或由轻型发展而来者,腹泻 1 日 10 次以上,全身症状较重,可有明显发热或体温不升、拒食、呕吐、腹胀、尿少、嗜睡或不安、四肢发凉、皮肤花斑等,可于短时间内出现脱水、酸中毒及电解质紊乱。新生儿(尤其是早产儿)发生酸中毒时较少出现典型的呼吸深长、口唇樱红,常表现为反应差、精神极度萎靡、口鼻周围发绀、面色苍白或发灰、皮肤花斑、四肢发凉等,应引起重视。有并发症时,症状可更严重。病程长或迁延不愈者,可有明显喂养困难和营养不良等。

4. **常见病原体所致肠炎**　多由细菌(各类大肠埃希菌、鼠伤寒沙门菌、空肠弯曲菌、金黄色葡萄球菌、艰难梭菌),病毒(轮状病毒、诺如病毒)和真菌(白念珠菌)等感染引起,其特点如下。

(1) 致病性大肠埃希菌性肠炎:为目前新生儿感染性腹泻中最多见的类型,临床症状较重且易迁延。起病多较缓慢,开始轻,逐渐发展加重,发热者较少;大便多为黄色蛋花汤样或有较多黏液,有时可见血丝,有腥臭味。

(2) 产毒性大肠埃希菌性肠炎:无突出的临床特点,大便以稀便及稀水样便为主。临床症状的轻重程度与感染耐热性肠毒素(heat-labile toxin, LT)和耐热毒素(heat-stable toxin, ST)菌株或单独感染 LT 或 ST 者无明显差别。

(3) 侵袭性大肠埃希菌肠炎:大便可呈痢疾样,有黏液,有时可见肉眼脓血。每次量不多,有腥臭味。

(4) 肠出血性大肠埃希菌肠炎:以血便为主,还可出现肝大、黄疸、血小板减少性紫癜或溶血尿毒症综合征。

（5）肠凝聚黏附性大肠埃希菌肠炎：表现为自限性的水样泻，潜伏期短（6~48小时），可出现恶心、腹部痉挛和低热，亦可出现迁延性腹泻（病程超过2周）。

（6）鼠伤寒沙门菌肠炎：早产儿发病较足月儿多，常为暴发感染，潜伏期为2~4天，起病时偶有发热。并发败血症或化脓性脑膜炎时，全身症状严重。大便性状的多变性为其特点，一日内大便可呈黑绿色黏稠便、浅灰色、白色便、胶冻样便或稀水样便等多种变化，有明显的腥臭味。脱水、酸中毒、腹胀等较多见，可伴有黄疸、脱肛等表现。

（7）空肠弯曲菌肠炎：空肠弯曲菌性肠炎以胃肠道症状为主。粪便外观多呈稀水样便，粪便检测多见白细胞或脓球，也可表现为以红细胞为主，甚至血便。部分患儿伴有发热、腹胀等症状。

（8）金黄色葡萄球菌或艰难梭菌性肠炎：多继发于应用大量广谱抗生素后菌群失调所致的二重感染。症状表现与原发病有关，大便多由黄绿色便逐渐转变成暗绿色的水样便（海水样便），有腥臭味；严重者有时可排出灰白色片状或条状伪膜（伪膜性肠炎）。全身症状和水、电解质紊乱现象常较严重，需用万古霉素治疗。

（9）轮状病毒性肠炎：有较明显的季节性，发病多集中于10~12月。潜伏期约为48小时，起病较急，早期合并呕吐、上呼吸道感染症状，发热较明显，体温常在38℃以上。起病后1天左右即排水样便，色淡、稀薄或呈米汤样，每次量多，少有黏液，腥臭味不明显。患儿多有烦躁、哭闹，经适当治疗体温于3~4天后下降，腹泻多在1周内自愈，偶尔也有延至10余日者。轮状病毒可引起暂时性血清转氨酶升高（ALT为正常的1~2倍），肝功能异常能够使轮状病毒感染期间常见的厌食、呕吐和嗜睡症状加重。轮状病毒性肠炎重症患儿可并发脱水、电解质失衡和酸中毒。

（10）诺如病毒性肠炎：大便通常为水样或软便不带血和黏液。主要临床表现除腹泻外，还包括发热、厌食和明显呕吐，约1/3患儿可能出现呼吸道症状。感染后12小时到4天开始发病，并持续3~7天。外周血白细胞和中性粒细胞有时升高（易误诊为细菌感染），如果疾病流行期间，存在共同的传染源，且与水或食物污染有关，就应怀疑本病。

（11）真菌性肠炎：多继发于久治不愈的其他细菌感染性腹泻或长期应用大量抗生素后，多为白念珠菌感染，大便呈黄色或绿色稀水便，有时呈豆腐渣样，有较多泡沫和黏液，大便镜检可见真菌孢子及菌丝。

5. 并发症 新生儿感染性腹泻常与其他感染并存，或迁延不愈导致营养障碍和其他继发感染。常见的并发症有尿布皮炎、鹅口疮、尿路感染、中耳炎、营养不良、吸收不良、低钾血症、低钙血症、低镁血症、多种维生素缺乏和贫血等。

6. 实验室检查 ①大便培养加药敏试验、轮状病毒检测；②三大常规、血气分析、血生化检测等；③若怀疑合并乳糖或其他双糖不耐受症，可测新鲜大便中的还原物质和大便pH值。

7. 治疗措施 腹泻的治疗原则是防治脱水、合理用药和继续饮食。

（1）饮食及营养维持：轻症患儿仅减少喂奶次数及奶量即可，存在明显腹胀、呕吐的患儿可禁食4~6小时，禁食时间不宜太长，以免影响营养。禁食的目的是使胃肠道有适当的休息以利于恢复消化功能，然后开始喂奶。最好能喂母乳，如无母乳可用新生儿配方奶，奶量从少量开始，逐步增加浓度和奶量。对腹泻较重、消化道耐受力低者切不可操之过急，禁食及入量不足期间由肠道外补充液体及营养，也可选用深度水解蛋白或氨基酸配方奶粉持续肠内营养，以减轻肠道负荷，待大便恢复正常后，逐渐过渡到普通配方奶粉。

（2）纠正水和电解质紊乱：液体补充的总量包括三方面：累积损失量、生理需要量和继续损失量。①累积损失量根据脱水程度而定，轻度脱水丢失体重的5%以下，中度脱水丢失5%~9%，重度脱水丢失10%以上。补充累积损失量的钠、水比例随脱水性质而定，等渗性脱水给1/2张含钠液，低渗性和高渗性脱水分别给2/3张和1/3张含钠液。若判定脱水性质有困难，可先按等渗性脱水处理。再根据治疗后的反应，随时进行调整。②新生儿水的生理需要量为100~120ml/(kg·d)，足月儿钠需求量为2~3mmol/(kg·d)，早产儿为3~4mmol/(kg·d)，一般用1/5或1/6张含钠液补充。③继续损失量按每天实际从粪、尿和呕吐物排出的量计算，一般用1/2或1/3张含钠液补充。

（3）控制感染：70%左右的水样便腹泻为病毒引起，不需要用抗生素。需要抗菌药物治疗的腹泻包括细菌性痢疾、沙门菌肠炎、侵袭性和非侵袭性细菌所致腹泻。

新生儿细菌感染性腹泻选用抗生素的原则：首先应做粪便细菌培养和药敏试验，根据药敏试验选择敏感抗菌药物治疗；在没有获得细菌培养及药敏试验结果前可选用氨苄西林、阿莫西林等口服，但目前上述药物耐药菌株较多，故也可选用头孢哌酮、头孢曲松、头孢克肟等第三代头孢类药物静脉滴注或口服；避免长期用药，以免发生肠道菌群失调或二重感染。真菌性肠炎应停用抗生素，给予制霉菌素治疗，每次12.5万~25.0万U，每日2~3次口服，或克霉唑20~30mg/(kg·d)，分3次口服；疑有全身性真菌感染时，可选用酮康唑3~5mg/(kg·d)，分3次口服，或咪康唑10~30mg/(kg·d)，分3次口服或静脉注射，也可选用氟康唑静脉注射。应注意抗真菌药物对新生儿的毒副作用，应用需谨慎。

（4）微生态调节制剂：目的是补充肠道正常益生菌群，恢复微生态平衡，重建肠道天然生物屏障的保护作用。这些制剂一定要保持足够数量的活菌，欧洲胃肠、肝病及营养学会推荐鼠李糖乳杆菌和布拉氏酵母菌作为急性腹泻的治疗菌种。

（5）肠黏膜保护剂的应用：可吸附病原体和毒素，维持肠细胞的吸收与分泌功能，与肠道黏液糖蛋白相互作用，增强其屏障作用，以阻止病原微生物的侵入。常用药物如蒙脱石粉，适用于急性水样便腹泻（病毒性或产毒细菌性）及迁延性腹泻。服用蒙脱石散时应将本品1袋倒入50ml温水中，摇匀后口服；剂量为每日1袋，分3次服用。

（6）加强护理：①做好胃肠道隔离，防止感染播散；②保持口腔卫生及皮肤清洁，尤其是臀部护理，防止尿布疹及感染；③注意保暖；④做好出入量记录，观察尿量、大便性质和量，并做好病情记录；⑤注意输液速度。

（二）非感染性腹泻

新生儿非感染性腹泻的病因：①喂养不当引起消化不良性腹泻；②原发性某种消化酶缺乏或继发于肠道感染后，小肠壁黏膜上皮细胞受损伤，致消化酶暂时缺乏，导致肠壁上皮细胞运转功能障碍；③过敏或免疫缺陷、先天性失氯性腹泻、内分泌肿瘤、先天性肠黏膜病变（微绒毛包涵体病、绒毛状肠病）导致严重吸收不良，均可致新生儿非感染性腹泻，表现为迁延或反复发作，甚至影响患儿的营养状况。

1. 碳水化合物不耐受　多为糖类相关消化酶活性缺陷所致。

（1）乳糖不耐受（lactoseintolerance，LI）：由于小肠黏膜乳糖酶（lactase deficiency，LD）缺乏，导致乳糖消化、吸收障碍，从而引起以腹胀、腹痛、腹泻为主的一系列临床症状。由于乳糖发酵过程产酸产气，增加肠内的渗透压，患儿出现肠鸣、腹痛、排气增多和渗透性腹泻等临床表现。

1）诊断要点：①起病在新生儿期，症状以腹泻为主，可伴哭闹不安，偶发肠绞痛；②大便常规+潜血常为阴性，还原糖和pH值测定提示乳糖不耐受症；③无乳糖配方乳治疗效果好，换用普通配方乳或母乳喂养后又出现腹泻。

2）治疗措施：乳糖不耐受如便次不多且不影响生长发育，无须特殊治疗。若腹泻次数多、体重增加缓慢，则需饮食调整。可先用无乳糖配方乳，待腹泻停止后2周，再根据患儿的耐受情况，逐渐增加母乳哺喂次数，改用母乳和无乳糖配方乳混合喂养。与牛乳蛋白过敏不同，乳糖不耐受的症状与摄入的乳糖量成正比，故很少需要从饮食中完全去除，而牛乳蛋白过敏为非剂量依赖，即使微量抗原也可引起典型的症状。也可在乳类中加入乳糖酶，将乳汁中的乳糖分解后再喂给患儿。无论以何种食品替代，总的原则是不降低新生儿、婴儿的营养需要，待婴儿可以增加辅食，减少母乳或牛乳后腹泻会逐渐停止，预后良好。

（2）葡萄糖-半乳糖不耐受症：若肠黏膜钠依赖性葡萄糖转运体（sodium dependent glucosetransporter，SGLT）原发性或继发性缺乏，丧失了转运葡萄糖和半乳糖的能力，则不能正常吸收肠腔内的葡萄糖和半乳糖，二者经肠腔内细菌酵解产生大量的乳酸和氢气，引起酸性水样便而发病。

1）临床表现：新生儿即起病者，多为先天性葡萄糖-半乳糖吸收不良，患儿自哺乳早期即出现严重的水样腹泻，大便呈酸性并含有大量的糖。多数患儿常有腹胀和呕吐，但厌食并不常见。许多患儿反复发生高张性脱水，血钠大多增高。一旦将葡萄糖和半乳糖从饮食中移除，腹泻立即缓解。

2）诊断依据：①氢气呼出试验：口服葡萄糖、半乳糖或乳糖，然后收集3小时内呼出气中的氢气，用气相质谱仪测定其浓度，高于基础水平20ppm为异常。②患儿血糖曲线平坦，大便中含糖量增加。③空肠黏膜活检示绒毛结构正常。④临床上排除引起慢性腹泻的其他疾病。

3）治疗措施：受累患儿水解乳糖、蔗糖和麦芽糖正常，果糖的吸收也正常或接近正常。因此，可用果糖或木糖代替食物中的葡萄糖和半乳糖。如果给予合适的营养支持，患儿可有正常的体格发育和神经发育。

（3）继发性双糖不耐受症：各种病因导致感染性腹泻后，肠黏膜上皮细胞受损伤，双糖酶受抑制，临床表现为顽固性腹泻。

1）诊断依据：①临床表现为顽固性腹泻，或感染性腹泻迁延不愈，或有小肠切除术病史。②停喂含乳糖（各种乳类）或葡萄糖饮食，症状明显好转；恢复原来的饮食，症状又复发。③实验室检查是确诊本病的可靠依据，包括粪便 pH 值（<5.5）、粪便还原糖试验（阳性，还原糖含量>20.5%）、层析法测定粪便中糖的性质、小肠黏膜活检及小肠黏膜酶活性测定、乳糖-氢气呼出试验、口服乳糖负荷试验。上述检查中以前 3 项较简单易行，其他各项或因新生儿实施困难或需要一定的技术条件，一般不易做到。

2）治疗措施：①停喂母乳或普通配方乳，改喂不含乳糖的豆基或牛乳基础的配方乳。适当提早增加谷类辅食如米糊、米汁、麦片等，相应减少乳类食品，轻症病例可好转。对葡萄糖、双糖不耐受者，还应限制葡萄糖、蔗糖饮食。②乳糖酶治疗，在乳类中加入乳糖酶，将乳汁中的乳糖分解后再喂患儿。母乳喂养患儿于每次喂母乳后立即喂服乳糖酶，剂量依缺乏程度而定。③病情严重者，应先用肠外营养，待肠道充分休息或恢复功能后，再给予上述配方奶或谷类膳食，同时应注意维生素及微量元素的供给。

2. **牛乳蛋白过敏**（cow's milk allergy，CMA）由于牛奶中的某些蛋白质分子在肠道中未经充分消化裂解，进入肠黏膜组织引起的免疫反应。牛奶中含有的 5 种蛋白质中以 β-乳球蛋白抗原性最强，应用免疫生化法对本病患儿血清中各种抗牛奶蛋白沉淀素（IgG、IgA 或 IgE）进行检测，以 β-乳球蛋白抗体的检出率最高，可达 82%；其他依次为酪蛋白抗体、α-乳白蛋白抗体、牛血清球蛋白抗体和牛血清白蛋白抗体。一般情况下，多可检出 2 种或多种抗体同时存在。免疫病理机制包括Ⅰ型、Ⅲ型和Ⅳ型变态反应。

大部分选择性 IgA 缺乏的患儿血清中可测出牛乳蛋白沉淀素，可能由于缺乏分泌型 IgA 抗体，导致肠道黏膜屏障作用减弱而引起。

牛乳蛋白过敏可影响多个器官、系统而出现肠道、皮肤或呼吸道症状，根据反应开始的时间可分为速发型超敏反应和迟发型超敏反应，前者表现为皮疹、瘙痒、呕吐、腹泻、喘鸣和喷嚏等；后者则以湿疹样皮肤损害或胃肠道症状如慢性腹泻和吸收不良多见。牛乳蛋白过敏已被认为是过敏性疾病重要的初始环节，其发生原因可能是不成熟的免疫系统和不成熟的肠道防御机制。与成人相比，胎儿 T 细胞分泌各种细胞因子的能力尚不成熟，特别是 Th1 细胞因子水平低下使胎儿出现“类 Th2 状态”，这种状态一直持续到胎儿娩出后。因此，新生儿及婴儿早期机体具有发展成 Th2 应答优势的倾向，特别是有变态反应性疾病家族史的婴儿。近年来的研究证实，在变态反应发生中，Th2 细胞对变应原的产生起着关键的触发作用。

在新生儿期，食物（牛奶）蛋白诱导的腹泻包括三种：食物蛋白诱导的直肠结肠炎（food protein-induced-proctocolitis，FIP）、食物蛋白诱导的小肠结肠炎综合征（food protein-induced enterocolitis syndrome，FPES）和食物蛋白诱导的肠病（food protein-induced enteropathy，FPIE）。

3. **肠激酶缺乏症**　肠激酶是激活胰腺分泌蛋白必需的一种酶，位于肠壁黏膜吸收细胞微绒毛中，缺乏时出现腹泻、低蛋白性水肿。胰腺功能检查可发现蛋白水解酶减少，用含胰蛋白酶食物治疗有效。

4. **少见原因所致腹泻**　如先天性失氯性腹泻（congenital chloride diarrhea，CLD）、先天性失钠性腹泻（congenitalsodium diarrhea，CSD）、免疫缺陷病、极早发型炎症性肠病和先天性微绒毛包涵体病等。

（李思涛）

第六节　腹胀与腹水

一、腹　　胀

腹胀（abdominal bloating）为新生儿期的常见症状之一，在危重患儿中常常提示病情恶化。表现为腹部局限性或全腹膨隆，严重者可伴有腹壁皮肤紧张、发亮、发红、发紫。严重腹胀还可使膈肌活动受限，肺活量减少，胸、腹腔内血液循环障碍，而使疾病的病理生理过程加重。

（一）病因与临床特点

腹部局部膨隆常见于腹部肿瘤，如肝、肾肿瘤。另外，十二指肠附近的梗阻如环形胰腺、十二指肠狭窄或闭锁、先天性肥厚性幽门狭窄等均可在上腹部见到隆起的胃泡及胃蠕动波。膀胱潴留、子宫积水可在耻骨上区见到膨隆。

全腹腹胀一般分为生理性腹胀和病理性腹胀两种类型。

1. **生理性腹胀**　正常新生儿特别是早产儿在喂奶后常有轻度腹胀，但无其他症状和体征，亦不影响生长发育。新生儿以腹式呼吸为主，消化道产气较多，肠管平滑肌及腹壁横纹肌肌张力低下也会造成腹胀。哭闹或哺乳时吞下气体或肠腔细菌发酵产生大量气体也是腹胀的一个原因。

2. **病理性腹胀**　新生儿病理性腹胀的原因中以感染性疾病居首位，其发病机制主要为：①致病微生物导致肠腔内正常菌群紊乱，肠道黏膜屏障被破坏，肠道内致病微生物发生易位；②重症感染引起全身炎症反应综合征，大量细胞因子、内毒素、炎症介质释放，造成肠道微循环障碍；③细菌产生的毒素抑制了神经系统，造成中毒性肠麻痹；④腹胀使肠管壁受压，造成胃肠血液循环及消化功能障碍，加重了腹胀。新生儿 HIE 时，患儿机体在应激状态下血流重新分布，胃肠道血管收缩，血流量减少达 50% 以上，随着缺血、缺氧时间延长，肠黏膜上皮细胞缺氧、坏死、脱落及肠壁水肿使肠蠕动减低，肠内容物淤滞，细菌繁殖及通透性改变等，也可导致腹胀。

病理性腹胀按照发病机制又分为肠梗阻、腹水和气腹三种情况。

（1）肠梗阻：又分为机械性肠梗阻和麻痹性肠梗阻。

1）机械性肠梗阻：根据梗阻部位分为高位和低位肠梗阻。高位肠梗阻有较规律的阵发性哭叫，伴呕吐、吐后哭叫暂缓解，呕吐物常含胆汁、血液或粪汁，多见于先天性幽门肥厚、先天性肠旋转不良、十二指肠狭窄等；低位肠梗阻无或仅有少量粪便，无气体排出，腹部可见肠型、肠鸣音增强或有气过水声，病变局部有明显压痛和/或包块，多见于胎粪黏稠性肠梗阻、先天性巨结肠等。此外，机械性肠梗阻也可根据梗阻程度分为不完全性和完全性肠梗阻。不完全性肠梗阻症状轻，有少量排气、排便，常见于胎粪黏稠性肠梗阻、先天性巨结肠、肠旋转不良、肠重复畸形、腹腔内肿物压迫、糖尿病母亲所生左半小结肠综合征患儿；完全性肠梗阻多见于胎粪性腹膜炎、十二指肠束带、环状胰腺、各肠段的先天性狭窄或闭锁、肠扭转及肛门闭锁等。腹部 X 线立位平片可见 2 个以上肠腔内液平面以及各种疾病所特有的改变，晚期可合并麻痹性肠梗阻。

2）麻痹性肠梗阻：腹部弥漫性膨隆，肠型轮廓不清或有粗大而松弛的管型，腹壁有轻度水肿，晚期可呈紫蓝色。肠鸣音明显减弱或消失。常为各种疾病的晚期合并症，常见病因有重症肺炎、败血症、化脓性脑膜炎、NEC 及急腹症晚期等严重感染，颅内出血、RDS、窒息及各种原因所致的呼吸、循环衰竭，肝、肾等重要器官衰竭，低血钾、低血镁等电解质紊乱，先天性遗传代谢病引起的代谢紊乱，乳母、临产孕妇及新生儿应用某些药物（阿托品、阿片类、氯丙嗪、茶碱类）。

（2）腹水：各种原因造成的腹水也可引起新生儿腹胀（详见本节二、腹水）。

（3）气腹：因消化道穿孔（如先天性胃壁肌层发育不良所致胃穿孔、肠穿孔），气体大量进入腹腔所致。可有面色苍白或发绀、呼吸窘迫、心动过速或过缓等病情迅速恶化的表现。少数也可继发于呼吸系统疾病或医源性疾病，为气体经纵隔进入腹腔所致。X 线透视或腹部立位平片可见到腹腔及膈下游离气体。

（二）诊断

1. 病史及体检　应详细询问病史，了解症状出现的先后情况，仔细进行全面的体格检查，特别注意腹部查体。

2. 肠梗阻判断　需要判断是否有肠梗阻，是高位还是低位，是机械性还是麻痹性。如果是机械性肠梗阻，还需进一步判断是完全性还是不完全性梗阻。还要注意内、外科疾病的交叉和逆转，如 NEC Ⅰ期可以内科保守治疗，Ⅱb 期时则需要外科手术治疗。

3. 辅助检查　合理适时的辅助检查对诊断和治疗意义重大，除血、尿、粪常规+潜血、电解质检查外，腹部 X 线立位平片对胃肠穿孔、气腹、梗阻及胎粪性腹膜炎有较大诊断价值。消化道钡剂、泛影葡胺、碘剂造影对诊断消化道畸形有意义。腹部 B 超检查可协助诊断腹水、肿瘤、囊肿、腹腔脏器肿大等。

（三）治疗

1. 内科疾病治疗　①原发病治疗：应用抗生素对细菌感染性疾病进行控制，采取相应措施对其他原发病进行治疗。②支持疗法：低氧血症者应保证供氧，改善通气；纠正水、电解质紊乱，保证能量及入量；必要时输注血浆、丙种球蛋白等。③对症治疗：在治疗原发病的同时，注意保持肠道菌群平衡，改善肠道微循环，胃管减压、清洁灌肠、肛管排气、抽放腹水、排除腹腔内游离气体等，辅以肛管排气等综合处理。

2. 外科疾病的治疗　主要是针对病因的手术治疗。

二、腹　　水

腹水（ascites）一般引起全腹弥漫性膨隆，是腹腔内游离液体的积聚。腹水多时，平卧腹部呈蛙腹状。

（一）病因与临床特点

腹水按照性质可分为渗出液和漏出液两类。

1. 渗出性腹水　由各种原因引起的腹膜炎（peritonitis）造成，可分为化学性和感染性两种。

（1）化学性腹膜炎：多见于肠道和胆道系统破裂后，胎粪和胆汁外溢，引发化学性刺激所致。胎粪性腹膜炎可由宫内或生后不久肠穿孔引起，多数病例继发于肠梗阻，国外报道胎粪性肠梗阻多继发于胰腺纤维囊性变，而国内胎粪性腹膜炎主要继发于先天性消化道畸形。产前难以诊断，多为尸解或经手术证实。其他少见病因包括肠套叠、肠扭转、嵌顿疝、肛门闭锁和胎粪栓塞。

（2）感染性腹膜炎：可为原发性或继发性。原发性感染性腹膜炎罕见，为感染通过血液或淋巴播散造成；继发性感染性腹膜炎继发于腹部危重症，如 NEC、阑尾炎、胆道疾病、内脏脓肿破裂、穿孔或埋置异物感染。新生儿细菌性腹膜炎多为继发性，病原菌可为需氧菌或厌氧菌，常见有大肠埃希菌、肺炎克雷伯菌、假单胞菌、葡萄球菌、链球菌等。临床表现凶险，可出现呕吐、腹胀、腹壁水肿，可伴有脐炎，形成局限性脓肿。还可出现呼吸窘迫、血流动力学改变。X 线发现腹腔内有游离气体，提示胃肠穿孔。念珠菌性腹膜炎约占肠穿孔病例的 10%，常见于需要长期应用脐动脉插管、抗生素和气管插管的早产儿。腹膜炎病死率为 10%～50%。

2. **漏出性腹水** 根据腹水的性质又可分为乳糜性、尿液性、胆汁性、胰液性或血性腹水。

（1）乳糜性腹水：较常见，常发生于男婴，通常由淋巴管堵塞引起。起病初期可为清亮腹水，开奶后腹水变为乳汁样，含有大量甘油三酯成分，腹水中白细胞计数可升高，蛋白定量可多可少。可伴有肠旋转不良和不全肠梗阻，还可伴有乳糜胸、肢体或全身性淋巴水肿。治疗包括反复腹腔穿刺缓解腹胀造成的呼吸困难、应用含中链脂肪酸的配方奶，减少乳糜形成。如应用特殊配方奶后仍有大量乳糜形成，需要禁食和应用肠道外营养。多数患儿腹水可自行缓解，预后良好。合并先天畸形者需外科手术矫正。

（2）尿液性腹水：占新生儿腹水的 25%，通常继发于梗阻性尿路病变。后尿道瓣膜是最常见病因，其他包括输尿管囊肿、尿道闭锁、膀胱颈部阻塞、神经性膀胱和膀胱血肿等。行腹部 B 超、静脉肾盂造影可发现尿道和集合系统异常，需急诊外科手术行尿道减压术或矫正病因手术。手术的短期预后良好，长期预后不良，多数患儿在 10 岁前发展为终末期肾病。

（3）胆汁性腹水：由胆道系统自发性穿孔引起，68% 发生于胆总管部位。临床分为急性型和慢性型 2 种，前者表现为腹胀、呕吐、肠鸣音消失，可无明显黄疸表现；后者多见，约占 80%，黄疸出现早，逐渐出现腹胀。腹腔穿刺腹水中胆红素含量>4g/dl，肝闪烁扫描法或超声检查法可帮助确诊，剖腹探查和胆汁引流术对于提高存活率很重要，术后存活率为 80%。

（4）胰液性腹水：罕见，常继发于胰导管畸形。临床除腹胀外，可无症状，也可表现为胰腺炎。腹水中淀粉酶、脂肪和蛋白含量升高，血和尿淀粉酶水平正常。多数病例需要外科引流手术。

（5）血性腹水：见于产伤或先天性凝血机制障碍引起的实质脏器出血如肝脾破裂、肾上腺出血等。

（二）诊断与鉴别诊断

除病史和体征外，腹部 X 线、B 超、CT 检查对诊断腹水有帮助。腹腔穿刺检查对明确腹水性质和来源有诊断价值，腹水常规检查包括比重、红细胞计数、白细胞计数和分类、蛋白含量、甘油三酯、淀粉酶和胆红素定量、细菌培养等，同时做血培养和血生化检查。苏丹Ⅲ染色有助于乳糜性腹水的诊断。

（三）治疗

由于腹水可造成呼吸困难，腹腔穿刺既可作为诊断手段，也可为治疗措施。治疗首先应针对病因处理，包括外科引流和应用广谱抗生素或抗真菌药物。积极补液、纠正水电解质紊乱对于改善预后很重要。

（李思涛）

第七节 呕血与便血

消化道出血按部位分为上消化道出血、中消化道出血和下消化道出血。上消化道出血指 Treitz 韧带以上的消化道出血（食管、胃、十二指肠、胰腺、胆道），多为呕血（hemotomesis）或排柏油样便。便血（melena）指 Treitz 韧带远端的消化道出血，多表现为鲜红、暗红或果酱样便，出血量多时可反流到胃引起呕血。消化道出血的主要临床表现为呕血、便血或两者并存。

（一）病因

1. **假性呕血和/或便血** 假性呕血常见于因插管/外伤所致鼻咽部或气管出血被吞咽至消化道，或新生儿咽下综合征。假性便血见于生后 1～2 天的胎便/移行便（久置后可呈黑色），口服铁剂、铋剂、炭末、酚酞等引起假性便血者极少见，女婴偶有阴道出血（假月经）污染粪便而呈黑色。

2. **全身性出凝血疾病** 胃肠道出血为全身出血性疾病的局部表现之一，多见于某些重症疾病（如感染、硬肿病、RDS 等）并发 DIC 时；此外，还可见于新生儿出血症、迟发性维生素 K 缺乏症、血小板减少性紫癜或各种先天性凝血因子缺乏症。

3. **消化道疾病** 食管、胃、肠、肛门及其相关血管疾病均可导致胃肠道出血，出现呕血和/或便血。

（1）反流性食管炎：胃食管反流致食管炎伴发溃疡时可出现呕血、黑便，常有顽固性呕吐、营养不良和生长发育迟缓。

（2）急性胃黏膜病变：多于生后 1~2 天内起病，指各种应激因素引起的胃黏膜急性糜烂、溃疡和出血，如颅内出血、颅内压增高、缺氧、败血症、低血糖、剧烈呕吐及应用非甾体抗炎药、皮质类固醇等。

（3）急性胃肠炎：可见发热、呕吐、腹泻、严重者有便血和/或呕血。

（4）肠梗阻：可有呕吐、腹胀、呕血和便血；可由肠旋转不良、肠重复畸形引起。

（5）小肠、结肠及肛门疾病：食物蛋白诱导的小肠结肠炎、NEC、克罗恩病、溃疡性结肠炎可有呕血和/或便血；乙状结肠、直肠及肛门疾病（先天性巨结肠、息肉、肛门-直肠裂等）多表现为便血。

（6）血管畸形（血管瘤、动静脉瘘）：据其部位不同可引起便血或呕血。

（二）诊断与鉴别诊断

1. **病史询问** 首先要排除假性呕血和便血，排除全身性出凝血障碍性疾病，对生后 48 小时内发病的患儿的第 1 次上消化道出血血样进行碱变性试验，可帮助鉴别血液是否来自母亲，以除外咽下综合征。新生儿 3 天内排胎便期间，如出现血便则外观易与胎便混淆，此时可将胎便刮取少量，摊开在白色尿布或白纸上，即能清楚观察到胎便的颜色，如为墨绿色或棕褐色则为胎便，红色则为血便，也可进一步做潜血及镜检以鉴别。然后，根据便血的颜色及呕血是否含胆汁等对出血初步定位：如呕血与黑便同时存在，可能是上消化道出血；呕血带胆汁时可能是下消化道上段出血；洗胃后胃抽取液带有鲜血时为幽门以上出血，应排除操作损伤；黑便、果酱样便、咖啡色便不伴呕血，提示小肠或右半结肠出血；鲜红色便或暗红色便，提示左半结肠或直肠出血；血与成形便不相混或便后滴血，提示病变在直肠或肛门；大便混有黏液和脓血，多为肠道炎症。再者，判断失血量的多少（<20ml 为小量，>200ml 为大量）和速度，失血的原因及其基础疾病常对呕血和便血的轻重有所提示。出血量的多少应根据以下判断：①呕血、便血情况：如呕出咖啡样物，提示一般出血量不大；呕红色或暗红色血，表明出血量较大；呕血同时有暗红色血便，则出血量大。②生命体征：心率增快、血压下降并出现休克表现，说明出血量大。③实验室检查：Hb 在出血后 1 小时开始下降，血液被充分稀释需要 24~36 小时，故要连续观察 Hb 以估计出血量。另外，排除肾衰竭后，BUN 升高，也提示出血量较大。此外，应注意询问有无其他伴随症状，如反应差、吃奶差、发热、体温不升、排便不畅等。

2. **体格检查** 除全身各系统检查外，特别要注意腹部、皮肤、黏膜检查及生命体征的稳定情况。观察腹部是否膨隆，有无胃肠型，腹肌是否紧张，肝脾是否大，有无包块，腹部叩诊是否呈鼓音，移动性浊音是否阳性，肠鸣音是否正常，皮肤是否有出血点、瘀斑、黄染、苍白等，口腔黏膜及巩膜是否苍白，四肢末梢情况，毛细血管再充盈时间等。注意呼吸、心率、血压、氧饱和度的监测。

3. **实验室检查** 血常规、便常规+潜血、呕吐物潜血、凝血功能、肝功能、血型、BUN 等。

4. **其他辅助检查** 包括内镜检查、影像学检查、同位素扫描或血管造影术等。

（1）内镜检查：电子胃镜、小肠及结肠镜检查能确定出血部位及情况，能在直视下活检和止血，并发现浅表及微小病变。

（2）X 线检查：腹部立位平片尤为重要，可排除肠梗阻和肠穿孔，对小肠扭转、NEC 及胎粪性腹膜炎的诊断有重要价值。钡剂造影宜在非出血期进行，钡灌肠对下消化道疾病和肠套叠有诊断价值。

（3）同位素扫描及血管造影术：可用 ^{99m}Tc-硫胶或其他锝酸盐标记的红细胞扫描，对亚急性或间歇性出血最有价值。血管造影术为损伤性检查，新生儿少用。

5. **外科手术探查** 出血经内镜保守治疗效果不佳，经内科输血、扩容治疗后循环不能改善或好转后又恶化，在补液或排尿量足够的情况下，血 BUN 仍持续上升提示出血可能持续，需要外科手术探查。

（三）治疗

1. **密切监护** 监测生命体征和周围循环变化，防止呕血被误吸，保持安静及呼吸道通畅。

2. **禁食及肠道外营养** 出血期间禁食，实施肠道外营养，以保证热量及液体量，潜血阴性后可恢复饮食。

3. **止血输血** 新生儿出血病可给予维生素 K_1 治疗，病情严重者，保证静脉输液通道通畅，必要时可输新鲜同型血，输血前应迅速正确地判断出血量，一般输血量为 10~20ml/kg。

4. **留置胃管** 主要用于：①局部止血：通过胃管注入矛头蝮蛇血凝酶、酚磺乙胺、凝血酶（1/3 支，生理盐水稀释 1 倍）、云南白药（1/3 支，生理盐水调稀）等止血药物，以期发挥局部止血作用；去甲肾上腺素 8mg+100ml 冷盐水，10~20ml/次灌注，保留 30 分钟再吸出，可重复应用，其止血率达 85%；此外，通过胃管注入蒙脱石散（1/3 支）或磷酸铝凝胶（1/3 支），可起到保护胃黏膜的作用。②胃部减压：充分有效的胃减压可减少胃的含血量，有利于血凝聚，防止溃疡加重，有利于损害的修复。③冰盐水洗胃：尚有争议，因有研究认为持续冲洗对创面的刺激和对纤维块的破坏，本身可使出血时间延长。

5. 应用奥美拉唑　静脉滴注抑酸剂奥美拉唑0.7~1.0mg/(kg·d)，每天1次或每天2次，用生理盐水25~50ml稀释后于15~30分钟内滴注。

6. 应用止血药物　根据出血情况可选用酚磺乙胺10~15mg/(kg·d)，肌内注射或静脉注射；肾上腺色腙1.25~2.5mg/次，肌内注射；氨甲苯酸100mg/次，静脉注射；矛头蝮蛇血凝酶0.33U/次，静脉滴注或肌内注射。

7. 内镜及手术治疗　可实施内镜下止血治疗。保守治疗无效且需每日大量输血，疑有胃肠道坏死或穿孔时，应及时手术治疗。

8. 病因治疗　积极治疗原发疾病，如为牛奶蛋白过敏患儿，母乳喂养者可继续，但母亲需回避常见的容易引起过敏的饮食；人工喂养者，给予氨基酸配方或深度水解蛋白配方。对于炎性肠病患儿，给予肠内、外营养治疗，应用激素、免疫抑制剂及水杨酸等药物。

（李思涛）

第八节　瘀点与瘀斑

皮下或黏膜出血范围较小（小于2mm）时称为瘀点（petechia）；范围较大成片（大于2mm）时称为瘀斑（ecchymosis）。瘀点、瘀斑可能是轻微创伤后的一种表现，也可能是严重疾病的一种体征。

（一）病因

瘀点与瘀斑可能由血管损伤（创伤、感染、血管炎、胶原蛋白紊乱等）引起的，也可能由原发性或继发性凝血和止血机制异常（血小板减少、血小板功能异常或凝血因子缺乏、凝血因子功能异常）等引起的。新生儿常见的瘀点、瘀斑病因与成人有很大的不同。

1. 凝血因子缺乏　主要包括原发性、暂时性和先天性（遗传性）凝血因子缺乏或功能障碍。

（1）原发性凝血因子或凝血相关蛋白缺乏：维生素K依赖性凝血因子Ⅱ、Ⅶ、Ⅸ和Ⅹ缺乏在新生儿期比较常见；蛋白C和蛋白S缺乏也可导致凝血障碍，出现皮下瘀点、瘀斑。

（2）继发性凝血因子缺乏：最常见于由感染、休克、缺氧、坏死性小肠结肠炎、创伤等引起的DIC。

（3）遗传性凝血因子缺乏或功能障碍：如血友病A、血友病B、血管性血友病（von Willebrand disease，vWD）。在新生儿中，vWD是较常见的遗传性凝血缺陷。

2. 血小板减少和功能障碍　除继发性血小板数量减少、先天性血小板减少和功能缺陷引起瘀点、瘀斑外，血管损伤出血消耗大量凝血因子和血小板，也可出现瘀点、瘀斑。

（1）血小板数量减少：免疫性血小板减少症、DIC及遗传性骨髓衰竭综合征，如范科尼贫血、先天性无巨核细胞血小板减少症、先天性白血病、遗传性血小板减少综合征（灰色血小板综合征和巨血小板减少症）。

（2）血小板功能缺陷：遗传性疾病（储存池缺陷、格兰茨曼血小板功能不全、Bernard-Soulier综合征、血小板型vWD），持续性血小板功能缺陷，以及母体使用抗血小板药物，可引起的短暂性血小板功能缺陷。

3. 血管损伤　臀位分娩相关的脾或肝破裂，出血后导致凝血障碍时，皮肤可出现瘀点和瘀斑；腹膜后或腹膜内出血可能表现为阴囊瘀斑；头部局部创伤可能出现硬膜下血肿、头颅血肿或帽状腱膜下血肿。

（二）辅助检查

1. 实验室检查　主要包括常规检查、凝血功能检查等。

（1）外周血涂片：可评估血小板的数量、大小、种类以及有无碎片红细胞。

（2）血小板计数：血小板减少症伴出血患儿的血小板计数常低于$30.0\times10^9/L$。

（3）凝血功能检测：凝血酶原时间（PT）反映外源性凝血功能，活化部分凝血活酶时间（APTT）反映内源性凝血功能。此外，根据患儿和正常对照之比的国际敏感度指数（ISI）计算而来的国际标准化比值（international normalized ratio，INR）在指导抗凝药物疗效（如对血栓栓塞性疾病的疗效）观察方面具有重要意义；纤维蛋白原（Fib）在肝脏疾病和消耗状态下减少；D-二聚体（D-D）用于检测血浆中纤维蛋白的降解产物（FDP），D-二聚体升高见于DIC、深静脉血栓形成和肺栓塞。

（4）蛋白C和蛋白S检测：多见于遗传性疾病，基因分析发现纯合子中检测不到蛋白质C和蛋白S活性水平。临床上的首选方法是功能测定，不仅可以发现蛋白水平降低，也能发现蛋白C水平正常但功能有缺陷的情况（Ⅰ型和Ⅱ型缺乏）。

（5）特殊因子检测：具有阳性家族史的患儿，应留取脐血或者静脉血，进行特异性因子检测和血管性血友病因子检测。

2. **影像学检查**　对疑似出血患儿，可行 B 超、CT 或 MRI 检查，可及时了解出血部位和出血量，有助于诊断和预后判断。

（三）诊断与鉴别诊断

1. **新生儿维生素 K 缺乏性出血症**　患儿有维生素 K 缺乏高危因素，如早产、低出生体重、维生素 K 摄入不足（母乳喂养）、维生素 K 吸收不良等，临床表现为突发性皮肤瘀斑，皮肤、黏膜、消化道、脐或颅内出血。辅助检查有维生素 K 依赖性凝血因子（Ⅱ、Ⅶ、Ⅸ、Ⅹ）活性下降，PT 延长、INR 升高；维生素 K 重度缺乏时，APTT 延长，但 TT 正常，纤维蛋白原和血小板计数正常。维生素 K 治疗有效。

2. **血友病**　大多数血友病患儿有阳性家族史。重度血友病几乎都是男性患者。大多数重度血友病新生儿在娩出时没有明显出血。新生儿出血表现为瘀斑、颅内出血、颅外部位出血（如头颅血肿），以及创伤、穿刺部位出血。怀疑血友病的新生儿出生时首选脐带血进行检查。辅助检查：一般 APTT 延长，但对于凝血因子缺乏程度较轻（凝血因子活性水平>15% 正常值）的患者，其 APTT 可能正常；血小板计数和 PT 正常。血友病患者的凝血因子（血友病 A 为因子Ⅷ，血友病 B 为因子Ⅸ）活性水平检测结果比正常对照者低（通常<40%）。轻度或中度血友病 A 家族中约 90% 有Ⅷ因子基因突变；重度血友病 A 家族有 40%～50% 存在内含子 22 倒位，有 2%～5% 存在内含子 1 突变；血友病 B 家族存在多种基因突变。

3. **血管性血友病（vWD）**　为较常见的遗传性出血性疾病，是由血管性血友病因子（vWF）水平降低或功能受损引起的。大多数病例为常染色体显性遗传，男女患病概率相同。主要表现为易发皮肤瘀斑、皮肤出血、黏膜长时间出血。患者多有个人和家族出血发作史。vWD 患者的血小板计数通常正常、PT 正常，APTT 可能正常或延长。vWD 的诊断标准是 vWF 活性<30% 和/或抗原水平≤30U/dl。诊断 vWD 后需要采用凝胶电泳检查 vWF 多聚体分布情况、瑞斯托菌素诱导的血小板聚集（RIPA）以确定 vWD 的类型以指导治疗。

4. **同种免疫性血小板减少症**　母亲产生抗“外源性”抗原的 IgG 类抗血小板抗体，其可通过胎盘并破坏表达父源性抗原的胎儿血小板，从而导致胎儿和新生儿血小板减少症。新生儿的母亲没有症状，但是其自身或姐妹既往可能有妊娠受累史。新生儿一般情况良好。临床表现取决于血小板减少症的严重程度。中度至重度血小板减少症新生儿表现为皮肤瘀点、瘀斑和出血，可发生颅内出血、胃肠道出血、肺出血。诊断依据：①患儿母亲无症状，患儿一般状况良好，皮肤可有瘀点、瘀斑，严重者器官出血；②外周血血小板减少；③血清学试验证实存在母源性抗人血小板抗体，可确诊。

5. **自身免疫性血小板减少症**　患儿母亲常有自身免疫性疾病如免疫性血小板减少性紫癜、系统性红斑狼疮。母体的抗血小板抗体破坏胎儿血小板导致患儿血小板减少。临床表现与中度至重度血小板减少一致，包括瘀点、瘀斑和出血。根据母亲病史、患儿的哥哥或姐姐曾有过新生儿血小板减少，通常容易诊断。

6. **继发于 DIC 的血小板减少症**　患儿常有新生儿脓毒症、窒息、胎粪吸入、坏死性小肠结肠炎等基础疾病。患儿一般状况差，主要表现为皮肤瘀斑、脐残端及穿刺部位出血、消化道出血、胃肠道出血，有微循环障碍、休克、溶血等。实验室检查有中度至重度血小板减少，PT 延长、APTT 延长、Fib 降低，D-D 或 FDP 水平增加；外周血涂片见破碎红细胞。

7. **先天性白血病**　通常在出生时表现为瘀点、瘀斑、肝脾大；有白血病细胞浸润皮肤导致的红色、褐色结节伴融合性紫癜；外周血幼稚白细胞增高、血小板减少，常伴先天畸形。确诊依据为在血或骨髓中发现大量原始、幼稚细胞或原始、幼稚细胞对髓外组织的浸润。

8. **新生儿暴发性紫癜**　通常由纯合子蛋白 C、蛋白 S 缺乏或感染引起。生后在患儿四肢、会阴、臀部及腹部皮肤出现紫癜性病变，最初表现是界限清晰的红斑，而后迅速发展，形成蓝黑色出血性坏死的中心区域。皮肤病变很快扩大并变成囊状，产生出血性大疱，随后坏死和形成黑色焦痂。蛋白 C 和蛋白 S 活性测不出或显著低于年龄参考范围。

9. **先天性无巨核细胞性血小板减少症**　是一种罕见的疾病，可引起新生儿重度血小板减少（血小板计数为 0～80 000 个/μl），之后在儿童期可发展为全血细胞减少，患儿骨髓中几乎没有巨核细胞。该疾病可由血小板生成素受体基因 *c-mpl* 突变引起。唯一有效的治疗方法为异基因造血干细胞移植。

（四）治疗

1. **对症处理**　产伤所致局部瘀斑、瘀点如无活动性出血、无止凝血功能异常仅需密切观察待其自愈。严重肝损伤、肾上腺出血、腹主动脉破裂、睾丸扭转等需要外科协助治疗。

2. **维生素K治疗**　对有维生素K缺乏高危因素的婴儿，给予静脉注射或肌内注射1mg。

3. **血浆输注**　如果PT或APTT大于正常值2倍或有活动性出血，可静脉输注新鲜冰冻血浆（fresh frozen plasma，FFP）补充凝血因子，一般每次10～20ml/kg，必要时间隔8～12小时重复；也可用冷沉淀替代疗法。新生儿暴发性紫癜可用外源性蛋白C进行治疗。

4. **血小板输注**　如果无继续血小板破坏（见于DIC、免疫性血小板疾病或败血症），对体重3 000g的新生儿用血小板1U可使血小板计数升高（50～100）×10^9/L，但若无新的血小板产生或输入，在3～5天后血小板数又会缓慢下降。

5. **浓缩凝血因子输注**　若明确凝血因子Ⅵ、Ⅷ或Ⅸ缺乏，则应将血浆活性提升至正常成人对照血浆的50%～100%，或应用DNA重组第Ⅷ或第Ⅸ衍生因子预防严重出血；若出现严重的vWD，应用含vWF和浓缩的血浆第Ⅷ衍生因子；如果其他因子缺乏，10ml/kg FFP可暂时提高因子水平大约达成人的20%。

6. **静脉注射免疫球蛋白（intravenous immunoglobulin，IVIg）的应用**　胎儿和新生儿同种免疫性血小板减少症、自身免疫性血小板减少症可使用大剂量IVIg治疗，1g/（kg·d），持续1～3日。

7. **积极治疗原发病**　患儿有新生儿脓毒症、窒息、胎粪吸入、坏死性小肠结肠炎等原发病时，需要积极治疗。

（邹友富　林广）

第九节　肝　脾　大

肝与脾有一些共同的功能和血液循环上的联系，相互影响，在临床上两者往往先后或同时肿大，也可以肝或脾大为主。

肝是人体的重要器官和最大的消化腺体，承担着胆色素代谢，分泌多种消化酶，合成多种凝血因子和抗凝血因子、纤溶成分和纤溶抑制物，参与蛋白质、糖、脂肪、激素、维生素代谢，参与多种物质的解毒、转运和排泄的作用，新生儿和婴幼儿时还参与造血。脾在胎儿期和/或出生后的多个时期作为一个造血器官参与造血。脾为人体最大的免疫器官，有储存血液、滤过血液和侵入的各种抗原（包括传染源和变应原）、产生免疫应答及制造免疫球蛋白、补体等免疫物质的功能。

正常小儿肝脏从出生至3岁，其上界位于第4肋间隙；随年龄增大，7岁后逐渐接近成人水平，下移至第5肋间。小儿肝脏较成人容易触及，出生至1岁在肋弓下可触及，大部分为肋下1～2cm。7岁以后，肝在肋弓以内。如肋弓下可触及，但肝质地柔软、表面光滑，无压痛，应首先考虑肝下移，叩肝上界，如肝上界也相应降低，肝上下径正常，则为肝下移；如肝上界正常或升高，则提示肝大。肝下移常见于内脏下垂、肺气肿、右侧大量胸腔积液等。

脾位于左上腹胃、左肾、结肠左曲和胰尾之间，约处于第9～11肋水平。小儿腹壁较薄，脾容易触及。正常新生儿可于肋缘下1～2cm扪及脾，1岁以后肋缘下不应扪及脾，如能触到脾则提示脾大已至正常的2倍以上。内脏下垂或左侧胸腔积液、积气时膈下降，可使脾向下移位。

（一）病因与发病机制

1. **各种感染**　子宫内、产时或产后新生儿细菌、病毒、原虫感染均可引起肝脾大。①病毒感染：巨细胞病毒、单纯疱疹病毒、风疹病毒全身性感染，以及甲型、乙型、丙型肝炎病毒等引起的传染性肝炎等；②细菌感染：败血症、肝脓肿、布鲁氏菌病等；③寄生虫感染：血吸虫病、肺吸虫病、肝包虫病等；④真菌感染：多见于组织胞浆菌病；⑤螺旋体感染：如先天性梅毒。

2. **淤血性肿大**　肝脏血液循环丰富、肝静脉与下腔静脉紧密相连，任何原因所致的急性或慢性充血性心力衰竭，主要是右心衰竭，都会使肝脏出现淤血性肿大。如心力衰竭、心包炎、心脏压塞、婴儿肺炎、先天性心脏病、心肌病等。

3. **遗传代谢性疾病**　肝脏是极其重要的代谢器官。遗传代谢性疾病中，肝脾大是许多遗传代谢性疾病的体征，患儿常合并呕吐、腹泻、生长迟滞、低血糖、凝血障碍、酸中毒、肌张力异常、惊厥等，少数患儿有特殊面容、毛发异常和关节改变等，如糖原贮积病、半乳糖血症、高脂血症、酪氨酸血症和类脂质沉积症等。

4. **肿瘤**　肝脏是肿瘤的常发部位，原发性和继发性肿瘤均可造成肝脾大。肝脾占位性病变如肝母细胞瘤、淋巴网状细胞肉瘤、血管瘤等可引起肝大。白血病、淋巴瘤、恶性组织细胞增多症时，恶性肿瘤可通过淋巴及血液转移，导致肝脾大。

5. **淤胆性肿大及硬化**　胆汁未能从肝细胞排泌至毛细胆管内，造成肝细胞内胆汁淤积，肝大、黄染；胆汁在病变部位流通不畅导致肝内或肝内外胆汁淤积，造成肝内压力增高、肝大。多见于遗传性胆汁代谢障碍（Citrin综合征、钠牛磺胆酸共转运多肽缺陷病）、先天性肝内胆管发育障碍（Alagille综合征）、先天性肝内胆管囊性扩张症、先天性肝外胆管闭锁、胆总管囊肿及原发性硬化性胆管炎等。

6. **血液系统疾病**　新生儿贫血、新生儿溶血病如Rh血型不合溶血病、葡萄糖-6-磷酸脱氢酶缺乏症、遗传性球形红细胞增多症等。

7. **同种免疫性疾病**　妊娠期同种免疫性肝病（新生儿血色病）是由特定反应性IgG通过胎盘引起的。母体的同种抗体激活了胎儿补体级联反应，从而产生攻膜复合体，造成胎儿肝损伤。高水平的抗人C5b-9复合物（补体级联反应的终末产物）免疫染色为该病的特征性表现。在子宫内发病，新生儿出现重度肝衰竭征象，包括凝血障碍、腹水和低白蛋白血症，肝硬化常见。

8. **其他疾病**　过敏性疾病如药物超敏反应综合征，因贫血、恢复髓外造血所致肝脾大等。

（二）肝脾大的程度与质地

根据肝脾大的程度可分为轻、中和重度，此外还需注意其质地。

1. **肝大**　①轻度：肝下缘在肋缘与脐连线的中点以上；②中度：肝下缘在肋缘点与脐连线的中点与脐之间；③重度：肝下缘在脐水平以下。

2. **脾大**　①轻度：脾缘不超过肋下2cm；②中度：脾缘超过肋下2cm，在脐水平以上；③重度：脾缘达脐水平或前正中线。

3. **肝、脾质地**　①质软：触之如噘起的口唇；②韧中：中等硬度，触之如鼻尖；③质硬：触之如前额。

（三）诊断与鉴别诊断

1. **临床表现**　包括病史特点、症状和体征等。

（1）病史特点：询问母亲健康状况，如有无肝炎、梅毒、巨细胞病毒感染史；母亲孕产史及孕期有无发热，是否来自疫区及有无流行病学接触史、是否有疫水接触史；患儿生后用药史、输血史、家族病史等。

（2）症状、体征：应特别注意发热、黄疸、皮疹、肝脾大的程度和质地等。

1）发热：感染、血液病、结缔组织病及肿瘤等常有发热；无发热的患儿考虑贫血、遗传代谢性疾病等可能。

2）黄疸：胆汁淤积性肝病、急慢性肝炎、溶血性贫血等均可引起黄疸，需结合黄疸类型、程度和大小便颜色等综合判断。黄疸轻呈浅柠檬色，伴酱油色或茶色尿，伴发热、腰痛，考虑为溶血性黄疸；黄疸呈浅黄至深黄色，食欲减退，考虑急慢性肝炎、肝细胞性黄疸；黄疸呈暗黄色或颜色更深，尿色深，大便颜色变浅或呈白陶土色，考虑为胆汁淤积性黄疸。

3）皮疹：全身皮肤红肿、脱屑、脱皮等见于药物超敏反应综合征。

4）肝脾大：①肝大：轻度增大，见于病毒性肝炎、充血性心力衰竭等；中度增大，见于血吸虫病、肝脓肿、黑热病及结缔组织病等；重度肝大超过脐水平，则多由糖原贮积病、黏多糖病、包虫病等所致。②脾大：轻度脾大，见于某些病毒感染、细菌感染、充血性心力衰竭、系统性红斑狼疮、特发性血小板减少性紫癜等；中度脾大，见于急性白血病、恶性淋巴瘤、尼曼-皮克病等；重度脾大，见于晚期血吸虫病、地中海贫血等。

5）肝脾质地：①肝：质地较软者，见于急性肝炎、全身感染性疾病、急性充血性心力衰竭等；质地较硬者，多见于肝肿瘤、肝硬化等。②脾：质地较软者，多见于如急性感染性疾病；质地较硬者，主要由戈谢病、遗传性球形红细胞增多症、地中海贫血等所致。

2. **实验室检查**　主要包括三大常规、外周或骨髓血液学检查、肝功能及其他生化检测。

（1）血常规：化脓性感染时常出现外周血白细胞计数增高或降低，有核左移及中毒颗粒；寄生虫感染时嗜酸性细胞分类计数及嗜酸细胞绝对计数增高；白细胞异常增多并出现原始和幼稚细胞者，提示白血病；脾大、外周血两系或以上血细胞减少，提示脾功能亢进；脾大伴外周血或骨髓中性粒细胞查见黏多糖颗粒，常为黏多糖病；细胞形态学检查有助于遗传性红细胞形态异常性疾病的诊断。

（2）尿液检查：尿胆原阳性、尿血红蛋白阳性及Rose试验阳性有助于溶血性贫血的诊断；尿胆红素阳性、尿胆原阳性，提示病毒性肝炎所致脾大；尿液黏多糖检查可助于黏多糖病的诊断；尿巨细胞病毒DNA阳性有助于巨细胞病毒感染的诊断。

（3）大便虫卵及毛蚴检查：有助于肝吸虫、血吸虫等寄生虫病的诊断。

（4）溶血相关血液学检查：如Coombs试验、抗体释放试验和游离抗体检测有助于先天性和慢性溶血性贫血的诊断。

（5）骨髓检查：骨髓涂片发现多量幼稚细胞、异常网状细胞和淋巴肉瘤细胞，可助白血病、淋巴瘤等的诊断；骨髓检查可协助诊断原发性血小板减少性紫癜的。

（6）肝功能检查：包括血清谷丙转氨酶（alanineaminotransferase，ALT）和谷草转氨酶（aspartate aminotransferase，AST）、胆红素、胆汁酸、白蛋白、凝血功能、碱性磷酸酶（alkaline phosphatase，ALP）、5'-核苷酸酶、γ-谷氨酰转肽酶（γ-glutamyl transpeptidase，

GGT)等检测。

1) 反映肝细胞损伤的检查:ALT 和 AST 是肝细胞损伤的敏感指标,血清 ALT 和 AST 正常值在 30~40U/L 以下。ALT 在肝中的浓度最高,AST 存在于肝、心肌、骨骼肌、肾、脑、胰腺、肺、白细胞和红细胞中,浓度由高到低,故 ALT 对于肝脏疾病诊断的特异度高于 AST。血清转氨酶的活性反映了其进入循环和从循环中被清除的速率。大多数肝脏疾病和累及肝脏的疾病(如各种感染、急性和慢性心力衰竭、转移癌)患者的血清转氨酶水平升高:升高不超过正常值上限的 8 倍都是非特异性的,多见于上述任何疾病所致肝损害;检测值急剧升高见于广泛肝细胞损伤的疾病,如急性重症病毒性肝炎、缺血性肝炎(缺氧性肝炎、肝休克)和药物(对乙酰氨基酚中毒)或毒素诱导的急性肝损伤;血清转氨酶水平稳步下降,通常是疾病恢复的征象,但血清 AST 和 ALT 水平快速下降,同时伴有血浆胆红素水平升高和凝血酶原时间延长,反映患儿的存活肝细胞正在被大量破坏,提示急性肝衰竭可能,预后不良。此外,乳酸脱氢酶(lactate dehydrogenase,LDH)是一种存在于全身各组织中的细胞质酶,对于肝脏疾病诊断的灵敏度和特异度均不如血清转氨酶(ALT)。

2) 肝转运有机阴离子和代谢药物能力检查:血清总胆红素包括间接胆红素和直接胆红素两种。间接胆红素浓度升高的原因通常是胆红素来源过多(如溶血性贫血)、肝摄取或结合功能障碍(如尿苷-葡糖醛酸转移酶缺乏症)所致;高直接胆红素血症常由肝细胞损伤,直接胆红素排泄减少或逆流入血(如巨细胞病毒性肝炎、胆道闭锁等)所致。

尿中发现直接胆红素表明存在高直接胆红素血症,可能是肝病的早期征象;尿胆红素消失则为疾病恢复的早期征象。与直接胆红素不同,间接胆红素与白蛋白紧密结合,不会被肾小球滤过,故不会出现在尿中。

血清胆汁酸浓度:胆囊在进餐时收缩并将其中的胆汁酸分泌到十二指肠中,胆汁酸经肠肝循环运回肝,进食后的血清胆汁酸浓度是空腹时的 2~5 倍。血清胆汁酸浓度对所有类型肝胆疾病诊断的灵敏度都高于血清胆红素,对急性病毒性肝炎诊断的灵敏度与血清转氨酶相似;而在筛查亚临床肝脏疾病方面,血清胆汁酸水平的灵敏度低于血清 ALT 测定。

3) 肝生物合成能力的检查:①白蛋白:白蛋白在肝脏合成,但受多种因素的调节,包括营养状态、血清胶体渗透压、细胞因子和激素等,故白蛋白浓度下降既可反映严重肝损伤伴白蛋白合成减少,常见于慢性肝脏疾病(如肝硬化),也可由其他疾病(如全身性炎症、肾病综合征和营养不良)所致。②凝血因子:肝脏是 11 种凝血蛋白合成的主要场所,凝血因子缺乏常发生在肝病病程中。凝血酶原时间(PT)和部分凝血活酶时间(APTT)延长对肝脏疾病来说并不具有特异性。对于急性病毒性、细菌性感染患儿而言,PT、APTT 明显延长(正常对照的 1.5 倍以上)时应考虑暴发型病程且预后不良。此外,根据实验室使用的凝血活酶试剂的特点,将 PT 测定标化成国际标准化比值(INR),有助于消除使用不同凝血活酶试剂导致的 PT 测定差异,可反映凝血功能及评估临床抗凝治疗的效果。

4) 胆汁淤积的血清学检查:①ALP:活性 ALP 主要源于肝、骨骼和肠道,故 ALP 增高源于代谢功能被扰乱的组织(发生“阻塞”的肝)或代谢功能受到极大刺激的组织(妊娠晚期的胎盘和成长期儿童的骨骼)。肝胆疾病中,血清 ALP 升高常见于肝受损使肝 ALP 反流入血清。ALP 升高是一种相对较常见的检查结果,但不表示一定存在肝胆疾病。约 75% 的长期胆汁淤积(肝外或肝内阻塞相关性疾病所致)患儿的血清 ALP 会升高至正常上限的 4 倍以上;血清 ALP 较低程度的升高(不超过正常上限的 4 倍)不具特异性,可发生于所有类型的肝脏疾病,包括病毒性肝炎、慢性肝炎、肝硬化、浸润性肝病和充血性心力衰竭等。②5'-核苷酸酶:肝、肠道、脑、心脏、血管和胰腺内分泌部都有 5'-核苷酸酶。在肝胆系统中,它结合于胆小管膜和血窦膜,必须经过溶解才能进入循环系统,这可能是通过胆汁酸的表面活性剂作用来实现的。血清 5'-核苷酸酶浓度升高见于与血清 ALP 升高相关的肝胆疾病。大多数研究表明,血清 ALP 与 5'-核苷酸酶在证实胆道梗阻或肝浸润性和占位性病变中具有同等价值。③GGT:GGT 存在于多种组织的细胞膜中,包括肾、胰腺、肝、脾、心、脑和精囊。健康人体血清 GGT 范围为 0~30U/L。新生儿血清 GGT 的活性为成人参考范围上限的 6~7 倍,到 6 月龄左右时,其值会降低至成人水平。血清 GGT 活性升高见于肝、胆道及胰腺疾病,反映的肝胆疾病谱与 ALP、5'-核苷酸酶、亮氨酸氨肽酶相同。由于 GGT 的活性在骨骼疾病患儿中并不会升高,所以血清 GGT 检测的主要临床价值在于确定 ALP 升高的器官来源。血清 GGT 升高对肝胆疾病并非完全特异,较高的 GGT 水平也可见于应用巴比妥类或苯妥英类药物。

(7) 病原体分离与免疫学检查:血液、骨髓、尿液、粪便等标本细菌培养有助于败血症、病毒性肝炎、伤寒的诊断和鉴别诊断。选做抗甲型肝炎病毒 IgM、乙型肝炎病毒表面抗原(HBsAg)、抗乙型肝炎病毒核心抗原 IgM、乙型肝炎病毒表面抗体(HBsAb)、HCV 抗体、HCV RNA、单纯疱疹病毒抗体、水痘-带状疱疹病毒抗体、CMV 抗体、CMV 抗原,以及针对 EB 病毒检查全血细胞计数和嗜异性抗体肥达试验、嗜异性凝集试验、EB 病毒抗体及补体结合试验等,对病因诊断有意义。结缔组织病患者可做类风湿因子、狼疮细胞、抗核抗体等自身抗体测定。

3. **影像学检查**　包括超声、胆道造影、X 线、CT 和 MRI 检查等。

(1) 超声和造影检查:超声诊断是确定肝脏大小的一种准确方法,可协助鉴别肝脾肿块大小、位置、范围、与周围重要脏器的关系、实质性或囊性及血流状况等。超声造影检查可实时呈现所有血管期(动脉期、门静脉期和延迟期)的增强状态,其时间分辨率高于其他影像学检查,对血管形态的显像优于 CT 和 MRI,可定量评估组织灌注。此外,超声造影检查有便携、无辐射、造影剂不含碘且无肾毒性等优点。

(2) 胆管造影:内镜逆行胰胆管造影是检测胆道梗阻的一种灵敏且特异的方法。内镜逆行胰胆管造影有时可明确新生儿胆汁淤积的病因,可避免剖腹手术探查。

(3) 腹部 X 线或钡剂造影检查:为常规检查,有助于肝胆疾病的诊断和鉴别诊断。

(4) 腹部 CT 检查:能检出 X 线衰减的微小差异,识别传统放射照片不可见的结构改变。检查速度快,不需要配合,但放射量大,新生儿 CT 检查不能频繁。

(5) 腹部 MRI 检查:其显像为鉴别含有不同量水和脂肪的组织提供鲜明对比,优点是正常与异常组织间有很好的对比鉴别力,无离子放射,能显示多个切面影像,适合肝内肿块的诊断与鉴别诊断。缺点是显像时间慢,新生儿难以配合。

(6) 十二指肠引流液检查:引流的胆汁可检查细胞、病原菌、寄生虫卵、癌细胞。

(7) 经皮肝活体组织穿刺:有助于确定诊断,但指征需从严,凝血因子缺乏、肝包虫病、血管瘤病例为禁忌。活检前应常规检查凝血功能,有出血倾向者应先做好输血准备,术后卧床 24 小时,严防出血和胆汁性腹膜炎。

(四) 治疗

1. **病因治疗**　找出病因,治疗原发病。败血症和肝脾脓肿应给予积极的全身性抗菌治疗;巨细胞病毒感染所致肝脾大需应用更昔洛韦或缬更昔洛韦治疗;葡糖脑苷脂酶替代治疗为戈谢病最有效的手段;先天性胆道囊肿、畸形、肿瘤、梗阻都有早期选用外科手术疗法的指征;肝恶性肿瘤需手术干预,不能手术切除时可先化疗;肝寄生虫病给予抗寄生虫药物治疗。

2. **对症支持治疗**　停用可能造成肝损伤的药物,护肝、利胆等对症治疗。促进有害药物的代谢、清除,可用血液透析、腹膜透析、血浆置换、血液灌流;中毒所致肝损害需用特殊解毒剂治疗。

3. **液体和器官保护**　维持水、电解质和酸碱平衡,监测各器官、系统的功能,及时发现并处理各种并发症。

(1) 维持机体内环境稳定:对于大多数肝功能不全患儿,应该适当控制静脉与口服液体入量,注意纠正低血糖、低钾血症、低磷血症、酸碱失衡等。对于休克患儿,需要液体复苏与升压药支持来稳定心血管状态。

(2) 高氨血症(肝性脑病)治疗:由于肝功能受损,蛋白质等营养物质代谢障碍,血氨增高,通过血脑屏障,损伤脑细胞,出现以中枢神经系统损害为主的神经精神综合征(高氨血症和肝性脑病)。初始治疗包括尽量减少过度刺激,头部抬高 30°,最初控制每日蛋白摄入不超过 1g/kg。尽量避免应用可能影响精神状态的镇静药物,可使用口服苯丁酸钠降血氨治疗,一般为 0.45mg/(kg·d),分 3 次口服或经胃管注入;或使用乳果糖治疗,起始剂量为每 2 小时 0.4~0.5g/kg 经口或经鼻胃管给予。对于进展性脑病患儿,除上述干预措施外,可静脉滴注精氨酸 0.5g/(kg·d),必要时应用连续性肾替代疗法(CRRT)。

(3) 脑水肿治疗:脑水肿是肝衰竭的一个危及生命的并发症,可以引起大脑缺血缺氧损伤或脑干脑疝,甚至导致死亡。最常发生于晚期肝性脑病患者且可迅速进展。脑水肿的治疗包括每日液体总入量为维持需要量的 85%~90%,镇静,减轻躁动,头部抬高 20°~30°;应用高渗盐水维持血清钠水平在 145~150mmol/L,应用甘露醇维持血清渗透压在 300~320mOsm/L,以形成更有利于水移出脑的渗透梯度,达到改善脑水肿目的。

(4) 腹水治疗:部分肝衰竭患儿会出现腹水,诱因包括低白蛋白血症、液体入量过多及感染。腹水的治疗主要是适当控制液体入量,对出现呼吸功能损害或全身液体超负荷的患儿,还需应用利尿剂治疗。

(邹友富　林广)

第十节 水　　肿

水肿(edema)是新生儿期常见的症状之一,其突出表现是体重增加,系体液在组织间隙内积聚过多,致使全身或局部发生肿胀。出生时已有全身性水肿称胎儿水肿(hydrops fetalis),常伴浆膜腔积液;生后各种原因所致的水肿称新生儿水肿(neonatal edema),多见于四肢、腰背、颜面和会阴部。

(一) 胎儿水肿的病因

胎儿水肿是指胎儿细胞外液体过量积聚,是由于多种胎儿、胎盘和母亲疾病引起的死亡率很高的病症。目前较为广泛应用的诊断标准为身体的2个或2个以上部分出现过量的细胞外液,如皮肤水肿(≥5mm)、胎盘增厚(>6cm)或存在羊水过多。

传统上,胎儿水肿分为免疫性和非免疫性胎儿水肿。免疫性胎儿水肿多数由Rh或ABO血型不合溶血病引起,也可见于稀有血型(如MN)不合;近几十年来,有效的Rh溶血病的免疫预防(抗Rh D血清的应用)降低了免疫性水肿的发生率。目前胎儿水肿病例中90%为非免疫性胎儿水肿。非免疫性胎儿水肿被认为是一种非特异性的各种疾病的终末状态,提示胎儿病情严重,与围产儿及新生儿死亡率增高相关。随着免疫性胎儿水肿发病率下降,临床上的胎儿水肿主要为非免疫性胎儿水肿,其主要病因如下。

1. **心血管疾病**　宫内感染所致心肌炎、严重心律失常、心内膜弹力纤维增生症、各种严重的先天性心脏病所致的心力衰竭;或由于腔静脉畸形、胸腔内肿瘤压迫腔静脉,使静脉回流受阻,压力增高而发生水肿。

2. **严重贫血**　可因葡萄糖-6-磷酸脱氢酶缺乏症、地中海贫血引起非免疫性胎儿水肿。此外,胎-母输血或胎-胎输血严重者也可引起。

3. **低蛋白血症**　先天性肾病胎儿尿蛋白排出过多,先天性肝炎或肝硬化胎儿的蛋白质合成减少,均可使血浆蛋白低下引起胎儿水肿。

4. **其他疾病**　肺发育不良、肺淋巴血管扩张症、胃肠道梗阻、先天性卵巢发育不全、翼状颈综合征、21-三体综合征、胎盘异常、孕妇患糖尿病及妊娠期高血压疾病等均可引起胎儿水肿。

(二) 胎儿水肿的发生机制

胎儿水肿的发病机制是血管内外液体交换障碍。在正常情况下,血液与组织液之间保持着动态平衡,这种动态平衡是由多种因素所决定的,主要受血管通透性和渗透压的影响。全身毛细血管都具有一定的通透性,水、无机盐、葡萄糖和尿素等物质都能相对自由地通过血管壁,而大分子的血浆蛋白等胶体物质则不易透过。当血液流进毛细血管时,动脉端滤出力量大于回流的力量,血浆中的晶体物质随水进入组织间隙,形成组织间液。阻止液体由组织间隙回吸收入血液的因素是毛细血管内的液体静压(毛细血管压)和组织间液的胶体渗透压。在静脉端回流量大于滤出量,大部分组织间液的晶体物质又随水透过毛细血管壁返回血液,另一部分组织间液则通过淋巴管回流入血管。阻止液体由血管内滤出和促进液体从组织间隙返回血液的因素是组织间液的液体静压和血浆的胶体渗透压。

(三) 新生儿水肿的病因与临床特点

1. **生理性水肿**　正常新生儿的体液总量占体重的80%,高于其他年龄组,增加的部分主要在细胞外液,因此正常新生儿具有一定程度的水肿,早产儿尤为明显,甚至可出现指压痕,以手背、足背及眼睑等处明显。与新生儿尤其是早产儿血液循环中的心房钠尿肽水平较低有关,影响肾排钠、排水。随着生理性体重下降,多余的液体排出后,水肿自然消失。

2. **贫血性水肿**　各种原因引起的严重贫血新生儿可在出生后出现水肿,且水肿和贫血程度不一定完全平行。新生儿尤其是体重<1 500g的早产儿,维生素E贮存少,生后生长发育快,维生素E需要量大,缺乏时在新生儿后期出现水肿,以下腹部、外阴及大腿较明显,至生后6~8周贫血更明显,此时网织红细胞增高,血小板增加或出现固缩红细胞。用维生素E治疗后,尿量增多、水肿很快消失。

3. **心源性水肿**　各种严重心律失常、心肌炎、先天性心脏病和弹力纤维增生症均可在新生儿期发生心功能不全,而出现水肿。表现为喂养困难,体重增加(每天增加80~100g),吃奶时面部多汗,呼吸急促,心率加快、心音低钝,可有奔马律,脉搏减弱,心脏大;先天性心脏病患儿可有发绀、心脏杂音;两肺吸气末可闻及细湿啰音;肝进行性增大;水肿开始位于眼睑和胫骨前,严重时水肿加重,并有少尿或无尿;四肢张力低;肢体末端凉。X线检查显示心脏增大、心搏动减弱,肺纹理增多增粗。心电图往往有各种心律失常(如期前收缩、心动过速),并伴有房内或室内传导阻滞,QRS波低电压,ST段下移,T波低平或倒置,在V_4、V_1导联可出现异常Q波。超声心动图可提示左心室扩大和心室功能损害。血清学检查显示谷草转氨酶、乳酸脱氢酶和磷酸肌酸激酶及其同工酶可有不同程度的升高。

4. **肾源性水肿**　新生儿尤其是早产儿肾功能发育不成熟，肾小球滤过率低。如钠摄入量或静脉输液量过多易发生水肿，其他如先天性肾病、泌尿系统各种畸形及肾静脉血栓形成也均可引起水肿。先天性肾病多数有宫内窒息，生后可有苍白、异常哭声、呼吸困难、水肿，水肿为凹陷性；严重时胸腔、腹腔可产生积液；尿液检查除大量蛋白尿外，常见镜下红细胞，也可见轻度氨基酸尿和糖尿；低蛋白血症，血清白蛋白及丙种球蛋白降低，α_2-脂蛋白升高，胆固醇可升高或不增加；晚期可出现尿毒症，但血压不高；母亲孕期常合并妊娠中毒症，早产；胎盘大，常超过婴儿体重的25%，可达40%；绝大多数新生儿于生后1年内死于感染，也有肾移植成功的报道。

5. **低蛋白血症**　当血浆蛋白低于40g/L或白蛋白低于20g/L时可引起水肿。见于肝、肾等疾病。其临床表现是水肿，多见于颜面、眼睑、下肢、上肢及颈、骶部，为凹陷性水肿，水肿可随体位改变而加重；皮肤发凉、苍白，心率较慢，尿量减少等。血浆总蛋白及白蛋白降低，血红蛋白及红细胞减少，尿正常或轻微异常。

6. **新生儿硬肿症**　早产儿发病率较正常新生儿高，与保暖措施差(低体温)、能量摄入不足、感染、低氧血症等因素有关，可导致毛细血管渗透性增加，间质液增多，呈凹陷性水肿；也可因皮下组织饱和脂肪酸凝固(非凹陷性水肿)引起。硬肿始于小腿，之后波及臀部、躯干、面部，硬肿处多伴有凹陷性水肿，皮肤发凉，呈暗红色，严重者呈青紫色，体温低、哭声弱、吸吮力弱或拒食、肢体活动少。

7. **内分泌代谢异常**　先天性甲状腺功能减退患儿有黏液水肿，皮肤粗厚，为非凹陷性水肿，常伴反应低下、生理性黄疸延长及便秘等症状。散发性呆小病于新生儿后期出现，眼睑周围可有黏液性水肿，压之无凹陷；皮肤可呈花纹状、体温低、嗜睡、少哭、喂养困难，如吸吮缓慢，甚至拒食、腹胀、便秘；生理性黄疸延长，腱反射肌收缩正常而舒张较慢。X线检查可见股骨远端和胫骨近端骨骼发育障碍。血清促甲状腺激素(TSH)放射免疫法测定，若出生72小时血清TSH浓度高于20μU/ml即可确诊；血清T_3、T_4水平降低或在边缘水平。此外，肾上腺皮质功能亢进、神经垂体抗利尿激素或醛固酮代谢障碍均可发生新生儿水肿。

8. **低钙血症**　可导致新生儿全身性或仅两下肢水肿，发病机制尚未完全阐明，可能与钙离子参与调节肾小管上皮细胞膜的渗透性有关，如钙离子减少，渗透性增高；钙离子与血管的通透性也密切相关，可致毛细血管通透性增加，液体进入皮下组织间隙增加。补充钙剂后水肿可迅速消失。低钙血症合并水肿多见于早产儿、足月小于胎龄儿或母亲有糖尿病或妊娠高血压综合征的新生儿，常于生后3~5天发生症状，其特点是两腿伸侧有不同程度的水肿，压之为凹陷性；水肿也可发生于四肢伸侧，呈局限性，同时伴有低钙性惊厥，血钙一般低于7.5mg/dl，血磷正常或升高，血清ALP正常，白蛋白偏高、γ-球蛋白偏低。心电图检查可有QT间期延长，偶见传导阻滞、心动过缓。本症预后良好，病程为3~7天，可自然恢复。

9. **局部原因**　可见于生殖道畸形和原发性淋巴水肿；也可发生于因主要静脉如上、下腔静脉和股、腋静脉插管引起血栓，造成静脉回流或淋巴回流受阻的新生儿；因治疗引起的肢体局部水肿，多是为保护静脉穿刺点而限制肢体活动使用绷带所致。

10. **卵巢过度刺激综合征**(ovarian hyperstimulation syndrome，OHSS)　该病的主要临床特征包括早产、外阴和大腿有不同程度的水肿，雌二醇和促性腺激素水平升高，卵巢囊肿等。该病为自限性疾病，无须治疗，一般外阴水肿5~6周开始消退，14周左右完全缓解，卵巢囊肿也逐渐消失，但在随访期间要注意监测患儿雌二醇和促性腺激素水平。

11. **毛细血管渗漏综合征**(capillary leak syndrome，CLS)　是由不同原因引起的毛细血管内皮损伤、血管通透性增加导致大量水分、晶体液、胶体液渗漏到组织间隙的临床综合征，以低氧血症、低血容量性休克、低血压、低蛋白血症、急性肾缺血和全身水肿为主要表现，是损伤后炎症反应的早期信号，与损伤严重程度相关。近年来，已成为新生儿死亡和预后不良的重要原因之一。

12. **特发性水肿**　原因不明，小儿一般状况好，水肿可自然消退，称为特发性水肿。

(四) 诊断与鉴别诊断

胎儿水肿应在产前作出诊断。B超可测出胎儿皮肤厚度，如≥5mm或有胎盘增大、浆膜腔积液，可进行初步诊断。通过B超检查是否有心脏畸形，或通过羊水检查胎儿血型、相关血型抗体、胆红素、染色体核型或DNA及血红蛋白电泳等，有助于病因诊断和治疗。

根据病史、症状、体征及血、尿检查结果等可对新生儿水肿的病因作出诊断。对某些罕见病的病因则需进一步行免疫、内分泌、染色体等相关检查。

(五) 治疗

胎儿水肿的处理包括寻找病因和处理并发症。

免疫性溶血患儿可能需提前终止妊娠或行剖宫产。胎儿贫血、水肿可进行宫内输血。出生后需要成功复苏(包括气管插管、使用PS、脐静脉置管等),如果有大量胸腔或腹腔积液需立即抽取胸、腹腔积液检测。急性心功能不全者用地高辛、利尿剂等治疗。严重贫血者输血,免疫性溶血交换输血;低蛋白血症者输血浆。迅速查出引起水肿的原因,去除病因,同时进行对症治疗。

(陈　晓)

第十一节　少尿与无尿

新生儿一般在生后24小时内开始排尿,少数在48小时内排尿。少尿指尿量少于25ml/24h或1ml/(kg·h),无尿指尿量少于15ml/24h或0.5ml/(kg·h)。

(一)病因与发病机制

实际上,所有正常新生儿在生后48小时内均应排尿。若新生儿48小时内少尿或无尿,应排查下列病因。

1. **肾前性**　由于肾灌注不足所致。病因包括脱水(喂养不当或辐射加热器引起的不显性失水增加)、围产期窒息、低血压(感染性休克、溶血性休克或先天性心脏病所致心源性休克)、脓毒症、出血、低血钾、心力衰竭,妊娠期孕母使用某些药物(如吲哚美辛、卡托普利、β受体激动剂),导致新生儿肾功能不全。

2. **肾性**　如果持续存在肾灌流不足,会引起急性肾小管坏死。常继发于休克、脱水或窒息后,其他因素包括肾先天性异常(如肾发育不全或多囊肾)、肾盂肾炎、肾血管病变(肾动脉或深静脉血栓形成)、肾炎、感染(如先天性梅毒和CMV、弓形虫和革兰氏阴性杆菌感染)、DIC、某些肾毒性药物(如妥拉苏林、氨基糖苷类抗生素、吲哚美辛、两性霉素、α-肾上腺素受体药物、阿昔洛韦等)的应用。

3. **肾后性**　包括所有引起尿液流出受阻的原因,如双侧肾盂输尿管梗阻、双侧输尿管膀胱梗阻、后尿道瓣膜(仅见于男孩)、尿道憩室或狭窄、大剂量尿路造影、神经源膀胱(见于脊髓脊膜膨出,药物如泮库溴铵或大量镇静剂)、排尿管道阻塞、外部肿瘤压迫(如骶尾部畸胎瘤)。

(二)诊断与鉴别诊断

1. **临床特点**　包括引起少尿/无尿的高危因素,体格检查、实验室和影像学检查的异常发现等。

(1)高危因素:对于新生儿,脱水、脓毒症、窒息及肾毒性药物的应用都是急慢性肾衰竭的危险因素;母亲糖尿病增加了肾深静脉血栓和后天肾灌注不足的危险性;家族成员患有先天性泌尿系统疾病,常提示患儿也可能存在肾发育不全或发育异常;妊娠期羊水过少,则患儿存在尿液流出梗阻性疾病的可能。

(2)体格检查异常:发现腹部包块,应考虑膨胀的膀胱、多囊肾或肾积水可能;肾脏疾病的特殊面容(Potter面容),表现为眼距宽、眼裂小、内眦赘皮、鼻梁塌、耳郭低、小腭等;脊髓脊膜突出与神经源性膀胱有关;宫内羊水过少和肺发育不全可致尿量不足;尿性腹水见于后尿道瓣膜;梨状腹可见于腹壁肌肉组织发育不良和隐睾,常伴有泌尿系统畸形。

(3)实验室检查:血清尿素氮、肌酐有助于评价肾功能;外周血白细胞计数和/或中性粒细胞分类异常见于败血症、脓毒症,肾静脉血栓形成时可见血小板减少;血尿见于肾静脉血栓、肿瘤、DIC等;脓尿提示尿路感染;代谢性酸中毒可见于任何原因(如败血症)引起的低血容量、低灌注或低血压;此外,血电解质、尿渗透压、尿钠水平、尿-血肌酐比值、钠排泄分数、肾衰竭指数对临床诊断也有重要意义。

(4)影像学检查:肾和腹部B超可以排除外尿道梗阻,并有助于评价其他肾脏的异常情况如肾积水、输尿管扩张、腹部包块、膀胱扩张或肾血栓;腹部X线检查发现脊柱裂或骶骨缺乏,提示神经源性膀胱,异位的肠袢可表现为占位性包块;静脉尿路造影因新生儿尿液浓缩功能很差,其应用受到限制,对于肾衰竭的诊断也受到限制;反射性核素扫描可显示肾实质的功能,并且提示肾血流和功能状态。

2. **诊断和鉴别诊断思路**　主要以肾前性、肾性还是肾后性少尿或无尿等为线索进行诊断和鉴别诊断。在确定少尿前,应首先排除机械性下尿路梗阻或膀胱功能障碍所致的膀胱尿潴留。摸到膨胀的膀胱,或B超检查发现患儿排尿后膀胱内仍残存较大量尿液,或直接导尿引出大量尿液,即可确定为尿潴留。

(1)肾前性少尿:肾前性少尿常有明确的病因,并有各自相应的特征性的临床表现,尿液检查一般较少异常,多在正常范围;疾病继续发展可进展为肾性少尿。

(2)肾后性少尿:如果尿量正常的患儿突然出现完全无尿,或少(无)尿与多尿交替出现,则应考虑肾后梗死性无尿。肾后性少尿要选做腹部X线平片、肾盂造影、B超、CT、MRI、肾图确定梗阻部位。

(3)肾性少尿:少尿、无尿患儿依诊疗的难易程度,应先排除有无肾前性因素、肾后性因素;排除肾前、肾后性因素后，可初步确定为肾性因素，此时应进一步通过相应实验室和影像学检查确定为何种肾病变所致少尿。此外，应注意多种因素（如创伤、休克）共同作用，先后可引起肾前性少尿、肾性少尿的情况。

（三）治疗

1. **肾前性少尿或无尿**　根据不同病因给予不同的治疗；液体激发试验（10～20ml/kg 生理盐水）；应用扩容或增加心肌收缩力的药物。

2. **肾性少尿或无尿**　急性肾小管坏死引起的肾脏疾病，随着时间的推移肾功能将得到一定程度的恢复。根据不同病因给予不同的治疗：限制液体摄入量，补充不显性失水，监测血清钠和钾的水平；新生儿期病情严重者，最常采用腹膜透析治疗，必要时可能需要血液透析、超滤或者连续静脉超滤。

3. **肾后性少尿或无尿**　根据梗阻部位不同，膀胱远侧端阻塞尝试使用导尿管；膀胱近段阻塞可考虑尿路手术治疗（肾造口术置管或皮下输尿管造口术）；神经源性膀胱可先插管处理；药物引起的膀胱功能异常在停用该药后膀胱功能多能恢复正常。

（陈　晓）

第十二节　血　尿

血尿在健康新生儿中并不常见，发病率为 21%。无论是镜下血尿还是肉眼血尿，多见于早产儿，尤其是在 NICU 中的早产儿。肉眼血尿可见到尿液变色，呈洗肉水样或鲜红色；新鲜离心的尿沉渣若红细胞≥5个/高倍视野，则称为镜下血尿。有红色尿和/或尿潜血阳性时都要进行尿显微镜检查。显微镜下无红细胞提示可能为游离血红蛋白尿或肌红蛋白尿。尿红细胞显微镜检查可以提供血尿的来源，尿红细胞形态正常提示为下尿道起源，红细胞管型则提示肾小球起源。

（一）假性血尿

1. **尿酸盐尿**　新生儿常见尿酸盐结晶，使新生儿尿液呈粉红色，尤其是伴有脱水、母乳喂养但未补充水分的婴儿多见。相对少见的原因有卟啉化合物或利福平、氯喹、呋喃妥因等药物所致新生儿尿呈粉红色、红色或棕色。尿潜血试验阴性。

2. **血红蛋白尿或肌红蛋白尿**　新生儿不多见，前者多见于新生儿 ABO 溶血病，后者见于难产挤压或窒息儿，提示肾功能不全。两者镜下均无红细胞，尿潜血试验阳性。

3. **先天性卟啉病**　罕见，新生儿期发病者为先天性红细胞生成性卟啉病，属常染色体隐性遗传病。发病机制是胆色素原合成尿卟啉Ⅲ的过程发生障碍，大量的尿卟啉原Ⅰ和粪卟啉原Ⅰ在幼红细胞核中蓄积，渗透至血液循环中，沉积于各组织。大多数患儿有溶血性贫血，新生儿期即可排红色或葡萄酒色尿，尿中及粪中可见大量卟啉原Ⅰ（呈特殊的红色荧光）。

4. **新生儿假月经**　女性婴儿在生后 4～5 天由于母体雌激素中断而引起阴道出血，此血液混入标本而造成检验上的混淆。

5. **其他**　如外阴糜烂、皮肤溃烂、直肠出血或包皮环切术后出血可引起尿布出现红色，应加以鉴别。

（二）全身性疾病所致的血尿

1. **出血或凝血疾病**　常见于新生儿出血症、DIC、先天性血小板减少症及各种先天性凝血因子缺乏症。常有家族病史，全身性出血，血小板减少，PT、APTT 延长等异常。

2. **全身感染性疾病**　非泌尿系统感染引起的发热，易引起热性蛋白尿及轻度血尿，尤其是败血症或细菌性心内膜炎时，还可引起肾血管栓塞或血栓形成，亦可引起肾上腺皮质及髓质坏死，均可引起严重血尿。

3. **结缔组织病**　先天性系统性红斑狼疮也可引起血尿，但应伴有其他系统的症状和体征。

（三）泌尿系统疾病所致的血尿

1. **肾损伤**　直接的肾外伤是由分娩受压所致，并不多见；耻骨上膀胱穿刺可引起损伤性出血。缺氧缺血性肾损伤是由于分娩时或出生后窒息、缺氧所致，据统计 2/3 以上 Apgar 评分在 7 分以下者有镜下甚至肉眼血尿。

2. **脓尿症**　下行性或上行性感染可引起肾盂肾炎、膀胱炎、局灶性肾炎，甚至肾脓肿。除有血尿外，更突出的表现为脓尿，尿中有大量白细胞或脓细胞，尿培养常为阳性。若为病毒引起的尿路感染，则尿培养为阴性，尿沉渣可见细胞核内包涵体。脓尿症患儿除注意尿路以外的感染外，还需注意泌尿系统畸形合并感染，常反复发作或久治不愈。

3. **尿路畸形**　自肾至尿道口均可发生畸形。畸形包括多囊肾、马蹄肾、肾发育不良、海绵肾、尿路梗阻畸形、膀胱外翻及尿道下裂等，常需做超声检查或肾盂造影，必要时做染色体和基因分析等遗传学检查确诊。

4. **肾血管病变**　感染性休克、脓毒血症、心内膜炎或全身血容量不足均可引起肾动脉栓塞或肾静脉血栓形成。患儿病情突然恶化，出现血尿及脓尿，可发现肾肿大或高血压,预后极差。

5. **药物性损害** 环磷酰胺、乌洛托品可引起出血性膀胱炎;妥拉苏林和头孢菌素类如头孢噻吩、头孢哌酮可引起血尿;长期大量应用庆大霉素、妥布霉素、卡那霉素等氨基糖苷类抗生素可引起药物性肾损害,但及时发现并停用此类药物即可恢复;甘露醇、高张糖溶液或尿路造影剂等高渗性药物可造成肾乳头坏死而引起血尿。

6. **先天性肾疾病** 先天性肾病、肾小球肾炎、溶血尿毒综合征、肺出血-肾炎综合征等均属罕见,有各自的固有特征,预后较差。

7. **肾肿瘤及肾结石** 新生儿期可见到,尤其以肾母细胞瘤较多见,其他成神经细胞瘤、肾血管瘤、先天性白血病也可见到。

(四)诊断与鉴别诊断

1. 根据病史、查体及实验室检查(尿常规、尿潜血试验和镜检)等鉴别真性血尿和尿酸盐尿、血红蛋白尿、肌红蛋白尿等假性血尿。

2. 为真性血尿时,镜检发现管型或变形红细胞,则病变在肾。①若为正常红细胞性血尿,则病变在肾以下或为肾肿瘤、肾结石等血管破溃所致的出血;②伴以脓尿为特征的血尿,均为感染所致,应做细菌学检查,亦应注意先天畸形;③血尿伴紫癜、静脉穿刺后过度出血或血小板减少时,提示由出血性疾病引起,但要注意血小板减少和血尿也可发生于肾脏疾病,如伴有败血症的肾栓塞和尿路感染;④已除外出血性疾病的大量出血患儿,除考虑肾脏原因外,还应做膀胱检查,以排除膀胱性出血。

3. 生后48小时内短暂的镜下血尿,如无出血性因素和肾损害的证据,则无临床意义。对于肉眼血尿,首先要排除出血性疾病、膀胱炎和肿瘤(新生儿期罕见)所致,应进行血小板计数、出凝血功能等实验室检查和影像学检查(如肾和膀胱超声检查)。如果血尿很快消失,各项检查结果无异常发现,尿量和肾功能正常,可继续观察。肉眼血尿也可发生于耻骨联合上膀胱穿刺或膀胱置管术后。

4. 怀疑全身性疾病时,应行相应的出凝血功能等检查及治疗;怀疑肾脏等泌尿系统局部病变时,应做腹部X线平片、B超、CT或静脉肾盂造影等影像学检查,以及相应的肌酸、尿素氮、肌酐等生化检查。

5. 肾小球肾炎在新生儿中很少发生。患儿有水肿或全身性水肿,伴有大量蛋白尿或形态异常的红细胞,则应考虑先天性梅毒、弓形虫或巨细胞病毒感染、肾病综合征、家族性肾炎和免疫性肾小球肾炎等病因。

(五)治疗

一般情况下,血尿时的对症处理并不重要,主要是病因治疗。虽然在诊断和鉴别诊断时需遵循定位和定性原则,但在新生儿期,定性对血尿的诊断起着决定性作用。

(陈 晓)

第十三节 哭闹不安

新生儿哭闹不安(crying and restless)是表达需求或痛苦的一种方式,具有语言信号的作用,可能是家长求医的唯一主诉。引起哭闹的原因很多,加之新生儿无法进行语言表达,新生儿科医生需仔细对哭声进行分析,同时认真查找哭闹不安的原因。通过分析新生儿哭闹的原因,可以早期识别某些严重疾病,从而防止疾病的进展,改善患儿预后。

(一)病因

哭闹不安是新生儿时期常见的症状,尽管一部分可能是生理性或无明显原因的,但持续剧烈、无法安抚的哭闹往往是某些危重症或急性疾病的前兆。医生在体检时应该注意新生儿哭闹发生及持续的时间、可能诱发的因素、哭声的强弱、音调的高低等。

1. **生理性哭声** 生理性哭闹一般声调不高、程度不剧烈,解除原因后哭声很容易停止,常见于饥饿、过冷或过热、尿湿等情况。

2. **病理性哭声** ①尖声、高调的哭声:常见于中枢神经系统疾病,如颅内感染、颅内出血、胆红素脑病等;②微弱无力的哭声:常提示重症败血症或神经肌肉疾病,患儿常伴有反应低下等异常情况;③低调及嘶哑的哭声:常见于甲状腺功能减退、声带损伤或喉返神经麻痹,若哭闹时伴有吸气性喉鸣,常提示气道梗阻;④完全失声:通常提示双侧喉返神经损伤。

(二)诊断与鉴别诊断

病因诊断是治疗及评估预后的关键,新生儿哭闹不安常常可由某些重症疾病导致,新生儿科医生需仔细对病因进行分析,引起新生儿哭闹的主要严重疾病如下。

1. **神经系统疾病** 包括新生儿缺氧缺血性脑病(HIE)、脑室内出血(IVH)、颅内感染和急性胆红素脑病等。

(1)新生儿HIE:由于围产期缺氧窒息导致脑缺氧缺血性损害,临床上出现一系列脑病表现,部分患儿可留有不同程度的神经系统后遗症。轻度HIE可出现过度兴奋,如易激惹或哭闹;重度HIE可能有惊厥、意识障碍、四肢肌张力低下、原始反射减弱或消失等异常神经系统症状及体征，查体可发现前囟膨隆，严重者多于1周内死亡，主要死于中枢性呼吸、循环衰竭。

（2）新生儿IVH：足月儿常见于缺氧和产伤引起的脑实质出血、硬膜下出血及蛛网膜下腔出血；早产儿主要见于缺氧、酸中毒引起的脑室周围-脑室内出血。少量出血临床常无异常表现；出血量较大或渐进性出血时，症状在数小时至数天内进展，首先表现为兴奋性增高，如烦躁不安、易激惹、脑性尖叫，还可伴有肌震颤、惊厥、呕吐等，继而出现皮质抑制症状如嗜睡、昏迷、肌张力低下、呼吸节律不整等。部分患儿可存活，严重者全身病情进行性恶化而死亡。

（3）颅内感染：颅内感染是导致新生儿哭闹不安的常见疾病之一。除哭闹不安，患儿还可伴有全身症状如体温不稳定、食欲减退或神经系统异常症状及体征，随着病情加重，哭闹不安转为哭声微弱或不哭。神经系统症状可为呼吸节律改变，或出现惊厥、抽搐，肌张力增高或降低，原始反射减弱或消失等。一般行腰椎穿刺查脑脊液可明确诊断。

（4）新生儿急性胆红素脑病：新生儿重度高胆红素血症，尤其是伴有早产、低蛋白血症、缺氧、感染及酸中毒等高危因素时，过量的游离胆红素很容易通过血脑屏障导致神经系统损伤。患儿出现急性胆红素脑病时，可出现脑性尖叫或哭声低弱，脑性尖叫一般为高调、平直的哭声，呈"突发突止"的特点，还可出现呼吸暂停、拒乳、嗜睡、肌张力增高。严重者可出现角弓反张，甚至昏迷、中枢性呼吸衰竭而死亡。

2. **消化系统疾病**　见于肠绞痛、肠套叠、嵌顿疝等情况。

（1）肠绞痛：肠绞痛是一种行为综合征，表现为健康婴儿难以安抚的烦躁或哭闹行为，每天出现3小时以上，每周持续≥3天，并持续3周以上。肠绞痛通常于2周龄发作并延续至婴儿期，大约20%的小婴儿受其困扰。

肠绞痛会增加照料者心理困扰和抑郁症的发生率，阻碍母婴关系的良好发展，并可能导致婴儿受意外伤害和家庭功能受损，正确认识肠绞痛，有助于避免诊断和治疗不当，以及由此引起的不良事件。

肠绞痛是引起新生儿哭闹不安的主要原因之一。肠绞痛的主要原因是乳糖不耐受和牛奶蛋白过敏。①乳糖不耐受主要是由于肠乳糖酶活性暂时低下，乳糖在菌群的作用下分解产生乳酸、氢气、甲烷和二氧化碳，导致肠蠕动增加引起腹泻，肠道气体增加引起腹胀、肠绞痛。新生儿因肠胀气、肠绞痛引起的哭闹不安表现为突然的剧烈哭闹，呈阵发性（短则几分钟，长则数小时），可伴有呕吐、腹胀、大便次数增加，发作时患儿常双手握紧，双腿向上蜷起，喂奶及哄抱等均无法缓解，改无乳糖奶粉喂养或添加乳糖酶后数天哭闹明显减少。②牛乳蛋白过敏的主要表现为过敏性皮疹、呕吐、腹泻、肠胀气、肠痉挛等。研究发现，小于4月龄婴儿添加辅食、母亲食物过敏、母亲孕期使用抗生素是牛奶蛋白过敏的危险因素。

（2）肠套叠：分为原发性和继发性，新生儿多为原发性，也可能由喂养不当、吞咽空气过多引起肠蠕动紊乱造成。主要表现为阵发性剧烈哭闹，伴呕吐，排出果酱样便或血便，严重时出现休克；有的患儿仅表现为面色苍白、精神萎靡，此时反而哭闹不明显。查体可扪及右下腹腊肠样包块，行腹部B超及空气灌肠可确诊。

（3）嵌顿疝：腹股沟疝和脐疝是新生儿肠梗阻和嵌顿疝的主要原因，一旦出现嵌顿，患儿除剧烈哭闹外还可伴有反应低下、面色异常、呕吐、腹胀等症状。临床医生需注意检查腹股沟部、外阴部和脐部情况，避免漏诊，一旦怀疑嵌顿疝，需紧急请外科医生处理。

3. **感染性疾病**　各种感染（尤其是严重感染）的存在可引起患儿哭闹不安或反应低下。

（1）新生儿败血症：在细菌毒素的作用下，患儿主要表现为哭声减弱，早期患儿可发热、食欲减退、哭闹不安；若病情进展，可有精神和反应变差、体温不稳定、不吃、不哭、不动、面色不佳、精神萎靡、嗜睡等；病情严重者，还可出现各系统、器官损伤表现，如新生儿硬肿病、中毒性肠麻痹或坏死性小肠结肠炎、肺出血、化脓性脑膜炎，甚至休克、DIC等，随时危及生命。新生儿科医生需要仔细观察患儿全身情况，做到早期识别、早期处理，避免产生不良后果。

（2）新生儿重症肺炎：感染性肺炎为新生儿常见病，是新生儿死亡的重要原因，可发生在子宫内、分娩过程中或出生后。发生新生儿肺炎时，缺氧患儿可出现精神烦躁、哭闹不安，此外主要表现为口唇发绀、呼吸急促、吸气性三凹征等，查体肺部可闻及湿啰音，严重时出现呼吸、循环衰竭导致死亡。

（3）皮肤感染：新生儿脐炎、新生儿腹壁蜂窝织炎、皮下坏疽等皮肤感染均可导致患儿疼痛，出现哭闹不安。新生儿脐炎表现为脐残端充血、红肿，质地变脆，易脱落出血，导致新生儿烦躁、哭闹和拒奶，还可能因感染扩散而引起败血症、休克等严重并发症，危及新生儿生命。因此，对新生儿脐炎绝对不可掉以轻心,必须早防早治。发生脐炎后如不及时治疗,可造成感染扩散形成腹壁蜂窝织炎、皮下坏疽,向邻近腹膜蔓延可导致腹膜炎,沿未愈合的脐血管蔓延可引起败血症,甚至危及生命。

4. **循环系统疾病**　见于心功能不全、心律失常等。

(1) 充血性心力衰竭:心力衰竭也是导致新生儿哭闹的重症疾病之一,常见于细菌、病毒引起的心肌炎,先天性心脏病尤其是复杂性先天性心脏病等。肺循环充血主要表现为皮肤发绀、呼吸困难、双肺湿啰音,体循环充血可出现肝脾大、水肿、尿少等。行心脏彩超及脑钠肽(BNP)检查可辅助诊断。

(2) 快速型心律失常:常见于感染、电解质紊乱、心脏结构异常等导致的室性心动过速、室上性心动过速。新生儿因缺氧可出现烦躁不安、哭闹。行心电图检查可确诊。

(三) 治疗

1. **病因治疗**　存在围产期缺氧窒息时需及时解除急性缺氧事件,避免缺氧进一步加重脑损伤;重症感染、化脓性脑膜炎及重症肺炎等需积极抗感染治疗;牛奶蛋白过敏者推荐母乳喂养或水解蛋白奶粉喂养,延迟添加辅食的时间,或在主辅食中加入含多种变应原(含量极小)的特殊辅食,以期产生黏膜免疫耐受;乳糖不耐受可加用乳糖酶治疗等。

2. **对症支持治疗**　中、重度 HIE 若无禁忌,需生后 6 小时内尽早行亚低温治疗,并做到"三对症、三支持"处理;颅内出血需止血、降颅内压、抗惊厥等;存在呼吸衰竭时,必要时气管插管呼吸机辅助呼吸;休克患儿需积极抗休克处理;存在酸碱失衡或电解质紊乱时,需积极纠正,维持内环境稳定。

总之,凡能引起新生儿身体不适或疼痛的疾病,均可致新生儿哭闹不安,甚至在其他临床症状尚不明显前,即出现哭闹不安。因此,应仔细检查全身各部位有无不适或疼痛,并结合新生儿病史、伴随症状及阳性体征进一步分析哭闹的病因,针对病因给予相应的治疗。

(唐丽君　黄为民)

第十四节　反应低下

新生儿反应低下(decreased responsiveness)是新生儿重症的表现之一,由于症状缺乏特异性、病因复杂多样、临床诊断困难,是临床常见的疑难病症,也是新生儿死亡的常见原因。新生儿反应低下主要表现为哭声微弱、吸吮无力、肌张力低下、肢体活动减少,甚至有不同程度的意识障碍等。不仅见于中枢神经系统疾病,其他如重症感染、休克、低体温和代谢紊乱等也可表现为反应低下。临床上,反应低下常被用来判断病情轻重程度,应结合患儿的其他临床症状进行综合分析,从而作出正确判断。

(一) 新生儿反应评估

新生儿反应是否正常主要通过观察新生儿对外界刺激的反应来评估。在检查新生儿反应时,临床医师应该先将新生儿唤醒。通常可采用亮光、轻轻摇动新生儿、触摸身体、弹足底或打开包被等方式。新生儿一旦觉醒即可出现头部转动、眼睛睁开、四肢活动、面部动作或有哭叫。而大脑皮质觉醒最能反映中枢神经系统的功能状态,主要包括面部表情和/或全身性运动。早产儿与足月儿不同,28 周以下的早产儿很难确定觉醒期。达到 28 周时可出现觉醒反应,轻微摇动可使之醒来,但四肢肌张力较低;32 周时可不需刺激,眼常睁开,有睡眠及觉醒交替;37 周有觉醒、哭叫,肢体活动多而有力。胎龄越小,觉醒状态持续时间越短,因此,为新生儿尤其是早产儿检查反应时,需注意以上生理特点。在不同的觉醒状态下,新生儿的反应水平也不同,为新生儿做神经反应检查时,最好在安静或活动觉醒状态下进行。若在深睡状态下检查反应,很容易错误地判断为无反应或活动能力减弱。

1. **反应低下程度的判断**　新生儿反应低下的程度主要通过观察新生儿是否出现意识障碍来判断,包括对触觉和痛觉刺激的反应,如轻轻摇动或触摸身体、弹足底及针刺等对疼痛的反应。Fenichel 将新生儿意识障碍分为四种状态:①嗜睡:很容易唤醒,但不易保持觉醒状态,弹足底 3 次,哭 1~2 声又睡;②迟钝:用非痛性刺激可以唤醒,但醒来很迟且不完全清醒,不能保持觉醒状态,弹足底 5 次,才稍有弱哭声;③浅昏迷(昏睡):弹足底 10 次不哭,只有疼痛刺激才能唤醒;④昏迷:疼痛刺激也不能唤醒。

2. **运动**　运动检查主要取决于新生儿的觉醒程度。其中观察四肢运动非常重要,如动作的幅度、对称性及对抗重力的情况。肌张力评估包括安静时的姿势和被动运动。肌张力减低时,四肢屈肌张力减低,双上肢前臂弹回缓慢或消失,围巾征肘部超过胸部中线;双下肢过度外展,腘角>90°;做竖头反应时,头往后垂,不能与躯干保持在一直线上几秒。新生儿肌张力降低既是神经系统或肌肉病变的一个症状,也是许多全身疾病严重时中枢神经系统受抑制的一种表现。

3. **原始反射**　原始反射在新生儿神经检查中非常重要。反应低下时往往伴随原始反射如拥抱反射、握持反射、吸吮反射、觅食反射等减弱或消失。早产儿因神经系统发育不完善，原始反射可出现一定程度的降低。但足月儿出现原始反射异常，一般都是病理因素所致，需进行全面评估，寻找病因。

4. **体格检查**　各种疾病进展到一定程度时几乎均会出现反应低下。存在反应低下的新生儿，需重点检查以下几个方面。

（1）生命体征：体温、心率、呼吸、血压、血氧饱和度等。若反应低下伴有生命体征不稳定，则病情已危重，需紧急处理。

（2）神经系统：如头围、前囟张力、肌张力、原始反射、瞳孔大小及对光反应，是否存在抽搐，必要时检查眼底，观察有无视神经乳头水肿及眼底出血。

（3）呼吸系统：是否存在发绀，观察呼吸的节律、频率及运动幅度，有无呻吟，检查双肺呼吸音等。

（4）循环系统：如心率、心音强度、心脏杂音及末梢循环状态，如皮肤温度、毛细血管充盈时间、足背搏动等。

（5）消化系统：有无呕吐、腹胀，有无胃肠道出血，肝脾大小等。

（二）常见疾病

1. **中枢神经系统疾病**　反应低下是任何原因导致中枢神经系统疾病的最常见表现之一，主要有以下几种疾病。

（1）HIE：是新生儿反应低下最常见的原因。多见于足月儿，有明确的围产期缺氧窒息病史，生后不久出现神经系统异常表现。早期可为过度兴奋，表现为容易激惹、四肢肌张力增高；病情加重则转为反应低下，如嗜睡或昏迷、肌张力减低、原始反射减弱或消失，严重者还可出现不同程度的惊厥、呼吸节律不整或呼吸暂停、双侧瞳孔改变。脑电图表现为背景活动异常，低电压或惊厥发作等。头颅 CT 或 MRI 检查可见脑水肿，严重时出现脑实质出血甚至脑疝等。重症者病死率较高，即使存活，后期可能遗留不同程度的神经系统后遗症，如运动、智力发育迟缓甚至脑瘫等。

（2）IVH：根据颅内出血类型及出血程度的不同，临床表现也不一样，轻者可无症状，严重者可出现意识障碍、反应低下、肌张力低下和原始反射减弱等。颅内压严重升高时，可出现昏迷、反复惊厥、肌张力及反射消失，很快可因中枢性呼吸衰竭死亡。

（3）中枢神经系统感染：新生儿期以化脓性脑膜炎最常见。主要表现为反应低下、面色异常、体温不稳定等。神经系统异常可表现为易激惹、嗜睡或昏迷、脑性尖叫及惊厥，查体可见前囟张力增高，双侧瞳孔扩大或不等大，对光反射迟钝或消失，四肢肌张力降低或消失，原始反射减弱或消失等。化脓性脑膜炎早产儿可无激惹，仅表现为反应低下，常有惊厥和其他感染症状，行腰椎穿刺检查脑脊液可确诊。

2. **新生儿败血症**　新生儿败血症是新生儿死亡和发病的主要原因。子宫内感染主要来源于母亲，生后感染主要为院内或社区获得性感染。因临床表现不特异，且很多时候为亚临床感染或局灶性感染，故早期识别可能有一定的困难。早产儿临床表现更不典型，可无发热，有时呼吸暂停或黄疸为唯一表现，一旦出现全身症状如反应低下、面色欠佳、吃奶减少或不吃、活动减少或不动等往往提示病情严重，需紧急处理。病情进展还可出现感染性休克如面色苍白或发花、肢端冷、毛细血管充盈时间延长，血压降低往往是休克晚期的表现，若不及时处理，可出现多脏器功能衰竭、DIC，导致死亡。血培养是诊断败血症的金标准，但阳性率较低，临床上主要结合病史、临床表现、血常规及感染指标综合判断，推荐血培养时抽 2 个不同部位以提高阳性率。若诊断败血症，需尽快行脑脊液检查排除颅内感染。

3. **新生儿休克**　各种原因导致的新生儿休克也很容易出现反应低下，患儿除了反应低下，还可出现皮肤苍白或发花，肢端凉或发冷，毛细血管充盈时间延长，大动脉搏动减弱或消失，血压下降，尿量减少甚至无尿。检查可出现低血糖、不同程度的酸中毒等异常。治疗上除积极纠正低血糖、抗休克外，需仔细查找休克的病因，避免病情继续进展，防止各种并发症的发生。

4. **低体温**　早产、出生时复苏、重症感染、寒冷刺激、热量不足、延迟母乳喂养和日龄，产后 24 小时内是新生儿低体温的危险因素。低体温时，体温每降低 1℃，死亡率增加 80%。一般认为体温低于 35℃时，反应便会出现迟钝，至 33℃以下呈昏迷状态。单纯体温低者，复温后随着体温上升反应逐渐转佳。若低体温由严重感染导致，可伴有面色发灰、皮肤发花，呼吸困难或呼吸暂停，甚至出现肺出血、休克、DIC 等危及生命的情况，需积极处理并寻找病因。

5. **低血糖**　新生儿尤其是早产儿、足月低体重儿和糖尿病母亲新生儿很容易出现低血糖，有时反应低下为唯一症状。此外，当新生儿合并窒息缺氧病史或感染尤其是重症感染时，很容易出现反复低血糖，且短时间内不容易纠正，临床上表现为反应低下、吃奶减少甚至不吃、不哭、不动，除了考虑是否存在低血糖外还需高度警惕重症感染的可能，及早对症处理的同时积极寻找感染等原发病。

6. **其他**　甲状腺功能减退或遗传代谢性疾病等均可表现出反应低下。除反应低下外，还可出现原发疾病的许多症状，如甲状腺功能减退可出现便秘、腹胀、皮肤粗糙、脐疝等，遗传代谢性疾病可出现反复低血糖、不易纠正的酸中毒、血氨升高、神经系统异常等多脏器受累表现。此外，药物因素也会导致反应低下，如母亲服用降压药或麻醉药，新生儿服用镇静药物如苯巴比妥钠等，除表现反应低下，还可出现肌张力低下和呼吸减弱等。

总之，反应低下是很多严重疾病的临床表现之一，有时可能是首发症状，治疗上在维持生命体征稳定的同时应积极治疗原发病，防止并发症的发生。

（唐丽君　黄为民）

第十五节　昏　迷

昏迷（coma）是由于脑干网状结构上行激活系统受损进而无法维持大脑皮质的兴奋或大脑皮质遭受损害引起的严重的意识障碍，是威胁患儿生命安全的主要原因之一。引起新生儿昏迷的疾病常见于各种原因导致的神经系统病变、内分泌代谢性疾病、重症感染、药物中毒等。临床上一旦发现患儿昏迷，往往提示病情较为严重，需要争分夺秒地处理，以免延误抢救的最佳时机。

（一）新生儿意识障碍的判断

新生儿的意识水平分为正常、意识模糊和昏迷3种不同状态，而昏迷又分为浅昏迷、中度昏迷和深昏迷。神经功能损害的新生儿常常出现不同程度的意识障碍（表12-15-1）。

表12-15-1　新生儿意识水平的判断

意识水平	醒觉状态	唤醒反应	运动反应	
			数量	质量
正常	清醒	正常	正常	高
意识模糊				
轻度	思睡	不易唤醒	轻度减少	高
中度	睡眠	很难唤醒	明显减少	高
深度	睡眠	无反应	显著减少	高
昏迷	睡眠	无反应	几乎消失	低

由于新生儿的特殊性，判断意识障碍时不能采用儿童和成人的Glasgow评分，可参照以下几个标准：①唤醒方法可采用轻轻摇晃、掐捏或声光刺激，如光照、摇铃等；②可通过自发运动和疼痛刺激诱发的运动反应观察运动数量和质量；③判断新生儿的意识状态时还需要考虑其胎龄大小。昏迷属于严重的意识障碍，患儿对一般的唤醒无反应，且运动反应表现为刻板、突发、难以形成习惯，或完全丧失运动反应。在判断昏迷的严重程度时，可以通过其对疼痛刺激的反应、瞳孔反射的灵敏程度结合生命体征综合判断。①浅昏迷：患儿对声、光刺激无反应，但强烈的疼痛刺激可导致患儿出现痛苦表情或肢体退缩等防御反应；患儿随意运动消失，但生命体征无明显异常。②中度昏迷：对声、光等刺激均无反应，对剧烈疼痛刺激可出现防御反射，角膜反射减弱，瞳孔对光反射存在但不灵敏。③深昏迷：对外界一切刺激均无反应，腱反射、吞咽反射、角膜反射及瞳孔对光反射均消失，全身肌张力低下或消失。

（二）病因

引起新生儿昏迷的病因主要有神经系统疾病及各种全身性疾病。神经系统疾病通常发生于病情的严重时期或终末阶段，全身性疾病见于各种代谢紊乱导致的中毒性脑损伤。

1. **神经系统疾病**　主要见于HIE、IVH和中枢神经系统感染。

（1）HIE：主要由围产期缺氧窒息导致，根据病情程度可分为轻度、中度、重度。一般轻度、中度缺氧缺血性脑病很少引起新生儿昏迷。新生儿昏迷常见于重度窒息导致的重度缺氧缺血性脑病，患儿不仅存在神经系统损伤，可能还合并其他脏器损伤如心、肺、消化道、肾等。患儿生命体征常不稳定，病死率及致残率均较高。治疗上在无禁忌证的情况下建议尽早行亚低温治疗并加强对症支持处理，以减轻神经系统损伤程度，防止并发症的发生。

（2）IVH：足月患儿常见于窒息或晚发型维生素K缺乏、脑血管畸形，常表现为脑实质出血或蛛网膜下腔出血。早产患儿见于各种危重疾病如严重感染、休克、凝血功能异常等，常表现为脑室周围及脑室内出血。患儿除昏迷外，查体可见肤色苍白，前囟紧张或膨隆，头围增大，双侧瞳孔扩大或不等大，四肢肌张力低下或消失。血常规提示不同程度的贫血，头颅B超或头颅CT可见颅内出血病灶，脑电图监测提示脑电压低下甚至呈电静息状态。治疗主要是止血、降颅内压。若脑室内出血可行连续腰椎穿刺放脑脊液，防止后期脑积水的发生。并发脑疝时，必要时需要外科处理。

（3）颅内感染：常见于化脓性脑膜炎。新生儿化脓性脑膜炎主要由败血症引起，临床表现常不典型，若出现昏迷，往往提示脑损伤极其严重，发生死亡及导致神经系统后遗症的可能性很大。若怀疑化脓性脑膜炎需早期行脑脊液检查明确诊断。

（4）其他：胆红素脑病和癫痫均可导致新生儿昏迷。胆红素脑病患儿皮肤重度黄染，血清间接胆红素升高明显，脑干听觉诱发电位及头颅 MRI 均出现异常。新生儿癫痫的脑电图可发现癫痫发作，部分患儿头颅 MRI 可出现异常。

2. **全身性疾病** 主要见于重症感染、新生儿休克等。

（1）重症感染：常见于新生儿败血症。新生儿败血症是威胁新生儿生命的重大疾病。临床表现缺乏特异性，病情变化快。可出现不吃、不哭、不动、体重不增。若发生昏迷，往往提示病情进展到晚期，随时可能危及生命。临床诊断并不困难。患儿常有明确的感染病史如孕母产前有胎膜早破、体温升高、胎盘病理提示绒毛膜羊膜炎等。新生儿生后可出现发热或低体温，血常规提示白细胞明显升高或降低，感染指标异常。血培养是诊断败血症的金标准，因阳性率较低，仍需通过病史及临床表现综合做出判断。治疗上需根据可能感染的病原菌早期准确使用抗生素。

（2）休克：新生儿休克可为感染性、低血容量性、心源性休克。临床上较多见的是感染性及低血容量性休克，心源性休克可能由窒息、心律失常、代谢紊乱、先天性心脏病导致。新生儿早期休克往往较难识别，一旦出现昏迷，往往提示已经进入到休克晚期，预后较差。可以通过休克评分对新生儿休克程度做出初步判断。主要通过检测皮肤色泽、四肢温度、血压和股动脉搏动以及前臂内侧毛细血管再充盈时间进行评定，分数越高休克程度越严重。一般 5 分为轻度休克，6~8 分为中度休克，9~10 分为重度休克。治疗主要有液体复苏、纠正酸中毒、血管活性药物使用、呼吸支持、糖皮质激素及肝素的使用等。

（3）其他：内分泌疾病，如糖尿病酮症、甲状腺危象；低血糖及高血糖等；水、电解质紊乱及酸中毒，如高钠血症、低钠血症、低钙血症及严重酸中毒等，均可导致新生儿昏迷，查血糖、电解质、血气分析和内分泌功能可诊断。很多遗传代谢性疾病均可导致患儿出现神经系统损伤，严重时出现昏迷，除了神经系统损伤外，还可能有其他器官、系统损伤如心、肺、肾、消化道、皮肤等，行遗传代谢性疾病相关检查可确诊；药物中毒，如丙戊酸钠中毒可导致严重的高氨血症，出现脑性昏迷，苯巴比妥钠过量常导致呼吸抑制甚至昏迷，追问用药史一般不难诊断。

（三）诊断与鉴别诊断

1. **病史** ①围产期情况：孕母的妊娠合并症及并发症如有无高血压、心脏病、糖尿病，分娩时有无难产、窒息等；②用药史：如抗癫痫药物及镇静、镇痛药物等，用药的剂量及持续时间等；③喂养史：若纯母乳喂养可能导致维生素 K 缺乏出现颅内出血而昏迷。

2. **体格检查** 需重点观察患儿的生命体征及瞳孔变化。

（1）生命体征：①深长呼吸需考虑代谢性酸中毒，如酮症酸中毒；呼吸浅、慢提示呼吸受抑制，如镇静剂中毒；呼吸不规则、暂停或双吸气提示脑桥、末脑受累，如已发生脑疝。②脉率较慢伴血压偏高提示颅内压增高；心动过速、过缓、不规则或暂停需考虑脑缺氧、缺血或阿斯综合征；血压低应考虑各种原因引起的休克，如感染性、心源性或低血容量性休克。

（2）瞳孔情况：①针尖样瞳孔提示有巴比妥中毒的可能；瞳孔散大，对光反应消失提示惊厥发作后药物中毒等，但需先排除使用散瞳药物所致；双侧瞳孔不等大，对光反射消失，常提示散大的一侧发生脑疝。②眼底检查注意有无视神经乳头水肿及视网膜出血。

3. **辅助检查** 根据患儿病史及体格检查，需做相关的辅助检查。

（1）血液检查：包括血常规、肝肾功能、血气分析、血糖、血氨、电解质、乳酸，血培养，感染指标（IL-6、CRP、SAA、PCT 等），凝血功能（PT、APTT、Fib、D-D 等），遗传代谢疾病初筛（MS-MS）等；血药浓度如氨茶碱、丙戊酸钠浓度监测等。

（2）脑脊液检查：脑脊液常规、生化及培养，用于明确颅内感染和蛛网膜下腔出血。

（3）aEEG 监测：是反映大脑背景活动整体水平的无创脑功能监护方法，可判断有无惊厥发作，并辅助判断脑损伤程度及评估预后等。

（4）影像学检查：头颅 B 超、CT、MRI 检查等，用于缺氧缺血性脑病、颅内出血及大脑畸形等的辅助诊断。

（5）遗传学检查：包括血串联质谱（MS-MS）和尿有机酸分析（GC-MS）、酶学分析、染色体及基因检查等，用于遗传代谢性疾病的诊断。

总之，很多新生儿危重疾病都会出现意识障碍，昏迷持续时间长，往往提示病情重和预后不良。昏迷的治疗主要取决于原发病的治疗，此外需加强对生命体征和重要脏器功能的监护和支持，选择合理的营养途径，避免误吸、窒息等意外事件发生。

（唐丽君　黄为民）

第十六节　惊　　厥

新生儿惊厥（neonatal seizures）是指生后 28 天内（足月儿）或纠正胎龄 44 周内（早产儿）出现的一种刻板、阵发性发作，引起神经功能行为、运动和/或自主神经功能改变的表现，伴或不伴异常同步大脑皮质放电的表现。新生儿惊厥是新生儿中枢神经系统功能异常最常见的临床表现。新生儿惊厥发作部分可发展成为继发性癫痫、后期的认知和行为障碍、脑瘫。

（一）高危因素与病因

1. 高危因素　①孕母因素：母亲孕龄>40 岁，初产妇，糖尿病孕妇/妊娠糖尿病孕妇；②产前、产时因素：胎儿窘迫，胎盘早剥，脐带脱垂，第二产程延时，孕母发热，绒毛膜羊膜炎；③新生儿因素：胎龄过小的早产儿，低出生体重儿，过期儿（孕>42 周），男性。由于新生儿期神经元兴奋性高，很多因素都可以引发新生儿惊厥，常常多种病因同时存在，不同病因引起的新生儿惊厥的治疗方案和预后不同，只有明确新生儿惊厥的病因才能进行有效的抗惊厥治疗，并且有助于判断预后。

2. 病因　①HIE：多由围产期窒息引起，是新生儿惊厥的主要病因，足月儿和早产儿均有可能发生，临床特点是意识障碍、肌张力异常和惊厥。惊厥多在生后 24 小时内。②颅内出血：包括室管膜下出血（早产儿多见）、脑实质出血、脑室内出血和蛛网膜下腔出血等类型。③颅内感染：新生儿以化脓性脑膜炎最多见，生后 1 周内发病为产前或产时感染所致，常有母亲临产前感染、胎膜早破等病史。生后 1 周以后发病者为生后感染，可经皮肤、消化道、呼吸道途径感染。临床表现是非特异性的，可表现为反应差、肤色欠佳、发热等，神经系统异常表现为意识障碍、肌张力异常、前囟张力高及惊厥，开始为微小型，以后变为强直性或多灶阵挛性。胎儿在子宫内感染风疹、弓形虫和巨细胞病毒，可引起胎儿脑炎，生后即可出现惊厥，一般发生在生后 3 天内，常有多器官、系统损害，常见子宫内生长迟缓、黄疸和肝脾大。④代谢异常：低血糖、低血钙、低血镁、高钠或低钠血症等。⑤新生儿破伤风。⑥先天性代谢紊乱，如有机酸血症和尿素循环障碍所致高氨血症等。⑦维生素 B_6 依赖症。⑧新生儿药物撤退综合征（戒断综合征），见于吸毒母亲所生新生儿。⑨胆红素脑病（核黄疸），为游离间接胆红素对大脑的损害。⑩其他，如中枢神经系统畸形、色素失禁症、新生儿癫痫综合征等均可在新生儿期出现惊厥。

随着现代医学的发展，分子遗传学研究的不断深入，研究发现部分以往被认为原因不明的新生儿惊厥与遗传有关，目前研究较多的是离子通道相关基因的突变或缺失，如钾离子通道相关基因 *KCNT1*、*KCNQ2*、*KCNQ3*，钠离子通道相关基因 *SCN1A*、*SCN2A*，以及氯离子通道相关基因 *CLCN2* 等；还有前脑发育的调节者相关基因 *ARX* 和突触功能的调节者相关基因 *STXBP1* 等。这些分子遗传学的发现为临床上不明原因惊厥的患儿提供了诊断思路，可以通过基因检测对不明原因惊厥患儿进行快速、准确的诊断，为临床上新生儿不明原因惊厥的诊断提供非常有力的帮助。

（二）临床表现

新生儿惊厥的临床表现不同于儿童和成人，具有其独有的特点：表现多样，症状往往隐匿、不典型，甚至部分为亚临床癫痫发作，往往没有明显的临床表现。因此新生儿惊厥发作难以与异常非惊厥发作性阵发事件或正常新生儿行为区分开，常常不易被发现，临床识别困难，常需要脑电监测对它们进行鉴别。

根据临床表现将新生儿惊厥分为自动症、阵挛型、强直型、肌阵挛型、痉挛性发作和序贯性发作。

1. 自动症　可以表现为眼部运动（阵发性斜视、眼球震颤、突然凝视、眨眼等），口-颊-舌运动（咀嚼、吸吮和咂嘴，常伴突然流涎增多、吐舌等），行进性运动（踏步样、骑车样、拳击样、划船样或游泳样运动）或复杂无目的性运动，交感神经功能异常（心率/呼吸大幅度有节律的波动、呼吸暂停、血压增高、阵发性面红或苍白等）。此类型发作在新生儿中最为常见，但因其症状轻微常被漏诊。

2. 阵挛型　特征为肢体、面部或躯干特定肌群不自主的节律性收缩，阵挛运动通常重复率慢，尤其在涉及较大肌群时，通常有收缩与舒张两个时相，2～3 次/s。

3. 强直型　特征为躯干或四肢持续但短暂的不对称姿势，肌肉收缩持续性增强或眼偏斜，持续数秒到数分钟。

4. 肌阵挛型　近端或远端肢体区域、整个肢体、躯干、膈或面部的突然、短暂的肌群收缩，通常<100ms，最好监测肌电活动鉴别。

5. 痉挛性发作　躯干和肢体近端突然屈曲、伸展或屈伸运动，短暂持续，或成串出现，但不是肌阵挛，通常<4 秒。

6. **序贯性发作**（sequence seizures）　2 种以上临床发作类型序贯性发生。

（三）诊断与鉴别诊断

新生儿惊厥诊断困难，应首先分析是否存在惊厥发作，然后分析新生儿惊厥的病因。

1. **分析是否存在惊厥发作**　脑电生理检查是新生儿惊厥诊断常用且重要的检查。惊厥具有突发、重复、刻板的特点，并存在演变性异常脑电图（EEG）表现，EEG 振幅变化至少 2μV，持续 10 秒以上。常规 EEG 检查由于监测时间短，可能无法监测到临床发作，或即使监测到痫样放电但因同时无临床发作而无法确诊。目前认为，多导长程视频脑电图（video-electroencephalography，VEEG）监测是诊断新生儿惊厥的金标准。美国临床神经生理学会推荐，对于惊厥发作的高危新生儿，VEEG 监测应该记录 24 小时，对于接受 HIE 低温治疗的新生儿，监测时间应当延长，因为此类患儿惊厥发作的发病率高（约 50% 将有新生儿惊厥发作），所以常在整个降温和复温过程中对这些婴儿进行监测。如果发现惊厥发作，则 EEG 监测应该持续至婴儿无惊厥发作持续 24 小时。近年来发展的振幅整合脑电图（aEEG）是一种从长时间脑电活动中提取时间压缩的幅度信息，以反映大脑背景活动整体水平的无创脑功能监护手段，是一种简便、有效的脑电生理监测方法。此方法在 NICU 中广泛使用，但因为其导联数少，部分惊厥发作的振幅低、频率慢，所以并非所有的惊厥发作都可经该方式检出，同时记录中的干扰波（artifact）可造成假阳性结果解读。因此 aEEG 是一种有用的辅助工具，但仍不能替代多导长程 VEEG 监测。随着脑电监测仪器的发展，目前的脑电监测仪可将 aEEG 和 VEEG 同步显示，在提高诊断准确性的同时，也大大提高了诊断效率。

2. **分析新生儿惊厥的病因**　需要通过病史询问、体格检查和惊厥发作时间进行排查。

（1）病史：详细询问病史、家族史与体格检查史非常重要，包括详细询问出生史、母孕史、喂养史、生长发育史、家族史。

（2）体格检查：一般体格检查包括评估生命体征、头围、胎记、躯体异常或面部畸形、眼部检查和任何可能的感染体征（如提示脑膜炎的囟门膨隆或提示 TORCH 感染的皮疹）。神经系统检查应包括头围测量、精神状态和觉醒度评估、脑神经检查和运动检查，以检测出可能提示结构性脑损伤或新生儿脑病的自发运动不对称或肌张力异常。

（3）惊厥发作时间：新生儿惊厥发作的时间性对其病因的判断有一定帮助，通过有序、合理的时间相关性病因分析可以寻找到大多数惊厥的病因。①生后 24 小时内惊厥发作的常见病因：HIE、脑膜炎/败血症、硬膜下/蛛网膜下腔出血、脑室内出血、宫内感染、产伤、维生素 B_6 缺乏、戒断综合征或药物作用等；②生后 24~72 小时惊厥发作的常见病因：脑膜炎/感染，早产儿主要为脑室内出血，足月儿主要为脑梗死、静脉栓塞和脑发育不良等；③生后 72 小时 ~1 周惊厥发作的常见病因：除<72 小时惊厥发作的各种原因外，还包括遗传代谢病、低钙血症、家族性新生儿惊厥；④生后 1~3 周惊厥发作的常见病因：除<1 周惊厥发病的各种原因外，还包括单纯疱疹病毒感染。

（4）与寻找惊厥病因相关的相关实验室检查、影像学检查和遗传学检查见表 12-16-1。

表 12-16-1　新生儿惊厥的相关检查

项目	一线检查	二线检查
临床	病史询问，一般的身体检查和神经科检查	眼科扩张检查，吡哆醇治疗试验
血液	动脉血气分析、电解质（钠、钙、镁）、肝功能、血糖、血氨、血乳酸、血丙酮酸、TORCH 检查和血培养等	氨基酸谱、肉碱和酰基肉碱谱、转铁蛋白、酶活性、病原微生物宏基因组二代测序、新生儿发作性癫痫的基因检测
尿液	尿液培养、毒理学筛查	还原物质、亚硫酸盐、有机酸、胍基乙酸盐、肌酸等分析
脑脊液	脑脊液常规和生化、HSV PCR 检测、革兰氏染色和脑脊液培养	乳酸盐、氨基酸、神经递质
神经影像学	CT、MRI、MRA、静脉造影、颅骨超声	磁共振波谱

（宋小燕　黄为民）

第十七节　肌张力低下

新生儿肌张力低下(hypotonia in newborn),又称松软儿(floppy baby)是常见的临床体征,通常定义为新生儿对于被动运动阻力的主观性降低。通过安静时检查肌肉形态、紧张度及伸展性,活动时姿势的变化、主动运动来评定肌张力正常、增高或降低。新生儿各种危重症均可导致肌张力低下(肌无力),常见于各种原因(中枢性和外周性)导致的神经系统疾病、遗传性疾病和全身代谢紊乱等。下面主要介绍肌张力低下的判定及引起新生儿肌张力低下的常见危重疾病。

(一) 肌张力的判定

肌张力是安静状态下肌肉的紧张度,而肌力是指肌肉主动收缩时的力量。广义上,肌无力包括肌张力低下和肌力下降。

临床上,可通过被动地屈曲、伸直、旋前、旋后肢体,了解肌张力。小婴儿可握住其前臂摇晃手,通过摇摆手足的活动范围判断上、下肢肌张力。张力低时,活动范围大;张力高时,活动范围小。也可根据关节的被动活动范围大小来判断:关节活动范围大,说明肌张力低;关节活动范围小或活动受限,说明肌张力高。此外,了解上肢肩关节活动范围还可检查"围巾征",观察肘关节与躯干正中线的关系,了解下肢肌张力可检查外展角、腘窝角、足跟触耳试验及足背屈角。

(二) 病因

1. 中枢性肌无力　患儿可表现为意识障碍、惊厥和呼吸暂停发作、异常姿势和喂养困难,肌肉力量存在但轴向运动无力是一个重要临床特征;腱反射活跃表明中枢神经系统功能障碍;中枢性肌无力患儿尽管缺乏自主运动,但原始反射有时反而增强。在围产期,中枢性肌无力主要由重度窒息所致 HIE 和 IVH、中枢神经系统感染和胆红素脑病等引起。

(1) 围产期重度窒息:围产期重度窒息常导致严重的代谢性酸中毒及多脏器功能损伤,最常见的神经系统并发症是 HIE 和 IVH。轻度 HIE 一般肌张力正常,中、重度 HIE 肌张力减低甚至松软。此外,还可出现意识障碍,表现为不同程度的兴奋与抑制,严重者可导致嗜睡甚至昏迷;原始反射如拥抱反射、吸吮反射减弱甚至消失。随着脑水肿加重,可表现为前囟张力增高、颅缝分离,严重者甚至出现反复惊厥、中枢性呼吸衰竭、脑疝等。重度 HIE 病死率较高,即使抢救成功,也可能遗留严重的神经系统后遗症如脑瘫等。围产期窒息还可导致 IVH 如脑实质出血、严重的蛛网膜下腔出血和硬膜下出血等,影像学检查一般可以确诊。

(2) 中枢神经系统感染:细菌、真菌、病毒等病原体导致的颅内感染和神经系统损伤,进而影响肌张力变化。宫内感染常由单纯疱疹病毒或巨细胞病毒所致;生后感染以细菌(如无乳链球菌、大肠埃希菌等)引起的化脓性脑膜炎多见。新生儿主要表现为反应欠佳,体温正常或不稳定,吃奶减少甚至不吃,运动减少甚至不动,肌张力减低或松软,前囟膨隆或紧张,脑脊液检查可明确诊断。

(3) 胆红素脑病:根据典型症状胆红素脑病分为 4 期,即警告期、痉挛期、恢复期和后遗症期,现多将前三期称为急性胆红素脑病,第四期称为慢性胆红素脑病。急性胆红素脑病在生后前几天可出现嗜睡、轻度肌张力低下、活动减少、吸吮弱。若病情继续进展,患儿神经系统症状加重,可出现肌张力增高,如惊厥、角弓反张,严重时出现喉痉挛危及生命。通常 1 周后肌张力增高消失,转为肌张力减低,患儿吸吮力和对外界的反应逐渐恢复。

2. 外周性肌无力　与中枢神经系统受累患儿相比,外周性肌无力患儿显得更易激惹,四肢无力并缺乏自主运动,各种反射(腱反射、原始反射、姿势反射)减弱甚至消失,可伴有肌束震颤(舌)、先天性骨或关节畸形。疾病包括脊髓性肌萎缩(spinal muscular atrophy,SMA)、Prader-willi 综合征(Prader-Willi syndrome,PWS)、线粒体脑肌病(mitochondrial encephalomyopathy,ME)、Pompe 病(糖原贮积症Ⅱ型或酸性麦芽糖酶缺陷病)、重症肌无力(myasthenia gravis,MG)及低血糖症等。

(1) SMA:为常染色体隐性遗传性神经肌肉病,临床上以脑干和脊髓运动神经元变性引起的进行性肌无力和肌萎缩为特征,为常见的婴幼儿致死性遗传性神经肌肉病。SMA 的致病基因为运动神经元存活基因(survival motor neuron gene,*SMN*),定位于染色体 5q12.2~q13.3。人类染色体组中的 *SMN* 有多个拷贝:1 个 *MSN1* 和多个 *SMN2*。根据发病年龄和进展速度,通常将 SMA 分为 SMA Ⅰ~Ⅳ四型,目前认为,SMA 发病的根本原因是 *SMN1* 突变导致 SMN 蛋白缺失,而病情的严重性则与 *SMN2* 基因拷贝数和剪接效率相关。临床上,90% 以上的新生儿病例为 SMA Ⅰ型,是新生儿时期肌张力低下的原因之一(发病率在 1/10 000 左右),疾病进展多迅速。子宫内肌张力低,难以适应子宫内环境，可引起流产或死产；生后患儿全身肌肉松软无力，近端重于远端，伴有腱反射消失；严重肌张力低下及对称性肌无力可导致无法支撑头部，由于舌肌和咽肌萎缩，患儿吞咽功能差，咽反射减弱，出现喂养困难和呼吸困难，容易发生误吸、窒息和肺炎，常于生后6个月内死亡。基因诊断是SMA的主要诊断依据，拷贝数分析是SMA基因诊断的首选方法，包括MLPA和实时PCR检测。在SMA的治疗方面，诺西那生钠（nusinersen sodium）注射液为反义寡核苷酸（antisense oligonucleotide，ASO）药物，鞘内注射给药可以调控*SMN2*基因的表达，使*SMN2*基因重新合成正常SMN蛋白，可明显延长SMA患儿的寿命，改善患儿运动能力。2022年1月1日，诺西那生钠被纳入中国医保，且单针价格从70余万元降至3万余元，但该药需长期维持，药物可及性仍不高。绒毛膜绒毛活组织检查可提供产前诊断。

（2）PWS：又称肌张力低下-智能障碍-性腺发育滞后-肥胖综合征，是一种遗传性疾病。PWS是一种复杂的多系统异常，多为人类父源15号染色体q11～13区域异常，在婴儿期的突出表现为哭声微弱、肌张力低下、喂养困难、四肢活动少、发育迟缓。PWS的预后不良，目前尚无彻底治愈的方法，因早期症状不典型，加上临床医师对PWS认识的欠缺，容易被漏诊和误诊。故建议对于具有肌张力低下、吸吮无力、喂养困难、哭声低弱和皮肤、毛发色素减退的婴儿应进行分子遗传学检查。一旦确诊，尽早进行合理喂养、早期干预，延长患儿存活时间，提高生存质量，改善预后。

（3）ME：是一组少见的线粒体结构和/或功能异常导致的以脑和肌肉受累为主的多系统疾病，其中肌阵挛性癫痫伴破碎红纤维综合征、Kearns-Sayre综合征、慢性进行性眼外肌麻痹、Alpers病、Leigh病、Menkes病等在新生儿、婴幼儿或儿童中可见。ME的肌肉损害主要表现为骨骼肌极度不耐受疲劳和肌张力改变，神经系统主要表现为卒中、癫痫反复发作、共济失调和智力障碍等，其他系统表现可有心律失常、心肌病、糖尿病、肾功能不全和生长迟缓等。对于上述疾病，近年来虽然在分子水平上的认识突飞猛进，但治疗选择仍然有限，目前主要采取支持疗法，而不能救治根本缺陷。

（4）Pompe病：属常染色体隐性遗传病，由于酸性麦芽糖酶缺乏而导致糖原在溶酶体内沉积，溶酶体增大和破坏，释放溶酶体酶至体内，引起组织、器官破坏，临床表现主要为运动障碍、四肢肌无力、肌萎缩性假性肥大等，目前本病缺乏有效的特异性治疗。

（5）MG：是一种由神经-肌肉接头处递质传递功能障碍所致的自身免疫性疾病。在新生儿期主要表现为一过性肌无力，如喂养困难、哭声低弱、动作缓慢，也可出现上睑下垂、眼外肌无力症状（两眼不对称、眼球运动受限等）。可给予小剂量新斯的明治疗；若病情持续进展，应选择血浆置换治疗。

（6）低血糖症：近年来，低血糖引起的脑损伤已经越来越引起人们的关注，是新生儿危重症之一，持续反复的低血糖可引起中枢神经系统不可逆的损伤。低血糖性脑损伤主要表现为反应低下、阵发性发绀、多汗、苍白，严重时出现嗜睡、昏迷、肌张力低下甚至松软。治疗上，在纠正低血糖的同时应积极治疗各种原发病，如存在感染需积极抗感染治疗；半乳糖血症患儿应完全停止乳类食品；糖原贮积症患儿应昼夜喂奶等。

（三）诊断与鉴别诊断

新生儿肌张力低下是NICU常见的问题，但鉴别诊断广泛，确定病因可能很有挑战性。详细的病史询问、体格检查、基础实验室检查和影像学辅助鉴别诊断对确定病因、预后和复发风险至关重要。

1. 病史　①家族史：是否有神经肌肉疾病、先天性染色体病、遗传代谢性疾病家族史；②母亲高危因素：母亲是否高龄，父母是否近亲结婚，母亲是否存在既往疾病或妊娠合并症；③围产期情况：出生前胎心、胎动情况，分娩并发症、产伤、羊水情况、Apgar评分等。

2. 体格检查　在对肌张力低下患儿（松软儿）诊断和鉴别诊断时，重要的是确定其病理起源（受累部位），区分中枢性还是外周性肌张力低下、肌张力低下的类型和受累肌群，并注意患儿各种神经和原始反射情况（表12-17-1）。

3. 实验室和影像学检查　除常规血液及脑脊液检查外，影像学、分子遗传学和电生理检查对诊断和鉴别诊断具有重要意义，必要时还需肌肉活检。

（1）常规血液和/或脑脊液检查：血常规、感染指标（CRP、PCT等）、电解质、血糖检查可明确有无感染、电解质紊乱和低血糖等；脑脊液检查明确是否存在颅内感染。

（2）神经影像学检查：头颅CT和MRI可明确是否存在HIE、IVH、胆红素脑病或大脑畸形等。

（3）其他：怀疑染色体及遗传代谢性疾病需完善外周血染色体和分子遗传学检测；血CK、CK-MB及肌红蛋白测定、电生理、肌肉活检有助于诊断外周性肌无力，如SMA、先天性肌病等的诊断和鉴别诊断。

表 12-17-1　肌张力低下的受累部位、临床表现及鉴别诊断

分类	受累部位	临床表现	鉴别诊断
中枢性	皮质和皮质下运动神经元网络	肌张力低下，原始反射存在，腱反射正常或活跃，脑功能异常	围产期窒息、大脑畸形、遗传性疾病（染色体病或基因异常）
外周性	前角细胞	广泛性肌无力，深腱反射消失	脊髓性肌萎缩
	外周神经	远端肌无力，肌肉萎缩	外周神经病或损伤
	神经肌肉接头	广泛性肌无力，但面肌受累或不受累，腱反射减弱	重症肌无力、神经递质合成或释放异常
	肌肉	肌无力或假性肥大，腱反射减弱，肌束震颤，关节挛缩	进行性肌营养不良（进行性假肥大性肌营养不良、贝克肌营养不良）、先天性肌病

（唐丽君　黄为民）

参考文献

1. POLIN R A, YODER M C. 新生儿案例实践. 杜立中，译. 5 版. 北京：人民卫生出版社，2018.
2. 郭迪. 儿科症状鉴别诊断. 上海：上海科学技术出版社，2005.
3. 王天有，申昆玲，沈颖. 诸福棠实用儿科学. 9 版. 北京：人民卫生出版社，2022.
4. 花少栋，梅亚波. 儿童昏迷的诊治进展. 发育医学电子杂志，2018，6(2)：125-128.
5. 李先红，刘光辉，杨泽玉. 纤维支气管镜检查在新生儿喉喘鸣病因诊断中的价值. 中国当代儿科杂志，2015，17(8)：877-879.
6. 廖清奎. 儿科症状鉴别诊断学. 3 版. 北京：人民卫生出版社，2016.
7. 刘玲，李在玲，新生儿食物过敏 10 例. 中华实用儿科临床杂志，2016，31(2)：112-114.
8. 罗洁，姜敏，邵芳，等. 265 例新生儿内科性呕吐病因分析. 山东医药，2015，55(45)：83-84.
9. 罗双红，舒敏，温杨，等. 中国 0 至 5 岁儿童病因不明急性发热诊断和处理若干问题循证指南（标准版）. 中国循证儿科杂志，2016，11(2)：82-95.
10. 邵肖梅，叶红瑁，丘小汕. 实用新生儿学. 5 版. 北京：人民卫生出版社，2019.
11. 汤亚南，童笑梅. 新生儿的意识发育和意识障碍. 中国新生儿科杂志，2015，30(4)：309-311.
12. 陶春燕，余加林. 新生儿长期发热 238 例病因分析. 中国新生儿科杂志，2016，11(5)：235-238.
13. 陶礼华，黄敏，李赟. 新生儿先天性喉喘鸣患儿病因分析及其治疗研究. 中国优生与遗传杂志，2018，26(11)：88-90.
14. 王博. 新生儿青紫病因及临床特征分析. 临床医药文献杂志，2019，6(15)：64.
15. 吴秀静，张宜东，施丽萍. 选择性剖宫产与足月呼吸窘迫综合征回顾性分析. 中华儿科杂志，2009，47(9)：658-661.
16. 夏仁鹏，李碧香，周崇高，等，新生儿胃肠穿孔 206 例病因分析及临床转归. 中华新生儿科杂志，2017，32(1)：31-34.
17. 翟倩，曹云，翟晓文，等，遗传性凝血因子 V 缺乏症 2 例报告并文献复习. 临床儿科杂志，2014，32(5)：430-433.
18. 张纪泳，周少明，王少华，等. 婴儿牛奶蛋白过敏的危险因素：多中心调查分析. 中国当代儿科杂志，2020，22(1)：42-46.
19. 朱庆龄，盛晓阳. 婴儿肠绞痛的研究进展. 中华儿科杂志，2017，55(4)：314-317.
20. American Academy of Pediatrics. Clinical Report：fever and antipyretic use in children. Pediatrics，2011，127：580-587.
21. ABDILLA Y，ANDRIA BARBARA M，CALLEJA-AGIUS J. Prader-Willi syndrome：Background and management. Neonatal Netw，2017，36(3)：134-141.
22. AHMED M I，IQBAL M，HUSSAIN N. A structured approach to the assessment of a floppy neonate. J Pediatr Neurosci，2016，11(1)：2-6.
23. AVERY G B. Neonatology. 6th ed. Philadelphia：Lippinott，2005.
24. BAUDOU E，BENEVENT J，MONTASTRUC J L，et al. Adverse effects of treatment with valproic acid duringthe neonatal period. Neuropediatrics，2019，50(1)：31-40.
25. BELLOMO R，RONCO C. Blood purification in the intensivee care unit：evolving concepts. World J Surg，2001，25(5)：677-683.
26. BEN-ARI Y，KHALILOV I，KAHLE K T，et al. The GABA excitatory inhibitorv shift in bran maturation and neurological disorders. Neuroscientist，2012，18(5)：467-486.
27. BHATT J，PRAGER J D. Neonatal Stridor：Diagnosis and Management. Clin Perinatol，2018，45(4)：817-831.
28. BLUHER A E，DARROW D H. Stridor in the newborn. Pediatr Clin North Am，2019，66(2)：475-488.
29. BOCZAR M，SAWICKA E，ZYBERT K. Meconium ileus in newborns with cystic fibrosis-results of treatment in the group of patients operated on in the years 2000-2014. Dev PeriodMed，

2015,19(1):32-40.
30. CAUBET J C,SZAJEWSKA H,SHAMIR R,et al. Non-IgE-mediated gastrointestinal food allergies in children. Pediatr Allergy Immunol,2017,28(1):6-17.
31. DELBOS F, BERTRAND G, CROISILLE L, et al. Fetal and neonatal alloimmune thrombocytopenia:predictive factors of intracranial hemorrhage. Transfusion,2016,56(1):59-66.
32. DIETRICH C F,AVERKIOU M,NIELSEN M B,et al. How to perform contrast-enhanced ultrasound(CEUS). Ultrasound Int Open,2018,4(1):E2-E15.
33. EICHENWALD E R,HANSEN A R,MARTIN C R,et al. Cloherty and Stark's manual of neonatal care. 8th ed. Press:Lippincott Williams & Wilkins,2017:587-594.
34. EPPERLA N, MAZZA J J, YALE S H. A review of clinical signs related to ecchymosis. WMJ,2015,114(2):61-65.
35. ETHIOPIADEMISSIE B W, ABERA B B, CHICHIABELLU T Y,et al. Neonatal hypothermia and associated factors among neonates admitted to neonatal intensive care unit of public hospitals in Addis Ababa. BMC Pediatr,2018,18(1):263.
36. FANAROFF A A,MARTIN R J. Neonatal-perinatal medicine, 8th ed. St Louis:Mosby,2005.
37. GARDNER S L, CARTER B S, HINES M E. Merenstein and Gardner's handbook of neonatal intensive care. 8th ed. St. Louis:Elsevier Mosby,2016:105-125.
38. GLASS H C,SULLIVAN J E,Neonatal seizures. Curr Treat Options Neurol,2009,11(6):405-413.
39. GREEN M. Pediatric diagnosis. 6th ed. Philadelphia:WB Saundera,1998.
40. GUPTA S K. Clinical approach to a neonate with cyanosis. Indian J Pediatr,2015,82(11):1050-1060.
41. HALPERN R,COELHO R. Excessive crying in infants. J Pediatr(Rio J),2016,92(3 Suppl 1):S40-S45.
42. HERMANSEN C L,MAHAJAN A. Newborn respiratory distress. Am Fam Physician,2015,92(11):994-1002.
43. HOERNING A,RAUB S,DECHÊNE A,et al. Diversity of disorders causing neonatal cholestasis-the experience of a tertiary pediatric center in Germany. Front Pediatr,2014,2:65.
44. HOLMES G L. The long-term effects of neonatal seizures. Clin Perinatol,2009,36(4):901-914,vii-viii.
45. JANECKE A R,HEINZ-ERIAN P,MÜLLER T. Congenital sodium diarrhea:A form of intractable diarrhea,with a link to inflammatory bowel disease. J Pediatr Gastroenterol Nutr,2016, 63(2):170-176.
46. KAMPHUIS M M,PARIDAANS N P,PORCELIJN L,et al. Incidence and consequences of neonatal alloimmune thrombocytopenia:a systematic review. Pediatrics,2014,133(4):715-721.
47. KHAN O A,HAGENMAN J R,CLARDY C. Acute renal failure in the neonate. NeoReviews,2015,44(10):251-253.
48. KWO P Y, COHEN S M, LIM J K. ACG clinical guideline: evaluation of abnormal liver chemistries. Am J Gastroenterol, 2017,112(1):18-35.
49. LIU W L,LI F,HE Z X,et al. Molecular analysis of the SMN gene mutations in spinal muscular atrophy patients in China. Genet Mol Res,2013,12(3):3598-3604.
50. MACDONALD M,SESHIA M M. Avery's neonatology:pathophysiology & management of the newborn. 7th ed. Philadelphia:Wolters Kluwer,2016.
51. NOWAK-GÖTTL U,LIMPERGER V,BAUER A,et al. Bleeding issues in neonates and infants-update 2015. Thromb Res, 2015,135 Suppl 1:S41-S43.
52. OULMAATI A,HAYS S,BEN S M,et al. Risk factors of mild rectal bleeding in very low birth weight infants:a case controlstudy. BMC Pediatr,2013,13:196.
53. OZKER E, SARITAS B, VURAN C, et al. Early initiation of peritoneal dialysis after arterial switch operations in newborn patients. Ren Fail,2013,35(2):204-209.
54. REUTER S,MOSER C,BAACK M. Respiratory distress in the newborn. Pediatr Rev,2014,35(10):417-428.
55. RICHARD J M, AVROY A F, MICHELE C W. Fanaroff and Martin's Neonatal-perinatal Medicine:diseases of the fetus and infant. 9th ed. St. Louis:Elsevier Mosby,2011:555-568.
56. RONEN G M,PENNEY S,ANDREWS W. The epidemiology of clinical neonatal seizures in Newfoundland:a population-based study. J Pediatr,1999,134(1):71-75.
57. SHANE A L,SANCHEZ P J,STOLL B J. Neonatal sepsis. Lancet,2017,390(10104):1770-1780.
58. SHIBASAKI J,HARA H,MIHARA M,et al. Evaluation oflymphatic dysplasia in patients with congenital pleural effusion and ascites using indocyanine green lymphography. J Pediatr,2014, 164(5):1116-1120.
59. SILOVE E D. Assessment and management of congenital heart disease in the newborn by the district paediatrician. Arch Dis Child Fetal Neonatal Ed,1994,70(1):F71-F74.
60. SILVERSTEIN F S,Jensen F E. Neonatal seizures. Ann Neurol,2007,62(2):112-120.
61. SOLARIN A,GAJJAR P,NOURSE P. Neonatal urinary ascites: a report of three cases. Case Rep Nephrol,2015,9(4):2501.
62. SPARKS S E. Neonatal hypotonia. Clin Perinatol, 2015, 42 (2):363-371.
63. TANIGASALAM V. Iatrogenic Neonatal Coma. Indian J Pediatr,2020,87(4):321.
64. ZIAI M,CLARKE T A,MERRITT T A. Assement of the newborn. Boston:Boston Co,1984.

第十三章　新生儿高胆红素血症

第一节　新生儿胆红素代谢

一、新生儿胆红素代谢途径

正常血液循环中，多数胆红素来源于衰老红细胞，即衰老的红细胞经肝、脾和骨髓网状内皮系统中的单核巨噬细胞破坏，释放的血红蛋白在组织蛋白酶的作用下分解成血红素（heme）、珠蛋白和铁；血红素在血红素加氧酶（heme oxygenase，HO）、还原型烟酰胺腺嘌呤二核苷酸磷酸（reduced nicotinamide adenine dinucleotide phosphate，NADPH）和细胞色素 P450 共同作用下转变为胆绿素（biliverdin），并释放出一氧化碳（carbon monoxide，CO）；胆绿素再经胆绿素还原酶（biliverdin reductase）和 NADPH 催化还原成胆红素（bilirubin）。此部分来源的胆红素，占总胆红素来源的 80%～85%。此外，还有来源于骨髓幼稚红细胞（包括网织红细胞）的血红蛋白、肝内含有亚铁血红素的蛋白质（如肌红蛋白、过氧化物酶和细胞色素等）旁路胆红素，占总胆红素的 15%～20%。

上述途径形成的胆红素为未结合胆红素（unconjugated bilirubin，UCB），由于与重氮还原剂呈“间接反应”，故又称间接胆红素（indirect bilirubin，IB）。在血液循环中，大部分间接胆红素与血清白蛋白可逆性结合并运输至肝代谢，小部分 IB 处于游离状态，为游离胆红素（free bilirubin）或未联结胆红素（unbounding bilirubin）。游离的 IB 不溶于水（脂溶性），具有毒性作用，能进入血脑屏障引起中枢神经系统损害（核黄疸），且不能从肾小球滤出，故尿中不出现 IB。

IB 与血清白蛋白结合后，通过血液循环运输至肝，与白蛋白分离后被肝细胞摄取，在肝细胞质内与 Y、Z 两种载体蛋白结合，并被运输至肝细胞光面内质网的微粒体部分，在尿苷二磷酸葡糖醛酸转移酶（uridine diphosphate-glucuronosyl transferase，UDP-GT 或 UGT）的催化下与葡糖醛酸结合，形成胆红素葡糖醛酸酯，即结合胆红素（conjugated bilirubin，CB），由于与重氮还原剂呈“直接反应”，故又称直接胆红素（direct bilirubin，DB）。DB 为水溶性（非脂溶性），故不能被肠黏膜吸收，也不能透过血脑屏障，且无毒性作用。DB 胆红素从肝细胞经胆管排入肠道后，在回肠末端及结肠经细菌酶的分解和还原作用，形成尿胆原（urobilinogen）：大部分从粪便排出（改称为粪胆原）；小部分尿胆原（约 10%～20%）经肠道吸收，在肠黏膜分泌的 β-葡萄糖苷酶的作用下，以 IB 形式经门静脉血回到肝内，经 UGT 作用再次转变成 DB，又随胆汁排入肠内，形成胆红素的肠肝循环（bilirubin enteroheptic cycle）；肠肝循环过程中，小部分尿胆原经体循环由肾排出体外（图 13-1-1）。

二、新生儿胆红素代谢特点

研究发现，胎儿早期已存在血红素加氧酶和胆绿素还原酶，发挥分解血红蛋白的作用，孕 12 周的正常羊水中就有胆红素存在。胎儿胆红素代谢有如下特点：①胎儿时期，胆红素生成已十分活跃，但肝功能相对不成熟，表现为血清白蛋白水平低，肝细胞 Y、Z 蛋白含量少，UGT 活力极低等，故被红细胞破坏后产生的胆红素仅少部分靠自身肝代谢，大部分经胎盘进入母体循环，由母亲肝脏处理；②胎儿期存在静脉导管，来自静脉的血液直接进入下腔静脉而不经门静脉入肝，减少了胆红素在肝脏的代谢机会；③胎儿时期，肠黏膜已能分泌 β-葡萄糖苷酶，将 DB 水解形成 IB，通过肠壁重吸收进入血液循环，增加了肝代谢胆红素的负担；④胎儿肠道无菌，不能将 DB 分解成粪胆原随大便排出体外。鉴于上述胎儿胆红素代谢特点，若胎儿红细胞破坏过多（如子宫内 Rh 和 ABO 血型不合溶血），母亲肝脏不能完全处理所有的胆红素，脐带和羊水可呈黄染。

由于新生儿有诸多特殊原因存在，胆红素代谢有其特点（与成人不同），血清胆红素处于较高水平。

1. **胆红素生成过多**　新生儿每日生成胆红素明显高于成人（新生儿约为 8.8mg/kg，成人约为 3.8mg/kg）。主要原因：①胎儿在子宫内处于低氧环境，血氧分压低，刺激促红细胞生成素产生，红细胞数量代偿性增加；出生后新生儿建立自主呼吸，血氧分压升高，过多的红细胞需破坏。②新生儿红细胞寿命短，为 70～90 天，且血红蛋白的分解速度是成人的 2 倍。但也有人

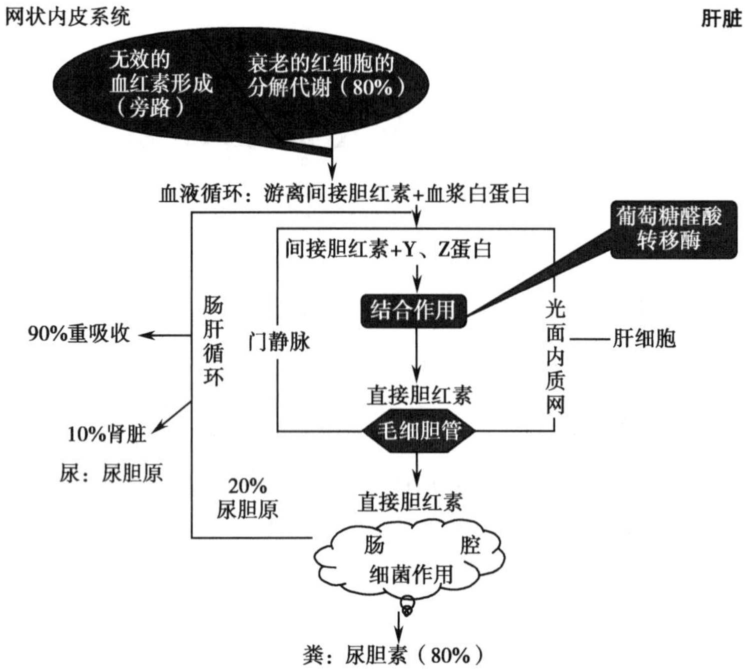

图 13-1-1　胆红素代谢途径

认为，红细胞寿命短并不是新生儿黄疸的主要原因。③肝及其他组织的血红素及骨髓红细胞前体较多（旁路胆红素），其比例在足月儿和早产儿中分别为20%～25%和30%，而在成人中仅为15%。

2. **血浆白蛋白结合胆红素的能力不足**　游离的IB进入血液循环，与白蛋白结合后，运送到肝脏进行代谢。刚娩出的新生儿常有不同程度的酸中毒，可能影响胆红素与白蛋白结合。此外，胎龄越小，白蛋白含量越低，其DB的量也越少。

3. **肝细胞处理胆红素的能力差**　IB进入肝细胞后，与Y、Z蛋白结合，由Y、Z蛋白将其运送至滑面内质网，在滑面内质网中进行结合反应，主要通过UGT的催化，形成水溶性的DB，经胆汁排入肠道。新生儿出生时肝细胞内Y蛋白含量低（生后5～10天达正常），不能充分摄取胆红素；UGT含量也低（生后1周接近正常）且活性差（仅为正常的30%左右），因此生成DB的量较少；此外，出生时肝细胞将DB排泄到肠道的能力暂时低下，早产儿更为明显，可出现暂时性肝内胆汁淤积。

4. **特殊的肠肝循环**　成人肠道内的DB被细菌分解还原成粪胆素和尿胆原，其中大部分随粪便排出，小部分被结肠吸收后，极少量由肾脏排泄，余下的经门静脉至肝重新转变为DB，再经胆道排泄。新生儿肠蠕动性差，肠道菌群尚未完全建立，而肠腔内具有较高活性的β-葡糖醛酸糖苷酶（β-glucuronidase）可将DB分解为IB，加之肠道内缺乏细菌，导致IB的产生和重吸收增加。此外，胎粪约含胆红素80～100mg，如果排泄延迟，可使胆红素重吸收增加。

5. **其他**　当患儿摄入热量不足、缺氧、脱水、酸中毒、严重头颅血肿或颅内出血时，更容易出现黄疸或使原有的黄疸加重。

（刘　俐）

第二节　新生儿黄疸

新生儿黄疸（neonatal jaundice）是胆红素在新生儿体内积聚引起皮肤、黏膜或其他器官黄染的现象，是新生儿最常见的临床问题。正常成人血清胆红素低于17μmol/L（1mg/dl），当超过34μmol/L（2mg/dl）即可出现黄疸。新生儿由于毛细血管丰富，当血清胆红素超过85μmol/L（5mg/dl），则出现肉眼可见的黄疸。若血清IB过高可透过血脑屏障引起胆红素脑病，造成神经系统的永久性损害，甚至发生死亡。

一、新生儿黄疸分类

由于新生儿胆红素代谢特点，约有60%的足月儿和80%的早产儿在新生儿期会出现暂时性总胆红素升高，但大多数为生理性黄疸（physiological jaundice）；在所有足月儿中，约有6.1%血清胆红素水平超过221μmol/L（12.9mg/dl），仅3%血清胆红素水平超过256μmol/L（15mg/dl）。

1. **生理性黄疸**　生理性黄疸的特点：①一般情况良好。②足月儿出生后2~3天出现，4~5天达高峰，7~10天消退，最迟不超过2周；早产儿的出现时间、高峰期和消退期可比足月儿晚2天，最终消退可延迟到3~4周。③每日血清胆红素水平升高<85μmol/L(5mg/dl)或每小时<0.5mg/dl，主要是IB升高。④血清总胆红素(total serum bilirubin，TSB)值尚未超过小时胆红素曲线的第95百分位数，或未达到相应日龄、胎龄及相应危险因素下的光疗干预标准。

既往认为，足月儿血清胆红素<220μmol/L(12.9mg/dl)和早产儿<256μmol/L(15mg/dl)是生理性的。但临床发现，在某些情况下，如早产儿血脑屏障发育不完善，血清胆红素水平尽管低于此值，也可发生胆红素脑病，而超过生理性黄疸水平的健康足月儿不一定会造成病理性损害；新生儿(尤其是早产儿)存在某些并发症(如RDS、败血症、中枢神经系统感染等)的情况下，低于“生理水平”的胆红素水平也会导致胆红素脑病。新生儿生后血脑屏障的发育和胆红素水平是一个动态发展的过程，胎龄及日龄越小，出生体重越低，血清胆红素超过一定限度对新生儿造成脑损害的危险性越大。因此，不能用一个固定的界值作为新生儿高胆红素血症的干预标准。

干预标准应随胎龄、日龄和出生体重而变化，故应根据不同胎龄、生后小时龄以及是否存在高危因素来评估和判断胆红素水平是否正常或安全、是否需要治疗干预。目前较被接受的高胆红素血症风险评估方法是采用日龄或小时胆红素列线图，又称Bhutani曲线(图13-2-1)。

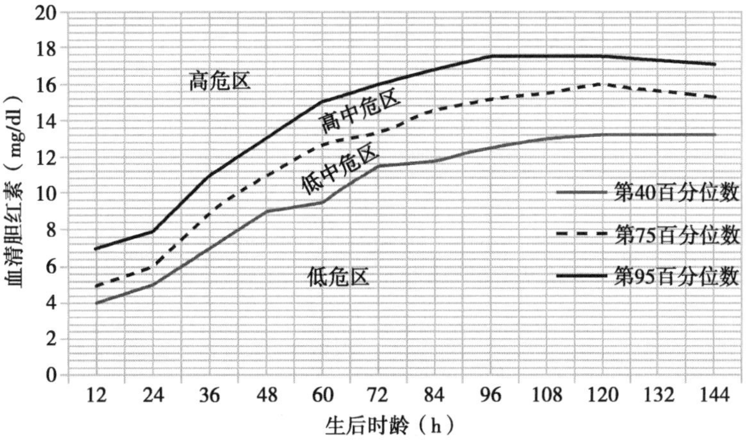

图13-2-1　生后小时胆红素风险评估曲线(Bhutani曲线)

国内曾进行过新生儿黄疸多中心前瞻性临床研究，收集某地区5 250名新生儿的经皮胆红素(transcutaneous bilirubinometer，Tcb)测量值，绘制小时Tcb百分位列线图(图13-2-2)，并对其预测新生儿出院后发生高胆红素血症的价值进行评价。结果提示，该地区新生儿胆红素峰值出现在出生后97~144小时，百分位数介于印度、希腊和以色列之间，高于美国和我国其他地区；根据小时Tcb百分位列线图对Tcb值进行分区可较好地预测高胆红素血症的发生，有助于临床工作者及时对风险中的新生儿进行随访或干预，预防胆红素脑病的发生。由于受人种和地域的影响，该曲线尚不能完全代表中国各地区新生儿小时Tcb值。

2. **病理性黄疸**　病理性黄疸有如下特点：①“早”：黄疸多于生后24小时内出现，TSB>102μmol/L(6mg/dl)；②“高”：血清胆红素值已达到相应日龄及相应危险因素下的光疗干预标准，或超过小时胆红素风险评估曲线的第95百分位数，血清DB>34μmol/L(2mg/dl)；③“快”：TSB上升速度快，每日血清胆红素升高>85μmol/L(5mg/dl)或每小时>0.5mg/dl；④“长”：黄疸持续时间长，足月儿>2周，早产儿>4周，或黄疸退而复现；⑤临床表现：存在引起胆红素升高的疾病表现，严重时出现急性胆红素脑病表现。

对于胎龄≥35周的新生儿，根据不同的胆红素升高程度，其病理性黄疸(急性高胆红素血症)可以分为：①重度高胆红素血症：TSB峰值超过342μmol/L(20mg/dl)；②极重度高胆红素血症：TSB峰值超过427μmol/L(25mg/dl)；③危险性高胆红素血症：TSB峰值超过510μmol/L(30mg/dl)。

临床上，有时需要鉴别生理性和病理性黄疸，以指导病因寻找和临床处理(表13-2-1)。

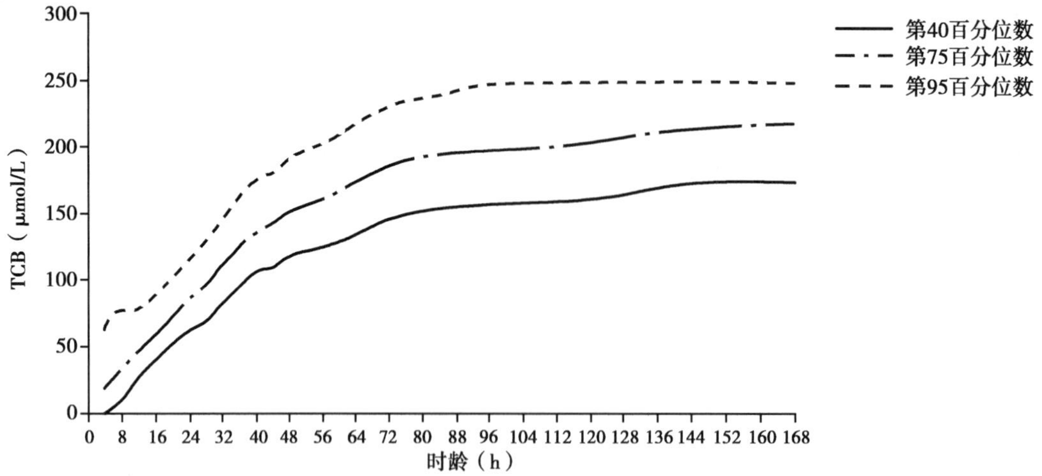

图 13-2-2　新生儿小时 Tcb 百分位列线图

表 13-2-1　生理性黄疸与病理性黄疸的鉴别

特点	生理性黄疸		病理性黄疸	
	足月儿	早产儿	足月儿	早产儿
出现时间	2~3 天	3~5 天	生后 24 小时内出现(早)	
高峰时间	4~5 天	5~7 天	高峰时间提前,持续时间长	
消退时间	5~7 天	7~9 天	黄疸退而复现	
持续时间	≤2 周	≤4 周	>2 周	>4 周(更长)
血清胆红素*/($\mu mol \cdot L^{-1}$)	<221	<257	>221	>257(更高)
血清胆红素*/($mg \cdot dl^{-1}$)	<12.9	<15	>12.9	>15(更高)
每日胆红素升高	<85μmol/L(5mg/dl)		>85μmol/L(5mg/dl)(快)	
血清结合胆红素	在正常范围内		>34μmol/L(2mg/dl)	
一般情况	良好		有相应临床表现	
原因	新生儿特殊胆红素代谢		病因复杂	

注:* 生后 48 小时的胆红素水平。

二、高胆红素血症

根据实验室检查的 TSB、DB,计算出 IB 的水平,可将病理性黄疸(新生儿高胆红素血症)分为高间接胆红素血症和高直接胆红素血症。高间接胆红素血症多见,多由同族免疫性溶血等引起,近年来发现由 *UGT1A1*、*G6PD*、*SLC10A1* 等基因缺陷所致的遗传相关性病理性黄疸也极为常见,很多突变位点在人群中高频携带,多个基因同时阳性的情况下容易发生胆红素脑病,如 *G6PD* 合并 *UGT1A1* 缺陷,称为黄疸代谢通路病。70%~80%的足月儿高直接胆红素血症可以归因于胆道闭锁、希特林蛋白缺乏症、钠牛磺胆酸共转多肽缺陷症、特发性新生儿肝炎;在早产儿中,最可能的原因是全肠外营养相关性胆汁淤积症。

1. **产生原因或疾病**　根据其发病原因分为三大类:胆红素生成过多、胆红素代谢障碍和胆红素排泄障碍。

(1) 胆红素生成过多:因过多红细胞被破坏及肠肝循环增加,使 IB 增多。

1) 同族免疫性溶血:见于 ABO 和 Rh 血型不合,即胎儿和母亲之间存在血型不合,母体产生的抗胎儿红细胞抗体(IgG)可以通过胎盘,与胎儿或新生儿红细胞结合导致溶血,使胎儿和新生儿胆红素量增加。在我国,ABO 血型不合溶血病多见,是导致高间接胆红素血症的主要原因。

2) 病原微生物感染:细菌、病毒、真菌、螺旋体、衣原体和原虫等引起的重症感染都会导致溶血,以金黄色葡萄球菌、大肠埃希菌引起的败血症多见。临床上除 IB 升高外,由于肝细胞被破坏,DB 入血而升高。

3) 血管外溶血:较大的头颅血肿、颅内出血、肺出血、消化道出血或其他部位的出血，释放的胆红素吸收入血，导致血清 IB 升高。

4）红细胞增多症：即静脉血中红细胞>6×10^{12}/L，血红蛋白>220g/L，红细胞压积>65%。常见于小于胎龄儿、母-胎输血或胎-胎输血、脐带结扎延迟、青紫型先天性心脏病及糖尿病母亲的婴儿等。多余红细胞被破坏导致高间接胆红素血症。

5）肠肝循环增加：先天性幽门肥厚、巨结肠、甲状腺功能减退、饥饿和喂养延迟等均可使胎粪排泄延迟，而胎粪内胆红素含量是正常新生儿每日胆红素产生量的 5～10 倍，排泄延迟会使胆红素重吸收增加，血清 IB 升高。

6）母乳性黄疸（breast milk jaundice）：根据发病时间分为早发性母乳性黄疸和延迟性母乳性黄疸；根据发病原因可分为母乳性黄疸和母乳喂养相关黄疸。早发性母乳性黄疸（母乳喂养相关黄疸）常指母乳喂养新生儿在生后 1 周内，由于生后数天内热量和液体摄入不足、排便延迟，血清胆红素升高，几乎 2/3 母乳喂养的新生儿可出现这种黄疸；患儿可有生理性体重显著下降及血钠升高；黄疸可通过增加母乳喂养量和频率得到缓解，母乳不足时也可以添加配方奶，该类黄疸不是母乳喂养的禁忌。延迟性母乳性黄疸（母乳性黄疸）常指母乳喂养的新生儿在生后 1～3 个月内仍有黄疸，表现为非溶血性高间接胆红素血症，其发病机制过去多认为与母乳中 β-葡糖醛酸糖苷酶水平较高有关，最新研究发现过去很多认为是母乳性黄疸的患儿其实是吉尔伯特综合征阳性患儿，而母乳性黄疸一般不需任何治疗，停喂母乳 24～48 小时，黄疸可明显减轻，但一般可以不停母乳；当胆红素水平达到光疗标准时应给予干预。

值得注意的是，生后 1～3 个月的迁延性高间接胆红素血症大部分是 *UGT1A1* 基因缺陷导致的吉尔伯特综合征（Gilbert 综合征），应进行鉴别，行相关基因检测以确诊 Gilbert 综合征。由于母乳是婴幼儿最理想的食品，故对于这类患儿，治疗策略需要改变，即继续母乳喂养，先用苯巴比妥诱导酶活性治疗（5mg/次，每日 3 次，连用 1 周左右）；经苯巴比妥治疗 1 周黄疸消退者，Gilbert 综合征可能性大（此时快速基因 panel 检查结果已出，可确诊）；否则为母乳性黄疸，可停母乳喂养。

7）其他：红细胞酶缺陷如葡萄糖-6-磷酸脱氢酶缺乏症等，红细胞形态异常如遗传性红细胞增多症等，以及血红蛋白病如 α-地中海贫血等，均可使红细胞破坏增加而导致黄疸。

（2）胆红素代谢障碍：由于肝细胞摄取和结合胆红素的功能低下，使血清 IB 升高。

1）缺氧缺血性疾病：如窒息和心力衰竭等，可抑制肝 UGT 的活性，IB 转化成 DB 减少。

2）Gilbert 综合征：即先天性非溶血性高间接胆红素血症，为肝细胞摄取胆红素功能障碍或先天性 UGT 活性部分缺乏（20%～30% 缺乏，残留 70%～80%），属常染色体隐性遗传病，编码基因为 *UGT1A1*（位于 2q37）。临床特点为长期间歇性轻中度黄疸（新生儿期即可开始出现），迁延不愈，一般情况良好，常被误诊为母乳性黄疸，除蓝光照射降低 IB 外，酶诱导剂苯巴比妥治疗有效，可加速 IB 代谢，预后良好。

3）Crigler-Najjar 综合征：先天性 UGT 缺乏，分为Ⅰ和Ⅱ型。①Ⅰ型为常染色体隐性遗传，临床罕见，酶完全缺乏，IB 可在短时间内急剧上升，易发生急性胆红素脑病，酶诱导剂苯巴比妥治疗无效，锡-原卟啉治疗（血红素加氧酶抑制剂，抑制血红素转变为胆绿素，减少 IB 生成）有一定效果；患儿很难存活，必要时可多次换血和肝移植治疗。②Ⅱ型多为常染色体显性遗传，酶活性低（残留 0%～10%），发病率较Ⅰ型高，需蓝光照射和/或换血治疗，酶诱导剂如苯巴比妥治疗有效，部分患者需要终生服用苯巴比妥治疗。

4）Lucey-Driscoll 综合征：即家族性暂时性新生儿黄疸，由妊娠后期孕妇血液中的孕激素抑制 UGT 活性所致。本病有家族史，新生儿早期黄疸重，2～3 周自然消退。

5）药物：如磺胺、水杨酸盐、维生素 K_3、吲哚美辛等，可与胆红素竞争 Y、Z 蛋白结合位点，影响胆红素的转运而使黄疸加重。催产素、高渗透压和低渗透压药物，也会诱发新生儿高胆红素血症。

6）其他：如先天性甲状腺功能减退、21-三体综合征等伴有血胆红素升高或生理性黄疸消退延迟。

（3）胆汁排泄障碍：肝细胞排泄 DB 障碍或胆管受阻，可致高结合胆红素血症，如同时有肝细胞功能受损，也可伴有 IB 增高。

1）新生儿肝炎：多由病毒（乙型肝炎病毒、巨细胞病毒、风疹病毒、单纯疱疹病毒、肠道病毒及 EB 病毒等）宫内感染所致。巨细胞病毒所致新生儿肝炎可用更昔洛韦或缬更昔洛韦治疗。

2）肠道外营养相关性胆汁淤积症：在 NICU 中，常见于早产儿、极低出生体重儿长期接受全肠外营养（尤其是长期大剂量使用脂肪乳）和/或肠道旷置，可出现血清 DB 增高和胆汁酸升高（胆汁淤积），同时伴有肝功能损害。治疗上，除根据病情逐渐停止肠外营养（尤其是脂肪乳），改用肠内喂养和护肝治疗外，对于胆汁酸升高明显者，可加用左卡尼汀和熊去氧胆酸治疗。

3）Dubin-Johnson 综合征：即先天性非溶血性高直接胆红素血症，是由肝细胞分泌和排泄 DB 障碍所致，可出现 IB 和 DB 增高，临床经过良性，预后良好。

4）胆道闭锁：是引起胆汁淤积最常见的疾病之一，发生率为 1/10 000，占高直接胆红素血症的 1/3。胆道闭锁新生儿一般 2~4 周出现黄疸，大便逐渐呈灰白色，血清 DB 显著增高。早期诊断和干预很重要，在生后 60 天内做引流手术者效果较好，否则不断进展的炎症性硬化过程可导致肝内外胆管的梗阻，最终形成胆汁性肝硬化，预后不良。引流手术无效者，可选择肝移植治疗。

5）胆汁黏稠综合征：是由于胆汁淤积在小胆管中，DB 排泄障碍所致，可见于严重的新生儿溶血病。先天性胆道闭锁和先天性胆总管囊肿，使肝内或肝外胆管阻塞，DB 排泄障碍，也可引起胆汁黏稠综合征。

6）其他遗传性代谢病：α_1-抗胰蛋白酶缺乏症、半乳糖症、果糖不耐受症、酪氨酸血症、希特林缺陷症、钠牛磺胆酸共转多肽缺陷症、糖原贮积病Ⅳ型等可有肝细胞损害，DB 明显升高。

总之，尽管新生儿高胆红素血症较常见，但是由于病因繁多，发病机制复杂，故应仔细地询问病史和体格检查，行全面的实验室检查，有时尚需进行必要的影像学检查，甚至肝活体组织病理检查。

2. **评估方法**　临床使用的黄疸评估方法包括目测法、经皮胆红素测定（Tcb）、血清胆红素测定和呼出气一氧化碳（ETCOc）含量测定等。

（1）目测法：新生儿黄疸程度头尾法（neonatal jaundice progresses in cephalocaudal manner）将黄疸分为 1~5 度（图 13-2-3），相对应的血清总胆红素值见表 13-2-2。

（2）经皮胆红素测定：是测量 TSB 的无创方法，可动态观察胆红素水平的变化，以减少有创穿刺的次数。美国儿科学会（AAP）主张利用该方法协助筛查 ≥35 周的健康新生儿的高胆红素血症。Tcb 与 TSB 值理论上应该一致，但 Tcb 易受光疗及皮肤色素等影响，其结果不一定与 TSB 水平完全一致。值得注意的是，①当 TSB 水平较高时，测得的 Tcb 值可能低于实际 TSB 水平，因此 Tcb 值超过小时胆红素列线图的第 75 百分位数时，建议测定 TSB；②在临床使用中，应定期对经皮胆红素测定仪质控。

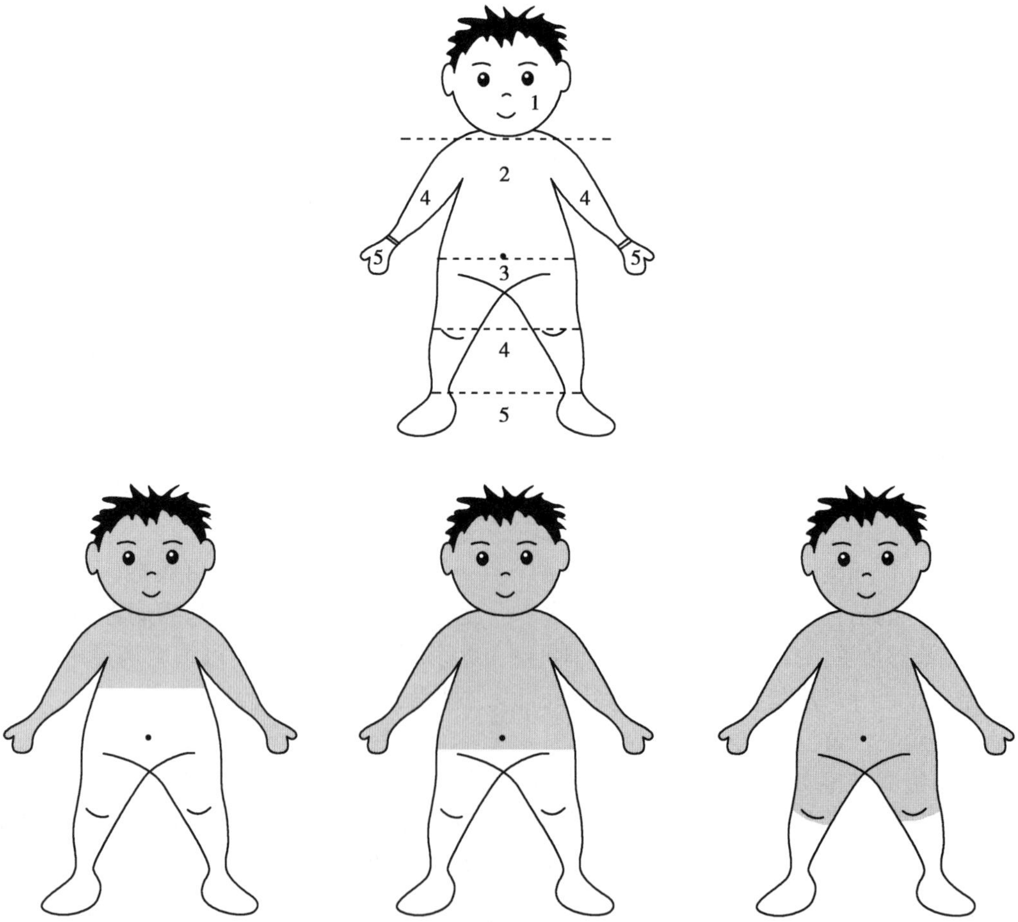

图 13-2-3　新生儿黄疸程度头尾法分度

表 13-2-2 新生儿黄疸程度头尾法分度及相应的血清总胆红素值

分度	部位	血清总胆红素值
1 度	头-颈部	4~8mg/dl
2 度	上躯干	5~12mg/dl
3 度	下躯干-大腿	8~16mg/dl
4 度	手臂-小腿	11~18mg/dl
5 度	掌心-足心	>15mg/dl

（3）血清胆红素测定：任何新生儿存在临床上肉眼可见的黄疸时，均应测量 TSB 和 DB，以确定 IB（IB=TB-DB）和 DB 水平。若 TSB>25mg/dl，应每 2~3 小时复查 1 次；若 TSB>20~25mg/dl，应每 3~4 小时复查 1 次；若 TSB<20mg/dl，应每 4~6 小时复查 1 次；当光疗过程中 TSB 逐渐降低，应每 8~12 小时复查 1 次。

（4）呼出气一氧化碳含量测定：在血红素转变为胆绿素的过程中，可产生内源性的一氧化碳（CO），故临床上可通过呼出气 CO 浓度来评估胆红素的产生速率，在溶血病患儿中可用以预测发生重度高胆红素血症的可能性。新一代全自动 ETCOc 仪是无创床边检测设备，将采样鼻导管置于鼻前庭，经 1 分钟即能获得呼出气 CO 数值，临床应用有广泛的前景，近期已进入国内，即将应用于临床。

三、黄疸管理

1. **分娩前管理** 确认怀孕后应检测孕妇血型，若孕妇为 O 型或 Rh 阴性血，则进一步筛查丈夫血型（ABO、Rh 血型）。若丈夫为 Rh 阳性血，应从妊娠 16 周起检测孕妇血清抗 D 抗体滴度，以后每 2~4 周复查 1 次。若证实胎儿已经发生溶血，产科和儿科应进行联合宫内治疗，胎儿出生后立即转入新生儿科病房进行监护。

2. **分娩后管理** 生后 24 小时内开始黄疸监测，确保每 8~12 小时对新生儿的黄疸情况进行一次评估，评估时间间隔取决于测量值在小时胆红素列线图上所处的危险区间，对 TSB、Tcb 的监测和对高胆红素血症高危因素的评估应贯穿始终，并强调严密的随访和适时的干预。

3. **门诊随访** 应仔细询问病史，包括出生情况、黄疸出现的时间、父母血型、治疗经过、大小便颜色、前一胎情况、喂养史，并进行体格检查，测 Tcb。

4. **住院管理** 应仔细询问病史，包括出生情况、黄疸出现的时间、父母血型、治疗经过、大小便颜色、前一胎情况、喂养史。应急查 TSB、血常规与网织红细胞、肝肾功能、血型、输血前全套。进一步完善促甲状腺激素、血沉、血培养、TORCH 全套、CRP 等检查。急查 TSB 水平达到光疗或换血阈值者，应立即进行治疗。

四、出院前评估及随访

为防止出现重度高胆红素血症和预防胆红素脑病，2014 年中国《新生儿高胆红素血症诊断和治疗专家共识》指出，每例新生儿出院前都应该测 1 次 TSB 或 Tcb，若出院前胆红素水平处于第 75 百分位数以上，建议延长住院时间，继续留院监测胆红素水平的动态变化。出院前胆红素水平处于第 75 百分位以下的新生儿可以出院，但需根据出院日龄或出院前的胆红素水平制订出院后的随访计划。鉴于我国目前大部分产科经阴道分娩的新生儿在出生后 48~72 小时出院，剖宫产在 96~120 小时出院，出院后随访计划可参考表 13-2-3。对于存在高危因素的新生儿，出院后随访时间可以考虑提前和延长。必要时每日监测或一日监测几次胆红素，对于吉尔伯特综合征阳性患儿可以监测 1~3 个月。

表 13-2-3 新生儿出院后随访计划

出院前的小时龄	出院时胆红素水平	随访计划
48~72 小时	<第 40 百分位数	出院后 2~3 天
	第 40~75 百分位数	出院后 1~2 天
72~96 小时	<第 40 百分位数	出院后 3~5 天
	第 40~75 百分位数	出院后 2~3 天
96~120 小时	<第 40 百分位数	出院后 3~5 天
	第 40~75 百分位数	出院后 2~3 天

（刘俐 郝虎）

第三节 新生儿胆红素脑病

胆红素脑病（bilirubin encephalopathy，BE）是由 IB 毒性所致的基底节及不同脑干神经核受损的中枢神经系统疾病。以前临床上常将“胆红素脑病”和“核黄疸”相互通用；目前推荐的分类是将生后数周内胆红素所致的中枢神经系统损害称为急性胆红素脑病（acute bilirubin encephalopathy）；将胆红素毒性作用所致的慢性和永久性中枢神经系统损害或后遗症称为慢性胆红素脑病（chronic bilirubin encephalopathy）或核黄疸(kernicterus)。

IB 升高也可引起胆红素诱导暂时性脑病(bilirubin-induced transient encephalopathy),即胆红素引起的神经系统损伤是可逆性的,临床表现随着胆红素水平的增高而逐渐出现,如嗜睡、反应低下;但随治疗后胆红素降低而症状消失;脑干听觉诱发电位显示各波形的潜伏期延长,但可随治疗而逆转。

一、病 因

胆红素脑病为新生儿高胆红素血症最严重的并发症,早产儿更易发生。主要见于胎龄>35 周的新生儿,TSB>20mg/dl(342μmol/L)和/或上升速度>每小时 0.5mg/dl(8.5μmol/L);但合并高危因素的新生儿在较低胆红素水平也可能发生,低出生体重儿甚至在 10~14mg/dl(171~239μmol/L)即可发生胆红素脑病。其主要原因如下。

1. **胆红素产生增多和处理能力不足** 新生儿出生后,各种原因导致红细胞破坏(如 ABO 或 Rh 血型不合溶血病),游离 IB 产生过多,加之肝发育尚未完全成熟(尤其是早产儿),UGT 生成水平低下,或存在遗传性 UGT 活性缺陷(Crigler-Najjar 综合征),特别需要注意多个黄疸基因缺陷导致的黄疸代谢通路病,临床上较为常见的是的 *G6PD* 阳性合并吉尔伯特综合征阳性,此类患儿黄疸程度高,黄疸时间长,血液循环中 IB 水平明显增加。

2. **血浆白蛋白水平低** 新生儿存在低蛋白血症时,与 IB 结合能力有限;如有酸中毒存在,白蛋白与 IB 结合能力进一步下降,导致 IB 呈游离状态,不能进入肝脏进行代谢。

3. **血脑屏障发育不成熟** 新生儿(尤其是早产儿)早期血脑屏障发育尚未完全成熟,在某些病理状态下,血脑屏障通透性进一步增加,游离 IB 易通过血脑屏障进入中枢神经系统,可造成急性中枢神经系统损害(急性胆红素脑病),如不经治疗干预,可造成永久性损害(慢性胆红素脑病)。损害部位主要在基底神经节、海马、下丘脑神经核和小脑神经元;尸体解剖可见相应部位的神经核黄染,即核黄疸(文末彩图 13-3-1)。

二、临床表现

目前国内指南将胆红素脑病分为第 1 期(警告期)、第 2 期(痉挛期)、第 3 期(恢复期)、第 4 期(后遗症期)。多将前 3 期称为"急性胆红素脑病",第 4 期称为"慢性胆红素脑病"。欧美指南将急性胆红素脑病分为 3 期:初期、中期、极期。胆红素脑病的分期和临床表现见表 13-3-1。

表 13-3-1 胆红素脑病的分期和临床表现

国内分期	欧美分期	临床表现	持续时间
第 1 期(警告期)	初期	反应低下,运动减少,吸吮无力,哭声高调,肌张力低	12~24 小时
第 2 期(痉挛期)	中期	激惹、拒乳,吸吮无力,哭声高尖,肌张力高	12~48 小时
	极期	迟钝、拒乳,昏迷、惊厥,呼吸衰竭,角弓反张	
第 3 期(恢复期)		反应及吃奶好转,抽搐次数减少,角弓反张逐渐消失,肌张力逐渐恢复	2 周
第 4 期(后遗症期)		智力障碍,手足徐动,眼球运动障碍,听觉障碍,牙釉质发育不良	

1. **急性胆红素脑病** 主要临床表现:①全身皮肤、黏膜、巩膜明显黄染,黄疸出现时间早、程度重、进展快;②初期患儿反应低下、嗜睡、迟钝、吸吮无力、活动减少、肌张力低;③病情进展(中期)表现为激惹、拒乳、哭声高尖、呼吸暂停、肌张力高;④严重者(极期)出现昏迷、惊厥、呼吸衰竭、角弓反张。

2. **慢性胆红素脑病** 表现为智力障碍、手足徐动、眼球运动障碍、听觉障碍和牙釉质发育不良等。

三、辅助检查

1. **血清胆红素测定** TSB 明显升高,以 IB 升高为主。

2. **头颅 MRI** 胆红素神经毒性的作用部位具有高度的选择性,最常见的部位是基底神经核的苍白球。急性胆红素脑病的头颅 MRI 特征性表现为双侧苍白球对称性 T_1 加权高信号。此改变与患儿长期预后相关不明显,数周或数月后上述 T_1 加权高信号逐渐消失,恢复正常;若在相应部位呈现 T_2 加权高信号,即慢性胆红素脑病的改变,提示预后不良(图 13-3-2)。

3. **脑干听觉诱发电位**(brainstem auditory evoked potential,BAEP) 是指起源于耳蜗听神经和脑干听觉结构的生物电反应,常用于筛查胆红素脑病所致的听

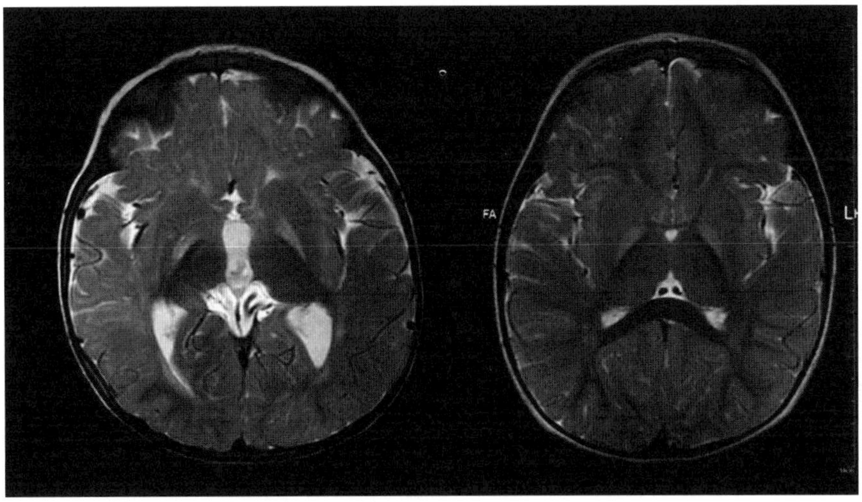

图 13-3-2　胆红素脑病头颅 MRI 特征性表现
双侧苍白球对称性 T_2 加权高信号(左);双侧苍白球对称性 T_1 加权高信号(右)。

神经损伤。BAEP 在胆红素急性神经毒性表现中出现最早,是监测病情发展的敏感指标,也可是唯一表现。血清胆红素升高对中枢神经系统的毒性作用可通过观察 BAEP 的Ⅰ波、Ⅲ波、Ⅳ波的波峰潜伏期及Ⅰ~Ⅲ波、Ⅲ~Ⅴ波的峰间潜伏期的延长来判断;急性期 BAEP 的改变也可随及时治疗、血清胆红素水平下降而好转。

4. **黄疸基因检测**　新生儿重症黄疸与基因缺陷密切相关,特别是黄疸代谢通路病是新生儿危重黄疸的重要原因,需要进行黄疸相关的 24 个基因或者更多基因的检测以明确病因。

(刘俐　郝虎)

第四节　新生儿高胆红素血症的治疗

新生儿高胆红素血症的治疗目的是降低血清胆红素水平,预防重度高胆红素血症和胆红素脑病的发生。光疗是最常用的有效且安全的方法。换血疗法可以换出血液中的胆红素、抗体及致敏红细胞,一般用于光疗失败、溶血病或已出现早期胆红素脑病临床表现者。另外还有一些药物可以起到辅助治疗作用。鉴于未与白蛋白结合的游离胆红素在胆红素的神经毒性中起决定作用,且国内尚无条件普及血清游离胆红素的定量测量,因此当新生儿存在游离胆红素增高的因素,如低血清白蛋白、应用与胆红素竞争白蛋白结合位点的药物、感染时,建议适当放宽干预指征。TSB 与白蛋白的比值(B/A)可作为高胆红素血症干预决策的参考。

一、光照疗法

详见第五章第十五节光照疗法。

二、换血疗法

详见第五章第十六节换血疗法。

三、药物治疗

1. **供给白蛋白**　当血清胆红素接近换血水平,且血白蛋白<25g/L,可输白蛋白 1g/kg 或血浆 10~20ml/kg,以增加其与游离胆红素的结合,加强胆红素的转运和代谢,减少透过血脑屏障的游离胆红素,降低胆红素脑病的发生风险。

2. **纠正代谢性酸中毒**　在酸中毒的情况下,白蛋白和胆红素的结合受影响。应用 5% 碳酸氢钠提高血 pH 值,以利于游离胆红素与白蛋白的结合。5% 碳酸氢钠剂量(ml)= | 碱剩余 | ×体重(kg)×0.3。

3. **肝酶诱导剂**　能诱导 UGT 酶活性、增加肝结合和分泌胆红素的能力。苯巴比妥每日 5mg/kg,分 2~3 次口服,共 5~7 天。必要时可联合使用尼可刹米每日 0.1g/kg,分 3 次口服,二者联合使用可增加 UGT 的生成和肝摄取游离胆红素的能力,并降低苯巴比妥的副作用。

4. **锡卟啉**　可减少胆红素的产生,锡-中卟啉较锡-原卟啉副作用更小,对血红素加氧酶的抑制作用更强,应用剂量为 0.5μmol/kg(0.25ml/kg)。

5. **益生菌**　研究表明,益生菌补充剂可通过调节肠道微生物菌群,减少肠肝循环,从而有助于黄疸的恢复。

6. **中药**　根据情况可选用茵栀黄颗粒、三黄汤等，必要时（如新生儿肝炎综合征）还可选用清热、利胆的制剂，尽量选用口服制剂。

7. **静脉用免疫球蛋白**　对于同族免疫溶血性疾病引起的高胆红素血症，免疫球蛋白可阻断单核-吞噬细胞系统 Fc 受体，抑制吞噬细胞破坏已被抗体致敏的红细胞，减轻溶血和高胆红素血症。用法为 0.5～1.0g/kg，于 2～4 小时内静脉滴注。早期应用临床效果较好，必要时可重复应用。

8. **肾上腺皮质激素**　主要用于严重溶血病，目的是阻止抗原与抗体反应，减少溶血，增加 UGT 与游离胆红素的结合能力。泼尼松每日 1～2mg/kg 分 3 次口服，或氢化可的松每日 6～8mg/kg 或地塞米松每日 1～2mg 加入 10% 葡萄糖溶液 100～150ml 静脉滴注。疑有感染者在有效抗感染药物的控制下慎用。

四、其　他

防治低血糖、低体温，纠正缺氧、贫血、水肿和心力衰竭等。

（刘　俐）

参考文献

1. 杜立中. 新生儿高胆红素血症早期筛查及风险评估若干进展. 现代实用医学，2019，31（3）：281-283.
2. 王卫平，孙锟，常立文. 儿科学. 9 版. 北京：人民卫生出版社，2018.
3. 中华医学会儿科学分会新生儿学组，《中华儿科杂志》编辑委员会. 新生儿高胆红素血症诊断和治疗专家共识. 中华儿科杂志，2014，52（10）：745-748.
4. 刘俐. 我国新生儿黄疸诊治现状和面临的挑战. 中国新生儿科杂志，2009，24（4）：198-202.
5. 石碧珍，陈兰，韩树萍，等. 健康新生儿经皮小时胆红素百分位列线图预测高胆红素血症的价值. 中国当代儿科杂志，2016，18（3）：201-205.
6. Queensland Clinical Guidelines. Neonatal jaundice. Queensland Health，2017：19-23.
7. AMOS E C，JACOB H，LEITH W. Jaundice in newborn babies under 28 days：NICE guideline 2016（CG98）. Archives of Disease in Childhood-Education and Practice，2017，102（4）：207-209.
8. BHUTANI V K，POLAND R，MELOY L D，et al. Clinical trial of tin mesoporphyrin to prevent neonatal hyperbilirubinemia. J Perinatol，2016，36（7）：533-539.
9. YU Z B，HAN S P，CHEN C. Bilirubin nomograms for identification of neonatal hyperbilirubinemia in healthy term and late-preterm infants：systematic review and meta-analysis. World J Pediatr，2014，10（3）：211-218.
10. WU G Y，ISRAEL J. Diseases of the liver and bile ducts：Diagnosis and treatment. Clifton：Humana Press，1998：293-301.

第十四章　新生儿呼吸系统危重症

新生儿呼吸系统代偿能力比较差，呼吸系统危重症发生率和病死率均比较高，其中新生儿呼吸窘迫综合征和感染性肺炎仍是新生儿死亡的重要原因，新生儿胎粪吸入综合征、气漏、肺出血等病死率仍比较高。由于早产儿存活率增加，支气管肺发育不全发生率呈上升趋势。近年来新生儿呼吸治疗技术发展比较快，掌握新生儿呼吸治疗技术是新生儿科的基本工作，也是抢救危重新生儿的重要方法。本章主要阐述新生儿呼吸系统危重症及其急救处理。

第一节　呼吸系统发育与解剖生理特点

呼吸系统的发生与发育包括结构和功能两个方面，结构的发育包括肺泡、呼吸道和肺血管，肺在胚胎早期起源于前肠腹侧的囊状突起，在胚胎期和假腺期逐渐发育，形成呼吸道及气管支气管树，随着组织的生长和细胞的分化，在胎儿后期逐渐形成成熟的肺泡、气血交换屏障等。任何时期影响肺结构正常发育进程的因素，均可导致相关的先天畸形。

一、肺结构发育的分期

肺结构的发育分为五期，分别是胚胎期、假腺期、小管期、终末囊泡期、肺泡期，前两期为器官形成期，而后三期为分化期。

1. **胚胎期**　胚胎第 3~6 周，主呼吸道出现，称为胚胎期。除鼻腔上皮来自外胚层外，呼吸系统其他部分的上皮均由原始消化管内胚层分化而来。胚胎肺首先萌芽于食管腹侧，肺芽和食管之间的沟槽逐渐加深，肺芽在间叶组织间延伸，并分支形成未来的主支气管。随后，通过叉状分支，分别于胎龄 37 天、42 天及 48 天形成气道，叶支气管、段支气管及次段支气管。内胚层细胞向上皮细胞谱系转化，需要一些转录因子的表达，至少有 15 种同源结构域的基因（*HOX* 基因）参与肺形态的发育。这些转录因子和生长因子的缺乏可导致肺的异常发育，如气管食管瘘，以及改变分支形态，发生严重的肺发育不全和完全性肺发育不全。肺血管从第 6 个主动脉弓的分支形成肺芽间质的血管丛，肺血管发育的主要调节因子是血管内皮生长因子及其受体，孕 37 天可辨认出肺动脉，而肺静脉的发生稍晚一些。

2. **假腺期**　胚胎第 7~15 周，是主呼吸道发育到末端支气管，15~20 级的呼吸道分支形成的时期，称为假腺期。在此期，所有将发育为肺泡管的分支逐渐形成，发育中的气道内布满了含有大量糖原的单层立方细胞。胚胎第 9~10 周时出现一些具有神经上皮小体的上皮细胞和软骨。第 13 周时，近端气道出现纤毛细胞、杯状细胞和基底细胞。肺动脉与呼吸道共同生长，第 14 周时，出现主要的肺动脉管道。肺静脉与之同时发育，但是模式不同，肺静脉将肺分成肺段和次段。

3. **小管期**　胚胎第 16~25 周，是腺泡发育和血管形成的时期，称为小管期。这时期是肺组织从不具有气体交换功能到有潜在交换功能的过渡期。支气管分支和呼吸性细支气管逐渐形成。该期最重要的事件是腺泡出现，潜在气-血屏障的上皮分化，以及分泌肺表面活性物质的 2 型上皮细胞分化。成熟的肺腺泡由一簇呼吸道和肺泡组成，源于终末细支气管，包括 2~4 个呼吸性细支气管，末端带有 6、7 级支芽。这些囊状的分支是肺形成气体交换界面至关重要的第一步。气道周围的间叶组织进一步血管化，并且更接近呼吸道上皮细胞。毛细血管最初形成一种介于呼吸道间的双毛细血管网，随后融合成单一毛细血管。毛细血管和上皮基底膜融合，形成血气屏障结构。如果这一双毛细血管网不能融合，新生儿会因肺泡-毛细血管发育不良而出现严重的低氧血症。直至小管期末，气-血屏障面积呈指数增长，而管壁厚度减少，以此增加潜在的气体交换。

在小管期，很多细胞的特征为中间细胞，它们既不是成熟的 1 型上皮细胞，也不是 2 型上皮细胞。这些上皮细胞形成了胞质中含有板层小体的 2 型上皮细胞，而 1 型细胞可由 2 型细胞转化而来或由中间细胞直接分化为 1 型细胞。随着板层小体含量的增加，2 型细胞的糖原为肺表面活性物质合成提供底物，第 20 周后，富含糖原的立方细胞胞质中出现更多的板层小体。

4. **终末囊泡期**　第26周至足月是终末囊泡期，特点是第二嵴引起的囊管再分化。终末囊泡是远端气道不断延长、分支和加宽的结果，最终肺泡化。肺泡化是终末囊泡随着肺泡隔、毛细血管、弹力纤维和胶原纤维的出现而发生的。第32周开始，肺泡数量剧增，至足月时，肺泡数量为5千万~1.5亿，成人期的肺泡数量为5亿。第32周至足月生后1个月肺泡增长量最快。肺泡的气体体积和表面积从25周至足月快速增长，为新生儿气体交换和存活提供解剖基础。相同胎龄的胎儿，其肺容积和肺泡表面积存在较大差异，气体交换潜能的差异主要取决于肺结构的发育。

5. **肺泡期**　胎儿36周~生后3岁为肺泡期，是肺发育的最后阶段。胎儿出生时肺发育已基本成熟，但进一步发育完善需要到2~3岁。肺泡上皮细胞分化，并形成很薄的气-血屏障是肺发育成熟的形态学标志，这个过程大大增加了可用于气体交换的肺泡表面积。

终末囊泡通过第二嵴不断延长和变薄的重建，间质组织的不断减少，双毛细血管网的重塑，最终成为真正的肺泡。肺血管阻力随着肺血管的重塑和毛细血管网的发生而降低。这个阶段肺泡上皮细胞和间质细胞迅速增殖，早期阶段间质成纤维细胞活跃增殖，但随着胶原、弹性蛋白和纤维连接蛋白的合成和堆积而减少。与肺泡期发育异常相关的新生儿疾病包括持续胎儿循环、新生儿肺动脉高压、大叶性肺气肿、胎粪吸入综合征、呼吸窘迫综合征。

二、气管及支气管解剖结构

气道由一系列分支管道组成，进入肺部较深处时，分支管道直径变小，而数量变多。气管分为左右主支气管，然后进入肺叶，分支为次级支气管，最终形成终端细支气管，这是最小的气道，所有这些支气管组成导气管道，将吸入的空气传导至肺部的气体交换区域——肺泡，由于导气管道不包含肺泡，不参与气体交换，因此称为解剖无效腔。末端细支气管分出呼吸性细支气管，呼吸性细支气管下级结构为肺泡管，完全衬以肺泡。发生气体交换的肺泡化区域被称为呼吸区。终末细支气管远端的肺部形成被称为“腺泡”的解剖学单位。

在吸气过程中，膈肌收缩、牵拉、下降，肋间肌收缩、肋骨抬高、增加胸腔的横截面，胸腔体积增加，空气进入肺部。因为气道的总横截面积增加，因此气流阻力逐渐降低。

新生儿气管及支气管特点：①新生儿气管比儿童、成人的气管直径小，且更具有可塑性，在压力下更容易变形导致气道狭窄或堵塞；②呼吸窘迫患儿吸气压力会导致胸腔内负压增加，可能导致胸廓外气道塌陷；③新生儿气道直径小，更容易因肿胀导致气道阻塞；④新生儿气管较短，在气管插管后，容易导致气管插管移位和意外拔管。头部运动可导致气管插管移位。

三、肺泡发育及肺泡结构

胎儿经由胎盘进行气体交换，新生儿出生后第1次呼吸时，肺泡内液体经由血管及淋巴管吸收，肺部开始承担气体交换功能。出生时为了保障充足的气体交换，需要具有足够的肺泡面积以及与其紧密相近的血管床。

足月儿肺已具有呼吸功能，出生时气道分支模式已近完整，但外围的气道非常短，且包含多级导管，这些结构最终都会发育成肺泡，因此，出生时新生儿肺处于肺泡化期，肺泡化期起始于胎龄36周。

足月儿出生时，处于肺发育的肺泡期（胎龄36周~2岁）。肺泡体积小，壁薄，易与毛细血管进行气体交换。肺泡上皮由1型上皮细胞和2型上皮细胞组成，1型肺泡细胞薄而扁平，覆盖肺泡表面积的90%，1型细胞的基膜与毛细血管内皮细胞的基膜融合形成气-血屏障。2型肺泡细胞呈立方体状，常见于肺泡的角落，仅占肺泡表面积的10%，2型细胞分泌表面活性物质，内衬于肺泡表面，可以有效降低肺泡表面张力。

肺泡化是一个复杂的过程。虽然肺泡的形成依赖于管型期的1型和2型肺泡细胞分化，但真正的肺泡形成直到胎儿晚期才开始，且主要发生在生后。肺泡发育完成的确切时间尚不明确。一项大型研究发现，肺泡发育完成时间可能在18~24个月，大部分肺泡形成约在生后6个月以内，肺泡数量在2岁以后增加很少。

胎龄36周时，传导气道（前腺泡）周围的动脉和静脉的模式已经形成，肺能够支持呼吸。然而，肺仍在发育中，随着气体交换表面形成，呼吸区（腺泡）内新血管形成，血管加速生长。双毛细血管网络融合，肺泡间隔变薄并且血管进一步重塑，显著增加气体交换面积，可达20倍。这种内部腺泡的发育模式贯穿整个童年阶段。

出生后，血管与肺泡成比例同步生长，肺泡气体交换面积扩大。生后前4个月，随着肺泡的形成和增大，每单位肺泡面积的肺动脉数量和毛细血管网络密度增加。在这个过程中，毛细血管床通过形成细长的血管内组织柱，在毛细血管腔内形成内皮细胞桥，最终成为正常的毛细血管网。

正常足月儿和胎龄较大的早产儿出生后能自主呼吸。因为吸入的空气具有比肺泡内气体更高的氧浓度，到达肺泡管的氧可以扩散到肺泡中，然后氧气通过空气-血液屏障扩散到肺泡周围毛细血管中，当红细胞沿着毛细血管流动时，氧气与血红蛋白结合，形成氧合血红蛋白。

气-血屏障包括肺泡上皮细胞及基底层，肺泡壁间质，毛细血管内皮细胞及基底层，血浆和红细胞膜。正常成人气-血屏障平均宽度约为 1.5μm，气体交换非常快，屏障两侧的氧分压和二氧化碳分压相同。胎肺在分娩前不需要进行气体交换，肺部结构没有完全发育，无法独自承担气体交换功能。早产儿末端呼吸单元(肺泡囊和肺泡)发育不完全，气-血屏障较厚，不能有效进行气体交换。末端呼吸单元的发育主要集中在胎儿后半期，气体交换屏障的厚度与胎龄呈负相关，因此早产儿的胎龄越小，这种结构性问题越大。

四、新生儿肺泡结构特点

1. 新生儿肺泡 新生儿(尤其早产儿)肺泡数量少，代偿能力差，储备能力低。出生时肺泡数量仅相当于成人的 15%左右，85%的肺泡在生后形成。足月儿肺容积约 178ml，胎龄 34 周早产儿肺容积仅 93ml，胎龄小于 28 周早产儿肺容积更小。

2. PS 早产儿容易发生 PS 合成不足。PS 自胎龄 23~25 周开始产生，到 35 周左右 PS 能基本维持肺泡有效开放，在此之前出生的早产儿 RDS 发生率较高。

3. 新生儿肺泡囊结构 新生儿肺泡没有 Kohn 孔(相邻肺泡之间存在的微小通道)，这降低了新生儿肺泡横向循环能力，缺乏侧支气体流动通路，在发生下呼吸道阻塞时，更容易失代偿。

(陈 超)

第二节 新生儿呼吸系统先天畸形

新生儿呼吸系统先天畸形(congenital malformation of respiratory system)是指在胚胎和胎儿期呼吸系统发育过程发生异常导致的解剖结构和组织形态缺陷。呼吸系统先天畸形发生率较高，种类比较多，是新生儿出生后呼吸困难和呼吸系统危重症的重要原因，需要紧急处理。本节主要阐述常见的先天性气管狭窄、先天性气管食管瘘、先天性肺发育不全、先天性肺囊肿、先天性肺隔离症、先天性膈疝等。

一、先天性气管支气管软化症

先天性气管支气管软化(tracheobronchomalacia，TBM)是指气管壁因气管软骨环异常或部分气管壁纵行弹性纤维萎缩减少，肌弹性张力减退或气道软骨完整性被破坏导致气管坍塌狭窄。1963 年 Dunbar 首次提出气管软化的概念。根据软化部位不同，如软化部位发生在气管，称气管软化(tracheomalacia)，若仅累及主支气管，气管未发生病变，称支气管软化(bronchomalacia)，如气管、主支气管均累及，则称为气管支气管软化。先天性气管软化在人群中发病率至少为 1/2 100，支气管软化较气管支气管软化少见。

(一) 病因与发病机制

先天性气管软化由软骨发育不成熟或软骨缺乏造成，与造成气管软骨基质形成异常的疾病相关，这些疾病包括多发软骨炎、软骨软化症，造成胶原纤维成熟障碍及气管支气管结缔组织软弱。

与先天性气管软化关系最为密切的是气管食管瘘和食管闭锁，在气管食管瘘及食管闭锁婴儿尸检标本中发现 75%的患儿存在气管软骨周长减少及气管膜部扩大。在气管食管瘘及食管闭锁患儿气管膜部发现食管肌肉。推测先天性气管软化可能是在前肠分化为气管和食管过程出现异常。

气管由前部的软骨环和后部的膜性结构组成，两者正常比例约为 4.5∶1，而气管软化患儿可降至 2∶1~3∶1，其比例下降代表气管硬度下降，气管软化患儿呼气相气道塌陷更为明显。

(二) 临床表现

主要表现为持续或反复喘息，呼吸困难，以及肺炎、肺不张等，症状随活动增多而明显，或因伴发感染而加重。以往认为气管支气管软化临床表现在生后数周出现，近期研究表明原发性气管支气管软化约 95%患儿首发呼吸道症状在出生时即出现。轻中度软化以喘息为主，重度软化以呼吸困难、反复感染、肺不张为主要表现。反射性呼吸暂停是气管支气管软化最严重的临床症状，是气管受分泌物或食管内食团刺激时所发生的反射，呼吸停止进而导致心搏骤停。

(三) 诊断

纤维支气管镜检查是诊断气管支气管软化的金标准，可直接观察气道动力性塌陷。国内纤维支气管镜诊断气管支气管软化的分度标准：呼气相气管直径内陷≥1/3 为轻度，≥1/2 为中度；≥4/5 接近闭合，看不到圆形管腔为重度。国外以气道直径内陷≥1/2 作为诊断标准。近年逐渐开始应用 CT、MRI 等无创性影像检查方法评估气管支气管软化。

气管支气管软化易被误诊为反复呼吸道感染、支气管异物等疾病，需慎重鉴别。

（四）治疗

绝大多数轻度原发性气管支气管软化不需特殊治疗，随着年龄增长，气管软骨逐渐发育变得坚固，多数患儿在 2 岁左右症状逐渐消失。合并肺部感染时，以保守治疗为主，辅以控制感染、吸氧、促进排痰等治疗。

经常规保守治疗无效者，可选择经鼻持续气道正压通气（nCPAP）、气道内支架植入及外科治疗。nCPAP 是治疗中重度气管软化的有效手段，通过建立气流支架保持气道通畅。

气道内支架植入可支撑软骨薄弱处，保持气道开放，迅速有效缓解气道狭窄导致的呼吸困难等症状，延长生存期，提高生活质量。气道内支架植入最大优点在于创伤小、术后恢复时间短。

对危及生命的重度气管软化，需手术治疗。手术适应证：反复肺部感染、间断呼吸道梗阻、拔管困难、反射性呼吸暂停、其他治疗手段无效。手术方式有气管切开、气管切除术、气管成形术、主动脉固定术等。

二、先天性气管食管瘘

先天性气管食管瘘（tracheoesophageal fistula，TEF）是指气管与食管间分隔不全形成气管食管瘘，常与食管闭锁同时存在，也有表现为支气管食管瘘。发病率约 1/4 000～1/3 000。生后即出现口吐泡沫，呛咳，呼吸困难。

（一）病因与分类

先天性气管食管瘘系内胚层前肠贯通不全的发育畸形，在胚胎发育第 3～6 周发生。食管闭锁按 Gross 分型法，可分为 5 型，其中 2 型、3 型、4 型、5 型合并气管食管瘘：①1 型：食管上下段均闭锁，无气管食管瘘，两盲端距离较远；②2 型：食管上段与气管有瘘管相通，食管下端呈盲袋，两盲端距离较远；③3 型：食管上段闭锁，下端食管与气管有瘘管相通；④4 型：食管上、下段均有瘘管与气管相通；⑤5 型：无食管闭锁，食管与气管有瘘管相通，呈“H”状，气管瘘口稍高于食管。

（二）临床表现

先天性气管食管瘘生后即出现口吐泡沫、呛咳、呼吸困难、窒息等表现，尤其是进食后症状明显，可有反复呼吸道感染症状。先天性气管食管瘘可伴有气管狭窄，表现为呼吸困难。

（三）诊断

纤维支气管镜、CT 三维重建和食管碘液造影有助于诊断，明确部位、大小和分型，并排除其他病因。对疑有食管气管瘘患者，应避免吞钡检查，以防钡剂吸入难以处理。

（四）治疗

以手术治疗为主。有呼吸困难者需气管插管和机械通气。

三、先天性肺发育不全

先天性肺发育不全（congenital hypoplasia of lung，CPH）是胚胎发育障碍所致的先天性肺、支气管、肺血管发育不良。轻型症状出现较迟，预后较好，重型于生后数小时出现症状，预后差。

（一）病因与分类

病因未完全清楚，可能与父母遗传因素、宫内病毒感染（特别是风疹病毒）、母亲维生素 A 缺乏、羊水过少、胸腔占位病变等有关。

先天性肺发育不全可发生在全肺、一侧肺或一叶肺。分为三类：①肺不发生（pulmonary agenesis）：支气管及肺完全缺如；②肺未发育（pulmonary aplasia）：支气管已发生，但未发育，只有退化的支气管，而无肺组织和血管；③肺发育不良（pulmonary hypoplasia）：支气管已发育，但较正常小，肺组织和血管也发育不良。

（二）临床表现

两肺发育不全不可能生存，部分肺发育不全者临床表现差别很大。轻者新生儿期不出现症状，但易发生反复呼吸道感染，病程迁延。重者生后不久出现呼吸困难，发绀，呼吸衰竭，患侧呼吸运动减弱，呼吸音减弱，心音移向患侧。X 线表现为患侧肺体积小，肺纹理稀少，横膈升高，纵隔向患侧移位。

右侧肺发育不全时常伴有心血管畸形，如动脉导管未闭，右位心，伴室间隔缺损，主动脉狭窄及血管环，也可伴有胃肠道、肾、脑、骨骼畸形，如双肺发育不全，可同时伴有多囊肾、尿道梗阻、无脑畸形、软骨发育不良等。

（三）治疗

主要是对症治疗，吸氧、机械通气，或手术治疗。

四、先天性肺囊肿

先天性肺囊肿（congenital pulmonary cysts，CPC）是较常见的肺部发育异常，多在婴幼儿期出现症状，也可于新生儿期发病。囊肿可为单个或多个，男性多于女性。约5%的患儿同时伴有其他先天性畸形，如多囊肾或多囊肝。

（一）病因与分类

在胚胎发育第4~6周支气管开始萌芽，由于支气管萌芽发育异常，造成支气管的一段或多段完全或不完全闭锁，与肺芽分离，支气管远端逐渐扩张形成盲囊，囊内细胞分泌的黏液积聚形成囊肿。

囊肿发生在支气管称为支气管源性，多位于纵隔内或靠近纵隔。囊肿发生于近肺泡的细支气管则称为肺泡源性囊肿，多位于肺实质内。如囊肿与正常支气管不相通，囊内仅有黏液，称黏液囊肿。如与正常支气管相通，空气进入囊内，称为气囊肿。如相通部位形成活瓣，空气易进不易出，则成为张力性气囊肿，囊内压力增高压迫肺组织，形成纵隔疝。新生儿期的先天性肺囊肿多为单个气囊肿。

（二）病理变化

支气管源性囊肿的内层由支气管壁的柱状上皮细胞和纤毛上皮细胞组成，外层为弹力纤维、肌纤维、黏液腺和软骨。肺泡源性囊肿的外层无肌纤维。囊肿部位70%在肺内，30%在纵隔，2/3在下叶，右肺略多于左肺。

（三）临床表现

临床表现的严重程度与囊肿的大小、部位、有无并发症有关。如囊肿小、压力不高、离支气管较远，可无症状或在年长时出现症状。如囊肿较大、离支气管较近、压力较高，则症状重，生后即出现临床表现。

1. **呼吸系统表现**　囊肿与支气管相通，易并发反复呼吸道感染，出现发热、咳嗽、呼吸困难、发绀、湿啰音等，感染常反复发生或迁延不愈。

2. **压迫症状**　如囊肿较大可发生压迫症状，出现呼吸困难、发绀、喘鸣音，患侧呼吸音减弱，叩诊呈浊音。如发生张力性气囊肿，出现类似气胸的症状，呼吸困难严重，患侧叩诊呈鼓音，呼吸音减弱，纵隔移位，可危及生命。

3. **影像表现**　单个黏液性囊肿X线显示圆形或椭圆形致密影，边界清楚；气囊肿显示薄壁透亮影，可见液平；张力性气囊肿显示大透亮区，囊壁压迫肺组织，可见肺不张影，纵隔移位；多发性囊肿显示蜂窝状影，分布在同一肺叶内，囊壁薄，可见小液平。许多病例X线表现不明显，应进一步做CT检查。

（四）诊断与鉴别诊断

1. **诊断**　对出生后反复发生或迁延不愈、治疗困难的呼吸道感染，应及时行X线检查，若在同一部位持续存在囊状或蜂窝状阴影，应考虑先天性肺囊肿，伴有感染者，在抗感染治疗后复查胸部X线检查。对怀疑先天性肺囊肿者，应进一步做CT检查，CT检查可清楚显示囊肿的大小、数量、范围、囊壁厚度、与周边组织的关系，能准确定位。

2. **鉴别诊断**　先天性肺囊肿易被误诊，误诊率可达47%，应与下列病症鉴别：金黄色葡萄球菌肺炎、肺大疱、肺脓肿、气胸、先天性膈疝和肺隔离症等。

（五）治疗

诊断确立后应择期手术治疗，并发感染者先给予抗感染治疗，呼吸困难者需机械通气，对张力性气囊肿可急诊手术。

五、先天性肺囊腺瘤样畸形

先天性肺囊性瘤样畸形（congenital cystic adenomatoid malformation，CCAM）是一种先天性肺部发育异常，以肺部组织呈多囊样包块合并支气管异常增殖为特征的病变。该病年发病率为1/35 000~1/10 000，占先天性肺部畸形的25%~30%，无肺叶、性别及种族差异。

（一）病理与发病机制

CCAM具体发病机制尚不明确，目前较普遍的观点认为在胚胎发育时期受到某些因素的影响，导致正常肺泡发育缺陷，终末支气管多囊肿样增生导致的错构瘤样病变，伴有局部肺组织的异常发育。人体肺组织的发育过程分为五个阶段：胚胎期（3~6周）、假腺期（7~15周）、微（小）管期（16~25周）、终末囊状期（26~35周）、肺泡期（36周~生后3岁）。研究表明，不同类型的CCAM反映了肺部发育异常发生于肺发育不同阶段，发生在假腺期的肺发育异常主要表现为CCAM Ⅰ、Ⅱ、Ⅲ型，其特征为具有上皮细胞的支气管；发生在22~36周的肺发育异常主要表现为上皮囊腺型（CCAM Ⅳ型）。关于CCAM的病因，目前仍不明确，需进一步研究。

1. **病理**　CCAM的组织学检查显示其囊壁内膜包含多种上皮成分，包括单层、假复层、复层立方或柱状纤毛上皮，其排列呈无序状态，且囊壁缺乏软骨组织。过度增生的终末支气管团块样结构，无肺泡分化，可与正常肺组织交通，有正常血液供应。

2. **发病机制**　①支气管闭锁学说：Stocker等首先提出CCAM可能与支气管闭锁相关，但无证据证实。Moerman等从4例CCAM的尸检中发现每例均有阶段性支气管闭锁或缺如，为以上假说提供了解剖学证据，认为是支气管闭锁导致支气管过度增生，并推测CCAM是肺发育过程中细胞增生和凋亡不协调的结果。②生长因子学说:Formont-Hankard 等提出神经胶质细胞衍生营养因子(GDNF)的异常表达与肺发育停滞有关。Sven、Weber 等发现 VEGF-VEGFR2 的过度表达与 CCAM 的发生有关,但却不能用来鉴别 CCAM 与肺隔离症。其他生长因子如 FGF、血小板源性生长因子 BB 等与该病的产生有关,可单一或多因子联合作用。③增殖与凋亡失衡:主要包括 *HOXB5*、*CyclinD1*、*PCNA*、*CC10* 等的过度表达及 *FABP-7* 的抑制性表达,以上基因的表达或抑制均与肺组织过度增生相关。Cass 等检测发现,CCAM 病变与相应孕周正常胎儿肺相比较,细胞增殖指数增加 2 倍,凋亡体仅为 1/5,由此假设,CCAM 是肺发育过程中细胞增殖和凋亡失衡的结果。

(二)分型

Adzick 等于 1985 年依据产前超声诊断情况对 CCAM 进行了分型。①Ⅰ型:大囊肿型,单腔或多腔囊肿,直径>2cm,通常累及 1 个肺叶,囊腔内一般充满空气或黏液,患病率为 60%~70%。该型缺陷通常产生于肺发育过程中微管或假腺期的损伤。囊肿通过压迫周围正常肺组织,导致新生儿呼吸衰竭,从而威胁其生命,该症状通常出现在新生儿生后 1 周内,通常不伴发其他畸形。②Ⅱ型:微囊肿型,单腔或多腔囊肿,直径<2cm,通常累及 1 个肺叶,患病率为 15%~20%。该型 CCAM 与肺内型 BPS 相似,但囊肿的组织学类型不同,很多情况下,两者可同时出现在同一个患者体内。此种类型 CCAM 可伴发多种先天畸形,如食管闭锁、气管食管瘘、双侧肾发育不全、肠闭锁,以及骨骼和中枢神经系统发育异常等。③Ⅲ型:混合型,通常为实性肿块,无囊腔,直径<0.5cm,多发,可累及全部肺叶或双肺,患病率为 5%~10%。显微镜下可见不规则的支气管结构,被覆正常肺组织的立方上皮细胞。该型 CCAM 男性多于女性。增大的肺可引发胎儿纵隔移位,导致对侧肺发育不全,还可产生由腔静脉受压及心脏压塞引起的胎儿水肿。④Ⅳ型:外周薄壁囊肿,直径>7cm,通常表现为由肺炎或自发性气胸引起的肺功能障碍,或是无症状的偶然发现,囊内含大量气体,患病率<10%。

(三)临床表现

CCAM 患儿临床表现因肺部肿块的大小、体积、性质、位置等因素而迥然不同。对于肿块不大、局限于某一肺段或肺叶,位置偏离支气管、细支气管者,多不表现出任何临床症状;对于肿块较大、跨越 1 个肺叶甚至双侧病变,对支气管或细支气管造成压迫的患儿,通常可表现出临床症状。最常见的包括咳嗽、呼吸困难、气促、发绀、反复肺炎等,还有部分患儿由于肿块压迫细支气管,造成呼吸运动不对称,随着时间增加可逐渐表现出漏斗胸,甚至合并脊柱侧弯。

(四)辅助检查

1. 超声检查 因 CCAM 是先天性肺发育性疾病,胎儿在子宫内时肺结构异常既已存在,由于超声检查无辐射对胎儿无损伤,目前广泛应用超声筛查胎儿结构异常。1975 年 Garrett 首次报道应用产前超声诊断 CCAM,影像学检查可清楚地显示肺部肿块的性质及血液供应,现在大多数 CCAM 患儿可经产前超声及 MRI 诊断。据报道,孕 16 周诊断胎儿 CCAM,准确率可达 90%。目前大多数均可在孕 18~22 周确诊。产前超声是胎儿 CCAM 的首选诊断方法,多数能定性诊断,具有无创、简单、方便、花费少等优点,但受操作者主观影响大,且易受胎儿体位、肋骨影响,尤其是微囊性,表现为边界不清的回声略高区,易漏诊,在孕 28~37 周时很难经超声检测。CCAM 在超声图像中可表现为胸腔内实质性强回声或囊肿直径大小不等的囊实性混合回声肿块。较大的肿块可产生压迫效应,导致心脏及纵隔移位,偏向对侧,严重者可压迫心脏及胸腔内血管,造成胎儿胸腔积液、腹水甚至全身水肿。

2. MRI 检查 MRI 是一种高分辨率的影像学技术,通过对比溶液和活细胞中相对分子质量较小的蛋白质、核酸以及其他分子的结构,达到分辨正常组织与异常组织的作用,对细胞不产生损伤。相较于超声,MRI 具有较高的软组织分辨能力,可实施多平面、大视野成像,形象展示病灶周围组织器官的血运、结构情况,能清晰显示病变范围、患侧剩余肺的体积、纵隔及心脏移位程度、对侧肺受压程度、是否合并胎儿水肿等,有助于对 CCAM 的预后进行评估。

3. 胸部 X 线检查 CCAM 患儿的肺部肿块位于胸腔内,无症状的患儿如非已通过产前 B 超知晓,仅凭体格检查,通常都难以发现;部分患儿往往因发热或肺炎于医院行胸部 X 线检查时才发现异常,部分病例甚至胸部 X 线检查都不能检出。X 线特征为:肺内可见大囊性影像,囊性影像中无肺纹理;有时可见不规则的分隔,纵隔偏移;也可表现为实性病变,类似肺实变或肺不张,胸部 X 线检查诊断 CCAM 的敏感性仅为 61%,不是发现并评估病变的可靠指标。因此有必要应用更敏感的检查方法监测 CCAM 病灶的状态。

4. CT 检查 CT 在出生后 CCAM 的检出率可达到 100%,因此常将 CT 作为产后 CCAM 确诊的首选方法。即使患儿产前已由 B 超确诊为 CCAM,在出生后也应行胸部 CT 检查,以进一步了解肿块的大小、体积、性质、位置等，为评估手术时机提供依据。

（五）诊断与鉴别诊断

1. **诊断**　CCAM 的诊断不难，孕妇在产前行 B 超检查多能发现问题，必要时结合 MRI 检查，多数 CCAM 均能于产前得到明确诊断；对于因发热或肺炎或体检等原因行胸部 X 线检查发现异常的，行胸部 CT 即可明确诊断。

2. **鉴别诊断**　CCAM 需要与隔离肺、膈疝、大叶性肺气肿、支气管肺发育不全等鉴别。尽管超声可以诊断 CCAM，但有时超声影像的表现可能也会影响其鉴别诊断。主要鉴别诊断的疾病是支气管肺隔离症，与 CCAM 不同，支气管肺隔离症的供血来源于体循环，通过彩色血流多普勒超声可以发现支气管肺隔离症的体循环供应血管。此外，Ⅲ型 CCAM 表现为高回声或强回声，常常需要与肺的实质性肺部肿瘤（如成神经细胞瘤）进行鉴别；同时需要与大叶性肺气肿作鉴别。Ⅰ型 CCAM 容易与先天性膈疝的胃泡疝入相混淆。需要动态观察嵌顿的胃排空情况来帮助鉴别两者。胎儿磁共振成像检查有助于评估胎儿胸腔内肿块以及鉴别是否为膈疝。需要注意的是，CCAM 可以同时合并先天性膈疝。此外，Ⅰ型囊腺瘤经常被当作肺大疱作出诊断，需注意不要与儿童的继发性的肺大疱相混淆。支气管囊肿通常发生在单侧并靠近主支气管，较易与Ⅰ型 CCAM 混淆。

（六）治疗

1. **产前治疗**　因越来越多的 CCAM 在产前即得到明确诊断，因此及时的产前治疗能够有效地改善预后。主要干预治疗方法包括激素治疗、简单的羊水穿刺术、胸腔羊膜囊分流穿刺术、产时子宫外处理技术（EXIT）及开放性胎儿手术等，需严格掌握适应证。

2. **出生后治疗**　至目前为止，对出生后的 CCAM 予手术切除仍是首选治疗方式，但手术时机、手术方式及手术切除范围仍存在争议。①手术时机：近年来对于手术时机的争议主要在于无症状患儿是否需要早期手术及手术时间上，Aziz D 等认为 CCAM 有自行消退的可能，加之早期手术风险大，可以随访观察而不手术。但随访期间无症状患儿随时都有发生并发症的风险，因此对于产前疑诊为 CCAM 的患儿，生后 1 个月内应完善胸部 CT 检查，明确病灶大小、位置后结合患儿的自身情况及家属意愿选择手术时机，患儿如有症状，则应尽快手术治疗；如无症状，可于 3~6 月龄时择期手术治疗。②手术方式：目前手术分为传统开胸手术及胸腔镜下手术两种方式。随着微创技术的发展，越来越多的医生选择经胸腔镜手术，但是由于胸腔镜操作空间小，大型及粘连重的 CCAM 仍建议行开放手术治疗。③手术切除范围：手术可分为楔形切除、肺段切除、肺叶切除甚至全肺切除。CCAM 患儿（尤其是新生儿）首选肺叶切除术，因为其肺组织尚有较强的生长及恢复能力。但如果病灶较小，发生于多个肺叶或患儿年龄过大，则应尽量考虑肺段切除术或楔形切除术，以尽量保留正常肺组织及肺功能。对于双侧肺病变，原则上先处理严重一侧，3 个月后可选择二次手术切除。

（七）预后

目前研究认为 CCAM 胎儿的预后与胎儿水肿、肺头比（CCAM volume-to-head circumference ratio，CVR）、是否合并其他畸形以及 CCAM 的病理分型密切相关。CCAM 胎儿的预后与是否合并水肿高度相关，合并水肿的胎儿存活率为 0~21%，甚至有报道 CCAM 合并胎儿水肿的情况下死亡率最高可达 100%，而没有水肿的胎儿，存活率为 92%~100%；胎儿预后还与 CVR 密切相关，目前采用的临界值为 1.6，即当 CVR≥1.6 时，80% 的胎儿可能逐渐出现水肿，而当 CVR<1.6 时，仅 2% 的胎儿出现水肿，因此 CVR 值是常用的 CCAM 预后指标；CCAM 的预后与病理分型密切相关，微囊型或实质性病变的预后较差，死亡率较高，而大囊型一般预后相对较好；CCAM 通常是孤立型，少数合并其他异常，1%~21% CCAM 合并有其他先天病灶，如肾脏、心脏、消化道闭锁、骨骼发育异常和颜面部畸形等，胎儿合并畸形种类越多，程度越严重，特别是合并多种畸形且存在染色体异常的情况下其预后越差。

六、新生儿肺隔离症

支气管肺隔离症（bronchopulmonary sequestration，BPS），也称为先天性隔离肺或支气管肺组织分离症，是由于胚胎肺的发育中有一部分与支气管树缺乏明显交通的无功能肺组织（部分肺组织与正常肺分离），其血供完全或者主要是来自于体循环，静脉回流入肺静脉。作为一种胎儿先天性肺发育性疾病，其发生率仅次于 CCAM。多发生在左肺。30% 的病例伴有其他先天性畸形。该病表现多样，可从一个异常的血管供应一个隔离肺，到异常的肺组织没有异常的血流供应，是一种肺以及血管畸形并存混杂的病例。

（一）病因与发病机制

隔离肺的发生机制目前尚不十分清楚。其中一种病因学说，即“Pryce 的牵引学说”，指在胚胎发育 4 周开始，在原肠及肺芽周围，有许多内脏毛细血管与背主动脉相连，当另外生长的肺芽组织与食管一起向尾端移行生长时,这些毛细血管就逐渐吸收消失。由于某种原因,与背主动脉相连之内脏毛细血管吸收不完全,发生血管残留时,就成为主动脉的异常分支血管,牵引某一部分胚胎肺组织,形成隔离肺。异位肺芽发育的时间、位置决定了隔离肺本身与正常肺组织之间的关系,甚至可能形成膈肌内或膈肌下BPS,形成远离正常胸腔、与肺或胃肠器官相关的隔离肺组织。

支气管肺隔离症的遗传易感性并不明确,至今所报道病例均为散发病例,并未发现存在家系患病案例,仅有一篇报道,属于同胞兄弟反复发生BPS的病例。

(二)分类

根据隔离肺组织有无独立的脏胸膜将肺隔离症分为2型。

1. **肺叶内型** 隔离肺组织与正常肺组织由同一脏胸膜包裹,此型最常发生在肺下叶后基底段,约2/3发生在左肺,1/3发生在右肺。此型较少伴发其他脏器畸形。

2. **肺叶外型** 隔离肺为副叶或副肺段,有独立的脏胸膜包裹,此型多发生在后肋膈角,约半数患儿伴有其他脏器先天性畸形,如膈疝、先天性心脏病、巨结肠等。

(三)临床表现

1. **占位效应** 隔离肺风险主要在于其占位效应:巨大的隔离肺造成正常肺复张受限,新生儿存在呼吸困难。目前产前诊断可以提供很好的风险预测,在胎儿肿块巨大,甚至出现纵隔压迫、胎儿胸腔积液、水肿的情况下,应该诊断为严重的隔离肺,应该在一个有强大复苏抢救能力同时能对合并胸腔积液的新生儿救治、并且有急诊手术条件的综合机构分娩。

2. **反复感染** 肺叶内型与支气管相通,症状出现较早,但缺乏特异性,可有咳嗽、呼吸困难、反复呼吸道感染,约15%的患者无症状;肺叶外型症状出现较晚,也可无任何症状。

3. **合并畸形** 肺叶外型可合并其他先天性畸形如膈疝、漏斗胸、食管支气管瘘等,常因其他疾病行胸部X线检查时发现。

4. **积液和水肿** 重症隔离肺新生儿往往存在胸腔积液、肺不张,甚至全身水肿。

(四)辅助检查

产前诊断主要是产前超声。支气管肺隔离症的超声图像往往表现为高回声的实性团块,是由大量扩张、发育不良的细支气管构成。产前超声可以从肿块的回声、血供,以及心肺受压情况,计算相应的肺头比,同时通过胎儿磁共振成像(MRI)进一步了解肿块的压迫效应综合诊断及评估。

在产前诊断的基础上,出生后的检查具有目的性。通过增强CT,可以了解肿块的大小、位置、血供,同时了解肿块与正常肺叶之间的联系,确定分型(叶内型/叶外型;胸腔内/腹腔内)。

(五)诊断与鉴别诊断

在产前诊断中,隔离肺的鉴别诊断包括胎儿胸部的所有占位和肿瘤,常见的有CCAM、膈疝(CDH)、大叶性肺气肿(CLE)、成神经细胞瘤、肺破裂以及腹部肿块等。特别是CCAM,在隔离肺内部可能存在囊性改变,比如叶内型隔离肺,很多时候合并存在散在的囊泡,即叶内型隔离肺合并肺囊腺瘤,假如来自体循环的血供不明显,不容易被超声多普勒探测到的话,鉴别就不容易。

所以叶内型BPS的鉴别诊断包括Ⅲ型CCAM、纵隔或胸腔的畸胎瘤及先天性膈疝。Ⅰ型或Ⅱ型CCAM有典型的囊泡征,这样的超声表现和BPS有明显区别;而Ⅲ型CCAM则为密集的高回声,很难和BPS鉴别,二者主要的鉴别要点就是多普勒超声下是否有体循环滋养血管进入该团块。纵隔肿瘤通常有更高的密度,从而产生肿块后方的声影,MR检查具有很好的鉴别能力。通常囊肿的出现提示为CCAM,而三角形病变多为BPS,尤其肿块位于胸腔下段时。对于混合型CCAM除了有主动脉和肺动脉同时供血外,若无明确的囊性结构时可能无法与BPS作鉴别。

膈肌下腹腔内叶外型BPS需与中胚叶肾瘤以及成神经细胞瘤或神经母细胞瘤相鉴别。它可以表现有体循环供应与肾脏分离的上方回声团,既可以是囊性,也可以是实性,有可能被误认为是成神经细胞瘤、神经母细胞瘤或中胚叶肾瘤。成神经细胞瘤和神经母细胞瘤通常源自肾上腺的囊性变,这些都是和BPS不同的表现。同时需要注意是否有食管或重复胃伴有腹腔内BPS的可能,其病灶表现也可为囊性结构。

(六)治疗

对于大多数的BPS,产前诊断有明确的病史。患儿出生后,应尽可能稳定生命体征,同时仔细检查新生儿有无呼吸道症状和合并其他畸形。占位效应不明显的隔离肺及腹腔内膈肌下隔离肺的新生儿几乎不影响呼吸功能,可择期行病灶切除术。重症隔离肺的新生儿,往往存在胸腔积液、肺不张,甚至全身水肿。随着病情从轻到重,治疗方法的选择也会有所不同,大量胸腔积液的胎儿应该在产时或新生儿立即气管插管和胸腔穿刺。需特别注意的是,应在充分评估的情况下进行胸腔穿刺，以避免损伤水肿的隔离肺出现不可挽回的大出血；即使急诊切除巨大的隔离肺组织，也需要警惕继发于长期隔离肺占位效应影响下的肺发育不全、胸廓顺应性变化、肺血管阻力改变、肺动脉高压，这些都是明显影响存活率的因素。

生后的CT检查可以确定诊断并根据影像学结果区分叶内或叶外型，选择手术时机是当前的重要问题。尽管手术年龄尚有争议，但现代小儿外科和围产医学已经使得婴儿任何年龄段手术都是安全的。因此，结合国外多个资料和作者的经验，建议手术年龄在生后的2~6个月为最佳，最迟需要在2岁以内完成治疗。BPS的手术除异常血管处理外，还是比较简单的。这些血管通常较粗、薄壁，而且比肌肉及动脉更有弹性，20%异常血管来自膈下纵隔角，15%的病例中有超过1根的异常血管。膈肌下起源的异常血管通常和左侧的病灶同时出现，处理这些血管除了传统的结扎外，现在尚有用钛夹等技术达到安全处理的效果。这些血管一旦缩回纵隔或膈肌内会导致持续出血，需要特别小心，曾经有因为未被发现的异常血管大出血导致手术死亡的报道。还有由于结扎异常的静脉导致整个同侧肺唯一或全部静脉回流障碍引起术后死亡的报道，这是血管发育畸形的缘故，所以现在认为术前静脉回流评估和动脉评估同样重要。

有文献报道BPS有自行退化，但在临床中尚未真正见到，所以进行生后的影像学检查十分必要。值得注意的是，单纯胸部X线检查不能发现明显病灶，必须行CT增强检查才可避免误诊和漏诊。鉴于可能出现感染的风险，即使这些病变没有临床症状，出生后也需要考虑手术切除。当BPS导致心功能失代偿时，应想到病灶滋养血管栓塞的可能。栓塞后的并发症有疼痛和发热、胸腔积液、下肢短暂性局部缺血、动脉再通以及持续性的胸部X线片改变。

生后可出现反复咳嗽、呼吸道感染、发热等，严重者可引起肺的发育不良，肺功能异常及胸廓变形等，也有报道BPS引起恶性肿瘤改变的。治疗远期的效果也有很多文章论及，腹腔内叶外型BPS的手术切除对于实质没有什么影响，手术风险和远期并发症与新生儿的肺部探查相同。近年来的微创发展，开展小儿或新生儿胸腔镜技术对于治疗腹腔内膈肌下BPS可达到相当完美的临床和外观效果（文末彩图14-2-1、文末彩图14-2-2）。胸腔内BPS的远期预后取决于肺部组织发育不良的程度。在叶外型患者中，手术不会导致肺实质的缺失，其微创效果与腹腔内BPS一样。理论上肺组织的丢失在短期内可能会加重肺发育不全的情况，但临床实践中观察到对肺功能的影响极小，即使在新生儿期治疗也一样。就远期效果而言，BPS病灶的治疗为正常肺组织发育的追赶性生长提供了空间，术后随访的复查CT可清楚地见到胸腔填充状况。经治疗的BPS的患儿复查基本与正常儿一样，偶有呼吸道症状，但通常与整体的肺发育有关。

（七）预防

支气管肺隔离症，可能合并的畸形包括Goldenhar综合征、膈肌缺损、胃肠重复畸形、心脏结构畸形、肺发育不全、漏斗胸，特别是重症隔离肺，术后出现胸廓畸形、漏斗胸的概率相对较高。所以，对于支气管肺隔离症，一定需要针对其他脏器进行全面检查。

七、新生儿膈疝

先天性膈疝（congenital diaphragmatic hernia，CDH）是胚胎发育异常，导致膈肌先天性发育缺陷或发育不全，部分腹腔脏器疝入胸腔，压迫肺和心脏，引起一系列病理生理改变，包括肺泡和肺血管的发育不良，肺顺应性的下降等，是一种较常见的严重的先天性疾病，发病率约1/（2500~3000）（图14-2-3）。由于左侧胸壁皱褶关闭较右侧晚，约85%发生在左侧，右侧发病率约13%，双侧发病率约2%，其中发生右侧CDH的预后较差；临床主要表现为出生后即出现呼吸困难、发绀、呼吸衰竭等。根据膈疝发生的部位分为胸腹裂孔疝、胸骨后疝和食管裂孔疝，其中以胸腹裂孔疝最常见，约70%，食管裂孔疝约27%，胸骨后疝约2%~3%。尽管近年来膈疝的诊断、监护及治疗水平取得了长足进步，但病死率仍可达30%~40%或隐性病死率更高，重症CDH病死率可达50%~60%。致死主要原因是肺发育不全和肺动脉高压。

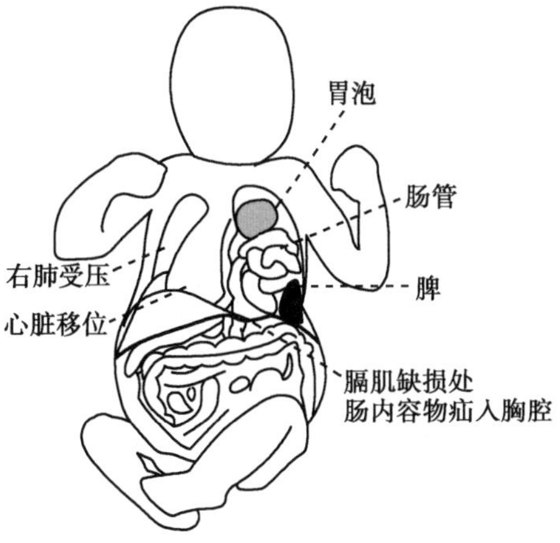

图14-2-3　膈疝导致肺发育不全

（一）病因

CDH病因未明,可能与分子遗传因素和环境因素等相关。CDH多数散发,少数家族性病例为染色体隐性遗传。CDH最常见的非整倍体异常是13-三体、18-三体、21-三体和45X。最常见的遗传综合征是Fryns综合征,而该遗传病的基因位点还不明确,候选基因包括*COUP-TF2*、*NR2F2*、*CHD2*、*DISP-1*、*FOG2*等。其中研究较多的为维A酸信号通路在CDH中的作用。

（二）发病机制

肺发育不全、肺血管异常、持续性肺动脉高压和胎儿循环、肺表面活性物质缺乏以及伴发畸形等局部因素和系统因素,导致不同程度的缺氧、高碳酸血症和酸中毒的恶性循环是CDH病理生理的核心。CDH合并肺发育不全的主要病理学特点为肺组织形态发育不成熟,主要表现在于肺血管发育不良,即肺间质血管重构-肺腺泡内肺动脉肌化后血管壁增厚、管径变细及血管顺应性降低,导致肺泡交换表面积减少以及血管阻力增加,继而引起肺发育不全以及肺血管高压。

CDH的发病机制尚在探讨之中,目前有以下几种假说备受争议:①膈肌发育不良假说。传统观点认为:胚胎期第8周胸腹膜管闭合缺陷,通过缺损处腹腔的肝、肠管疝入胸前压迫发育中的肺,导致肺泡发育减少,肺泡壁厚度增加,间质组织增生,肺泡气腔及气体交换面积减少,肺血管数量减少,内膜增厚,中膜发育不良,腺泡内小动脉也有肌层明显增厚;不仅患侧肺受损严重,纵隔和心脏也受压移向对侧,挤压对侧肺,继而导致继发性双侧肺发育不全,最终导致持续性肺动脉高压。②肺发育不全假说。有学者认为CDH的肺发育不全可能是原发性,膈肌缺损可能是并发甚至继发于肺发育不全。③“双重打击”(Dual-hit)假说。Keijzer等提出了“双重打击”学说,认为一方面在膈形成之前,各种因素包括遗传或环境因素作用于胎肺引起肺发育异常;另一方面,腹腔脏器通过缺损处疝入胸腔后,压缩同侧肺,结果引起肺发育不全,阻碍胎儿膈疝侧肺的呼吸运动,两者共同导致肺发育异常。“双重打击”学说一经推出,受到广大同行的认同,临床上常可见肺囊腺瘤合并膈疝或肺隔离症合并膈疝等均可以用“双重打击”学说来解释,目前关于膈肌缺损与肺发育不全两者之间的关系还有待进一步研究。

（三）临床表现

出生时即可发生呕吐、窒息、呼吸困难、发绀,发生严重呼吸衰竭。体征包括桶状胸、舟状腹和患侧胸部呼吸运动减弱,胸腔无呼吸音,心脏向健侧移位;胸壁叩诊可呈浊音或鼓音,有时可以听到肠鸣音,这是先天性膈疝诊断的重要体征之一,当疝入胸腔脏器较多时会出现腹部平坦空虚(舟状腹)。胸部X线上膈疝表现为:膈肌横行边界中断、不清或消失;胸腔内含有液气平面或蜂窝状积气肠管影像与腹腔相连;患者肺萎缩,纵隔向健侧移位(图14-2-4)。CDH 80%发生在左侧,20%发生在右侧。

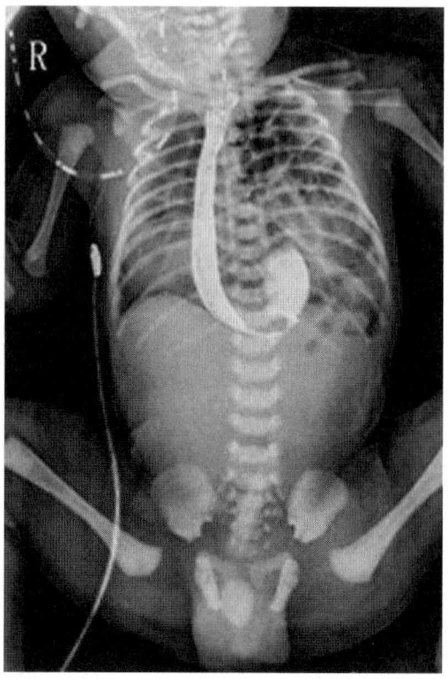

图14-2-4　左侧膈疝

如不及时抢救或抢救方法不正确,常在数小时内死亡,部分甚至死产。在复苏时如气囊加压给氧,气体会进入胃肠道,因为患儿胃或肠道疝入胸腔,如胃肠道内气体越多,对肺的压迫就越严重,尤其在复苏效果不理想时就越会增加气囊加压给氧,结果导致恶性循环,患儿很快死亡。如能做到产前诊断,在出生时就做好相应的准备,采取正确的抢救方法,可明显提高存活率。

（四）诊断与鉴别诊断

1. 产前诊断　包括产前超声诊断以及预后评估,如胎儿腹腔脏器疝入胸腔则可确定诊断,一般在胎龄15周即可检测到。产前超声检查发现羊水过多、纵隔偏移、腹腔内缺少胃泡等征象,应进一步详细检查是否有腹腔脏器疝入胸腔。60%~90%的CDH产前超声可明确诊断,产前超声典型的特征是腹部脏器进入胸腔并产生压迫,超声探测分辨脐血管和肝血管可以判断肝疝入情况。

产前超声诊断的目的不仅是诊断CDH,更重要的是评估胎儿的预后。首先,产前诊断的胎龄对预后的评估，CDH越早发现，预后越差；其次，对疑似CDH的胎儿进行2次以上的超声评估，包括详细的超声检查确诊并排除可能合并的异常，遗传染色体异常和心血管等结构异常；最后，肺发育的情况：胎儿肺-头超声面积比（LHR）、实际测得LHR与期望LHR比值法（o/e LHR）和其他肺容积的测量进行预后评估。评估中需要考虑到孕龄及夫妇双方的意愿，对于高龄（>35岁）、人工助孕及双胎等特别需求者可不考虑终止妊娠；除此之外，评估胎肺LHR<1.0、o/e LHR<25%和o/e FLV<25%的肝膈疝，孕周<25周，伴有其他畸形或染色体异常等需要考虑终止妊娠；当1.0<LHR<1.4、25%<o/e LHR<45%和25%<o/e FLV<45%时，排除肝膈疝，孕周>25周，则有60%～70%的救治机会和30%～40%的风险；而当LHR>1.4、o/e LHR>45%和o/e FLV>45%时，理论上可100%生后治愈。CDH产前严重程度分级见表14-2-1。

表14-2-1　CDH的严重程度分级

参考指标	CDH的产前分类			
	极重度	重度	中度	轻度
可能的生存率/%	0～10	10～30	30～80	80～100
重度PH的概率/%	>70	50～70	20～50	<20
LHR	<0.70	0.70～1.14	1.15～1.90	>1.90
o/e LHR/%	<15	15～26	27～45	>45
o/e-ContFLV	<0.48	0.48～0.51	0.52～0.60	>0.60
o/e-TotFLV	<0.29	0.29～0.31	0.32～0.39	>0.39
US-FLW	<0.009	0.009～0.010	0.011～0.013	>0.013
o/e-ContPA	<0.66	0.66～0.70	0.71～0.85	>0.85
o/e-MPA	<0.75	0.75～0.81	0.82～1.02	>1.02
Cont-Ⅵ	<15	15～18	19～28	>28

40%～60%的CDH患儿合并其他先天畸形，产前诊断还可及时发现其他先天畸形，包括心血管、泌尿生殖系统、神经系统畸形、染色体异常等。超声对鉴别肺组织、肝组织欠敏感。MRI能确定肝位置及腹腔内其他脏器的位置，对CDH与先天性肺腺瘤畸形（CCAM）、纵隔囊性畸胎瘤、肺叶隔离征、支气管囊肿、气管或支气管闭塞、神经管原肠囊肿等疾病的鉴别意义重大。MRI还可利用三维图像测量肺容积并预测预后。

2. **产后诊断**　对出生后即出现发绀、呼吸困难，胸壁饱满、腹部平坦空虚等表现者，应高度怀疑CDH，立即行胸部X线检查，如胸部X线检查显示胸腔内有胃泡或肠曲影，肺组织受压，心脏和纵隔移位，可明确诊断。上消化道造影进行诊断、B超以及CT对产后诊断本病有一定帮助。

根据膈疝缺损大小，膈疝分为4级，A级：膈肌缺损周围均有肌肉组织附着；B级：膈肌缺损<50%胸壁；C级：膈肌缺损累及>50%胸壁；D级：单侧几乎全部膈肌缺损。

（五）治疗

1. **胎儿期干预**　胎儿镜下气管堵塞术（fetoscopic tracheal occlusion，FETO）（图14-2-5）指征：孕26～28周前诊断为单纯左侧重度CDH（即LHR<1.0或o/e LHR<0.35）的单胎妊娠或者出现肝疝入（至少1/3的肝疝入胸腔），且无其他先天性畸形及染色体核型正常。

2. **新生儿期干预**　CDH为高危患儿，易合并肺发育不全和肺动脉高压，因此建议在配备手术抢救条件的医院分娩。膈疝患儿出生后干预包括出生后即气

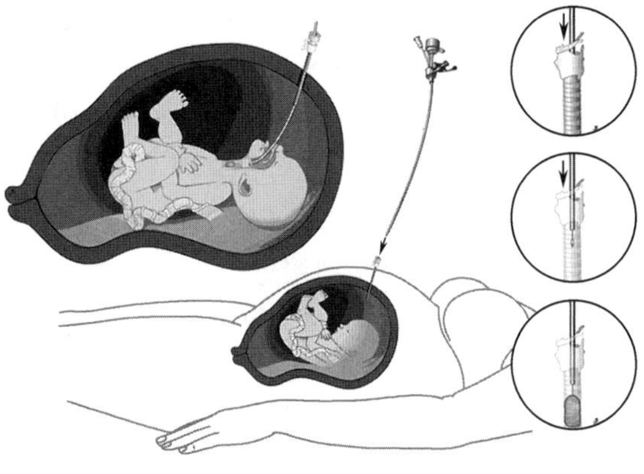

图14-2-5　胎儿镜下气管堵塞术

管插管给予正压通气，胃肠减压，脐动静脉插管监测动脉血气和建立静脉通道补液，必要时使用血管活性药物，比如多巴胺、多巴酚丁胺和/或肾上腺素维持血压在正常范围；尽早完善新生儿心脏彩超，监测肺动脉高压情况。

（1）出生时急救处理：对产前明确诊断为CDH的患儿出生时先插胃管，然后气囊加压给氧，如具备气管插管条件，应尽快气管插管。

（2）机械通气：呼吸困难较明显，并有发绀者，一般需呼吸机辅助通气（常频呼吸机辅助通气和高频振荡通气），其原则是保证氧合，尽可能减少气压伤，允许性高碳酸血症。维持导管前 $SaO_2>90\%$，$PaCO_2<8kPa(60mmHg)$ 即可，注意避免为维持低 $PaCO_2$ 而增加通气压力，引发不必要的气道损伤。在手术前，机械通气的主要目的是改善缺氧，尽可能使病情稳定，创造手术条件。手术后的机械通气要根据术中肺发育状况而定，如肺压迫解除后，肺发育较好，尽可能短时间机械通气，稳定数天即可。如术中发现肺发育非常差，需要较高参数较长时间机械通气。对严重病例，常频机械通气效果不理想者，可改为高频机械通气。

（3）肺动脉高压的处理：由于CDH患儿肺血管发育不良，肺血管阻力很高，常导致严重而顽固性的持续肺动脉高压（PPHN），发生严重持续性低氧血症，病死率高。及时降低PPHN是治疗CDH的关键环节，如果导管前 $SaO_2<85\%$ 和/或存在器官灌注差，都是开始PPHN治疗的指征。PPHN治疗首选吸入iNO，iNO至少使用1小时，并且在治疗过程中评估婴儿情况（PaO_2 增加10~20mmHg或10%）。如果iNO治疗效果欠佳，需考虑静脉使用前列环素，5-磷酸二酯酶（PDE5）抑制剂（西地那非）或涉及内皮素通路的药物（波生坦）。

（4）体外膜氧合（ECMO）：对危重CDH患儿通常需要ECMO挽救生命，20世纪70年代中期引入ECMO治疗CDH引起的PPHN，但近年来由于高频机械通气和吸入性NO的使用，严重CDH患儿使用ECMO概率在减少。

目前在欧洲CDH中心，ECMO在CDH患儿中使用率波动范围为低于5%到接近60%，平均约30%的CDH患儿使用ECMO。ECMO使用指征：①导管前血氧饱和度<85%或导管后血氧饱和度<70%；②最佳通气管理下，存在呼吸性酸中毒，pH值<7.15；③PIP>28cmH$_2$O或MAP>17cmH$_2$O才能维持血氧饱和度>85%；④给氧不充分引起代谢性酸中毒，乳酸≥5mmol/L和pH值<7.15；⑤尿量<0.5ml/(kg·h)至少12~24小时；⑥OI≥40至少3小时。禁忌证：出生体重<2 000g，妊娠时间<34周，机械通气>10天；主要脑血管出血及血液高凝状态；严重的先天畸形等。由于该项技术需要肝素系统抗凝，出血是其最常见的并发症，颅内出血是主要死亡原因。故ECMO使用之前首先应进行超声颅内结构检测，而且开机后最初5天需要每天复查，胎龄<35周的新生儿为出血高发人群。一旦发生出血，需要撤离机器，抗纤溶制剂对缓解出血有一定效果。

3. 手术治疗 经过呼吸支持等各种措施纠正缺氧和低灌注，控制肺动脉高压，患儿病情基本稳定，可提高CDH患儿手术成功率。膈疝手术方式为胸腔镜下膈肌修补术（文末彩图14-2-6），指征包括：①平均动脉压在正常值范围；②导管前饱和度为85%~95%，并吸入氧体积分数<50%；③血清乳酸<3mmol/L；④尿量>2ml/(kg·h)。

（六）预后

重症CDH患儿病死率仍然较高，预后主要取决于压缩肺的发育情况和肺动脉高压，如肺压缩导致严重肺发育不全或合并PPHN，病死率较高。产前发生时间与预后相关，发生越早，预后越差。发生时间大于25周的预后良好。

大约有87%的CDH患者存在长期持续的肺、胃肠和神经相关疾病，包括慢性肺疾病、顽固性肺动脉高压、哮喘、反复性气道感染、胃食管反流和神经系统障碍，如漏斗胸及脊柱侧凸，精神发育迟缓等，此外还有继发性的外科问题如疝复发、胃肠因粘连导致的梗阻等，而心脏和染色体问题则使得CDH涉及更广泛领域，所以更需要多学科团队的合作。

（唐晶 俞钢）

第三节 新生儿上呼吸道梗阻

新生儿出生后即发生呼吸困难，以吸气性呼吸困难为主，为上呼吸道梗阻所致，常见疾病有先天性后鼻孔闭锁、Pierre-Robin序列征、先天性喉软骨发育不良、先天性喉囊肿等。上呼吸道梗阻病情急，发生严重缺氧，须紧急治疗。

一、先天性后鼻孔闭锁

先天性后鼻孔闭锁（congenital atresia of the posterior nares）是指后鼻腔完全或不完全性闭锁，病因未明，发病率约1∶7 000~1∶8 000，文献报道在新生儿发病率约为 1/50 000，单双侧发病比率为 1.6∶1，男女发病比率基本相同。少数病例合并其他脏器畸形，如 CHARGE 综合征，应注意排查。

（一）病理与分型

先天性后鼻孔闭锁是在胚胎发育过程中，颊鼻腔内的间质组织没有被吸收穿透与口腔相通，从而形成部分或完全的闭锁，构成闭锁的间隔厚薄不同，有些病例可厚达 12mm，有些仅 2mm。间隔中央可形成小孔，称为不完全闭锁。

根据闭锁的部位分为单侧后鼻孔闭锁和双侧后鼻孔闭锁。根据闭锁间隔的性质可以分为膜性、骨性和混合性闭锁。根据闭锁间隔的位置分为前缘闭锁和后缘闭锁。

（二）临床表现

双侧先天性后鼻孔闭锁患儿生后很快出现呼吸困难和发绀，伴有张口呼吸、哺乳困难，鼻导管吸氧或鼻塞 nCPAP 辅助通气无法缓解。吃奶时或闭口时呼吸困难加重，而张口啼哭时，症状反而减轻或消失。插鼻饲管时遇到阻力，无法通过后鼻腔。早期无法很好地控制呼吸和吸吮的动作，容易发生呛奶、误吸和营养不良。早期多需要依赖口饲管喂养。

单侧先天性后鼻孔闭锁的临床表现多不典型，吃奶时可有呼吸急促，无明显呼吸困难。

CHARGE 综合征主要由 *CHD7* 基因突变所致（多为常染色体显性遗传）的一种联合系列综合征，包括眼先天裂开和脑神经缺损（coloboma of the eye and cranial nerves）、心脏缺损（heart defects）、后鼻孔闭锁（atresia of the choanae）、生长发育迟缓（retardation of growth and development）、生殖泌尿系统异常（genital and urinary abnormalities）和耳畸形或听力丧失（ear abnormalities and hearing loss）。此外，先天性后鼻孔闭锁还常伴发其他畸形，如硬腭高拱、扁平鼻、面骨不对称、鼻翼软骨裂、双耳垂、先天性耳前瘘管、外耳道闭锁、先天性虹膜缺损、多指畸形等，需注意排查。

（三）诊断与鉴别诊断

当患儿有周期性呼吸困难、张口呼吸、发绀和哺乳困难时，应考虑此病。双侧闭锁可见鼻腔内充满黏液但却没有气泡。单侧闭锁可见鼻中隔偏向患侧。为了确诊应选择如下检查。

1. **鼻饲管插入受阻**　可选用较细的鼻饲管经鼻试行插入，如果进入深度小于 32mm 即遇到阻隔，检查口咽部看不到鼻饲管，应考虑本病。

2. **X 线造影**　将碘油慢慢滴入鼻腔，行 X 线造影，可显示有无后鼻孔闭锁及闭锁部位的深度。

3. **鼻部 CT 或 MRI**　是先天性后鼻孔闭锁诊断和鉴别诊断的首选检查方法。临床上，若经鼻插入鼻饲管受阻，即可行此项检查，可较清楚地反映局部的解剖结构，便于确诊。

4. **鼻内镜检查**　为确诊先天性后鼻孔闭锁的主要方法。

先天性单侧后鼻孔闭锁可以无典型症状，易于漏诊。需注意是否存在 CHARGE 综合征以及其他伴随畸形。

（四）治疗

双侧后鼻孔闭锁生后就出现呼吸困难等临床表现，需要吸氧，甚至气管插管，需依赖经口鼻饲喂养，需要尽早处理。单侧闭锁可延期手术。

1. **紧急救治**　当新生儿出现呼吸困难时，需维持口腔张开、气道通畅，可以将硅胶奶嘴头端剪开后固定于新生儿口腔内，也可以口腔内插入口咽通气管，或者用压舌板下压舌头来保持气道畅通。注意双侧闭锁者不能给予鼻导管吸氧或者 nCPAP，因为气流无法通过闭锁的鼻孔进入呼吸道。

2. **鼻后孔成形术**　是根本性的治疗方法，原则上尽可能早期手术。

二、Pierre-Robin 序列征

Pierre-Robin 序列征（Pierre-Robin sequence）是指以下颌骨小、舌后坠为主要表现，出现呼吸困难，长期低氧血症的常染色体显性遗传疾病。1923 年由 Pierre 首次报道。50%～70% 伴有腭裂，可有吞咽困难。又称小颌腭裂综合征、先天性下颌短小畸形、舌下垂综合征、第一鳃弓综合征。

（一）病因

Pierre-Robin 序列征是胚胎发育障碍性的常染色体显性遗传疾病，发生机制不清楚，可能与感染、缺氧、营养供应不足、放射线、药物等多种因素相关，在胚胎 9 周前下颌升支和下颌体发育低下，舌处于向后的位置，从而影响舌上部的腭突在中线的愈合。下颌后缩为原发畸形，舌后坠导致呼吸道阻塞。

（二）临床表现

1. **下颌短小**　典型的呈"鸟状面容"。

2. **舌后坠**　舌后坠是本病的主要特征之一，患儿出生后不久即可有吸气性呼吸困难，伴喉喘鸣，睡眠时可有类似成人的鼾声，但其特点是将患儿舌体拉出口外或采用俯卧位时患儿的呼吸困难可有不同程度的缓解。由此可见，若患儿生后不久即出现吸气性呼吸困难，且伴有小下颌、舌后坠及腭裂者，除外其他原

因所致的上呼吸道梗阻且染色体检查正常即可确诊为该病。

3. **腭裂及其他畸形**　多数伴有腭裂，常发生哺乳困难、窒息、发绀；也可有其他畸形存在，如先天性心脏病、眼异常、肢体畸形、脑发育异常等。

（三）诊断

诊断主要依据临床表现。基因检查有助于确定诊断。

（四）治疗

1. **保持呼吸道畅通**　如舌根下沉时阻塞气管，宜用毛巾将舌牵出，严重呼吸困难时先行气管插管，紧急时可将气管切开。

2. **改善喂养方法**　可保持患儿直立位，喂奶时垫一小枕头，以防止舌后滑；若喂养困难明显，可行鼻饲喂养、经胃或者肠道造口术喂养。

3. **外科手术**　包括腭裂修补术、下颌骨正颌手术等。然后行外科舌悬吊术和下颌骨修复术。

三、先天性喉囊肿

先天性喉囊肿（congenital laryngeal cyst，CLC）主要症状为阻塞气道发生呼吸困难。1881 年 Abercrombie 首先描述，新生儿发病率约 1.82/10 万，50%是在窒息死亡病例的尸检中发现，40% 于出生后数小时内有表现，95% 发生于半岁以内。1970 年 De Santo 将喉囊肿分为由喉室入口狭窄所致的球样囊肿，即喉室囊肿和由黏液腺管阻塞、位于会厌谷的导管囊肿两类。

（一）临床表现

最常见症状是喘鸣（占 90%），可为吸入性或呼出性，哭声弱、尖而嘶哑；55% 有呼吸困难、呼吸暂停、发绀；其他可有食物反流、发音困难。

（二）诊断

采用纤维喉镜检查，直接看到喉部。颈部 CT 检查。

（三）治疗

迄今尚无统一的治疗方法，曾用气管切开术、内镜下切除囊肿穹顶、钳除小囊肿、喉裂开切除、激光显微手术等，但不彻底而易复发，损伤太大，均不理想。

俄罗斯于 1996—1998 年，用自制的二叶镜片的可张式直达喉镜，在鼻气管插管全麻下放入喉镜，使囊肿位于前、后二镜叶间，张开镜叶使囊肿完全暴露，在手术显微镜下行囊肿顶部黏膜横切口，钝性分离囊肿至基底，改将镜叶放入黏膜与囊肿间，用丝线套将囊肿基底行双重结扎，于两结扎线间用显微喉剪切下囊肿，此时喉位恢复正常，声门可明视，气道阻塞及受压均消除，黏膜切口可不给予缝合。术毕气管插管保留 1 天，鼻饲 3~4 天。本法优点为损伤小，无须气管切开或喉裂开；切除彻底，无复发病例。

四、先天性喉软骨软化病

喉软骨软化病（laryngomalacia）是由于吸气时声门上结构内陷，引起间歇性气流受限及喘鸣，是常见的喉部先天畸形。通常在生后 2 周内出现症状并逐渐加重，多数在 1~2 岁时自行缓解。主要表现为吸气相喉喘鸣，常伴有喂养问题，严重病例可伴有呼吸暂停、明显的呼吸困难及生长受限。

（一）病因与发病机制

确切病因及发病机制尚未完全清楚，目前有三种理论。

1. **解剖学结构异常论**　为喉部异常的结构及形态所致。喉部组织异常脱垂引起声门阻塞，有时与组织过多有关。

2. **软骨发育缺陷论**　因各种原因所致喉软骨发育缺陷，内在结构存在异常。

3. **神经肌肉功能障碍论**　包括神经感受器功能障碍，外周神经、脑干神经核及负责吞咽和保持呼吸道通畅的神经通路整合异常或不成熟，神经肌肉控制障碍和肌肉张力低下。

（二）临床表现

1. **吸气相喉喘鸣**　生后立即或不久出现症状，有些在生后数月才出现，平均在 2 周内。声音高调刺耳，常于喂养、哭闹、激动、上呼吸道感染或者仰卧体位时加重，俯卧位时减轻。症状严重病例发生呼吸暂停、发绀或以危及生命事件为首发表现。

2. **呼吸困难**　如阻塞性睡眠呼吸暂停、气促、呼吸困难、低氧血症等。严重病例可发展为肺动脉高压，并发漏斗胸。

3. **气道异常**　包括支气管软化、声门下狭窄、声带麻痹等，发生率各文献报道在 12% ~64%，病情严重的患儿发生率较高。

4. **喂养困难**　包括吞咽困难、呕吐、反流、呛咳、间歇性发绀及喂养时喉鸣加重。病情严重者会反复发生吸入性肺炎，引起生长受限。

5. **胃食管反流**　是最常见的并发症，包括胃食管反流及咽喉反流，发生率为 65% ~100%。原因可能是上气道阻塞促使胸腔内负压增加，产生虹吸作用而使胃内容物反流。喉反流可导致喉部组织炎症及水肿，从而加重气道塌陷。

（三）辅助检查

1. **纤维喉镜检查**　因使用表面麻醉剂（如利多卡因）可能会加重喉软骨软化症状，故应在患儿清醒状态下进行。

喉软骨软化病的 3 个基本病变包括：①延长的管状（ω 型）会厌在吸气时向内后方塌陷；②缩短的杓会厌皱襞向中间塌陷；③覆盖在杓状软骨上冗长的黏膜向前方塌陷。根据纤维支气管镜表现及手术方式不同分为 3 型，Ⅰ型：杓状软骨（包括黏膜）、小角软骨或楔形软骨向内向前塌陷；Ⅱ型：吸气时杓会厌皱襞向中间移位，伴或不伴会厌卷曲；Ⅲ型：会厌向后方咽后壁塌陷。

2. **直接喉镜检查**　存在以下情况需直接喉镜检查：①有喉喘鸣症状但纤维喉镜未发现任何异常；②症状严重程度与纤维喉镜检查结果不符合，怀疑其他原因或继发病变；③症状严重，考虑手术治疗；④吸入症状明显，考虑后喉裂或气管食管瘘。

3. **纤维支气管镜检查**　可发现同步气道病变，有可能引起喉痉挛所以并不广泛使用。存在中重度阻塞的患儿应行完整的支气管镜检查。

4. **影像学检查**　对本病诊断的灵敏度低，当出现中重度呼吸困难时，有指征行胸部 X 线及气道 CT 或 MRI 成像检查。

（四）诊断与鉴别诊断

1. **诊断**　主要根据病史、临床表现和纤维喉镜检查。一般根据典型的吸气相喉喘鸣，在喂养、哭闹、俯卧位时加重可做出初步诊断。应采集完整病史，全面体格检查，评估严重程度、有无合并症及排除其他疾病。根据呼吸道阻塞症状及喂养状况可分为轻、中、重三度，其中轻症占 40%，重症约占 20%。纤维喉镜检查是诊断的金标准。

2. **鉴别诊断**　应与其他引起喉喘鸣的疾病鉴别。

（1）引起吸气相喉喘鸣的疾病：如会厌囊肿、会厌炎。

（2）引起呼气相喉喘鸣的疾病：气管软化，完全性气管环，血管异常，肺动脉吊带，双主动脉弓，无名动脉位置异常等。

（3）引起双相喉喘鸣的疾病：声门下狭窄，声门下囊肿，声门下血管瘤，声带麻痹，喉蹼，呼吸道乳头状瘤病等。

（五）治疗

1. **观察随访**　轻度无须治疗，但需定期检测，因为约 30% 患儿可能进展为中度。存在喂养问题的患儿可通过减慢喂养速度、采用垂直的体位喂养等改善症状。

2. **抑酸治疗**　用于存在胃食管反流的患儿，以及手术患儿在围手术期和手术后。可使用组胺受体拮抗剂和质子泵抑制剂或联合用药。

3. **手术治疗**　症状严重的病例需手术治疗。①声门上区成形术：是目前主要术式，成功率 53%～95%，对合并阻塞性睡眠呼吸暂停有很好的效果。②会厌固定术：对于引起气道阻塞的主要原因是会厌向后塌陷的患儿可应用。③气管切开术：目前只应用于声门上区成形术失败的病例或有其他问题需要外科气道者。术后并发症包括出血、食管气管瘘、脱管或堵塞，发生率高达 43%～77%。

（陈　超）

第四节　新生儿湿肺

新生儿湿肺（wet lung of newborn）又称新生儿暂时性呼吸困难（transient tachypnea of the newborn, TTN），是一种由肺内液体吸收延迟或障碍所致的自限性疾病，一般在 24 小时内缓解。新生儿湿肺发病率在 3.6‰～13.2‰，其中剖宫产发病率高于阴道分娩，足月儿发病率略高于早产儿。湿肺是引起新生儿呼吸窘迫最常见的原因，国外报道新生儿湿肺占呼吸窘迫病例的 40%。大部分病例病情较轻，且为自限性；近年来重症湿肺较前多见，有些病例呼吸困难比较严重、持续时间比较长，合并气漏、PPHN，甚至发生 RDS 等，表现为严重低氧血症，需要无创呼吸支持或机械通气，应高度重视。

（一）病因与发病机制

1. **正常肺液的产生与排出**　胎儿肺充满着由肺上皮细胞分泌的一种液体，即肺液，约 20～25ml/kg。胎儿发育期间肺泡上皮细胞主动分泌 Cl^-，调节肺的发育，同时促进肺液的分泌。而在孕晚期，肺泡上皮细胞通过 Na^+ 通道（ENaC）主动重吸收 Na^+，使肺液通过 ENaC，使肺液重吸收。ENaC 峰值表达时间是胎龄足月，胎龄越小 ENaC 的表达越低。当产程发动过程中，胎儿糖皮质激素、儿茶酚胺类、前列腺素等分泌增加，儿茶酚胺特别是去甲肾上腺素的分泌增加，抑制肺泡 Cl^- 分泌，肺液分泌停止，同时增强 ENaC 活性，增加 Na^+ 重吸收，使肺液快速转运。

经阴道分娩的新生儿通过产道时胸部受到 95mmHg 的压力挤压，约有 20～40ml 肺液经口、鼻排出，剩余的液体在出现自主呼吸后由肺泡经毛细淋巴管及毛细血管进入肺间质，再通过肺内淋巴及静脉系统吸收。任何引起肺液渗透压增高，肺淋巴管、毛细血管、肺间质静水压增高，肺淋巴管、肺毛细血管渗透压降低，肺泡上皮细胞损伤及影响肺淋巴管、毛细血管等转运功能的因素，均可影响肺液的正常清除和转运，导致肺液的潴留，妨碍气体交换，引起呼吸困难。

2. **早产与湿肺**　以往认为湿肺主要发生于足月剖宫产儿，而近年研究显示胎龄 33~34 周早产儿湿肺发病率高达 11.6%，35~36 周为 5%，足月儿为 0.7%，提示早产儿湿肺发生率高于足月儿。早产儿 ENaC 重吸收 Na^+功能低下，肺液吸收少，湿肺发生率增加。胎龄 35 周开始，胎儿肺泡上皮细胞 Cl^-通道逐渐关闭，肺液分泌减少。同时，Na^+通道开放，促进肺液重吸收，故胎龄小于 35 周出生的早产儿，肺泡上皮 Cl^-通道仍处于开放状态，仍在分泌肺液，而 Na^+通道尚未完全开放，肺液重吸收功能低下，这是早产儿发生湿肺的主要机制。

3. **剖宫产与湿肺**　剖宫产新生儿湿肺发病率普遍较阴道产儿高，剖宫产缺乏产道挤压，肺液潴留增多。择期剖宫产因缺乏产程发动，胎儿应急激素如儿茶酚胺类等分泌不足，肺泡上皮 ENaC 活性较弱，对 Na^+重吸收少，肺液吸收减少，湿肺发生风险增加。剖宫产儿血浆蛋白水平比阴道分娩儿低，血浆胶体渗透压相对较低，肺液脉管系统吸收障碍，引起肺液清除障碍，亦增加湿肺发生风险。择期剖宫产儿患 TTN 风险较阴道分娩儿平均高 2~3 倍[OR=2.6，95% CI(0.6,4.5)]。

4. **围产期因素**　围产期窒息增加新生儿湿肺发生率，因窒息、缺氧、酸中毒，血管渗透性增强，血浆外渗，间质液增加，而妊娠高血压综合征产妇体内水钠潴留，胎儿肺液增加，促进新生儿湿肺的发生。

5. **其他**　脐带结扎延迟、胎盘输血、过期产儿及糖尿病母亲新生儿可能存在高黏滞综合征，致肺间质及肺泡内液体积蓄，影响淋巴管转运，阻碍肺液吸收。孕产妇在产程中使用麻醉镇静剂可能影响胎儿肺扩张和肺血管扩张，使肺毛细血管内静水压持续处于高水平，从而影响胎儿肺液吸收和清除，增加湿肺发生风险。

（二）临床表现

新生儿湿肺可分为临床型（轻症和重症）和无症状型。临床型主要表现为出生后立即或在数小时内出现呼吸急促、呻吟、三凹征、鼻翼扇动、发绀，肺部呼吸音减低或出现粗湿啰音等。轻症患儿上述症状和体征较轻，反应稍差，哭声响，体温正常；重症反应差，不吃、不哭，上述症状和体征明显，氧饱和度降低等（易与 RDS 混淆）。无症状型仅 X 线或肺部超声提示湿肺征。湿肺可自行缓解，症状一般持续数小时至数天，为自限性疾病。

（三）实验室检查

轻症患儿的血气分析（pH 值、PaO_2、$PaCO_2$ 及 BE 等）一般在正常范围内；重症可出现呼吸性酸中毒、高碳酸血症和低氧血症。

（四）影像学检查

1. **胸部 X 线检查**　X 线主要征象：①肺泡积液征：肺野呈颗粒状、斑片状、面纱或云雾状密度增加，严重者可呈毛玻璃样片絮状影甚至白肺；②间质积液：肺野出现网状条纹状影；③叶间胸膜和胸腔积液征：叶间胸膜多发生在右肺上、中叶间，表现为网状或短线状致密影，有时也可出现少量胸腔积液；④肺气肿征：肺透亮度增加；⑤肺淤血征：肺纹理增多增粗，边缘清晰，自肺门呈放射状向外周伸展（肺门血管及其分支扩张淤血所致）。上述湿肺的 X 线征象 70% 在 24 小时，98% 在 72 小时内吸收消失。

2. **肺部超声**　肺部超声检查诊断湿肺具有便捷、无射线和实时跟踪等特点，现已广泛应用于新生儿科临床。正常新生儿肺呈低回声（黑色），胸膜线呈高回声，且清晰、光滑、规则，宽度不超过 0.5mm；A 线呈高回声，显示清晰，与胸膜线等间距平行排列；对于生后 3 天内新生儿，B 线可有（少数几条）可无；无肺泡-间质综合征和胸腔积液表现。新生儿湿肺的主要超声特征为肺水肿，也可出现双肺点、胸膜线异常，彗星尾征、密集 B 线，严重者存在肺泡-间质综合征、双肺弥漫性白肺和胸腔积液。

（五）诊断与鉴别诊断

1. **诊断**　新生儿湿肺多见于足月儿，根据临床表现、血气分析、肺部 X 线及超声检查一般可确定诊断。值得重视的是：①部分重症患儿呼吸困难较为严重，出现呼吸性酸中毒、代谢性酸中毒、严重低氧血症，需要呼吸支持，使用 nCPAP 甚至需要气管插管和机械通气等辅助通气；②若呼吸困难持续时间延长，12 小时内未缓解，提示并发 RDS、PPHN 等可能，此时胸部 X 线检查显示两肺呈白肺，肺动脉压力非常高，病情非常危重，病死率较高。

2. **鉴别诊断**　新生儿湿肺应与新生儿 RDS、新生儿宫内感染性肺炎等鉴别（表 14-4-1）。

表 14-4-1　湿肺与 RDS 和宫内感染性肺炎鉴别

项目	湿肺	RDS	宫内感染性肺炎
胎龄	足月儿多见	早产儿多见	早产儿、足月儿均可见
高危因素	剖宫产、羊水吸入等	围产期窒息	母分娩前感染、胎膜早破等
发病机制	肺液吸收延迟或障碍	PS 缺乏	产前、产时感染
临床表现	出生后立即或在数小时内出现呼吸窘迫，呼气性呻吟少见，肺部呼吸音减低或出现粗湿啰音	进行性呼吸困难，呼气性呻吟，吸气性三凹征，肺部呼吸音减低，明显低氧血症和高碳酸血症	呼吸急促，感染征象（如发热），肺部细湿啰音，严重者出现持续性低血压或休克表现
血气分析	PaO_2 可下降，其他（pH 值、$PaCO_2$、BE）无明显变化	pH 值、PaO_2、$PaCO_2$ 下降，BE 负值增加	pH 值、PaO_2、$PaCO_2$ 下降
X 线征象	主要为肺泡、间质、叶间积液所致征象：颗粒状、小斑片状广泛融合的片状及网状、短线状致密影，且变化较快	普遍性两肺透亮度下降，可见颗粒状阴影，可见支气管充气征或毛玻璃样改变，严重者白肺	肺野内点、片状阴影，可累及一叶或一节段
血常规及感染指标	一般无变化	一般无变化	外周血白细胞计数可增高，血 IL-6、CRP 可升高
氧疗方式	一般鼻导管或面罩给氧，必要时无创通气	常需无创通气或有创通气	一般鼻导管或面罩给氧，必要时无创通气
病程	自限性疾病，大部分 24 小时、小部分 48 小时内缓解	3~7 天（辅助通气下）	一般 7~14 天
预后	良好	极早产（极低出生体重）儿死亡率较高	诊疗及时，预后良好

（六）防治

新生儿湿肺常规治疗包括吸氧等对症处理，但部分病情较重的患儿需使用 nCPAP。

1. **呼吸支持**　多数湿肺病例症状比较轻，仅需常规氧疗（鼻导管或面罩给氧）。对重症湿肺需要积极呼吸支持，先使用 nCPAP 或 NIPPV，如不能维持，使用机械通气（常频或高频通气）。

2. **液量控制**　湿肺由于新生儿出生后肺液积蓄过多，妨碍气体交换而引起呼吸困难，故限制新生儿摄入液量从而改善湿肺临床症状。两肺啰音明显时，可短期使用呋塞米，每次 1mg/kg，促进肺液排出体外。

3. **延迟选择剖宫产时间**　研究显示，随着胎龄逐渐增大，新生儿湿肺发病率明显下降，提倡择期剖宫产应该在胎龄 39 周后或宫缩开始后进行，随着胎龄逐渐增大，新生儿呼吸系统疾病发病率及病情严重程度逐渐下降，胎龄 37 周、38 周、39 周湿肺的发病率分别为 4.8%、3.9% 及 2.7%，新生儿呼吸窘迫综合征发病率分别为 3.7%、1.9% 及 0.9%。过早的择期剖宫产导致重症湿肺发生率升高，并发症增多，故目前普遍推荐将择期剖宫产时间延迟至胎龄 39 周以后，以减少剖宫产相关疾病发生率。

总之，新生儿湿肺是常见的呼吸系统疾病，虽然为自限性疾病且大部分为轻症，但选择性剖宫产所致的重症湿肺亦常发生，需积极处理。

（陈　超）

第五节　新生儿呼吸窘迫综合征

新生儿呼吸窘迫综合征（respiratory distress syndrome，RDS）为肺表面活性物质（pulmonary surfactant，PS）缺乏所致的两肺广泛性肺泡萎陷的急性呼吸衰竭，多见于早产儿，生后数小时出现进行性呼吸困难、发绀和呼吸衰竭。病理上以出现肺透明膜为特征，故又称肺透明膜病（hyaline membrane disease，HMD）。早产儿 RDS 发病率约 5%~10%，胎龄越小发病率越高。

（一）病因及其影响因素

1. **PS 缺乏**　1959 年 Avery 和 Mead 发现 RDS 为 PS 缺乏所致。PS 由肺泡Ⅱ型上皮细胞合成分泌，分布于肺泡表面形成单分子层，能降低肺泡表面张力，防止肺泡萎陷和肺水肿。PS 主要成分为磷脂，约占 90%；其次为肺表面活性物质蛋白（surfactant protein，

SP),占 5%~10%;其余为中性脂肪和糖。磷脂有 6 种,主要为双饱和二棕榈酸卵磷脂(DPPC),其他有磷脂酰甘油(PG)、磷脂酰乙醇胺(PE)、磷脂酰肌醇(PI)、磷脂酰丝氨酸(PS)、鞘磷脂(SM)等。SP 有 4 种,即 SP-A、SP-B、SP-C 和 SP-D,其中 SP-B 和 SP-C 为疏水性小分子蛋白,磷脂必须与 SP-B、SP-C 相结合才能发挥最佳作用,SP-A 和 SP-D 主要参与呼吸防御功能。

2. 导致 PS 缺乏的因素　主要影响因素包括早产、剖宫产、母亲糖尿病、窒息、PS 蛋白功能缺陷和严重溶血等。

(1) 早产儿:早产儿肺发育未成熟,肺泡Ⅱ型上皮细胞 PS 合成分泌不足,故 RDS 主要发生在早产儿。胎龄 15 周时,可测得肺表面活性物质蛋白 B 和 C(SP-B、C)mRNA,胎龄 25 周左右合成磷脂和活性 SP-B,随后 PS 合成逐渐增多,直到胎龄 35 周左右 PS 量才迅速增多。因此,胎龄小于 35 周的早产儿易发生 RDS,且胎龄越小发生率越高。

(2) 剖宫产新生儿:正常阴道分娩对产妇和胎儿来说,都是一个强烈的应激反应过程,分泌和释放大量儿茶酚胺和糖皮质激素等,促使胎儿肺泡Ⅱ型上皮细胞分泌和释放 PS。剖宫产儿没有经过正常分娩的宫缩压迫和应激反应,儿茶酚胺和糖皮质激素释放减少,PS 分泌和释放不足。同时,剖宫产儿肺液转运延长或障碍,也可影响 PS 功能。因此,剖宫产(尤其择期剖宫产)新生儿 RDS 发生率较高,约 0.9%~3.7%。

(3) 围产期窒息:产前、产时窒息可致新生儿缺氧、缺血、酸中毒和低灌注等,可导致肺泡Ⅱ型上皮细胞损伤,PS 合成和分泌下降。

(4) PS 蛋白功能缺陷:PS 蛋白对维持 PS 功能至关重要。研究显示,编码 SP-A、B、C 的某一基因突变,不能表达具有生物学活性的 PS 蛋白,PS 功能缺陷,PS 不能发挥作用,导致遗传性 RDS 的发生。

(5) 其他:母亲患糖尿病时,胎儿血糖增高,胰岛素分泌相应增加,胰岛素可抑制糖皮质激素,而糖皮质激素能刺激 PS 的合成分泌,因此,糖尿病母亲新生儿 PS 合成分泌受影响,即使为足月儿或巨大胎儿,仍可发生 RDS。此外,Rh 溶血病患儿胰岛细胞代偿性增生,胰岛素分泌过多抑制 PS 分泌,也易并发 RDS。

(二) 发病机制

PS 主要功能是降低肺泡表面张力,保持肺泡扩张。PS 缺乏使肺泡表面张力增高,肺泡逐渐萎陷,发生进行性肺不张,影响通气换气功能,导致缺氧和酸中毒等。缺氧和酸中毒导致肺小动脉痉挛,肺动脉高压,动脉导管和卵圆孔开放,右向左分流。缺氧加重,肺毛细血管通透性增高,血浆纤维蛋白渗出,形成肺透明膜,覆盖肺泡表面,使缺氧酸中毒更加严重,造成恶性循环。

(三) 病理变化

大体解剖上,肺呈暗红色,质韧,在水中下沉(提示肺泡广泛塌陷,空气未进入肺泡);光镜下见广泛的肺泡萎陷,肺泡壁附一层嗜伊红的透明膜,气道上皮水肿、坏死、脱落和断裂;电镜下肺Ⅱ型细胞中的板层小体成为空泡。此外,肺及肺外脏器组织广泛微血栓形成。

(四) 临床表现

由于病因不同,发生 RDS 新生儿的胎龄和出生体重不同,不同类型 RDS 的临床特点有所不同。以下为不同病因所致新生儿 RDS 的临床表现。

1. 早产儿 RDS　早产儿 RDS 最常见,典型临床表现:生后 1~2 小时即可出现呼吸急促,继而出现呼吸困难,呼气性呻吟,吸气相凹陷,发绀,病情呈进行性加重,至生后 6 小时症状已非常明显,生后 24~48 小时病情最为严重,可出现呼吸不规则、呼吸暂停、呼吸衰竭。查体发现两肺呼吸音减弱,一般无啰音。血气分析提示 $PaCO_2$ 升高,PaO_2 下降,BE 负值增加。轻型病例可仅有呼吸困难、呻吟、发绀,经无创通气治疗后可恢复。近年由于 PS 的早期使用,RDS 典型临床表现已比较少见。

2. 剖宫产儿 RDS　主要见于晚期早产儿和足月儿,与剖宫产的胎龄密切相关,胎龄<39 周剖宫产发生率较高。研究显示胎龄 37 周择期剖宫产者 RDS 发生率为 3.7%,38 周为 1.9%,39 周以后明显减少,为 0.9%。剖宫产新生儿 RDS 起病时间差别较大,有些患儿生后 1~2 小时即发生严重呼吸困难,而有些患儿生后第 1 天呼吸困难并不严重,胸部 X 线检查为湿肺表现,但生后第 2 天或第 3 天呼吸困难突然加重,胸部 X 线检查两肺呈白肺,发生严重呼吸衰竭。剖宫产新生儿 RDS 常合并重症持续肺动脉高压(PPHN),表现为严重低氧性呼吸衰竭。

3. PS 蛋白缺陷 RDS　生后数小时即发生严重呼吸困难,进行性加重,表现为重症呼吸衰竭,给予 PS 治疗后短时间内(2~3 小时)临床表现改善,但 5~6 小时后临床表现又非常严重,依赖 PS 的治疗,最终预后较差,多于数天内死亡。

(五) 辅助检查

1. 胸部 X 线检查　本病胸部 X 线检查有特征性表现(图 14-5-1)。早产儿 RDS 胸部 X 线检查主要改变:两肺野透亮度普遍降低、毛玻璃样(充气减少),可见均匀散在的细小颗粒(肺泡萎陷)和网状阴影(细支气管过度充气);随着病情加重,两肺透亮度进一步降低,可见支气管充气征(支气管过度充气),延伸至肺野中外带;重症病例肺野透亮度更加降低,心缘、膈缘模糊,整个肺野呈白肺,支气管充气征更加明显,似秃叶树枝。胸廓扩张良好,横膈位置正常。

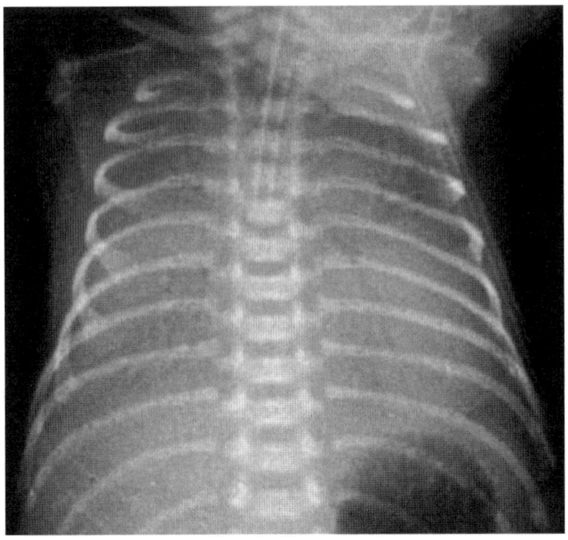

图 14-5-1　早产儿 RDS 肺部 X 线表现

值得注意的是:剖宫产新生儿 RDS 部分病例生后第 1 天胸部 X 线检查常表现为湿肺,甚至重症湿肺,肺水肿、肺野模糊,第 2、3 天出现严重 RDS,甚至白肺,支气管充气征常不典型。

2. **肺超声检查**　RDS 肺部超声主要特征为:①胸膜线异常:弥漫增厚、毛糙;②多个肺野显示肺泡-间质综合征(AIS)或弥漫性白肺;③多个肺野 A 线消失;④胸膜下肺实变和支气管充气征。以上 4 项特征中具有 2 项以上者,可以超声诊断为 RDS。研究表明,超声诊断 RDS 的灵敏度为 85.8%,特异度为 92.8%,阳性预测值为 94.8%,阴性预测值为 81.3%。超声灵敏度高于胸部 X 线检查,特异度与胸部 X 线检查相当,阴性预测值高于胸部 X 线检查。

(六)诊断与鉴别诊断

1. **诊断**　主要根据病史、临床表现和影像学检查等做出诊断。

(1)病史:RDS 主要见于早产儿,且胎龄越小,发生率越高;剖宫产新生儿 RDS 主要见于胎龄<39 周足月儿或晚期早产儿;继发性 RDS 有严重缺氧或感染等病史,足月儿和早产儿均可见。

(2)临床表现:生后出现进行性呼吸困难,严重低氧性呼吸衰竭;继发性 RDS 于严重缺氧或感染时,可发生严重呼吸衰竭。

(3)肺部影像变化:在肺部 X 线上,早产儿 RDS 两肺病变比较均匀分布,早期两肺野透亮度降低、毛玻璃样,严重者整个肺野呈白肺,可见支气管充气征。其他类型 RDS 胸部 X 线检查严重渗出,病变广泛。近年来,肺部超声也广泛应用于 RDS 诊断,其诊断特异性与肺部 X 线相当,简单便捷(可床边进行),且无射线,可进行动态监测。

2. **鉴别诊断**　RDS 需与 B 族溶血性链球菌(GBS)感染、湿肺和感染性肺炎等疾病鉴别:

(1)GBS 感染:产前感染发生的 GBS 肺炎或早发型败血症,临床表现和肺部早期影像表现极似 RDS,有时不容易鉴别。但该病常有孕妇羊膜早破史、绒毛膜羊膜炎等产前感染表现,患儿外周血白细胞计数及分类、血清 IL-6、CRP、PCT 等感染指标明显升高,抗生素治疗有效可资鉴别。

(2)湿肺:临床上重症湿肺与 RDS 易混淆,甚至可发展成为 RDS,故严重湿肺可按 RDS 处理。一般说来,湿肺生后数小时出现呼吸困难,但病程短,病情相对较轻,X 线表现以肺泡、间质、叶间胸膜积液为主。肺部超声在鉴别 RDS 和湿肺中发挥重要作用,胸膜线异常是鉴别 RDS 和湿肺的首要特点,即 RDS 胸膜线毛糙、增厚(厚度>1.45mm),而湿肺胸膜线光滑;此外,湿肺超声图像还有双肺点、AIS 和胸腔积液等特征,对湿肺和 RDS 的鉴别也有意义。

(3)感染性肺炎:生后 3 天内发生的肺炎多为宫内感染(细菌、病毒等)所致,表现为呼吸困难、呻吟,但不呈进行性发展,肺部听诊可有细湿啰音存在,X 线表现两肺渗出,胸部 X 线检查上出现分布不均斑片状阴影。

(七)治疗

早产儿出生后应密切观察呼吸变化,一旦出现呼吸困难、呻吟,应先使用无创通气,然后根据临床和肺部影像表现进行诊断和鉴别诊断。若考虑 RDS,应早期使用 PS 替代治疗;如病情严重,应立即气管插管,使用机械通气。

1. **无创通气**　生后出现呼吸困难者,应早期使用无创通气治疗,初始呼吸支持先使用 nCPAP,如 nCPAP 失败使用 NIPPV 或无创高频通气(nHFV)。无创通气能使肺泡在呼气末保持正压,防止肺泡萎陷,有助于萎陷的肺泡重新张开。及时使用无创呼吸支持可减少有创机械通气的使用。

2. **有创通气**　在使用无创呼吸支持过程中,若反复出现呼吸暂停、$PaCO_2$ 升高、PaO_2 下降，提示无创通气效果不理想，应及早改用有创机械通气。一般先使用常频机械通气，初调参数呼吸频率为 40～50 次/min，吸气峰压（PIP）为 15～20cmH$_2$O，PEEP 为 5～6cmH$_2$O。如常频机械通气参数比较高，效果不理想，应改用高频机械通气，减少常频正压通气所致的肺损伤。使用机械通气后病情改善者，应尽早撤离机械通气，撤机过程中使用咖啡因，可以加速撤机，减少再次气管插管和机械通气。必要时，有创通气撤离后可再改用无创通气维持一段时间。

3. **PS 替代治疗**　PS 替代治疗是 RDS 的重要治疗措施，应掌握 PS 应用指征、给药剂量和次数、给药方法等。

（1）给药指征：美国儿科学会指南和欧洲新生儿 RDS 防治指南建议，新生儿出生后应密切观察呼吸情况，如出现呻吟、呼吸困难，先使用 nCPAP，如 nCPAP 压力>5cmH$_2$O，FiO_2>30%，给予 PS 治疗。

（2）给药剂量：不同 PS 剂型，各有自己的推荐剂量。目前国内使用的 2 种 PS（猪肺或牛肺制剂）推荐的剂量范围分别为每次 100～200mg/kg 或 70～100mg/kg。给药剂量应根据病情严重程度而定，两肺白肺、广泛渗出等重症病例需使用较大剂量，使用推荐剂量上限，轻症病例可使用推荐剂量下限。

（3）给药次数：对轻症病例一般给 1 次即可，对重症病例需要多次给药，但一般最多给 4 次，间隔时间根据需要而定，一般为 6～12 小时。

（4）给药方法：干粉剂用前加注射用水摇匀，混悬剂用前解冻摇匀，使用前将药瓶置于 37℃ 预热数分钟，使 PS 磷脂更好地分散。用 PS 前先清理呼吸道，然后将 PS 经气管插管注入肺内，仰卧位给药。近年也有开展微创给药方法（LISA 或 MIST），通过细管插入声门下进入气道给药，可以避免传统的气管插管。

4. **ECMO**　对少数严重病例，胎龄>34 周者，上述治疗方法无效时，可使用体外膜肺氧合（ECMO）技术治疗。

5. **对症支持治疗**　RDS 因缺氧、高碳酸血症导致酸碱、水电解质、循环功能失衡，应给予及时纠正。应限制液体补充，以免造成肺水肿，生后第 1、2 天控制在 60～80ml/kg，第 3～5 天 80～100ml/kg。存在代谢性酸中毒时，应在良好通气状态下，给予 5% $NaHCO_3$ 治疗，所需量（ml）= BE×体重（kg）×0.5，先给予半量，稀释 2～3 倍，静脉滴注；改善循环功能可用多巴胺 3～10μg/（kg·min）。

6. **原发病及并发症治疗**　对继发于重症细菌感染者，应积极抗感染治疗；并发 PPHN 时，使用 iNO 治疗（详见第十五章第三节新生儿持续性肺动脉高压），尤其剖宫产新生儿 RDS、重症感染所致的 RDS 常合并严重 PPHN，iNO 治疗非常重要。

（八）预防

1. **早产儿 RDS 产前预防**　目前推荐对胎龄<34 周，可能发生早产的产妇静脉或肌内注射地塞米松或倍他米松，可明显降低生后早产儿 RDS 的发生率。地塞米松：每次 6mg，间隔 12 小时，一个疗程 4 次，静脉推注；倍他米松：每次 12mg，间隔 24 小时，1 个疗程 2 次，肌内注射；一般使用 1 个疗程即可，必要时可使用第 2 个疗程。产前激素治疗的最佳时间是分娩前 24 小时～7 天。

2. **剖宫产新生儿 RDS 的预防**　尽可能避免胎龄<39 周择期剖宫产，研究显示，对胎龄 35～38 周必须择期剖宫产者，产前给予产妇 1 个疗程激素治疗，可能会降低新生儿 RDS 发生率。

（陈　超）

第六节　新生儿胎粪吸入综合征

胎粪吸入综合征（meconium aspiration syndrome，MAS）是由于新生儿在出生过程中吸入被胎粪污染的羊水，发生气道阻塞、肺部炎症及一系列全身病理生理变化的综合征。MAS 多见于足月儿和过期产儿，常有胎儿窘迫、产程延长、胎盘功能不全、难产等高危分娩病史。近年由于产前预防和产房复苏技术的普及，MAS 发生率已明显下降，但在基层地区，发生率和病死率仍较高。

（一）病因与发病机制

主要病因为胎儿窘迫和出生时窒息，常见于胎盘早剥、脐带脱垂、臀位产等异常分娩。胎儿因缺氧发生肠壁痉挛、肛门括约肌松弛，使胎粪排出，羊水被胎粪污染。低氧血症又刺激胎儿呼吸中枢，出现喘息样呼吸而吸入被胎粪污染的羊水，胎粪吸入主要发生在分娩过程中胎儿喘息或深吸气时。

1. **胎粪排出**　从胎龄 31 周开始，胎粪排出污染羊水的发生率随胎龄的增加而增加，37～42 周前为 16.5%，胎龄>42 周过期产儿发生率为 27.1%，<34 周者极少有胎粪排出。胎粪排出发生率与胎龄相关的可能机制是：①对于神经系统成熟的胎儿，脐带挤压可引起短暂的副交感刺激引起胎粪排出。②胎粪排出是胃肠道成熟的自然现象。

2. **缺氧与胎粪吸入**　被胎粪污染的羊水吸入可

以在产程未发动时、产程启动和分娩阶段。一般认为MAS与胎儿窘迫相关，当胎儿在宫内或分娩过程中发生窒息和急性或慢性低氧血症时，肠壁缺血痉挛、肛门括约肌松弛而排出胎粪。缺氧对胎儿呼吸中枢的刺激使呼吸运动由不规则而逐渐发生强有力的喘息，将胎粪吸入鼻咽及气管内，娩出后的有效呼吸，可使上呼吸道内的胎粪进一步吸入肺内。

（二）病理生理

胎粪吸入后，双肺及全身各脏器可发生一系列病理生理变化（图14-6-1）。

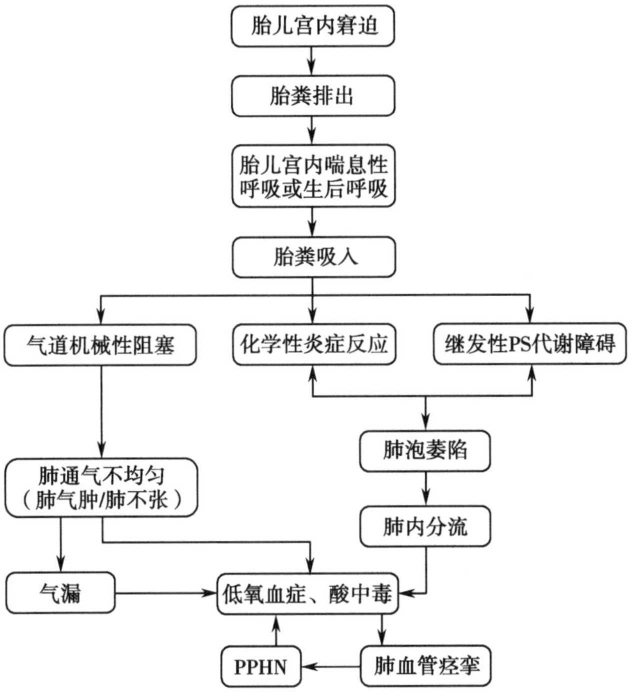

图14-6-1 MAS的病理生理变化

1. **气道阻塞** 胎粪吸入使气道发生机械性阻塞，加之气道炎症发生充血水肿，进一步加重气道阻塞。不完全性阻塞时，胎粪呈活瓣样，吸入的气体不容易呼出，可发生肺气肿，严重者发生气漏；完全阻塞，气体不能进入肺泡，肺泡塌陷形成肺不张。

2. **炎症反应** 胎粪含有脂肪酸、胆固醇、脱落细胞等，可刺激气道和肺泡发生炎症反应，胎粪吸入后24~48小时炎症反应最为严重。在炎症反应过程中，炎症细胞大量浸润，释放大量炎性介质，如IL-1、IL-6、IL-8、TNF、PAF等，破坏气道和肺泡上皮细胞，使肺泡毛细血管通透性增加，造成肺水肿，血浆物质如白蛋白、纤维蛋白原、蛋白溶解酶等大量渗出；2~3天后，这些物质可形成肺透明膜，加重肺损伤。与此同时，肺血管广泛性坏死、出血、微血栓形成。

3. **PS代谢障碍** 由于胎粪的直接损害作用、炎症介质和血浆渗出物的抑制作用，使PS合成、分泌及活性严重受损，导致肺泡萎陷和肺透明膜形成，进一步加重肺损伤。

4. **合并ARDS** 由于气道和肺泡严重炎症反应、炎症介质的作用、PS受损、肺水肿和渗出等，重症MAS易并发ARDS。

5. **合并PPHN** 由于严重低氧血症、酸中毒导致肺血管痉挛，容易发生PPHN，右向左分流，加重缺氧。

（三）临床表现

1. **呼吸困难** 生后即出现呼吸增快急促，呼吸频率>60次/min，然后发生呼吸困难，鼻翼扇动，呻吟，轻者发绀不明显，48小时后病情开始恢复；严重者呼吸困难加重，发绀，发展至呼吸衰竭。部分患儿开始时，可仅表现轻度呼吸窘迫，但数小时后随着胎粪从大气道进入到细气管支气管，并且因肺部炎症而出现病情恶化，发生严重呼吸困难。

2. **肺部体征** 肺气肿患儿胸廓隆起较明显，呈桶状胸；听诊两肺呼吸音减低，可闻及湿啰音和干啰音，常在出生后立即出现。

3. **PPHN** 重症患儿因严重缺氧和酸中毒，发生PPHN，经动脉导管或卵圆孔大量右向左分流，出现严重发绀，吸氧不能改善，导管前后动脉血氧分压差异，还可出现心脏扩大、肝大等心力衰竭表现。

4. **气漏** 若治疗过程中，患儿病情突然恶化，呼吸困难和发绀突然加重，提示发生气胸或纵隔积气。发生率在10%~20%，病情严重，病死率较高。

5. **体表胎粪污染** 胎粪污染羊水，体检可见皮肤、指/趾甲和脐带被胎粪污染成黄绿色。

6. **其他** 严重胎粪吸入和急性缺氧患儿常有意识障碍、颅内压增高、惊厥等中枢神经系统症状，也可出现红细胞增多症、低血糖、低钙血症和肺出血等情况。

（四）辅助检查

1. **胸部X线检查** 按严重程度可分为三型。①轻度：主要表现为肺纹理增粗、斑点斑片状渗出影、肺气肿；②中度：主要表现为肺气肿和肺泡渗出，可见颗粒状、片状、团块状、结节状阴影，渗出影密度较高，有些病例见节段性肺不张，以肺气肿为主者，肺透亮度明显增高，心影缩小；③重度：两肺颗粒、斑片或团块状影更加广泛，伴严重肺气肿，发生气漏综合征，可见气胸、纵隔气肿。胸部X线检查改变常在7~10天内好转，但有时会持续数周。

2. **血气分析** 对MAS患者，应及时做血气分析，常表现为低氧血症、高碳酸血症、严重酸中毒和高乳酸血症。

3. **心脏彩超**　严重 MAS 常合并 PPHN，可通过心脏彩超诊断及评估肺动脉压力变化。

（五）诊断与鉴别诊断

1. **诊断依据**　依据下述临床表现可做出诊断。

（1）病史：胎儿窘迫或出生窒息病史。

（2）临床表现：体表有羊水胎粪染黄表现，生后不久发生呼吸困难。

（3）胸部 X 线表现：胸部 X 线检查显示肺纹理增多增粗，肺过度膨胀，两膈压低，两肺斑片状渗出影，严重病例两肺渗出密度较深，呈团块状。

2. **鉴别诊断**　MAS 鉴别诊断包括可引起新生儿呼吸窘迫的其他病因。

（1）新生儿湿肺：多见于剖宫产新生儿，呼吸困难症状相对较轻，症状改善比较快。

（2）新生儿 RDS：通常发生在早产儿，呼吸困难呈进行性加重，胸部 X 线检查特点为两肺弥漫性颗粒影，肺泡萎陷，支气管充气征，严重者白肺。

（3）新生儿感染性肺炎：胸部 X 线检查显示两肺斑片状渗出影，伴有感染表现，抗生素治疗有效。

（4）先天性心脏病：对病情严重且合并发绀者，需要心脏彩超检查除外先天性心脏病。

（六）治疗

维持最佳通气和氧合，积极纠正低氧血症和高碳酸血症。

1. **清理呼吸道**　对羊水被胎粪污染者，应在新生儿娩出后，迅速吸净口腔、鼻咽部分泌物，必要时气管插管吸清气管内分泌物。在气道清理之前，不行正压通气。

2. **氧疗和无创通气**　对轻度 MAS 出现呼吸困难者，可先使用头罩吸氧。如 $FiO_2>0.4\sim0.5$ 时，可使用 nCPAP，对阻塞性通气障碍或肺气肿患者须谨慎应用或不用 nCPAP。

3. **机械通气**　如呼吸困难比较严重，头罩吸氧或 nCPAP 不能改善者，应尽早改用有创机械通气，对没有严重合并症者可先使用常频机械通气，呼吸机参数调节要根据病情不同个体化，如胸部 X 线检查以肺气肿为主或血气分析 $PaCO_2$ 较高时，则吸气峰压较低，$15\sim20cmH_2O$ 即可，PEEP $4\sim5cmH_2O$，频率宜快，有利于 CO_2 排出。如胸部 X 线检查以渗出、肺不张为主，可提高吸气峰压，$20\sim25cmH_2O$，PEEP $5\sim6cmH_2O$。如病情加重，合并气漏、RDS、PPHN 或常频机械通气疗效不理想，可改用高频机械通气。

4. **PS 治疗**　研究显示，对重症 MAS 合并 ARDS 者，若 OI>8，建议使用 PS，可改善病情。

5. **iNO 治疗**　如合并严重 PPHN 发生低氧性呼吸衰竭，使用 iNO 治疗，NO 选择性扩张肺血管，可降低肺动脉压力，改善 PPHN。若无吸入 NO 条件，可使用西地那非口服，为磷酸二酯酶 5 型抑制剂，可降低肺血管阻力。

6. **ECMO 治疗**　对重症 MAS 患者，机械通气和 iNO 等治疗效果不理想，可使用 ECMO 治疗。

（陈　超）

第七节　新生儿感染性肺炎

新生儿感染性肺炎（infectious pneumonia of newborn）是指病原体侵入呼吸系统，发生肺部感染性炎症，可发生在产前、产时或产后，病原体包括细菌、病毒、支原体、衣原体和原虫等。早产儿感染性肺炎临床表现不典型，病情严重，需密切观察。长时间机械通气者容易发生肺部感染，称为呼吸机相关性肺炎（ventilator associated pneumonia，VAP）。

（一）病因与发病机制

1. **产前感染**　通过羊水或血行传播。胎膜早破>12 小时，羊水即被污染，超过 24 小时者几乎全部被污染，病原体由阴道上行进入子宫内。孕母在孕后期发生感染，病原体经血行通过胎盘传给胎儿，发生全身感染，肺炎是全身感染的一部分。产前感染病原体常为革兰氏阴性杆菌（如大肠埃希菌）、B 族溶血性链球菌（GBS）、巨细胞病毒、弓形体、解脲支原体、梅毒螺旋体等。

2. **产时感染**　胎儿在娩出过程中吸入孕母阴道的分泌物，病原以革兰氏阴性杆菌为主；沙眼衣原体感染也可发生，但它所致的肺炎在生后数周才出现症状。

3. **生后感染**　①接触传播：与呼吸道感染患者密切接触，先发生上呼吸道感染，再向下蔓延发生肺炎，病原以病毒为主，如呼吸道合胞病毒（RSV），但多继发细菌感染。②血行传播：新生儿脐炎、败血症、皮肤感染时，可经血行播散发生肺炎。③院内感染：吸引器、气管插管、面罩、暖箱等消毒不严，医护人员手没洗干净，室内空气不流通，暖箱湿度过高，不按时换水等，都可引起感染。常见病原为大肠埃希菌、鲍曼不动杆菌、肺炎克雷伯菌、铜绿假单胞菌、葡萄球菌、真菌等。

（二）临床表现

常表现为呼吸困难、三凹征、口吐泡沫、发绀等，咳嗽较少。两肺呼吸音减弱，湿啰音常不明显，一般无发热。早产儿肺炎常表现为呼吸暂停、不哭、不吃、体温不升。产前或分娩过程中发生的GBS肺炎，全身症状比较明显，呼吸困难严重，肺部X线表现呈白肺，极似RDS，常被误诊为RDS。

使用机械通气者常发生VAP，属院内感染，病原菌耐药率高，痰多，病程迁延反复，治疗比较困难。呼吸道合胞病毒肺炎病情进展较快，两肺广泛渗出，呼吸困难比较严重。

（三）辅助检查

1. **胸部X线检查**　子宫内和分娩过程中感染发生的肺炎，在生后第1天肺部X线表现可不明显，第2或3天才出现明显改变。X线表现以支气管肺炎为主，呈点状或斑片状渗出影，大小不等，以两下肺、心膈角、左心后区多见。部分病例表现为间质性肺炎，肺纹理增多增粗，伴肺气肿。

2. **肺部超声**　肺炎的超声影像包括局部胸膜线异常，病灶处可见肺实变灶，支气管充气征和肺泡-间质综合征表现。

3. **血气分析**　严重者出现PaO_2下降、$PaCO_2$升高和代谢性酸中毒（pH值下降和BE负值增加）。

4. **病原学检查**　及时取咽拭子或呼吸道分泌物做病原学检查（包括细菌培养、血清学检查和核酸分析等），尽快查明感染病因。

（四）诊断与鉴别诊断

1. **诊断依据**　主要根据产前感染、气管插管等病史，呼吸困难、呼吸暂停等临床表现，肺部斑片状渗出等影像学表现做出诊断。

2. **鉴别诊断**　需与RDS、湿肺和MAS等疾病进行鉴别。

（1）RDS：生后数小时即发生呼吸困难，进行性加重，胸部X线检查表现为透亮度下降和颗粒状影，两肺病变比较均匀，可见支气管充气征。

（2）湿肺：呼吸困难恢复比较快，胸部X线检查两肺渗出比较模糊，吸收快。

（3）MAS：生后很快发生呼吸困难，胸部X线检查两肺渗出密度比较高，肺纹理增粗和肺气肿比较明显。

（五）治疗

1. **加强护理和监护**　保持呼吸道通畅，痰多者给予雾化吸入，加强吸痰。新生儿肺炎需要密切监护，动态观察呼吸变化、监测SpO_2和心肺功能。

2. **抗感染治疗**　应及时做病原学检查，根据病原检查结果及药敏试验选用抗感染药物。产前或分娩过程中感染的肺炎，选择针对革兰氏阴性和阳性细菌有效的抗生素，疑有GBS感染者宜选用青霉素、哌拉西林/舒巴坦（一线）或万古霉素（二线）治疗；出生后感染中，社区感染性肺炎病原对抗生素敏感性较好，一般选用第三代头孢类抗生素；院内感染性肺炎病原耐药率较高，选用敏感抗生素治疗。真菌感染者选用抗真菌药物。病毒感染性肺炎以对症支持疗法为主，流感或新冠病毒感染可选用针对性抗病毒药物治疗。

3. **氧疗和呼吸支持**　出现呼吸困难者需要氧疗，一般先使用头罩吸氧，使经皮血氧饱和度维持在90%～95%；头罩吸氧无效者可使用无创通气，如nCPAP。如发生严重呼吸衰竭需进行有创机械通气治疗；病情严重者立即使用有创机械通气。

4. **及时隔离**　对院内感染（尤其多重耐药菌感染）者或特殊病原感染者，须及时隔离。

（陈　超）

第八节　新生儿肺出血

新生儿肺出血（pulmonary hemorrhage of newborn）是指新生儿出现肺大量出血，至少累及2个肺叶。常发生在超早产儿和极低出生体重儿，以及严重缺氧、重症感染等严重疾病的晚期，为新生儿常见危重症。近年来，随着监护救治技术的发展，肺出血发生率有所下降，但肺出血病因和发病机制比较复杂，早期诊断和治疗比较困难，病死率较高。

（一）病因

新生儿肺出血病因仍未完全阐明，主要与以下因素有关。

1. **窒息缺氧**　重度窒息、RDS、MAS等引起严重缺氧性疾病是肺出血的主要病因之一。肺出血多发生在生后第1～3天，其中30%发生在第1天，75%发生在生后第4天内。

2. **严重感染**　败血症、感染性肺炎、NEC等重症感染可发生肺出血；严重病毒感染也可导致肺出血。感染所致肺出血多发生在生后1周左右，其中88%发生在出生5天后。

3. **寒冷损伤**　寒冷损伤综合征常存在硬肿症和高黏滞综合征，凝血功能异常，易发生肺出血。多见于早产儿，体温越低，肺出血发生率越高。

4. **早产儿**　早产儿肺发育未成熟，存在缺氧、感染、低体温等高危因素时，易发生肺出血，且胎龄越小，肺出血发生率越高，超早产儿常发生肺出血。

5. **其他**　DIC、凝血功能障碍、机械通气压力过高、心力衰竭、输液过快过量等也可引起肺出血，与缺氧、感染病因同时存在时更易发生。

（二）病理变化

新生儿肺出血的病理类型一般分为三类：点状肺出血（4%）、局灶性肺出血（63%）和弥漫性肺出血（33%）。大体上，肺外观呈深红色，肿胀。镜检可见肺泡和间质出血，但以肺泡出血为主，肺泡结构破坏，毛细血管扩张充血。

（三）临床表现

患儿常有缺氧、感染、寒冷损伤、早产儿等基础病史，且原发病较为严重。发生肺出血时常出现以下临床表现。

1. **全身症状**　突然发生面色苍白、发绀，反应差，四肢冷、呈休克状态。

2. **呼吸困难**　突然发生严重呼吸困难，出现三凹征、呻吟、呼吸暂停，呼吸暂停恢复后呼吸仍不规则，SpO_2 突然下降。

3. **肺部体征**　肺部可闻及中粗湿啰音，或湿啰音比原来增多。

4. **出血表现**　约半数病例从口鼻腔流出血性液体，或气管插管内流出泡沫样血性液。由于凝血功能障碍，可发生多部位出血，如皮肤出血点或瘀斑、注射部位出血等。

（四）辅助检查

1. **胸部X线检查**　一旦怀疑肺出血，应立即行胸部X线检查。新生儿肺出血典型的胸部X线表现为：①两肺透亮度突发性降低，出现广泛性、斑片状、均匀无结构的密度增高影（毛玻璃样改变），这是肺出血演变过程中极为重要的X线征象；②肺血管瘀血影：两肺门血管影增多，呈较粗网状影；③心影增大，以左心室增大为主，严重者心胸比例>0.6；④大量（严重）肺出血时两肺透亮度严重降低，呈“白肺”样改变。

2. **超声检查**　发生肺出血病情非常紧急，床旁超声检查可以快速观察肺出血状况，做出初步诊断。新生儿肺出血超声征象包括：①碎片征：为肺出血最常见但非特有征象（在重症肺炎和MAS中也可见到），是实变肺组织与充气肺组织交织在一起形成的高回声反射影像；②肺实变伴支气管充气征或肺不张：肺出血时，血液堵塞末梢支气管引起肺通气障碍，超声表现为末梢支气管近端呈充气征，其连接的肺泡因塌陷和渗出呈肺不张或肺实变；③胸腔积液：超过80%的肺出血患儿可有不同程度的单侧或双侧胸腔积液（胸腔穿刺可证实为血性）；④胸膜线异常和A线消失：见于所有患儿，表现为病变区胸膜线消失、增粗、模糊或连续性中断，同时存在A线消失等；⑤肺间质综合征：提示肺出血合并肺水肿。

3. **实验室检查**　白细胞一般明显增高，尤其是感染病因所致者，但也可以正常或下降。血气分析显示严重酸中毒，$PaCO_2$ 升高，PaO_2 下降，BE负值增大。凝血功能异常，如PT、APTT时间延长等。

（五）诊断与鉴别诊断

1. **诊断依据**　一般根据原发病非常严重，临床表现明显加重，突然发生呼吸困难和呼吸不规则，口鼻腔或气管插管内出血；肺部X线表现两肺门密度显著增高。

肺出血早期诊断较为困难，看到口、鼻腔流血为时已晚。迄今尚无早期诊断的明确指标，有赖于医师的警惕性和对病情的严密观察，对有严重缺氧、感染、寒冷损伤的新生儿，如突然出现反应差、呼吸困难、呼吸暂停、面色苍灰、酸中毒加重等情况，应随时警惕肺出血发生。

仅半数肺出血病例发生口、鼻腔或气管插管内流出血性液体，可明确诊断；另外半数病例无此表现者易被漏诊。临床资料分析发现，误诊也时有发生：有5%临床诊断肺出血者，实为消化道出血；而有7%肺出血病例被误诊为消化道出血。

2. **鉴别诊断**　有时肺出血与RDS和感染性肺炎较难鉴别。RDS的X线表现常为两肺毛玻璃样，广泛颗粒影，两肺透亮度逐渐降低，心影模糊，肋间隙变窄；而肺出血肺透亮度突然降低，心影增大，肋间隙增宽；感染性肺炎X线表现为肺纹理增多增粗，两肺淡斑片状，两下肺为主，心影不增大；肺出血两肺呈大片高密度影，以肺门为主，涉及各叶。若1次检查还不能鉴别，应动态观察肺部X线表现或肺部超声检查。

（六）预防与治疗

肺出血病死率较高，应强调预防，要加强对新生儿缺氧、低体温和感染的防治，以免发展至严重阶段并发肺出血。若在治疗过程中病情突然加重，须密切观察和及时诊断，为早期治疗肺出血创造时间条件。

1. **一般治疗**　注意保暖，对低体温者应逐渐复温（不要操之过急），使体温保持在正常范围；及时纠正酸中毒，改善循环功能，适当控制液体量，维持凝血功能。

2. **机械通气**　高PIP和PEEP通气是治疗肺出血的关键措施，一旦发生肺出血，应立即气管插管正压机械通气，PIP 20~25cmH_2O，PEEP 6~8cmH_2O，呼吸频率40~50次/min，然后根据病情调节呼吸机参数。如果病情非常严重，常频机械通气效果不明显，改用高频机械通气，或直接进行高频机械通气，高频机械通气效果比常频通气好。对严重广泛肺出血，病情好转后呼吸机参数调整不能操之过急。

实际上，对已经发生肺出血给予机械通气治疗为时较晚，抢救成功率低。因此，对缺氧或感染非常严重的病例，须密切观察临床表现，如发生呼吸困难或呼吸暂停，同时一般状况较差，应在发生肺出血之前早期进行机械通气。

3. **PS 治疗** 对严重肺出血(白肺)者，给予 PS 治疗能缓解病情，改善血氧饱和度，效果尚不肯定，一般仅能短时间改善病情。

4. **原发病治疗** 感染是肺出血的主要原因，一般病情非常严重，应加强抗生素治疗，同时辅以免疫治疗如输注丙种球蛋白，粒细胞缺乏时，可应用粒细胞集落刺激因子等。

5. **对症治疗** ①改善微循环：可用多巴胺 3~7μg/(kg·min)和多巴酚丁胺 5~10μg/(kg·min)，持续静脉滴注，有早期休克表现者给予生理盐水扩容；②纠正凝血功能障碍：肺出血患儿常伴有全身凝血功能障碍，对高危患儿可给予小剂量低分子量肝素，每次 20~30U/kg，间隔 6~8 小时 1 次，皮下注射；③保持正常心功能：可用多巴酚丁胺 5~10μg/(kg·min)，持续静脉滴注，如发生心力衰竭用地高辛；④补充血容量：对肺出血致贫血者可给予浓缩红细胞，每次 10~10ml/kg，保持 HCT 在 0.45 以上；⑤应用止血药：可使用立止血 0.2U 加生理盐水 1ml 气管插管内滴入，同时用立止血 0.5U 加生理盐水 2ml 静脉滴注，但止血药效果常不理想。

（陈 超）

第九节 新生儿气漏综合征

新生儿气漏综合征(air leak syndrome)是指因肺泡损伤破裂，肺泡内气体漏入到其他部位(积气)的综合征。根据气体进入的部位不同分为气胸(pneumothorax)、纵隔气肿(pneumomediastinum)、间质性肺气肿(pulmonary interstitial emphysema)、心包积气、气腹、皮下气肿等。气漏是新生儿严重急症，发生率比较高，需严密监护，紧急处理。

(一) 病因与分类

1. **病因** 包括疾病、机械性损伤或自发性因素等。

(1) 疾病因素：新生儿 MAS、RDS、先天性肺发育异常等疾病，可发生肺泡破裂，导致气漏。

(2) 机械性损伤因素：新生儿严重呼吸疾病需要较高压力通气，肺泡压力过高，发生肺泡破裂，导致气漏。多发生在气囊加压复苏、无创通气、气管插管下有创机械通气等状态时。

(3) 自发性因素：无明确疾病或诱发因素而发生气漏(如自发性气胸)。

2. **分类** 根据发生部位不同分为气胸、纵隔气肿及其他气漏。

(1) 气胸：指肺泡及脏胸膜破裂气体进入胸腔引起胸腔积气。

(2) 纵隔气肿：肺泡及纵隔腔胸膜破裂气体进入纵隔腔。

(3) 其他：间质性肺气肿为气体进入肺泡间质；心包积气指气体心包；皮下积气指气体进入皮下。

(二) 临床表现

根据气漏(积气)部位，与气量多少、临床类型、肺压缩程度及肺原发疾病有关。

1. **气胸** 典型症状为突然发生烦躁、哭吵、气促、呼吸困难、发绀，SpO_2 下降。肺部体征有患侧胸廓饱满、肋间隙增宽膨隆、气管及心尖搏动偏向健侧，患侧呼吸运动减弱或消失，叩诊呈浊音，语颤减弱或消失。右侧气胸时肝浊音界下降，左侧气胸时心界叩不清。

2. **纵隔气肿** 临床表现隐匿，积气量不多者一般临床症状不明显，常因合并气胸在胸部 X 线检查时发现。

3. **其他气肿(积气)** 间质性肺气肿常为机械通气并发症；心包积气可出现发绀、心率增快、血压下降、脉压差减少、心音低钝等，严重者发生心脏压塞、休克；气腹表现为腹胀，腹部隆起；皮下气肿常发生在面部、颈部、锁骨下等，表现为捻发音。

(三) 辅助检查

1. **胸部 X 线检查** 一旦怀疑气漏，应立即行胸部 X 线检查。气胸表现为胸腔积气，患侧胸腔透亮度增高，肺压缩，纵隔向对侧移位；纵隔气肿表现为心脏和胸腺周围显示高透亮带，如积气位于中央，将胸腺包围或抬高，呈现大三角帆状影或蝴蝶影；心包积气表现为心底部有气体。

2. **超声检查** 床旁超声可快速检查及时发现气漏，比床旁 X 线检查速度更快，肺超声检查的准确性与胸部 X 线检查相似，肺滑运动消失对气胸的诊断灵敏度为 100%，特异度为 100%。

3. **胸部透光试验** 在室内光线较暗的环境下，采用光线强度较大的冷光源或细小手电筒直接贴壁照射(透光试验)：当气胸积气较多时，整个患侧胸腔透亮度明显增加，而对侧胸腔由于受压，密度增加使透光度下降。为一种方便、快捷、实用的方法，可在胸部X线检查之前做出气胸诊断。透光试验在超早产儿(超低出生体重儿)胸壁太薄或足月儿胸壁太厚时敏感性下降，故当气胸可疑时或需要确定是否存在纵隔气肿或心包积气时，仍需行X线检查。

4. **诊断性穿刺** 当疑为张力性气胸引起临床呼吸系统和心血管系统急剧变化时，可立即行胸腔穿刺，一方面可明确诊断，另一方面也是紧急治疗措施之一。

5. **血气分析** 气胸发生后血气分析可发现 PaO_2 突然下降，$PaCO_2$ 突然增高和严重酸中毒。血气分析对气胸诊断虽然是非特异性，但对病情评估具有重要意义。

(四) 诊断与鉴别诊断

1. **诊断依据** 根据存在气漏危险因素、突然发生呼吸困难，以及胸部影像学(X线或肺部超声)检查，可以做出诊断。

2. **鉴别诊断** 需与肺大疱和支气管肺囊肿鉴别，该病胸部X线检查显示呈圆形或卵圆形透亮区，一般突然呼吸困难不明显。

(五) 治疗

1. **密切监护** 实施重症监护，密切观察生命体征、SpO_2 和血气变化。

2. **紧急排气和胸腔闭式引流** 气胸肺压缩比较明显，发生呼吸困难者应立即胸腔穿刺排气，症状较严重者进行胸腔导管闭式引流，排出胸腔内气体，解除肺压缩，须保持引流管通畅。

3. **呼吸支持** 呼吸困难者，立即给予鼻导管或头罩吸氧，如仍有呼吸困难需立即气管插管有创通气(高频通气首选)。

4. **原发病治疗** 积极治疗导致气漏的原发疾病。

(六) 预防

气漏是新生儿常见危重症，病死率高，重在预防。积极治疗原发疾病，进行气管插管等操作时动作要规范，进行气囊加压给氧、无创或有创通气时注意控制压力，根据病情选择合适的通气参数。

(袁 琳)

第十节 新生儿胸腔积液

胸腔积液(pleural effusions)是壁胸膜和肺表面脏胸膜之间的腔隙内积液。一般情况下，胸腔内的液体量取决于脏胸膜产生液体与壁胸膜淋巴管吸收液体间的平衡，当胸膜腔内液体生成超过吸收时，液体会在胸膜腔内聚集，从而出现胸腔积液。新生儿胸腔积液发病率低，可发生在产前、出生时或出生后。胸腔积液临床症状，取决于肺组织的压迫程度：轻者无症状，重者可导致严重呼吸窘迫和呼吸衰竭。

(一) 病因

根据胸腔积液发生时间，可分为先天性和后天获得性两种类型。

1. **先天性胸腔积液** 发生在胎儿期，常见原因如下。

(1) 胎儿水肿：是指胎儿在至少2个浆膜腔(腹部、胸膜、心包)或身体组织(皮下水肿)过度积液。主要由免疫性或非免疫性原因所致：①免疫性胎儿水肿：多数是由于Rh溶血病引起；②非免疫性胎儿水肿：病因复杂，可以继发于各种原因导致的严重贫血、低蛋白血症、心力衰竭等，也可能与染色体异常(Down综合征、Noonan综合征、Turner综合征等)、基因异常或先天性结构畸形有关。

(2) 先天性乳糜胸(congenital chylothorax)：由于淋巴液(呈乳糜样)漏入胸腔引起，为新生儿胸腔积液最常见类型。淋巴系统先天性发育结构异常、胸导管缺如或胚胎期胸导管的连接部分未能完成，导致胸导管狭窄梗阻，淋巴管广泛扩张和破裂，乳糜液从淋巴管溢出而致乳糜胸。此外，先天性乳糜胸也可以是胎儿水肿时诸多浆膜腔积液的一种。

(3) 先天性心脏或血管畸形：胎儿时期，各种先天性心脏畸形和心律失常合并心力衰竭时，可导致胎儿水肿、胸腔积液。有个案报道，上腔静脉发育不良、胎盘绒毛膜血管瘤等罕见血管畸形也可引起胸腔积液。

(4) 感染性疾病：先天性单纯疱疹病毒感染、微小病毒感染和重症细菌感染(如GBS感染)等，也可以导致胸腔积液。

(5) 其他：隔离肺、肺淋巴管发育不良、先天性肺气道畸形、梗阻性尿路畸形、先天性恶性肿瘤或良性占位、白血病、朗格汉斯细胞组织细胞增生症和腹膜后肿瘤等，均可引起胸腔积液。

2. **获得性胸腔积液** 肺炎、败血症等感染可发生胸腔积液，也可继发于胸导管损伤(如胸腔手术、PICC、胸腔引流管等)，罕见原因包括上腔静脉综合征、先天性肾病所致低蛋白血症等。

(1) 感染性胸膜炎：因感染性肺炎和败血症等合并胸膜炎或化脓性胸膜炎，发生胸腔积液。

(2) 继发性乳糜胸：①创伤性乳糜胸：主要由于产伤如臀位牵引或复苏操作等造成胸部、颈部外伤；

另外，颈、腰、脊柱过度伸展也可引起胸导管撕裂。②手术后乳糜胸：在胸导管附近的手术操作可能损伤胸导管主干及分支，最易损伤部位在上胸部，常在术后3~14天出现。

（3）中心静脉相关性胸腔积液：可见于脐静脉置管或PICC置管后胸腔积液，发生原因包括位置欠佳，胸导管静水压增高，胸腔内营养液渗漏等。

（4）血胸：见于凝血功能异常（如DIC）或胸腔内手术后出血。

（二）临床表现

1. **胎儿期表现**　一般在产前超声检查首次发现，常为胎儿水肿的一部分。若继发于重症贫血、心力衰竭等，可合并胎心增快；如果继发于心律失常，可发现胎心异常。

2. **出生时表现**　双侧胸腔积液新生儿出生时，迅速发生呼吸窘迫。胸腔积液在宫内发生越早，液量越多，肺部受压越严重，可致肺发育不全，产时呼吸窘迫严重。

3. **出生后表现**　临床症状与胸腔积液量相关，少量胸腔积液，呼吸困难征象不明显，临床偶然发现；大量胸腔积液，表现为呼吸窘迫、吸凹征，发绀；如为严重血胸，病情可迅速恶化，循环衰竭。体格检查可发现呼吸音消失或减弱。胸部X线平片或超声检查可确诊胸腔积液。

（三）辅助检查

1. **原发疾病相关性检查**　血常规（血红蛋白减低）、血生化（电解质紊乱、低白蛋白血症）、血细菌培养或病毒核酸检测、凝血功能检查、染色体核型和基因检测等。

2. **血气分析**　提示代谢性酸中毒、低氧血症、高碳酸血症、乳酸血症等。

3. **胸腔积液检查**　常规细胞计数，胸腔积液生化，培养等。胸腔积液时，需鉴别漏出液、渗出液和乳糜液（表14-10-1）。

表14-10-1　漏出液、渗出液和乳糜液的鉴别

项目	漏出液	渗出液	乳糜液
病因	非炎性积液（心力衰竭、肝硬化、静脉栓塞等所致）	炎性积液（感染、肿瘤或外伤等所致）	淋巴液漏入胸腔（淋巴系统先天性异常、胸导管缺如等所致）
外观	透明、淡黄色、不自凝	浑浊、脓性或血色，可自凝	乳白色、浑浊、无臭，属渗出液，静置可分层
比重	<1.015	>1.018	>1.012
pH值	7.40~7.50（偏碱性）	6.80~7.30（酸性）	7.40~7.80（碱性）
Rivata试验	阴性	阳性	阳性
细胞总数	$<100\times10^6/L$	$>500\times10^6/L$	$>500\times10^6/L$
细胞分类	淋巴细胞为主，偶见间皮细胞	炎性早期以中性粒细胞为主；炎性慢性期或恶性肿瘤时以淋巴细胞为主	以淋巴细胞为主（$0.4\sim6.0\times10^9/L$）；可见红细胞$50\sim60\times10^6/L$
糖	3.0~6.0mmol/L	<2.6mmol/L	2.7~11mmol/L
脂肪总量	无	极少量	0.4~0.6g/dl
胆固醇	无	极少量	接近5.2mmol/L
甘油三酯	无	极少量	一般>1.10mmol/L，胆固醇/甘油三酯<1.0
乳糜试验	阴性	阴性	阳性
蛋白总量	<25g/L	>30g/L	20~60g/L
积液/血清蛋白	<0.5	>0.5	≈0.5
LDH	<200U/L	>200U/L	正常范围
积液/血清LDH	<0.6	>0.6	≈0.6
ADA（腺苷脱氢酶）	<40U/L	感染结核时>40U/L	一般<40U/L
细菌培养	阴性	可培养出细菌	阴性

4. **影像学检查**　产前胎儿超声/MRI 检查，胸腔内见液体征象。产后胸部超声检查对胸腔积液诊断敏感性高，CT 可以诊断部分原发病，胸部 X 线检查患侧胸腔密度增深，肋膈角消失，心与纵隔向对侧移位。

（四）治疗

1. **产前处理**　严重胎儿胸腔积液，为预防肺发育不全，缓解心脏、肺压迫症状，可在胎儿期进行干预，常用的手术为胎儿胸腔-羊膜腔分流术；严重贫血导致的胎儿水肿病例，可行子宫内输血。

2. **产时处理**　产时可以在未断脐的情况下，行子宫外产时处理（EXIT），引流胸腔积液，然后结扎脐带。对于产前已经诊断胸腔积液的新生儿，出生时应有熟悉复苏流程的新生儿医生参与产房复苏；严重病例，需要产房插管、正压通气，胸腔穿刺液体引流等。

3. **产后处理**　包括胸腔穿刺、胸腔闭式引流、静脉药物应用、营养疗法及外科治疗等。

（1）胸腔穿刺或胸腔闭式引流：引流液体，缓解肺和心脏受压，液体送检协助胸腔积液定性；经多次胸腔穿刺放液，但乳糜仍增长迅速者，需胸腔闭式引流。

（2）静脉药物：可尝试应用减少乳糜胸胸腔积液的药物，如生长激素抑制剂（somatostatin），剂量 3.5μg/（kg·h），可逐步增加至 10μg/（kg·h）；奥曲肽（octreotide），0.3～10μg/（kg·h）。起效时间约为用药后 5～6 天。使用最佳疗程尚不明确。药物使用的不良反应有高血糖、甲状腺功能减低、恶心、腹泻、肾功能损害、NEC 和肝功能异常等。

（3）营养疗法：多数学者主张在乳糜胸胸腔积液引流量较大时，如>20ml/（kg·d）患儿应该禁食，给予肠道外营养。引流量减少后，考虑肠内营养，可首先选择富含中链脂肪酸的特殊奶粉，然后逐步过渡至母乳喂养。

（4）补充丢失液体：在监测生化、凝血功能的基础上，必要时输血浆、红细胞悬液、白蛋白、免疫球蛋白等。

（5）手术治疗：若保守治疗效果欠佳。在有条件的单位可以考虑手术治疗。

（6）其他治疗：小样本研究提示红霉素胸腔内注射，导致化学反应，胸膜粘连，对顽固性乳糜胸有效。危重胸腔积液病例，尤其胎儿水肿病例，需要综合治疗，机械通气、循环支持至关重要，预防气胸、感染等。

（五）预后

新生儿胸腔积液，轻症或一过性胸腔积液患者，及时处理病因、必要时引流、呼吸/循环支持后，预后良好。合并胎儿水肿、原发病治疗困难（如肿瘤、染色体基因异常）、胎龄体重小、并发张力性气胸的病例预后不良。近年来随着治疗方法的不断改进，顽固性乳糜胸病例预后有所改善。

（周建国）

第十一节　新生儿急性呼吸窘迫综合征

急性呼吸窘迫综合征（acute respiratory distress syndrome，ARDS）是指心源性以外的各种肺内外致病因素引起肺泡上皮细胞、肺毛细血管内皮细胞的炎症性损伤为病理生理学基础的临床症候群，是新生儿临床常见的危急重症。主要临床表现为出现进行性呼吸困难和低氧血症，影像学上显示双肺实质弥漫性炎症浸润，生理学上表现为肺顺应性降低与氧运送障碍，病理学上可见肺水肿、出血、微血栓及透明膜形成等改变。新生儿 ARDS 常在严重原发病基础上发病，易并发多器官功能衰竭，有别于原发性 PS 缺乏所致的早产儿 RDS，病死率很高。

（一）病因

多种致病因素均可引起 ARDS，引起成人和儿童 ARDS 的常见病因以休克、创伤、败血症和溺水等多见；新生儿 ARDS 常见病因是围产期窒息、胎粪吸入综合征、败血症、重症肺炎、DIC 和休克等，与成人和儿童有明显差异。围产期因素是新生儿 ARDS 最多见的原因，而非围产期因素与成人和儿童一样均能导致 ARDS。根据致病因素对肺组织的损伤方式不同，可分为直接肺损伤和间接肺损伤两大类。

1. **直接肺损伤因素**　直接肺损伤因素主要包括严重肺部感染、不适当的呼吸支持、肺出血、胎粪/胃内容物/血性羊水吸入、严重的肺液吸收障碍、氧中毒/低氧血症、溺水、有毒气体吸入、严重的胸部创伤等。

2. **间接肺损伤**　间接肺损伤因素主要来源于肺外疾病，包括严重的脓毒症、坏死性小肠结肠炎、窒息、寒冷损伤、脑损伤、各种原因所致的休克、低血压、代谢紊乱、创伤、药物中毒、大量输液、输血、输血浆、体外循环、血液透析及 DIC 等，均可引起 ARDS。

（二）发病机制

有关新生儿 ARDS 的发病机制错综复杂，迄今尚未完全阐明。目前认为，各种致病因素可触发肺的炎症连锁反应，包括各种炎症细胞，如多形核白细胞（polymorphonuclear leukocyte，PMN）、单核巨噬细胞等在肺内积聚或被激活，产生多种细胞因子如 TNF-α、IL-1、IL-8 及细胞间黏附分子-1（ICAM-1）等，并激活氧自由基、补体系统、蛋白溶解酶、血小板活化因子等炎症介质，产生全身炎症反应综合征（systemic inflammatory response syndrome，SIRS），直接或间接引起肺损伤。若肺泡上皮细胞和肺毛细血管内皮细胞损伤，可使肺泡-毛细血管膜的通透性改变，出现渗出性肺水肿，导致肺换气功能障碍，肺泡内大量炎性渗出物可使 PS 消耗过多或活性降低。由于肺泡Ⅱ型上皮细胞损伤，合成、分泌 PS 功能不足，可导致 PS 的继发性缺乏。因此，肺泡表面张力增高，进一步加重肺水肿、肺不张，使肺顺应性降低，形成肺内分流，V/Q 比值失调，造成严重的低氧血症，肺功能更趋恶化。新生儿 ARDS 最主要的病理形态学改变是肺毛细血管内皮细胞肿胀变性，肺泡上皮细胞坏死脱落，颗粒细胞增生，肺间质明显水肿，出现不同程度的出血、肺毛细血管面积减少及肺内微血栓形成，继而肺泡萎陷形成肺不张。可见，新生儿 ARDS 早期的主要病理特征为：失控性炎症反应、肺泡上皮细胞损伤和肺毛细血管内皮细胞通透性增高。因此，阻断 SIRS 在新生儿 ARDS 的治疗中具有重要意义。

（三）临床表现

由于新生儿 ARDS 是在各种原发疾病基础上发展而来的，因此，其临床表现大都具有原发疾病的临床特征。主要表现为起病急，发病 1 周内出现进行性呼吸窘迫，以呼吸困难、发绀、呻吟、吸气性三凹征为其临床特征，严重者出现呼吸不规则、呼吸暂停、气道出现血性分泌物等。两肺呼吸音减弱，部分病例可在两肺闻及湿啰音。全部患儿均有明显低氧血症，部分伴有高碳酸血症。主要合并症为缺血缺氧性心肌损害、IVH、休克、PDA、NEC 和 PPHN 等，严重者可发生 MODS。根据患儿临床严重程度可分为轻度、中度和重度，①轻度：患儿除原发病表现外，呼吸增快或轻度呼吸困难，肺部无明显体征，大多数患儿胸部 X 线正常，个别患儿有轻度肺间质水肿，血气分析显示 PaO_2 轻度降低，$PaCO_2$ 稍低或正常，$A\text{-}aPO_2$ 增大，$4 \leqslant OI < 8$。②中度：临床上呼吸困难明显，呼吸急促，发绀明显，肺部体征较少，与肺部病变不相符，吸氧后改善不明显；胸部 X 线表现为两肺毛玻璃样，间质水肿为主，可有片状肺泡性实变阴影；血气分析显示 PaO_2 明显下降，氧疗后无明显升高；$PaCO_2$ 明显下降，$A\text{-}aPO_2$ 显著增大，$8 \leqslant OI < 16$。③重度：患儿出现严重的呼吸困难，呼吸增快，危重者呼吸、心率减慢，肺部可有实变体征及啰音，严重发绀吸氧后无改善。胸部 X 线表现为两肺广泛性融合性病变；血气分析提示 PaO_2 继续下降，$PaCO_2$ 上升，BE 下降，pH 值也下降，出现呼吸性和代谢性酸中毒，$OI \geqslant 16$。

（四）辅助检查

1. 肺部影像学检查　主要包括胸部 X 线和肺部超声检查。

（1）胸部 X 线检查：对新生儿 ARDS 的诊断具有重要价值，根据急性期患儿胸部 X 线检查特征性改变，一般将其分为以下四期：①Ⅰ期：肺纹理增多、增粗，见弥漫性小片状浸润影及轻度间质水肿，伴代偿性肺气肿；②Ⅱ期：双肺野大片状、不对称、边缘模糊浸润影，以肺门最为浓密；③Ⅲ期：两肺透亮度明显降低，呈毛玻璃样，间质水肿明显，有支气管充气征，不伴有心脏扩大影像；④Ⅳ期：两肺融合性实变呈“白肺”，肺容积不减少，肋间隙未变窄，右膈肋位于第 8 后肋水平及以下。

（2）肺部超声检查：在新生儿 ARDS 早期，由于肺毛细血管通透性增高，可引起血管内液体甚至有形成分渗出到血管外，呈非重力依赖性影像学改变。对于检测这一变化，肺部 B 超具有很高的灵敏度，甚至在渗出局限于肺间质时，即可发现。随着病程进展，当渗出突破肺泡上皮防线进入肺泡内，由于重力依赖性作用致使渗出液易坠积在下垂的肺区域（仰卧时主要在背部），肺部 B 超可发现肺部异常的重力依赖性影像学改变。当胸部 X 线检查无异常发现时，肺部 B 超检查即可发现肺部异常改变。因此，借助肺部 B 超扫描可发现早期肺部病变。新生儿 ARDS 肺部超声改变主要表现为弥漫性彗星尾征、胸腔积液、肺实变等。与新生儿 ARDS 诊断金标准比较，彗星尾征、胸腔积液、肺实变这 3 种肺部超声征象联合诊断足月儿 ARDS 的敏感度和特异度均为 100%。可见，肺部超声检查可敏感判断 ARDS 足月儿肺部病变情况，反映疾病严重程度，具有及时、无创、可重复、无场地限制等优势。

2. 实验室检查及临床监测　包括血气分析、氧合指数（oxygenation index，OI）、PaO_2/FiO_2、肺泡-动脉氧分压差（$A\text{-}aPO_2$），以及肺损伤生物学标志物检测等。

（1）血气分析：是诊断新生儿 ARDS 的必要条件。早期 PaO_2 下降，$PaCO_2$ 由于通气过度亦下降，可见呼吸性碱中毒和低氧血症。以后低氧血症愈来愈明显，即使吸入高浓度氧也难以纠正。晚期通气、换气功能均降低，呈低氧血症、高碳酸血症、呼吸性及代谢性酸中毒。

（2）OI：平均气道压（MAP）和吸入氧浓度（FiO_2）

是影响肺氧合功能的重要因素，OI 与 MAP 和 FiO_2 成正比，与导管后 PaO_2 成反比。其计算公式为：OI = MAP（cmH_2O）×FiO_2（%）×100÷PaO_2（mmHg）。OI 作为一种常用的反映肺氧合功能的指标，在新生儿 ARDS 临床诊断、治疗和预后判断方面均具有重要意义。根据 OI 可评估患儿的氧合障碍程度：轻度 ARDS：4≤OI<8；中度 ARDS：8≤OI<16；重度 ARDS：OI≥16。若 OI>25，死亡率可达 50%；OI>60，则死亡率高达 80%。

（3）PaO_2/FiO_2：可反映肺内分流及弥散功能。新生儿 ARDS 患儿 PaO_2 并不因 FiO_2 增加而增高，故推荐用此值观察在不同 FiO_2 时的变化，作为新生儿 ARDS 诊断参考。正常 PaO_2/FiO_2 比值为 53.3~66.6kPa（400~500mmHg）；PaO_2/FiO_2<40kPa（300mmHg）时有助于新生儿 ARDS 的诊断。

（4）A-aPO_2：反映肺的氧交换率，对早期诊断具有重要意义。当弥散功能降低，肺内分流增加时，A-aPO_2 增大。其生理值随年龄增大而增宽（因 PaO_2 随年龄增大而降低）。正常情况下，吸入空气时 A-aPO_2 在儿童为 1.33~2.66kPa（10~20mmHg），新生儿为 3.33kPa（25mmHg），ARDS 患儿由于氧通过的部分肺泡-毛细血管膜弥散障碍及肺内动-静脉分流，故 A-aPO_2 增大。A-aPO_2 计算公式：A-aPO_2 = $P_AO_2-PaO_2$，其中 $P_AO_2=(P_B-P_{H2O})\times FiO_2-P_ACO_2/R$。$P_AO_2$ 为肺泡气氧分压；PaO_2 为动脉血氧分压；P_B 为大气压；P_{H2O} 为肺泡内水蒸气压，常用 37℃ 时的压力值为 6.27kPa（47mmHg）；P_ACO_2 为肺泡气二氧化碳分压，可用 $PaCO_2$ 值代替。R 为呼吸商，因二氧化碳的产生比氧的消耗小，通常设定值为 0.8。

（5）肺损伤生物学标志物检测：近年来研究发现，肺泡灌洗液（BALF）以及血液中各种肺损伤生物学标志物，如水通道蛋白-5（AQP-5）、肺表面活性物质蛋白-A（SP-A）、E-选择素、CC-16、促血管生成素-2（angiopoietin，ANGPT）和内皮细胞特异性分子（endothelial cell specific molecular，ESM）等能客观反映肺组织细胞损伤程度及肺泡-毛细血管屏障通透性状况，动态监测 BALF 和血液中上述肺损伤生物学标志物水平，不仅对 ARDS 具有早期诊断意义，亦可帮助判断肺损伤严重程度、评价预后及鉴别相关疾病。

（五）诊断与鉴别诊断

1. 诊断依据 2017 年，在欧洲儿童与新生儿重症监护协会（European Society of Paediatric and Neonatal Intensive Care，ESPNIC）和欧洲儿科研究协会（European Society for Paediatric Research，ESPR）的共同支持下，国际性多中心多学科协作组在回顾儿童与成人 ARDS 诊断标准的基础上，对新生儿与其他年龄段 ARDS 在生物学、病理生理学及组织学上的特征进行比较，在国际上首次提出新生儿 ARDS 诊断标准，即蒙特勒诊断标准（Montreux diagnostic criteria）（表 14-11-1）。这一诊断标准受到新生儿学界的广泛重视，将对新生儿 ARDS 的早期诊断、治疗和科研起着积极的作用。

表 14-11-1 新生儿 ARDS 蒙特勒标准（2017 年版）

项目	内容
起病时间	起病情况明确或可疑临床损伤后出现的急性发作（1 周内）
排除标准	RDS、TTN 或先天性畸形引起的呼吸困难
肺部影像学	双侧弥散性不规则的透光度下降，渗出或白肺；这些改变不能为其他原因所解释，如局部积液、肺不张、RDS、TTN 或先天性畸形
肺水肿原因	先天性心脏病无法解释的肺水肿（在无急性肺出血的情况下，则包括动脉导管未闭伴高肺血流），心脏超声可用于证实肺水肿原因
氧合障碍	轻度 ARDS：4≤OI<8 中度 ARDS：8≤OI<16 重度 ARDS：OI≥16

2. 鉴别诊断 主要应与心源性肺水肿及其引起呼吸困难的重症相鉴别。

（1）心源性肺水肿：①患儿肺毛细血管楔压增高，而 ARDS 患儿肺毛细血管楔压正常或降低。②临床上新生儿 ARDS 患儿缺氧更难纠正，病程比左心衰竭持久。③胸部 X 线检查可见心源性肺水肿患儿心脏往往扩大，而新生儿 ARDS 患儿心脏不扩大。心源性肺水肿的肺部阴影常随心功能改善而很快消退吸收，ARDS 肺部阴影消退很慢。肺部阴影的分布也有不完全相同之处，心源性肺水肿以两肺中心部阴影较多，而 ARDS 的肺部阴影往往以周围较多。④病因分析和对治疗反应的不同可能有助于鉴别诊断。

（2）单纯肺部严重感染与肺部感染合并 ARDS：①单纯肺部感染时缺氧表现与肺部体征一致，而合并 ARDS 时缺氧表现与肺部体征不平行，缺氧程度更严重。②单纯肺部感染通过提高吸氧浓度和改善通气有可能减轻低氧血症，而肺部感染合并 ARDS 时，在保证通气的情况下，除非给予 PEEP/CPAP，低氧血症很难纠正。③肺部感染在改善通气的前提下，FiO_2>0.6 时，PaO_2<6.7kPa（50mmHg），或 PaO_2/FiO_2 ≤ 20kPa

(150mmHg)时,可诊断合并 ARDS。④胸部 X 线检查:合并 ARDS 时,在原发性肺部感染的肺部阴影外,还可出现 ARDS 的胸部 X 线表现,如波及两肺的弥漫性阴影,甚至白肺。

(3) 新生儿 ARDS 与引起新生儿呼吸困难的常见疾病鉴别见表 14-11-2。

表 14-11-2 ARDS 与引起新生儿呼吸困难的常见疾病临床特征的鉴别

疾病	病史	临床表现	胸部 X 线检查
新生儿 ARDS	严重感染,输液过多,创伤应激	>4 天发病,可有严重感染、呼吸困难和发绀明显,肺部可有啰音	早期颗粒状,中期毛玻璃样,严重者"白肺"
早产儿 RDS	早产(胎龄小于 35 周)、窒息,L/S<2:1	呼吸困难在生后 72 小时内发生,呈进行性	网状颗粒,支气管充气征,严重者"白肺"
败血症/休克	围产期感染史(如 GBS 感染所致绒毛膜羊膜炎等)	感染征象,外周循环差,严重者 MODS	支气管充气征,晚期"白肺"(GBS 感染)
新生儿湿肺	出生时窒息,剖宫产	呼吸急促,轻微呻吟	肺纹理增强,叶间积液
MAS	多见于足月儿,异常分娩史,围产期窒息,羊水胎粪染	胸廓膨胀,皮肤、脐残端或指甲胎粪污染,复苏时气管内吸出胎粪	肺不张或过度肺膨胀,间质性肺气肿、气胸
吸入性肺炎	异常分娩史,宫内窒息,分娩时吸入羊水或血液	常有气促、发绀、肺部啰音等,需氧疗(吸氧、CPAP、IPPV等)	肺纹理增加,斑片或云雾状阴影
宫内感染性肺炎	母有产科感染,胎膜早破史	出生窒息,生后即出现体温升高、呼吸增快,肺部可有啰音	不对称小斑片影,代偿性肺气肿
肺出血	出生严重窒息,早产低体温或严重感染	气管及口鼻腔有血液或血性分泌物,突发性呼吸困难,肺部啰音突然增加	不透明白色云絮斑影
气漏	羊水胎粪吸入史、机械通气治疗	治疗过程中突然呼吸困难,患侧胸廓隆起,呼吸音减弱	患侧肺部压缩,透亮度明显增加,内无支气管影,心脏移位
PPHN	足月儿,MAS、重度窒息儿	持续严重的发绀,无先天性心脏病征象	可无明显异常,有 MAS 所致者可出现相应征象
食管闭锁及食管气管瘘	大多存在羊水量异常	口鼻大量泡沫及黏液溢出,胃插管不能进入胃内	碘油造影示其盲端或碘油瘘管进入支气管
膈疝	羊水过多	胸部隆起,左侧肺部听不到呼吸音,偶及肠鸣音,舟状腹	肠管疝入胸腔,肺发育不全
先天性心脏病	孕早期有病毒感染史	心率增快,杂音,持续发绀,心、肝增大	心影增大,肺血减少或增加,心、肝增大

(六) 治疗

由于新生儿 ARDS 的发病机制尚未完全阐明,仍缺乏有效的特异性治疗方法。众所周知,新生儿 ARDS 的致命危害是严重的呼吸衰竭、原发疾病的恶化以及合并 MODS。因此,目前针对新生儿 ARDS 的救治方法是以机械通气为基础的综合治疗,包括尽快、有效纠正顽固性低氧血症和高碳酸血症,控制原发疾病以阻止病程恶化,配合其他对症治疗和支持治疗维持多器官功能正常。

1. 机械通气 是治疗新生儿 ARDS 最重要、最基本的手段,针对患儿病理生理改变特点实施合理、有效的机械通气可明显改善其预后,一旦诊断为新生儿 ARDS 应及时给予机械通气治疗。如 $FiO_2>0.6$ 时,$PaO_2<6.67kPa$(50mmHg)或 OI≥4,即应给予无创通气(如 nCPAP、nIPPV、BiPAP 等),压力 0.52~0.79kPa($6\sim8cmH_2O$),FiO_2 为 0.5~0.6;当 nCPAP 或其他无创通气方法应用 1~2 小时后,PaO_2 仍<6.67kPa(50mmHg),即应改用有创通气模式。临床常用的有

创通气模式有 SIMV 或 A/C+容量保证(volume guarantee,VG)或压力调节容量控制通气(pressure-regulated volume-control ventilation,PRVCV)、HFOV 等,可根据患儿病情特点和医生使用呼吸机的熟练程度酌情选择。

由于新生儿 ARDS 已存在肺损伤,若呼吸机使用不当容易导致机械通气性肺损伤(ventilator-induced lung injure,VILI)。因此,对 ARDS 新生儿应采取保护性通气策略(protective ventilation strategies,PVS),主要措施包括:

(1) 开放肺通气策略(open lung ventilation strategy):新生儿 ARDS 患儿常存在肺顺应性差、肺不张的病理生理改变,可采用逐步提高 PEEP 或偏高的 PIP 进行肺复张,肺复张以后选择适当的 PIP 和 PEEP 维持肺泡持续扩张,以保证肺泡均匀通气。现代新生儿呼吸机均具有肺力学监测功能,可根据压力/容量环(pressure/volume loop,P/V)的上拐点(upper inflection point,UIP)和下拐点(lower inflection point,LIP)指导 PIP、PEEP 的调节,PIP 通常维持在 25~28cmH$_2$O,若患儿胸肺顺应性差可增加到 30~32cmH$_2$O,PEEP 一般在 6~8cmH$_2$O;根据 P/V 环的“鸟嘴状改变”判断肺泡过度扩张,应限制应用过高的 PIP、PEEP 和潮气量(tidal volume,V_T),以免引起压力性肺损伤和容量性肺损伤。同时,应避免 PEEP 太低,导致呼气末肺功能残气量减少,难以维持正常肺容积,而引起肺不张。

(2) 维持最佳肺容量:维持适当的肺容量不仅有利于正常肺氧合,而且可使肺血管扩张,肺血管阻力降低,改善肺循环。而肺泡过度扩张或萎陷、肺不张均可导致肺血管阻力增加,导致肺动脉高压。MAP 是有效扩张肺泡、维持肺容量大小的重要因素。因此,可采用增减 PEEP 水平来调节 MAP,以合适的 PEEP 和 MAP 达到维持最佳肺容量的目的。胸部 X 线检查显示吸气相的肺下界在第 8、9 后肋间水平提示肺容量处于最佳水平。

(3) 目标容量通气(volume-targeted ventilation,VTV):应用接近于生理潮气量(5~8ml/kg)的小潮气量进行机械通气,是肺保护性通气的一种方法。临床上可通过新生儿呼吸机的 VG 或 PRVCV 等模式来实施 VTV。通常设置通气 V_T 为 4~6ml/kg,根据设定的目标 V_T,呼吸机在一定范围内自动调节,以最低的 PIP 实现目标 V_T 通气。在 VG 或 PRVCV 使用中,应密切监测分钟通气量(minute ventilation,MV)和血气变化,调节适当的呼吸频率,以保证血气维持在目标值范围。与单纯压力限制通气比较,VTV 可降低 V_T 的波动,减少分钟通气量的变化,使 CO_2 排出更稳定,减少低碳酸血症和高碳酸血症的发生,从而避免高 V_T 导致的肺容量性损伤和低碳酸血症,也避免低 V_T 导致的不张性肺损伤和高碳酸血症。

(4) 采取允许性高碳酸血症(permissive hypercapnia,PHY)策略:PHY 在新生儿尚无统一标准,有学者将 $PaCO_2$>45mmHg 称为 PHY,对于急性高碳酸血症,新生儿一般能耐受的 $PaCO_2$ 高限值为 55~60mmHg,机械通气使 $PaCO_2$ 降至 45~55mmHg 即可,最高不超过 60mmHg。

(5) HFOV:由于 HFOV 可有效提高肺氧合功能,并具有小潮气量、低气道压力的特点,发生肺容量性损伤、压力性损伤的风险小,对患儿血流动力学的影响也小,是肺保护性通气的一种有效方式,近些年来用于治疗新生儿 ARDS 患儿逐渐增多。临床上可单独应用 HFOV 或 HFOV 与常频通气叠加使用,对于伴有高碳酸血症的患儿 HFOV 更具优势。

(6) 注重脑功能、循环功能和膈肌功能的保护:对于新生儿 ARDS 患儿进行机械通气,应维持动脉血血气在目标值范围,即 pH 值在 7.25 以上,PaO_2 50~80mmHg,$PaCO_2$ 40~50mmHg;同时,维持心率和血压在正常范围。在机械通气过程中,注意避免引起脑损伤、血流动力学紊乱和膈肌损伤的高危因素,加强脑功能、循环功能和膈肌功能的保护。

2. PS 治疗　研究表明,PS 继发性缺乏或功能异常是导致新生儿 ARDS 肺功能障碍的重要原因之一。PS 继发性缺乏或功能异常的主要机制如下。

(1) 新生儿 ARDS 的肺部病变直接损伤肺泡Ⅱ型上皮细胞,使 PS 合成减少;炎症反应过程中产生的细胞因子、炎症介质和渗出的各种成分均可抑制 PS 中磷脂的合成,从而导致内源性 PS 总量减少,并抑制 PS 的功能。

(2) ARDS 患者肺灌洗液生化分析结果表明,卵磷脂和磷脂酰甘油占总磷脂比例减少,而磷脂酰肌醇、鞘磷脂的比例增加,SP-A 含量减少。PS 成分的改变可能是导致 PS 功能异常的原因之一。

(3) PS 在肺泡内多以不同密度、成分及功能的聚合体形式存在,较大的聚合体可有效地降低肺泡气-液表面张力,而小的聚合体功能很差。在 ARDS 患者肺灌洗液中,小聚合体与大聚合体的比例明显高于正常人。这样,即使总磷脂含量不少,因大小聚合体比例失调也可导致肺功能障碍。

(4) 炎性渗出或浆液渗出物中的蛋白成分对 PS 活性具有抑制作用,这种抑制作用是可逆性的,存在竞争机制。当PS浓度高时，蛋白抑制作用小；PS浓度低时，蛋白抑制作用增强。以上证据为PS替代治疗ARDS提供了理论依据。目前，PS已较为广泛地用于治疗ARDS，并取得较好疗效。建议采用足量、重复使用PS治疗，一般剂量为每次200mg/kg，可重复2～3次。

3. **iNO治疗**　NO具有选择性扩张肺血管的作用，可有效降低肺血管阻力和肺动脉压，减少肺内分流，增加肺血流量，改善通气/血流比值（V/Q），提高肺氧合水平和动脉血氧张力，而对动脉血压无明显影响，可有效治疗新生儿ARDS合并PPHN。在呼吸机辅助通气下，初始NO吸入浓度为10～20ppm，维持浓度为5～10ppm。待患儿临床状况好转（FiO_2下降至60%以下，PaO_2可维持在60～80mmHg）后，以每4小时减少5ppm的速度减至5ppm，再以每4小时减少1ppm的速度减至1ppm，此时患儿氧合状态仍稳定（$FiO_2<60\%$，$PaO_2>60mmHg$），可最终撤离。如果在下调NO剂量的过程中出现反跳性低氧（SpO_2下降>5%，FiO_2需增加0.15来维持$PaO_2>60mmHg$），需把NO剂量恢复至下调前水平，待患儿临床状况进一步改善后在24～48小时内撤离。

4. **ECMO治疗**　是利用机械装置对心脏或呼吸衰竭的患者进行临时生命支持的一种体外生命支持系统，通过动静脉插管，将血液从体内引流到体外，经人工膜肺氧合后，再经泵将氧合血灌注入体内，维持机体各器官的供血和供氧，对严重的心肺功能衰竭患者进行较长时间呼吸、心脏支持，使患者心肺得以充分休息，为进一步治疗和心肺功能的恢复赢得宝贵的时间。自1975年Bartlett等应用ECMO治疗新生儿呼吸衰竭获得成功后，ECMO在临床中治疗新生儿ARDS的应用不断深入。新生儿ARDS合并严重呼吸衰竭，经积极机械通气治疗，病情无明显缓解，呼吸困难持续恶化呈下列任一情况即可应用ECMO治疗：①氧合指数>40超过4小时；②氧合指数>20超过24小时或呼吸困难持续恶化；③积极呼吸支持下，病情仍迅速恶化，严重的低氧血症[$PaO_2<40mmHg$（1mmHg=0.133kPa）]；④血pH值<7.15，血乳酸≥5mmol/L，尿<0.5ml/(kg·h)持续12～24小时；⑤肺动脉高压导致右心室功能障碍，需要持续大剂量正性肌力药物剂量维持心功能（正性肌力药物评分>40分；正性肌力药物评分=肾上腺素×100+异丙肾上腺素×100+米力农×10+氨力农×1+多巴胺×1+多巴酚丁胺×1）。

5. **原发病的治疗**　尽快除去或控制引起新生儿ARDS的原发疾病或诱因，遏制其诱导的全身失控性炎症反应，是预防和治疗ARDS的必要措施。常见的原发病为感染性休克、败血症、脓毒血症、重症肺炎、脑膜炎、严重创伤、大手术后、窒息、溺水等。对感染性疾病应针对可能的病原体，结合细菌培养及药物敏感试验结果，选用1～2种有效抗生素治疗，控制感染。对非感染性疾病应对症治疗，如及时纠正休克、积极修复创伤等。

6. **液体管理**　研究表明，高渗出性肺水肿是ARDS的病理生理特征，肺水肿的程度与ARDS的预后密切相关。因此，目前主张在维持循环稳定和保证组织、器官血流灌注的前提下，限制输入液体，保持体液负平衡，维持酸碱平衡和肾功能正常。当血容量已补足而全身灌注压仍不足以维持正常的组织、器官灌注时，可适当应用血管活性物质以提高灌注压。加强液体管理对改善ARDS患者的肺水肿具有重要的临床意义。临床上针对液体超负荷的处理主要包括两大类：侵入性及非侵入性，侵入性策略主要是指CRRT或腹膜透析等；非侵入性则包括液体限制及给予呋塞米等药物治疗。

（周晓光）

第十二节　新生儿呼吸衰竭

新生儿呼吸衰竭（respiratory failure）是指由各种原因所致的中枢和/或外周性的呼吸功能障碍，以致机体在海平面、吸入空气时出现PaO_2降低和/或$PaCO_2$增高的一类危重疾病。近年来随着围产医学、新生儿重症监护治疗学技术水平的不断提高，呼吸支持及ECMO治疗技术的发展，新生儿呼吸衰竭病死率已明显下降，患儿生存率及生存质量明显改善。

（一）病因

新生儿呼吸衰竭的病因较为复杂，呼吸系统的原发性或继发性疾病及呼吸系统以外疾病均可引起。常见病因如下：

1. **呼吸道梗阻**　常见上气道梗阻性疾病，如鼻后孔闭锁、鼻咽肿块或囊肿、Pierre Robin综合征（小颌畸形、舌后倒或伴腭裂）、声带麻痹、喉蹼、喉痉挛、会咽下狭窄、喉气管软化症、血管环综合征、气管内壁肿物（肿瘤、血管瘤或赘生物等）、纵隔肿瘤等。一些医源性因素如长期气管插管导致的声门下狭窄、气管狭窄等也是呼吸道梗阻的原因。

2. **肺部病变**　常见的有新生儿RDS、湿肺、肺炎、肺不张、肺水肿、肺出血、气漏综合征、吸入综合征、

ARDS、BPD 等。

3. **限制性疾病**　肺部受压或胸廓运动障碍性病变导致肺扩张受限，如张力性气胸、纵隔气肿、胸腔积液、胸膜增厚及粘连、先天性膈疝、食管裂孔疝、胸内肿瘤、腹部膨胀等可导致通气与换气功能障碍。

4. **心血管系统疾病**　先天性心脏病、心肌炎、心内膜弹力纤维增生症、心肌肥厚等出现心力衰竭及肺水肿导致呼吸衰竭。

5. **神经系统及肌肉疾病**　围产期窒息引起的中枢性呼吸系统抑制、早产儿呼吸暂停、颅内出血、颅内感染、惊厥、颅内占位、破伤风、中枢神经系统畸形、膈神经麻痹、脊髓损伤、重症肌无力、药物（吗啡、硫酸镁等）中毒等。

（二）分类

新生儿呼吸衰竭以急性呼吸衰竭多见，根据血气分析结果可以分为Ⅰ型呼吸衰竭（缺氧而无 CO_2 潴留）及Ⅱ型呼吸衰竭（缺氧伴 CO_2 潴留）。根据发病机制不同，可以分为换气功能障碍型呼吸衰竭和通气功能障碍型呼吸衰竭。换气功能障碍型呼吸衰竭主要由肺实质性病变引起，由于肺泡换气功能障碍，导致机体缺氧，通常 $PaCO_2$ 常降低或正常。通气功能障碍型呼吸衰竭主要是由于肺泡通气不足导致肺泡氧含量降低，二氧化碳排出受阻，故 PaO_2 下降，$PaCO_2$ 增高。

（三）病理生理

呼吸衰竭的主要病理生理改变为外呼吸环节即通气和换气衰竭，O_2 和 CO_2 交换不能在空气-血液之间进行，从而出现低氧血症和二氧化碳潴留。

1. **通气功能障碍**　通气功能障碍分为阻塞性通气障碍及限制性通气障碍两种。阻塞性通气功能障碍指由于气道阻塞或狭窄使气道阻力增加引起肺泡通气不足，并导致 PaO_2 下降，$PaCO_2$ 增高。限制性通气障碍是由于胸廓和肺扩张受限制而致肺活量减低，肺泡通气不足，气体交换障碍，最终导致 PaO_2 下降和 $PaCO_2$ 上升。

2. **换气功能障碍**　换气是肺泡氧与肺毛细血管网的血流中气体交换的过程。肺泡通气与血流比值（V/Q）失调，肺内短路增加和弥散障碍均使换气过程发生障碍而导致呼吸衰竭。

（四）临床表现

1. **原发病表现**　呼吸系统原发疾病多有明显症状，如后鼻孔闭锁患儿呈张口样呼吸；早产儿 RDS 生后不久出现呼吸困难、呻吟、发绀等表现；胎粪吸入患儿有羊水胎粪污染及窒息表现；膈疝患儿出现舟状腹体征等。

2. **呼吸衰竭期表现**　新生儿呼吸代偿能力有限，因此在呼吸衰竭发生早期，常有明显呼吸窘迫表现，可表现为呼吸频率和节律的改变。在呼吸衰竭的早期多出现呼吸增快，呼吸频率>60 次/min；后期则出现呼吸减慢，呼吸频率<20～30 次/min，出现呼吸表浅，呼吸节律不规则甚至呼吸暂停等。同时可有鼻翼扇动，明显的三凹征（吸气时胸骨上、肋间隙、剑突下凹陷），辅助呼吸肌参与呼吸表现。由于早产儿呼吸时声门部分关闭、以保持功能残气量从而增加呼气末正压的保护机制，因此可在呼气时发出呻吟。中枢性呼吸衰竭早期一般无明显呼吸窘迫表现，在临床不易被发现，只能从呼吸浅表或呼吸节律异常等非特异性表现发现。

3. **重要脏器功能异常表现**　新生儿呼吸衰竭时低氧血症、高碳酸血症及酸中毒等能够导致重要脏器发生功能异常。如中度低氧血症和高碳酸血症可引起心率和心排血量增加，而严重的低氧血症则可导致心排血量下降，低氧和高碳酸血症可引起肺血管阻力增加。呼吸衰竭同样能够影响中枢神经系统，轻度 CO_2 潴留能刺激呼吸中枢加快呼吸，而严重 CO_2 潴留则抑制呼吸中枢。同时低氧、CO_2 潴留和酸中毒可引起脑血管扩张，脑水肿、颅内压增高，脑细胞损伤等，新生儿可有反应差、肌张力下降、惊厥及意识障碍等表现。严重呼吸衰竭可造成多器官功能障碍，表现出相应症状及体征，如消化不良、腹胀、肾功能不全、电解质糖代谢紊乱等。

4. **血气异常**　新生儿呼吸衰竭时必然出现血气的异常，常以动脉血血气分析结果作为诊断的参考，表现为 PaO_2 降低和/或 $PaCO_2$ 增高，伴有呼吸性和/或代谢性酸中毒。

（五）诊断与评估

1. **诊断**　呼吸衰竭的诊断可通过临床表现及实验室指标进行综合判断。临床表现包括：①呼吸困难：安静状态下呼吸频率超过 60 次/min，或少于 30 次/min，呻吟、频繁呼吸暂停、呼吸节律改变及三凹征阳性。②发绀：为中心性发绀。③神志改变：表现为精神萎靡，反应差，肌张力低下等。④循环改变：四肢凉，毛细血管充盈时间延长，心率小于 100 次/min。实验室检查主要依靠血气分析指标，对呼吸衰竭和酸碱失衡的严重程度及指导治疗具有重要意义。主要包括：①Ⅰ型呼吸衰竭：在海平面，吸入室内空气时 $PaO_2 \leqslant 6.67kPa$（$\leqslant 50mmHg$）；②Ⅱ型呼吸衰竭：$PaO_2 \leqslant 6.67kPa$（$\leqslant 50mmHg$），$PaCO_2 \geqslant 6.67kPa$（$\geqslant 50mmHg$）。

轻症：$PaCO_2$ 6.67～9.33kPa（50～70mmHg）；重症：$PaCO_2$>9.33kPa（70mmHg）。但在临床诊治过程中，低氧血症可由呼吸衰竭引起，也可能由心源性疾病心力衰竭所致，因此高碳酸血症是相对可靠的指标：当 $PaCO_2$ 进行性增高（>60mmHg）同时伴有 pH 值下降（<7.25）时，可考虑机械通气。如无条件做血气分析时，在正确掌握新生儿机械通气指征的前提下，有学者认为可以将新生儿需要机械通气者定义为呼吸衰竭。

2. **评估**　包括临床评估和呼吸功能评估。

（1）临床评估：根据临床症状和体征，结合血气分析指标能够对呼吸衰竭进行诊断和评估。然而，在实际工作中，能够充分评估病情，早期发现呼吸衰竭，尽早做出诊断及处理，对挽救新生儿病情极为重要。当出现疑似呼吸衰竭时，应快速评估患儿的意识状态及通气状态，包括神志、哭声、对刺激反应以及呼吸频率、呼吸节律、呼吸困难程度及是否发绀。当患儿出现明显呼吸困难或频繁呼吸暂停表现，甚至出现多脏器功能受损时，往往提示严重呼吸衰竭，此时应尽快纠正低氧血症，再针对原发病进行诊断及治疗。

（2）呼吸功能评估：血气分析是临床监测呼吸功能最直观的指标，是判断呼吸衰竭及治疗措施是否有效的标准。然而血气分析只能提供机体的最终状态，无法判断病因及发病机制，并且单凭血气分析异常不能诊断呼吸衰竭。动脉血 PaO_2 受通气及肺外因素影响较多，在用氧情况下不能充分反映肺部氧合效果，目前常用肺泡动脉血氧分压差（$A\text{-}aDO_2$）、动脉血氧分压与吸入氧浓度之比（PaO_2/FiO_2）、动脉血氧分压/肺泡气氧分压（PaO_2/P_AO_2）、氧合指数（oxygenation index，OI）等指标来评价肺氧合功能。

$A\text{-}aDO_2$ 为肺泡气氧分压与动脉血氧分压的差值，用于测定气体交换的效率，是判断肺毛细血管血摄氧的指标。计算公式：$A\text{-}aDO_2 = P_AO_2 - PaO_2$，$P_AO_2 = (713mmHg \times FiO_2) - (PaCO_2/0.8)$。正常情况下 P_AO_2 不等于 PaO_2，约相差 5～10mmHg，当肺部病变严重影响气体弥散或存在肺内/外分流时，P_AO_2 与 PaO_2 差值增大。$A\text{-}aDO_2$ 由于受吸入氧浓度和呼吸商的影响，当吸入高浓度氧或病理状况下呼吸商变化时误差较大。

PaO_2/FiO_2 能体现通气和换气功能。当 PaO_2/FiO_2 明显降低，而 $A\text{-}aPO_2$ 增加，主要为换气功能障碍，病变部位在肺泡毛细血管膜；当 PaO_2/FiO_2 明显降低，而 $A\text{-}aPO_2$ 无明显增加，则主要为通气功能障碍，病变在气道部位。

PaO_2/P_AO_2 是 NICU 判断患儿氧合功能及呼吸衰竭程度的指标。在吸入任何氧浓度的条件下，PaO_2/P_AO_2 的正常下限为 0.75。<0.75 被认为有肺功能不全，≤0.22 为重度呼吸衰竭，<0.15 则预期病死率达 80%。

OI 指数反映氧合障碍程度，为机械通气时评估肺部病变及预后的可靠指标，计算公式为：$OI = MAP(mmHg) \times FiO_2(\%) \times 100 / PaO_2(mmHg)$。OI 指数同样是 ARDS 严重程度的分度标准：4≤OI<8 为轻度，中度 ARDS 8≤OI<16，重度 ARDS OI≥16。

无创经皮氧分压（$TcPO_2$）和经皮二氧化碳分压（$TcPCO_2$）监测原理是通过监测探头加热皮肤使局部毛细血管扩张，电极感知 pH 值改变产生的电位差，转化为氧分压和二氧化碳分压，近年来在 NICU 病房应用逐渐增多。$TcPCO_2$ 可以较好地反映 $PaCO_2$ 水平，但 $TcPO_2$ 并不能真实预测 PaO_2 水平，应综合考虑 $TcPO_2$ 和血氧饱和度等，必要时监测动脉血气分析以明确氧合情况。临床应用时考虑到低灌注、皮肤水肿等因素综合评估。

（六）治疗

新生儿呼吸衰竭的治疗目标是恢复正常的气体交换，同时治疗原发病、避免并发症发生。

1. **一般治疗**　将患儿置于舒适体位，开放气道，伸展头颈，适度抬高上半身体位。应及时清除呼吸道分泌物，湿化痰液，保持气道通畅。定时翻身拍背体位引流，应用药物解除支气管痉挛。

2. **病因治疗**　针对原发病及其诱因给予及时的治疗十分重要。如对于 ARDS 患儿给予及时的 PS 替代治疗；对肺部感染者予以积极抗感染治疗；胸腔积液及气胸患儿应及时胸腔穿刺改善压迫症状；对于由于先天性心脏病心力衰竭伴肺水肿所致的呼吸衰竭，可采用正性肌力药物强心及利尿剂改善心脏负荷治疗；对于原发性呼吸暂停的早产儿，可给予咖啡因等兴奋呼吸治疗等。

3. **呼吸支持治疗**　当患儿出现呼吸困难或发绀表现时，应及时予以吸氧支持治疗，常用方法有箱内氧疗、鼻导管给氧、面罩给氧或头罩吸氧，对于早产儿给氧时应注意控制 FiO_2 和监测血氧，以免发生早产儿视网膜病（ROP）。严重的呼吸衰竭通常需无创或有创通气支持治疗，最终目的是使患儿恢复有效的自主呼吸。常用通气方式包括 nCPAP、NIPPV、SIMV、A/C 和 HFV 等。对于常规呼吸支持无效的患儿，可以考虑特殊的呼吸或生命支持治疗，包括 PS 和 iNO 治疗、ECMO 等。

4. 营养支持与对症处理 除了给予足够的呼吸支持以外，保证能量供给，维持水、电解质、酸碱平衡稳定，做好液体管理也同样重要。同时，对脑水肿、休克、PPHN 以及多脏器功能障碍同样需要及时处理。

（周晓光）

参考文献

1. 韩冬，张巍. 新生儿乳糜胸的诊断治疗进展. 中华新生儿科杂志，2017，32（3）：229-232.
2. 中国医师协会新生儿科医师分会. 一氧化氮吸入治疗在新生儿重症监护病房的应用指南（2019 版）. 发育医学电子杂志，2019，7（4）：241-248.
3. 江苏省新生儿 ARDS 研究协作组. 基于“柏林定义”的新生儿急性呼吸窘迫综合征临床流行病学调查研究. 中华新生儿科杂志，2018，33（5）：339-343.
4. 赖娟，杜立中，熊国强，等. 1108 例新生儿呼吸衰竭的临床流行病学特征. 中国当代儿科杂志，2016，18（1）：10-14.
5. 刘敬，曹海英，程秀永. 新生儿肺脏疾病超声诊断学. 2 版. 郑州：河南科学技术出版社，2019：69-218.
6. 牛蓉，周晓光. ARDS 定义的演进与新生儿 ARDS 诊断标准的建立. 国际儿科学杂志，2019，46（4）：246-250.
7. 邵肖梅，叶鸿瑁，丘小汕. 实用新生儿学. 5 版. 北京：人民卫生出版社，2018.
8. 王天有，申昆玲，沈颖. 诸福棠实用儿科学. 9 版. 北京：人民卫生出版社，2022.
9. 中国医师协会新生儿科医师分会，《中华儿科杂志》编辑委员会. 新生儿呼吸衰竭体外膜肺氧合支持专家共识. 中华儿科杂志，2018，56（5）：327-331.
10. 周晓光，洪慧. 新生儿急性呼吸窘迫综合征的治疗进展. 中华实用儿科临床杂志，2017，32（2）：81-84.
11. ALHASSEN Z，VALI P，GUGLANI L，et al. Recent advances in pathophysiology and management of transient tachypnea of newborn. J Perinatol，2021，41（1）：6-16.
12. ALHERSH E，ABUSHANAB D，AL-SHAIBI S，et al. Caffeine for the treatment of apnea in the neonatal intensive care unit：a systematic overview of meta-analyses. Paediatr Drugs，2020，22（4）：399-408.
13. AMBRUS A，SZTANÓ B，SZABÓ M，et al. Correction to：An unusual cause of infant's stridor-congenital laryngocele. J Otolaryngol Head Neck Surg，2020，49（1）：43.
14. ATAG E，KRIVEC U，ERSU R. Non-invasive ventilation for children with chronic lung disease. Frontiers in pediatrics，2020，8：561639.
15. BARNES M E，FEENEY E，DUNCAN A，et al. Pulmonary haemorrhage in neonates：Systematic review of management. Acta Paediatr，2022，111（2）：236-244.
16. BARRINGTON KEITH J，FINER N，PENNAFORTE T，et al. Nitric oxide for respiratory failure in infants born at or near term. The Cochrane database of systematic reviews，2017，1（1）：CD000399.
17. BUCHIBOYINA A，JASANI B，DESHMUKH M，et al. Strategies for managing transient tachypnoea of the newborn-a systematic review. J Matern Fetal Neonatal Med，2017，30（13）：1524-1532.
18. CHANDRASEKHARAN P，LAKSHMINRUSIMHA S，CHOWDHURY D，et al. Early hypoxic respiratory failure in extreme prematurity：mortality and neurodevelopmental outcomes. Pediatrics，2020，146（4）：e20193318.
19. CHATTERJEE D，ING R J，GIEN J. Update on congenital diaphragmatic hernia. Anesth Analg，2020，131（3）：808-821.
20. CHOI S，LAWLOR C，RAHBAR R，et al. Diagnosis，classification，and management of pediatric tracheobronchomalacia：A Review. JAMA Otolaryngol Head Neck Surg，2019，145（3）：265-275.
21. DE LUCAD，VAN KAAMAH，TINGAY D G，et al. The Montreux definition of neonatal ARDS：biological and clinical background behind the description of a new entity. Lancet Respir Med，2017，5（8）：657-666.
22. GILELES-HILLEL A，ERLICHMAN I，REITER J，et al. Apnea of prematurity-pathophysiology，treatment & prognosis. Harefuah，2020，159（10）：754-758.
23. HOOVEN T A，POLIN R A. Pneumonia. Semin Fetal Neonatal Med，2017，22（4）：206-213.
24. HSIEH ST，WOO AS. Pierre Robin sequence. Clin Plast Surg，2019，46（2）：249-259.
25. JACKSON S，JNAH A J. Chylothorax：A stepwise approach to diagnosis and treatment. Neonatal Netw，2021，40（6）：386-392.
26. JENSEN E A. Prevention of bronchopulmonary dysplasia：a summary of evidence-based strategies. Neoreviews，2019，20（4）：e189-e201.
27. LEBLANC C，BARON M，DESSELAS E，et al. Congenital pulmonary airway malformations：state-of-the-art review for pediatrician's use. Eur J Pediatr，2017，176（12）：1559-1571.
28. MCPHERSON C，WAMBACH J A. Prevention and treatment of respiratory distress syndrome in preterm neonates. Neonatal Netw，2018，37（3）：169-177.
29. MONFREDINI C，CAVALLIN F，VILLANI P E，et al. Meconium aspiration syndrome：a narrative review. Children（Basel），2021，8（3）：230.
30. OLICKER A L，RAFFAY TM，RYAN R M. Neonatal respiratory distress secondary to meconium aspiration syndrome. Children（Basel），2021，8（3）：246.
31. RAJAN R，TUNKEL D E. Choanal atresia and other neonatal

nasal anomalies. Clin Perinatol, 2018, 45(4): 751-767.

32. RESCH B, SEVER YILDIZ G, REITERER F. Congenital chylothorax of the newborn: a systematic analysis of published cases between 1990 and 2018. Respiration, 2022, 101(1): 84-96.
33. ROCHA G, ARNET V, SOARES P, et al. Chylothorax in the neonate-A stepwise approach algorithm. Pediatr Pulmonol, 2021, 56(10): 3093-3105.
34. SARDESAI S, BINIWALE M, WERTHEIMER F, et al. Evolution of surfactant therapy for respiratory distress syndrome: past, present, and future. Pediatr Res, 2017, 81(1/2): 240-248.
35. SENARATHNE U D, RODRIGO R, DAYANATH B K T P. Milky pleural effusion in a neonate and approach to investigating chylothorax. BMJ Case Rep, 2021, 14(9): e245576.
36. SHILLITOE B M J, BERRINGTON J, ATHIRAMAN N. Congenital pleural effusions: 15 years single-centre experience from North-East England. J Matern Fetal Neonatal Med, 2018, 31(15): 2086-2089.
37. SLADE M. Management of pneumothorax and prolonged air leak. Semin Respir Crit Care Med, 2014, 35(6): 706-714.
38. SWEET D G, CARNIELLI V, GREISEN G, et al. European consensus guidelines on the management of respiratory distress syndrome-2019 Update. Neonatology, 2019, 115(4): 432-450.
39. TAGHAVI K, TAN TANNY S P, HAWLEY A, et al. H-type congenital tracheoesophageal fistula: Insights from 70 years of The Royal Children's Hospital experience. J Pediatr Surg, 2021, 56(4): 686-691.
40. TAN C M J, LEWANDOWSKI A J. The Transitional heart: from early embryonic and fetal development to neonatal life. Fetal Diagn Ther, 2020, 47(5): 373-386.
41. THÉBAUD B, GOSS K N, LAUGHON M, et al. Bronchopulmonary dysplasia. Nat Rev Dis Primers, 2019, 5(1): 78-101.
42. WELDE M A, SANFORD C B, MANGUM M, et al. Pulmonary hemorrhage in the neonate. Neonatal Netw, 2021, 40(5): 295-304.
43. WHEELER C R, SMALLWOOD C D. 2019 Year in Review: Neonatal respiratory support. Respir Care, 2020, 65(5): 693-704.
44. ZALZAL H G, ZALZAL G H. Stridor in the infant patient. Pediatr Clin North Am, 2022, 69(2): 301-317.
45. ZHANG N, ZENG Q, CHEN C, et al. Distribution, diagnosis, and treatment of pulmonary sequestration: Report of 208 cases. J Pediatr Surg, 2019, 54(7): 1286-1292.

第十五章　新生儿循环系统危重症

第一节　新生儿循环系统解剖和生理特点

由于胎儿血红蛋白的存在和解剖分流，胎儿循环利用胎盘进行气体交换。出生后血液循环动力学发生一系列变化，完成了胎儿循环向成人循环的转变：①出生后呼吸建立和肺膨胀，使肺循环阻力下降，肺血流增加；②脐带结扎后，胎盘-脐血循环终止；③体循环阻力增加，左心房压力升高，卵圆孔发生功能性关闭；④动脉血氧分压增高，循环血中前列腺素 E_2 水平降低，使动脉导管收缩，继而发生功能性关闭。

一、胎儿循环系统解剖与生理特点

胎儿在宫内发育过程中，循环系统通过脐带与胎盘结合，使胎儿从胎盘获得氧气和营养。心脏最初在胚胎中形成时，由中胚层衍生成 2 个平行的管道，内衬内皮细胞，然后内皮细胞融合。胚胎第 3 周时心脏开始收缩，心肌通过细胞分裂持续生长，心脏收缩力量逐步增加。当胚胎发育成胎儿时，管状心脏折叠并进一步分化成心脏的 4 个腔室。

胎儿心血管系统通过静脉导管、动脉导管和卵圆孔 3 处分流进行有效的血液循环。由于胎儿血红蛋白的存在，胎儿的器官能够在低氧状态下摄取氧气，由胎盘带来的含氧血液通过脐静脉和静脉导管进入下腔静脉。胎儿的肺充满液体，血管阻力高，而主动脉血管阻力较低，因此由下腔静脉来源的含氧血液进入右心房后，部分通过心房间的卵圆孔到达左心房，部分经过三尖瓣到达右心室进入肺动脉后优先通过动脉导管进入主动脉，而通过肺动脉进入肺循环的血液量随孕期变化，妊娠中期大约占 13% 的心脏输出量，30 周后可达到 25% 左右。最终左心混合来自卵圆孔的有氧血液与从肺循环返回的低氧血液，由左心室泵入主动脉与通过动脉导管分流的血液混合供应全身器官。来自主动脉的血液通过升主动脉供应大脑和冠状动脉循环，来自肺动脉和主动脉的混合血液通过降主动脉输送到胎儿下部的身体，最终通过髂内动脉的分支进入脐动脉。血液在胎儿体内循环，回到脐带时收集体内废物。两条脐动脉输送的血液含氧量低，二氧化碳和胎儿废物含量高。胎儿血液通过胎盘被过滤，胎盘中的废物进入母体血液循环中，氧气和营养物质从母体通过胎盘到达胎儿血液，这个过程在母胎之间不断重复。胎儿循环在不同部位的氧饱和度如文末彩图 15-1-1 所示。值得注意的是胎儿心脏血流大部分通过卵圆孔，左右心室血液中的氧饱和度相差只有 10%，在低氧血症时可增加到 12%。

二、新生儿循环系统解剖与生理特点

正常分娩的新生儿在出生时呼吸系统发生重大的改变，为适应子宫外环境，肺必须迅速取代胎盘成为气体交换的场所，随之原本存在的胎儿循环 3 处分流通常在生后 48 小时内出现关闭，左心室输出量增加，保证氧合血液被高效和有效地输送到全身组织，胎儿循环转变为成人循环（文末彩图 15-1-2）。

分娩时夹断脐带的过程会使脐带血管塌陷，出生后 20 分钟内脐带不再跳动，发生自然闭塞。在大多数情况下，塌陷的血管萎缩并成为纤维化残余，以腹壁韧带和肝韧带的形式存在于成熟的循环系统中，静脉导管退化为肝下的静脉韧带，下腔静脉提供含氧量低的血液，两条脐动脉的近端部分还能正常工作，承担着向膀胱上部供血的角色（文末彩图 15-1-3）。

新生儿的第 1 次呼吸对于从胎儿到成人循环模式的转变至关重要，肺膨胀刺激肺伸展受体并介导了肺血管的反射性扩张，肺血管血流增加在提高肺部血液氧合的同时也有助于逆转肺血管收缩和降低肺血管阻力，导致肺静脉血液回流增加，更多的血液进入左心房。夹闭脐带后通过脐静脉经静脉导管进入下腔静脉的血液减少，意味着进入右心房的血液减少；通过脐动脉到胎盘的血液减少，体循环血容量增加；这些因素导致右心房和右心室压力的降低和左心房压力的增高，使得血液的流动在卵圆孔内暂时逆转方向，从左心房流向右心房，并很快被组织瓣堵塞分流呈“功能性”关闭。生后 1 年之内，组织瓣通常融合，将卵圆孔变成卵圆窝。由于体内血氧浓度增加，前列腺素 E_2 水平降低，动脉导管收缩，足月儿约 80% 在生后 10~15 小时形成“功能性”关闭。生后 6~8 周动脉

导管闭锁形成动脉韧带，约 80% 婴儿在生后 3 个月内、95% 婴儿在生后 1 年内形成解剖性关闭。动脉导管的关闭确保右心室所有的血液全部泵入肺循环，从而在肺内完成氧合（文末彩图 15-1-4）。

胎儿循环在功能上与新生儿生后的成人循环存在差异，了解胎儿出生后的正常生理适应过程及其生理学和血流动力学的变化至关重要，也有利于新生儿的循环管理。新生儿生后早期体循环和肺循环的不稳定会引起适应过程失败，可出现：①由于缺氧、酸中毒等原因，使生后肺血管阻力未能下降，当肺动脉压力超过体循环压力时，出现经动脉导管或卵圆孔水平右向左分流的持续胎儿循环，即持续肺动脉高压；②早产儿动脉导管局部前列腺素水平较高，肌层发育不成熟，对于血氧分压增高导致导管收缩的敏感性较差，可造成动脉导管持续开放；③患有左向右分流型或右心梗阻型先天性心脏病者，肺动脉压力下降缓慢，持续低氧和右心压力增高，使动脉导管和卵圆孔延迟关闭。

（施丽萍）

第二节　新生儿动脉导管未闭

新生儿动脉导管未闭（patent ductus arteriosus，PDA）是临床常见的循环问题，可导致血流动力学紊乱及相关并发症，多见于早产儿。足月儿 PDA 发病率较低（约 1/2 000），为导管结构异常，系先天性心脏病范畴。早产儿动脉导管结构正常，因各种原因导致导管持续开放，出现左向右分流引起循环功能障碍。通过了解 PDA 的病因和机制，结合临床表现和超声心动图评估 PDA 的大小及分流，从而制定综合有效的干预措施，关闭持续开放的动脉导管。

一、病　因

新生儿出生后呼吸建立和肺的膨胀，使肺循环阻力下降，肺血流增加；脐带结扎后，胎盘-脐血循环终止；体循环容量和血管阻力增加，左心房压力升高，卵圆孔发生功能性关闭；动脉血氧分压增高，循环血中前列腺素 E_2 水平降低，使动脉导管收缩，功能性关闭继而形成解剖学关闭。生后各种因素会导致动脉导管持续开放而出现临床一系列症状。新生儿 PDA 与下列因素有关。

1. 足月儿 PDA 与动脉导管结构异常有关　正常情况下，健康足月儿大约在生后 24~48 小时出现动脉导管壁平滑肌收缩，形成功能性关闭。生后 6~8 周动脉导管内膜垫堵塞管腔，并逐渐机化形成动脉韧带，约 80% 的婴儿在生后 3 个月内、95% 的婴儿在生后 1 年内形成解剖性关闭。足月儿如存在动脉导管的解剖结构异常，或合并有动脉导管依赖型先天性心脏病，则动脉导管维持开放状态。

2. 早产儿 PDA 发生风险与出生胎龄相关　胎龄越小，PDA 发生率越高。生后 4 天 PDA 发生率在胎龄 30~37 周早产儿中约为 10%，胎龄 25~29 周早产儿约为 80%，胎龄 24 周早产儿约为 90%；而生后 5、6、7 天，上述发生率分别降至 2%、65%、87%。早产儿 PDA 发病率较高的原因可能是早产对动脉导管张力调节的影响，早产儿动脉导管肌层发育不成熟，对于高氧收缩的反应性差，体内前列腺素 E_2 水平较高，以及血管内皮生长因子、血管内皮细胞增殖受阻等因素作用下，削弱了生后动脉导管的收缩程度导致持续开放，部分患儿在功能性关闭状态下还可出现再次开放。

二、发 病 机 制

当动脉导管持续保持开放时，血液通常从左向右由主动脉流入肺动脉。随着出生后最初几天内肺血管阻力下降，主动脉血流转入肺循环的比例相应增加。这种经过动脉导管的“盗血”会造成过多的血液流入肺部，易导致肺充血、肺水肿和呼吸衰竭。同时血液从体循环中分流量过大时，肺循环血量与体循环血量之比（QP/QS）>1.5 时，可能会超过心输出量的代偿能力，致体循环血量减少，出现显著的临床症状，引起肠道、肾和大脑等重要器官的灌注受损，临床上出现机械通气时间延长、支气管肺发育不良、肺出血、坏死性肠炎、肾功能受损、脑室出血、脑室周围白质软化症等许多不良后果，使早产儿的死亡率增加。

三、临 床 表 现

PDA 分为无症状动脉导管未闭（asymptomatic patent ductus arteriosus，PDA）和症状性动脉导管未闭（hemodynamically significant patent ductus arteriosus，hsPDA）。无症状 PDA 是指出生 3 天后无临床症状，但心脏超声提示 PDA 直径≥1.5mm；hsPDA 是指患儿存在显著血流动力学变化的 PDA，具有相关的临床症状。hsPDA 的临床表现如下。

1. 肺循环血量增多　经肺表面活性物质治疗后原发性早产儿呼吸窘迫综合征在恢复期，再次出现肺部症状加重，呼吸暂停、CO_2 潴留增加，对氧的需求和呼吸机参数的要求增加，胸部 X 线片肺部渗出明显增加呈肺水肿，严重者可表现为肺出血。

2. **体循环血量减少**　为适应体循环在动脉导管水平出现的左向右分流，心肌收缩力代偿性增加，表现为心率增快、心前区搏动增强和闻及杂音。当动脉导管分流量超过左心输出量的50%时，尽管心排血量代偿性增加，但有效体循环血量开始降低伴脉压差增宽（>25mmHg），或收缩压与舒张压的差值大于收缩压值的一半，出现低血压、少尿、代谢性酸中毒等循环不稳定的表现。

3. **肺动脉高压**　由于生后早期肺膨胀不全或缺氧酸中毒等因素，导致肺血管阻力仍相对较高，动脉导管呈持续开放状态，此时主动脉压力与肺动脉压力相当，临床可无杂音闻及，表现为持续肺动脉高压。随着肺血管阻力和肺动脉压的下降，出现经动脉导管左向右分流，肺血流量增加而出现动力性肺动脉高压，此时心前区可闻及收缩期杂音。后期有早产儿支气管肺发育不良患儿在纠正胎龄36周时PDA存在将诱发或加重肺动脉高压。

四、辅助检查

1. **超声心动图**　单纯依赖临床表现来评估PDA，可能会出现误导和诊断错误。目前超声心动图仍是诊断PDA的“金标准”，可用于直接评估导管直径和分流方式，间接评估分流量，对血流动力学改变者可优先于临床表现前做出诊断。

超声心动图检查包括测定动脉导管的直径大小，动脉导管与左肺动脉管径之比（PDA/LPA），左心房与主动脉管径之比（LA/AO），经动脉导管的血流方向及两侧的压差，肺动脉血流速度和肺动脉压力，左心室大小和肠系膜动脉舒张期逆向血流等。

2. **生物学指标**　心室压力或容积增加可导致脑钠肽（BNP）和氨基末端脑型利钠肽前体（NT-proBNP）升高，可作为评估hsPDA的生物学指标。早产儿出生48小时后，出现hsPDA时这两种生物标志物的浓度都随之上升，并随手术结扎关闭动脉导管后下降。但因其特异性和敏感性尚有争议，目前临床应用价值有限。

五、诊　断

新生儿诊断PDA除临床症状外，还要依赖于超声心动图对hsPDA的评估。目前常用的诊断指标有：PDA直径>1.5mm，左心房内径/主动脉根部直径之比（LA/AO）>1.5，临床可用超声的多项指标进行综合评估（表15-2-1）。

表15-2-1　诊断和评估左向右分流hsPDA的超声心动图指标和截断值

	超声心动图指标	对分流量的影响	截断值
直接评估指标			
直径	PDA	↑	小型<1.5mm，1.5mm≤中型<2.0mm，大型≥2.0mm
	PDA/LPA	↑	小型<0.5，0.5≤中型<1.0，大型≥1.0
	体重指数	↑	≥1.4kg/m^2
流量模式	动脉导管舒张末期与收缩期峰值流速之比	↓	<0.5
替代评估指标			
肺血过多	M型超声心动图测量LA/AO比值	↑	≥1.5
	M型超声心动图测定左室舒张末期直径/主动脉根部比值	↑	≥2.1
	二尖瓣舒张早期和舒张晚期流速之比	↑	>1.0
	左心室等容舒张时间	↓	<35ms
	左心室输出量	↑	>314ml/(min·kg)
	平均LPA顺行流速	↑	≥42cm/s
	舒张末期LPA顺行速度	↑	≥20cm/s
体循环血流降低	全身动脉的舒张期血流模式（降主动脉、腹腔、肠系膜上段、大脑中段）	↓	小型舒张期顺行流量，中型无舒张期流量，大型舒张期逆行流量
	左心室输出量/上腔静脉流量	↑	≥4

六、治　　疗

干预治疗仅针对 hsPDA，干预流程见图 15-2-1，措施包括保守治疗、药物干预及手术治疗等。

1. **保守治疗**　早产儿 PDA 自然关闭率在胎龄>28 周者约 73%，出生体重大于 1kg 者约 94%，胎龄 26~29 周无呼吸窘迫者约 93%，因此近年来早产儿 PDA 的保守治疗比例呈逐年增加趋势。对于 hsPDA 患儿，采用液体限制（日龄>3 天，每天液体量<130ml/kg）、合适的目标氧饱和度（SpO_2 为 91%~95%）、提高呼气末正压以及适当的利尿，可降低近一半的手术结扎比例。

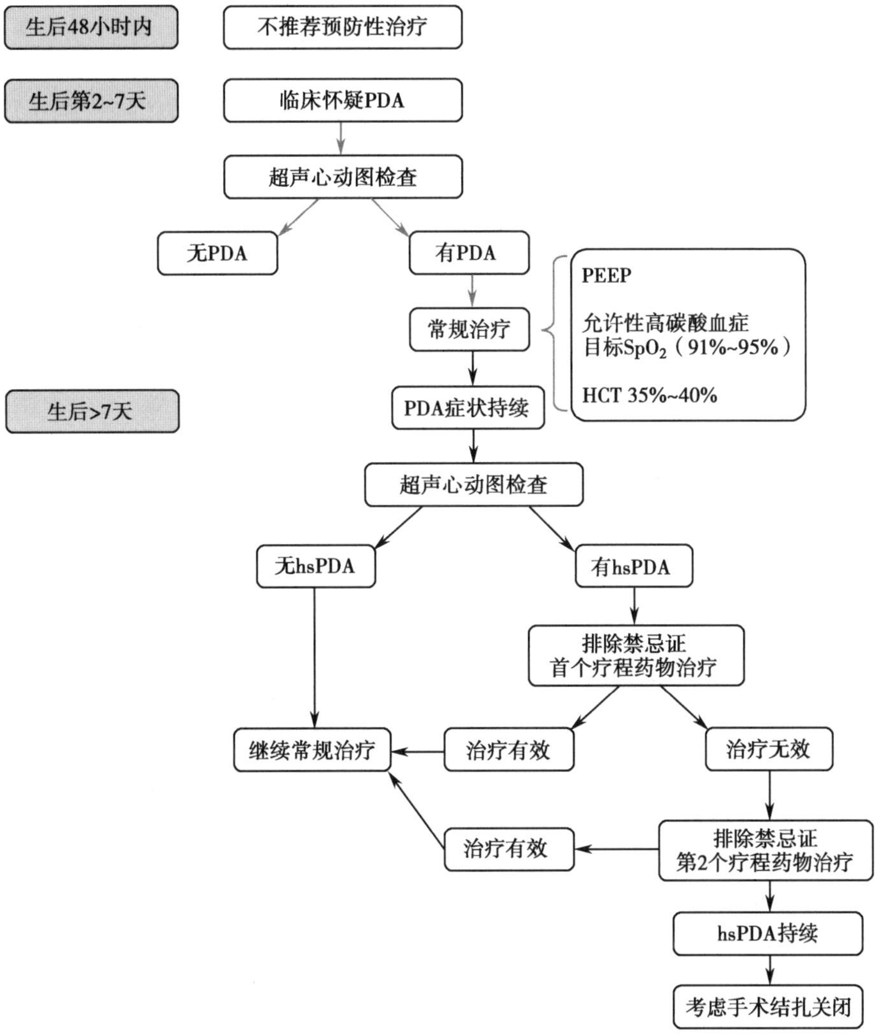

图 15-2-1　早产儿 PDA 干预治疗流程图

2. **药物干预**　药物干预是治疗 hsPDA 最常用的方法，建议在出现心力衰竭前给予治疗。部分 hsPDA 患儿第 1 个药物疗程干预效果不佳，可能由于胎龄较低、产前未进行皮质类固醇治疗、呼吸窘迫的严重程度增加以及子宫内炎症等因素引起前列腺素活性增加。前列腺素 E_2 具有保持导管开放的作用，这为前列腺素合成抑制剂如环氧化酶抑制剂（吲哚美辛、布洛芬和对乙酰氨基酚）用于治疗早产儿 PDA 提供了理论基础。根据临床研究数据显示，一般 1 个药物疗程可关闭大部分 PDA，重复第 2 个药物疗程后 PDA 仍可有 40% 的关闭率。

（1）吲哚美辛：静脉给药制剂，共给药 3 次，每次剂量 0. 2mg/kg，每剂间隔时间为 12 小时。由于吲哚美辛具有出血倾向，可引起坏死性小肠结肠炎和肾功能损害，干扰白蛋白与胆红素的结合、使核黄疸的发生风险增加等副作用，因此使用时应注意以下禁忌证：PDA 依赖型先天性心脏病；使用前 24 小时内发生活动性出血如Ⅲ度以上颅内出血或胃肠道出血；血小板≤60×10^9/L；未经治疗的确诊或疑似感染；坏死性小肠结肠炎；肾功能损害（血肌酐≥1. 5mg/dl）；达到需要换血标准的严重高胆红素血症。

（2）布洛芬：临床可用静脉和口服 2 种制剂，推荐剂量为首剂 10mg/kg、第 2 剂 5mg/kg、第 3 剂 5mg/kg，每剂间隔时间为 24 小时。最近荟萃分析研究发现采用口服大剂量（首剂 20mg/kg、第 2 剂 10mg/kg、第 3 剂 10mg/kg），PDA 关闭率最高（89%）。布洛芬相对于吲哚美辛，引起肠系膜、肾和脑血管收缩的程度较弱。

（3）对乙酰氨基酚：临床可用静脉和口服 2 种制剂，每次剂量 15mg/kg，每剂间隔时间为 6 小时，共 12 剂，不良反应可能较低，但目前尚缺乏大样本 RCT 研究的循证依据。

3. **手术治疗**　足月儿 PDA 口服药物治疗无效，因此对于 hsPDA 足月儿以及 2 个药物疗程治疗无效或禁忌使用药物的 hsPDA 早产儿，可考虑手术结扎。

七、预　　防

基于临床系统评价和大型回顾性队列研究的结果，结合药物副作用以及尚无长期获益的证据，因此不推荐预防性使用环氧化酶抑制剂来减少新生儿 PDA 的发生。

（施丽萍）

第三节　新生儿持续性肺动脉高压

新生儿持续性肺动脉高压（persistent pulmonary hypertension of the newborn，PPHN）是指生后肺血管阻力持续性增高，循环过渡发生障碍，而引起心房和/或动脉导管水平血液以右向左为主的分流，不伴有心脏结构畸形，临床出现严重低氧血症。其发病率约占活产新生儿的 0.2%，死亡率为 10%～20%。经典的 PPHN 被认为是发生在足月、过期产和晚期早产儿的疾病，与早产儿支气管肺发育不良并发的肺动脉高压有所区别，后者是因早产、机械通气及感染等因素导致肺损伤及肺泡发育停止，出现肺小动脉和肺泡-毛细血管面积减少、肺血管重塑、肺血管的反应性增高以及左心室舒张功能降低等因素导致慢性肺动脉高压，中重度支气管肺发育不良的患儿易发生，常发生于纠正胎龄 36 周以后。

一、病　　因

PPHN 是一种急性肺动脉高压危象，常见于出生后从子宫内“胎儿”循环向子宫外“成人”循环的转换失败，肺血管阻力仍然保持较高的状态，而出现的严重低氧血症和循环功能障碍。

1. **肺血管痉挛**　肺血管结构正常，但由于围产期窒息或肺实质疾病，如 MAS、RDS、肺炎和败血症等，导致肺血管不能适应生后的环境而始终处于收缩状态，肺动脉压力不能下降，又称为肺血管适应不良。

2. **肺发育不全**　肺泡和肺血管发育均受到影响，最常见于先天性膈疝，少见于羊水过少综合征、肾发育不良（Potter 综合征）等。先天性膈疝是指膈肌异常发育，腹腔脏器疝入胸腔，从而导致不同程度的肺发育不全，正常模式的气道分支和肺泡化功能受损，肺动脉分支和肺血管床的横截面积减少，小动脉的中膜和外膜增厚。其死亡率约 20%～30%，取决于肺发育不全和 PPHN 的严重程度。

3. **肺血管发育不良**　肺血管结构重塑、排列异常、肺小动脉异常机化、肺毛细血管密度减少等，常见于子宫内慢性缺氧所致，如小于胎龄儿、红细胞增多症。肺泡毛细血管发育不良（alveolar capillary dysplasia，ACD）是一种罕见的肺间质性疾病，其特征是肺毛细血管数量减少，肺静脉分布排列异常。它在生后早期即可表现为严重的低氧血症和 PPHN，病死率极高。此类疾病胸部检查无实质性疾病，透亮度不低，也称“黑肺”PPHN。

4. **心功能不全伴肺动脉高压**　子宫内动脉导管关闭引起血流动力学改变，生后出现肺动脉高压和右心衰竭；左心功能不全引起肺静脉淤血而继发肺动脉高压，临床处理针对改善心功能不全为主。

5. **围产期药物**　孕母产前应用非甾体抗炎药导致胎儿子宫内动脉导管关闭，引起血流动力学改变，生后易出现肺动脉高压和右心衰竭。孕 20 周后使用选择性 5-羟色胺再摄取抑制剂（SSRI），会显著增加 PPHN 的风险。

6. **遗传因素**　肺表面活性物质蛋白 B 基因缺失和 *ABCA3* 基因的突变引起严重呼吸窘迫综合征，可导致难治性 PPHN。

二、发 病 机 制

胎儿期由于肺内充满液体，处于低氧环境，肺血管阻力较高，肺血流较少。出生后肺血流量增加 8～10 倍，肺通气和氧合迅速提升，肺内的内皮型一氧化氮（NO）生成增多，促进了肺血管扩张。同时 NO 和前列环素分别激活血管平滑肌细胞中的鸟苷环化酶和腺苷酸环化酶，cGMP 和 cAMP 浓度相应升高，也在肺血管舒张中发挥重要作用。如果生后“胎儿”循环过渡至正常“成人”循环发生障碍，引起持续的肺动脉高压，造成血流动力学改变和循环功能障碍。

1. **肺血管阻力升高，右心室功能障碍，肺血流量减少**　PPHN因生后肺血管阻力持续增高导致肺动脉高压，致右心室后负荷加重，而新生儿心肌代偿能力较差，容易引起右心室收缩和舒张功能不全，右心室输出量和充盈减少，肺血流量降低；肺动脉压力持续升高，高于体循环压力时出现在动脉导管或卵圆孔水平右向左分流，导致肺血流量进一步减少；由于右向左分流导致严重的低氧血症和酸中毒，加重肺血管痉挛，肺血管阻力进一步升高，加重右心功能不全。

2. **体循环低血压和休克**　肺血管阻力升高时肺血流量减少，由肺静脉回到左心的容量减少，加上严重低氧血症、酸中毒导致毛细血管渗漏，有效循环血量减少，使左心室容量负荷下降；过高的右心压力使室间隔凸向左心室，影响左心室舒张期功能，进一步降低左心室的容量负荷；窒息、酸中毒、感染等因素引起左心收缩功能下降；多种因素的共同作用下，导致左心室输出量降低，表现体循环低血压和休克状态（图15-3-1）。

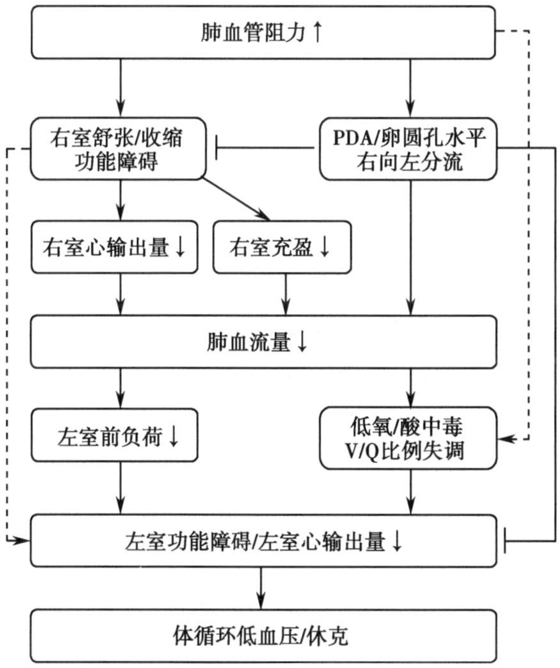

图15-3-1　PPHN血流动力学和循环改变

三、临床表现

PPHN的临床表现并非特异性，低氧性呼吸衰竭是主要的表现。

1. **发绀**　常规吸氧不能缓解；新生儿在机械通气参数不变的情况下出现血氧饱和度不稳定；差异性发绀是患儿存在动脉导管水平的右向左分流，表现为动脉导管开口前（右上肢）高于动脉导管开口后（左上肢或下肢）动脉血氧分压差≥10～20mmHg，或经皮血氧饱和度差值为5%～10%或以上。长时间低氧血症不能纠正会出现体循环低血压甚至休克表现（PPHN血气分析情况）。

2. **呼吸窘迫**　如存在MAS、RDS、肺炎等肺部原发性疾病，可出现气促、三凹征或呻吟等。如存在三尖瓣明显反流，可在左或右下胸骨缘闻及收缩期杂音。

3. **胸部X线**　心胸比例可稍大，肺血流减少或正常。胸部X线表现与严重的低氧血症不成比例。

四、辅助检查

1. **超声心动图检查**　作为确诊PPHN的“金标准”，是床边最常用的检查手段，除应用于PPHN诊断外，还可排除发绀型先天性心脏病和评估心脏功能，监测疾病的进展或治疗的反应。超声心动图指标可直接或间接评估肺动脉压力，对于肺静脉压力尚无可靠的无创评估方法。

（1）评估肺动脉压力：通过超声多普勒测量三尖瓣反流的峰值流速评估肺动脉压力，反流血流速度与右室右房压力差的关系可通过流体力学公式（简化Bemoulli方程）计算：右室收缩压＝右房压（常假定为5mmHg）+（4×TR速度^2）。

（2）判断血液分流方向：通过动脉导管或卵圆孔水平的血流方向可对肺动脉压力进行判断：单纯的右向左血流提示在整个心动周期肺动脉压力超过体循环压力；双向的血流提示肺动脉压力与体循环压力大致相等，可在收缩期出现右向左分流而舒张期出现左向右分流（在健康新生儿生后12小时内，出现双向分流较为常见）。注意如卵圆孔水平出现完全右向左分流而动脉导管水平无分流时应与完全性肺静脉异位引流鉴别。

（3）监测心脏功能和心排血量：右心和左心功能下降伴心排血量减少，严重时心排血量可由正常的150～300ml/（kg·min）降为<100ml/（kg·min）。

2. **脑钠肽水平**　非PPHN的呼吸系统疾病或正常新生儿脑钠肽一般<100ng/L，PPHN急性期血浆脑钠肽水平显著增高，可上升至数百，甚至>1 000ng/L，且其与OI（FiO_2×MAP×100/PaO_2）有较好的相关性，可作为PPHN的鉴别诊断、判断是否需要iNO治疗以及疗效评价的快速监测指标。

3. **基因检测**　难治性PPHN应考虑ACD、先天性

PS 缺乏症、*ABCA3* 基因缺陷症等存在，可行肺部 CT 检查、肺组织活检和相关基因检测。

五、诊断与鉴别诊断

1. **病史询问**　详细病史询问，以排查相关诱因，如产前孕母用药、围产期缺氧缺血事件、感染、产前超声检查是否存在先天性膈疝或羊水过少等导致的肺发育不全、既往家族中是否存在因呼吸衰竭死亡的新生儿等。

2. **临床表现**　若呼吸困难、低氧血症与肺实质疾病的严重程度不成比例，高氧试验（吸入 100% 氧）不能改善低氧血症以及存在差异性发绀，动脉导管前后氧饱和度及血氧差值增大等，可考虑 PPHN 存在。

3. **超声心动图**　收缩期肺动脉压力>35mmHg 或>2/3 体循环收缩压力，或存在心房或动脉导管水平的右向左分流，提示 PPHN 存在，但应排除发绀型先天性心脏病如大动脉转位、主动脉缩窄、主动脉弓离断、左心发育不良、完全性肺静脉异位引流等。

六、治　　疗

PPHN 的治疗原则是在针对原发疾病治疗的同时，给予对症支持、利用合适的呼吸支持保证最佳肺容量、维持体循环血压、改善心功能、减低肺血管压力以及对难治性 PPHN 应用体外膜肺氧合（extracorporeal membrane oxygenation，ECMO）等综合性救治策略（图 15-3-2）。

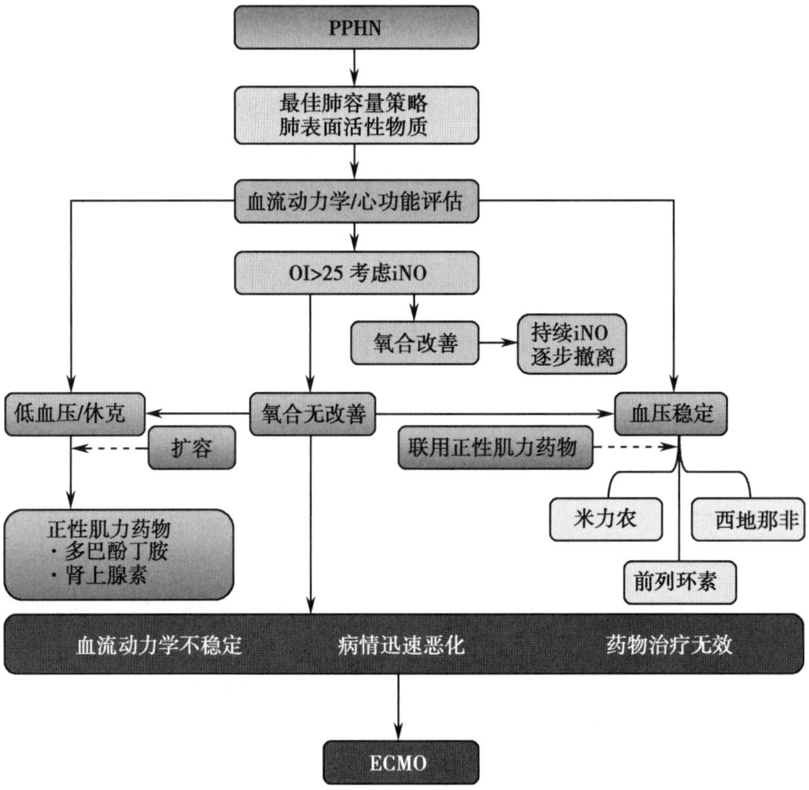

图 15-3-2　PPHN 治疗策略

1. **对症支持**　注意临床治疗操作的集束化，减少不必要的刺激，可给予镇静镇痛。应用肌松药可能会增加病死率，应避免使用。保证内环境稳定，纠正电解质紊乱，纠正低血糖，纠正代谢性酸中毒，维持血气 pH 值在 7.30~7.40，应避免过多使用碳酸氢钠导致代谢性碱中毒引起脑血管收缩和脑血流减少，增加神经发育障碍的风险。

2. **呼吸支持**　PPHN 患儿在使用机械通气时，选择合适的 PEEP 和 MAP，使胸部 X 线片显示吸气相的肺下界在第 8、9 后肋间，以维持最佳肺容量，避免呼吸支持压力过高造成肺血流量进一步减少；根据肺部原发疾病选择通气模式（常频通气或高频通气）及呼吸机参数，应注意血氧分压过高会引起肺血管收缩、iNO 反应性降低、氧化应激损伤等不利影响。建议维持动脉导管前 PaO_2 在 55~80mmHg，$PaCO_2$ 在 45~60mmHg，SaO_2 在 90%~98%。对于严重的 PPHN，尤其是先天性膈疝并发 PPHN，如血乳酸水平正常（<3mmol/L）和尿量≥1ml/（kg·h），可维持动脉导管后 SaO_2 在 80%

左右。

3. **PS 应用**　对于有肺实质性疾病，如 RDS、MAS、肺炎等存在原发或继发性肺表面活性物质失活，使用 PS 后可募集和复张更多的肺泡改善氧合，非肺实质性疾病者，PS 应用一般无效。

4. **体循环血压和心功能管理**　建议体循环收缩压维持在 50～70mmHg，平均动脉压 45～55mmHg。当有血容量丢失或因血管扩张剂应用后血压降低时，可用白蛋白、血浆、输血、生理盐水等补充容量。当出现心功能不全时，应及时给予正性肌力药物。如体循环血压正常，可用多巴酚丁胺［剂量 5～10μg/(kg·min)］，或米力农［对于胎龄<30 周早产儿米立农的使用方法：负荷剂量 50～75μg/kg，静脉滴注 30～60 分钟，维持剂量 0.50～0.75μg/(kg·min)］；如有低血压或休克时，应用肾上腺素［维持剂量 0.1～0.3μg/(kg·min)］。不建议将血压提升至超过正常值范围以对抗动脉导管水平的右向左分流，虽可短期改善氧合，但长时间可增加左心室后负荷，加重左心室收缩功能不全。

5. **肺血管扩张剂**　主要作用于肺血管内皮细胞和平滑肌细胞的 NO、前列环素、内皮素受体 3 条通路（图 15-3-3）。其使用适应证为 OI>25，在呼吸支持保证最佳肺容量的情况下，根据体循环血压和心功能状态选择扩张肺血管药物。PPHN 合并左心功能不全时，多数扩张肺血管药物会增加肺血流、肺静脉回流至左心房血量增加，若此时左心收缩功能不能代偿，会加重肺水肿，反而使氧合情况恶化，因此应用扩张肺血管药物时可考虑联合正性肌力药物。

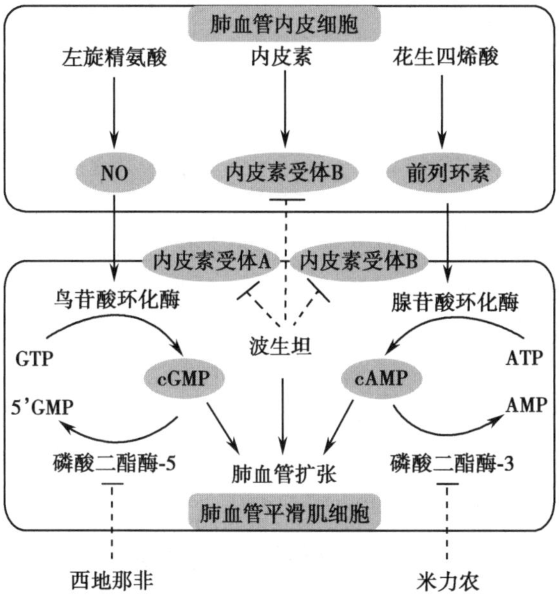

图 15-3-3　肺血管扩张剂作用途径

（1）iNO：iNO 分布于通气良好的肺泡，选择性扩张肺血管，改善通气/血流比例且不显著影响体循环血压，可减少严重 PPHN 使用 ECMO 的比例，可作为 PPHN 的首选肺血管扩张治疗手段。

（2）西地那非：西地那非为磷酸二酯酶-5 抑制剂，增加血管平滑肌 cGMP，使 NO 通路的血管扩张效果持续。常用剂量：口服 0.5～1.0mg/(kg·次)，每 6 小时 1 次，可显著降低肺动脉压力。主要不良反应是体循环低血压。

（3）米力农：米力农也为磷酸二酯酶-3 抑制剂，增加平滑肌 cAMP，使前列腺素途径的血管扩张作用持续，同时有正性肌力作用。对于 PPHN 伴左心功能不全时，iNO 可加重肺水肿使呼吸和氧合状态恶化，禁忌使用 iNO 时可选用米力农。由于米力农是非选择性血管扩张剂，应注意体循环低血压的不良反应。

（4）内皮素受体拮抗剂：通过抑制内皮素受体 A 和 B 扩张肺血管。波生坦是目前常用的药物，口服剂量为每次 1～2mg/kg，每天 2 次。尚无足够证据支持波生坦单独或辅助 iNO 治疗 PPHN。主要不良反应是肝功能损害。

（5）前列环素类药物：通过激活腺苷酸环化酶增加 cAMP，非选择性血管扩张作用。常用药物：①伊诺前列素：雾化吸入有其一定的选择性扩张肺血管作用，常用剂量每次 1～2μg/kg，每 2～4 小时 1 次，吸入时间 10～15 分钟，偶有支气管痉挛风险。②曲前列尼尔：静脉持续泵注，开始剂量 1.25ng/(kg·min)，持续 12～48 小时（浓度 0.1mg/ml），逐渐加量至目标量 20ng/(kg·min)（浓度 1mg/ml），副作用主要是低血压、抖动、喂养不耐受、腹泻，目前临床应用经验比较少。

6. **ECMO 应用**　随着 iNO 和高频通气的广泛使用，需要接受 ECMO 支持的病例相对减少，但对于重症 PPHN 和严重低氧性呼吸衰竭的新生儿，预期生存率只有 20%者，使用常规治疗无法改善氧合时，ECMO 仍然是有效的生命支持和救治手段，可将总体存活率提高至 80%。

（1）应用指征：①常频机械通气时 OI≥40，高频通气时 OI≥50。②最大的呼吸支持下，氧合和通气仍不能改善，PaO_2<40mmHg 超过 2 小时；常频机械通气 PIP>28cmH_2O，或高频通气 MAP>15cmH_2O，但动脉导管前 SaO_2<85%。③代谢性酸中毒，pH 值<7.15，血乳酸增高≥5mmoL/L；存在休克，液体复苏或正性肌力药物应用仍不能纠正低血压或循环衰竭，尿量<0.5ml/(kg·h)，持续 12～24 小时。④其他：出生胎龄>34

周，出生体重>2kg。

（2）呼吸机参数：FiO_2 设置为0.21～0.30，PIP 为15～22cmH_2O，呼吸频率为12～20次/min，PEEP 为5～8cmH_2O，吸气时间为0.5秒。

（3）禁忌证：绝对禁忌证包括Ⅲ～Ⅳ度脑室内出血，严重不可逆的脑损伤，致死性先天性畸形，明显不可治疗的先天性心脏病，严重不可逆的肺、肝或肾疾病。相对禁忌证包括出生胎龄<34周，出生体重<2kg，机械通气时间>14天，Ⅰ～Ⅱ度脑室内出血，疾病状态提示有非常大的预后不良可能性，先天性膈疝伴肺发育不良，且动脉导管前 PaO_2<70mmHg 或 $PaCO_2$ 始终>80mmHg。

七、预　　防

PPHN 通过引起严重的通气/血流比值失调而产生低氧性呼吸衰竭，带来肺血流减少、低氧血症、酸中毒和心功能障碍等系列不良后果。其预防原则主要是减少围产期缺氧缺血事件的发生、保证肺部通气功能、提高氧合水平，使生后“胎儿”循环向“成人”循环的转换得以顺利进行。

（施丽萍）

第四节　新生儿先天性心脏病

先天性心脏病（简称“先心病”）是在胎儿时期形成、出生时就存在的心脏或大血管的畸形，是出生缺陷中发生率最高的先天畸形。新生婴儿的先心病发病率约为8‰。随着胎儿超声筛查技术的逐渐普及，出生存活新生儿的先心病比例有所下降。对于新生儿先心病的认识，并不能局限于在新生儿期，需将胎儿期和新生儿期整体对待。管理新生儿先心病要做到：认识先心病患儿从胎儿到新生儿的转变，识别先心病，不漏诊危重型先心病，对先心病新生儿做正确的处理。

一、病　　因

先心病的病因与胎儿母亲妊娠期间的环境和胎儿基因易感性存在关系。在出生前，进入心脏或离开心脏的血管不能正常发育，就会发展为先心病。

二、分类与命名

先心病分类较多，一般根据以下3种方法进行分类：①以形态学区分：分类方法比较复杂，可再有多种细分分类方法，如简单型和复杂型；左心病变和右心病变；以形态学病变命名，即国际疾病分类（international Classification of diseases，ICD）-10定义有122种先心病；以畸形部位命名，再细分亚型，如室间隔缺损，并可再细分为膜周部室间隔缺损、肌部室间隔缺损等；对于复杂的先心病，还可以使用节段性诊断命名，以更加详细地描述和区分病变。②按血流动力学区分：分流型（左向右、右向左）和梗阻型。③根据血流动力学改变及临床有无发绀分为：发绀型和非发绀型。

本节主要讨论发绀型和非发绀型先心病。发绀型是指血液中没有经过肺氧合的红细胞，直接进入体循环，导致动脉血氧饱和度下降，患者临床出现发绀症状。非发绀型是指体循环中没有未经氧合的红细胞，患者临床没有发绀症状。

常见的先心病分类见表15-4-1，其中发绀型主要的心血管畸形为：右向左分流的畸形，如法洛四联症、完全型大动脉转位和永存动脉干等；非发绀型主要的心血管畸形为：左向右分流的畸形（室间隔缺损、房间隔缺损）和梗阻性病变（如主动脉缩窄）。

表15-4-1　常见的先心病分类

非发绀型		发绀型
左向右分流	梗阻性病变	右向左分流
室间隔缺损	主动脉缩窄	法洛四联症
房间隔缺损	主动脉瓣狭窄	完全型大动脉转位
动脉导管未闭		永存动脉干
房室隔缺损		左心发育不良综合征
完全性肺静脉异位引流		三尖瓣闭锁
		埃勃斯坦畸形（Ebstein deformity）即三尖瓣下移畸形
		肺动脉瓣狭窄
		肺动脉闭锁

发绀型与非发绀型只是相对于一种临床症状，发绀的分型区分并不是绝对的，比如肺动脉狭窄合并房间隔缺损，在房间隔左向右分流时，表现为无发绀，当病情发展出现三尖瓣反流、房间隔右向左分流时，就表现为发绀；非限制性的室间隔缺损，早期表现为无发绀，如果没有进行手术矫正，最终发展为艾森门格综合征，表现为发绀。

三、病理生理学改变

1. 先心病的复杂性　先心病的畸形复杂多样，可以只有一种畸形,也可以多种畸形同时存在,所以先心病的病理生理也是复杂多样的。复杂型先心病往往由多个畸形组合而成,比如完全型大动脉转位,可能合并动脉导管未闭、房间隔缺损,部分病例还会合并肺动脉狭窄、主动脉缩窄。复杂的心脏畸形,形成血流路径和血流动力学变化的多样性。

认识先心病的病理生理需从 3 个方面分析:①血流的路径:异常的血流路径对心脏和肺的发育以及功能的影响;②氧合血和未氧合血的混合部位;③肺血情况:肺血是增多、减少还是正常。总而言之,先心病的认识须从心血管解剖、血流动力学、体循环-肺循环平衡以及机体状态进行整体分析。对于危重患儿,关键的是预防或者打破恶性循环,避免患者出现心力衰竭,甚至死亡。

2. **胎儿循环的转换**　从胎儿循环转到正常的新生儿循环,变化主要体现在:氧的供应从母体转到新生儿肺部,肺动脉压力下降,动脉导管关闭,卵圆孔关闭。先心病胎儿出生时,由于肺血流量过多、低氧等原因,胎儿循环的转化可能会有所不同。比如肺动脉闭锁,由于肺血流量过少,可出现严重的低氧血症;房室隔缺损可导致肺动脉压力不下降,仍表现为肺动脉高压;主动脉弓离断,表现为动脉导管持续开放。充分认识先心病对新生儿循环的改变,方能对病情做出正确的判断。

3. **心功能的评估**　先心病由于存在心脏结构的异常,心室的前负荷和/或后负荷增加。患儿可出现器官灌注不足或者淤血的症状。新生儿出现心力衰竭时,在临床症状上表现不如儿童或成人明显。心力衰竭时可表现为喂养困难、体重不增、精神萎靡等,临床症状并无特异性。体格检查可仅见皮肤花斑、四肢湿冷、肝大、低血压、毛细血管充盈时间延长等。需结合超声心动图、检验等结果,评估血流动力学及心功能进行诊断。

4. **特殊类型的先心病**　包括动脉导管依赖型先心病、危重型先心病等。

(1) 动脉导管依赖型先心病:指必须依赖动脉导管未闭,才能维持肺循环或者体循环的血流的先心病。当动脉导管关闭,患儿将出现休克或者缺氧,继之死亡。肺动脉闭锁并室间隔完整的患者,进入肺循环的血流全部来自动脉导管,如果动脉导管变小,肺循环血流减少,动脉氧饱和度下降,机体严重缺氧;若动脉导管闭合,血流无法进入肺循环,全部血液未能经过肺氧合,将导致患儿缺氧死亡。动脉导管依赖型先心病新生儿必须严密监测和处理。

常见的动脉导管依赖型先心病有:肺动脉闭锁并室间隔完整、左心发育不良综合征、主动脉弓离断、三尖瓣闭锁等。

(2) 危重型先心病:指威胁到患儿生命的先心病。危重型先心病并不是完全固定的,比如简单性先心病室间隔缺损,若缺损巨大就可能是危重型先心病。法洛四联症若严重低氧,就是危重型先心病,若低氧不严重,则在新生儿期不需特殊处理。常见的新生儿危重型先心病有:导管依赖型先心病、完全型大动脉转位、永存动脉干、完全性肺静脉异位引流等。

四、筛　　查

1. **筛查必要性**　先心病是在所有出生缺陷疾病中,发生率最高的病种。所有的新生儿均应该进行先心病筛查,以避免漏过一些威胁生命的先心病类型,如动脉导管依赖型先心病。左心发育不良综合征新生儿,出生后可以没有明显临床表现,若错过诊断,患儿出院后,就可能突发心力衰竭,导致死亡。完全型大动脉转位如果没有在新生儿期及时诊断,有可能就错过最佳手术时间。所以,对所有新出生婴儿进行先心病筛查是非常必要的。一般而言,应用体格检查、仪器和检验等方法排除先心病,至少排除危重型先心病,是新生儿管理的基本要求。

2. **先心病筛查**　目前国内对于先心病的筛查主要采用经皮血氧饱和度测量,结合心脏杂音听诊来进行,而再综合相关病史与临床症状、体征,筛查效果会更好。随着新生儿先心病筛查的推广,大部分发绀型先心病在出生后即得到了诊断。但在部分边远地区,先心病的筛查没有得到应用,仍有部分发绀型先心病在出生后没有得到及时诊断。

(1) 病史:胎儿监测是否存在异常。随着产前筛查的普及,大部分先心病在胎儿期即可得到诊断。但胎儿心脏彩超,由于受羊水、技术等方面的影响,胎儿超声诊断的准确度也受到一定的影响。是否有相关临床症状,如气促、发绀、心动过速、心动过缓、低血压等。

(2) 体格检查:体检时需特别注意:①21-三体综合征:一些 21-三体综合征常常伴随着心脏畸形,如 21-三体综合征常合并房室隔缺损或者室间隔缺损;②精神状态:正常还是萎靡;③喂养情况:奶量、喝奶速度,喝奶过程中是否出现发绀;④皮肤:是否有水肿或者脱水,颜色是粉红、青紫还是苍白,肢端温度是干暖还是湿冷,尿量是否正常;⑤发绀:区分中央性发绀、外周性发绀及差异性发绀;⑥血压:必须测量四肢血压，是否存在上下肢血压的差异，特别是下肢血压低于右上肢血压，应该警惕是否存在主动脉弓畸形，如主动脉弓缩窄；⑦毛细血管充盈时间；⑧心脏听诊：心脏位置，心率，心律，是否存在心脏杂音，杂音部位、强度、时相、传导等；⑨肝位置：肝下缘是在右侧，还是左侧。

值得提醒的是，很多新生儿临床症状并不明显，单纯的体格检查会漏诊很多先心病，包括一些危重型的先心病。新生儿先心病症状不明显，与新生儿肺动脉压力有关，即新生儿肺动脉压力尚未下降，体循环与肺循环压力差不大，血流分流量小，故杂音不明显。

（3）SpO_2 测定：新生儿 SpO_2 测量可以把大部分发绀型先心病筛查出来。而对于某些发绀型先心病，氧饱和度下降时，发绀表现可能不明显，体格检查会忽略，但 SpO_2 测定可以反映出来。SpO_2 测定可以筛查出发绀型先心病，但无法筛查出氧饱和度正常的先心病。

1）测定方法：在出生后6小时（停氧至少12小时后）执行，主要测量右上肢及其余肢体。

2）筛查异常：多次重复检测，存在以下两种情况之一，考虑可能存在先心病：①SpO_2<90%；②SpO_2 在90%~94%，或右上肢与下肢的经皮血氧饱和度相差>3%（反复测量2次）。

（4）脑钠肽（BNP）：怀疑存在先心病，但经皮氧饱和度检测正常，又无法进行超声心动图检测，检测BNP可能有助于判断病情，但BNP并不是一个常规的检查项目。

（5）超声心动图：超声心动图为无创的检查手段，使用方便，可以在床旁、手术室、超声室等进行。新生儿由于胸壁较薄，高频探头可以得到高质量的清晰图像，可以准确反映心脏及大血管病变，检查所需费用也较低，是诊断新生儿先心病最主要的检查手段。对于怀疑存在先心病的新生儿，必须进行超声心动图检查。在可能的条件下，对所有新出生的婴儿均给予超声心动图检查，可以最大程度减少先心病漏诊。

五、诊　断

先心病的诊断主要通过超声心动图来确诊。先心病的诊断尽可能避免出现误诊或漏诊。对于与临床症状不相符的结果，需要进行多次超声或者其他手段进行鉴别。在明确先心病诊断的同时，通过其他手段了解心脏和机体的整体状态。

1. **超声心动图**　由于先心病诊断的复杂性，对于超声心动图机器及超声医生要求较高，需要专门的超声机和超声探头，超声医生需要经过严格的专科培训。使用经胸超声心动图对于先心病的准确性高；相对于经胸超声心动图，经食管超声心动图在诊断方面并没有体现更大的优势，其主要用于心脏手术过程中监测。

2. **心脏螺旋CT**　超声心动图是诊断先心病最主要的诊断方法，但对于大血管的病变，比如主动脉弓缩窄，超声诊断的准确度相对较差。对于超声已诊断为复杂的先心病，如完全性肺静脉异位引流，或者超声结果与临床不相符的新生儿，进行心脏螺旋CT增强检查是必要的。心脏螺旋CT检查需要静脉注射造影剂，只能在CT室进行检查，无法在床旁进行检查，在应用上受到一定的限制。

3. **心导管检查**　心导管检查在新生儿存在较大的风险，比如心律失常、心脏或者大血管穿孔等严重并发症。先心病新生儿一般没有必要进行心导管检查，心导管在新生儿的应用多在于治疗，而不在于检查。

4. **心脏磁共振成像**　心脏磁共振成像对于血流动力学、心功能有较好的诊断，但由于检查时间过长，新生儿不能常规应用。

5. **心电图**　了解患儿心率、心律等，有助于对血流动力学和心功能进行评价。

6. **X线检查**　对于怀疑或者已经确诊的先心病新生儿，进行胸部X线检查，以了解心影大小、形状、位置、内脏位置及肺血多少等。

7. **实验室检查**　了解整体情况及心功能。主要有血常规、血生化、凝血指标、动脉血气分析、BNP等。

8. **其他系统的检查**　先心病新生儿考虑行头颅影像学检查（超声、CT、MRI）。特别是危重型先心病，术前进行头颅影像学检查，有利于对术后神经系统预后的判断。神经、泌尿、胃肠道、骨骼、遗传疾病等需要进行检查，以排除存在心脏以外的疾病，特别是先天性畸形。

六、治　疗

1. **产前产后一体化管理**　新生儿先天性心脏病的管理，不只局限于新生儿期，需要做产前产后一体化管理，做到早诊断、正确诊断，早干预、正确干预。做好相应对策，保障先心病的胎儿安全出生，并顺利过渡到新生儿期。对于复杂型先心病胎儿的孕妇，建议到有经验的医院进行分娩。

随着先心病诊疗技术的发展，先天性心脏病的干预已经提前到了胎儿期，广东省人民医院在国内率先开展了先心病胎儿子宫内介入。先心病胎儿子宫内干预目前主要针对肺动脉闭锁或者左心发育不良的胎儿，通过子宫内干预达到预解除或缓解心脏畸形的目的，进而达到促进心室发育的目的。胎儿经过子宫内手术，出生后部分不再需要手术，部分需要再次外科手术，但可以进行根治手术；部分患儿仍只能进行姑息性手术。

2. **评估和干预**　主要评估病情程度、是否需要实施内科或外科干预。

（1）判断是否需要处理，是否属于危重症先心病：普通型的先心病新生儿不需要特别的管理，进行正常的新生儿管理即可，如限制性房间隔缺损，在新生儿期无须特别处理，只需定期随诊，观察病情变化，根据病情及医疗技术条件，再决定干预的时机。危重症先心病以及一些特殊类型先心病患儿必须进行新生儿先心病特殊管理，需要特别关注患儿的循环和呼吸系统。

（2）评估手术时机：手术的时机受心脏畸形、心功能、机体状态等影响，必须进行整体评估。评估内容包括手术的收益和风险，不进行手术的益处和危害，手术的具体时机对预后的影响等。是否需要进行外科手术干预，必须充分评估，衡量外科手术的利弊。新生儿先心病外科手术的死亡率高达10%。在新生儿期进行外科手术，应该是迫不得已的情形，如果不在新生儿期手术，患儿生命会受到威胁，或者远期预后更差，才考虑在新生儿期进行外科手术。

3. **监护处理**　对于需要先心病特殊管理的，最好在NICU进行监护，包括：①持续心电监护：心率变化，过速或过缓，提示病情加重。②SpO_2监测：对于差异性发绀，需要同时监测右上肢及下肢SpO_2。③血压：对于血压波动，需要应用血管活性药物维持循环稳定者，最好以动脉有创血压持续监测；对于存在主动脉病变的，需要同时监测右上肢及下肢血压。④血气分析：低氧血症的患儿，经皮血氧饱和度监测的数值，一般高于动脉血气分析的氧饱和度；如血乳酸值异常，特别是持续升高者，意味着患儿病情危重，可能需要尽快手术干预。

4. **对症处理**　存在低氧血症、低血压和低器官灌注时，应及时处理。

（1）低氧血症：①对心脏畸形诊断尚不明确，应该尽量避免吸氧；但当$SaO_2<65\%$时，应该给予吸氧和前列腺素（PGE_1）持续维持，同时尽快明确心脏病变。②对心脏畸形诊断明确者，动脉导管依赖型应避免吸氧，除非$SaO_2<65\%$，使用PGE_1；当$SaO_2>75\%$，PGE_1以最小的剂量维持；当$SaO_2>85\%$，意味着肺循环血流量远高于体循环血流量，适当减少PGE_1维持剂量，可以避免肺血流量过多。因此，在使用PGE_1过程中，需注意SaO_2的变化非常重要，有助于PGE_1剂量调整。如果PGE_1平衡肺循环与体循环血流量不佳时，需要考虑外科手术干预。③呼吸功能衰竭导致的低氧血症，应积极处理肺部病变，吸氧，必要时给予呼吸机辅助。④呼吸机辅助：当使用PGE_1维持、补充容量等处理后，SaO_2仍持续过低时，应考虑使用呼吸机辅助通气；但使用呼吸机不一定可以提高SaO_2，但可以减少呼吸肌做功，降低机体氧耗。⑤红细胞压积（HCT）的要求：若$SaO_2<90\%$，提高HCT至40%，以提高血液的携氧能力。

（2）低血压：先心病新生儿出现低血压，往往意味着循环的崩溃，需做好紧急手术的准备。寻找低血压的原因，调整容量负荷，使用强心药物，以增加心排血量。可选择多巴酚丁胺、多巴胺、肾上腺素，注意不同药物对心肌收缩力、心率、外周血管阻力和肺血管阻力的不同影响。

（3）器官低灌注：明确导致低灌注的原因。根据病因，调整容量、HCT及应用血管活性药物等，以进一步提高机体灌注。

5. **心脏畸形的矫正**　可采取等待、药物、导管介入或外科手术等方法。

（1）等待或者促进自愈：动脉导管未闭、小的房间隔缺损、小的室间隔缺损可以自愈，动脉导管未闭可以通用限制液体量等方法，促进动脉导管自行闭合。

（2）药物：新生儿动脉导管未闭可以通过药物促进动脉导管关闭，但需要注意用药时机和剂量，详见动脉导管未闭部分。

（3）导管介入手术：一些先心病可以通过导管介入手术矫正心脏畸形，或者缓解症状。

（4）外科手术：常规外科手术最终目的有两种：一种为双心室矫治，也就是解剖性的矫治；另一种为单心室矫治，也就是功能性的矫治。在可能的情况下，尽量进行双心室矫治。而手术过程可以分根治手术和姑息手术。姑息手术的目的在于缓解患者症状，为最终根治手术创造条件。如果常规手术都无法矫治心脏畸形，只能进行心脏移植。

七、随　　访

无论是否手术的患儿都需要终身随诊。未手术的患儿需要随诊是否有自愈可能，或者决定手术干预的时机；手术后的患儿需要长期随诊心脏结构病变及心功能。随诊的内容主要包括心脏超声心动图、心电图、胸部 X 线片等。随诊的间隔时间根据不同的先心病和身体状态来决定。

八、预　防

有先心病家族史的家庭，妇女在怀孕之前，建议咨询相关的产前遗传咨询专家。

（农绍汉）

第五节　新生儿先天性心脏病围手术期处理

先天性心脏病(congenital heart disease, CHD)是新生儿常见的先天畸形，出生时发病率国际上为 8‰~13‰，中国为 8.7‰~11.1‰，约占出生缺陷的 1/3，中国每年新增 CHD 患儿约 20 万，是造成我国新生儿死亡的主要原因之一。危重型 CHD 指出生后第 1 年需要外科手术或导管介入治疗的 CHD，约占 CHD 的 25%，包括发绀型、导管依赖型 CHD，以及可能无须在新生儿期进行手术但需在 1 岁内干预的 CHD(如大室间隔缺损和房室隔缺损)。极危重先天性心脏病(critical congenital heart disease, CCHD)定义通常是指需要在出生后 1 个月内进行干预的病变，CCHD 在新生儿中的发病率约为 1‰~2‰。

多数接受心脏手术的儿童患者在诊断后，可在门诊接受术前观察治疗，但 CCHD 患儿通常需要在 ICU 进行术前评估和管理。近 20 年来，新生儿期根治手术已成为 CCHD 的主要治疗方法。CHD 早期根治术对由于心脏畸形导致的潜在死亡和继发性心脏病的进展及其他器官系统都有重要影响，这种影响在新生儿中最为明显。优化管理需要小儿心内科、小儿心外科、麻醉科、新生儿学科、重症监护和护理等多学科团队合作。由于解剖结构的多样性，患有 CHD 的儿童是一个非常异质性的群体，新生儿还存在胎儿循环向正常循环转换的过渡期，儿科医护人员需要对解剖学、胎儿和新生儿生理学全面详细地了解，以及对患儿的各器官系统安排有序的检测。对潜在病理生理状态进行了全面研究，尽可能以目标为导向制订治疗计划。本节主要为临床提供关于患有 CCHD 新生儿围手术期处理的内容。

一、转运和院前稳定

经产前诊断评估胎儿出生后有血流动力学不稳定风险者，建议孕母转诊至具备新生儿期先心病诊疗能力的医疗机构分娩。孕母转诊是降低复杂重症先心病新生儿病死率、提高诊治率的有效方式。

1. 转诊指征　产前诊断发现胎儿存在体-肺循环依赖动脉导管、肺静脉回流异常且严重梗阻、大量左向右分流等心脏畸形，经全面评估怀疑新生儿有 CCHD 且当地医院不具备条件处理时，需要从出生医院转至具有儿童心脏病专业技术的医疗中心。

2. 转运实施　由新生儿科医生、护士和司机组成转运小组。转运前应由新生儿科医生及儿童心脏病医生充分评估，必要时给予适当的心肺支持并准备充足的心肺复苏药品、设备及物品。如果无休克和败血症的证据，或者在没有严重肺部疾病的情况下，对标准通气治疗无效、持续发绀的病例，应该考虑可能存在动脉导管依赖的 CHD，应在转运前及转运过程中开始使用 PGE_1 维持动脉导管未闭。对于心肺功能严重衰竭的病例甚至需要 ECMO 支持下转运，目前国外及国内部分大的医学中心均可以满足这些转运条件。需要 PGE_1 维持的患儿，为了保证安全、防止呼吸暂停等副作用的风险，建议转运前及转运中应进行气管插管及机械通气。

二、围手术期处理

1. 新生儿 CHD 的术前评估　新生儿 CHD 术前心脏专科评估包括心脏畸形的类型、复杂程度及严重程度，患儿的全身情况等。存在合并畸形及继发脏器损害的情况，既是决定手术时机、手术方式的重要因素之一，也是增加心脏手术死亡的危险因素，对监护室滞留时间、住院时间及预后有极大影响。因此，新生儿 CCHD 的术前评估策略应根据合并畸形及脏器损害的严重程度及病程缓解而异。2017 年中华医学会小儿外科学分会心胸外科学组制定了《新生儿危重先天性心脏病术前评估中国专家共识》，规范了新生儿 CHD 的术前评估流程(图 15-5-1)。

2. 新生儿 CHD 术前处理　有症状的新生儿立即评估后，需给予保持足够的组织灌注和氧合的一般支持治疗，并在病因明确后接受相应的针对性治疗，这些针对性治疗包括：使用 PGE_1 维持 PDA、心导管姑息术或矫治手术。

(1) 一般支持治疗：主要包括严密监测、心肺支持等措施，以保证足够的组织/器官灌注和氧合。

1) 监测生命体征：目标靶向管理各项生命体征在相对正常范围，保证良好的组织/器官灌注和氧合；评估和治疗继发性器官功能障碍，特别是大脑、肾和肝。

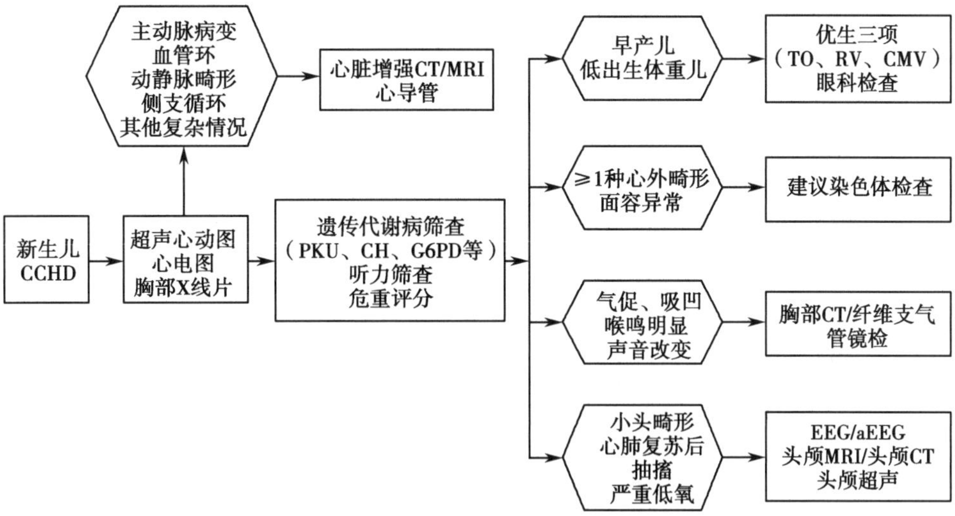

图 15-5-1　新生儿 CCHD 术前建议评估项目流程图

2）呼吸支持：如果有呼吸功能障碍，应保持呼吸道通畅、根据需要及时进行各级呼吸支持治疗（氧疗、无创通气或气管插管有创通气）。低血压或低灌注患者需要进行心肺复苏并后续给予适当的呼吸支持。

3）建立动静脉血管通路及营养支持：方便采集血标本和输注药物。对于刚出生的新生儿可通过脐血管建立动、静脉置管，提供持续血压监测，方便血气采血，提供基本的营养支持，必要时纠正酸碱平衡、代谢紊乱（如低血糖、低钙血症等）和在需要时使用血管活性药物等维持血压稳定。

4）维持新生儿理想的 HCT：对于对有严重发绀或有心肺功能障碍需呼吸支持者，维持 HCT 在 0.40 及以上的正常范围；对于有严重肺动脉高压的病例，若 HCT>55% 可致血液高黏滞度，增加肺血管阻力，继而加重肺动脉高压；对于严重红细胞增多症（HCT>75%）婴儿，应谨慎评估血液黏稠对肺动脉高压的影响，可在严密监测心功能、评估容量情况下给予适当的静脉补液或生理盐水/白蛋白部分换血疗法降低 HCT。

5）BNP 监测：血清 BNP 可指导新生儿 CHD 的术前处理和评估预后，如左心梗阻型病变患儿，在已经使用 PGE_1 后 BNP 仍持续升高，提示可能需要采取其他干预措施来改善心排血量和降低代谢需求，如正性肌力血管活性药物支持和机械通气等措施。

6）抗生素的应用：脓毒症可引起发绀和左室功能不全或肺部疾病，除非迅速确定了其他病因，否则应考虑抗生素治疗。临床上，当不能完全鉴别发绀由脓毒症还是 CCHD 引起时，一般在取得血培养及尿培养标本后应开始广谱抗生素治疗（青霉素+头孢他啶）。没有出现休克表现、确诊 CHD 导致的心功能不良、感染指标正常的患儿术前不常规使用抗生素预防治疗，可在手术时带一剂抗生素入手术室，在皮肤、黏膜切开前 0.5~1.0 小时或麻醉开始时使用，通常可选择第一、二代头孢菌素。对于 MRSA 感染高发的医疗机构，可用（去甲）万古霉素作为术前预防。

7）多学科合作：内科（新生儿科、小儿心内科）、外科和护理之间持续不断的沟通合作至关重要。只有当心脏、肺、肾和中枢神经系统功能得到充分优化时，才准备行外科手术治疗。

（2）CCHD 针对性治疗：正确诊断是针对性治疗的基础，心脏超声是诊断 CHD 的金标准，在未能进行心脏超声检查时，高氧试验未通过的婴儿，同时胸片不提示肺部病变，排除高铁血红蛋白血症，需考虑发绀型 CHD 的可能。多数发绀型 CHD 病例依赖 PDA 维持有效的体循环或肺循环，动脉导管关闭会引起危及生命的急剧临床恶化（即严重代谢性酸中毒、抽搐、心源性休克、心搏骤停或终末器官损伤）。因此，保持动脉导管未闭、保证去氧和氧合血液充分混合或缓解血流梗阻是有效的早期干预措施，缓解临床症状可为导管介入或外科手术赢得时机。

1）PGE_1 应用：对于存在或临床怀疑有导管依赖性 CHD 的婴儿，在循环及呼吸系统稳定情况下，应使用 PGE_1 直至诊断明确。初始剂量取决于临床情况，因为呼吸暂停、低血压等使用 PGE_1 后的发生并发症风险也是剂量依赖性的。澳大利亚一项回顾性研究显示，低剂量 PGE_1［<0.015μg/（kg·min）］用于疑似 CCHD 新生儿转运时可不需要气管插管下机械通气。根据笔者的经验，呼吸暂停通常出现在 PGE_1 剂量>0.01μg/（kg·min）时，且剂量越大呼吸影响越大，发生呼吸暂停时应给予呼吸支持。极其严重的低氧血症时，PGE_1 负荷量为 0.05~0.1μg/(kg·min)，需注意负荷量会加重低血压；达到有效剂量后，可将剂量逐渐减至 0.01μg/(kg·min)。临床上也可以直接给予小剂量 0.015~0.01μg/(kg·min)开始。PGE_1 使用过程中应以目标血氧饱和度为导向，同时动态心脏超声监测 PDA 直径，避免 PDA 过粗，导致肺充血、呼吸衰竭及心力衰竭等更加复杂的临床情况。如果已知导管依赖性患者的动脉导管比较大(>3mm)，初始剂量为 0.01μg/(kg·min)，PGE_1 有效后调节至最小有效剂量，维持 SaO_2 在 75%~85% 的理想范围；如果导管较局限或情况不明确，PGE_1 起始剂量则为 0.05μg/(kg·min)。这是需要转至具有治疗发绀型心脏病新生儿专业技术的医疗中心患者的标准剂量，但是有效后应根据 SaO_2 75%~85% 的目标范围，将 PGE_1 调节至有效的最小剂量以减少副作用。

PGE_1 输注的其他并发症包括低血压、心动过速和发热等。因此，必须准备单独可靠的静脉通路用于进行液体复苏或血管活性药物。药物输注期间可能会随时发生呼吸暂停，因此药物使用期间要配备气管插管、呼吸机等抢救设备。

如果 CHD 患者给予 PGE_1 治疗后临床情况恶化，需评估是否伴有肺静脉梗阻或左房梗阻的罕见先天性心脏缺陷，包括梗阻性(常为心下型)完全性肺静脉异位连接或伴随限制性房间隔的多种疾病(如左心发育不全综合征、三房心、重度二尖瓣狭窄或闭锁、伴限制性心房分流的 D 型大动脉转位)。这些患者需尽快行超声心动图检查，确诊后急诊行心导管介入手术或外科手术。

2）心导管介入术：心导管介入可进行姑息性和矫治性手术，前者改善发绀，后者解除血流梗阻。需要特别注意的是欧美等医学发达国家新生儿心导管介入术通常可以常规开展，但是对于经济欠发达的国家和地区来说由于技术和/或介入设备的缺乏，新生儿特别是低体重儿心导管介入术的开展仍有限制，只能在少数心脏中心进行。所以对于病情严重的患儿应立即转至有条件的心脏中心行急诊介入或外科手术治疗：①球囊房间隔造口术(BAS)：可缓解以下患者的明显发绀，如伴限制性心房分流的 D 型大动脉转位患者、伴左心梗阻性病变的限制性房间隔患者；②经评估后特殊的肺动脉闭锁患者也可行球囊瓣膜成形术，如闭锁为膜性、三尖瓣环及右心室的大小足够承受双心室修补，且冠状动脉循环不依赖右心室的患者；③经导管的肺动静脉畸形封堵术。

3）外科手术：CCHD 均需要在新生儿期内进行外科手术或进行心导管介入干预，如不能进行心导管干预的病例需限时或急诊外科手术治疗。不同的 CCHD 进行外科手术的时机需要根据患儿的具体情况，尽量进行初步的内科处理调整至内环境相对稳定，给外科手术提供最佳状态，如血压、心率、血气、乳酸等相对正常，对于发绀型 CHD 尽可能维持血氧饱和度在 75%~85%。

对于梗阻型的完全性肺静脉异位引流、不能双向混合的失代偿的大动脉转位等 CHD，经常规初始处理仍不能维持有效的灌注或内环境稳定，病情进行性恶化时，紧急手术可能是唯一的抢救措施，一旦病情相对缓解，应急诊手术治疗：①姑息手术：新生儿先天性心脏病的姑息手术主要包括两大类，一种是体肺分流手术，适用于肺血减少和发绀、复杂先心病伴有肺血明显减少且不能行根治术的患儿，包括肺动脉闭锁、重症法洛四联症、三尖瓣闭锁等。另一种是肺动脉环缩术，适用于肺血过多和充血性心力衰竭的患儿，包括“奶酪”样肌部室间隔缺损或多发性室间隔缺损无条件行根治术；肺血流增多的功能性单心室准备最终行 Fontan 术者；右心室双出口伴有严重肺动脉高压，新生儿期无法根治者。对于 HLHS 患儿，Norwood 术式是选择分期外科姑息手术在新生儿阶段所接受的最为常见的首期减症手术。②根治手术：近年来，随着新生儿体外循环及外科技术的不断提高，许多危重 CHD 已能在新生儿期得到完全根治。如动脉导管未闭，对足月儿及内科药物治疗无效的早产儿，伴有心脏扩大、心功能不全时应予以急诊手术结扎动脉导管；新生儿大型 VSD 尤其是合并有 ASD 和/或 PDA 者，肺充血、肺动脉高压严重，出现心力衰竭而药物不能控制，呼吸机依赖者，应考虑在新生儿期手术。TGA/IVS 由于不合并有室间隔缺损，即使通过 PGE_1 改善氧合，其连接肺动脉的左心室功能将在 4 周内逐渐退化而不能满足大动脉调转手术对左心室压力的要求，故应在生后 1~2 周内完成大动脉调转手术。对于 TGA/VSD 患者，虽然经室间隔可以混合血流，但是随着肺动脉压力的下降肺血逐渐增多，出现肺循环过度灌注及体循环不足引起心力衰竭及休克，故对于 TGA/VSD 也应在 4 周内完成大动脉调转手术。对于合并肺静脉回流梗阻或限制性房间隔缺损的 TAPVC 患儿，由于体循环低灌注，必须在诊断明确后立即手术。主动脉弓离断及导管前型主动脉缩窄患儿下半身供血随时可能因为动脉导管关闭而中断，故即使在使用 PGE_1 的前提下，也应急诊手术，合并心内畸形时可分期或同时纠正。对于 PA/IVS，如果患儿右心室发育情况良好且无冠状窦隙开放的话，可在新生儿期施行右心室流出道疏通手术完成根治。右心室发育不良，往往需要同时加做改良 Blalock-Taussig 分流术改善肺血情况，待右心室功能改善后再阻断分流管道。

（3）术前正性肌力药应用：新生儿 CHD 术前应用正性肌力药物至今尚未得到很好的研究。有证据表明，短期使用多巴胺治疗早产儿低血压可能比多巴酚丁胺更有效。有研究报告指出，2 岁以下 CHD 儿童正性肌力药使用次数越多、剂量越大，住院时间越长、死亡率越高。

如果组织灌注充足且终末器官功能可以维持正常，不推荐使用正性肌力药物。在治疗依赖 PDA 维持体循环的新生儿 CHD 时应特别注意体循环血流量明显减少而导致的全身灌注不良。对于左向右分流的 CHD 术前使用米力农可能是有害的，因为它降低了全身和肺部血管阻力，可能会加剧心排血量的减少。然而，当左心发育不良综合征患者存在肺循环过多和全身灌注不足时，米力农可能有助于改善这类患儿的心室功能和房室瓣反流。对于 CHD 患儿，即使平均动脉压略低于胎龄，只要微循环灌注基本正常（如血气 pH 值和乳酸正常），术前应尽量避免使用正性肌力药物。

（4）氧运输管理：围手术期的主要目标是术前和术后均需保持足够的氧运输以供应患儿的各个器官。这对于 CHD 患儿术后是至关重要的，尤其是当他们在体外循环（cardiopulmonary bypass，CPB）后 6~12 小时这段时间，他们的心排血量达到最低点。增加氧气输送（增加心排血量和/或提高氧合），同时减少氧耗（镇静、亚低温）是有益的。氧运输依赖于心排血量、血红蛋白浓度（动脉血氧含量还可受 pH 值、温度等影响），因为氧运输依赖于动脉血氧含量（CaO_2）和心排血量（CO）的乘积：$DO_2 = CO \times CaO_2$。组织提取和消耗氧气的能力以及微循环的作用在氧运输及氧利用的过程中非常重要。除了监测心排血量、氧运输和氧摄取的方法，体格检查仍然是诊疗工作的重要手段，尽管有证据表明，后者检测早期变化的准确性较差，并且易受操作者的主观影响。因此，最重要的是遵循监测休克预警标记（如尿量、血气分析、血乳酸等），及时处理以避免失代偿。

监测心排血量和组织灌注的基本方法包括核心温度与外周体温的比较（差异的增加可能意味着外周体温降低）、脉搏血氧饱和度法测定脉搏波振幅。心率和脉搏波趋势特征可以帮助确定容量状态。无创血压监测可能有帮助，但往往高估了低血压，低估了高血压。呼气末二氧化碳监测可作为肺血流量急性变化的标志。由于组织缺氧时无氧糖酵解增加，代谢性乳酸酸中毒可证明氧的输送不足，乳酸水平的持续增加可能提示灌注不足。

混合静脉血氧饱和度（SVO_2）是一种测量氧摄取的方法，如果降低，可能是氧输送不足的标志。监测混合静脉血氧饱和度的变化趋势尤为重要，但需要进行侵入性监测（样本来自上腔静脉或右心房的中心静脉），或通过测量近红外光谱（NIRS）替代监测，这已被证明与侵入性检测相关。

（5）单心室和双心室生理学管理：存在复杂先天性心脏畸形（如二尖瓣闭锁和三尖瓣闭锁，左室双入口和右室双入口，共同房室瓣的房室隔缺损伴一侧心室发育不良，内脏异位综合征合并一个心室发育不良等），由于其双心室矫治效果很差，单心室生理矫治（姑息治疗）是目前主要的治疗手段。往往需要一系列手术，目的是逐渐实现体循环和肺循环的分隔，并减轻心脏的容量负荷。近年来外科技术和围手术期水平的提高明显改善了手术的成功率。

在单心室生理的患者中，平衡全身和肺血流量是非常重要的，因为一个心室总的心排血量被分配到这两个系统中，肺血流量增多会导致全身血流量减少。单心室生理的患者也更依赖于血红蛋白浓度，因为他们的基础血氧是低的，因此他们的全身供氧更依赖于他们的携氧能力。

近红外光谱（NIRS）监测显示脑氧饱和度小于 45%，腹侧氧饱和度小于 60%，两者差值接近于零，可以预测单心室患者出现休克、并发症和更长的 ICU 住院时间。NIRS 实时监测有助于前瞻性管理和更紧密地确保体循环和肺循环的合适的平衡。一般来说，降低全身血管阻力（SVR）（米力农、硝普钠或某些 ACEI 类药）比增加肺血管阻力（PVR）更有助于平衡循环和维持氧的输送。为了平衡单心室生理患者的体循环和肺循环，适当增加 CO_2 到允许的范围如 50~60mmHg 可提高 PVR，减少肺血流量。从而平衡循环而不损害全身氧合。这适用于左心发育不良综合征患者术前和单心室 1 期姑息治疗后患者的情况。

存在双心室生理和分流病变的患儿可能有肺循环量过度的问题，如大室间隔缺损、粗大的 PDA、房室隔缺损等，会使左心室负荷过重，导致全身血流减少而肺循环充血，需要进行双心室生理学管理。肺循环充血可导致肺水肿，从而导致肺静脉氧合下降，限制供氧可减少肺血流量（维持血氧饱和度在 90%~95%），可增加全身血流量，减少肺充血；增加 PEEP 可以改善肺静脉氧饱和度，从而改善全身氧的输送。

3. CHD **术后管理** 理想的患者术后护理，无论是根治手术还是姑息性手术，都需要关注以下几方面：对潜在的解剖缺陷有全面的了解和系统的评估；术前状态的病理生理学（包括术前心排血量改变对其他器官系统的继发性影响）；手术期间使用的麻醉方案；体外循环的问题（如体外循环时间和深低温、停循环时间）；手术程序的细节和外科医生可能残留的缺陷。可从监测的导管、超声心动图和心导管置入术的记录中获得数据。对这些危重新生儿的最佳管理是通过一个和谐的 MDT 团队，结合心脏病专家、心脏外科医生、麻醉师、新生儿 ICU 医生、专科护士共同管理。

（1）术后低心排血量综合征（low cardiac output syndrome，LCOS）：是指心脏手术后早期心排血量暂时性降低，出现体循环充血和器官灌注不足。体循环充血表现为肝大、胸腹腔积液、肢端水肿；器官灌注不足表现为心动过速、血压下降，CRT>3 秒、少尿<1ml/（kg・h）、心脏指数（CI）<3.0L/（min・m^2）、动脉-混合静脉血氧饱和度差≥30%、混合静脉血氧饱和度<50%、连续血气分析提示严重代谢性酸中毒，BE<-4mmol/L，乳酸>4mmol/L 或每小时变化率>0.75mmol/L。

1）LCOS 的高危因素：LCOS 的发生被认为是由多种因素引起的，包括心脏的收缩和舒张功能受损、心脏负荷的改变以及炎症递质的激活。常与心室前、后负荷，心肌收缩力和心率、心律异常以及手术等多种因素相关。有研究显示低体重、小年龄（尤其新生儿）、CPB 时间过长（>60 分钟）、术前 SpO_2<93%、术后 2 个心室间存在残余分流时，发生 LCOS 的风险较高。及早发现这些危险因素并及时介入治疗以减少 LCOS 的发生。

2）LCOS 的预防：CPB 诱导的炎症反应影响儿童心脏手术后的恢复，术前 1 晚或麻醉诱导后接受糖皮质激素治疗的患者术后发热明显减少，液体平衡改善，肾功能得到更好的保护，氧合损伤减少，治疗效果显著，明显缩短 NICU 机械通气和住院时间。CPB 前糖皮质激素的使用使血清肌钙蛋白水平显著降低，减少了心肌损伤。超滤去除过多体内水分的同时也可以去除低分子量物质，包括大量的炎症介质。超滤已被证实可改善术后心肺功能，但需要进一步的研究证实对术后结局的改善。CPB 回路接触面的肝素化最初是为了减少血栓形成，肝素涂层的回路之后被证明可以改变 CPB 引起的炎症反应，减少细胞因子释放，抑制接触系统和补体激活，两项儿童的小型前瞻性随机研究显示血清炎症介质水平显著降低，术后呼吸系统和凝血功能略有改善。术后及时复查超声心动图评估畸形是否完全矫治、是否存在残余分流及心功能状态。恒定的 NIRS 值小于 58% 最能预测 LCOS 的发生，灵敏度为 100%，特异度为 69%，术后早期较低的上腹部恒定 NIRS 值可能有助于早期识别有 LCOS 风险的新生儿。术后早期（48 小时内）预防性使用米力农及左西孟旦可减少 LCOS 的发生。

3）LCOS 处理策略：LCOS 的处理要基于病因治疗，心排血量决定于心率和每搏量，每搏量取决于前、后负荷及心肌收缩力，具体措施如下。

A. 提高心肌收缩力：LCOS 常存在不同程度的心肌收缩障碍，正性肌力药物和血管扩张药物（表 15-5-1）有助于提高心肌收缩力，治疗目标为 CI≥3.3L/（min・m^2）、血压改善、尿量增多、心率改善趋于正常、CRT 缩短、代谢性酸中毒改善和乳酸逐渐下降。新生儿初始药物的选择用多巴胺、多巴酚丁胺，应逐步调整剂量，以达到有效的血压或终末器官灌注，根据尿量、血气、乳酸等临床标准进行判定，也可在用药前后行床边心脏超声评估心肌收缩力的变化。如果第一种药物使用较大剂量时效果仍不充分，应加用第二种药物，推荐多种药物联合使用以达到发挥最大药物效应，并降低药物副作用。常用药物的药理作用及用法：①多巴胺：用于血容量足够和心脏节律稳定组织低灌注和低血压患儿，目前仍然是新生儿医生常用的强心药物。大剂量多巴胺[10~20μg/（kg・min）]使血管收缩，血压增加，可引起心脏后负荷加重，LCOS 时避免大剂量使用或联合其他扩血管药物使用，如米力农或多巴酚丁胺。②多巴酚丁胺：用于心肌功能不全或足够液体复苏无显著低血压情况下仍持续的低心排血量综合征、低灌注。③去甲肾上腺素：随机对照研究发现，去甲肾上腺素的疗效与多巴胺相同，但多巴胺对心脏的副作用多于去甲肾上腺素，近年来，去甲肾上腺素已成为心源性伴低血压和低血容量性休克中首选初始加压药（剂量见表 15-5-1）。④肾上腺素：可用于多巴酚丁胺或多巴胺抵抗性 LCOS。肾上腺素引起的内脏血管收缩程度比多巴胺更强，多巴胺在心脏收缩功能受累的患者中可能更具优势，但较肾上腺素更易导致心律失常，低剂量肾上腺素用于难治性低血压和/或终末器官灌注不良时。⑤米力农：磷酸二酯酶抑制剂，对正常血压、低心排血量和高体循环阻力的 LCOS，推荐优先加用米力农，它是具有正性肌力作用和血管扩张作用的非肾上腺素能药物。在许多方面，其作用与多巴酚丁胺相似，但心律失常的发生率更低，增强心肌收缩力同时减低后负荷，无

表 15-5-1　常用治疗低心排血量综合征正性肌力药物及升压药

药物	起始量	维持量	作用部位	血流动力学影响
多巴胺	5μg/(kg·min)	1~4μg/(kg·min) 5~10μg/(kg·min) 11~20μg/(kg·min)	多巴胺受体 $β_1$ 受体 $α_1$ 受体	低浓度(多巴胺受体为主):扩张肾血管、肠系膜血管和冠状血管 中浓度($β_1$ 受体为主):正性肌力,也可诱导释放去甲肾上腺素造成血管收缩,增加 SVR 及 PVR 高浓度($α_1$ 受体为主):血管收缩
多巴酚丁胺	5μg/(kg·min)	5~20μg/(kg·min)	主要为 $β_1$ 受体,对 $α_1$ 受体有一定的影响	正性肌力,减少 SVR,增加心排血量
肾上腺素	0.03~0.05μg/(kg·min)	0.02~0.3μg/(kg·min) 0.3~1μg/(kg·min)	$β_1$ 和 $β_2$ 受体 α 受体	正性肌力($β_1$ 受体,$β_2$ 受体),降低 SVR 血管收缩(α 受体),增加 SVR 及 PVR
去甲肾上腺素	0.01~0.02μg/(kg·min)	0.1~1μg/(kg·min)	α 和 $β_1$ 受体	正性肌力($β_1$ 受体),血管收缩,增加 SVR
氢化可的松	1mg/kg	1~2.5mg/kg,4~6 小时 1 次 50~100mg/(m^2·d),q.6h.(临床研究)	提高对儿茶酚胺的敏感性	增强对儿茶酚胺的敏感性,升高血压
血管升压素		0.018~0.12U/(kg·h)	精氨酸加压素(AVP)受体	增加 SVR,无肌力作用
米力农		负荷量 25~75μg/kg 静脉注射,维持量 0.25~1μg/(kg·min)	磷酸二酯酶Ⅲ抑制剂	增强心肌收缩和扩张血管,降低 SVR
左西孟旦		负荷量 6~12μg/kg,>10min,维持量 0.1~0.2μg/(kg·min)	肌丝钙离子增敏剂和磷酸二酯酶抑制剂	增强心肌收缩,不增加心肌氧需求,扩张血管

注:SVR. 全身血管阻力;PVR. 肺血管阻力。

氰化物中毒风险,安全性更好。最常用于治疗心力衰竭和/或肺动脉高压患者,但其血管扩张的特点限制了它们在低血压患者中的应用。⑥血管扩张剂:当血压正常伴心排血量降低和全身血管阻力增高时,除用正性肌力药外还可加短效血管扩张剂,如硝普钠[0.5~8.0μg/(kg·min)]、硝酸甘油[新生儿初始0.5~1.0μg/(kg·min),根据需要每 20 分钟滴定0.5~1.0μg/(kg·min),最大剂量为 8.0~10.0μg/(kg·min)]等,也可用Ⅲ型磷酸二酯酶抑制剂如米力农,对于低排高阻型休克患儿,负荷量 25~50μg/kg,静脉注射,维持量 0.25~1.00μg/(kg·min)。⑦异丙肾上腺素:对心率较慢伴传导阻滞,在其他血管活性药无效时可静脉滴注异丙肾上腺素,0.1~1.0μg/(kg·min),最大量可达 2μg/(kg·min)。⑧左西孟旦:为钙离子增敏剂,在增加心肌收缩的同时,也可以通过激活 ATP 敏感的钾通道使血管扩张,并且不增加心肌耗氧、心率,目前已有儿科应用报道。随机对照研究显示与米力农相比,左西孟旦治疗组 LCOS 的发生率较低,两组患者心脏指数(CI)、每搏指数(SI)具有可比性。因此,左西孟旦在儿童心脏手术后作为主要的肌力抑制剂时,可替代米力农。

B. 保证足够的前负荷:真正的心室前负荷是舒张末心室容量,临床上可监测左右心房内压力来评估。左心房压反映左心室前负荷,是有效血容量最可靠的指标。由于心室顺应性下降,先心病术后维持正常偏高的左心房压力 8~12mmHg 是合适的。对右心梗阻型 CHD(如法洛四联症、肺动脉狭窄及肺动脉闭锁等),由于右心功能差,需要更高的舒张末压,可能右心房压 15mmHg 左右才能维持足够的心排血量,而心功能良好者,左心房压力 5~6mmHg 可维持良好的心排血量。不同病种、不同个体、不同心功能状态对前负荷的要求不同。完全性肺静脉异位引流矫治术后容易发生呼吸功能不全,故在维持足够心排血量时,尽可能保持较低的左心房压。当左心房压达到 14~16mmHg 时,扩容治疗已经不能增加每搏量,左心房压达到 25mmHg 时可致肺水肿。

临床主要处理措施为扩容治疗，即根据 Starding 曲线，在一定范围内补充血容量可增加或维持适宜的心排血量。可输注等渗晶体溶液、白蛋白或血浆 5～10ml/(kg・次)，贫血时可输注全血，根据心功能情况调整速度，通常 20～30 分钟完成扩容。新生儿大动脉调转术，二尖瓣整形、TAPVC 术后切记输液速度不能过快，扩容输注时间一般不要短于 30 分钟，每次液体输注后，都需进行效果评估，如临床情况改善，可尝试再次输注 5～10ml/kg，输液总量一般不超过 20～30ml/kg；如出现液体超载体征(心率增快>180 次/min 或<100 次/min、肝进行性增大、肺部湿啰音增多等)则停止继续输注液体，评估 LCOS 的其他可能性，如是否为心肌收缩力不足、后负荷升高等其他原因导致的 LCOS。有条件的单位可在每次补液后采用床边超声心动图或其他本单位熟悉的床边血流动力学评估技术进行高级评估如生物电阻抗、超声心排血量监测(USCOM)，动态评估扩容前后心功能状态、液体反应性、组织器官氧合及灌注等，结合肺部超声 B 线改变，决定继续补液和/或启用正性肌力药物或血管升压药物，更精准地指导液体复苏，常用的高级血流动力学正常范围见表 15-5-2。

表 15-5-2　高级血流动力学监测正常范围

变量	公式	正常范围	单位
CI	CI＝心排血量/体表面积	3.5～5.5	L/(min・m^2)
SI	SI＝CI/心率	30～60	ml/m^2
SVRI	SVRI＝80×(平均动脉压－中性静脉压)/CI	800～1 600	Dyne-s/cm^5/m^2

注：CI. 心脏指数；SI. 每搏指数；SVRI. 全身血管阻力指数。

C. 降低后负荷：后负荷升高对新生儿心脏极其不利，特别是术后心肌功能障碍的患儿。而由于心肌收缩功能不良，常使用大剂量的儿茶酚胺类药物，临床常用血管扩张剂对抗前者的收缩作用，如硝普钠、米力农、硝酸甘油及卡托普利[早产儿起始剂量为每次 0.01mg/kg，最大剂量每次 0.1mg/kg，每 8～12 小时 1 次口服；足月儿初始剂量为 0.05～0.1mg/kg(≤7 天起始剂量同早产儿)，最大剂量每次 0.5mg/kg，每 8～24 小时 1 次]。

D. 儿茶酚胺抵抗的处理：对于经常规抗低心排血量治疗效果不佳的顽固性 LCOS 病例，应考虑儿茶酚胺抵抗的可能性，可加用抗利尿激素(血管升压素)，新生儿 CHD 术后剂量范围为 0.08～1mU/(kg・min)或 0.004 8～0.06U/(kg・h)；或皮质类固醇(氢化可的松最常用)，剂量 50～100mg/(m^2・d)或起始量 1mg/kg，维持量 0.5～1mg/kg，每 6～8 小时(≥34 周)或每 12 小时(<34 周)1 次，静脉滴注；或甲状腺素，新生儿 CHD 术后心功能不全应从小剂量开始，左甲状腺素钠 5μg/kg，每天 1 次，根据目标血清 T_4 浓度(>10μg/dl)及心功能情况调整。甲状腺激素代谢可因许多非甲状腺严重疾病而改变，如脑死亡、败血症、充血性心力衰竭、CPB、心脏移植、心肌梗死等，最终导致发展为“甲状腺功能正常的病态综合征”或低 T_3 综合征，故 CPB 术后患者应常规评估甲状腺功能。对于接受复杂先天性心脏手术并采用体外循环治疗的小于 6 月龄的婴儿甲状腺激素补充可能具有潜在的优势。对于经临床或高级评估有 LCOS 高风险的患儿术后尽早加用抗利尿激素可减少液体复苏及儿茶酚胺需求减少。

(2) 肺动脉高压及其危象的处理：肺动脉压力升高，肺血管阻力增加，右心室后负荷增加，加重右心衰竭，如果出现肺动脉压力和肺血管阻力急剧升高，心排血量和氧饱和度明显下降称为肺动脉高压危象，同时也会导致严重的 LCOS，常见于新生儿病例。

1) 预防：肺动脉高压以预防为主，尽可能减少肺动脉高压的诱因如低氧、酸中毒、高碳酸血症、烦躁、疼痛及频繁的气管内吸引。

2) 治疗：①床边超声心动图检查尽快诊断残余心脏畸形。②纠正低氧、贫血、酸中毒、电解质失衡。适当提高氧浓度，高浓度氧尤其是纯氧可降低新生儿、小婴儿的肺血管阻力；维持适当的 HCT(35%～45%)，但过高的 HCT(如>55%)可能增加肺血管阻力。③镇静、镇痛，必要时使用肌松药，持续静脉滴注大剂量的芬太尼[3～5μg/(kg・h)]及咪达唑仑[150～300μg/(kg・h)]镇痛、镇静。④合理使用改善心肌收缩力的药物，推荐多种药物小剂量联合使用，达到最大效益而副作用最小化，常用治疗低心排血量综合征正性肌力药物见表 15-5-1。⑤对于估计术后可能出现右心衰竭的患儿，心房水平留孔-右向左分流有利于心功能恢复。⑥降低肺动脉压力的药物：包括 iNO、米力农、西地那非、伊洛前列腺素、曲前列尼尔、内皮素受体拮抗剂(endothelin receptor antagonists，ERAs)如波生坦等(表 15-5-3)。⑦呼吸机辅助治疗：采用温和的通气策略：最佳的呼气末正压(PEEP)，相对较低的峰压及潮气量。维持正常的血气及正常的肺容量，当肺处于正常的功能残气量时，肺血管阻力(PVR)受干扰最小，处于最低值；肺不张、肺水肿及其所致的通气分布不均可能会加重 PVR。用恰当的 PEEP 使不张的肺段复张，维持足够的肺容量，临床上可以通过胸片评估，目标是维持吸气相膈面在 8~9 肋水平，既可确保充分的氧合和通气，又可避免肺的过度膨胀引起肺血管过度牵拉增加 PVR。高碳酸血症和酸中毒会升高 PVR，应尽快建立并维持正常通气及血 pH 值（$PaCO_2$ 目标为 40~45mmHg）。随着患儿的氧合和通气状态变得更稳定可以允许一定程度的高碳酸血症，$PaCO_2$ 可维持在 40~50mmHg，以确保足够的肺膨胀，同时限制气压伤和容量伤。

表 15-5-3　常用降低肺动脉压力药物

药物	剂量	频次	给药途径
iNO	5~22ppm	持续维持	吸入
ERAs			
波生坦	1~2mg/(kg·次)	q. 12h.	口服（新生儿证据少）
安贝生坦	5~10mg(>3 岁)	q. d.	儿童用药证据有限（新生儿不推荐使用）
PDE5 抑制剂			
西地那非	0.5~1mg/(kg·次)	q. 8h.	口服
他达拉非	0.5~1mg/(kg·次)	q. d.	口服（新生儿不推荐）
前列环素类似物			
依前列醇	起始量 1~2ng/(kg·min) 维持量 50~80ng/(kg·min)	持续维持	静脉
伊洛前列素	2.5~5μg/次（10~15 分钟入）	6~9 次/d	气雾吸入
曲前列尼尔	起始量 2ng/(kg·min) 维持量 50~80ng/(kg·min)	持续维持	静脉或皮下

（3）术后出血的处理：心脏手术后出血是一个常见的问题。CHD 术后新生儿相对手术创面较大，同时也可能存在新生儿期凝血因子相对缺乏等多种因素，此外体外循环后凝血因子的稀释、与体外循环回路接触后激活凝血因子和血小板的消耗、低温导致凝血级联效果降低、激活的纤溶作用、体外循环所需肝素的残留作用都可能导致出血。应排除手术出血的来源，必要时进行干预。保持体温正常，可使患儿提高自身凝血系统的有效性。

如有残余肝素作用，应给予鱼精蛋白中和，应缓慢给药，并应监测患儿有无肺动脉压升高、支气管痉挛和低血压，这些反应可能与免疫介导有关。实验室评估应包括 PT、APTT、纤维蛋白原和血小板计数检测。血栓弹性图（TEG）也可以帮助针对性治疗。如果其他措施不成功，也可以使用激活因子Ⅶ。它将凝血酶原转化为凝血酶，并与活化的血小板发生反应，从而使切口/创伤部位形成纤维蛋白凝块，使出血停止。

总之，新生儿先天性心脏患儿的术前和术后管理是复杂、多因素的。没有良好协调的跨学科努力，就不可能取得成功。主要的治疗目标是维持适当的心排血量、组织灌注预防和积极管理多器官功能障碍，营养支持，降低发病率。对于危重症 CHD 患者，预测和使用工具来识别早期失代偿迹象，以便及时处理治疗缺陷是至关重要的。

（孙云霞）

第六节　新生儿病毒性心肌炎

新生儿病毒性心肌炎（neonatal viral myocarditis）是新生儿期因病毒感染引起的心肌损害，临床上出现不同程度的心肌功能障碍和全身症状。其病理变化以心肌血管周围炎性细胞浸润、心肌纤维细胞溶解和坏死为特征。本病在新生儿病房易发生暴发流行，且临床表现不典型，又无特殊检查手段，较难早期发现，易延误治疗，病死率较高，应引起高度重视。

一、病因与发病机制

本病主要由病毒感染所致，主要包括柯萨奇 B 病毒、埃可病毒（ECHO）、腺病毒、巨细胞病毒、风疹病毒和水痘-带状疱疹病毒等；近年来报道肠道病毒（EV86、EV97）会引起致命性新生儿心肌炎。新生儿室流行常由肠道感染（柯萨奇病毒、ECHO、腺病毒、EV86 和 EV97）所致；巨细胞病毒、风疹病毒和水痘-带状疱疹病毒多导致宫内感染。病毒感染后，产生大量的炎症因子，导致氧自由基增加而机体清除能力下降，脂质过氧化反应增强，导致心肌细胞病变。过多的自由基侵犯心脏传导系统，影响离子转运功能，导致心律失常；其代谢产物脂质过氧化物又加重对心血管的损伤。

二、临床表现

常在生后1周内（多为呼吸道或肠道感染所致）出现症状；如在生后48小时内发病，则提示宫内感染可能性大。

起病形式多样，可呈暴发性经过，临床表现轻重不一，且变化多端。主要表现为急骤发展的烦躁不安、呼吸窘迫、多汗、唇发绀或面色苍白，酷似肺炎；部分病例可先出现一些非特异性症状，如发热、呕吐、腹泻、黄疸加深，继而出现呼吸窘迫。循环系统表现为心排血量不足、心脏杂音、与体温不成比例的心动过速、奔马律、心律失常（期前收缩、房室传导阻滞等）、心音低钝等，严重者发生充血性心力衰竭、心源性休克、肺水肿或心脑综合征（阿-斯综合征）等。约一半患儿可同时出现CNS表现，如嗜睡、惊厥和肌张力改变等。

三、辅助检查

1. 实验室检查　主要包括血清心肌酶谱检查和病毒血检查等。

（1）酶学检查：心肌受损时血清中有10余种酶的活性可增高，较有意义的是肌酸激酶（creatine kinase，CK）及其心肌型同工酶CK-MB、肌钙蛋白（troponin，Tnl或TnT）增高。其他还可见AST、LDH及其同工酶LDH1升高。

（2）病毒学检查：通过患儿心内膜、心肌、心包（活检或病理）或心包穿刺液检查，存在下列情况之一者可确诊：①分离出病毒；②检测到病毒核酸；③特异性抗体阳性。诊断参考依据为：①从患儿粪便、咽拭子或血液中分离到病毒，且恢复期血清同型抗体滴度较疾病早期升高或降至1/4以下；②病程早期患儿特异性IgM抗体阳性；③患儿血液中病毒核酸检测阳性。具有以上参考依据中任何1项，结合临床表现，可考虑病毒性心肌炎存在。

2. 影像学检查　包括X线、心电图和超声心动图检查。

（1）X线检查：心脏可扩大呈球形，透视下心脏搏动减弱；心力衰竭时可有肺淤血及水肿。

（2）心电图检查：表现为Ⅰ、Ⅱ、aVF、V_5、V_6等导联ST段下降，T波低平、倒置或双向，严重者ST段抬高伴异常Q波，也可出现各种心律失常如期前收缩、室上性或室性心动过速、房室传导阻滞等。

（3）超声心动图检查：心脏大小可正常，也可有扩大；心脏搏动减弱，心功能减退等。

四、诊　断

由于新生儿心肌炎临床表现不典型，诊断有一定困难，部分轻症或隐匿性心肌炎患儿可能漏诊，需要对临床资料进行全面分析才能做出正确诊断。

在发病前1~3周或发病同时存在病毒感染依据（呼吸道和消化道感染）的基础上，若出现下列3项中2项，可考虑病毒性心肌炎：①临床出现心功能不全、心源性休克或心脑综合征表现；②X线或超声心动图显示心脏扩大；③心电图异常（如严重心律失常和ST段改变）。同时具备病原学确诊证据之一者可确诊病毒性心肌炎；具备病原学参考依据之一者，在排除其他原因所致心脏病（如先天性心脏结构异常）后，可诊断病毒性心肌炎。

五、鉴别诊断

由于新生儿心肌炎临床表现不典型，应注意与新生儿肺炎、败血症、缺氧缺血性心肌损害、先天性心脏畸形、心内膜弹力纤维增生症、Ⅱ型（心型）糖原贮积病等鉴别。

1. 新生儿肺炎　新生儿肺炎时，也有气促、烦躁、皮肤发绀甚至呼吸窘迫等表现，X线显示双肺野沿小支气管斑片状影，但一般无肺淤血及水肿，多数心脏不扩大、无明显心肌损害和心功能不全表现等（表15-6-1）。

表15-6-1　新生儿病毒性心肌炎与肺炎的鉴别

项目	新生儿病毒性心肌炎	新生儿肺炎
心率与呼吸比	超过正常	小于正常
吸氧后发绀改善情况	不明显	明显
心律失常	多见并持续存在	无或一过性
心音低钝	存在且明显	心音正常或亢进
心力衰竭	多见且严重	少见
X线表现	心脏扩大，肺淤血及水肿	心影多正常，肺部斑片影
血CK-MB、肌钙蛋白	增高	正常

2. **新生儿败血症**　新生儿严重感染(败血症)发生休克时,出现循环不足、心功能不全的表现,与病毒性心肌炎所致心功能不全、休克表现相似,但前者常有重症细菌感染的实验室特异性指标如外周血 WBC、CRP 和 PCT 等明显升高,血细菌培养有时阳性。病原微生物宏基因(mNGS)检测可用于诊断和鉴别诊断。

3. **新生儿缺血性心肌损害**　围产期各种原因所致新生儿窒息,造成缺氧缺血性心肌损害,患儿心肌酶谱 CK、CK-MB 明显升高,需与病毒性心肌炎鉴别(表 15-6-2)。

表 15-6-2　新生儿病毒性心肌炎与缺血性心肌损害的鉴别

项目	新生儿病毒性心肌炎	新生儿缺血性心肌损害
病因	柯萨奇病毒等感染	新生儿窒息
胸部 X 线	心影增大,肺淤血及水肿	心影一般不增大,新生儿窒息合并症(呼吸窘迫综合征、胎粪吸入综合征等)表现
心电图	期前收缩、心动过速、房室传导阻滞、ST-T 改变	期前收缩、房室传导阻滞、ST-T 改变
心脏超声心动图	三尖瓣反流、心包积液多见	三尖瓣反流、新生儿持续性肺动脉高压及右心压力增大、右心室射血分数降低
实验室检查	相关病毒及特异性抗体检测阳性、心肌酶谱升高	心肌酶谱升高
其他脏器损害	脑炎、肺炎、肠炎等	缺氧缺血性脑病,可有脑、肾、肝等损害
预后	可有心功能不全并心肌细胞坏死,部分病例演变为扩张型心肌病或心内膜弹力纤维增生症	对心功能及心肌细胞的不良影响多为一过性,若出现低氧血症、严重酸中毒等未及时纠正,预后较差

4. **先天性心脏畸形**　严重的先天性心脏病(法洛四联症)和冠状动畸形(冠状动脉起源于肺动脉、冠状动脉瘘)时,心肌供血不足,导致心肌损害和心功能不全,临床上需进行鉴别。心电图及超声心动图检查有助于诊断和鉴别诊断。

5. **心内膜弹力纤维增生症**　其主要病理变化是心内膜下弹力纤维及胶原纤维增生,以左心室为主。部分病例可由新生儿病毒性心肌炎发展而来,有类似的临床和实验室表现,应注意鉴别(表 15-6-3)。

表 15-6-3　新生儿病毒性心肌炎与心内膜弹力纤维增生症的鉴别

项目	新生儿病毒性心肌炎	新生儿弹力纤维增生症
心率	常超过 160 次/min	140~160 次/min
心律失常	多见(期前收缩、房室传导阻滞等)	少见
心电图	低电压、ST 段降低,T 波低平或倒置	左心室肥厚、V3、V5 导联 T 波深而倒置
心脏超声心动图	心腔扩大	左心室、室间隔及心内膜增厚
血心肌酶谱及肌钙蛋白	多增高	正常
治疗后心影改变	心力衰竭控制后缩小	短期内心影变化不大

6. **Ⅱ型(心型)糖原贮积病**　又称 Pompe 病,为一种罕见的常染色体隐性遗传病,由于酸性 α-葡萄糖苷酶(GAA)活性降低,肝糖原无法分解,导致肌肉无力、心脏扩大、心肌肥厚、心电图异常、肝大和呼吸困难等,实验室检查可发现 CK 明显升高、AST 和 LDH 升高等,有时可误诊为新生儿病毒性心肌炎及其发展而来的心内膜弹力纤维增生症。根据外周血淋巴细胞、皮肤成纤维细胞或肌肉组织活检测定 GAA 活性是诊断Ⅱ型糖原贮积病的金标准;也可通过基因分析进行诊断和鉴别诊断。

六、治　疗

目前尚无特效治疗,主要采取对症支持疗法,包括吸氧、纠正心力衰竭、心源性休克和控制心律失常等。

1. **保持安静** 尽可能减少刺激，避免对患儿过度体检和护理操作，必要时苯巴比妥镇静。

2. **保护心肌** 急性期给予大剂量维生素C治疗，对促进心肌细胞病变的恢复、纠正休克、保护心肌细胞具有显著疗效。剂量为每次100~200mg/kg，缓慢静脉推注，每天1~2次，重症者可以每4~6小时1次，2~4周为1个疗程。同时给予改善心肌代谢的药物治疗，如1,6-二磷酸果糖、肌酸磷酸和能量合剂等。

3. **治疗休克和心律失常** 疾病过程中，若出现不影响心功能的心律失常，一般不给予治疗；但若出现影响心排血量的心律失常（如完全性房室传导阻滞）或心源性休克，可用肾上腺皮质激素治疗，常用地塞米松或氢化可的松，疗程一般1~2周。地塞米松0.25~0.5mg/(kg·d)，静脉推注，每天1~2次；氢化可的松5~10mg/(kg·d)，静脉滴注；也可用醋酸泼尼松龙治疗，剂量每次2.5~5mg/kg，静脉滴注，一般用3~5天。

4. **纠正心力衰竭** 新生儿暴发性心肌炎心肌受损严重，心肌收缩力降低，易发生心力衰竭。通过上述治疗，可保护受损心肌，患儿多能度过急性期而得到恢复。因此，只要患儿血压和重要脏器血供能维持正常范围，应尽量避免正性肌力药物（如洋地黄类）的应用，因心肌炎时，心肌应激性增高，易发生洋地黄中毒而产生心律失常。如需应用，应减小剂量，通常用饱和量的1/2~2/3。有报道卡托普利治疗柯萨奇病毒B所致心肌炎获得较好疗效，剂量0.1~1mg/(kg·d)，每8小时口服1次，疗程4周。

5. **其他治疗** 有报道认为静脉注射免疫球蛋白或中成药制剂（如黄花注射液、参麦注射液）治疗病毒性心肌炎取得较好疗效；对重症病毒性心肌炎可试用免疫抑制剂治疗。

七、预　　后

新生儿病毒性心肌炎易引起新生儿室暴发流行，病情严重者预后不良，死亡率较高，少数转为慢性或留有后遗症。心肌病变程度轻、治疗及时，预后较好；反之，则预后差。发病年龄越小，相对预后较差。心脏显著增大者易发生慢性心功能不全，预后差。有严重心律失常者易发生猝死。在慢性或后遗症期，呼吸道感染、过度疲劳会导致原有的心律失常加重或重新出现。

（肖　昕）

第七节　新生儿严重心律失常

新生儿可发生任何类型的心律失常，国外报道新生儿以室上性心律失常多见，年长儿以室性心律失常占多数。国内报道胎儿窘迫、娩出窒息、早产与心律失常发生有关，胎儿心律失常往往伴随先天性心脏病（占26.67%）或胎儿心肌炎，出生后的心律失常以缺氧心肌损害为主（占44.44%），其次为电解质紊乱。新生儿心律失常多为功能性和暂时性，预后较年长儿及成年人好，但也有少数严重心律失常，如阵发性室上性心动过速，发作时心率可达230~300次/min，超过12~24小时可引起急性心力衰竭，如不及时救治，可致死亡。

一、病　　因

1. **各种器质性心脏病** 如先天性心脏病、病毒性心肌炎、心肌病等。

2. **遗传性心脏离子通道病** 如长QT间期综合征、短QT间期综合征等。

3. **各种新生儿感染性疾病** 如新生儿肺炎、败血症、上呼吸道感染、肠道感染等。

4. **新生儿窒息缺氧** 是引起心律失常的常见原因。其他围产因素如孕母产前及产程中用药、胎儿脐带绕颈、头盆不称、胎儿窘迫等皆可引起心律失常。

5. **水电解质平衡紊乱** 如低血钾、高血钾、低血钙、酸中毒等及某些药物如洋地黄等。

6. 新生儿心导管检查及心外科手术。

7. 健康新生儿可以发生心律失常，其原因可能与其传导系统发育不成熟有关。

二、新生儿心动过速

1. **新生儿房性及交界性心动过速** 心动过速常表现为心力衰竭，可出现气促、食欲减低及心源性休克等，需与感染及代谢性疾病鉴别。窦性心动过速可能会超过200次/min，但房室折返性心动过速很少小于270次/min（除外早产）。中止心动过速发作的方法：150~300μg/kg的腺苷快速静脉注射，必要时重复给药。面部浸入冰水中或面部敷用冰袋也常奏效（潜水反射）。一旦恢复窦性节律，患儿状况很快改善。心动过速药物治疗后短期内可能复发，索他洛尔、氟卡尼或胺碘酮能有效抑制心动过速发作，多数患儿在药物撤退后6~12个月内不复发。

（1）新生儿心房扑动：常发生在出生前或出生

时,由右心房内折返引起。心电图常在Ⅱ、Ⅲ及 aVF 导联见到锯齿状扑动波,心房率约 400 次/min 并出现房室 2∶1传导,心室率约 200 次/min。有原发疾病与并发症者给予对因及对症治疗,严重者选用抗心律失常药物,经心脏电复律或经食管心房调搏可恢复窦性节律,心房扑动很少复发。

(2) 心房异位性心动过速(AET):婴儿早期常表现为持续性心律失常,系左、右心房自律性增高所致。AET 是儿童 SVT 的常见原因,幼儿自行消退率 78%。6 个月后的婴儿常自行消退。

(3) 永久性交界处反复性心动过速(PJRT):为顺向型房室折返,其旁道接近冠状窦,传导速度相对较慢。胺碘酮及维拉帕米最有效,单用或联合地高辛的有效率为 84% ~ 94%。22% 的 PJRT 患者自发消退。索他洛尔、氟卡尼或胺碘酮等常常有效,射频消融适用于年长儿童或心率得不到控制时(特别是左心室功能紊乱者)。

2. 新生儿室性心动过速(VT)　室性心动过速诊断比较困难,大部分病例起初都易被误诊为室上性心动过速(SVT)。如果心动过速时 QRS 异常,诊断为室性心动过速可能性就更大。

(1) 持续性特发性婴儿室性心动过速:常表现为继发性心室功能减退,往往出现在婴儿后期。心电图常显示右束支传导阻滞及电轴右偏,预测起源于左心室下方。大多数病例可能由心肌错构瘤的微小肿瘤引起。胺碘酮、氟卡尼控制心律失常通常有效,5 岁时室性心动过速常可消退。

(2) 新生儿加速性心室自主节律:无症状,常有左束支传导阻滞(可能为右室源性)且可表现出间歇性窦性节律。选择索他洛尔、氟卡尼、胺碘酮治疗。这种心律失常可自发消退,不遗留长期后遗症。

三、新生儿心动过缓

1. 房性心动过缓　包括窦性心动过缓、窦房结功能障碍(sinus node dysfunction,SND)、窦房结传导阻滞等。

(1) 窦性心动过缓:排尿、排便、吞咽、呃逆、哈欠等生理活动及新生儿呼吸暂停、胎儿窘迫、新生儿窒息、低体温、肺炎、颅内压升高、某些药物、某些器质性心脏病如病毒性心肌炎、先天性心脏病、窦房结先天和后天性疾病等可引起新生儿窦性心动过缓。表现为动态心电图监测睡眠心率<60 次/min,清醒心率<80 次/min(不哭闹时)。治疗主要针对原发病,严重者可给予阿托品、异丙肾上腺素等提高心率。

(2) SND:除原发病表现外,主要表现为发绀、呼吸急促,心率改变以心率缓慢为主,也可有快慢交替,严重者有惊厥、昏迷、心搏骤停等。心电图表现反复出现的窦性心动过缓、P 波形态异常、窦性停搏、窦房阻滞、慢-快综合征等,确诊可做阿托品试验及食管心房调搏检测窦房结功能。分症状性和非症状性两种。症状性 SND 系由于新生儿尤其是早产儿、低出生体重儿窦房结暂时发育不完善,某些疾病如新生儿窒息、缺氧、呼吸暂停、肺透明膜病、肺炎、血液黏滞等使窦房结缺血、缺氧而出现一系列症状,多为一过性,预后较好。非症状性 SND 系由于窦房结先天性发育异常、器质性心脏病如先天性心脏病致窦房结异常、病毒性心肌炎致窦房结变性、坏死以及心外科手术损伤窦房结而引起,多为持续性或永久性损害,预后较差。治疗方面积极治疗原发病,给予心肌营养和氧疗。对过缓的心率、窦房传导阻滞、窦性停搏等可给予阿托品、异丙肾上腺素等提高心率,严重者起搏治疗。

(3) 窦房结传导阻滞:指窦房结冲动经结周纤维至心房的传导异常,分一度、二度及三度传导阻滞,二度又分为Ⅰ型和Ⅱ型。二度Ⅰ型体表心电图可表现为 PP 间期缩短,随之出现 1 个窦性停搏,停搏后的长 PP 间期小于短 PP 间期的 2 倍。二度Ⅱ型体表心电图表现为周期性数个 P 波之后有 1 次 P 波脱漏,形成长 PP 间期,窦房结传出阻滞的 PP 间期是窦性 PP 间期整数倍。治疗主要是针对原发病,除家族性症状性窦性心动过缓外,通常需起搏治疗。

2. 房室传导阻滞　新生儿心动过缓中常见房室传导阻滞,指心房到心室的兴奋传导异常。

(1) 获得性:获得性完全性心脏传导阻滞常见心脏手术破坏房室结或希氏束、心导管插管及心血管造影、射频消融等损伤窦房结,以及心肌炎、风湿性心脏病、白喉、先天性梅毒、心脏肿瘤等。手术造成的完全性心脏传导阻滞可能是暂时性的,也可能是永久性的。

(2) 先天性:分免疫相关性及先天性心脏病性,先天性完全性房室传导阻滞即为免疫相关性,是持续性心动过缓最常见原因,常在分娩过程中确诊,并因考虑胎儿窘迫致使急行剖宫产术。治疗主要根据心室率,如果心室率低于 50 次/min,常起搏治疗。新生儿先天性心脏病借助超声心动图即可明确诊断,先天性心脏传导阻滞合并先天性心脏病患儿病死率较高,清醒时心率低于 65 次/min 的患儿即使无症状也推荐安装起搏器。

新生儿心律失常多为功能性及暂时性,预后取决于引起心律失常的原发病。除有严重全身疾病或器质性心脏病以及严重心律失常外，大多预后良好。

（吴本清）

第八节 新生儿休克

新生儿休克（neonatal shock）是指新生儿期各种致病因素引起有效循环血量减少，使机体各重要器官微循环灌注严重不足而导致细胞功能紊乱和机能代谢障碍的全身性病理过程。与儿童及成人休克相比，新生儿休克分类和主要发病机制虽然相似，但其病因和临床表现存在明显差异和缺乏特征性，使得新生儿休克的早期诊断更加困难，进而影响干预措施的及时性和治疗效果。

一、病 因

新生儿休克的病因可根据主要发病机制分类，即低血容量性、分布性、心源性和阻塞性休克。对于新生儿休克来说，有可能同时存在 2 种或以上类型的休克。

1. **低血容量性休克** 因循环血量不足导致心排血量减少和氧输送减少，从而导致低血容量性休克。全血、血浆、细胞外液的丢失均可导致低血容量性休克。新生儿低血容量性休克的最常见原因是出血，如胎-母输血、胎-胎输血，胎盘破裂、胎盘早剥或前置胎盘所致急性出血，胎头吸引助产后帽状腱膜下急性出血，消化道、脑、肺或其他主要器官的大量内出血，弥散性血管内凝血以及其他严重的凝血异常性疾病，肿瘤（如骶尾部畸胎瘤）相关急性出血；低血容量性休克的其他原因包括第三间隙液体滞留，即细胞内液体进入血管外间隙，如胎儿窘迫和急性肠损伤（肠扭转、坏死性小肠结肠炎或肠穿孔等）。较少见原因包括先天性失氯性腹泻导致的消化液过度丢失，以及先天性尿崩症引起的多尿等。

2. **分布性休克** 血管张力受损后体循环血管阻力（systemic vascular resistance，SVR）严重降低，引起微循环内血液分布不均以及局部和全身灌注不足，从而导致分布性休克。新生儿分布性休克的最常见原因是新生儿败血症（脓毒症），一方面释放血管活性介质，抑制自主神经系统对体循环的调节，导致弥散性血管扩张和灌注受损，另一方面脓毒症也可导致心肌功能障碍（心源性休克）。肾上腺皮质功能减退症可因肾上腺皮质激素合成或释放受损，导致分布性休克发生。其他罕见病因包括胎儿水肿和脓毒症休克等。

3. **心源性休克** 心功能不全或心力衰竭引起心排血量减少，从而导致心源性休克，合并肺血流量不足时常会出现发绀和低氧血症。新生儿心功能不全可由多种疾病所致，包括产时窒息、全身感染或胎儿慢性低氧血症引起心肌损伤，导致心肌收缩力差；左心发育不良综合征、重度主动脉瓣狭窄或主动脉缩窄、主动脉弓离断、完全性肺静脉异位连接等先天性心脏病可能因动脉导管关闭和全身灌注减少而在新生儿早期出现心源性休克；此外，严重心律失常（先天性完全性心脏传导阻滞、室上性心动过速、室性心动过速等）、心肌炎和先天性心肌病等也可引起心源性休克。

4. **阻塞性休克** 心外疾病导致心排血量减少时即可出现阻塞性休克，较少发生。阻塞性休克根据病因又可分为肺血管性休克（如肺栓塞、重度肺动脉高压）或机械性休克（如张力性气胸、心脏压塞、缩窄性心包炎）。

临床上，上述类型新生儿休克既可单独存在也可同时出现：脓毒症可导致分布性休克、心源性休克和低血容量性休克等；严重肠损伤可导致低血容量性休克和分布性休克；肺动脉高压可导致阻塞性休克和心源性休克等。因此，明确病因及其引起的休克类型、发病机制及高危因素对做出治疗决策非常重要（表 15-8-1）。

表 15-8-1 新生儿休克分类、发生机制及高危因素

休克分类	发生机制	高危因素
低血容量性休克	血容量不足	产前胎盘早剥出血、新生儿大量出血、第三间隙液体滞留、摄入不足、严重腹泻脱水、肾上腺功能减退、利尿剂使用等
分布性休克	血管床异常（如异常扩张）	败血症（脓毒症）、血管内皮损伤和血管扩张剂应用
心源性休克	心泵功能障碍	CHD、心力衰竭、心律失常、心肌病、心肌炎、心脏术后或 PDA 结扎后
阻塞性休克	肺血管性或机械性流量限制	肺血管性休克（PPHN、肺栓塞等）、机械性休克（张力性气胸、心脏压塞、缩窄性心包炎等）
多种休克类型共存	多因素	NEC：分布性+低血容量性休克；败血症（脓毒症）：分布性+心源性+低血容量性休克；肺动脉高压：阻塞性+心源性休克

二、发病机制

新生儿休克非单一因素所致，常为多重因素同时存在交互作用引起。心肌功能不全、外周循环自动调节功能异常、低血容量通常是休克主要的始动因素。在休克早期，机体通过选择性的局部血管扩张与血管收缩机制优先将动脉血流和氧气供应所谓的重要器官（心、大脑和肾上腺）；同时对于非重要组织（如肌肉、皮肤、肾和内脏组织）的血液供应相应减少。这个休克代偿阶段是机体神经内分泌调节机制的结果。由于心排血量下降和全身血管的产物阻力增加，机体血压在此阶段能维持在正常范围内。但是当这个重新分配机制失败后，重要器官的灌注和氧合将受损，导致多器官功能发生障碍。这时候将出现全身性低血压，休克进入失代偿期。

应该注意的是，新生儿休克有异于儿童和成人休克的一些特点。首先，极早早产儿的前脑被认为是一个非重要器官，其大脑自动调节功能是发育不全的，因此在休克早期前脑的血管是收缩的，同时灌注量发生了减少；其次，新生儿休克典型病例常伴肺动脉高压和肺血管阻力增加，即 PPHN，引起动脉导管水平的右向左分流，可导致右心衰竭，并出现顽固性发绀。除 PPHN 外，新生儿休克可能与动脉导管依赖性先天性心脏病的动脉导管提前关闭有关，这需要前列腺素输注以使 PDA 重新开放。最后，若病态足月儿、早产儿血液中皮质醇水平明显降低、肾上腺功能不全和血管对儿茶酚胺的反应性降低等因素存在，可加速血管升压素抵抗性休克的进展。

休克是一种细胞和组织缺氧的状态，由氧输送减少、氧消耗增加和/或氧利用不足所致。细胞缺氧会导致无氧代谢和乳酸堆积，而乳酸水平升高又造成代谢性酸中毒，干扰细胞和器官功能；组织灌注不足还会引起内皮细胞功能障碍，刺激炎症和抗炎级联反应，激活局部体液过程而破坏微循环，从而导致进一步组织损伤。尽管灌注不足的影响在最初可逆，但长时间的低氧血症会导致关键生化过程的破坏，若不处理则会造成细胞死亡、终末器官衰竭，甚至可能死亡。

三、临床表现

新生儿休克的早期症状并不明显，常被原发病症状所掩盖，早期识别困难；待到晚期引起患儿体内各重要脏器血流灌注急剧减少，导致微循环障碍，进而危及生命时，临床表现明显才得以诊断，失去了最佳处理的时间窗口。虽然新生儿休克的临床表现可能随休克类型和原因而异，但几乎所有休克新生儿都有以下一种或多种表现，其中某些早期表现需临床医生密切、仔细观察才得以识别，这对新生儿休克及时诊断和处理极其重要。

1. **心率异常**　一般来说，心动过速（心率>180 次/min）是新生儿休克的常见表现但不具特异性。在足月儿中，心动过缓（心率<90 次/min）通常为终末期表现；而在早产儿中，心动过缓可能是休克的早期表现。

2. **低血压**　低血压通常是休克的晚期表现。新生儿血压随出生胎龄增加而升高，在出生后第 1 周内，血压随出生后小时数增加而升高。在所有新生儿（特别是超早产儿），其正常血压值差异较大，难以确定足月儿或早产儿低血压标准。一般认为，足月新生儿低血压临界值为：收缩压 < 50 ~ 60mmHg，舒张压 < 30mmHg，平均动脉压（MAP）<40mmHg；诊断早产儿低血压的标准主要为：①对于胎龄<30 周的早产儿生后 3 天内平均动脉压低于 30mmHg，胎龄≥34 周早产儿平均动脉压 MAP<40mmHg；②MAP（mmHg）低于新生儿胎龄值（周数）；③极低出生体重儿连续 2 次监测 MAP 均低于相同出生体重及日龄新生儿平均动脉压的第 10 百分位数。

此外，血压与新生儿全身血流量的相关性较差，只有新生儿丢失 30% ~40% 的血容量后，低血容量性休克才会出现低血压表现，故单纯测量血压并不能很好地检出休克早期阶段的低血流量。

3. **体温异常**　新生儿败血症常伴发热，但任何原因（包括败血症）所致休克都可能损害婴儿的自主神经系统功能，从而引起低体温。

4. **外周灌注减少**　外周灌注减少的体征包括：①四肢厥冷、肢端发绀和苍白，是心排血量减少的最初迹象，因为血管收缩机制会将血液从外周重新分布到重要器官（如冠状动脉、大脑和肾上腺灌注），从而代偿组织灌注减少；②毛细血管再充盈时间（CRT）>4 秒提示新生儿休克，但 CRT 的预测价值很低，无论是确诊休克还是评估新生儿对治疗的反应均不可靠；此外，组织灌注、血压与结局之间没有明确关联。

5. **血糖异常**　新生儿休克时，血糖水平可能升高或降低，具体取决于机体应激反应期间儿茶酚胺的释放（影响胰岛素释放和外周葡萄糖利用）以及体内葡萄糖和糖原的储存。

6. **神经系统**　在休克的初期阶段，神经系统改变可从易激惹到嗜睡，在后期阶段，可能进展为昏睡或昏迷。其他神经系统表现包括静息时肌张力过低，肢体自发运动减少，深腱反射减弱，以及发育反射（原始反射）如握持反射、拥抱反射和觅食反射消失。

7. **泌尿系统**　少尿与体循环血流量低密切相关。由于出生后尿量通常很少或没有密切监测，故识别出少尿与循环衰竭之间的关系常存在时间延迟。休克会导致肾损伤，表现为血 Cr 和 BUN 水平升高。

8. **呼吸系统**　新生儿休克可有以下非特异性呼吸系统表现：①感染性休克或心源性休克时对组织灌注不良、产生乳酸所致代谢性酸中毒的代偿性呼吸增快，可伴呼吸窘迫（如三凹征、鼻翼扇动和喘息）；②脑灌注减少或严重代谢性酸中毒可出现周期性呼吸或呼吸暂停；③心功能不全或血流受阻可能出现低氧血症。

9. **胃肠道**　新生儿休克可见以下非特异性胃肠道表现：①由嗜睡和/或呼吸窘迫引起喂养困难；②胃肠动力下降所致呕吐；③腹胀或腹部膨隆，为肠梗阻的表现；④灌注减少导致肝功能障碍，表现为血清胆红素水平升高、转氨酶水平升高、PT 和 PTT 明显延长、INR 升高。

四、辅助检查

根据临床表现考虑休克，通常应做一系列辅助检查，进一步确定休克类型和严重程度，以便更好地指导治疗。

1. **动脉血气**　动脉血气可以衡量酸中毒和低氧血症的程度。血气分析不能帮助区分不同类型的休克，但能确认休克并评估其严重性；血气也是评估干预效果的重要指标。

2. **乳酸**　血乳酸是组织灌注的标志物，可衡量休克的严重程度。乳酸浓度随病情加重而升高，动态监测乳酸水平变化可评估病情变化和治疗反应。

3. **全血细胞及分类计数**　白细胞总数升高（$>20\times10^9/L$）和降低（$<5\times10^9/L$）均与全身细菌感染有关，感染可能导致感染性休克。血小板减少可能提示由妊娠并发症（胎儿缺氧、出生窒息或胎盘早剥）或新生儿感染性休克引起的 DIC。

4. **血生化**　基本生化检查项目包括电解质、葡萄糖、肾功能（BUN 和 Cr）和肝功能检测。新生儿休克时可能出现高钾血症、低钠血症、低血糖和高血糖、代谢性酸中毒、肝肾功能损害等。

5. **血培养**　怀疑感染性休克或不明原因休克的新生儿都应行血培养检查。

6. **血型和交叉配血**　需要输注红细胞的失血所致低血容量性休克患儿应行血型检测、抗体筛查和交叉配血。

7. **超声心动图**　疑似心源性休克的患儿，采用超声心动图，以测量心排血量，检查整体和局部收缩与舒张功能，并评估有无导管依赖性先天性心脏病等。

8. **心电图**　检测可能导致心源性休克的心律失常，如完全性心脏传导阻滞、室上性和室性心动过速。

9. **X 线检查**　胸部 X 线检查对呼吸窘迫、心肺检查异常或初始治疗效果不佳的新生儿有帮助。胸片异常可提示原发性心脏（如心脏扩大、肺血管纹理异常、肺静脉淤血）或肺部疾病（如张力性气胸、肺炎）；腹部 X 线摄影可有助于评估疑似腹源性败血症或休克的新生儿（如 NEC 或肠扭转）。

10. **超声检查**　可用于检测脑部、腹部、肾或肾上腺出血。

11. **近红外光谱技术和无创心排血量监测**　近红外光谱技术可用来评估脑、胃肠道和肾的血流，无创心排血量监测可评估体循环状况并指导液体的输注。

五、诊　断

休克的临床诊断基于一系列临床、生化和血流动力学特征，包括组织灌注不足的体征和代谢性酸中毒。休克早期的患儿血压可能正常，但有心动过速和代偿性外周血管收缩（四肢冰冷和肢端发绀）；低血压通常仅见于休克晚期；心动过缓通常见于足月儿休克的终末期，但可能是早产儿休克的早期表现。

目前新生儿休克程度的判断常依据 Cabal 休克评分法进行分度（表 15-8-2）：≤3 分为轻度，4~7 分为中度，8~10 分为重度。应当提及的是，早期诊断与评分的关系，目前尚无定论。

表 15-8-2　新生儿休克 Cabal 评分法

评分	皮肤颜色	前臂内侧皮肤 CRT/s	四肢温度	股动脉搏动	血压/kPa
0 分	正常	<3	肢端温暖	正常	>8
1 分	苍白	3~4	凉至膝肘关节以下	弱	6~8
2 分	花纹	>4	凉至膝肘关节以上	触不到	<6

六、治　疗

新生儿休克治疗主要包括病因治疗、液体复苏、纠正酸中毒、血管活性药物、呼吸支持、糖皮质激素及对症支持治疗等。

1. 初始处理　稳定患儿的血流动力学状态优先于任何诊断性评估。不得因采集病史、行体格检查或实验室检查而延迟复苏。新生儿休克处理的初始目标包括快速识别并纠正循环衰竭和其他危及生命的情况；持续监测和频繁再评估；如为感染性休克要早期采用经验性广谱抗生素治疗。

第1小时的复苏目标或治疗终点要求达到：①中心和外周脉搏正常、无差别；②肢端温暖，CRT≤2秒；③神经系统状态改善（痛苦的表情、自发运动、对刺激有反应、正常新生儿反射）；④尿量≥1ml/（kg·h）；⑤血压正常；⑥血糖、血钙水平正常；⑦SpO_2>95%；⑧导管前后 SpO_2 差<5%。

（1）呼吸支持：评估并稳定患儿气道和呼吸状态，包括吸氧和/或机械通气。休克新生儿常有呼吸窘迫或呼吸暂停，几乎都需要正压通气、气管插管和机械通气。呼吸支持，尤其是正压通气可明显改善休克患儿呼吸困难状况，改善肺循环障碍，减少肺泡渗出，减轻心脏后负荷，增加心排血量，改善心功能。新生儿休克需呼吸支持治疗的指征为：①出现呼吸困难、呼吸浅慢或呼吸暂停等呼吸衰竭症状；②血气 $PaCO_2$>8.0kPa（60mmHg），吸入 FiO_2 50%时，PaO_2<5.33kPa（40mmHg）；③肺出血。

（2）血管通路建立：应建立血管通路，并采集血样进行初步检测。有条件时可考虑中心静脉置管。还应考虑建立动脉通路进行有创血压监测，但在灌注不良的新生儿中很难建立外周动脉通路。

（3）液体复苏：不明原因休克的新生儿应接受初始液体复苏，一般使用等张晶体液如生理盐水10ml/kg在10~15分钟内快速输注。低血容量性或分布性休克患儿通常需要进一步积极液体复苏。初始液体复苏可以改善心脏前负荷，故对阻塞性休克患儿有益。相反，液体扩充可能对心源性休克患儿有害。早产儿过量输注等张液体（>30ml/kg）会增加死亡和脑室内出血（intraventricular hemorrhage，IVH）风险。因此，评估初始液体输注的反应（监测心率、血压、外周灌注）有利于确定患儿是否需要进一步液体复苏。

（4）诊断性评估：诊断性评估应与复苏同时进行，包括简要回顾病史、体格检查，以及基本实验室检查（如血电解质、血气、全血细胞计数、乳酸、血培养、肾功能和肝功能检测、血型测定和交叉配血）。必要时行胸部X线片、心电图或超声心动图等检查。

（5）经验性抗微生物治疗：如疑及细菌感染性休克，在等待血培养结果期间应静脉给予经验性抗生素治疗，治疗方案应该覆盖革兰氏阳性细菌（如GBS）和阴性细菌（如大肠埃希菌），可1种或几种抗生素进行联合应用。此类经验性方案包括氨苄西林或哌拉西林舒巴坦+第三代头孢菌素（如头孢噻肟），应持续使用直到获得培养结果再调整。

一般说来，经验性抗生素治疗取决于患者既往病史、临床状态和当地的流行病学特点以及潜在的药物不耐受和药物毒性。一旦确定病原体及药敏试验结果和/或临床体征充分改善，需将经验性广谱抗生素治疗转变为窄谱针对性治疗。推荐在识别败血症及感染性休克1小时内经验性静脉应用抗生素，并在应用前留取外周血行血培养。延迟抗生素使用与增加疾病严重程度、器官功能障碍及病死率之间存在显著相关。

对败血症或感染性休克患者除经验性抗细菌治疗外，若疗效不满意，一方面可能细菌对使用的抗生素耐药，另一方面还应考虑其他病原微生物感染（如真菌或病毒），此时，应做相关检查（如病原微生物mNGS检测），并根据结果做相应处理。

（6）及时纠正紊乱：①监测血糖水平，纠正高血糖或低血糖。应将血糖水平控制在正常范围，第1小时液体复苏不用含糖液，若有低血糖可用葡萄糖0.5~1g/kg纠正。当血糖>11.1mmol/L（200mg/dl）时，可静脉滴注胰岛素0.05U/（kg·h），必要时可适当增加剂量。大多数专家认为，可用10%葡萄糖以维持速度静脉滴注，以期提供与日龄相适应的葡萄糖需求，预防低血糖发生。②监测和纠正电解质紊乱。③监测和纠正血小板减少及凝血障碍。④对于疑似导管依赖型先天性心脏缺陷的患儿，需要立即给予前列腺素 E_1［0.01μg/（kg·min）］；若启用前列腺素 E_1 后临床状态恶化，通常表明有罕见的先天性心脏缺陷并伴有肺静脉或左心房阻塞。⑤对于心律失常患儿应使用腺苷（每剂0.2mg/kg，快速静脉注射）或同步心脏复律（0.5~2.0J/kg）；心动过缓患儿应使用肾上腺素或阿托品（存在房室传导阻滞时），并且可能需要心脏按压和后续心脏起搏；室性心动过速患儿应接受同步心脏复律。⑥阻塞性休克（如张力性气胸、心脏压塞）患儿需接受胸腔穿刺术或心包穿刺术等紧急特殊干预，以解除血流阻塞。⑦大量失血的患儿需要输注红细胞。在危及生命的情况下，可以使用任何与婴儿血型相容的红细胞制品。

2. **目标导向性治疗**　初始稳定的目标在于改善生理参数、恢复组织灌注。随后的处理仍应继续保持：①精神状态正常；②肢端温暖，CRT≤2秒，中心和外周脉搏正常和无差别，血压正常，尿量≥1ml/(kg·h)；③血糖、血钙、阴离子间隙和乳酸正常；④SpO_2>95%，导管前后 SpO_2 差<5%；⑤心脏指数(CI)>3.3L/(min·m^2)；⑥中心静脉氧饱和度($ScvO_2$)≥70%；⑦超声分析无右向左分流、三尖瓣反流或右心衰竭征象；⑧液体超载<10%；⑨PT、APTT和INR正常。

目标导向性治疗中生理指标出现以下变化则表明：正在进行的治疗有积极效果：①心率：心动过速(心率>180次/min)患儿心率下降，心动过缓(心率<90次/min)患儿心率增加；②外周灌注：远端肢体的肤色和温度改善，CRT缩短；③即时检测发现代谢性酸中毒改善的证据：血pH值升高，血清/血浆碳酸氢根水平升高，血清/血浆乳酸下降；④神经系统状态：根据运动增加判定神经系统活动增加，包括自发或刺激产生的面部表情(痛苦的表情)；⑤血压：低血压新生儿血压升高。

3. **后续治疗**　后续治疗取决于患儿对初始稳定的反应以及持续诊断性评估识别出的休克类型。

(1) 持续液体复苏：对于所有休克患儿，根据初始液体管理的反应和患儿容量状态的持续评估确定是否应继续予以额外的液体复苏。应观察低血容量性和分布性休克患儿对初始液体管理的积极反应，并持续予以液体治疗，直到达到治疗目标。相反，持续液体复苏对心源性休克患儿可能有害。可能存在感染性休克的患儿补充20~30ml/kg等张液体通常就足以恢复血管内血容量。低血容量性休克患儿应输注等张液体和/或血制品，直到血流动力学状态明显改善。

生理盐水是新生儿最常用的等张液体，也是首选溶液。低血容量性休克患儿和许多分布性休克患儿都需要积极液体复苏。对这些患儿每次输注10ml/kg的生理盐水，持续10~15分钟。如果临床表现没有改善且没有液体过剩迹象(啰音或肝大)，则可按需重复，一般不超过4次。

失血性休克新生儿需要输注血液制品，感染性休克患儿需要血管活性药物甚至皮质类固醇治疗。然而，积极液体复苏对心源性休克新生儿或有某些合并症(如早产、急性肾衰竭、固有呼吸系统疾病)的代偿性休克新生儿可能有害。阻塞性休克患儿可能也需要血容量扩充剂来改善心脏前负荷，但治疗应侧重于紧急纠正基础病因，例如针对张力性气胸的胸腔穿刺术或胸腔闭式引流术，或者针对心脏压塞的心包穿刺术。

(2) 血管活性药：充分液体复苏后仍有低血压的患儿可使用血管活性药物来恢复足够的组织灌注。血管活性药物对单纯失血性或低血容量性休克患儿的治疗作用很小，甚至可能有害。

常用血管活性药物包括多巴胺、多巴酚丁胺、肾上腺素、去甲肾上腺素和米力农。尚无确切数据表明哪一种药物更有效。基于较长期的临床经验和应用熟悉程度，多巴胺是新生儿中最常用的药物。多巴酚丁胺通常是首个用于新生儿心源性休克的正性肌力药。肾上腺素通常有利于治疗年龄更大患者的休克，但其在新生儿中的药理学特性尚不清楚。

1) 多巴胺：液体复苏疗效不足的分布性休克患儿可输注多巴胺，起始速率为5μg/(kg·min)，之后根据患儿的临床反应逐渐调整至最大速率15μg/(kg·min)。多巴胺也可用于治疗心源性休克。肾衰竭或肝衰竭患儿的多巴胺清除率减低，需要仔细调整剂量。

2) 多巴酚丁胺：多巴酚丁胺可通过提高心肌收缩力和心率来增加心排血量。由于该药还可降低体循环血管阻力并引起低血压，所以对心源性休克所致心肌功能下降的血压正常患儿有用。该药一般仅用于心肌功能不全或足够液体复苏和足够MAP情况下仍持续低灌注时。多巴酚丁胺的初始输注速率为5μg/(kg·min)，随后根据婴儿的临床反应逐渐调整至最大速率20μg/(kg·min)。

3) 肾上腺素：肾上腺素可增加心肌收缩力，是一种强效血管收缩剂，可用于多巴酚丁胺或多巴胺抵抗性低心排血量休克或用作心源性休克的一线血管活性药物。肾上腺素的起始输注速率通常为0.1μg/(kg·min)，随后根据婴儿的临床反应逐渐调整至最大速率1μg/(kg·min)。

4) 米力农或氨力农：当液体难治性休克小儿血压正常伴心排血量降低和全身血管阻力增高(低排高阻型)时，除用正性肌力药外还可加短效血管扩张剂，如Ⅲ型磷酸二酯酶抑制剂米力农或氨力农。米力农负荷量25~50μg/kg静脉注射，维持量0.25~1μg/(kg·min)；氨力农负荷量0.5~1.0mg/kg，维持量5~10μg/(kg·min)，单次剂量最大不超过2.5mg/kg，每日最大量<10mg/kg。米力农或氨力农可以提高心肌收缩力并通过舒张全身血管来降低后负荷。由于米力农或氨力农可能降低血压，只有在获得超声心动图全面评估心脏解剖和功能后才能启用。

5) 去甲肾上腺素：有学者主张小剂量去甲肾上腺素[0.05~1.00μg/(kg·min)]作为液体难治性低血压高动力型休克的一线用药。另有建议去甲肾上腺素与多巴酚丁胺联用，与使用大剂量的多巴胺或肾

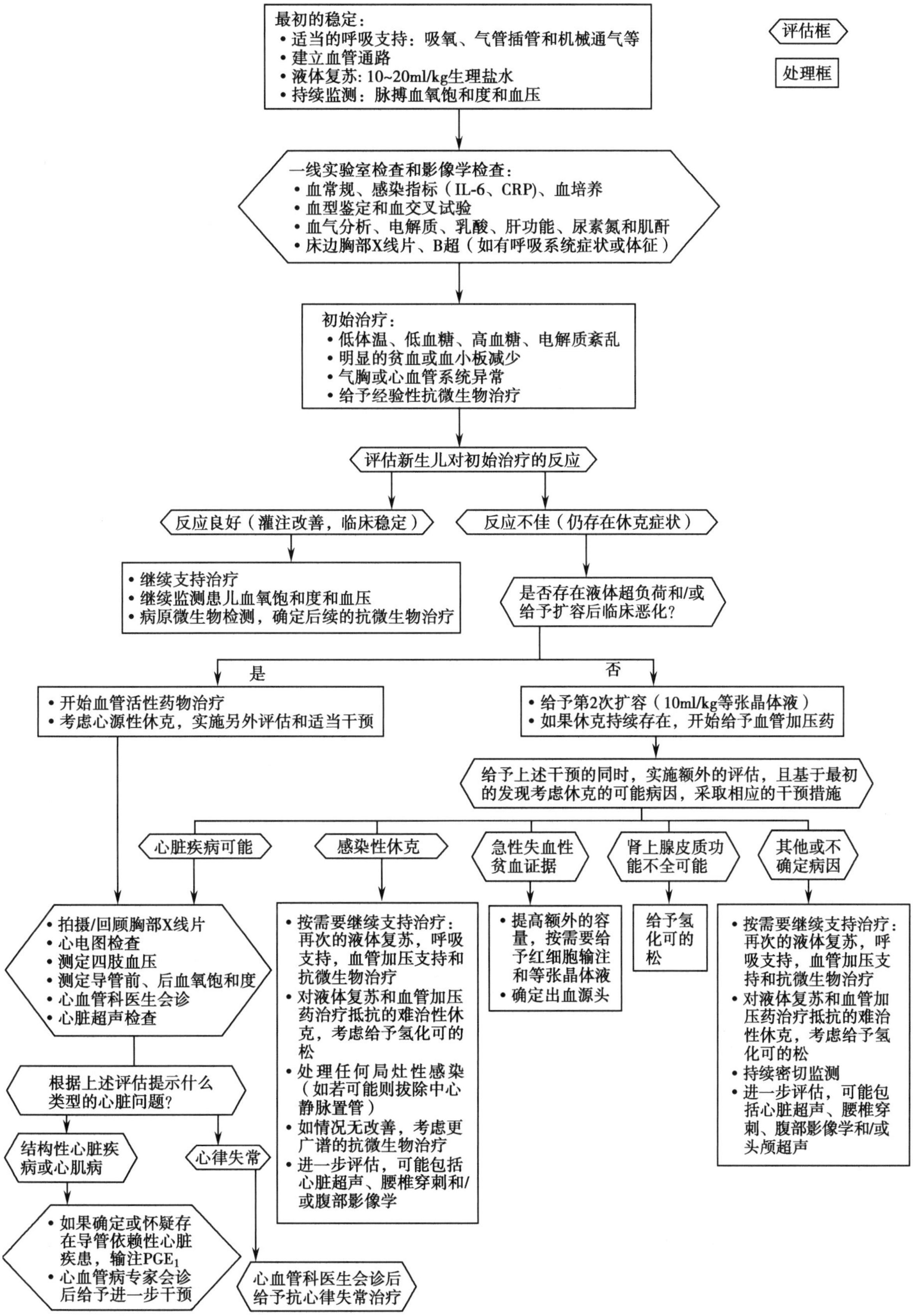

图 15-8-1　新生儿休克的评估和处理流程

上腺素相比，联合应用能够改善毛细血管和内脏血流。近年临床随机对照研究发现，去甲肾上腺素的疗效与多巴胺相同，但多巴胺对心脏的副作用多于去甲肾上腺素。

（3）氢化可的松：对于液体复苏和血管活性药物（如多巴胺、多巴酚丁胺、肾上腺素等）难治的分布性（尤其是感染性）或心源性休克新生儿，氢化可的松常用于改善血流动力学和辅助血管加压药撤药。如果根据临床表现（如外生殖器性别不清）确诊或怀疑患儿有肾上腺皮质功能减退症，则应尽量在治疗早期给予氢化可的松。氢化可的松的初始剂量为 1mg/kg。如果在 6～8 小时内发现血压上升和临床好转，则应考虑继续给予氢化可的松，剂量为 0.5～1mg/kg，每 8 小时 1 次。随着婴儿病情改善，氢化可的松应在至少 7～10 日期间逐渐减停。

若感染性休克患儿存在相对或绝对肾上腺皮质功能不全（早产儿通常存在），使用小剂量激素，可降低病死率，减少并发症；相反，若无肾上腺皮质功能不全，使用激素可能有害。

新生儿期使用糖皮质激素（尤其是地塞米松）可促进神经细胞凋亡，影响神经细胞分化增殖，从而产生严重中枢神经系统不良反应，如精神运动发育异常、脑瘫发生率增加和认知行为异常等。因此，新生儿期使用糖皮质激素往往在液体复苏及应用血管活性药物效果不佳后作为三线药物选择。

（4）输血：急性失血所致休克的新生儿输注红细胞可以挽救生命。休克新生儿频繁抽血，即使最初没有贫血，随后也可能发生贫血。在整个治疗过程中应重新考虑输血的必要性，一旦患者病情稳定，就应提高输血门槛，以免滥用血制品。

总之，新生儿休克的识别和处理较为复杂，对于疑似休克的患儿应在液体复苏的同时进行诊断性评估，以确定基础病因、休克类型和病情严重性等，以便进行及时有效的处理，这关系到基础疾病及其所致休克的整体管理（图 15-8-1）。

（周　伟）

第九节　新生儿低血压与高血压

在临床实践中，新生儿血压是一个非常重要的生命体征。许多病理因素如窒息缺氧、感染、低血容量等，均可导致新生儿血压下降（低血压）；脐动脉置管、循环药物支持以及肾性因素等则可导致新生儿高血压发生。血压变化可导致全身器官（尤其是脑、心、肾、肝等）灌注异常，出现缺氧缺血性脑损伤、颅内出血、急性肾损伤、肝衰竭和休克等。

一、新生儿血压及其测量

（一）新生儿正常血压

研究证实，新生儿血压（收缩压、舒张压和 MAP）与出生体重、出生胎龄和生后日龄密切相关，可随其出生体重、出生胎龄及日龄的增加而升高（表 15-9-1、表 15-9-2，图 15-9-1、图 15-9-2）；此外，新生儿潜在的病理生理因素对血压亦有明显影响。迄今为止，新生儿血压正常参考值并未得到公认，且血压的测量方法对血压数值也会有一定的影响，对低出生体重儿（早产儿）而言，其正常血压更是难以确定。

表 15-9-1　不同出生体重新生儿的收缩压与舒张压正常参考值

出生体重/g	收缩压/mmHg	舒张压/mmHg
501～750	50～62	26～36
751～1 000	48～59	23～36
1 001～1 250	49～61	26～35
1 251～1 500	46～56	23～33
1 501～1 750	46～58	23～33
1 751～2 000	48～61	24～35

表 15-9-2　不同出生胎龄新生儿的收缩压与舒张压正常参考值

胎龄/周	收缩压/mmHg	舒张压/mmHg
<24	48～63	24～39
24～28	48～58	22～36
29～32	47～59	24～34
>32	48～60	24～34

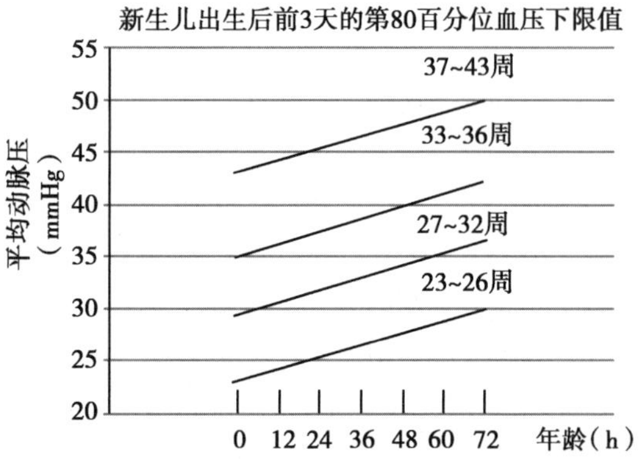

图 15-9-1　新生儿血压与胎龄和生后日龄的关系

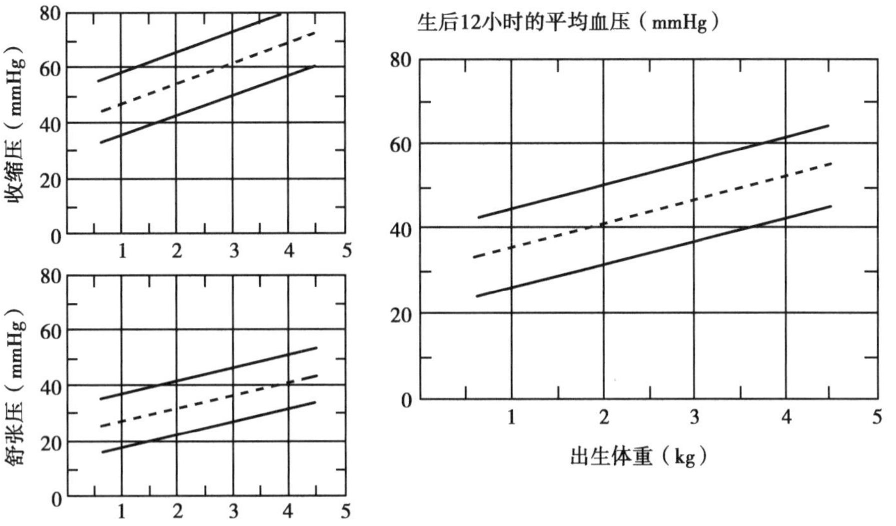

图 15-9-2　不同出生体重新生儿的动脉血压

（二）新生儿血压测量

1. 无创血压测量　一般采用脉搏描记技术或超声多普勒技术进行。测量时应注意以下几个问题：

（1）心电监护的血压袖带测量，可能会高估早产儿血压。

（2）血压测量需根据测量部位（上臂或大腿）选择适当的袖带，如采用上臂测量，袖带应置于尺骨鹰嘴和肩峰之间。

（3）袖带宽度至少达臂围的 40%，而球囊长度应达臂围的 80%～100%。

（4）在测量期间应最小化肢体运动。

（5）测量时间在喂奶后 1～2 小时，平卧、安静下进行，连续测量 2 次，间隔 2～3 分钟，取平均值。

（6）正常新生儿上下肢血压无显著差异。

2. 有创血压测量　常采用动脉导管及压力计测压方法，即动脉置管直接测量血压，并通过计算机自动计算出收缩压、舒张压和 MAP。

（1）有创血压测量数据准确，是血压监测的金标准，但操作复杂，仅在危重新生儿周围循环不良时应用。

（2）常用测量部位首选桡动脉（易定位，侧支丰富），也可选择腋动脉（易定位，并发症少，可长期使用）、股动脉（搏动清晰、易于穿刺，但不便管理，潜在感染，保留时间短）、肱动脉（并发症少，数值可靠，出血概率大）和足背动脉（极少栓塞，保留方便）等，但需确定远端血运不受影响。

（3）选用不同周围动脉测量时，结果可能会有所不同，血压波形也可能有显著差异，且选择的测压动脉距离心脏位置越远，收缩压越高，而舒张压越低。

二、新生儿低血压

一般来说，血压主要与心排血量和血管阻力有关，但临床上也不时见到心排血量正常的低血压或低心排血量的正常血压。以往认为重要器官的灌注压降低是新生儿低血压最好的定义，如尿量>1ml/(kg·h)、CRT<3 秒，以及无代谢性酸中毒，即提示组织灌注良好，但此结论不一定可靠。临床上，常存在着引起许多新生儿低血压的高危因素，如早产、早产而产前未用激素、大的动脉导管未闭、平均气道压高、感染和低血容量性休克等。由于没有公认的新生儿收缩压和舒张压正常值，因此，常用 MAP 作为判断新生儿血压标准用于指导临床实践。

（一）新生儿低血压原因

1. 循环血容量不足　主要由低血容量、血液丢失、液体漏出血管外、贫血等原因所致，具体包括：①出生前出血，如胎盘早剥、前置胎盘、胎-胎输血、胎-母输血和子宫破裂等；②生后失血，如产伤所致出血（颅内出血、腹腔脏器出血、肾上腺出血等）、医源性失血、凝血功能障碍所致出血等；③体液丢失或液体量补充不足，严重腹泻脱水、造瘘口或胃肠减压所致肠液大量丢失而液体补充不足。

2. 心源性因素　包括：①阻塞性病变，如左房流出道梗阻（二尖瓣狭窄、完全性肺静脉异位引流、瓣上二尖瓣环等）、左室流出道梗阻（主动脉狭窄、左心发育不良、主动脉弓离断、严重的主动脉狭窄等）和右室流出道梗阻（三尖瓣闭锁）；②非梗阻性疾病，如左向右分流的先天性心脏病（PDA、VSD 等）；③心律失常，如完全性传导阻滞和室上性心动过速等；④心肌异常，如冠状动脉异常，心内膜弹力纤维增生症、糖原贮积病、心肌缺血、心肌炎、原发性心肌病等；⑤心包疾病，如心包炎、心脏压塞（心包积气、心包出血和心包积液等）。

3. **液体分布异常**　严重感染（败血症）为最常见原因，也可见于 NEC、窒息所致心功能不全和严重神经功能不全、肺相关性疾病（RDS、气胸、间质性肺气肿、高 MAP 和先天性膈疝等）、胸腹腔积液和渗漏综合征等。

4. **早产儿和低出生体重儿**　低血压发生率较高，超低出生体重儿可高达 15%～50%，其中 10% 的早产儿低血压需要正性肌力药物治疗；甚至部分患儿在出生后第 1 天，需要高剂量升压药才能维持其正常血压，称为早产儿升压药抗性低血压，其可能的原因包括皮质醇缺乏、肾上腺功能不全及肾上腺素受体下调等。

5. **其他因素**　危重新生儿也可因某些少见疾病如肾上腺皮质功能不全、先天性肾上腺皮质增生症，或代谢紊乱（低钙、低钠、低镁、低血糖症和酸中毒等）、某些药物（PS、前列腺素、苯巴比妥等）应用等导致低血压发生。

（二）新生儿低血压的诊断

1. **诊断标准**　对于不同胎龄和生后日龄的早产儿来说，血压波动范围较大，很难对早产儿生后某一特定时间的血压值是否正常进行判断。因此，临床上在持续评估早产儿外周灌注的同时，需密切监测血压的动态变化：若随着日龄增加，血压不增反降，则应寻找原因并适当干预；若血压能以每天 4～5mmHg 的预期速度上升，即使是较低的血压值也是合理的。对于足月新生儿，血压随日龄增加有所增加，但总的说来相对稳定。目前存在 3 种新生儿诊断标准可供临床参考。

（1）标准Ⅰ：超低出生体重儿或胎龄<27 周早产儿，出生后头 3 天 MAP<30mmHg。20 世纪 70 年代研究发现，早产儿 MAP<30mmHg 持续超过 1 小时，将大概率出现重度颅内出血甚至死亡；随着医学科学的发展，许多治疗方法的进步，更多的 MBP 更低的早产儿得以较好存活，因此统一以 MAP<30mmHg 定义低血压是片面的。

（2）标准Ⅱ：MAP（mmHg）低于胎龄值（周数）即为低血压。本标准凭借其记忆简单性和临床有效性成为惯用的临床诊断标准，但缺乏相关的生理或病理生理依据支持，即新生儿维持此标准血压时，其全身器官灌注可能正常，也可能不正常。在临床实践中，一般建议新生儿 MAP 维持在胎龄（周数）值以上；一项近 5 000 例胎龄<32 周的早产儿进行回顾性队列研究发现，胎龄<29 周的极低出生体重儿的 24 小时 MBP 最低值可低于其胎龄值（周数）1～2mmHg，从而对该标准进行了补充。

（3）标准Ⅲ：有研究表明上述两种低血压的诊断标准均有不足，都不能独立地预测患儿的不良结果。因此，将 MAP 低于正常值的第 10 百分位数（P_{10}）定义为低血压（标准Ⅲ）可能更接近临床实际（表 15-9-3）。如前所述，由于不同出生体重或胎龄新生儿的收缩压、舒张压和 MAP 正常参考值仍未得到公认，以至于难以确定 MAP 的 P_{10}（低血压）数值，限制了该标准的临床应用。

表 15-9-3　不同出生体重新生儿的低血压诊断标准

出生体重/g	P_{10} 的 MAP/mmHg
500～750	26
750～1 000	28
1 000～1 250	29
1 250～1 500	30

2. **临床评估**　由于新生儿低血压病因复杂，除监测血压数值外，一般应在患儿临床情况基础上，结合其心率、呼吸、意识、外周循环灌注情况、尿量、毛细血管再充盈时间（CRT），必要时结合血乳酸浓度、pH 值、Hb 浓度等进行全面评估，判断是否存在新生儿循环功能不全或休克等情况（表 15-9-4～表 15-9-6）；甚至需要同时结合超声心动图、超声心排血量监测及近红外分光光谱仪监测进行综合评估，以期帮助判断低血压的原因与指导治疗。

表 15-9-4　新生儿循环功能不全（休克）评分表*

评分	肢温**	肤色	微循环***	股动脉搏动	血压/kPa
0 分	正常	正常	正常	正常	>8.0
1 分	较凉	苍白	较慢	弱	6.0～8.0
2 分	甚凉	花纹	甚慢	触不到	<6.0

* 休克程度：3 分，轻度；4～7 分，中度；8～10 分，重度。
** 肢端凉至膝肘以下或肛指温差>6～8℃为较凉，至膝肘或温差≥9℃以上为甚凉。
*** 指压前臂内侧皮肤，放手后<3 秒转红为正常，3～4 秒为较慢，>4 秒为甚慢。

表 15-9-5　新生儿休克早期指标

心率	>180 次/min 或<100 次/min
呼吸	>60 次/min
收缩压	足月儿<50mmHg，早产儿<40mmHg
脉压差	<20mmHg
毛细血管再充盈时间	>3s
嗜睡或格拉斯哥昏迷指数*	<12/15

* 格拉斯哥昏迷指数（Glasgow coma scale，GCS）：以睁眼（E）、语言（V）、运动（M）三者分数加总评估，最低 3 分，最高 15 分（满分）。昏迷程度越重，昏迷指数越低；轻度昏迷：13～14 分；中度昏迷：9～12 分；重度昏迷：3～8 分。低于 3 分：因插管气管切开无法发声的重度昏迷。

表 15-9-6　冷/暖休克的临床特征

临床特征	冷休克	暖休克
毛细血管再充盈时间	>2s	快速充盈
外周脉搏	减弱	洪脉
皮肤花斑	有	无

(三) 治疗

1. **治疗时机**　由于新生儿(尤其早产儿)低血压病因错综复杂,血压只能部分反映器官血流量和组织灌注水平情况,目前仍未有可靠的方法监测新生儿实际血流动力学变化。因此,新生儿低血压是否需要干预并非是一个简单问题,在决定对低血压患儿是否进行干预时,应考虑新生儿所患原发病、胎儿循环过渡至新生儿循环的复杂性,早产儿出生后 PDA 分流情况、PaO_2、$PaCO_2$、酸中毒等对心排血量、体循环和脑血流的影响等。

目前认为患儿若存在下列情况,则应进行治疗:①MAP 持续低于该患儿胎龄值时;②出现低血压且体循环灌注不良临床证据,如皮肤苍白、心率快、心律失常、气促、四肢冷、尿量减少[<0.5ml/(kg·h)],以及全身血流量减少的超声征象时;③纠正导致低血压的内环境紊乱如代谢性酸中毒、高钾血症、低血糖、低血钙、低钠血症等后,血压仍未上升者。

2. **常用治疗思路及步骤**　①快速识别休克代偿期,在可逆期内纠正低血压;②快速建立静脉通路;③快速纠正酸中毒、电解质紊乱和糖代谢紊乱;④若对上述处理没有反应,需考虑可能的其他类型休克和鉴别诊断。

3. **治疗措施**　包括生理盐水扩容、血管活性药物(如多巴胺、多巴酚丁胺、肾上腺素等)应用,甚至氢化可的松治疗(表 15-9-7);若存在较大的 PDA,则可考虑使用药物关闭;对于早产儿低血压药物治疗时需注意:①在出生后循环过渡期,使用多巴酚丁胺较多巴胺更好,但其后选择多巴胺更合适;②低血压由心功能损害(如窒息)引起者,选择多巴酚丁胺更合适,但当低血压时已经存在外周血管扩张(如败血症),选择多巴胺更好。

4. **难治性低血压**　极低出生体重儿中胎龄≤25 周、未使用产前激素,以及母亲患妊娠糖尿病是难治性低血压的高危因素,对此类患儿,氢化可的松为其首选治疗药物,并应早期小剂量使用。

表 15-9-7　早产儿低血压治疗的常用药物

药物	剂量	作用机制和应用指征	证据等级
生理盐水	每次 10~20ml/kg,可重复使用	快速扩充血容量,应用于明确存在低血容量患儿	D
多巴胺	2~10μg/(kg·min)	中剂量主要作用于心脏 β 受体,增加心肌收缩力和心排血量;大剂量作用于 α 受体,导致外周血管收缩;为低血压一线用药	B
多巴酚丁胺	2~20μg/(kg·min)	主要作用于心脏 β 受体,增加心肌收缩力和心排血量,不增加心率,可轻度扩张外周血管和肺血管;用于怀疑存在心功能不全患儿	D
肾上腺素	0.01~0.05μg/(kg·min)	可作用于 α、β 受体,小剂量增加心肌收缩力,加快心率,扩张外周血管和肺血管;大剂量收缩外周血管;用于早产儿顽固性低血压	D
去甲肾上腺素	0.05~1μg/(kg·min)	小剂量主要作用于 β 受体,增加心肌收缩力和心排血量;大剂量主要作用于 α 受体,舒张外周血管;必要时用于早产儿顽固性低血压	D
异丙肾上腺素	0.05~1μg/(kg·min)	只作用于 β 受体,可增加心肌收缩力和心排血量,舒张血管和支气管,降低肺循环和体循环阻力;必要时用于早产儿顽固性低血压	D
米力农	负荷量 25~50μg/kg,维持量 0.25~1μg/(kg·min)	增加心肌收缩力,舒张外周动脉和肺动脉,用于早产儿顽固性低血压合并 PPHN	D
氢化可的松	每次 1mg/kg,q.8h.	抑制炎症风暴,增加心肌收缩力,为顽固性(难治性)低血压三线用药	B

三、新生儿高血压

随着 NICU 监护技术发展，发现不同病因入住 NICU 的新生儿中，高血压发生率不低，可达 0.7%～3.0%。严重高血压可导致充血性心力衰竭和/或心源性休克，常常危及生命，应引起高度重视，需要即刻处理。

（一）诊断标准

准确、动态测定血压对新生儿高血压诊断非常重要：①若为脐动脉导管测压（示波法），需注意脐动脉导管的位置是否正确，必要时需同时测量四肢血压；②对于一次测得血压偏高的患儿，需在 6～12 小时连续 3 次测定，以证实高血压存在；③患儿疼痛及躁动时，可导致误测和数据不准确（假性高血压），故应在患儿清醒安静时检测。

1. **标准Ⅰ** 为美国儿科学会制定的标准，即患儿收缩压、舒张压或 MAP 持续超过同胎龄和日龄健康新生儿的第 95 百分位数或均数+2*SD*。但令人遗憾的是，尚未有公认的不同胎龄和日龄新生儿血压正常血压参考值，故标准Ⅰ临床应用有限。

2. **标准Ⅱ** 足月儿血压>90/60mmHg，早产儿血压>80/50mmHg，或 MAP>70mmHg 时定义为新生儿高血压。标准Ⅱ虽无多中心数据支撑，可能不够精确，但临床很实用。

（二）病因

高血压发生的常见原因主要为肾、心脏疾患，药物所致高血压也不少见；此外，肿瘤、代谢性疾病也可引起高血压；部分高血压患儿找不到发生原因。

1. **常见原因** 包括：①肾相关因素，如肾动脉栓塞（狭窄）、肾静脉血栓形成、主动脉栓塞（狭窄）、肾盂肾炎、尿路梗阻、肾发育不良或异常（婴儿型多囊肾）及肾功能衰竭等；②心脏相关因素，如液体超负荷所致循环充血、主动脉缩窄等；③药物相关因素，如肾上腺素、多巴胺、去甲肾上腺素、前列腺素 E_2、纳洛酮、维生素 D、东莨菪碱、氨茶碱、咖啡因、芬太尼、泮库溴铵、皮质类固醇、外用扩瞳药应用和撤药综合征等；④其他因素，如脐动脉插管相关血栓形成、疼痛/躁动或 BPD 等。

2. **少见原因** 包括：①肿瘤，如神经母细胞瘤、嗜铬细胞瘤、肾母细胞瘤（Wilms tumor）等；②代谢性疾病，如先天性肾上腺皮质增生症、肾上腺性征异常综合征、Cushing 综合征、原发性高醛固酮血症和甲状腺功能亢进等；③其他因素，如 CNS 感染所致颅内压增高或抽搐、腹壁缺陷修补后、ECMO 等。

（三）临床表现

大多数高血压患儿无明显临床表现；当患儿出现症状和体征时，不一定说明存在严重高血压；随着高血压纠正临床表现可消失。

1. **心血管和呼吸系统** 喂养困难、多汗、气促、发绀、水肿、心动过速、心脏扩大、皮肤花斑，严重者出现心力衰竭或心源性休克。

2. **神经系统** 易激惹、嗜睡、肌张力异常，严重者高血压脑病（呕吐、抽搐、偏瘫、神经麻痹）和视网膜病变。

3. **泌尿系统** 少尿、无尿或多尿、血尿、蛋白尿等。

（四）辅助检查

1. **实验室检查** 血 Cr、BUN、解质、血气分析和尿液分析等，以证实是否存在肾疾患；此外，还应进行 24 小时尿儿茶酚胺/尿 17-羟类固醇、17-酮类固醇水平及血浆肾素活性检测等，以排除内分泌相关性疾病。

2. **影像学检查** ①胸部 X 线：可明确有无充血性心力衰竭的存在；②肾超声：可直接发现高血压的病因（如肾血管狭窄或栓塞、先天性肾畸形和肾实质性病变等）；③血管造影：严重高血压患儿需进行血管造影检查，为诊断肾血管性高血压的金标准。④其他：必要时可行腹部/肾/头颅 CT 或 MRI 扫描、肾盂造影、肾活检等。

（五）诊断和鉴别诊断

1. **诊断** 新生儿高血压诊断标准见前。一般说来，无论存在临床表现与否，当示波法确认血压值>100/60mmHg 或手动法测定血压值>110/70mmHg 时，应开始评估病因并进行干预。

2. **鉴别诊断** 新生儿高血压的鉴别诊断实际上是病因诊断。当新生儿高血压确立后，应积极寻找病因，以便对因治疗。

（1）是否存在引起主动脉血栓形成的高危因素，如 BPD、PDA、循环充血、某些中枢神经系统疾病等，可根据基础疾病临床表现、相关实验室和影像学检查确定。

（2）是否存在引起肾性高血压的疾病，如肾血管栓塞（狭窄）、肾盂肾炎、尿路梗阻、肾发育畸形（多囊肾）及肾功能衰竭等。根据临床表现（左侧肋弓下偏正中线闻及血管杂音提示血管疾病如肾动脉狭窄存在）、肾功能测定（尿液分析、血 Cr、BUN 等）和影像学（肾 B 超、CT 或 MRI，肾血管造影等）检查可作出判断。

（3）是否存在主动脉狭窄或导致胸、腹主动脉的血栓？同时测量四肢血压有助于诊断：上肢血压高于下肢血压 20mmHg、足背动脉搏动异常或股动脉搏动减弱/消失提示主动脉狭窄，动脉造影等可以明确诊断。

（4）外表及泌尿生殖器畸形、腹部膨隆或包块提示可能存在多囊肾、尿路梗阻所致肾积水或肿瘤（Wilms 瘤），或与某些基因（*CYP11B1*）缺陷相关等。

（5）血压轻度升高、脉压差增大见于 PDA、主动脉关闭不全等；如伴心动过速、面色潮红、出汗多则新生儿甲状腺功能亢进可能性大；血压持续、持续升高，提示嗜铬细胞瘤或肾动脉狭窄可能，前者尿香草苦杏仁酸、血肾素测定、肾上腺 B 超检查可确诊，后者可做动脉造影诊断。

（6）高血压患儿若出现气促、发绀、心动过速等可能是灌注不良、心力衰竭的征兆；若出现 CNS 系统表现（易激惹、嗜睡、肌张力改变等），应考虑高血压脑病存在。需立即评估（胸部 X 线片、心脏超声、颅脑 CT 或 MRI 等）并治疗。

（六）治疗

1. 治疗策略　根据美国儿科协会标准，患儿血压在正常新生儿血压第 95~99 百分位之间（足月儿血压>90/60mmHg，早产儿血压>80/50mmHg）为轻度高血压；在第 99 百分位（足月儿血压 110/70mmHg）为中度高血压；超过第 99 百分位（足月儿血压>110/70mmHg）为重度高血压。

由于缺乏关于新生儿高血压近期、远期不良结局的证据，以及降压药物对新生儿有效性和安全性多中心随机对照研究结果，新生儿治疗决策主要取决于导致高血压的基础疾病、严重程度和是否存在终末器官受累表现等。我国新生儿降压治疗的血压目标尚未完全确定，可参考美国儿科学会建议：对于无靶器官损害证据和心血管相关性基础病的患儿，血压目标值应低于正常新生儿的第 95 百分位数；若存在靶器官损害或降压可能有益于基础疾病病情控制，则血压目标值应低于第 90 百分位数。因此，对于轻、中、重度新生儿高血压的治疗策略（原则）如下：

（1）对于无症状的轻度高血压新生儿，如果无终末器官受累表现（如左心室肥厚），可密切观察血压变化。若高血压持续存在，加之出现症状或超声心动图检查提示左室肥厚，是开始药物治疗的指征；同样，若证实存在基础肾疾病，应强烈推荐药物治疗。

（2）对于血压持续性中度升高的患儿，不论有无症状或终末器官受累，均应开始降压治疗。若临床情况稳定，能口服尽量口服；也可先接受静脉降压治疗，然后过渡到口服。

（3）对于重度高血压患儿，其急性症状性血压上升远高于正常范围第 99 百分位数，易发生终末器官受累（高血压急症），应尽快采取静脉输注降压药物治疗，以期在最初 8 小时内下降在 25% 以内（不宜下降过快，否则易引起血压突然急剧变化，诱发/加重脑缺血或颅内出血等），随之 24~36 小时内，将血压进一步下降至目标水平（同胎龄和日龄新生儿的第 90~95 百分位数）。

2. 治疗措施　包括识别和纠正任何可治疗的高血压病因，以及高血压本身的降压治疗。

（1）病因治疗：如心、肾疾病或代谢性疾病的治疗，防治肾动静脉、胸主动脉、腹主动脉血栓形成，纠正液量过多，停用导致高血压的药物等。

（2）药物治疗：降压药的应用取决于高血压的严重程度，药物降压速度不宜过快。治疗新生儿高血压可选择的药物见表 15-9-8。

表 15-9-8　治疗新生儿高血压可选择的药物

分类	药物	用法用量	备注
利尿剂	氯噻嗪	每次 5~15mg/kg，口服，b. i. d.	氯噻嗪和氢氯噻嗪可致低钾血症；螺内酯为保钾利尿药
	氢氯噻嗪	每天 1~3mg/kg，口服，q. d. 或 b. i. d.	
	螺内酯	每次 0. 5~1. 5mg/kg，口服，b. i. d.	
血管紧张素转换酶抑制剂	卡托普利	每次 0. 01 ~ 0. 5mg/kg（最大量每天 2mg/kg），口服，t. i. d. 或 q. i. d.	降低新生儿高血压效果好，因可能会出现不良严重反应，新生儿期应用应慎重
	依那普利	每天 0. 07~0. 6mg/kg，口服，q. d.	
	赖诺普利	每次 0. 2 ~ 0. 5mg/kg，口服，t. i. d. 或 q. i. d.	

续表

分类	药物	用法用量	备注
α 和/或 β 受体拮抗剂	普萘洛尔	每次 0.5~1.0mg/kg(最大量每天 8~10mg/kg),口服(片剂和混悬液),t. i. d. 或 q. i. d.	普萘洛尔和艾司洛尔为 β 受体拮抗剂,可使支气管痉挛,禁用于 BPD 患儿;艾司洛尔起效快、持续时间短,非常适合重度高血压;拉贝洛尔和卡维地洛兼有 α 和 β 受体拮抗剂作用,对儿茶酚胺和 CNS 介导的高血压特别有效
	艾司洛尔	100~500μg/(kg·min),静脉滴注	
	拉贝洛尔	每次 0.5~1.0mg/kg(最大量每天 10mg/kg),口服,b. i. d. 或 t. i. d.	
		每次 0.2~1.0mg/kg,静脉推注,q. 4h. ~q. 6h.	
		0.25~3.0mg/(kg·h),静脉滴注	
	卡维地洛	每次 0.1~0.5mg/kg,口服,b. i. d.	
钙通道阻滞剂	氨氯地平	每次 0.05~0.3mg/kg(最大量每天 0.6mg/kg),口服,q. d.	静脉用尼卡地平是治疗新生儿重度高血压的首选药物,数分钟内即可降低血压,半衰期短,故需持续静脉滴注
	依拉地平	每次 0.05~0.15mg/kg(最大量每天 0.8mg/kg),口服,q. i. d.	
	尼卡地平	0.5~4μg/(kg·min),静脉滴注	
血管扩张剂	肼屈嗪	每次 0.25~1.0mg/kg(最大量每天 7.5mg/kg),口服,t. i. d. 或 q. i. d.	肼屈嗪可有效治疗中度新生儿高血压;米诺地尔可直接舒张小动脉,主要治疗重度或难治性高血压;硝普钠舒张小动脉和静脉,治疗重度高血压
		每次 0.15~0.6mg/kg,静脉推注,q. 4h.	
	米诺地尔	每次 0.1~0.2mg/kg,口服,b. i. d. 或 t. i. d.	
	硝普钠	0.5~10μg/(kg·min),静脉滴注	
其他	二氮嗪	抢救高血压危象时,每次 1~3mg/kg,在 15~30 秒钟内快速静脉滴注;必要时可在 0.5~3 小时重复 1 次	可直接舒张小动脉,使血压急剧下降,治疗重度难治性高血压;充血性心力衰竭、糖尿病、肾功能不全者禁用
		每天 8~10mg/kg,口服(混悬液),q. 8h. 或 q. 12h.	

1）轻度(有症状)高血压患儿,观察后未能缓解者,开始可用利尿剂单药治疗(如氯噻嗪、氢氯噻嗪),逐步增加剂量,直至血压控制;单药应用期间,若高血压持续存在或不良反应较大,则可减量同时加用另一种药物(普萘洛尔、肼屈嗪或卡托普利)口服。

2）对于中度高血压,使用利尿剂后,可继之应用肼屈嗪、普萘洛尔;或单独用卡托普利等二线降压药物,或联合使用利尿药(双侧肾静脉疾病禁用);对儿茶酚胺或 CNS 介导的高血压,拉贝洛尔有奇效。

3）危及生命的重度高血压,优先选择持续静脉给予降压药物(应避免静脉快速推注),首选尼卡地平,少数患儿对尼卡地平无反应或使用最大剂量后血压仍升高,则可加用或换用硝普钠、艾司洛尔或二氮嗪等降压药。

(农绍汉　肖昕)

第十节　新生儿心力衰竭

心力衰竭(cardiac failure)是新生儿期常见的危急重症,也是围产儿死亡的主要原因之一。新生儿心力衰竭是指新生儿期由于各种原因导致心脏前、后负荷增加或心肌本身病变引起心脏泵血不能满足血液循环和组织代谢需要而出现一系列病理征象。由于新生儿的自身特点,临床表现不典型,易与其他疾病混淆,又受原发病的影响,早期诊断困难,如不能早期识别与及时处理,常可危及生命。

一、病　　因

1. 心室功能不全　心室功能不全包括收缩性或

舒张性功能不全，可发生于 CHD 患儿和心脏结构正常患儿。心室收缩功能不全，即心室收缩力降低；心室舒张功能不全是指心室充盈受损，心肌顺应性降低引起压力-容积关系差异极大，导致心室充盈压较高。心室功能不全多由 CHD 所致；此外，心脏结构正常者，由于心脏自身原因（心脏性病因）或外在原因（非心脏病因）也可引起心室功能不全。

（1）CHD：患儿在就诊时可能有心室功能不全，但更常是在心脏缺损修复术后几年甚至几十年后发生心室功能不全和心力衰竭。

（2）心脏结构正常患儿发生心室功能不全的心脏病因：①心肌病：如扩张型心肌病、肥厚型心肌病等是心脏结构正常患儿发生心力衰竭最常见的原因。②心肌炎：通常是病毒感染引起，有时也可由非病毒性病原体或非感染性因素引起。③心肌缺血/梗死：新生儿罕见。出生时即有左冠状动脉异常起源于肺动脉的婴儿，常表现为心肌缺血/梗死的症状和体征，通常有心力衰竭。④心律失常：如完全性心脏传导阻滞、室上性和室性心律失常（室上性心动过速、心房扑动、心房颤动、异位性房性心动过速及阵发性交界区折返心动过速、交界性或室性心动过速、心室颤动）可导致心室功能不全和心力衰竭。应用药物或消融方法控制心律失常多能改善心室功能。⑤药物/毒素作用：采用化疗药物（尤其是蒽环类药物）治疗的癌症患儿，终身都有发生心室功能不全和心力衰竭的风险。

（3）心脏结构正常患儿心室功能不全导致心力衰竭的非心脏病因：①败血症或脓毒症；②呼吸系统疾病，如 BPD、囊性纤维化和间质性肺疾病，这类疾病可引起肺动脉高压和右心衰竭；③其他疾病，如新生儿 SLE、窒息、贫血、失血等。

2. **容量或压力超负荷**　许多因素可致心脏长期处于容量或压力超负荷状态，早期心室收缩力正常，但最终导致心力衰竭。

（1）容量超负荷：①心脏性：由于体循环与肺循环间存在中或大的交通（分流），导致容量超负荷，可发生于以下心脏病变：室间隔缺损、动脉导管未闭、房间隔缺损（罕见）、主-肺动脉窗、房室隔缺损、功能性单心室（肺血流无梗阻型）、主动脉瓣关闭不全、二尖瓣关闭不全、肺动脉瓣关闭不全等。②非心脏性：心室泵功能正常时容量超负荷性心力衰竭也可由动静脉畸形（心外分流）、液体过剩（如少尿型肾衰竭）等非心脏性病因所致。

（2）压力超负荷：可能是 CHD 伴重度心室流出道梗阻，妨碍心脏射血，导致心排血量不足和/或充盈压较高所致。根据严重程度和病程长短，压力超负荷可能引起收缩性或舒张性功能障碍，见于主动脉瓣狭窄、主动脉缩窄、肺动脉狭窄等。

3. **其他病因**　重度高血压时可发生心室功能不全；肺动脉高压引起右心室压力超负荷，可导致右心衰竭。

二、发病机制

心力衰竭时血流动力学指标的改变包括按体表面积计算的心排血量的心脏指数（CI）、血压、中心静脉压（CVP）和肺毛细血管楔压（PCWP）等。心力衰竭时，CI 减少，血压降低，组织灌注不良，心室舒张末压增高。左心室舒张末压增高，引起右心房压、肺静脉压和 PCWP 升高，出现肺循环淤血；当出现右心衰竭时，右心室舒张末压和右心房压升高，CVP 超过 12mmHg（1.6kPa），出现体循环淤血。

三、临床表现

新生儿左心衰竭（不能泵足够的血满足机体新陈代谢需要）和右心衰竭（泵血能力不足以处理静脉回心血量）很难区分。新生儿左心衰竭时，左房及肺静脉不能容纳大量的血流而转移到体循环静脉系统，使左心衰竭的症状明显减轻，出现右心衰竭的症状，所以临床上多为全心衰竭。

患儿无基础心脏病时，心力衰竭症状无特异性，诊断较困难。最常见症状是喂养时呼吸急促和出汗、易疲劳、易激惹、喂养量减少及体重增加不良。生长迟滞可能导致运动发育迟缓。

1. **心功能减退表现**　①喂养困难及多汗：心力衰竭患儿易疲劳，多有吸吮无力、拒奶及喂养困难。由于心功能受损时儿茶酚胺分泌增多，患儿出汗较多，尤其吃奶后睡眠时明显。②心动过速：健康新生儿窦性心律为 120～140 次/min。安静时新生儿心率持续>180 次/min 则为心动过速，为心肌收缩力下降患儿心排血量减少所致，心率过快使心室舒张充盈减少，其代偿作用有限；晚期心力衰竭可表现为心动过缓，心率<100 次/min。③奔马律：奔马律是心功能受损的常见表现，心排血量减少或容量超负荷患儿可存在 S_3 奔马律；而心力衰竭控制后，奔马律即消失。④心脏增大：严重心功能减退者可出现心脏增大。

2. **肺循环淤血表现**　呼吸急促、费力，安静时呼吸频率常大于 60 次/min，病情重时可有呻吟、鼻翼扇动、三凹征、呼吸频率减慢及发绀，吸奶或平卧时加重，直抱或卧肩位可减轻。

3. **体循环淤血表现** ①肝大:为静脉淤血最早且最常见的体征,右肋缘下≥3cm,以腋前线最明显,可在短期内进行性增大,心力衰竭控制后可缩小;②水肿:往往出现较晚,但可表现为短期内体质量骤增,有时可见眼睑及胫骨、骶骨轻度水肿;③重度右心衰竭时,可能存在腹水和脾大。

4. **灌注不良表现** 心排血量减少引起的灌注不良表现为四肢发凉和皮肤花斑、毛细血管再充盈时间延长、外周脉搏减弱及体循环血压降低。

5. **其他表现** 主动脉缩窄患者可表现有仅限于上肢的高血压和/或下肢脉搏微弱;肥厚型心肌病或主动脉瓣狭窄伴流出道梗阻、左向右分流型先天性心脏缺陷(如室间隔缺损)或二尖瓣关闭不全的患者可闻及收缩期杂音。

四、辅助检查

1. **脑钠肽(BNP)和氨基末端脑钠肽前体(NT-proBNP)水平** BNP和NT-proBNP检测已用于多种儿科心脏疾病(CHD、心肌炎、心肌病、肺动脉高压等)所致心力衰竭严重程度和监测疗效的评估。BNP和NT-proBNP水平出生时较高,出生后几天内迅速下降。BNP和NT-proBNP检测在提示结构性和功能性心脏病方面具有一定意义,BNP测定有助于区分心脏性疾病与非心脏性病因的心力衰竭症状,前者升高明显,后者无明显变化。

2. **肌钙蛋白(Tn)** TnI和TnT是心肌损伤的敏感标志物。心肌炎和心肌缺血时,Tn水平升高。有左室功能不全的患儿,Tn水平升高可能提示急性心肌炎。

3. **全血细胞计数** 中到重度室间隔缺损的患儿贫血可促发心力衰竭;预先存在心力衰竭的患儿贫血可加重心力衰竭症状。对于心力衰竭合并贫血的患儿,应寻找贫血病因并给予处理。

4. **血清生化监测** 包括电解质、BUN、Cr和肝功能检查。重度心力衰竭患儿可能有低钠血症;肾功能损害可能促发心力衰竭,也可能加重既存的心力衰竭;由于右心衰竭时肝淤血,所以肝功能指标可能升高。

5. **胸部X线检查** 胸部X线检查有助于评估心脏扩大和肺循环淤血,还可监测心力衰竭治疗效果。心力衰竭时间质性肺水肿和胸腔积液常见。

6. **心电图** 心电图是评估心力衰竭患儿的重要诊断性工具,最常见的心电图表现是窦性心动过速,但无特异性,这一表现是患儿每搏输出量减少的一种生理性代偿反应。有时心电图可能提示基础病因,例如ST段和T波异常在所有类型的心肌病和心肌炎中均常见;符合心室肥厚标准的QRS波电压增加,可能见于肥厚型或扩张型心肌病;QRS波电压降低,可提示心肌水肿或心包积液,也可能见于心肌炎患儿;限制型心肌病可见双心房肥大;新生儿SLE时,可能有不同程度的心脏传导阻滞;房性、交界性或室性心动过速或频繁的心房或心室异位起搏可能提示心律失常,是心室功能不全的基础病因,也可能是其并发症。

7. **超声心动图** 在有心力衰竭症状和体征的患儿中,超声心动图是评估心室大小和功能的主要影像学检查。其还可明确患儿的心脏结构是正常的还是有先天性心脏病。提示心室功能不全的表现有:心室收缩功能受损,如射血分数(ejection fraction,EF)<56%或缩短率(fractional shortening,FS)<29%;心室容积Z值评估为心室增大或扩张。提示容量超负荷的表现有:心房和/或心室增大;较大的间隔缺损伴大量分流;重度瓣膜关闭不全。提示压力超负荷的表现有:心室肥厚,如左室壁增厚;重度流出道梗阻,如主动脉瓣或肺动脉瓣瓣膜、瓣下或瓣上狭窄。

8. **磁共振成像** 心脏MRI可提供关于心脏解剖结构、心室功能、心肌炎症及脂肪和纤维组织浸润的准确和详细信息。由于行心脏MRI需要镇静、检测时间较长,在新生儿中应用受限。

9. **心导管术** 以下情况时,心导管术可有一定帮助:超声心动图和/或MRI无创检查后仍不清楚心力衰竭的基础病因;超声心动图上冠状动脉解剖显示不清楚或不确定但临床仍考虑冠状动脉异常;评估疑似心肌炎或鉴别限制型心肌病与缩窄性心包炎,可能行心导管术心内膜心肌活检;患儿有明确的或疑似肺动脉高压时,可行心导管术来评估PVR和血管舒张反应;心导管术还可评估心力衰竭患儿的血流动力学状态(心内压力、肺动脉压、PVR和心排血量)。

10. **其他检查** 根据不同临床发现,可能还需要其他检查:如有心肌病时,可能需要甲状腺功能检查、代谢性疾病筛查或基因检测等检查来明确病因;有心肌炎临床证据时,应行诊断性评估来明确其基础感染病因。

五、诊 断

根据临床、放射学、心电图、超声心动图和实验室检查(BNP、NT-proBNP、Tn、全血细胞计数和血清生化等)进行新生儿心力衰竭的诊断。首先询问病史、并采用无创影像学检查和实验室检查来证实诊断、明确心力衰竭严重程度、确定基础病因。患者有重度心肺功能受损即休克或即将发生心搏骤停时，应立即开始治疗以恢复足够的灌注，然后再详细评估确定心力衰竭基础病因。

很多非心脏性疾病也可出现类似心力衰竭的症状和体征。心力衰竭的初始症状通常无特异性，如呼吸窘迫、恶心、呕吐、喂养困难和体重增加不良等。应注意与其他疾病鉴别。怀疑为心力衰竭的特殊表现有奔马律、心动过速与其他症状不匹配、肝大、全身灌注改变和/或心脏监测或心电图发现有异位起搏或其他异常。胸部 X 线检查和实验室检查（如 BNP）等其他评估可帮助区分心力衰竭与非心脏性疾病。连续评估治疗后生命征和体格检查变化也可以有一定帮助。例如，患者行静脉液体复苏后临床病情恶化（如心动过速更严重、出现呼吸困难或啰音）而不是改善，应考虑心力衰竭。最后，超声心动图是证实心脏性病因必不可少的检查。

Freedom 等提出的新生儿心力衰竭诊断标准（表 15-10-1）以及 Ross 的 0~3 个月婴儿改良 ROSS 心力衰竭分级计分表（表 15-10-2）可能对临床有一定帮助。

表 15-10-2　0~3 个月婴儿改良 ROSS 心力衰竭功能分级计分表*

项目	计分		
	0 分	1 分	2 分
奶量（盎司**）	>3.5	2.5~3.5	<2.5
喂奶时间/min	<20	20~40	>40
呼吸	正常	气急	吸气三凹征
呼吸次数/（次·min^{-1}）	<50	50~60	>60
心率/（次·min^{-1}）	<160	160~170	>170
灌注	正常	减少	休克样
肝大（肋缘下）/cm	<2	2~3	>3
NT-proBNP/（pg·ml^{-1}）	<450（>4 天）	450~1 700	>1 700
射血分数/%	>50	30~50	<30
房室瓣关闭不全	无	轻度	中重度

* 功能分级：Ⅰ级，0~5；Ⅱ级，6~10；Ⅲ级，11~15；Ⅳ级，16~20。
** 1 盎司≈30ml。

六、治　　疗

心力衰竭的治疗取决于心力衰竭的病因和严重程度，心力衰竭患儿的治疗目标是缓解症状、延缓心力衰竭进展、降低并发症和住院风险、改善患者生存和生活质量。

对于结构性心脏缺陷因容量超负荷（间隔缺损和动脉导管未闭等）或压力超负荷（肺动脉瓣狭窄、主动脉瓣狭窄、其他右室或左室流出道梗阻等）出现心力衰竭症状但心室功能保留患儿，主要治疗是采用手术或以导管为基础的干预来纠正这些基础缺陷。在等待更为确定的干预时机期间，可能需要内科干预来稳定病情或缓解症状。心室泵功能障碍患儿在实施手术或以导管为基础的纠正措施之前，应根据心力衰竭分期给予治疗以稳定病情（表 15-10-3）。

表 15-10-1　新生儿心力衰竭的诊断标准

A 提示心力衰竭：以下条件中的任何 3 条
• 心脏增大（心胸比例>0.6）
• 心动过速（>150 次/min）
• 呼吸急促（>60 次/min）
• 湿肺
B 诊断心力衰竭：A 中标准加以下任何 1 条：
• 肝大（>3cm）
• 奔马律（强烈建议）
• 症状明显的肺水肿
C 重度心力衰竭
循环衰竭

1. **治疗原发病**　原发病及诱因的治疗是解除心力衰竭的重要措施。如复杂心脏畸形应及时手术；如有低血钙、低血糖或贫血应及时纠正；心律失常应尽快用抗心律失常药物控制；肺炎、败血症引起的心力衰竭选择适当抗生素控制感染。

2. **一般监护和治疗**　包括生命体征监护、适当体位、镇静、氧疗和营养支持等。

（1）监护：严密监护心电、呼吸、血压及周围循环，必要时可进行无创心排血量监测；保持合适的环境温度及适当体位，将头抬高 15°~30°（头高倾斜位）；安抚患儿，避免过度哭闹和烦躁，必要时给予镇静；控制液量和输液速度。

（2）氧疗：心力衰竭患儿均需供氧。但对依赖动脉导管未闭生存的先天性心脏病（主动脉闭锁、主动脉缩窄、主动脉弓离断、大动脉转位、左心发育不良综合征、三尖瓣闭锁等）患儿供氧应慎重，氧疗时使氧饱和度达到 75%~85% 即可。监测血气，纠正酸碱紊乱。必要时给予无创或有创机械辅助通气。

表 15-10-3　婴儿和儿童心力衰竭分期及治疗推荐

分期	定义	高危因素和临床表现	治疗
A	心脏功能和大小正常，但有发生心力衰竭风险的患儿	（1）心脏毒性剂暴露史 （2）遗传性心肌病家族史 （3）单心室 （4）纠正了先天性大动脉转位	无须特异性治疗
B	心脏形态或功能异常，但无心力衰竭症状的患儿	（1）伴左室扩大的主动脉瓣关闭不全 （2）伴左室收缩功能下降的蒽环类暴露史	对体循环心室功能障碍患儿，给予血管紧张素转化酶抑制剂（ACEI）治疗
C	目前或既往有心力衰竭症状的结构性或功能性心脏疾病患儿	症状性心肌病 伴有心室泵功能障碍的先天性心脏缺陷	（1）ACEI 和醛固酮拮抗剂治疗，必要时液体超负荷给予口服利尿剂治疗，必要时为缓解其他症状给予低剂量地高辛 （2）稳定数周后，仍持续存在左室扩张和功能障碍的患者加用 β 受体拮抗剂
D	需要特殊干预的终末期心力衰竭患儿	尽管进行了最大程度的药物治疗，但休息状态下仍有明显症状	（1）药物治疗包括静脉给予利尿剂和/或正性肌力药 （2）其他干预措施包括正压通气、心脏再同步治疗、机械循环支持和心脏移植等

（3）营养支持：心力衰竭患儿通常存在进食疲劳，摄入量可能有限，但由于代谢需求增加，需尽最大努力提供营养支持。对于某些心力衰竭患儿，每日可能需要摄取 120kcal/kg 以上热量才能保证最佳生长。为了保证热量摄取充足，需间断或连续进行鼻胃管或胃造口术管饲。此外，推荐重度心力衰竭患儿限盐、限液以减少容量超负荷，一般患儿液体量较正常需要量减少 1/4～1/3，保持水、电解质平衡；对于严重心力衰竭患儿，应限制液体量为每日 65ml/kg，并及时纠正低血糖。

3. **药物治疗**　药物治疗主要用于心室泵功能障碍患者，但由于新生儿数据有限，新生儿心力衰竭的药物治疗主要是基于成人研究的间接证据。对于容量超负荷或压力超负荷但心室功能保留患儿，在等待纠正基础缺陷期间，初始也可使用药物治疗来稳定病情和缓解症状。出现不明原因休克的新生儿，应开始输注前列腺素，并应持续至超声心动图检查排除导管依赖性先天性心脏病。对于心室功能降低的患儿，持续的房性和室性快速性心律失常可迅速损伤血流动力学，若纠正电解质异常和其他可能诱因后并未缓解或耐受性差，则需要抗心律失常治疗；若患儿病情极其不稳定，则可能要行心脏复律或除颤。

（1）血管紧张素转化酶抑制剂（angiotensin-converting enzyme inhibitor，ACEI）：ACEI 可抑制血管紧张素Ⅱ生成，血管紧张素Ⅱ是一种强效的血管收缩剂，也能促进心肌细胞肥大、纤维化和醛固酮分泌。B 期和 C 期心力衰竭患儿的一线治疗可采用 ACEI，用药期间应密切监测血压和肾功能。ACEI 使心力衰竭患儿首先获益的是降低后负荷，提高心排血量，长期使用时可介导左室重构逆转。

1）卡托普利：早产儿起始剂量每次 0.01mg/kg，每 8～12 小时 1 次。≤7 天的足月儿，起始剂量每次 0.01mg/kg，每 8～12 小时 1 次；>7 天者，起始剂量每次 0.05～0.1mg/kg，每 8～24 小时 1 次，最大剂量每次 0.5mg/kg，每 6～24 小时 1 次。

2）依那普利：起始剂量 0.04～0.1mg/(kg·d)，每天 1 次，最大量可增至 0.5mg/(kg·d)。

（2）利尿剂：利尿剂通过促进尿钠排泄而降低前负荷，并可缓解肺水肿及外周性水肿等容量超负荷的症状。可用于治疗 C 期或 D 期心力衰竭患儿。

1）袢利尿剂：袢利尿剂可抑制 Henle 袢升支粗段对钠和氯的重吸收，最常采用呋塞米，剂量每次 1mg/kg，静脉或口服给予，一天 2～3 次。袢利尿剂的副作用包括：电解质紊乱（低钠血症、低氯血症和低钾血症）、代谢性碱中毒和肾功能不全。长期应用袢利尿剂治疗可导致肾钙沉着症和耳毒性（通常发生于大剂量静脉给药时）。

2）噻嗪类利尿剂：噻嗪类利尿剂可抑制肾远曲小管对钠和氯离子的重吸收，一般作为二线药物使用，常与袢利尿剂合用。常用的噻嗪类利尿剂为氯噻嗪、氢氯噻嗪及美托拉宗，目前已较少应用。

3）醛固酮拮抗剂：醛固酮拮抗剂可减弱肾集合管的保钠排钾作用。常用螺内酯，每天 3mg/kg，分 2~3 次口服。由于有保钾利尿作用，所以其特别适合与袢利尿剂和噻嗪类利尿剂联用。副作用包括高钾血症。

（3）洋地黄类：具有正性肌力作用，由抑制 Na^+/K^+-ATP 酶活性以及提高胞内 Ca^{2+}浓度来介导；负变时作用，能延缓心房传导；以及迷走神经紧张作用，可减少心力衰竭时交感神经系统激活所介导的症状和体征。不推荐无症状心室功能障碍患儿使用洋地黄类药物，常用于治疗 C 期心力衰竭患儿，特别是利尿剂和 ACEI 等其他药物治疗后症状仍持续者，可改善生理状况和缓解症状。

1）地高辛：地高辛的有效剂量安全窗较窄，个体耐受性不同，使用时应监测地高辛药物浓度和治疗效果。低剂量用药时（谷浓度为 0.5~0.9ng/ml）即可获益，且潜在不良反应心律失常罕见。地高辛口服剂量：早产儿饱和量 24 小时 20μg/kg，维持量 24 小时 5μg/kg，分 2 次口服；足月儿饱和量 24 小时 30μg/kg，维持量 24 小时 8μg/kg，分 2 次口服；若静脉用药，剂量为口服剂量的 3/4。

2）西地兰：主要用于急、慢性心力衰竭、心房颤动和阵发性室上性心动过速。西地兰的洋地黄化量为 0.02mg/kg，首剂给予洋地黄化量的 1/2~1/3，其余分 2~3 次间隔 6~8 小时给予。

（4）β 受体拮抗剂：β 受体拮抗剂可抵消心肌长期交感神经激活引起的适应不良作用。通常在利尿剂、地高辛和 ACEI 治疗方案基础上加用 β 受体拮抗剂治疗，如卡维地洛或美托洛尔，有频繁心室异位起搏的患者可首选美托洛尔。β 受体拮抗剂用于经其他心力衰竭药物治疗病情稳定、具有收缩功能障碍的 C 期心力衰竭，也可能在 B 期心力衰竭的单纯 ACEI 或 ARB 治疗基础上加用这类药物。失代偿性心力衰竭患者应停用 β 受体拮抗剂。

1）卡维地洛：开始采用低剂量，约为最终目标剂量的 1/8，通常为 1 次 0.05mg/kg，每日 2 次，口服，每 2 周增加 1 次剂量（即剂量翻倍），从而尽量减少副作用。一般来说，每次增量的首剂在诊室服用，观察无不良反应可按计划继续此剂量，逐渐增加到最大剂量 0.4mg/kg，每日 2 次。副作用包括疲劳、低血压、心动过缓、支气管痉挛及低血糖，这些可能会影响剂量增加。

2）美托洛尔：初始剂量为每次 0.1mg/kg，每日 2 次，口服给药，并按需缓慢增量，通常每 2 周增量 1 次，最多 1mg/（kg·d）。副作用与卡维地洛类似。

（5）肺血管扩张剂：肺血管扩张剂用于肺动脉高压所致右心衰竭患儿。

（6）正性肌力药：正性肌力药用于低心排血量时，如心力衰竭急性加重时用来改善心排血量，以及用于稳定等待心脏移植患者的病情。这些药物的作用机制是保持较高的细胞内 cAMP 水平，其中儿茶酚胺类（如多巴胺、多巴酚丁胺）可通过增加 cAMP 的生成，磷酸二酯酶Ⅲ抑制剂（如米力农）则通过减少 cAMP 降解来实现。常用正性肌力药物的作用特征见表 15-10-4。

表 15-10-4　常用正性肌力药物的作用特征

药物	α_1	β_1	β_2	DAR	半衰期	CO	HR	SBP	PCWP	心肌氧耗
多巴酚丁胺	+	+++++	+++	N/A	2~3min	↑	↑	←→	↓	↑
肾上腺素	+++++	++++	+++	N/A	2~7min	↑	↑	↑	←→	↑
多巴胺	+++	++++	++	+++++	2~20min	↑	↑	↑	←→	↑
米力农	N/A	N/A	N/A	N/A	1~4h	↑	↑	↓	↓	←→

注：DAR. 多巴胺受体；CO. 心排血量；HR. 心率；SBP. 收缩压；PCWP. 肺毛细血管楔压。

1）多巴胺（dopamine）：是失代偿性心力衰竭优选的药物，通常联合静脉用米力农。小剂量 2~5μg/（kg·min）主要作用于多巴胺受体，对心脏 β_1 受体和外周血管 α_1 受体也有轻度作用，对血流动力学的影响因人而异；中等剂量 5~10μg/（kg·min）主要作用于心脏 β_1 受体，对外周血管 α_1 受体有轻度作用，可增加心排血量和外周血管阻力，提高平均动脉压；大剂量>10μg/（kg·min）主要作用于外周血管 α_1 受体，增加外周血管阻力，同时也作用于心脏 β_1 受体增加心排血量。当>20μg/（kg·min）时，由于心脏 β_1 受体作用易诱发快速性心律失常。

2）多巴酚丁胺（dobutamine）：强力作用于心脏 β_1 受体增加心排血量减少左心室充盈，对外周血管 α_1 受体作用较弱，且有中等强度的 β_2 扩血管作用，整体表现为反射性扩张血管，对血压无明显影响。新生儿剂量范围为 2~20μg/(kg·min)，静脉滴注，根据临床反应调整用量。

3) 肾上腺素(adrenalin)：低剂量肾上腺素持续静脉滴注用于难治性低血压和/或终末器官灌注不良时。强力作用于心脏 β_1 受体，对外周血管 α_1 和 β_2 受体也有中等强度作用。可增加心肌收缩力和心排血量，对外周血管阻力的作用有剂量依赖性。小剂量时 β_2 受体占主导，可降低外周阻力。大剂量时 α_1 占主导，增加外周阻力。新生儿初始剂量 0.05~0.2μg/(kg·min)，根据平均动脉压反应可上调至 0.5~1μg/(kg·min)。

4) 去甲肾上腺素(norepinephrine)：是各种原因休克伴低血压的首选血管收缩剂。强力作用于外周血管 α_1 受体，中等强度作用于心脏 β_1 受体。提高平均动脉压作用强于多巴胺，且对心率影响小。新生儿起始剂量 0.05~0.1μg/(kg·min)，根据临床反应可上调至 2μg/(kg·min)。

5) 异丙肾上腺素(isoprenaline)：主要用于心动过缓导致的低血压。强力作用于心脏 β_1 受体和外周血管 β_2 受体。与多巴酚丁胺不同的是，具有明显的增加心率和心肌收缩力作用，提高心排血量，同时有扩张外周血管的作用，并降低平均动脉压。新生儿剂量范围 0.05~2μg/(kg·min)，静脉滴注，根据临床反应调整用量。

6) 米力农(milrinone)：米力农为大多数医疗机构中，用于失代偿性心力衰竭首选的磷酸二酯酶Ⅲ抑制剂，静脉注射。米力农可增加心肌收缩性，并降低后负荷，而不会显著增加心肌耗氧量。为了避免发生低血压，米力农初始输注速率为 0.25μg/(kg·min)，前期无须快速推注，随后按需逐渐缓慢增加剂量，最大剂量为 1μg/(kg·min)。

(7) 奈西立肽：不推荐急性心力衰竭时常规应用奈西立肽。奈西立肽是一种重组 B 型利钠肽，能通过促进排尿、尿钠排泄以及动静脉扩张来降低心脏前、后负荷，从而 PCWP，改善心排血量，对心肌无直接正性肌力作用。在副作用方面，奈西立肽有增加低血压风险。用法：先给负荷量 1.5μg/kg，缓慢静脉注射，继之 0.007 5~0.015μg/(kg·min)，静脉滴注；也可不用负荷量而直接静脉滴注，疗程一般 3 天。

4. **心脏再同步化治疗** 最佳药物治疗疗效不充分的部分 C 期和 D 期心力衰竭患儿可选择心脏再同步治疗(cardiac resynchronization therapy，CRT)，尤其是伴射血分数(ejection fraction，EF)降低(即 EF<35%)和心电图显示有左束支传导阻滞的患者。由于先天性心脏病的解剖基础复杂、多次心脏手术引起瘢痕形成，以及右束支传导阻滞和右心室衰竭比例比成人高，所以很难评估 CRT 对新生儿科/儿科人群的疗效。目前尚无随机对照试验评估 CRT 在心力衰竭儿童中的应用。

5. ECMO ECMO 是全心肺旁路装置，可用于即将发生或已经发生的心搏骤停，如心脏手术后休克和急性心肌炎。ECMO 可提供数日至数周的充分心肺支持。一项纳入 3 416 例新生儿及 4 181 例儿科心脏病性 ECMO 病例的多中心注册研究显示，出院生存率分别为 38% 和 45%。如果心肌未恢复或预期在 2~3 周内不能恢复，则 ECMO 可用作更耐用心室辅助装置(ventricular assist device，VAD)的过渡，随后进行心脏移植。

6. **心脏移植** 心脏移植推荐用于内科难治性终末期心力衰竭(D 期)。伴严重活动受限、明显生长障碍、难治性心律失常或限制型心肌病的 C 期 HF 患者，也可考虑心脏移植。此类患儿应考虑早期转至儿科移植中心，优化内科治疗和列入心脏移植等待名单的时机。是否行心脏移植，取决于内科治疗的预期生存、生活质量、其他治疗选择，以及移植后估计生存期。

(周 伟)

参考文献

1. 骆凝馨，曹云. 早产儿低血压的诊治现状及研究进展. 中华新生儿科杂志，2018，33(5)：396-399.
2. 邵肖梅，叶鸿瑁，丘小汕. 实用新生儿学. 5 版. 北京：人民卫生出版社，2019：732-737.
3. 代冬梅，唐坤，许汪斌，等. 系统性毛细血管渗漏综合征病程中红细胞压积与血浆白蛋白差值的变化：系统评价分析. 中华危重病急救医学，2018，30(10)：920-924.
4. ZANCANARO A，SERAFINI F，FANTIN G，et al. Clinical and pathological findings of a fatal systemic capillary leak syndrome (clarkson disease)：a case report. Medicine(Baltimore)，2015，94(9)：e591.
5. ABDUL AZIZ A N，THOMAS S，MURTHY P，et al. Early inotropes use is associated with higher risk of death and/or severe brain injury in extremely premature infants. J Matern Fetal Neonatal Med，2020，33(16)：2751-2758.
6. BAIK N，URLESBERGER B，SCHWABERGER B，et al. Blood pressure during the immediate neonatal transition：Is the mean arterial blood pressure relevant for the cerebral regional oxygenation? Neonatology，2017，112(2)：97-102.
7. BHAT B V，PLAKKAL N. Management of shock in neonates. In-

dian J Pediatr, 2015, 82(10): 923-929.

8. BALOCH N U, BIKAK M, REHMAN A, et al. Recognition and management of idiopathic systemic capillary leak syndrome: an evidence-based review. Expert Rev Cardiovasc Ther, 2018, 16(5): 331-340.
9. BOZZINI M A, MILANI G P, BIANCHETTI M G, et al. Idiopathic systemic capillary leak syndrome (clarkson syndrome) in childhood: systematic literature review. Eur J Pediatr, 2018, 177(8): 1149-1154.
10. BASKE K, SAINI S S, DUTTA S, et al. Epinephrine versus dopamine in neonatal septic shock: a double-blind randomized controlled trial. Eur J Pediatr, 2018, 177(9): 1335-1342.
11. STRANAK B, SEMBEROVA J, BARRINGTON K, et al. International survey on diagnosis and management of hypotension in extremely preterm babies. Eur J Pediatr, 2014, 173(6): 793-798.
12. CANTINOTTI M, LAW Y, VITTORINI S, et al. The potential and limitations of plasma BNP measurement in the diagnosis, prognosis, and management of children with heart failure due to congenital cardiac disease: an update. Heart Fail Rev, 2014, 19(6): 727-742.
13. CAIRONI P, TOGNONI G, MASSON S, et al. Albumin replacement in patients with severe sepsis or septic shock. N Engl J Med, 2014, 370(15): 1412-1421.
14. CARCILLO J A. Intravenous fluid choices in critically ill children. Curr Opin Crit Care, 2014, 20(4): 396-401.
15. DARVISHI B, FARAHMAND L, JALILI N, et al. Probable mechanisms involved in immunotoxin mediated capillary leak syndrome (CLS) and recently developed countering strategies. Curr Mol Med, 2018, 18(5): 335-342.
16. DAVIS A L, CARCILLO J A, ANEJA R K, et al. American College of Critical Care Medicine clinical practice parameters for hemodynamic support of pediatric and neonatal septic shock. Crit Care Med, 2017, 45(6): 1061-1093.
17. PETER D S, GANDY C, Hoffman S B. Hypotension and adverse outcomes in prematurity: comparing definitions. Neonatology, 2017, 111(3): 228-233.
18. DILLI D, SOYLU H, TEKIN N. Neonatal hemodynamics and management of hypotension in newborns. Turk Pediatri Ars, 2018, 53(Suppl 1): S65-S75.
19. DIONNE J M, FLYNN J T. Management of severe hypertension in the newborn. Arch Dis Child, 2017, 102(12): 1176-1179.
20. EO T S, CHUN K J, HONG S J, et al. Clinical presentation, management, and prognostic factors of idiopathic systemic capillary leak syndrome: a systematic review. J Allergy Clin Immunol Pract, 2018, 6(2): 609-618.
21. SIDDALL E, KHATRI M, RADHAKRISHNAN J. Capillary leak syndrome: etiologies, pathophysiology, and management. Kidney Int, 2017, 92(1): 37-46.
22. PEEPLES E S. An Evaluation of hydrocortisone dosing for neonatal refractory hypotension. J Perinatol, 2017, 37(8): 943-946.
23. DEMPSEY E M. What should we do about low blood pressure in preterm infants. Neonatology, 2017, 111(4): 402-407.
24. HOF H, AMANN V, TAUBER C, et al. Peritonitis in a neonate due to Cyberlindnera fabianii, an ascomycetic yeast. Infection, 2017, 45(6): 921-924.
25. DANNEVIG I, DALE H C, LIESTØL K, et al. Blood pressure in the neonate: three non-invasive oscillometric pressure monitors compared with invasively measured blood pressure. Acta Paediatr, 2005, 94(2): 191-196.
26. JOYNT C, CHEUNG P Y. Treating hypotension in preterm neonates with vasoactive medications. Front Pediatr, 2018, 6: 86.
27. KERLING A, TOKA O, RÜFFER A, et al. First experience with Tolvaptan for the treatment of neonates and infants with capillary leak syndrome after cardiac surgery. BMC Pediatr, 2019, 19(1): 57.
28. DRUEY K M, PARIKH S M. Idiopathic systemic capillary leak syndrome (clarkson disease). J Allergy Clin Immunol, 2017, 140(3): 663-670.
29. KITANO M, HOASHI T, KAKUTA T, et al. Primary draining vein stenting for obstructive total anomalous pulmonary venous connection in neonates with right atrial isomerism and functional single ventricle improves outcome. Pediatr Cardiol, 2018, 39(7): 1355-1365.
30. KUBICKI R, GROHMANN J, SIEPE M, et al. Early prediction of capillary leak syndrome in infants after cardiopulmonary bypass. Eur J Cardiothorac Surg, 2013, 44(2): 275-281.
31. KULIHOVA K, PROCHAZKOVA M, SEMBEROVA J, et al. Fatal primary capillary leak syndrome in a late preterm newborn. Indian J Pediatr, 2016, 83(10): 1197-1199.
32. KALISH B T. Management of neonatal hypotension. Neonatal Netw, 2017, 36(1): 40-47.
33. FAUST K, HÄRTEL C, PREUβ M, et al. Short-term outcome of very-low-birthweight infants with arterial hypotension in the first 24h of life. Arch Dis Child Fetal Neonatal Ed, 2015, 100(5): F388-F392.
34. KRAUT E J, BOOHAKER L J, ASKENAZI D J, et al. Incidence of neonatal hypertension from a large multicenter study [Assessment of Worldwide Acute Kidney Injury Epidemiology in Neonates-AWAKEN]. Pediatr Res, 2018, 84(2): 279-289.
35. LINDLE K A, DINH K, MOFFETT B S, et al. Angiotensin-converting enzyme inhibitor nephrotoxicity in neonates with cardiac disease. Pediatr Cardiol 2014, 35(3): 499.
36. LINGWOOD B E, EIBY Y A, BJORKMAN S T, et al. Supporting preterm cardiovascular function. Clin Exp Pharmacol Physi-

ol,2019,46(3):274-279.
37. MIYAMOTO T,OZAKI S,INUI A,et al. C1 esterase inhibitor in pediatric cardiac surgery with cardiopulmonary bypass plays a vital role in activation of the complement system. Heart Vessels,2020,35(1):46-51.
38. MOYNIHAN G V,TEO P C,LEE F J,et al. Capillary leak syndrome with tamponade. Anaesth Intensive Care,2019,47(3):305-306.
39. MAHMOOD I. Prediction of clearance,volume of distribution,and half-life of drugs in extremely low to low birth weight neonates:an allometric approach. Eur J Drug Metab Pharmacokinet,2017,42(4):601-610.
40. NEVES A L,HENRIQUES-COELHO T,LEITE-MOREIRA A,et al. The utility of brain natriuretic peptide in pediatric cardiology:a review. Pediatr Crit Care Med,2016,17(11):e529-e538.
41. DE CHAMBRUN M P,GOUSSEFF M,MAUHIN W,et al. Intravenous immunoglobulins improve survival in monoclonal gammopathy-associated systemic capillary-leak syndrome. Am J Med,2017,130(10):1219. e19-1219. e27.
42. NUNTNARUMIT P,YANG W,BADA-ELLZEY H S. Blood pressure measurements in the newborn. Clin Perinatol,1999,26(4):981-996.
43. ROSSANO J W,CHERIKH W S,CHAMBERS D C,et al. The registry of the international society for heart and lung transplantation:twentieth pediatric heart transplantation report-2017; focus theme:allograft ischemic time. J Heart Lung Transplant,2017,36(10):1060-1069.
44. RAITH E P,IHLE J F,JAMIESON J,et al. Idiopathic systemic capillary leak syndrome presenting as septic shock:A case report. Heart Lung,2018,47(4):425-428.
45. RAMIREZ-SANDOVAL J C,VARELA-JIMENEZ R,MORALES-BUENROSTRO L E. Capillary leak syndrome as a complication of antibody-mediated rejection treatment:a case report. CEN Case Rep,2018,7(1):110-113.
46. RHEE C J,DA COSTA C S,AUSTIN T,et al. Neonatal cerebrovascular autoregulation. Pediatr Res,2018,84(5):602-610.
47. VERMA R P,DASNADI S,ZHAO Y,et al. A comparative analysis of ante- and postnatal clinical characteristics of extremely premature neonates suffering from refractory and nonrefractory hypotension:is early clinical differentiation possible? Early Human Development,2017,113:49-54.
48. SIDDALL E,RADHAKRISHNAN J. Capillary leak syndrome:a cytokine and catecholamine storm? Kidney Int,2019,95(5):1009-1011.
49. SIEHR S L,SHI S,HAO S,et al. Exploring the role of polycythemia in patients with cyanosis after palliative congenital heart surgery. Pediatr Crit Care Med,2016,17(3):216-222.
50. SHARMA D,FARAHBAKHSH N,SHASTRI S,et al. Neonatal hypertension. J Matern Fetal Neonatal Med,2017,30(5):540-550.
51. WEISS S L,PETERS M J,ALHAZZANI W,et al. Surviving sepsis campaign international guidelines for the management of septic shock and sepsis-associated organ dysfunction in children. Pediatric Critical Care Medicine,2020,21(2):e52-e106.
52. ZHIHUI X I E,GHOSH C C,PATEL R,et al. Vascular endothelial hyperpermeability induces the clinical symptoms of Clarkson disease (the systemic capillary leak syndrome). Blood,2012,119(18):4321-4332.
53. KANTOR P F,LOUGHEED J,DANCEA A,et al. Presentation,diagnosis,and medical management of heart failure in children:Canadian cardiovascular society guidelines. Canadian Journal of Cardiology,2013,29:e1535-e1552.
54. ROSENTHAL D,CHRISANT M R,EDENS E,et al. International Society for Heart and Lung Transplantation:Practice guidelines for management of heart failure in children. J Heart Lung Transplant,2004,23:1313.
55. ROSS R D. The Ross classification for heart failure in children after 25 years:a review and an age-stratified revision. Pediatr Cardiol,2012,33:1295.
56. FREEDOM R M,BENSON L N,SMALLHORN J F. Neonatal Heart Diesease. London:Springer-Verlag London Limited,1992:165.

第十六章　新生儿神经系统危重症

第一节　新生儿脑发育和损伤的神经生物与神经生理学基础

一、概　　述

随着NICU救治水平的不断提高，更多超早早产儿和超低出生体重儿获得成功救治，同时也导致越来越多的器官发育障碍问题亟待解决，尤其是神经系统损伤发育与成熟障碍问题，已经成为目前NICU目标管理的核心。超早早产儿至足月儿这一时期的脑发育阶段恰好相当于妊娠晚期阶段，其衔接神经元移行，是开始组织化（神经突起、突触形成、皮质分层、神经元凋亡与突触减少）与髓鞘化发育的重要阶段。在形态学上，皮层折叠与沟回形成成人型的结构状态，脑重量处于最快增加时期，皮质6层结构完成，复杂的皮层与皮层下结构（板下区、丘脑），以及与小脑脑干，或皮层与皮层之间形成基本神经环路，为接受外界环境的刺激（声、光、痛、躯体运动）奠定了基础，板下神经元（subplate neurons，SPNs）的功能完整性是上述皮层发育及神经环路建立的关键。

皮层发育的组织化过程不仅仅是神经突起、突触形成、皮质分层完成，也包括轴突形成、延伸及其髓鞘化，这时脑室管膜区放射状胶质细胞分化成胶质细胞（少突胶质细胞祖细胞），其进一步分化成熟为前体少突胶质细胞（pre-oligodendrocyte，pre-OL）、未成熟少突胶质细胞及成熟少突胶质细胞，构成包绕轴突的髓鞘。妊娠晚期白质发育的核心内容是少突胶质细胞增殖分化成熟，至足月新生儿期，pre-OL仍占少突胶质细胞系总数的50%，白质的易损性即是pre-OL的易损性。当然，早产儿易发生脑损伤不仅仅是因为少突胶质细胞的成熟依赖性，也与此时期的管膜区及相邻白质血管发育特征、脑血流自身调节发育不完善有关。

妊娠晚期是脑发育的最快速时期，脑容积增加近200%～400%，小脑发育也同样处于快速成熟期。小脑起源于闭合神经管后背部，同皮层发育一样，源于管膜区及脑室下区的放射状胶质细胞增殖移行，切线移行的细胞形成外颗粒层后向内移行，最后分化成熟形成内颗粒层及小脑浦肯野，逐渐与脑桥、皮层形成投射环路，建立整体的脑-小脑网络连接。研究表明早产儿白质损伤常伴有小脑发育异常，同时神经发育不良结局与小脑损伤程度有关。小脑发育异常与损伤后发育、远期运动、认知功能及行为异常密切相关。

有鉴于此，新生儿时期的神经系统疾病，特别是脑损伤，应从整体上认识对发育结局的影响。发育中的脑受到有害因素攻击后，不仅仅导致急性期结构与功能的变化，还会导致发育轨迹的改变。处于发育中的脑损伤后有时不能完整体现成熟期的损伤特征与临床表现，如动脉缺血性卒中，很少在新生儿期出现偏瘫表现，因为这一时期尚保存有损伤侧的皮质脊髓束的功能；上位神经元损伤也很少表现出病理反射亢进，肌张力增强。脑的投射纤维、联合纤维及联系纤维功能完整处在不断发育变化中，神经系统整体整合功能处于不断发育成熟中，因此此时的损伤既可能存在临床表现不典型，需要影像学与神经电生理学的结构与功能评价，又具有巨大的可塑性，应该密切动态随访。

二、脑发育的重要里程碑

人类脑发育始于胚胎第3周，原肠胚形成后（受精后16～18天）分化为三个胚层，神经发生源于外层上皮祖细胞的干细胞其中的神经干细胞，在外层中线排列形成神经板，随其不断细胞增殖发育内陷折叠形成神经管（neural tube）与神经嵴细胞。初级神经胚期（受精后18～26天）包括神经板折叠融合、前部和后部神经孔闭合。脑、脊髓、硬脑膜、颅骨与椎骨嵴覆盖的组织由神经管发育而来。神经嵴细胞最后发育为背根神经节、脑神经的感觉神经节与自主神经节等。次级神经胚期（受精后26天～7周）主要完成尾部神经管发育，骶尾部神经管闭合形成脊髓圆锥、马尾、泌尿生殖道与后肠等组织器官。因此，脑发育最重要的第一个里程碑是初级神经胚形成，标志性发育特征是神经管发育完成，全部神经管闭合完成应在受精后的8周内，初级神经胚发育的高峰在3～4周（胎龄）。在随后的神经发生过程中进入到前脑（端脑）发育期、间脑与后脑（小脑）发育，这其中重点需要阐述的是前脑的皮层发育。在皮层发育重要历程中主要经历了神经元增殖、移行、组织化与髓鞘化连续发育过程，每个过程的发育高峰时间点并非异位发育停止，但是有助于分析导致发育异常主要事件发生的时间可能在之前的某一范围，同时各个过程在发育过程中可以相互重叠。下面主要简述皮层发育经历的几个关键期及其相关的皮层发育异常(malformation of cortex development，MCD)主要类型，人类脑发育关键事件、高峰时间以及常见发育畸形见表16-1-1。

表16-1-1　脑发育关键事件、高峰时间及常见发育畸形

关键事件	高峰时间	常见发育畸形
原始神经胚	3~4周	神经管闭合障碍
端脑发育	2~3个月	端脑无裂畸形
神经细胞增殖	3~4个月	无脑回，巨脑畸形、多小脑回畸形
神经细胞移行	3~5个月	无脑回，巨脑畸形，多小脑回畸形
组织化	5个月~生后数年	Fragile X综合征、Angelman综合征、Rett综合征
髓鞘化	20周~生后数年	Pelisaeus-Merzbacher病

1. **神经元增殖**(neural proliferation)　最早始于胚胎的25天，增殖高峰在胎儿期的3~4个月。既往认为脑室区(ventricular zone，VZ)的神经干细胞对称性分裂进行动力性前后核迁移于VZ的顶部与基底部是神经元产生的标志，这些细胞不断增殖呈指数增加；但现在发现另一种增殖现象：胚胎33周时开始的非对称性分裂产生一种神经干细胞，另外一种分裂后细胞为神经元或胶质细胞。这种神经干细胞增殖过程中对称性分裂转向非对称性分裂才是神经发生开始的重要标志。神经干细胞增殖产生神经元，其不仅仅来源于短期的神经元前体细胞，也可来源于放射状胶质细胞(radial glial cells，RGs)。RGs对于引导神经元移行发挥重要作用，同时也是产生星形胶质细胞与少突胶质细胞的重要细胞。增殖期发育异常将导致脑回发育异常如无脑回畸形或巨脑回畸形。

2. **神经元移行**(neural migration)　源于脑室与脑室下区的神经元从发生区移行至最终的皮层定居区域的过程称为神经元移行，这一过程发生的高峰时间在胎儿期3~5个月。神经元移行与皮层分层发育同步进行，有三种移行方式，①胞体转位：为最早期的移行方式，主要见于发生于短期的神经元前体细胞，即基底突起不断扩展使胞体远离脑室区，突起不断扩展延伸，增厚，通过中间区，形成白质的一部分，而神经元最后离开脑室区。②放射状移行：为神经元移行的主要形式，神经元沿着RGs搭好的脑室或脑室下区至软脑膜的移行通路放射状移行。与胞体转位移行方式不同，放射状移行以非恒定的速度进行，临近终点期会经历胞体快速转位变化。放射状移行的神经元来自脑室与脑室下区的背部，主要是将来发生投射神经纤维的皮层的兴奋性谷氨酸能神经元。③切线方向移行：移行的神经细胞平行于皮层表面移行，直至最后定居的区域时再放射状移动到最后皮层发育位置，这些神经元主要是抑制性GABA能神经元。移行的GABA能神经元在胎儿晚期见于白质，至足月时达到高峰，经过经典移行方式至皮层与基底节。65%的GABA神经元主要来自脑室与脑室下区的背侧，35%来自神经节突起腹侧区，其移行到丘脑(大部分联系性核团)，特别是背内侧与丘脑后结节。也有一小部分的抑制性神经元来自神经节突起的内侧，在早期移行的丘脑区域(胎儿期15~25周)。多种原因可导致神经元移行障碍而发生灰质异位症(grey matter heterotopia)或多小脑回畸形(polymicrogyria)。

3. **组织化**(organization)　脑发育的组织化期主要是指发生在此期间的这样一些关键事件：板下区神经元建立与分化、皮层的分层化完成、神经突起生长、突触发生、选择性突触与神经突起的清除与细胞凋亡及胶质细胞增殖与分化，从胎儿5月龄至生后数年。这里重点阐述皮层分层化与板下区神经元的作用。

在胎儿早期，脑室与脑室下区不断发育生成分裂后的移行神经元，切线与放射状移行至软脑膜形成暂时性前皮质板。约10周时，不断增多聚集的神经元劈裂前皮质板形成皮质板与板下区(subplate zone，SP)，皮质板软脑膜切线移行神经细胞即Cajal-Reztuis细胞在皮质板形成前移动到软脑膜下方构成了边缘区(marginal zone，MZ)，这些细胞表达Reelin蛋白是神经元移行到皮层位置的信号终止蛋白，当表达异常时将发生移行障碍。移行神经元形成皮层的6层结构遵循“inside-out”的原则，来自脑室区的先移行神经元构成最下层，晚期来自脑室下区的移行神经元构成上层。在胎儿7个月时前皮层6层结构基本完成(文末彩图16-1-1)。

板下神经元(subplate neurons，SPNs)在皮质板形成前，构成前皮质板的一部分，位于软脑膜表面下方。这些神经元在早期移行到达皮质板，神经元劈裂前皮质板，形成了 MZ 与 SP。在 SP 区包含多种细胞与非细胞的功能成分，在组织化过程中起到非常关键的作用，可以这样说，板下区神经发育活动是这一时期的关键特征。板下区内细胞成分有：板下神经元（SPNs）、放射/切线方向移行神经元、早期发育的星形胶质细胞、小胶质细胞与少突胶质细胞祖细胞等。此外，还有丰富的细胞外基质（亲水性的）、多源性的等待传入纤维（至皮层）与暂时性突触。

SPNs 在受精后的 7~10 周出现，胎儿期 24~32 周数量达到高峰，35 周显著减少，36 周后 90% 经历程序性细胞死亡而消失，一部分转为间质性神经元。SPNs 的快速形态分化过程中可以暂时性表达多种功能的神经递质受体和生长因子，其分化形成树突接受突触冲动，延展轴突投射到皮层和皮层下区形成暂时性功能活动回路。22~34 周 SPNs 功能活动表现最为活跃。在皮质板形成前，SPNs 是"等待性"丘脑-皮层和皮层-皮层传入纤维突触接触位置，连接皮层与丘脑神经传入活动，起到放大器与中继者的作用；在结构发育上，对于引导这些上行与投射纤维轴突延展形成网络环路发挥重要作用。研究表明去除 SPNs 不但使皮层神经元暂时性内源性电活动被破坏，还会导致皮层的发育障碍。SPNs 损伤与早产儿认知障碍和孤独症谱系障碍发生密切相关。

脑发育组织化过程还有很多重要的发育过程，如神经突起发育、突触发生、选择性突触与神经突起的清除、细胞凋亡及胶质细胞增殖与分化，尤其是神经树突小棘（dendrite spine）发育异常与神经认知障碍性疾病关系密切，如孤独症谱系障碍、Rett 综合征及 Fragile X 综合征等。

4. 髓鞘化（myelination） 髓鞘化是少突胶质细胞祖细胞经过增殖、分化，逐步发育成成熟多极化少突胶质细胞，沿着轴突产生质膜不断包绕形成外壳的过程。髓鞘化始于妊娠中期至生后 2 年内完成。胎儿 20~22 周时少突胶质细胞来自脑室与脑室下区的少突胶质细胞系祖细胞（来源放射性胶质细胞），增殖分化为前体少突胶质细胞（pre-OL），其分裂活跃，表达 O4 表面蛋白（硫苷脂），pre-OL 产生的高峰时间为 23~32 周，pre-OL 进一步发育为未成熟少突胶质细胞，至成熟少突胶质细胞方具有髓鞘化能力。足月时 pre-OL 仍然占有少突胶质细胞总数 50% 以上。研究证明，同样缺氧缺血的状态下脑室周围白质不同区域的易损性表现在 pre-OL 细胞数量的多少，pre-OL 占比更高区域损伤程度更重。这也说明早产儿白质损伤的易损性主要是由少突胶质细胞内在的成熟性决定的，尽管未成熟性少突胶质细胞也容易发生损伤。

髓鞘化始于周围神经系统（脊髓背根），遵循尾头发育规律：现有脑干、小脑、大脑脚、内囊后肢依次髓鞘化，与周围神经系统不同，中枢神经系统感觉通路先于运动通路髓鞘化，近端通路先于远端，投射通路先于联系通路；枕部髓鞘化先于颞区与额区。生后第一年是快速期，生后 2 年内髓鞘化形成近成人型，但是皮层间的联系纤维髓鞘化可延续到 30 年。MRI 是评价髓鞘化最好的方法，不但可以应用常规序列（T_1WI/TWI）对宏观髓鞘化进行评价，也可以应用弥散张量与纤维素示踪成像描述微观髓鞘化发育相关的白质发育。

5. 脑沟回宏观形态发育与小脑发育 脑的宏观型形态发育主要发生在受精后第 8 周至 3 个月，即前脑的形成阶段。在神经管闭合完成后，前部的脑泡生长，分化出前脑、中脑及后脑。前脑的发育阶段即是前脑脑泡分裂形成两侧的大脑半球、中脑与后脑发育成小脑及相关脑干间脑的过程。这时我们已经可以完整地观察到脑的整体形态各个部分，但是皮层宏观形态发育，即脑回与脑沟形成需要持续到足月时才能达到成人型的发育形态。原始脑沟出现在胎儿期 14~26 周，二级脑沟在 30~35 周出现，三级脑沟出现于 36 周，直至生后均在持续发育。通常胎儿 MRI 在 25 周前仅可见原始侧裂，各个脑叶还没有脑沟出现，中央顶枕部脑沟发育先于颞叶与额叶（图 16-1-2、图 16-1-3）。

6. 小脑发育 胚胎 4 周神经管闭合，5 周神经管前曲形成，7~8 周神经元不断增殖，同时形态上逐渐形成前脑、中脑（弯曲）、脑桥（弯曲）及后脑（菱脑）。中脑弯曲与后脑间结合部（midbrain-hindbrain junction，MHBJ）是指导小脑及脑桥发育的重要区域，能产生"峡部"组织者（isthmic organizer，IsO），这是非常重要的事件，因为可指导中脑、脑桥与小脑的发育，其产生由两个相互抑制的同源转录因子 Otx2 与 GbX2 管理。若 Otx2 表达被 GbX2 抑制，则启动小脑发育；反之，中脑顶盖发育。两者的表达和抑制与 IsO 分泌合成成纤维细胞生长因子的类型有关，*Fgf8a* 支持中脑被盖发育，而 *Fgf8b* 促进小脑发育。小脑内部结构发育，特别是小脑蚓部发育与 FGF8 表达有密切关系，蚓部发育不良与早期 IsO 功能障碍相关。

脑桥弯曲后方形成中央腔，发育成未来的第四脑室；胚胎 10 周左右，第四脑室顶被分隔成上下两部分（前膜区与后膜区），上部前膜区有神经元成分，小脑蚓部正常生长与前膜区相互作用；下部后膜区持续发

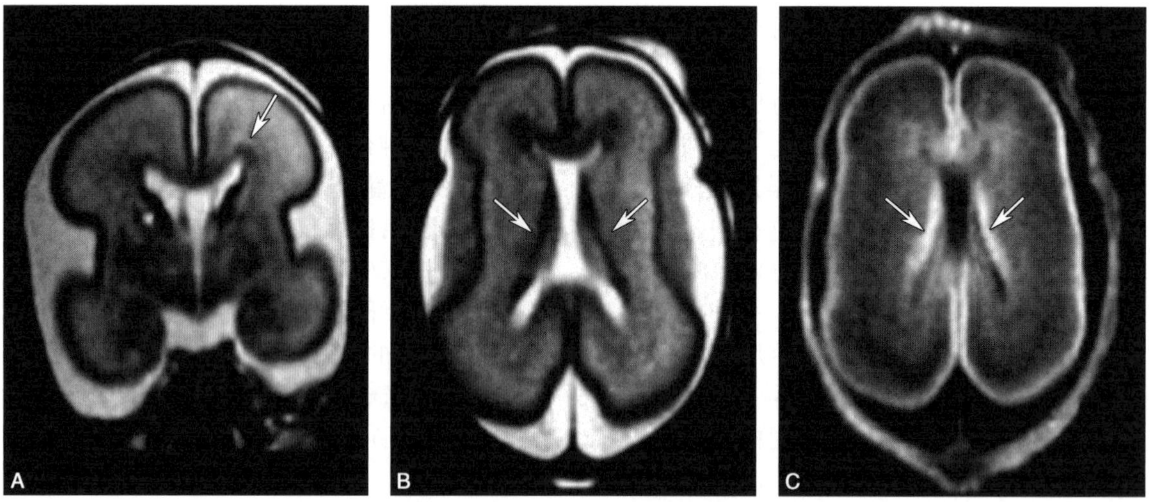

图 16-1-2　脑沟发育(胎龄 25 周)

A. T_2WI,冠状位,皮质、侧脑室壁生发基质区、前角脑室区为低信号,仅见外侧裂原始脑沟;B. 横断面 T_2WI,生发基质区富含细胞成分为低信号(箭头所示),脑室下区显示信号偏低、中央区白质信号最高;C. 横断面 T_1WI,皮质及生发基质显示高信号(箭头所示),脑室下区信号明显高于中间区白质。

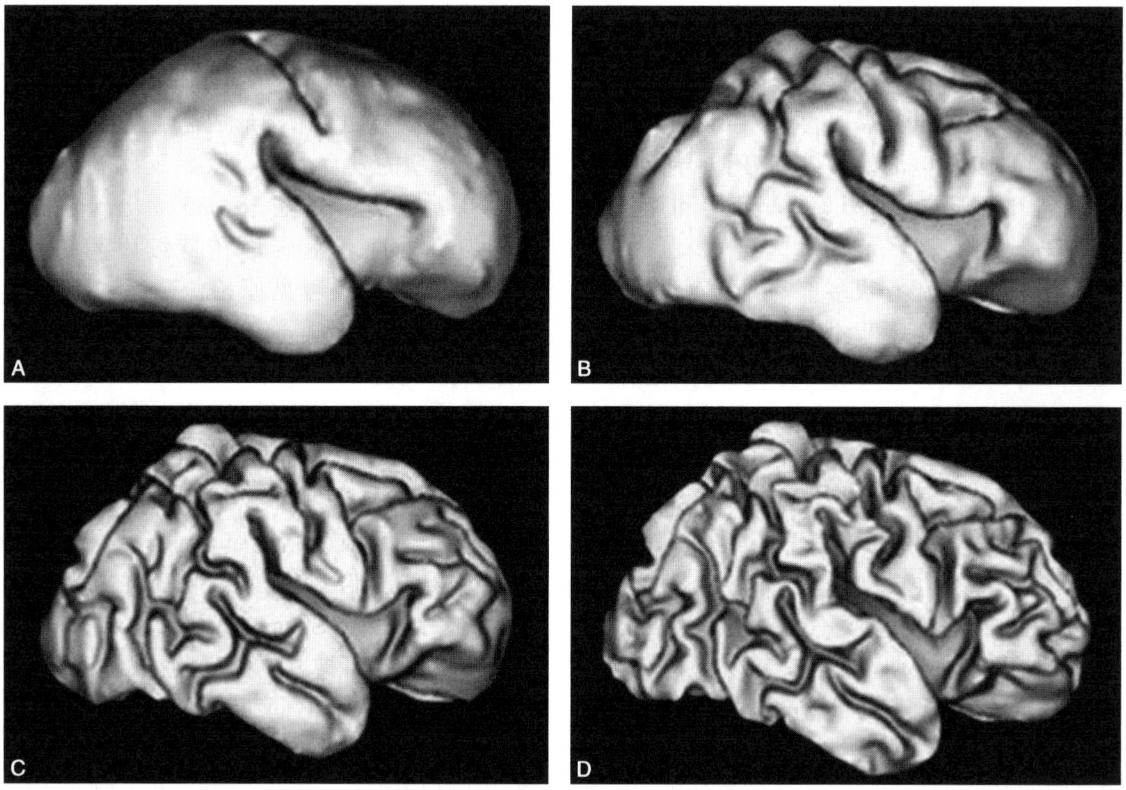

图 16-1-3　脑回发育

基于 MRI-T_2WI 三维脑回与脑沟形态显示。A. 27 周可见脑沟回形成,中央沟清晰可见;B. 31 周皮质折叠,额叶与颞叶仅见很少的折叠;C. 34 周可见很好发育;D. 37 周绝大多数近成人形态。

育,在胚胎 10 周左右中央区穿孔形成,即 Magendie 孔,而四脑室的外侧孔即 Luschka 孔则在 14~16 周完成,最晚在胎儿期 26 周前完成。小脑蚓部的发育对小脑功能完整性有重要影响,与远期神经精神发育异常关系密切。Dandy-Walker 综合征是颅后窝结构发育异常的典型代表,特征为后脑顶部与小脑蚓部发育缺陷,第四脑室增大主要由于前膜区不能进入小脑蚓部,同时后膜区穿孔失败引起,有时该病又被称作 Luschka-Magendie 闭锁综合征。

小脑组织重要事件的完成主要发生在胎龄 9 周至

生后 7 个月。来自脑室区背内侧的加速增殖的神经元——抑制性 GABA 能神经元(中间神经元),放射状移行成为小脑深部主要的核团和浦肯野细胞;来自喙部后脑唇侧的谷氨酸能神经元沿切线方向移行构成外颗粒层,尾部后脑唇侧神经元形成脑桥与下橄榄核。胎龄 20~30 周是小脑组织化快速发育期,29 周时外颗粒层前体细胞完全覆盖小脑表面,开始沿着 Bergmann 胶质细胞向内移行发展成内颗粒层细胞,同时浦肯野细胞分化并分泌 Shh(*Sonic hedgehog* 基因)刺激外颗粒层前体细胞增殖。30~40 周小脑容积增加了 5 倍,浦肯野细胞分化增大,成为小脑齿状核区主要细胞。40 周后外颗粒层逐渐消失,小脑分子层的发育主要在生后。研究表明,早产儿脑损伤患儿有明显的小脑生长发育异常表现,同时胎龄越小,小脑损伤发生率越高,小脑发育与远期的认知和精细运动功能密切相关。

三、脑室下区、生发基质发育与神经网络构建——神经生理学基础

1. 脑室下区、生发基质发育与脑损伤 脑室下区(subventricular zone,SVZ)是由于脑室区神经祖细胞快速增殖后,基底部神经祖细胞在 VZ 边缘经过一个细胞周期,约胚胎 7 周后形成 SVZ,神经发生始于基底祖细胞分裂,然后过渡到 RGs,直至 15 周前成为皮层神经元的基本来源,而 VZ 细胞区开始逐渐减小,到 25~27 周仅为单层的室管膜层。尽管 16 周后,基底祖细胞与放射状胶质细胞逐渐减少,但 VZ 与 SVZ 区的神经元产生会持续到妊娠晚期,28 周后此区域很少见到这些细胞。

SVZ 在不断扩大的过程中,沿侧脑室前角外侧壁开始形成神经节隆起,在 20~26 周厚度达到高峰,34 周后逐渐消失,此处的细胞增殖持续到 18 周,以后仅见腹侧区存在细胞分裂,28 周后消失。生发基质(germinal matrix,GM)为 SVZ 内不成熟的内皮细胞性血管床,对脑血流变化特别敏感、易发生破裂出血。生发基质血液供应主要来自穿支动脉与豆纹动脉,此区域静脉引流来自深部白质、脉络丛、纹状体与丘脑,汇入到大脑内静脉,在形态学上多处静脉引流汇聚该点的终末静脉,周边呈扇形分布,汇聚位置形成“U”转角,易发生血流瘀滞,35 周前深部髓静脉发育仍处于不成熟状态,这是导致生发基质-脑室内出血(GMH-IVH)、脑室周围出血性梗死重要的原因(图 16-1-4)。

动物实验与人类早产儿临床研究证明,白质区域的基础脑血流明显低于皮层与其他灰质区域。Xone 分析早产儿白质血流仅为 10~12ml/(100g·min),PET 显示局部脑血流仅为 1.6~3.0ml/(100g·min)的早产儿神经系统发育未见明显异常;动物实验证实,白质区基础血流低于皮层,但是缺血后血流恢复幅度与皮层没有显著差异,处于同一缺血区域白质损伤程度不同,这种损伤差异是由该区域的少突胶质细胞发育异质性决定的,pre-OL 高分布区更易发生损伤,即成熟依赖选择易损性(selective vulnerability)。

2. 脑血流自身调节与神经损伤的选择易损性(nervous selective vulnerability) 早产儿脑血流灰白质分布上的生理差异已经阐述,白质区的灌注可能更易发生显著降低,而损伤的选择性与少突胶质细胞的成熟特征密切相关。脑血流自身调节是指脑灌注压在一定范围内波动,而脑血流维持在相对稳定范围,既不发生过度灌注,也不发生低灌注,这个调节范围称为脑血流自调平台(cerebral blood flow autoregulation plateau),不同脑发育成熟度自调平台不同,胎龄越小自调平台越窄,因此早产儿更易发生出血与缺血性脑损伤。不同等级的损伤(如窒息)导致脑血流再分布形式不同,间歇性反复不完全性窒息导致缺血损伤主要发生在白质区与分水岭区,而急性或持续性完全性缺血导致的严重深部灰质灌注下降,损伤病理特征为丘脑基底节、脑干与小脑损伤,即便发生在早产儿也会存在这种损伤特征性表现,即等级性损伤(hierachy vulnerability)。

3. 皮层发育、神经回路构建与发育中电神经生理基础 妊娠的第三个阶段是皮层组织化发育的关键阶段,也是髓鞘化发育开始的阶段,在发育中不同区域先后顺序(时空选择性)与未来的功能分化密切相关,如视觉、听觉及躯体感觉神经环路往往优先发育。在脑发育组织化与髓鞘化进程中,神经细胞电活动不断转变是驱动其走向成熟的关键。在新生儿与生后婴儿早期,神经系统的兴奋性活动处于主导地位,在这一时期抑制性神经递质对神经元兴奋性活动调节作用处于转变过程中,即由兴奋转向抑制。

(1) 主要神经递质与其受体在脑发育中的表达与神经兴奋性特征:包括谷氨酸盐、γ-氨基丁酸(γ-aminobutyric acid,GABA)及其受体等的表达及神经兴奋性特征(文末彩图 16-1-5)。

1) 谷氨酸盐及其受体:是神经元兴奋的主要神经递质,其受体参与神经元在胶质细胞发育中的调节。正性离子通道谷氨酸盐受体(inotropic glutamate receptors,iGluRs)主要增加 Na^+、K^+ 与 Ca^{2+} 不同程度内流,这与其亚单位的构成有关。iGluRs 的主要亚单位

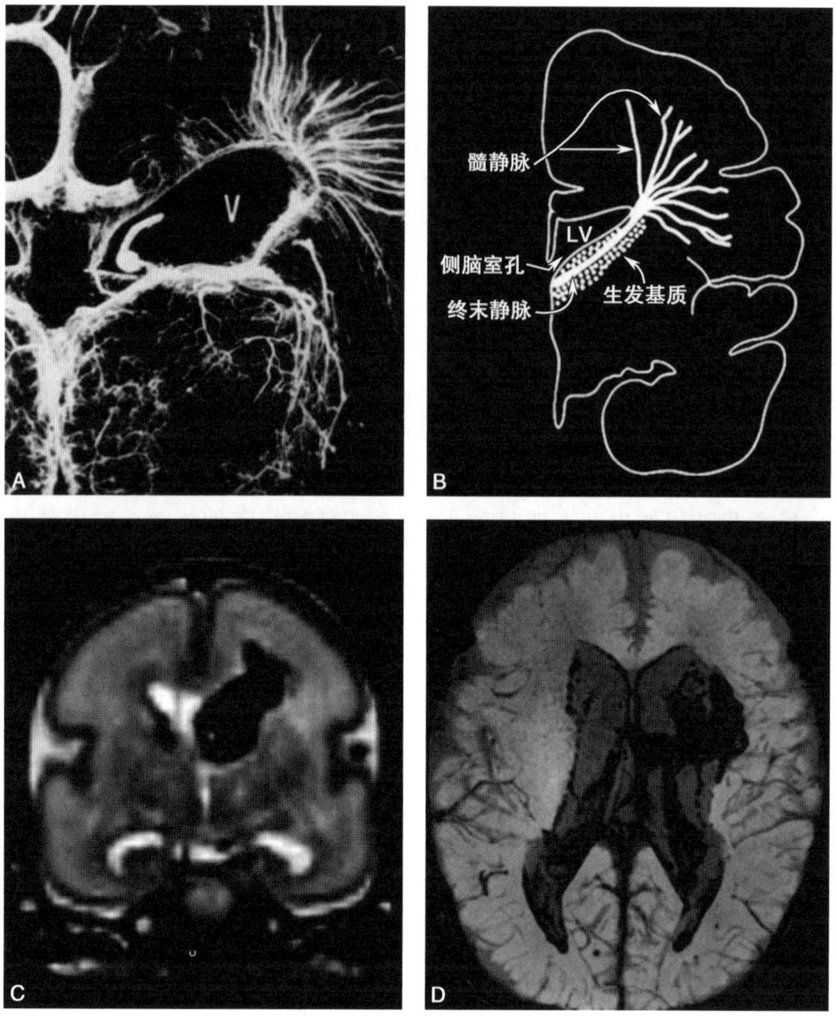

图 16-1-4　SVZ 血管解剖与生发基质-脑室内出血

A. 静脉造影显示扇形分布的侧脑室周围的髓静脉（LV，侧脑室）；B. 脑室周围引流的模式图，箭头：髓静脉（medullary veins）、侧脑室孔（foramen of monro）、终末静脉（terminal vein）与生发基质（germinal matrix）；C. MRI-T_2WI 所见，左侧脑室前角及周围白质一致性低信号提示生发基质-脑室内出血伴有脑室周围出血性梗死；D. 磁敏感加权成像显示侧脑室及脑室周围出血性损伤，提示静脉源性出血。

类型包括 NMDARs、AMPARs 与海草酸盐受体（kainate receptors）。NMDARs 由必须亚单位 NMDAR1（NR1）联合 NR2A、NR2B、NR2C、NR2D 和/或 NR3A 构成；AMPARs 由 GluR1、GluR2、GluR3 和/或 GluR4 亚单位构成；海草酸盐受体是 GluR5、GluR6、GluR7、KA11 和/或 KA2 亚单位构成的异聚复合体。在新生儿期，特别是早产儿阶段，GluR2 始终处于低表达或无表达水平，AMPARs 与缺少 GluR5、GluR6 亚单位的海草酸盐受体增强了钙离子内流，实际上发育中脑 GluR 亚单位的差异化表达取决于神经发育的需要，但同时也是易损性的体现，发育中脑 NMDARs 亚单位的高水平表达，特别是 NR2B 的表达增高使得数倍的电流衰减增加，NR2D 与 NR3A 高水平表达降低了 NMDARs 对镁离子的敏感性，增加钙离子内流进而降低惊厥的阈值。总之，发育中脑兴奋性氨基酸始终处于高表达水平，不断促进神经活动发育成熟，同时也赋予此时期的脑损伤与惊厥易感性，针对不同受体差异化发育表达有可能改变损伤预防与抗惊厥策略的制订。

2）GABA 及其受体：发育中脑 GABA 主要体现兴奋作用，GAGA 释放激活 GABARs，其为门控性 Cl^-通道配体。自相矛盾的 GABA 兴奋作用产生主要源于成熟依赖性的细胞内 Cl^-浓度变化的差异性。这种差异性的细胞内 Cl^-浓度差异主要是由转运蛋白不同发育时期表达的差异决定的。不成熟的神经元细胞内 Cl^-高于细胞外，激活 GABARs 导致 Cl^-外流，细胞发生去极化，因此，此时期的钠-钾-氯共同转运蛋白 1（sodium-potasium-chloride-cotransporter，NKCC1）处于高表达水平；与之相反，成熟的脑内钾氯共同转运蛋白 2（potassium-chloride cotransporter，KCC2）处于高表达水平，使 Cl^-进入细胞内，神经元发生超极化，然而在未成熟脑中表达较低。因此,GABA 的矛盾作用是未成熟神经发育的表现,可以解释部分 GABA 激动剂在新生儿惊厥治疗中为什么常常发生无效反应。

(2) 皮层电活动发育中的演变发育生理基础与新生儿惊厥:在胎儿早期(PCW 8~9 周),由于皮层组织化尚未真正开始,皮层神经元与皮层下结构(板下区)及丘脑没有形成暂时性的神经环路,皮层神经元活动表现为内源性环路的暂时性振荡模式,最早传入皮层的活动可能来自脑干的单胺能性神经元传入和端脑基底部胆碱能神经元传入,没有突触阶段的神经元电活动为钙电流,突触发育起始阶段至丘脑皮层环路形成前,突触电活动主要特征为缝隙连接的电突触。随着板下区发育组织化进程加速,胎儿中期板下区上层聚集传入纤维,丘脑板下神经元建立环路联系(等待期),暂时自发性电活动模式表现为爆发性电活动;约 PCW 24 周后传入纤维进入皮质板,形成丘脑皮层环路;PCW 29 周丘脑皮层纤维在皮层间建立联系环路,皮层电活动表现为以化学突触为基础的较同步化的电活动,感觉驱动的丘脑皮层活动开始出现,这时板下神经元发挥了重要作用,EEG 的 δ 刷与其密切相关,24 周左右开始的暂时性自发活动是局灶性的,随胼胝体发育成熟,30 周后逐渐转变为广泛的同步活动,即皮层早期网络型振荡活动(cortical early network oscillation,cENO)开始向皮层巨除极电位活动(cortical giant depolariztion potential, cGDP)转变,但是此时 GABA 主要表现为兴奋作用(文末彩图 16-1-6)。

早产儿电活动的特征表现为非连续性的电活动,即由间歇性爆发活动与电压降低抑制性活动构成,随着发育爆发性活动波幅逐渐降低,抑制间期逐渐缩短,GABA 转变为抑制性作用,连续性电活动约在 36~40 周开始呈现。超早产儿的爆发活动通常为非节律性、不规则、非时空限定的高波幅爆发,即“非限定(scale-free)”特征,随发育逐渐表现为阵发性爆发特征,实际体现的是神经回路兴奋与抑制作用动态平衡的过程。

惊厥是由于神经元去极化后过度同步性放电,因此产生需要如下条件:一定数量的神经元,表现有足够的兴奋性(离子通道、突触、轴突形成与功能活动);一定程度的神经网络形成,惊厥是神经元网络性同步过度放电,单一神经元或有限神经元兴奋不能产生同步放电,只有足够网络性神经元激活后方能产生电发作或电临床发作;电活动扩散依赖于突触、轴突即髓鞘化发育成熟。如运动性发作依赖皮质脊髓束的发育成熟,新生儿期很多发作起源于脑干、海马与间脑等边缘叶系统,临床表现常为呼吸暂停、行为终止或眼-口-颊-舌运动,常需要 EEG 监测判定。结合皮层组织化发育进程(离子通道、突触形成发育、网络环路发育),以及神经递质在不同时期发育表达特征,新生儿期惊厥易感性随胎龄的增加而逐渐增加,虽然超早产儿可以有惊厥发生,但是远没有晚期早产儿与足月儿易感;同时局灶性、有限的扩散、更高比例的电发作是新生儿期惊厥的基本特征(图 16-1-7)。

四、新生儿期脑发育与损伤中临床与结构功能评价的关键内容

1. **神经系统的临床查体**　从前面的脑发育与损伤的神经生物与生理学基础的阐述中可以清楚认识到:新生儿期虽然是很短的发育阶段,但是脑发育却发生了巨大复杂变化,尤其是从超早早产至足月这一阶段,任何一段时间窗发育与损伤的特征性表现与脑发育变化密切相关,具有鲜明的转变特征,很难用一种规律和同一标准去描述发育中的表现。因此,新生儿的神经系统查体的表现特点与发育成熟度密切相关。下面是系统的神经系统查体几项关键内容。

(1) 胎龄成熟度:系统的神经系统查体必须有胎龄评估或发育成熟度评价,应注意不同的胎龄校正方式应用:经后龄(postconceptonal age,PCA)= 孕龄(受精时间至出生)+生后时间(周),校正胎龄(postmenstrual age,PMA)= 胎龄(末次月经至出生时间)+生后时间(周),两者相差 2 周时间。

(2) 头围测量:头围是衡量脑发育的一个非常重要的指标,妊娠晚期头围生长速度最快为平均 0.75~1.0cm/周,头围生长速度减慢或严重下降是脑发育异常的基本指标,与多种因素相关。

(3) 神经系统查体:新生儿查体最重要的是观察活动表现,神经系统查体也是如此。由于患儿处于不断发育的阶段,考虑到患儿的治疗环境与状态稳定的需要,医生不可能花费更多时间评估神经系统的各项内容。下面几项是基本内容:①觉醒状态(意识状态);②脑神经检查(常通过观察,如面部表情活动、吞咽吸吮表现、肩颈运动情况、眼部运动等);③运动评估(张力与姿势、肢体运动与肌肉活动表现以及生理病理反射);④原始反射(拥抱、握持、踏步、紧张性颈反射);⑤感觉神经检查。

早产儿觉醒状态是很难判定的,特别是胎龄 32 周以下的患儿,因为醒睡周期尚未很好建立。早产儿瞳孔在相对较暗的环境下约 3~4mm,比足月儿稍大,在 30 周后才出现对光反应,32~35 周后方能持续存在。在 30 周至足月期间,瞳孔对光反应变化幅度逐渐增

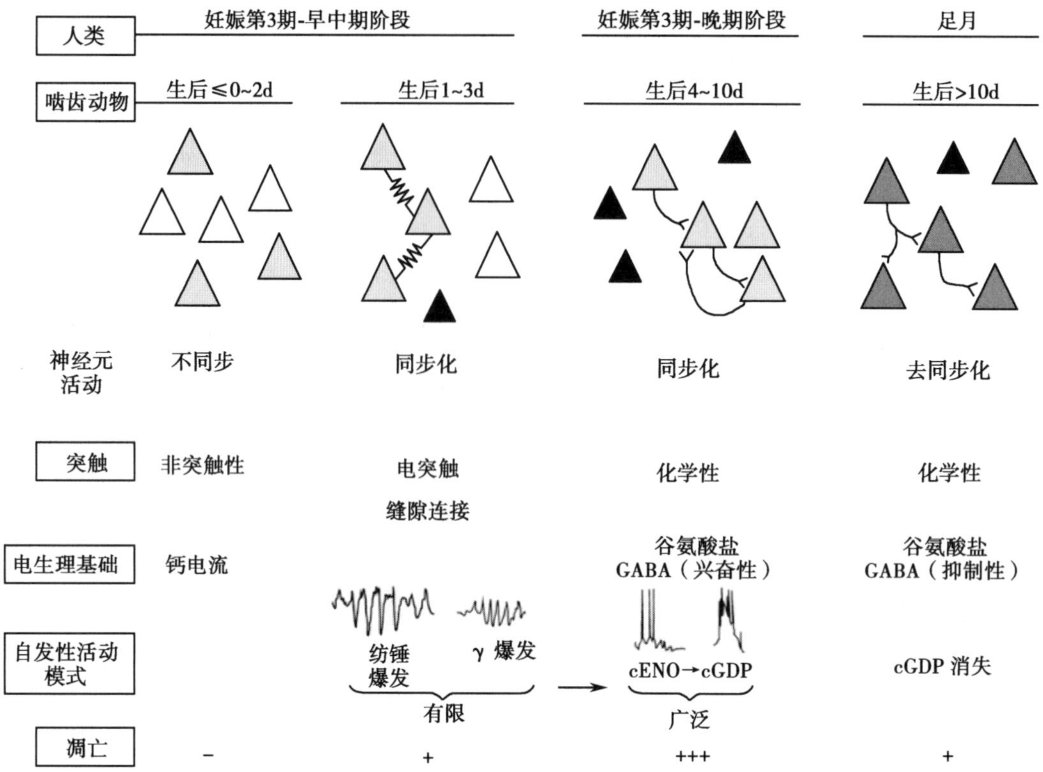

图 16-1-7　发育脑神经元活动特征——神经生物与生理学基础

纺锤爆发、γ 爆发活动见于啮齿动物皮质此发育期电活动特征。人类 δ 刷（δ-β 复合波）可能与其对应，cENO、CGDP 见于动物研究。

强。运动发育规律遵循着尾头发育顺序，屈肌张力先于伸肌张力。28 周，可以感觉到肢体有对抗外力，32 周下肢开始出现明显屈曲，36 周后下肢屈肌张力显著增高，腘窝角至足月达 90°。37 周时拥抱反射很好建立，生后 4~6 个月消失。32 周后已建立很好的触觉刺激反应，对疼痛产生记忆，通过面部表情、行为变化、心率与呼吸改变，可以评价疼痛强度，有助于麻醉镇痛管理。

新生儿神经系统损伤时的表现在不同发育阶段可能千差万别，很多早产儿脑损伤特别是轻度损伤常常没有明显可见的临床表现。通常的持续脑功能异常表现为意识状态变化、肌肉张力与原始反射异常时称作“脑病样”表现，常伴有惊厥。新生儿颅内压增高由于颅骨顺应性较大，颅腔容积变化较容易，很少出现婴儿与年长儿的表现特征，前囟膨隆、张力增高是严重的颅内压增高特征。由于神经发育的不成熟，很多阵发性运动表现并不是临床惊厥发作，如睡眠性肌阵挛。

2. **脑发育与损伤的结构和功能检查**　由于新生儿神经系统发育，特别是脑发育处于不断发展变化中，发育中的脑罹患损伤攻击可导致发育轨迹改变，同时发育中脑组织具有很强的可塑性。因此，对于脑发育诊断评估一定是动态的，在损伤时一定是持续的监测。随着新生儿神经重症监护理念与监护单元的建立，脑损伤的管理已经进入到多维度的精细化整合管理阶段。在结构发育与损伤筛查诊断方法选择上，床旁头部超声检查是首选，磁共振成像技术是诊断标准，但是由于检查的复杂性尚不能作为常规的诊断筛查工具，只能在诊断评价特定人群（胎龄<28 周）、特定病因（结构发育、血管源性、代谢源性、感染性、缺氧缺血性脑病）、特定时间（发育与损伤的关键期）时选择性应用。

脑发育与损伤的功能评价方法主要有脑血流、神经电生理（诱发电位、脑电活动）、局部脑氧饱和度及脑代谢（磁共振波谱分析）。连续脑电监测已成为最基本的神经功能评价手段，是诊断惊厥的金标准，对描述脑发育成熟度与损伤程度的判定不可或缺。但需要强调的是，这些诊断评估监测方法需要多维度整合才能更好地反应脑损伤的功能状态，如应用小波分析技术分析脑氧饱和度与脑电活动变化、脑氧活动与平均动脉压变化，以及脑电活动与平均动脉压变化关系，对维度评价神经血管单位偶联（neurovascular coupling，NVC）的功能状态。指导脑保护、损伤治疗与预后判定。在本节的内容中虽然很少阐述这些方法应用于发育与损伤的评价，但是发育与损伤的基本理论基础对于其合理应用是不可或缺的。

（毛　健）

第二节　新生儿癫痫综合征

新生儿期惊厥多为急性症状性惊厥，但近年来随着影像学、遗传代谢分子生物学和连续脑电监测技术，特别是视频脑电图技术的发展，新生儿癫痫综合征逐渐被人们熟知。新生儿癫痫综合征的评估和长期管理与急性症状性惊厥不同，因此早期识别具有重要的诊断、治疗和预后指导意义。癫痫综合征是一组具有多种致痫因素，表现为相似临床-脑电特征的疾病，其预后与病因学密切相关。本节将结合 2021 年 ILAE 临床实践建议，根据发病年龄、发作类型、脑电图特征、头颅影像学及遗传代谢分子生物学改变等特点，对下列五种常见的新生儿癫痫综合征进行介绍。

一、良性家族性新生儿癫痫

良性家族性新生儿癫痫（benign familial neonatal epilepsy，BFNE）又称良性家族性新生儿惊厥（benign familial neonatal seizures，BFNS），是一种常染色体显性遗传的良性癫痫综合征。常在出生后 1 周内（第 2~3 天多见）发病，发作时临床表现从强直姿势开始，随后出现头部偏转，双眼凝视或向一侧斜视，可伴有呼吸暂停和其他自主神经症状，常进展为单侧或双侧阵挛运动。单次发作时间持续较短（多为 1~2 分钟），每天可发作数十次不等，少数患儿可出现惊厥持续状态。发作间期临床表现良好，无异常生化及影像学改变。至生后 1~12 个月（4~6 个月多见）左右发作可自行缓解。

脑电图背景多正常，部分患儿发作间期可存在少量局灶或多灶性异常波，活动及安静睡眠期偶可出现非特异性尖形 θ 波（theta pointu alternant），即双半球不同步、无反应性 θ 波活动，期间可混有少量尖波。发作期脑电图表现为一过性电压抑制后出现局灶或双侧节律性高波幅慢波活动，前额、颞区及中央区可出现尖波发放，上述电演变多无明确半球优势。

BFNE 的病因多与遗传相关，常见的相关基因为编码电压门控钾通道的 *KCNQ2*、*KCNQ3* 和电压门控钠通道的 *SCN2A*。该病在未经用药下可自愈，在急性发作的情况下，可给予苯巴比妥、丙戊酸钠、苯妥英钠或左乙拉西坦等药物治疗，发作较易控制，用药时间多不超过 2~6 个月。本病远期神经系统预后良好，约 5%~25% 的患儿日后会发生热性惊厥。

二、良性非家族性新生儿惊厥

良性非家族性新生儿惊厥（benign nonfamilial neonatal convulsions）也被称为“五日风（fifth-day fits）”或良性特发性新生儿惊厥（benign idiopathic neonatal convulsions）。常在出生后第 1 周的后期发病，高峰时间是生后第 4~6 天。发作通常为多灶性阵挛运动，常伴有呼吸暂停。发作次数多频繁，且约 80% 的病例可出现惊厥持续状态，但发作间期患儿表现良好，实验室及影像学检查多正常，大多在发病 24 小时后发作可自行缓解，且发作控制时间不超过生后 15 天。

脑电图发作间期改变同 BFNE，发作期无特异性变化，可出现节律性棘波或慢波发放，rolandic 区多见，电演变多无明确半球优势，可固定于一侧，也可在双半球间游走。

病因尚不明确，一般无惊厥家族史，部分患儿存在 *KCNQ2* 新生突变。有病例报道发现脑脊液中锌含量降低，提示急性缺锌综合征的可能性，但锌缺乏的原因、机制及与该病的相关性仍未明确。急性发作期可使用抗惊厥药物，但鉴于发作可随日龄增长自行缓解，通常不需要长期治疗，远期神经系统预后良好。

三、早期肌阵挛性脑病

早期肌阵挛性脑病（early myoclonic encephalopathy，EME）常在生后 3 个月内起病，多在新生儿期即开始发病，以生后 1 周内为主，部分患儿起病时间可能延后，也有部分患儿早在宫内就有症状。临床表现为肌阵挛发作，肌阵挛可累及身体任何部位，以四肢远端及面部小肌群为主，位置不固定，左右可不同步。也可出现全身性粗大肌阵挛及部分运动性发作。发作次数频繁，可出现癫痫持续状态。患儿起病前多无异常临床及影像学改变，随着病程进展可出现明显的神经精神发育迟滞或倒退，部分患儿影像学可表现为进行性皮质及脑室周围萎缩。

脑电图特征为爆发抑制，睡眠期明显，表现为异常的高波幅爆发段和短暂的抑制段交替出现；部分患儿 3~5 个月时脑电图可演变为不典型的高度失律，但多为暂时性改变，随后又恢复为爆发抑制图形并持续存在。

50% 的 EME 患儿病因不明，已知病因中多与代谢性疾病相关，如非酮症高甘氨酸血症、吡哆醇依赖症、非酮症高血糖症、甲基丙二酸血症、丙酸血症等；基因异常也可导致 EME，已报道的相关基因包括 *ERBB4*、

PIGA、*SETBP1*、*SIK1* 和 *SLC25A22* 等。治疗首先需针对病因纠正代谢异常，如食用特殊奶粉，补充缺乏的营养素等；本病对多种抗癫痫药物无反应，远期神经系统结局差，约半数患儿在 1 岁内死亡，存活者多遗留严重的精神运动发育迟滞。

四、早发婴儿癫痫性脑病

早发婴儿癫痫性脑病（early infantile epileptic encephalopathy，EIEE）又称大田原综合征（ohtahara syndrome，OS），与 EME 相似，该病多在生后 1 周内起病，部分起病时间可能延长至生后数周甚至数月，也有部分患儿早在宫内就有发作。发作类型多为癫痫性痉挛发作和强直发作，痉挛发作可成串也可单独发生，部分患儿有部分性运动发作，但肌阵挛发作少见。

脑电图特征也表现为爆发抑制，但与 EME 不同，EIEE 的爆发抑制不受清醒或睡眠的影响，在清醒及睡眠期均存在。随着病程的演变，脑电图特点转为高度失律。

病因多明确，常与脑结构性和基因异常相关。可导致 EIEE 的脑结构异常包括巨脑畸形、无脑畸形、多小脑回、灰质移行障碍、Aicardi-Goutieres 综合征、脑穿通畸形和 Leigh 脑病等。围产期严重的脑损伤如新生儿缺氧缺血性脑病也可导致 EIEE 的发生。基因突变也是该病的主要致病因素，随着现代分子生物学技术的发展，越来越多的相关基因被陆续报道，包括 *STXBP1*、*KCNQ2*、*SCN2A*、*AARS*、*ARX*、*BRAT1*、*CACNA2D2*、*GNAO1*、*KCNT1*、*NECAP1*、*PIGA*、*PIGQ*、*SCN8A*、*SIK1* 和 *SLC25A22* 等。在治疗方面，脑结构发育异常必要时可外科手术干预，虽然钠通道阻滞剂如卡马西平、奥卡西平对 *KCNQ2* 及 *SCN2A*、*SCN8A* 癫痫性脑病存在一定的疗效，但多数患儿对药物反应不佳，发作难以控制，部分患儿在婴儿期死亡，存活者常伴有严重的智力低下和运动发育障碍。

五、婴儿癫痫伴恶性游走性局灶发作

婴儿癫痫伴恶性游走性局灶发作（epilepsy of infancy with migrating focal seizures，EIMFS）是一种罕见的新生儿癫痫综合征。发病年龄常为生后 3 个月内，约半数患儿在新生儿期起病，甚至早在生后第 1 天就有发作。临床表现为多种类型的运动性发作，初期为偶发的局灶性阵挛发作，可伴有自主神经症状，数周后发作次数逐渐频繁，甚至出现癫痫持续状态，特点为多灶性、游走性局灶发作，抗惊厥药物难以控制。影像学检查初期是正常的，后期可出现髓鞘发育延迟，胼胝体变薄和脑萎缩。

脑电图背景活动可能表现为半球不对称性、不同步的慢波活动，睡眠纺锤体少见或形成异常。发作间期脑电表现为大量多灶性棘波、尖波散发或连续发放。发作期脑电表现为游走性多灶性放电。

约半数散发病例存在新发的 *KCNT1*、*SCN1A* 或 *SCN2A* 突变，其他 *SLC12A5*、*TBC1D24*、*PLCB1*、*SLC25A22* 基因变异也有报道，部分病例呈现常染色体隐性遗传特征。该病对常规抗癫痫药物、糖皮质激素治疗均无效，预后差，1/3 的患儿于 2 岁前死亡，幸存者存在严重的神经发育后遗症。

随着现代诊断技术水平的发展，越来越多既往病因不明的新生儿癫痫综合征被识别，其中，基因变异在新生儿癫痫综合征，特别是早发癫痫性脑病中的作用逐渐被认可。然而，仍有许多亟待解决的问题，例如多数癫痫综合征的临床和脑电特点在新生儿期并不显著或并无明确的阐述，增加了其早期诊断的难度；同一类型，甚至相同位置的基因突变，可能表现为截然不同的临床表型，例如，*KCNQ2* 基因变异可能表现为预后良好的良性家族性新生儿癫痫，也可能为预后不佳的早发癫痫性脑病。因此，早期识别新生儿癫痫综合征高危人群，并进行及时的病因学筛查，如必要的实验室生化、血尿遗传代谢病和基因测序、影像学检查，规范的脑电图特别是长时程视频脑电图监测，同时结合临床表型有助于疾病的早期诊断，制定最佳的抗癫痫管理策略，更准确的预测远期结局。

（毛　健）

第三节　新生儿缺氧缺血性脑病

人类出生时，大脑通常包含约 1 000 亿个神经元，由 1 万亿个神经胶质细胞围绕和保护，这是人一生中拥有最多数量神经细胞的时候。这些神经元在生后的头几年会经历重大的变化：多余的神经元和突触很少或从未被使用过，它们会被逐渐消除，而存活下来的神经元会产生轴突和树突，并产生新的连接。所以，9 个月的宫内发育和出生后的前 3 年对于神经元之间的连接是至关重要的。但是，围产期的各种高危因素，如孕母营养不良、压力大、高血压、糖尿病、缺氧等均可影响胎儿的大脑发育，导致每个不同的个体在出生时总神经元和神经胶质细胞数量和质量的差异。

缺氧缺血性脑病（hypoxic-ischemic encephalopathy，HIE）是围产期缺氧导致的足月新生儿神经发育落后，甚至死亡的主要原因之一。临床表现为生后不久出现意识改变、肌张力和原始反射等神经系统异常，持续24小时以上，严重者可有惊厥、脑干症状，并危及生命。国外报告HIE发病率为活产婴儿的1.5‰，我国报告发生率为活产婴儿的3‰~6‰，其中15%~20%在新生儿期死亡，存活者中25%~30%可能遗留神经系统后遗症，如学习障碍、癫痫、脑瘫等。

一、高危因素

凡能影响胎盘供血供氧的因素均可能导致HIE。

1. **孕母因素**　孕母原发性内外科疾病或妊娠并发症，如重症肺炎、心力衰竭、低血压、妊娠高血压、子痫或先兆子痫等，由于母体本身供氧受影响会导致胎儿缺氧。

2. **胎盘和脐带因素**　如外伤或母体重度子痫等导致的胎盘早剥、子宫破裂、脐带脱垂、脐带打结和严重脐带绕颈等。

3. **胎儿因素**　胎儿宫内生长发育迟缓，母-胎输血、胎-胎输血，出生后大量失血、重度溶血和严重感染等。

二、发病机制

高压氧的发病机制目前尚未完全清楚，目前已知的主要有：兴奋性毒性、氧化应激和炎症。神经细胞损伤后可释放大量的兴奋性谷氨酸神经递质导致突触后受体过度激活和细胞死亡；兴奋性毒性导致能量耗竭、线粒体功能障碍和细胞内钙积累，进而导致自由基的产生；缺氧后被激活的小胶质细胞和星形胶质细胞可释放大量促炎性因子和趋化因子以及自由基等引起严重的炎症反应，从而加重对细胞的损伤。这些分子级联反应可相互作用并共同导致神经细胞的死亡。HIE的病理生理随着时间的推移而演变。①急性能量衰竭期：此阶段发生在脑损伤后数分钟到数个小时内，其特征是ATP生成减少和乳酸堆积增加引起的全身性酸中毒。细胞水平的能量衰竭导致神经元细胞膜的完整性丧失，*N*-甲基-D-天冬氨酸受体（*N*-methyl-D-aspartic acid receptor，NMDAR）和其他兴奋性神经递质的激活导致钙内流。②潜伏期：通常为损伤后的6~15小时，这是目前很多干预手段包括亚低温治疗限制进一步的神经元损伤干预的窗口期。③继发性能量衰竭期：通常在损伤后6~48小时，由氧化应激、炎症、兴奋性毒性共同介导细胞死亡。④损伤晚期：损伤后的数月到数年，可发生细胞死亡、髓鞘缺失、脑组织可塑性降低和细胞数量改变等。其机制包括持续的炎症和少突胶质细胞成熟受阻引起的表观遗传学改变、神经发生受损、轴突生长受损或突触发生改变。

三、临床表现

1. 多为足月儿，具有明确宫内窘迫或产时窒息史。胎心率<100次/min，持续10分钟以上，和/或羊水Ⅲ度污染提示宫内窘迫存在；生后Apgar评分1分钟≤3分，并延续至5分钟时仍≤5分，和/或出生时脐动脉血气或生后1小时内动脉血气pH≤7.0和/或BE绝对值≥16mmol/L，提示存在产时窒息。

2. 神经系统异常临床表现常于生后6~12小时出现，并逐渐加重，至72小时达高峰，随后逐渐减轻。

3. 神经系统异常表现主要包括以下表现。①意识障碍：轻者仅有易激惹或嗜睡；严重者明显抑制，甚至昏迷。②脑水肿表现：前囟饱满、骨缝分离、头围增大等。③惊厥：多见于病情严重者，以微小发作型多见，也可表现为呼吸暂停。④肌张力和原始反射改变：肌张力可增高或降低，拥抱反射可活跃、减弱或消失，吸吮反射减弱或消失。⑤脑干症状：重度脑损伤可出现脑干症状，如中枢性呼吸衰竭、（呼吸节律改变）、瞳孔改变、对光反射迟钝或消失等。

四、辅助检查

1. **血气分析**　新生儿出生后在产房就应立即采集脐动脉血行血气分析，能准确反映患儿出生前瞬时缺氧缺血和酸中毒的程度。我国脐动脉血气分析临床应用专家共识（2021年）指出：新生儿脐动脉血pH值<7.00和/或BE≤-12mmol/L，和/或乳酸水平≥6mmol/L，可作为新生儿围产期缺氧缺血和预后不良的最高危急值。

2. **脑电图**　表现为脑电活动延迟（落后于实际胎龄），异常放电，缺乏变异，背景活动异常（以低电压和爆发抑制为主）等。新生儿HIE时的脑电图最关注的是有无痫样放电及电活动抑制这两方面。振幅整合脑电图（amplitude integrated electroencephalography，aEEG）已广泛应用于NICU，可动态记录患儿大脑皮层的脑电活动，对缺氧缺血反应敏感，有助于HIE病情程度的早期判断和指导临床干预。对于aEEG结果判读，目前普遍采用Hellström-Westas等提出的五分类法。①连续正常电压：下边界振幅波动在5~10μV，上边界振幅波动于10~25μV，最高≤50μV。②不连续正常电压：背景活动不连续，下边界振幅存在波动，但<5μV，上边界振幅>10μV。③爆发抑制（burst sup-

pression,BS):存在不连续的背景活动,下边界振幅波动在0~2μV,爆发时振幅>25μV;爆发抑制次数>100次/h称为BS+,<100次/h称为BS-。④持续低电压:背景活动连续,振幅显著降低,上边界振幅<10μV,下边界振幅<5μV或5μV上下波动。⑤电静止或平坦波:振幅<5μV或接近于0的极低电压,相当于电静止。以上aEEG特征中,①为正常aEEG;②为轻度异常;③、④为中重度异常;⑤为重度异常。

3. **头颅超声**　优点是无创、便捷,可在床边检查和动态观察;缺点是扇形扫描存在检查盲区,对脑皮层、脑干部位损伤诊断具有局限性。一般在HIE病程早期(生后72小时内)即可进行,可了解病灶范围、颅内血管及脉络丛搏动情况,在早期发现HIE患儿脑水肿或合并颅内出血敏感性方面优于CT和MRI。脑水肿时,超声可见脑实质不同程度的回声增强,结构模糊,脑室变窄或消失,严重时脑动脉搏动减弱;基底核和丘脑损伤时显示为双侧对称性强回声;脑梗死早期表现为相应动脉供血区呈强回声,数周后梗死部位可出现脑萎缩及低回声囊腔;合并颅内出血时,表现为颅内多发性强回声光团。

4. **颅脑CT**　优点是扫描速度快、敏感性高,图像清晰,价格适中;缺点是不能作床旁检查,且有一定量的放射线。对于HIE患儿,一般生后4~7天检查为宜,有病变者3~4周后可复查。头颅CT扫描有助于了解病灶分布,可直观显示脑缺血、脑出血、脑水肿和脑软化等相关病理表现。脑水肿时,以低密度为特点,可见脑实质呈弥漫性低密度影伴脑室变窄;基底核和丘脑损伤时呈双侧对称性高密度影;脑出血表现为相应区域(蛛网膜下腔、脑实质、脑室内或室管膜下等)高密度影;脑梗死表现为相应供血区呈低密度影。

5. **颅脑MRI**　优点是可多轴面成像、分辨率高、无放射线损害;缺点是所需时间长、噪声大、检查费用高。MRI是目前广泛认可的能对脑损伤做出最全面评价的检查方法,对矢状旁区和基底核损伤的诊断尤为敏感。常规的T_1WI和T_2WI可清楚地显示灰质和白质的损伤,除皮层灰质和广泛区域的白质外,能够发现新生儿HIE是最具选择性的深部灰质损伤。对于HIE患儿,尽可能在症状出现48小时内进行,能判断新生儿脑损伤类型、范围、严重程度和评估预后。脑水肿时,病变部位的T_1WI呈高信号,T_2WI呈低信号,弥散加权成像(DWI)所需时间短,对缺血脑组织的诊断更敏感,病灶在生后第1天即可显示为高信号。

6. **脑损伤标志物**　已知一些炎症蛋白、神经元特异性蛋白、代谢途径可能与HIE的病情相关(脑损伤标志物),在发病前的几个小时或几天内可迅速变化。其预测能力取决于这些标志物的测量时间、样本类型等,将这些标志物结合临床数据,可能成为判断HIE预后的有效手段。常见脑损伤标志物有:S100B、激活素A、胶质纤维酸性蛋白、神经元特异性烯醇化酶(neuron specific enolase,NSE)、泛素C末端水解酶L1、Tau蛋白等。考虑到HIE病因和症状变化的复杂性,单个早期生物标志物预测HIE预后的能力有限。通过在不同时间点测量的多个炎症和神经生物标志物,结合临床表现和影像学检查可能是识别和评估损伤严重程度、时间和模式的最准确方法。

五、诊　　断

诊断时强调应具备的条件:①围产期导致胎儿急性缺氧缺血的病因;②新生儿出生后短时间内出现相应的神经系统表现,至少持续24小时以上;③辅助检查(实验室检查、神经影像学检查、神经电生理检查等)支持缺氧缺血后的相应改变;④还应除外其他原因导致的脑病和非急性脑损伤。其中临床表现是诊断HIE的主要依据,同时具备以下4条者可确诊,第4条暂时不能确定者可作为疑诊病例。

1. 明确的可致胎儿窘迫的异常产科病史,以及严重的胎儿窘迫表现。

2. 出生时有重度窒息,即Apgar评分和血气分析结果明显异常(见临床表现)。

3. 出生后不久出现神经系统症状(意识改变、前囟张力增高、肌张力改变、原始反射异常、惊厥或脑干征等),并持续至24小时以上。

4. 排除电解质紊乱、颅内出血和产伤等原因引起的抽搐,以及宫内感染、遗传代谢性疾病和其他先天性疾病所引起的脑损伤。

根据病情、振幅整合脑电图监测结果、病程及预后等情况,可将HIE分为轻、中、重度(表16-3-1)。CT或MRI结果并非HIE分度所必需,但对HIE病情和预后评估具有重要的参考价值。

六、鉴别诊断

应注意与出生不久即出现异常神经系统症状(意识改变、癫痫发作、肌张力异常、无自主呼吸等)的疾病相鉴别,包括颅内出血、低血糖脑病、遗传代谢病所致代谢性脑病或宫内发生的脑损伤(如颅内感染)等。有学者认为,此类疾病包括HIE在内可统称为"新生儿脑病",但不能将HIE等同于"新生儿脑病"。

表 16-3-1　HIE 的临床分度

分度	意识	肌张力	原始反射		惊厥	中枢性呼吸衰竭	瞳孔改变	前囟张力	aEEG	病程及预后
			拥抱反射	吸吮反射						
轻度	兴奋与抑制交替	正常	稍活跃	正常	无	无	无	正常	正常	症状 24 小时内最明显，3 天内逐渐消失，预后好
中度	嗜睡	减低	减弱	减弱	通常伴有	无或轻	无或缩小	正常或稍饱满	低电压、有癫痫样放电	症状大多在 14 天内消失，可有后遗症
重度	昏迷	松软，或间歇性肌张力增高	消失	消失	多见、持续	常有	常有	饱满紧张	等电位、有爆发抑制	病死率高，多一周内死亡；存活者症状可持续数周，后遗症可能性较大

1. **颅内出血**　在新生儿中，颅内出血可单独存在，但有时为 HIE 合并症之一。轻度颅内出血的出血量少，一般无明显临床表现；严重的颅内出血，如Ⅲ～Ⅳ度脑室内出血，重度硬脑膜下出血，较多的蛛网膜下腔出血、大面积脑实质出血等，可出现明显的神经系统症状，如颅内压高、尖叫、惊厥等。单独颅内出血的病史、发病人群、病程与 HIE 不尽相同，如重度脑室内出血多见于小胎龄和低体重的早产儿；硬脑膜下出血常伴随异常的分娩史；大范围的脑实质出血多与血管发育异常有关，发病突然；缺氧常是蛛网膜下腔出血的诱因，但出血与缺氧程度并不完全平行。行头颅影像学检查（超声、CT 和 MRI）可协助鉴别诊断。

2. **低血糖脑病**　低血糖脑病是指血糖过低致大脑神经细胞能量代谢障碍的一种代谢性脑病。常见于顽固低血糖难以纠正的新生儿（尤其早产儿、低出生体重儿或小于胎龄儿），多有严重能量摄入和储备不足，或内分泌代谢紊乱所致低血糖表现，而无明显产前、产时窒息缺氧史，头颅影像学以枕叶和顶叶损伤严重为特征。

3. **代谢性脑病**　各种小分子遗传代谢病（有机酸血症、氨基酸代谢障碍、尿素循环障碍或脂肪酸代谢障碍等）所产生的有毒代谢产物可对中枢神经系统造成损害。此类患儿一般神经系统症状较重，可伴随呕吐、腹泻、脱水、严重代谢性酸中毒伴阴离子间隙增高、低血糖症、高氨血症（常>100μmol/L）、高乳酸血症（常>6mmol/L，缺氧纠正后仍不下降）等各种非特异性的症状，进食后病情加重。其他先天异常如脑发育异常，如小脑畸形、巨脑回灰质异位等，早期以顽固性惊厥为突出表现，脑电图异常。以上疾病的临床表现与缺氧不平行，发病起始时间不一，不符合 HIE 的规律；在血气分析、血糖、血氨、血乳酸检测基础上，早期血 MS-MS 检测可发现氨基酸谱或脂酰肉碱谱异常，尿 GC-MS 检测可发现特异性生物标志物存在，有助于早期临床诊断和及时有效干预；确诊需作基因检测。

4. **颅内感染**　根据病史、发病过程、临床的感染中毒症状以及相应的辅助检查可与之鉴别，如患儿无缺氧或无严重缺氧病史；病毒性脑炎引发的脑干症状在 3～5 天以后日趋加重；在产程中感染播散所致的化脓性脑膜炎经常在生后第 1 周末起病；革兰氏阴性菌感染易伴有休克、DIC；化验检查是确诊中枢神经系统感染的重要依据，血液及脑脊液检查都会有相应的感染表现，并可检出相应的病原体及特异性抗体等。

七、治　　疗

对于 HIE 患儿，应尽量争取早期治疗，治疗目的是全面维持机体内环境和各脏器功能稳定。根据中国足月儿 HIE 循证治疗指南（2011-标准版），治疗措施包括对症支持治疗和神经保护治疗。

1. **对症支持治疗**　主要措施包括维持患儿适当的通气和氧合、适当的重要器官（尤其大脑）血流灌注、适当的血糖正常高值、限制液体入量和防治惊厥发生。

（1）维持适当的通气和氧合：低氧血症和重度高碳酸血症均可损害脑血流自主调节功能，导致压力被动性脑循环形成。因此，应维持正常的 PaO_2（60～80mmHg）和 $PaCO_2$（35～45mmHg），避免低（高）氧血症、高(低)碳酸血症的发生。

(2) 维持适当的组织灌注：HIE 存在压力被动性脑循环，任何轻度的血压波动都会加重脑损伤。因此，应维持正常动脉血压值，避免血压剧烈波动，避免体循环低血压(加重缺血缺氧)、高血压(导致脑出血的风险升高)和血液高凝状态(影响组织灌注)。

(3) 维持适当的血糖水平：低血糖和高血糖对 HIE 患儿都是无益的，尤其是急性期低血糖。一方面，血糖应维持 4.2~5.6mmol/L，避免低血糖加重脑损伤；另一方面也要避免高血糖，因其高渗透作用可能导致出血和血乳酸堆积等，加剧 HIE 病情。

(4) 适量限制入液量和控制脑水肿：HIE 患儿常同时存在抗利尿激素异常分泌综合征和肾功能障碍，供给过多的液体可增加脑组织中水的含量而加重脑水肿，但不能以牺牲正常血压和内环境稳定为代价，应维持尿量>1ml/(kg·h)。HIE 的脑水肿主要为细胞毒性水肿，必要时可使用呋塞米，每次 0.5~1mg/kg，静脉注射；甘露醇虽能减轻脑水肿，但不能减轻最终脑损伤程度，因此只有在颅内压明显升高，导致脑灌注压严重下降时才使用 20% 甘露醇，0.25~0.5mg/kg，静脉注射，每 6~12 小时 1 次，连用 3~5 天；不建议使用糖皮质激素来减轻脑水肿。

(5) 控制惊厥：推荐苯巴比妥钠作为控制惊厥的一线用药，负荷量为 20mg/kg，静脉推注；若惊厥仍不能控制，1 小时后加用 10mg/kg；12~24 小时后给予维持量，3~5mg/kg。由于苯巴比妥半衰期较长，疗程较长者可引起累积中毒，必要时监测其血浆浓度。不建议苯巴比妥作为足月儿 HIE 惊厥的预防用药。苯巴比妥效果欠佳或出现顽固性惊厥时，可联合使用咪达唑仑(0.1~0.3mg/kg，静脉滴注)或水合氯醛(50mg/kg，胃管注入或灌肠)等。

2. 神经保护治疗　主要措施为亚低温疗法。

(1) 亚低温治疗：是指用人工诱导方法将患儿体温降低 3~5℃，以降低能量消耗，减少细胞外氧化反应等，达到保护脑细胞的作用。推荐亚低温治疗以治疗足月儿中、重度 HIE。资料表明，亚低温治疗可显著降低足月儿 HIE 的病死率，以及 18 月龄时严重伤残的发生率。

1) 适应证和禁忌证：根据亚低温治疗方案，患儿接受治疗的时间窗最好在 HIE 发生 6 小时内，患儿胎龄≥36 周和出生体重≥2 500g，并且同时存在下列情况：①胎儿宫内窘迫证据；②新生儿出生时窒息证据；③新生儿 HIE 临床表现或 aEEG 监测异常的证据。

存在下列情况，则不适合亚低温治疗：①新生儿出生已超过 12 小时；②初始 aEEG 监测正常；③存在严重先天性畸形(如复杂性青紫型先天性心脏病、复杂神经系统畸形)或遗传性疾病(如染色体异常或遗传代谢病)；④中、重度颅内出血、自发性出血趋向和/或血小板<50×10^9/L；⑤全身性宫内病毒或细菌感染。

实际临床工作中，不少患儿仅部分符合或接近亚低温治疗的纳入标准，如胎龄 35~36 周、入院时龄超过 12 小时不久、脑病临床表现不典型，或者患儿血气分析中 pH 和 BE 未达到标准等。对于这些患儿，是否实施亚低温疗法存在争议。小样本研究表明，接近纳入标准的患儿进行 HIE 亚低温治疗是安全的，无严重不良反应发生，但神经系统预后改善不明显。鉴于新生儿 HIE 是一个逐步发展的动态损伤过程，且早期临床表现不典型，为了避免错过最佳治疗时间窗，对部分满足(接近)纳入条件的患儿，在没有禁忌证的情况下，建议严密监护下进行亚低温治疗；治疗过程中，可连续评估患儿，如果无脑病表现和 aEEG 异常者，可以提前退出亚低温治疗。

2) 治疗方式：亚低温治疗有选择性头部亚低温(冰帽系统)和全身亚低温(冰毯系统)两种方式。选择性头部亚低温的鼻咽部目标温度为 33.5~34℃，可接受温度为 33~34.5℃，同时直肠温度需维持在 34.5~35℃。全身亚低温的直肠目标温度为 33.5~34℃，可接受温度为 33~34.5℃。亚低温治疗的最佳时间为生后 6 小时内，越早越好，治疗时间为 72 小时，治疗结束复温后至少严密临床观察 24 小时，出院后至少随访至生后 18 个月。

3) 不良反应：亚低温治疗期间可能出现如下不良反应。①心血管系统：严重心律失常、栓塞、低血压或肺动脉高压；②血液/凝血系统：凝血功能异常、血小板减少等；③呼吸系统：低氧血症、高碳酸血症等；④代谢紊乱：低(高)血糖、低钙血症、低(高)钠血症等；⑤重要器官功能：肝、肾功能损害；⑥皮肤：破溃、坏死或硬肿等。

HIE 患儿开始亚低温治疗后出现上述不良反应，应积极处理，效果欠佳时应考虑停止亚低温治疗。出现下列情况时，更应停止亚低温治疗：①经积极呼吸支持，仍存在持续性低氧血症(SaO_2<80%)；②经积极支持和血管活性药物应用后，持续低血压(MAP<35mmHg)仍存在；③心率持续降至 90 次/min 以下或严重心律失常。亚低温治疗停止后，需按照复苏流程进行缓慢复温，切莫操之过急。

(2) 其他治疗方法：鉴于目前尚无充分的循证医学证据支持，不推荐使用高压氧、促红细胞生成素、人神经干细胞移植治疗足月儿 HIE;不建议胞二磷胆碱、脑活素、1,6-二磷酸果糖、神经节苷脂、碱性成纤维细胞生长因子、神经生长因子、硫酸镁、纳洛酮、布洛芬、吲哚美辛、硝苯地平、尼莫地平、川芎嗪、东莨菪碱、山莨菪碱、别嘌醇、维生素 E、维生素 C 等用于 HIE 的治疗。

总之,亚低温是目前治疗中、重度 HIE 的标准疗法,但其主要受益者为中度 HIE 患儿,且治疗时间要求较严格。因此,还需通过规范的临床试验研究寻求更多的治疗手段,以弥补亚低温治疗的不足。

（黄为民）

第四节　新生儿颅内出血

颅内出血(intracranial hemorrhage,ICH)是新生儿(尤其是早产儿)常见的疾病。随着围产医学的发展和围产期管理技术的进步,新生儿严重的颅内出血发生率有了显著的下降,特别是足月儿与产时因素相关的颅内出血。早产儿的颅内出血在近 20 年来,也从大约 40% 下降到 20% 以下。由于缺乏有效的治疗手段,严重新生儿颅内出血死亡率高,幸存者多发生不同程度的神经系统后遗症,严重影响大脑的发育乃至新生儿的远期神经功能(如智力发育落后、脑瘫、视听障碍、行为异常等)。

颅内出血的类型和严重程度与孕周、出血的病因、严重程度、出血的部位相关。早产儿最常见的颅内出血源于生发基质的脑室周围-脑室内出血(periventricular intraventricular hemorrhage,PVH-IVH)。对于足月儿而言,在大脑的任何部位均可发生出血,包括蛛网膜下腔出血(subarachnoid hemorrhage,SAH)、脑实质内出血(intraparenchymal hemorrhage,IPH)、硬脑膜下出血(subdural hemorrhage,SDH)和小脑出血(cerebellar hemorrhage,CH)等。发生在新生儿期的产伤性颅内出血可涉及颅骨、脑神经、脊髓和周围神经损伤。对这些不同类型出血引起的神经损害,治疗效果取决于准确的诊断、仔细的早期处理以及与不同胎龄相适应的治疗。

一、病因与发病机制

1. **早产**　胎龄<32 周的早产儿脑处于发育时期,脑室周围室管膜下及小脑软脑下的颗粒层均存在胚胎生发基质(germinal matrix,GM),是神经元增殖的部位,皮质神经元和胶质细胞的前体细胞由 GM 和相邻的脑室基质带发育迁移而来;胎龄 32~34 周后,随着胎龄的增大,生发基质逐渐退化。GM 具有如下特点:①一方面,高度血管化的室管膜下生发基质内毛细血管未成熟,仅有一层内皮细胞,且基底膜缺少胶原和弹力纤维支撑,易破裂出血;另一方面,GM 内血管内皮细胞富含线粒体,耗氧量大,在窒息缺氧、酸中毒等不良因素影响下出现渗血。②室管膜下生发基质血供来源于大脑前、中动脉以及脉络膜前动脉;静脉回路(血管末梢、脉络膜和丘脑纹状体静脉)向前行走形成大脑内侧静脉,然后向后行走形成 U 形回路汇聚于 Galen 静脉。这种特殊血流走向易导致血流缓慢或停滞,毛细血管床压力增加而出血。③早产儿大脑小动脉缺乏自动调节功能,在某些因素(休克、惊厥、气管插管和反复吸痰等)影响下,脑血流会随着血压的突然变化,出现波动较大的压力被动性血流,导致毛细血管破裂出血。④生发基质区的溶纤维蛋白活性明显增加,在缺氧缺血等因素影响下,凝血功能异常,导致 PVH-IVH 发生。

2. **缺氧缺血**　新生儿窒息可导致低氧血症和高碳酸血症,损害脑血流的自主调节功能,形成压力被动性脑血流、脑血管扩张、毛细血管通透性增加而出血;另外,静脉血流淤滞和血栓形成,静脉压增高,也可导致血管破裂出血。

3. **机械损伤**　当巨大胎儿、头盆不称、肩难产、臀位产分娩时,实施产钳助产、胎头吸引或臀位牵引可发生小脑幕、大脑镰、大脑表浅静脉撕裂等机械性损伤(产伤),常出现硬脑膜下出血或脑实质出血。

4. **其他原因**　新生儿肝功能不成熟,凝血因子合成不足,或患有其他血液系统疾病(如同族免疫性或自身免疫性血小板减少症),或新生儿早发性败血症、某些药物(苯巴比妥、苯妥英钠、利福平等)应用引起的新生儿血小板或凝血因子减少,继而凝血功能障碍,颅内出血为全身出血的一个表现;甘露醇、葡萄糖酸钙或碳酸氢钠等高渗溶液输注可导致脑内毛细血管破裂而出血;此外,某些罕见原因,如先天性动静脉畸形、动脉瘤、小的血管瘤或脉络丛乳头瘤也可引起颅内出血。

二、临床表现

新生儿颅内出血的临床表现主要与出血部位和出血量相关:轻者无或只有轻微症状和体征,大量出血或重要部位出血(颅后窝出血压迫脑干、小脑出血等)可在短时间内病情恶化而死亡。一般有以下临床表现。①神志改变:激惹、嗜睡或昏迷;②呼吸改变:呼吸增快、减慢、暂停或不规则;③颅内压增高:前囟隆起、血压增高、脑性尖叫、偏瘫、惊厥或角弓反张；④眼球和瞳孔变化：凝视、斜视、眼球震颤，瞳孔不等大或对光反射消失；⑤肌张力和原始反射改变：增高、降低或消失；⑥出血征：不明原因脸色苍白、贫血和黄疸加重。

三、辅助检查

主要为影像学检查（颅脑超声、CT 和 MRI 等），必要时行腰椎穿刺留取脑脊液检查。

1. **超声检查** 便捷、无创，可床边操作。超声在诊断新生儿 PVH-IVH、IPH 具有高度灵敏度和特异度，是早期诊断颅内出血、评估预后和随访的首选方法。

2. **CT、MRI 检查** CT 一般在生后 7 天内检查，在检出 SAH 和 SDH 方面优于超声，但辐射量较大。MRI 具有分辨率高、无辐射危害特点，是确诊各种颅内出血、评估预后最敏感的方法。由于 MRI 检查时噪声大，扫描时间长，患儿往往需要镇静。

3. **脑脊液检查** 颅内出血时，脑脊液可呈血性，镜下可见皱缩红细胞，严重者 24 小时内脑脊液糖含量降低。该检查为有创性，且诊断价值小，主要用于鉴别诊断（如 CNS 感染）。

四、诊断与鉴别诊断

根据患儿高危病史（如早产、缺氧缺血、产伤等）、神经系统临床表现可作出新生儿颅内出血的临床诊断，影像学检查（颅脑超声、CT、MRI）是诊断（包括出血部位和出血量确定）和鉴别诊断的重要手段。

五、治　　疗

1. **对症支持治疗** 保持患儿安静，尽量避免搬动，减少刺激性操作；维持正常氧合、酸碱平衡和灌注压状态；保持头处于中线位置，有利于颈静脉血流通畅，防止颈静脉充血而致颅内出血。

2. **止血** 可选择应用维生素 K_1，对凝血因子（Ⅱ、Ⅶ、Ⅸ、Ⅹ）缺乏所致颅内出血有效，治疗其他原因所致颅内出血缺乏循证学依据。常用方案：①生后立即肌内注射维生素 K_1 1mg 或口服 2mg，然后每隔 10 天口服 2mg，直至生后 3 个月，共 10 次；②生后立即肌内注射维生素 K_1 2mg，然后分别于 1、4 周再口服 5mg，共 3 次。必要时，可输注新鲜冰冻血浆 10~20ml/kg。

3. **降低颅内压** 有颅内压增高者可用呋塞米，每次 0.5~1mg/kg，每天 2~3 次静脉注射；有资料表明，3% 氯化钠溶液以 0.5~2.0ml/(kg·h) 持续静脉滴注+间歇静脉推注，使血清钠维持在 155~165mmol/L 可获得满意效果；中枢性呼吸衰竭患儿可用小剂量 20% 甘露醇，每次 0.25~0.5mg/kg（0.125~0.25ml/kg），每 6~8 小时 1 次，静脉注射。

4. **控制惊厥** 首选苯巴比妥钠，负荷量为 20mg/kg，静脉推注；若不能控制惊厥，1 小时后可加用 10mg/kg；12~24 小时后给予维持量 3~5mg/kg。肝功能不良者改用苯妥英钠，剂量和用法同苯巴比妥钠。顽固性抽搐者加用咪达唑仑，每次 0.1~0.3mg/kg 静脉滴注，或水合氯醛 50mg/kg 口服或灌肠。

5. **脑积水治疗** 碳酸酐酶抑制剂乙酰唑胺（acetazolamide）可能对减少脑脊液产生有用，10~50mg/(kg·d)，分 2~3 次口服，疗程不超过 2 周；必要时可联合呋塞米进行治疗。Ⅲ级以上 PVH-IVH、梗阻性脑积水、侧脑室进行性增大者，可于病情稳定后（生后 2 周左右）行脑室外引流，方法包括顶骨帽状腱膜下埋置储液囊（Ommaya reservoir）或脑室-腹腔引流，以缓解脑室内压力。

6. **康复治疗** 对于颅内出血患儿，病情稳定后尽早开始生长发育评估，以便开展早期康复干预。

六、颅内出血类型

根据颅内出血部位不同，临床上可分为 PVH-IVH、SAH、IPH、SDH 和 CH 等。

1. **脑室周围-脑室内出血（PVH-IVH）** 又称生发基质-脑室内出血（germinal matrix hemorrhage and intraventricular hemorrhage，GMH-IVH）或室管膜下出血（subependymal hemorrhage，SEH）。一般首先是生发基质渗血或出血至室管膜下，出血增加后经破溃的室管膜流入脑室，形成 PVH-IVH。主要见于出生胎龄<32 周或体重<1 500g 的早产儿，且胎龄越小和出生体重越轻，PVH-IVH 的发病率和严重程度越高，是引起早产儿死亡和伤残的主要原因之一。早产儿出生后头颅超声检查发现，50% 的 PVH-IVH 发生在生后 24 小时内，90% 在生后 72 小时内，少数颅内出血（10%）可能在生后一周发生。

（1）临床特征：早产儿 PVH-IVH 的临床表现取决于出血的范围，轻微者一般无明显临床表现或表现不典型（如反应差、呕奶、易激惹等），多在颅脑超声筛查中发现，对预后无明显影响；轻中度患儿常见的表现是逐渐加重的意识障碍、肌张力低下、肢体震颤或双上肢划船样动作，眼球运动异常；急性或出血严重者迅速出现明显的神经系统症状，表现为呼吸暂停或节律不齐、脑性尖叫、异常肌张力和姿态、惊厥、原始反射消失等，进一步恶化继而会出现木僵或昏迷、瞳孔固定、去大脑强直姿势或呼吸暂停等，可造成严重神经系统损伤和后遗症发生。

早产儿颅内出血多无定位体征，但前囟饱满伴有颜面苍白、HCT 下降、高血糖、高钾血症、低血压和心动过缓等表现提示可能发生较为严重的 PVH-IVH。部分患儿可合并抗利尿激素分泌失调综合征（syndrome of inappropriate antidiuretic hormone secretion，SIADHS）。

若早产儿颅内出血伴有严重的循环功能障碍或者凝血功能障碍，常影响脑血流而使出血范围扩大。出血也可发生在产前，特别是患有同种免疫性血小板减少症的新生儿。生发基质出血最常见于 Monro 孔水平跨过尾状核体部的部位，因此处血管末梢、脉络膜静脉和生发基质中丘脑纹状体静脉三者相连接。脑实质内出血最常见于额顶部区域，但大约 15% 的病例并非由脑室内出血发展而来，而是一种独立的出血性梗死。出血多见于单侧，双侧出血不超过 30%，常为不对称性。

（2）筛查和诊断：美国儿科学会、美国儿科神经放射学会和美国儿科放射学会联合推荐：常规对胎龄<30 周的早产儿，在生后 7～14 天时进行头颅超声筛查，并在两周后复查头颅超声。上海市第一妇婴保健院结合我国国情，提出了早产儿的头颅超声筛查（HUS）规范（表 16-4-1）。随着 MRI 技术的巨大进展，MRI 可检测到某些超声不能检测到的脑损伤。近年来推荐对早产儿在出院前或胎龄达到 36～40 周时，进行头颅 MRI 检查，以评估大脑发育状况和脑损伤范围（图 16-4-1）。

头颅超声检查是在新生儿病房里用于评估 IVH 严重程度的一项可靠、敏感的技术。Papile 等将原来在 CT 图像诊断中使用的 IVH 分度标准用于超声图像诊断，根据出血的部位和范围，将 IVH 的超声图像分为程度不同的 4 度；Volpe 等认为脑实质内出血与 IVH 并非同源，因此将脑实质内出血单独列出来，不再称为Ⅳ度 HIV（表 16-4-2）。

（3）早产儿 IVH 预后：Ⅰ度和Ⅱ度 IVH 通常逐渐自行消失；Ⅲ度 IVH 会在 1～3 周内逐渐进展，部分病例发生纤维化反应，压迫蛛网膜下腔，导致脑积水和脑室扩大。由于未成熟儿蛛网膜下腔较大及髓鞘发育不全，故临床上传统的脑室扩大诊断标准，如前囟饱满、颅缝分裂等要在脑室开始扩大后数天，甚至数周后才出现。15% 的 IVH 病例存在脑室周围出血，可能因脑室周围白质中静脉梗死所致，而不是直接由

表 16-4-1　早产儿颅内出血头颅超声检查规范

1. 胎龄<28 周早产儿检查时间点
（1）生后 5 天内，根据病情
（2）生后 2 周时
（3）生后 6 周时
（4）胎龄满 36 周时或出院前
2. 28 周≤胎龄<32 周早产儿检查时间点
（1）生后 1 周内（有高危因素者）
（2）生后 2 周时（无高危因素者）
（3）胎龄满 36 周时或出院前（选择较早的时间点）
3. 32 周≤胎龄<35 周早产儿检查时间点
校正胎龄 36 周时或者出院前（选较早的那个时间点）进行
4. 35 周≤胎龄<37 周早产儿检查时间点
若有高危因素，考虑进行 HUS 检查
5. 其他住院期间需要行头颅超声检查的婴儿
（1）足月小样低出生体重儿
（2）持续或反复低血糖超过 24 小时
（3）有神经系统异常症状的足月儿
（4）其他可能伴有脑损伤的疾病
6. 如有异常头颅超声检查结果
（1）有 IVH 无脑室扩大者，1～2 周复查
（2）IVH 伴有轻度脑室扩大者，1 周复查，并监测头围，根据情况申请神经外科会诊
（3）IVH 伴有显著脑室扩大者，每周复查 2～3 次，监测头围增长，申请神经外科会诊
（4）脑室周围明显回声增强者，1～2 周复查
高危因素
（1）早产儿：有胎儿窘迫史，代谢性酸中毒，难产史，气管插管，肺表面活性物质应用，低血压
（2）产前高危因素：绒毛膜羊膜炎，胎膜早破>18 小时，单绒毛膜双胎，小于胎龄儿
注意事项
（1）住院期间如出现新的病情变化，如败血症、低血压、坏死性小肠结肠炎等，发生后 1 周复查头颅超声
（2）生后 24 小时内行头颅超声检查有较大的漏诊率，不推荐实行。如 28 周以下婴儿，家属需要根据神经系统的情况决定是否救治，可申请急诊头颅超声检查

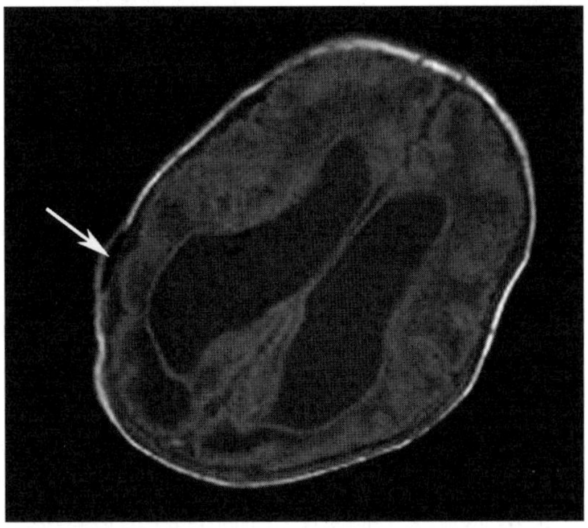

图 16-4-1　早产儿 IVH 的 MRI 图像

表 16-4-2 根据头颅 CT 或超声进行的 IVH 分级

Papile 分级	CT 和超声分级系统	Volpe 分级	超声分级系统
Ⅰ	室管膜下出血,极少或没有 IVH	Ⅰ	生发基质出血,IVH<10%
Ⅱ	有 IVH,不伴有脑室扩大	Ⅱ	IVH 10%~50%
Ⅲ	出血范围扩展,引起脑室扩大	Ⅲ	IVH>50%,常有侧脑室扩大
Ⅳ	IVH 扩展引起脑实质内出血	单独标记	脑室周围回声增强,表明脑实质损害

IVH 发展而来。脑实质内出血在 1~8 周内会出现组织结构破坏和形成脑穿通性囊肿。对于早产儿 IVH,其预后可有不同:一般Ⅰ度和Ⅱ度出血的死亡率无显著增加;Ⅲ度或Ⅳ度 IVH 新生儿死亡率明显增加,合并出血性梗死的患儿死亡率高达 50%。

IVH 与远期神经系统功能障碍存在关联:Ⅰ度和Ⅱ度出血一般无神经系统后遗症,35% 的Ⅲ度 IVH 患儿存在神经系统后遗症,而Ⅳ度可高达 90%;严重神经系统后遗症(如惊厥、严重运动障碍、严重的视听损伤等)的发生率,在进行性脑室扩大的Ⅲ度或Ⅳ度的婴儿中明显增加;只要有脑积水,无论在足月时是否分流,其神经系统后遗症的发生率都显著增加;由于人们对脑白质和灰质损伤的认识不充分,部分轻微出血也存在发生认知困难的危险性。

(4)早产儿 IVH 预防:预防早产是减少 IVH 最有效的方法。在早产不可避免时,分娩前完成产前糖皮质激素或硫酸镁应用具有神经系统保护作用。分娩时维持正常的体温、延迟脐带结扎、尽早开始 nCPAP、维持良好的 MAP、避免过度操作或气道吸引所致脑血流变化、避免输注碳酸氢钠浓度过高或速度过快等措施,对防止早产儿 IVH 的发生非常重要。

应特别提醒的是,低碳酸血症($PaCO_2$<30mmHg)或高碳酸血症($PaCO_2$>55mmHg)对大脑血流都有明显影响:低碳酸血症可引起脑血管扩张,出现明显低血压以及脑血流急剧减少,易诱发或加重 IVH;高碳酸血症导致脑血流增加,当同时有其他升高血压的治疗时,可造成包括 IVH 在内的 CNS 损害。

研究表明,吲哚美辛(前列腺素合成酶抑制剂)能减少极低出生体重儿 IVH 的发生率,但会增加肾脏并发症和 NEC 的发病率,故临床上很少用于 IVH 的预防。

(5)早产儿 IVH 治疗:早产儿 IVH 的急性期治疗措施主要包括密切观察临床情况,利用头颅超声检查动态评估出血程度,维持正常血压,防止血压波动,以及防治惊厥等。

在早产儿 25%~35% Ⅱ~Ⅳ级 IVH 中,因室间孔、中脑水管、第四脑室的正中孔和侧孔等狭窄、堵塞,或蛛网膜颗粒粘连影响脑脊液吸收,使脑脊液循环通路受阻,导致出血性脑积水和脑室扩大发生。在脑室扩大的婴儿中,大约 50% 会在 4~8 周的时间内快速进展。因此,对缓慢进展的脑积水患儿,推荐在最初 4 周内定期测量头围,检查前囟和评估临床状况。

RCT 研究结果显示,对于出血后脑积水(posthemorrhagic hydrocephalus,PHH)患儿,乙酰唑胺联合呋塞米治疗并不能减少分流术使用的比例,且有可能增加不良神经系统预后的危险。还有研究表明,IVH 合并出血后脑积水应立即使用链激酶,可能有一定的益处,但由于研究样本量太小,所得结论存在争议,不推荐作为常规的治疗手段。连续腰椎穿刺治疗可减轻脑积水程度,但远期疗效不确定。对于脑积水快速进展的婴儿,若连续腰椎穿刺治疗效果欠佳,可在头皮下包埋 Ommaya 储液囊进行侧脑室引流,脑室-腹腔引流可使脑脊液从侧脑室引流到腹腔,是一种较为有效的治疗方法。在未成熟婴儿侧脑室引流有一定危险性,可造成皮肤破坏、引流管堵塞和/或感染等。

2. 蛛网膜下腔出血(SAH) 分原发性和继发性两种类型,前者出血原发部位在颅后窝大脑后极蛛网膜下腔内,出血可来自软脑膜小动脉、小静脉及其复杂的吻合支,也可来自蛛网膜下腔静脉;后者多由硬脑膜下、脑室内或小脑等部位出血向蛛网膜下腔扩展而来。SAH 在新生儿(尤其早产儿)最常见,多与窒息缺氧、酸中毒或产伤相关。

(1)临床特征:微小的原发性蛛网膜下腔出血相当常见但症状隐匿,通常为自限性,预后良好,一般无明显远期神经系统后遗症。极少数继发性或严重蛛网膜下腔出血会引起脑积水,主要是因为第四脑室的出口粘连堵塞所致。

新生儿出现惊厥发作或者其他神经系统症状时,区分原发和继发的蛛网膜下腔出血比较困难。临床上将蛛网膜下腔出血分为三型。①轻型:患儿无症状或轻微症状;②惊厥发作型:患儿于生后第2天出现惊厥发作,在惊厥发作间歇期婴儿一般状况良好;③急剧进展型:少见,神经系统异常表现急剧进展,表现为中枢性呼吸暂停、反复惊厥和昏迷等,通常继发于严重HIE、产伤、大血管畸形(动静脉瘘或动脉瘤)所致的继发性或大量蛛网膜下腔出血,病情危重,短时间可死亡。

(2)诊断:腰椎穿刺发现脑脊液为血性或含血样液体时,应怀疑SAH。CT是区分SAH与其他颅内出血的主要影像学手段。CT影像上通常可见大脑上纵沟回内出血。

(3)处理:对于无症状或者症状轻微的病例,一般不需要治疗,通常会自发吸收。如果存在惊厥发作,可以给予抗惊厥药物治疗。严重病例死亡率高,幸存者可发生脑积水,需要转诊外科评估是否需要引流。

(4)预后:若患儿无严重HIE、产伤、大血管畸形(动静脉瘘或动脉瘤)等前驱疾病,对于无症状或者症状轻微的SAH病例,预后均良好;伴有惊厥的SAH病例,90%预后良好;临床急剧进展的大量蛛网膜下腔出血病例,可发生死亡或遗留严重脑积水并发症。

3. 脑实质出血(IPH)　常见于足月新生儿,病因较为复杂,主要因小静脉栓塞后,毛细血管内压力增高,破裂出血。

(1)临床特征:因出血部位和出血量不同,临床表现差异较大:少量点片状出血,可无临床表现;脑干出血早期前囟张力不高,可发生瞳孔变化、呼吸不规则和心动过缓等。

(2)诊断和处理:根据临床表现和影像学检查可明确诊断。出血部位可液化形成囊肿,与脑室相同时则为脑穿通性囊肿(porencephalic cysis)或钙化形成。对于IPH,无特殊处理,主要采取对症支持疗法。

(3)预后:主要后遗症为脑性瘫痪、癫痫、智力运动发育迟缓等。由于支配下肢的神经传导束邻近侧脑室,向外依次为躯干、上肢和面部神经传导束,故下肢运动障碍多见,严重者累及躯干和上肢等。

4. 硬脑膜下出血(SDH)　硬脑膜是大脑最外层的脑膜,紧贴在颅骨下,富含血管;在两层硬脑膜间还包围着大静脉窦。早产儿和足月儿均可发生SDH,约占新生儿颅内出血的5%~10%,主要与产伤直接相关,高危因素包括巨大胎儿、头盆不称、肩难产、臀位产、产钳助产和早产等。随着产科技术的提高,机械性产伤的发生率大幅度下降,严重的硬脑膜下出血已非常少见。

(1)临床特征:分娩过程中,上述因素导致大脑静脉(如Galen静脉)和静脉窦(硬脑膜窦)撕裂,严重的压迫和牵拉会导致大脑镰或小脑幕撕裂出血(幕上或幕下出血),特别是在这两者汇合处,可进展至蛛网膜下腔出血。损伤表浅的静脉导致大脑表面出血,损伤直窦或Galen静脉,则引起广泛的硬脑膜下出血,出血可从大脑的基部进入颅后窝。在臀位产时,挤压顶骨可损害矢状窦,以及在一些情况下损害枕部静脉窦,导致枕骨鳞部从枕骨的侧边分离。

SDH可发生在上、下矢状窦和颅后窝等部位。对于上、下矢状窦SDH,出血量少者临床症状轻微,仅表现为苍白、易激惹等;出血量多者,一般在24小时后出现惊厥、偏瘫、斜视等神经系统表现,以及非特异性表现如苍白、昏睡、易激惹或Moro反射减弱等。小脑幕、大脑镰撕裂、横窦和直窦损伤、大脑浅表静脉破裂可引起颅后窝SDH,轻度颅后窝SDH并不少见,由于临床表现轻微,不容易发现;严重者颅后窝积血,可压迫脑干,出现尖叫、惊厥、脑干症状等神经系统症状,预后凶险,短时间内即可危及生命。此外,部分SDH患儿在新生儿期无异常表现,积血形成硬脑膜下囊肿,阻碍脑脊液循环,数月可发展为脑积水。

(2)诊断:对于难产病例,出现局灶性神经系统症状如瞳孔不对称、眼偏离或轻偏瘫时,应该考虑硬脑膜下出血,这些症状可能存在数小时到数天。前囟隆起提示可能有急性出血。颅后窝出血可伴有小脑出血或脑室内出血,出血后可表现为角弓反张、呼吸暂停和心动过缓、精神状态改变以及惊厥发作,压迫第四脑室可导致颅内压增高征和呼吸暂停。

当怀疑有SDH时,头颅超声不适合用来诊断硬脑膜下出血,应立即作CT或MRI检查,其中CT对早期脑边缘部位和深部出血诊断的灵敏度更高。发现颅后窝出血时,鉴别硬脑膜下出血与小脑实质出血比较困难,胎龄有一定的鉴别意义:小脑实质出血在早产儿更为常见,而硬脑膜下出血更多见于足月儿。怀疑硬脑膜下出血时,应避免腰椎穿刺检查,因为可能诱发脑疝形成。

(3)处理:没有症状的病例一般无需手术治疗,应严密监测,以免遗漏神经系统状况恶化的症状。对于较大的SDH,外科清理出血块并没有效果,但对于颅后窝的出血,清理血块有时可挽救生命。大脑后极的SDH,特别是发现大脑中线移位,临床表现急剧进展怀疑小脑幕疝时,应立即请神经外科紧急会诊,评估是否需要硬脑膜下穿刺或者开颅手术以挽救生命。存在颅内压增高时,也可能需要硬脑膜下穿刺或放置硬脑膜下引流管。

5. **小脑出血(CH)** 临床上,可分为原发性 CH 和继发性 CH(IVH 或 SAH 扩展至小脑、静脉出血性梗死和产伤所致小脑撕裂)。早产儿存在小脑幕血管发育不成熟、小脑生发外颗粒细胞层血管脆弱等病理生理因素,在缺氧缺血等不良因素影响下,易发生为原发性 CH;分娩过程中头颅严重变形、枕骨分离等可致小脑静脉、静脉窦等产伤性撕裂和静脉栓塞形成,是继发性 CH 发生的原因。原发性 CH 多见于出生胎龄<32 周和/或体重<1 500g 早产儿;继发性 CH 可见于有产伤史的足月儿。

(1) 临床特征:新生儿死亡病例的尸检发现,小脑出血是相对常见的损伤类型,特别是早产儿,通常存在严重 HIE 或 RDS 等基础疾病。大多数患儿表现为临床症状急剧进展,伴有严重呼吸暂停、心动过缓和血红蛋白明显下降。临床症状通常出现在出生后前 3 周,大多数从生后第 2 天开始。足月儿则常常有难产史,伴有难治性脑干抑制表现,如木僵或昏迷、脑神经损伤、呼吸暂停、心动过缓或者角弓反张等。

(2) 诊断:根据前述的病史和临床表现,需要排查小脑出血的可能性。传统头颅超声通过前囟难以发现小脑出血;若用后囟作为透声窗,通过头颅超声可以发现和筛查小脑出血。确诊需要进行头颅 CT 或 MRI 扫描。

(3) 处理:早期发现和确诊小脑出血很关键。根据出血的大小和新生儿的临床表现决定采取保守治疗或神经外科干预:一般说来,对于临床稳定、无颅内压增高表现的足月新生儿,建议给予支持治疗和定期的 CT 扫描,不需要外科处理;对于早产儿小脑出血,目前还不清楚应采取何种临床管理模式比较恰当,外科干预并不能改善患儿结局。

(4) 预后:对于有严重小脑出血的早产儿,特别是临床表现危重者,近期和远期预后不良。无明显临床表现的新生儿小脑出血,通常能存活,但可能存在远期运动和认知功能障碍。对于经过保守治疗或外科处理的小脑出血患儿,大约有 50% 可继发脑积水,需要放置 V-P 分流。

(刘江勤 肖昕)

第五节 新生儿脑梗死

新生儿脑梗死(neonatal cerebral infarction)也称为脑卒中(neonatal stroke),指生后 28 天内新生儿脑血管的一个或多个分支因各种原因发生梗死,导致相应区域的脑组织损伤。新生儿脑梗死分为动脉缺血性脑梗死(arterial ischemic stroke, AIS)、出血性脑梗死(hemorrhagic stroke, HS)和大脑静脉窦血栓性脑梗死(cerebral sinus venous thrombosis, CSVT)三种类型,其中以 AIS 多见。多数新生儿脑梗死在新生儿期无特异性临床症状,通常在一些常规检查中偶然发现,或者在梗死发生 4~5 个月后,出现偏瘫、运动发育落后、惊厥等表现时通过回顾性分析才做出诊断。早期识别新生儿脑梗死,对于改善其预后至关重要。

一、病 因

产前、产时及产后等诸多因素均可导致新生儿脑梗死,发生于不同时期的脑梗死各有其特点。

1. **产前因素** 包括产前母亲、胎盘和胎儿不良因素。①母亲因素:凝血功能异常、自身免疫性疾病、妊娠合并高血压或糖尿病等;②胎盘因素:胎盘血栓形成、胎盘早剥、胎盘出血、胎盘感染及胎盘老化等;③胎儿因素:宫内感染、胎儿水肿、多胎妊娠、胎-胎输血综合征、宫内发育迟缓等。

2. **产时因素** 出生时窒息缺氧、产钳、胎头吸引助产等。

3. **产后因素** 新生儿心脏及血管异常、HIE、败血症、红细胞增多症(高凝状态)、凝血功能异常、动静脉导管置管、ECMO 治疗等。

二、发病机制

1. **动脉缺血性脑梗死(AIS)** 是新生儿脑梗死最常见类型,多数发生在大脑中动脉及其分支(包括皮层分支末梢和豆纹动脉分支)分布区。AIS 发生机制如下,①动脉供血障碍:脑动脉发育畸形、血管痉挛或全身低血压,血流量减少,脑低灌注等原因,均可造成脑局部性缺血,导致 AIS 发生。②血管阻塞:各种病理原因所致的血栓,脱落后从母体、胎盘、胎儿或新生儿其他部位随血流进入脑动脉并停留在某一部位,阻碍了血液供应,局部脑组织缺血缺氧坏死;此外,败血症、脑膜炎时形成的细菌栓子或脱落的组织栓子,同样可以随血流进入脑血管远端,发生栓塞引起 AIS。

2. **出血性脑梗死(HS)** 多为颅内出血影响了静脉回流,受阻静脉压淤血、出血,最终局部组织坏死。由于引起颅内出血原因各异,出血性梗死部位也不同,可发生在脑实质各部位。在早产儿,最典型的出血性梗死部位在侧脑室旁,主要是生发基质出血,阻碍了髓静脉向端静脉回流而致病,也称"静脉性梗死"。

3. **静脉窦血栓性脑梗死(CSTV)**　多种生理或病理因素形成的血栓,在分娩前或过程中,流入并存于胎儿脑静脉窦。在平稳状态下,仅仅是一种血栓状态(脑梗死潜在病理状态),不发生栓塞;当头部压力改变,或颈静脉、静脉窦血流减少,血栓松动,并随静脉血流再次流动,引起静脉性梗死。

三、临床表现

新生儿脑梗死的临床表现与发病机制、病因、梗死部位和范围类型有直接的关系。约58%~68%的新生儿脑梗死在新生儿期有临床表现,40%在新生儿期后出现临床表现,经追溯后可能由胎儿或新生儿期脑梗死所致。

1. **新生儿惊厥**　惊厥是新生儿脑梗死中最常见的临床症状,70%~90%的足月儿脑梗死最初临床表现为惊厥,多发生在出生后3天内。新生儿大面积梗死(如大脑前、中、后动脉主干供血区病变时),可出现急性脑病表现,如多为病灶对侧躯体局灶性抽搐,惊厥反复发作,1/3患儿可出现惊厥持续状态,或无肢体抽搐的反复呼吸暂停/低氧血症;aEEG监测显示为慢性惊厥放电。急性期后,数日内病灶区域水肿消失,惊厥停止。

2. **其他表现**　为非特异性神经系统表现,如持续肌张力改变、意识水平下降、喂养困难等,与其他类型的新生儿脑病难以鉴别。局部性脑梗死,一般无明显急性脑病表现(如惊厥),但可存在局部神经系统症状和体征,如新生儿HIE合并旁矢状区梗死时,表现为肢体(尤其上肢)近端和肩胛肌无力,肌张力减低和自主活动减少。早产儿脑梗死惊厥少见,临床表现多不典型,通常是在常规头颅B超筛查中发现。

3. **新生儿期后表现**　40%患儿在新生儿期后出现临床症状,大多表现为进行性运动功能障碍。这些患儿主要的临床特征为单侧手功能障碍,患儿多使用健侧手,父母往往在为患儿穿衣或玩耍时发现症状。

四、辅助检查

1. **影像学检查**　包括颅脑MRI、CT和超声等。

(1)颅脑MRI:对所有疑似围产期脑梗死、惊厥发作的新生儿均需行MRI检查,不仅可以提供脑梗死与颅内出血、颅脑畸形和缺氧缺血性损伤等的鉴别诊断依据,而且可以明确不同部位的脑梗死及其范围、受累血管(主干及其分支)区域等。MRI多种序列如MRI T_1和T_2相(T_1WI、T_2WI)、弥散加权成像(DWI)和血管造影(MRA)的应用,可明显提高MRI诊断的敏感性、特异性和质量。

1)T_1WI和T_2WI:在脑梗死发病后24~48小时,由于病变区血管性水肿和细胞毒性水肿,MRI就可显示T_1WI低信号和T_2WI高信号,这种现象持续约1周。起病1周~1个月,因小胶质细胞和星形胶质细胞开始增生,T_1WI逐渐转为高信号;由于病变区髓鞘脂类释放和病灶钙化,T_2WI逐渐转为低信号。1~2个月后,由于脑组织丢失而呈囊性化或萎缩。

2)DWI:主要反映水分子在脑组织内的弥散情况,可用弥散系数ADC值定量评价水分子弥散受限程度。脑梗死时,细胞内外水分子弥散受限,造成细胞毒性水肿。脑梗死发生半小时左右,DWI可最先发现梗死灶,表现为亮白色高信号,诊断灵敏度高于T_2WI。

3)MRA:为非损伤性神经血管影像检查方法,影像学特征为血管中断、变细、边缘模糊或信号减低等,可对脑血管解剖位置、大小及血流速度作出客观评价,有助于发现畸形和梗阻血管,确诊某些颅脑畸形、血管瘤等。磁共振静脉造影(magnetic resonance venography,MRV)类似于MRA,但显示的是静脉,故对发现静脉窦血栓(如上、下矢状窦和横窦血栓)更敏感。

(2)颅脑CT:头颅CT对颅内出血诊断效果佳,在脑梗死诊断中也较为普及和常用,适用于出血性脑梗死的诊断;但由于敏感性不及MRI,难以发现早期脑梗死,加之辐射大,不推荐作为新生儿脑梗死影像学常规方法。

(3)颅脑超声:颅脑超声无创、便携、快速、无辐射,对可疑新生儿脑梗死可立即在床边进行,可探及较大范围(如大脑中动脉主干及其较大分支供血区)的梗死灶,对很小或脑边缘梗死灶诊断敏感性较差。对于早期脑梗死,颅脑超声征象为梗死部位呈强回声反射,晚期则表现为低回声或无回声。

(4)超声心动图:存在缺血性或出血性脑梗死的新生儿应接受超声心动图检查,以明确是否存在右向左先天性心脏病或发现导致脑梗死的罕见病因(如心房栓塞)等。

(5)脑电图(EEG):对于发生惊厥的新生儿,应行aEEG检测或EEG检查,能提示特定的癫痫存在,背景活动变化提示更广泛的脑组织受累。

2. **实验室检查**　目的在于对新生儿急性脑病、惊厥发作与脑梗死的诊断与鉴别诊断,以及脑梗死病因的寻找。检查项目主要包括血常规、CRP、PCT、血气分析、血糖、血氨、血乳酸、血电解质(钙、镁)、血同型半胱氨酸、脑脊液常规+生化+细菌培养、凝血功能,以及自身免疫性抗体、血液和尿液异常代谢产物等。

五、诊　断

新生儿脑梗死急性期无特异性临床症状，有高危因素的新生儿突发性脑病、惊厥，特别是单侧肢体抽动者，应考虑新生儿脑梗死存在，确诊依赖神经影像学检查。头颅超声是新生儿期特有的颅内病变检查方法，但其无法准确地界定脑卒中的位置及梗死范围，成像完整性不如 MRI 及 CT，其准确率也与操作者的经验有关，其优势在于可早期床旁检查。头颅 MRI 可显示脑内各血管及其分支，帮助确定病变位置及累及的范围，其灵敏度和特异度高，是诊断新生儿脑梗死的金标准；功能性磁共振（DWI 和 MRA 等）还可以帮助评估脑损伤及其恢复情况。CT 目前不作为新生儿脑卒中影像学诊断的首选方法，仅在危重新生儿不能完成 MRI 检查时，选用 CT 检查。EEG 可以帮助监测惊厥的发生及定位病灶，病灶侧持续的背景波异常往往提示预后不佳。对有血栓及血液病家族史的患儿，应高度注意血液方面的高危因素，需行凝血有关的实验室检查。

六、治　疗

1. **急性期治疗**　急性期主要为病因治疗和对症支持治疗，并对动脉缺血性脑梗死（AIS）、出血性脑梗死（HS）和静脉窦血栓性脑梗死（CSTV）进行针对性治疗。

（1）病因治疗：感染所致脑梗死者，应积极抗感染治疗；中心血管置管血栓形成所致脑梗死者，应及时拔除导管；红细胞增多症引起血液黏滞度增高、血栓形成者，可进行部分换血疗法，必要时给予抗凝治疗。

（2）对症支持治疗：①保持良好的通气及氧合，维持心率、血压在正常范围内，维持血糖、水电解质等内环境稳定。②抗惊厥治疗：由于惊厥可引起进一步的脑损伤，早期积极有效的控制惊厥是减轻脑损伤的重要措施。苯巴比妥作为一线抗惊厥药物，负荷剂量 20～40mg/kg，维持剂量每日 3～5mg/kg；单用苯巴比妥无法控制的惊厥，可使用二线抗惊厥药物。惊厥持续状态时可使用咪达唑仑，负荷量 0.15～0.30mg/kg，静脉推注，维持剂量 1～7μg/（kg・min）。

（3）AIS 的治疗：由于不存在全身或心源性血栓证据的新生儿脑梗死复发率非常低，故对于首次发生的 AIS，不建议使用抗凝药物，以免出现大范围出血等副作用；美国心脏协会和美国脑卒中协会一项声明（2019）中指出：对于因明确全身性或心脏危险因素（如复杂先天性心脏病所致栓塞、明确心源性栓塞和易栓症等）而发生或有可能发生复发性 AIS 的新生儿，建议使用阿司匹林、普通肝素或低分子量肝素进行抗凝治疗：普通肝素负荷量为 75U/kg，维持量 28U/（kg・h）；低分子量肝素 1.5mg/kg，皮下注射，每 12 小时 1 次。由于新生儿 AIS 血栓形成时间难以确定，目前尚无临床研究报道新生儿溶栓疗法的安全性和有效性。

（4）HS 的治疗：主要发生在早产儿，常见梗死部位在侧脑室前角背侧和外侧脑实质（脑室周围出血性梗死）。足月儿可因迟发性维生素 K 缺乏、蛛网膜下腔出血等原因引起出血性脑梗死。因此，预防性使用维生素 K_1、补充凝血因子和血小板对 HS 的防治均有积极意义。

（5）CSVT 的治疗：对于无明显颅内出血的 CSVT 新生儿，2012 年美国胸科医师学会（ACCP）制定的儿童和新生儿抗血栓治疗指南中建议：初始抗凝治疗使用普通肝素或低分子量肝素，治疗时间至少持续 6 周（不超过 3 个月）。治疗 6 周时评估再通情况：若完全再通，则停止抗凝治疗；若无完全再通，则继续抗凝治疗 6 周（共 3 个月），然后停止抗凝。对于显著出血的 CSVT 新生儿，ACCP 和美国卒中协会均建议使用抗凝治疗，或支持性治疗后第 5～7 天进行影像学血栓监测，此时若显示栓塞扩大，则进行抗凝治疗。

2. **慢性期治疗**　慢性期治疗的目标是减轻后遗症，最大限度地恢复运动功能，改善患儿的生活质量，强调早期进行康复治疗。

（陈大鹏　母得志）

第六节　新生儿细菌性脑膜炎

新生儿细菌性脑膜炎（neonatal bacterial meningitis）又称新生儿化脓性脑膜炎（neonatal purulent meningitis），是新生儿期细菌等病原微生物侵入脑膜而引起的一种颅内感染性疾病，可以由病原菌直接侵入脑膜所致，也可以是败血症的合并症（25%～50%）。该病早期缺乏特异性临床表现如脑膜刺激征，颅内高压症出现也较晚且不典型，故早期诊断困难，常并发脑室管膜炎。主要致病菌包括大肠埃希菌、金黄色葡萄球菌和 B 族溶血性链球菌（group B streptococcus, GBS）等。在我国，该病发生率约为 0.7‰（早产儿可高达 3‰），死亡率已从 70 年代的 50% 下降至目前的 10%～25%，幸存者中约 20% 可留有不同程度的神经系统后遗症，如视听障碍、癫痫、脑瘫、智力低下等。

一、病原体和感染途径

新生儿血脑屏障功能差，细菌等病原微生物侵入机体后易通过该屏障引起新生儿化脓性脑膜炎。导致新生儿化脓性脑膜炎的病原体中，革兰氏阳性 GBS 和大肠埃希菌致病约占 70%，李斯特菌占 5%。另外，流感嗜血杆菌和肺炎球菌也是较为常见的致病菌；近年来，由医源性途径引起的机会致病菌（铜绿假单胞菌、表皮葡萄球菌、克雷伯菌和变形杆菌等）感染逐年增多，应引起高度重视。

GBS 脑膜炎常出现在新生儿出生后几天内，常见亚型为血清 BⅢ型，占 GBS 脑膜炎的 80%，病死率为 20%～40%。出生后 48 小时内出现的 GBS 感染常表现为严重的呼吸窘迫，伴或不伴休克。大肠埃希菌导致的脑膜炎约 80% 含有 K_1 抗原，这种衣壳多糖抗原在患脑膜炎新生儿脑脊液和血液中存在与否、浓度及存在持续时间与疾病预后直接相关。白介素-1β 和 TNF-α 作为脑膜炎的主要炎性介质，其水平持续增高与不良预后相关。

新生儿脑膜炎易感因素、感染途径与败血症相同，即便没有发生败血症，细菌也可在脑膜感染繁殖。感染途径包括宫内（产前）感染、早发性感染（产时）和晚发性感染（产后）。宫内感染所致新生儿化脓性脑膜炎罕见；早发性感染常见病原体为大肠埃希菌、GBS 或李斯特菌；晚发性感染发生率较高，病原菌主要为金黄色葡萄球菌、表皮葡萄球菌和大肠埃希菌等。

二、病理和病理生理

大多数脑膜炎由菌血症引起，局灶感染扩散引起的脑膜炎非常罕见。新生儿化脓性脑膜炎致病菌可不同，但引起的病理表现是相似的。死于脑膜炎的新生儿尸解发现：①均存在与血管炎症相关的脑膜和室管膜表面脓液渗出（尤以大肠埃希菌和 GBS 感染为甚）；②约 50% 左右的患儿因第四脑室正中孔被脓性渗出物堵塞而引起阻塞性脑积水，因吸收脑脊液的蛛网膜颗粒受损而造成交通性脑积水；硬脑膜下积液在新生儿罕见；③均有不同程度的动静脉炎、血栓性静脉炎、静脉闭塞（多发生在室管膜下区域）；④早期浆细胞及淋巴细胞浸润较少，大脑皮质及海马可出现凋亡和坏死，50% 可见脑水肿和非感染性脑病；⑤死于大肠埃希菌感染的新生儿化脓性脑膜炎组织中，有时可找到 K_1 抗原；⑥异型枸橼酸杆菌、变形杆菌或阴沟肠杆菌感染时，易发生血管炎而引起脑梗死，最终形成脑脓肿。

致病性大肠埃希菌通常携带夹膜抗原 K_1 和 S 层粘连素，促使大肠埃希菌黏附到脉络丛和侧脑室，以及血管内皮细胞。死亡细菌会释放脂多糖（内毒素）促进感染组织炎症反应：单核细胞释放肿瘤坏死因子-α（TNF-α）、白细胞介素-1β（IL-1β）等炎症介质，诱导脂蛋白酶-A_2（LPL-A_2）活性，通过级联反应产生更多的其他炎症介质如血小板活化因子（PAF）、白三烯（LT）、前列腺素（PG）和血栓素（TXA_2）等，以及介导细胞因子与血管内皮细胞之间的受体-配体反应，进一步激活血管内皮细胞上的黏附因子等炎症介质和白细胞浸润，最终脑血管损伤、血脑屏障通透性改变，发生血管源性水肿、颅内压增高和大脑灌注压降低，引起大脑缺血和组织损伤，最终出现局部或者弥漫性不可逆转的神经细胞损伤。

三、临床表现

1. **一般表现**　早期临床表现不典型，无特异性，常与全身感染（败血症）临床表现相重叠，难以区别。一般早期表现为反应欠佳、面色苍白、少哭、少动、喂养困难、呕吐、腹胀、体温不稳（发热或低体温）、呼吸暂停、心率增快、黄疸加重，严重者出现休克、DIC、脑疝形成引起呼吸衰竭。

2. **神经系统表现**　出现较晚或不明显。①神志异常：最常见，约半数患儿兴奋（烦躁、激惹、尖叫等）与抑制（嗜睡、精神萎靡等）交替出现，严重者昏迷。②惊厥发作：30%～50% 的患儿出现惊厥，革兰氏阴性杆菌感染更易发生惊厥，通常为局灶性发作，表现为眼睑或面肌小抽动（眨眼状或吸吮状），也可出现阵发性面色改变或呼吸暂停，严重者出现四肢强直、角弓反张等。③眼部异常：两眼无神、双眼凝视、斜视或震颤，眼球上翻或下翻（日落状）、瞳孔大小不等、对光反射迟钝。④颅内压增高：颅缝增宽或分离，头围逐渐增大；由于颅缝分离的缓冲作用，呕吐、前囟紧张或饱满仅在晚期出现。

3. **其他表现**　GBS 感染可出现严重类似 RDS 表现；李斯特菌所致脑膜炎患儿躯干皮肤可出现典型红色粟粒样小丘疹。新生儿化脓性脑膜炎易并发脑室管膜炎、脑梗死、硬脑膜下积液/积脓、脑积水、脑静脉血栓形成、动脉血栓性脑梗死、脑软化、脑穿通、脑皮质和白质萎缩等，可出现相应的临床表现。

四、辅助检查

1. **外周血象**　白细胞总数和中性粒细胞升高，I：

T≥0.16；严重病例白细胞和血小板降低。IL-6、CRP、PCT 和 SAA 等非特异性感染指标，在判断败血症、化脓性脑膜炎等细菌感染具有重要意义。

2. **细菌培养**　在败血症合并化脓性脑膜炎病例中，细菌血培养阳性率可达 50% 左右，早发型败血症和疾病早期未用过抗生素治疗者培养阳性率更高。耻骨上膀胱穿刺尿液或病灶分泌物培养阳性对晚发型败血症合并化脓性脑膜炎诊断也有重要意义。

3. **脑脊液检查**　除非有腰椎穿刺禁忌证，对所有怀疑败血症的新生儿，若存在下列三项指征之一者，均应及时做腰椎穿刺留取脑脊液送检：①血培养阳性；②临床表现和实验室检查均强烈提示败血症；③接受抗生素治疗期间，患儿病情加重或持续发热超过 5 天。

化脓性脑膜炎时，脑脊液主要变化如下，①常规检查：压力增高，常>2.94~7.84kPa（3~8cmH_2O），外观混浊，潘迪试验阳性，WBC 总数超过 20×10^6/L，其中多核白细胞占 50% 以上，李斯特菌感染单核细胞可高达 20%~60%。②生化检查：早产儿蛋白>1.5g/L，足月儿>1.0g/L；早产儿葡萄糖<1.1mmol/L（20mg/dl），足月儿<1.7mmol/L（30mg/dl），或低于相应血糖的 40%；乳酸脱氢酶常>1 000U/L，乳酸增高，通常>2.5mmol/L。③涂片和培养：脑脊液涂片革兰氏染色找到细菌具有早期诊断意义，病原菌抗原或核酸检测有助于感染早期快速诊断。④病原体抗原检测或宏基因组下一代测序（metagenomic next generation sequencing，mNGS）：用特异性抗体检测脑脊液相应病原体抗原，对细菌、病毒、真菌和结核杆菌所致脑膜炎的诊断和鉴别诊断具有一定的价值。下列情况之一存在时，可考虑行脑脊液的 mNGS：高度疑似 CNS 感染，但病原学诊断未明确且常规抗感染效果欠佳时；考虑出现新发或其他特殊病原体，缺乏传统技术手段确定时；临床上高度怀疑颅内感染而多种传统手段不能确定时；传统病原学检测结果不能解释临床表现全貌或抗感染治疗效果时。不建议应用 mNGS 来评价抗感染治疗效果。

在分析脑脊液结果时，应注意如下事项。①脑脊液应尽快送检，若送检时间超过 1 小时，WBC 计数和葡萄糖水平可能会出现假性低值。②脑脊液中 WBC 计数在正常范围，也不能完全排除化脓性脑膜炎；同样，也不能仅凭脑脊液中 WBC 升高就诊断化脓性脑膜炎，应结合临床表现，脑脊液中葡萄糖、蛋白质等其他指标变化综合判断。③新生儿腰椎穿刺损伤率较高，由于出血污染脑脊液标本，可出现 RBC 和 WBC 假性升高，需要用 RBC/WBC 比值进行校正，RBC/WBC 比值符合（500~1 000）/1 为正常；此外，脑脊液中 RBC 增多也影响葡萄糖和蛋白质水平，即 RBC 每增加 1 000×10^6/L，蛋白质增加 10~13mg/L，而葡萄糖水平则明显降低。因此，当存在腰椎穿刺损伤出血时，脑脊液检测结果仅作参考，必要时择期重新腰椎穿刺。④机体其他部位有严重感染时脑脊液中 WBC 出现反应性增加。⑤新生儿（尤其是早产儿）由于血脑屏障发育尚未完全成熟，无论化脓性脑膜炎存在与否，其脑脊液中蛋白含量波动范围较大，且明显高于儿童和成人。⑥脑脊液中蛋白质含量对新生儿化脓性脑膜炎预后评估有较好价值，但蛋白含量增高在化脓性脑膜炎痊愈后仍可持续数周甚至数月，因此对评估化脓性脑膜炎治疗效果意义不大。⑦在高/低血糖症患儿中，脑脊液糖/血糖的实用性有限。⑧有研究认为，脑脊液乳酸增高在诊断化脓性脑膜炎的准确度上高于 WBC、蛋白质和葡萄糖含量变化。

4. **影像学检查**　头颅 B 超、CT 和 MRI 等影像学检查有助于脑室管膜炎、脑脓肿、硬脑膜下积液和脑积水等并发症或后遗症的诊断，也可用于疗效随访。

五、诊　断

新生儿化脓性脑膜炎的早期临床表现不典型，诊断较为困难，而外周血 WBC、CRP 和 PCT 等指标变化仅能明确细菌感染或败血症存在，故对高度疑似或已被确诊为败血症的患儿，经正规治疗 48 小时以上无效或经治疗后病情恢复不顺利且无其他原因解释者，应及早作腰椎穿刺取脑脊液常规、生化检查和细菌培养等检查。脑脊液存在上述改变及培养出细菌（尤其与血培养结果一致时），是化脓性脑膜炎确诊的必备条件（金标准）。但由于脑脊液结果受许多因素的影响，正确解读有时出现困难，此时，应结合临床和其他辅助检查进行综合判断。此外，头部影像学检查特别是 MRI，对了解病变严重程度、并发症发生以及预后判断有重要的临床意义。

六、鉴别诊断

化脓性脑膜炎与结核性、病毒性、真菌性（包括新型隐球菌）脑膜炎的鉴别主要根据脑脊液特征性变化（表 16-6-1）；与颅内肿瘤或出血等 CNS 疾患的鉴别主要依靠颅脑影像学检查；与遗传代谢病所致代谢性脑病鉴别主要依据血、尿和脑脊液特殊代谢产物分析和基因分析。

表 16-6-1　常见 CNS 感染脑脊液的改变

项目	压力	外观	细胞数	细胞分类	蛋白	葡萄糖	CFS 糖/血糖
正常	3～8cmH$_2$O	清亮，无凝固	<20×10^6/L	正常	早产<1.5g/L 足月<1.0g/L	早产>1.1mmol/L 足月>1.7mmol/L	>50%
细菌性	↑↑	浑浊，有凝块	↑～↑↑↑	中性粒细胞为主	↑↑～↑↑↑	↓↓	↓ (<40%)
结核性	↑～↑↑	浑浊、黄色，有薄膜	↑	淋巴细胞为主	↑↑	↓	↓～↓↓ (<30%)
病毒性	↑	清亮，无凝块	→～↑	淋巴细胞为主	→～↑	→	→
真菌性	↑～↑↑	清亮、浑浊	↑	淋巴细胞为主	↑↑～↑↑↑	→～↓	→～↓
新型隐球菌性	↑	清亮、微浑	↑	淋巴细胞为主	↑↑	↓	→～↓

1. **结核性脑膜炎**　起病相对缓慢，发热（热度一般不高，进展时高热），中晚期可出现脑膜刺激征和颅内高压表现，脑脊液细胞数轻至中度升高，葡萄糖及氯化物显著降低，涂片可找到结核分枝杆菌。母亲结核病史、胎盘结核病灶、抗生素疗效不佳的肺炎、不明原因肝大、肝功能受损和结核感染 T 细胞试验（T-SPOT）等有助于诊断。

2. **病毒性脑膜炎或脑膜脑炎**　肠道病毒（柯萨奇病毒、埃可病毒、EV-71 等）、疱疹病毒和腺病毒等可引起新生儿多器官功能损伤，脑膜炎或脑膜脑炎为其中之一。临床上出现发热、精神差、拒奶、皮疹及多系统受损表现等。外周血 PCT 可在正常范围，脑脊液中细胞数正常或轻度升高，蛋白及葡萄糖含量变化不明显，乳酸脱氢酶含量和 pH 值正常，病毒核酸分析可快速确诊。

3. **其他疾病**　颅内肿瘤、蛛网膜下腔出血、代谢性脑病等其他疾病也可引起的神经系统症状、体征，颅内肿瘤、蛛网膜下腔出血应用影像学检查方法如 CT、MRI 等，作出鉴别诊断一般不难；通过质谱技术分析血、尿或脑脊液代谢产物谱，可作出遗传代谢性疾病的诊断和鉴别诊断。

七、并　发　症

由于新生儿脑膜刺激症状不典型，新生儿化脓性脑膜炎早期确诊和及时治疗存在一定困难，因此并发症及后遗症相对较多。并发症中以脑室管膜炎、硬脑膜下积液较多见，最终可导致脑积水、智力低下等后遗症。

1. **脑室管膜炎**　发生率可达 65%～90%，早产儿、化脓性脑膜炎诊断和治疗延误者的发病率高，多见于大肠埃希菌等 G^- 杆菌感染。临床上，若患儿常规治疗疗效不佳，病程迁延、病情危重或恶化、频繁惊厥、出现呼吸衰竭或脑疝等，应高度怀疑脑室管膜炎存在。在此基础上，出现下列情形之一者，可以确诊脑室管膜炎：①脑室液细菌培养或涂片获得与脑脊液一致的病原菌；②脑脊液生化检测结果接近正常，但脑室液仍有炎性改变，即白细胞≥50×10^6/L 并以多核细胞为主，或葡萄糖<1.66mmol/L（30mg/dl）+蛋白>0.4g/L。

2. **硬脑膜下积液**　发生率为 10%～60%，链球菌性脑膜炎和流感杆菌脑膜炎易并发。由于硬脑膜血管通透性增加，或硬脑膜和脑血管浅表静脉栓塞导致静脉内压和渗透压增高，局部渗出增多所致；腰椎穿刺时抽出脑脊液过多，在脑血管通透性增加的情况下，颅内压突然降低也可促进硬脑膜下积液形成。存在下列情形之一者，应考虑硬脑膜下积液存在：①正规治疗过程中，脑脊液检查好转而体温持续不退或其他临床症状不消失；②病情好转后又出现高热、抽搐和呕吐等神经系统表现；③前囟饱满、隆起，颅骨透照试验阳性；④头颅 B 超、CT、MRI 等影像学改变。若 B 超指引下硬脑膜下穿刺，硬脑膜下腔液体>2ml，红细胞<100×10^6/L，蛋白>0.6g/L 可确诊。

八、治　　疗

早期诊断和及时有效的治疗对于减少化脓性脑膜炎患儿病死率和后遗症发生具有重要意义。

1. **抗生素治疗**　尽早选用易进入脑脊液的抗生素治疗，遵循早期经验性、联合、足量、保证疗程等原则，用药剂量和时间应根据肝肾功能调整，必要时，可在定期血药浓度监测下使用个体化给药方案，以达到预期抗菌效果并避免产生毒性。首剂剂量加倍，从静脉推入或快速滴入。革兰氏阴性杆菌性脑膜炎的疗程至少3周，而革兰氏阳性菌性脑膜炎的疗程至少2周。适当的抗生素治疗24~48小时后，临床表现改善不明显者，需考虑神经系统并发症存在可能，应做神经影像学检查加以证实。

（1）病原菌未明的脑膜炎：经验性抗生素治疗新生儿化脓性脑膜炎必须满足两大条件：①对GBS、大肠埃希菌等常见致病菌有效；②能达到血液和脑脊液有效杀菌浓度且对CNS无明显毒性作用。在治疗方案上，国外推荐青霉素类（青霉素、氨苄西林）+氨基糖苷类（庆大霉素、阿米卡星）、糖肽类（万古霉素）或第三代头孢菌素（头孢曲松、头孢噻肟）进行治疗。我国常见病原菌为大肠埃希菌、GBS、金黄色葡萄球菌、凝固酶阴性表皮葡萄球菌和肠球菌等，经验性选择对这些细菌敏感的抗生素，不建议使用庆大霉素，以避免发生严重的耳、肾毒性；由于青霉素类耐药菌已明显增加，也影响了其临床应用。头孢曲松具有广谱高效、半衰期长以及血液杀菌浓度可持续24小时等优点，已成为治疗新生儿化脓性脑膜炎的常用药物。当不能排除铜绿假单胞菌感染时，则第三代头孢菌素应选用头孢他啶。

（2）病原菌明确的脑膜炎：参考药敏试验结合临床选用敏感有效的抗生素。李斯特菌和肠球菌对氨苄西林敏感，对所有头孢类抗生素不敏感；GBS、变形杆菌、肺炎链球菌等感染首选氨苄西林、哌拉西林舒巴坦或青霉素；大肠埃希菌也可选择氨苄西林，耐氨苄西林的革兰氏阴性杆菌（如大肠埃希菌、克雷伯菌）可选第三代头孢菌素，如头孢噻肟或头孢曲松；ESBLs耐药菌株（肠杆菌属、枸橼酸杆菌属或沙雷菌属）可选用碳青霉烯类抗生素如美罗培南（亚胺培南因可致惊厥发生，不宜选用）；金黄色葡萄球菌大多对青霉素不敏感，可选用苯唑西林、头孢呋辛或万古霉素；铜绿假单胞菌首选头孢他啶，次选头孢哌酮；支原体感染首选红霉素或阿奇霉素；厌氧菌如脆弱类杆菌可选甲硝唑。

2. **对症支持疗法**　不可忽视，是近年来该病预后得以改善的重要原因，措施包括一般支持疗法、降低颅内压、防治惊厥等。

（1）一般支持疗法：维持脑膜炎患儿良好的通气和循环灌注非常重要，往往需要呼吸支持，严密监测血压，防止脑血流波动；还应维持血糖稳定，及时纠正水、电解质和酸碱平衡紊乱等；在脑膜炎治疗过程中，需要定期监测血红蛋白水平，出现医源性失血，加之感染可能加重新生儿（尤其是早产儿）贫血，必要时行成分输血；此外，IVIg应用对新生儿化脓性脑膜炎有一定帮助。

（2）降低颅内压：颅内压明显增高时可同时或交替使用20%甘露醇（0.25~0.5g/kg）和呋塞米（每次1mg/kg），静脉推注，每6~8小时1次。疾病早期因抗利尿激素（ADH）分泌过多而导致稀释性低钠血症，且常伴有脑水肿，应限制低渗液体摄入和适当补充电解质，如3%氯化钠溶液以0.5~2.0ml/（kg・h）速度持续静脉滴注，以维持血清钠155~165mmol/L。肾上腺皮质激素可能影响神经元发育，导致海马区损伤，故一般不推荐使用；但对于流感杆菌和肺炎球菌性脑膜炎，在第一剂抗生素使用前后，加用地塞米松（0.15mg/kg，6小时一次，静脉注射，连用2~3天），具有减轻脑水肿、降低颅内压、加速脑脊液循环等作用，可降低患儿的病死率和CNS后遗症的发生率。

（3）抗惊厥治疗：对于非低血糖、低血钙、低血钠所致的惊厥，可选择止痉药治疗。①苯巴比妥钠：负荷量20~40mg/kg，使患儿在短时间内达到有效血清治疗浓度（20~40mg/L）；值得注意的是，在此类情况下，单剂苯巴比妥钠负荷量40mg/kg可导致非机械通气状态下的患儿呼吸暂停，故对于这类患儿可将负荷量分2次（每次20mg/kg）给予。苯巴比妥钠维持量为3~5mg/kg，每8~12小时1次，静脉注射、肌内注射或口服。②苯妥英钠：对癫痫持续状态、强直-阵挛性和复杂性部分发作癫痫有效。负荷量15~20mg/kg，静脉注射；维持量为5~8mg/（kg・d），每8~12小时1次，静脉注射或口服。③咪达唑仑：新生儿必要时可应用，起始剂量为0.05~0.1mg/kg（有时可能需要0.3mg/kg的总剂量才能达到理想的临床效果），静脉缓慢推注。④地西泮：新生儿慎用，每次0.2~0.5mg/kg，静脉缓慢推注。由于地西泮对呼吸和心血管系统具有抑制作用，故应边推边观察患儿呼吸和心率变化，惊厥停止后立即停止推注（不用将计算剂量全部用完）。⑤丙戊酸：10~15mg/（kg・d），每12小时1次，静脉滴注或口服。⑥卡马西平：对于复杂性部分发作的初始剂量为10~20mg/（kg・d），分3~4次口服；维持量每天不超过35mg/kg，分3~4次口服。

3. **并发症处理**　对于脑室管膜炎患儿，目前均无特别有效的治疗方法：鞘内注射药物不易到达脑室，效果欠佳，此法已摒弃；保留导管于侧脑室注入抗生素的治疗方法也存在争议。硬脑膜下积液大多可自行缓解，必要时进行硬脑膜下穿刺放液，每次不超过15ml；硬脑膜下积脓可进行手术引流。一旦发生脑积水，首先行侧脑室外引流或头皮下放置Ommaya囊引流，以延缓脑室扩张；若引流后脑室依然进行性扩大，且脑脊液检查正常者，需考虑侧脑室-腹腔脑脊液分流术。

九、预　　后

随着新生儿重症治疗技术的进步，新生儿化脓性脑膜炎病死率有所下降（足月儿为10%～15%，低出生体重儿和早产儿高达20%～30%），但仍有20%的幸存者可留有失听、失明、癫痫、脑积水、智力和/或运动障碍等后遗症。早期诊断和及时正确的治疗是治愈的关键，对减少后遗症也起着决定性作用。下列情况是患儿死亡和发生严重后遗症的高危因素：①早产和低出生体重；②住院前出现症状的时间>24小时；③就诊时WBC总数和中性粒细胞明显减少；④住院治疗72小时后，仍有惊厥发生；⑤局灶性神经功能障碍；⑥需要呼吸和/或循环支持；⑦脑脊液无菌化时间延迟；⑧脑脊液中葡萄糖糖<1mmol/L或蛋白>2g/L。

（刘江勤　肖昕）

第七节　新生儿病毒性脑炎

病毒性脑炎（viral encephalitis，VE）是由不同的病毒引起的新生儿中枢神经系统感染性疾病，由于病原体不同，因此VE病情轻重差异很大，轻者预后良好，重者可留有后遗症甚至导致死亡。据报道，全世界大约有100多种病毒可以引起病毒性脑炎，其中包括单纯疱疹病毒（herpes simplex virus，HSV）、肠道病毒（enterovirus，EV）、腺病毒（adenovirus）、虫媒病毒（arbovirus）等，而HSV和EV分别是导致散发性和流行性VE主要的病原体。全球流行病学资料显示，VE患儿的年发病率从3.5/10万～7.4/10万上升到16.0/10万。由于不同的病毒感染引起的病变范围和程度表现不一，目前临床对VE的诊断主要根据母亲孕期感染病史、临床表现、脑脊液和病毒学检查，结合头颅影像学及脑电图改变进行的综合诊断。

一、单纯疱疹病毒性脑炎

（一）流行病学

单纯疱疹病毒（HSV）是双链DNA疱疹病毒，可致终身感染，根据抗原性可分为HSV-1和HSV-2两型，1型主要感染口腔黏膜和中枢神经系统，2型与生殖器感染有关。新生儿感染最常见途径是围产期由母体生殖道感染引起，且早产儿HSV感染危险性高于足月儿约4～5倍。

（二）临床表现

HSV感染约有1/3会累及中枢神经系统，尽管存在水疱样皮疹有助于诊断HSV感染，但是多达60%的脑炎患儿不出现皮肤疱疹。感染患儿通常在出生后10到14天出现嗜睡、呼吸暂停、体温不稳定、前囟紧张、肌张力改变和癫痫发作。未经治疗的患儿死亡率很高，大约2/3的幸存者神经发育受损，急性HSV脑炎的远期后遗症包括小头畸形、无脑畸形、多囊性脑软化症、痉挛、失明、耳聋、脉络膜视网膜炎和学习障碍等。

（三）实验室检查

单纯疱疹病毒性脑炎时，可出现脑脊液改变，如细胞数增高，以淋巴细胞为主，蛋白增高等。病毒分离或病毒核酸检测可明确病因。

（四）影像学检查

CT用于显示脑损伤的范围和严重程度，如多囊性脑软化症；颅脑超声在检测脑实质损伤进展、多囊性脑软化症方面也很有用，但很可能忽略皮质和脑干损伤；MRI是鉴别实质病变最有用的方法；脑电图常表现出显著的特征性变化，主要是局灶性或多灶性、阵发性、周期性或准周期性放电，由重复的尖、慢波复合波组成。

（五）诊断

皮肤疱疹、角膜结膜炎、口腔溃疡、癫痫样发作、前囟紧张和脑脊液改变是HSV脑炎的特征性表现，但只有少数病例在发病时出现皮肤和眼部表现。颅脑影像学检查有助于脑炎的诊断、受损部位识别和病情评估。病毒分离或PCR检测病毒DNA仍然是临床诊断的关键。

（六）治疗

对症支持、降低颅内压和抗惊厥治疗参照相关章节。在抗病毒治疗上，首选阿昔洛韦（acyclovir，ACV）抗病毒治疗，美国儿科学会感染性疾病委员会推荐用大剂量ACV治疗新生儿HSV脑炎和播散性感染：60mg/kg，分3次静脉滴注，疗程21天，必要时延长至脑脊液正常或PCR检测DNA阴性为止。ACV最常见的不良反应是粒细胞减少，对肝、肾功能也有毒性作用，故应用过程中，应注意监测肝、肾功能和骨髓抑制情况，如中性粒细胞绝对计数小于0.5×10^9/L时，应减少ACV剂量或使用粒细胞集落刺激因子。对阿昔洛韦耐药的免疫力低下患者，可用西多福韦治疗，5mg/kg，1小时静脉滴注完毕，每周1次，连用2周。肾毒性是西多福韦最严重的剂量限制性不良反应，在西多福韦滴注前1小时、后2小时、后8小时分别口服0.2~0.3g丙磺舒和适当液量(60~80ml/kg)可降低其发生率及严重程度;另外,西多福韦也可引起可逆性中性粒细胞减少,减量和停药后可恢复。

(七)预防

以切断传播途径为主,尽量避免与患者密切接触,避免有害因素对机体的刺激,并积极锻炼身体,提高机体的免疫力。如孕妇围产期产道有HSV-2感染,可进行剖宫产以避免新生儿感染。

二、肠道病毒性脑炎

(一)流行病学

肠道病毒(EV)属于RNA病毒,分为柯萨奇病毒(Coxsackie virus)A、B组、埃可病毒(ECHO virus)、脊髓灰质炎病毒(poliovirus)和肠道病毒-71(entervirus-71,EV-71)四大类,均寄生于肠道内,可对新生儿产生致病性。感染全年散发,7月至11月是发病高峰,新生儿可经呼吸道和胃肠道感染,也可经胎盘、羊水或产道途径感染。大多数新生儿感染是由柯萨奇病毒B组和埃可病毒引起的,临床表现最常见于围产期传播。

(二)临床表现

新生儿感染后症状通常出现在产后第一周内,临床大约50%发生脑膜脑炎,25%发生心肌炎,25%患有败血症样疾病,甚至暴发性肝衰竭。中枢神经系统感染以柯萨奇病毒B组为主,也可由埃可病毒和EV-71引起。临床表现除有发热及全身败血症样改变,神经系统可表现为意识改变、前囟饱满、惊厥或全身强直性痉挛,肌张力改变,偏瘫或迟缓性麻痹。一般认为,肠道病毒引起的脑膜脑炎预后良好,无并发症,死亡率较低。

(三)实验室检查

1. 合并心肌炎、肝炎或败血症样表现时,心肌酶谱、肝功能、凝血功能可出现明显异常。

2. 肠道病毒导致的颅内感染时,脑脊液的细胞总数接近正常或略增高,多在500×10^6/L左右,分类以单核细胞为主,蛋白质和葡萄糖水平趋于正常。

3. 血液和脑脊液的病毒核酸、抗原抗体检测有助于病因寻找。

(四)影像学检查

肠道病毒性脑炎的新生儿可出现不同程度及部位的脑白质损伤,颅脑超声可显示脑室周围和深部白质回声增强。MRI是评估脑白质损伤的首选,可显示额叶、顶枕部、脑室周围、半卵圆中心、胼胝体、内囊以及视辐射的白质损伤。

(五)诊断

新生儿肠道病毒感染临床表现多样,除脑病表现外,还可出现暴发性心肌炎、暴发性肝炎、败血症样休克和DIC等,早期诊断和鉴别诊断较为困难,应在详细询问病史、症状和体格检查基础上,及早进行肝功能、心肌酶谱、凝血功能、脑脊液检查,有助于疾病诊断和病情评估;血清和/或脑脊液病毒核酸和特异性抗原抗体检测对诊断和鉴别诊断具有重要意义。颅脑影像学检查有助于脑炎的诊断、受损部位识别和病情评估。

(六)治疗

对于肠道病毒脑炎,尚无特效的治疗药物,主要对症支持疗法如高热处理、氧疗、改善脑功能、降低颅内压和控制惊厥发作等,干扰素及静脉注射免疫球蛋白(IVIg)应用对疾病恢复有一定帮助。

(七)预防

预防暴发流行,做好围产期保健,严格执行消毒隔离制度,接触新生儿前严格洗手是预防本病的关键。

三、巨细胞病毒性脑炎

(一)流行病学

人巨细胞病毒(human cytomegalovirus,HCMV)是一种广泛传播的双链线状DNA疱疹病毒,是母婴垂直传播疾病的常见病原体之一。HCMV存在于感染者的唾液、尿液、生殖器分泌物、母乳、血液及血液制品中,可通过体液进行病毒传播。HCMV感染的流行情况因生活方式、社会经济发展水平、卫生环境条件等不同而存在地区差异。资料显示,在全球活产新生儿中HCMV先天性感染率约为0.2%~2.4%,我国新生儿的先天性HCMV感染率为0.7%。

(二)临床表现

先天性症状性HCMV感染可表现为累及多器官系统的急性暴发性感染,死亡率高达30%。临床表现为瘀点、瘀斑或紫癜(79%)、肝脾大(74%)、黄疸(63%)、早产(33%)、宫内生长受限和小头畸形(30%)、肺炎以及中枢神经系统受累等。中枢神经系统受累(巨细胞病毒性脑炎)患儿的临床表现多样,约10%的症状性感染者表现出典型的新生儿癫痫发作,10%~15%的婴儿出现脉络膜视网膜炎,小头畸形是重症感染者的常见表现,发病率约占所有症状性感染者的50%。

先天性无症状感染者中,5%~15%可在2岁后出现晚期异常表现,包括发育异常、听力损失、癫痫、智力迟钝、运动痉挛和获得性小头畸形等。

（三）实验室检查

50%～60%的患者会出现颅内钙化，可发生在大脑任何部位，通常好发于脑室周围区域。在部分感染患儿中，若脑脊液异常（如细胞增多、蛋白质含量升高等），提示脑炎发生；有研究提示，脑脊液中 β_2-微球蛋白（β_2-MG）水平升高，对神经发育结果具有预测价值。

（四）影像学诊断

颅脑超声会发现脑室周围囊肿、脑室扩大，脑室周围钙化以及脑室周围回声异常；头颅 CT 扫描在检测脑室周围钙化方面更敏感；MRI 在检测神经元迁移障碍（如小脑发育不全、皮质萎缩、无脑回畸形、脑回肿胀和形成延迟或脱髓鞘、脑室扩大、广泛的脑室周围钙化和白质囊肿等）具有特殊诊断价值。

（五）诊断

1. **病史和临床表现** 母亲妊娠期血清学阳性、单核细胞明显增加或发热性疾病，或患儿存在典型感染症状且影像学检查与 HCMV 感染表现相符，都应怀疑 HCMV 感染存在。

2. **脑脊液检查** 为临床对颅内感染常用的诊断方法，若无其他禁忌证，应考虑尽早实施。脑脊液中白细胞增多、蛋白质含量升高，提示颅内感染，但其特异性不高，临床可以用来和细菌性感染相鉴别。

3. **病原学检查** 病毒分离培养通常被认为是“金标准”，但脑脊液中病毒含量甚低，阳性率极低；脑脊液病毒核酸和特异性抗体检测对脑炎的病原学诊断具有重要意义。

4. **其他检查** 头颅影像学和脑电图检查有助于脑炎和癫痫的诊断。

（六）治疗

1. **对症支持、降低颅内压和抗惊厥治疗**

2. **抗病毒治疗** 巨细胞病毒性脑炎首选更昔洛韦（ganciclovir，GCV）治疗，诱导治疗剂量为每次 6mg/kg，静脉输注，12 小时 1 次，每次输注时间在 1 小时以上，连用 2～3 周改口服缬更昔洛韦（valganciclovir，VGCV），每次 16mg/kg，每 12 小时 1 次。用药期间应监测粒细胞和血小板计数，当粒细胞 $\leqslant 0.5\times10^9$/L 和/或血小板 $\leqslant 25\times10^9$/L，或两者减少至用药前 50% 水平时应停药。此外，肝、肾功能损害者应减量。有研究表明，GVC 联合 CMV 高价免疫球蛋白制剂，或 CMV 免疫核糖核酸、干扰素及转移因子等治疗合并免疫抑制的危重 CMV 感染，可取得良好疗效。

（七）预防

注意对症治疗和护理工作，隔离患儿，对其排泄物进行消毒。

四、风疹病毒性脑炎

（一）流行病学

风疹病毒（rubella virus）是 RNA 病毒，可通过胎盘感染胎儿。在常规风疹疫苗免疫接种制度建立之前，先天性风疹病毒感染是新生儿常见的严重感染性疾病，易导致早产或发生多种畸形，如先天性心脏病、白内障、小头畸形、耳聋、发育障碍等，称为先天性风疹综合征（congenital rubella syndrome，CRS），随着风疹疫苗的广泛使用，许多国家的风疹发病率显著降低。

（二）临床表现

风疹病毒感染的新生儿中，50%～75% 出现典型的神经系统受累，最常见的表现是脑膜脑炎，大多数患儿出现脑脊液蛋白和单核细胞的水平升高，25%～50% 患儿存在前囟饱满。神经系统受累临床表现为嗜睡、易激惹和肌张力减低，严重者可出现颈项强直和角弓反张等脑膜刺激征，并在出生后的几周内或几个月内迅速恶化，10%～15% 的新生儿会出现癫痫发作，大多数急性临床特征在生后几个月内逐渐消退并发展成小头畸形、运动障碍、脑性瘫痪等后遗症。

（三）辅助检查

脑脊液出现炎症性改变如蛋白、细胞数增加等；相关病毒学及血清学的检查阳性。头颅超声可显示局部钙化、室管膜下囊肿、基底节区和丘脑强回声血管；CT 可发现继发于血管病变的局灶性缺血性坏死和基底节部少见的钙化；MRI 可发现缺血性脑白质病变和髓鞘损伤等变化。

（四）诊断

在阳性病史和临床表现的基础上，脑脊液和颅脑影像学（超声、CT 和 MRI）改变有助于风疹病毒性脑炎的诊断。血液和脑脊液病毒核酸分析和特异性抗体检测具有确诊意义。

（五）治疗及预防

无特殊治疗方法，主要是对症治疗。预防关键在于妊娠期妇女尤其在妊娠早期避免感染。可接种风疹减毒活疫苗。

五、水痘-带状疱疹病毒性脑炎

（一）流行病学

水痘-带状疱疹（varicella-herpes zoster virus，VZV）属 DNA 疱疹病毒，可引起两种不同的临床病症（水痘、带状疱疹）。妊娠妇女感染 VZV 后可通过胎盘传播给胎儿，引起先天性（宫内）感染发生，导致中枢神经系统损害、肢体发育不全和皮肤瘢痕形成，称为先天性水痘综合征(congenital varicella syndrome,CVS),其发病率在妊娠前12周为0.4%,妊娠13~20周为2%。主要见于妊娠期母体水痘,但很少见于母体带状疱疹。

(二) 临床表现

先天性水痘综合征对神经系统的损伤表现为小头畸形、脑皮质萎缩、脑发育不全、运动和感觉缺陷、惊厥及智力障碍;围产期感染的特点是皮肤水疱疹,严重者可能会出血。尚不清楚围产期水痘是否会发生原发性病毒性脑炎,即使发生,这种情况也极为罕见。

(三) 诊断

新生儿存在典型的水疱疹结合产妇围产期水痘病史,确诊有赖于脑脊液病毒学及血清学的检查。

(四) 治疗及预防

目前对水痘感染尚无特殊药物治疗,对重症水痘的新生儿,可给予抗病毒治疗,常用药物为阿昔洛韦。预防应隔离患者,保护易感人群(如孕妇)。

(张静 毛健)

第八节 胎儿和新生儿脑积水

脑积水(hydrocephalus)是由于脑脊液的产生和吸收失去平衡引起脑室系统和/或蛛网膜下腔扩大而积聚大量脑脊液,可导致颅内压增高。胎儿(先天性)脑积水(fetal/congenital hydrocephalus)是指产前即发生并通过影像学检查获得诊断的脑积水。各国(地区)胎儿脑积水发生率的监测结果差别较大,从2.22/10 000~1.6/1 000;我国胎儿脑积水的总发生率为7.03/10 000,低出生体重者占50.92%。新生儿脑积水(neonatal hydrocephalus)既是胎儿脑水肿的延续,也可以是由生后脑室内出血(IVH)所致。胎儿或新生儿脑水肿的长期预后和临床过程尚未完全清楚,预后主要与原发疾病、脑室扩张的程度和进展速度以及合理的干预等有关。

一、病因与分类

胎儿脑积水和新生儿脑积水的病因相似,但胎儿脑积水严重程度往往更高。依据其影响脑脊液循环的原因,胎儿脑积水分为原发性脑积水(包括单纯性脑积水、发育不良性脑积水)和继发性脑积水:①单纯性脑积水是由局部的脑脊液循环通路异常所致,包括导水管狭窄、马氏孔(室间孔)闭锁和蛛网膜颗粒发育不良;②发育不良性脑积水是指脑积水由于脑发育异常所致,包括Dandy-Walker综合征、Chiari畸形、水脑畸形(积水性无脑畸形)、前脑无裂畸形、脑裂畸形和神经管闭合不全等;③继发性脑积水是由颅内疾病导致,如脑肿瘤、颅内感染和脑室内出血(IVH)。值得注意的是,胎儿时期IVH作为继发性胎儿脑积水的一个重要原因,在常规影像成像中越来越多地被发现。原发性脑积水病例中,部分表现为X连锁遗传,多数源于*L1CAM*基因突变,定位于Xq28。

新生儿脑积水可以是胎儿脑积水的延续,也可以是颅内出血后脑积水形成,存在多种分类方法。①依据脑脊液动力学,Dandy等将新生儿脑积水分为交通性和非交通性脑积水:前者可通过向脑室内注入的染色剂经脑脊液循环到达脊髓蛛网膜下腔而被证实;后者注入的染色剂则不能到达脊髓蛛网膜下腔。②根据脑脊液产生和循环通路情况,Russell将脑积水分为阻塞性与非阻塞性脑积水:前者是指脑脊液循环通路的任何部位(脑室或蛛网膜下腔系统)发生阻塞所致;后者则是脉络丛产生脑脊液过多,或窦道血栓形成导致脑脊液吸收障碍所致。③根据是否需要外科干预,Hakim和Adams提出颅内压升高和正常颅内压脑积水的分类。④其他分类包括静止状态和进展性脑积水,交通性脑积水(永久性吸收障碍、原发性先天性脑积水)、梗阻性伴有大部分交通性脑积水、梗阻性伴有暂时性交通性脑积水和单纯梗阻性脑积水等。

二、新生儿颅内出血后脑积水和脑室扩张

脑积水是新生儿颅内出血的常见后遗症,约20%~25%的IVH婴儿发展为颅内出血后脑积水(posthemorrhagic hydrocephalus,PHH),30%~50%的严重IVH婴儿发展为出血后脑室扩张(posthemorrhagic ventricular dilatation,PHVD)。PHVD和PHH这两个术语经常混淆,一般说来,PHH是PHVD的一个主要类型,是由脑脊液增多引起的脑室扩张。

PHH的发生和进展速度与脑室内血液量直接相关,脑积水可在几天内发生(急性脑积水),或在几周内逐渐发展(亚急性慢性脑积水)。PHH可表现为阻塞性或交通性:阻塞性脑积水是急性的,原因是血凝块阻塞了中脑导水管或第四脑室出口;交通性脑积水更常见,原因是脑脊液产生增加,脑脊液引流减少,或两者兼有。淋巴管可能是脑脊液引流的关键角色,其在PHH发病机制中的作用需要评估。由IVH诱导的脉络膜丛炎症引起的脑脊液高分泌,可能是IVH早产儿脑积水的一个重要因素。

PHVD 是继发于脑室周围白质软化和/或脑室周围出血性梗死。如果脑室扩大的同时，脑外间隙增加，那么很可能不是 PHH 而是 PHVD（PHH 往往会导致脑外间隙缩小）。临床上区分脑室周围脑萎缩继发的脑室扩大和伴有脑脊液动力学损伤的脑积水继发的脑室扩大，对于制定适当的管理决策至关重要。

PHH 和 PHVD 对大脑的有害影响涉及大脑白质、脑血管和大脑皮层。脑室内出血后血红蛋白降解，脑脊液中游离铁离子水平增加和炎性因子（如 IL-1β、IL-18、IL-γ）释放，导致进行性脑白质损伤。研究表明，脑积水在细胞增殖阶段干扰大脑发育，产生继发性顺行和逆行影响。

三、临 床 表 现

由于胎儿超声的广泛应用，先天性胎儿脑积水在出生前就能够被发现。在胎儿脑积水的病例中，随着脑室扩张的进展，直到妊娠 32～34 周后，头部生长才持续增加。40%～50% 的胎儿脑积水病例出现严重的神经外异常，60%～70% 的病例出现严重的中枢神经系统异常，80% 的病例出现神经外或中枢神经系统异常（或两者兼有），这些异常对预后有显著影响。

胎儿脑积水可以延续至新生儿，新生儿时期脑积水表现为头围明显增大、前囟饱满、颅缝分离。应仔细评估特定病因类型的体征，如约 50% 的 X 连锁导水管狭窄病例出现拇指弯曲畸形，Dandy-Walker 综合征形成枕颅隆起，弓形虫或巨细胞病毒宫内感染者可合并脉络膜视网膜炎。神经精神状态、头部生长速度、颅内压升高和脑室大小的系列评估在评估脑积水严重程度和进展速度方面具有重要价值。

四、诊　　断

胎儿脑积水的诊断是基于头部超声，许多诊断参数被放射科医生和神经外科医生用来诊断和量化脑积水的严重程度：脑室指数（ventricular index，VI）最常用于监测 IVH 后的脑室大小，不同胎龄新生儿超声下脑室宽度参考值见图 16-8-1。前角宽度（anterior horn width，AHW）在早期或轻度脑室扩大时比 VI 更敏感，丘脑枕径也是评估脑室大小的有力补充，枕角的扩张程度通常大于额角，可能是扩张的唯一部位。前囟饱满和颅缝增宽有助于诊断颅内压升高，如果头围大于第 90 个百分位，大约 95% 的病例存在明显的脑室增大，但实际上脑室大小的增加并没有按比例反映在头围增大上，这与早产儿大脑的高顺应性和较大的脑外间隙有关。因此，通过神经影像学检查跟踪 IVH 婴儿的脑室大小进而评估出血后脑室扩大是很重要的。

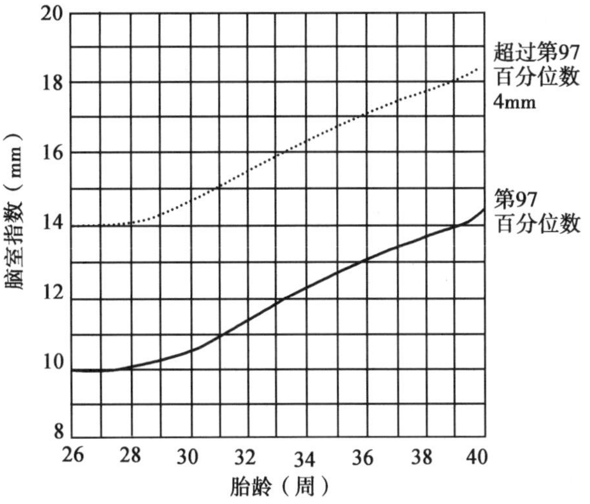

图 16-8-1　不同胎龄新生儿超声下脑室宽度参考值

常规胎儿超声检查可以帮助早期发现脑积水，MRI 影像对于明确脑积水诊断、分类、病因和梗阻部位、手术适应证、制订手术方案、评价疗效起至关重要的作用。MRI 新技术中的三维稳态干扰序列、快速自旋回波和相位对比电影成像用于评估脑脊液流动和/或脑池解剖已被广泛接受。此外，染色体核型分析、基因检测、TORCH 检查可协助明确病因。

五、鉴 别 诊 断

1. **脑室扩大（PHVD）**　如前所述，PHVD 由脑室周围白质软化和/或脑室周围出血性梗死所致，而脑积水（PHH）是 PHVD 的一个主要类型，是由脑脊液增多引起的脑室扩张，两者处理方式有所差别，需鉴别开来。

Whitelaw 等提出脑室扩大的定义，以下三个测量值中必须有两项符合：①前角宽度（AHW）>4mm（或超过胎龄对应的第 97 百分位数 1mm）；②丘脑-枕部距离>26mm（或超过胎龄对应的第 97 百分位数 1mm）；③第三脑室宽度>3mm（或超过胎龄对应的第 97 百分位数 1mm）。

头围增长过快也是脑室扩大的指征，正常新生儿头围每天增加速度为：胎龄 26～32 周早产儿约为 1mm/d，胎龄 32～40 周时略大于 0.7mm/d。头围增长过快的诊断标准是每天增加超过 2mm，或 7 天内增长超过 14mm。

2. **其他排除诊断**　出生前，对超声诊断脑积水的胎儿首先应进行 MRI 评估，测量皮质厚度，排除相关的大脑或脊柱异常。此外，还需要对相关异常（例如开放性神经管缺陷和肾脏或心脏异常）进行详细的超声筛查。其次,羊膜穿刺术可用于评估与脑积水(如13-三体和18-三体)、胎儿性别(有X连锁导水管狭窄史)、甲胎蛋白水平和巨细胞病毒或弓形虫感染相关的染色体异常。

六、处　　理

1. 产前处理　如果早期超声检查即发现胎儿有重度脑积水,且明显影响神经系统正常发育者,结合家属意愿决定是否早期终止妊娠。如果胎儿不成熟,无法提前分娩,那么超声随访脑室大小是必要的。若脑室扩张进展迅速,则建议使用激素疗法诱导肺成熟和剖宫产。

2. 产后处理　出生后,脑积水的处理首先取决于受累儿童病情的严重程度,常见的治疗手段如下。

(1) 连续放液法:对于头围增长过快或符合头颅超声干预指征者,连续腰椎或侧脑室穿刺是所有治疗方式中侵袭性最小的一种,但是否始终有利于阻止病情进展或改善预后,目前尚无共识。反复放出脑脊液可控制颅内压,阻止脑室进一步增大,并清除脑脊液中红细胞、蛋白质等有毒物质。CRT表明,该方法并不能降低VP分流手术和发育障碍的风险;也有研究证实,在正确的窗口期(VI>第97百分位数,而不是在VI>第97百分位数+4mm)进行腰椎穿刺,可减少约25%病例的神经外科干预需要。具体做法是,先进行2~3次腰椎穿刺,每次取出脑脊液量10~15ml/kg,确定是否可以阻止进行性脑室扩张:若有效,可每天1次,至少连续7天;若无效,则考虑停止。该方法需每天腰椎穿刺,有一定难度,反复腰椎穿刺放液存在一定的感染(脑膜炎、硬脑膜外脓肿、椎体骨髓炎)和发生脊柱内表皮样肿瘤风险。新生儿在颅内高压的情况下放液偶可出现类似脑疝的"Coning"现象;大量放液时,需注意低钠血症的发生;当放液量增加至20ml/kg或放液速度过快[>1ml/(kg·min)],可继发呼吸暂停、心动过速等症状和SpO_2下降。

(2) 脑室外引流术:已被建议作为脑室内出血后最初数周替代连续腰椎穿刺或侧脑室放液的一种方法,也适用于腰椎穿刺效果不佳以及不适合放置脑室-腹腔分流术的婴儿。对于小早产儿和低出生体重儿安全有效,能进行可控的脑脊液引流和清除脑脊液中血性液体,降低发生脑积水的概率。研究表明,对不伴有脑实质损伤的PHH新生儿行脑室外引流,其远期认知交流、社会活动障碍等的发生率较低。脑室外引流一般不超过1周,否则感染发生风险较高。

(3) 头皮下埋置储液囊(Ommaya reservoir):该方法是目前治疗新生儿脑积水的标准治疗方法,已广泛应用于临床。优点在于引流充分可控,且可长期放置,避免因反复囟门和脑实质穿刺导致针道上脑组织损伤;避免部分患儿有生后4周内脑室扩张可能,避免静止或好转的新生儿采取不必要的分流手术,而为真正需要脑室-腹腔分流的患儿赢得时间和创造条件。储液囊通过导管与侧脑室相连,通过穿刺储液囊引流出脑脊液,每天脑脊液引流量约为10~15ml/kg(抽出时间为10分钟以上),引流持续时间一般为5~7天。研究表明,储液囊引流导致感染发生与穿刺放液次数相关,良好的术后管理可明显降低感染的发生率。

(4) 脑室帽状腱膜下分流术:理论上,由于脑室帽状腱膜下分流术没有脑脊液丢失,应该比头皮下埋置储液囊或脑室外引流术更接近生理学;实际上,该方法需要在帽状腱膜下制造比较大的口袋才利于脑脊液引流,早产儿感染发生率较高。因此,目前仍推荐首选头皮下埋置储液囊方法进行PHH引流。

(5) 脑室-腹腔分流术(ventriculo-peritoneal shunt,VPS):PHH进行性加重时,常不能立即实施VPS,原因如下:①脑脊液中大量血液、蛋白质等物质阻塞引流系统,导致手术失败;②早产儿和低出生体重儿生后最初几天皮肤柔嫩,引流道周围皮肤易破损感染;③约50%的PHH新生儿可能不需要永久性VPS;④随着新生儿日龄增长,其营养状况和免疫力有所改善,更能耐受手术。因此,临床上VPS主要为脑积水其他治疗方法失败后的最后选择,且分流术应选择在近足月时或体重接近1 500g进行。目前认为,如果婴儿已经埋置储液囊并同时满足以下条件:脑脊液蛋白低于1.5g/L,无感染征象,体重约2.5kg,可停止放液;这些条件达到后,如果停止放液后监测头围提示每天增加>2mm,同时超声检查明确头围增大不是由脑组织发育而是持续性脑脊液增加所致,则有VPS指征。VP的不良反应包括引流系统堵塞,引流管局部的皮肤感染,全身感染,麻醉风险等。

(6) 内镜下第三脑室造瘘术(endoscopic third ventricular fistula,ETV):有学者采用ETV联合神经内镜引导下脑室-腹腔分流术,对1岁内或胎儿出血后脑积水(posthemorrhagic hydrocephalus,PHH)治疗效果明显。但受许多因素影响,ETV手术失败率较高。

(7) 引流+灌洗+纤溶综合治疗(DRIFT):理论上,通过脑室内纤溶治疗和人工脑脊液冲洗消除血凝块溶解产物,可减少脑室周围脑损伤,从而降低IVH患儿出血后脑积水和神经发育障碍的发生率。一项CRT结果表明,DRIFT虽然没有显著减少分流手术的需要，但是可使患儿严重认知障碍的发生明显减少。

（8）其他治疗：脉络丛凝固术联合ETV治疗效果是否优于单独的ETV，还需进一步临床研究证实。目前研究不推荐使用乙酰唑胺+呋塞米，或脑室内溶纤用于PHH治疗。

七、预　　后

胎儿脑积水远期预后主要与基础疾病和伴随的畸形有关，蛛网膜囊肿、Monro闭锁、胼胝体发育不良和继发于胎儿颅内出血的积水患儿预后良好，相比之下，全前脑畸形、脑膨出、脑积水综合征、胎儿病毒感染导致脑积水患儿的预后不佳。

新生儿脑积水的预后也取决于潜在原因、继发性脑实质损伤的程度、治疗选择和干预并发症。研究表明，脑积水给予一定治疗后，平均年龄5岁时，87%的患儿可以通过口腔进食，72%的患儿可以行走，18%的患儿患有癫痫，6%的患儿无法存活。

（陈丹　毛健）

第九节　新生儿代谢性脑病

遗传代谢病（inherited metabolic disease，IMD）是由遗传基因缺陷引起的生化代谢异常，其脑病则是由这些生化代谢异常引起CNS功能紊乱的一种临床综合征，重症常在新生儿期就有表现，需及时鉴别诊治。目前最常用的诊断方法为串联质谱技术，近年来基因酶学检测也越来越广泛应用于临床诊断。

新生儿期的遗传代谢病临床表现多样，不易鉴别，若急性发病没有获得产前的早期诊断，常常因难以得到及时准确的诊断和救治而死，或遗留严重的神经系统后遗症。本节主要讨论新生儿期较常见且易发生遗传代谢性脑病的几类代谢病。

一、氨基酸代谢障碍性脑病

自20世纪50年代末以来，已发现了许多氨基酸代谢障碍疾病，虽然每一种疾病的发病率很低，但总体发病率较高。明确诊断此类疾病具有重要意义。首先，造成神经发育障碍的“潜在”或“不明”原因得以明确显现；其次，为此类疾病所致的异常大脑代谢紊乱和功能障碍的精准干预提供了线索。氨基酸代谢障碍性脑病临床上多表现为不同程度的意识障碍、惊厥、呕吐、喂养困难以及发育迟缓等，本章主要针对新生儿期较常见的氨基酸代谢紊乱，如枫糖尿病、非酮症性高甘氨酸血症和尿素循环障碍高氨酸血症进行讨论。

（一）枫糖尿病

枫糖尿病（maple syrup urine disease，MSUD）又称支链酮酸症，是一种常染色体隐性遗传代谢病，由于基因突变，支链α-酮酸脱氢酶复合体（branched chain α-ketoacid dehydrogenase complex，BCKDC）先天性缺陷，支链必需氨基酸（亮氨酸、异亮氨酸和缬氨酸）分解代谢异常，患儿尿中排出大量带有枫糖浆香甜味α-酮-β-甲基戊酸而得名。在全世界新生儿中，MSUD的发病率在1/185 000左右，在某些特定族群发病率可高达1/380。目前研究发现，三种基因与MSUD相关，分别为*BCKDHA*、*BCKDHB*和*DBT*，三种基因的突变都是以微小突变为主。

1. 病因及发病机制　MSUD的发生是由于支链α-酮酸脱氢酶复合体（BCKDC）缺乏的结果。支链氨基酸转氨基后形成支链α-酮酸，但由于BCKDC缺乏，不能继续完成氧化脱羧，亮氨酸、异亮氨酸、缬氨酸和代谢产物支链α-酮酸在体内堆积，通过载体竞争，抑制蛋白合成，导致髓鞘生成障碍以及抑制丙酮酸脱氢酶和α-酮戊二酸脱氢酶，使三羧酸循环、氧化代谢及Na^+/K^+-ATP酶功能障碍，从而造成中枢神经损伤。

2. 神经病理改变　主要为脑白质受累，特别是神经发育中髓鞘化快的部位出现空泡样变（海绵样变）。此外，还有树突状细胞发育的缺陷和神经元树突棘的数量减少及与突触接触位置的异常。

3. 临床表现　主要侵犯CNS，出现进行性脑损伤表现，根据酶活性和病情严重性可将MSUD分为5型，即经典型、中间型、间歇型、硫胺素（维生素B_1）反应型和二氢硫辛酰胺脱氢酶（E3）缺乏型。经典型MSUD最多见和最严重，常发生于新生儿早期，出生时往往正常，一周左右开始出现呕吐、喂养困难、反应低下、嗜睡、呼吸暂停、频繁惊厥甚至昏迷，严重代谢性酸中毒伴阴离子间隙增加，体液（汗液、尿液）因排出α-酮酸而出现类似枫糖气味。大约有1/2的婴儿会有癫痫发作，还有1/2的婴儿可见前囟骨膨大和颅内压升高的表现。MSUD往往比PKU发病更急更重，可能是MSUD产生的酮酸来自主要代谢途径（支链氨基酸代谢），而PKU产生的酮酸来自次要途径（苯丙氨酸代谢），故MSUD若不能早期发现和及时诊治，生后几周即可死亡。研究发现，MSUD发病急性期可有眼部异常（如眼肌麻痹和眼阵挛），同时合并面瘫、呕吐反射消失和哭声减弱，提示存在较严重的代谢性脑病；此类表现并不是枫糖尿病患者独有，眼部异常可能与脑神经功能障碍有关。早期EEG可表现出典型的梳状节律以及中央和中央矢状面旁区域的单相负波活动，尤其是在安静睡眠时，治疗后可消失。这种节律往往出现在爆发抑制的背景下，与正常新生儿的 α 和 θ 刷不同，主要因脑干区受累引起。

4. **影像学表现**　MSUD 在 MRI 的成像特点为弥漫性的脑白质水肿，遍及大脑和小脑半球 T_2WI 上的高信号，尤其在基底节及脑干区。磁共振弥散加权（DWI）表现为脑干、基底节、丘脑、脑室周围白质及脑皮质的细胞毒性水肿（图 16-9-1）。在磁共振频谱（MRS）上则表现为 NAA 峰的下降及 Lac 峰的升高；已有研究表明在 0.9ppm 处可见特异波峰（图 16-9-2），考虑与支链氨基酸蓄积有关。

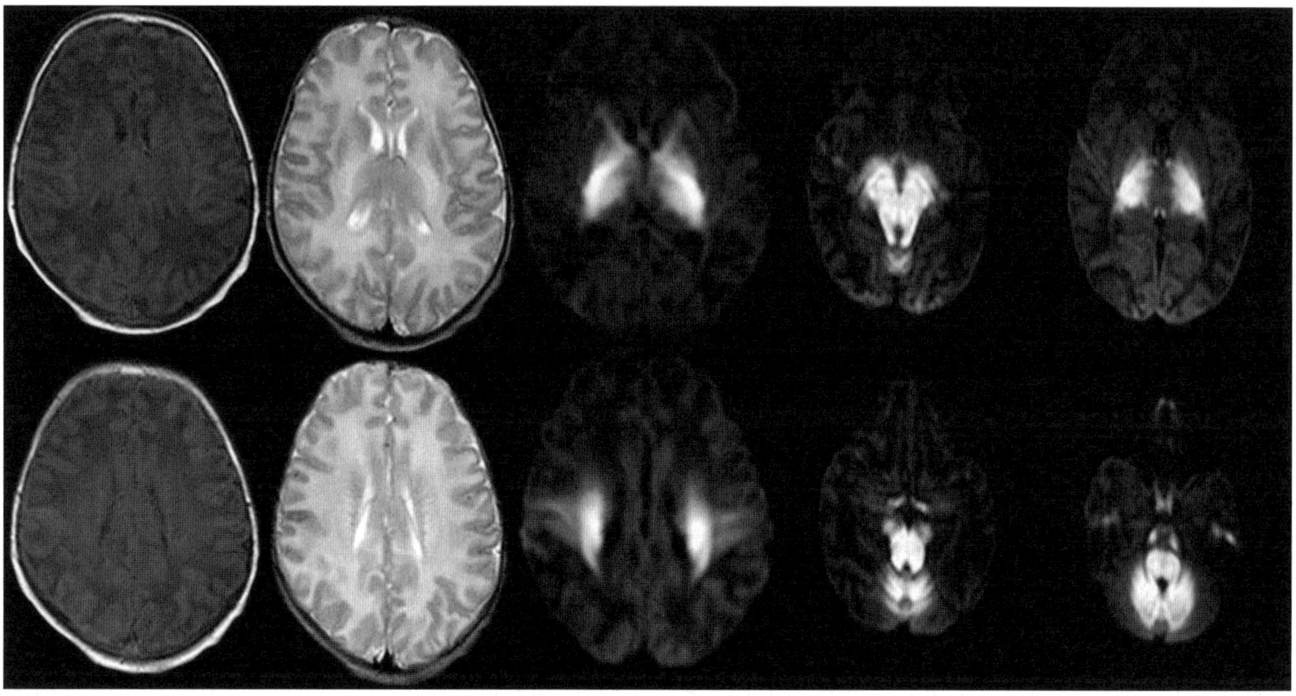

图 16-9-1　枫糖尿病的 MRI 成像特点

从左至右依次为 T_1WI，T_2WI，显示白质广泛信号异常。主要表现为水肿样改变，内囊后肢髓鞘化异常；DWI 髓鞘化成熟的结构明显受累，呈现高信号，提示广泛轴突内水分子移动受限。

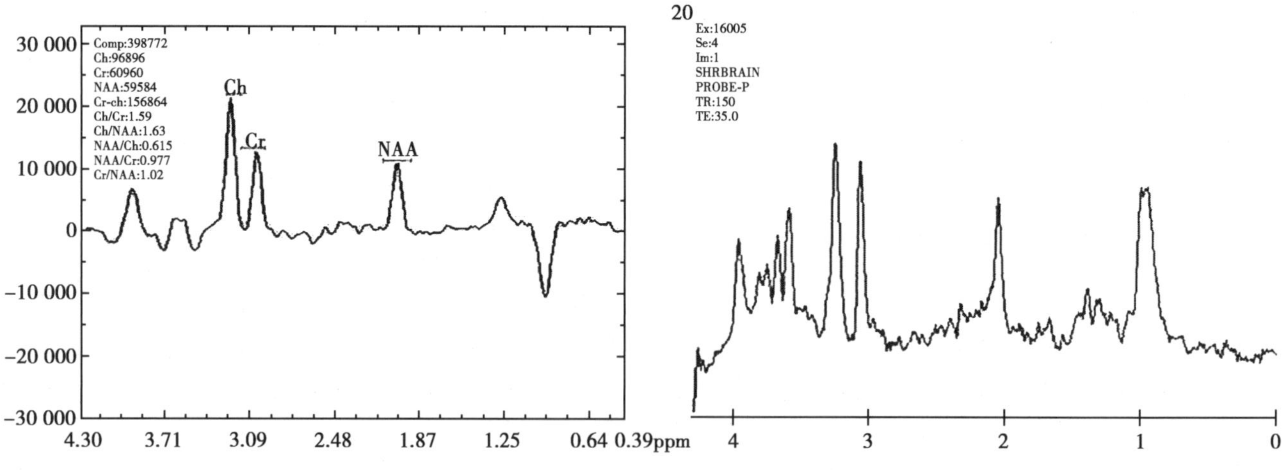

图 16-9-2　枫糖尿病的 1H-MRS 特点（0. 95ppm 支链酮酸显著增高）

5. **筛查和诊断**　枫糖尿病的筛查基于串联质谱（MS-MS）检测结果；临床和生化诊断基于临床表现和代谢特征；酶学和基因序列分析是确诊手段。

（1）筛查：对于新生儿，在未出现临床表现之前，可应用 MS-MS 技术进行筛查，若发现足跟血中亮氨酸、异亮氨酸或缬氨酸，尤其是别异亮氨酸升高，提示 MSUD 存在。

（2）诊断要点：①生后 2~3 天出现喂养困难、酮尿；若继续喂养，则病情加重，出现脑病临床表现（如昏睡或昏迷、惊厥甚至角弓反张，呼吸暂停或中枢性呼吸衰竭等）。②尿液和汗液中可有特殊的烧焦的枫糖味。③尿支链氨基酸及其相应酮酸增多；当血亮氨酸水平明显增高时，尿二硝基苯肼或三氯化铁试验阳性。④硫胺素（维生素 B_1）负荷试验阳性，即给予大剂量维生素 B_1（100～300mg），同时低蛋白饮食至少 3 周，血亮氨酸和缬氨酸水平下降超过 30% 者为维生素 B_1 有效型。⑤BCKDC 活性及其基因突变分析，可从分子生物学水平确诊。

6. **鉴别诊断**　一方面，需与窒息、低血糖、癫痫持续状态、急性胆红素脑病、脑膜炎和脑炎等非遗传性新生儿脑病鉴别；另一方面，还需与其他导致新生儿 CNS 损害的其他遗传代谢病（如有机酸血症、尿素循环障碍、甘氨酸脑病或 β 酮硫解酶缺乏症）鉴别。

7. **治疗**　包括急性期治疗（对症支持疗法、营养供给、大剂量维生素 B_1 治疗、血液透析和颅内压处理）和缓解期（长期）治疗等。

（1）急性期治疗：目的是排除积存在组织和体液中的支链氨基酸及其有毒代谢产物，改善机体内环境，促进蛋白质合成和抑制蛋白质分解。

1）对症支持疗法：积极去除诱因（感染、发热），纠正代谢性酸中毒，维持水、电解质和酸碱平衡以及治疗其他合并症等，必要时皮下注射基因重组生长激素，以减少组织蛋白分解。

2）营养供给：肠道外给予足量的葡萄糖（必要时加用胰岛素）和脂肪乳，以满足能量需要；肠内、外给予不含支链氨基酸（亮氨酸、异亮氨酸、缬氨酸）的营养[蛋白质 2.5～3.5g/（kg・d）]有助于迅速降低亮氨酸水平；代谢危象时，为防止体内氨基酸分解（负氮平衡），可给予异亮氨酸和缬氨酸各 50～100mg/（kg・d），谷氨酸和丙氨酸各 150～250mg/（kg・d），根据动态血氨基酸谱分析结果和病情变化调整。

3）维生素 B_1 治疗：给予大剂量维生素 B_1（100～300mg）+低蛋白饮食至少 3 周，维生素 B_1 有效型者，血亮氨酸和缬氨酸水平可明显下降。

4）腹膜或血液透析：是治疗急性失代偿期与代谢危象最佳和最有效的方法，可挽救生命。要求 24 小时血亮氨酸清除率超过 750μmol/L，2～4 天内将血亮氨酸水平降至 400μmol/L 以下。在透析的同时，应注意补充葡萄糖、脂肪乳、其他必需和非必需氨基酸，如蛋白质 3.0～4.0g/（kg・d），异亮氨酸和缬氨酸各 80～120mg/（kg・d），谷氨酸和丙氨酸各 200～300mg/（kg・d），使血异亮氨酸和缬氨酸水平维持在 400～600μmol/L。

5）脑水肿处理：每天血浆渗透压降低超过 8mmol/L 可发生致命性脑疝。为防治脑水肿，应密切监测颅内压增高（头围、囟门和颅缝变化）和脑疝迹象（瞳孔不对称、眼肌麻痹）等表现，必要时给予 3% 高渗盐水、20% 甘露醇和呋塞米治疗。

（2）缓解期（长期）治疗：一方面，尽量供给足够营养和能量，以满足患儿生长发育所需；另一方面，又要控制亮氨酸在一个适当水平，以及防止其他必需和非必需氨基酸摄入不足。因此，一般给予无支链氨基酸奶粉喂养，必要时根据临床实际情况，适当补充亮氨酸[60～90mg/（kg・d）]、异亮氨酸和缬氨酸[40～50mg/（kg・d）]以及其他氨基酸，控制血亮氨酸水平在 100～300μmol/L，以防明显缺乏必需氨基酸。

利用选择性肝移植成功治疗经典型 MSUD 患儿已有报道，这些患儿经肝移植后饮食无须限制支链氨基酸，避免了急性代谢危象的发生。MSUD 患儿存在长期脂肪给予和氧化应激反应，左旋肉碱能促进脂肪分解代谢，提高抗氧化酶活性，降低脂质和蛋白质氧化应激，故此药可作为 MSUD 的辅助用药之一。

（二）非酮症性高甘氨酸血症

非酮症性高甘氨酸血症（nonketotic hyperglycinemia，NKH）又称甘氨酸脑病，为常染色体隐性遗传疾病，是由于基因突变，甘氨酸裂解系统缺陷使甘氨酸堆积，直接导致中枢神经系统受累，临床生化改变仅有高甘氨酸血症而不出现酮症酸中毒，这有别于有机酸血症（甲基丙二酸血症和丙酸血症）所致的酮症性高甘氨酸血症。流行病学调查及遗传学研究表明，NKH 发病率估计为 1/76 000，主要由甘氨酸裂解系统相关基因 *GLDC*、*GCSH* 或 *AMT* 突变所致，少数也可由 *GLRX5*、*BOLA3*、*LIAS* 基因缺陷引起。

1. **病因和发病机制**　甘氨酸在人体内以多种方式合成，正常裂解后产生 CO_2、甲烯四氢叶酸和氨，其中 CO_2 和氨（经尿素循环形成尿素）排出体外，甲烯四氢叶酸则参与蛋白质等的合成。高浓度甘氨酸干扰蛋白质合成，包括 PLP（髓磷脂髓鞘蛋白）和 MBP（髓鞘碱性蛋白），进而导致髓鞘的变性和发育障碍。此外，新生儿后期可有胼胝体发育不良，白质和皮层的萎缩。

甘氨酸还是一种神经递质，中枢神经系统有 2 种甘氨酸受体：一种是分布于脊髓和脑干的经典型受体；另一种为 *N*-甲基天门冬氨酸受体（NMDA），分布广泛，包括皮层基底核及小脑等。发生 NKH 时，脑内甘氨酸异常增高，作用于其经典型受体，导致患儿呼吸抑制、反应低下及肌肉张力减弱等抑制反应；作用于 NMDA 受体则与临床惊厥及神经元的兴奋毒性有关。

2. **临床表现**　典型病例发病通常在生后 48 小时内出现，表现为反应迟钝、吸吮无力、呃逆呕吐、肌张力低下，严重者嗜睡、昏迷和惊厥（多灶性肌阵挛）等。脑电特点最常见的是爆发抑制模式，脑干听觉诱发反应的特征是脑干传导时间延迟。

3. **实验室检查**　NKH 时，脑脊液和外周血甘氨酸含量或脑脊液/外周血甘氨酸比值显著升高，血酮在正常范围。

4. **影像学表现**　头部 MRI 可发现胼胝体发育不全或发育不良以及大脑白质异常，髓鞘减少，大脑皮质萎缩；在 DWI 上，可以看到背侧脑干、脑脚和内囊后肢高信号；MRS 显示大脑受累部位甘氨酸水平显著增加。

5. **诊断和鉴别诊断**　NKH 的临床表现与其他氨基酸代谢障碍所致高氨血症难以鉴别。明确诊断有赖于脑脊液和血液甘氨酸检测，当脑脊液/外周血甘氨酸比值明显增高时可以作出临床诊断。肝酶活性测定和基因分析虽是 NKH 诊断的"金标准"，并有助于下一胎的产前诊断，但对本患儿不具备早期诊断价值。

6. **治疗和预后**　治疗目标：①降低组织甘氨酸水平；②治疗癫痫发作；③改善 NMDA 受体的兴奋性毒性。一般治疗效果不佳，采用低甘氨酸饮食和换血疗法，同时补充苯甲酸钠和叶酸，可降低血液和脑脊液中甘氨酸水平；止痉药联合 NMDA 拮抗剂抗惊厥治疗。

上述处理对已经造成的损伤无效，因存在严重呼吸受累，结局不良，死亡率高。

（三）尿素循环障碍与高氨血症

尿素循环障碍（urea cycle disorder，UCD）可致先天性高氨血症（hyperammonemia），是由于相关基因突变，参与尿素循环各种酶或者转运体活性缺陷，导致尿素循环中断，蛋白质分解产生的氨（NH_3）不能转化为尿素而排出体外，导致高氨血症发生，继而出现一系列 CNS 损害症状。高氨血症对神经系统损伤严重，因此早期诊断和治疗是改善预后、挽救患儿生命的关键。尿素循环障碍是新生儿常见高氨血症的遗传学病因，各国家（地区）发病率各不相同，总发病率从 1∶8 000 到 1∶30 000 不等。

1. **病因和发病机制**　蛋白质分解和其他途径产生的氮转化成 NH_4^+ 转运至肝脏进入尿素循环进行代谢。若尿素循环中某一环节代谢的酶缺陷而正常代谢中断，导致血氨异常增高。尿素循环中包含下列 5 种酶和 2 种转运体：前者为氨甲酰磷酸合成酶 Ⅰ（carbamyl phosphate synthetase Ⅰ，CPSⅠ）、鸟氨酸氨甲酰基转移酶（ornithine carbamyl transferase，OCT）、精氨基琥珀酸合成酶（argininosuccinic acid synthetase，ASS）和精氨基琥珀酸裂解酶（argininosuccinatelyase，ASL）及精氨酸酶（arginase，ARG）；后者为希特林（Citrin）蛋白即天冬氨酸-谷氨酸载体蛋白和鸟氨酸-瓜氨酸反向转运蛋白 1（ornithine-citrulline transporter 1，ORNT1）。任意一种酶或转运体缺陷，都使氨不能形成尿素在体内蓄积，造成高氨血症。

先天性高氨血症导致神经功能障碍除了与缺陷酶近端氨基酸的堆积及远端的减少有关外，更主要是由于氨的毒性作用：①脑内由谷氨酸盐合成谷氨酰胺增加，使 5-羟色胺和喹啉酸增加，后者可兴奋 NMDA 受体而产生兴奋毒性；星形胶质细胞肿胀进而损害谷氨酸盐的摄取，微循环障碍及谷氨酸盐兴奋毒性损害；②丙酮酸转化为枸橼酸盐受累，天门冬氨酸盐减少；晚期进入线粒体内 NADH 减少，能量产生受损。

2. **临床表现**　半数以上尿素循环障碍在新生儿期发病，发病年龄越早，病情越重，易发生代谢危象，是 NICU 新生儿死亡的重要原因之一。具体地说，新生儿对疾病的反应能力不成熟，其余 4 种酶缺陷（精氨酸酶缺陷除外）导致新生儿脑病均可发生在新生儿早期，常在生后 24～72 小时发病，出现早期为非特异性表现如反应差、拒食、呕吐、脱水等；若未早期识别和及时处理，病情进行性加重，可发生代谢危象：血氨症明显升高，导致肌张力改变、抽搐、昏迷等，严重者死亡，幸存者留有神经系统后遗症。

3. **实验室检查**　血氨浓度明显升高，血氨基酸谱（瓜氨酸、精氨酸代琥珀酸等）改变、尿乳清酸变化等；肝功能损害不明显，BUN 极低；疾病早期可有呼吸性碱中毒而无代谢性酸中毒。

4. **影像学表现**　急性期广泛脑水肿，基底核、丘脑、皮层下白质 T_2WI 高信号影，DWI 为细胞毒性水肿，后期脑萎缩，特别是白质，呈多灶性脑软化。MRS 表现为 2.05～2.55ppm、3.68～3.85ppm 处谷氨酰胺/谷氨酸盐（glutamine/glutamate）复合峰升高，乳酸（lactate acid，Lac）峰升高。

5. **诊断和鉴别诊断**　患儿出现不能用其他常见疾病或原因解释的非特异性 CNS 表现，且存在高氨血症等代谢异常时，应想到 UCD 可能，尽早完善二线实验室检查，如血液氨基酸谱和脂酰肉碱谱、尿液有机酸代谢谱等，其结果是明确诊断和鉴别诊断，并指导临床及时采取有效治疗方案。

（1）UCD 的诊断：目前尚无公认的高氨血症诊断标准，如患儿存在下列情况，应可诊断先天性（遗传性）高氨血症：①临床上出现神经系统表现；②实验室检查发现血氨浓度升高 > 60μmol/L，血氨基酸分析（MS-MS）发现瓜氨酸、精氨酸代琥珀酸水平变化；③尿乳清酸的测定（GC-MS）降低或升高；④血 BUN 含量低、血气分析提示呼吸性碱中毒、轻度肝功能损害有助于遗传性高氨血症的诊断。

（2）鉴别诊断：某些遗传性（有机酸血症、脂肪酸氧化缺陷病、线粒体肝病等）或非遗传性原因（Reye 综合征、病毒性肝炎、早产儿一过性高氨血症等）也可导致高氨血症发生，应注意鉴别。

6. **治疗** 包括急性期和缓解期（长期）治疗。

（1）急性期治疗：①24～48 小时内停止蛋白质摄入，按 10mg/（kg·min）速度静脉滴注葡萄糖（含适当电解质 Na^+、K^+，必要时加胰岛素），必要时给予脂肪乳[1～3g/（kg·d）]；48 小时后可给予少量氨基酸[0.25g/（kg·d）]，以防体内分解代谢。②根据氨基酸谱变化情况，应用瓜氨酸、精氨酸、苯甲（丁）酸钠等降血氨治疗，如 CPSI 及 OCT 缺陷患儿，瓜氨酸和/或精氨酸水平较低，可用 L-精氨酸 200mg/（kg·d）+苯甲酸钠 250mg/（kg·d），加入 10% 葡萄糖 25ml/kg 静脉滴注；也可口服瓜氨酸（剂量根据血氨浓度而定）和/或苯丁酸钠[450～600mg/（kg·d）]。瓜氨酸血症、精氨酸酶缺乏症患儿应禁用瓜氨酸、精氨酸，否则会使病情恶化。③出现高氨血症危象时应转移到 NICU，在原有治疗基础上，实施 CRRT，快速移出氨及其他代谢产物；CRRT 期间，应监测磷酸盐和游离肉碱水平，必要时及早补充。④其他治疗，如加强并发症治疗，呼吸衰竭时实施机械通气，脑水肿时应用 20% 甘露醇和呋塞米治疗等。

（2）缓解期（长期）治疗：包括限制蛋白质饮食，但应补充必需氨基酸（部分患者）、维生素和矿物质等营养素；补充精氨酸和/或瓜氨酸降血氨，应用苯丁酸钠，增加废氮排泄；治疗并发症，必要时行肝移植。

二、有机酸血症性脑病

有机酸血症（organic acidemia）是临床常见的一类遗传代谢病，多数在新生儿期发病。主要是由于酶缺陷导致其代谢障碍，酸性代谢产物蓄积，对 CNS、肝脏和肾脏造成较大损害，临床上多表现为顽固性代谢性酸中毒、发作性呕吐、喂养困难、肌张力低下、惊厥和意识障碍等。若不能早期诊断和治疗，易出现猝死或不可逆转的神经系统损伤。下面主要介绍新生儿期较常见且对 CNS 损害较为严重的丙酸血症（propionic acidemia，PA）和甲基丙二酸血症（methylmalonic acidemia，MMA）。

PA 和 MMA 均为常染色体隐性遗传病，是由同一代谢通路（支链氨基酸、胆固醇侧链和奇数链脂肪酸代谢）上不同部位酶缺陷所致：PA 由丙酰 CoA 羧化酶缺乏引起；MMA 由甲基丙二酰 CoA 变位酶缺陷或其辅酶腺苷维生素 B_{12}（腺苷钴胺素）先天性障碍引起。

1. **发病机制** 正常情况下，摄入体内的氨基酸（甲硫氨酸、缬氨酸、苏氨酸和异亮氨酸）、胆固醇侧链和奇数链脂肪酸分别经丙酰 CoA 羧化酶、甲基丙二酰 CoA 消旋酶、甲基丙二酰 CoA 变位酶及其辅酶腺苷维生素 B_{12} 的作用下转化生成琥珀酰 CoA，参与三羧酸循环。由于基因突变，丙酰 CoA 羧化酶活性缺陷导致丙酰 CoA 不能转化为甲基丙二酰 CoA，进而导致丙酰 CoA 蓄积，继而产生丙酸、丙酰肉碱、3-羟基丙酸、甲基枸橼酸等有毒代谢产物；甲基丙二酰 CoA 变位酶缺陷或维生素 B_{12} 代谢障碍可使甲基丙二酰 CoA 正常代谢途径中断，经异常代谢途径生成甲基丙二酸和甲基枸橼酸等异常代谢产物并蓄积，引起神经、肝脏、肾脏等多系统损伤（图 16-9-3）。

2. **分类** 丙酸血症由 2 种编码基因（*PCCA* 和 *PCCB*）突变引起，根据临床表现出现时间，丙酸血症可分为早发型（新生儿起病型）和迟发型两种。

MMA 存在多种基因突变，如甲基丙二酰 CoA 基因 *MUT*，cblA、cblB、cblC、cblD 和 cblF 相关基因分别是 *MMAA*、*MMAB*、*MMACHC*、*MMADHC* 和 *LMBRDL*。根据基因突变和酶缺陷类型，MMA 分为甲基丙二酰 CoA 变位酶缺陷型（mut 型）及钴胺素代谢障碍型（cblA、cblB、cblC、cblD、cblF 和 cblH）两大类。在 mut 型中，酶完全无活性者为 mut^0 型，有残余活性者为 mut^- 型，临床上表现为不伴同型半胱氨酸血症的 MMA（单纯性 MMA）。此外，细胞质和溶酶体钴胺素代谢可分别形成甲基丙二酰 CoA 和同型半胱氨酸代谢的辅酶腺苷钴胺素（adenosylcobalamin，AdeCbl）和甲基钴胺素（methylcobalamin，MetCbl），存在 6 种类型的代谢障碍：由线粒体钴胺素还原酶缺乏（cblA、cblH）和钴胺素腺苷转移酶缺乏（cblB）导致甲基丙二酰 CoA 的辅酶腺苷钴胺素（AdeCbl）合成缺陷，临床上与 mut 缺陷型一样，表现为单纯性 MMA；细胞质和溶酶体钴胺素代谢异常（cblC、cblD、cblF）同时引起甲硫氨酸合成酶的

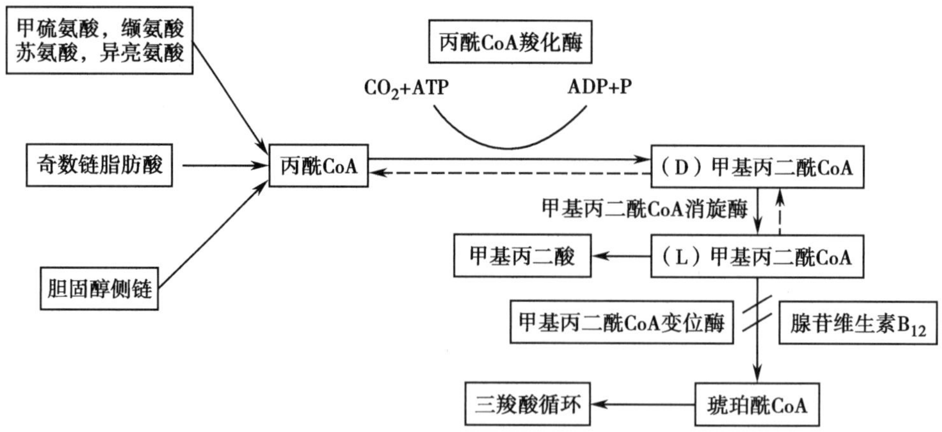

图 16-9-3 甲基丙二酸血症的发病机制

辅酶甲基钴胺素(MetCbl)和甲基丙二酰 CoA 的辅酶腺苷钴胺素(AdeCbl)合成缺陷,临床上表现为 MMA 合并同型半胱氨酸血症(合并型 MMA)。

3. **临床表现** 早发型(新生儿起病型)PA 患儿在生后一段时间(数小时至一周)可无异常(无症状期),不久即可无明显诱因下出现反应差、吮吸无力、拒食、呕吐、腹胀和呼吸急促等,随即迅速发展为不明原因的强烈神经系统异常,如嗜睡、惊厥和肌无力等,脑电图可见爆发抑制现象;此时若不及时治疗,即可出现昏迷、进行性脑水肿、低体温和呼吸困难等,可在几天内死亡,幸存者则存在永久性脑损伤。常伴有反复发作的代谢性酮症酸中毒(AG 增高型)、高乳酸血症、高甘氨酸血症(明显)、高氨血症、低血糖、中性粒细胞和血小板减少等。

MMA 可在新生儿期起病,早期常见反应差、喂养困难、反复呕吐、呼吸深大、嗜睡、惊厥、肌张力异常等。mut^0 型患儿起病最早,多数于生后数小时至 1 周内发病,CNS 损害出现早而严重;患儿在发热、感染、饥饿、手术等应激状态下可诱发急性代谢危象,出现急性脑病表现,如昏迷、呼吸暂停、代谢性酸中毒、高乳酸血症、酮症、低血糖、高氨血症、高甘氨酸血症、肝肾损害等,预后不良,死亡率极高。根据 MMA 患儿对维生素 B_{12} 治疗反应性(负荷试验)差异,临床上将 MMA 分为维生素 B_{12} 无效型和维生素 B_{12} 有效型。无效型主要见于 mut^0 和 mut^- 型;有效型多见于 cblC、cblD 和 cblF 型,cblA 型大部分有效,cblB 小部分有效。

4. **实验室检查** 包括常规检查、尿有机酸、血氨基酸谱及酰基肉碱谱分析等,基因分析可确诊,但由于时效关系,对疾病早期诊断意义不大。

(1) 常规检查:对疑似有机酸血症(PA、MMA 等)患儿,需做血尿常规、肝肾功能、血气分析、血糖、血氨和血乳酸等检查。患儿可出现血液系统改变(贫血、粒细胞减少、血小板减少甚至全血细胞减少)、尿酮体及尿酸升高、肝肾功能异常、电解质紊乱、代谢性酸中毒伴阴离子间隙增高、血糖降低、血氨和乳酸升高等。

(2) 尿有机酸分析:应用 GC-MS 技术检测特异性有机酸对临床诊断具有重要意义:PA 患儿尿 3-羟基丙酸、丙酰甘氨酸、甲基枸橼酸和甲基巴豆酰甘氨酸升高;MMA 患儿尿液甲基丙二酸和甲基枸橼酸明显升高,可伴 3-羟基丙酸升高。

(3) 血氨基酸谱及酰基肉碱谱分析:应用 MS-MS 技术检测患儿血丙酰肉碱(C3)、乙酰肉碱(C2),以及甘氨酸、同型半胱氨酸和甲硫氨酸等,可辅助 PA 和 MMA 临床诊断。正常新生儿血 C3、C2 水平分别为 0.30~3.00μmol/L、6.00~30.00μmol/L,C3/C2 为 0.04~0.40;甘氨酸、同型半胱氨酸、甲硫氨酸水平分别为 100~850μmol/L、10~15μmol/L、10~35μmol/L。PA 和 MMA 患儿血 C3 和 C3/C2 均升高。部分 PA 患儿甘氨酸升高;合并型 MMA 患儿的血同型半胱氨酸升高,而甲硫氨酸水平降低。

(4) 维生素 B_{12} 负荷试验:用于 MMA 临床分析和指导 MMA 治疗。方法:连续 3 天肌内注射维生素 B_{12} 1mg,比较治疗前后临床症状、生化指标、尿 MMA 水平、血 C3 水平及 C3/C2 比值等,判断患儿对维生素 B_{12} 的反应性:若症状好转,生化指标改善,尿 MMA 水平、血 C3 水平及 C3/C2 较应用前下降 50%,则为维生素 B_{12} 有效型;否则为无效型。

(5) 基因突变分析:应用一代或 NGS 测序技术进行基因突变分析,可确诊 PA、MMA 并可明确其基因分型。

5. **MRI 和 EEG 检查** 对于 PA 和 MMA 患儿来说,MRI 可发现非特异性脑损伤表现,可见灰白质分辨欠清晰，DWI 表现为高信号（细胞毒性水肿）；对称性基底节损害，双侧苍白球信号异常，T_2WI 呈高信号影；后期脑白质脱髓鞘变性、软化、坏死，白质容积减少（脑萎缩），蛛网膜下间隙增宽和脑积水等（图 16-9-4）。MRS 表现为 Lac 的上升，NAA 峰的下降。PA 和 MMA 可引起癫痫样发作，EEG 表现为高峰节律紊乱、慢波背景伴癫痫样放电（PA 患儿 EEG 异常可先于癫痫发作）；无抽搐者的 EEG 也可出现慢波背景伴局灶样放电。急性失代偿期 EEG 表现为严重弥漫性慢波，异常代谢状态纠正后可恢复正常。

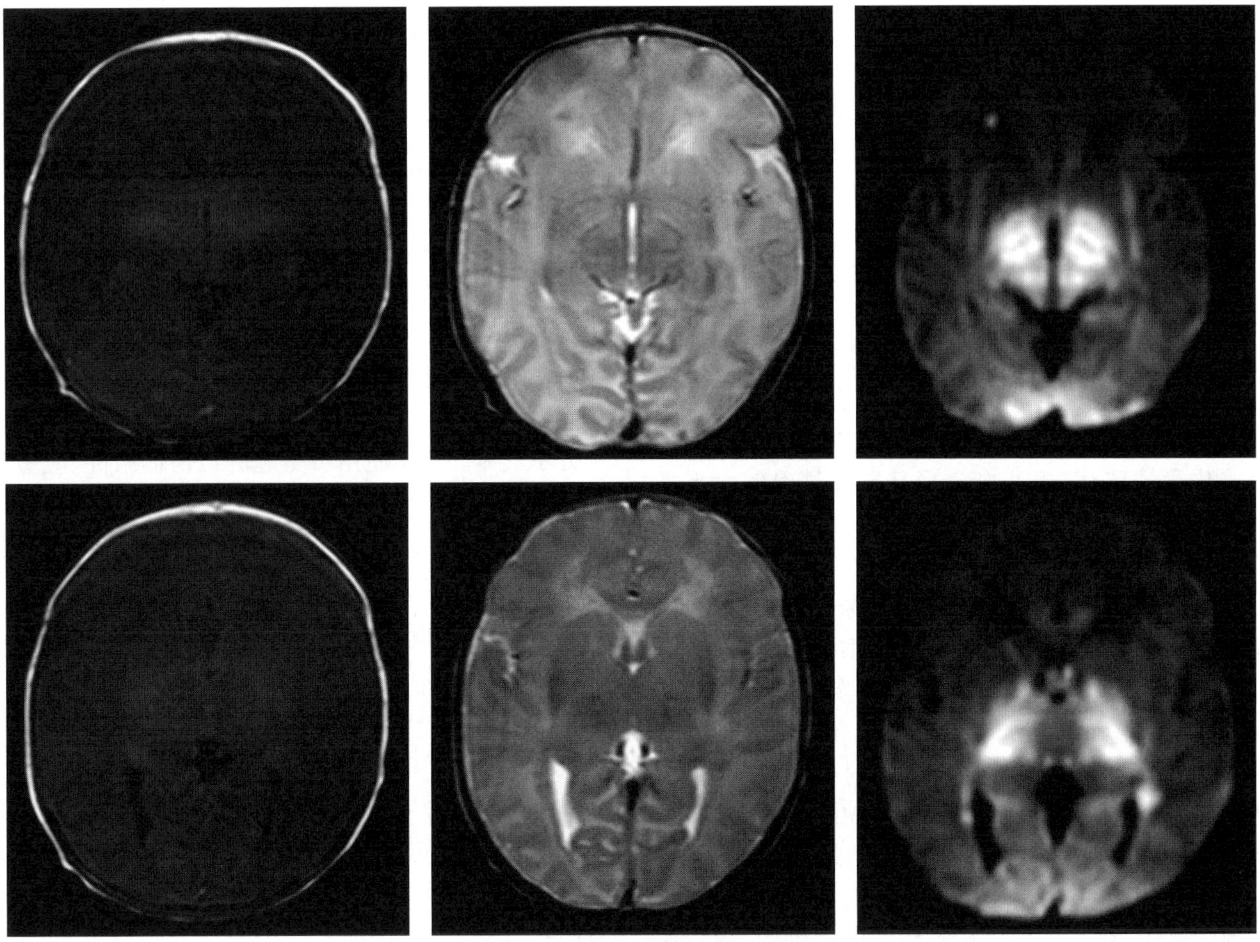

图 16-9-4　甲基丙二酸急性期 MRI 表现

灰白质分辨欠清晰，DWI 显示苍白球内囊后肢、大脑脚明显水分子移动受限。

6. **诊断和鉴别诊断**　由于 MMA 临床表现无明显特征性，易与新生儿期其他常见病的临床表现相混淆，且个体差异大，易发生误诊和漏诊。对于不明原因的反应差、拒食、呕吐、神志改变、惊厥、肌张力异常、严重酸中毒或高氨血症患儿，应及时行血常规、尿酮体、血气分析、血氨、血糖和血乳酸等检查，可为 PA 和 MMA 诊断提供重要线索，继而进行质谱（尿 GC-MS 和血 MS-MS）检测。利用 GC-MS 和/或 MS-MS 对疑似有机酸血症患儿，早期进行质谱是改善患儿预后和挽救患儿生命的关键。

（1）诊断：患儿尿 3-羟基丙酸、丙酰甘氨酸、甲基枸橼酸和甲基巴豆酰甘氨酸升高，以及血 C3、C3/C2 升高，可临床诊断为 PA。

尿 GC-MS 发现大量甲基丙二酸、甲基枸橼酸可临床确诊 MMA，血 C3、C3/C2 升高有助于 MMA 的临床诊断。根据血同型半胱氨酸检测可区分单纯型和合并型 MMA；通过维生素 B_{12} 负荷试验可确定维生素 B_{12} 有效型和无效型；基因序列分析可指导 MMA 基因分型。

（2）鉴别诊断：PA 和 MMA 临床表现、血 MS-MS 分析结果相似，治疗方法相近，临床鉴别意义不大，但其基因分析有助于产前咨询和产前诊断。早发型 PA 和 MMA 临床表现无特殊性，易误诊为败血症和/或中枢神经系统感染等新生儿危重症；还有其他疾病可引起高 AG 或酮症性代谢性酸中毒，也需鉴别。

1）败血症和/或中枢神经系统感染：新生儿 PA

和 MMA 发生急性代谢危象时，其临床表现及血液系统变化（粒细胞和血小板减少）与败血症和/或中枢神经系统感染类似，易混淆。败血症患儿血 CRP 和 PCT 可明显升高，抗生素治疗有效，血培养可阳性。在临床上，当抗生素治疗效果欠佳，病情急剧恶化时，应及时做尿有机酸和血酰基肉碱检测，以证实或排除 PA、MMA 等有机酸血症的存在。

2）继发性甲基丙二酸血症：母亲慢性胃肠疾病和肝胆疾病、营养不良或长期素食，其体内维生素 B_{12} 及叶酸缺乏（多伴巨幼细胞贫血），以至于经胎盘进入胎儿体内量少，新生儿出生后维生素 B_{12} 及叶酸处于缺乏状态，尿液中也可出现较低水平甲基丙二酸（继发性 MMA）。母亲病史、营养状态、血维生素 B_{12} 和叶酸测定也有助于原发性（基因突变型）和继发性 MMA 的鉴别。继发性 MMA 患儿通过短期外源性补充维生素 B_{12} 和叶酸逆转异常代谢，预后良好。

3）多种羧化酶缺陷症：包括生物素酶缺乏症和全羧化酶缺陷症，患儿血 3-羟基异戊酰肉碱水平增高，加之尿液中 3-羟基丙酸、甲基巴豆酰甘氨酸及丙酰甘氨酸增高，可行鉴别。

4）引起代谢性酸中毒疾病：糖尿病酮症酸中毒、缺氧性乳酸性酸中毒等也为高 AG 型代谢性酸中毒，需与 PA、MMA 等有机酸血症所致相鉴别，后者往往有血酰基肉碱谱和尿特异性代谢产物（有机酸）谱变化。

7. **治疗**　MMA 治疗原则为限制前体物质（蛋白质和某些氨基酸）的摄入，减少 PA、MMA 旁路代谢产物的生成以及加速有毒代谢产物的清除。

（1）急性期治疗：严格限制蛋白摄入，避免氨基酸静脉滴注，补充葡萄糖和脂肪乳以提供适当热量。大剂量应用碳酸氢钠，纠正酸中毒及电解质紊乱。左旋肉碱 100~300mg/（kg·d），静脉滴注；MMA 加用维生素 B_{12}（羟钴胺或氰钴胺），每天 1mg，肌内注射，连用 3~6 天。若伴有高氨血症，可静脉滴注精氨酸 250mg/（kg·d），严重者（血氨>600μmol/L）需要通过 CRRT 和血液透析治疗。

（2）缓解期（长期）治疗：饮食治疗是主要方法，药物等治疗为辅助治疗。

1）饮食治疗：在缓解期，PA 和单纯 MMA 患儿应限制天然蛋白质摄入，摄入量控制在 0.8~1.2g/（kg·d），用不含异亮氨酸、缬氨酸、甲硫氨酸和苏氨酸的特殊奶粉喂养；大部分 MMA 合并同型半胱氨酸、维生素 B_{12} 治疗效果显著患儿则不需要严格控制天然蛋白质的摄入。维生素 B_{12} 无效型患儿长期治疗以低蛋白高热量饮食为主；维生素 B_{12} 有效型则以长期坚持维生素 B_{12} 治疗为主，辅以低蛋白高热量饮食治疗。由于甲硫氨酸、异亮氨酸和缬氨酸为必需氨基酸，体内不能合成，完全需要外源性补充，故限制天然蛋白摄入患儿需定期检测血甲硫氨酸、异亮氨酸和缬氨酸水平，以避免缺乏。

2）药物治疗：①维生素 B_{12}：用于 MMA 维生素 B_{12} 有效型的长期维持治疗，每周肌内注射 1~2 次，每次 1~2mg，羟钴胺可以皮下注射，疗效优于氰钴胺素。②左旋肉碱：50~100mg/（kg·d），口服。可保持细胞内 CoA 稳态，改善脂肪酸代谢，促进 MMA 和 C3 的排泄，增加机体对天然蛋白的耐受性和有效地改善预后。③甜菜碱：100~500mg/（kg·d），口服，用于 MMA 合并同型半胱氨酸患儿。④叶酸：每天 5mg 口服，用于合并巨幼细胞贫血或同型半胱氨酸的 MMA 患儿。⑤新霉素或甲硝唑：口服新霉素 50mg/（kg·d）或甲硝唑 10~20mg/（kg·d），可减少肠道细菌产生丙酸等小分子气体。长期使用可引起肠道菌群紊乱，应短期间歇给药，必要时可加用肠道益生菌。⑥苯甲（乙）酸钠：150~250mg/（kg·d），静脉滴注，高氨血症时用。⑦胰岛素或生长激素：应激状态下应用，可增加蛋白质和脂质合成，改善体内代谢，促进正氮平衡，防治急性代谢危象。⑧抗氧化剂：辅酶 Q_{10}［10~20mg/（kg·d）］和维生素 E 可预防 MMA 患儿急性视神经损伤。

3）其他治疗：应对患儿的感觉、运动和语言功能进行动态评估与康复训练；肝移植可部分纠正有机酸代谢缺陷，肾移植可纠正肾功能衰竭并在一定程度上降低甲基丙二酸水平；基因治疗可能是未来的治疗方向。

（肖　昕）

第十节　新生儿神经肌肉疾病

神经肌肉疾病（neuromuscular disorders，NDs）为运动单位受累导致，运动单位在解剖学上包括运动神经元、轴突、神经肌肉接头，以及由单个运动神经元支配的所有肌肉纤维。NDs 主要涉及运动系统，起源于大脑皮层，终止于肌肉，可以是后天获得性疾病，也可为遗传因素导致的先天性疾病。其主要特征是肌无力和肌张力减低，此类疾病可导致新生儿期严重残疾。人类神经系统中对运动和肌张力的控制非常复杂，人们对新生儿期这种控制的认知还不全面。本节将对影响人类婴儿肌力和张力的疾病进行分类，简要回顾这类疾病的病因、临床特征及治疗策略。

一、运动系统障碍的评估

1. **病史** 在对患有运动障碍的婴儿进行评估时，病史的重要性经常被忽视。然而，某些最初可能被认为与运动异常无关的发现，可被证实是有诊断价值的线索，例如羊水过多对强直性肌营养不良的提示作用。此外，家族史应辅以对婴儿父母的检查，因为一些患病成人的神经病变容易被忽视。

2. **体格检查** 必须仔细、完整地对患儿进行体格检查。畸形特征、心脏异常、呼吸功能不全、肝大等可能是运动系统某些疾病的特征。先天性髋关节脱位和其他关节挛缩是新生儿运动障碍中特别常见的特征。运动障碍的解剖部位最好通过肌肉体积、肌力、肌张力、腱反射、新生儿原始反射及是否存在肌强直、肌无力和肌震颤来确定。其他神经学特征，如脑神经功能异常、感觉辨别能力或癫痫发作，在某些情况下提供了补充信息。

3. **实验室检查** ①脑脊液检查：在评估运动单位障碍中，脑脊液检查的价值是确定蛋白质浓度，脑脊液蛋白浓度升高是多发性神经病的常见伴随症状。②血清酶学水平：血液中最常升高的酶是肌酸激酶（creatine kinase，CK）、醛缩酶、谷草转氨酶（aspartate transaminase，AST）和谷丙转氨酶（alanine amiotransferase，ALT）。

4. **神经传导** 神经传导速度的评估是用来确定是否存在周围神经障碍的一种相对简单的技术。通常先对正中神经、尺神经、胫神经和腓神经进行研究，表面电极足以进行充分的测量。确定正中神经的远端感觉神经动作电位对于评估周围神经病变很重要，因为正常的感觉神经动作电位足以排除背根神经节和远端感觉神经之间的异常。由于运动神经的传导速度取决于神经的直径和髓鞘的厚度，所以新生儿的运动神经传导速度低于成人。

5. **肌电图（electromyogram，EMG）** 肌肉电活动检查可以提供不同层次的运动单位信息，一般在静息状态，通过自发或诱发收缩来获得，但对严重的肌张力减低患儿，由于很少有自发运动，很难进行分析判断。

6. **肌肉活检** 肌肉活检通常是诊断婴儿运动单位障碍的最准确方法。对于新生儿期患儿，通过临床特征、家族史、血清酶水平测定、电生理数据或DNA分析仍不能明确诊断时，则需要考虑肌肉活检。

7. **组学分析** 包括基因组学、蛋白质组学和代谢组学三个层面的分析。分子基因检测已在临床上广泛使用，如利用NGS进行全外显子（WES）、全基因（WGS）或线粒体基因检测。酶活性和代谢产物测定也有助于神经肌肉疾病的诊断和鉴别诊断。

8. **其他检查** 利用心电图、超声心动图检查心肌功能，必要时利用吞钡和上消化道检查确定平滑肌功能，通过超声和/或MRI进行的肌肉或神经成像检查，可能是神经肌肉疾病诊断和鉴别诊断非常有用的辅助手段。

二、不同解剖水平的新生儿运动系统疾病

1. **下运动神经元以上水平疾病** 是指下运动神经元以上解剖层面的受累，导致肌张力减低和减弱的疾病。迄今为止，先天性脑病、HIE是导致新生儿期肌张力减退最常见的原因；颅内出血及感染、代谢紊乱、内分泌疾病、创伤、发育障碍等均可导致肌张力的异常；退行性脑病及脊髓异常也可以导致新生儿期张力减低。

2. **下运动神经元的水平疾病** 主要有脊髓性肌萎缩（spinal muscular atrophy，SMA）和庞贝氏病（Pompe disease，PD）等。

（1）SMA：为常染色体隐性遗传病，特征性表现为进行性肌无力，其与下运动单位脊髓前角细胞和脑神经核的缺失有关。新生儿期SMA1型（Werdnig-Hoffmann病）是影响下运动神经元最常见的类型。SMA编码基因缺陷涉及5号染色体q13区域，包含SMA基因副本即运动神经元存活基因（survival motor neuron，SMN），每条5号染色体上有两个SMN基因，即*SMN1*和*SMN2*，95%的*SMA1*患儿为*SMN1*基因纯合突变。

SMA1型患儿在出生时或新生儿早期，表现为肌张力降低。下肢重于上肢，近端重于远端，缺少自主活动。面肌无受累，表情正常。延髓受累出现吸吮、吞咽和呼吸异常。肋间肌易受累，但膈肌不受累。脑部结构正常。一些特别严重的婴儿也可能表现出早期面部运动缺陷、关节挛缩、严重肌无力及早逝。

CK水平通常正常或轻度升高。婴幼儿EMG有助于SMA1与其他神经源性和肌源性疾病相鉴别。由于前角神经元和/或轴突的明显缺失，复合肌肉动作电位（compound muscle action potential，CMAPs）的振幅非常低，相反，感觉神经动作电位是正常的，这强调了该疾病的运动神经元损伤特征。诊断流程中，当基因学结果正常时应考虑做肌肉活检。

积极的肺部护理和营养支持可提高生存率。

SMA1 患儿通常需要停止经口喂养和建立鼻饲喂养，以确保足够的营养摄入。吞咽困难明显妨碍营养摄入时，建议采用胃造口术或胃空肠吻合口术喂养。

（2）PD：又称为酸性 α-葡糖苷酶缺乏症或糖原贮积症Ⅱ型（glycogen storage disease typeⅡ，GSDⅡ），与前角细胞糖原累积有关，为常染色体隐性遗传。主要表现为肌无力，累及骨骼肌和心肌、肝脏和大脑。新生儿期筛查可以发现该病，使得早期干预治疗成为可能。临床表现为最初的严重肌无力和肌张力减低，类似 SMA1 型表现。心肌病、巨舌和肝大均对该病的诊断有提示作用，血清 CK 水平因心脏和骨骼肌受累而升高，血清转氨酶通常升高。可以应用人重组葡糖苷酶替代治疗。

3. **神经肌肉连接水平疾病**　包括新生儿短暂性重症肌无力（neonatal transient myasthenia gravis，NTMG）和先天性肌无力综合征（congenital myasthenic syndromes，CMS）。

（1）NTMG：为神经肌肉传递暂时性障碍。在肌无力母亲所生婴儿中，10%～20%会患此病。发病机制是由于抗乙酰胆碱受体（acetylcholine receptor，AChR）抗体通过胎盘被动扩散进入胎儿体内，降低突触后膜乙酰胆碱受体，进而导致神经肌肉传递障碍。近 80%患儿在生后 24 小时内发病，较晚发病者可至生后 3 天。表现为面部瘫痪、全身性肌无力、肌张力减低、进食困难，并伴有吮吸和吞咽无力。通过电生理测试证实肌无力来确定诊断。

治疗以支持性护理和抗胆碱酯酶药物治疗为主。支持性治疗至关重要，主要解决喂养和呼吸困难问题，如重症患者应提供鼻饲喂养，并根据需要提供呼吸支持。应用抗胆碱酯酶有一定疗效。

（2）CMS：CMS 与免疫过程无关，而是由神经肌肉连接的遗传缺陷引起。一部分患儿发病机制为终板乙酰胆碱受体缺陷，为常染色体隐性遗传；另一部分是突触前和编码胆碱乙酰转移酶（choline acetyltransferase，ChAT）基因缺陷，被定义为先天性肌无力综合征伴呼吸暂停。临床表现常见眼睑下垂、眼肌麻痹、早期面瘫、延髓性麻痹导致吸吮困难和呼吸障碍、肌张力减低与肌无力等。治疗以胆碱酯酶药物为主，3，4-二氨基吡啶（3，4-Diaminopyridine，DAP）增加神经末梢乙酰胆碱释放，可单独或联合使用。根据该疾病的非免疫性基础，类固醇治疗和胸腺切除术均无效。对抗胆碱酯酶药物反应不佳患儿，沙丁胺醇治疗可能有效。

4. **肌肉水平疾病**　包括先天性强直性肌营养不良（congenital myotonic dystrophy，CMTD）和先天性肌营养不良（congenital muscular dystrophy，CMD）。

（1）CMTD：一种遗传性肌肉疾病，与严重的肌肉无力有关，可导致新生儿期死亡。CMTD 特征是肌张力减低，而不是在成年患者中观察到的肌强直。通过 EMG 上显示肌强直性放电来诊断。治疗以通气支持和营养支持为主。

（2）CMD：CMD 分类仍在不断更新中，与新生儿期表现相关的 CMD 主要为原发性 CMD、Merosin 蛋白缺陷型先天性肌营养不良（Merosin-deficient congenital muscular dystrophy，MDCMD），以及具有明显 CNS 异常的 Walker-Warburg 综合征（Walker-Warburg syndrome，WWS）、肌肉-眼-脑疾病（muscle-eye-brain disease，MEB）和 Fukuyama 先天性肌营养不良（Fukuyama congenital muscular dystrophy，FCMD）。

1）MDCMD：Merosin 蛋白是重要的细胞外基底膜蛋白，其缺陷与层粘连蛋白 α_2 链基因（laminin alpha 2，LAMA2）突变有关。Merosin 蛋白缺乏（阴性）时表现有白质异常，其肌张力减低比 Merosin 阳性 CMD 更严重。此类患儿通常不会坐或站立，几乎无法实现行走。

2）FCMD：绝大多数发生在日本，临床表现为胎动少、呼吸功能受累、全身肌无力、肌张力减低和面瘫，可伴有关节挛缩，小腿肌肉、四头肌和舌肌肥厚，后期可出现心肌病。精神发育迟滞和惊厥是基本表现，CNS 畸形主要特征为皮层发育异常、脑桥小脑蚓部发育不良和小脑囊肿。眼部畸形表现有视网膜畸形，眼球运动异常，斜视、近视和小眼症。

（3）WWS：是 CMD 中最严重的一种。新生儿期表现为全身肌无力和严重肌张力降低合并脑发育畸形，可伴有眼部畸形、男性生殖器畸形，特殊面容和唇裂、腭裂等。

（4）MEB：MEB 临床表现虽然比 WWS 轻，但严重程度变化范围较大，有些患儿呈现 WWS 样表现。眼部缺陷包括近视、先天性青光眼、视网膜发育不良、视神经缺损和白内障。CNS 异常表现为不同程度皮层发育畸形伴有平坦脑干和小脑发育不良，白质异常，脑积水、惊厥和面部畸形可见。严重患儿出现运动障碍和认知发育延迟。

5. **周围神经水平疾病**　周围神经疾病导致新生儿期肌张力减低不常见。然而，通过精细技术来研究神经组织学，如电子显微镜，分子遗传学的应用，周围神经疾病导致新生儿运动障碍的发生比之前预想得更常见，如慢性运动-感觉性多发性神经病变、慢性炎症性脱髓鞘性多发性神经病、慢性运动-感觉神经病变（神经元-轴突疾病）、慢性运动感觉性多发性神经病变（亚细胞性病变）、遗传性感觉和自主神经病变以及急性多发性神经病。

（张懿　毛健）

参考文献

1. 邵肖梅，叶鸿瑁，丘小汕. 实用新生儿学. 5 版. 北京：人民卫生出版社，2019.
2. 卫生部新生儿疾病重点实验室，复旦大学附属儿科医院，《中国循证儿科杂志》编辑部，GRADE 工作组中国中心. 足月儿缺氧缺血性脑病循证治疗指南（2011-标准版）. 中国循证儿科杂志，2011，6（5）：327-335.
3. 王天有，申昆玲，沈颖. 诸福棠实用儿科学. 9 版. 北京：人民卫生出版社，2023.
4. ABELIAN A, MUND T, CURRAN M D, et al. Towards accurate exclusion of neonatal bacterial meningitis: a feasibility study of a novel 16S rDNA PCR assay. BMC Infectious Diseases, 2020, 20（1）: 441.
5. ASLAM S, STRICKLAND T, MOLLOY E J. Neonatal encephalopathy: need for recognition of multiple etiologies for optimal management. frontiers in pediatrics, 2019, 7: 142.
6. BAYAT A, BAYAT M, RUBBOLI G, et al. Epilepsy syndromes in the first year of life and usefulness of genetic testing for precision therapy. Genes（Basel）, 2021, 12（7）: 1051.
7. BOCK H C, FELDMANN J, LUDWIG H C. Early surgical management and long-term surgical outcome for intraventricular hemorrhage-related posthemorrhagic hydrocephalus in shunt-treated premature infants. J Neurosurg Pediatr, 2018, 22（1）: 61-67.
8. BURGESS R, WANG S, MCTAGUE A, et al. The genetic landscape of epilepsy of infancy with migrating focal seizures. Ann Neurol, 2019, 86（6）: 821-831.
9. CARRASCO M, STAFSTROM C E. How early can a seizure happen? Pathophysiological considerations of extremely premature infants brain development. Dev Neurosci, 2018, 40（5-6）: 417-436.
10. CHOI C G, YOO H W. Localized proton MR spectroscopy in infants with urea cycle defect. AJNR Am J Neurol Radiol, 2001, 22（5）: 834-837.
11. CIZMECI M N, GROENENDAAL F, LIEM K D, et al. Randomized controlled early versus late ventricular intervention study in posthemorrhagic ventricular dilatation: outcome at 2 years. J Pediatr, 2020, 226: 28-35. e3.
12. DAS Y, LEON R L, LIU H, et al. Wavelet-based neurovascular coupling can predict brain abnormalities in neonatal encephaloapthy. Neuroiamging Clin, 2021, 32: 102856.
13. DE VRIES L S, GROENENDAAL F, LIEM K D, et al. Treatment thresholds for intervention in posthaemorrhagic ventricular dilation: a randomised controlled trial. Arch Dis Child Fetal Neonatal Ed, 2019, 104（1）: F70-F75.
14. DUNBAR M, KIRTON A. Perinatal stroke: mechanisms, management, and outcomes of early cerebrovascular brain injury. Lancet Child Adolesc Health, 2018, 2（9）: 666-676.
15. DUNBAR M, KIRTON A. Perinatal stroke. Semin Pediatr Neurol, 2019, 32: 100767.
16. YILDIZ E P, EKICI B, TATLI B. Neonatal hypoxic ischemic encephalopathy: an update on disease pathogenesis and treatment. Expert Rev Neurother, 2017, 17（5）: 449-459.
17. EI-DIB M, LIMBRICK JR D D, INDER T, et al. Management of post-hemorrhagic ventricular dilatation in the infant born preterm. J Pediatr, 2020, 226: 16-27. e3.
18. EL-NAGGAR W, AFIFI J, MCMILLAN D, et al. Epidemiology of meningitis in canadian neonatal intensive care units. Pediatr Infectious Disease J, 2019, 38（5）: 476-480.
19. ELLENBOGEN J R, WAQAR M, PETTORINI B. Management of post-haemorrhagic hydrocephalus in premature infants. J Clin Neurosci, 2016, 31: 30-34.
20. EICHENWALD E C, HANSEN A R, MARTIN C R, et al. Cloherty and Stark's manual of neonatal care. 8th ed. Philadelphia: Wolters Kluwer, 2017.
21. FAA G, MARCIALIS M A, RAVARINO A, et al. Fetal programming of the human brain: is there a link with insurgence of neurodegenerative disorders in adulthood? Curr Med Chem, 2014, 21（33）: 3854-3876.
22. FELIZ B, WITT D R, HARRIS B T. Propionic academia-a neuropathology case report and review of prior cases. Ach Pathol Lab Med, 2003, 127（8）: e325-e328.
23. GARCIA-CABEZAS M A, GARCIA-ALIX A, MARTIN Y, et al. Neonatal spinal muscular atrophy with multiple contractures, bone fractures, respiratory insufficiency and 5q13 deletion. Acta Neuropathol, 2004, 107（5）: 475-478.
24. HOLLEBRANDSE N L, SPITTLE A J, BURNETT A C, et al. School-age outcomes following intraventricular haemorrhage in infants born extremely preterm. Arch Dis Child Fetal Neonatal Ed, 2021, 106（1）: 4-8.
25. HONG H S, LEE J Y. Intracranial hemorrhage in term neonates. Child's Nervous System, 2018, 34（6）: 1135-1143.
26. KARIMY J K, ZHANG J, KURLAND D B, et al. Inflammation-dependent cerebrospinal fluid hypersecretion by the choroid plexus epithelium in posthemorrhagic hydrocephalus. Nat Med, 2017, 23（8）: 997-1003.
27. KHANAFER-LAROCQUE I, SORAISHAM A, STRITZKE A, et al. Intraventricular hemorrhage: risk factors and association with patent ductus arteriosus treatment in extremely preterm neo-

nates. Frontiers in Pediatrics,2019,7:408.

28. KRALIK S F,KUKREJA M K,PALDINO M J,et al. Comparison of CSF and MRI findings among neonates and infants with E coli or group B streptococcal meningitis. AJNR Am J Neuroradiol,2019,40(8):1413-1417.
29. KUNZE K. Metabolic encephalopathies. J Neurol, 2002, 249 (9):1150-1159.
30. LUHMANN H J,KIRISCHUK S,KILB W. The superior function of the subplate in early neocortical development. Front Neuroanat,2018,12:97.
31. MCTAGUE A,HOWELL K B,CROSS J H,et al. The genetic landscape of the epileptic encephalopathies of infancy and childhood. Lancet Neurol,2016,15(3):304-316.
32. MILH M,RICCARDI F,DENIS J. Genetics of neonatal onset epilepsies:An overview. Rev Neurol(Paris),2020,176(1-2):2-9.
33. MILLAR L J,SHI L,HOERDER-SUABEDISSEN A,et al. Neonatal hypoxia ischaemia: mechanisms, models, and therapeutic challenges. Front Cell Neurosci,2017,11:78.
34. MOLNAR Z,CLOWRY G J,SESTAN N,et al. New insights into the development of the human cerebral cortex. J Anat,2019, 235(3):432-451.
35. MOLNAR Z,LUHMANN H J,KANOLD P O. Transient cortical circuits match spontaneous and sensory-driven activity during development. Science,2020,370(6514):eabb2153.
36. MUNTONI F,VOIT T. The congenital muscular dystrophies in 2004: a century of exciting progress. Neuromuscul Disord, 2004,14(10):635-649.
37. MURRAY D M. Biomarkers in neonatal hypoxic-ischemic encephalopathy—Review of the literature to date and future directions for research. Handb Clin Neurol,2019,162:281-293.
38. NG I H X,DA COSTA C S,ZEILER F A,et al. Burden of hypoxia and intraventricular haemorrhage in extremely preterm infants. Arch Dis Child Fetal Neonatal Ed, 2020, 105 (3): 242-247.
39. ORTINAU C,NEIL J. The neuroanatomy of prematurity:normal brain development and the impact of preterm birth. Clinical Anatomy,2015,28(2):168-183.
40. PEROS T,VAN SCHUPPEN J,BOHTE A,et al. Neonatal bacterial meningitis versus ventriculitis:a cohort-based overview of clinical characteristics, microbiology and imaging. European J Pediatr,2020,179(12):1969-1977.
41. PRESSLER R M,CILIO M R,MIZRAHI E M,et al. The ILAE classification of seizures and the epilepsies: Modification for seizures in the neonate. Position paper by the ILAE Task Force on Neonatal Seizures. Epilepsia,2021,62(3):615-628.
42. PUFFENBERGER E G. Genetic heritage of the old order Mennonites of southeastern Pennsylvania. Am J Med Genet C Semin Med Genet,2003,121C(1):18-31.
43. RAETS M,DUDINK J,RAYBAUD C,et al. Brain vein disorders in newborn infant. Dev Med Child Neurol,2015,57(3): 229-240.
44. REED U C. Congenital muscular dystrophy. Part I:a review of phenotypical and diagnostic aspects. Arq Neuropsiquiatr,2009, 67(1):144-168.
45. Kliegman R M,Stanton B F,Geme Ⅲ J W. St,et al. Nelson textbook of pediatrics. 19th ed. Singapore: Harcourt Asia, W. B. Saunders company,2011.
46. SADEH M,SHEN X M,ENGEL A G. Beneficial effect of albuterol in congenital myasthenic syndrome with epsilon-subunit mutations. Muscle Nerve,2011,44(2):289-291.
47. SALAH L,CHABRIER S,THÉBAULT G,et al. Parental and professional opinion regarding outcome after neonatal stroke. Dev Med Child Neurol,2020,62(12):1450-1451.
48. SHIPLEY L,GYORKOS T,DORLING J,et al. Risk of severe intraventricular hemorrhage in the first week of life in preterm infants transported before 72 hours of age. Pediatric Critical Care Medicine,2019,20(7):638-644.
49. SRIVASTAVA R,KIRTON A. Perinatal stroke:a practical approach to diagnosis and management. Neoreviews, 2021, 22 (3):e163-e176.
50. THOMPSON C,KNEEN R,RIORDAN A,et al. Encephalitis in children. Archives of disease in childhood, 2012, 97 (2): 150-161.
51. VIOLA A,CHABROL B,NICOLI F,et al. Magnetic resonance spectroscopy study of glycin pathways in nonketotic hyperglycinemia. Pediatr Res,2002,52(2):292-300.
52. VOLPE J J,Inder T E,DARRAS B T,et al. Volpe's Neurology of the newborn. 6th ed. Amsterdam:ELSEVIER,2018:3-172.
53. VOLPE J J. Neurology of the newborn. 5th ed. Philadelphia: Saunders/Elsevier,2008.
54. WANG S,WANG T,ZHANG W,et al. Cohort study on maternal cytomegalovirus seroprevalence and prevalence and clinical manifestations of congenital infection in China. Medicine(Baltimore),2017,96(5):e6007.
55. Whitelaw A,Aquilian K. Management of posthaemorrhagic venticular dilation. Arch dis child fetal neonatal Ed,2012,97(3): F229-F233.
56. XU M,HU L,HUANG H,et al. Etiology and clinical features of full-term neonatal bacterial meningitis:a multicenter retrospective cohort study. Front Pediatr,2019,7:31.
57. YAMASAKI M, NONAKA M, BAMBA Y, et al. Diagnosis, treatment,and long-term outcomes of fetal hydrocephalus. Semin Fetal Neonatal Med,2012,17(6):330-335.

第十七章 新生儿消化系统危重症

第一节 新生儿消化系统解剖和生理特点

一、各器官的解剖和生理特点

1. **口腔** 新生儿口腔容积较小，牙床宽大。舌短宽而厚，舌质淡红，舌苔微白或薄白，舌体局部偶可见颤动现象。口腔黏膜细嫩，血管丰富，唾液腺发育不足，分泌唾液较少，黏膜较干燥，易受损伤或患呼吸道感染或口腔炎，以早产儿为甚。新生儿唇肌、咀嚼肌发育良好，两颊有坚厚的脂肪垫，生后即具备充分的吸吮和吞咽能力。吸吮反射是生后即存在的非条件反射，在喂奶前将新生儿置于准备体位，母亲用手协助将奶头送入口内，乳汁气味、奶瓶外形等均能作为条件使之强化。大部分新生儿于硬腭正中线两侧可见散在的黄白色小点，称“上皮珠”，由上皮细胞堆积所致。有时在牙龈切缘上也可见散在的淡黄色微隆起的米粒大小颗粒或白色斑块，俗称“马牙”，由上皮细胞堆积和黏液腺潴留肿胀所致。以上两种为新生儿特殊的生理现象，一般在2~3周内都可自然消退，无需治疗，切忌擦拭或用针挑，以防感染。

2. **食管** 新生儿食管长度为10~11cm，管腔内径5~8mm，呈漏斗状。全长相当于从咽喉部到剑突下的距离，从鼻根至剑突的距离可作为胃插管的长度。食管黏膜柔软，管壁柔软，易受邻近器官的影响而改变位置。食管是一肌肉管，上端入口处由横纹肌组成，下端由平滑肌组成，中间部分由横纹肌和平滑肌混合组成。上、下端各有上、下食管括约肌，后者位于膈的食管裂孔内，新生儿腹腔内食管段不存在。食管上部括约肌不随食物下咽而紧闭，下部括约肌也处于舒张状态，因而容易溢乳。两周以内新生儿下食管括约肌压力低，6周才能建立有效的抗反流屏障。

3. **胃** 足月新生儿的胃容量约为30~60ml，呈水平位，贲门平第10胸椎左侧，幽门在第12胸椎的中线附近。贲门较宽，且括约肌不够发达，在哭闹或吸气时贲门呈开放状态，而幽门括约肌较发达，使新生儿易出现溢奶。胃黏膜血管丰富，其中腺体及杯状细胞均少于成人，分泌的盐酸及各种酶均少。足月新生儿胃还含有脂酶、凝乳酶，能分泌盐酸、蛋白酶、内因子及黏液，但氢离子和蛋白酶含量均较低。胃排空时间：水为1~1.5小时，牛乳为3~4小时。乳液通过肠道时间：生后第1天需要24小时，1周后缩短至7小时，人乳较牛乳排出快。乳汁温度接近体温时易进入肠道，患病时胃蠕动减弱，可延长经过胃的时间。

4. **肠** 新生儿的肠管较长，约为身长的8倍，大肠与小肠长度的比例为1∶6，小肠相对较长，分泌面及吸收面大，故可适应较大量的流质食品。腹壁较薄，腹肌无力，受肠管胀气影响，正常情况下多表现为腹部饱满。升结肠及直肠与腹后壁固定较差，易发生肠套叠。直肠相对较长，易发生肛门黏膜脱垂。肠黏膜细嫩，富于血管、细胞及发育良好的绒毛。黏膜与浆膜肌层厚度比为1∶1。小肠吸收力好，通透性高，有利于母乳中免疫球蛋白的吸收，但也易对其他蛋白分子（牛乳、大豆蛋白）产生过敏反应。肠壁屏障功能较弱，肠腔内毒素及消化不全的产物较易通过肠壁而进入血流，引起中毒症状。胎儿娩出后咽入的空气可达回肠，并均匀地散布于整个大小肠，故肠管平时含有大量气体，经常呈膨胀状态。乳液通过肠道的时间，个体有较大的差异，从3~12小时不等，人工喂养者可延长到48小时。肠腔内菌群分布在一定程度上受食物成分的影响，单纯用母乳喂养者，双歧杆菌占优势，因人乳中的乙型乳糖能促进双歧杆菌的生长，而抑制大肠埃希菌的生长。人工喂养者，大肠埃希菌占优势，因牛乳中含有甲型乳糖，能促进大肠埃希菌的生长。正常情况下胃及十二指肠内几乎无菌，细菌多集中在大肠及直肠内。患消化道疾病时，细菌大量繁殖进入小肠，甚至胃内，引起一系列临床症状。正常新生儿多数于12小时内开始排便（胎粪），最初2~3天内排出的大便，呈深绿色黏稠样，含有上皮细胞、毳毛、胎脂、黏液、胆汁及消化酶等。胎粪总量约100~200g，如24小时不见胎粪排出，则为胎粪排出延迟，应注意检查有无消化道畸形。当胎儿有宫内窒息时，由于缺氧，使肠蠕动增强，肛门括约肌松弛，胎粪可排入羊膜腔内，使羊水污染。一般胎粪2~4天后即由深绿色转为黄色。母乳喂养儿的粪便为金黄色，糊状，呈酸性反应，每日排便1~4次。以牛乳为基质的配方奶喂养儿的粪便为淡黄色，部分可见绿色，呈均匀硬膏样，呈中性或碱性反应，每日排便1~2次，易便秘。

5. **肝脏** 肝下缘在右肋下约2cm。肝脏具备许多重要功能，如制造胆汁，进入十二指肠参加消化过程；对蛋白质、脂肪、碳水化合物、维生素及水的代谢也起重要作用；肝脏是糖原、脂肪、蛋白质的贮备所；肝脏还具备屏障及解毒作用，能使有害物质经肝细胞转化为无害物质。

6. **胰腺** 胰腺对新陈代谢起重要作用，胰液经胰管排入十二指肠，发挥多种消化酶的消化作用，分解蛋白质、碳水化合物和脂肪，但缺乏胰淀粉酶。胰腺在胚胎2个月末时已出现胰岛细胞，其生长较胰腺的外分泌腺体组织快。出生时胰岛中分泌胰高血糖素的α细胞及分泌胰岛素的β细胞之比为1∶1.5（成人为1∶3.5）。

二、各营养物质的消化吸收生理特点

碳水化合物、蛋白质和脂肪三大营养素，在消化系统被消化吸收成为小分子成分（单糖、寡糖、氨基酸、游离脂肪酸和单脂肪酸甘油酯），被运输到具有吸收功能的小肠上皮细胞和门静脉系统。

1. **碳水化合物** 在足月儿每天摄入物质中，碳水化合物供应约40%的热量，膳食中碳水化合物包括糖和淀粉。母乳和大多数婴儿配方奶粉中，主要糖分是乳糖。在吸收葡萄糖和半乳糖等单糖之前，乳糖等双糖必须通过肠道乳糖酶水解。随着胎儿的成熟，乳糖酶的数量和活性均有增加，到足月时达到峰值。在没有足够的乳糖酶水解时，未消化的乳糖会导致"酸气泻痛"等乳糖不耐受症状，以早产儿或低月龄的小婴儿为甚。足月新生儿对碳水化合物的消化及吸收功能已较为成熟，对单糖及双糖均能迅速利用，对多糖的消化能力较低，不宜喂淀粉类食品。

2. **脂肪** 在足月儿中，脂肪提供40%~50%的热量。通过酶的作用，舌、胃和胰腺分泌的脂肪酶水解脂肪成为游离脂肪酸和甘油单酯。胰脂肪酶在出生时的浓度相对低。舌、胃产生的脂肪酶，到妊娠26周开始出现，是新生儿脂肪消化的主要成分。新生儿（尤其早产儿）对脂肪的消化吸收功能稍差，胆酸分泌较少，不能将脂肪乳化。人乳脂肪85%~98%能被吸收，牛乳脂肪吸收率只有80%~85%，故在粪便中常可见到少量的脂肪酸或中性脂肪球。

3. **蛋白质** 在足月儿中，体内产生的大多数氨基酸用于蛋白质的合成，仅提供少量（<10%）热量。蛋白质最初消化是在小肠腔内，由胃内的胃蛋白酶和胰腺分泌的胰蛋白酶、胰凝乳蛋白酶、羧肽酶、弹性蛋白酶等蛋白分解酶分解。肠腔消化的最终产物是氨基酸和2~6个氨基酸残基的寡肽链。在早产儿中，大部分肠黏膜刷状缘和胞内肽酶的活性也是发育成熟的。乳（尤其初乳）中Ig含量高，可以经肠道完整地吸收到血液循环中，一般母乳喂养者血中IgG、IgA、IgM浓度较牛乳喂养者高。

（刘王凯 李易娟）

第二节 新生儿感染性与非感染性腹泻

一、感染性腹泻

感染性腹泻（infectious diarrhea）可由多种细菌、病毒、真菌及寄生虫进入消化道引起。由于新生儿免疫系统发育不完善，细胞免疫和体液免疫还不成熟，出生后立即暴露在外界中，故易患感染性腹泻。

（一）病因

已知能引起新生儿腹泻的临床常见病原体包括细菌、病毒、真菌和寄生虫等。

1. **细菌** 以大肠埃希菌多见，有5型：肠致病性大肠埃希菌（enteropathogenic Escherichia coli，EPEC）（最常见）、肠产毒性大肠埃希菌（enterotoxigenic Escherichia coli，ETEC）、肠侵袭性大肠埃希菌（enteroinvasive Escherichia coli，EIEC）、肠出血性大肠埃希菌（enterohemor-rhagic Escherichia coli，EHEC）和肠凝聚黏附性大肠埃希菌（enteroaggregative Escherichia coli，EAEC）。此外，空肠弯曲杆菌、耶尔森菌，金黄色葡萄球菌、铜绿假单胞菌、变形杆菌、产气单胞菌、志贺菌、嗜盐菌等也可导致新生儿肠炎。

2. **病毒** 轮状病毒是新生儿病毒性肠炎最常见的病原体。其他病毒如诺如病毒、柯萨奇A、B型病毒、埃可病毒，肠腺病毒、星形病毒、冠状病毒和嵌杯样病毒也可引起新生儿肠炎。

3. **真菌** 以白念珠菌引起者最多，多在使用抗生素后继发。

4. **寄生虫** 隐孢子虫、蓝氏贾第鞭毛虫都可引起新生儿腹泻。

（二）发病机制

不同的病原体可以通过下列不同的机制造成腹泻：①侵犯肠黏膜，在黏膜细胞内复制或侵犯黏膜下层；②产生细胞毒素，影响细胞功能；③产生多肽类肠毒素,破坏细胞形态,致细胞水盐失衡;④黏附于细胞表面,使微绒毛破坏,致细胞丧失功能。

(三)临床表现

由于引起肠炎的病原体不同,病情表现不一。轻型以腹泻、低热、吃奶差、呕吐、精神稍萎靡为主,可出现轻度脱水。重型腹泻,一日腹泻10次以上,全身症状较重,可有明显发热或体温不升、拒食、呕吐、腹胀、尿少、嗜睡、四肢发凉、循环障碍等。易出现脱水、酸中毒及电解质紊乱。

(四)实验室检查

1. 大便常规,大便培养加药敏试验,轮状病毒检测等。

2. 及时检测血常规、炎症指标、血气、血生化等,必要时行血培养或高通量测序。

(五)并发症

新生儿感染性腹泻常与其他感染并存,或迁延不愈导致营养障碍及其他继发感染。常见的并发症有尿布皮炎、鹅口疮、尿路感染、中耳炎、营养不良、吸收不良、低钾血症、低钙低镁血症、多种维生素缺乏、贫血等。

(六)治疗

腹泻病的治疗原则是预防脱水、治疗脱水、合理用药、继续饮食。

1. **饮食及营养维持**　轻症患儿仅减少喂奶次数及奶量即可,如果有明显腹胀,呕吐的患儿可视情况禁食,时间不宜太长,以免影响营养。禁食及入量不足期间由肠道外补充液体及营养。

2. **纠正水和电解质紊乱**　液体补充的总量包括三个方面,即累积损失量、生理需要量和继续损失量。

(1)静脉补液:第一天补液:①液体总量,包括上述三项需要。②溶液种类,一般可用3∶2∶1溶液(5%或10%葡萄糖溶液∶0.9%氯化钠溶液∶1.4%碳酸氢钠溶液),为1/2张溶液。随经口摄入的水量增加相应减少静脉补液总量。③输液速度,主要取决于脱水程度和大便量。扩容阶段于30~60分钟内静脉快速滴注。补充累积损失量为主的阶段滴速宜稍快,于8小时输入总液体量的1/2,一般为8~10ml/(kg·h)。维持补液阶段:只需补充生理的和异常的继续损失量,将输液速度稍放慢,余量在16小时滴完。一般约5ml/(kg·h)。④纠正酸中毒,轻度酸中毒不需另加碱性药物。中、重度酸中毒可酌情以1.4%的碳酸氢钠溶液补碱。⑤钾的补充,有尿后补钾。将0.15%氯化钾加入输注液内(每100ml液体中加10%氯化钾1.5~2.0ml)。⑥重度脱水酸中毒纠正后,可给予10%葡萄糖酸钙2ml/kg加等量5%或10%葡萄糖溶液静脉滴注(不少于10分钟),每日一次,连续2天。第二天以后的补液只需要补充异常继续损失量及生理维持量。

(2)口服补液:WHO推荐口服补液盐(ORSⅢ)为1/2张液。适用于预防脱水、轻中度脱水患儿。

(3)监护:在液体疗法过程中要密切观察病情变化和治疗后的反应。监测体重、红细胞压积、血清电解质、血气、大便量、尿量等指标,随时调整液体疗法方案。

3. **控制感染**　70%左右水样便腹泻多由病毒引起,不需要用抗生素。需要抗菌药物治疗的腹泻包括:①细菌性痢疾;②沙门菌肠炎;③其他侵袭性细菌所致腹泻;④非侵袭性细菌所致重症腹泻。

新生儿细菌感染性腹泻选用抗生素的原则:先做粪便细菌培养及药敏试验,根据药敏试验结果,选择敏感的抗菌药物治疗。经验性治疗可选用头孢哌酮、头孢曲松、头孢克肟等第三代头孢类药物静脉滴注。

真菌性肠炎应停用抗生素,疑有全身性真菌感染时,可选用酮康唑3~5mg/(kg·d),分3次口服,或咪康唑10~30mg/(kg·d),分3次口服或静脉注射。也可选用氟康唑静脉注射。应注意抗真菌药物对新生儿的毒副作用,谨慎应用。

4. **微生态调节制剂**　这些制剂有足够数量的活菌,目的在于补充肠道正常益生菌群,恢复微生态平衡,重建肠道天然生物屏障保护作用。

5. **肠黏膜保护剂的应用**　适用于急性水样便腹泻(病毒性或产毒细菌性)及迁延性腹泻。服用蒙脱石散剂时应将本品1袋倒入50ml温水中,摇匀后口服,喂养时注意安全,一般情况下不推荐使用。

6. **加强护理**　①做好胃肠道隔离,防止感染播散。②保持口腔卫生及皮肤清洁,尤其臀部护理,防止尿布疹及感染。③保暖。④做好出入量记录,观察尿量,大便性状。⑤注意输液速度。

二、非感染性腹泻

在新生儿非感染性腹泻(noninfectious diarrhea)中,多种原因均可致新生儿期出现临床以腹泻为主的表现,且可能表现为迁延或反复发作,甚至影响患儿的营养状况。

(一)碳水化合物不耐受

1. **乳糖不耐受症**(lactose intolerance,LI)　是指由于小肠黏膜乳糖酶(β-半乳糖苷酶)缺乏(lactasedeficiency,LD),导致乳糖消化吸收障碍,从而引起以腹胀、腹痛、腹泻为主的一系列临床症状。新生儿乳糖不耐受症是由于乳糖酶分泌少(发育性 LD),不能完全消化分解母乳或牛乳中的乳糖,引起非感染性腹泻。

(1) 临床表现:腹胀、肠鸣、腹痛、排气增多和渗透性腹泻等临床表现。

(2) 实验室检查:初步诊断后可选择下列实验室检查:①大便常规+涂片显微镜下常规检查一般阴性;②尿还原糖测定,阳性提示乳糖不耐受症;③多次测定大便 pH 值<5.5,提示可能为乳糖不耐受症;④空肠黏膜活检和乳糖酶测定:本方法最直接也最可靠,但可行性差,不易在新生儿中进行。

(3) 诊断和鉴别诊断:诊断要点包括:①新生儿期起病,症状以腹泻(含泡沫)、腹胀为主,可伴哭闹不安;②大便常规化验阴性,还原糖和 pH 值测定提示乳糖不耐受症;③对无乳糖配方乳治疗效果好,换用普通配方乳或母乳喂养后又出现腹泻;④应与感染性肠炎、牛乳蛋白过敏、婴儿肠绞痛鉴别。

(4) 治疗:如腹泻不多且无营养不良,不需特殊治疗;若腹泻次数多,体重增加缓慢则需饮食调整;可先用无乳糖配方乳,待婴儿可以增加辅食,减少母乳或牛乳后腹泻会逐渐停止,预后良好。

2. 葡萄糖-半乳糖不耐受症　分原发性(先天性)和继发性两种:原发性又称先天性葡萄糖-半乳糖吸收不良,是一种罕见的常染色体隐性遗传性疾病;继发性常发生于肠黏膜严重受损之后,即慢性腹泻持续数周后,每次喂以葡萄糖水即加重病情。

(1) 临床特征:新生儿起病者多为先天性葡萄糖-半乳糖吸收不良,患儿在哺乳早期即出现严重的水样腹泻,大便呈酸性,含有大量的糖,血钠大多增高。一旦葡萄糖和半乳糖从饮食中移出,腹泻立即缓解。

(2) 诊断:临床上排除引起慢性腹泻的其他疾病,患儿血糖曲线平坦,大便中含糖量增加。

(3) 治疗:可用果糖或木糖代替食物中的葡萄糖和半乳糖。给予合适的营养支持,维持正常体格发育和神经发育。

3. 继发性双糖不耐受症　各种病因所致感染性腹泻后,肠黏膜上皮细胞受损伤,双糖酶受抑制所致。

(1) 临床表现:①顽固性腹泻。②于感染性腹泻后迁延不愈。③停喂含乳糖(各种乳类)或葡萄糖饮食,症状明显好转;恢复原来的饮食,症状又复发。

(2) 实验室检查:①粪便 pH 值<5.5;②粪便还原糖试验阳性(还原糖含量>0.5%);③层析法测定粪便中糖的性质(双糖)。

(3) 诊断:具备上述临床特征(1 项及以上),实验室检查是确诊本病的可靠依据(2 项及以上)。

(4) 治疗:①停喂母乳或普通配方乳,改喂不含乳糖的豆基或牛乳基础的配方乳;对葡萄糖、双糖不耐受者,还应限制葡萄糖、蔗糖饮食。②母乳喂养患儿在每次喂母乳后立即喂服乳糖酶。③病情严重应先用胃肠道外营养,待肠道充分休息或恢复功能后,再给予上述配方奶,同时应注意维生素及微量元素的供给。

(二) 牛乳蛋白过敏或蛋白吸收障碍

1. 牛乳蛋白过敏(cow's milk allergy, CMA)是由于牛奶中的某些蛋白质分子在肠道中未经充分消化裂解,进入肠黏膜组织引起的免疫反应。

(1) 发病机制:牛乳蛋白过敏可影响多个器官系统而出现肠道、皮肤或呼吸道的症状,根据反应开始的时间可分为超敏反应(皮疹、瘙痒、呕吐、腹泻、喘鸣和喷嚏等)和迟发性过敏反应(湿疹样皮肤损害或胃肠道症状如慢性腹泻和吸收不良)。其发生可能是由于不成熟的免疫系统和肠道防御机制。胎儿 T 细胞分泌各种细胞因子的能力尚不成熟,特别是 Th1 细胞因子低下使胎儿出现"类 Th2 状态",这种状态一直持续到胎儿娩出以后,有研究表明,Th2 细胞对过敏原产生的反应在过敏反应的发生中起着关键的触发作用。

(2) 临床分类及特征:与牛奶蛋白过敏有关,可能在新生儿期引起腹泻的疾病主要有以下三种。

1) 食物蛋白诱导的直肠结肠炎(food protein-induced proctocolitis, FPIP):是非 IgE 诱导的食物过敏相关胃肠道疾病的一种,与 FPIP 相关的食物过敏原有豆类、鱼、鸡蛋、小麦。患儿一般情况好,可伴或不伴皮肤湿疹,可有腹泻,粪便性状变化较多(黏液便、血便或正常便);个别患儿有贫血,低蛋白血症或者外周血嗜酸细胞增多,SPT 和 SIgE 检测多呈阴性结果。

2) 食物蛋白诱导的小肠结肠炎综合征(food protein-induced enterocolitis syndrome, FPIES):FPIES 是非 IgE 介导的食物过敏相关胃肠道疾病的一种,引起 FPIES 最常见的过敏原是牛奶,患儿急性表现为腹泻,如病变累及结肠可有血便、呕吐;严重病例可出现脱水、低血压、嗜睡甚至休克。慢性表现为慢性腹泻、呕吐、易激惹、腹胀、吸收障碍、生长发育迟缓、低蛋白血症等,临床表现更严重。血常规显示嗜酸性细胞增加,血生化显示低钠血症和酸中毒等。血清特异性 IgE 多为阴性。食物激发试验阳性有助于本病的诊断。

3) 食物蛋白诱导的肠病(food protein-induced enteropathy, FPIE):发病部位主要在小肠,是非 IgE 介导

的过敏反应。多数FPIE的过敏原是牛奶蛋白。临床表现为呕吐、慢性腹泻，可有营养不良；回避过敏原后，症状可以明显改善。辅助检查提示血红蛋白下降，轻度嗜酸性细胞浸润，白蛋白降低，维生素K降低。食物激发试验和食物抗体特异性IgE有利于诊断。治疗主要措施是避免致敏原，回避饮食，即牛奶蛋白过敏者用深度水解蛋白配方粉（eHF）、氨基酸配方粉（AAF）等营养替代；母乳喂养的患儿，母亲需要回避可疑食物。

2. **肠激酶缺乏症** 肠激酶是激活胰腺分泌蛋白必需的一种酶，位于肠壁黏膜吸收细胞微绒毛中。缺乏时出现腹泻、低蛋白性水肿；胰腺功能检查蛋白水解酶减低，用含胰蛋白酶食物治疗有效。

（刘王凯 李易娟）

第三节 新生儿胃食管反流

胃食管反流（gastmesophageal reflux，GER）是指胃内容物反流进入食管伴或不伴呕吐。当反流引起不适症状或并发症时，则被定义为胃食管反流病（gastroesophageal reflux disease，GERD）。新生儿（尤其是早产儿）易出现生理性GER，主要是由于在喂奶时或喂奶后哭闹、咽下、吸吮、胃胀气等引起食管下括约肌（lower esophageal sphincter，LES）反射性松弛，而使食物进入食管内或胃内过多气体通过食管排出体外，发作可能会比较频繁，5%的患儿每天出现反流≥6次，通常不需要进一步检查或治疗。病理性GER是由于LES的功能障碍和/或与其功能有关的组织结构异常而出现的反流，长期反流导致反流性食管炎，中耳炎、咽炎、支气管肺部并发症，营养不良等即GERD。

（一）病因与发病机制

1. **生理性因素** 新生儿胃呈水平位，食管下括约肌发育不完全成熟，平卧易发生胃食管反流，常在白天出现。此为正常生理现象，不影响新生儿生长发育，症状随年龄增长而逐渐减轻，无须治疗。

2. **病理性因素** 主要包括LES抗反流屏障功能低下、食管廓清能力降低、食管黏膜的屏障功能破坏，以及胃、十二指肠功能失常等因素。

（1）LES抗反流屏障功能低下：诱因包括食管下括约肌压力下降、LES周围组织作用减弱、LES短暂性松弛等。

（2）食管廓清能力降低：正常食管蠕动分为原发性和继发性两类，前者由咽下动作引起；后者始于食管上括约肌（upper esophageal sphincter，UES）以下部分，可排除食管内原发性蠕动波未排尽的食物。当食管廓清能力降低，胃排空延迟，胃内容物可继续向上反流溢出，促进GER的发生。

（3）食管黏膜的屏障功能破坏：反流物中的胃酸、胃蛋白酶或胆盐和胰酶等使食管黏膜屏障功能受损，黏膜抵抗力减弱，引起食管黏膜炎症。

（4）胃、十二指肠功能失常：包括胃排空功能低下、胃内高分泌状态或十二指肠病变时，均可能引起GER。

（二）临床表现

生理性反流只出现于喂乳后短时间内，如频发或持续时间长，且伴有一系列严重症状需要医学治疗或者有相关并发症时，应考虑GERD。

1. **呕吐和易激惹** 呕吐是最常见的症状，可见于90%以上的患儿。生后第一周即可出现，表现为溢乳、轻度呕吐或喷射性呕吐，呕吐较顽固。由于胃酸反流可致食管炎，患儿可表现不安，易激惹或拒食。

2. **营养不良** 80%的GERD患儿可出现喂养困难、体重不增和营养不良。

3. **缺铁性贫血** 频繁的胃酸反流可致食管发生糜烂或溃疡，可出现呕血及便血，易导致缺铁性贫血。

4. **合并症和并发症** 呕吐物被误吸，可致窒息、呼吸暂停、发绀甚至猝死；或引起呛咳、夜间痉咳，导致反复发作性气管炎、吸入性肺炎、肺不张等。GER也可伴发其他先天性疾病，如先天性食管闭锁、食管裂孔疝、食管蹼、气管食管瘘、先天性膈疝、先天性肥厚性幽门狭窄、先天性小胃、肠旋转不良、唇腭裂和心脏畸形等。

5. **Sandifer综合征** 病理性GER患儿呈现类似斜颈、仰头体后弓的一种特殊“公鸡头样”的姿势，为一种保护性机制，以期保持气道通畅或减轻酸反流所致的疼痛，可同时伴有杵状指，蛋白丢失性肠病及贫血等。

（三）辅助检查

1. **食管钡剂造影** 方法简便易行，新生儿可用泛影葡胺5~10ml稀释后喂入，检查时采取头低位，腹部加压可提高检出阳性率。观察食管形态、动力改变、胃食管区解剖形态及判断是否存在合并症，并排除其他食管畸形。应观察5分钟，有3次以上反流才能肯定诊断。反流到食管下端即有诊断意义，如达食管中段或上段则意义更大。2018年NASPGHAN/ESPGHAN指南不推荐将钡剂造影用于诊断儿童GERD，但可用于除外解剖结构异常。尤其对于抗反流术后症状无明显缓解者，钡剂造影可辅助判断手术效果。

2. **食管24小时pH值监测**　有助于区分生理性和病理性反流，其灵敏度和特异度最高。2018年NASPGHAN/ESPGHAN指南建议，当无法使用pH值阻抗监测时，食管pH值监测可用于以下情况（均为强推荐），①判断不适症状持续与酸反流的关系；②判断酸反流与食管炎发生及其他GERD相关症状或体征的关系；③评估抑酸治疗的效果。

新生儿借鉴儿童病理性GER诊断的Boix-Ochoa评分：①酸反流指数（酸暴露时间百分比）：pH值<4时间百分比（时间/总监测时间）；②24小时内反流≥5分钟的次数和总次数；③症状指数：pH值<4症状次数/总症状次数；④最长反流时间；⑤反流与进食、体位、睡眠、活动及症状关系。上述指标目前可较为准确反映GER发生频率、时间、反流物在食管内停留的关系，Boix-Ochoa综合评分>11.99时为病理性GER。中华医学会儿科学分会消化学组认为，在Boix-Ochoa评分中，pH值<4时间百分比（RI）被认为是诊断病理性GER最有意义的指标，>12%即有诊断价值。

3. **食管pH值阻抗监测**　食管pH值阻抗监测对于GERD的检出率优于单纯pH值监测，同时可分析反流物的形态和性质，具有较好的安全性和耐受性。2018年NASPGHAN/ESPGHAN指南推荐将pH值阻抗监测用于以下情况：①判断不适症状持续与酸反流或非酸反流的关系（强推荐）；②判断酸反流或非酸反流与食管炎发生及其他GERD相关症状或体征的关系（弱推荐）；③评估抑酸治疗效果（弱推荐）；④鉴别非糜烂性反流。

4. **其他检查**　超声检查、食管内镜检查、食管压力测定、生物标志物测定、胃食管同位素闪烁扫描、经幽门或空肠喂养和PPI诊断试验等在新指南均不推荐用于GER的诊断，仅应用于某些特殊治疗或诊断需要。

（四）诊断

GER临床表现复杂且缺乏特异性，仅凭临床症状难以区分生理性或病理性GER；辅助检查主要用于鉴别诊断及评估病情。新生儿目前尚无统一的诊断标准，可以参考2018年NASPGHAN/ESPGHAN指南推荐的1岁以下的婴儿GERD诊治流程图（图17-3-1）。凡临床发现不明原因反复呕吐、咽下困难等症状时，应考虑到GER的可能，并根据具体情况进行鉴别诊断。对于有可疑GERD症状，如拒食、反复呕吐、进食时弓背体位、体重增长不良、易激惹、睡眠障碍、咳嗽、喘息、呼吸暂停等的婴儿，应详细询问病史，包括起病年龄，喂养史（每次喂养时间及间隔时间、每次喂养量及频率、喂养方式、配方奶的种类及调配方法、有无添加辅食、有无限制过敏原摄入），呕吐和/或反流发作的形式（发作时间、发作与进食的关系、呕吐物是否被消化），家族史，环境因素，生长发育情况，有无药物及饮食干预，有无提示需考虑GERD以外疾病的报警征象（表17-3-1）。

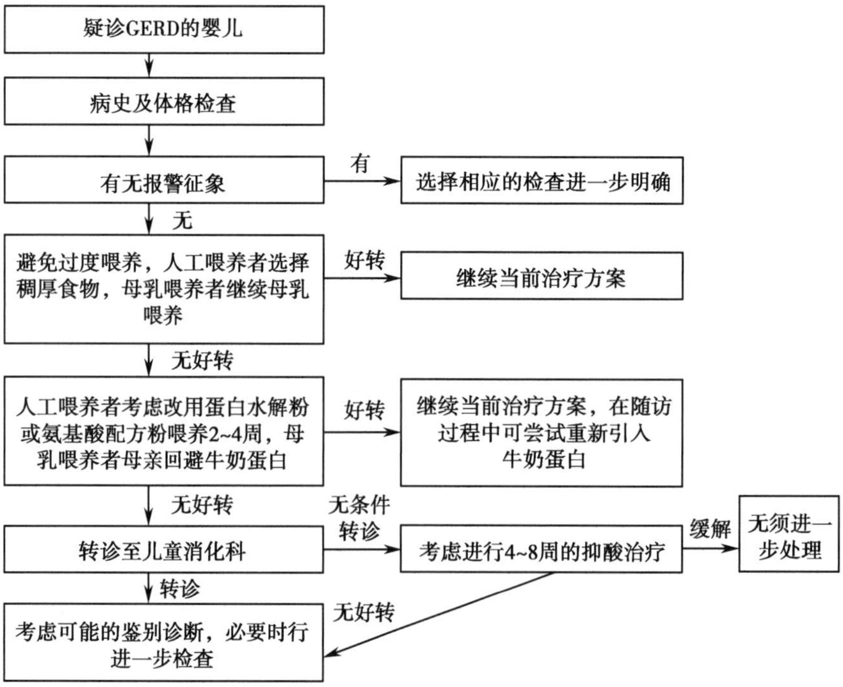

图17-3-1　婴儿GERD诊治流程图

表 17-3-1　提示需考虑胃食管反流病以外疾病的报警征象

症状和体征	临床提示
全身症状	
体重减轻、嗜睡、发热、易激惹	可见于多种疾病，如全身性的感染
排尿困难	提示可能存在尿路感染，尤其对于婴幼儿
反流或呕吐发作超过 6 个月或年龄大于 12～18 月龄后症状仍持续或加重	提示需考虑胃食管反流病之外的其他疾病
神经系统	
囟门膨隆或头围进行性增大、惊厥、大头或小头畸形	提示可能存在导致颅内压增高的疾病如脑膜炎、脑肿瘤、脑积水等
消化系统	
顽固性的剧烈呕吐	提示可能存在肥厚性幽门狭窄（小于 2 月龄的婴儿）
夜间呕吐	提示颅内压增高可能
呕吐物含有胆汁	提示肠梗阻可能，常见的原因有先天性巨结肠、中肠扭曲、肠道闭锁、肠套叠等
呕血	提示存在消化道出血，可能的原因有消化性溃疡（尤其是同时使用非甾体类抗炎药者），呕吐引起的食管贲门黏膜撕裂，反流性食管炎等
慢性腹泻	提示可能存在食物蛋白介导的肠病（尤其对于有湿疹或过敏家族史的婴儿）
直肠出血	见于多种情况，如感染性胃肠炎、炎症性肠病、食物蛋白介导的直肠结肠炎
腹胀	提示有梗阻、肠蠕动障碍或解剖结构异常

（五）鉴别诊断

新生儿喂养后呕吐通常由多种因素（如体位改变、腹胀、消化不良、感染等）引起，不能随意诊断 GER。反复呕吐患儿，要排除其他疾病如牛奶蛋白过敏、颅内感染、先天性肥厚性幽门狭窄等情况。患儿反复呕吐、慢性腹泻伴血便考虑过敏性肠炎；发热、反应差、神志改变伴呕吐应注意感染（尤其 CNS 感染）存在；出现反复呕吐和明显腹胀应警惕高位肠梗阻。

（六）治疗

1. **体位治疗**　轻症患儿进食后 1 小时保持直立位。重症患儿需 24 小时持续体位治疗，可采用以下装置，将患儿放于 15°～30°倾斜的木板上，取前倾俯卧位或左侧卧位，可防止反流物的吸入，促进胃的排空。

2. **饮食疗法**　少量、多次喂奶，最好母乳喂养，也可用稍稠的配方奶喂养，每次喂养后竖抱并拍背 15 分钟左右。采用上述喂养方法后，患儿易激惹等症状仍持续，可以考虑试用海藻盐治疗 1～2 周。如果这种治疗效果良好则继续使用，也可停药观察患儿恢复情况。

3. **药物治疗**　主要用于病理性反流患儿，以促进胃肠蠕动、抗酸和保护胃食管黏膜。

（1）胃肠道动力药：能提高 LES 的张力，增加食管和胃的蠕动，提高食管的廓清能力和促进胃的排空，从而减少反流和反流物在食管内滞留。

1）多潘立酮：为外周多巴胺受体拮抗剂，直接作用于胃壁，增加 LES 张力，防止反流；增加胃蠕动，促进胃排空；不通过血脑屏障，对脑内多巴胺受体有明显的抑制作用，锥体外系副作用少见。新生儿用量每次 0.3mg/kg，日服 2～3 次，喂奶前 30 分钟口服，连续 7～10 天。因存在心律失常、QT 间期延长和肥厚性幽门狭窄等副作用，在新生儿中应用存在争议。使用时，禁止与红霉素、阿奇霉素或其他可能延长 QT 间期的 CYP3A4 酶强效抑制剂（如氟康唑、伏立康唑、伊曲康唑、克拉霉素等）合用。

2）红霉素及其衍生物：为非肽类胃动素受体兴奋剂，能增加 LES 张力，胃底、胃窦强烈收缩，增加小肠收缩，促进胃的排空及肠蠕动，可以用小剂量 1～5mg/（kg·d），分 3 次口服。

（2）质子泵抑制剂：通过阻断胃酸分泌的最后途径 H^+/K^+-ATP 酶通道，最大限度地抑制甚至完全阻断胃酸的分泌，推荐用于存在客观依据的酸性反流新生儿，不建议用于一般胃食管反流患儿，且治疗期间最好监测食管 pH 值。常用药有奥美拉唑 0.6～0.8mg/（kg·d）；埃索美拉唑，推荐剂量 0.5～1.0mg/（kg·d），均每天一次服用，疗程 4 周。可能副作用为导致胃肠细菌过度生长、低镁血症和后期骨折风险。

（3）组胺 H_2 受体拮抗剂：具有抑制壁细胞分泌盐酸的作用，包括西咪替丁（每次 3～5mg/kg，日服 2～4 次）、雷尼替丁（每次 3～4mg/kg，日服 2 次）和法莫替丁（每次 1～2mg/kg，日服 2 次）。由于缺乏高质量的 RCT 研究，故不推荐胃食管反流患儿常规使用。

（4）黏膜保护剂：对胃食管反流患儿有一定作用。蒙脱石散，每次 1g，每天 3 次口服；硫糖铝，10～

15mg/(kg·d),分3~4次服用。

4. **外科疗法** 保守治疗6周无效,有严重并发症(消化道出血、营养不良、生长迟缓)、严重食管炎或缩窄形成,有反复呼吸道并发症等为手术指征。根据此指征,有5%~10%的患儿进行手术治疗,术前准确的评估和手术技巧是抗反流手术成功的关键。

(刘王凯　李易娟)

第四节　新生儿食管闭锁与食管气管瘘

先天性食管闭锁与食管气管瘘(congenital esophageal atresia and tracheoesophageal fistula, CEA-TEF)是一种严重危及新生儿生命、需要尽早手术治疗的先天消化道及气道畸形,发病率约为1/(2 400~4 500)。手术是唯一的治疗方法,随着手术技术和新生儿围手术期重症监护技术的改进,该病的手术成功率已达90%以上,但仍有一些临床问题,如伴发严重畸形、低体重早产儿、长间距CEA、术后并发症等尚未得到很好的解决。先天性食管闭锁的诊治是衡量新生儿外科综合实力的标志性指标。

(一) 病因与胚胎学

目前先天性食管闭锁与食管气管瘘的发病机制尚不清楚。大多数CEA-TEF是散发的,因此认为是由遗传与环境多因素导致的。胚胎发育过程中前肠的分隔异常被认为是该病发生的传统解释,如食管闭塞理论、分化生长异常理论、机械理论、血管闭塞理论,但其具体的发病机制仍远未被清楚地阐明,还需进一步研究。

(二) 病理分型

目前国内外常用的分型为Gross分型(图17-4-1)。

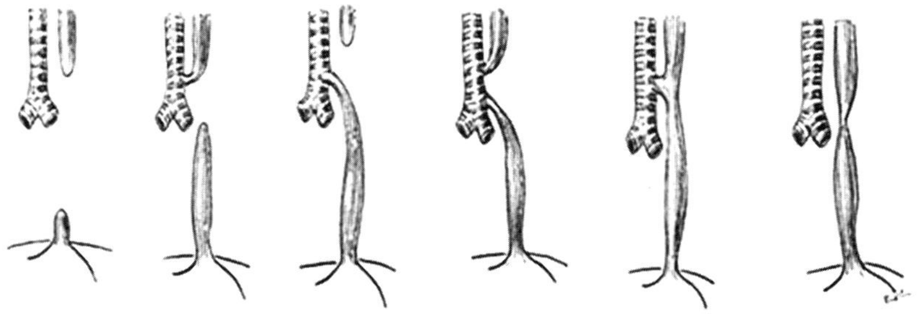

Ⅰ　Ⅱ　Ⅲ　Ⅳ　Ⅴ　Ⅵ

图17-4-1　先天性食管闭锁Gross分型

1. **Ⅰ型** 单纯性食管闭锁,无食管气管瘘;食管上下段均闭锁,两端距离远。占4%~8%。

2. **Ⅱ型** 占0.5%~1%。食管上段闭锁,有瘘管与气管相通,食管下段盲闭,两端距离亦甚远。

3. **Ⅲ型** 最常见,占85%~90%。食管上段闭锁,下段有瘘管与气管相通。两端距离超过2cm者为Ⅲa型,小于2cm者为Ⅲb型。

4. **Ⅳ型** 占1%左右。食管上下段均有瘘管与气管相通。

5. **Ⅴ型** 占2%~5%。无食管闭锁,但有瘘管与气管相通,即单纯食管气管瘘,又称H型。

6. **Ⅵ型** 为食管狭窄,多发生在中段,无食管气管瘘,罕见。

(三) 临床表现

1. **产前表现** 由于胎儿无法吞咽羊水,超过90%的先天性食管闭锁(伴或不伴食管气管瘘)有羊水过多。产前超声的特征性表现是食管近端的盲袋、小胃泡或胃泡消失。但产前发现率低,仅为20%~40%,MRI可辅助诊断。

2. **出生后表现** 唾液过多,从口腔、鼻孔溢出带泡沫的唾液,似蟹吐泡沫样。喂奶后呛奶,伴气促、发绀,咳嗽或吸出奶液后好转。无法置入胃管。

(四) 合并畸形

先天性食管闭锁合并可辨认的先天性结构畸形的发病率大约为55%(表17-4-1),先天性心脏病是最常见的合并畸形,且对能否存活影响最大。其他常见的合并畸形包括泌尿系统、胃肠道、骨骼等,多种畸形也可同时存在,如VACTERL综合征、CHARGE综合征等。

表17-4-1　CEA合并畸形的发病率

器官系统	畸形发病率/%
心脏	35
泌尿生殖系统	24
消化系统	24
神经系统	12
肌肉和骨骼系统	20
VACTERL综合征	20
总发生率	50~70

（五）辅助检查

先天性食管闭锁临床表现较典型，辅助检查有助于分型和了解有无合并畸形。

1. **X线检查** 胸腹部X线片见胃管在食管盲端卷曲则可确诊。腹部未见肠管充气可能为Ⅰ型或Ⅱ型，腹部见肠管充气则可能为Ⅲ型、Ⅳ型和Ⅴ型（图17-4-2～图17-4-4）。

2. **食管造影** 可显示食管上段的盲袋，明确位置，初步了解分型及两端的距离。

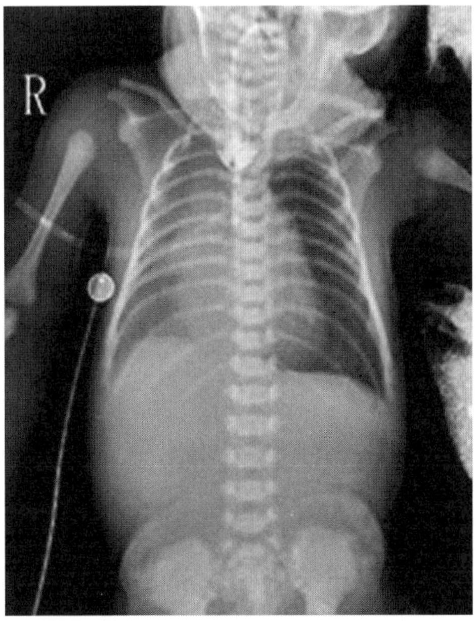

图17-4-2 先天性食管闭锁Ⅰ型

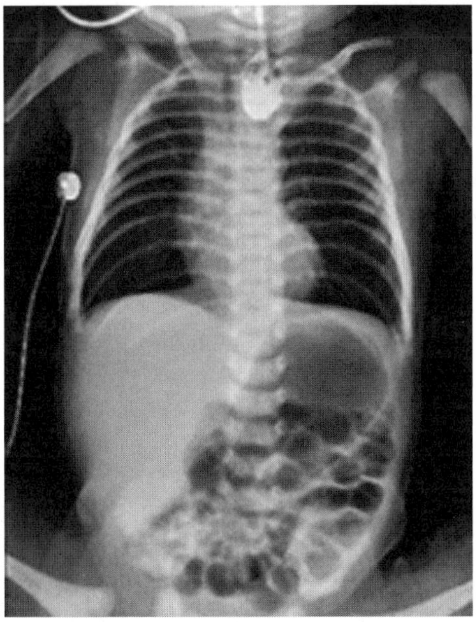

图17-4-3 先天性食管闭锁Ⅲ型

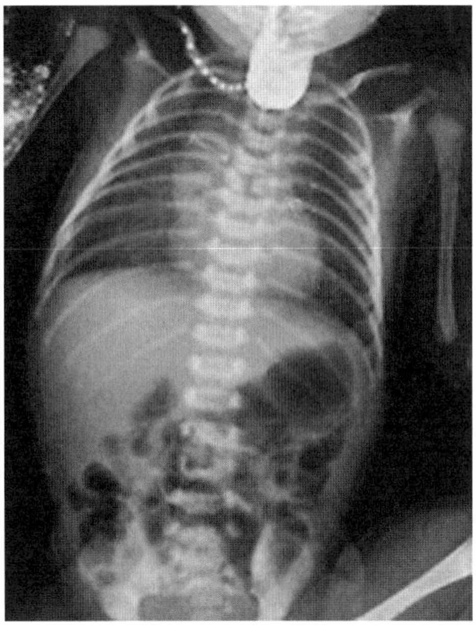

图17-4-4 先天性食管闭锁Ⅳ型

3. **CT增强检查** 通过CT三维重建，不仅可清楚显示食管上段盲袋，还可显示远端食管气管瘘的位置，测量两端的距离（图17-4-5、图17-4-6）。同时，还可以显示心脏与大血管的结构，明确有无右主动脉弓和严重先天性心脏结构畸形。

4. **其他检查** 由于先天性食管闭锁合并畸形率高，因此术前需完善心脏彩超、泌尿系统超声、脊柱X线片等检查以排除其他系统的先天结构畸形，以制订手术方案。

（六）诊断与鉴别诊断

1. **诊断** 患儿母亲有羊水过多史，产前超声发现

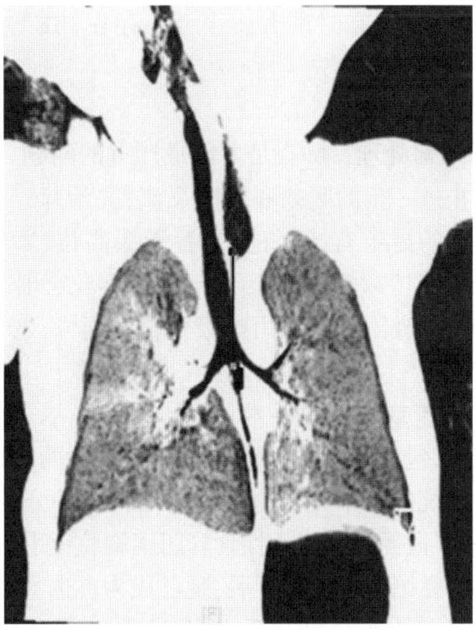

图17-4-5 CT增强测量两端距离

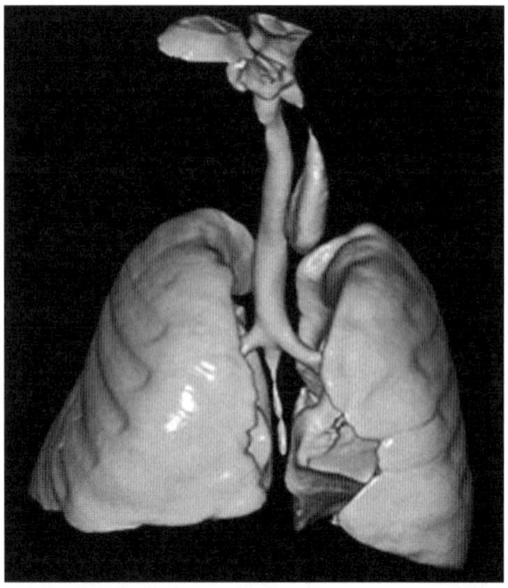

图 17-4-6　三维重建显示闭锁近远端位置

小胃泡或无胃泡，出生后有气促、口吐白沫、咳嗽、无法置入胃管等表现，需考虑先天性食管闭锁。食管造影可确诊，CT 增强检查可明确分型及两端距离。

2. **鉴别诊断**　需与羊水吸入、新生儿肺炎和先天性心脏病等疾病鉴别。

（1）羊水吸入：两者均有呕吐、气促、咳嗽、发绀等症状。羊水吸入可经吸痰、洗胃等处理治愈，而食管闭锁症状反复，且无法置入胃管，需手术治疗。

（2）新生儿肺炎：食管闭锁因呛奶继发肺炎，部分患儿往往以普通新生儿肺炎收入院，在胃管无法置入后才发现有食管闭锁。

（3）先天性心脏病：食管闭锁因呛咳或肺炎致发绀，可被误认为是先天性心脏病所致，插胃管可鉴别。值得注意的是，有时两者往往合并存在，CEA 患儿需完善心脏彩超排除先天性心脏病。

（七）治疗

1. **术前处理**　肺炎是术前最严重的问题，因此术前要防止进一步的吸入和胃酸反流，并治疗已有的肺炎。主要的措施有：①将患儿置于头高位，置管于食管近端盲端持续吸引；②给予吸氧、雾化、间断吸痰，如有严重呼吸困难需应用呼吸机辅助通气；③静脉应用抗生素。

2. **传统或胸腔镜手术**　手术目的是尽可能一次矫正畸形，包括食管气管瘘的分离和食管两端的一期吻合。传统的手术方法为经胸或经胸膜外开放手术，自 1999 年世界首例先天性食管闭锁胸腔镜手术以来，该技术已在国内外全面开展，现已成为首选术式。

（1）经胸膜外开放手术：患儿取左侧卧位，采用右胸后外侧经第 4 肋间切口进入胸膜外，向后分离胸膜，暴露奇静脉，将其结扎离断。远端食管多位于脐静脉下方、迷走神经旁，游离后于根部结扎并缝扎瘘管，切断瘘管。在胃管指引下找到近端食管，充分游离。由于近端食管与气管紧密相贴，在分离时需小心，以免损伤气管，还应注意有无近端食管气管瘘的可能。一般采用单层间断吻合方法，如分离后两端吻合张力仍很大，吻合困难时，可作近端食管环形肌切开（Livaditis 法），可延长食管 1～1.5cm。

（2）胸腔镜微创手术（视频 17-4-1）：患儿取左侧卧位，稍前倾，右手上抬。采用三孔法，取右胸腋后线第 5 肋间（肩胛下角），置入 5mm Trocar 作为目镜通道，于腋中线第 3、7 肋间分别置入 3mm Trocar 作为操作通道。建立气胸，推开肺脏显露后纵隔及奇静脉，结扎离断奇静脉，找到远端食管气管瘘，游离至瘘管根部，紧靠气管侧结扎和缝扎瘘管。在胃管导引下找到近端食管盲端，钝性或锐性游离近端食管，注意勿损伤气管，测量食管缺失距离，评估可一期吻合食管时，于瘘管结扎线远端约 0.5cm 剪断，去顶法切开近端食管盲端，单层间断吻合两断端。留置胸腔引流管。

视频 17-4-1　先天性食管闭锁胸腔镜手术

3. **术后监护**　术后给予抗感染、静脉营养支持治疗。对于吻合口存在很高的张力，可选择性全身麻痹并应用呼吸机人工呼吸 3～5 天。胸腔引流管如无泡沫样唾液流出，于术后第 7 天给予食管造影，评估吻合口愈合情况。如无食管吻合口瘘，则可开始经口喂养，并拔除胸腔引流管。

4. **长间距食管闭锁的处理**　对于食管两端距离甚远，不能一期吻合者，特别是 Ⅰ 型食管闭锁，需延期手术。先行胃造瘘术，目的是胃肠内营养保证生长发育和扩大胃的容量。用探条每天通入上段食管和下段食管，使之靠拢，一般需至少 3～6 周后，当评估两端已接近时，可行延期食管吻合。

（八）术后并发症

1. **吻合口瘘**　发生率为 10%～20%，与吻合时的张力有关，可通过食管造影发现。经禁食、加强营养支持、抗感染治疗，1～2 周可愈合。

2. **吻合口狭窄（图 17-4-7）**　发生率为 35%～55%，与吻合时的张力、血运有关。当出现进食时呕吐、伴呼吸困难等症状，应进行食管造影检查，确定吻

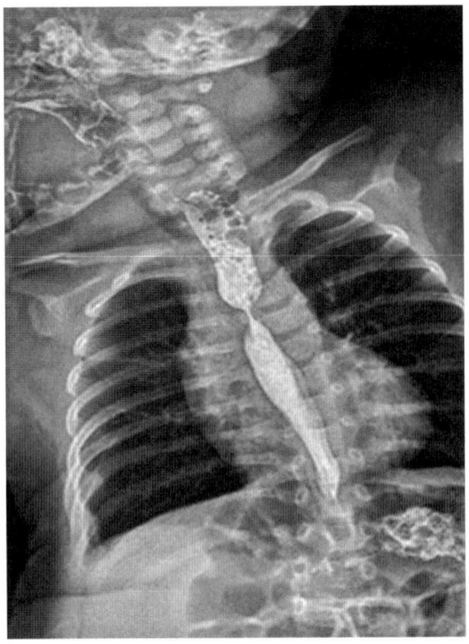

图 17-4-7　CEA 术后吻合口狭窄

合口狭窄后行食管扩张术。

3. **食管气管瘘**　复发率为 5%～15%，常由食管吻合口瘘造成，也有可能是未被发现的近端食管气管瘘。主要症状为反复肺炎和喂养出现窒息，可通过俯卧位的逆行食管造影和纤维支气管镜检查明确诊断，需再次手术修补。

4. **气管软化**　所有的食管闭锁患儿都有不同程度的气管软化。有症状的气管软化发生率可高达 25%，表现为呼气性喘鸣，并可导致发作性窒息、发绀、心动过缓甚至猝死。通过纤维支气管镜检查可确诊，典型的征象是呼气时气管呈鱼嘴样塌陷，多数患儿随年龄增长而改善。

5. **呼吸系统并发症**　对于 CEA 存活患儿的呼吸功能检查研究显示，哮喘和支气管炎很常见，特别是年幼的儿童，几乎一半的患儿因呼吸并发症需经常住院。支气管镜检查证实 1/3 的患儿存在气管支气管炎症和气道狭窄。

6. **消化系统与营养并发症**　除了呼吸问题，胃食管反流、消化性食管炎、Barrett 食管、吻合口狭窄、进食障碍、吞咽困难、食管运动障碍等胃肠和营养问题是 CEA 术后常见的短期和长期并发症。

（1）胃食管反流：是食管闭锁术后最常见的胃肠道并发症，有报道称发病率在 25%～45%，可能由于过度的游离食管远端造成，可引起体重不增，反复反流可致食管炎和食管狭窄。通常可用药物治疗，如抑酸药、动力药，但 30%～50% 有严重的反流，药物不能控制，需行胃底折叠术。

（2）食管动力异常：是引起长期并发症的一个重要因素。食管动力和荧光镜检查证明患儿存在食管动力异常，食管动力异常是由食管本身的神经支配异常造成，可通过反复的误吸而进一步引起呼吸并发症。

（九）预后分级

1. **Waterston 分级**　Waterston 根据患儿出生体重、合并畸形和肺炎等提出预后分级，国际上多采用此比较治疗效果（表 17-4-2）。

表 17-4-2　Waterston 预后分级

分级	出生体重/g	合并畸形	肺炎	存活率/%
Ⅰ级	>2 500	无	无	98
Ⅱ级	>2 500	有，中度	中度	85
	1 800～2 500	无	无	
Ⅲ级	>1 800	有，重度	重度	65
	<1 800	无	无	

2. **Spitz 分级**　Spitz 提出了简化的预后分级方法，以出生体重和是否合并严重先天性心脏病作为评判的主要因素（表 17-4-3）。

表 17-4-3　Spitz 预后分级

分级	体重/g	严重心脏病	存活率/%
Ⅰ级	>1 500	无	97
Ⅱ级	<1 500	或有	59
Ⅲ级	<1 500	并有	22

3. **其他**　随着新生儿重症监护技术的进步，出生体重不再单独地预示死亡率，而严重的先天性心脏病是早期死亡的主要原因。

（肖尚杰　俞钢）

第五节　新生儿胃肠穿孔

新生儿期因各种原因造成的胃肠道穿孔，是新生儿常见的急腹症之一，在新生儿监护病房的发生率为 0.6%～1%，多由于先天性发育异常，也可继发于其他原发病或围产期因素如感染、营养不良等，病情往往来势凶猛，进展快，危害大，病死率可高达 40%～70%。尽管新生儿重症监护、新生儿外科及麻醉技术发展迅速，但该病的病死率仍居高不下，尤其以早产儿多见。新生儿胃肠道发育尚未成熟，其屏障机制不完善，同时机体免疫功能低下，当腹腔内出现严重感染时，缺乏典型的临床症状，诊断困难，容易误诊及延误诊断，早期诊断、及时手术是降低病死率的关键。

（一）病因与发病机制

引起新生儿胃肠道穿孔原因甚多，目前以 NEC 占主导地位，其他病因还包括先天性胃壁缺陷、先天性胃肠道畸形、胃肠道感染、败血症、先天性巨结肠、肠闭锁、阑尾炎、特发性肠穿孔等。穿孔病死率高的原因可能是炎症、器官发育不成熟、屏障机制不完善、免疫发育不成熟、败血症或多器官功能衰竭等。

1. NEC 至今对其病因及发病机制尚未完全阐明，一般认为是由多因素综合作用所致，包括感染、早产、喂养不当、缺氧缺血等，所有因素都是通过影响肠黏膜血液供应，黏膜局部缺血，致使肠道蠕动减弱，食糜在肠腔内积聚，细菌在肠腔和肠壁繁殖并产生大量炎症介质，最终引起肠壁损伤、坏死、穿孔和全身性炎症反应，甚至休克、多器官衰竭。

2. **先天性胃壁缺陷** 先天性胃壁缺陷包括先天性胃壁肌层部分缺如，以及远端梗阻如幽门闭锁、十二指肠闭锁，使胎儿胃扩张、缺血、部分坏死，而胃穿孔的诱因为各种因素导致的胃内压力突然增高。

3. **先天性胃肠道畸形** 合并有先天性巨结肠、肠闭锁、肠扭转等时，因肠腔压力高，粪便积聚，导致局部黏膜缺血，进一步可导致肠坏死穿孔。

4. **特发性结肠穿孔** 特发性结肠穿孔在临床上较为罕见，本病是指无原发病、无外伤史、而结肠本身也无原发病变的穿孔。具备以下 4 个条件的结肠穿孔才属特发性肠穿孔：①穿孔部位肉眼看不到原发病变；②肠管内无异物又无通过障碍；③腹腔内无粘连、内疝；④腹壁未受过直接外伤，也无医疗损伤因素。其病因学说纷纭，包括选择性胃肠道缺血学说、局部血管栓塞学说、垂体-肾上腺和下丘脑-迷走神经径路异常学说、肠道菌群异常增殖学说。

5. **其他原因** 胎粪性腹膜炎、阑尾炎、Meckel 憩室、肠壁肌层缺损、嵌顿性腹股沟疝以及大量使用肾上腺皮质激素、产伤窒息、医源性损伤均可导致继发性胃肠穿孔。

（二）临床表现

新生儿尤其是早产儿免疫系统发育尚不成熟，对病变局限能力差，反应弱，胃肠穿孔后无典型的临床表现，加上部分患儿存在窒息、肺炎等基础疾病，因此在早期不易诊断。临床上早产儿及低出生体重儿多发，胃穿孔发病时间多早于肠穿孔，早期表现为突然出现腹胀、胆汁性呕吐、哭声无力、伴或不伴血便等症状，随即大量毒素被吸收，出现脓毒症休克，可表现为精神萎靡、低体温或高热、全身花斑纹、呼吸困难、尿少、酸碱平衡紊乱、血压持续性下降等，严重者可出现 DIC、难以纠正的休克，甚至死亡。

体检时，最主要判断有无腹膜炎，多表现为腹部突然膨隆，腹壁红肿、腹壁静脉显露，肠鸣音减弱或消失，触摸时四肢抽动、哭闹明显，叩诊为鼓音，尤其肝浊音界消失。出现腹部红肿、男性阴囊红肿时应高度怀疑腹膜炎。

（三）辅助检查

1. **实验室检查** 白细胞明显降低或升高，CRP 或 PCT 升高，凝血功能异常及严重的酸中毒往往提示严重感染、DIC 和内环境紊乱，对于病情的判断有一定的帮助。

2. **腹部正立位 X 线检查** 需密切随访 X 线，立位片表现为膈肌抬高，膈下游离气体，全腹部液气平面，部分表现出镰状韧带征、铅笔征等；不典型者可完善水平侧位片，可见腹壁三角形积气影，胃穿孔时胃泡影明显减小或消失（图 17-5-1）。但未见气腹时不能完全排除消化道穿孔，这个时候就要结合临床病情观察作出诊断，如胃后壁或十二指肠后壁穿孔可仅出现腹膜后或小网膜腔气体影。

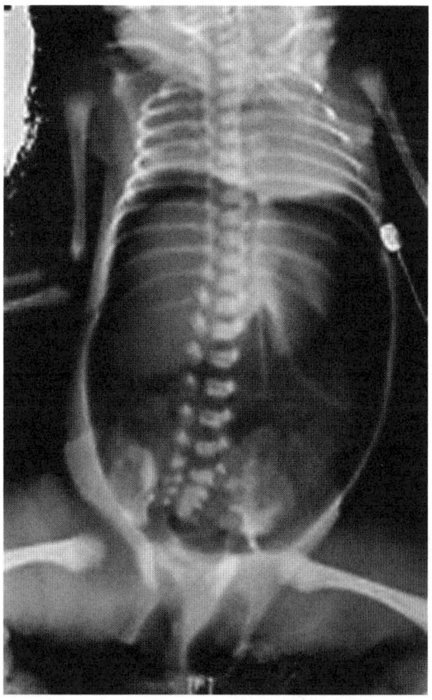

图 17-5-1 消化道穿孔致大量气腹

3. **腹腔穿刺** 高度怀疑消化道穿孔时，可行腹腔穿刺，抽出游离气体或粪液则可确诊，穿刺的腹水应常规行细菌培养。另外，对急性期病情不稳定且暂无手术条件的患儿，床边行腹腔穿刺减压，可有效缓解呼吸困难症状。

4. **其他检查**　B 超和 CT 可检查有无腹腔积液、Meckel 憩室、肠重复畸形、肠套叠、化脓性阑尾炎等，对于确定有无并发症及肠穿孔的原因具有重要的意义。

（四）鉴别诊断

新生儿自然气腹（亦称良性气腹）多见于早产并伴有肺部疾病的患儿，腹部 X 线片出现气腹，但临床一般情况较好，无脓毒症休克症状，腹部虽有胀气，但触软无压痛，X 线片可见膈下游离气体，但量较少，偶可见纵隔积气，是气体从纵隔进入腹腔的结果。

（五）治疗

1. **非手术治疗**　对于部分全身中毒症状轻，腹膜炎体征局限且稳定，X 线检查显示膈下有少量气体影或局限性气体弥散影，可暂时考虑非手术治疗，密切观察全身情况和腹部体征的变化，有些也可自然愈合，若病情持续恶化，应积极行手术治疗。

2. **手术治疗**　消化道穿孔重点是治疗原发病变，阻止病原体的继续扩散，多数情况需要尽早手术治疗。

3. **围手术期处理**　常规予以禁食、胃肠减压改善腹胀，早产儿应注意保暖，高热时应采取降温措施，积极抗休克治疗，加强呼吸管理，选用广谱抗生素抗感染，注意保护心、肺、肝、肾功能，预防并发症，提高成活率。如果腹胀严重影响呼吸，可术前行腹腔穿刺抽气减压，减轻发绀、呼吸困难。术前准备时间最长不超过 4 小时，术后应注意持续胃肠减压，保证引流通畅，密切观察造口排气排便情况。

4. **手术方式**　根据穿孔的部位、病变程度、患者情况总体考虑手术方法，以操作简单、迅速、能达到目的，减少并发症为原则。术中均应常规探查所有胃肠道，排除相关畸形，必要时行多处肠组织活检。针对不同病因的病变，处理方式存在差异：①对胃穿孔，应切除穿孔边缘坏死的组织，行全层缝合，外加浆肌层缝合；②对于 NEC 伴穿孔，经典手术是“坏死肠段切除+肠造瘘术”；若病变局限，未累及远端肠管，或仅出现透壁性肠穿孔，不伴全身性炎症反应综合征表现，则行“肠切除Ⅰ期肠吻合术”；对病变广，广泛肠切除术后形成短肠综合征，则行“单纯肠造瘘减压术”；③对巨结肠伴穿孔或特发性结肠穿孔，主张肠造瘘术；④对肠闭锁伴穿孔，尽量行一期切除吻合，尤其是空肠闭锁患儿，但若腹腔污染严重，闭锁位置又低，则主张行肠切除后肠造瘘术。关腹前应温盐水冲洗腹腔，必要时留置腹腔引流管。

5. **术后并发症**　近期并发症有败血症、吻合口瘘；远期并发症主要有肠粘连、肠梗阻、短肠综合征等。

（六）预后

影响新生儿胃肠穿孔预后的主要因素有就诊时间、发病至手术时间、术前全身情况及感染程度等因素，因此，早期诊断并给予积极治疗能够有效改善预后。

（黄蓉　葛午平）

第六节　新生儿十二指肠高位闭锁

先天性十二指肠梗阻（congenital duodenal obstruction，CDO）是一组先天性消化道畸形所致的高位肠梗阻，是新生儿肠梗阻的常见原因之一，几乎占所有新生儿肠梗阻病例的一半。先天性十二指肠闭锁（congenital duodenal atresia，CDA）是新生儿十二指肠梗阻的常见病因之一，发病率约 1/（6 000～10 000），占所有部位肠闭锁的 50%。本病以反复胆汁性或非胆汁性呕吐为主要表现，可导致严重水电解质紊乱和营养不良，如延误治疗可危及生命。一旦确诊，需积极救治，手术是唯一的根治方法，预后好。现代外科技术已使存活率超过 95%，偶尔在伴有其他器官畸形的情况下才发生死亡。

（一）病因与胚胎学

先天性十二指肠闭锁有家族遗传倾向，同胞兄弟及双胎发病率高。其发病机制尚不清楚，可能与十二指肠胚胎发育实变期管腔再空化失败有关，再通完全失败导致闭锁，部分失败导致膜状狭窄。

（二）病理分型

最常用的分类是将十二指肠闭锁分为三种主要类型：①Ⅰ型：最常见，表现为隔膜闭锁而管腔完整；闭锁近端扩张，远端狭窄。②Ⅱ型：闭锁两端有纤维索带相连。③Ⅲ型：罕见，闭锁两端完全分离。

（三）临床表现

1. **产前表现**　新生儿十二指肠梗阻可通过产前超声获得初步诊断。任何有羊水过多的孕妇都应考虑胎儿高位肠梗阻，十二指肠梗阻患儿 30%～59% 有母亲羊水过多病史。产前超声可显示羊水过多，且在孕 24 周后发现胃和十二指肠扩张的“双泡征”。由于羊水过多常导致早产，因此约有一半患儿是早产儿。

2. **出生后表现**　以出生后几小时内出现阵发性呕吐和尝试喂养但不耐受为特征。由于约 85% 的十二指肠梗阻病例其梗阻部位在十二指肠乳头下方，因此经常出现胆汁性呕吐，其他则为非胆汁性呕吐。由于梗阻位置高，常常无腹胀，偶尔由于胃扩张而表现为上腹饱满。可有正常胎粪排出。

延误诊治的十二指肠梗阻患儿由于反复呕吐,势必会出现脱水和电解质紊乱,胃肠减压通常会引流出含胆汁的胃液(量大于30ml)。故应留置胃管以减少呕吐误吸的风险。

部分十二指肠隔膜型狭窄的新生儿,无明显呕吐症状,可能会被漏诊,直至婴儿晚期、儿童期甚至成人期才被发现,其间一直有间歇性呕吐、慢性营养不良的表现。

(四) 合并畸形

超过50%的新生儿十二指肠梗阻合并其他先天畸形,其中唐氏综合征和严重心脏畸形是影响预后和导致死亡的主要原因。约1/3的十二指肠闭锁或梗阻婴儿合并有唐氏综合征,因此,系统全面的产前诊断及咨询尤为重要。当产前检查发现"胎儿双泡征",考虑胎儿先天性十二指肠梗阻时,要建议孕妇到有产前诊断资质的医疗机构进行产前咨询及检查,羊水穿刺或脐血穿刺行染色体或基因检测(一般18~24周做羊水穿刺,24周后做脐血穿刺)和胎儿心脏彩超尤为重要。

(五) 辅助检查

产前超声和生后表现可提供十二指肠梗阻的初步诊断,但明确诊断及病因诊断则需靠腹部X线检查、上消化道造影及超声。

1. **腹部X线检查**　腹部X线片可见扩张的胃与十二指肠所形成的"双泡征"(图17-6-1)。远端肠道内无气体是完全性梗阻的特征,而存在气体则表明是不完全性梗阻。

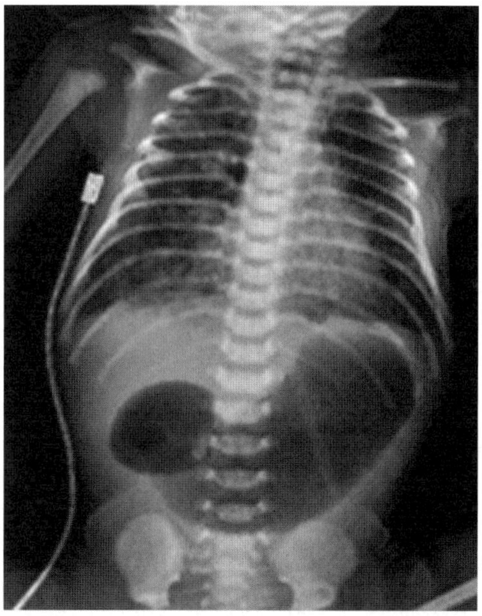

图17-6-1　十二指肠闭锁腹平片(双泡征)

2. **上消化道造影**　主要目的是明确梗阻部位及初步鉴别梗阻原因。内源性梗阻可在十二指肠降部梗阻水平看到光滑、圆形末端(图17-6-2);如果梗阻不完全,则可看到十二指肠悬韧带。十二指肠隔膜多位于球部与降部交界处(图17-6-3),十二指肠闭锁与环状胰腺多位于降部,肠旋转不良梗阻部位多位于水平部,十二指肠水平部远端"鸟嘴"样结构应考虑合并中肠扭转。

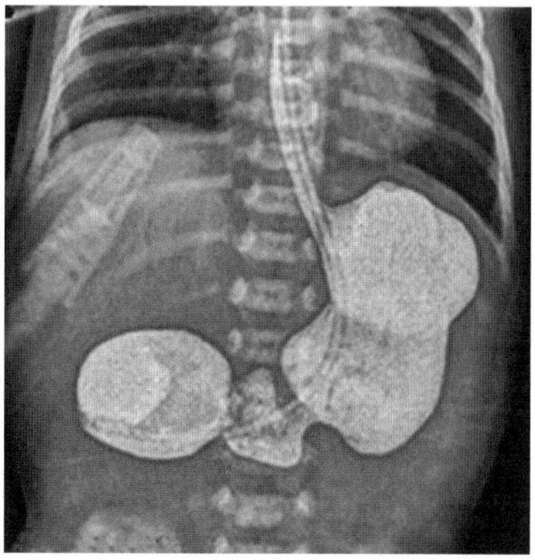

图17-6-2　十二指肠降部Ⅰ型闭锁

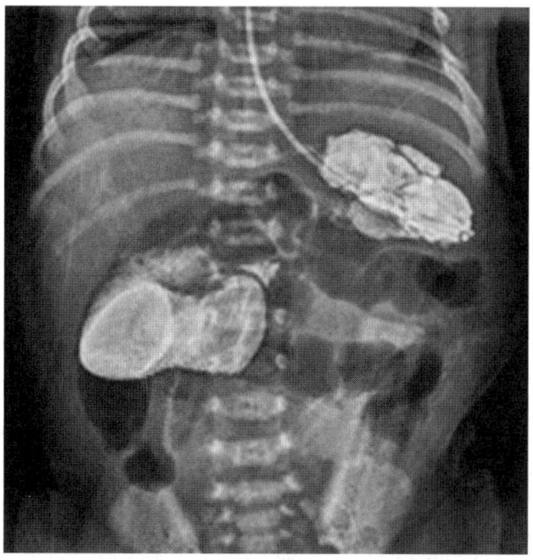

图17-6-3　十二指肠水平部隔膜狭窄

3. **超声检查**　术前通过超声明确十二指肠梗阻的病因和部位,对手术有一定的指向和提示作用(图17-6-4、图17-6-5)。文献报道表明,超声对病因和梗阻部位诊断的准确率在90%以上,认为超声在新生儿十二指肠梗阻病因诊断及梗阻部位判断中有重要价值,可作为该病首选检查方法。

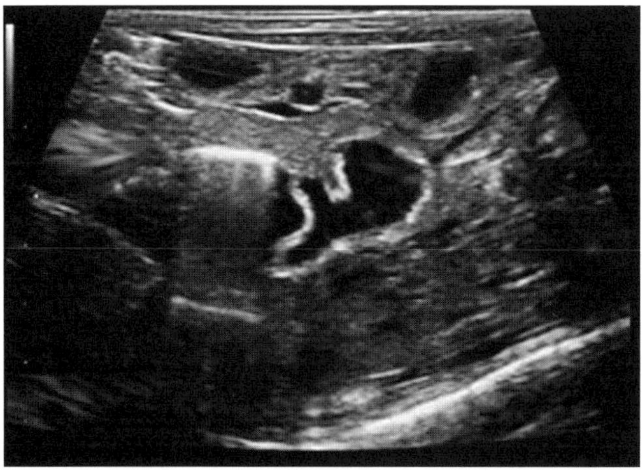

图 17-6-4　十二指肠隔膜超声图

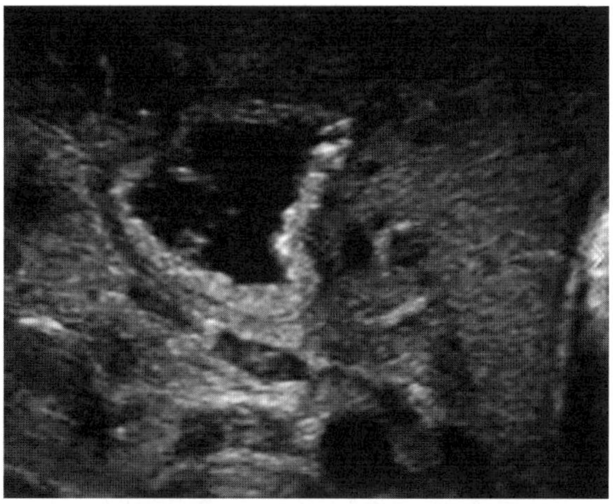

图 17-6-5　十二指肠闭锁超声图

（六）诊断与鉴别诊断

产前超声发现胎儿“双泡征”，生后出现反复胆汁性或非胆汁性呕吐，腹部不胀，腹部 X 线片提示“双泡征”可明确诊断，消化道造影和超声可进一步明确梗阻部位及原因。

需与胃先天性疾病和十二指肠梗阻的其他病因进行鉴别。

1. **先天性肥厚性幽门狭窄**　典型症状为生后 2~3 周开始反复呕吐奶液，上腹部膨隆，有胃型和胃蠕动波，右上腹可触及橄榄状包块。90% 的病例可通过超声发现有幽门肥厚，诊断标准为幽门环肌厚度超过 4mm。先天性十二指肠闭锁如为非胆汁性呕吐可混淆，超声检查可鉴别。

2. **环状胰腺**　常见的十二指肠梗阻病因，症状、体征类似，有经验的超声诊断可鉴别。

3. **十二指肠前门静脉**　较少见的十二指肠梗阻原因，一般为球部梗阻，症状体征类似，有经验的超声诊断可鉴别。

4. **先天性肠旋转不良**　十二指肠水平部被未旋转的盲肠或异常腹膜带（Ladd 韧带）压迫所致高位不全性梗阻，其发病时间的迟早与梗阻程度有关。多为胆汁性呕吐，一般生后 5~7 天出现。腹部不胀，腹部 X 线片见肠腔内气体减少。消化道造影和超声可明确诊断。

（七）治疗

1. **术前处理**　产前诊断可使术前准备时间大大缩短。在有产科和新生儿外科的医疗机构，可以实现产前、产时和产后无缝衔接，避免长途转运的风险和时间延误，缩短术前纠正水电解质紊乱的时间并可减少术前过多的检查，使患儿尽早接受手术治疗。如未经产前诊断的患儿，生后一经明确诊断，宜酌情积极准备 12~24 小时，术前应胃肠减压及液体疗法纠正脱水及电解质紊乱，在患儿血流动力学调整到最佳状态和了解其伴发畸形后再进行手术。

2. **传统和腔镜手术（视频 17-6-1）**　传统的手术方法为开腹手术，取右上腹横切口。随着腔镜技术的发展，腹腔镜手术已应用于新生儿十二指肠梗阻的治疗。腔镜微创手术有创伤小、对腹腔脏器干扰小，恢复快，不遗留瘢痕等优点，现已成为首选术式。

视频 17-6-1　先天性十二指肠闭锁腹腔镜手术

大多数情况下，十二指肠与十二指肠吻合术（将梗阻近端和远端肠管吻合）是最好的矫治术，这是最直接、最符合生理的修复方法，并且在可供选择的方法中，日后发生并发症的可能性最小。十二指肠与十二指肠吻合术已成为大多数医生选择的术式（>80%），隔膜切除术则为 5%~10%，很少选择十二指肠空肠吻合术和胃空肠吻合术。在进行旁路吻合时，首选“菱形吻合”（近端横行切开、远端纵行切开）而非“单纯吻合”（近端和远端均纵行切开）。有证据表明这种不对称吻合可维持吻合口宽大张开的形状，并更早允许十二指肠内容物通过。不同病因所致十二指肠梗阻的手术方式见图 17-6-6。

3. **术后处理**　术后给予抗感染、静脉营养支持治疗。传统观念认为应在吻合口愈合好（一般 5~7 天）之后才可进食。随着快速康复外科（enhanced recovery after surgery，ERAS）的快速发展，尤其近年在小儿外科

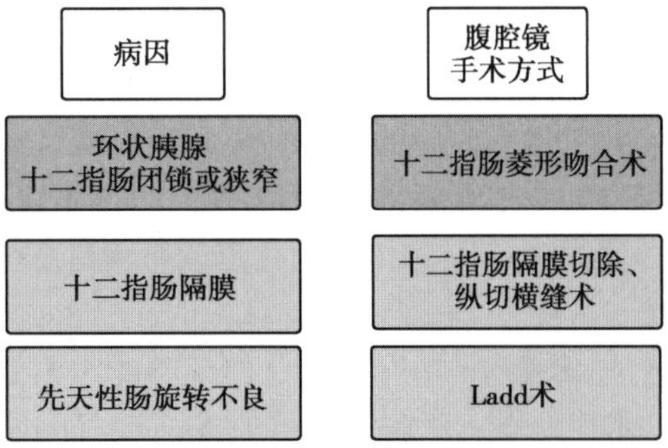

图 17-6-6　不同病因所致十二指肠梗阻的手术方式

的应用,笔者进行了十二指肠吻合术后早期喂养(24小时内)的初步尝试,取得满意的疗效。实践证明,新生儿十二指肠吻合术后早期喂养是可行的、安全的、有效的。

(肖尚杰　俞钢)

第七节　新生儿小肠闭锁

先天性小肠闭锁(congenital small intestinal atresia,CIA)是造成新生儿肠梗阻的一种常见消化道畸形,发病率占活婴的 1/(400~5 000),男性多于女性。根据一项 230 例的国内文献资料统计,病变在十二指肠者 37 例,空肠 75 例,回肠 104 例,多发肠段 14 例。此外,低出生体重儿占多数,相对的合并畸形少见。

(一) 病因

先天性小肠闭锁发病机制学说繁多,到目前为止,尚无一种理论可以圆满解释。主要概括如下:

1. **血管学说**　20 世纪 50 年代,Louw 和 Bamal 以胎狗成功制作出小肠闭锁模型,证实了妊娠后期肠系膜血管意外是导致肠闭锁的主要原因。随后的研究证实,胎儿在宫内发生肠扭转、肠套叠、内疝、肠穿孔、脐膨出及腹裂等可影响某段小肠血供,从而使小肠萎缩或坏死,导致各类肠闭锁的发生。

2. **空化不全学说**　胚胎发育第 5 周开始,小肠肠腔被增殖的上皮细胞所充塞,并逐渐出现空泡融合扩大。12 周肠管出现贯通,如空化不全则产生先天性小肠闭锁。此学说在 1900 年由 Tandler 提出。

3. **炎症学说**　Benson、Santulli 等在肠闭锁患儿手术标本中观察到肠闭锁端可见到肉芽和瘢痕组织,在此类组织中可见到胎粪,闭锁盲端之间存在坏死组织痕迹。因此有人提出,小肠闭锁的发生机制可能由胎儿期肠穿孔腹膜炎和某一肠段缺血坏死所致。

4. **其他学说**　有报道单卵双生子同患Ⅰ型肠闭锁,也有报道家族中同患螺旋形肠闭锁(apple-peel),均认为是一种家族性遗传因素。还有学者认为肠系膜上动脉的发育畸形是导致小肠闭锁的原因。此外,胚胎期肠管空化学说也有一些证据。

(二) 病理与分型

1. **病理分型**　根据小肠闭锁情况分 4 型。

(1) 闭锁Ⅰ型:隔膜闭锁或狭窄。肠腔为一隔膜阻断,肠管及系膜保持连续性,部分可在隔膜中央有一小孔。常见。

(2) 闭锁Ⅱ型:盲端闭锁。闭锁两端的肠管均呈盲袋,中间有一索带相连,肠系膜保持连续性。近端闭锁呈膨大、槌状,远端闭锁端如竹筷般细小,连接索带数厘米至数十厘米。常见。

(3) 闭锁Ⅲ型:分为Ⅲa 型、Ⅲb 型。Ⅲa 型:在Ⅱ型的基础上,肠系膜呈"V"形缺损;Ⅲb 型:则为苹果皮样(apple-peel)或圣诞树样(christmas tree)闭锁,闭锁位于空肠近端,两盲端分离,肠系膜上动脉发育异常,仅存留第一空肠支和右结肠动脉,回结肠动脉成为闭锁远端小肠的唯一营养血管。由于小肠及系膜发育快过系膜血管的发育,系膜血管短,肠管及系膜长而游离,肠管环绕血管形如一串削下的苹果皮。整个小肠发育明显缩短,甚至形成短肠综合征。该类型少见。

(4) 闭锁Ⅳ型:为多发性肠闭锁。可与前三型并存,闭锁部位多少不等。该类型少见。

2. **病理改变**　近端闭锁肠管末端因内容物淤积而扩张膨大,肠壁充血、水肿、肥厚,蠕动功能差,有时过度膨胀使肠壁变薄,最终出现穿孔导致胎粪性腹膜炎。闭锁远端肠管呈胎儿型小肠和结肠,萎缩、凹陷和细小,直径仅 0.5cm,肠腔内为不含胆汁的黏液分泌物,呈灰白色、柱状、黏稠,部分闭锁发生在胚胎发育后期,远端闭锁肠管内可见黑色正常胎粪,出生后可有少量胎粪排出。组织学检查可见近端闭锁肠壁组织纤维增生,肌层减少或缺失,后期肠壁变薄、组织坏死或穿孔。远端肠管也较正常增厚,肠壁肌间神经丛内神经节细胞数量明显减少。

3. **相关的畸形**　空回肠闭锁可并存其他疾病和畸形,较常见的有胎粪性腹膜炎,其次是肠旋转不良、肠扭转、胎粪性肠梗阻、肠重复畸形、唇裂、腹裂、肛门闭锁、长段型巨结肠。其他可有心血管畸形、泌尿系统畸形等。

(三) 临床表现

肠梗阻为主要症状,出现早晚和轻重取决于梗阻的部位和程度。约有 24% 的病例伴有出生前母体羊水过多史,也是产前诊断肠闭锁的依据之一。生后一周内，短至出生后几小时，长至 2~3 天即出现呕吐，为含胆汁性的胃内容物，呕吐频繁。闭锁位置高，呕吐内容胆汁颜色深，为绿色；闭锁位置低，呕吐内容颜色浅，为黄色粪汁。腹胀明显，普遍胀气，可见腹壁静脉显露，肠型显著，肠鸣音亢进，严重时可出现呼吸困难。晚期严重扩张的近端肠管一旦穿孔，由于大量气体和肠液流入腹腔可引起弥漫性腹膜炎。绝大多数患儿出生后 24 小时内有胎粪排出异常，一般可无胎粪排出或仅有少量胎粪黏液栓排出，呈灰白色；偶有少数患儿有正常胎粪排出。

（四）诊断

1. **X 线检查**　对诊断小肠闭锁具有重要意义。高位闭锁可见“三泡征”（图 17-7-1）或 1 个大液平面及 3~4 个小液平面，下腹部无气体阴影；低位肠闭锁可显现多个液平面及扩张的肠袢，单结肠无气体显影。X 线钡剂检查不适用于肠闭锁患儿，非典型病例可行下消化道碘海醇造影，如见幼稚结肠与肠旋转不良，需和先天性巨结肠相鉴别。

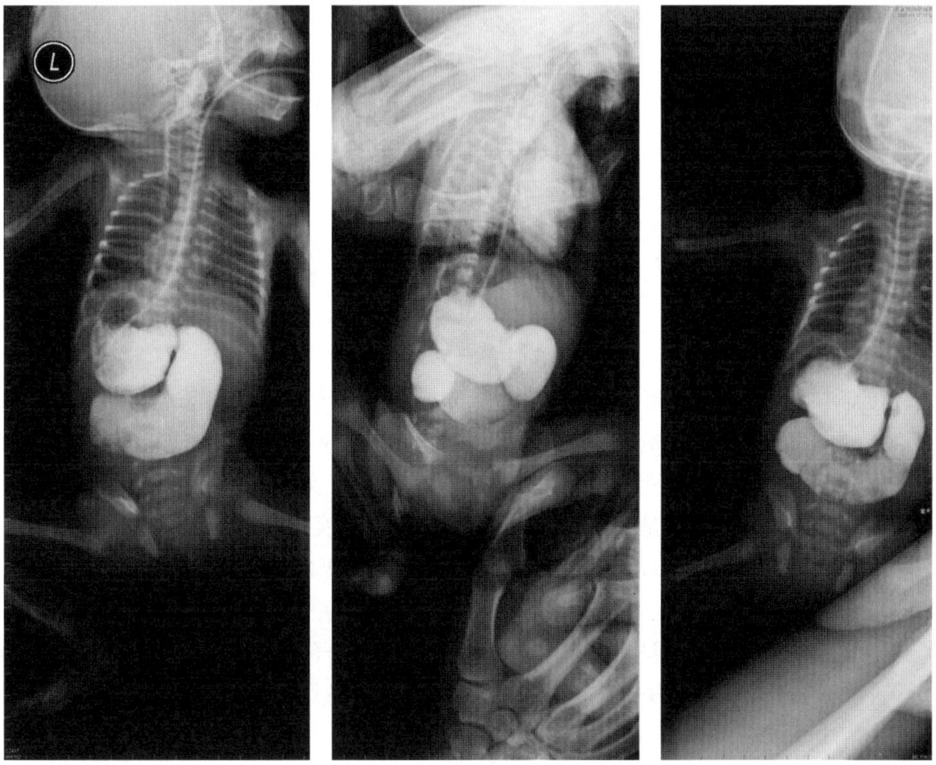

图 17-7-1　消化道造影明确小肠梗阻位置

2. **产前超声诊断**　正常胎儿肠管超声下大部分呈无液体充盈的塌陷状态，很少有肠管扩张、回声较强，回声通常较胎儿的骨骼略低。如果小肠回声强度等于或高于骨骼回声，则要考虑有异常，但也不排除胎儿个体差异。若在超声下见到多发性、连续性肠管扩张（≥6mm），则提示有机械性肠梗阻，部分胎儿的肠闭锁产前定位诊断比较困难（图 17-7-2）。值得注意的是，对怀疑有小肠扩张者，应注意与正常肠管回声鉴别，在妊娠 22 周之前，超声是不能诊断肠管扩张的。此外，还需注意肠管扩张伴有中肠扭转或有无钙化灶等情况。

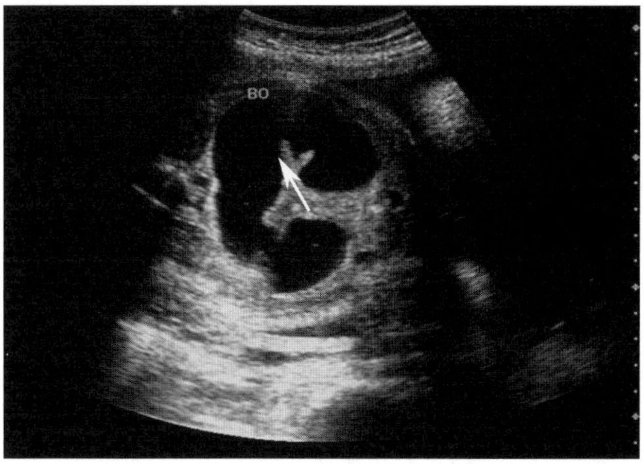

图 17-7-2　扩张的肠管（箭头所示）

（五）治疗

产前诊断肠闭锁可明显的减少并发症，出生时及时进行胃肠减压。手术治疗是唯一的选择，手术前的准备包括胃肠减压、保暖、调整好内环境等。

目前多数人认为，彻底切除闭锁近端无蠕动功能的扩张肠管，并与远端小肠作端端（背）吻合为首选方法。术中可见小肠闭锁情况近端扩张、远端细小（文末彩图17-7-3），一般切除近端肠管10～20cm，切除远端肠管2～3cm，使成45°斜面，应用5（6）-0丝线一层内翻间断缝合；如两端肠管口径相差悬殊，可将远端肠系膜对缘肠壁纵形切开，行断端背吻合术。折叠间断缝合近端肠系膜，使其与远端短小肠系膜等长，再缝合关闭系膜裂隙。

小肠侧侧吻合法，因容易并发盲端综合征已大多被弃用。螺旋形肠闭锁（apple-peel）需注意保护肠系膜血管，慎防肠扭转。高位空肠闭锁，尤其靠近Treitz韧带的病例，不能完全切除扩张的空肠，可作扩张端肠管剪裁。扩张段累及十二指肠时，纵形折叠是安全有效的方法。吻合操作时需用手挤捏，镊子亦不可过多操作，以免损伤组织，影响吻合口愈合。

（六）并发症

1. **术后吻合口梗阻**　为肠闭锁术后最常见的并发症。通常表现为腹胀、呕吐，术后胃肠减压仍有大量胆汁性液体，肠鸣音弱，胃管内注入造影剂可见造影剂在吻合口通过困难，翻转体位造影剂很难通过或完全不能通过。其原因大多数情况下是由于近端肠管蠕动功能不良造成的；也有远端肠管发育差或近端肠管肌间神经节细胞病变导致肠管蠕动功能差，肠内容通过受阻。此外也有吻合口对合不良，组织水肿、粘连等引起肠管不通。一般经过保守治疗，维持体液及肠外营养等可使肠蠕动逐渐恢复。若经过2周以后仍无明显再通的迹象，则需再次手术。

2. **吻合口瘘**　术后5天左右需要注意吻合口瘘的发生。其表现为腹胀、腹壁潮红、发热、无气体或大便排出；X线可见膈下游离气体；腹腔穿刺可确诊。造成瘘的原因，一方面是病情重，营养不良、低蛋白血症等导致吻合口水肿，组织愈合差；另一方面也有手术技术错误或吻合口组织血运差等。对于严重的吻合口瘘、腹膜炎，处理应首选肠造瘘术；而症状较轻、腹腔污染不重的可选择再次手术修补，并行腹腔引流。此外应加强抗生素的应用控制感染，补充体液和电解质，纠正酸碱平衡紊乱，加强营养。

3. **肠坏死**　是小肠闭锁术后的严重并发症。术后腹部逐渐膨胀，并出现呕吐、发热、少量水样便或血便，肠鸣音消失，继之出现休克和全身中毒症状。X线检查见腹部无气体或少量气体。其原因是小肠闭锁血管发育本身是有先天性缺陷的，当手术或其他刺激均可使肠管血液循环受阻，导致肠管缺血、坏死。

4. **肠粘连**　如发生不全肠梗阻者，采用保守治疗。完全肠梗阻保守治疗无效的患儿，应考虑手术松解粘连，解除梗阻。

（七）预后

随着目前技术水平的提高，肠闭锁的成活率在31.3%～73.3%，以空肠远端和回肠闭锁的成活率高为主。手术后死亡率小于1%，死亡率高主要见于多发性肠闭锁（57%）、苹果皮样闭锁（71%）或肠闭锁合并胎粪性肠梗阻（65%）、胎粪性腹膜炎（50%）和腹裂（66%）。决定预后的因素有：①是否进行早期诊断和手术；②闭锁部位、病理类型和保留小肠长度；③术前、术后治疗和监护水平；④是否是低出生体重儿或并发其他畸形。

（汪清园　葛午平）

第八节　新生儿坏死性小肠结肠炎

新生儿坏死性小肠结肠炎（neonatal necrotizing enterocolitis，NEC）是以腹胀、呕吐及便血为主要临床表现，以肠壁囊样积气和门静脉充气征为X线特征的新生儿肠道疾病。NEC的发生率随胎龄和体重的增加而减少，90%以上发生于早产儿和低出生体重儿；足月儿少见，仅占5%～10%。严重的NEC可发生休克和多系统器官功能衰竭（multiple systemic organ failure，MSOF），病死率高达30%。

（一）病因与发病机制

一般认为NEC是多因素综合作用的结果，涉及多个“I”，即早产（immaturity）、感染（infection）、摄食（ingestion）、缺血（ischemia）、氧合不足（insufficient oxygenation）、损伤（injury）、血管内置管（intravascular catheter）和免疫因素（immunological factors）等。新生儿消化系统发育不成熟，这些因素主要通过影响肠黏膜血液供应，使肠道局部缺血缺氧，肠蠕动减弱，食物在肠腔内积聚，细菌在肠道内生长繁殖，最终导致NEC发生。

1. **早产及低出生体重**　早产、低出生体重是发生NEC的最重要原因。早产儿胃肠道功能发育不完善，血供调节能力差，胃酸分泌少，胃肠蠕动弱，消化酶活性不足，消化吸收能力低，消化道黏膜通透性较高，局部分泌sIgA低下。当存在感染、炎症、缺氧、不适当喂养等高危因素时，可导致肠道损伤而诱发NEC。

2. **感染及炎症**　病原体感染和肠壁炎症是NEC

发生发展的重要诱发因素。在 NEC 发生之前，肠道菌群已发生质和量的变化，表现为肠道益生菌菌落多样性减少，而致病菌移位至肠道导致菌群紊乱。肠道感染致病菌后，一方面细菌产生的内毒素可作为肠上皮细胞表面 Toll 样受体（TLRs）的配体，TLRs 激活后直接损伤肠道黏膜导致 NEC；另一方面也可通过激活免疫细胞，产生多种炎性介质，引起级联反应和全身炎症反应综合征（systemic inflammatory response syndrome，SIRS），对肠壁产生持续性损伤而诱发 NEC。除细菌可诱发 NEC 外，病毒和真菌感染也可引起本病。

3. **缺氧缺血**　新生儿严重贫血可明显影响肠壁血液供应，发生缺氧缺血，是 NEC 发生的高危因素。新生儿缺氧时，体内血液重新分布，胃肠道等组织器官血流减少，以保证心、脑等重要器官的血液供应；当肠黏膜缺血持续存在或出现缺血再灌注，氧自由基（血管收缩因子）大量产生和 NO（血管舒张因子）生成减少，血管舒缩平衡被打破，肠黏膜损伤而发生 NEC。其他疾病或因素如左向右分流先天性心脏病、红细胞增多症、新生儿硬肿症和新生儿溶血病等，可导致肠道缺氧缺血而诱发 NEC。

4. **喂养不当**　临床资料表明，90% 的 NEC 于肠内喂养后发生，且配方奶喂养多于母乳喂养者。不适当的喂养如摄入的配方奶渗透压过高（>400mmol/L）或增量过快[>20ml/(kg · d)]，可使新生儿（尤其早产儿）肠黏膜受损。新生儿各种消化酶（如双糖酶）活性较低，若喂奶量过多，奶中蛋白质和乳糖不能正常分解和吸收，不完全消化产物积滞于肠道内形成高渗状态，可促进 NEC 发生。

5. **其他因素**　某些治疗措施如输血或换血疗法也可诱发 NEC。临床发现，胎龄≤28 周的早产儿在生后 3~4 周，因严重贫血输注浓缩红细胞 48 小时内可诱发 NEC，即输血相关性坏死性小肠结肠炎（transfusion-associated necrotizing enterocolitis，TANEC）；脐动脉插管、换血疗法等诊疗操作因反复抽血和输血可影响患儿血流动力学和直接引起肠系膜缺血而发生 NEC。此外，某些药物应用如 IVIg、非甾体抗炎药（吲哚美辛或布洛芬）、H_2 受体拮抗剂（如西咪替丁）或质子泵抑制剂（如奥美拉唑）也可诱发 NEC。

（二）病理

NEC 常累及回肠末端及近端升结肠，病变范围轻重差异大，轻者仅数厘米，重者可累及全胃肠道，但十二指肠较少受累。主要病理变化是肠腔充气，黏膜及黏膜下层呈斑片状或大片糜烂、坏死，肠壁不同程度积气、出血及坏死。严重时整个肠壁全层坏死和穿孔。

（三）临床表现

发病日龄与胎龄密切相关：本病多见于小于 34 周的早产儿，一般经胃肠喂养后发生，且胎龄越小发病越晚：胎龄<30 周早产儿多在生后 2~3 周，胎龄 31~33 周的早产儿生后 10 天左右，34~36 周早产儿 3~4 天发病；足月儿 NEC 少见，一般生后 3~4 天起病。

新生儿 NEC 可出现非特异性全身感染中毒表现和典型的胃肠道症状。非特异性表现包括反应差、体温不升、呼吸暂停、心动过缓、拒乳或喂养不耐受、嗜睡及皮肤灰暗等；典型胃肠道症状为腹胀、呕吐、腹泻或便血三联症：①腹胀一般最早出现、持续存在并进行性加重（先出现胃潴留，可快速发展为全腹胀）；②呕吐先为奶块，逐渐发展为呕吐胆汁样或咖啡样物；③腹泻或血便出现较晚，呈黑便或鲜血便。体格检查可见腹壁发红、明显肠型、腹部压痛、肠鸣音减弱或消失。严重者并发败血症、肠穿孔和腹膜炎等，最终发展为呼吸衰竭、休克、DIC 而死亡。

早产儿 NEC 早期常出现非特异性全身中毒表现，胃肠道症状可不明显；一旦出现典型胃肠道三联症（腹胀、呕吐、腹泻或便血），常提示病情严重或发生肠穿孔（发生率高达 30%）。足月儿 NEC 主要表现为腹胀、呕吐、腹泻或便血，病程进展较快，但全身中毒症状较轻，出现肠穿孔、肠壁坏死概率和病死率较低。

（四）辅助检查

1. **腹部 X 线检查**　对 NEC 的诊断具有重要意义，主要表现为肠管扩张（麻痹性肠梗阻）、肠壁增厚、肠壁间增宽和积气、门静脉充气征，重者肠袢固定（肠坏死）、腹腔积液（腹膜炎）和气腹（肠穿孔）（图 17-8-1）。其中肠壁积气和门静脉充气征为本病的特征性表现，具有确诊意义。

2. **其他**　外周血象、CRP、PCT、血气分析及凝血功能监测对判断病情尤为重要。外周血白细胞明显升高或降低，中性粒细胞及血小板减少，I∶T ≥0.2 表明病情严重；如同时伴有难以纠正的代谢性酸中毒和严重的电解质紊乱、休克和 DIC 等，则可能存在败血症和肠坏死，此时即使缺乏肠穿孔的 X 线片表现，也提示有外科手术指征。此外，大便潜血试验及大便培养也不容忽视，血培养阳性率不高。

（五）诊断与分期

临床诊断主要根据临床表现和 X 线检查，同时具备以下 3 项者，可做出 NEC 的临床诊断：①全身感染中毒表现，即体温不升、面色苍白、呼吸不规则及心动过缓等；②典型胃肠道表现，即胃潴留、腹胀、呕吐、肉

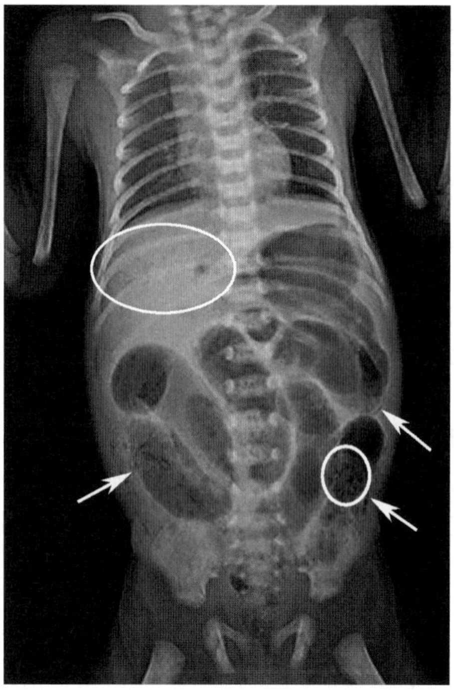

图 17-8-1　新生儿 NEC 腹部特征性 X 线表现

眼血便和肠鸣音消失；③腹部 X 线片表现，即肠梗阻和肠壁积气。

根据患儿全身症状、胃肠道症状和 X 线片表现可将 NEC 分为 3 期 6 级（修正 Bell 分期，表 17-8-1）。修正 Bell 分期诊断有助于 NEC 的早期诊断和对病情程度的判断：Ⅰ期为 NEC 疑似病例，需与喂养不耐受或其他良性胃肠道疾病表现相鉴别，经绝对禁食，胃肠减压，抗生素治疗 3 天等内科处理后，1/3 患儿病情可缓解且不再进展；Ⅱ期为确诊 NEC，病情有所进展，需采取积极的内科治疗（ⅡA 期治疗同ⅠB 期，抗生素应用延长至 7～10 天；ⅡB 期在ⅡA 期治疗基础上，抗生素应用 14 天，补充血容量和治疗酸中毒等）；ⅢA 期提示病情危重，生命体征不稳定，可发生严重代谢性酸中毒、毛细血管渗漏综合征和多器官功能障碍综合征（multiple organ dysfunction syndrome，MODS），病死率极高，其中ⅢA 期在ⅡB 期治疗基础上，积极进行液体复苏、应用血管活性药物或机械通气等；ⅢB 期病情极其严重，已发生肠穿孔等并发症，在积极内科抢救的基础上，需立即手术治疗。

表 17-8-1　新生儿坏死性小肠结肠炎修正 Bell 分期标准

分期			全身症状	胃肠道症状	X 线片表现
Ⅰ疑诊期	A	疑似 NEC	体温不稳定、呼吸暂停、心动过缓	胃潴留或轻度腹胀，大便潜血阳性	正常或轻度肠管扩张
	B	疑似 NEC	同ⅠA	肉眼血便	同ⅠA
Ⅱ确诊期	A	确诊 NEC（轻度）	同ⅠA	同ⅠA+B，且肠鸣音消失，腹部触痛	肠管扩张、梗阻或肠壁积气征
	B	确诊 NEC（中度）	同ⅡA，且出现轻度代谢性酸中毒，轻度血小板减少	同ⅡA，且肠鸣音消失，腹部触痛明显和/或腹壁蜂窝织炎、右下腹部包块	同ⅡA，并出现门静脉积气和/或腹水
Ⅲ进展期	A	NEC 进展（重度，肠壁完整）	同ⅡB，且出现低血压、心动过缓、严重呼吸暂停、混合性酸中毒、DIC、中性粒细胞减少、无尿	同ⅡB，且出现弥漫性腹膜炎、腹部膨隆、触痛明显、腹壁红肿	同ⅡB，且存在腹水
	B	NEC 进展（重度，肠穿孔）	同ⅢA，且病情突然恶化	同ⅢA，且腹胀突然加重	同ⅡB，且出现气腹

（六）鉴别诊断

1. **肠壁积气**　新生儿/婴幼儿、营养不良儿并发腹泻病时，可见肠壁积气征；此外，心导管或胃肠道术后、先天性巨结肠、中性粒细胞减少症、肠系膜静脉血栓、先天性恶性肿瘤患儿也可出现肠壁积气征。

2. **气腹**　NEC 是造成早产儿气腹征的最常见原因，但需与间质性肺气肿、因机械通气等原因导致的气胸或纵隔积气向腹腔漏气相鉴别。腹腔穿刺或上消化道造影有助于两者的鉴别诊断。

3. **肠梗阻**　若患儿频繁呕吐，应注意排除各种消化道畸形所致的肠梗阻，如肠扭转，常发生于足月儿，剧烈呕吐胆汁，多于生后晚期出现，患儿常伴有其他畸形，X 线检查可发现近端十二指肠梗阻征象，中段肠扭转很少有肠壁积气征，水溶性造影剂行上消化道造影及腹部 B 超有助于肠扭转的诊断。

4. 自发性或特发性肠穿孔 自发性肠穿孔(spontaneous intestinal perforation,SIP)与NEC是两种发病机制截然不同的疾病,有着不同的临床表现和病理特征(表17-8-2),临床上应注意鉴别。此外,地塞米松、吲哚美辛应用可引起特发性肠穿孔,多见于早产儿,穿孔部位局限,无类似NEC的严重临床表现。

表17-8-2 新生儿NEC穿孔和自发性肠穿孔的临床和病理特征

特征	NEC穿孔	SIP
极低出生体重儿的发病率	7%~10%	2%~3%
发病日龄	2~6周	0~14天
肠壁积气	有	无
胃肠喂养	有	无
好发部位	回肠末端及近端升结肠,严重者可累及全胃肠道	病变局限在血供不足处:回盲部、脾曲、乙状结肠与直肠交界处
肠壁坏死	有	无
临床表现	严重	较轻
预后	差	可
处理	腹腔引流,手术治疗	腹腔引流,手术修补
病死率	10%~30%	5%~15%

(七)治疗

NEC治疗原则是密切观察患儿生命体征和病情变化,使受损肠道休息,防止进一步损伤,纠正水、电解质和酸碱平衡紊乱、凝血功能障碍、减轻SIRS和治疗MODS。基本干预措施包括内科治疗和外科手术治疗。

1. 内科治疗 包括禁食和胃肠减压、抗生素治疗及对症支持疗法。

(1)禁食和胃肠减压:疑似NEC患儿一般禁食3天,确诊病例7~10天,重症14天或更长;待其临床表现好转,腹胀消失,肠鸣音恢复,大便潜血转阴后可逐渐恢复喂养。禁食期间持续进行胃肠减压。

(2)抗生素治疗:尽早静脉联合应用抗生素以覆盖所有可能的病原菌,然后依据细菌培养及药敏试验结果选择敏感抗生素。

(3)对症支持疗法:禁食期间予以全肠道外营养,维持水、电解质平衡及能量需求。对伴有SIRS的严重NEC,关键在于防治MODS,需密切监护心、肺、肾等器官的功能状态,出现休克时给予扩充血容量或应用血管活性药物等治疗,禁用肾上腺皮质激素;凝血机制障碍时,应进行成分输血;低氧血症(SaO_2<90%)或高碳酸血症($PaCO_2$>50mmHg)时,应考虑实施机械通气。

2. 外科治疗 当内科保守治疗疗效差,应请小儿外科医师会诊,评估外科手术的可能性。

(1)外科会诊指征:疑似NEC患儿应在三级NICU进行诊治,当出现以下情况时,应请外科会诊:①腹壁蜂窝织炎;②X线提示肠管固定和扩张;③腹腔硬性包块;④内科保守治疗效果欠佳,病情明显进展,出现顽固性代谢性酸中毒和高乳酸血症,持续性CRP上升和血小板下降,以及低氧血症、低血压、少尿和高钾血症等MODS早期表现。

(2)外科手术适应证和禁忌证:20%~40%病例需要外科治疗,及时正确把握手术时机非常重要。肠穿孔导致明显腹膜炎和气腹征是外科治疗的绝对适应证。外科手术相对适应证包括:①ⅢA期NEC经内科保守治疗48小时无效,病情进展恶化,或ⅢB期伴有持续进展的白细胞升高或减少,持续血小板减少、低血压、少尿或难以纠正的代谢性酸中毒;②腹壁红肿,腹部可触及包块,腹部X线检查提示肠袢僵硬固定、门静脉积气或肠扭转不能排外;③高度怀疑肠穿孔,X线未发现气腹征但腹腔穿刺阳性(穿刺出黄褐色浑浊液体)。若患儿存在凝血功能严重异常、无法纠正的血小板减少症、感染性休克、严重低血压、DIC等生命体征不稳定,因不能耐受麻醉和手术,为外科手术禁忌证。

(3)术前准备:手术前应积极纠正患儿一般情况,包括积极抗感染、呼吸支持、抗休克,纠正贫血、低蛋白血症和凝血障碍等。手术前应保证尿量至少为1ml/(kg·h)。

（4）紧急手术：当严重 NEC 保守治疗无效，病情进展需要手术时，应当立即实施腹腔引流和开腹手术。腹腔引流主要目的是引流或切除坏死组织、减少或去除感染因素，尽可能安全渡过急性期，适用于体重<1 000 g 的 NEC 患儿或病情持续恶化、生命体征不稳定、暂时不耐受手术的 NEC 患儿；若经单纯腹腔引流后，病情得到控制且肠道功能得以恢复，无须再次进行手术。开腹手术原则是切除坏死肠管，尽量保留尚未坏死的病变肠管和健康肠管，根据病变具体情况可选择肠造瘘术、肠切除吻合术、空肠高位或多个造瘘。

（5）造瘘关闭术：关闭造瘘以恢复肠道连续性的患儿的理想体重、年龄及时机尚在探索中。决定是否实施造瘘关闭术的主要因素包括 I 期术后时间、体重增加程度、是否需要 TPN 以及造瘘口排出情况等。造瘘关闭前远端肠管应逆行或顺行造影检查，若证实有狭窄存在，关闭造瘘时需手术切除。

（6）肠狭窄的手术治疗：NEC 保守治疗后，患儿出现肠梗阻症状应怀疑肠狭窄，最常见的部位是结肠和末端小肠。水溶性造影剂进行灌肠检查是确定肠狭窄的首选方法，任何部位的肠狭窄都需要外科手术切除。

（7）肠造瘘并发症：新生儿肠造瘘可挽救生命，但也是主要死亡原因之一。新生儿肠造瘘相关并发症发生率较高，近期并发症包括伤口感染、伤口裂开、造瘘口狭窄、切口疝、造瘘旁疝、肠管脱垂和肠梗阻；远期常见并发症包括肠狭窄、小肠吸收不良、短肠综合征（short bowel syndrome，SBS）、胆汁淤积性肝病和消化性溃疡等。

（八）预后

近 10 年来 NEC 患儿的生存率逐步提高，以体重<1 000g 和<28 周胎龄的 NEC 患儿最为显著。主要得益于早期诊断和更有效的支持治疗，如通气策略、肺表面活性物质治疗、TPN 等。死亡率高低主要取决于出生体重、伴发病、疾病进展的凶险程度。全肠累及患儿的死亡率为 42%～100%，几乎所有存活者均出现短肠综合征。

（刘王凯　肖昕）

第九节　新生儿腹膜炎

新生儿腹膜炎（neonatal peritonitis）是指胎儿至新生儿期发生的腹膜炎症，多由细菌感染、化学、物理损伤等原因造成肠穿孔，粪便进入腹腔所致，也可经血液或其他途径引起，是新生儿期严重的急腹症之一。新生儿腹膜炎临床表现不典型，极易误诊和延误治疗，因此早期做出诊断、及时干预至关重要。引起新生儿腹膜炎的病因多样，疾病的严重程度、预后与病因和治疗措施有关，腹腔内脏器穿孔引起的感染性弥漫性腹膜炎易合并脓毒症休克、DIC 等并发症，死亡率高达 40% 以上。随着医学发展和对新生儿腹膜炎研究的深入，死亡率已经大幅下降，大多数胎粪性腹膜炎出生后仅需要保守治疗，小部分需手术治疗，临床结局均良好。

（一）病因与分类

1. 按病因分类　可分为化学性和感染性腹膜炎两大类。

（1）化学性腹膜炎：见于胎儿期及新生儿期的胃肠道穿孔、NEC、坏死性胰腺炎等，胎粪、胃酸、十二指肠液、胆盐胆酸、胰液的强烈刺激而致化学性腹膜炎，此时腹腔渗液中无细菌繁殖。引起新生儿化学性腹膜炎较多见的病因为胎粪性腹膜炎（meconium peritonitis，MP），是胎儿期肠穿孔导致胎粪流入腹腔引起的无菌性、化学性炎症。

（2）感染性腹膜炎：感染性腹膜炎又可分为原发性腹膜炎及继发性腹膜炎。

1）原发性腹膜炎：腹腔内无脏器损伤及原发病灶，病原菌经由血液循环、淋巴途径、胃肠道等途径感染腹腔所致。原发病灶常见于脐部、皮肤、呼吸道感染和败血症，病原菌以大肠埃希菌、金黄色葡萄球菌、链球菌多见，厌氧菌感染也占有重要地位。腹水含有大量的白细胞、纤维蛋白、坏死组织和病原菌，如未得到及时救治，腹膜腔内脓液广泛分布伴坏死组织及纤维蛋白性粘连，最终遗留广泛、顽固性肠粘连，是引起反复粘连性肠梗阻的潜在因素。

2）继发性腹膜炎：较多见，继发于腹腔内脏破裂穿孔（穿孔性腹膜炎、蔓延性腹膜炎、坏死性腹膜炎）、灶性感染坏死蔓延或与腹腔透析相关引起的腹膜炎。穿孔性腹膜炎多见于胃肠道疾病引起的胃肠穿孔，如胃穿孔、NEC、消化道畸形引起的肠穿孔及胃肠道吻合口瘘等；蔓延性腹膜炎多见于化脓性阑尾炎；而坏死性腹膜炎多见于肠扭转等引起的绞窄性肠梗阻和肠系膜血管血栓形成引起的肠坏死，细菌通过坏死的肠壁进入腹腔导致腹膜炎。继发性腹膜炎如治疗不及时或不适当，则感染可迅速扩散而形成弥漫性腹膜炎，引起脓毒症、脓毒症休克、多器官功能衰竭，甚至死亡或形成多发腹腔内脓肿。病原菌大多为细菌，如大肠埃希菌、金黄色葡萄球菌、链球菌、厌氧菌，真菌及病毒感染少见，可为混合感染。

新生儿腹膜炎常见病因及分类详见图 17-9-1。

2. **按病变范围分类**　分为局限性和弥漫性腹膜炎两类。

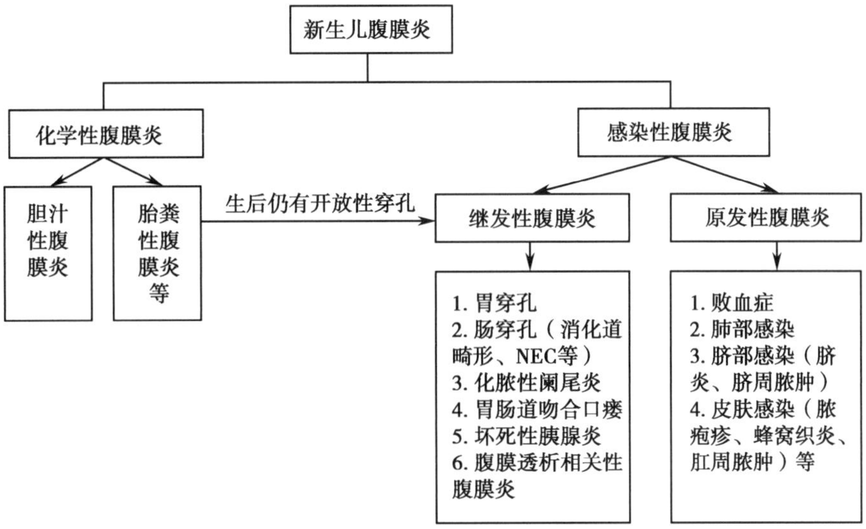

图 17-9-1　新生儿腹膜炎常见病因及分类

（1）局限性腹膜炎：腹膜炎局限于病灶区域或腹腔的某一部分，当炎症被大网膜和肠曲包裹时，可能形成局部脓肿，如阑尾周围脓肿、膈下脓肿、盆腔脓肿等。

（2）弥漫性腹膜炎：炎症范围广泛而无明显界限，临床症状较重，若治疗不及时可造成严重后果。

上述腹膜炎类型在一定条件下可以互相转化，如穿孔性腹膜炎早期为化学性腹膜炎，经过 6~12 小时后可转变成为细菌性化脓性腹膜炎；弥漫性腹膜炎可局限为局限性腹膜炎，反之局限性腹膜炎也可发展为弥漫性腹膜炎。

（二）病理

MP 的病理改变是多样性的，可以是单纯独立的，也可以是合并不同表现的复杂的。胎儿宫内肠管穿孔，胎粪溢入腹腔引起无菌性化学性炎症反应，纤维素渗出，局部包裹粘连，钙化灶形成，可将穿孔封堵，炎症可以完全吸收，没有遗留后遗症状。如果肠穿孔长期溢漏后才被封闭或未能封闭，可形成巨大的假性囊肿或大量腹水，造成腹腔广泛粘连，形成腹腔多发性钙化斑块、肠梗阻，生后在外界作用下出现气腹，继而发展为细菌性腹膜炎。

（三）临床表现

新生儿腹膜炎的临床特点是起病急、进展迅速，病情危重。早期常缺少特异性典型症状，主要表现为发热或体温不升、喂养不耐受、拒奶、胆汁性呕吐；继而可在胃管回抽胆汁样及粪渣样物，伴腹胀、气促、发绀、频繁呼吸暂停（早产儿）；患儿很快出现精神萎靡、嗜睡、肢端凉及皮肤花斑，吸吮反射减弱或消失。体格检查可见腹胀、腹壁水肿及静脉曲张，并可伴外阴部和阴囊水肿。原发性腹膜炎腹部无胃肠型，以脐周为中心均匀性膨胀。继发性腹膜炎患儿腹腔脏器穿孔或坏死部位局部皮肤红肿（文末彩图 17-9-2），可见肠型，进展为弥漫性腹膜炎时脐周及阴囊皮肤可呈紫红色，腹膜刺激征不明显，叩诊肝浊音界消失，移动性浊音阳性，肠鸣音减弱或消失，CRT 延长，部分患儿很快陷入严重的全身症状、脓毒症休克、DIC，甚至昏迷、死亡。

对于胎粪性腹膜炎而言，在宫内的自然发展过程中，炎症可以逐渐吸收，患儿可以没有任何临床症状，也可以遗留不同的病理改变，从而有不同的临床表现。有临床症状者依据临床表现不同可分为肠梗阻型和腹膜炎型（文末彩图 17-9-3）。

1. **肠梗阻型**　主要表现为呕吐、腹胀、便秘等，生后即可发病，临床表现形式多样。梗阻可以是高位的，也可以是低位的；也可以是完全性、不全性或绞窄性肠梗阻。儿童期不明原因的粘连性肠梗阻应考虑由 MP 所致。

2. **腹膜炎型**　可分为局限性气腹型和弥漫性气腹型。常发生在初次喂奶后，前者表现为腹部局限性膨隆，局部腹壁红肿和局限性压痛，X 线片可见不随体位变化的液平面，假性囊肿壁上常见散在分布的钙化斑块；后者出生后即频繁呕吐，腹部极度膨隆，常合并呼吸困难及发绀，查体可见体温下降，腹壁静脉怒张、水肿发红，阴囊或阴唇水肿，甚至皮肤出现花斑，呈脓毒症休克的表现。

（四）辅助检查

1. **实验室检查**　外周血白细胞可明显增高，可高达 30×10^9/L，伴中性粒细胞增多；严重感染时（特别是革兰氏阴性杆菌及真菌感染时）白细胞及中性粒细胞计数可降低，但杆状核粒细胞/白细胞总数（I∶T）升高（≥0.2），白细胞有中毒颗粒和空泡，血小板明显降低。细菌感染时，血 CRP、SAA、PCT 水平往往明显升高。病情严重时，可出现肝肾功能、出凝血功能等明显异常。

2. **诊断性腹腔穿刺**　腹膜炎时，可抽出混浊或脓性腹水，或含有胃肠液的炎性渗出液，肠坏死时可抽出血性腹水。腹水检查可见蛋白量多，大量白细胞和脓球。

3. **病原学检测**　血培养、尿培养及腹腔穿刺液培养或病原微生物 mNGS 检测，可明确病原体以指导抗感染治疗。

4. **影像学检查**　①腹部立卧位平片：结肠和小肠均明显充气，可伴多数散在的液平面；如见到膈下游离气体，提示胃肠道穿孔；腹部 X 线平片有钙化斑块阴影提示胎粪性腹膜炎。②腹部超声：可以协助部分继发性腹膜炎的病因诊断，如小肠闭锁、肠扭转等；可以帮助评估腹腔积液量及了解有无膈下、肠间及盆腔脓肿等。

（五）诊断与鉴别诊断

新生儿除全身感染中毒症状外，伴有呕吐、腹胀及肠鸣音减弱和消失，是腹膜炎的重要临床诊断依据，脐周腹壁及阴囊红肿高度提示弥漫性腹膜炎。血常规、炎症指标改变及体液病原学检查结果可提示细菌感染性腹膜炎及其脓毒血症存在；诊断性腹腔穿刺、腹部立卧位平片和腹部超声对新生儿腹膜炎的诊断与鉴别诊断具有重要意义，必要时行腔镜或剖腹探查以明确病因。肝肾功能、出凝血功能等检查有助于评估患儿全身状况及器官功能。

对于胎粪性腹膜炎（MP）的诊断，产前掌握其发展规律，超声动态观察病灶变化是准确诊断 MP 的关键，MRI 检查能够提高诊断率。出生后有临床症状者，腹部 X 线片或 CT 检查发现有特征性的钙化灶即可确诊（图 17-9-4）。

新生儿腹膜炎需要与新生儿胃穿孔、新生儿坏死性小肠结肠炎相鉴别。新生儿胃穿孔常发生在生后 2~3 天，X 线片见大量液气腹平面，但胃泡影消失，亦无 MP 特征性钙化斑。新生儿坏死性小肠结肠炎多见于早产儿，常发生在生后 7~10 天，主要症状是腹泻、便血，但腹部 X 线检查无特征性钙化斑。

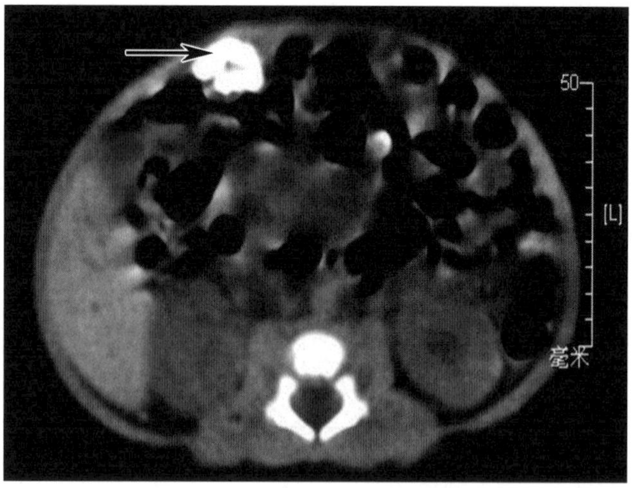

图 17-9-4　腹腔钙化灶（箭头所示）

（六）治疗

1. **胎粪性腹膜炎**　因为在宫内胎儿无需进食，仅需要吞咽羊水就可以正常生存，因此 MP 在宫内极少需要处理，宫内穿刺治疗仅限于大量腹水严重影响胎儿肺发育情况时。宫内诊断胎粪性腹膜炎，生后需要立刻行外科手术治疗的患儿，应宫内转运至有Ⅲ级水平 NICU 的医院进行救治。MP 的治疗和管理取决于新生儿的临床表现，分手术治疗和非手术治疗。

（1）手术治疗：腹膜炎型应尽早手术，一般 2~3 小时内完成术前准备，争取尽早手术；肠梗阻型经短时间保守治疗观察梗阻无缓解或反而加重者，应果断行手术探查。手术以抢救生命为目的，手术方法根据患儿的具体情况而定，尽可能选用简单有效的术式和方法。高度腹胀，大量腹水或气腹患儿，可以先行腹腔穿刺引流，以改善呼吸和循环，为下一步手术争取机会。手术中应注意：①如能找到肠穿孔部位，首选穿孔部位肠造瘘；②伴有肠狭窄、肠闭锁或肠坏死，同时行肠切除肠吻合术；③如腹腔广泛粘连，以解除梗阻为原则，不必要做过多分离；④不做简单的钙化斑剥离或切除，如不切除钙化斑则梗阻不能解除时，应连同局部肠管一并切除；⑤如不能找到穿孔部位，则行单纯腹腔引流术，保证有效引流。

（2）非手术治疗：随着产前诊断的标准和胎儿 MP 的统计方法改变，大多数胎粪性腹膜炎患儿出生后仅需要保守治疗，主要集中在单纯性 MP 患儿，病理表现为单纯腹腔内钙化，不伴胎儿腹水、肠管扩张、胎粪性假性囊肿和羊水过多。临床表现为不全性的肠梗阻，治疗包括禁食、胃肠减压、补液、纠正水电解质失衡等。

2. **原发性腹膜炎**　应密切观察患儿病情变化，及时判断患儿有无合并腹膜炎并给予相应治疗，避免严重并发症的发生。以非手术治疗的综合措施为主，必要时行手术干预。

（1）抗生素应用：及时选用适当的抗菌药物，早期需静脉联合应用（覆盖 G^+ 菌、G^- 菌及厌氧菌），病原菌明确后再根据药敏结果及时调整抗生素。

（2）呼吸循环管理：常规氧疗，必要时行气管插管、呼吸机辅助通气、人工呼吸。纠正休克，改善循环状况及出凝血功能障碍。

（3）胃肠减压及对症处理：如腹腔积液量多，腹胀明显，影响呼吸循环等脏器功能时，可行腹腔穿刺放液及引流。注意保暖，禁食，供给静脉营养及液体，维持机体内环境稳定等。

（4）手术干预：应用非手术疗法，如果 24 小时内病情未见好转或加重，中毒症状重；或腹腔渗液多，不能排除继发性腹膜炎症时，均应及早手术治疗。

3. **继发性腹膜炎**　主要治疗措施包括选用合适静脉用抗生素控制腹腔内急性感染，补偿因腹膜渗出所丧失的体液量及处理原发病因。此外，也需对下列情况高度重视。

（1）急腹症处理：对已经局限、病情趋向好转的弥漫性腹膜炎可行保守治疗，但出现胃肠穿孔、肠扭转、肠梗阻等急腹症情况，应及时进行外科手术治疗，应尽早施行手术处理病灶，切除坏死组织和修补穿孔，腹腔冲洗，吸出并充分引流腹腔内脓液，防止发生粘连性肠梗阻。

（2）围手术期管理：对手术患儿应加强围手术期的管理，密切监测患儿病情变化（呼吸、循环、尿量、代谢、体温、出凝血、腹内压等），合理使用抗生素治疗、暂禁食，给予静脉营养、维持内环境稳定等综合治疗是提高患儿生存率的保证。

（七）随访

注意监测患儿喂养及生长发育情况，同时定期评估患儿胃肠功能及有无合并粘连性肠梗阻。

（刘王凯　蔡纯）

第十节　新生儿腹裂与脐膨出

腹裂（gastroschisis）为一种先天性腹壁发育畸形，主要表现为脐旁腹壁缺损（多位于右侧），腹腔脏器外露，表面无囊膜组织覆盖，在活产婴儿中发病率为 4.5∶10 000，男性发病率较高。脐膨出（omphalocele）与腹裂发生、发展过程相似，表现为腹腔内脏器突出于体腔外，其发病率较腹裂高，约为 18.6∶10 000。

（一）胚胎学与病理生理

1. **腹裂**　关于腹裂的胚胎发生学机制目前仍存在争议。Shaw 等认为在一对脐静脉中，右脐静脉在孕 4 周时逐渐被吸收，造成脐索右侧相对薄弱，成为腹裂多位于脐带右侧区域的原因。Kluth 等提出腹裂为小型的脐膨出囊在宫内破裂的结果，属于脐带疝的一种。Rittler 则提出脐带右侧存在细胞沉积不足及血管损伤，导致脐带与脐环附着失败，腹壁缺损形成。

腹裂的解剖特点为腹中线脐旁（多为右侧）可见纵向腹壁缺损，大小约 2～3cm，与脐膨出不同的是突出脏器无囊膜包裹，除肠管外，可有胃、生殖腺等突出体腔，但无肝脏膨出（图 17-10-1）。肠管因长期暴露在羊水中，常表现为肠壁及系膜水肿肥厚，表面覆盖纤维素样物质。突出的肠管为原肠，其长度较正常新生儿短，小肠的消化、吸收及蠕动功能恢复迟缓。腹裂伴发畸形较脐膨出明显少，且少有染色体异常。除单纯性腹裂外，合并肠道并发症则称为复杂性腹裂，包括肠道闭锁、狭窄、穿孔、坏死或扭转等情况，其死亡率为单纯性腹裂的 3.64 倍。

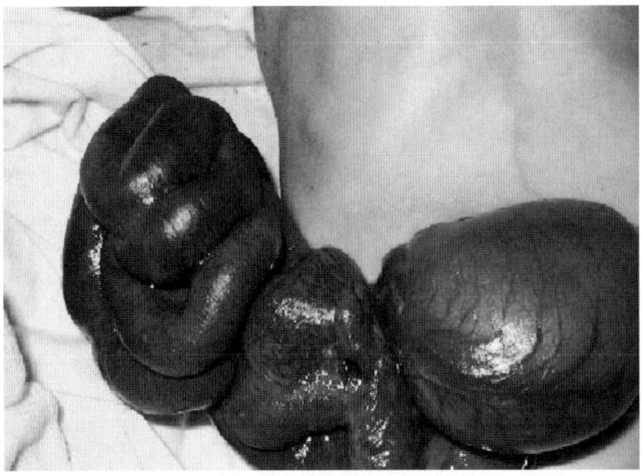

图 17-10-1　腹裂

2. **脐膨出**　体壁由四个襞发育而成：①头襞形成胸壁、横膈和上腹壁；②两个侧襞形成两个侧腹壁；③尾襞形成下腹壁和膀胱。这四个襞向中央汇合形成脐孔，四个襞的发育受限及胚体闭合延缓均可导致脐膨出的发生，目前尚无明确的共识可解释其发病机制，较为广泛接受的学说是 Streeter 提出的胚胎发育不良理论及 Hartvig 提出的外胚层基板功能障碍导致腹壁缺陷。脐膨出的致畸因素多发生在胚胎发育早期，可影响其他系统的发育，因此脐膨出常伴发其他畸形，平均发病率为 67%，可见于多个系统，如消化系统：肠梗阻、肠闭锁等；泌尿系统：尿道下裂、隐睾等；

循环系统：法洛四联症、大血管转位、房室间隔缺损、新生儿持续性肺动脉高压；中枢神经系统、呼吸系统、骨骼系统等。合并畸形可单发亦可出现多种畸形同时存在，如 EMG 综合征、Cantrell 综合征，其中，循环系统畸形是发病率及致死率最高的合并畸形。

脐膨出的解剖特点为腹腔脏器经脐孔突出体壁外，表面覆盖半透明的无血管膜，由内向外分别为腹膜层、Wharton 胶层、羊膜层。脐膨出的病理生理与腹壁缺损的大小以及伴发畸形相关。胚胎构成腹壁体层于 10 周后停顿，突出内容物较少，腹壁缺损小于 5cm，为小型脐膨出；大型脐膨出是发生在胚胎 10 周前的腹壁发育停顿，腹壁缺损宽大，直径超过 5cm，为大型脐膨出（图 17-10-2）。其突出内容物除肠管外，还可伴有胃、胰腺、膀胱等其他脏器。若为肝脏膨出时，则呈球形发育，无正常的肝叶结构。大型脐膨出患儿腹腔的发育呈胚胎型，容积小，腹肌发育差，生后脏器回纳存在困难。

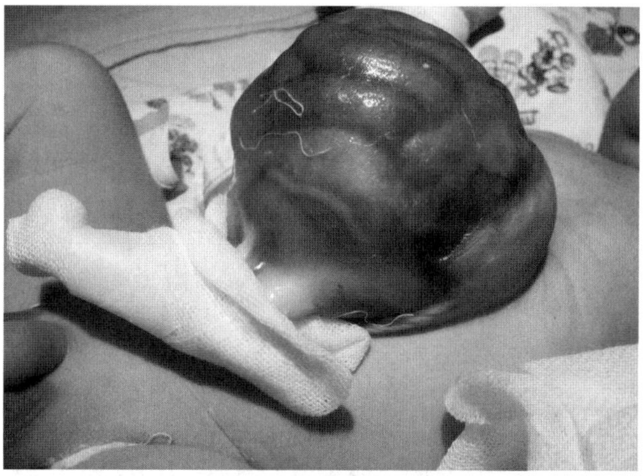

图 17-10-2　大型脐膨出

（二）产前诊断与临床表现

1. **产前诊断**　孕 11～14 周胎儿超声检查是诊断腹壁缺损的重要手段。腹裂的超声特点为腹壁皮肤强回声线连续性中断，缺损大多位于脐根部的右侧，腹腔内脏器脱出至羊水中，表面无包膜覆盖，突出物以肠管多见，偶见肠管在羊水中蠕动。与同为前腹壁缺损的脐膨出相鉴别，腹裂主要表现为侧襞的全层缺损，因此表现为脐带入口正常，突出的脏器多为肠管且表面没有包膜覆盖。值得注意的是，孕 12 周前胎儿尚处于生理性脐膨出阶段，此时诊断腹壁缺损需要慎重。

MRI 检查可更直观地显示胎儿突出脏器异常，通过多个切面及多解剖结构的显示为精确诊断提供可靠的信息，但因价格高昂、可重复性欠佳，不作为腹壁缺损的首选检查。在超声检查灵敏度较低的情况时，如产妇肥胖，腹部瘢痕和羊水过少，MRI 是一个安全的辅助方案。

腹壁缺损的生物标记包括胎儿羊水甲胎蛋白（AFP）、乙酰胆碱酯酶（AchE）和母亲血清 AFP，腹裂胎儿的肠管直接暴露于羊水中，AFP 直接进入羊水，因此 AFP 的增高水平较脐膨出明显。

脐膨出患儿染色体畸变的检出率为 50% 左右，较为多见的是 13-三体、18-三体、21-三体。腹裂染色体异常的发生率较脐膨出低，但仍需早期完善染色体的核型检查。

2. **生后临床表现**　腹裂与脐膨出畸形在出生后即明显存在，脐膨出的特征是脐孔中央见内脏突出，表面有囊膜覆盖，如在出生时发生囊膜破裂，肠管表面覆盖囊膜残余物，肠管广泛水肿，外观类似腹裂，需与腹裂相鉴别。腹裂的临床特征为脐环、脐带发育正常，腹壁缺损多位于右侧腹壁，肠壁水肿肥厚，表面有黄色纤维素样物覆盖，可见有肠间粘连，肠蠕动减弱，少数病例出现肠管坏死。

（三）治疗

1. **产前处理**　产前诊断明确后，可有助于产妇选择合适的分娩医院和分娩方式。产前孕妇实现宫内转运，到具备新生儿外科手术条件的妇女儿童医疗中心进行分娩，胎儿出生后可得到从产科到新生儿外科的无缝衔接，形成产时、产后一体化管理模式。

2. **分娩时机及分娩方式**　腹壁缺损的患儿面临较高自发性的早产风险，出生体重<2 000g 意味着胃肠道并发症的增加。尽可能延长胎儿宫内的发育时间有利于缩短辅助通气及胃肠外营养支持依赖，新生儿体重每增加 100g，可使腹壁缺损首次闭合的成功率增加 9%。在胎儿腹壁缺损合并宫内生长受限的情况下，计划性早产并非必要选择。目前资料显示，无论脐膨出或腹裂，选择剖宫产较阴道分娩对于改善患儿预后并无统计学意义。

3. **出生后的处理与转运**　患儿出生后所脱出脏器需及时用无菌纱布包裹保护，根据后续治疗方案决定是否留置脐静脉导管，如无条件处理需及时转运至区域性新生儿外科中心。需要注意：①尽量缩短转运时间，在患儿胃肠道未大量充气前将脱出肠管复位，早期修复腹裂的成功率更高，并可缩短术后的治疗时间；②出生后立即插胃管，进行胃肠减压；③转运前使用无菌塑料袋或温湿无菌盐水棉垫包裹脱出脏器，避免水分及热量的丢失；④积极的抗生素治疗并及时处理相关合并畸形。

4. **非手术治疗**　对于腹腔容量可耐受脏器回纳的部分小型脐膨出，以及无合并消化道畸形腹裂的患儿，出生后在非麻醉清醒状态下，应用镇痛技术，手法将膨出物或肠管复位，脐带覆盖缺损处，包扎待其自然愈合。治疗过程中需注意胎粪排出情况及肠管活力，合并肠管损伤或回纳困难时及时改行手术治疗。非手术治疗可避免气管插管，可降低气压伤及相关肺部疾病的风险，减少治疗后静脉营养应用时限及缩短住院时间。对于囊膜完整的巨型脐膨出或患儿病情危重不可耐受手术治疗时，可采用保守治疗，即囊膜表面覆盖凡士林或表面涂抹碘伏，使囊膜表面保持无菌干燥，逐渐形成痂皮进而修复为瘢痕组织，2~3 个月后可完全被皮肤覆盖。保守治疗住院时间长，治疗过程中如果出现囊膜破裂，需及时调整治疗方案。

5. **手术治疗**　对于条件允许的腹裂和脐膨出患儿需行急诊处理。手术中应避免过分分离“粘连”，以防发生严重出血或浆膜破裂。建议脐膨出者出现肝脏与囊膜分离困难时适当保留部分囊膜，腹裂者肠管间纤维素膜及粘连不必彻底清除。术中应仔细探查肠管发育情况，及时纠正肠闭锁、肠旋转不良等。当预估一期手术困难时，可采用合成纤维材料制成 silo 袋，将突出脏器缝合包裹通过悬吊或挤压方式逐渐将脏器纳入体腔，通常在 7~10 天内可完全回纳，再行二期腹壁修补重建术。

（四）术后并发症及处理

腹裂与脐膨出术后最常见的问题是呼吸困难，突出的脏器勉强推回狭小的腹腔内时，会提高腹内压，迫使膈肌抬高、呼吸受限，严重者甚至出现腹腔间隙综合征，表现为心、肺活动受限，尿量减少，甚至死亡。术后需适当给予呼吸机支持，密切监测术后腹腔压力，及时干预不良并发症。术后视病情逐步过渡全静脉营养支持至正常饮食，腹裂患儿需注意术后并发坏死性小肠结肠炎（NEC）、短肠综合征。

（五）预后

随着静脉营养、新生儿麻醉及呼吸支持技术的进步，使得腹壁缺损患儿的生存率显著提高，腹裂为 90%，脐膨出为 80%。两种疾病的预后与早期的产前诊断、及时有效的围产期处理及合并畸形、术后并发症相关。

（周晓彤　蔡纯）

第十一节　新生儿先天性巨结肠

先天性巨结肠（congenital megacolon），又称肠无神经节细胞症，是病变肠管神经节细胞缺如的一种消化道发育畸形，是新生儿肠梗阻最常见的原因之一，其发病率为 1/(2 000~5 000)，以男性多见，男女之比为 4∶1。

（一）病因与发病机制

组织胚胎学研究发现，从胚胎 6 周起，神经嵴的神经母细胞即从头端到尾端的方向移行到消化道壁内，而形成肌间神经丛的神经细胞、黏膜下层的神经节细胞是由肌间的神经母细胞移行而来，整个移行过程到胚胎 12 周时完成，“无神经节细胞症”是由于胚胎 12 周前神经母细胞由于某种原因导致移行停顿所致，停顿得越早，其无神经节细胞肠段越长，从而形成临床上的超短段型、短段型、常见型、长段型、全结肠型及全肠型等类型。导致移行停顿的原因不甚清楚，目前考虑是遗传和环境共同影响的结果，遗传方面的依据是发现本病有家族性发生倾向，据报道存在家族史者占 3.6%~7.8%，全结肠型家族史甚至高达 15%~21%，罕见的全肠无神经节细胞症的家族史是 50%，其表达形式是常染色体显性、常染色体隐性和多基因形式。目前研究提示有 *RET* 原癌基因、*EDN3* 基因、*Sox10* 基因等多种基因与先天性巨结肠的形成有关。在环境方面的研究显示肠内神经的起源、迁移与细胞外基质蛋白、纤维蛋白等密切相关，这提示在无神经节细胞肠段的发生过程中，可能是由于胚胎发育阶段早期微环境的改变影响了神经节细胞的迁移、生长发育成熟过程，从而导致无神经节细胞症的发生。

（二）分型

典型的大体标本分为三部分：病变肠管近端异常扩大、肥厚，色泽略为苍白，称为“扩张段”；在扩大部分的远端则比较狭窄，大小趋于正常，外表无特殊，称为“狭窄段”；在此两部分之间有一过渡期，往往呈漏斗形，称为“移行段”。

按病变范围先天性巨结肠可分为：①超短段型：病变位置局限于直肠远端；②短段型：约占 20%，病变位于直肠近中段部分；③常见型：约占 75%，其无神经节细胞区自肛门直肠开始向上延展至乙状结肠远端；④长段型：约占 3%~5%，其病变范围较为广泛，包括降结肠、脾曲，甚至大部分横结肠；⑤全结肠型：约占 5%，其整个结肠受累，甚至包括回肠末段 30cm；⑥全肠型：病变累及全部结肠和回肠，距回盲部 30cm 以上，甚至累及十二指肠。

（三）病理生理

先天性肌间神经节细胞的缺如使病变肠段失去正常蠕动，即间歇性收缩和放松的推进式运动，而发生一个总的收缩，使肠段经常处于痉挛状态，所以粪便通过发生障碍，导致便秘。

（四）临床表现

1. **胎粪排出延迟**　有90%以上的患儿生后24小时内不排胎粪或排出延迟。

2. **肠梗阻**　出现不完全性、低位、急性或亚急性肠梗阻，一般在灌肠后好转，但多在几天后又出现严重便秘。少数病例经过新生儿几天的肠梗阻期后，可有几周，甚至几个月的“缓解期”，之后再出现顽固性的便秘。

3. **腹胀**　程度不等，为全腹胀，严重的可影响呼吸。

4. **并发症**　小肠结肠炎、肠穿孔、腹膜炎及全身抵抗力下降、易感染等。

5. **其他畸形**　肠无神经节细胞症可以伴有其他一些畸形，其发生率比正常人群高，据文献报道有5%～19%，尤其在双胞胎病例更为明显。肠无神经节细胞症可合并下列畸形：未成熟儿与极低出生体重儿（3.5%～10%），Down综合征（3%～5%），泌尿系统畸形（3%），肛门直肠发育畸形（2.5%～3.4%），心血管畸形（1%）。

（五）辅助检查

1. **腹部X线检查**　提示结肠充气扩张，表现为低位不完全性肠梗阻征象；钡剂灌肠显示狭窄段、移行段、扩张段，但新生儿可能不显示出三段征象，仅表现为24小时钡剂潴留达20%或以上（图17-11-1）。

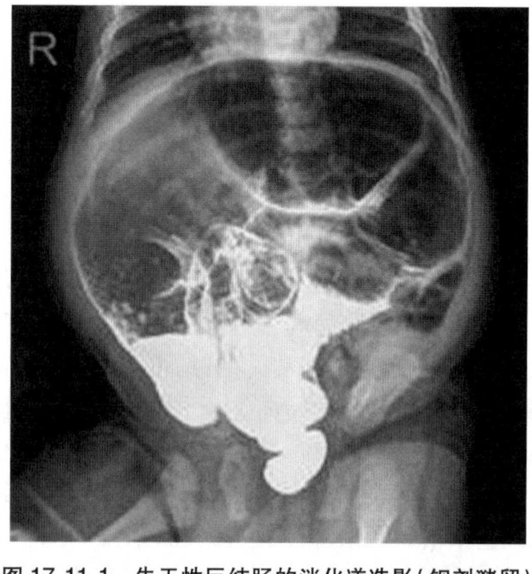

图17-11-1　先天性巨结肠的消化道造影（钡剂潴留）

2. **直肠肛管测压（ARM）**　表现为直肠肛管抑制反射消失，但新生儿由于肛门直肠反射的感觉系统尚未成熟，会造成ARM的假阴性，文献报道诊断符合率仅为60%～85%。

3. **直肠黏膜吸引活检（RSB）**　是将特制的直肠黏膜吸引器放入直肠，通常分别置于齿状线上2cm及5cm处的两侧，在一定负压（20～25mmHg）下各吸取芝麻粒大小的黏膜组织一块，做病理切片，观察黏膜下层是否有神经节细胞的存在，从而做出诊断。该技术具有简便易行、并发症低、无需麻醉的优点，但对取材部位、病理切片、染色技术、病理医生的经验有较高的要求。

4. **直肠全层活检组织学检查**　在全麻下，切取直肠全层组织块进行病理切片，了解有无神经节细胞，从而做出诊断，被认为是先天性巨结肠诊断的“金标准”，可达到98%的准确率，但此技术需要麻醉、术后偶尔会发生直肠出血或穿孔，从而限制其使用。

（六）诊断

根据患儿不排胎粪或胎粪延迟排出、腹胀等临床症状、体征，结合钡灌肠（contrast barium enema，CBE）、直肠肛管测压（anorectal manometry，ARM）、直肠黏膜吸引活检（rectal suction biopsy，RSB）及直肠全层活检组织学检查等综合判断。

（七）鉴别诊断

1. **肠闭锁**　生后无胎粪排出，仅见少许灰白色黏液柱，小部分可见少许胎粪排出，多为胎儿晚期因宫内肠套叠、肠扭转等原因引起的肠闭锁，腹胀，呕吐。下消化道造影显示细小结肠，但先天性巨结肠通常可有胎粪，造影剂可进入扩张肠管。有时与全结肠巨结肠难鉴别，剖腹探查病理活检可诊断。

2. **胎粪性肠梗阻**　生后无胎粪排出，或见少许黏稠大便，腹胀，呕吐，腹片上没有或较少气-液平面，部分患儿右下腹可见颗粒状、“肥皂泡样”或“毛玻璃样”影，有时胎粪性肠梗阻伴有先天性巨结肠，病理可确诊。

3. **NEC**　一般见于早产儿、低出生体重儿，生后有正常胎粪排出，大部分在正常喂养后出现拒食、嗜睡、呕吐、腹胀、腹泻、便血，腹片见肠管扩张、肠壁积气、门静脉积气、气腹、腹腔积液等。有时先天性巨结肠合并小肠结肠炎易混淆，术中病理活检可诊断。

4. **甲状腺功能减退症**　甲状腺功能减退可引起腹胀、便秘，除此症状外尚有食欲差、精神反应欠佳和生长发育不良等症状，经内分泌检查可确诊。

5. **神经系统疾病**　先天愚型、大脑发育不全、腰骶髓脊膜病变可引起排便障碍、便秘或失禁，大脑和脊髓脊柱MRI检查可诊断。

（八）治疗

1. **保守治疗**　包括纠正营养不良、开塞露通便、灌肠、中西药泻剂等治疗。

2. **手术治疗**　除少数超短段型和短段型的先天性巨结肠外，一般均需切除病变肠管及明显扩大肠管的根治手术治疗。

（1）手术时机：一般3~6个月后行巨结肠根治术。

（2）手术方式：①在一部分短段型或超短段型可作直肠肌层部分切除术治疗；②对合并有小肠结肠炎、全身条件较差、合并严重畸形或全结肠型巨结肠患儿应先做肠造口术，一般3~6个月后行二期根治手术，在全结肠型巨结肠肠造口术后，建议1岁后行巨结肠根治术；③根治术：传统的有四种手术方式，Swenson手术（拖出型直肠、乙状结肠切除术）、Duhamel手术（结肠切除、直肠后结肠拖出术）、Soave手术（直肠黏膜剥离、结肠与直肠肌鞘内拖出切除术）、Rehbein手术（结肠切除、盆腔内低直肠结肠吻合术）。近10余年，随着国外先进技术引进，国内开展用腹腔镜辅助下巨结肠根治术已相当成熟，1998年墨西哥小儿外科医师L. De-la Torre-Mondragon提出一期经肛拖出术，与传统经腹和腹腔镜手术相比有优势，在全国也已广泛开展，取得满意疗效。

（九）预防

先天性巨结肠是多因素作用的结果，其发生很难预防，在产前诊断方面，尚没有好的监测指标。但对于有遗传家族史的小孩早期给予筛查，及时诊断与治疗，有利于减少并发症。

手术前保守治疗，患儿定期复查排便次数、排便量，腹胀情况，体重增长情况，了解是否需辅助通便，钡灌肠检查了解肠管扩张情况，评估手术时机，手术方法。术后定期复查，重点是了解是否存在便秘、污粪、小肠结肠炎，以及其生长发育、心理发育情况，做到早期干预，改善预后。

（原丽科　朱小春）

第十二节　新生儿肛门直肠畸形

先天性肛门直肠畸形（congenital anorectal malformations，ARM）居消化道畸形第一位，发病率在新生儿中为1/（1 500~5 000），男女性别的发病率大致相等，但男性稍多。可表现为单纯肛门直肠畸形，或伴发其他系统畸形，也可表现为肛门狭窄、肛门闭锁，伴或不伴有瘘管形成，甚至严重的泄殖腔畸形。

（一）病因与病理

ARM的发生是正常胚胎发育期发生障碍的结果，引起肛门直肠发育障碍的原因尚不清楚，现普遍认为是遗传因素和环境因素共同作用的结果。在遗传因素方面，国内外学者的研究发现，*Hox*基因、Shh信号途径、*Fgf*基因、*Wnt*基因、*Cdx*和*TCF4*基因、Eph及其配体参与了消化道末端的发育，当这些基因/信号途径异常时均可导致肛门直肠畸形。有学者报道，ARM可能是常染色体显性遗传，发病率1%~9%；ARM也与一些常染色体显性遗传的综合征相关，其遗传方式取决于该综合征，如Townes-Brocks综合征（*SALL1*基因16q缺失）、Currarino综合征（*HLXB9*基因7q36缺失）、Pallister-Hall综合征（*Gli3*基因7q36缺失）、HFG综合征（*HOXA13*基因突变）、McKusick-Kaufman综合征、Cat-Eye综合征、HFGS综合征（*HOXA13*突变）、BCD综合征等；ARM也可见于某些染色体异常，如21-三体综合征、18-三体综合征和13-三体综合征。染色体异常的ARM患儿中最常出现的畸形是无瘘的肛门闭锁，且几乎全为低位ARM。在环境因素方面，认为在妊娠早期（4~12周）与病毒感染、化学物质、营养等因素的作用有关，有报道称ARM可能与体外受精、糖尿病产妇及服用沙利度胺等有关，不良的宫内环境可引起表观遗传学变化，母亲孕前口服叶酸，可减少子女发生ARM的风险。

1970年制定的国际分类，以直肠末端与肛提肌，特别是耻骨直肠肌的关系为基础，将肛门直肠畸形分为高位、中间位和低位三型；1984年Stenphens等将该分类法加以简化，提出了修改后的分类法，称Wingspread分类法（表17-12-1）；2005年，Krinkenbeck又提出了肛门直肠畸形国际诊断分型标准（表17-12-2）。

表17-12-1　肛门直肠畸形Wingspread分类法（1984年）

女性	男性
（一）高位	（一）高位
1. 肛门直肠发育不全	1. 肛门直肠发育不全
（1）直肠阴道瘘	（1）直肠前列腺尿道瘘
（2）无瘘	（2）无瘘
2. 直肠闭锁	2. 直肠闭锁
（二）中间位	（二）中间位
1. 直肠前庭瘘	1. 直肠尿道球部瘘
2. 直肠阴道瘘	2. 肛门发育不全，无瘘
3. 肛门发育不全，无瘘	
（三）低位	（三）低位
1. 肛门前庭瘘	1. 肛门皮肤瘘
2. 肛门皮肤瘘	2. 肛门狭窄
3. 肛门狭窄	
（四）泄殖腔畸形	（四）罕见畸形
（五）罕见畸形	

表 17-12-2　肛门直肠畸形国际诊断分型标准（Krinkenbeck，2005 年）

主要临床分型	罕见畸形
会阴（皮肤）瘘	球形结肠
直肠尿道瘘	直肠闭锁/狭窄
前列腺部瘘	直肠阴道瘘
尿道球部瘘	“H”瘘
直肠膀胱瘘	其他畸形
直肠前庭（舟状窝）瘘	
泄殖腔畸形（共同管长度<3cm、>3cm）	
肛门闭锁（无瘘）	
肛门狭窄	

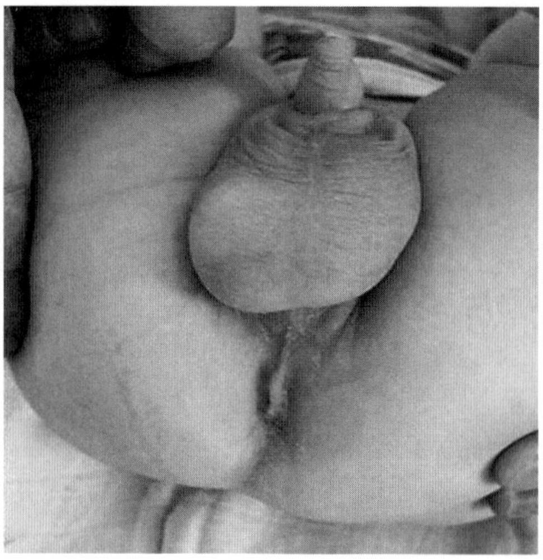

图 17-12-1　肛门闭锁

一般认为肛门直肠畸形均存在外括约肌，但该肌的分布、形态、大小和肌纤维走行方向变化较大，特别是中、高位畸形时，该肌位置异常，肌肉内有不同程度的脂肪组织，肌纤维走行紊乱。至于内括约肌，近年来许多作者通过研究证明，多数肛门直肠畸形（包括中、高位畸形）患者都存在内括约肌，只是发育程度不同而已，同时观察到在内括约肌部位肠壁内神经节细胞数减少或缺如，有瘘管者在其近端附有移行上皮，此瘘管实为移位的肛管。

肛门直肠畸形常伴有骶骨发育不全或隐性脊柱裂，骶骨缺少 2 个节段以上，常有肛提肌的发育不全。肛门直肠畸形形成的泌尿生殖系统瘘管较多，这是由于泄殖腔隔有发育障碍，导致尿生殖窦和肛门直肠窦相互沟通。神经系统发育不良也是肛门直肠畸形的重要病理改变，解剖及组织学研究证实，中、高位畸形骶髓前角运动神经元、感觉神经元和副交感神经元数目均明显减少，发育不良；骶神经的数量和分布也有不同程度改变；盆底及肛周组织中感觉神经末梢（肌梭、环层小体、球样末梢）数量减少和发育停滞；会阴部皮肤和皮下组织中神经纤维的密度也较正常儿明显减少；同时耻骨直肠肌及肛门外括约肌中的运动神经末梢和直肠末端肠壁内胆碱能、肽能、肾上腺素能神经节细胞数及神经纤维也减少。上述改变与畸形类型有关，肛门畸形位置越高，畸形改变越明显。

（二）临床表现

1. **一般表现**　患儿出生后 24 小时无胎粪排出或仅有少量胎粪从尿道、会阴口挤出，早期即有恶心、呕吐，呕吐物初含胆汁，以后为粪便样物，2~3 日后腹部膨隆，出现低位肠梗阻症状。检查正常肛门位置无肛门开口（图 17-12-1）。

2. **无瘘管**　闭锁位置较低者，如肛门膜状闭锁在原始肛门位置有薄膜覆盖，通过薄膜隐约可见胎粪存在，啼哭时隔膜向外膨出。偶有薄膜部分穿破，但破口直径仅有 2~3mm，排便仍不通畅，排便时婴儿哭闹。闭锁位置较高者，在原正常肛门位置皮肤略有凹陷，色泽较深，婴儿啼哭时局部无膨出，用手指触摸无冲击感。

3. **有瘘管**　如有直肠会阴瘘，则见皮肤凹陷处无肛门，但在会阴部，相当阴囊根部附近或阴唇后联合之间有细小裂隙，有少量胎粪排出。瘘口外形细小，位于中线。遇有直肠尿道、膀胱瘘，胎粪从尿道排出。直肠尿道瘘的胎粪不与尿液混合，胎粪排出后尿液澄清；直肠膀胱瘘的尿液内混有胎粪，尿液呈绿色，有时混杂气体。直肠前庭瘘，瘘口宽大，瘘管短，生后数月内可无排便困难，如检查不仔细，部分患儿短期可不被发现，加上护理不到位，会阴部可反复出现红肿，在改变饮食、粪便干结后，大便很难通过瘘管，才被家长发现不正常，而到专科医院就诊时确诊。直肠阴道瘘有粪便从阴道流出，细小的瘘管造成排便困难，腹部多可触到硬结的粪块，结肠末端有继发性巨结肠，由于粪便通过瘘口排出，缺乏括约肌的控制，粪便经常污染外阴部，伴有泌尿、生殖系统瘘管者容易引起尿道炎、膀胱炎或阴道炎，炎症能引起上行性扩散。

4. **伴发畸形**　肛门直肠畸形往往伴发其他畸形，其发生率为 28%~72%，伴发畸形最多见的为泌尿生殖系统畸形，其次为脊柱，特别是骶椎畸形，再次为消化道、心脏以及其他各种畸形。VACTERL 联合征是一种多发性畸形，指的是含三种或三种以上畸形，其以肛门直肠畸形为主要临床表现，V 代表椎体畸形，包括半椎体或椎体裂等；A 代表肛门直肠畸形；C 代表先天性心脏病；TE代表气管食管畸形；R代表肾、泌尿系统畸形；L代表肢体畸形。泌尿系统伴发畸形中以膀胱输尿管反流最为常见，其他尚有肾发育不良、隐睾、尿道下裂等。女婴生殖系统畸形有阴道积水、阴道或宫颈闭锁、双角子宫等。脊柱畸形常见腰骶椎畸形，如半椎体、半骶椎、脊髓栓系、脊膜膨出等。国内一组肛门直肠畸形患儿骶椎放射影像学检查结果显示，53.6%合并骶椎异常，畸形位置越高，腰骶椎异常特别是多发性异常的发生率越高。心血管畸形伴发畸形依次为动脉导管未闭、法洛四联症、室间隔缺损和大动脉转位等。

（三）辅助检查

1. **X线检查**　1930年Wangensteen和Rice设计了倒置位摄片法诊断肛门直肠畸形，至今仍被广泛采用。因为生后肠道气体到达直肠盲端需要12小时，所以一般在出生12~24小时后行X线倒置侧位检查，原始肛门位置处置一金属标记物，检查前保持头低位5~10分钟，轻揉腹部使气体充分到达直肠盲端，再提起患儿双腿2~3分钟，以耻骨联合为中心点摄倒置侧位片，直肠盲端盆腔气体影与金属标记间的距离代表直肠盲端闭锁的高度。Stephens提出了PC线，即从耻骨联合上缘到骶尾关节的连线，此线相当于耻骨直肠肌环的侧切面，经坐骨结节与PC线平行作一线为I线，直肠盲端在PC线上方为高位，两者中间为中间位，I线以下为低位。倒立侧位片检查时如检查过早，在生后12小时内检查，结果肠道气体尚未达到直肠盲端；检查时患儿倒置时间不足2分钟，X线射入角度不对或在患儿呼吸时曝光等情况均可影响结果的准确性。

2. **尿道膀胱造影和瘘管造影**　可见造影剂充满瘘管或进入直肠，对确定直肠泌尿系统瘘和直肠阴道瘘的诊断有重要价值。

3. **超声检查**　可以显示直肠盲端与肛门皮肤之间的距离，观察瘘管走向、长度。直肠膀胱瘘者，可见膀胱内有游动的强回声光点，按压下腹部时光点明显增多。

4. **CT检查**　能够显示闭锁的位置、长度，可对胎粪气体末端肠管的肠壁进行区分，避免了倒立位，但对瘘管无法确认长度和位置。

5. **MRI检查**　能全面地显示肛门闭锁水平面及类别和可能存在的瘘管，显示横纹肌复合体的发育情况及与远端直肠的关系，并从不同角度测量肛门括约肌的发育指标，对骶尾椎、骶髓及泌尿系统、生殖系统各种瘘管，发育畸形做出诊断，也可作为术后随访的手段。

（四）诊断

产前诊断主要依据超声及MRI检查，发现有羊水过多，结肠超过20mm，有扩张，需要考虑有肛门闭锁的可能，若发现有其他伴发畸形，则需要引起高度重视。

出生后诊断不困难，在原始肛门部位无正常肛门即可诊断，但重要的是准确判定病理类型，是否有瘘管，以及瘘管的位置，有无其他合并畸形，以上检查可协助诊断。

（五）治疗

1. **肛门直肠畸形的治疗**　应遵循以下原则：①最大限度地应用耻骨直肠肌；②有效地利用外括约肌；③尽量保护盆底，维护盆底的功能；④最好使用肛门皮肤。

2. **手术时机和方式**　对于无瘘和小瘘口的肛门畸形，出生后需要立即手术；伴有较大瘘口的，如前庭瘘或会阴前肛门等，可选择出生后的3~6个月内手术；对中高位肛门闭锁原则上选用结肠造瘘术，待3个月后行二期肛门成形术。

（1）肛门扩张：适用于环形的肛门狭窄，根据狭窄开口大小选用合适的扩肛器扩张肛门，每天1~2次，并逐渐增大扩肛器直径，一般持续半年左右。对于扩张效果不佳，或持续便秘、近端直肠扩张明显的患儿建议手术治疗，对于生后没有扩肛，或肛门开口极其狭小者，可选用会阴肛门成形术。

（2）会阴肛门成形术：适用于会阴瘘、肛门闭锁（低位无瘘）和直肠前庭瘘。

（3）后矢状入路肛门直肠成形术（posterior sagittal anorectoplasty，PSARP）：适合于直肠尿道瘘、阴道瘘、泄殖腔畸形和中高位无瘘的肛门闭锁。

（4）腹腔镜辅助下肛门成形术：适合于直肠膀胱瘘、直肠前列腺瘘等高位肛门闭锁。本术式不开腹，通过腹腔镜在盆腔游离直肠盲端，切断结扎尿道瘘后，将直肠盲端通过括约肌中心，拖出至肛窦开口，进一步减少对盆腔和肛门直肠周围组织和神经的损伤，改善治疗效果。

（5）泄殖腔畸形：亦称为“一穴肛”畸形，是最严重的女性先天性肛门直肠畸形，其表现复杂，术式应按类型决定，出生后行结肠造口，根治术时间根据患儿情况、畸形复杂程度及术者的经验而定。普遍认为泄殖腔管共同通道短于3cm的患儿，可以像一般中高位肛门直肠畸形一样采用后矢状入路行尿道、阴道、直肠的分离和肛门的重建；如果超过3cm则需要游离结肠、尿道、阴道，部分需行耻骨截骨术以重建尿道、阴道、肛门。

（六）预防

肛门直肠畸形病因不清，产前预防有困难。产前诊断率也不高，对于产前超声提示直肠结肠扩张伴羊水过多的胎儿，以及有肛门直肠畸形家族史的胎儿应加强产前诊断，排除染色体病变的同时，注意肠管及其他器官结构的改变。

肛门直肠畸形如不伴严重的先天性心脏病等疾病，手术后生存一般没有问题，但是手术虽然挽救了患儿生命，仍有部分患儿（主要是复杂畸形及高位肛门闭锁患儿）术后存在不同程度的排便排尿功能障碍，经手术治疗后遗留一系列健康相关问题，其预防主要是早期诊断，规范治疗，长期随访。

（许露　朱小春）

第十三节　新生儿腹股沟嵌顿疝

新生儿腹股沟斜疝（neonatal oblique inguinal hernia）是一种先天性腹壁发育缺陷，男性较为多见，是因胚胎期睾丸下降过程中鞘状突未能闭合，导致腹腔与阴囊间存在持续开放管道。若腹腔肠管通过该管道进入阴囊后无法自行还纳入腹腔，造成肠管卡压梗阻、肠管睾丸缺血坏死等症状，则称为嵌顿性斜疝，病情危急，需紧急处理。

（一）病因

1. **病理基础**　在胚胎发育期，胎儿睾丸位于腹膜后肾下方，其下端有睾丸引带连到阴囊，随着胎儿生长发育，睾丸逐渐下降，经腹股沟管进入阴囊，在内环口处（文末彩图 17-13-1）随着睾丸下降，腹膜向外突出形成一憩室样管状突起，称鞘状突，正常情况下鞘状突远端包绕睾丸形成睾丸固有鞘膜，随睾丸出外环口后，鞘状突亦被牵拉至阴囊内，当睾丸下降完全后，鞘状突均闭锁退化。如果鞘状突未完全闭合，形成开放的管道较小，则腹腔液体可进入阴囊，形成鞘膜积液；如果形成的开放管道较大，腹腔脏器网膜、肠管、卵巢等可进入阴囊，则可形成斜疝。女性胎儿腹股沟管中含有圆韧带，自子宫至大阴唇，在相当于男性胎儿睾丸下降时，亦有一腹膜鞘状突，称 Nück 管，大约在孕 7 个月时关闭，其沿圆韧带穿过腹股沟管降入大阴唇，Nück 管退化不完全，形成斜疝或 Nück 囊肿。

2. **促发因素**　据统计，1 岁以内的婴儿尸体解剖发现鞘状突未闭者占 57%，而仅少数患儿有临床表现。腹腔内压力增高是斜疝的诱发因素，如小儿剧烈哭闹、肠梗阻、便秘等情况均可促使斜疝形成；婴儿腹股沟管较短，而且近乎垂直腹壁从内环通向外环，没有斜行腹股沟管通过腹壁肌层时的缓冲作用，较年长儿更易出现疝；此外，早产儿或其他营养不良新生儿腹肌薄弱，发生疝也更常见。

（二）病理与分型

根据腹膜鞘状突的闭塞情况以及疝囊与睾丸固有鞘膜腔的关系不同，小儿腹股沟斜疝分为睾丸疝和精索疝两种。睾丸疝的整个鞘状突未闭，疝囊由睾丸固有鞘膜腔和精索鞘膜构成，疝囊内可看到被鞘膜包裹的睾丸；精索疝的鞘状突近睾丸部分闭塞，而精索部分鞘膜未闭，疝囊止于精索部，与睾丸固有鞘膜腔不通，疝囊不包裹睾丸。

进入疝囊最常见的器官为小肠，盲肠和阑尾有时也可进入右侧疝囊甚至左侧疝囊内。在女性患儿中，卵巢及附件常称为疝囊壁的一部分，称之为滑疝。

在患儿腹内压突然增高时，常有比平时状态下更多的腹腔脏器进入疝囊；腹压暂时性减低时，疝环弹性回缩可导致肠管卡压嵌顿（文末彩图 17-13-2）。疝嵌顿后，可引起局部疼痛，导致腹壁肌肉痉挛，加重嵌顿；同时导致嵌顿肠管血液循环障碍，使肠管出现淤血水肿，进而疝囊内压力增高，肠管、精索血管、睾丸等脏器血管出现缺血性坏死。

（三）临床表现

腹股沟斜疝多由家长或护理人员在宝宝哭闹时无意发现，睡眠或安静时肿块可消失，斜疝未嵌顿时患儿多无特殊不适。若出现嵌顿，患儿常有低位肠梗阻表现，早期出现腹胀，若未及时处理，可能出现呕吐、血便、发热等症状。

主要体征为腹股沟区可复性包块，其上界与腹股沟管无明显界限，似有蒂柄通向腹腔内。内容物多为肠管，按压可移动，有弹性，用左手于内环口位置固定肠管，右手向内环口方向轻推肠管，包块可还纳腹腔，还纳过程中有时可闻及“咕噜声”，以手指尖压住腹股沟管内环处，包块不能再膨出，移开手指后肿物可再度出现。女性患儿疝内容物若为卵巢，可见大阴唇上方局限性隆起，肿块相对固定，无弹性。对于出现嵌顿的患儿，局部常有红肿，阴囊肿胀，轻推肿块无法还纳入腹腔，并伴有全身中毒症状。

一般来说，根据病史、体征可对该疾病做出诊断。若有疑问，可行超声检查或 X 线检查进一步明确。前者常可见肠管蠕动，后者可发现腹股沟韧带以下气体影，腹腔肠管常充气扩张。

（四）诊断与鉴别诊断

典型腹股沟斜疝表现为腹股沟区可复性包块，根据病史诊断无困难。若因发现腹股沟区包块或阴囊肿胀就诊者，需首先同以下疾病鉴别：

1. **鞘膜积液**　鞘膜积液与先天性腹股沟斜疝的发病机制相同，均为腹膜鞘状突未完全闭合所致，其区别是开放的腹膜鞘状突管腔较为细小，仅容积液通过，使用手电筒照射可见阴囊透亮，即透光试验阳性（文末彩图 17-13-3）。

2. **隐睾**　睾丸停留于腹股沟管内或阴囊上部，为实质性肿块，但较小，挤压胀痛，患侧阴囊发育较差、瘪缩，阴囊内触不到睾丸。

3. **腹股沟淋巴结炎**　腹股沟淋巴结炎患儿既往无腹股沟区包块史，表现为腹股沟区局部皮肤红肿，肿块上界与腹股沟管无明显关系，患儿亦无肠梗阻的症状和体征，嵌顿疝患儿应与之相鉴别。

由于新生儿对疼痛刺激反应迟钝，加上新生儿皮下脂肪较厚，腹股沟肿块不明显，很容易被家属忽视。这部分患儿常因腹胀、呕吐等肠梗阻症状就诊，这时如果临床医生不仔细全面查体，很容易误诊为内科因素导致的腹胀或其他下消化道梗阻性疾病，如新生儿坏死性小肠结肠炎继发肠狭窄等。若放射科医生拍摄腹片时将阴囊纳入拍摄范围，腹片常可见阴囊区域充气肠管。临床对于存在下消化道梗阻表现的新生儿均应高度警惕。

（五）治疗

新生儿腹股沟斜疝的治疗，主要目的是防止肠管嵌顿和性腺的梗死及萎缩。在手术时机选择上，主要是为了在手术与麻醉风险及疾病相关风险上取得平衡，目前尚无定论。新生儿尤其是低出生体重早产儿早期手术治疗的风险主要包括术后复发及呼吸暂停相对偏高。一份 2005 年美国儿科学会会员的调查报告显示，63% 的医生会选择在患儿出 NICU 前进行手术治疗，18% 会选择在特定校正胎龄时手术；若患儿在出 NICU 后才发病，则 53% 的调查对象会选一个方便的时间手术，27% 会选择在校正胎龄达 36~60 周手术。在国内，许多非专科医院受限于麻醉技术条件，常建议半岁甚至 1 岁以后再行手术治疗。然而，大部分专家学者认为在患儿体重达 2kg 以上，可尽早手术治疗。总的来说，对于校正胎龄在 43~45 周以上的患儿，术后复发及呼吸暂停的风险较低，若体重条件亦达 2kg 以上，笔者认为可尽早手术。

对于发生嵌顿的患儿，若一般情况好，嵌顿时间不超过 12 小时，阴囊皮肤无明显红肿及颜色变紫，无血便及腹胀，可由专科医生试行手法复位，切记勿强行复位。嵌顿时间长往往难以把握，更重要的仍在于专科医生根据临床体征仔细评估。复位后应留院观察 24~48 小时，注意患儿是否有腹胀、呕吐、血便等不适，排除继发肠坏死、肠穿孔。若患儿已出现局部红肿、血便等表现，应尽早手术探查。

（刘翠芬　周佳亮）

第十四节　新生儿胃肠功能衰竭

新生儿胃肠功能衰竭（neonatal gastrointestinal failure）是指新生儿期各种原因导致的胃肠道消化、吸收、运动、分泌等功能不能满足小儿正常生长发育所需营养和液体需求的一种临床综合征。新生儿胃肠功能衰竭典型的临床表现有腹胀、消化道出血、肠鸣音减弱或消失，需要长时间（超过 42 天）的胃肠外营养。新生儿急性肠衰竭具有起病隐匿、进展迅速等临床特点，在短期内诱发脓毒症及 MODS。新生儿胃肠功能衰竭是新生儿常见的危重症，是新生儿多器官功能衰竭的并发脏器之一，也可以是新生儿多器官功能衰竭的启动器官，因而如何控制好新生儿胃肠功能衰竭是治疗新生儿多器官功能衰竭成功的关键。

目前新生儿胃肠功能衰竭的早期诊断和胃肠功能评估仍缺乏明确的标准和客观的临床指标，因此易造成漏诊或误诊而延误病情；暂无新生儿胃肠功能衰竭的发病率及长期预后的确切统计数据。

（一）病因与分类

任何引起胃肠道结构和/或功能的损害，导致消化、吸收营养和/或黏膜屏障功能障碍，不能维持新生儿正常的生存和生长发育所需的营养和液体需求的疾病均可导致新生儿胃肠功能衰竭，可分为原发性、继发性及医源性（表 17-14-1）。原发性胃肠功能衰竭是指原发于消化系统的疾病或直接损伤导致的胃肠功能障碍；继发性胃肠功能衰竭是指机体对重症疾病反应的结果，无消化系统原发疾病如继发于严重肺炎、心脏疾病、非腹部手术或创伤、心肺复苏后等；医源性胃肠功能衰竭包括大量输液、输血等因素造成。

（二）临床表现

临床表现与新生儿胃肠功能衰竭所致的营养物质吸收障碍、小肠运动障碍、细菌过度生长及长时间胃肠外营养所致的肠衰竭相关性肝病（intestinal failure associated liver disease，IFALD）等有关。胃肠功能衰竭的典型表现有腹胀、肠鸣音减弱或消失、消化道出血，可伴有腹泻或便秘，其他症状、体征包括喂养不耐受、胃潴留。腹部 X 线平片提示肠管扩张。但胃肠功能

表 17-14-1 新生儿胃肠功能衰竭的病因及分类

分类		病因
原发于消化系统的疾病或直接损伤	先天性或获得性胃肠道疾病和外科手术所致短肠综合征	坏死性小肠结肠炎、肠闭锁、腹裂、肠旋转不良肠扭转、重症先天性巨结肠、胃肠穿孔、血管异常等
	胃肠蠕动障碍	肠道假性梗阻等
	先天性肠细胞疾病	微绒毛包涵体病等
	小肠淋巴管扩张症	原发性/继发性小肠淋巴管扩张症
	腹部外伤	外伤致胃肠道穿孔、坏死
继发于全身性/消化系统外的重症疾病	严重感染性疾病	严重脓毒症、重症肺炎、重症腹腔内感染、胰腺炎等
	各种原因所致的组织缺氧缺血	如围产期窒息、呼吸窘迫综合征、各种休克、症状性 PDA、中毒及新生儿心肺复苏术后等
	各种与全身炎症反应相关的综合征	如噬血细胞综合征、巨噬细胞活化综合征、MODS 等
	各种原因所致的腹内压增高和腹腔间隔室综合征	腹腔巨大肿瘤、腹腔内出血、腹膜炎等
医源性因素		大量输液、输血

衰竭的早期临床表现极不典型，早期诊断较为困难。早期症状可为单纯腹胀、大便潜血强阳性、腹胀并大便潜血强阳性和明显的上消化道出血；而肠鸣音可亢进、减弱、消失，甚至正常。随着病情进展，患儿合并麻痹性肠梗阻、严重的肠源性感染、腹腔高压和腹腔间隔室综合征等致胃肠道功能进一步恶化和引起 MODS。

（三）诊断与鉴别诊断

对于有发生胃肠功能衰竭的高危新生儿特别是极低出生体重儿合并围产期缺氧、NEC、消化道畸形、严重 RDS、严重感染等情况，当患儿出现腹胀、肠鸣音减弱或消失、消化道出血这三大症状和体征时提示存在胃肠功能衰竭。

我国《新生儿危重病例评分法》将腹胀及消化道出血纳入评分项目中，但目前小儿特别是新生儿胃肠功能衰竭的早期诊断尚无明确而统一的标准，缺乏疾病严重程度分级诊断标准。胃肠道功能衰竭作为 MODS 的一部分，无详细的量化标准。2012 年欧洲危重病学会（ESICM）腹部疾病工作组提出了危重患者急性胃肠损伤（gastrointestinal injury，AGI）分级系统（表 17-14-2），并根据胃肠损伤程度给予相应的干预治疗措施，以保护和改善危重患者胃肠功能，从而改善预后。对儿科的临床实践是一个很好的启示，值得借鉴和参考。

表 17-14-2 危重患者急性胃肠损伤分级系统

分级	定义	临床定义/示例
无 AGI	胃肠道系统正常	没有胃肠道症状，开始和增加肠内喂养时可达到目标量的 50% 以上
AGI Ⅰ	存在发生胃肠道衰竭危险，或胃肠道受损后症状自限	腹部手术、创伤或内镜等治疗后的恶心和/或呕吐，无肠鸣音，特别是： （1）腹部手术后的前几天； （2）术后使用阿片类镇痛药； （3）深度镇静后； （4）休克患儿在 ICU 的前几天； （5）轻度腹泻（无需纠正液体和电解质紊乱）、腹胀
AGI Ⅱ	胃肠道功能障碍需要干预，或存在几个或严重的症状，但不导致一般情况的恶化	需要干预的胃肠道症状： （1）胃轻瘫伴高 GRV 或反流 （2）下消化道麻痹 （3）严重腹泻（需要纠正体液和电解质紊乱） （4）IAP 12~15mmHg （5）消化道出血（呕血或便血）

续表

分级	定义	临床定义/示例
AGI Ⅲ	胃肠道衰竭，症状持续或进展；尽管进行了治疗，但症状仍在持续	尽管进行了治疗，但症状仍在持续： （1）高 GRV （2）呕吐 （3）持续胃肠道麻痹 ①发生腹胀或腹胀恶化（主观）和/或肠扩张（客观）IAH ②进展性严重腹泻 ③IAH 进展 ④严重腹泻 ⑤机械性肠梗阻 ⑥持续性腹腔脓毒症并发腹膜炎、胰腺炎等
AGIⅣ	明显表现出胃肠功能衰竭，立即危及生命	（1）肠缺血坏死； （2）胃肠道出血导致失血性休克； （3）Ogilvie 综合征； （4）腹腔间隔室综合征需要减压

注：AGI. 急性胃肠道损伤；GRV. 胃残余量；IAH. 腹腔内高压；IAP. 腹腔内高压。

（四）鉴别诊断

主要是结合病史、体格检查和辅助检查胃肠功能衰竭的病因诊断，必要时外科干预以明确病因。

1. **短肠综合征（short bowel syndrome，SBS）** 是一种由小肠广泛切除或先天性缺陷/疾病相关吸收减少引起的吸收不良状态，是新生儿肠衰竭最常见的原因。肠道切除术后或剩余肠长度小于同胎龄肠道长度的 25%，需要胃肠外营养超过 42 天可诊断 SBS。SBS 的发病率在所有活产儿中约为 0.02%～0.1%，在极低出生体重儿中高达 0.7%。新生儿 SBS 最常见的病因为 NEC（35%），<1 500g 的婴儿体重每减少 250g，NEC 发病率增加 3%。其他原因包括伴并发症的胎粪性肠梗阻（20%）、腹壁缺损（12.5%）、肠闭锁（10%）和肠扭转（10%）。随着新生儿救治技术特别是肠道康复及胃肠外营养的发展，SBS 救治成功率已明显提高。

2. **新生儿败血症** 多为早产极低出生体重儿，有胎膜早破、各种侵入性操作如深静脉置管、长时间胃肠外营养等高危因素，临床表现除消化道症状如喂养不耐受、胃潴留、腹胀外，同时合并有发热或体温不升、呼吸暂停、气促、发绀、皮肤花斑等末梢循环不良、出凝血功能障碍、血糖波动大等多器官系统受累的症状和体征，辅助检查提示白细胞升高或降低、血小板降低，CRP、PCT 升高，血培养阳性。败血症患儿如治疗不及时也可以合并胃肠功能衰竭，引起中毒性肠麻痹、消化道出血、NEC 等。

3. **新生儿乳糖不耐受** 是由于乳糖酶分泌减少（发育性乳糖酶缺乏），不能完全消化分解母乳或牛乳中的乳糖而引起腹胀、腹泻为主的一系列临床症状，属于非感染性腹泻。患儿大便常规阴性、还原糖阳性、pH 值<5.5 提示乳糖不耐受。患儿一般情况好，在乳类中添加乳糖酶或选用无乳糖配方喂养患儿，腹胀、腹泻症状可显著改善。

（五）治疗

临床上应密切监测患儿胃肠功能，积极恰当处理危重患者的基础疾病及胃肠道症状，并根据胃肠损伤程度给予相应的干预治疗措施即实施分级诊疗，以保护和改善危重患儿胃肠功能，避免引起或加重其他脏器功能，从而改善患儿预后。

胃肠功能衰竭治疗目的在于促进肠道的适应性，尽快恢复胃肠道自主功能，稳定肠道微生态，避免长期静脉营养和减少肠外营养的并发症，使患儿有良好的生活质量，并能长期存活。胃肠功能衰竭的综合治疗包括以下方面。

1. **优化胃肠康复治疗方案** 以优化肠内、外营养为主，药物治疗为辅。

（1）营养治疗：多学科合作是提高胃肠功能衰竭救治成功的关键，包括多学科团队的评估与方案制订、静脉营养相关性并发症的防治如 IFALD 的防治等。通过肠道切除的位置帮助确定微量营养素缺乏的概率和严重程度，及时给予补充。对于肠内营养而言，其成分和时间会影响肠道自主功能的实现。条件允许时，肠内营养应尽早开始，在耐受情况下，逐渐增加肠内营养并减少肠外营养的量。胃肠外是胃肠功能衰竭主要的治疗方法，减少胃肠外营养相关并发症如脓毒症、静脉通道丧失、代谢性并发症和肝病等。

为避免发生 IFALD，脂肪乳最好更换富含 ω-3 脂肪酸的静脉脂肪制剂如鱼油脂肪乳，脂肪乳的摄入剂量常规限制在每日 1g/kg 体重以内。

（2）药物治疗：目前用于治疗儿童肠衰竭的药物疗法主要有胃肠分泌抑制剂、抗动力药和促吸收药物。对大范围肠切除术后患者来说，使用胃酸抑制剂来抑制胃液分泌非常重要，最常用的抗酸治疗是使用组胺 H_2 受体阻断剂、质子泵抑制剂，抑酸药的使用不宜过久。新兴的研究方向包括使用胃肠激素治疗诱导肠道适应，从而治疗肠道功能衰竭，相关药物包括胰高血糖素样肽 2（GLP-2）类似物替度鲁肽（teduglutide）等。一项 RCT 结果显示：将三种剂量（0.012 5mg/kg、0.025mg/kg、0.05mg/kg）的替度鲁肽与标准治疗进行比较，短肠综合征肠衰竭患儿对替度鲁肽耐受性好，0.025mg/kg 和 0.05mg/kg 的替度鲁肽都可以促进肠内喂养、减少肠外营养。

（3）手术治疗：外科干预以明确病因，如未能明确病因亦可给予肠道减压或造口改善症状。自体肠重建术或小肠移植术主要用于 SBS。目前小肠移植已经成为受致命并发症威胁的肠衰竭患者的最终治疗方式。对于胃肠道疾病手术治疗的患儿，应尽可能保留回盲瓣及足够的肠道，目前认为足月儿回盲瓣完整时，保留肠管 25cm、回盲瓣切除后，需保留肠管 42cm；早产儿分别为 22cm 和 30cm，能够维持正常存活质量。

2. 维持肠道菌群平衡，避免菌群失衡的发生及预防肠源性感染。由于短肠综合征患者常合并小肠细菌过度生长，可短期使用广谱抗生素。此外，益生菌在肠衰竭患者中的疗效尚未得到证实。

3. 治疗原发疾病，维护其他重要脏器功能。

（六）随访

注意监测患儿喂养及生长发育情况，同时定期评估患儿胃肠功能及有无静脉营养相关并发症等。

（刘王凯　李易娟）

第十五节　新生儿胆道闭锁

胆道闭锁（biliary atresia，BA）是指肝内或肝外胆管中断、纤细狭窄或闭锁呈条索状，导致胆汁淤积以及进行性的肝纤维化和肝硬化，并可能在生后 12～18 个月内死亡，是新生儿和婴儿常见的病理性黄疸。其发病率约为 1∶（8 000～14 000），但有地区和种族的差异，一般认为亚洲人发病率高于西方国家，日本的发病率为 1∶9 600，美国及英国为 1∶15 000 左右，女性略多，男女比约 1∶1.2。随着医疗精密器械的发展、产前诊断的普及、患儿家长及医务人员对疾病认识的加深，胆道闭锁逐渐在早期被发现及重视，使早期治疗成为可能。

（一）病因

胆道闭锁病因复杂，有众多的学说，每一学说仅能解释一部分病例发生的原因，至今确切的发病机制还不完全清楚。目前认为胆道闭锁不是单因素引起，而是受胚胎期和围产期多种因素影响所致。主要与以下几个方面有关。

1. **病毒感染相关**　目前认为病毒感染是胆道闭锁的主要病因，主要是巨细胞病毒、呼肠病毒和轮状病毒等嗜胆管性病毒，还有人乳头瘤病毒。人类疱疹病毒也可能与胆道闭锁有关，其中，轮状病毒与胆道闭锁的作用更为引人关注。

2. **基因学说**　胎儿生长发育过程中，肝内外胆管形态发育的缺陷，与 *Kartagener* 基因、*Hox* 基因和 X 染色体某些基因突变有关，患儿常伴有多脾综合征，如多脾、肠旋转不良、十二指肠前门静脉、下腔静脉缺如、内脏倒置等畸形。

3. **免疫系统异常**　由病毒感染继发免疫炎症反应的观点认为胆道闭锁可能是一个“多次打击”的病理过程，在这个过程中，病毒或毒性物质对胆管上皮的初始损伤作用导致胆管上皮表面新的抗原表达或抗原变异，导致胆管上皮细胞进一步损伤，由此再释放隐蔽抗原或新抗原，免疫瀑布的持续激活，并最终导致肝外胆管的进行性纤维化。

4. **细胞因子的异常**　多种细胞因子参与了胆管炎症与肝纤维化的发生和发展过程，如 HMGC1、RAGE、NF-κB、TNF-α、转化生长因子 β（TGF-β）、结缔组织生长因子（CTGF）、Fas 和 FasL 等。

5. **其他因素**　妊娠期妇女接触有毒物质，胎儿肝胆系统发育过程中血管发育异常等，这些因素均可能导致对胆道特异性抗原产生自身免疫损伤，这个过程包括遗传易感性、发育异常、病毒感染或异常的免疫反应等错综复杂的相互作用。以上因素单独或联合作用，导致胆道闭锁。

（二）病理与分型

1. **基本病理改变**　胆道闭锁是指由于各种原因引起胆道完全阻塞的病理状态，其病理改变示胆管进行性炎症和肝纤维化。患儿胆道梗阻的程度和范围差异较大，胆道闭锁最终导致胆管细胞、肝细胞损伤、胶原沉着和肝硬化。在此过程中涉及损伤的启动和持续进展，其细胞和分子机制主要包括三个过程：胆管损伤、细胞因子激活和胆汁的毒性作用。

2. **胆道闭锁的分型**　胆道闭锁按胆管受累而闭塞的范围可分为三个基本型。Ⅰ型为胆总管闭塞，约占 10%；Ⅱ型为肝总管闭塞，占 2%；Ⅲ型为肝门部闭塞，即“不可矫治”，约占所有病例的 88%。根据远端胆管是否开放或肝门部病变差异，可再分亚型、亚组。临床上可分成 3 组或者 4 组。

（1）合并先天性畸形类的胆道闭锁：该类又可分为两型，合并畸形为先天畸形综合征的胆道闭锁（如多脾副脾综合征、猫眼综合征）或者合并孤立散发的畸形的胆道闭锁（如食管闭锁、肠闭锁），女性患儿多见。

（2）囊性胆道闭锁：肝外梗阻的胆道结构被囊肿代替，囊肿不一定与肝内相通，与合并梗阻的胆总管囊肿或胆管扩张症治疗截然不同，该类型女性患儿多见（图 17-15-1）。

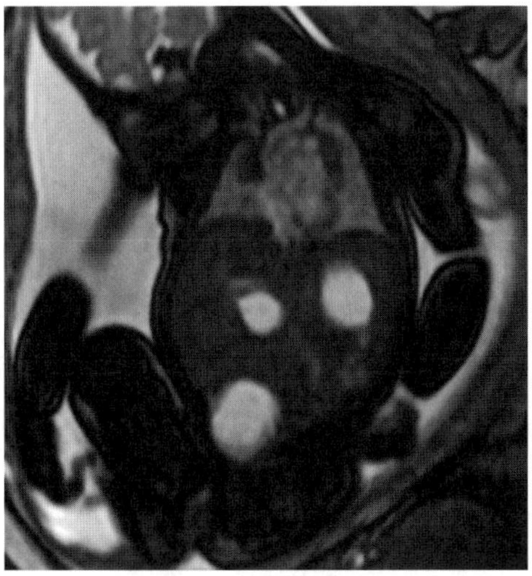

图 17-15-1　囊性胆道闭锁

（3）巨细胞相关性胆道闭锁：该类型患儿存在显著的血清 CMV 阳性抗体，考虑围产期巨细胞感染导致胆道闭锁。

（4）孤立型胆道闭锁：该类型患儿数量最多，但是该类型胆道闭锁患儿的发病时间、炎症程度以及胆管阻塞程度各不相同。

（三）临床表现

多数患儿在出生后 2~3 周逐渐显露黄疸，但早的在出生后 1~2 天内巩膜便开始出现黄疸，部分患儿在生理性黄疸时，就比一般新生儿重，且从未完全消退，随年龄增长，黏膜、巩膜黄疸加深。患儿直至晚期为暗黄色，略带棕绿色。全身组织液甚至泪液及唾液亦呈黄色，小便呈深黄色，直至为红茶色。大便在胎粪排干净后，由正常的黄色转为棕黄色、淡黄色、米色，以后发展为无胆汁的陶土样白色。在病程较晚期时，大便偶可略呈淡黄色，这是因少量胆色素经肠黏膜进入肠腔掺入粪便所致。因缺乏胆汁，患儿的大便含有很多未消化的脂肪滴，大便稍发亮。腹部异常膨隆，肝大显著，尤其肝右叶，边缘可超过脐平线甚至达右髂窝，患儿年龄越大（4 个月或更大者），肝脏也越大，边缘非常清晰，扪诊时肝质地坚硬，部分病例脾脏亦有肿大，腹壁静脉显露。极晚期病例，腹腔内可有一定量的腹水，叩诊有移动性浊音，说明胆汁性肝硬化已很严重。

（四）辅助检查

对胆道闭锁的诊断和鉴别诊断具有重要意义，包括实验室、影像学和腹腔镜检查等。

1. **实验室检查**　主要表现为包括谷丙转氨酶在内的酶明显升高，血胆汁酸升高，血直接胆红素和间接胆红素均升高，以直接胆红素升高为主。晚期因肝功能差，白蛋白低，白蛋白与球蛋白比例倒置。尿常规含大量胆红素，但无尿胆原和粪胆素，大便常规检查可见脂肪球。

2. **超声检查**　临床上常规检查项目，对肝门处的胆总管闭锁伴有肝管囊性扩张的病例诊断价值较高，包括产前发现的囊肿型胆道闭锁，对于绝大多数Ⅲ型肝门部闭塞的诊断有帮助但有难度。胆道闭锁因胆囊空瘪或发育不良，检查结果多数为未发现胆囊或胆囊发育不良。还可通过观察进食前后胆囊的收缩情况，计算进食后胆囊缩小超过 50%，可排除胆道闭锁。进食前后胆囊的收缩率计算方法：分别在进食前、中、后半小时，测定胆囊长径和前后径，以其最大长径和前后径乘积作为胆囊面积，测算胆囊收缩率（图 17-15-2）。

胆道闭锁患儿肝门部有一纤维结缔组织块，略呈三角形，为条索状高回声。胆道闭锁患儿多可在肝门

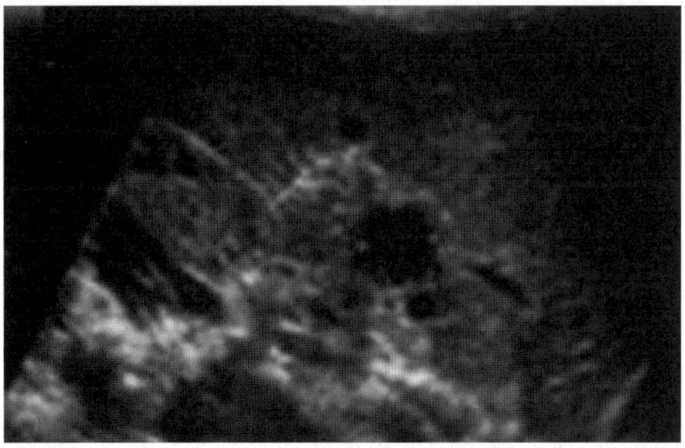

图 17-15-2　胆囊收缩率测算超声图

部见纤维块,对诊断特异性很高。有的囊肿型胆道闭锁可在孕期发现,持续追踪,早期诊断及手术,笔者对此进行专项研究,分析孕期囊肿型胆道闭锁与先天性胆管扩张症的区别,①形态:胎儿时期先天性胆管扩张症形态一般呈不规则形,囊肿型胆道闭锁呈椭圆形或者类圆形,囊肿型胆道闭锁则为形态较规则的圆形囊肿;②囊肿变化率:孕期囊肿变化率=(孕期最后一次超声囊肿最大径-孕期第一次超声囊肿最大径)/孕期第一次超声囊肿最大径。胎儿时期先天性胆管扩张症囊肿变化率一般较大,笔者医院资料统计为36.8%~300%,而胎儿期囊肿型胆道闭锁囊肿大小最大为30mm,变化率为5.5%~15%;③解剖关系:超声检查产前胆管扩张症大多可观察到囊肿与肝内胆管或胆囊相通,有的可见胆总管远端,囊肿型胆道闭锁一般未见囊肿与肝内胆管及胆囊相通,特殊情况下,有的Ⅰ型可治型囊肿型胆道闭锁可见与肝内胆管及胆囊相通,胆总管末端是未见的。产后可结合临床早期诊治,提高疗效。

3. MRI　新生儿一般行不控制呼吸的磁共振胰胆管检查(MRCP),能清楚显示胆道、胰胆管合流异常,对扩张的胆道如胆管扩张症能显示清楚。而胆道闭锁的患儿仅能显示胆囊,同时胆道闭锁患儿可见门静脉周围纤维性增厚,据此可做出初步诊断。

4. 腹腔镜检查　腹腔镜能够在直视下观察肝脏及肝外胆道、行肝活检、经胆囊造影等。胆道闭锁患儿肝脏明显胆汁淤积,肝脏增大,表面不光滑,严重的患儿有肝硬化表现,肝门区空虚,胆囊塌陷,胆囊内为无色黏液样胆汁,肝胆管呈纤维条索或显示不清。经胆囊开口,置管固定,注入合适浓度的造影剂,如无肝内胆管显影可诊断为胆道闭锁;如肝内外胆管显影,可留置引流管行胆道冲洗治疗。腹腔镜检查属微创手术,手术创伤小,是一种快速鉴别诊断胆道闭锁的好方法。

(五) 诊断与鉴别诊断

新生儿生理性黄疸是自限性的,如果血清结合胆红素超过2mg/dl,或者黄疸持续时间超过生后最初2周,则需对此进行评估。主要症状是持续性黄疸,或黄疸虽经治疗可暂时或一过性减轻,但从未完全消退。

需与胆道闭锁相鉴别的新生儿黄疸常见疾病有新生儿溶血症、母乳性黄疸、败血症黄疸、婴儿巨细胞肝炎(又称新生儿肝炎)等,某些遗传性代谢性疾病也会出现类似梗阻性黄疸的表现。目前随着肠外营养的普及,越来越多的低出生体重儿、早产儿及长期肠外静脉营养的新生儿出现胆汁淤积,其临床表现也与胆道闭锁极其相似,需进行早期鉴别。其他原因如肿瘤等则罕见。

(六) 治疗

胆道闭锁需早期诊断,诊断方法虽然很多,但无一绝对可靠,且需要与一些黄疸的疾病进行鉴别诊断,因此早期诊断有时较为困难。手术是治疗胆道闭锁的有效手段,包括葛西手术(Kasai手术)以及各种改良术式和肝移植。对于60天左右的胆道闭锁患儿,治疗首选葛西手术,术后胆汁顺利排出,可预防胆管炎的发生,同样可减慢或防止肝硬化的发生,患儿可较长时间靠自体肝存活。若患儿日龄超过120天,或葛西手术失败、术后胆汁排出不畅、反复发生胆管炎、门静脉高压、肝功能衰竭,可选择肝移植术。90~120天的胆道闭锁患儿应首先行肝门空肠吻合术,使患儿增加获取供肝的机会。一般认为:①患儿年龄<3个月,宜先行葛西手术;>3个月则首选肝移植;②葛西手术后无胆汁排出或量少,或反复发生胆管炎,影响手术治疗效果,宜早期选用肝移植;③葛西手术术后出现肝终末期者可再行肝移植。小儿胆道闭锁诊治流程图见图17-15-3。

1. 术前准备　术前除常规手术前准备和检查外,术前重点注意肝功能、凝血功能是否正常,每天在静脉补液中加入维生素 K_1 滴注;血浆蛋白水平也必须补充至正常参考水平,以免伤口和吻合口愈合不佳;对于个别肝功能极差、引起凝血功能障碍者还应静脉滴注新鲜冰冻血浆和冷沉淀等。胆道闭锁患儿手术属于限期手术,患儿尽量在入院后较短的时间内进行手术。

2. 手术处理　手术一般包括两部分:肝门部的解剖和胆道重建术。其中肝门解剖的范围和深度,直接决定了肝门部胆汁的排出量,影响手术的预后。Kasai根治术的关键是要彻底剪除肝门纤维块,一般切除肝门纤维块时肝表面上只保存很薄的一层包膜;另外,对于剪除创面的止血要慎用电凝,特别是左右肝管进入肝实质处,压迫止血可以达到一定效果。

肝门部的胆道呈囊肿样改变,术中胆道造影和探查均证实囊肿与近端肝管和远端胆道不通,应切除囊肿进行经典的Kasai根治术,不应利用囊肿与肠吻合;胆总管未闭锁型的胆道闭锁手术方式,亦以传统的肝门空肠吻合术为佳。

3. 术后处理　术后除按胃肠道手术后常规治疗外,还需继续护肝、利胆、防治胆管炎等治疗。

术后继续静脉注射护肝和治疗凝血功能障碍的药物,常规运用利胆药、糖皮质激素和抗生素。利胆

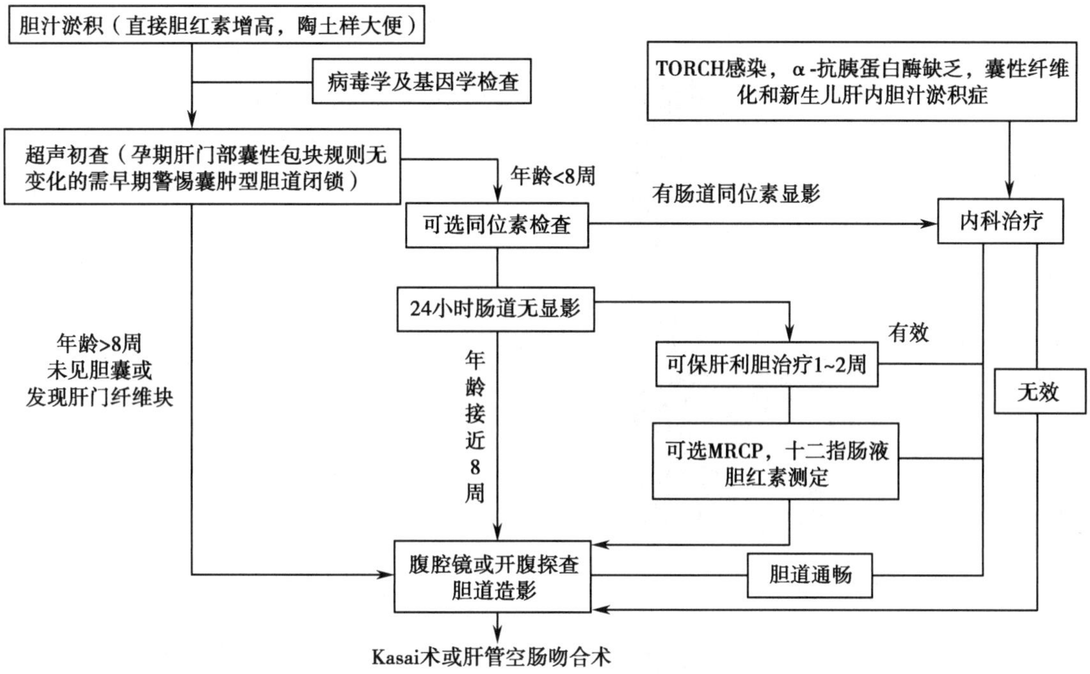

图 17-15-3　小儿胆道闭锁诊治流程图

药以熊去氧胆酸应用最多，可显著改善必需脂肪酸的缺乏，并能降低胆红素水平，临床上推荐口服熊去氧胆酸 10~20mg/(kg·d)，术后进食即可开始，一般维持 1~2 年。

糖皮质激素作为 Kasai 根治术后辅助治疗的主要组成部分，被认为可以提高早期退黄，明显改善术后的生存质量，增加自体肝生存的年限。国内在胆道闭锁术后广泛应用，推荐方案为静脉滴注甲基泼尼松龙，每天 4mg/kg，3 天后逐步减量，或每天分别注射甲基泼尼松龙 10mg/kg、8mg/kg、6mg/kg、5mg/kg、4mg/kg、3mg/kg、2mg/kg，共 7 天，出院后继续口服甲基泼尼松龙片 2mg/(kg·d)，可持续 4~8 周。

4. **术后并发症的处理**　术后的并发症常见有胆管炎、肝门部胆管梗阻以及门静脉高压等。

（1）胆管炎：对于胆管炎，预防比治疗更重要，除围手术期间静脉滴注抗生素外，手术后应选用经肝胆道排泄的广谱抗生素，一般用药 7~10 天。胆管炎控制不佳时可改用亚胺培南或美罗培南。抗生素应定期更换，持续 2~4 周。对持续高热，黄疸加重明显的患儿，可禁食，并适当使用激素冲击治疗，必要时应用提高免疫力的药物如丙种球蛋白。

（2）肝硬化门静脉高压：门静脉高压出现消化道出血时，按门静脉高压消化道出血处理，首先推荐内镜下注射硬化剂或套扎术，可反复进行，亦可做分流术，合并脾功能亢进可考虑行脾栓塞。

5. **肝移植**　患儿日龄超过 90 天或葛西手术失败者，以及术后肝功能差、生活质量不佳者，应考虑进行肝移植。小儿肝移植术式为背驼式，可进行减体积肝移植、亲属活体供肝肝移植、劈离式肝移植。

（七）预后

胆道闭锁由于肝内胆汁排出障碍，肝脏进行性纤维化、硬化，门静脉出现高压、消化道出血等。20 世纪 70 年代中期以来，随着早期诊断、手术技巧及术后处理的改进和提高，胆道闭锁患儿预后明显改善，长期生存的病例增加。文献报道 5 年生存率为 40% 左右，10 年生存率为 13%~20%。若生后 60 天内手术，其 10 年生存率可达 70% 以上。肝门空肠吻合术可为肝移植手术创造一个较为理想的条件（如体重、重建后的人工胆道等），两者结合能提高胆道闭锁的治疗效果，并且符合我国的国情，可使更多的胆道闭锁患儿得到有效的治疗，提高其生存质量。

（乐盛麟　肖静）

第十六节　新生儿胆管扩张症

胆管扩张症（choledochal cyst）为临床上常见的一种先天性胆道畸形。表现为胆总管的一部分呈囊状（图 17-16-1）或梭状扩张（图 17-16-2），有时可伴有肝内胆管扩张的一种先天性畸形。本病在亚洲东方人中的发病率明显高于欧美白色人种，女性发病率高于男性，约占总发病率的 60%~80%，东亚人种发病率一致。本病在各年龄阶段均可见到，但囊肿型大多在 10

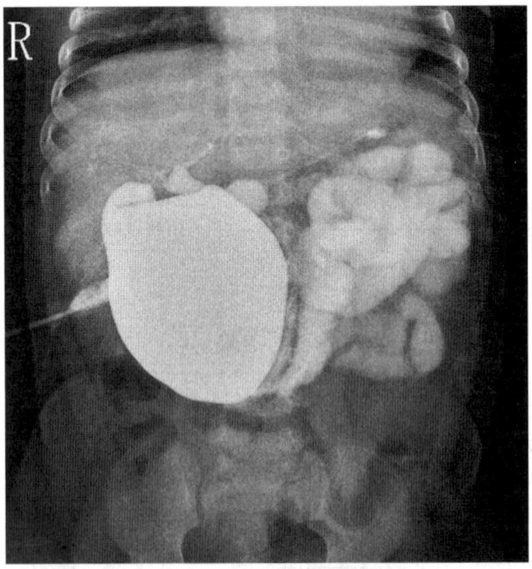

图 17-16-1 胆管扩张症（囊状扩张）

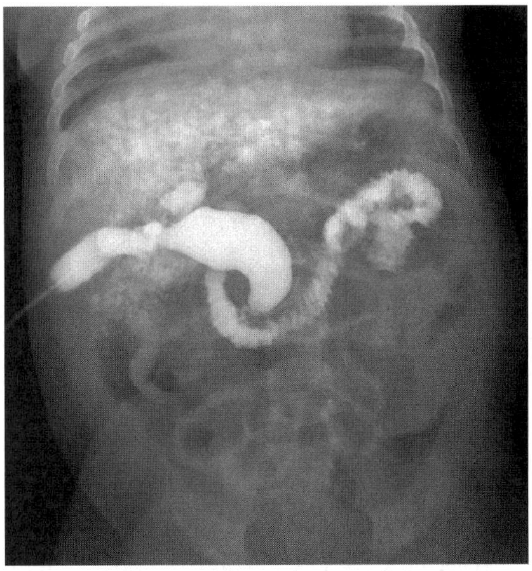

图 17-16-2 胆管扩张症（梭状扩张）

岁以下的儿童期获得诊断而得到治疗，梭状型则有较多延迟至成人期才被发现。新生儿胆管扩张症与较大年龄患儿胆管扩张症有区别，呈囊肿型，常常在产前发现，生后早期出现黄疸，治疗原则与梭状型胆管扩张稍有区别。

（一）病因

自 20 世纪 30 年代以来，国内外许多学者对于先天性胆管扩张症的病因进行过各种研究和探讨，但其具体的发病原因仍未完全明了，包括胆道胚胎发育畸形、病毒感染学说、胆总管远端神经及肌肉发育不良、遗传性因素、胆总管末端梗阻、胰胆管合理异常等，流行的学说为胆总管末端梗阻、胰胆管合理异常。

1. **胆总管末端梗阻** 原因可能是：①胆总管进入十二指肠肠壁的角度异常，形成 S 状扭曲；②胆总管末端先天性狭窄；③炎症纤维性瘢痕形成；④胆总管末端管壁中存在迷生的胰腺组织等。

2. **胰胆管合流异常致病学说** 由于胰胆管的异常交汇，而胰腺的胰液分泌压明显高于胆汁的分泌压，胰液会大量反流入胆道，特别是胆汁内的胰蛋白酶被激活，导致胆管扩张。近年来，李龙探讨了囊肿胰胆管合流共同通道开口位置与共同通道长度、胆总管扩张程度的关系，提出了胰胆管合流向十二指肠远端开口异位是先天性胆管扩张症的病理改变之一，提示此病变可能是胰胆管合流共同通道延长的原因。

3. **多种因素合并致病学说** 诸多学者的研究发现囊肿型与梭状型之间，其病理改变并不完全一致。胚胎早期发育时，由于某种致病因素导致胰胆分化异常，引起胰胆管的合流异常、胆总管远端的狭窄及 Oddi 括约肌的发育异常是本病的基础性综合致病因素。囊肿型病例胆总管远端狭窄的病理改变更为常见且严重，而在梭状型的病例中，胰液反流、胰酶被大量激活的问题则更为突出。

（二）病理

胆管扩张症主要指胆总管的各种程度的扩张，同时也可以合并发生于肝内胆管的扩张。由于先天性胆管扩张症几乎均合并胰胆管的合流异常，在疾病的发生、发展中，肝脏、胰腺也常会出现各种病理改变。

1. **胆总管及肝内胆管的病变** 临床发现胆管扩张有两种主要的病理形态，即囊肿型与扩张型。囊肿型常见于新生儿，表现为肝外胆管局限性扩张，胆管扩张的病变可以局限于胆总管，同时有约 30%～40% 的病理合并肝内胆管的扩张。

2. **胰胆管合流异常** 先天性胆管扩张症几乎均存在胰胆管合流异常的先天畸形。主要存在两种病理改变：①胰胆管共同通道过长，甚至达 2～3cm，而正常成人不超过 0.5cm，一般认为共通管的正常值：1 岁以内的婴幼儿≤3mm，13～15 岁的青少年≤5mm，成人≤7mm，若小儿共通管>4～5mm，成人>8～10mm，则可确诊为胰胆合流异常；②主胰管与胆总管合流的角度异常，多接近甚至超过 90°，而正常角度为锐角，并应该被包绕在 Oddi 括约肌之中。

囊肿型与梭状型这两种基本病理类型的胰胆管合流异常的形式是不同的。囊肿型的胰胆管合流表现为胆管-胰管型，即胆管汇入胰管形成共同通道。而梭状型的胰胆管合流则为胰管胆管型，即胰管汇入胆管形成共同通道。这在手术中胆总管远端处理时有重要的意义。

3. **胆道癌变**　近年来,研究发现胆道癌变已经成为先天性胆管扩张症最严重的并发症。文献报道,先天性胆管扩张症胆道癌变的发生率是正常人群的25~40倍,并且随年龄增加,胆道癌变率也随之大幅上升。

(三)临床分型

目前胆管扩张症的临床分型广泛参考应用的有Alonso-lej分型及Todani分型方法。

1. **Alonso-lej分型**　1959年Alonso-lej提出了根据形态特点分型。

(1)Ⅰ型:胆总管囊性扩张症。共有三个亚型,即①Ⅰa型:胆总管囊性扩张,常见类型;②Ⅰb型:节段性的胆总管囊性扩张,无胰胆管合流异常,极少见;③Ⅰc型:胆总管梭状扩张,常见类型。

(2)Ⅱ型:胆总管憩室,较少见,仅占2%~3.1%,在胆总管侧壁有囊肿样扩张,囊肿以狭窄的基底或短蒂与胆总管侧壁连接,胆管的其余部分正常或有轻度扩张。

(3)Ⅲ型:胆总管末端囊性脱垂性。胆总管囊肿脱垂型:罕见,仅占1.4%,病变表现为胆总管末端扩张并疝入十二指肠内,此型在临床上有时被误诊为十二指肠内息肉或肿瘤。

2. **Todani分型**　1975年日本学者户谷(Todani)在Alonso-lej分型的基础上增加了第Ⅳ型和第Ⅴ型。

(1)Ⅳ型:是指多发性的肝内或肝外的胆管扩张,又可分两个亚型,①Ⅳa:肝外胆总管扩张同时合并肝内胆管扩张;②Ⅳb:肝外胆管的多发性扩张。

(2)Ⅴ型:肝内胆管扩张,即多发性扩张型,肝外胆管扩张同时合并有肝内胆管的扩张及先天性的肝内胆管的扩张。多数学者认为这是一种独立的病症(Caroli病),其与先天性胆管扩张症有着本质的区别。

(四)临床表现

本病患者女性多于男性,大多数患儿不具有腹痛、黄疸及腹部肿块三种典型症状,临床上常以其中1~2种表现就诊。

1. **腹痛**　幼小患儿因不会诉说腹痛,常易被误诊,有时腹痛突然加重并伴有腹膜刺激征,常见胆总管穿孔、继发性胆汁性腹膜炎,婴幼儿表现为哭闹不安、呕吐、进行性腹胀加重,但腹膜刺激征较胃肠道穿孔轻,均经腹腔穿刺抽出胆汁性腹水而确诊。

2. **肿块**　多于右上腹部或腹部右侧有一囊性感光滑肿块,上界多为肝边缘所覆盖,大小不一,可伴有轻重不一的触痛。梭状型则多不会触及腹部包块。

3. **黄疸**　需与新生儿黄疸相鉴别,生后早期出现黄疸,治疗效果欠佳,直接胆红素逐渐升高,同时合并大便颜色变浅,甚至呈白陶土色,尿色加深。

(五)辅助检查

1. **实验室检查**　可有不同程度的肝功能不良表现,患儿血、尿及粪便的检查呈阻塞性黄疸的表现,少数患儿的各项指标可基本正常,合并囊内感染者可见血象增高等炎症改变。另外,梭状型患儿囊内液体淀粉酶测定较囊肿型患儿高。

2. **超声检查**　是最简便且无创的检查手段,可获得初步诊断,包括产前发现的相关肝门部异常。一般表现为肝脏下方显示界限清楚的低回声区,同时可查明肝内胆管扩张的程度和范围及是否合并胆管内结石。笔者利用产前超声检查,成功追踪到胎儿期胆总管囊肿病例,分析总结手术治疗时机,为该类患儿的治疗及预后提供有力保障。

3. **CT检查**　可明确胆总管扩张的程度、位置、胆总管远端狭窄的程度以及有无肝内胆管扩张、扩张的形态及部位等,有助于术式的选择。

4. **磁共振及磁共振胰胆管成像技术(MRCP)**　利用磁共振的特殊成像技术获得清晰的胰胆管成像效果,甚至可明确地判断出是否合并胰胆管合流异常。

5. **术中胆道造影**　可详细了解肝内胆道及胆总管远端和胰胆管合流异常的病理形态,部分肝内胆管的囊性扩张或狭窄需行适当的肝门部甚至肝内胆管成形术。

(六)诊断与鉴别诊断

根据患儿临床表现,结合实验室和影像学检查进行诊断与鉴别诊断。在鉴别诊断中,主要是针对囊肿型胆管扩张症、以黄疸和急性上腹部疼痛为突出表现者进行鉴别。

1. **囊肿型**　以右上腹或上腹部肿块为突出表现。而无黄疸者,应与肝囊肿、腹膜后囊肿相鉴别;有黄疸者,需与囊肿型胆道闭锁相鉴别。

(1)肝囊肿:肝功能检查一般正常,多囊肝患儿有时可同时有肾、胰腺或脾的多囊性病变。超声及CT检查多可明确显示囊肿位于肝内而肝外胆道正常。

(2)腹膜后囊性肿物:如囊性畸胎瘤、淋巴管瘤等,从症状和体征来看较难与无黄疸的胆总管囊性扩张鉴别,超声、CT可基本区别。

(3)囊肿型胆道闭锁:在产前约20周左右可发现,较产前发现的肝门部胆管扩张症患儿,形态规则,囊壁炎性增厚,孕期大小基本没有变化,需要有经验的小儿外科医师加以评估追踪,超声或MRCP可供选择,生后结合临床表现,多可早期诊断、早期手术。

2. **以黄疸为突出表现者**　应与胆道闭锁、胆管癌、右上腹部腹膜后肿瘤压迫胆总管等相鉴别。

（1）胆道闭锁：超声检查探不到胆总管，无胆囊或仅有萎缩的胆囊，而胆管扩张症表现为肝外胆管的扩张。

（2）右侧肾上腺血肿：因生产过程中或新生儿凝血功能异常导致的肾上腺血肿，血肿增大会压迫胆道导致梗阻性黄疸，常难以与新生儿胆管扩张症相鉴别，结合产前超声及临床实验室检查，可初步诊断，黄疸持续，保守治疗效果欠佳，需早期手术探查。

3. 以急性上腹部疼痛为突出表现者　新生儿应与胆道穿孔、十二指肠憩室穿孔等鉴别。

（1）胆道穿孔：新生儿产前如发现肝门部囊肿，可能合并胰胆管合流异常，反复的炎症刺激可导致胆道早期穿孔，穿孔后的新生儿腹部早期查体为上腹部触之不适感，胆汁性腹膜炎，可伴有血象升高，大便颜色偶有变浅，食欲欠佳，需及时行手术探查，笔者诊治的最小胆道穿孔新生儿仅为 28 天。

（2）十二指肠憩室穿孔：临床较少见，无典型症状，不易被及时发现，当出现憩室并发症如炎症形成脓肿、憩室增大压迫附近胆管，导致肝门部肿物及梗阻性黄疸，超声和 CT 检查并结合实验室检查可确诊，难点在于及时发现异常，及时的手术治疗能够取得良好效果。

（七）治疗

1. 手术适应证及手术时机的选择　根据胆道扩张的不同类型和并发症确定。

（1）先天性胆管扩张症囊肿型及胆总管明显扩张的梭状型：患儿一经诊断后，应适当术前准备、及时手术，特别是产前诊断发现肝门部囊肿，孕期逐步增大，生后短期内进行性增大，有感染、穿孔、肝内胆管狭窄和肝功能损害的潜在危险，需要生后限期内（2~6周）手术，但对于医疗团队的诊治技术水平要求较高，如无特殊症状，手术时间可延长至 3 个月左右。

（2）胆总管轻微扩张的梭状型：主要矛盾在于术后胆管与肠道吻合后可能发生吻合口狭窄。对于此问题，结合国内外学者及笔者的认识，主张：①在外科技术可以完成的前提下尽早施行根治性的胰胆分流胆道重建手术，一般胆管达到 9~10mm，即可较好地完成胆管空肠吻合的手术；②如胰胆症状严重，发作频繁，而肝胆外科的技术水平较高，在证实存在胰胆管合流异常后，即使胆管扩张在 9mm 以下，有许多学者也施行了胆道重建的胰胆分流手术，并取得极好的治疗效果。

（3）先天性胆管扩张症合并胆道穿孔：多见于梭状型的病例，许多病例甚至以胆汁性腹膜炎为首发症状，患儿病情多为严重，如能够发现具体穿孔部位，可在穿孔处置管行胆总管外引流术，如果无法发现具体穿孔部位，可以仅行腹腔引流，择期再行根治术。如穿孔刚发生，且囊肿壁炎症较轻、患儿一般情况较好，也可一期行囊肿切除胰胆分流胆道重建。

2. 常用手术方式及术式选择　根据不同情况选择引流术+根治术或吻合术。

（1）胆总管囊肿外引流术：用于严重胆道感染、短期保守治疗无法控制、中毒症状严重、一般情况较差以及胆道穿孔引起严重胆汁性腹膜炎，穿孔部位粘连严重无法一期进行根治手术的患儿，待手术 1~3 个月后，可择期行根治性手术。

（2）胆总管切除肝总管-空肠 Roux-Y 吻合术（图 17-16-3）：目前国内外学者已一致认为其是治疗本症的首选术式，其优点为：①可以根治胆总管狭窄的问题；②可以彻底切除病灶，同时去除胰胆管合流异常的重要病理解剖异常，防止胰液在囊肿内与胆汁合流；③手术后并发症少，较其他术式远期疗效明显；④可以通过近端肝总管了解左右肝管，甚至肝内胆道的病变，予以必要的处理；⑤可以了解胰胆共同通道内可能存在的结石等病变问题，术中反复冲洗可通畅引流，排出结石，明显改善术后腹痛等近期并发症。

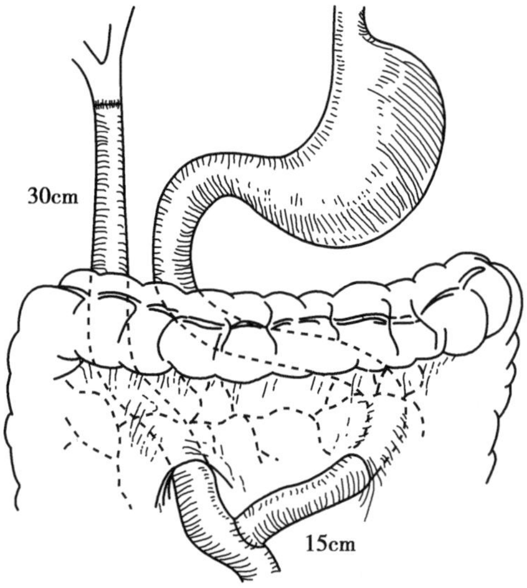

图 17-16-3　肝总管空肠 Roux-Y 吻合术

目前，经腹腔镜行扩张胆管切除，肝总管空肠 Roux-Y 吻合术的开展已趋成熟，与开腹手术相比，能够取得同样的效果，同时其具有微创、恢复快等特点，为小儿外科医师及患儿家属所接受。

3. 合并特殊情况的手术　包括合并肝内胆管扩

张、合并迷走胆管和二次根治手术等特殊情况的处理。

（1）合并肝内胆管扩张的处理：临床上约 30%～40% 的病例合并肝内胆管不同程度的扩张，一般无需特殊处理。而另外部分则表现为汇入肝总管的开口呈瓣膜状、隔膜状或细管状狭窄，可根据狭窄情况以狭窄口隔膜切除或狭窄段纵切、横缝的方法解除狭窄，然后反复冲洗肝内胆管，最后完成重建的标准手术。

（2）合并迷走胆管的手术：迷走胆管本身为胆道变异，对于该类患儿的手术治疗，在标准根治术的基础上，关键是判断迷走胆管是否与肝内主胆道相通，明确迷走胆管是否完全独立引流部分肝脏胆汁。

（3）二次根治手术：部分病例由于病情需要，曾接受一期的囊肿外引流术，如急性严重感染的病例和扩张胆总管穿孔的病例，应考虑二次手术根治。

（八）新生儿胆管扩张诊治流程

综合上述诊断、鉴别诊断和治疗方案，总结出如下新生儿胆管扩张诊治流程（图 17-16-4），供临床参考。

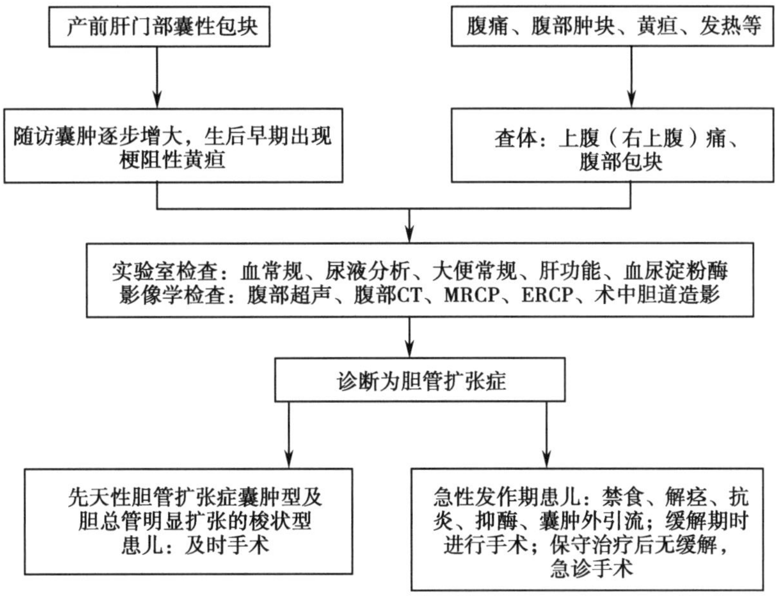

图 17-16-4　新生儿胆管扩张诊治流程图

（九）术后并发症的防治

1. 手术后出血　术后应保持腹腔引流管通畅，密切观察病情变化，如腹腔引流量较多，且为新鲜血液，应即刻加大止血药物及维生素 K 的静脉滴注，必要时给予输血，腹部可适当加压包扎，处理后一般渗血会逐渐停止，如出血量大，经输血仍无法维持应剖腹探查。

2. 吻合口瘘　一般发生于术后 4～5 天，由于局部有部分粘连形成，经保持引流通畅，给予禁食，胃肠减压，充分营养支持，多可保守治愈。

3. 吻合口狭窄　原因包括：①胆总管囊肿造口术或囊肿-肠管吻合术后，囊肿反复感染，囊壁增厚；②囊肿切除、胆道重建术中，吻合口不够大，吻合口对合不良。

4. 胰腺病变　术中冲洗胆总管远端，将胰腺内扩张胆总管彻底切除等措施可减少术后胰腺并发症的发生，对已形成的胰管极度扩张和胰腺结石，可酌情行 Oddi 括约肌切开成形或胰管空肠吻合等手术。

（十）预后

新生儿胆管扩张症手术死亡率近年来已明显下降，无并发症者远期预后良好。

（乐盛麟　肖静）

第十七节　新生儿肝衰竭

肝衰竭（liver failure）是指各种原因导致肝脏合成、解毒、排泄和生物转化等功能发生严重障碍或失代偿，出现凝血功能障碍、黄疸、肝性脑病等为主要表现的危重症，可引起多器官功能衰竭、肝肾综合征严重并发症的发生，病死率高达 50%～70%。儿童急性肝衰竭（pediatric acute liver failure，PALF）通常定义为：原先无肝脏损害，8 周内突发严重肝功能障碍，注射维生素 K_1 无法纠正的凝血障碍，PT>20s 或 INR>2.0，可无肝性脑病；或肝性脑病合并凝血障碍，PT>15s 或 INR>1.5。新生儿肝衰竭（neonatal liver failure，NLF）指新生儿期发现的肝衰竭，但是部分新生儿肝衰竭是从胎儿期开始延伸到新生儿期，即宫内的严重肝损伤在新生儿中的表型表达，如妊娠期同种免疫性肝病-新生儿血色病（gestational alloimmune liver disease-neonatal hemochromatosis，GALD-NH），根据急性肝衰竭的定义，新生儿期肝衰竭属于急性肝衰竭。因为健康足月儿 INR 可以到 2，早产儿 INR 正常值可以≥2，所以新生儿急性肝衰竭（neonatal acute liver failure，NALF）凝血功能障碍的诊断标准为 INR≥3。新生儿肝衰竭是一种相对罕见、未完全研究清楚的疾病，尚无确切发病率，NALF 的预后与病因及治疗措施有关，死亡率（90 天内）是其他儿童的 2 倍。

（一）病因与分类

任何引起急性肝细胞损伤、坏死和代谢异常的原因都可能引起 NALF，具体病因可分为感染性、免疫性、遗传代谢性、缺血缺氧以及毒素或药物相关等（表 17-17-1），最常见病因是未明确病因，占 37.8%，其次是病毒感染（18.9%）、代谢性疾病（16.2%）、GALD-HN（13.5%）和休克（4.1%）。

表 17-17-1　常见引起 NALF 的病因

分类	病因
感染性疾病	病毒性感染：单纯疱疹病毒、肠道病毒、巨细胞病毒等 细菌感染：细菌性败血症 真菌感染：念珠菌败血症、深部真菌感染等
代谢性疾病	半乳糖血症、酪氨酸血症、Citrin 蛋白缺乏、糖原储积症Ⅳ型、尼曼-皮克病 C 型、线粒体肝病和尿素循环缺陷等
免疫性	GALD-HN 等
缺氧缺血	围产期窒息、新生儿心肺复苏后、严重呼吸窘迫综合征、休克（低血容量性、心源性休克等）
其他	中毒、药物性肝损伤、肠衰竭相关肝病（IFALD）

（二）临床表现

除存在原发病的症状及体征外，NALF 临床表现依病因有所不同：早期无特异性，仅表现为一般情况差、精神反应弱、喂养困难、生长停滞、黄疸等，继续发展可出现肝大、脾大、腹水、四肢水肿等体征。研究显示，3 个月内婴儿急性肝衰竭的常见临床表现有乏力（49%）、发热（20%）、恶心或呕吐（20%）、肝大（71%）、脾大（41%）、腹水（39%）、外周水肿（38%）。通常小婴儿的肝实质没有正常发育，其 ALT 比年龄大的患儿升高明显，其 ALF（尤其是 GALD-HN 所致的 ALF）升高不明显。受患儿年龄的限制，急性肝衰竭患儿表现并不典型，可不伴颅内高压和肝性脑病，很少出现典型的扑翼样震颤。年龄<3 岁患儿的肝性脑病分级详见表 17-17-2。随着病情进展，患儿可以出现不同程度的出血、低血糖、感染、肝肾综合征、水电解质平衡紊乱等。

表 17-17-2　0~3 岁婴幼儿肝性脑病的分级

级别	临床表现	神经系统检查/反射
Ⅰ/Ⅱ	伤心哭泣，睡眠颠倒	正常或反射亢进
Ⅲ	嗜睡、目光呆滞、激惹	反射亢进
Ⅳ	昏迷，有痛刺激反应（Ⅳa）或无反应（Ⅳb）	缺如、去大脑/去皮层姿势

（三）诊断

患儿有肝脏受损害和/或围产期缺氧缺血、感染及接触毒物、药物等病史；临床出现消化道症状加重，黄疸迅速加深、肝脏进行性缩小、凝血功能障碍等应考虑存在肝衰竭。早期诊断应结合临床表现、血清学、超声波和脑电图等辅助检查协助诊断、判断病情严重程度。

1. **血清学检查**　血清胆红素升高以直接胆红素升高为主，伴转氨酶升高，如出现转氨酶下降与胆红素升高呈分离现象，即胆酶分离或 ALT/AST 降低，则提示肝细胞严重坏死、预后不良。可伴有血糖、白蛋白及前白蛋白水平降低及胆汁酸、血氨、血乳酸升高。电解质、血尿素氮、肌酐等检查有助于判断有无合并肝肾综合征。遗产代谢性疾病患儿常合并严重低血糖、高乳酸、代谢性酸中毒及高氨血症。

2. **凝血功能检查**　PT、APTT、INR 比同胎龄、日龄新生儿延长，病情严重者可合并 DIC。

3. **超声检查**　可以检测肝、胆囊、胆管、脾的大小和弹性变化，以及有无腹水、肝脏肿物等。

4. **脑电图**　肝性脑病早期患儿即表现特异性脑电图波形，如慢波，三相波且持续时间较长。有助于早期发现肝性脑病。

（四）病因评估与鉴别诊断

（1）病史：阳性家族史如同胞不明原因死亡和新生儿期死亡，应考虑遗传代谢病的存在；母亲孕期感染（如梅毒和单纯疱疹病毒），病原学和血清学检查有助于发现先天性感染的病因；对于所有表现为 ALF 的新生儿都应考虑 GALD-HN，特别是若患儿的哥哥姐姐有新生儿肝病或死亡史和/或凝血功能障碍的程度比转氨酶升高程度更严重。

（2）体格检查：体格检查应评估以下所有内容：生长发育及营养状况的评估。生长或发育异常可能提示有基础疾病，包括代谢性疾病。肝脾大提示感染性、代谢性疾病等。

（3）肝功能及其他脏器功能评估：包括血胆红素、胆汁酸、转氨酶、蛋白水平及出凝血功能、肾功能等。

（4）确定肝病原因的诊断性检查：皮肤，肝组织活检对肝炎、遗传代谢性肝病能协助确诊或有助于判断预后。病原学包括梅毒、HSP、CMV 等的检测可以了解有无围产期感染引起的 NALF。血尿 GS/MS 筛查、相关酶学、基因检测有助于遗传代谢性疾病诊断。肝内外铁沉积是 GALD 的标志性发现，往往可通过颊黏膜活检观察到小唾液腺中含铁血黄素的沉积，明确 GALD 的诊断。

常见引起 NALF 的疾病的鉴别诊断详见表 17-17-3。根据一些相对简单的临床表现和实验室检查可以对 NALF 的病因做出初步诊断，包括发病年龄、胎儿病变的证据、有无合并静脉导管未闭、肝脾大，以及 ALT、铁蛋白、AFP 水平及有无酸中毒等。

表 17-17-3　常见引起 NALF 的疾病鉴别诊断

项目	GALD-HN	病毒感染	噬血细胞综合征	线粒体肝病	缺血缺氧	IFALD
病史						
发病年龄	通常出生时和小于 3 天	通常 5~14 天	不一定，可以出生时	不一定，通常生后第 1 周到几个月内	不一定	开始胃肠外营养治疗的 2 周后
早产	大部分（70%~90%）	正常人群发病率	不常见	不常见	正常人群发病率	常见
同胞夭折史	常见	几乎无	不常见	同胞 25% 的风险	无	无
羊水过少	大部分（70%~90%）	罕见	罕见	不常见（可见羊水过多）	不常见	无
IUGR	大部分（70%~90%）	罕见	罕见	可能（20%~30%）	可能	可能
体检						
其他器官受累	肾小管发育不良	中枢神经系统、皮肤	骨髓	中枢神经系统和心脏	大脑、心脏、胃肠道	胃肠道
腹水	常见（40%~60%）	罕见	不常见	不常见	不常见	不常见
静脉导管未闭	大部分（70%~90%）	无	无	无	无	无
肝大	不常见（10%~20%）	常见	常见	常见	不常见	可能
脾大	不常见（10%~20%）	常见但通常轻度增大	常见	不常见	不常见	可能
辅助检查						
低血糖	常见	常见	常见	常见	可能	无
凝血病	重度（INR 4~10）	中-重度	中-重度	中-重度	中-重度	轻-中度
代谢性酸中毒	无	无	无	有	可能	无
高乳酸血症	无.	无	无	有	不一定	无
胆汁淤积	出生时无，生后加重	轻度	中-重度	中度	轻-中度	轻度
ALT	降低或正常，大部分<100U/L	升高，通常>1 000U/L	升高，通常>1 000U/L	升高，通常 100~150U/L	升高，依原发病不同	轻度升高
铁蛋白	大部分>800ng/ml 但<7 000ng/ml	通常极高（>20 000ng/ml）	极高（>20 000ng/ml）	不同程度升高	依缺血缺氧的原发病因有不同	正常或轻度升高
甲胎蛋白	大部分升高	基本正常	基本正常	不同程度升高	正常	基本正常

（五）治疗

一旦发现患儿有急性肝衰竭倾向，应尽早进入NICU进行密切监护及救治，维持内环境稳定，维护重要脏器功能。

1. 加强监护，评估神经状态，监测血压、心率、呼吸频率、血氧饱和度，记录体重、腹围变化、24小时尿量、排便次数和性状等。

2. 尽快完善病因及病情严重程度评估、相关实验室检查，指导临床治疗。肝脏损伤单元（liver injury unit，LIU）评分是专为PALF设计的，根据使用患儿TBIL的峰值、PT或INR值及血氨值将患儿分为低、中、高风险、死亡或需要肝移植。LIU的分数在预测儿童急性肝衰竭的临床结果方面，是一个有用的、动态的工具。但到目前为止，还没有一个单一的标准能普遍适用于所有不同病因的儿童急性肝衰竭患者，并对预后进行准确预测。

3. 对于重症NALF患儿，可以启动阿昔洛韦（直到排除单纯疱疹病毒感染）治疗和无乳糖喂养（直到排除半乳糖血症）。

4. 对因治疗，明确病因后给予针对性治疗可以降低死亡率。如换血疗法和大剂量IVIg是GALD-NH的首选治疗。半乳糖血症可口服无乳糖奶粉进行治疗，遗传性果糖不耐受者可免果糖饮食等。

5. **对症支持治疗** 措施包括液体管理、营养管理和抗生素治疗等。

（1）液体管理：适当控制液体摄入，应尽量将每日液体总入量（包括用药和输入血制品）限制在液体维持需求的90%～95%。维持血糖水平在5～6mmol/L。

（2）营养管理：对于发生肝衰竭的新生儿应暂时停止肠内喂养，直至排除代谢性疾病。维持足够的营养支持以避免出现分解代谢状态。PALF患儿的肠道外营养应遵循下列原则：①为避免过度补液，包括肠外营养、血制品和药物在内的液体总入量一般控制在维持液体需求的85%～95%；②限制蛋白质的摄入在0.5～1g/（kg·d）内；③一般应停止或减少微量金属元素摄入，因为铜和锰在肝脏代谢，在ALF患者体内可能会蓄积。此外，如果合并肝肾综合征应避免或减少铬、钼和硒的摄入。对于IFALD患儿，采用鱼油脂肪乳制剂，将需要长期肠外营养（>30天）的婴儿脂肪乳剂限制在1g/（kg·d）内。

（3）预防性抗生素的使用：NALF初始临床表现易和败血症等感染性疾病混淆，而且感染会诱发代谢性疾病合并ALF，加用抗生素特别是抗G^-杆菌抗生素是合适的，直到排除败血症等感染性疾病。念珠菌是引起ALF真菌败血症中最常见的病原体，但血培养阳性率低，临床上有怀疑应给予抗真菌治疗。

（4）其他：避免镇静、镇痛药物的使用，积极处理肝性脑病、脑水肿、凝血功能障碍、肝肾综合征等相关并发症。

6. **肝脏支持** 包括人工肝支持治疗和肝移植两种方法。

（1）非生物型人工肝支持治疗：包括血浆置换、血浆（血液）灌流、血液滤过、血液透析等经典方法。血浆置换是肝衰竭最常用的辅助治疗措施，帮助患儿度过肝衰竭危险期，并为自体肝脏功能恢复创造条件或作为肝脏移植的“桥梁”。

（2）肝移植目前仍是治疗急性肝衰竭最有效的手段，特别是代谢性疾病及胆道闭锁引起的小儿肝衰竭，明显提高了其存活率。

NALF是一种复杂的、进展迅速的临床综合征，是许多不同疾病的最终共同通路。本病的治疗需要个体化的诊断方法来评估疾病严重程度和发展轨迹，并指导肝脏移植决策。

（刘王凯 李易娟）

参考文献

1. 王天有，申昆玲，沈颖. 诸福棠实用儿科学. 9版. 北京：人民卫生出版社，2022.
2. 邵肖梅，叶鸿瑁，丘小汕. 实用新生儿学. 5版. 北京：人民卫生出版社，2019.
3. 张娟，李在玲，葛颖，等. 24小时食管多通道腔内阻抗联合pH监测技术在早产儿中的应用. 中华儿科杂志，2014，52（4）：298-302.
4. 陈虎，黄寿奖，秦琪，等. 新生儿坏死性小肠结肠炎后肠狭窄的临床特点及外科治疗. 中华小儿外科杂志，2019，40（10）：916-920.
5. 中华医学会感染病学分会肝衰竭与人工肝学组，中华医学会肝病学分会重型肝病与人工肝学组. 肝衰竭诊治指南（2018年版）. 中华临床感染病杂志，2018，11（6）：401-410.
6. LIGHTDALE J R，GREMSE D A，Section on Gastroenterology，Hepatology，and Nutrition. Gastroesophageal reflux：management guidance for the pediatrician. Pediatrics，2013，131（5）：e1684-e1695.
7. BUONOCORE G，BRACCI R，WEINDLING M. Neonatology：A Practical Approach to Neonatal Diseases. Berlin Springer，2012：263-289.
8. CARTER B A，COHRAN V C，COLE C R，et al. Outcomes from a 12-week，open-label，multicenter clinical trial of teduglutide in

pediatric short bowel syndrome. J Pediatr, 2017, 181: 102-111. e5.

9. CASEY L M, STRAUSS J, DHALIWA K K, et al. NeoCHIRP: A model for intestinal rehabilitation in the neonatal intensive care unit. Nutr Clin Pract. 2021, 36(6): 1320-1327.
10. CAUBET J C, SZAJEWSKA H, SHAMIR R, et al. Non-IgE-mediated gastrointestinal food allergies in children. Pediatr Allergy Immunol, 2017, 28(1): 6-17.
11. CHEN S, CHEN D, ZHONG W, et al. Saline-aided ultrasound versus upper gastrointestinal series in neonates and infants with suspected upper gastrointestinal obstruction: a prospective multicenter comparative study. AJR Am J Roentgenol, 2022, 218(3): 526-533.
12. CHONG C Y, BLOOMFIELD F H, O'SULLIVAN J M. Factors affecting gastrointestinal microbiome development in neonates. Nutrients, 2018, 10(3): 274.
13. DUGGAN C P, JAKSIC T. Pediatric intestinal failure. New England Journal of Medicine, 2017, 377(7): 666-675.
14. FEDERICI S, DE BIAGI L. Long term outcome of infants with NEC. Curr Pediatr Rev, 2019, 15(2): 111-114.
15. GATTINI D, ROBERTS A J, WALES P W, et al. Trends in pediatric intestinal failure: a multicenter, multinational study. J Pediatr, 2021, 237: 16-23. e4.
16. GAUDEN R, MUTHUCUMARU M. Primary bacterial peritonitis in a neonate: A very rare presentation of late-onset group B streptococcal infection. J Paediatr Child Health, 2019, 55(10): 1267-1268.
17. GLEASON C A, DEVASKAR S U. Avery's Disease of the Newborn. 9th ed. Harcourt: Saunders, 2012.
18. HARTMAN C, SHAMIR R, SIMCHOWTTZ V, et al. ESPGHAN/ESPEN/ESPR/CSPEN guidelines on pediatric parenteral nutrition: complications. Clin Nutr, 2018, 37(6 Pt B): 2418-2429.
19. JANECKE A R, HEINZ-ERIAN P, MÜLLER T. Congenital sodium diarrhea: a form of intractable diarrhea, with a link to inflammatory bowel disease. J Pediatr Gastroenterol Nutr, 2016, 63(2): 170-176.
20. LARSON-NATH C, VITOLA B E. Neonatal acute liver failure. Clin Perinatol, 2020, 47(1): 25-39.
21. LAU, C. Development of suck and swallow mechanisms in infants. Annals of Nutrition & Metabolism, 2015, 66 Suppl 5(5): 7-14.
22. LU B R, ZHANG S, NARKEWICZ M R, et al. Evaluation of the liver injury unit scoring system to predict survival in a multinational study of pediatric acute liver failure. J Pediatr, 2013, 162(5): 1010-1016. e1-4.
23. PAPACHRISANTHOU M M, DAVIS R L. Clinical practice cuidelines for the management of gastroesophageal reflux and gastroesophageal reflux disease: 1 year to 18 years of age. J Pediatr Health Care, 2016, 30(3): 289-294.
24. PAWLOWSKA K, UMLAWSKA W, IWANCZAK B. Prevalence of lactose malabsorption and lactose intolerance in pediatric patients with selected gastrointestinal diseases. Adv Clin Exp Med, 2015, 24(5): 863-871.
25. SCHNEIDER A, GOTTRAND F, SFEIR R, et al. Postoperative lower esophageal dilation in children following the performance of Nissen fundoplication. Eur J Pediatr Surg, 2012, 22(5): 399-403.
26. SICHERER S H, SAMPSON H A. Food allergy: Epidemiology pathogenesis, diagnosis, and treatment. J Allergy Clin Immunol, 2014, 133(2): 291-307.
27. TERESA C, ANTONELLA D, DE VILLE DE GOYET JEAN. New nutritional and therapeutical strategies of NEC. Curr Pediatr Rev, 2019, 15(2): 92-105.
28. TRÖBS R. Gastrointestinal surgery in neonates: practice, facts, and trends. Open J Pediatr, 2019, 9(2): 154-182.

第十八章　新生儿血液系统危重症

第一节　新生儿血液系统发育和造血特点

一、血细胞的起源与分化

胎儿和新生儿血液系统发育是一个动态连续的过程。血细胞起源于多能造血干细胞(multiple hematopoietic stem cell,HSC),HSC与其共存的微环境和大量调控因子共同构成一个高度精密的造血系统。

1. **造血干细胞**　HSC具有两大重要特征:一是其子代至少包含一个与母代完全相同的细胞,以此来保证数量的充足;二是具有持续自我更新、多系分化成不同类型血细胞的能力。一个HSC最终会发育成为什么细胞主要取决于细胞所处的微环境,这点在开始分化时就已经确定。处于微环境中的HSC在特异性生长因子和细胞因子调控下,可进一步分化成单能干细胞(定向干细胞),再经过原始、早幼、中幼、晚幼等阶段的增殖发育,最后发育成熟为红细胞、粒细胞、单核细胞、血小板及淋巴细胞。骨髓及脐带血(umbilical cord blood,UCB)都具有丰富的造血干细胞,且脐带血中的干细胞与成人骨髓中的干细胞相比,具有更高的增殖能力。

2. **造血微环境**　不同造血部位微环境影响造血细胞发育的类型与时机。造血微环境由各种造血相关生长因子、细胞因子、编码基因、转录因子和修饰酶等共同构成。生长因子和细胞因子主要包括促红细胞生成素(erythropoietin,EPO)、粒细胞-巨噬细胞集落刺激因子(granulocyte-macrophage colony stimulating factor,GM-CSF)、血小板生成素(thrombopoietin,TPO)、胰岛素(insulin,Ins)及胰岛素样生长因子(insulin-like growth factor,IGF)和白细胞介素-3(interleukin-3,IL-3)等。造血过程中,这些特异性造血因子(如EPO、GM-CSF、IL-3等)作为选择信号,作用于造血干细胞和原始细胞,指导细胞进行增殖或分化成特异性、指定性细胞类型。

3. **红细胞发育**　红细胞生成过程中,EPO发挥着极其重要的作用,即通过抑制红系祖细胞凋亡并促进其增殖和分化,进而刺激红细胞生成。

(1) 促红细胞生成素:妊娠早期EPO主要由对缺氧刺激不敏感的胎儿肝脏产生,妊娠后期逐渐转变为对缺氧刺激更敏感的肾脏产生,这种转变提示缺氧刺激对EPO生成具有重要影响。红细胞生成受EPO负反馈调节:红细胞数量减少时,机体缺氧发生,刺激EPO产生增加,后者促进红细胞生成,其数量增多,缺氧得以改善后又反馈性抑制EPO产生。EPO是一种糖蛋白,不能通过胎盘屏障,故母体EPO水平不影响胎儿或新生儿的EPO水平。研究表明,新生儿生后4~6周,其EPO水平从出生时的15~40mU/L降至最低点,此后又逐渐上升,10~12周达15mU/L左右;早产儿贫血越严重且持续时间越长,EPO水平越低。在缺乏EPO的情况下,红系祖细胞不会出现,最终导致红细胞生成减少,故补充重组人EPO有助于新生儿(尤其是早产儿)纠正贫血。

(2) 红细胞分化:红系爆式集落形成单位(burst-forming unit-erythoid,BFU-E)是红细胞系早期特异性前体,其细胞膜上EPO受体少,对EPO、GM-CSF及IL-3反应低下;当BFU-E细胞发育成熟为红细胞系集落形成单位(colony-forming unit-erythoid,CFU-E)细胞和原红细胞时,细胞膜上EPO受体密度很高,对EPO高度依赖。总的来说,在EPO作用下,红细胞系的单能干细胞向原红细胞分化,经过早幼红、中幼红、晚幼红细胞三次分裂增殖;晚幼红细胞继续分化,经网织红细胞分化至成熟红细胞。网织红细胞及成熟红细胞无EPO受体,对EPO无反应。成熟红细胞既无细胞核和DNA,也无线粒体,主要靠储存ATP生成抗氧化剂,并合成2,3-DPG参与代谢,以调节Hb和氧的亲和力。

4. **巨核细胞发育**　巨核细胞发育过程就是血小板产生过程,血小板是无核巨核细胞胞质的小碎片化(7.5fl)成分。在不启动凝血过程的情况下,成熟血小板的寿命约为10天。

(1) 巨核细胞产生部位:同红细胞一样,巨核细胞的成熟过程随着胚胎发育也在不断变化。巨核系祖细胞与红系祖细胞有共同的来源,在人类的胚胎学研究中发现,肝脏和循环系统中最早在妊娠第8周时可以见到巨核细胞；在大鼠发育过程中，早期卵黄囊内也可以观察到巨核细胞。

（2）巨核细胞生成：巨核细胞形成始于 HSC，即 HSC 产生髓系祖细胞，然后形成单核巨核细胞，这些小的单个核细胞进一步成熟变为大的、容易从形态上识别的多倍体细胞（巨核细胞）。总的来说，巨核细胞分化可以分为四个阶段：第 1 阶段的细胞又称原始巨核细胞或巨核母细胞，在所有巨核系细胞中形态最小，最不成熟；第 2 阶段的细胞称为巨核细胞前体（promegakaryocytes）；第 3 阶段为颗粒巨核细胞；第 4 阶段为成熟巨核细胞。在细胞不断成熟过程中，细胞逐渐增大，从 6~24μm 增大至 50μm，细胞核逐渐变为多个，细胞质逐渐变得更加嗜酸。随着巨核细胞的不断发育成熟，其包含的颗粒也稳定增长并变为血小板，从巨核细胞中脱落。

（3）巨核细胞生成调控：多种细胞因子参与巨核细胞的生成，其中 TPO 最为重要。TPO 主要产生于肝脏，参与调控巨核细胞所有的发育阶段。早产儿的 TPO 水平较足月儿偏低，血小板生成的刺激作用也更弱，但早产儿巨核细胞前体对 TPO 的作用更加敏感。IL-3 和 IL-6 可刺激巨核细胞的体积增大和细胞核分裂；IL-11 刺激细胞的增殖和成熟；其他因子包括 EPO、干细胞因子、GM-CSF、IL-1、成纤维细胞生长因子、干扰素 γ 等都参与其中，但他们所起的作用目前尚不清楚。此外，体内也存在一些抑制血小板生成的因子，包括转化生长因子-β 和血小板因子-4。这些因子与刺激因子分别在不同阶段共同调控血小板的生成。

5. **髓系细胞及淋巴细胞的发育** 胎儿时期，粒细胞来源于髓系细胞的分化与发育，而 B、T 淋巴细胞前体在肝脏形成后，继续存留于肝脏形成 B 细胞，迁徙到胸腺形成 T 细胞和自然杀伤细胞（NK 细胞），脾脏中所含 B、T 淋巴细胞和 NK 细胞等是经血液迁移而来。

（1）产生部位：由 HSC 分化出最原始的髓系祖细胞和淋巴系祖细胞：髓系祖细胞，又称为粒细胞-巨噬细胞集落形成单位（colony-forming unit-granulocyte-megakaryocyte，CFU-GM），可进一步分化为被识别的髓系前体细胞，最终生成成熟的中性粒细胞、嗜酸性粒细胞、嗜碱性粒细胞和单核细胞；淋巴系祖细胞最终分化为 T 淋巴细胞、B 淋巴细胞及 NK 细胞。

（2）粒细胞形成：在妊娠第 5 周，巨噬细胞首先出现在肝脏中，妊娠第 8 周巨噬细胞开始出现在骨髓，妊娠第 10~11 周，骨髓中原始中性粒细胞开始出现，而同一时期的肝脏则主要产生巨噬细胞。

（3）淋巴细胞的形成和迁徙：妊娠第 8 周左右开始出现胸腺，T 细胞的前体细胞在第 8~9 周从胎儿肝脏迁移到胸腺，至第 10 周，淋巴细胞构成了胸腺的 95%，其他细胞为粒细胞前体和巨噬细胞。B 细胞前体在妊娠第 8 周首先出现在网膜和胎儿肝脏。网膜内的 B 细胞生成发生于 8~12 周，之后在胎儿肝脏内继续产生。人的脾脏本身没有粒细胞及红细胞的生成，但可能存在淋巴细胞通过血液迁移至脾脏，妊娠第 11 周，脾脏中出现淋巴细胞，至妊娠第 22 周，脾脏内 70% 的细胞是淋巴细胞。

二、胚胎期造血

人类胚胎期主要造血部位包括卵黄囊、肝脾及骨髓。根据胚胎期造血组织发育和造血部位出现次序，将胚胎期造血分为 3 个不同阶段：中胚叶造血期、肝脾造血期和骨髓造血期。值得提醒的是：造血 3 个阶段虽各有重点，但彼此交错，互有重叠，不能截然分割（图 18-1-1）。

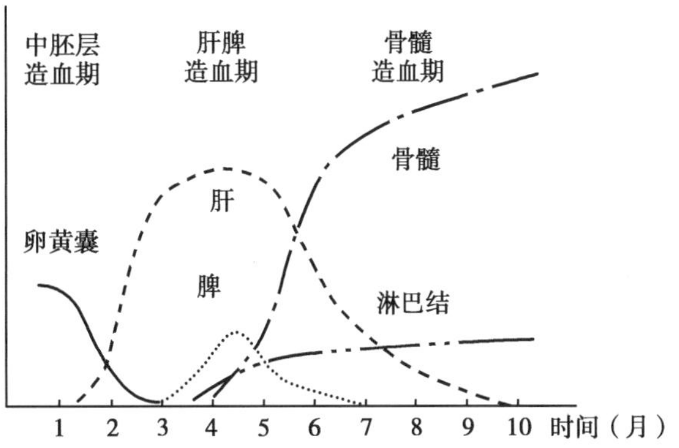

图 18-1-1 胚胎和胎儿造血分期

1. **中胚叶造血期** 主要造血组织为卵黄囊，可分为初级和次级卵黄囊：初级卵黄囊是一种暂时性的结构，没有造血功能；初级卵黄囊会破裂成小的囊泡，其残余组织会在受孕 2 周左右形成次级卵黄囊。在次级卵黄囊内，存在活跃的蛋白质合成、营养物质运输及造血过程。在胚胎的第 3 周开始，卵黄囊中出现原始祖细胞，附着于周围内皮细胞，这些造血-内皮细胞被称为“造血岛”。随着胚胎的发育成熟，这些造血岛逐渐迁移融合，向两个方向分化：①分化为成血管细胞，最终形成毛细血管网；②分化为原始成血细胞（造血干细胞），在不同的微环境下，造血干细胞再进一步分化为不同系的细胞。之后，中胚层组织中出现较多的原始有核红细胞。在胚胎发育的第 6 周，中胚层造血开始衰退，至胚胎3个月末完全消失。

2. **肝脾造血期**　胎儿血液循环出现后不久（妊娠第6~8周），卵黄囊内的HSC入肝定植，肝脏出现活动性造血组织，随着肝脏质量的明显增加（40倍左右），逐渐成为胎儿中期（妊娠第9~24周）的主要造血部位；肝脏造血高峰期于胚胎4~5个月达高峰，6个月后逐渐减退，直至生后1周停止。在肝脏造血的中晚期，是红系祖细胞为主的全谱系造血，表现为HSC呈多向分化，其集落由红系细胞、淋巴细胞、巨核细胞和粒单核系细胞组成。

胚胎在第8周左右，脾脏开始造血，其HSC可能来源于肝脏，以生成红细胞为主；随后在12周左右粒系造血开始活跃，出现淋巴细胞和单核细胞；胎儿5个月后，脾脏造红细胞和粒细胞功能逐渐衰退而造淋巴细胞明显活跃，至出生时成为终身制造淋巴细胞的器官。

胚胎第6~7周已出现胸腺，并开始生成淋巴细胞，是中枢淋巴器官。来源于卵黄囊、肝脾或骨髓的淋巴干细胞，在胸腺素诱导下分化成为具有细胞免疫功能的前T细胞和成熟T细胞，并迁徙至周围淋巴组织，分化成不同的淋巴细胞亚群（这种功能维持终身）。

自胚胎第11周起，淋巴结开始少量生成淋巴细胞，4个月时明显增加，从此成为终身制造淋巴细胞和浆细胞（B淋巴细胞）的器官。

3. **骨髓造血期**　胚胎第6周开始出现骨髓，但至胎儿4个月时才开始造血活动，并迅速成为主要的造血器官一直持续至出生。骨髓造血为全谱系造血，造血功能将维持终身。

三、生后造血

生后造血的主要器官是骨髓，促红细胞生成素（erythropoietin，EPO）等因子对红细胞生成起重要调控作用，在某些病理情况下，会出现骨髓外造血（髓外造血）。

1. **骨髓造血**　生后2~5周，骨髓成为人体唯一的造血场所。婴幼儿期所有骨髓均为红骨髓，全部参与造血，以满足小儿旺盛的生长发育需要。5~7岁脂肪组织（黄髓）逐渐在长骨中替代造血组织（红髓），因此年长儿和成人红骨髓仅限于肋骨、胸骨、脊柱、骨盆、颅骨、锁骨和肩胛骨等。值得一提的是，黄髓仍具有潜在的造血功能，当造血需要增加时，也会成为髓外造血场所。

2. **髓外造血**　在某些病理情况下，除骨髓（红髓）以外，具有造血潜能的器官或组织（如肝、脾、淋巴结、皮肤、胰腺、肾上腺、甲状腺、睾丸、子宫和大脑等）为适应需要，须重新恢复到胎儿时期的造血状态，即所谓的“髓外造血”。例如，感染性贫血或溶血性贫血时，患儿可发生肝脾、淋巴结肿大，外周血出现有核红细胞和/或中性粒细胞；先天性风疹或巨细胞病毒等感染引起髓外（皮肤）造血时，新生儿除上述表现外，可以出现特征性的“蓝莓松饼”样皮疹。

四、血常规特点

1. **红细胞和血红蛋白**　在胚胎早期，红细胞计数、体积与成人相比都很低；在胎儿中晚期，胎儿处于相对缺氧状态，EPO合成增加，故红细胞数和Hb含量较高，出生时新生儿红细胞数约（5.0~7.0）$\times10^{12}$/L，平均Hb浓度为180g/L（150~220g/L），HCT平均为0.55（0.43~0.63）。生后6~12小时新生儿因进食少和不显性失水，红细胞数和Hb量出现一过性增高。随着自主呼吸的建立、血氧含量增加和EPO生成减少等因素，骨髓造血功能暂时性降低，网织红细胞减少，加之胎儿/新生儿红细胞寿命较短、生理性溶血破坏增多、循环血量明显增加等，红细胞数和Hb量逐渐降低，于生后4~8周（早产儿可以更早）红细胞数降至5.0×10^{12}左右，Hb降至100g/L左右，临床上出现轻度贫血状态，即所谓的“生理性贫血”。

同成人红细胞相比，新生儿（尤其早产儿）红细胞形态呈多形性，各种不规则的红细胞（异性红细胞、棘红细胞、裂细胞、锯齿状红细胞等）相对多见，红细胞变形能力较低，因此新生儿红细胞寿命较成人短，足月儿和早产儿红细胞寿命分别80~100天和60~80天。新生儿平均红细胞直径为8.0~8.3μm，出生时平均红细胞体积（MCV）为104~118fl，平均血红蛋白含量（MCH）为33.5~44.4pg，均较成人高。此外，网织红细胞在生后3天内约为0.04~0.06，生后第7天迅速下降至0.02以下，并维持在较低水平（0.003），以后随着生理性贫血的恢复而有所上升，婴儿期以后与成人相同（0.005~0.015）。

构成Hb分子的多肽链共有α、β、γ、δ、ε和ζ 6种，Hb分子由两对多肽链组成，不同的Hb分子由不同的多肽链组成：胚胎期的Hb为Gower1（$\zeta_2\varepsilon_2$）、Gower2（$\alpha_2\varepsilon_2$）和Portland（$\zeta_2\gamma_2$）；胎儿期的胎儿血红蛋白为HbF（$\alpha_2\gamma_2$）；成人Hb分为HbA（$\alpha_2\beta_2$）和HbA_2（$\alpha_2\delta_2$）两种。Gower1、Gower2和Portland在胚胎12周时消失，并被HbF所代替；胎儿6个月时，HbF占0.90，而HbA仅为0.05~0.10；以后HbA逐渐增加，

至出生时 HbF 约占 0.70，HbA 约占 0.30，$HbA_2<0.01$；生后 HbF 迅速被 HbA 取代，1 周岁时 HbF<0.05，2 周岁时 HbF<0.02。

2. **白细胞数与分类**　胚胎早期血液循环中的粒细胞极少，不超过 $1\times10^9/L$，在妊娠最后 3 个月粒细胞数目迅速增加，出生时白细胞计数高于成人，为 $(15\sim20)\times10^9/L$；随后 6~12 小时可能出现生理性的白细胞增多（以中性粒细胞数目增加为主），约 $(21\sim28)\times10^9/L$；生后 1 周内逐渐下降至平均 $12\times10^9/L$ 左右，婴儿时期白细胞维持在 $10\times10^9/L$ 左右，至 8 岁以后接近成人水平。

白细胞分类也会出现变化，出生时以中性粒细胞为主，大约占 0.65~0.70，淋巴细胞大约占 0.30；随后中性粒细胞逐渐下降，淋巴细胞逐渐上升，至生后 4~6 天两者比例基本相等，之后淋巴细胞逐渐占据主导，至 1~2 岁后再次下降，4~6 岁时淋巴细胞及中性粒细胞比例再次相等（中性粒细胞与淋巴细胞比例的二次交叉），之后逐渐接近成人。此外，在生后早期，无论是早产儿还是足月儿，都会出现未成熟的中性粒细胞比例增加（核左移现象），生后 2 周内杆状核与分叶核中性粒细胞比例在 0.3 左右可以视为正常。

3. **血小板数**　胎儿的血小板数目随着胎龄的增加而升高：胎龄 15 周时平均血小板水平为 $187\times10^9/L$，至足月时为 $274\times10^9/L$。新生儿成熟巨核细胞数通常比成年人要少，足月新生儿的血小板水平与成人相当[$(100\sim300)\times10^9/L$]，早产儿外周血血小板数略少于成人；2 岁左右，巨核细胞才会发展至与成人大小相同。

4. **血容量**　新生儿血容量相对成人较多，约占体重的 10%。出生时血容量受多种因素影响，如分娩时体位、脐带延迟结扎均可影响新生儿血容量。研究表明，出生时胎盘血管内血容量约有 75~125ml 血液，生后脐带延迟结扎能提高新生儿的血容量；对于早产儿来说，延迟结扎可增加血容量 15ml/kg。

（肖　昕）

第二节　新生儿失血性贫血

新生儿出生后 2 周内，外周静脉血 Hb≤130g/L，毛细血管血 Hb≤145g/L，可诊断新生儿贫血（neonatal anemia）。失血可造成新生儿贫血，新生儿失血根据发生阶段分为出生前失血、出生时失血及出生后失血。失血造成贫血的后果不仅与失血程度和快慢直接相关，也与失血发生的时机有密切关系。严重急性失血可发生失血性休克甚至死亡，须及时有效抢救；慢性小量失血可以引起新生儿贫血和发育不良。

新生儿不同类型失血（出生前、出生时和出生后失血）的原因有所不同（表 18-2-1）。

表 18-2-1　引起新生儿失血的常见原因

出生前失血	出生时失血	出生后失血
胎-胎输血综合征	前置胎盘	头颅血肿
胎-母输血	胎盘早剥	帽状腱膜下出血
母体创伤造成脐带失血	分娩时脐带或胎盘创伤或切口 脐带破裂 血管前置 帆状胎盘	颅内出血 器官损伤 肺出血 医源性失血

一、出生前失血性贫血

主要经胎盘失血，包括胎儿-胎盘出血、胎-母输血、胎-胎输血等。由于出血较为隐匿，出血速度快慢和出血量不等，临床表现不一。

（一）胎儿-胎盘出血

胎儿-胎盘出血（fetal-placental hemorrhage，FPH）是指胎儿出血至胎盘实质或导致胎盘后血肿，继而引起的新生儿失血性贫血。

FPH 主要由脐带绕颈引起或剖宫产术后发生：①脐带绕颈时，因脐静脉壁比脐动脉壁薄，易受挤压而阻塞，胎儿血不能得到经脐静脉而来的胎盘血，而胎儿血继续自脐动脉流向胎盘，造成胎儿失血（严重时可达胎儿血容量的 20%）；②剖宫产手术时，脐带结扎前若胎儿位置高于胎盘，脐动脉血流入胎盘，而脐静脉压力低，难以克服势能差回流至胎儿体内，造成胎儿失血。

（二）胎-母输血（胎-母输血综合征）

胎-母输血（fetal-maternal hemorrhage，FMH）即胎-母输血综合征（feto-maternal transfusion syndrome，FMTS），是指大量胎儿血进入母体内，从而导致胎儿/新生儿失血性贫血，严重者也可累及孕母。

1. **病因**　胎盘可以分隔母体循环及胎儿循环，因此 FMH 导致新生儿生后出现明显症状的并不多见；实际上，由于脐动脉和绒毛膜间隙之间存在压力差，大约有 75% 的怀孕过程都会出现胎儿的红细胞向母体的输送，少量的细胞输送是一种正常的生理现象。但当 FMH 超过 20ml/kg（占胎儿胎盘血容量的 20%）时被认为是大量胎-母输血，胎儿/新生儿可出现相应的失血表现。多数的大量胎-母输血是自发引起的，胎盘界面的创伤性诊断性操作（如羊膜腔穿刺术、绒毛膜绒毛活检或胎儿镜检查）或者腹部钝挫伤（如外部胎头倒转、机动车辆碰撞、跌倒）等原因也可引起胎-母输血。

2. **临床表现**　FMH 是胎儿失血的常见形式之一，胎-母输血造成的产前失血性贫血没有公认的分度标准，胎儿的临床症状取决于 FMH 量及胎儿失血速度；母亲通常无症状，但当存在胎儿-母亲血型不合，发生严重 FMH 后，母亲可出现寒战、发热等反应，应考虑存在溶血反应，可导致急性肾功能衰竭。

（1）胎儿期表现：少量胎-母输血通常无明显症状，随着时间的推移，慢性 FMH 可以导致持续性胎儿贫血以及胎儿水肿、胎儿生长受限。大量急性胎-母输血（达到 50ml 以上）可出现明显失血性贫血的表现，其征兆是胎动突然减少或消失，严重 FMH 晚期可表现为胎动减少、正弦波形胎心律改变及胎儿水肿三联症，甚至导致死胎。有少数病例即使有大量 FMH 存在，但病情隐匿，发展迅速，常表现为出生时患儿严重贫血或突然死产。

（2）新生儿期表现：FMH 导致的新生儿生后症状主要有贫血导致的苍白、心动过速或心动过缓，以及宫内窘迫造成的器官缺氧缺血损伤，也可以出现严重的代谢性酸中毒（与组织低灌注、低血容量性休克有关），由于肺功能未受影响，这些患儿通常没有明显的呼吸窘迫表现。下列情况有助于判断 FMH 发生时间和出血量：①新生儿出生时及生后 24 小时 Hb 水平正常，网织红细胞正常，表明出血发生在分娩前数周，代偿性红细胞增生已完成；②新生儿出生时即有贫血，24 小时后更甚，网织红细胞增多，提示出血发生在出生前几天；③新生儿出生时 Hb 正常，24 小时下降，提示分娩时出血；④长期缓慢出血，新生儿出生时表现为小细胞低色素性贫血。

3. **辅助检查**　FMH 发生在宫内，出生后有时仅有贫血表现，诊断有一定困难。因此，如出现原因不明的死胎或死产、正弦波形胎心律、非免疫性胎儿水肿、新生儿贫血等怀疑 FMH 的新生儿，可通过以下检查确诊：

（1）酸洗脱试验：若出现胎-母输血，则 HbF 会进入到母体内，HbF 比 HbA 更能抵抗酸洗脱，因此对母体血液进行酸洗脱试验时，会发现母体红细胞是透明的（空影细胞），而胎儿来源的红细胞呈粉红色，即酸洗脱试验（Kleihauer-Betke test，KBT）。该方法既可以确诊，又可以估计失血量：当母血样本中检出胎儿红细胞达 3% 时，FMH 估计量的范围为 100～150ml。当母亲是 O 型血，而婴儿是 A 型血或 B 型血时，因为母体的抗 A 或抗 B 抗体能迅速清除母体循环中的胎儿细胞，故要求酸洗脱试验应该在分娩后尽快进行，否则可能会出现假阴性；若母亲患有血红蛋白病，则容易出现假阳性。

（2）母血 HbF 分析：直接对母血中胎儿血红蛋白进行定量分析，正常成人 HbF 含量<2%，妊娠期可达到 5.7%；也可应用流式细胞术（flow cytometry，FCM）检测母亲 HbF，并可区分母体内属于胎儿红细胞中的 HbF 和母体自身红细胞中的 HbF，故较酸洗脱试验更准确，可重复性更强，也适用于母亲患遗传性血红蛋白持续症及其他血红蛋白病的情况。计算母体血液循环中胎儿红细胞压缩容量（ml）的公式：[阳性事件（%）×1 800ml]/100×（122/100），其中 1 800ml 是按母体 HCT 0.36 而估计的平均母体红细胞容量，122/100 是矫正系数（胎儿红细胞体积往往比成人红细胞大 22%）。由于正常胎儿 HCT 约为 50%，上述公式得出计算值乘以 2 即为全血 FMH 量（ml）。例如，流式细胞计检测结果为 0.1% 阳性事件，则计算步骤为：（0.1×1 800）/100 = 1.8×122/100 = 2.2ml，2.2×2 = 4.4ml，4.4ml 即为全血 FMH 量。

（3）母体内 AFP 定量测定：母体血液中 AFP 升高与 FMH 密切相关，根据胎儿血清 AFP 水平、母体血容量和 FMH 发生前后母亲血清 AFP 含量差，可评估胎儿-母亲输血量。这一检测的优点在于 AFP 的稳定性和其含量不受胎儿红细胞凝聚的影响，但进行 FMH 定量时需要事先明确发生 FMH 前母体内 AFP 的基础水平，这使其临床应用受限。

（4）其他：应用荧光显微镜技术，通过荧光标记的抗 D 抗体与胎儿红细胞表面 D 抗原结合而鉴别胎儿红细胞，适用于母儿 Rh 血型不相容病例。此外，还有凝胶凝集反应等方法，其准确性和敏感性高于传统的 KBT。当母血循环中，胎儿红细胞比例超过 0.1% 时，加用 FCM 则定量更准确。

4. **治疗和预防**　对于孕妇主要采取终止妊娠、宫内输血和抗 D 免疫球蛋白应用等方法处理；对于新生儿可实施红细胞输注等治疗措施。

（1）终止妊娠：对于胎龄≥32 周、FMH≥20% 的胎儿或胎儿大脑中动脉收缩峰流速（MCA-PSV）≥1.5 倍中位值（MoM）的妊娠病例，建议立即终止妊娠。

（2）宫内输血：对于妊娠<32 周的病例，尤其是伴有重度贫血（胎儿水肿）时，建议宫内输血，可紧急纠正胎儿贫血，应用这种方法的并发症发生率和死亡率可能比提前分娩更低。输血时，使用 Rh 与母同型

的O型红细胞输血，并要求与母亲血型配型无凝集现象。有时需反复输血，输血时需要进行胎心监护并对胎儿行生物物理评分，当胎儿 HCT≥0.4 或 Hb≥150g/L 时停止输血。

（3）抗-D免疫球蛋白应用：当母胎存在 Rh 血型不合时，在发生 FMH 72 小时内预防性给予抗-D免疫球蛋白（RhD IgG）治疗，可特异性结合胎儿红细胞上的D抗原，从而阻断溶血发生。

（4）新生儿处理：新生儿生后发生贫血时可输注红细胞，对心力衰竭患儿可以用浓缩红细胞进行部分换血治疗，如有失血性休克则进行抗休克治疗。

5. 预后评估 围产期预后取决于 FMH 的急性程度以及出血量。出血≥20ml/kg（即>20%的胎儿胎盘血容量），17%诱发早产，35%进入 NICU，以及22%的新生儿需要输血；FMH 为 40~80ml/kg 时，死胎率为25%；FMH≥80ml/kg 时死胎率为66%。

（三）胎-胎输血（双胎输血综合征）

胎-胎输血综合征（twin-twin transfusion syndrome，TTTS）是指单绒毛膜双羊膜囊单卵双胎妊娠时，其中一个胎儿的血液通过胎盘吻合血管输送给另一个胎儿，供血者和受血者之间出现明显的血流动力学差异，从而导致严重的病理生理改变和临床症状。这种血管吻合可以是动脉-动脉、静脉-静脉和动脉-静脉吻合。最常见导致 TTTS 的为动脉-静脉吻合。动脉-动脉分流要少见得多，但更加严重。在我国，胎-胎输血综合征较为罕见，占双胎妊娠总体发生率的0.01%~0.03%，占单绒毛膜双胎妊娠的10%~15%。一般在妊娠15~26周出现，如果不及时诊断和处理，胎儿死亡率高达90%以上；通过产前超声预测、及时诊断和宫内干预，可使至少一胎存活率高达70%~80%。

1. 病因与发病机制 TTTS 的发病机制可概括为解剖学基础改变和病理生理改变。解剖基础改变包括胎盘血管吻合和血管分布类型、胎盘的分配不均衡及脐带附着异常等；病理生理改变包括血管因子变化和血容量变化。

（1）解剖学基础改变：与双绒毛膜妊娠不同，单绒毛膜双胎妊娠的双胎之间存在胎盘血管的吻合及交通（共同的血管床），这是 TTTS 发生的结构基础。尽管几乎所有的单绒毛膜双胎都存在血管交通，但单绒毛膜双羊膜囊双胎中仅有少数双胎妊娠最终会出现 TTTS。这种现象的出现可能与胎盘血管吻合不均衡有关，即一个方向的血管交通比另一个方向更多。由于动静脉吻合只允许单向血流通过，如果缺少其他浅表的或深部的血管补偿另一个方向的血流，就会引起双胎间血流灌注不均衡，使一胎成为供血儿，血容量不断减少；而另一胎儿成为受血儿，血容量不断增加，导致 TTTS 的发生。

（2）病理生理改变：上述不均衡的交通会引起供血者的相对血容量不足，从而代偿性地释放一些血管活性物质，包括抗利尿激素、肾素-血管紧张素系统（renin-angiotensin system，RAS）激活，这些激素的紊乱引起少尿，进一步导致羊水的减少；血流动力学不均衡也可能造成脑灌注减少，导致产前脑损伤。受血者的血容量增加，导致心房扩张从而释放心房钠尿肽（ANP）和脑钠肽（BNP），这两种激素具有很强的尿钠排泄及血管舒张作用，导致胎儿多尿，最终引起受血者羊膜囊内羊水过多；供血者的肾素和血管紧张素水平可以经过胎盘吻合血管进入到受血者体内，从而出现代偿多尿的现象，而血管活性物质的增加使原本血容量过多的受血者血压进一步增高，从而引起心脏肥厚、扩大及心功能不全；另外，静脉压的增高可以导致血管内液体转移到组织间隙并导致功能性淋巴管阻塞，引起胎儿水肿。

（3）其他因素：1993年，Fries 等学者指出：单绒毛膜双胎妊娠若存在帆状胎盘时，常合并 TTTS，其原因可能是膜状脐带容易受挤压，导致脐静脉血流受阻，其中一个胎儿血流较少（供血儿），过多的血液经胎盘吻合支流入另一胎儿（受血儿），除血容量增加外，还引起羊水增加。过多的羊水又反过来压迫脐静脉，形成恶性循环。对于这种情况，通过羊水穿刺抽出羊水不仅可缓解临床症状，也是直接的对因治疗。1992年，Saunder 等提出：供血儿胎盘功能不全，胎盘循环阻力增加，通过吻合血管将血分流至受血儿是 TTTS 发生的病因之一。1993年，Vetter 观察到 TTTS 发生时，有的小胎儿并无舒张末期血流增加，心排血量反而减少，不存在有效输血至另一胎儿的现象。对于这一与传统 TTTS 发生机制不符现象的解释是：双胎中较小的胎儿对胎盘功能不全和生长迟缓的反应是释放生长刺激物，但受损的胎盘无法对此刺激物作出有效反应；而另一胎儿胎盘功能正常，受刺激后可促进生长。

2. 临床表现 孕母通常无明显临床症状，偶可出现子宫过度扩张相关的症状。TTTS 胎儿最初的表现在宫内就会出现，主要表现为受血者的羊水过多和供血者的羊水过少，二者体重出现明显差异。TTTS 新生儿均可能出现早产、低出生体重，但供血者为二者当中体重更轻者。严重或者及时发现的 TTTS 由于在分娩前已给予相应的处理，这些新生儿娩出后症状较轻，但也有部分新生儿生后症状严重甚至危及生命。

（1）供血儿表现：由于向受血儿供血，血容量减少，早期可出现少尿、羊水过少；晚期还会出现贫血和胎儿生长受限等。严重情况下，因为羊膜囊内没有或仅有少量羊水，胎体被羊膜包裹紧贴于子宫壁一侧，形成"贴附儿"。供血儿由于自身血供严重不足，极易造成心、脑损害，肺发育不良，肾小管萎缩及肾发育不良，病情往往比受血儿重，容易胎死宫内，生后易发生窒息，严重低血容量者可出现休克表现。

（2）受血儿表现：由于接受供血儿不断输送而来的血液，血容量明显增加，导致血压增高，不同程度的红细胞增多症、膀胱过度充盈，心脏扩大，三尖瓣关闭不全及反流，心室肥厚，甚至出现胎儿水肿、腹水、胸腔积液、心包积液和心功能不全等。受血者出生后更易发生病理性黄疸甚至胆红素脑病，也可发生新生儿窒息和脑损伤（可能与脑血流动力学紊乱有关）。

（3）双胎贫血-红细胞增多序列征（twin anemia-polyerythremia sequence，TAPS）：是 TTTS 的一种特殊类型，发病过程呈慢性，多发生于中期妊娠后期或者晚期妊娠，临床表现不典型，相对来说程度较轻，表现为双胎之间的血红蛋白差异明显，也会有体重的差别，但没有羊水过多或过少的情况。严重红细胞增多症可导致胎儿和胎盘血栓形成，还可导致贫血儿发生胎儿水肿。其新生儿期表现与 TTTS 相同。

3. **辅助检查** 诊断 TTTS 及 TAPS 最主要的检查手段为宫内（产前）超声检查，通过超声可以准确判断是否是双羊膜囊单绒毛膜单卵、双胎的羊水量（羊水最大深度）及估测胎儿体重。产前超声也可以检测胎儿大脑中动脉收缩期峰流速（middle cerebral artery-peak systolic velocity，MCA-PSV），用以诊断 TAPS。B 超引导下的脐血管穿刺血标本可以检出双胎之间血红蛋白水平差别。产后的相关辅助检查主要包括血常规中血红蛋白、HCT 的测定以及网织红细胞计数等。

4. **诊断与分期** 产前诊断为 TTTS，诊断标准为：产前超声发现单绒毛膜胎盘伴有羊水过多或羊水过少。妊娠 20 周前，羊水过少和羊水过多分别定义为羊水暗区最大垂直深度<2cm 和>8cm；妊娠 20 周后，羊水过多定义为羊水暗区最大垂直深度>10cm。其他提示 TTTS 的征象包括：供血者胎盘苍白、水肿、萎缩、羊水过少及羊膜上有羊膜结节；宫内双胎体重相差 15%～20%以上，腹围相差>20cm，生后双胎间血红蛋白相差>50g/L，体重相差>20%。

根据宫内超声结果的严重程度，TTTS 可分为 5 期（Quintero 分期）：①Ⅰ期：羊水过少和羊水过多序列，供血儿膀胱可见，双胎的多普勒结果均正常；②Ⅱ期：羊水过少和羊水过多序列，但供血儿膀胱不可见，双胎的多普勒结果均正常；③Ⅲ期：羊水过少和羊水过多序列，供血儿膀胱不可见，多普勒结果异常；任何一胎出现舒张末期脐动脉血流消失/反向，静脉导管 a 波反流或脐静脉搏动样血流；④Ⅳ期：一胎或双胎出现水肿征象；⑤Ⅴ期：一胎或双胎死亡。总体来说，分期越高预后越差，但上述分期与预后并不完全相关，低分期病例可以在短时间内迅速进展，而多达 15% 的Ⅰ期病例和 60% 的Ⅱ期病例的病变可能会消退。

TAPS 的产前诊断标准为：供血者 MCA-PSV 大于平均正常值的 1.5 倍，受血者 MCA-PSV 小于平均正常值的 0.8 倍（部分单位采用小于平均正常值的 1.0 倍）。产后诊断标准为：双胎之间血红蛋白差异≥80g/L，且供血儿/受血儿的网织红细胞计数比值>1.7。

5. **治疗** 包括宫内（产前）治疗和出生后治疗。

（1）宫内（产前）治疗：①对于无症状或症状轻微、宫颈管长度>25mm 的 Quintero Ⅰ期 TTTS，建议每周超声监测 TTTS 有无进展；对于症状严重的 Quintero Ⅰ期 TTTS，若孕周在 16～26 周，建议行胎儿镜下激光电凝术，若孕周超过 26 周，建议行羊水减量术。②对于所有的 Quintero Ⅱ～Ⅳ期 TTTS，若孕周在 16～26 周，推荐行胎盘交通血管激光凝固术；若孕周超过 26 周，建议连续行羊水减量术。③如果 TTTS 激光治疗失败或复发，其中一胎出现危及生命的异常，则最好的办法是选择性减胎。④孕早期胎儿大量失血并导致胎儿水肿者可经腹腔注射白蛋白或输血，改善水肿及预后。⑤受血者因充血性心力衰竭而致水肿者，可经胎盘给予地高辛。

（2）出生后治疗：对于所有出现 TTTS 的活产儿，主要的处理为对症治疗。

①急性型：供血者因血容量、血红蛋白急剧减少可能出现心功能不全、循环不良表现，可给予机械通气或供氧、扩容、输血治疗（20～30ml/kg）；若心功能不全明显，要注意输血速度，避免心力衰竭进一步加重。②慢性型：供血者根据贫血的程度决定是否需要输血或者铁剂补充，保证血糖稳定；受血者如果有严重的红细胞增多症应部分换血治疗，保证内环境稳定。如果出现浆膜腔积液影响心肺功能则对症处理。③存在宫内双胎之一死亡情况者，应对存活新生儿进行神经系统和肾功能评估，完善头颅影像学检查，注意除外肾皮质坏死；出院后定期进行生长发育随访。

6. **预后** TTTS出现越早预后越差,若不及时干预,围产儿死亡率高。未经治疗的TTTS胎儿预后差,围产期病死率高达70%~100%,Ⅰ~Ⅳ期TTTS经激光治疗后的围产期总生存率为65%,一胎存活的病例约占33%,两胎均存活的占50%。Ⅰ期和Ⅱ期的生存率较高,Ⅲ期和Ⅳ期较低。

出生时神经系统并发症的发生率为6.1%,供血胎与受血胎之间没有显著差异。6~48月龄时随访发现,不同程度神经系统损伤的发生率为11.1%,脑瘫占远期神经系统异常的39.7%。8%在出生时患有肺动脉瓣狭窄,是一般人群的200倍,其中一半的儿童需要接受瓣膜球囊扩张治疗。在平均年龄为10岁时评估发现,大多数存活的供血胎和受血胎在儿童期心功能都正常。

二、出生时失血性贫血

新生儿出生时失血性贫血多为急性大量出血,主要由分娩时产科意外如前置胎盘、胎盘早剥、胎盘撕裂和脐带破裂等引起,病情紧急而危重,需及时有效处理。

(一) 病因

胎儿产时失血可发生于多种产科并发症,包括前置胎盘、胎盘早剥、胎盘绒毛膜血管瘤,或剖宫产时胎盘误切撕裂、脐带破裂等。

1. **胎盘早剥** 危险因素包括胎膜破裂时间延长、胎龄小、胎儿生长受限严重、绒毛膜羊膜炎、高血压、母体糖尿病、吸烟、高龄等。

2. **前置胎盘** 有剖宫产史和产次增加的妇女患前置胎盘的风险增加,吸烟也会增加前置胎盘的风险。虽然前置胎盘发生率不高(1/3 000),但围产期死亡率很高。

3. **脐带破裂** 脐带缩短或过度牵拉引起的脐带断裂或破裂会造成产时的严重失血,多发生在接近胎儿的1/3处。脐带动脉瘤、静脉曲张和囊肿、脐带感染都会导致脐带脆弱,容易引起破裂。急产新生儿也可能出现脐带破裂。经皮脐带血采集可能导致脐带血肿,导致胎儿失血和围产期死亡。脐带帆状植入胎盘者,血管表面缺乏保护,也容易造成出血,发生率约为1%~2%。

(二) 临床表现

出生时失血均为急性出血,一般出血量大,容易出现失血性休克。主要表现为苍白、心率增快或减慢、四肢末梢凉,严重者出现精神反应差、呼吸节律不规整、血压和中心静脉压明显下降,最严重可导致死产。部分病例也可出现器官缺氧缺血表现,包括中枢神经系统、心脏、胃肠道、肾脏等。

(三) 辅助检查

1. **产前超声** 胎盘前置、帆状胎盘、脐带缩短、脐带血管异常等产前可通过经阴道彩色多普勒超声进行诊断。

2. **血常规** 急性失血时,由于红细胞及血浆等量丢失,早期Hb浓度可以正常,因此外周血Hb水平不是判断是否出血或出血严重程度的可靠指标;6~12小时后由于体液的重新分布和调整,血液稀释,血容量代偿性增加,才会检测到血红蛋白浓度的下降。根据上述急性失血时Hb变化特点,若临床上肉眼可见失血,而早期Hb水平正常,从一定程度上判断出血是近期发生的,应当在6~12小时后再次监测血红蛋白浓度以明确出血严重程度。

3. **其他** 监测血糖、血气分析和电解质等变化,以便及时发现低血糖、酸中毒和电解质紊乱等问题。

(四) 治疗措施

急性失血性休克期生理盐水扩容可能效果并不十分满意,因此在给予晶体液扩容之后应该及时进行红细胞或新鲜全血输注以扩充并且稳定血容量;病情稳定后应当及时纠正酸中毒、电解质紊乱及低血糖等问题;恢复期应当注意补充铁剂。

三、出生后失血性贫血

(一) 失血类型与临床表现

新生儿出生后失血性贫血病因多样,如脐带出血、头颅血肿、颅内或者帽状腱膜下出血、器官损伤等。在器官损伤中,胃肠道出血最为多见,其次为肺出血,其他部位出血较少,包括肝脾破裂、肾上腺出血等。近年来,医源性失血有所增加。

1. **脐带失血** 常见脐带来源的出血包括断脐时结扎不紧导致渗血或者结扎工具脱落导致断端再度开放、多次诊断性脐静脉穿刺取血,以及经脐静脉插管换血时,由于浓缩红细胞和血浆输注速度不一致,导致换入过多的低Hb血液。大多数新生儿脐带因素所致出血的失血量不大或者为慢性失血,并不会导致明显的新生儿贫血症状。

2. **头颅血肿及帽状腱膜下出血** 分娩时的机械损伤可以造成骨膜下出血或者骨膜与头皮腱膜之间的血管破裂,造成出血,尤其是存在胎头吸引、产钳助产分娩时更加容易发生。

(1) 头颅血肿:血肿部位多为顶部、枕部,为边缘清晰、不跨越颅缝的有波动感的包块。由于出血部位较为局限，相对出血量较少，多数没有明显的其他临床表现；巨大头颅血肿会导致贫血及病理性黄疸的发生。由于血液是良好的培养基，血肿部位有出现感染、脓肿及破溃的可能（罕见）。头颅血肿通常在 1 个月内自然吸收，部分可以延续到 2~4 个月，极少数不能吸收的头颅血症最终会机化、钙化和骨化。

（2）帽状腱膜下出血：表现为跨越骨缝的质硬或波动感肿块。第二产程延长、胎儿窘迫及巨大胎儿是发生的高危因素。由于出血处于一个比较疏松的间隙，范围较为弥散，间隙从眼眶嵴延伸至颅底，可容纳相当于新生儿全部血容量的容积，因此出血量可以很大，甚至生后数天仍然继续出血，是具有潜在威胁生命的出血，必须尽早发现和处理。轻者头颅肿块不明显，仅表现为头围增大，头颅肿胀、有波动感；重者前囟触诊不清、眼睑水肿、面部发绀，甚至失血性休克。怀疑存在该类型出血时，需要监测 Hb 及凝血功能，并且完善头颅影像学检查以确诊和注意是否存在颅内出血。

3. 颅内出血 多由产伤（足月儿）或缺氧（早产儿）引起，包括硬膜下、蛛网膜下腔、硬膜外、脑室内及脑实质出血，贫血多在生后 24~72 小时出现且多伴黄疸加重。

4. 器官损伤 包括胃肠道、肺、肝脾及肾上腺等损伤出血。

（1）胃肠道出血：多由维生素 K 缺乏、应激性溃疡、NEC、DIC、先天性凝血因子缺乏，先天性消化道畸形如重复畸形、先天性肠旋转不良等造成。询问病史时应当注意宫内是否存在羊水过多、胎盘早剥，是否存在严重的宫内窘迫或生后窒息，母亲分娩前是否存在感染、患儿生后是否注射维生素 K 等。临床表现为呕血、便血，查体可以有腹胀、腹肌紧张、肠鸣音减弱或活跃，失血量大时出现贫血相关表现，严重时出现低血容量性休克。如果怀疑维生素 K 相关的出血可以完善凝血因子Ⅱ、Ⅶ、Ⅸ、Ⅹ的含量检查，凝血酶原时间（PT）、部分凝血活酶时间（APTT）、纤维蛋白原检测均有助于诊断；怀疑 DIC 时，应注意查找造成 DIC 的病因，包括严重的缺氧、酸中毒、感染，出凝血功能检查及血小板数目检查有助于诊断；应激性胃黏膜糜烂或溃疡常发生于十二指肠及胃部，也应当注意寻找继发因素；腹平片、腹部 B 超、上消化道造影及消化道内镜的检查有助于诊断先天性胃肠道畸形、NEC、消化道黏膜糜烂或溃疡引起的出血。

（2）肺出血：常发生在一些严重疾病的晚期，早产儿（尤其是超早产儿）肺出血的发病率和死亡率高。临床表现为突然发生的严重呼吸困难，伴有经皮血氧饱和度的下降、发绀、面色苍白、反应差等表现；可以经口鼻腔流出血性液体或气管插管内出现泡沫样血性液体；床旁 X 线胸片典型表现为双肺透过度均匀性降低，严重时呈“白肺”样表现，两肺门血管影增多，可伴有心影增大。肺出血早期诊断较为困难，容易出现误诊和漏诊，临床上发现呼吸道出血时病情已经迅速进展。治疗方面以预防为主，积极控制感染，纠正缺氧，改善微循环，注意并积极处理凝血功能障碍，在需要呼吸支持的情况下，高频机械通气效果优于常频机械通气。

（3）其他部位出血：无明显黄疸的新生儿生后 24 小时后出现贫血需要考虑出血的问题。出血可以是可见的，也可以是隐匿的。臀位分娩、巨大胎儿分娩可伴有肾、肾上腺、肝、脾器官或腹膜后间隙的隐性出血，可以不表现出任何症状，直到出现腹腔积血。严重脓毒症的婴儿可在 DIC 的基础上出现多部位的出血，包括肾上腺出血，从而导致在循环衰竭时合并肾上腺功能的丧失。

（二）治疗措施

无论何种类型引起的新生儿出生后失血，其治疗根本在于及时诊断和治疗原发病，阻断出血途径，对于病情严重者予以扩容和输血治疗，恢复期可补充造血原料（铁剂）等，如新生儿胃肠道出血量大时应紧急处理，包括禁食、抑制胃酸分泌、止血、补充凝血因子，有低血压时应快速输血以补充血容量。

（肖 昕）

第三节 新生儿溶血性贫血

一、概 述

溶血是指因各种因素导致的红细胞寿命缩短或破坏过多、过快，超过骨髓造血代偿能力时产生的贫血称为溶血性贫血。足月新生儿红细胞的平均寿命为 60~70 天，早产儿红细胞的寿命仅为 35~50 天。

（一）病因

新生儿溶血性贫血的病因很多，大致可分为三类（表 18-3-1），即：①免疫性溶血性贫血；②遗传性红细胞缺陷所致的溶血性贫血；③非免疫性获得性溶血性贫血。

（二）病理生理改变

上述各种原因所致溶血性贫血的血液学改变基本一致，引起的机体改变则依红细胞破坏程度、速度以及胎儿/新生儿代偿能力而定。

表 18-3-1　新生儿溶血病贫血病因

1. 免疫性溶血性贫血
(1) 同族免疫性溶血性贫血(如血型不合溶血性贫血)
(2) 母亲自身免疫性疾病(如 SLE)所致溶血性贫血
2. 遗传性红细胞缺陷
(1) 红细胞膜缺陷(如 G-6-PD)
(2) 血红蛋白合成或结构异常(如血红蛋白病)
(3) 红细胞膜结构缺陷(如遗传性球形红细胞增多症)
3. 非免疫性获得性溶血性贫血
(1) 感染(如巨细胞病毒、梅毒螺旋体或严重细菌感染)所致溶血性贫血
(2) 中毒(如解热镇痛药、抗疟药、磺胺类、奈胺、苯胺类)所致溶血性贫血
(3) 血管病性溶血(如巨大海绵状血管瘤、DIC 所致微血管病性溶血性贫血)
(4) 脂溶性维生素(如维生素 E)缺乏所致溶血性贫血
(5) 遗传代谢病(如半乳糖血症)所致溶血性贫血

1. **胎儿水肿**　产前 B 超可见浆膜腔积液和皮肤水肿(厚度>5mm)。出生时,由于溶血,红细胞数和血红蛋白明显降低,可见患儿皮肤呈苍白色;由于严重贫血导致高心排血量和心力衰竭,肝功能障碍所致低蛋白血症,以及组织缺氧所致毛细血管通透性增加,患儿出现全身极度水肿,甚至皮肤胀裂渗液,胸腹腔明显积液。

2. **高间接胆红素血症**　新生儿期溶血所致的贫血往往伴有高间接胆红素血症,皮肤、黏膜黄染是新生儿溶血病的首要临床表现。胎儿宫内发生溶血时,过多的胆红素可通过胎盘经母体循环代谢,故胎儿宫内溶血的脐血胆红素值一般不会超过 136.8~171μmol/L(8~10mg/dl);出生后,由于母体代谢途径切断,过多的胆红素在新生儿体内堆积,易通过血脑屏障导致胆红素脑病发生。

3. **髓外造血**　红细胞破坏过多时,除加速骨髓造血外,其他具有造血潜能的造血器官和组织(肝、脾、肾、肺、胎盘等)被激活而出现造血功能,表现如下:①肝脏肿大,肝窦区存在大量成堆幼稚红细胞(髓外造血灶),肝细胞内有含铁血黄素颗粒;②脾脏明显肿大,大量有核红细胞堆积和含铁血黄素颗粒沉积;③肾间质存在散在或弥漫性髓外造血灶,近曲小管有含铁血黄素颗粒;④肺、胰、胃肠道组织的小血管周围出现髓外造血灶,血管内有核红细胞增加;⑤胎盘改变不一,轻度贫血者胎盘可正常;严重者有巨大胎盘,绒毛水肿增粗,间质细胞显著增多,血管腔内含有较多的有核红细胞。

4. **外周血红细胞形态变化**　依新生儿贫血程度而异:轻度贫血时,主要表现为肝脏及骨髓造血活跃。由于肝脏和骨髓的屏障作用,未成熟的有核红细胞不能进入外周血,需等待红细胞无核后才进入外周血液循环,故外周血中仅能见到网织红细胞增多;贫血较重时,其他潜在造血组织也开始造血,由于这些组织无屏障作用,有核红细胞也能自由进入外周血液循环,因而在外周血中,除有网织红细胞增多外,还可见到各期大小不等的有核红细胞,甚至发现吞有红细胞的吞噬细胞。

(三) 临床表现

1. **死胎和水肿**　为严重的溶血类型。胎儿宫内红细胞过度破坏而未能得到有效的代偿,造成严重贫血,常于产前死亡;严重贫血导致高心排血量、心力衰竭和中心静脉压升高,继而毛细血管静水压增高和通透性增加,液体外渗引起胎儿水肿。因此,死胎表现为严重贫血外貌(苍白),全身高度水肿,面部和眼睑肿胀尤甚,舌伸出口外;外周血中存在大量未成熟红细胞,大小高度不一致、变形及碎裂;肝脾及胎盘明显肿大。

2. **贫血和黄疸**　新生儿急性溶血导致贫血时,可出现心动过缓、心力衰竭和呼吸窘迫等表现;慢性溶血所致贫血则表现为全身苍白、体重生长缓慢、肝脾大、水肿和尿色加深等。胎儿宫内发生溶血,间接胆红素可进入母体代谢,故出生时新生儿黄疸不明显,以后逐渐出现皮肤黄疸。

(四) 诊断与鉴别诊断

1. **病史**　包括家族遗传性溶血性贫血或黄疸史,母亲自身免疫性疾病史(如 SLE),胎儿宫内生长发育情况及感染史,母亲血型(ABO、Rh 及其他稀有血型)和红细胞抗体检测结果等。

2. **辅助检查**　主要应用产前 B 超、实验室生化检查结果为胎儿和新生儿溶血性贫血寻找相关证据。

(1) 胎儿贫血证据:对于水肿胎儿或产前应用超声多普勒检测胎儿大脑中动脉收缩期峰值流速达临界值的高风险胎儿,收集其血液标本进行相关实验室检查以诊断胎儿溶血性贫血。例如,若超声发现胎儿水肿或大脑中动脉收缩期峰值流速明显增加,可行母儿血型、血常规(红细胞数、Hb 水平、MCV、MCH、MCHC 等)、红细胞抗体水平、间接抗球蛋白试验(indirect Coombs test),病原微生物学(传统细菌培养和/或 mNGS)检测,以及父母血红蛋白电泳或地中海贫血基因检测以鉴别免疫性、非免疫性(遗传性红细胞缺陷)或感染所致溶血性贫血。

（2）新生儿贫血证据：新生儿出现贫血相关表现（临床上有时与其他并发症表现难以区分），Hb 或 HCT 低于相应日龄正常范围的 2 个标准差。

（3）红细胞破坏证据：新生儿血清间接胆红素快速增加是红细胞破坏的主要证据，其他还有血清乳酸脱氢酶上升、血红蛋白尿、尿胆原增高等。免疫性溶血性贫血可有 Coombs 试验和抗体释放试验阳性。

（4）红细胞代偿性增加证据：新生儿贫血导致 Hb 下降，网织红细胞反应性增加，外周血出现幼稚（有核）红细胞，MCV 及红细胞分布宽度（RDW）增加。

（五）治疗原则

1. **围产期防治** 主要有下列几个方面：①若孕母曾分娩过重症黄疸患儿，应寻找原因，检测胎儿宫内生长发育情况、是否存在水肿及大脑中动脉收缩期峰值，并及时进行必要干预；②对已知或可疑存在遗传性溶血性贫血病因的父母进行相关筛查，对有可能娩出溶血性贫血患儿的孕母进行产前防治；③避免围产期缺氧窒息，慎用或不用可导致溶血的药物。

2. **对症支持治疗** 包括胎儿和新生儿贫血的处理、高间接胆红素的干预等。

（1）胎儿贫血：应用多普勒超声诊断胎儿贫血后，在胎龄 18 周左右即可进行宫内输血治疗以减轻贫血，促进胎儿生长发育。采取 B 超引导下经脐静脉输血，血液制品要求 CMV 阴性且经放射处理，在妊娠 18~35 周进行，每 2 周可重复 1 次，输血量按输血后红细胞压积达到 0.35~0.45 计算。

（2）新生儿贫血：新生儿急性溶血性贫血进展迅速，或慢性溶血性贫血严重，需及早输注浓缩红细胞纠正和防治心力衰竭。若患儿反应变差、面色苍白、口周发绀、四肢厥冷、呼吸困难，双下肢水肿明显增加，出现少尿或无尿，提示发生心力衰竭，应及时强心、利尿等。急性溶血后 2 个月内，患儿处于急性溶血所致的脊髓休克期（骨髓造血抑制期），贫血可持续存在，过量的输血反而使此期延长，此时应加用叶酸、维生素 B_{12}、维生素 E 及 EPO 等治疗而不是输血。

（3）高胆红素血症：采取光照疗法、换血疗法及药物治疗等措施，将升高的间接胆红素水平降至危险阈值以下。

3. **其他治疗** 目前，骨髓移植已在地中海贫血、球形红细胞贫血等治疗中取得成功，通过骨髓移植可提供正常红细胞。基因治疗正处于临床前研究阶段。

二、新生儿溶血病

新生儿溶血病（hemolytic disease of newborn，HDN）是通过胎盘途径发生的母亲对抗胎儿红细胞的抗原-抗体反应，导致胎儿红细胞破坏，临床以胎儿水肿、黄疸、贫血为主要表现，严重者可致死或遗留严重后遗症。

母亲体内不存在胎儿的某些父源性红细胞血型抗原，当胎儿红细胞通过胎盘进入母体循环，或母体通过其他途径（输血等）接触这些抗原后，母体被该抗原致敏，产生相应抗体以清除这些抗原；此抗体经胎盘进入胎儿血液循环时与胎儿红细胞膜表面的相应抗原结合，这些被免疫抗体覆盖的红细胞随之在单核巨噬细胞系统被巨噬细胞及自然杀伤细胞释放的溶酶体酶溶解破坏而引起溶血。

该病在胎儿期就已开始发生，已经识别出超过 60 种红细胞血型抗原能够引发抗体反应导致溶血发生，最常见的是 Rh 血型不合溶血病和 ABO 血型不合溶血病，其他少见红细胞血型系统如 Kell、Duffy、Kidd、Diego 和 MNS 血型系统的抗体也会引起新生儿溶血病。

（一）ABO 血型不合溶血病

母儿之间 ABO 血型不合时可导致 ABO 血型不合溶血病的发生，常见于 O 型血母亲与 A 型或 B 型血胎儿/新生儿之间，但 ABO 血型不合引起的溶血病病情大多明显轻于 Rh 血型不合溶血病；若母亲 AB 型或新生儿 O 型，则不会发生 ABO 血型不合溶血。在大多数病例中，通常溶血程度较轻，贫血不严重，肝脾大不常见，但是存在一定程度的高间接胆红素血症，故对这类患儿必须严密监测血清胆红素的水平并采取有效措施及时处理。多数 ABO 血型不合溶血病的高胆红素血症通过光照疗法和辅助药物治疗，黄疸得以改善；若光疗效果不好，需考虑换血治疗。

1. **发病机制** ABO 血型系统的基因位点在 9q34 上，基因 *ABO* 及 H 控制 A、B 抗原的形成。A、B 抗原是由多糖和具有抗原性的多肽组成的糖蛋白复合物，存在于人类红细胞膜上。母胎间的胎盘屏障并不是完整无缺的，妊娠早期即可发生母-胎和胎-母输血，妊娠 3 个月时在母体血液中可检测到胎儿红细胞。大多数孕妇血液中的胎儿血量仅 0.1~3.0ml，胎儿血液若反复多次少量进入母体，则可使母体致敏，再次怀孕仍为 ABO 血型不合时即可致新生儿溶血病；早期流产或人工流产同样存在胎-母输血；除红细胞膜外，ABO 血型抗原物质还广泛存在于自然界，如某些食物、预防接种或病原微生物等也可能导致母亲的致敏，故 40%~50% 的 ABO 溶血病可在第一胎发生。

ABO 血型不合溶血病中，O 型血怀孕母亲所产生的抗-A 或抗-B 免疫抗体为 IgG 抗体，可通过胎盘进入胎儿循环而引起胎儿红细胞凝集溶解，而 A 或 B 型血怀孕母亲产生的抗 B 或抗 A 的 IgG 抗体的滴度较低。因此，ABO 血型不合所致的新生儿溶血病多见于 O 型母亲所生的 A 或 B 型胎儿，而较少见于 A 型母亲所生的 B 型胎儿或 B 型母亲所生的 A 型胎儿。临床上观察到，在 ABO 血型不合的母儿中，仅有 1/5 发生 ABO 血型不合溶血病，其原因是：①胎儿红细胞抗原性强弱不等，有时导致抗体产生量少；②除红细胞外，其他组织也存在 A 或 B 抗原，只有少量通过胎盘的抗体能与胎儿或新生儿红细胞结合，其余未通过胎盘的 A、B 抗体被母体组织或血浆中 A 或 B 物质结合吸收。

2. **临床表现**　多数 ABO 血型不合溶血病病情较轻，贫血不明显，黄疸为 ABO 血型不合溶血病的主要症状或唯一症状。黄疸一般出现在生后 24 小时内，极少数病例黄疸发展迅速，导致胆红素脑病（bilirubin encephalopathy，BE）的发生，出现神经精神症状如反应差、嗜睡、凝视、拒乳、肢体抖动、肌张力改变等。胎儿/新生儿水肿和苍白、贫血极为罕见，肝脾大不明显。

3. **辅助检查**　主要分三步骤。①确定 ABO 血型不合溶血病的风险：对孕-儿血型及孕期母亲抗体进行检查，以确定 ABO 血型不合溶血病发生的可能性。若母亲为 O 型，新生儿为 A 或 B 型，提示存在 ABO 血型不合溶血病发生的风险高；母亲孕期抗-A 和抗-B 抗体水平检测只能提示存在 ABO 血型不合溶血病的发生风险，对预测胎儿是否发生 ABO 血型不合溶血病及病情严重性的意义有限。②确定有无溶血发生：早期新生儿 Hb 水平通常是正常的，溶血严重者也可低至 145g/L，网织红细胞比例会相应增加，有时可高达 0.06～0.10，有核红细胞增多（>10 个/100 个白细胞）；血清胆红素升高可反映溶血的严重程度，发生 ABO 血型不合溶血时，胆红素迅速升高，达 256.5μmol/L（15mg/dl）或以上，少数可达 342μmo/L（20mg/dl）或以上，以间接胆红素升高为主；血红素在形成胆红素过程中会释放出一氧化碳，呼出气一氧化碳（exhaled carbon monoxide，ETCO）含量测定可反映胆红素生成速度，可用于预测发生重度胆红素血症的可能性。③证实溶血由 ABO 血型不合引起：主要针对新生儿致敏红细胞和血型抗体测定。直接（改良）Coombs 试验和抗体释放试验是 ABO 血型不合溶血病的确诊试验，其中任何一项阳性均可确诊 ABO 血型不合溶血病；血清游离抗体试验阳性只表明患儿血清中存在游离的抗-A 或抗-B 抗体，并不一定致敏，故不能作为确诊试验，可用于估计是否存在继续溶血或换血后的效果评价。

4. **诊断与鉴别诊断**　根据母儿 ABO 血型不合存在的事实，结合血清间接胆红素明显升高、ABO 血型不合溶血病血清学检查如直接 Coombs 试验和/或抗体释放试验阳性即可确诊。该病需与生理性黄疸或其他原因（感染、非血型物质抗体）所致的新生儿溶血病鉴别。

5. **治疗措施**　光照疗法为一线治疗方案，可以有效降低血清间接胆红素水平。IVIg（1g/kg）一般应用于严重病例，可以减轻溶血和减少换血治疗，但需警惕有导致 NEC 的风险。某些严重病例可能需要输注红细胞或换血治疗，以纠正贫血或降低高胆红素血症的危险程度。换血疗法的血源选择：ABO 血型不合溶血病首选 O 型红细胞与 AB 型血浆混合血，其次为 O 型血或同型血。

（二）Rh 血型不合溶血病

Rh 血型系统的抗原基因包括 *RhD* 和 *RhCE*，两者毗邻并高度同源，位于 1p24.1～36.2，全长共 69kb，编码 3 组血型共 5 种抗原：D、C、c、E、e（d 抗原尚未测出，目前只是推测）。传统上，红细胞缺乏 D 抗原称为 Rh 阴性，为 dd；具有 D 抗原称为 Rh 阳性，为 DD 或 Dd。90% 的抗体反应是由 D 抗原诱发的，Rh 血型系统其他抗原，如 C、c、E、e 也可以致敏机体产生抗体并发生 Rh 血型不合溶血病。抗-D 免疫球蛋白的临床应用，使 RhD 阴性母亲分娩的 RhD 阳性新生儿血型不合溶血病的发生率从 16% 下降至 2%。

1. **发病机制**　怀孕期间少量胎儿红细胞通过胎盘进入母体循环，如果胎儿红细胞的 Rh 血型与母亲不一致，因抗原性不同而使母体致敏。一旦母体完成这一致敏过程，只要再接触小剂量免疫抗原，就能使抗体滴度显著增加，所以当母体再次接受相同抗原刺激时，便产生大量的相应血型抗体 IgG，该抗体经胎盘进入胎儿循环作用于胎儿红细胞并导致溶血。

母亲暴露于 Rh 血型不合抗原，影响 Rh 血型不合溶血病发生的因素如下：①进入母体的胎儿 Rh 阳性红细胞量与发病率有关：小于 0.1ml 时约 3%，大于 0.1ml 时约 22%，大于 0.3ml 时本病发生的机会更大。妊娠高血压、胎盘早剥、前置胎盘、剖宫产、异位妊娠、臀位产等产科因素，以及羊膜腔穿刺、经腹部穿刺绒毛活检、流产等可增加胎儿血液进入母体的机会，继而增加发生 Rh 血型不合溶血病的危险性。②同时存在 ABO 血型不合时，进入母体的胎儿红细胞在母体内很快被抗-A 或抗-B 抗体破坏，引起致敏的 Rh 阳性红细胞抗原不足，无法有效刺激母体产生抗 Rh 抗体，使 Rh 血型不合溶血病发生率下降。③Rh 血型系统其他抗原（如C、c、E、e）也可以致敏产生抗体发生Rh血型不合溶血病。抗-D、抗-c抗体可以引起严重的新生儿溶血病，抗-C、抗-E、抗-e抗体引起新生儿溶血病的程度较轻。此外，接受过Rh抗原免疫者，血清中可以出现不止一种抗体，多抗体所致溶血比单一抗体所致溶血者严重。④Rh血型不合溶血病大多数发生在第二胎或以后，如孕母先前已被致敏也可发生在第1胎（约1%），其原因是孕妇曾接受过Rh血型不合的输血、流产过Rh阳性胎儿、Rh阴性孕母在胎儿时期被其Rh阳性母亲少量Rh阳性血经胎盘进入体内而发生初发免疫反应（“外祖母”学说）。⑤少数Rh阴性孕母对RhD抗原不产生免疫应答反应，在Rh阳性胎儿妊娠结束后不致敏，不会发生Rh血型不合溶血。这与母体免疫反应和组织相容位点抗原呈递效率存在差异相关。

2. **临床表现**　Rh血型不合溶血病临床症状的轻重与溶血程度相一致，典型的临床表现如下。

（1）胎儿水肿：严重者死胎或死产，成活者表现为出生时全身苍白水肿、皮肤瘀点瘀斑、胸腹腔积液、心力衰竭和呼吸窘迫等。

（2）贫血：可发生早期贫血（生后2周内）和晚期贫血（出生2周后）。出生时脐血Hb的含量可反映宫内溶血的严重程度：轻度早期贫血脐血Hb>140g/L，中度80~140g/L，重度<80g/L伴有胎儿水肿；出生后，溶血继续存在，贫血进行性加重，外周血存在许多未成熟红细胞、网织红细胞和有核红细胞。晚期贫血时，新生儿外周血Hb<80g/L，导致晚期溶血性贫血的原因有三个：①Rh抗体在新生儿体内长期存在（一般1~2个月，最长6个月），可造成持续溶血性贫血；②宫内输血、生后输血或换血后，在增加新生儿外周血红细胞数、改善低氧血症的同时，骨髓造血得到抑制（骨髓休克期），EPO产生减少，造血反应迟钝；③换血治疗可降低新生儿体内抗体含量，但不能完全消除，导致溶血有减轻但可持续存在。

（3）黄疸：主要是间接胆红素升高，表现为黄疸出现早（通常在24小时内出现）、进展快、程度重。若不及时治疗可引起急性胆红素脑病或核黄疸，死亡率及神经系统后遗症极高。

（4）肝脾大：由于红细胞破坏增加，红细胞生成速率提高引起髓外造血，因此患儿常有肝脾大。

（5）其他：低血糖、出血倾向可见于重度Rh血型不合溶血病患儿或换血疗法后。低血糖是因为大量溶血致还原型谷胱甘肽增高，进而刺激胰岛素释放所致；由于溶血时合并血小板减少、毛细血管缺氧性损害，少数患儿存在出血倾向，严重者发生DIC。严重高胆红素血症换血过程中或换血后还可发生心动过缓、呼吸暂停、低钙血症等。

3. **并发症**　包括胆红素脑病和胆红素所致的神经功能障碍等。

1）胆红素脑病：对于胆红素脑病，将生后数周内胆红素所致的CNS损害称为急性胆红素脑病（acute bilirubin encephalopathy）；将胆红素所致的慢性和永久性CNS损害或后遗症称为慢性胆红素脑病（chronic bilirubin encephalopathy）或核黄疸（kernicterus）。若溶血患儿在黄疸加深的基础上，24小时内病情进展，出现反应低下、嗜睡尖叫、双眼凝视、吸吮无力、肌张力改变、原始反射消失等，提示急性胆红素脑病（第一期）发生；继续发展可出现发热、抽搐、呼吸暂停和角弓反张等（第二期）；上述临床症状（反应、抽搐和角弓反张等）持续24~48小时后逐渐缓解，约2周后基本消失（第三期）；最后出现典型的慢性胆红素脑病（核黄疸）表现（第四期），如手足徐动、眼动障碍、听力异常、牙釉质发育不良和智力障碍等。

2）暂时性脑病：胆红素升高也可引起暂时性脑病（transient encephalopathy），即暂时性、可逆性的CNS损伤，表现为随着胆红素水平增高而逐渐出现反应低下和嗜睡等症状以及脑干听觉诱发电位（brainstem auditory evoked potential，BAEP）显示各波形的潜伏期延长，但随着治疗后胆红素降低，症状消失和延长的波形潜伏期逆转。

3）胆红素所致的神经功能障碍：除上述典型胆红素脑病外，临床上也仅出现隐匿性神经发育障碍（轻度神经系统和认知异常、单纯听力受损或听神经病变谱系障碍）而没有胆红素脑病或核黄疸的临床表现，称为胆红素所致的神经功能障碍（bilirubin-induced neurological dysfunction，BIND）或微小核黄疸（subtle kernicterus）。

4. **辅助检查**　在胎儿期（妊娠期），主要确定胎儿是否存在Rh血型不合溶血病的发生风险；确定Rh血型不合溶血病是否发生（胎儿水肿、贫血等）等。在新生儿期，主要确定Rh血型不合溶血病及其严重程度。

（1）胎儿期（妊娠期）：①对Rh阴性孕妇的Rh血型抗体类型检测、配偶和胎儿血型分析等。Rh阴性孕妇如检测出Rh抗体，其丈夫血型是Rh阳性纯合子或检测出胎儿血型是Rh阳性，则判定胎儿具有发生Rh血型不合溶血病的高风险。②应用直接（改良）Coombs试验或连续流式分析技术动态监测孕妇Rh抗-D抗体滴度或定量测定（U/ml）。妊娠第28周前每月复查1次,以后每2周复查1次。抗-D抗体效价达1∶16或浓度4~15U/ml,且继续上升,要进一步检查评估胎儿贫血的程度。既往有胎儿或新生儿Rh血型不合溶血病史的孕妇,无论抗体水平如何,均认为其胎儿具有Rh血型不合溶血病风险。③产前应用超声多普勒检测胎儿大脑中动脉收缩期峰值流速(MCA-PSV)是预测胎儿贫血的有效指标;产前超声发现胎儿水肿(皮肤水肿、胸腹腔积液、心包积液、胎盘增厚、羊水过多或过少等)、心脏增大和肝脾大,预示严重贫血或疾病晚期。当产前胎儿超声检查MCA-PSV≥1.5中位数倍数或出现胎儿水肿,应进行脐血检查。脐血检测内容包括血型、血常规、网织红细胞、血胆红素、直接Coombs试验、抗体释放试验和游离抗体试验等,以了解胎儿溶血的病因及根据贫血程度计算宫内输血量。

(2) 新生儿期:直接Coombs试验和抗体释放试验均是Rh血型不合溶血病的确诊试验,此两项中任何一项阳性可以确诊Rh血型不合溶血病;血清游离抗体试验阳性只表明患儿血清中存在有游离的Rh抗体,并不一定致敏,故不能作为确诊试验,但可用于评估是否存在继续溶血或换血后的效果。由于Rh血型不合溶血病的病情较严重,新生儿Hb水平降低明显,网织红细胞和有核红细胞比例升高显著,胆红素迅速升高,短时间内可高达342μmo/L(20mg/dl)或以上,以间接胆红素升高为主,如处理不及时易发生急性胆红素脑病。呼出气一氧化碳(exhaled carbon monoxide,ETCO)含量测定可反映胆红素生成速度,可用于预测发生重度胆红素血症的可能性。

5. **诊断** 主要聚焦在新生儿Rh血型不合溶血病及其所致的胆红素脑病的诊断。

(1) Rh血型不合溶血病:新生儿出生后,黄疸出现早,血清胆红素迅速上升且进行性加重(以间接胆红素为主,合并肝功能损害时也可出现血清直接胆红素升高),外周血红细胞和血红蛋白水平下降,网织红细胞和有核红细胞增多,可见各阶段大小不等的幼稚红细胞,提示存在溶血性贫血。根据母儿血型、孕母妊娠期Rh血型抗体水平、胎儿超声、病史和临床表现、胎儿或新生儿存在溶血、贫血证据可作出Rh血型不合溶血病的初步诊断。在此基础上,胎儿或新生儿溶血血清学检查如直接Coombs试验和/或抗体释放试验阳性即可确诊。

(2) 胆红素脑病:Rh血型不合溶血病患儿出现神经精神症状,应高度怀疑胆红素脑病已发生,此时应实施头颅MRI扫描和BAEP检查。

间接胆红素的神经毒性作用部位具有高度选择性,最常见的部位是基底神经核的苍白球,头颅MRI扫描对胆红素脑病诊断具有重要价值,急性胆红素脑病MRI特征性表现为双侧苍白球对称性T_1加权高信号,但此表现与患儿长期预后相关性不大;数周或数月后,上述T_1加权高信号逐渐消失;若在相同部位出现T_2加权高信号,即为慢性胆红素脑病(核黄疸)的特征性改变,提示预后不良。

BAEP是指起源于耳蜗听神经和脑干听觉结构的生物电反应,常用于胆红素脑病所致听力损害的筛查。BAEP改变在胆红素急性神经毒性中出现最早,也可能是唯一表现,是早期诊断和动态监测病情发展的无创、客观和敏感指标。血清间接胆红素升高对CNS产生毒性作用时,可通过观察BAEP的Ⅰ、Ⅲ、Ⅴ波的波峰潜伏期及Ⅰ~Ⅲ、Ⅲ~Ⅴ的峰间潜伏期延长来判断;随着及时治疗病情好转和血清胆红素下降,延长的潜伏期逐渐恢复。

6. **鉴别诊断** 除与ABO血型不合或其他红细胞抗体所致的新生儿溶血性疾病鉴别外,还需与非血型物质抗体、非免疫因素(如感染)引起的胎儿或新生儿水肿和贫血等相鉴别。

(1) ABO血型不合溶血病:Rh血型不合溶血病的临床表现较重,实验室检查方面也有所不同(表18-3-2)。

表18-3-2 ABO与Rh血型不合溶血病比较

项目	ABO血型不合溶血病	Rh血型不合溶血病
临床特点		
(1) 第一胎发病率	40%~50%	5%
(2) 下一胎病情严重性	不一定更严重	大多数更严重
(3) 胎儿水肿或死胎	罕见	常见
(4) 皮肤黄疸	轻至中度	重度多见
(5) 皮肤苍白	不明显	明显
(6) 晚期贫血	很少发生	经常发生
(7) 肝脾大	不明显	明显
实验室检查		
(1) 母亲血型	常为O型	大部分为RhD阴性
(2) 胎儿/新生儿血型	A或B型	大部分为RhD阳性
(3) 贫血	较轻	严重
(4) 直接Coombs试验	阳性或阴性	阳性
(5) 抗体释放试验	阳性	阳性

（2）其他稀有红细胞抗体所致的新生儿溶血：在稀有血型系统中，Kell 血型系统（抗 K 抗体）、Kidd 血型系统（抗 Jk3 抗体）以及 MNS 血型系统（抗-S 和抗-s 抗体）可引起严重的新生儿溶血病，需与 Rh 血型不合溶血病进行鉴别：当证实患儿存在严重免疫性溶血和贫血时，在排除 Rh 和 ABO 的基础上，应考虑到可能存在稀有血型抗体，以便及时检测母儿稀有血型及其抗体，从而加以证实。

（3）新生儿失血性贫血：双胎的胎-胎输血综合征或胎-母输血均存在新生儿贫血，但无明显黄疸，无血型不合溶血病证据，如直接（改良）Coombs 试验和/或抗体释放试验阴性。

（4）先天性肾病：胎儿或新生儿水肿明显时，应与先天性肾病鉴别。后者存在全身水肿、低蛋白血症和大量蛋白尿，无病理性黄疸和肝脾大，无明显贫血，无血型不合溶血病的证据。

7. 治疗 分出生前干预和出生后干预两部分，生前、生后干预既有区别又有联系，且相辅相成。

（1）出生前治疗：包括宫内输血、母体或胎儿使用静脉注射免疫球蛋白（IVIg）和分娩时机选择，由于母亲血浆置换术操作复杂且降低抗体滴度时间短暂，仅作为二线辅助治疗措施。

1）宫内输血：是治疗 Rh 血型不合溶血病的主要方法，可以防止严重溶血病胎儿出生后发生远期脑瘫、神经精神发育迟缓、耳聋等神经不良结局。胎儿红细胞压积小于 0.3，妊娠小于 35 周考虑宫内胎儿血管内输血。Rh 血型不合溶血病宫内输血应使用 Rh 阴性、O 型、HCT 0.75~0.85 的新鲜浓缩红细胞，要求与母血配型无凝集反应，经筛查无乙型和丙型肝炎病毒、HIV 以及 CMV 病毒，需经放射照射移除白细胞，以避免移植物抗宿主反应。

2）母体或胎儿注射 IVIg：在妊娠 28 周前，胎儿受累较重而尚未发生胎儿水肿者，给孕妇注射 IVIg 400mg/（kg·d），连用 4~5 天，间隔 2~3 周重复应用直至分娩。可反馈性抑制母体血型抗体产生（可降低 50%以上），阻止母体抗体经胎盘进入胎儿体内，IVIg 还能与胎儿巨噬细胞上的 Fc 受体结合，抑制血型抗体所致的红细胞破坏。

3）分娩时机选择：近年来由于宫内输血技术的应用，如无其他终止妊娠指征时，产前诊断胎儿贫血的 Rh 血型不合溶血病可延长至足月分娩，大大降低了早产儿相关并发症的发生，同时增加新生儿肝脏和血脑屏障的成熟度，降低高胆红素血症及核黄疸的发生，减少出生后换血治疗的概率。

（2）出生后治疗：包括产房复苏及胎儿水肿处理、大剂量 IVIg 应用、纠正贫血和高间接胆红素的治疗等。

1）产房复苏及胎儿水肿处理：儿科医师参与产房新生儿复苏，留取脐血标本应立即送检并测定新生儿血型、抗体滴度、血红蛋白和胆红素浓度。如出生时存在胎儿水肿、严重贫血、高排血量的心力衰竭或休克的体征，应保持有效通气、抽腹水或胸腔积液和尽快换血；危重者可先少量输注浓缩红细胞或部分交换输血，以改善 Hb 和 HCT 水平，然后再以正常 HCT 的 2 倍血容量进行换血。

2）大剂量应用 IVIg：对出生后明确诊断为 Rh 血型不合溶血病的新生儿，应于 2 小时内静脉滴注 IVIg 0.5~1g/kg，必要时 12 小时后重复 1 次，以阻断新生儿单核巨噬细胞系统的 Fc 受体，可抑制溶血过程，减少胆红素产生、缩短光疗时间和减少交换输血次数。值得注意的是，对于新生儿这一群体，使用 IVIg 有可能引起高频率的 NEC。

3）纠正贫血：早期贫血严重者，需要输注浓缩红细胞或因血清胆红素很高而需换血治疗。晚期贫血的 Rh 血型不合溶血病患儿，若血红蛋白水平低于 80g/L，存在喂养困难、心动过速、呼吸急促等表现时，应输注浓缩红细胞 10~20ml/kg，应输注不具有可引起溶血血型抗原的红细胞。每周 3 次，皮下注射 EPO 200U/kg，疗程 1~6 周，可以减少红细胞的输注。

4）监测和降低血清胆红素水平：连续监测血清间接胆红素水平，对胆红素水平快速明显增高者，应保持内环境稳定，采取积极措施如双面光疗（一线治疗）、换血疗法和药物治疗，以降低血清间接胆红素水平，避免急性胆红素脑病的发生。

（三）其他血型不合溶血病

少见红细胞血型系统如 Kell、Duffy、Kidd、Diego 及 MNS 系统等的抗体亦可以引起新生儿溶血病。

与 ABO、Rh 血型系统不同，Kell 血型系统的 K 抗原在红细胞前体的表面表达，抗-K 抗体在胎儿肝巨噬细胞造成 K 抗原阳性的红系祖细胞免疫性破坏。由于红细胞前体不含血红蛋白，溶血过程中释放胆红素较少，新生儿期黄疸程度较轻，但可以发生严重贫血。Duffy 血型系统具有 Fya 和 Fyb 两种抗原，其免疫原性比 Kell 血型的 K 抗原弱 40 倍，故引起新生儿溶血性贫血症状较轻（抗-Fya 抗体），甚至不引起新生儿溶血病（抗-Fyb 抗体）。Kidd 血型系统抗-Jka 和抗-Jkb 抗体所致的新生儿溶血病症状通常较轻，但也有报道抗

Jk3 抗体可引起致命性新生儿溶血病。Diego 血型系统的抗-Dia 抗体所致新生儿溶血病严重程度不一，抗-Dib 抗体所致新生儿溶血病的病情较轻。MNS 血型系统的血型抗原超过 40 个（M、N、S 和 s 抗原常见），大部分可引起新生儿溶血病，其中抗-S 和抗-s 抗体可引起严重的新生儿溶血病。

少见红细胞血型系统所致新生儿溶血病主要采取输血治疗，血源最好来自已致敏产生红细胞抗体的母亲洗涤红细胞（相应抗原为阴性），理论上可减少外源性红细胞致敏风险，且血液新鲜，红细胞半衰期长，尤其是在寻找血源困难的情况下，其母亲可反复为胎儿供血。

三、红细胞酶病

正常红细胞的能量代谢需要一系列酶参与。红细胞酶病是指编码红细胞代谢的酶类基因突变，导致酶结构和酶活性改变，继而红细胞能量代谢障碍，寿命缩短，红细胞提前破坏，出现溶血的一组疾病。目前，已知有 10 多种红细胞酶缺陷可引起溶血性贫血。在我国（尤其华南地区），以葡萄糖-6-磷酸脱氢酶缺乏症（glucose-6-phosphate dehydrogenase deficiency，G-6-PD）最为常见，其次为丙酮酸激酶缺乏症（pyruvate kinase deficiency，PKD）。

（一）葡萄糖-6-磷酸脱氢酶缺乏症

G-6-PD 是一种 X 连锁不完全性红细胞酶缺陷病，是由于 *G6PD* 编码基因突变，红细胞葡萄糖-6-磷酸脱氢酶（glucose-6-phosphate dehydrogenase，G6PD）活性降低甚至消失引起的红细胞溶血性贫血。

1. 流行病学　本病是世界上最常见的一种遗传性红细胞酶病，全球约有 4 亿人受累，其高发区为地中海沿岸国家、非洲、亚洲和中东地区等；我国华南地区和长江流域（广东、广西、海南、云南、贵州、福建、四川、江西等）为本病高发区之一，北方地区少见。从 20 世纪 70 年代开始已将此病定为新生儿常规筛查的疾病之一。

2. 发病机制　*G6PD* 基因定位于 X 染色体长臂 2 区 8 带（Xq28），本病是由于调控 G6PD 的基因发生突变所致。*G6PD* 基因由 13 个外显子和 12 个内含子组成，编码 515 个氨基酸，分子量为 59kDa。目前，已鉴定出 217 种 *G6PD* 基因突变，导致 400 多种 G6PD 结构和活性变异。中国人群部分 *G6PD* 基因突变与酶变化关系见表 18-3-3。根据孟德尔遗传定律，一般男性杂合子和女性纯合子发病，男多于女，男女之比约 2∶1；女性杂合子发病与否取决于其 G6PD 缺乏的细胞数量在细胞群中所占比例，由于在临床上有不同的表现度，故称之为不完全显性。

表 18-3-3　中国人群部分 *G6PD* 基因突变所致的酶活性变化

外显子	碱基置换	氨基酸置换	酶活性等级	外显子	碱基置换	氨基酸置换	酶活性等级
12*	1388G→A	Arg463His	Ⅱ	6	592C→T	Arg198Cys	Ⅱ
12*	1376G→T	Arg459Leu	Ⅱ	7	703C→T	Leu235Phe	Ⅲ
2*	95A→G	His32Arg	Ⅱ	8	825G→C	Lys275Asn	Ⅰ
2	110T→C	MeB37Thr	NR	8	835A→T	Thr279Ser	Ⅱ
4	196T→A	Phe611e	Ⅱ	8	835A→G	Thr279Ala	Ⅱ
4	202G→A	Val68Met	Ⅱ	9	871G→A	Val291Met	Ⅱ
5	274C→T	Pro92Ser	Ⅲ	9	1024C→T	Leu342Phe	Ⅲ
5	392G→T	Gly131Val	Ⅲ	9	916C→A	Gly306Ser	Ⅱ
5	442G→A	Glu148Lys	Ⅱ	9	1004C→A	Ala335Asp	Ⅱ
5	473G→A	Cys158Tyr	Ⅱ	11	1360C→T	Arg454Cys	Ⅱ
6	487G→A	Gly163Ser	Ⅲ	12	1381C→A	Ala461Thr	NR
6	493A→G	Asn165Asp	Ⅱ	12	1414A→C	Ile472Leu	NR
6	517T→C	Phe173Leu	Ⅱ	12	1387C→T	Arg463Cys	Ⅲ
6	519C→G	Phe173Leu	Ⅱ				

注：* 中国人群常见突变位点；酶活性：Ⅰ级，<1%；Ⅱ级，<10%；Ⅲ级，10%～60%；NR 为未报道（not reported）。

当 G6PD 缺乏时，还原型烟酰胺腺嘌呤二核苷酸磷酸，还原型辅酶Ⅱ(reduced nicotinamide adenine dinucleotide phosphate，NADPH)减少，不能维持生理浓度的还原型谷胱甘肽(GSH)，从而使红细胞膜蛋白和酶蛋白中的巯基遭受氧化损害，破坏红细胞膜的完整性，降低膜变形的适应性。NADPH 减少后高铁血红蛋白(methemoglobin，MetHb)不能转变为氧合血红蛋白，MetHb 增加使红细胞内不可溶性变性珠蛋白小体(Heinz body)形成明显增加，红细胞膜变硬，通过脾时被破坏而导致溶血。新生儿红细胞由于 G6PD 活性较高，对氧化剂药物有较强的“抵抗性”，衰老红细胞酶活性过低而被破坏后，新生红细胞代偿性增加，故不再发生溶血，呈“自限性”。蚕豆诱发 G-6-PD 患者溶血的机制尚未完全阐明，一般认为与蚕豆含有多巴、多巴胺、嘧啶类、异脲咪等类似氧化剂物质有关。

3. 临床表现　G-6-PD 的临床表现变化较大，可从无症状到新生儿黄疸、药物性溶血、感染造成的急性溶血等，严重则导致核黄疸、造成永久性神经损伤甚至死亡。WHO 根据 G6PD 活性不同及临床特点将 G-6-PD 分为 5 级(表 18-3-4)，其中Ⅰ级 G6PD 活性往往为完全缺乏，即使无明显诱因，也存在慢性溶血性贫血；Ⅱ和Ⅲ级的 G6PD 活性有不同程度的下降，在诱因作用下出现急性溶血性贫血；Ⅳ级的 G6PD 活性正常或基本正常，基本正常者虽有酶结构改变，但一般不发生溶血，无特殊临床表现；Ⅴ级为基因突变后，酶结构发生改变，活性反而明显升高，无任何临床表现。

表 18-3-4　G-6-PD 等级、酶活性及临床表现

等级	酶活性	临床表现
Ⅰ	<1%或为 0	慢性溶血性贫血，无明显诱因下可出现不同程度溶血，中度贫血，可伴肝脾大和黄疸
Ⅱ	<10%	摄食蚕豆及其制品，口服药物(磺胺类药、解热镇痛药、伯氨喹等)后诱发急性溶血性贫血
Ⅲ	10%～60%	间歇性偶发急性溶血性贫血，多为抗疟药(如伯氨喹)或感染后诱发
Ⅳ	60%～100%	无溶血发作，无特殊临床表现
Ⅴ	>100%	无临床表现

G6PD 缺乏者在新生儿期发病的常见诱因有感染、窒息、酸中毒、大量出血(血肿)、难产、氧化剂类药物(如磺胺类、解热镇痛药、大剂量维生素 K_1 等)和一些中药(如金银花、蜡梅、川连、牛黄、珍珠粉等)；另外，母亲产前 4 周或产后哺乳期服用上述氧化类药物或中药、使用某些化妆品如指甲花醌、新生儿穿戴由樟脑丸存放的衣物等均可诱发溶血；但也有不少 G-6-PD 患儿在无任何诱因情况下也发生溶血。

新生儿期发病者主要表现为高间接胆红素血症，某些患儿黄疸于生后 24 小时之内出现，但大多数轻症患儿出生时无特殊，仅表现为生理性黄疸的加重，生后 5～6 天达到高峰。G-6-PD 所致溶血的严重性表现为较易引起急性胆红素脑病(发生率高于 ABO 血型不合溶血病)，且多在血清胆红素值较低的水平上发生。贫血则多为轻度或中度，有时可见肝脾大；有的患儿在新生儿期并不发病，可在诱因影响下任何时期发病，主要症状是突发性的急性溶血和贫血。

4. 实验室检查　基本原理均为 G6PD 在 NADP 存在的条件下，通过催化葡萄糖-6-磷酸生成 6-磷酸葡糖醛酸和 NADPH，测定 NADPH 的量即反映 G6PD 的量。

(1) 筛查试验：目前国内常用的筛查试验主要为高铁血红蛋白还原试验(methemoglobin reduction test，MetHb-RT)，还原率大于 0.75 为正常，0.31～0.74 为中间型，小于 0.3 为显著缺乏。此试验可出现假阳性或假阴性，故仅作为筛查试验，必要时配合其他相关实验室检查结果进行分析。此外，荧光斑点试验(灵敏度和特异度较高)和硝基四氮唑蓝(NBT)纸片法也可以作为筛查方法。

(2) 红细胞 G6PD 活性测定：这是特异性的直接诊断方法，正常值随测定方法而不同：WHO 推荐的 Zinkham 法为(12.1±2.09)IU/gHb；国际血液学标准化委员会推荐的 Clock 和 Mclean 法为(8.34±1.59)IU/gHb；NBT 定量法为 13.1～30.0NBT 单位；G6PD/6-PGD 比值测定可进一步提高杂合子的检出率，脐带血正常参考范围为 1.1～2.3，低于此值提示存在 G-6-PD。

(3) 基因检测：可采用限制性酶切片段长度多态性(restriction fragment length polymorphism，RFLP)连锁分析、PCR-限制性酶切法及二代测序(next-generation sequencing，NGS)检测 G-6-PD 的基因突变位点。G6PD 缺乏女性携带者的表型变化大，基因检测不受此影响，准确率高。值得提醒的是：偶有基因检测存在突变而红细胞 G6PD 活性基本正常或正常，甚至高于正常的情况，这种 *G6PD* 基因与活性似乎是矛盾结果的出现，主要原因是少数基因突变并未导致 G6PD 活性下降，其活性维持基本正常或正常(Ⅳ级，仍有 60%～100%酶活性)，甚至明显提高(Ⅴ级，酶活性往

往超过 200%）。

5. **诊断与鉴别诊断** 有可疑或阳性家族史，亲代或同胞中有 G-6-PD 患者，高发地区或祖籍在高发地区、新生儿黄疸均应高度怀疑本病；临床上黄疸出现早、黄疸加深或溶血性贫血有助于 G-6-PD 的诊断；G6PD 活性检测是诊断本病的重要依据，有条件的单位可行基因检测以确定基因突变类型。

G-6-PD 应与下列疾病相鉴别：①其他新生儿溶血病，如 ABO 或 Rh 血型不合溶血病，但应注意在 G-6-PD 高发区，有时血型不合溶血病和 G-6-PD 同时存在；②感染性（细菌、病毒等）溶血性贫血；③病毒性肝炎；④红细胞其他酶、形态、结构及 Hb 异常（丙酮酸激酶缺乏症、半乳糖血症、遗传性球形/椭圆形红细胞增多症、α 地中海贫血等）所致溶血性贫血；⑤其他原因（早产、窒息、血肿、Gilbert 综合征、母乳性黄疸、21-三体综合征、甲状腺功能减退等）所致的高间接胆红素血症。

6. **治疗** 本病为遗传性红细胞酶缺乏症，目前尚无根治方法，无溶血者不需治疗，有症状者主要采取避免诱因及对症支持疗法。

（1）防治诱因：急性溶血者应去除诱因，如控制感染，停止使用具有氧化作用的中西医药物。

（2）对症支持治疗：①对存在溶血患儿，在溶血期注意供给足够的水分，纠正电解质失衡，酌情口服或静脉给予碳酸氢钠使尿液保持碱性，以防止血红蛋白在肾小管内沉积。②积极治疗高胆红素血症，如光照疗法，溶血严重者还应考虑换血治疗，以防止胆红素脑病发生。③重度溶血患儿可出现严重贫血，应及时输注浓缩红细胞等血液制品。由于机体对溶血的应激反应，溶血 2~4 周后有可能发生脊髓休克，以至于溶血后贫血进行性加重，必要时可多次少量输血。

（3）病因治疗：对于纯合子病例，出现严重慢性溶血性贫血严重或反复发作急性溶血性贫血，可试用骨髓移植。

7. **预防** 新生儿生后筛查出 G6PD 缺乏时，应防治各种感染疾病，避免使用具有氧化作用药物和接触樟脑丸等，有利于降低新生儿溶血、新生儿高胆红素血症、胆红素脑病等的发生。

（二）丙酮酸激酶缺乏症

丙酮酸激酶缺乏症（pyruvate kinase deficiency，PKD）是由于丙酮酸激酶（pyruvate kinase，PK）基因异常，红细胞膜 PK 活性低下，ATP 生成障碍，导致溶血的一种遗传性红细胞酶病。PKD 在北欧血统人群中高发，但越来越多证据表明本病亦呈现全球性分布；我国香港地区 3% 的新生儿为 PK 变异型杂合子，迄今国内报道 PKD 所致溶血性贫血共 20 余例；在日本，PKD 与 G-6-PD 的人数大致相等。PK 活性测定是诊断 PKD 的主要手段，本病尚无特异性治疗方法。

1. **病因与发病机制** PKD 主要为常染色体隐性遗传，偶有呈常染色体显性遗传家系报道。一般来说，只有纯合子或复合杂合子患者才会出现溶血性贫血；杂合子患者尽管红细胞中有葡萄糖中间产物改变，但无贫血表现。PKD 杂合子检出率为 0.24%~2.20%，大部分为复合杂合子突变，真正纯合子突变很少。

PK 是一分子量为 60kD 的活性蛋白（激酶），由完全相同或基本相同的亚单位组成四聚体，在哺乳动物组织中存在酶异构：L-M1（存在于肝脏）和 R-M2（存在于原始红细胞和网织红细胞 R1-PK 及成熟红细胞 R2-PK）。编码 PK 的基因变异可导致 PK 活性下降，大部分变异为点突变（已发现 130 余种不同的突变，主要为错义突变），小部分患者表现为缺失或插入所致，PK 突变型的异质性导致 PK 缺乏表型的大范围变异。

PKD 患者的确切溶血机制尚不清楚。PK 酶活性下降，红细胞膜 ATP 生成减少可能是 PKD 溶血的主要因素：①ATP 缺乏，Na^+ 在红细胞内蓄积，红细胞肿胀成球形，球形红细胞通过脾时被破坏，导致溶血性贫血的发生；②红细胞二磷酸腺苷（ADP）和氧化型辅酶Ⅰ（NAD^+）合成受损，PK 酶活性低下，葡萄糖代谢量进一步减低，加重患儿溶血；③红细胞中 2,3-二磷酸甘油酸（2,3-DPG）积聚，作为己糖激酶的抑制物，也使葡萄糖代谢受损，ATP 生成量进一步减少，患儿溶血加重。

2. **临床表现** 主要是慢性溶血及其合并症的表现，病情轻重不一。严重者在新生儿期即出现贫血和严重黄疸，甚至发生胆红素脑病，需要进行换血治疗；部分 PKD 发生在婴幼儿，常有脾大，黄疸与贫血相随，贫血程度比遗传性球形红细胞增多症患者更严重，常需要输血治疗；少数患者直到儿童、成年或老年才发现贫血；极少数因骨髓功能完全代偿，可能没有明显的贫血和其他表现，但查体时常有黄疸和脾大。

3. **实验室检查** 包括常规检查和 PK 底物活性测定等。

（1）常规检查：外周血 Hb 一般在 50~60g/L 以上，HCT 计数大多在 2.5%~15.0%，切脾后可高达 40%~70%，外周血中可以见到棘形红细胞和有核红细胞。血清胆红素升高，以间接胆红素为主。

（2）自身溶血试验：非特异性，目前不再用此试验作为对红细胞酶病的实验诊断手段。

(3) PK 底物活性测定:检测方法包括 PK 活性筛选试验(荧光斑点法)和国际血液学标准化委员会(ICSH)推荐的 PK 活性定量测定(Blume 法)等。

1) PK 荧光点试验:原理是还原反应产生还原型辅酶Ⅰ(NADH)在紫外光下可以发出荧光。在正常血样(PK 活性正常)中,荧光可在 25 分钟内消失(阴性)。若血样中 PK 缺乏,NADH 不被利用,丙酮酸就不会产生,NADH 堆积,荧光持续 25~60 分钟(阳性),其中荧光在 25~50 分钟消失者,为 PK 活性轻、中度缺乏(复合杂合体);荧光在 60 分钟左右消失者,为 PK 活性重度缺乏(纯合体)。此外,输血可导致假阳性发生。

2) PK 活性定量测定(Blume 法):在标准温度(37℃)、pH 值和底物浓度下,用分光光度计定量测定 NADH(还原型)转化成 NAD(氧化型)的量来确定。由于白细胞中含有 M1 和 M2 型 PK 酶,其 PK 活性为正常红细胞的 300 倍,故在进行红细胞 PK 活性测定时,一定要尽可能地清除白细胞(要求$<1.5\times10^9/L$),否则会导致假阳性的发生。PK 活性的正常值为(15.0±1.99)U/gHb;当 PK 活性为正常活性的 14.90%±3.71% 时,是低底物磷酸烯醇丙酮酸(phosphoenolpyruvate,PEP)浓度正常值;当 PK 活性为正常活性的 43.50%±2.46% 时,为低 PEP+PDP(丙酮酸脱氢酶磷酸酶)刺激后的正常值。纯合子值(重度)为正常活性的 25% 以下,杂合子值(轻、中度)为正常活性的 25%~50%。

3) 中间代谢产物测定:对不明原因的非球形红细胞溶血性贫血病例,如果测出 PK 活性正常,应进一步检查红细胞中糖酵解途径的某些中间产物,则有可能发现特征性中间代谢产物异常(表 18-3-5)。

表 18-3-5 中间代谢产物测定正常值及 PK 缺乏症诊断值

中间代谢产物	正常值	PK 缺乏症
ATP	(4.23±0.29)μmol/g Hb	较正常降低 2 个标准差以上
2,3-DPG	(12.27±1.87)μmol/g Hb	较正常增加 2 倍以上
PEP	(12.20±2.20)μmol/L RBC	较正常增加 2 个标准差以上
2-PG	(7.30±2.50)μmol/L RBC	较正常增加 2 个标准差以上

注:ATP,三磷酸腺苷;2,3-DPG,2,3-二磷酸甘油酸;PEP,磷酸烯醇丙酮酸;2-PG,2-磷酸甘油酸。

4. **诊断** 在临床表现的基础上,PKD 的诊断依赖于红细胞 PK 活性测定。在考虑 PKD 的诊断时要注意:筛选 PK 活性的荧光斑点试验标准化和除外继发性 PK 缺乏的可能性。

(1) 红细胞 PK 缺陷的实验诊断标准:符合以下 4 项中任何 1 项,均可建立 PK 缺陷的实验诊断:①PK 荧光斑点试验属严重缺乏范围;②PK 荧光斑点试验属中度缺乏范围,但有明确家族史和/或 2,3-DPG 含量有 2 倍以上的升高或有其他中间产物变化;③PK 活性定量属纯合子范围;④PK 活性定量属杂合子范围,但有明确家族史和/或中间代谢产物变化。如临床上高度怀疑为 PK 缺乏症,而 PK 活性正常时,应进行低底物 PK 活性定量测定,以确定有无 PK 活性降低。

(2) PKD 所致新生儿溶血性贫血和高胆红素血症的诊断标准:①生后早期(多为 1 周内)出现黄疸,足月儿血清总胆红素超过 205.2μmol/L(12mg/dl),早产儿超过 256.5μmol/L(15mg/dl),主要为间接胆红素升高;②溶血的其他证据(贫血、网织红细胞增多,尿胆原增加等);③符合 PK 缺陷的实验诊断标准。具备上述 3 项,又排除了其他原因所致黄疸者,可确诊;不具备上述 2 项和/或有其他原因并存者,应疑诊为红细胞 PK 缺陷所致溶血。

(3) PKD 致先天性非球形细胞性溶血性贫血(CNSHA):①呈慢性溶血过程,有脾大、黄疸和贫血等表现;②符合 PK 缺陷的实验诊断标准;③排除其他红细胞酶病及血红蛋白病;④排除继发性 PKD。符合以上 4 项,方可诊断为遗传性 PKD 所致 CNSHA。

5. **鉴别诊断** PKD 应与其他红细胞酶病(如 G-6-PD)及血红蛋白病相鉴别。此外,白血病、再生障碍性贫血、骨髓增生异常综合征、难治性铁粒幼细胞贫血、化疗后状态均可引起继发性 PKD。轻度遗传性 PKD 和继发性 PKD 的鉴别相当困难,因为两者红细胞 PK 活性都是轻至中度降低,一般都没有明显溶血表现,有时需要进行随诊和仔细分析,必要时行基因检测。

6. **并发症** 胆石症为较常见的并发症;较少见的并发症有胆红素脑病、继发于胆道疾病的急性胰腺炎、慢性腿部溃疡、脾脓肿、髓外造血组织的脊髓压迫和游走性静脉炎等。此外,急性感染或妊娠可以使慢性溶血过程加剧,甚至出现"溶血危象",此时可能需要输血治疗。

7. **治疗** 包括输血治疗、脾切除、药物治疗和移植等。

(1) 输血治疗:在出生后前几年,严重贫血的最好处理方法是红细胞输注，若血红蛋白浓度维持在80~100g/L以上，则不影响儿童生长和发育，并可减少危及生命的再生障碍性贫血危象。然而，决定输血的最重要依据是患儿对贫血的耐受性而非仅是血红蛋白的水平。由于患者红细胞2,3-DPG水平增高，中重度贫血时可无明显不适。

（2）脾切除：可使患者长时间地控制贫血，由于出生后前几年在无脾状态下有发生严重败血症的危险，故患者行脾切除术至少要在5~10岁后，贫血越严重，则脾切除效果越好。脾切除术可使预后改善，但并不能纠正溶血状态。在术前需要输血者，术后则可能不需要输注。较年轻儿童存在快速造血生长"追赶"期，运动耐受性改善。尽管不能完全排除再生障碍性贫血危象发生的可能，但发生后常较轻。患者术后网织红细胞数量增加时，提示不完全代偿性溶血过程持续存在。

（3）药物治疗：在体外水杨酸盐反向影响PK缺陷性细胞的能量代谢，这种现象的临床意义一旦确定，则可以在严格的血液学监护下应用水杨酸盐（阿司匹林），有一定的治疗效果。PKD患儿存在能量代谢障碍，选用ATP口服制剂，对部分患儿改善病症有一定作用。膜稳定剂维生素E、阿魏酸钠有辅助治疗作用。补充造血原料叶酸和维生素B_{12}，可增加患儿骨髓对溶血的代偿能力，以防溶血危象发生。若发生铁过载，则需铁螯合剂治疗。脾切除后，若血小板明显升高（$\geqslant 800\times10^9/L$），应服用抗血栓药如阿司匹林、双嘧达莫等。

（4）移植治疗：可采用异基因骨髓移植（allogeneic bone marrow transplantation，allo-BMT）、外周血干细胞移植（peripheral blood stem cell transplantation，PBSCT）或脐血造血干细胞移植治疗PK缺乏症所致严重溶血性贫血患者，如需反复输血才能维持生命，allo-BMT或PBSCT是唯一的根治手段。

8. **预防和预后** 做好遗传咨询，检查致病基因携带者，并就生育问题给予医学指导。由于病情轻重不一，因而预后不一致，婴幼儿可能导致死亡，本病随年龄增长有减弱趋势。大多数患者可以过相对正常的生活，对寿命无明显的影响。

四、血红蛋白病

血红蛋白病（hemoglobinopathy）是由于血红蛋白（hemoglobin，Hb）分子结构异常或珠蛋白肽链合成速率异常所引起的一组遗传性溶血性贫血。血红蛋白病在我国发病率较高，主要分布在我国长江沿岸及以南的地区，以广东、广西、海南、四川、重庆等地区发病率高，北方地区少见。

Hb是由血红素和珠蛋白组成，其分子是由4个亚基构成的四聚体，每个亚基由一条珠蛋白肽链和一个包含于其中的血红素分子组成。Hb四聚体含有两对肽链，一对是α链或类α链（ζ链），另一对是β链或类β链（ε、γ或δ链）。各种Hb在人体发育的不同阶段，呈现不同的比例。

血红蛋白病主要分为两大类：①珠蛋白肽链数量异常，称为地中海贫血（thalassemia），又称为海洋性贫血（thalassemia）；②珠蛋白肽链中分子结构异常，称为不稳定血红蛋白病。其中最常在围产期发病的是α地中海贫血。

（一）地中海贫血

地中海贫血为遗传性溶血性贫血的一组疾病，是由于珠蛋白基因缺陷，使Hb中的珠蛋白肽链有一种或几种合成减少或不能合成，导致Hb的组分改变。本组疾病的临床症状轻重不一，大多表现为慢性进行性溶血性贫血。

1. **地中海贫血分型与临床特点** 正常Hb的珠蛋白含4种肽链，即α、β、γ、δ链，其中$\alpha_2\beta_2$组成的Hb为HbA、$\alpha_2\delta_2$组成HbA_2以及$\alpha_2\gamma_2$组成HbF。α、β、γ、δ链分别由相应的基因编码，基因缺失或点突变可造成珠蛋白肽链合成障碍，致使Hb的组分发生改变。根据基因分型和肽链合成障碍的不同，可分为α、β、γ、δ、δβ及γβ等地中海贫血，临床上高发的是α珠蛋白基因缺失或突变所致的α地中海贫血和β珠蛋白基因突变所致的β地中海贫血。不同地中海贫血类型在胎儿和新生儿时期的发病情况差别很大，病情轻重不一，从无症状到严重致死。

（1）α地中海贫血：人类α珠蛋白基因簇位于16p13.3，每条染色体各有2个α珠蛋白基因，一对染色体共有4个α珠蛋白基因。α地中海贫血是由于α珠蛋白基因缺失所致，少数由基因点突变造成。疾病严重程度取决于α珠蛋白基因缺失或失活的数目。若一条染色体上仅一个α基因缺失或突变，则表现为α链合成减少，称之为α^+地中海贫血；若一条染色体上两个α基因均缺失或突变，则无α链合成，称之为α^0地中海贫血。根据α珠蛋白基因缺失或突变数量α地中海贫血临床上有以下4种类型。

1）Hb Bart胎儿水肿综合征（重型）：α^0地中海贫血纯合子状态（--/--），其4个α珠蛋白基因均缺失或缺陷，以至于完全无α链生成，含有α链的HbA、HbA_2和HbF的合成均减少，而在胎儿时期大量合成的γ

链,因不能与 α 链结合而聚合成 γ_4(Hb Bart)。Hb Bart 对氧具有极高的亲和力,释放氧到组织的能力较差,造成组织严重缺氧而引起胎儿水肿。胎儿呈重度贫血、黄疸、水肿、肝脾大、腹水、胸腔积液,常发生流产、死胎或死产(娩出后半小时内死亡);胎盘巨大且质脆。实验室检查显示外周血常规呈小细胞低色素性贫血,红细胞大小不等,中央浅染区扩大,出现异形、靶形、碎片红细胞等,有核红细胞和网织红细胞明显增高。骨髓象呈红细胞系统明显增生活跃,以中、晚幼红细胞占多数。Hb 中几乎是 Hb Bart 或同时少量 HbH,无 HbA、HbA_2 和 HbF。

2)血红蛋白 H 病(中间型):为 α^0 和 α^+ 地中海贫血的双重杂合子状态(--/-α),是由 3 个 α 珠蛋白基因缺失或缺陷所致。患儿只能合成少量 α 链,多余的 β 链即聚合成 HbH(β_4)。HbH 对氧亲和力较高,又是一种不稳定 Hb,在红细胞内容易变性沉淀而形成包涵体,导致红细胞膜僵硬而使红细胞寿命缩短。患者出生时无明显症状,大多数在婴儿期后逐渐出现贫血、疲乏无力、肝脾大和轻度黄疸等症状。学龄期后可出现类似重型 β 地中海贫血的特殊面容。实验室检查外周血常规和骨髓象的改变与 Bart 胎儿水肿综合征类似,红细胞渗透脆性降低,变性珠蛋白小体阳性,包涵体生成试验阳性,HbA_2 及 HbF 含量可正常。出生时脐血中约含 0.25 Hb Bart 和少量 HbH;随着年龄增长,HbH 逐渐取代 Hb Bart,前者含量约为 0.024~0.44。

3)轻型:为 α^+ 地中海贫血的纯合子(-α/-α)或 α^0 地中海贫血的杂合子状态(-/αα),只有 2 个 α 珠蛋白基因缺失或缺陷,有相当数量的 α 链合成,故患儿病理生理改变轻微,没有临床症状。实验室检查红细胞形态可有轻度改变,如大小不等、中央浅染、异形等;红细胞渗透脆性减低;变性珠蛋白小体阳性;HbA_2 和 HbF 含量正常或稍低。患儿脐血 Hb Bart 含量为 0.034~0.140,于生后 6 个月时完全消失。

4)静止型:α^+ 地中海贫血的杂合子状态(-α/αα),仅有一个 α 基因缺失或缺陷。α 链的合成稍减少,病理生理改变非常轻微。患儿无症状,红细胞形态正常,出生时脐带血中 Hb Bart 含量为 0.001~0.002,3 个月后消失,故此型易漏诊。

(2)β 地中海贫血:人类 β 珠蛋白基因簇位于 11p1.2,β 地中海贫血是由于 β 珠蛋白基因点突变、少数为基因缺失所致。某些基因突变或缺失所致 β 链生成完全抑制,称为 β^0 地中海贫血;某些基因突变或缺失所致 β 链生成部分抑制,称为 β^+ 地中海贫血。

1)重型 β 地中海贫血(又称 Cooley 贫血):是 β^0 或 β^+ 地中海贫血的纯合子或与 β^+ 地中海贫血双重杂合子,因 β 链合成完全或几乎完全受到抑制,导致含有 β 链的 HbA 合成减少或消失,多余的 α 链则与 γ 链结合而成为 HbF($\alpha_2\gamma_2$),使 HbF 明显增加。由于 HbF 的氧亲和力高,致患者组织缺氧。过剩的 α 链沉积于幼红细胞和红细胞中,形成 α 链包涵体附着于红细胞膜上而使其变僵硬,在骨髓内大多被破坏而导致"无效造血"。部分含有包涵体的红细胞虽能成熟并被释放至外周血,但当它们通过微循环时容易被破坏;这种包涵体还影响红细胞膜的通透性,从而导致红细胞的寿命缩短。患儿在临床上呈慢性溶血性贫血,贫血和缺氧刺激 EPO 分泌增加,促使骨髓增加造血,因而引起骨骼改变(1 周岁左右开始出现地中海贫血特殊面容)。贫血使肠道对铁的吸收增加,加上在治疗过程中反复输血,使铁在组织中大量贮存,导致含铁血黄素沉着症。实验室检查外周血常规和骨髓象的改变类似 Bart 胎儿水肿综合征,红细胞渗透脆性明显减低,HbF 含量明显增高(大多>0.40)是诊断重型 β 地中海贫血的重要依据。颅骨 X 线片见颅骨内外板变薄,板障增宽,在骨皮质间出现垂直短发样骨刺。

2)中间型 β 地中海贫血:β^+ 地中海贫血、β^+/B^0 地中海贫血的双重杂合子、某些地中海贫血变异型的纯合子,或两种不同变异型的双重杂合子状态,其病理生理改变介于重型和轻型之间。多在幼儿期出现症状和体征,表现为中度贫血,脾脏轻或中度增大,黄疸可有可无,骨骼改变较轻。实验室检查外周血常规和骨髓象的改变与重型相似,红细胞渗透脆性减低,HbF 含量为 0.40~0.80,HbA_2 含量正常或增高。

3)轻型 β 地中海贫血:是 β^0 或 β^+ 地中海贫血的杂合子状态,β 链合成仅轻度减少,故其病理生理改变极轻微。患儿无症状或轻度贫血,脾不大或轻度增大,易被忽略,多在重型患者家族调查时发现,病程经过良好,能存活至老年。实验室检查成熟红细胞有轻度形态改变,红细胞渗透脆性正常或减低,血红蛋白电泳显示 HbA_2 含量轻度增高(0.035%~0.060%)是本型的特点,HbF 含量正常。

2. 诊断与鉴别诊断 根据临床特点和实验室检查(血常规呈小细胞低色素性贫血,红细胞渗透脆性降低,Hb 电泳 HbA_2 和 HbF 与同龄儿相比升高),结合阳性家族史,一般可做出诊断。应争取常规检查地中海贫血基因,作基因诊断。

临床上,轻型或中间型地中海贫血与缺铁性贫血均有不同程度小细胞低色素性贫血,不易区分。两者的鉴别特别重要，这主要牵涉到是否补铁的问题：地中海贫血铁剂补充不但无效，反而会促进含铁血黄素沉着症的发生；缺铁性贫血补铁治疗安全有效。一般来说，地中海贫血可借助血红蛋白电泳或基因分析确诊；缺铁性贫血常有缺铁诱因，血清铁蛋白含量减低、骨髓外铁粒幼红细胞减少、铁剂治疗有效等可以鉴别。由于 HbH 病贫血较轻而存在黄疸、肝脾大，甚至肝功能异常，易被误诊为黄疸性肝炎或肝硬化，但通过病史、家族史调查，以及红细胞形态、Hb 电泳检查即可鉴别。此外，还应与其他溶血性疾病如 Rh 血型不合溶血病、G-6-PD 和遗传性球形红细胞增多症等鉴别。

3. **治疗** 静止型及轻型的地中海贫血无需特殊治疗，中间型和重型地中海贫血应采取下列方法予以治疗。

（1）对症支持治疗：注意休息和营养，积极预防感染，适当补充叶酸和维生素 E。

（2）输血治疗：中间型 α 和 β 地中海贫血可采取少量血液输注法；重型 β 地中海贫血应从早期开始给予适量的红细胞输注，使患儿生长发育尽量接近正常并防止骨骼病变出现。具体方法：首先在 2~4 周内分次输注浓缩红细胞，使患儿 Hb 含量达 120g/L 左右；然后每隔 4 周输注浓缩红细胞 1 次（10~15ml/kg），使 Hb 含量达 90~140g/L。

（3）除铁治疗：为了防治含铁血黄素沉着症，需同时给予铁螯合剂治疗，是改善重型地中海贫血患儿生存质量和延长寿命的主要措施。目前应用于临床的药物有去铁胺（deferoxamine）、去铁酮（deferiprone）和地拉罗司（deferasirox）。建议在规范输注红细胞 1 年或 10U 后进行铁负荷评估，如血清铁蛋白超过 1 000μg/L，提示铁过载，则开始应用铁螯合剂。

（4）其他治疗：脾切除（5~6 周岁后）对 HbH 和中间型 β 地中海贫血的疗效较好，对重型 β 地中海贫血的效果差。应用化学药物（羟基脲、沙利度胺等）活化 γ 珠蛋白基因（基因活化治疗），增加 γ 基因表达或减少 α 基因表达，以改善 β 地中海贫血的症状。异基因造血干细胞移植是目前有效的能根治重型 β 地中海贫血的唯一方法。

4. **预防** 在地中海贫血高发区，开展地中海贫血人群普查、遗传咨询和婚前指导，以避免地中海贫血基因（尤其同型基因）携带者之间联姻，对预防本病发挥重要的作用；对地中海贫血高危妊娠孕妇，在孕 9~11 周采集绒毛或羊水胎儿 DNA，利用核苷酸探针杂交方法进行产前诊断，明确是否存在地中海贫血基因的缺失或突变，对妊娠早期重型 α 和 β 地中海贫血作出诊断并及时终止妊娠，是预防本病行之有效的方法；新生儿出生后，及时做地中海贫血筛查，发现静止型或轻型、中间型地中海贫血，以便随访观察和及时干预，在提高患儿生活治疗和延长寿命方面具有重要意义。

（二）镰状细胞病

镰状细胞病（sickle cell disease，SCD）是一种常染色体显性遗传性血红蛋白病（形成异常血红蛋白 S），多见于非洲和美国非裔人群，为全球常见的严重单基因遗传病之一。临床上存在 3 种情况：①父母一方携带异常基因，另一方为正常，则子女为杂合子状态，即镰状细胞性状，患儿处于危害较小的携带状态；②父母双方均有异常基因，子女为纯合子状态，即临床所指的镰状细胞贫血，临床表现为慢性溶血性贫血和再发性全身疼痛；③镰状血红蛋白与其他异常血红蛋白的双杂合子状态，如兼有 HbS 和 HbA 的镰状细胞贫血-地中海贫血或镰状细胞贫血-HbC 病，其变化悬殊，轻者可活至成年，重者可反复出现危象发作。

1. **病因与发病机制** SCD 是由于 11 号染色体上 β 珠蛋白基因发生点突变所致。这种突变导致 β 链的第 6 位带电荷的谷氨酸被疏水的缬氨酸取代而形成镰状血红蛋白（HbS），这种改变发生在血红蛋白分子的外周部分，改变了血红蛋白分子的外形和电荷。在低氧和低 pH 值条件下，脱氧 HbS 相互聚集成液晶多聚体，且由于 HbS 的 β 链与邻近的 β 链通过疏水链连接而非常稳定，其排列方向与细胞膜平行并与细胞膜紧密接触；当有足够多的多聚体形成时，红细胞变得细长而扭曲，由正常双凹圆盘变成镰刀状（镰变）。

2. **病理生理变化** 镰状红细胞引起的病理生理改变主要有：①慢性溶血：镰状红细胞僵硬，可塑性、变形性差，在经过毛细血管时易受破坏并被单核巨噬系统吞噬而发生溶血（慢性血管内溶血）；未在血管内破坏的镰状红细胞因含包涵体则在脾脏内被破坏，形成慢性血管外溶血。②急性血管阻塞：镰状改变的红细胞黏附能力增强，血液黏滞度增加，血流缓慢，正常血流的稳态被破坏并激活血小板，易形成微血栓导致急性血管阻塞，引起不同部位反复的急性疼痛发作、组织缺氧、损伤和坏死等。

3. **临床表现** 本病在新生儿期多无临床症状，患儿在 2~6 个月随着正常 Hb 被 HbS 取代才逐渐出现如下症状。镰状细胞贫血-地中海贫血症状与镰状细胞贫血相似，镰状细胞贫血-HbC 病症状较轻。

（1）慢性溶血性贫血（Hb 多在 50~90g/L）、黄疸和肝脾轻至中度肿大。随着年龄增长，脾脏因纤维化有缩小倾向。

（2）急性疼痛发作（疼痛危象）：毛细血管微血栓形成所致，常是患儿的首发症状，也是就诊的主要原因。婴幼儿表现为指/趾、手/足背肿痛多见，儿童四肢肌痛，大关节疼痛和腰背痛多见。另外，尚有剧烈腹痛、头痛，甚至昏迷和肢体瘫痪等。

（3）各种感染及贫血危象：由于长期溶血和贫血，患儿抵抗力降低，容易发生各种感染。严重感染（如败血症和脑膜炎等）时，可出现贫血危象，表现为急性溶血和脾脏急剧增大，可于短时间内死亡。

（4）慢性器官损害：长期患病者肝、脾、肾、骨、骨关节及皮肤出现慢性损害，患儿消瘦、疲乏、营养不良以及易受感染等。

（5）生长发育迟缓：主要表现为低体重，而身高受影响不大，至青春期可出现性发育迟缓。

4. **实验室检查**　可见不同程度贫血，网织红细胞增高。血涂片可见靶形红细胞、异形红细胞及镰状红细胞。血红蛋白电泳可见 HbA 带缺失，主要为 HbS（占 0.80~0.97）。

5. **诊断**　SCD 的诊断主要根据血红蛋白电泳分析，电泳带主要是 HbS，HbA 极少或缺失；父母为黑种人或与黑种人有血缘关系者、有 SCD 家族史者为诊断本病提供重要线索；存在慢性溶血性贫血和急性疼痛发作的临床表现也是诊断本病的重要依据。

6. **治疗**　包括对症支持治疗，以及针对疼痛危象和贫血危象的处理等。

（1）对症支持疗法：间歇期增强体质和营养、防治感染、维持水、电解质和酸碱平衡等，必要时吸氧。

（2）疼痛危象的处理：适当应用止痛镇静药、输入低分子右旋糖酐或皮下注射小剂量低分子量肝素以改善微循环。

（3）贫血危象的处理：在纠正休克和控制感染的同时，输血治疗被推荐为该病的主要治疗方法；在外伤、手术等应激状态时，更应实施输血治疗，使 HbS 下降至 0.30 以下。

（4）羟基脲治疗：羟基脲被认为是治疗 SCD 的重要方法，它可抑制核糖核酸还原酶，阻断 DNA 合成和细胞分裂，诱导 HbF 产生，增加红细胞体积，并可减少血液循环中镰状细胞数量和粘连，以及降低白细胞和血小板水平等，改善微循环。羟基脲用法：首剂 15mg/(kg·d)，每 2 周监测血常规 1 次，以决定是否调整剂量，使外周血白细胞及血小板水平维持在安全范围内。

（5）造血干细胞治疗：造血干细胞移植（hematopoietic stem cell transplantation，HSCT）或靶向基因编辑可能是目前认为根治镰状细胞病的唯一方法。

7. **预防**　对黑种人或与黑种人有血缘关系的新生儿，采用脐血 Hb 电泳筛查，可及时发现 HbS 的存在，做到早期诊断和干预；由于 *HbSβ* 基因缺少一个 Mstll 内切酶切点，可在此位点进行产前诊断，对纯合子应终止妊娠。

（肖　昕）

第四节　新生儿红细胞增多症

健康足月儿出生时毛细血管样本中的 HCT 平均值为 0.61±0.07，Hb 平均值为（193±22）g/L。2015 年 Henry 和 Christensen 提出当静脉血 HCT、Hb 或红细胞计数分别超过同胎龄、同日龄新生儿的第 95 个百分位参考值即为新生儿红细胞增多症（polycythemia of newborn）。通常认为，外周静脉血的 Hb 浓度超过 220g/L 时需要考虑该诊断，当外周静脉血 HCT≥0.65 时可以诊断。毛细血管血 HCT 值可能比外周静脉血高 0.05~0.15，故临床诊断应该以静脉血 HCT 值为准。此外，文献报道在定义大多数新生儿红细胞增多症时，海拔高度的差异不太重要，但是在非常高的海拔（>3 048m）胎儿 HCT 稍高，因此对于非常高海拔的地区，可能需要特定的参考区间来准确定义新生儿红细胞增多症。新生儿红细胞增多症的发病率为 1%~5%，随着海拔的增高发病率会增加，其中有症状的大约占 20%~70%。胎龄小于 34 周的早产儿红细胞增多症的发生率极低。糖尿病母亲婴儿的发病率约为 22%~29%。

尽管新生儿红细胞增多症与高黏滞综合征（hyperviscosity syndrome）的定义不同，但是常常伴随存在，因此合称为红细胞增多症-高黏滞综合征（polycythemia of newborn-hyperviscosity syndrome），是新生儿时期较常见的问题。高黏滞血症的血液黏滞度常超过 18cps（剪切率为 11.5sec^{-1}），在影响血液黏滞度的因素中，最重要的是 HCT。虽然很多患儿没有特别的临床症状，但是红细胞数量增加导致的高黏滞血症仍然可能导致患儿的代谢改变。

（一）病因

红细胞增多症包括真性红细胞增多症及假性 HCT 增高。前者主要由胎儿输血或宫内红细胞生成增加所致；后者主要是由于血容量减少导致的血液浓缩或者血流不畅、红细胞淤滞引起。

1. **真性红细胞增多症**　尽管在很多情况下找不

到病因，但目前认为下列因素如胎盘输血、医源性因素、宫内慢性缺氧、母亲疾病及用药、环境因素、遗传、内分泌疾病与真性红细胞增多症发生有关（表18-4-1）。

表 18-4-1 新生儿真性红细胞增多症的病因

分类	病因
被动性	
胎盘输血	胎-胎输血、胎-母输血等
医源性	延迟结扎脐带时间过长、挤捏脐带、过量输血等
主动性	
慢性宫内缺氧	小于胎龄儿、过期产儿等
母亲疾病及药物应用	子痫前期/子痫、糖尿病、心脏病及普萘洛尔应用等
环境因素	高海拔地区、母亲吸烟、酗酒等
染色体异常	18-、13-、21-三体综合征等
内分泌疾病	先天性肾上腺皮质增生症、甲状腺功能减退或亢进等

2. **假性 HCT 增高** 如果出生后体重下降超过出生体重的 8%~10%，应当考虑脱水后导致的继发性血液浓缩，通常发生于生后 2~3 天。

3. **血样采集部位及时间** 同一新生儿同一时间内的血样标本中，HCT 平均值由高到低依次为毛细血管、外周静脉及脐静脉。出生后 2 小时左右 HCT 的数值会达到高峰，之后逐渐下降，至生后 18~24 小时降至正常水平。

（二）发病机制

从生理角度来讲，子宫内处于一个相对缺氧的环境，低氧血症刺激促红细胞生成素增加，从而使红细胞代偿性增加、外周血网织红细胞及有核红细胞增多，这也是新生儿红细胞数明显高于儿童及成人的原因。上述造成真性红细胞增多症的各种因素，进一步导致胎儿得不到充分的营养与气体交换，引起胎儿慢性宫内缺氧，因此红细胞的代偿性增加更加明显。在产程中有急性缺氧者，如果当时脐循环通畅，则由胎盘流至胎儿的血流增加。出生后的脐带结扎延迟也会使胎盘输送给胎儿的血流增加。

血流量取决于血流阻力，而根据泊肃叶定律，在血管半径一定的情况下，血流阻力与血液黏滞度成正比。当 HCT 超过 0.60~0.65 时，HCT 与血液黏滞度呈指数相关，即随着 HCT 的增加，血液黏滞度明显增高，各脏器血管阻力增加，导致血液流速及氧运输能力下降，引起一系列相应的临床表现。也有学者认为，Hb 浓度升高使动脉血氧含量增加，引起相应的血管反应，导致血管收缩，也会造成脏器血管阻力增加，氧供减少。

（三）临床表现

新生儿红细胞增多症虽然比较多见，但是造成明显临床表现和严重并发症的并不多见。临床症状和体征出现主要由高红细胞量和高黏滞血症所致，即红细胞明显增多引起血液黏稠度增加，从而减少毛细血管灌注，氧供减少造成的各器官缺氧受损，出现相应的临床表现；其次，极少数患儿可因血流速度减慢、血黏滞度增加造成肾静脉血栓、指/趾端坏疽等；另外，红细胞增多症患者常继发出现高胆红素血症、血小板减少、DIC 及合并低血糖、低血钙。各器官系统损害表现往往是非特异性的，程度轻重不一（表 18-4-2）。

表 18-4-2 新生儿真性红细胞增多症-高黏滞血症的临床表现

系统	临床表现
神经系统	反应欠佳、食欲缺乏、拒乳、哭声异常、嗜睡、易激惹、肌张力减退、震颤甚至惊厥
呼吸系统	呼吸困难、呼吸暂停、气促发绀等
循环系统	心率改变（增快或减慢）、心音低钝、心脏扩大及心电图缺血改变，严重者肺动脉高压、心力衰竭
消化系统	食欲缺乏、呕吐、腹胀、腹泻、便血、肠鸣音减弱，肝大、肝功能异常，严重者出现 NEC
泌尿系统	肾小球滤过率下降，少尿、血尿、蛋白尿，血中 BUN 及 Cr 升高，肾静脉栓塞，严重者肾功能衰竭
血液系统	血小板减少、肺出血、DIC 等
代谢系统	低血糖症、低血钙等
皮肤四肢	皮肤发红、黄疸加重、多血质貌（活动后明显）、指/趾端坏疽等

（四）诊断

当外周静脉血的 HCT≥0.65 即可诊断新生儿红细胞增多症，通常在生后 24 小时采血较为理想。目前无公认的毛细血管 HCT 值的诊断标准，当毛细血管血 HCT 超过 0.65~0.68 时，应当重新检测静脉血 HCT 水平以确定诊断。

（五）治疗

1. **对症治疗** 处理导致红细胞增多症的脱水，如适当补液，增加喂养；呼吸困难者根据需要给予吸氧或呼吸支持；高胆红素血症者行光照疗法；红细胞增多症患儿常合并低血糖及低血钙，应适时监测并及时干预。

2. **对因治疗** 包括补充液体（纠正脱水导致的血液浓缩）和部分换血疗法（稀释血液，减低血液黏稠度）等。

（1）补充液体：即使根据体重变化也不能判断患儿是否脱水，在 HCT 一定的情况下，也可增加液体补充使血管管腔扩张，从而降低周围血管阻力，增加血容量。对于 HCT 在 0.65～0.70 的无症状红细胞增多症患儿，为确保充分的液体及葡萄糖摄入，可增加液体 20～40ml/kg，每 6 小时重新检测 HCT。

（2）部分换血疗法：换血的目的在于减少红细胞量，因而应避免导致低血容量。对于周围静脉血 HCT 在 0.70～0.75 的无症状患儿，是否需要部分换血仍有争议；但对于 HCT 超过 0.75 无症状患儿或者 HCT 超过 0.65 且有症状的患儿，需进行部分换血治疗，也可在充分静脉补液后，若症状持续加重则再行部分换血治疗。

换血操作时，取血部位可以采用脐血管或者周围血管，任何静脉都可以作为输入通道，可使用生理盐水、5% 白蛋白或血浆进行换血。临床研究和观察表明，采用生理盐水等容换血的疗效与白蛋白、血浆一致，但更加经济、安全，能够避免血液系统传播疾病，并且减少 NEC 的发生。换血量计算方法如下。

换血量 =［（实际 HCT－预期 HCT）×血容量×体重］÷实际 HCT，血容量按照 80～100ml/kg 计算，预期 HCT 通常设定为 0.55～0.60。

需要注意的是，换血时患儿应当处于温暖的环境当中，监测体温、心率、呼吸及血压，监测血糖，换血器械严格无菌，若采用血制品进行换血治疗，术后应当密切监测患儿的胃肠道症状及腹部体征，以防 NEC 的发生。

（六）预后

新生儿红细胞增多症的远期预后尚不明确，目前国际上不同机构关于红细胞增多症与高黏滞血症是否会影响远期神经系统后遗症的研究结果并不一致。其临床结局可能更多取决于引起红细胞增多症的原发疾病及其伴随疾病（如低血糖、高胆红素血症等），而非红细胞增多症本身。对于有症状的红细胞增多症患儿，部分换血治疗可以在近期缓解部分症状，但是远期预后似乎并不能得到改善。

（肖 昕）

第五节 新生儿白血病

新生儿白血病（neonatal leukemia，NL）又称先天性白血病（congenital leukemia，CL），是指出生至生后 28 天内起病的白血病，临床表现为出生时即有皮肤浸润性结节、肝脾大、外周血幼稚白细胞明显增加、血小板减少等，常伴有染色体异常（21-三体、13-三体等）或先天畸形（Turner 综合征等）。大多数新生儿（先天性）白血病是在宫内起病；临床上，生后 3 个月内发现的白血病，可以认为其起病时间在新生儿期甚至更早（宫内），因此均应考虑先天性白血病可能。

新生儿（先天性）白血病发病率极低（0.5/10 000），以急性髓系白血病（acute myeloid leukemia，AML）为主，大约占所有先天性白血病的 70%（其中又以 AML M_5 型最常见），仅 20% 病例为急性淋巴细胞白血病（acute lymphoblastic leukemia，ALL）。由于新生儿期发病的肿瘤细胞更具侵袭性，进展迅速，且化疗药物相关并发症严重，对化疗药物反应差，导致该病治疗困难，预后较差，24 月龄时总体生存率只有 20%。

（一）病因

新生儿（先天性）白血病的病因尚不清楚，但可能与下列因素相关：①基因因素，细胞遗传学分型中观察到 11q23 染色体易位或 *MLL* 基因重排；②家族倾向；③性别差异，男性多于女性；④环境因素，如母亲妊娠期酗酒、用药（类黄酮和植酸），孕期/新生儿期放射线照射或低频磁场暴露后；⑤病毒感染，如母亲 EB 病毒的活化也可能会增加发病的危险性；⑥免疫缺陷，如合并 21-三体综合征或联合免疫缺陷病患儿易发生先天性白血病。

（二）病理改变

各组织（尤其肝、脾、淋巴结、骨髓等）存在广泛白血病细胞浸润；早期 CNS、性腺、皮肤和肺均可出现浸润。

（三）临床表现

先天性白血病由于起病在宫内，出生时即可出现明显临床表现，包括贫血/出血、皮肤受累、肝脾大、神经系统、呼吸系统和骨质受累等，尤其以皮肤和 CNS 损害最常见并具有特征性；同时伴有发热、进行性苍白、萎靡、体重不增等非特异性症状。

1. **一般表现** 肿瘤细胞浸润骨髓导致正常血细胞的成熟过程不能够正常进行，引起贫血和出血。出血可以是最先出现的症状，多为皮肤及内脏出血。由于肿瘤细胞的浸润，肝脾大也是常见的症状，但淋巴结一般不肿大。

2. **特征性表现**　新生儿白血病与年长儿童白血病相比，AML（尤其 M_5 型）发生率高，因此存在特异性的髓外器官浸润引起的相关症状。①皮损：AML 中约有 25%～30% 出现皮肤浸润。皮肤纤维瘤样结节和出血性皮损可能是先天性白血病的首发表现，一般呈多发，活动度高，结节上覆皮肤呈现蓝绿色或者深粉红色。②CNS 改变：部分出现 CNS 白血病的患儿可能会表现出嗜睡及周期性呼吸。③呼吸窘迫：由于白血病细胞浸润肺部，许多患儿生后会出现呼吸窘迫，并且因为血小板低可能引起继发性肺出血，会迅速加重呼吸窘迫的表现。④骨质破坏：该病也可以出现颅骨或其他骨质的受累，尤其是当发现头颈部的绿色瘤时应当更加关注这方面的问题。⑤其他部位损害：部分患儿有睾丸和肾脏浸润。

3. **21-三体综合征相关暂时性白血病**　先天性白血病常合并先天性染色体异常，出现相应的表观畸形，如 21-三体综合征（唐氏综合征）患儿发生白血病概率为普通人群的 20 倍。4%～10% 的 21-三体综合征患儿可以在新生儿期出现短暂性原始细胞增生，达到白血病的诊断标准，称为暂时性白血病（transient leukemia，TL），但并非所有的 TMD 均合并 21-三体综合征。其发病机制尚未完全阐明，可能与 *GATA-1* 基因突变有关。临床表现个体差异极大，从无症状的白细胞及幼稚细胞增多到明显的症状甚至死亡均可出现，可有肝大、胎儿水肿、浆膜腔积液等；即使有症状的患儿，贫血也并不常见；皮肤受累也不常见，有皮肤表现者主要表现为丘疹、含透明黄色液体的小囊泡和脓疱、红斑、结痂、成片糜烂等。对于这类疾病的自然病程目前仍有争议，尽管很多患儿在生后 3 个月内会自发缓解，但仍有大约 1/5 的 21-三体综合征合并 TMD 患儿死于心力衰竭或者肝脏衰竭；即使是自发性缓解的患儿，约有 20% 的患儿在 3～5 年内可发展为真性白血病，其中 80% 为 AML（M_7 型），部分病例先出现骨髓增生异常综合征后转为 AML。再次出现白血病后，其染色体核型的改变往往比之前更为复杂。

（四）实验室检查

1. **血常规**　白细胞计数通常显著增高至（150～250）$\times10^9$/L 甚至以上，也有少数患儿白细胞计数正常或者减少。早期血红蛋白可以正常，但是随着生理性的红细胞减少以及肿瘤细胞的骨髓浸润，血红蛋白会迅速下降，出现明显贫血。血小板可有不同程度的下降。

2. **细胞形态学**　骨髓细胞形态学检查提示骨髓增生极度活跃，不成熟的原始细胞明显增高（超过 25%）。典型 AML 和 ALL 的肿瘤细胞从形态学和染色上可以初步鉴别：AML 的肿瘤细胞中可以观察到 Auer 小体（奥尔氏棒状结构），AML 肿瘤细胞过氧化物酶染色（POX）呈阳性反应，而 ALL 为阴性。先天性白血病患儿一般糖原染色（PAS）阴性多见，也可有阳性。

3. **免疫分型**　利用单克隆抗体检测细胞表面的抗原分化簇（cluster of differentiation，CD），以此对肿瘤细胞进行免疫学分型。髓系肿瘤细胞通常表现为 CD13/CD33 阳性，但是急性巨核细胞白血病及合并 21-三体综合征的 AML 患儿，其肿瘤细胞表达 CD41/CD42 和 CD61，这是个例外。ALL 肿瘤细胞通常表现为 CD1a、CD19、CD24 和 CD15 阳性，CD10 阴性。也有一部分患儿出现抗原的共表达现象，提示这些白血病细胞来源于非常不成熟的淋巴祖细胞。

既往根据形态学对 AML 和 ALL 进行分类，目前 WHO 结合法美英（French-American-British，FAB）分类及免疫学分型对白血病重新进行分类。

4. **细胞遗传学和分子生物学分型**　部分病例合并染色体异常，如 21-三体、9-三体、13-三体综合征等。一般认为 21-三体嵌合型先天性白血病预后较好。先天性白血病中最常见的基因改变为 MLL 重排，染色体易位常涉及的位点为 t（4：11）和 t（11：19），可见于 50% 的 AML 患儿和 70%～80% 的 ALL 患儿，这种基因改变并不是遗传性的，但在宫内即可发生。与急性巨核细胞白血病（AMKL）相关的染色体改变可能是 t（1：22）（p13：q13）重新排列。MLL 基因重排提示不良预后，并且年龄越小预后越差。

5. **皮肤结节检查**　对于皮肤结节，应当积极取活检完善流式细胞术及细胞遗传学检查，若发现 MLL 重排，即使未发现骨髓受累，也提示预后不良，应当积极治疗。

（五）诊断与鉴别诊断

1. **诊断**　先天性白血病的诊断标准与年长儿童的白血病诊断标准相同，诊断条件为血或骨髓中出现相当数量的原始或幼稚细胞，或原始（幼稚）细胞对髓外组织的浸润，并且排除导致类白血病反应的任何原因或疾病。由于新生儿骨髓穿刺难度大，取材少，导致临床病例难以做到全面准确诊断，继而难以指导后续治疗。因此建议尽量完善相关检查，取材不足时可以利用外周血、皮肤活检组织进行免疫学及遗传学检查进行分型。有研究表明，脐血中检测到大量非典型的髓过氧化物酶阳性细胞时应警惕AML可能。

2. **鉴别诊断**　应与引起外周血白细胞数明显升高或出现有核细胞、肝脾大等疾病进行鉴别诊断。

（1）感染所致类白血病反应：白细胞计数增高、肝脾大、血小板减少均可以在一些先天性感染性疾病出现，如梅毒、CMV、EB感染、单纯疱疹病毒感染、弓形虫感染和严重的细菌性脓毒症。在出现这些感染时，可以出现明显一过性的类白血病样反应，尤其多见于早产儿。

（2）胎儿成红细胞增多症（erythroblastosis fetalis）：胎儿成红细胞增多症是由于胎儿与母亲红细胞抗原不相容引起的一种以溶血为主要损害的被动免疫性疾病，多数症状较轻，但是严重的病例可以出现肝脾大、外周血有核的不成熟红细胞增多，少数可出现血小板减少，该病可以出现皮肤的红细胞生成，其表现类似于白血病的皮肤改变。

（3）幼年型粒单核细胞白血病（juvenile myelomonocytic leukemia，JMML）：根据2016年髓细胞性肿瘤及白血病诊断标准，JMML属于骨髓增生异常综合征/骨髓增生性肿瘤的亚型。可以在婴儿期起病，临床表现与先天性白血病类似，但是其发病机制主要为*RAS*基因及其下游通路的突变，实验室检查包括外周血单核细胞计数>1×10^9/L；外周血及骨髓的原始细胞计数<20%；脾大；7号染色体或者其他染色体异常等，唯一能够治愈该疾病的方法为造血干细胞移植。

（4）其他：尚需除外神经母细胞瘤、朗格汉斯细胞组织细胞增生症等。

（六）治疗

新生儿（先天性）病情发展迅速，目前尚无理想的治疗方法，对目前的化疗药物多不敏感，一般采用姑息疗法，预后极差，常因出血和感染死亡，24个月时总生存率仅为23%左右。

1. **支持治疗**　初级支持治疗包括纠正代谢紊乱及出血相关的并发症，及时输注血小板及新鲜冰冻血浆。如果因为白细胞过多而出现细胞淤滞引起代谢紊乱，必要时可以考虑换血治疗。拉布立酶可以用于治疗和防止肿瘤早期的肿瘤溶解综合征，但是G6PD缺陷的患儿应慎重使用，否则可能会造成严重溶血甚至死亡。

2. **化学治疗**　化疗能增加先天性白血病的缓解率，降低死亡风险。化疗方案与年长儿童的化疗方案类似，通常选用的药物包括柔红霉素、阿糖胞苷和依托泊苷。由于先天性及婴儿白血病中枢神经系统受累风险高，因此鞘内注射化疗药物也是治疗的重要部分。新生儿对化疗耐受性差，诱导治疗失败率高，化疗应用经验相当有限，临床上多以姑息治疗为主。由于AML（M_5型为主）有可能自然缓解，因此临床上确定这类患儿是否需要化疗及化疗后毒性非常重要。

3. **放射治疗**　由于放疗会损伤神经系统的认知发育，并且可能继发二次肿瘤，因此目前不再推荐作为常规治疗。

4. **造血干细胞移植**　对于先天性白血病患儿，造血干细胞移植为新生儿（先天性）白血病治疗带来希望，但是否有效目前仍然存在争议，还需要进一步研究。

（七）预后

化疗对于先天性AML患儿可以有效提高生存率至65%～75%，先天性AML无事件生存率和无病生存率明显高于先天性ALL。先天性ALL新生儿的预后明显低于年长儿童，即使反复应用经改进的化疗方案进行治疗，新生儿/婴幼儿ALL无事件生存率仅为28%～47%，且有更高的复发率，其长期无病生存率仅为20%。在不治疗的情况下，患儿通常死于出血和感染，少数可以自行缓解，自然缓解的表型均为AML（以M_5为主），t（8；16）和（q11；p13）易位多见。

（肖　昕）

第六节　新生儿维生素K缺乏性出血症

维生素K缺乏性出血症（vitamin K deficiency bleeding，VKDB）又称新生儿出血病（hemorrhagic disease of the newborn，HDN），是由于维生素K（vitamin K）缺乏，体内维生素K依赖因子（Ⅱ、Ⅶ、Ⅸ、Ⅹ）凝血活性低下所致的出血性疾病。VKDB所致出血可发生在任何部位，其中消化道出血最常见，颅内出血最严重。VKDB发病隐匿，临床表现不典型，难以早期发现，一旦发生重要部位出血（如颅内出血、肺出血），易发生死亡，幸存者多留有神经系统后遗症。生后及时补充维生素K是防治VKDB的根本措施。

（一）病因

维生素K是2-甲基-1,4-萘醌及其衍生物维生素K_1、维生素K_2和维生素K_3的总称。维生素K缺乏是导致本病发生的根本原因，与下列因素有关。

1. **新生儿体内维生素K储备不足**　母体内维生素K仅10%左右通过胎盘进入胎儿体内，而胎儿肝酶系统不成熟，本身合成维生素K功能差，出生时新生儿（尤其早产儿、低出生体重儿或小于胎龄儿）肝内维生素 K 储存量少，血维生素 K 水平较低，出生后存在出血倾向。

2. **新生儿从人奶中摄入不足**　人奶中维生素 K 含量（15μg/L）明显低于牛乳（60μg/L），且母乳喂养儿肠道定植菌主要是双歧杆菌，合成维生素 K 能力极差，故母乳喂养儿发生 VKDB 的机会明显高于牛奶喂养儿。

3. **新生儿肠道维生素 K 合成不足或吸收减少**　肠道合成维生素 K 有赖于正常菌群建立，新生儿出生时肠道无细菌，随着喂养开始正常菌群才逐渐定植于肠道。若新生儿存在慢性腹泻，一方面干扰肠道正常菌群建立，维生素 K 合成减少，另一方面使维生素 K 吸收减少，排泄增加；肝胆疾患（如先天性胆道闭锁、胆汁淤积症和肝炎综合征）时，因胆汁分泌减少和/或肝细胞受损，可影响肠黏膜对维生素 K 的吸收和合成；口服抗生素（如 β-内酰胺类）等除干扰体内凝血功能外，还可抑制肠道正常菌群的繁殖，使维生素 K 合成不足，进一步加剧维生素 K 缺乏。

4. **母亲产前用药对新生儿维生素 K 代谢影响**　母亲产前应用某些药物如抗惊厥药（苯妥英钠、苯巴比妥、卡马西平）、抗凝药（双香豆素和华法林）、抗结核药（利福平和异烟肼）等，可诱导新生儿肝线粒体酶增加，加速维生素 K 的降解氧化或阻断维生素循环而导致维生素 K 缺乏。

（二）发病机制

维生素 K 不直接参与凝血因子Ⅱ、Ⅶ、Ⅸ、Ⅹ的合成，但其凝血活性依赖于维生素 K，即所谓维生素 K 依赖因子；另外，对血液凝固起重要调节作用的蛋白 C 和 S 凝血活性也需要维生素 K 的参与。Ⅱ、Ⅶ、Ⅸ、Ⅹ等凝血因子的谷氨酸残基只有在维生素 K（充当辅酶）依赖的谷氨酸羧化酶催化下，在肝微粒体内羧化为 γ-羧基谷氨酸，后者 Ca^{2+} 结合位点增加，螯合 Ca^{2+} 能力明显增强，在 Ca^{2+} 参与下与血小板磷脂（血小板第 3 因子，PF3）结合，产生凝血活性。新生儿缺乏维生素 K 时，上述四种凝血因子不能羧化，只是无功能的凝血酶原前体蛋白，即所谓的维生素 K 缺乏诱导蛋白Ⅱ（protein Ⅱ induced by vitamin K absence，PIVKA-Ⅱ），不具备凝血活性，不能参与凝血过程，机体易发生出血。

（三）临床表现

本病特点是新生儿一般情况良好，也无严重潜在性疾病，无征兆突发性出血，出血部位多样化（皮肤黏膜、消化道出血，严重者颅内出血或肺出血），血小板计数和纤维蛋白原均正常，血液中无纤维蛋白降解产物，注射维生素 K_1 后 1 小时左右出血停止。目前，国际上多采用 Lane 分类法，按发生时间将 VKDB 分为下列三型。

1. **早发型**　出生 24 小时内（最早可发生在分娩时）发生的 VKDB。早发型少见，多与母亲产前应用某些影响维生素 K 代谢的药物（抗惊厥药、抗结核药或抗凝药等）有关。出血程度轻重不一，从轻微的皮肤出血、脐残端渗血、头颅血肿至大量胃肠道出血（呕血、便血）、胸腔或腹腔内等多部位、多脏器出血，甚至出现致命性颅内出血（抽搐、昏迷）。

2. **经典型**　发生在生后 2~7 天的 VKDB。较常见，病情轻者具有自限性，预后良好。未接受过预防性维生素 K 补充的新生儿多于生后第 2~3 天发病，最迟可于生后 1 周发病（早产儿可延迟至 2 周）。出血部位以脐残端、胃肠道（呕血或便血）、皮肤受压处（足跟、枕、骶、骨部等）及穿刺处最常见；此外，还可见到鼻出血、肺出血、尿血和阴道出血等。一般为少量或中量出血，可自行停止；严重者可有皮肤大片瘀斑或血肿，个别发生胃肠道或脐残端大量出血、肾上腺皮质出血而致休克。颅内出血多见于早产儿，严重可致死亡，存活者可有脑积水后遗症。本型发生与单纯母乳喂养、经口喂养不足、肠道菌群紊乱以及肝脏发育不完善等导致的维生素 K 合成不足有关。

3. **迟发型（晚发型）**　指发生在出生 1 周后的 VKDB。晚发型 VKDB 常见，多于生后 1~3 个月发病，男婴发生率高于女婴，死亡率和致残率高，应高度关注。此型发生隐蔽，出血之前常无任何先兆，多以突发性颅内出血为首发临床表现。颅内出血（硬脑膜下出血、蛛网膜下腔出血、硬脑膜外出血）发生率高达 65% 以上，临床表现为惊厥和呕吐、前囟隆起等急性颅内压增高症状。颅内出血可单独出现，也可与广泛皮肤、注射部位、胃肠和黏膜下出血等同时存在。治疗后部分患儿可成活，但大多留有神经系统后遗症（如发育迟缓、运动功能障碍、脑瘫或癫痫等）。主要发生在足月单纯母乳喂养儿，也可继发于肝胆疾患、慢性腹泻和长期应用抗生素者；此外，长时间饥饿或长期接受胃肠外高营养的婴儿，亦可发生 VKDB。

此外，还存在一种维生素 K 缺乏的亚临床表现：血维生素 K 水平下降、血清 PIVKA-Ⅱ阳性、凝血酶原时间延长，但临床上未发现出血。存在亚临床维生素 K 缺乏的新生儿/婴儿，在某些不良因素影响下（如感染、腹泻、肝胆疾患等）可诱发出血，严重者甚至颅内出血，应予以注意。

（四）辅助检查

由于 VKDB 起病隐匿突然，临床表现无特异性，故辅助检查十分重要，有助于 VKDB 的诊断和鉴别诊断，主要检查项目包括患儿凝血功能、血清 PIVKA-Ⅱ、维生素 K 水平以及 B 超、CT 或 MRI 等影像学检查。

1. **凝血功能检测**　反映凝血功能的检查包括凝血酶原时间（prothrombin time，PT）、活化部分凝血活酶时间（activated partial thromboliastin time，APTT）、凝血酶时间（thrombin time，TT）等。维生素 K 缺乏时，其依赖因子（Ⅱ、Ⅶ、Ⅸ、Ⅹ）活性下降，PT、APTT 或白陶土部分凝血活酶时间（kaolin partial thromboplastin time，KPTT）延长，但 TT 正常，纤维蛋白原和血小板计数也在正常范围内，用维生素 K 治疗有效。由于早期正常新生儿（尤其早产儿、低出生体重儿）存在生理性低凝血因子水平，可影响其凝血功能，判断结果时应注意。

2. **活化Ⅱ因子/Ⅱ因子比值**　比值小于 1，提示存在无活性的凝血酶原（Ⅱ因子），维生素 K 缺乏；比值等于 1，表明所有凝血酶原均已活化，维生素 K 不缺乏。

3. **PIVKA-Ⅱ测定**　PIVKA-Ⅱ是无凝血活性的凝血酶原前体蛋白，由肝脏产生，其半衰期长达 60～70 小时。PIVKA-Ⅱ公认为反映体内维生素 K 水平的敏感指标（较 PT 敏感近千倍）。在谷氨酸羧化酶功能正常和维生素 K（辅酶）存在时，PIVKA-Ⅱ全部转化成凝血酶原，血液中不能检测到；维生素 K 缺乏时，PIVKA-Ⅱ因凝血因子Ⅱ、Ⅶ、Ⅸ、Ⅹ不能羧化而出现在循环血液中，在常规凝血试验未发生变化之前即可检出，一般认为 PIVKA-Ⅱ ≥2μg/L 提示维生素 K 缺乏。由于 PIVKA-Ⅱ半衰期较长，在患儿出血后数天至数周以及使用维生素 K 凝血功能恢复正常后仍可测得，因此可用于 VKDB 的回顾性确诊。

4. **血清维生素 K 测定**　血清维生素 K 可直接反映人体维生素 K 水平，VKDB 患儿血清维生素 K_1 水平一般<200ng/L。由于维生素 K 血液循环浓度极低，需采用高效液相色谱技术（HPLC）检测，所需血量较大，在新生儿临床应用有一定困难。近年来，有利用毛细管电泳测定新生儿血清维生素 K 的报道。

5. **血清骨钙蛋白和尿 γ-羧基谷氨酸测定**　骨钙蛋白是由成骨细胞合成和分泌的一种钙结合蛋白（存在 3 个维生素 K 依赖性谷氨酸 γ-羧化位点）。大部分沉积于骨基质；小部分释放入血并羧化成 γ-羧化骨钙蛋白；极小部分未发生羧化或羧化不全，其谷氨酸残基不具备结合钙离子的化学特性。在维生素 K（辅酶）充足和羧化酶功能正常情况下，未羧化或羧化不全的骨钙蛋白可完全继续转化为羧化骨钙蛋白，故计算血清未羧化/活化不全骨钙蛋白所占总骨钙蛋白比率（骨钙蛋白未羧化率）可反映机体维生素 K 水平及其对骨的供应状态，比率越高表明机体维生素 K 缺乏越严重。此外，肝脏维生素 K 依赖蛋白、凝血酶原和 γ-羧化骨钙蛋白分解可释放 γ-羧基谷氨酸，后者不再参与生物合成由尿排出体外，故检测尿 γ-羧基谷氨酸可反映凝血酶原和羧化骨钙蛋白代谢状态，进而反映机体维生素 K 营养状况。

6. **影像学检查**　对疑有颅内出血患儿，可行头颅 B 超、CT 或 MRI 检查，可及时了解出血部位和出血量，有助于诊断和预后判断。

（五）诊断与鉴别诊断

1. **诊断**　新生儿 VKDB 诊断主要根据病史特点（高危病史）、发病时间、临床表现、实验室检查和维生素 K 治疗效果等，其中 PIVKA-Ⅱ是诊断 VKDB 的金标准，血清维生素 K 低水平、凝血功能障碍有助于诊断和鉴别诊断，影像学改变有助于预后评估。全国维生素 K 缺乏研究协作组对 VKDB 提出如下诊断标准（表 18-6-1）。凡具备 3 项主要指标或 2 项主要指标加 3 项次要指标者可诊断为 VKDB。在临床实际工作中，如患儿存在出血等典型临床表现，通过补充维生素 K 后延长的 PT 得到纠正，即可临床诊断为 VKDB。

表 18-6-1　VKDB 诊断的主要指标和次要指标

主要指标	次要指标
（1）临床表现：突发性出血如颅内出血、消化道出血、肺出血、皮下出血和注射部位出血不止等。 （2）实验室检查：血小板、BT、CT 正常，而 PT 延长或 APTT 延长，或 PIVKA-Ⅱ阳性，或血清维生素 K 浓度低下或测不到。 （3）排除诊断：缺乏实验室资料者，需排除产伤、缺氧、感染、肺透明膜病、DIC 和血小板减少等其他原因导致的出血。 （4）维生素 K 治疗：给予维生素 K_1 后出血停止，临床症状得以改善	（1）3 个月以内小婴儿。 （2）纯母乳喂养。 （3）母亲妊娠期有用抗惊厥、抗凝血、抗结核及化疗药物史。 （4）患儿肝胆疾病史。 （5）患儿长期服用抗生素史。 （6）患儿慢性腹泻史

2. **鉴别诊断**　在进行 VKDB 诊断和鉴别诊断时，应注意下列几个问题：①虽有出血表现，但 PT 时间正常者可排除 VKDB；②出血患儿在 PT 延长（提示维生素 K 依赖因子Ⅱ、Ⅶ、Ⅸ、Ⅹ活性下降）同时，非维生素 K 依

赖因子(Ⅴ、Ⅷ、纤维蛋白原)水平也减低,应考虑出血由凝血因子合成障碍或消耗过多所致;③在各种原因形成的凝血障碍中,只有VKDB在维生素K补充后出血症状才明显改善,异常的PT很快得以纠正。在新生儿时期,特别须与下列疾病鉴别。

(1)新生儿咽下综合征:新生儿娩出时吞下母血,于生后不久便可发生呕血或便血,即新生儿咽下综合征。存在消化道出血表现的早发型VKDB应与其鉴别。为证实呕吐物中的血是吞入母血抑或是新生儿胃肠道出血,可作Apt碱变性试验:取吐出物1份加水5份,搅匀,静置或离心(2 000r/min)10分钟,取上清液(粉红色)4ml加入1%碳酸氢钠1ml,1~2分钟后观察,上清液由粉红色变为棕黄色者,提示母血(主要含HbA,遇碱变性);粉红色保持不变者,提示胎儿血(主要含HbF,具有抗碱作用)。

(2)新生儿消化道出血:包括围产期窒息、感染或喂养不当等诱发的应激性溃疡、胃穿孔或NEC等,患儿除有呕血或便血外,还可见腹胀、腹腔内游离气体(立位腹平片)和休克等表现。

(3)其他出血性疾病:包括先天性血小板减少性紫癜有血小板减少;DIC常伴有严重的原发疾病,除PT及CT延长外,纤维蛋白原及血小板数也降低;先天性凝血因子缺乏症(血友病)一般为单一某种凝血因子缺乏,临床上罕见,但有时也须排除。

(六)治疗

1. 维生素K_1应用 临床上主要应用脂溶性维生素K_1治疗VKDB。新生儿VKDB的治疗方式主要取决于患儿出血程度:轻度出血者,可立即皮下注射或静脉滴注维生素K_1 1mg(早产儿)~2mg(足月儿),其有效浓度可维持1周左右,一般用药数小时后出血减轻,24小时内出血完全停止;出血严重者或紧急情况下,可用维生素K_1 1~2mg静脉推注,可使未羧化的凝血因子很快羧化而发挥凝血活性,出血得以迅速改善。对已发生VKDB的患儿应避免肌内注射,因其可增加发生血肿风险;快速大量静脉推注维生素K_1有一定的危险性,偶可出现多汗、呼吸困难、面色潮红、支气管痉挛、心动过速和血压下降等过敏性休克症状,严重者可出现心跳呼吸骤停而死亡,故应缓慢给药,每分钟不超过1mg。

2. 血液制品的应用 患儿出血较重,可发生急性失血性贫血,严重者失血性休克。若患儿出现贫血(皮肤黏膜苍白、Hb<100g/L)、收缩压<4kPa和严重代谢性酸中毒(pH值<7.10)时,除给予维生素K_1外,应立即输注新鲜全血或血浆10~20ml/kg,以提高血液循环中活性凝血因子水平、纠正低血压和贫血;同时静脉注射凝血酶原复合物(prothrombin complex concentrates,PCC),推荐用量为50U/kg,可达到迅速止血目的。在早产儿或肝病患儿,除维生素K_1缺乏外,其肝脏功能也不成熟或受损,上述凝血因子合成不足,即使未发生严重出血,在给予维生素K_1的同时,如有必要也应输注新鲜血浆或全血。

3. 其他处理措施 患儿若存在消化道出血,应暂时禁食,并从胃肠道外途径补充营养;脐部渗血可局部应用止血消炎药粉,穿刺部位渗血可行压迫止血。存在颅内出血,颅内压增高时,酌情使用脱水剂。

(七)预防

活产新生儿出生后立即应用维生素K是预防VKDB的根本措施。迄今为止,维生素K仍被认为是一种安全的药物,目前尚无证据支持新生儿期应用维生素K会增加儿童患癌症和白血病的危险性。在我国,用于预防VKDB的维生素K_1剂量比较混乱,从1~10mg不等。应当注意的是,给予新生儿过高的维生素K_1剂量不但不能相应提高其预防效果,反而使不良反应增加;研究表明,维生素K_1 0.5mg(早产儿)、1mg(足月儿)肌内注射后,即使实际吸收量仅为1/10也足以满足其需要量,且能维持有效血药浓度7~10天。此外,口服维生素K对于预防VKDB的效果尚未完全证实,可能与其口服后吸收不确定性及多次重复给药的顺应性较差有关。

对于VKDB的预防,主要从孕妇、新生儿及乳母三方面入手。近年来,国内外在维生素K_1给药方法、剂量和途径方面进行了大量研究,尚未达成一致意见,但普遍接受的处理方法如下:

1. 孕妇产前维生素K_1应用 早发型VKDB多见于妊娠期使用过抗凝药、抗癫痫药或抗结核药孕妇所分娩的新生儿。现有指南对这些高危孕妇的预防策略是:在孕32~34周起开始口服维生素$K_1$10mg,每日1次,直至分娩;新生儿出生后立即单次肌内注射维生素K_1 1mg,即可防止早发型VKDB的发生。

2. 新生儿维生素K_1应用 目前,欧美和我国均推荐所有新生儿在出生时和生后3个月内补充维生素K_1,只有这样才能完全杜绝经典型和迟发型VKDB发生。常用方案有二:①新生儿出生后肌内注射维生素K_1 0.5~1mg一次,然后每隔10天以同样的剂量口服1次至生后3个月,共10次;②新生儿出生后肌内注射维生素K_1 0.5~1mg一次,然后分别于1周和4周时再口服5mg,共3次。对于慢性腹泻、肝胆疾病、脂肪吸收不良或长期应用抗生素的患儿,应每月肌内注射

维生素 K_1 1mg。

3. **乳母维生素 K_1 应用** 人乳中维生素 K_1 含量仅为牛奶的 1/4,故大部分经典型和迟发型 VKDB 发生在纯人乳喂养婴儿。目前建议乳母每天口服维生素 K_1 5mg,同时多进食含维生素 K 丰富的食物如绿色蔬菜、豆类和动物肝脏等,使乳汁中维生素 K_1 含量升高达到配方奶水平,有利于防止 VKDB 的发生。

(肖 昕)

第七节 新生儿血小板减少性紫癜

在新生儿时期,由血小板生成减少和/或破坏增加所致的新生儿紫癜,称为新生儿血小板减少性紫癜(neonatal thrombocytopenic purpura,NTP)。NTP 主要临床表现为皮肤广泛性瘀点、瘀斑,严重者可发生胃肠道出血和颅内出血;实验室检查发现血小板减少,毛细血管脆性试验阳性,出血时间延长和血块收缩时间延长且不完全,而凝血时间正常。NTP 发生率为 0.5%~0.9%,是新生儿出血的主要原因之一,免疫因素(同族免疫和自身免疫)是引起 NTP 最主要的高危因素。

目前,反映血小板代谢指标的参数除血小板计数(platelet count,PLT)、平均血小板容积(mean platelet volume,MPV)和血小板分布宽度(platelet distribution width,PDW)外,还有网织血小板数(reticulated platelet count,RP)。PLT 直接反映血小板生成与破坏间的平衡状态,正常足月儿和早产儿外周静脉血的血小板计数正常范围为$(150\sim350)\times10^9/L$,毛细血管血的血小板计数稍低于外周静脉血,为$(100\sim300)\times10^9/L$;一般认为,出生时血小板计数$\geq100\times10^9/L$ 者为正常,$<100\times10^9/L$ 者为血小板减少。MPV 反映血小板的大小,"年幼"血小板的 MPV 大,"衰老"血小板的 MPV 小;PDW 则表明血小板的异质性和分布趋向。正常新生儿的 MPV 和 PDW 分别在 7.0~11.0fl 和 14.0%~18.0% 的范围内,与 PLT 呈非直线负相关。综合分析三者的关系能较准确地评估血小板代谢状态,可用于区分血小板减少的原因:骨髓增生低下所致的血小板减少,MPV 和 PDW 值正常或降低;血小板破坏增加引起的血小板减少,MPV 和 PDW 值升高。此外,MPV 还能反映血小板的体外功能:MPV 增大的血小板"年幼",代谢活跃,富含血小板第Ⅲ因子,黏附聚集力强;反之,则提示血小板已"衰老",黏附聚集力不强,易发生出血。RP 是反映骨髓巨核细胞形成血小板能力的重要指标,有助于血小板减少症的病因学诊断及治疗效果的监测。正常新生儿 RP 与其成熟度有关:胎龄<30 周早产儿为$(0.088\pm0.051)\times10^9/L$;30~36 周早产儿是$(0.046\pm0.017)\times10^9/L$;≥37 周足月儿则为$(0.040\pm0.024)\times10^9/L$。免疫性血小板减少性紫癜时,RP 明显增高;血小板生成障碍时,RP 可降至 $0.015\times10^9/L$。

血液循环中正常血小板水平是血小板生成与破坏达到平衡的结果。多种原因可导致 NTP 发生,可分为免疫性、感染性、先天性或遗传性等(表 18-7-1),其中免疫因素(同族或自身免疫)占 20% 以上。在这些病因中,部分可使血液循环中血小板破坏增加,此时可伴有骨髓血小板代偿性生成增加和释放加速,外周血涂片中可见到较多的巨大血小板、网织血小板,MPV 值增大;另一部分导致骨髓血小板生成功能障碍,外周血涂片中的血小板大小正常或变小,网织血小板明显减少,MPV 值减小。

表 18-7-1 新生儿血小板减少的病因及分类

分类	病因
免疫性	同族免疫性血小板减少症
	母儿血小板抗原性不合
	先天被动免疫性血小板减少症
	母亲特发性血小板减少性紫癜
	母亲系统性红斑狼疮
	新生儿溶血病合并血小板减少
	药物所致新生儿血小板减少
感染性	TORCH 感染等宫内感染
	细菌感染
	其他病原微生物感染
先天性或遗传性	先天性巨核细胞再生不良
	遗传性(慢性)血小板减少
其他	围产期合并症(新生儿硬肿症、红细胞增多症等)
	巨大血管瘤
	栓塞性血小板减少性紫癜
	疫苗接种
	免疫缺陷病

一、免疫性血小板减少性紫癜

免疫性血小板减少性紫癜(immune thrombocytopenic purpura，ITP）是一组由体液免疫反应引起血小板减少的疾病，其发病机制是母亲血中存在抗血小板抗原的免疫性抗体 IgG，经胎盘进入胎儿体内并覆盖在胎儿血小板上，使血小板破坏加速，胎儿出生后血小板减少而出血。

该抗体可分为同族免疫抗体（仅破坏胎儿血小板）和自身免疫抗体（既破坏母亲又破坏胎儿血小板）两类，分别引起新生儿同族免疫性血小板减少性紫癜（neonatal alloimmune thrombocytopenic purpura，NATP）和新生儿自身免疫性（先天被动免疫性）血小板减少性紫癜（neonatal passive immune thrombocytopenic purpura，NPITP）。新生儿除血小板减少外，无肝脾大、溶血性贫血、胎儿生长受限或其他全身性疾病等异常情况。虽然胎儿时期就存在血小板减少，但出生时多无出血表现，而是于生后几分钟或几小时出现瘀点、瘀斑。轻症为自限性疾病，随着来自母体的抗体逐渐减少和消失，病情可自行痊愈；严重病例常因合并胃肠道和/或颅内出血而死亡。

（一）同族免疫性血小板减少性紫癜

因母、儿血小板抗原性不合所致，占所有新生儿血小板减少性紫癜的 25% 左右。人类血小板上有多种人类血小板抗原（human platelet antigen，HPA），与本病相关的 5 个常见双等位血小板同族抗原系统存在于血小板膜糖蛋白Ⅲa 上，包括 PLA1（HPA-1）、KO（HPA-2）、BaKa（HPA-3）、Pen/Yuk（HPA-4）和 BraPIA2（HPA-5）。HPA-1a 的抗原性最强，人群中约有 2%～3% 为阴性，50% 以上新生儿同族免疫性血小板减少性紫癜发生与其有关。血小板抗体不会天然产生，通过妊娠或输血免疫可使母体内产生抗 HPA 抗体（HPA-IgG），即 HPA 阴性母亲因怀孕具有 HPA 阳性（从父亲处获得）胎儿或曾输入 HPA 阳性全血或血小板而被致敏。HPA-IgG 可通过胎盘进入胎儿血液循环，致使 HPA 阳性胎儿血小板破坏加速，血小板寿命缩短到只有几小时（正常 7～10 天）。新生儿出生时，血小板数常低于 $30\times10^9/L$，故易发生出血，表现为皮肤和黏膜紫癜；若血小板低于 $15\times10^9/L$，在广泛性皮肤出血、黏膜紫癜的同时，常伴有严重的胃肠道和/或颅内出血。

1. 临床表现　新生儿血小板减少及出血，而母亲血小板正常且无出血倾向是本病的临床特征之一。典型临床表现为：健康产妇分娩的新生儿在无感染或 DIC 等情况下，于生后数分钟至数小时内迅速出现广泛性瘀点、瘀斑，尤以骨骼突出部或受压部位（头面部、颈肩部等）明显。轻症患儿（约 5%）仅有血小板减少而无紫癜；严重病例（10%～30%）可同时有呕血、便血、尿血、脐带残端出血、针刺孔渗血、较大的头皮血肿或颅内出血（此时出现呼吸困难、发绀、抽搐和脑膜刺激征等），常伴有较严重黄疸。出血不多者数日后好转，重症病例病程 2 周至 2 个月不等。本病主要危险是颅内出血，常发生于分娩过程中或刚分娩后，10% 的病例发生在宫内。颅内出血一旦发生则病情迅速恶化，预后不良，可导致新生儿死亡，存活者中多有神经系统后遗症。

第一胎新生儿即可发生本病，可能原因是：①胎儿血小板在妊娠早期即可通过胎盘屏障进入母亲血液循环，诱导 HPA 阴性母亲产生抗胎儿血小板抗体，后者通过胎盘至胎儿；②孕妇曾经输注过 PLA1 抗原阳性全血或血小板，血液循环中早已存在血小板抗体，通过胎盘进入胎儿血液循环。资料表明，血小板抗体阳性母亲分娩的第一胎新生儿发病率约为 50%，第二胎以后新生儿的发病率可增加至 80% 且病情严重。由于母亲产生血小板同族免疫性抗体的能力与其当时免疫状态有关，并非持续不变，故也存在前几胎发病，而以后胎儿的血小板抗原性尽管与其兄姐相同，但血小板数仍在正常范围。

2. 实验室检查　动态监测新生儿外周血血小板数及其他参数可评估疾病的严重程度、病情变化和治疗效果，而测定父母、患儿血小板抗原和/或抗体可为本病提供确诊依据。

（1）外周血小板：新生儿血小板计数可见不同程度的降低（$<100\times10^9/L$），有出血症状者血小板常在 $30\times10^9/L$ 以下（甚至低于 $15\times10^9/L$），RP 明显增加，MPV 增大。如未经治疗，血小板减少的持续时间平均为 2 周；治疗有效者，外周血 RP 变化最早出现（治疗 2～3 天即可增加），继之血小板数增加，但也有少数患儿需要 2 个月或更长时间才逐渐恢复。出血严重者可有贫血，网织红细胞增多。除非同时存在抗白细胞抗体，否则粒细胞和淋巴细胞数正常。母亲血小板计数正常。

（2）血小板抗原与抗体：若新生儿存在不明原因持续性或一过性新生儿血小板减少（$<100\times10^9/L$）、不明原因颅内出血或母亲既往分娩过血小板减少症患儿等情况时，应检测父母或新生儿 HPA、母亲及新生儿 HPA-IgG。一般情况下，同族免疫性血小板减少性紫癜患儿的母亲 HPA-1a 阴性，而父亲 HPA-1a 阳性；如果父母双亲 HPA-1a 均阳性，则应检测其他不常见的 HPA。母、儿血清 HPA-IgG 阳性可以确诊新生儿血小板减少性紫癜是由于同族免疫引起。在分析血清

HPA-IgG 检测结果时，有两点应特别注意：①部分孕妇 HPA-IgG 水平到预产期时已明显下降，导致母、儿血清 HPA-IgG 呈阴性反应，但在分娩后 6 周左右重测可以呈阳性；②血清 HPA-IgG 滴度与疾病的严重程度不成正比。此外，也可以将父、母及患儿三者的血清进行交叉试验，可以观察到患儿血清（含抗患儿及其父亲的 HPA-IgG）可与其父的血小板发生免疫反应，但不能与其母的血小板起反应。这种方法即使不能确定不相合抗原类型，但能证实是否有同族免疫反应存在。

（3）其他检查：患儿出血时间延长、血块收缩时间延长且不完全而凝血时间正常，患儿血清直接 Coombs 试验阴性，出血严重者血清胆红素升高。骨髓象（单纯血小板减少患儿不作为常规检查）可见骨髓巨核细胞数增加或正常；少数患儿的巨核细胞因对同族免疫性抗体也敏感，发生破坏而减少；出血严重者红细胞系统增生活跃，粒细胞系统一般无改变。

3. 影像学检查　严重的同族免疫性血小板减少性紫癜易发生脑室旁组织和脑室内出血，超声、CT 或 MRI 等检查可早期发现相应的影像学表现。

4. 诊断　同族免疫性血小板减少性紫癜的确诊主要依据临床特征及实验室检测结果，包括：①先天性血小板减少；②生后不久出现皮肤出血、紫癜；③母亲血小板计数正常，且无出血倾向、特发性血小板减少性紫癜病史或服用能引起免疫性血小板减少药物的病史；④新生儿无其他可致血小板减少的疾病如感染、低氧血症、用药等；⑤直接 Coombs 试验一般阴性；⑥新生儿的血清可与其父的血小板发生免疫反应，但不能与其母血小板起反应；⑦父母、患儿血 HPA 和/或 HPA-IgG 测定结果可提供确诊依据。

5. 治疗　新生儿同族免疫性血小板减少性紫癜为自限性疾病，是否治疗更多取决于出血症状而非血小板计数。

（1）血小板 $>30\times10^9/L$ 且无明显活动性出血者：可不作特殊治疗，但应严密监护，每日检测血小板计数，一般血小板减少持续数日至 2 个月（平均 2 周）后可自然恢复正常。观察期间采取一般处理，措施包括：①对症支持疗法，护理轻柔；②存在或疑有细菌感染者，酌情使用对凝血功能无影响的抗生素；③避免使用影响血小板功能的药物如水杨酸类；④暂停预防接种。

（2）血小板 $\leqslant30\times10^9/L$ 且有出血倾向者：为防止发生颅内出血，在未得到实验室证实之前即应开始治疗。治疗措施如下：①应用肾上腺皮质激素，可使血小板较快恢复，降低血管通透性，减轻出血倾向。常用泼尼松，剂量为 1～2mg/（kg・d），重症可先用 2～3mg/（kg・d），再逐渐减量，疗程约 1 个月；也可用等效剂量的其他糖皮质激素替代。糖皮质激素治疗 4 周仍无反应，提示治疗无效，应迅速减量至停用。应用时注意监测血压、血糖变化及胃肠道反应，防治感染。②静脉输注 IVIg，可竞争性结合巨噬细胞 Fc 受体，在血小板上形成保护膜，抑制 PA-IgG 或免疫复合物与血小板的结合，避免血小板被巨噬细胞结合、吞噬和破坏，并提高抑制性 T 细胞功能，降低自身免疫反应，使血小板相关抗体产生减少。可快速提高血小板数，达到的峰值高，止血作用快，但作用时间较短，可防治危及生命的大出血。适用于激素治疗无效或用药后出现明显副作用、明显出血倾向及大出血者。常用剂量为 0.4g/（kg・d），连用 5 天，或 1g/（kg・d），使用 1～3 天，也可用至血小板达（50～100）$\times10^9/L$ 时停药。③当血小板计数 $<30\times10^9/L$，有可能发生颅内出血、肺出血或消化道出血时，应输注血小板，每次输注量为 0.1～0.2U/kg，输注时间 30～60 分钟；由于血小板半衰期仅 1～2 天，故常需 2～3 天输注 1 次；每次输注血小板 1 小时后复查血小板计数以观察疗效，直至稳定于 $100\times10^9/L$ 以上。若新生儿有发热、严重感染、DIC 等破坏血小板的因素存在时，应放宽血小板输注的指征并加倍剂量使用。一般输注 HPA-1a 及 HPA-5b 均阴性的血小板，对 95% 的患儿有效。由于 HPA-1a 阴性者在普通人群中只占 2% 左右，故最易获得的 HPA-1a 阴性血小板供体是患儿的母亲。患儿母亲血浆中含有 HPA-IgG，因此输入前需用正常人血浆洗涤。

（3）发生危及生命的出血者：如发生颅内出血、肺出血或消化道大出血等，需采取紧急治疗措施：积极输注浓缩血小板制剂 0.2U/kg 以达到迅速止血的目的，同时选用甲泼尼龙 2mg/（kg・d）和 IVIg 1g/（kg・d），使用 3 天，以保证输注的血小板不至于过早被破坏。必要时输入与患儿血小板同型的新鲜全血，主要目的是用鲜血中的新鲜血小板去中和患儿血清内抗体，并补充红细胞等，有利于病情恢复；特别是当发生严重出血或早产儿有颅内出血危险（血小板低于 $30\times10^9/L$）时，输注新鲜血是急救措施之一。重症患儿可采用换血疗法，宜用枸橼酸-磷酸-葡萄糖（CPD）而不用肝素抗凝的新鲜血，最理想的血源是血小板抗原匹配的新鲜血，例如由 HPA-1 所致同族免疫性血小板减少，则用 HPA-1 阴性血进行换血可清除抗体，并可提供不被破坏的血小板。

6. 预防　产前准确地预测高危儿并采取适当措施，对于防止胎儿宫内颅内出血、婴儿出生后发生血小板减少性紫癜十分重要。在适当时期选择适当分娩方式可明显降低颅内出血的发生率。

近年来，有关产时对高危儿处理的资料提示：血小板>50×10^9/L 的患儿即使采取选择性剖宫产以外的其他分娩方式也不易发生颅内出血。对于这类高危儿，一般先选择性人工破膜，取胎儿头皮血做血小板计数：若患儿血小板>50×10^9/L，可经阴道分娩；血小板<50×10^9/L，可先行宫内血小板输注，无效者行剖宫产。对于未足月的选择性剖宫产，术前应使用肾上腺皮质激素，可减少 RDS 的发生。

（二）先天被动免疫性血小板减少性紫癜

本病特点是抗体既破坏母亲的血小板，又破坏胎儿血小板。按病因的不同，可分为以下两类。

1. 母亲特发性血小板减少性紫癜相关性新生儿血小板减少性紫癜　患有活动性特发性血小板减少性紫癜的妇女怀孕后，血液循环中抗血小板抗体可通过胎盘进入胎儿血液循环，破坏胎儿血小板。据报道，患有此病的孕妇所生新生儿中，30%～50%在出生不久即出现血小板减少性紫癜，重症发生率为 15%左右，颅内出血发生率为 0.5%～3%。HELLP 综合征（溶血、肝细胞酶升高和血小板减少综合征）孕妇分娩的新生儿出现血小板减少性紫癜的概率更高。若孕妇血小板在 10×10^9/L 以下，所生婴儿约 80%发生血小板减少性紫癜。如果母亲特发性血小板减少性紫癜处于活动期，婴儿发生此病的风险大大增加；反之，婴儿患病的风险减少。孕妇脾切除后，其他单核巨噬细胞系统仍能产生抗体，这些抗体对孕妇本身而言，因无脾而无害，其血小板数可以正常，但此抗体可通过胎盘进入胎儿，而胎儿有正常功能的脾脏存在，可破坏血小板而致血小板减少。

临床表现与同族免疫血小板减少性紫癜相似，但母亲具有特发性血小板减少性紫癜病史或正在患此病。重症病例在出生后很快发生出血现象，轻症病例可延至生后 3 周才发病。常表现为皮肤及黏膜瘀点、瘀斑，或伴有鼻出血、胃肠道出血、尿血甚至颅内出血等。有出血倾向者的血小板数多在 50×10^9/L 以下。由于进入胎儿血液循环抗体较多，血小板减少持续时间较长，平均 1 个月，个别迁延 4～6 个月。

2. 母亲 SLE 相关性新生儿血小板减少性紫癜　资料表明，患有 SLE 的孕妇中，80%～85%血中发现抗血小板抗体，且可通过胎盘进入胎儿体内。婴儿出生后，大多仅出现血小板减少，少有出血等临床表现，可出现皮疹且历经数月才消失。新生儿血液中除有抗血小板抗体外，还可发现狼疮细胞。

轻症先天被动免疫性血小板减少性紫癜患儿不需特殊治疗；如血小板≤30×10^9/L 或出血较重，可应用肾上腺皮质激素：泼尼松 1～2mg/(kg·d)，口服，或地塞米松每次 0.5～1.0mg/kg，每日 1～2 次，静脉滴注或静脉注射；若血小板<10×10^9/L 或出血严重，危及生命，可考虑输注血小板、新鲜血或换血。病程一般 4～8 周，一般患病 1 周后出血便明显减少。对特发性血小板减少性紫癜孕妇，正确的产科处理至关重要：孕期脾切除可致 25%胎儿死亡，宜慎重；妊娠期间应给予地塞米松，一方面，可控制母亲出血，另一方面，药物通过胎盘进入胎儿体内后，具有保护胎儿作用；阴道分娩时尽可能避免胎儿头部的创伤，选择性剖宫产可减少颅内出血发生。

（三）新生儿溶血病合并血小板减少性紫癜

严重的新生儿溶血病（如 Rh 血型不合溶血病）常合并血小板减少，其可能机制是：患儿血中同时存在红细胞及血小板同族免疫性抗体，红细胞和血小板同时被破坏；大量红细胞破坏，释放出红细胞素，它具有与血小板第Ⅲ因子类似作用，可加速凝血过程，使血小板消耗增加。严重病例可用新鲜血进行换血，在换出胆红素和抗体的同时，血小板数也部分恢复；不宜用库存血换血，因常在换血数天后再次出现血小板减少。

（四）药物所致血小板减少性紫癜

某些药物可导致血小板减少，可分为先天性和后天性两种。

1. 先天性　一般指妊娠期母亲用药（与剂量无关）引起的婴儿免疫性血小板减少性紫癜。发生这种情况需同时存在 3 个因素，即药物、抗体和血小板。孕妇为过敏体质，于妊娠后期服用某些药物（作为一种抗原）而被致敏，产生特异性抗体（IgG），部分抗体透过胎盘进入胎儿循环，这些抗体可附着在血小板表面。当孕妇再服用同一药物（可通过胎盘）时，抗原（药物）与血小板表面的抗体发生免疫反应，使孕妇及其胎儿血小板均被破坏。新生儿早期即可出现血小板减少性紫癜，一般于数日内消失，但血液中的免疫抗体可存在数月。可使孕母致敏的药物很多，包括磺胺类、奎宁、奎尼丁、对氨基水杨酸和苯巴比妥等，但只有少数人发病。

2. 后天性　新生儿出生后应用某些药物，如磺胺类、苯妥英钠、奎宁、奎尼丁、地高辛（免疫抗体为 IgG）、吲哚美辛（免疫抗体为 IgM）、利福平（免疫抗体为 IgM 和 IgG）等，可引起新生儿免疫性血小板减少性紫癜。此外，孕妇或新生儿应用噻嗪类利尿药时，也可引起新生儿血小板减少性紫癜。其发生机制是中毒性而非免疫性，因为母亲的血小板数正常，母亲和/或患儿血中均无抗体存在，是否发病与使用药物剂量有关。

一般说来，免疫性血小板减少性紫癜时骨髓巨核细胞数正常，RP 明显增加，MPV 和 PDW 正常或升高；而中毒者由于骨髓受损，巨核细胞数减少，RP 明显减少，MPV 和 PDW 降低。以下方法有助于药物所致免疫性血小板减少性紫癜的诊断：①母亲或新生儿有使用上述药物史；②将所用药物、患儿血清及其血小板相加，若出现血小板凝集或溶解，提示血清中含特异性抗体成分；③血块收缩抑制试验阳性，即患儿血清加相应药物后，可抑制具有同型血小板的血块收缩，也说明患儿血清中存在抗血小板抗体。

由于孕妇或新生儿用药所致的新生儿血小板减少性紫癜并不少见，故在妊娠期或新生儿期用药要特别慎重。当新生儿发生原因不明的血小板减少性紫癜时，应及时停用那些可能引起血小板减少的药物，并采取措施促进其排泄。如果是药物所致，则停药后出血症状逐渐减轻，数日后停止，血小板亦渐趋正常，病程约 2~3 周。如出血较重，可用新鲜 CPD 抗凝血进行换血治疗，常可获得明显的疗效；输注血小板也有一定的帮助。

二、感染性血小板减少性紫癜

常见于某些病毒、细菌、螺旋体和原虫感染直接引起，也可因严重感染并发 DIC，血小板大量消耗所致。根据发生时间分为宫内和生后感染性血小板减少性紫癜，在新生儿期并不少见。

（一）宫内感染性血小板减少性紫癜

宫内感染性血小板减少性紫癜是所谓 TORCH 综合征的表现之一，常见病原体有弓形虫、风疹病毒（RV）、巨细胞病毒（CMV）、疱疹病毒（HSV）及梅毒螺旋体等，也可由柯萨奇病毒、麻疹病毒、肝炎病毒或人类免疫缺陷病毒（HIV）引起，其中 RV、CMV 和梅毒螺旋体感染易引起新生儿血小板减少。若孕母存在上述病原体感染，于妊娠最后 3 个月，这些病原体可通过胎盘进入胎儿血液循环而发生胎儿宫内慢性感染，最终导致胎儿 IUGR、先天畸形、血小板减少、肝脾大、肝炎、溶血、黄疸、脑膜脑炎和先天性心脏病等。血小板减少的机制复杂，可能是由于病毒在巨核细胞内繁殖，骨髓受抑制而影响血小板生成；或产生抗血小板抗体、脾大而血小板破坏增多；或并发 DIC 而使血小板消耗过多（此时则伴有其他凝血因子缺乏）。临床上常于出生后数小时皮肤出现广泛性蓝紫色瘀点、瘀斑，1 周左右消退；血小板减少由骨髓功能受抑制引起者（RP 明显减少，MPV 和 PDW 值可降低）或血小板消耗过多所致者（RP 明显增加，MPV 和 PDW 值可升高）需延至数周才恢复正常。

（二）生后感染性血小板减少性紫癜

引起新生儿血小板减少性紫癜的生后感染以细菌感染为主，多见于金黄色葡萄球菌和革兰氏阴性杆菌感染，如败血症、化脓性脑膜炎、新生儿 NEC、肺炎、脐炎和尿路感染等。重症感染如败血症，50% ~ 70% 在感染开始即有血小板减少，是最早的血液学异常。出血与否及出血程度与血小板数和 MPV 有一定关系，如果血小板数>30×10^9/L 和/或 MPV 较大，则预后较好，出血少；反之，预后较差，甚至可因肺出血或大量消化道出血而死亡。治疗方面除积极控制感染外，必要时输注新鲜血或血小板；有报道认为，静脉应用大剂量 IVIg 对治疗细菌感染引起的血小板减少症非常有利。

三、先天性或遗传性血小板减少性紫癜

（一）先天性巨核细胞增生不良

先天性巨核细胞增生不良引起的血小板减少性紫癜可以是单纯性，也可以是一组综合征中的共同临床表现，即与某些先天畸形如骨骼畸形（短肢或桡骨缺乏）、小头畸形、13-或 18-三体综合征、心血管畸形（风疹综合征）和泌尿生殖器畸形等同时存在，或是 Fanconi 综合征或全血细胞减少症在新生儿时期的表现。其中血小板减少无桡骨（thrombocytopenia and absent radii，TAR）综合征为其代表之一：患儿常小于胎龄儿，存在着骨骼畸形，以桡骨缺少最为突出，亦可有其他肢体异常如短肢畸形、上下肢缺如、尺骨缺如等，1/3 的患儿有先天性心脏病，约半数有白血病样反应，白细胞数常超过 40×10^9/L，有时高达 100×10^9/L，嗜酸性粒细胞增加。血小板减少及出血轻重不一，骨髓巨核细胞可见减少或缺如，其胞质中有空泡形成，核质突出。预后大多严重，约 2/3 的病例在生后第 1 年死亡；如能活到 1 岁以上，有可能逐渐改善；少数患儿仅有血小板和巨核细胞减少而无临床表现。发病原因未明，可能与孕妇服药（噻嗪类或抗糖尿病药物等）或感染（风疹病毒感染等）有关，由于本病可有家族性，故也可能与遗传有关。无特殊治疗，可试用肾上腺皮质激素和输注血小板，合并畸形者行矫形手术。

（二）遗传性血小板减少性紫癜

多为罕见病，如 Wiskott-Aldrich 综合征、Kasabach-Merritt 综合征和 May-Hegglin 综合征等。

1. Wiskott-Aldrich **综合征** 简称WAS综合征，病因尚不明确，一般认为血小板减少与遗传性缺陷、单核巨噬细胞系统增生、过敏及慢性感染有关。本病是一种X连锁隐性遗传病，发病率大约为1/10 000，多有家族史，女性为携带者，男性发病，极易死亡；于出生时或出生后不久即出现临床症状，表现为血小板减少(持续<30×10^9/L)、出血(全身性瘀点、瘀斑，有时鼻出血、耳出血、尿血、黑便或肛门流出鲜血)、湿疹和联合免疫缺陷(常并发感染如化脓性中耳炎、肺炎、脑膜炎和皮肤感染等)；骨髓巨核细胞正常或增多，能产生血小板，但血小板超微结构严重紊乱，血小板减少是由于血小板本身缺陷而被破坏。本病预后恶劣，多因并发严重感染、出血或恶性淋巴瘤而死亡。治疗方面，对湿疹可局部应用含激素软膏，并发感染时应选用对细菌敏感的抗生素，可输注IVIg和血小板等，有报告用转移因子治疗或多次反复输血浆可缓解临床症状。肾上腺皮质激素治疗无效，脾切除效果不一致，有时会使隐性的免疫缺陷明显化。

2. Kasabach-Merritt **综合征**(KMS) 即卡梅综合征，是以巨大海绵窦状血管瘤伴发血小板消耗性减少和全身出血倾向为特征的一种综合征，其发病机制尚不清楚。多数病例在新生儿或婴幼儿时期发现，起初表现为点状红褐色斑丘疹，继而出现皮下软组织肿块，随年龄增长呈进行性浸润生长，易形成溃疡和合并感染，血小板减少到儿童甚至成人后才变得明显。实验室检查提示贫血、血小板明显下降，PT、APTT多在正常范围内，纤维蛋白原水平明显减低，D-D升高；彩色多普勒超声检查可明确血管瘤的诊断和血流情况，增强CT扫描可见独特的强化征象为本病特征性表现，MRI(T_1WI和T_2WI)可提供较详尽的重要信息。正常部分患儿病情可加速发展而出现危及生命的DIC，值得警惕。必要时可用糖皮质激素、干扰素、长春新碱及抗凝治疗(低分子量肝素、抗凝血酶Ⅲ、阿司匹林等)。

3. May-Hegglin **综合征** 简称MHA，属常染色体显性遗传病，其临床特征是外周血中存在畸形巨大的血小板，中性、嗜酸和嗜碱性粒细胞和单核细胞的胞质中有大(2~5μm)而边界清晰的嗜碱性包涵体(Dohle小体)。大多数无症状，少数有出血表现，但不严重。1/3病例有血小板减少，束臂试验阳性，出血时间延长，血块收缩不良。脾切除可使血小板数增加，但不能改变其出血倾向。本病预后良好，一般不需治疗。

四、其他病因所致新生儿血小板减少性紫癜

巨大血管瘤时，血液在局部停留或并发DIC，消耗过多的血小板而发生血小板减少性紫癜。先天性白血病时，由于白血病细胞恶性增生并浸润骨髓，巨核细胞受抑制，使血小板生成减少。新生儿时期可发生严重血栓性血小板减少性紫癜，主要表现为血小板减少、皮肤瘀点瘀斑、溶血性贫血和局灶性神经症状。围产期窒息和RDS引起低氧血症，可使骨髓巨核细胞系统受到抑制，血小板生成减少；NEC、硬肿症和红细胞增多症时，血液黏稠度增加，血小板消耗过多。

五、诊断与鉴别诊断

除NTP本身各疾病之间需要鉴别诊断外，还需与新生儿其他出血性疾病进行诊断和鉴别诊断。

(一) NTP的诊断与鉴别诊断

引起NTP的病因多种多样，不同原因所致的血小板减少性紫癜，治疗方法不同，故准确的病因诊断与鉴别诊断特别重要。NTP的诊断步骤如图18-7-1所示。

(二) 与新生儿其他出血性疾病的鉴别

由于新生儿血小板减少性紫癜属血小板减少或功能异常，临床主要表现为出血，故还应与其他常见新生儿出血性疾病相鉴别。

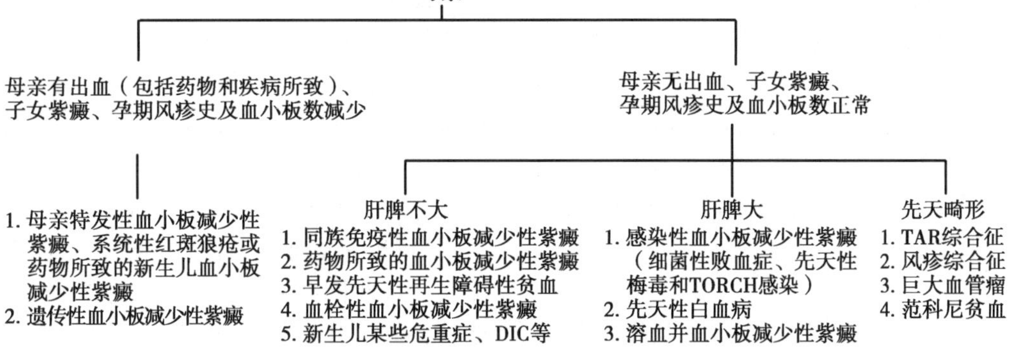

图18-7-1 NTP的诊断步骤

1. **血管壁功能失常性出血** 早产儿或低出生体重儿血管壁结缔组织疏松薄弱，毛细血管脆性增加，当存在酸中毒、低氧血症或高碳酸血症等不利因素时，可发生出血，但此时血小板数正常。

2. **凝血因子缺陷或抗凝作用亢进所致出血** 新生儿时期，出血可以由先天性和后天性凝血功能障碍所致。先天性凝血功能障碍包括血友病、先天性无（低）纤维蛋白原血症、维生素K依赖性因子缺乏症、低凝血酶原血症等；后天性凝血功能障碍如胆道闭锁合并胆汁淤积或肝脏疾病所致凝血酶原缺乏症、DIC所致的继发性低纤维蛋白原血症等。可以通过凝血功能筛查（血小板计数、凝血酶原时间和白陶土部分凝血活酶时间）和确认实验（出血时间、凝血时间、纤维蛋白原及其降解产物等）进行诊断和鉴别诊断。

（肖 昕）

第八节 新生儿弥散性血管内凝血

弥散性血管内凝血（disseminated intravascular coagulation，DIC）是并发于多种疾病的临床综合征，是导致新生儿死亡的重要原因。本病是由不同原因引起的，以全身性血管内凝血系统和纤溶系统激活，凝血抑制物消耗及多器官衰竭为特征的获得性综合征。其特点是大量微血栓形成、继发性广泛出血及重要脏器发生器质性变化。

（一）新生儿凝血功能的特点

凝血因子不能通过胎盘，人类在胎儿时期已具备合成凝血因子的功能，但直至足月出生时，凝血系统尚未发育成熟，维生素K依赖的凝血因子、凝血抑制因子水平均较低，血小板反应力低下，临床实验室检查可见APTT、PT延长等所谓“异常”表现，直到6月龄才可达到成人水平。因此，评估新生儿及婴儿凝血功能时必须考虑到胎龄与日龄（月龄）因素。新生儿除Ⅷ因子外，各项凝血因子不仅在水平上低于成人及较大儿童，而且正常值范围也十分宽泛。正是这种低水平的促凝和抗凝物质相互作用并维持平衡，使得新生儿凝血系统正常功能得以实现。新生儿（尤其是早产儿）体内促凝及抗凝因子非常有限，当暴露在高凝危险因素中，促凝因子大量消耗，容易导致血栓形成、出血，易并发DIC。

（二）病因

1. **各种感染** 最常见原因，包括细菌（革兰氏阴性细菌多见）、病毒（如肠道病毒）、真菌和支原体等所致严重感染或败血症、腹膜炎、尿路感染、颅内感染、NEC等，发生感染性休克更易发生DIC。

2. **缺血缺氧** 新生儿窒息缺氧可造成低氧血症及组织缺氧损伤，引起代谢性酸中毒，损伤血管内皮细胞，激活凝血系统。此外，休克、新生儿低体温（寒冷损伤综合征）、RDS、严重贫血等也可引起微循环血流灌注减少及组织缺氧损伤，激活凝血系统。

3. **严重溶血** 严重新生儿溶血病时，由于红细胞破裂，释放出大量红细胞素和磷脂类凝血活酶类物质，及血小板破坏释放的血小板第3因子（PF3），均可促进内源性凝血及血小板活化。

4. **组织损伤** 产科并发症如胎盘早剥、前置胎盘、重度妊娠高血压疾病等，可引起胎盘组织损伤，胎盘滋养层释放组织因子进入胎儿循环，激活外源性凝血系统，加之缺血缺氧损伤，可导致DIC发生。此外，严重外伤、挤压伤、颅脑外伤、大面积烧伤、大手术等，均可导致组织损伤和/或组织缺氧，启动外源性凝血系统而发生DIC。

5. **血液系统肿瘤** 急性淋巴细胞白血病、急性早幼粒细胞白血病、恶性淋巴瘤或骨髓增生性疾病等，恶性肿瘤细胞破坏释放促凝物质导致凝血功能障碍，严重者引起DIC。

6. **其他因素** 某些遗传性代谢病、Kasabach-Merritt综合征、动脉瘤等也有可能导致DIC发生。

（三）发病机制及病理生理变化

DIC的发生发展实质上就是凝血系统及纤溶系统出现病理性激活和平衡打破的过程。在凝血系统激活的过程中，纤溶系统也几乎同时被激活，两个基本病理生理过程进展随病程早晚有所差异，早期以凝血过程为主，晚期以纤溶亢进为主。此外，具有抗凝作用的蛋白C（PC）系统也参与DIC过程，凝血与各种因素所致炎症反应关系密切。

1. **凝血系统被激活** 新生儿（尤其早产儿）凝血功能不成熟，凝血因子水平低，疾病状态下易发生凝血功能障碍。在新生儿时期，产科并发症、脓毒症、内毒素、抗原抗体复合物、严重缺氧、酸中毒等致病因素作用下，机体产生IL-6、TNF及血小板活化因子等炎性因子，导致组织损伤并直接释放组织因子Ⅲ，激活Ⅶ因子（Ⅶa）；此外，内毒素等还可诱发单核细胞产生组织因子，红细胞和血小板损伤可直接释放促凝物质，导致相关凝血因子Ⅶ激活成Ⅶa，启动外源性凝血途径。与此同时，血管内皮细胞损伤后胶原组织暴露，与血液中Ⅻ因子相互接触后，Ⅻ因子被激活（Ⅻa），启动内源性凝血系统。内源性、外源性凝血系统启动后，经瀑布式系列反应，形成了以Xa为主的凝血酶原激活物（凝血活酶），通过共同途径使凝血酶原（Ⅱ）转化成凝血酶（Ⅱa）以及纤维蛋白原（Ⅰ）转变成纤维蛋白（Ⅰa）（图18-8-1）。凝血系统激活后产生大量病理性凝血酶，使血液处于高凝状态，微循环内广泛微血栓形成。在凝血系统激活的同时，体内生理性抗凝血因子（如抗凝血因子Ⅲ、蛋白C、蛋白S和组织因子通路抑制物等）被消耗或功能受抑制，进一步促进微血栓的形成。广泛微血栓形成过程中，大量凝血因子和血小板被消耗，血液由高凝状态逐渐转为消耗性低凝状态而引起出血。

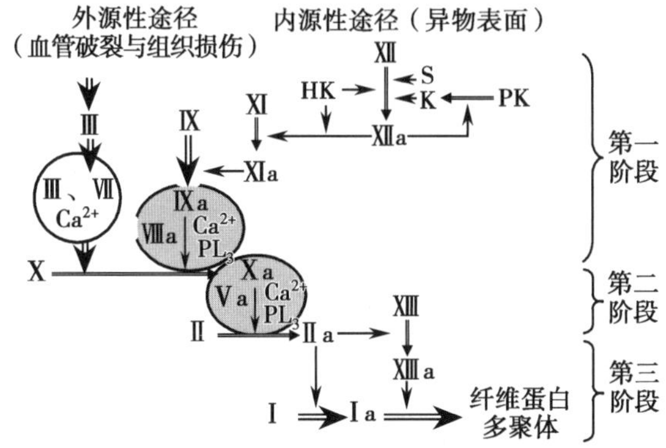

图18-8-1　外源性和内源性凝血途径

2. **纤维蛋白溶解系统亢进**　凝血系统被激活后，纤维蛋白溶解系统也几乎同时被激活（图18-8-2）。纤维蛋白溶解系统通过下列4种途径同时被激活：①形成的凝血酶直接激活纤溶酶原成为纤溶酶，使纤维蛋白溶解；②Ⅻa、Xa和Ⅻa使血管舒缓素原转变为血管舒缓素，继而使纤溶酶原转变成为纤溶酶；③某些组织器官（肺、肾、脾和子宫等）富含纤溶酶原激活物，凝血过程中形成的纤维蛋白沉积于上述器官组织及其微血管，损伤后纤溶酶原激活物进入血液循环，使纤溶酶原转变为纤溶酶；④缺氧、酸中毒、大量失血、创伤或手术等通过交感神经-肾上腺作用，促进纤溶活动形成纤溶酶，使纤维蛋白和纤维蛋白原分解成纤维蛋白降解产物（FDP）碎片（X、Y、D、E），具有较强的抗凝作用，加重出血。

3. **蛋白C系统调节能力降低**　蛋白C系统由一组具有活性的蛋白质组成，包括蛋白C、蛋白S、血栓调节蛋白（thrombomodulin，TM）和蛋白C抑制物等，对凝血系统发挥重要的调节作用。蛋白C系统可被内皮表面的TM和凝血酶复合物激活，发挥如下作用：①减少凝血酶生成、灭活凝血因子V和Ⅷ；②限制凝血因子Xa与血小板结合；③增强纤维蛋白的溶解，促

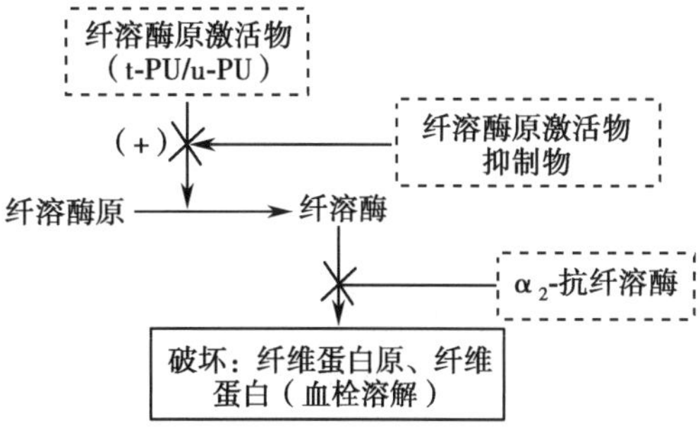

图18-8-2　纤维蛋白溶解系统

t-PU. 纤溶酶原激活物组织型；u-PU. 纤溶酶原激活物尿激酶型。

纤溶作用。新生儿（早产儿）血浆蛋白C水平低；缺氧、酸中毒影响肝脏合成蛋白C。

4. **炎症与凝血的关系**　如图18-8-3所示，导致DIC发生的所有病因都存在细胞损伤和死亡，补体系统等途径的交叉激活，导致进一步的细胞损伤和核分解产物的释放增加，如组蛋白-DNA复合物（核小体）和双链DNA。组蛋白可以激活血小板，诱导内皮细胞损伤，增强凝血酶的生成，促进纤溶抵抗的血栓形成、抑制抗凝血剂PC的激活。中性粒细胞弹性蛋白酶可分解组织因子通路抑制剂（TFPI）促进血栓形成。中性粒细胞受到炎症刺激时，还可形成中性粒细胞胞外杀菌网络（NETs）。NETs是由DNA、组蛋白、杀菌因子和中性粒细胞颗粒酶组成的网状结构，可促进凝血的局部激活，形成纤维蛋白凝块，从而诱捕病原体，增强病原体的清除能力，并刺激炎症反应募集白细胞。此过程也称为免疫血栓形成，若调控失衡可能促进DIC的发生。

（四）临床表现与分型

DIC的典型临床表现为出血、休克（微循环障碍）、栓塞和溶血。在新生儿时期，主要表现为出血，如皮肤瘀点瘀斑，脐带残端及穿刺点渗血，出现消化道、泌尿道或肺出血，严重者见广泛内脏出血、肾上腺皮质出血和颅内出血，甚至发生出血性休克；栓塞和溶血少见。

根据凝血及纤溶激活程度不同，结合临床表现，将DIC分为四种类型，即出血型（纤溶主导型）、器官衰竭型（高凝型）、大量出血型及无症状型（DIC前期）。

1. **出血型**　当纤维蛋白溶解显著并占主导地位时，其主要症状为出血，常见于白血病、产科疾病、Kasabach-Merritt综合征或主动脉瘤。

2. **器官衰竭型**　当高凝占优势时，其主要症状为微血栓形成，从而引起器官衰竭，常见于严重感染（败

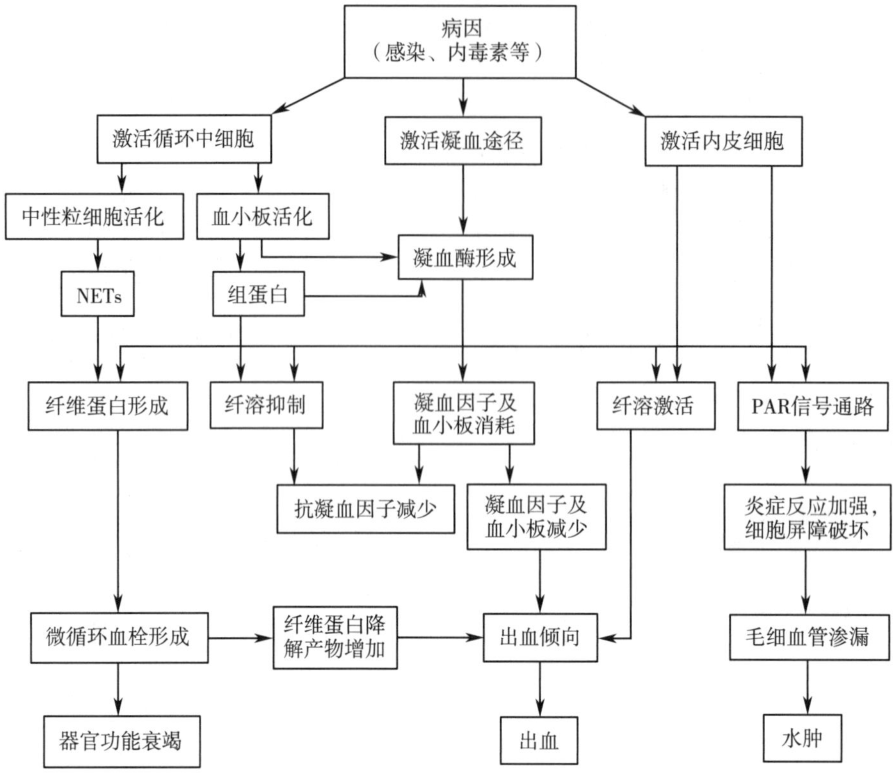

图 18-8-3　炎症与凝血的关系

血症）患儿。

3. **大量出血型**　当高凝和高纤维蛋白溶解过程均较显著时，表现为大量出血，如不及时输血，常引起死亡。此类型多见于外科术后或由产科疾病所致。

4. **无症状型**　当高凝及纤溶均不明显时，几乎没有临床症状，但在临床实验室检测中可观察到异常。此类型若及时治疗，效果较好。

（五）实验室检查

1. **血常规**　①外周血红细胞和血红蛋白不同程度降低，网织红细胞增多；②涂片检查可见红细胞呈盔形、三角形、扭曲形及红细胞碎片；③早期即有血小板计数呈进行性下降（$<100\times10^9/L$，严重时$<50\times10^9/L$），可见较多新生的、体积较大的血小板（MPV 增大）。

2. **凝血检查**　危重新生儿临床无论有无出血表现，在疾病早期即可出现实验室凝血功能变化。①凝血时间（coagulation time，CT）：为血液离开血管后，在体外发生凝固的时间。正常为 7～12 分钟（试管法），在 DIC 高凝期缩短（≤6 分钟），但高凝期历时较短，进入消耗性低凝期则明显延长。②凝血酶原时间（prothrombin time，PT）：为凝血系统一个较为敏感的筛选试验，主要反映外源性凝血功能。新生儿 PT 正常值与日龄相关，DIC 时 90% PT 延长。DIC 诊断标准：日龄<4 天者，PT≥20 秒，日龄>5 天者，PT≥15 秒。③活化部分凝血活酶时间（activated partial thromboplastin time，APTT）：为检测内源性凝血系统功能的一个较为敏感和常用筛选试验。新生儿正常值为 37～45 秒，一般>45 秒可作为诊断 DIC 的标准。④纤维蛋白原（fibrinogen，Fib）测定：新生儿正常值为 1.17～2.25g/L，将<1.17g/L 作为诊断标准，DIC 时 Fib 明显降低提示预后不良。⑤抗凝血酶Ⅲ（antithrombin Ⅲ，AT-Ⅲ）：AT-Ⅲ可灭活体内凝血因子Ⅹ和Ⅱ，从而发挥抗凝作用（肝素可加强其作用），其水平降低是反应血液高凝状态的指标之一，可测定其活性或抗原含量。AT-Ⅲ活性正常值：早产儿 40%～70%；AT-Ⅲ抗原正常值：早产儿 4～7U/ml；DIC 时 AT-Ⅲ的活性或抗原含量降低。⑥凝血酶原片段 1+2（prothrombin fragment，F1+2）：F1+2 是Ⅹa 复合物水解凝血酶原后释放出的多肽片段。正常参考值为（1.97±0.99）nmol/L（RIA 法）或（0.67±0.19）nmol/L（ELISA 法）。研究表明，F1+2 是诊断 DIC 早期敏感且特异的指标，其阳性诊断率高达 97%。

3. **纤溶检查**　①D-二聚体（D-dimer，D-D）检测：D-D 产生于纤维蛋白原转变成纤维蛋白时，为交联纤维蛋白的一种降解产物，是反映高凝状态和继发纤溶亢进的特异性分子标志物，含量升高既提示体内有凝血酶及血栓形成，又可反映纤溶酶活性。血浆正常值为 0～0.5mg/L，DIC 时明显升高。②纤维蛋白降解产物(fibrin degradation products,FDP)测定:由纤溶亢进时产生纤溶酶,是纤维蛋白(原)分解后产生的降解产物。应用 ELISA 法检测尿中微量 FDP,灵敏度高,正常尿中 FDP 量为 10~35μg/ml;其他方法还有乳胶凝集试验(正常值<10mg/L,>10mg/L 提示纤溶亢进)、醛化或鞣酸化红细胞血凝抑制试验(正常值 1~5mg/L,≥10mg/L 有诊断意义)等。③凝血酶时间(thrombin time,TT)测定:指在血浆中加入标准化凝血酶后血液凝固时间,即反映共同凝血途径中纤维蛋白原转变成纤维蛋白的时间;由于纤维蛋白(原)降解产物 FDP 能使 TT 延长,故可作为纤溶系统的筛选试验,正常值为 16~18 秒,比正常对照延长 3 秒以上有诊断意义。④血浆鱼精蛋白副凝(plasma protamine paracoagulation,3P)试验:DIC 时,因继发纤溶亢进,FDP 与纤维蛋白单体形成复合物增多,本试验阳性。由于约 65% 新生儿出生后 24 小时内纤溶活力增加,可有 FDP 形成,出现 3P 试验假阳性,故不能作为早期新生儿 DIC 的实验指标。另外,在 DIC 晚期,由于凝血因子被消耗及 FDP 抗凝血酶作用,或因 FDP 已被单核巨噬细胞系统清除,3P 试验可转为阴性(假阴性),故其阴性也不能排除 DIC。

4. **其他凝血功能检查** 近年来研究发现,凝血系统分子标志物对 DIC 评估具有重要作用。常用分子标志物有:①凝血酶-抗凝血酶复合物(TAT),正常值(1.7±0.3)μg/L,DIC 时升高;②纤溶酶-抗纤溶酶复合物(PAP),正常值(0.2±0.1)mg/L,DIC 时升高;③纤维蛋白单体复合物(SFMC),DIC 时升高;④血浆血栓调节蛋白(TM),DIC 时升高,缓解时显著下降;⑤血浆蛋白 C(PC)或蛋白 S(PS),DIC 时可下降;⑥去整合素样凝血酶敏感蛋白核心金属蛋白酶 13(ADAMTS13),DIC 时水平降低。

不同分型 DIC 中,存在不同的凝血和纤溶功能障碍(表 18-8-1)。根据表中的不同检查结果,结合病因和临床表现,可以指导 DIC 分类和临床治疗。

表 18-8-1 凝血功能检查与不同分型 DIC 实验室检查

DIC 分型	凝血功能	水平
出血型		
	凝血酶原时间(PT)	延长
	纤维蛋白降解产物(FDP)、D-二聚体(D-D)	升高
	纤维蛋白原(Fib)	降低
	血小板(PLT)	降低
	凝血酶-抗凝血酶复合物(TAT)	升高
	纤维蛋白单体复合物(SFMC)	升高
	纤溶酶-抗纤溶酶复合物(PAP)	升高
器官衰竭型		
	凝血酶原时间(PT)	延长
	纤维蛋白降解产物(FDP)、D-二聚体(D-D)	升高
	血小板(PLT)	降低
	抗凝血酶Ⅲ(AT-Ⅲ)、蛋白 C(PC)	减少
	凝血酶-抗凝血酶复合物(TAT)	升高
	血栓调节蛋白(TM)	升高
	去整合素样凝血酶敏感蛋白核心金属蛋白酶 13(ADAMTS13)	减少
	活化部分凝血活酶时间(APTT)	双向
大量出血型		
	凝血酶原时间(PT)	延长
	纤维蛋白原(Fib)	减少
	血小板(PLT)	减少
	可溶性纤维蛋白、凝血酶-抗凝血酶复合物(TAT)	升高
	纤溶酶抑制物复合物(PIC)	升高
无症状型		
	凝血时间(CT)	缩短
	纤维蛋白降解产物(FDP)、D-二聚体(D-D)	升高
	凝血酶原片段 1+2(F1+2)	增加
	血小板(PLT)	减少
	凝血酶-抗凝血酶复合物(TAT)	升高

注:感染、肝/肾功能不全、维生素 K 缺乏症、手术/创伤、血管栓塞、骨髓造血异常、毛细血管渗漏综合征、器官功能衰竭、血栓性微血管病等也可导致凝血功能障碍。

5. **血栓弹力图**（thromboelastography，TEG） 血栓弹力图是由描记仪描绘的一种动态分析血小板、凝血因子、纤维蛋白原等血液成分之间相互作用、血凝块形成和纤维蛋白溶解全过程的曲线图（图 18-8-4）。TEG 检测需血量少（0.5～1ml），操作简单，速度快，能客观反映全血的整个凝血过程。TEG 参数包括 R 值（凝血反应时间）、K 值（凝血形成时间）、α 角、MA 值（最大振幅）、CI（凝血综合指数）、LY30（纤溶指数）和 EPL（预测纤溶）指数等七项指标，其定义、正常值和临床意义见表 18-8-2。TEG 的应用有助于：①查找出血原因、提供 DIC 分期依据；②鉴别输注血液的不同成分；③指导抗血栓治疗；④检测抗凝、抗血小板治疗效果。研究表明，TEG 可用于新生儿凝-纤溶系统及 DIC 的监测，并发现：①新生儿血栓形成参数与胎龄相关，早产儿、足月儿的 R 值、K 值短于成人，MA 值减低；②新生儿凝血因子活性高于儿童，纤维蛋白原水平及血小板功能低于儿童，纤溶系统功能高于儿童。

（六）诊断

患有严重疾病的新生儿，若出现下列临床表现：①自发性出血如胃肠出血、血尿、穿刺部位持续渗血或血止后又重新出血；②组织、器官发生栓塞的表现；③出现溶血性黄疸或贫血（微血管病性溶血性贫血）、血红蛋白尿或休克等，加之实验室检查指标中三项阳性可疑为 DIC，四项指标阳性可确诊 DIC。国际血栓及止血协会在 2001 年发布了 DIC 的分步分级诊断标准（表 18-8-3）。根据 DIC 发展过程可分为 DIC 前期、高凝期、低凝期和纤溶亢进期，但临床难以截然分开，血栓弹力图可监测 DIC 的进程，有助于 DIC 的分级诊疗。

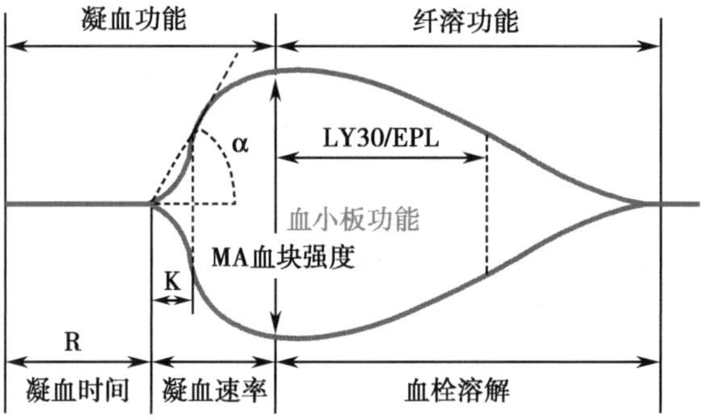

参数r	凝血时间	血块速率	最大血块强度	血块稳定性
凝血状况	Ⅱa生成，纤维蛋白形成	纤维蛋白↔血小板	(血小板-纤维蛋白原)相互作用	血块强度的减弱
凝血成分	凝血旁路	凝血旁路 血小板	血小板(~80%) 纤维蛋白原(~20%)	纤维溶解
功能紊乱	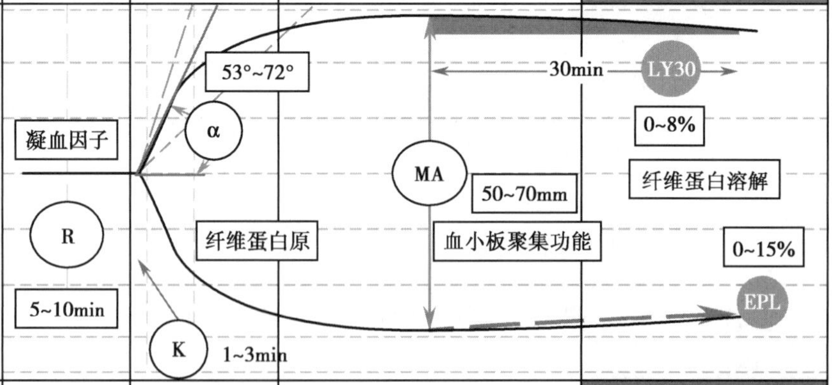			
低凝	R(min)	–K(min) ↓α(deg)	↓MA	LY30>7.5% EPL>15%
高凝	↓R(min)	↓K(min) α(deg)	MA	N/A

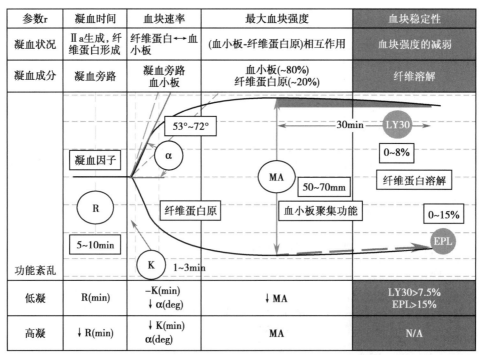

图 18-8-4　血栓弹力图揭示血液凝固和纤溶过程

表 18-8-2　TEG 参数及其临床意义

参数	正常值*	定义	临床意义
R 值（凝血反应时间）	4~8min	检测开始（血样中加入凝血激活剂）到第一块纤维蛋白凝块形成（振幅达 2mm）所用的时间，反映内源性凝血系统相关凝血因子的功能和活性程度	延长：低凝状态，凝血因子缺乏、使用过抗凝剂（如肝素化），可输注新鲜冰冻血浆纠正。 缩短：高凝状态，凝血因子活性较强，需要用抗凝药纠正
K 值（凝血形成时间）	1~2.5min	从 R 值（时间）终点到振幅达 20mm 所用的血凝块形成时间，反映纤维蛋白原水平（主要）、凝血因子活性、血小板水平及功能	延长：血液处于低凝状态，纤维蛋白原缺乏，有出血倾向，需输注冷沉淀或新鲜冰冻血浆 缩短：高凝状态，主要由高纤维蛋白原血症所致
凝固角（α 角）	55°~75°	从凝块形成点至最大曲线弧度所作切线与水平线的夹角，为血凝块形成速率，主要反映纤维蛋白功能	同 K 值
MA 值（最大振幅）	50~65mm	为血凝块的最大强度，反映血小板数量、功能（80%）以及纤维蛋白原水平（20%）	减小：血小板与纤维蛋白相互交联减弱，凝血块硬度减低，呈现低血小板功能状态，应输注血小板
CI（凝血综合指数）	-3~+3	反映整体（综合）凝血水平	<-3：低凝状态 >+3：高凝状态
LY30（纤溶指数）	0~5%	血栓最大幅度值确定后 30 分钟内血块消融的百分比，反映纤溶状态	>5%：高纤溶状态

注：* 足月新生儿生后 1 周内 TEG 参数正常值；不同胎龄、日龄或出生体重新生儿的 TEG 参数正常值可有所差异。

表 18-8-3　DIC 的分步分级诊断标准

1. 诱发因素：是否有与 DIC 有关的基础疾病？如有，继续以下步骤，如无，不再继续
2. 做一般的凝血试验（血小板计数，凝血酶原时间，纤维蛋白原，可溶性纤维蛋白单体或纤维蛋白降解产物）
3. 对一般的凝血试验结果进行积分： （1）血小板计数：>100×10⁹/L 为 0 分；50~100×10⁹/L 为 1 分；<50×10⁹/L 为 2 分 （2）纤维蛋白相关标志物升高（可溶性纤维蛋白单体或纤维蛋白降解产物）：不升高为 0 分，中度升高为 2 分，明显升高为 3 分 （3）凝血酶原时间延长：<3 秒为 0 分，3~6 秒为 1 分，>6 秒为 2 分 （4）纤维蛋白原含量：>1g/L 为 0 分，≤1g/L 为 1 分
4. 积分统计 积分>5 分为“显性 DIC”，每日重复检测；积分≤5 分为“非显性 DIC”，每 1~2 日重复检测

表 18-8-4　DIC 的鉴别诊断

疾病种类	诊断要点
DIC	PT、APTT 延长，血小板减少，纤维蛋白裂解产物增加，抗凝血酶及蛋白 C 含量降低
大量失血	主要表现为出血，血红蛋白减少，APTT 及 PT 延长
血栓性微血管病	血涂片可见红细胞碎片，Coombs 试验阴性，溶血，发热，神经系统表现，肾功能不全，凝血时间通常正常
肝素诱导的血小板减少症	使用过肝素，动静脉血栓，肝素诱导的血小板减少试验阳性（测定肝素-血小板因子Ⅳ抗体），停用肝素后血小板回升，凝血时间通常正常，PT 正常，APTT 延长
维生素 K 缺乏症	PT 延长，APTT 正常或轻度延长
肝功能不全	PT、APTT 延长，血小板中度减少，肝功能异常，脾功能亢进，黄疸

（七）鉴别诊断

DIC 需要与大量失血、血栓性微血管病、肝素诱导的血小板减少症、维生素 K 缺乏症及肝功能不全等相鉴别（表 18-8-4）。

（八）治疗

DIC 防治中，综合治疗是基础措施，原发病（病因）治疗是首要问题，输注新鲜冰冻血浆、血小板、冷沉淀、AT-Ⅲ等有助于重建凝血与纤溶的动态平衡作用，抗凝治疗的目的在于改善凝血功能，阻止 DIC 的发生发展，以期达到临床症状改善，血小板计数达 $50\times10^9/L$ 以上，纤维蛋白原>1g/L，PT 正常范围和 AT-Ⅲ活性>40%的治疗目标。

1. 综合治疗　要重视综合支持疗法，包括保暖、维持足够的氧合、补充维生素 K、营养支持治疗以保证热卡供应。必要时应用血管活性药物（山莨菪碱、异丙肾上腺素、多巴胺等）解除血管痉挛，低分子右旋糖酐疏通微循环及碳酸氢钠纠正代谢性酸中毒等。

2. 病因治疗　治疗原发病在出血型、器官衰竭型以及无症状型 DIC 中显得尤为重要。及时确定引起 DIC 的病因，去除激发 DIC 的因素如缺氧、酸中毒、低体温、感染和休克等是治疗 DIC 最关键的环节。新生儿败血症是新生儿 DIC 的常见病因，应及时选用有效抗生素。

3. 输血治疗　在大量出血型和出血型 DIC 可考虑使用。血小板和凝血因子尤其是纤维蛋白原显著下降，可以增加出血危险，可考虑使用血小板浓缩物和新鲜冰冻血浆等。在 DIC 患儿中，实施手术或侵入性操作后一旦有出血表现并且血小板低于 $50\times10^9/L$，可以输注血小板。在无出血表现的 DIC 患儿中，血小板输注指征可以放宽到 $20\times10^9/L$。1 单位血小板可将 3 000g 的新生儿血小板提升 $(50\sim100)\times10^9/L$，隔 3~5 天可重复使用。新鲜冰冻血浆初始剂量为 10~15ml/kg，总量可达到 30ml/kg 以补充凝血因子。新鲜冰冻血浆难以纠正低纤维蛋白原血症（<1.0g/L），必须输注纤维蛋白原浓缩物或冷沉淀，冷沉淀用量 10ml/kg，治疗目标使纤维蛋白原水平高于 1g/L，PT 和 APTT 在正常值的 1.5 倍以内。若 DIC 患者血红蛋白低于 80g/L，必须考虑输注浓缩红细胞。若 DIC 患儿持续出血，可考虑给予新鲜全血或者用浓缩红细胞、血小板和新鲜冰冻血浆重组后的全血进行换血，如有必要，持续给予血小板、浓缩红细胞、新鲜冰冻血浆及冷沉淀。

4. 抗凝治疗　DIC 前期和高凝期在临床上常无明显的出血表现，难以识别，是临床抗凝治疗的最佳时期；DIC 期临床常有出血表现，依据实验室常规指标可确诊，但病情已发展至中晚期，治疗比较棘手。通过血栓弹力图可监测 DIC 发展过程，区分 DIC 前期、高凝期、低凝期和纤溶亢进期，指导临床有的放矢进行精准干预。

（1）肝素应用：肝素可与 AT-Ⅲ结合形成复合物，发挥阻断纤维蛋白原变为纤维蛋白、防止血小板凝集、降低血液黏滞度等抗凝作用，从而使高凝状态得以缓解，防止 DIC 进一步发生发展，及时合理应用肝素是有效治疗 DIC 的关键。凡有以下指征者即可使用肝素：①患儿处于 DIC 前期或高凝期；②出现明显栓塞症状者；③消耗性低凝期，凝血因子、血小板、纤维蛋白原等进行性下降，出血逐渐加重，出现血压下降或休克表现，在做好充分准备补充凝血因子的情况下，可先用肝素。以下情况禁用或慎用肝素：①颅内或脊髓内出血，消化道明显出血；②DIC 晚期有继发性纤溶亢进者；③合并严重出血症（如血友病）或严重肝病等。

普通肝素用法是：每次 62.5~125U/kg（1mg = 125U）加入生理盐水或 10% 葡萄糖 50~100ml 中静脉滴注，每 4~6 小时 1 次；或先以 75U/kg 静脉滴注，然后以每小时 15~25U/kg 持续静脉滴注；或每次 50~100U/kg 皮下注射，每 4~6 小时 1 次。低分子量肝素与普通肝素相比，具有抗凝效果高效、稳定、安全等优点，在新生儿 DIC 治疗中首选，应用原则为：①早期应用：DIC 早期处于高凝状态，是肝素治疗 DIC 的最佳时机，此时低分子量肝素作用平稳，并能使出血的潜在危险降到最低。推荐在无症状型 DIC 或有血管栓塞的患儿中应用（出血型及大量出血型 DIC 不建议应用）。②超小剂量：由于凝血程序是一个生物放大过程，若能在早期阻止它，只需少量抑制物便可达此目的；此外，肝素可从 AT-Ⅲ-肝素-因子Ⅹa 复合物中分离，在体内循环往复地发挥抗凝作用，其本身不被消耗，故超小剂量应用低分子量肝素即可，一般依诺肝素每次 0.5~0.75mg/kg，皮下注射，每 12 小时 1 次。③皮下注射：低分子量肝素经皮下注射后吸收缓慢而均匀，并能维持较低的有效浓度和较长的抗血栓作用，出血发生率低，一般不需要监测。

肝素开始使用后持续使用血小板和血浆，最好能检测肝素水平和凝血时间，使肝素水平维持在 0.3~0.7U/ml；若凝血时间超过 30 分钟且出血加重者，应停用肝素；如出血明显，可用鱼精蛋白中和（1mg 鱼精蛋白中和 1mg 肝素）。低分子量肝素治疗有效者，用肝素后出血现象减轻，临床及血液学检查亦明显好转，Ⅱ、Ⅴ因子及纤维蛋白原和血小板恢复正常，肝素可逐渐减量，用药时间一般持续 3~7 天。停药指征为：①诱发 DIC 的原发病已控制或缓解；②用药后病情好转，出血停止，血压稳定；③PT、APTT、Fib 恢复正常或接近正常。

（2）抗凝血酶应用：AT-Ⅲ通过肝素连接中心与内皮葡萄胺聚糖结合而释放前列环素发挥抗凝作用，肝素-AT-Ⅲ复合物最初作用点是因子Ⅹa，而不是凝血酶。研究表明，DIC 早期血浆 AT-Ⅲ浓度和活性降低直接影响肝素疗效，单独应用肝素效果欠佳时，可联合应用 AT-Ⅲ；使用 AT-Ⅲ使其血浆水平增加 70%～80%，可有效地纠正 DIC 的凝血失衡；单独或联合低分子量肝素使用对由败血症导致的 DIC 尤其有效，每次用量为 3 000U，适用于器官衰竭型 DIC 患儿。

（3）活化蛋白 C（APC）应用：蛋白 C 是生理抗凝血物质，APC 通过灭活Ⅴa 和Ⅷa 并可通过消炎和抗细胞凋亡而减少凝血酶生成，以及借纤溶酶原激活物抑制剂（PAI）复合物的形成促进纤溶作用。APC 在 DIC 时被消耗，以 12.5U/（kg·h）的速度应用 APC 能避免肝素导致的出血倾向，且对治疗 DIC 有较满意的效果，与肝素联用可提高疗效，但血小板低于 30×10^9/L 时要慎用并警惕颅内出血。APC 主要用于革兰氏阴性杆菌感染所致器官衰竭型 DIC 患儿。此外，补充蛋白 C 浓缩剂可使窒息患儿血浆蛋白 C 恢复正常水平，并可使 D-D 下降，血小板和纤维蛋白原上升。

（4）水蛭素：为最强的凝血酶抑制剂，能高效、特异地与凝血酶结合，从而抑制凝血过程，而且其作用不依赖 AT-Ⅲ；皮下注射的生物利用度高，能较好地缓解 DIC 的高凝状态；抗原性弱，少有过敏反应，极少导致血小板减少，稳定性好，毒性低。水蛭素制剂来匹卢定（lepirudin）应用方案：先以 0.4mg/kg 的剂量缓慢推注，然后再以 0.15mg/（kg·h）速度维持静脉滴注，连续应用 2～10 天，根据 APTT 调整剂量。

5. **抗纤溶治疗** DIC 高凝状态时，禁用抗纤溶药物；若病情发展并出现纤溶为主时，最好在肝素化基础上慎用抗纤溶药。因此，抗纤溶治疗一般在病情发展成出血型和大量出血型的 DIC 患儿中使用，可选用 6-氨基己酸（EACA）、氨甲环酸、对羧基苄胺（PAMBA）或抑肽酶等。这类药物主要作用是阻止纤溶酶原转变成纤溶酶，抑制纤维蛋白的降解，从而防治纤维蛋白溶解亢进性出血。EACA 每次剂量为 80～120mg/kg，缓慢静脉推注或稀释后静脉滴注；氨甲环酸一般每次 0.1g，每 8～12 小时一次静脉滴注。此外，重组凝血因子Ⅷα 可和组织因子结合，激活因子 X，进而产生凝血酶，适用于出血型和大量出血型的 DIC 患儿，用法为每次 90μg/kg；甲磺酸加贝酯为人工合成的蛋白酶抑制剂，具有抗凝和抗纤溶效果，目前已在国外有临床应用，尤其适合用于出血型、大量出血型以及无症状型 DIC 患者，用法为 20～40mg/（kg·d）。

6. **溶栓治疗** 以血栓形成为主要临床表现且上述治疗效果欠佳的患儿，或 DIC 后期器官功能恢复缓慢又有明显血栓形成者，应考虑使用重组组织纤溶酶原激活物（recombinant tissue plasminogen activator，rt-PA）、尿激酶或链激酶溶栓治疗。一般首选 rt-PA，首剂 0.5mg/kg 快速静脉注射，然后以 0.1mg/（kg·h）的速度，加入 5%～10% 葡萄糖液中连续输注 4～6 小时以上，连用 2～3 天，使纤维蛋白原维持在 100mg/dl 以上。

7. **激素应用** 如果因治疗原发病需要时，可在肝素化基础上慎用糖皮质激素。

（聂川 肖昕）

第九节 新生儿肾上腺出血

新生儿肾上腺出血（neonatal adrenal hemorrhage，NAH）是指在新生儿时期，患儿出现肾上腺皮质不可逆出血性损伤性疾病。NAH 在新生儿期较多见，多发生在生后 3 周内，发病率约为 0.17%。临床表现如反应差、腹部包块、贫血、黄疸等，缺乏特异性，诊断较为困难。大部分 NAH 呈自限性，可自行吸收，但是部分患儿可能发生急性肾上腺功能不全而死亡。

（一）病因与发病机制

NAH 的病因及发病机制目前暂未明确，临床上一般认为围产期窒息缺氧、酸中毒、产伤、难产（巨大胎儿、臀位产儿）、严重感染（败血症）以及出血性疾病（如低凝血酶原血症），导致的微循环障碍或凝血功能障碍、抗凝治疗不当等是肾上腺出血的诱发因素。新生儿肾上腺易发生出血很大程度上与其解剖结构相关：新生儿肾上腺约为肾脏的 1/3 大小（比例明显大于成人），体积相对较大，肾上腺皮质血管丰富，细胞索被内皮细胞形成的血窦分隔，壁薄，通透性高，容易在外力作用下发生损伤出血。各种原因的新生儿肺炎合并小儿心力衰竭而导致的下腔静脉压力升高，也是导致 NAH 的主要原因之一。此外，凝血功能异常，微循环障碍可导致肾上腺缺血，形成弥漫性出血、变性和坏死，可迅速发展为急性肾上腺功能不全或衰竭。NAH 双侧出血约为 10%，90% 为单侧性（其中 75% 为右侧），其原因是右侧肾上腺在分娩过程中容易受到实质性器官的挤压。

（二）临床表现

临床症状与出血量大小及出血速度相关：窒息缺氧可致肾上腺外层少量点状出血，多无明显的临床症状，数日后可有较重的黄疸；当出现难以解释的低血容量、贫血或明显黄疸时，提示可能存在肾上腺等内脏明显出血；产伤所致肾上腺出血常发生于臀位产、巨大胎儿和严重窒息缺氧患儿，大量出血时患儿突然出现休克、发绀、松软、黄疸加重、腹胀明显、呼吸不规则或暂停、体温增高或低体温、肢冷、苍白，可有不安、尖叫和抽搐，体检发现下腹部、会阴部或阴囊皮肤发绀，下腹部有时可扪及包块（因肾脏位于腹膜后，位置较深，难以触及）。

（三）辅助检查

1. **血常规检查**　外周血红细胞计数、血红蛋白含量和红细胞压积等降低。

2. **胆红素测定和血清学检查**　出现明显黄疸、贫血的新生儿需进行胆红素和溶血血清学检查，以排除溶血性黄疸和贫血。

3. **影像学检查**　包括B超、CT和MRI检查。

（1）超声：超声为无创性检查，可早期诊断新生儿肾上腺出血，可多次检查，是肾上腺出血的首选方法。NAH超声表现变化较大，与检查时血肿形成时期有关：典型声像图表现为肾脏上方正常肾上腺消失，代之以大小不等的椭圆形、圆形或三角形实质性包块，边缘清晰；因出血时间不同，可为低回声、高回声、无回声或高低混合回声，最终为囊性回声。

（2）CT：CT定位准确，能清楚显示并定量测量血肿形态、大小、密度、有无钙化及邻近脏器改变。由于CT检测存在辐射损伤，且婴幼儿对射线的敏感性更强，因此一般不作为临床首选检测手段。

（3）MRI：对肾上腺血肿的亚急性和慢性期显示较B超和CT敏感。MRI上，T_1WI和T_2WI均显示肾上腺囊肿内部与亚急性血肿一致的高信号区，可进一步明确血肿的诊断。

（四）诊断与鉴别诊断

根据分娩情况、新生儿贫血、休克和腹部体征应考虑有NAH可能。由于NAH缺乏特异性临床表现，其诊断主要依赖影像学（B超、CT及MRI）表现。需与肾上腺出血鉴别的疾病主要有先天性肾上腺皮质增生症和神经母细胞瘤等。

1. **先天性肾上腺皮质增生症**　伴有肾上腺功能不全的NAH需与先天性肾上腺皮质增生症鉴别。在超声图像上，先天性肾上腺皮质增生症显示为肾上腺双侧性、对称性增大，并且皮髓质分界明显。

2. **神经母细胞瘤**　儿童最常见的肾上腺肿瘤是神经母细胞瘤，与肾上腺出血类似，并且肾上腺肿瘤内也可以合并出血，但NAH随着时间延长会缩小，而肾上腺肿瘤会增大，彩超显示可见血流信号，而NAH则无。

（五）治疗

NAH多呈自限性，临床上一般主张行保守治疗。对于不同程度黄疸患儿进行制动、光疗退黄、止血等治疗；贫血患儿进行积极补液、止血、扩容等处理；合并感染患儿进行抗感染治疗。肾上腺功能不全是双侧肾上腺出血的并发症，但较为少见，因为即使是双侧出血也不可能两侧肾上腺的受累程度完全相同，在肾上腺包膜下总会留有有功能的肾上腺残余组织。若患儿存在肾上腺功能不全，则需要激素替代治疗，在积极抗休克、补充血容量和纠正贫血治疗的同时，给予氢化可的松5mg/（kg·d）静脉滴注或醋酸可的松肌内注射，及时补充血浆及含钠电解质。病情稳定后逐渐调整剂量，部分患儿需用氢化可的松和氟氢可的松口服替代治疗。NAH通过内科保守治疗其临床治愈率几乎达100%，极少死亡，但出现死亡的原因通常是手术治疗后出现的失血性休克。

（肖　昕）

第十节　新生儿血栓栓塞症

新生儿血栓栓塞症（neonatal thromboembolism）是指各种因素诱发新生儿血栓形成和血栓栓塞两种病理过程所引起的疾病。随着新生儿重症监护技术的迅速发展，越来越多的危重患儿被成功救治，但动、静脉置管侵入性操作也使新生儿血栓栓塞症的发病率随之增加。NICU中新生儿血栓栓塞症的发病率为2.5/1 000，在非重症监护病房中发病率约为5.5/10万；另外，围产期和产妇的危险因素，以及新生儿凝血系统的未成熟，也是造成新生儿血栓事件发生率高于其他年龄组儿童的重要原因。新生儿血栓栓塞症表现形式多样，包括全身各动脉血栓、深静脉血栓、肾静脉血栓、门静脉血栓及暴发性紫癜等。

（一）病因与发病机制

1. **新生儿凝血系统未成熟**　新生儿体内凝血与抗凝的动态平衡易被打破，是发生血栓性疾病的高危人群。引起新生儿血栓形成的高危因素：①虽然人类在胎儿期即可合成凝血因子，但至足月出生时，凝血系统仍未发育完全，各种凝血因子，尤其是维生素K依赖性凝血因子Ⅱ、Ⅶ、Ⅸ、Ⅹ和组织因子活性约为成人的50%，血小板反应能力低下，直至生后6个月左右才达成人水平；②新生儿体内天然抗凝剂如抗凝血酶（AT）、蛋白C（PC）、蛋白S（PS）浓度也明显较成人低；③早产儿极易出现低体温，循环功能不良，血液流速减慢，易出现凝血功能障碍；④窒息、缺氧、酸中毒等使血管壁受损，机体释放二磷酸腺苷等物质使血小板聚集，促进血液凝固；⑤糖尿病母亲患儿生后即出现低血糖，表现为呼吸暂停，缺氧后可致血流缓慢淤滞，诱发静脉血栓形成；⑥母亲先兆子痫、绒毛膜羊膜炎，新生儿青紫型先天性心脏病、红细胞增多症等亦可引起新生儿血栓栓塞症。

2. **动脉或静脉置管**　危重疾病新生儿需要持续静脉给药、补充液体或营养支持时，常采用动静脉置管术。导管容易损伤血管内皮使血流中的血小板黏附到被暴露的血管内皮下层，引起血栓形成。在新生儿尤其是早产儿中，导管直径与血管内径相比相对较大，置管后近50%的血管内径被堵塞，血流缓慢，形成血栓的风险进一步增大。

3. **危重症疾病** 主要危险因素为感染所致的败血症。研究证明，败血症患儿存在高凝状态，血浆蛋白C水平下降，不断消耗凝血因子和血小板造成微血栓形成。另外，新生儿红细胞压积相对较高，生后生理性血容量下降，均可导致新生儿高凝状态，引起血栓事件的发生。

4. **遗传性易栓症** 遗传性易栓症并非一个独立的疾病，而是指由于抗凝蛋白、凝血因子、纤溶蛋白等的遗传性或获得性缺陷或存在获得性危险因素而容易发生血栓栓塞的疾病或状态。在无诱因的新生儿血栓栓塞症中，蛋白C缺乏是最普遍的遗传危险因素。

（二）临床表现

新生儿血栓栓塞的临床表现多种多样，主要取决于血栓发生的部位、栓子大小及血管堵塞时间长短。当患儿存在轻、中度血栓时，多无临床症状及体征或表现不明显；血栓形成明显或栓塞重要脏器及较大动静脉时，随病变部位不同会出现不同的症状和体征。

1. **动脉血栓** 动脉血栓主要与新生儿期的动脉置管有关，其临床表现取决于血栓的位置和大小，可能无症状，也可表现为栓塞远端肢体苍白、温度降低、血管搏动减弱或消失，甚至血压测不出。诊断肾功能不全之前，需要行超声检查避免漏诊肾动脉血栓；如果脐静脉置管的新生儿出现坏死性结肠炎的临床表现，应警惕肠系膜动脉栓塞；主动脉血栓可出现主动脉缩窄的表现，上下肢血压差较大。因此，有血压升高的患儿，如存在高危因素，应常规测量下肢血压。

2. **静脉血栓** 常见静脉血栓发生部位包括肾静脉、门静脉和深静脉。肾静脉血栓（renal vein thrombosis，RVT）是最常见的新生儿期非导管相关性血栓事件，占新生儿静脉血栓的10%，表现为血尿（56.2%）、超声可见腹部包块（45.4%）和血小板减少（47.5%）三联症，其他特征包括蛋白尿和肾功能损害。深静脉血栓（deep vein thrombosis，DVT）是NICU住院新生儿的常见并发症，发病率为2%～22%。约80%的新生儿DVT发生在继发于中心导管的上静脉系统，上腔静脉血栓可能无症状，也可能表现为颈部、面部和/或上胸部水肿，最终可能导致急性心力衰竭。肢体血栓则主要表现为肢体末端肿胀、疼痛及发绀，可伴有不同程度的硬肿。右心房血栓在新生儿血栓中约占6%，几乎所有患儿都留置中心静脉导管。临床可表现为突然出现的心脏杂音、心律失常、右心衰竭或持续脓毒症，最严重的并发症是肺栓塞，表现为突发的呼吸窘迫。门静脉血栓是小儿肝外门静脉高压的主要病因，新生儿期脐静脉置管已成为门静脉血栓形成的公认高危因素，大多数血栓在导管取出后短时间内自行消散，通常无症状，约10%的患儿表现为肝功能异常、肝脾大。

3. **新生儿脑卒中** 包括动脉栓塞和颅内静脉窦血栓形成。新生儿脑卒中很少表现为偏瘫，而主要为惊厥和嗜睡，同时可观察到前囟饱满、颅骨骨缝变宽等。临床表现不特异，定位较困难，主要依靠颅脑超声或MRI确诊。

4. **暴发性紫癜** 是一种非血小板减少性紫癜，常因先天性或获得性PC或PS缺乏引起。其临床表现具有特征性，开始为小的瘀斑，沿放射状扩展，逐渐形成大疱，导致皮肤坏死，若不及时治疗可迅速致死。

（三）辅助检查

1. **血管彩色多普勒超声和超声心动图** 为目前临床诊断新生儿血栓栓塞症最常用的方法，具有操作方便、无创、无辐射等优点，对危重患儿影响较小，但其灵敏度和特异度均较低。

2. **血管造影** 血管造影是诊断血栓事件的金标准，但由于有放射线辐射风险及需要静脉注射造影剂，且不能进行床旁检查，在危重患儿中应用受到一定程度的限制。

3. **其他检查** MRI可用于诊断新生儿脑卒中和肺栓塞，但由于不能进行床旁检查，且要求患儿制动，应用受到一定限制。在可疑肺栓塞的新生儿中，由于新生儿不能进行有效的配合，因此通气/灌注扫描不能成为诊断措施。而新生儿胸壁较薄，超声心动图往往效果更佳。

（四）诊断

根据各部位典型血栓形成或栓塞临床表现及辅助检查结果，结合新生儿导管置入史或疾病史，不难诊断新生儿血栓栓塞症。血管超声及超声心电图检查是确诊血栓事件的最常用检查，血管造影是诊断血栓事件的金标准。

（五）治疗

对于较严重的血栓性疾病，应根据病变部位、病情进展以及患儿的个体情况制订个体化治疗方案。

1. **一般管理** 无症状性血栓主要是支持治疗和对血栓进行监测。若血栓进展或出现症状，则需要抗凝治疗，必要时溶栓。如果中心静脉或脐静脉导管与血栓有关，则应拔除导管，也可在应用抗凝剂3～5天后再拔除；如果周围动脉导管与血栓有关，则需立即拔除。

2. **抗凝治疗** 对于新生儿来说，针对血栓事件最常用的治疗就是抗凝治疗。新生儿中最常使用的抗凝剂是普通肝素和低分子量肝素。最佳治疗时间尚未明确,一般应持续6周~3个月。①普通肝素:通过增强抗凝血酶Ⅲ的活性,灭活凝血因子Ⅹa,从而阻断凝血过程,有良好的抗凝效果。在没有明显的抗凝治疗禁忌证情况下,如果大血管堵塞超过50%,或者为有症状的血栓栓塞,可应用肝素抗凝治疗。2008年美国胸科医师协会推荐的新生儿普通肝素用量为:负荷量为75U/kg,然后以25U/(kg·h)维持,同时需要检测APTT,调整肝素剂量维持APTT在60~85秒,如果存在重大出血风险,则应停止或减少剂量。主要不良反应为出血、肝素诱导的血小板减少和骨质疏松。②低分子量肝素:低分子量肝素相对于普通肝素的优势包括可皮下注射,对凝血功能监测的要求低,出现出血、血小板减少等不良反应的风险更低。美国胸科医师协会推荐依诺肝素应用于治疗新生儿血栓栓塞症的剂量为每次1.5mg/kg,一日2次,皮下注射。③口服抗凝剂:本类药物在新生儿中很少应用,目前可应用的口服抗凝剂是维生素K拮抗剂,例如华法林,其作用机制是拮抗维生素K从而降低凝血因子Ⅱ、Ⅶ、Ⅸ、Ⅹ的活性。

3. **溶栓治疗** 常用药物包括rt-PA、链激酶和尿激酶,均可激活纤溶酶原向纤溶酶转变,促使纤维蛋白溶解,从而使血栓崩解,恢复血流。由于存在出血风险,溶栓治疗仅适用于危及生命、脏器功能和肢体功能的血栓栓塞患儿。首选rt-PA,首剂0.5mg/kg快速静脉注射,然后以0.1mg/(kg·h)的速度,加入5%~10%葡萄糖液中连续输注4~6小时以上,连用2~3天,使纤维蛋白原维持在100mg/dl以上。由于新生儿血浆纤溶酶原水平较低,故溶栓药物效果受到一定程度限制,因此,建议溶栓治疗之前及时补充新鲜血浆,可以显著提高治疗效果。溶栓治疗的绝对禁忌证:近10天内有重大手术或出血事件、3周内有神经外科手术、7天内存在严重窒息、3天内有侵入性操作、48小时内有惊厥发作、胎龄<32周的早产儿、败血症、近期有活动性出血以及血小板和纤维蛋白原水平较低。

4. **其他治疗** 包括导管接触溶栓和手术治疗:①导管接触溶栓是将导管直接插至血栓中,经导管滴注溶栓药物,使药物直接与血栓接触,增加与血栓的接触面积,延长与血栓的作用时间,提高局部药物的浓度,同时减少溶栓药物的全身代谢,并减少出血等并发症,可以较好地溶解血栓,恢复血管再通。②手术治疗包括直接切除血栓、进行血管重建及经导管碎栓,但因新生儿血管细且临床不稳定,仅应用于极少数危及生命或肢体长时间缺血坏死的患儿。由于受累血管有较高的血栓复发率,应尽量避免手术治疗。

(聂川 柳国胜)

第十一节 新生儿噬血细胞性淋巴组织细胞增生症

噬血细胞性淋巴组织细胞增生症(hemophagocytic lymphohistiocytosis,HLH)又称噬血细胞综合征(hemophagocytic syndrome,HPS),属于组织细胞增多症范畴,其特征是组织巨噬细胞或组织细胞增殖过量。组织细胞是存在于结缔组织中的吞噬细胞,它们可通过触发细胞信号激活先天免疫系统,故HLH可以认为是病理性免疫激活过度炎症综合征。HLH的名称源于其特殊的组织形态学表现,即淋巴细胞和包括吞噬细胞在内的组织细胞在各种组织中的堆积(文末彩图18-11-1)。

新生儿期HLH极为罕见,其发生率可能为1/(150~1 000)。HLH的发病率因种族不同而异,特别是在常见近亲结婚的人群中。该综合征可为家族性或散发性,在北美国家,5例家族性HPS病例中黑种人就可能占1例。HLH有较高死亡率,预后往往不良,早期识别和诊断十分重要,但初次表现时难以鉴别。

(一)病因与分类

遗传性淋巴细胞毒功能受损或炎症活性相关基因缺陷可导致HLH发生。HLH遗传变异可能与常染色体隐性遗传或X连锁遗传相关,涉及基因多达100余种。根据基因及诱发因素不同,可分为下列4种类型,其中家族性HLH又称原发性HLH(pHLH),其他3型为继发性HLH。

1. **家族性HLH(FHL)** 包括FHL1~5,FHL-1缺陷基因目前仍未确定,FHL2~5对应的基因和编码蛋白分别由染色体10q22.1上的穿孔蛋白基因(*PRF1*)的*fHLH2*、*UNC13D*(编码Munc13-4)、*STX11*(编码Syntaxin11)和*STXBP2*(编码Munc18-2)位点突变引起。这些基因在细胞溶解颗粒分泌的起始步骤中起关键作用,在缺乏这些基因的情况下,细胞溶解颗粒的胞吞作用和活性均失效。新生儿时期发病的HLH相关基因是*PRF1*和*UNC13D*:*PRF1*是主要基因,在黑种人和西班牙人中更常见,而*UNC13D*的突变在白种人中更常见。在所有家族性病例中,一般不伴色素减退,70%~80%在1岁以前出现,90%在出生后第1个月无临床症状;新生儿病例几乎都是家族性HLH,其他类型罕见。

2. **免疫缺陷综合征相关性HLH** 包括Griscelli综合征2(GS-2)、Chediak-Higashi综合征(CHS)和Hermansky-Pudlak综合征-2(HPS-2)、Hermansky-Pud-

lak 综合征-9,可伴色素减退。缺陷基因是 *RAB27A*、*LYST*、*AP3β1*、*HPS-2* 和 *HPS-9*。与严重感染、类风湿病、恶性肿瘤、代谢紊乱或长期静脉营养(脂肪超负荷综合征)后获得强烈的免疫活化有关。

3. **X 连锁淋巴增殖综合征(XLP)** 包括 XLP-1 和 XLP-2,缺陷基因为 *SH2D1A*、*XIAP/BIRC4*,以及自身炎症性疾病相关 NLRC4 和 CDC42。患儿一般不伴色素减退,常有低丙种球蛋白血症,机体免疫功能低下,易罹患 EB 病毒感染。

4. **EB 病毒驱动型 HLH** 引起过度免疫刺激的感染包括 EB 病毒、细小病毒 B19 和巨细胞病毒;细菌、寄生虫和真菌也有相似的作用。可伴色素减退。缺陷基因包括 *SH2D1A*、*BIRC4*、*ITK*、镁离子转运基因(*MAGT1*)、白细胞介素-2 诱导的 T 细胞激酶(ITK)、CD27 和 CD70。

(二)发病机制

穿孔蛋白是由细胞毒性 T 淋巴细胞和自然杀伤细胞所分泌的,它是一种孔隙形成蛋白,允许颗粒酶进入靶细胞,导致细胞死亡。穿孔蛋白在促凋亡颗粒酶穿过细胞膜和通过凋亡途径引发细胞死亡过程起着关键作用。当穿孔蛋白缺失时,细胞毒性 T 细胞和 NK 细胞信号仍被凋亡细胞激活,导致炎性细胞因子和活化巨噬细胞的持续产生,持续的激活导致炎症细胞因子分泌过多和器官浸润,细胞毒性 T 淋巴细胞和自然杀伤细胞导致组织坏死和器官衰竭。

(三)临床表现

HLH 常见临床表现为发热、肝脾大和血细胞减少。大量文献报道,在新生儿病例中,低体温、水肿、肝脾大和转氨酶升高是最常见的表现,部分患儿可出现贫血,血小板减少,皮肤损害表现如色素减退、单纯红斑性皮疹,瘀点瘀斑等。

(四)实验室检查

1. **血常规** 多为全血细胞减少,以血小板计数减少最为明显,白细胞计数减少程度较轻;观察血小板计数的变化,可作为本病活动性的一个指征。病情缓解时,首先可见血小板计数上升;病情恶化时,则首先见到血小板计数下降。

2. **骨髓象** 早期为增生性骨髓象,噬血细胞现象不明显,常表现为反应性组织细胞增生,无恶性细胞浸润。本病极期除组织细胞显著增生外,红系、粒系及巨噬细胞系均减少,可有明显的吞噬血细胞现象。晚期骨髓增生度降低,难与细胞毒性药物所致的骨髓抑制鉴别。部分病例中,骨髓可见大的颗粒状淋巴细胞,胞体延长如马尾或松粒状,这可能是 HLH 的一种特殊类型的淋巴细胞。

3. **血液生化检查** 血清转氨酶、胆红素、甘油三酯、中性粒细胞碱性磷酸酶(NAP)可增高。全身感染时,可有低钠血症、低白蛋白血症及血清铁蛋白增多。低白蛋白血症以及高铁蛋白血症不仅是 HLH 的重要特征,也是不良预后的独立危险因素。

4. **凝血功能** 在疾病活动期,可有血浆纤维蛋白原(Fib)减低,纤维蛋白降解产物(FDP)增多,活化部分凝血活酶时间(APTT)延长。在有肝损害时,凝血酶原时间(PT)也可延长。

5. **免疫学检查** 在疾病活动期,IFN-γ 水平增高,IL-10 浓度也多增高。IL-10 被认为是一种“警报激素”,可以反映免疫细胞的激活状态和疾病活动性,因此,高 IL-10 水平比其他细胞因子更能反映 HLH 的严重程度。

6. **脑脊液检查** 细胞数增多,主要为淋巴细胞,但很少有噬血细胞,蛋白质增多。有的患者即使有脑炎的临床表现,其脑脊液亦可能正常。

7. **病理学检查** 受累器官病理活检时,在单核巨噬细胞系统可发现良性淋巴组织细胞浸润,组织细胞呈吞噬现象,以红细胞被吞噬最多,有时也吞噬血小板和白细胞。

8. **基因检测** 疑似 pHLH 时可进行基因检测(全外显子、全转录组和全基因测序),可发现 HLH 相关的基因突变,是诊断原发性 HLH 的金标准。

9. **其他检测** 无论原发性还是继发性 HLH,NK 和 CTL 都有可能出现数量和功能的减低,原发者不可恢复,继发者可以恢复,故细胞毒功能检查如 NK 细胞功能和 CD107a 检测,是诊断 HLH 的重要手段,且有助于动态观察病情变化。HLH 相关蛋白表达如穿孔素、Munc13-4、SAP、XIAP 和颗粒酶 B 等可作为快速鉴别原发性 HLH 的可靠依据。此外,OXCL9、IL-18 水平及 T 细胞表面 HLA-DR 上调在 pHLH 诊断中具有极其重要的价值;显微镜观察头发 RAB27A、LYST、AP3B1 能提供极速诊断。

(五)诊断与鉴别诊断

根据国际通用 HLH-2004 诊断标准,符合分子诊断标准或者 8 项临床表现、实验室检查或者病理学标准中的 5 项可作出 HLH 的诊断。

1. **分子生物学诊断** 符合 HLH(HPS)。

2. **临床/实验室/病理学诊断标准** ①发热;②脾大;③外周血两系及以上血细胞减少(已除外骨髓增生减低或增生异常),包括新生儿血红蛋白<100g/L,血小板<100×10^9/L,中性粒细胞<1×10^9/L;④高甘油三酯血症[空腹甘油三酯≥2.0mmol/L 或增高≥(正常值±3 个标准差)]和/或低纤维蛋白原血症(纤维蛋白原<1.5g/L 或降低正常值±3 个标准差);⑤NK 细胞

活性降低或缺乏；⑥高铁蛋白血症：血清铁蛋白≥500μg/L；⑦可溶性 CD25（IL-2 受体）≥2 400U/ml；⑧组织病理学：肝、脾、骨髓或淋巴结活检发现噬血细胞存在（增多），同时无恶性肿瘤证据。

诊断新生儿 HLH 较为困难，容易误诊为感染（败血症），当患儿出现具有 HLH 表现的非环境性体温异常、症状进展和对抗生素无反应时应考虑 HPS 可能，并进行相关实验室检查来诊断和鉴别诊断。肝脾大、高甘油三酯血症和异常肝功能水平还需要和其他代谢性疾病、血液系统疾病相鉴别。

（六）治疗

1. **移植治疗** 大多数新生儿 HLH 病例是家族性的，异基因造血干细胞移植（allogenetic hematopoietic stem cell transplantation，AHSCT）是唯一的根治方案。因此，应立即对患儿进行 HLA 分型并寻找合适的 SCT 供体。可进行维持治疗，主要目的是使 T 细胞功能最大化，同时减少炎症反应，直到进行 SCT 移植。应根据国际组织细胞学会治疗方案，如 HLH-94 方案，诱导疗法包括为期 8 周的化疗，包括依托泊苷和地塞米松，伴或不伴环孢素 A；也可行血浆置换、CRRT 以清除炎症因子；如果中枢神经系统受累，即给予鞘内治疗。维持治疗的强度和时间应个体化，可以减少复发，但不能治愈 pHLH。

2. **抑制过度炎症反应** HLH 是一种包含多种细胞因子的高炎症性疾病，干扰素 γ（IFN-γ）已被发现在疾病活动中起关键作用，2018 年 11 月，美国食品药品监督管理局（food and drug administration，FDA）批准了针对 IFN-γ 的单克隆抗体依马利尤单抗。依马利尤单抗是第一个 FDA 批准的治疗 HLH 的药物，专门用于治疗难治性、复发性、进行性或不能耐受常规治疗的成人和儿童原发性 HLH；此外，还有其他药物可用于 HLH 的治疗（表 18-11-1）。

表 18-11-1 HPS 的治疗药物

药品	药物分类	药物机制	不良反应
依马利尤单抗	单克隆抗体	抑制 IFN-γ	发热、高血压、心动过速、烦躁、皮疹、低钾血症、阑尾炎、便秘、腹痛、腹泻、淋巴细胞增多、感染易感性增加、输液相关反应
地塞米松	皮质类固醇	调节炎症介质的产生，抑制中性粒细胞迁移，减少炎症发生	心律失常、栓塞、高血压、情绪迟钝、水肿、高血糖、低钾血症、肾上腺抑制、生长抑制、恶心和呕吐、食欲增加、血清转氨酶升高、过敏反应
环孢素 A	免疫抑制剂，钙调磷酸酶抑制剂	阻断活化 T 细胞的细胞因子基因转录，抑制细胞介导的免疫反应	高血压、水肿、头痛、感觉异常、震颤、焦虑症、多毛症、血清甘油三酯升高、牙龈增生、胃肠功能不全、感染易感性增加、肾功能不全
依托泊苷	抗肿瘤药，拓扑异构酶Ⅱ抑制剂	DNA 与拓扑异构酶Ⅱ复合物相互作用，导致 DNA 破裂，阻止 DNA 在 S 期和 G_2 期进一步复制并抑制细胞增殖	脱发、恶心和呕吐、腹泻、厌食、贫血、白细胞减少、血小板减少、低血压（快速输注时）、肝毒性、过敏反应

（聂川 肖昕）

第十二节 新生儿高铁血红蛋白血症

新生儿高铁血红蛋白血症（neonatal methemoglobinemia，NMG）是指新生儿在某些药物或化学物影响下，血红蛋白上的 Fe^{2+} 大部分被氧化成 Fe^{3+}，或由于高铁血红蛋白还原酶缺陷，高铁血红蛋白（MetHb）的 Fe^{3+} 还原成 Fe^{2+} 的速度减慢，血液循环中存在大量不能携带氧的 MetHb，超过了红细胞的还原能力，MetHb 与 Hb 的比例不平衡，以至于出现低氧血症的一种疾病。由于新生儿红细胞的高铁血红蛋白还原酶常有暂时性缺乏，且对氧化剂又较敏感，故新生儿发生高铁血红蛋白血症的机会较年长儿和成人相对较多，严重者可因缺氧而死亡，应引起重视。

（一）病因

血红蛋白由珠蛋白和亚铁血红素组成，后者是与氧结合的关键部位。大部分血红蛋白上的 Fe^{2+} 被氧化成 Fe^{3+}，成为不能携带氧的 MetHb，是导致本病发生的根本原因。新生儿高铁血红蛋白血症按病因可分为遗传性（先天性）与后天性（中毒性、获得性）两大类，临床上以后者较常见。

1. **遗传性高铁血红蛋白血症** 包括遗传性 NADH-MetHb 还原酶缺陷症和血红蛋白 M（HbM）症

两类。

（1）遗传性 NADH-MetHb 还原酶缺陷症：常染色体隐性遗传病，临床上少见。主要是红细胞内 NADH-M 血红蛋白还原酶缺陷，不能将这些 MetHb 还原为 Hb，导致高铁血红蛋白血症形成。由于红细胞其他还原系统的代偿作用，患儿血中 MetHb 含量一般不很高，约 10%～50%。

（2）血红蛋白 M（HbM）症：常染色体显性遗传病，临床上罕见。患儿红细胞还原酶活力正常，但珠蛋白分子结构异常，MetHb 不能还原为血红蛋白而形成高铁血红蛋白血症。本症患儿中，只有一对肽链（α 或 β）受影响，故血中高铁血红蛋白一般不超过 30%。

2. **后天性高铁血红蛋白血症**　主要是指进食或接触某些具有对红细胞起氧化作用的药物或化学物后，血红蛋白被氧化为 M 血红蛋白。新生儿 NADH-MetHb 还原酶活力低，不能将这些 M 血红蛋白还原为血红蛋白，因而发生高铁血红蛋白血症。我国已有多例乳母服用或接触一些食物和药物，再经乳汁传给新生儿，或者新生儿因服用退热药、用黑布做尿布或食用井水调制的牛奶而发病的报告。引起高铁血红蛋白血症药物、化学物主要是两大类：亚硝酸盐或硝酸盐类、芳香胺或硝基化合物类。

（1）亚硝酸盐或硝酸盐类所致的高铁血红蛋白血症：主要通过乳母服用或接触一些食物和药物，再经乳汁传给新生儿，或由婴儿直接进食或接触。这类药物有亚硝酸钠、硝酸甘油、硝酸银、碱式硝酸铋、亚硝酸异戊酯和硝普钠等。含有较多硝酸盐的食物，主要是某些蔬菜（小白菜、韭菜、菠菜、胡萝卜和卷心菜等）放置过久，其所含硝酸盐会转化成亚硝酸盐；腌制不透的青菜，也含较多硝酸盐或亚硝酸盐，也可能是水或食物受到苦井水、防腐剂和化肥等污染，含有较多的硝酸盐及亚硝酸盐。应用于新生儿肺动脉高压治疗的一氧化氮（nitric oxide，NO）也能与血红蛋白结合，形成高铁血红蛋白。

（2）芳香胺及硝基化合物所致的高铁血红蛋白血症：药物（如磺胺药、非那西汀、苯胺、乙酰苯胺、伯氨喹等）及某些染料中含有这类化合物。硝基苯又名苦杏仁油，是制造苯胺的原料，而苯胺是多种染料和药物的原料。部分地区惯用黑色布做尿布及包裹婴儿，由于黑色染料含苯胺，新生儿接触后发生高铁血红蛋白血症。

（二）发病机制

正常情况下，内源性氧张力及其他氧化作用，如糖代谢过程产生的过氧化氢及硫基化合物等都是氧化剂，每天有少量 MetHb 产生。由于红细胞上具有一系列的酶或非酶促还原系统，其还原 MetHb 速度为产生速度的 250 倍，使 MetHb 始终维持一定平衡。MetHb 正常值：早产儿为 2.2%；1 岁以内为 1%～1.5%；1 岁以后不超过 1%。当 MetHb 生成过多（如接受氧化剂）或 MetHb 还原为血红蛋白发生障碍，则 MetHb 与血红蛋白的平衡遭到破坏，血中 MetHb 含量增加而形成高铁血红蛋白血症。

红细胞中存在酶促和非酶促 MetHb 还原系统，共同促进 MetHb 还原成血红蛋白。酶促还原系统含 NADH 脱氢酶Ⅰ、NADH 脱氢酶Ⅱ和 NADPH 脱氢酶，三者分别占机体总还原能力的 61%、5% 和 6%；非酶促还原系统主要由抗坏血酸和谷胱甘肽组成，二者分别占总还原能力的 16% 和 12%。由此可见，红细胞催化 MetHb 还原的酶主要是 NADH 脱氢酶，其辅酶为 NADH。新生儿的高铁血红蛋白还原酶（主要是 NADH 脱氢酶）活性暂时减少，在 4 月龄时酶活性水平仍明显低于正常成人水平，以至于新生儿接触氧化剂时，比成人更易引起高铁血红蛋白血症。

（三）临床表现

典型表现是皮肤、黏膜出现灰蓝色的发绀（因为 MetHb 是褐色的），但不伴有心肺疾患和其他症状。发绀程度和缺氧表现与血中 MetHb 含量有关：MetHb 含量超过 10%（15g/L）即出现发绀，但即使达到 25%～30% 还可耐受；含量大于 30%～40% 则出现缺氧表现，如呼吸困难、心率增快、三凹征及烦躁不安等；若大于 60%，可出现昏睡甚至昏迷等神经精神症状，如不及时处理，可发展为呼吸衰竭、循环衰竭导致死亡。症状的严重程度完全取决于组织缺氧程度，因此，凡降低血中氧分压的疾病（如贫血、先天性心脏病）都可以加重高铁血红蛋白血症。后天性高铁血红蛋白血症，大多起病急骤，多数可以查出进食或接触氧化剂的历史。遗传性 NADH-MetHb 还原酶缺陷症如为杂合子可无症状，但对氧化剂敏感；纯合子则自幼发绀，少数伴其他症状如智力落后、斜视等，多在婴儿期死亡。血红蛋白 M 症纯合子多不能存活，杂合子出生即发绀（但 β 链型杂合子，多于生后 3～4 个月才出现发绀，因为 β 链是出生后才逐渐合成）。

（四）诊断

临床上见灰蓝色发绀，发绀自幼开始或突然出现，可能有进食或接触具有氧化性的药物或化学物的历史，发绀与呼吸困难不成比例，且不同时伴有心肺疾患，虽经吸氧发绀仍不见改善，给予亚甲蓝或维生素 C 治疗有效，则应考虑高铁血红蛋白血症的可能。若抽出血液呈棕褐色，在空气中振荡 15 分钟后不变红色，放置5~6小时或加入还原剂后转变为鲜红色，可以初步诊断为高铁血红蛋白血症。有条件时可进一步做下列检查：①分光镜检查。M血红蛋白含量大于15%时，可于630μm红光区处发现一条典型的吸收光带，加入还原剂后吸收光带即迅速消失。②MetHb定量。正常血M血红蛋白含量为0.3~1.3g/L，高铁血红蛋白血症时明显升高。③呕吐物、体液等亚硝酸盐检测。用尿液分析仪直接测定患者呕吐物、胃洗出物、血液、尿液或可疑毒物中的亚硝酸盐，为快速确定高铁血红蛋白血症的诊断提供有力证据。高铁血红蛋白血症一旦确定，应积极寻找发生原因。

（五）鉴别诊断

新生儿高铁血红蛋白血症要与以下两种伴有发绀的疾病（还原血红蛋白血症和硫化血红蛋白血症）相鉴别。

1. **还原血红蛋白血症** 由心、肺疾患引起的发绀，同时有明显的缺氧表现及有关体征，患儿血液（抗凝后）在空间振荡15分钟即变鲜红色，可进行鉴别。

2. **硫化血红蛋白血症** 凡能引起高铁血红蛋白血症的药物几乎也能引起硫化血红蛋白血症。但硫化血红蛋白呈蓝褐色而不是棕褐色，分光镜检查可助鉴别。本病应用亚甲蓝或维生素C无治疗效果。

（六）治疗

治疗原则是降低血中MetHb的浓度，尽快纠正严重缺氧及由缺氧引起的代谢性酸中毒。后天性高铁血红蛋白血症为自限性疾病，M血红蛋白含量在20%~30%以下者，去除病因后大都能自然恢复。重症（MetHb含量大于40%）应立即用亚甲蓝1~2mg/kg，置生理盐水或10%葡萄糖中配成1%溶液缓慢静脉注射；同时给予维生素C 200~400mg加入10%葡萄糖静脉滴注，一般1~2小时内M血红蛋白水平恢复到正常。必要时2~4小时可重复1次，病情好转后改亚甲蓝和维生素C口服。重症可考虑换血或血液透析治疗。应用NO治疗新生儿肺动脉高压时，若MetHb浓度在NO吸入后迅速增高至3%以上，应暂停NO的吸入。亚甲蓝（NO合酶抑制剂）、大剂量维生素C、维生素B_2和*N*-乙酰半胱氨酸对NO引起的高铁血红蛋白有效。值得注意的是，亚甲蓝也是一种氧化剂，用量太大本身即可引起高铁血红蛋白血症。患儿若伴有葡萄糖-6-磷酸脱氢酶（glucose 6-phosphate dehydrogenase，G6PD）缺陷，亚甲蓝还可诱发溶血，应慎用。随着MetHb水平恢复正常，缺氧状态很快改善，如仍有代谢性酸中毒，应给予碳酸氢钠纠正。

（聂川 柳国胜）

参考文献

1. 黄方俊，何洋，唐军，等.《国际指南：静脉注射免疫球蛋白在治疗Rh和ABO新生儿溶血病中的作用》解读. 中国当代儿科杂志，2022，24(11)：1183-1188.
2. 展世宏，成芳芳，缪洁，等. 先天性白血病临床特征分析. 临床儿科杂志，2019，37(3)：170-172.
3. 吴南海. 暂时性白血病研究现状. 中国小儿血液与肿瘤杂志，2014，19(2)，110-112.
4. 郭咏冰，孙瑜，杨慧霞，等. 双胎输血综合征发病机制研究进展. 中华围产医学杂志，2017，20(8)：607-610.
5. 殷张华，朱天闻，张永红，等. 新生儿血栓症4例. 中华实用儿科临床杂志，2019，34(7)：558-560.
6. 罗春华，廖清奎，贾苍松. 特发性血小板减少性紫癜诊疗建议（修订草案）. 中国实用儿科杂志，1999(7)：441-442.
7. 许小慧，郭青云，黄碧茵，等. 足月新生儿血栓弹力图的特点及其与传统凝血项目的比较. 中华实用儿科临床杂志，2019，34(14)：1064-1067.
8. 冉光会，徐丁. 血栓弹力图在新生儿凝血功能检测中的临床应用及研究进展. 中国医药，2021，16(7)：1117-1120.
9. 江红，李佩章，黄玲莎. 嗜血细胞综合征的实验室诊断与鉴别诊断. 广西医科大学学报，2010，27(3)：461-462.
10. 魏家凯，赵建刚，王志，等. 新生儿噬血细胞综合征七例并文献复习. 中华新生儿科杂志，2020，35(4)：286-291.
11. AVERY A A. Infantile methemoglobinemia：Reexamining the role of drinking water nitrates. Environ Health Perspect，1999，107(7)：583-586.
12. ARBER D A，ORAZI A，HASSERJIAN R，et al. The 2016 revision to the World Health Organization classification of myeloid neoplasms and acute leukemia. Blood，2016，127(20)：2391-2405.
13. AUTRET-LECA E，JONVILLE-BERA A P. Vitamin K in neonates：how to administer，when and to whom. Paediatr Drugs，2001，3(1)：1-8.
14. AYDIN B，DILLI D，UZUNALI N，et al. Calcified thrombosis of the inferior vena cava extending to renal veins in a newborn with homozygous MTHFR a1298c mutation. Genetic Counseling，2012，23(4)：523-527.
15. BERKNER K L. The vitamin K-dependent carboxylase. J Nutr，2000，130(8)：1877-1880.
16. CARR R，KELLY A M，WILLIAMSON L M. Neonatal thrombocytopenia and platelet transfusion-a UK perspective. Neonatology，2015，107(1)：1-7.
17. TOH C H，ALHAMDI Y，ABRAMS S T. Current pathological and laboratory considerations in the diagnosis of disseminated intravascular coagulation. Ann Lab Med，2016，36(6)：505-512.
18. COLOMBATTI R，SAINATI L，TREVISANUTO D. Anemia and transfusion in the neonate. Semin Fetal Neonatal Med，2016，21(1)：2-9.

19. DE DREUZY E, BHUKHAI K, LEBOULCH P, et al. Current and future alternative therapies for beta-thalassemia major. Biomed J, 2016, 39(1): 24-38.
20. DÖTSCH J, DEMIRAKÇA S, KRATZ M, et al. Comparison of methylene blue, riboflavin, and N-acetylcysteine for the reduction of nitric oxide-induced methemoglobinemia. Crit Care Med, 2000, 28(4): 958-961.
21. DA-SILVA S S, SAJAN I S, UNDERWOOD J P 3RD. Congenital methemoglobinemia: a rare cause of cyanosis in the newborn—a case report. Pediatrics, 2003, 112(2): e158-161.
22. FIGUERAS-ALEY J, RODRIGUEZ-MIGUELEZ J M, IRIONDO-SANZ M, et al. Intravenous immunoglobulin and necrotzing enterocolitis in newborns with hemolytic disease. Pediatrics, 2010, 125(1): 139-144.
23. FALORNI A, MINARELLI V, MORELLI S. Therapy of adrenal insufficiency: an update. Endocrine, 2013, 43(3): 514-528.
24. GUTHRIE S O, WALSH W F, AUTEN K, et al. Inital dosing of inhaled nitric oxide in infants with hypoxic respiratory failure. J Perinatol, 2004, 24(5): 290-294.
25. HENDRICKSON J E, DELANEY M. Hemolytic disease of the fetus and newborn: modern practice and future investigations. Transfus Med Rev, 2016, 30(4): 159-164.
26. WADA H, MATSUMOTO T, YAMASHITA Y. Disseminated intravascular coagulation: testing and diagnosis. Clin Chim Acta, 2014, 436: 130-134.
27. LU X, ZHANG J, LIU Y, et al. Epidemiology of twin births in southeast China: 1993-2005. Twin Res Hum Genet, 2013, 16(2): 608-613.
28. KENNETH J MOISE J R. Spontaneous massive fetomaternal hemorrhage. Up To Date, 2020: 225-229.
29. KUTLAR F, SHELL R, ATKIN J, et al. Neonatal cyanosis due to a novel fetal M-Hemoglobin: Hemoglobin F-M circleville(G gamma 63 His-Leu). Blood, 2005, 106: 31B.
30. MOISE K J J R, ARGOTI P S. Management and prevention of red cell alloimmunization in pregnancy: a systematic review. Obstet Gynecol, 2012, 120(5): 1132-1139.
31. MARI G, NORTON M E, STONE J, et al. Society for Maternal-Fetal Medicine(SMFM) Clinical Guideline #8: the fetus at risk for anemia-diagnosis and management. Am J Obstet Gynecol, 2015, 212(6): 697-710.
32. MURPHY M F, BUSSEL J B. Advances in the management of alloimmune thrombocytopenia. Br J Haematol, 2007, 136(3): 366-378.
33. MEEKING S. Treatment of acute adrenal insufficiency. Clin Tech Small Anim Pract, 2007, 22(1): 36-39.
34. MCLEAN J, KATEBIAN R, SUH E, et al. Neonatal hemophagocytic lymphohistiocytosis. Neoreviews. 2019, 20(6): e316-e325.
35. RAJAGOPAL R, CHEAH F C, MONAGLE P. Thromboembolism and anticoagulation management in the preterm infant. Seminars in Fetal & Neonatal Medicine, 2016, 21(1): 50-56.
36. REN Q, ZHANG X, YANG J. Erythropoietin reduces white matter damage in two-day-old rats exposed to hypoxie/ischemia injury. Neurol Res, 2016, 38(11): 1020-1026.
37. ROSSI A C, VANDERBILT D, CHMAIT R H. Neurodevelopmental outcomes after laser therapy for twin-twin transfusion syndrome: a systematic review and meta-analysis. Obstet Gynecol, 2011, 118(5): 1145-1150.
38. RAYMENT R, BIRCHALL J, YARRANTON H, et al. Neonatal alloimmune thrombocytopenia. BMJ, 2003, 327(7410): 331-332.
39. RAJAGOPAL R, THACHIL J, MONAGLE P. Disseminated intravascular coagulation in paediatrics. Arch Dis Child, 2017, 102(2): 187-193.
40. STRAUSS R G. Anaemia of prematurity: pathophysiology and treatment. Blood Rev, 2010, 24(6): 221-225.
41. SOCIETY FOR MATERNAL-FETAL MEDICINE, SIMPSON L L. Twin-twin transfusion syndrome. Am J Obstet Gynecol, 2013, 208(1): 3-18.
42. SWEET D G, CARNIELLI V, GREISEN G, et al. European consensus guidelines on the management of respiratory distress syndrome-2019 update. Neonatology, 2019, 115(4): 432-450.
43. VENKATESH V, KHAN R, CURLEY A, et al. How we decide when a neonate needs a transfusion. Br J Haematol, 2013, 160(4): 421-433.
44. WHITE J, QURESHI H, MASSEY E, et al. Guideline for blood grouping and red cell antibody testing in pregnancy. Transfus Med, 2016, 26(4): 246-263.
45. OBLADEN M. Innocent blood: a history of hemorrhagic disease of the newborn. Neonatology, 2015, 107(3): 206-212.
46. YANG J Y, CHAN A K. Neonatal systemic venous thrombosis. Thrombosis Research, 2010, 126(6): 471-476.
47. YAWN B P, BUCHANAN G R, AFENYI-ANNAN A N, et al. Management of sickle cell disease: summary of the 2014 evidence-based report by expert panel members. JAMA, 2014, 312(10): 1033-1048.
48. LUO Z, CHEN Y, XU X, et al. Prognostic factors of early death in children with hemophagocytic lymphohistiocytosis. Cytokine, 2017, 97: 80-85.
49. TAYLOR FB JR, TOH C H, HOOTS W K, et al. Scientific subcommittee on disseminated intravascular coagulation (DIC) of The International Society on Thrombosis and Haemostasis (ISTH). Towards definition, clinical and laboratory criteria, and a scoring system for disseminated intravascular coagulation. Thromb Haemost, 2001, 86(5): 1327-1330.
50. LEVI M. Diagnosis and treatment of disseminated intravascular coagulation. Int J Lab Hematol, 2014, 36(3): 228-236.

第十九章 新生儿泌尿系统危重症

第一节 新生儿泌尿系统解剖和生理特点

一、解剖特点

泌尿系统的发育是肾血管、肾小球、肾小管、细胞外基质、尿路上皮等相互作用的结果，它们是沿着腹腔后壁的间介中胚层嵴发生的。当胚胎早期进行横向折卷时，生肾中胚层向腹侧移动，并与体节离断，生肾索使体腔的背壁形成左右对称的纵向隆起，成为尿生殖嵴（urogenital ridge），是肾、生殖腺及生殖管道发生的原基。

1. **肾脏** 肾脏的发生过程是前后相继经历的三种不同的肾阶段。其中最早、最简单的是前肾（pronephros），是位于颈部的一个发育不全结构。前肾以后由中肾（mesonephros）代替，它从颈部体节伸至腰部体节。中肾以后又被后肾（metanephros）代替，发生在腰部和体部。

（1）前肾：发生于肾节，约在胚胎第3周，先后形成7~10个小管状排列的细胞团称前肾小管，邻近的前肾小管相连形成一纵行管称前肾管。前肾存在短暂，于第4周末即相继退化，但前肾管的大部分并不退化，向尾部继续延伸，成为中肾管。

（2）中肾：在胚胎第4周末，位于第14~28体节外侧的中肾嵴内，从头侧至尾侧相继发生许多横行小管称中肾小管，两侧共约80对。中肾小管呈“S”形弯曲，内侧端膨大并凹陷成肾小囊，内有从背主动脉分支而来的毛细血管球，即肾小球，两者共同组成肾小体；中肾小管向外侧延伸与前肾管连通后即为中肾管（又称Wolff管）。中肾管尾侧端通入泄殖腔。在胎儿早期，中肾可能有短暂的功能。至第2个月末，中肾大部分退化，尾端残留的中肾小管在男性演变成生殖管道，在女性则演变成卵巢和卵巢旁体。

（3）后肾：在胚胎第5周初，当中肾仍在发育中时，后肾即开始形成。后肾起源于输尿管芽和生后肾原基两个部分。输尿管芽发展成肾的排泄部（即集合管、肾盏和肾盂）；生后肾原基发展成肾的泌尿部（即肾单位）、肾内结缔组织和肾脏被膜。

1）输尿管芽：是在胚胎第4周时，由中肾管末端近泄殖腔处向背外侧长出的一个盲管。它向胚胎的背外侧和头侧方向延伸，长入中肾嵴尾端的中胚层内。输尿管芽反复分支，其主干部分形成输尿管，各级分支形成肾盂、肾大盏、肾小盏和集合小管。

2）生后肾原基：是生肾索的尾部部分。在输尿管芽的诱导下，中肾嵴尾端的中胚层形成许多密集的细胞团，呈帽状包围在输尿管芽末端，形成生后肾原基。生后肾原基内侧的细胞团在集合小管盲端处演化成“S”形肾小管，肾小管的一端与集合小管的盲端接通，另一端膨大凹陷形成肾小囊，并与伸入囊内的毛细血管球组成肾小体。肾小体与肾小管共同组成肾单位。

由于后肾发生于中肾嵴尾侧，故肾的原始位置较低。随着胚胎腹部生长，后肾原基各期的连续发育和输尿管芽的伸展，肾逐渐上升至腰部。

2. **膀胱和尿道** 在胚胎第4~7周时，泄殖腔几乎位于尿囊尾端，是膀胱和尿道发育前体。尿生殖腔被尿生殖膈分为前端的尿生殖窦发育前体和后端的直肠管。尿生殖窦的前体上部发育为膀胱，骨盆部分在男性发育为前列腺、尿道膜部、尿道海绵体部，在女性发育成尿道和前庭。随着尿生殖腔的发育，中肾小管的尾端被分割成膀胱壁。起源于中肾小管位于尿道尾端的部分发育成膀胱。在发育过程中，尿道口和中肾小管逐渐靠近并进入尿道前列腺部，形成膀胱三角区。在妊娠的第3个月末，在男性中，前列腺尿道的上皮增生，逐步发育成前列腺；在女性中，尿道的头部形成芽，发育成尿道和尿道旁的腺体。

二、生理特点

在宫内，肾调控水盐平衡的作用很小，这时期胎盘是控制水盐的主要器官，胎儿肾的主要功能是产生和排出尿液来维持一定的羊水量，保证胎儿在周围液体环境中不受挤压，并不承担排泄废物和维持体内环境稳定的功能。胎儿脱离母体后，由于血流动力学的变化，使肾血管阻力减低、肾血流量（renal blood flow，

RBF)增加、有效滤过压增加、肾小球通透性增加以及滤过面积明显增加,这些变化都能促使肾功能迅速成熟。

(1) 肾血流量:肾血流量占心排血量的比例随着胎龄的增长逐步增加。妊娠晚期胎儿肾血流量约占心排血量的2.5%,而胎盘却接受约40%的心排血量。胎儿肾脏各部分的血流量差异较大,皮质内层、近髓质层的血流量远比皮质外层的血流量大。这就是说,胎儿肾脏内血流的分配不均匀,皮质深层的血流供应占优势。足月儿出生后12小时肾血流量只占心排血量的4%~6%,出生后一周增至8%~10%,至2岁时达成人水平,占心排血量的20%~25%。肾血流量的增加主要是由肾血管的阻力降低、心排血量增加和灌注压增加导致。

(2) 肾小球滤过率(glomerular filtration rate, GFR):胎儿的GFR随胎龄的增加而稳步增长,在胎龄32~34周,GFR达到14ml/(min·1.73m^2),足月时达21ml/(min·1.73m^2),生后GFR逐渐增加,于2岁时达成人水平,为118ml/(min·1.73m^2)。早产儿达到成人GFR水平的时间可能会延迟,特别是极低出生体重儿与有肾钙质沉着的早产儿。新生儿GFR低与以下因素有关:①新生儿肾小球的入球小动脉与出球小动脉阻力较高,可能与循环中血管紧张素和儿茶酚胺水平较高有关;②新生儿肾皮质较薄,皮质部肾小球发育较差,血流供应少,滤过作用主要由近髓质处成熟的肾小球负担,且其入球小动脉有吻合支而有血流短路,致滤过量减少;③肾小球滤过膜的有效孔径为2nm,明显小于成人,肾小球毛细血管通透性低于成人;④滤过膜的滤过面积较成人小;⑤新生儿心排血量小,动脉压偏低,有效滤过压也较低。GFR在生后最初几周迅速增加的原因主要与肾小球灌注压的增加有关。生后2年GFR的增加主要与肾血流增加和浅层肾皮质的增加与成熟有关,后者可致肾小球毛细血管表面积增加。

(3) 肾小管功能:包括浓缩和稀释、重吸收和排泄、电解质和酸碱平衡调节等功能。

1) 浓缩和稀释功能:在不同生理情况下,为维持内环境渗透压的恒定,肾脏可以对尿液进行浓缩或稀释。正常人体血浆渗透压约为300mOsm/kg H_2O,但排出尿液的渗透压差别很大,其波动范围在500~1 400mOsm/kg H_2O,说明肾脏具有极强的浓缩稀释尿液的能力。新生儿浓缩尿液能力有限,原因如下:①髓袢短,转运Cl^-、Na^+功能不足,转运尿素至间质也不足,致肾皮质-髓质渗透梯度低;②腺苷酸环化酶-抗利尿激素系统不成熟,远端肾单位对抗利尿激素(antidiuretic hormone,ADH)反应性低;③前列腺素对浓缩机制的干扰作用等。新生儿排出1mOsm的溶质需要水1.4~2.4ml,而成人只需要水0.7ml。足月儿排出尿液最高浓缩为700~800mOsm/kg H_2O,早产儿为600~700mOsm/kg H_2O,成人可达1 400mOsm/kg H_2O,故新生儿入液量不足时容易发生脱水。新生儿肾脏稀释功能较好,与年长儿一样,可排出稀释至30~50mOsm/kg H_2O的尿液,但因肾小管中尿液流速低,排出量少,故当供水过多或输液速度过快时也易发生水肿。

2) 重吸收和排泄功能:①葡萄糖的重吸收仅限于近端小管,肾小管对葡萄糖的重吸收最大量:新生儿为每分钟(71±20)mg/1.73m^2,成人为每分钟(339±51)mg/1.73m^2,新生儿的葡萄糖肾阈值明显低于成人,至1岁半以后达成人水平。当输注大量葡萄糖或葡萄糖浓度过高、过快或口服糖量过大时极易出现高血糖和糖尿。②氨基酸的重吸收主要在近端小管,对氨基酸(尤其苏氨酸、丝氨酸、脯氨酸、羟脯氨酸、甘氨酸等)的重吸收能力较差,可有生理性高氨基酸尿。③肾小管对尿酸的重吸收能力较低,足月新生儿的尿酸排泄分数平均为39%,成人为6%~12%,缺氧和围产期窒息可使尿酸增高,但由于浓缩功能不足及尿液酸化功能不足,可排出较大量的尿酸而不致发生尿酸沉淀,因而较少致肾损害。

3) 钠平衡的调节:Na^+在肾小管各段的重吸收率是不同的,通常滤液中约65%~70%的Na^+在近端小管重吸收,25%的Na^+在髓袢重新收,其余在远端小管和集合管重吸收,仅有1%从尿中排出。新生儿血浆中醛固酮的浓度较高,其近端肾小管回收Na^+较少,远端肾小管回吸收Na^+相对较多,故足月儿可维持Na^+平衡。但对于胎龄<35周的早产儿,由于近端小管回吸收Na^+的功能较足月儿差,远端肾小管又不能满足其增加的Na^+负荷,可于生后1~3周内,Na^+摄入低于每天3mmol/kg时,出现负Na^+平衡而致低钠血症。生后随着近端小管功能发育成熟,大部分Na^+仍在近端小管重吸收,此时血浆醛固酮浓度也相应减低。近端小管和髓袢对Na^+的重吸收主要受有效循环血量、交感神经活性、体液酸碱度、肾素-血管紧张素水平等因素影响。远端小管对Na^+的重吸收主要受小管液NaCl含量及小管液流速影响。集合管对Na^+的重吸收则受多种体液因素的影响,如醛固酮、心房肽、抗利尿激素、前列腺素、利尿剂等。

4) 钾平衡调节:绝大部分的K^+在近端小管被重新收,终尿中的K^+主要是远曲小管和集合管分泌的。

新生儿出生 20 天以内的血清 K^+ 浓度可高达 6～7mmol/L，此后降至 3.5～5mmol/L，由于 GFR 低，排至远端小管中的尿液和 Na^+ 均少，排 K^+ 也少。新生儿肾脏排 K^+ 能力强于排 Na^+ 和排 Cl^- 能力。早产儿体内 Na^+ 平衡时，K^+ 能一直保持平衡状态。

5）酸碱平衡：对 HCO_3^- 的重吸收主要在近端小管和髓袢升支粗段中进行。$HCO3^-$ 在血浆及小管液中以钠盐（$NaHCO_3$）的形式存在，解离为 Na^+ 和 HCO_3^-。肾小管细胞能分泌 H^+，H^+ 与 $NaHCO_3$ 中的 Na^+ 进行交换，使 Na^+ 重吸收回血液，余下的 HCO_3^- 与 H^+ 结合生成 H_2CO_3，而后分解为 CO_2 和 H_2O。新生儿肾脏虽能有效地调节酸碱平衡，但其碳酸氢盐的肾阈值较低，仅为 19～21mmol/L，早产儿可低至 14mmol/L，成人为 25～27mmol/L，加之新生儿虽有一定酸化尿液的能力，但处理酸负荷的能力不足，故血液缓冲能力较差，易发生代谢性酸中毒。由于新生儿肾脏泌 H^+ 和产氨（NH_3）能力差，不能建立足够的 H^+ 浓度梯度，尿中排泄缓冲物质少，给予氯化铵酸负荷时，尿中 NH_4^+ 和可滴定酸的排出率：足月儿为每分钟 33.8mmol/1.73m^2 和 30.2mmol/1.73m^2，早产儿为每分钟 17mmol/1.73m^2 和 15mmol/1.73m^2。早产儿的尿 pH 值也相对较足月儿高。肾脏对酸负荷的反应随日龄的增加而增加，出生 1～2 个月后早产儿与足月儿的排酸能力基本相近，至 2 岁时达成人水平。

综上所述，新生儿出生时已具备调节体液代谢、排泄代谢产物、维持体内环境稳定的能力，但各种功能均不成熟，贮备能力差、调节代谢幅度小、反应速度慢。在健康情况下可满足生理需要，维持良好的生理状态，但应对应激状态的能力有一定限制，较之年长儿易出现各种失衡和调节功能紊乱现象。

（裘　刚）

第二节　新生儿泌尿系统感染

新生儿泌尿系统感染（urinary tract infection，UTI）与细菌感染、先天性泌尿系统发育异常相关，是新生儿最常见的感染之一，特别是早产儿、低出生体重儿。与婴幼儿和儿童比较，新生儿 UTI 存在较多的差异：新生儿发病率高达 3%～4.6%，临床症状非特异性，男婴多见，病原菌种类多样，发生脓毒血症以及并发症风险较高等。若处理不当，可导致急性肾损伤、肾实质性瘢痕、慢性肾病等不良结局。

（一）病因与发病机制

1. 病原菌　新生儿 UTI 可由多种细菌引起，其中大肠埃希菌最常见，占 80% 以上。发病机制可能为大肠埃希菌中含有多种毒力因子，位于细菌菌毛或细菌表面尖端的黏附素，可促进细菌附着于尿路上皮细胞，并可沿尿路上行，特别在泌尿系统解剖学有异常时易感染。其他感染细菌包括克雷伯菌（约占 10%）、变形杆菌等革兰氏阴性菌，或凝固酶阴性葡萄球菌、肠球菌及金黄色葡萄球菌等革兰氏阳性菌。在 NICU 中，UTI 也常继发于晚发型败血症，除上述细菌外，念珠菌属亦是 UTI 常见病原体之一，尤其在极低/超低出生体重儿。

2. 先天性畸形　泌尿系统发育异常是新生儿 UTI 发病的重要原因之一，其中最常见的为肾积水、膀胱输尿管反流（vesicoureteral reflux，VUR），其他结构异常包括尿路梗阻性病变、异位输尿管、肾实质疾病如多囊肾、肾发育不良等。

3. 性别因素　男性尿路异常的发生率较高，未行包皮环切术患儿的患病率可大大增加。女婴发病主要是由于尿道较短，且开口接近肛门，易受粪便污染，也可引起上行性 UTI 感染。有研究表明，新生儿期间，男婴的发病率是女婴的 2.5 倍。

4. 自身免疫功能低下　新生儿尤其是早产儿，由于免疫器官发育尚不完善、免疫功能相对低下，抗菌能力较差，故易患败血症而导致血行感染。

5. 其他因素　如脊柱裂、神经源性膀胱以及母亲孕期患 UTI 也可增加新生儿 UTI 的发病率。同时，长期住院患儿需警惕院内感染，即导尿管等侵入性导管相关性感染。

（二）感染途径

1. 血行感染　新生儿期 UTI 最常见的感染途径，常见于败血症、化脓性脑膜炎、肺炎、脓疱病等疾病。病原菌除肠道杆菌外，也有金黄色葡萄球菌，与新生儿免疫功能较低有关。

2. 上行感染　新生儿本身泌尿道生理特点为肾盂和输尿管较宽，输尿管管壁肌肉和弹力纤维发育不良，弯曲度大，易被压和扭转，易由尿潴留引流不畅而致感染。新生儿膀胱-输尿管连接处的瓣膜功能较弱，当膀胱充盈压力增高时，尿液易向上逆流而致感染。新生儿女婴尿道仅长 1cm（性成熟期为 3～5cm），外口暴露且距肛门甚近，故上行感染的机会多。新生儿男婴虽尿道较长，但每次排尿时膀胱内尿液不易排空，尤其有包茎的小儿，污垢积聚也易发生上行感染。

3. 淋巴感染　肠道与肾脏、泌尿道之间有淋巴通路，当发生肠道感染时，尤其患大肠埃希菌性肠炎和鼠伤寒沙门菌肠炎时，易导致泌尿系统感染。

4. **直接感染**　邻近器官或组织有化脓性感染，如化脓性腹膜炎、肾周围脓肿等，可直接波及泌尿道而感染，但较为少见。

（三）临床表现

新生儿期临床表现以全身症状为主，缺乏特异性，与新生儿败血症临床表现类似。主要表现为不规则发热或体温不升、喂养不耐受、体重不增、黄疸时间延长、呼吸暂停、心动过缓、嗜睡、气促、发绀、腹胀等。其中以发热、喂养不耐受最常见。如因尿道梗阻而引起者，可于腹部触到胀大的膀胱或肾盂积水或输尿管积水的肿块；严重者可合并败血症、化脓性脑膜炎等；婴儿泌尿系统感染也可能伴有暂时性的假性醛固酮减少症，有重度低钠血症，伴或不伴有高钾血症。

（四）辅助检查

1. **尿常规、尿培养检查**　尽可能在抗生素应用之前完成，尿培养是确诊的重要依据，且结果对于恰当的抗生素治疗是十分重要的。

（1）尿常规：包括尿试纸检查和尿沉渣镜检。尿试纸检查中白细胞酯酶阳性和亚硝酸盐试验阳性对诊断 UTI 具有高度敏感性，两者均阴性可排除 UTI。尿沉渣镜检如白细胞>10 个/HPF，或不离心尿标本镜检，白细胞>5 个/HPF，即考虑为泌尿系统感染，如有成堆白细胞则可确诊。

新生儿患泌尿系统感染时，尿常规检查阳性率不高，可能与下列因素有关：①新生儿尿渗透压低（平均为 240mmol/L）；②某些具有分解尿素产氨能力的细菌，可使尿 pH 值增高而碱化。低渗尿或碱化尿均可使尿中白细胞解体，导致尿常规正常，出现假阴性结果。

（2）尿培养：建议采用导尿管收集中段尿或在超声引导下进行耻骨上膀胱穿刺收集尿液，清洁外阴后集尿袋收集因假阳性较高不应用于尿液培养。可根据不同来源的尿培养菌落数［每毫升集落生成单位（CFU/ml）］来判断有无 UTI 存在：经耻骨上膀胱穿刺取≥1 000CFU/ml，导尿法取尿培养菌落计数$\geqslant(1\sim5)\times10^4$ CFU/ml，清洁中段尿培养菌落计数$\geqslant10^4$ CFU/ml（有症状时）或$\geqslant10^5$CFU/ml（无症状时）可确诊 UTI。

2. **血液检查**　包括血白细胞计数、急性时相蛋白（CRP、PCT 等）、血培养和血肌酐等。UTI 时，外周血白细胞及中性粒细胞、CRP、PCT 等升高，尤其 PCT 明显升高可成为诊断实质损伤重要的标志物。然而，对于生后 2 天内的新生儿，即使没有明显的细菌感染，PCT 也可生理性升高，故出生 3 天以后 PCT 检测才具有临床意义。

3. **影像学检查**　由于新生儿泌尿道畸形发生率高，因此影像学评估亦是至关重要的。包括：①肾脏超声检查：评估肾脏、泌尿道结构是否存在异常等；②膀胱尿道造影（voiding cystourethrography，VCUG）：对于肾脏超声正常、非大肠埃希菌病原体感染、复发性 UTI 的新生儿，推荐应用 VCUG 以评估是否存在膀胱输尿管反流（vesicoureteral reflux，VUR）；③^{99m}Tc-二巯基丁二钠（DMSA）扫描：是检测肾实质损害最敏感的方法，且对重度 VUR 的诊断价值也较高，与超声相结合可明显提高对 VUR 诊断的精确性，但其价格贵且存在 X 线暴露，因此建议谨慎使用。

4. **其他检查**　对于发热或存在中枢神经系统症状的患儿，应给予腰椎穿刺以排除中枢神经系统感染。

（五）诊断与分类

新生儿 UTI 的临床症状、体征具有非特异性，诊断和排除均较为困难，易发生漏诊、误诊情况。新生儿泌尿系统感染的诊断主要依靠尿液的实验室检查，尿培养阳性仍是诊断 UTI 的金标准，应及时做尿液检查，及早诊断。新生儿 UTI 多伴有先天性肾脏、泌尿道发育异常，因此，影像学评估也是十分必要的。

根据发病部位、次数、症状以及复杂因素不同对新生儿 UTI 进行分类。不同类型的 UTI，其临床表现有所差异。

1. **根据发病部位**　分为上尿路感染（肾盂肾炎）、下尿路感染（膀胱炎）。对于新生儿，不能描述相应症状，无法判断，临床上往往出现如发热、精神萎靡、呕吐、食欲缺乏等非特异性表现。

2. **根据症状**　分为无症状细菌尿、明显细菌尿和症状性尿路感染。无症状性细菌尿指尿路中细菌数目相对少或细菌繁殖力、致病力低而不足以激活炎性反应。明显细菌尿指出现白细胞尿而无任何症状。症状性尿路感染包括发热、身体不适以及膀胱炎症状。

3. **根据发病次数**　分为初次、复发感染，后者可进一步分为未缓解或持续存在和再次感染。

4. **根据复杂程度**　分为单纯性、复杂性 UTI。单纯性 UTI 指感染者具有正常泌尿系统结构和功能正常。复杂性 UTI 指有临床肾盂肾炎证据，伴有明确先天性畸形、功能异常等。

（六）治疗

一旦确诊 UTI，应立即开始治疗。

1. **一般治疗**　细心护理，注意外阴部和龟头清洁，女婴换尿布时应从前向后擦拭粪便，以免污染尿道口；保证足够的入量及营养，保持电解质和酸碱平衡。

2. **抗生素治疗** 获取尿液、血液或脑脊液培养后，尽早开始抗生素经验性治疗，减少并发症发生。新生儿存在并发败血症高风险，故建议住院进行静脉抗菌治疗。氨苄西林/舒巴坦、氨基糖苷类抗生素（如阿米卡星）/第三代头孢菌素（如头孢噻肟）联合使用可覆盖大多数新生儿常见细菌。一旦获得培养结果，应根据药敏试验结果，调整抗生素治疗，总疗程约持续7~14天。NICU获得的感染细菌耐药率比较高，如克雷伯菌、大肠埃希菌、变形杆菌等，可产生超广谱β内酰胺酶，对青霉素类和头孢菌素类的耐药率高，应选碳青霉烯类，如亚胺培南，用药疗程一般为2~4周。

（七）预防

快速诊断和及时治疗对于预防UTI后遗症至关重要。预防性使用抗生素目前仍存在争议，一方面可降低复发的风险，另一方面目前仍不能证实预防性使用抗生素可有效减少肾脏的瘢痕形成，反而还可能会进一步增加耐药率的风险。然而，对于存在重度VUR或严重泌尿系统结构异常患儿，推荐长期使用抗生素预防，并进行长期随访。

（八）预后

新生儿UTI若能及时治疗，一般预后良好。对于患有肾脏、泌尿道先天性畸形的患儿而言，可反复发作，导致肾盂肾炎、肾脏瘢痕、肾性高血压以及慢性肾脏病，可引起永久性的肾损害。

（裘 刚）

第三节 新生儿溶血尿毒症综合征

溶血尿毒症综合征（hemolytic uremic syndrome，HUS）属于血栓性微血管性疾病，微血栓主要分布于肾脏，可引起新生儿和婴幼儿肾功能衰竭。主要表现为微血管性溶血性贫血（可找到红细胞碎片）、血小板减少和肾功能损伤。HUS在成人及小儿中均可发病，但主要发生于婴幼儿和儿童，新生儿也可见。HUS可以由许多种因素诱发，感染、多种毒素、抗内皮细胞抗体、药物等因素使内皮损伤是发病的关键。

（一）病因

1. **典型HUS** 典型HUS也称腹泻后HUS（post-diarrheal HUS，D-HUS）或流行性HUS，占HUS大多数。本病主要与产生螺旋毒素（verotoxin，VT）的出血性大肠埃希菌O157:H7有关，此外其他大肠埃希菌株（O266、O111、O113、O121、O145等）及痢疾志贺菌I型感染也可诱发典型HUS。VT与痢疾志贺菌产生的毒素具有相同的氨基酸序列，故VT又称志贺样毒素（SLT），其又被分为SLT1和SLT2。为避免名称混乱，将VT、SLT统称为志贺毒素群（shigatoxin family，Stxs），将痢疾志贺菌产生的毒素称为Stx，将出血性大肠埃希菌产生的毒素称为Stx1或Stx2（Stx2与疾病的关系最密切）。

2. **非典型HUS** 非典型HUS也称非腹泻相关HUS（non-diarrheal HUS，ND-HUS）或散发HUS，与感染、遗传、免疫和药物等有关。

（1）感染：肺炎链球菌、空肠弯曲菌、伤寒杆菌、假单胞菌属等感染和柯萨奇病毒、埃可病毒、流感病毒、EB病毒、HIV等病毒感染均可导致本病发生。

（2）药物：使用环孢菌素、丝裂霉素、光神霉素，长期服用避孕药等也可致本病。

（3）免疫：某些自身免疫性疾病或免疫缺陷病也可伴发HUS。

（4）遗传因素：遗传性H因子、I因子缺陷及血管性血友病因子（von Willebrand factor，vWF）裂解酶ADAMTS13的缺陷是导致遗传性HUS的主要原因。

（二）发病机制

迄今为止尚未完全阐明，一般认为血管内皮损伤是所有HUS发病机制的中心环节，也是始动环节。内皮细胞损伤可通过炎症和非炎症两条途径，STEC来源的脂多糖（LPS）可激活白细胞，激活中性粒细胞释放TNF-α、IL-1、内弹力酶及氧自由基，刺激细胞因子TNF-α、IL-1的合成，LPS和细胞因子具有协同作用，可损伤内皮细胞。TNF-α或LPS均可刺激接触Stx的内皮细胞凋亡，引起血管内皮细胞损伤。产生Stx的大肠埃希菌感染机体后，Stx进入血液循环，与肾内皮细胞糖鞘脂受体结合，抑制内皮细胞蛋白合成，引起细胞坏死或凋亡，急性小管间质损伤可导致急性肾衰竭。

各种原因所致肾脏毛细血管内皮细胞的损伤，引起纤维蛋白沉积。内皮细胞损伤表现为细胞肿胀、脱落。内皮细胞损伤后，基底膜暴露，激活血小板和导致局部血管内血栓形成。一方面，因为红细胞及血小板受到机械性损伤，造成微血管病性溶血性贫血和血小板减少。另一方面，由于微血管病和内皮细胞的肿胀，在受损部位血小板黏附、聚集，形成血栓，引起肾内微血管的血栓栓塞，导致肾小球滤过率急剧下降。重症可发生肾皮质坏死，最终发生急性肾衰竭。

发生HUS时，受损的血管内皮细胞不能产生PGI_2，内皮细胞产生的PGI_2促进因子亦减少，PGI_2降解加速，消耗增加。PGI_2减少使血小板聚积、粘连作用加强，有利于血小板在受损的肾小球毛细血管壁沉积而发病。肾脏产生的 PAF 可促使血小板持续活化和血小板在肾小球毛细血管内沉积，促使血小板聚集与形成血栓，导致肾功能急剧恶化。血管内皮产生的纤维蛋白溶酶原活化因子减少，也容易形成血栓。血管内皮产生的 vWF 多聚体促进血小板与受伤的血管壁黏附，促进血栓形成。

（三）病理

主要病理改变位于肾脏。光镜下急性期肾脏呈微血管病变，表现为广泛的纤维蛋白沉积，形成纤维素性血栓，毛细血管腔栓塞，内皮细胞肿胀，并不同程度地与基底膜分离。系膜增生，偶有新月体形成。严重者可见系膜溶解。间质动脉内膜增生、中层纤维化，晚期可见肾小球硬化、玻璃样变、肾小管萎缩及间质纤维化。

免疫荧光检查可见纤维蛋白原、凝血因子Ⅷ及血小板膜抗原沿肾小球毛细血管壁及系膜区沉积，也可见 IgM、补体 C3、C1 沉积。

电镜下可见内皮细胞增生、肿胀，内皮和基底膜之间分离形成内皮下间隙，其间充以细微纤维、脂质红细胞碎片、血小板，沿内皮细胞侧可见新形成的薄层基底膜，上皮细胞足突融合。

（四）临床表现与分型

1. **流行病学** HUS 发病与年龄、性别、季节等相关：国内报告，发病最小年龄为 1 天，最大 13 岁，6 个月~3 岁多见，男性多于女性；国外报告，男女无明显差异。全年均可发病，但高峰季节为春末夏初。

2. **前驱症状** 近 80% 患儿有前驱症状，多数为胃肠炎表现，如乏力、恶心、呕吐、食欲缺乏，伴中度发热。典型 HUS 伴有腹泻或者血性腹泻，少数患儿有上呼吸道感染症状。少部分病例无前驱症状。

3. **典型症状** 在前驱症状过后，1 天至数天间歇期无任何症状，然后出现本综合征的三大临床表现等。

（1）微血管病性溶血性贫血：表现为面色苍白，黄疸，肝大，血尿或者酱油色尿，腰背部酸痛，实验室检查表现为血红蛋白降低，血浆结合珠蛋白降低，抗人球蛋白试验阴性，间接胆红素增高，乳酸脱氢酶增高，外周血红细胞碎片阳性。

（2）消耗性血小板减少：表现为皮肤黏膜的出血点，血小板计数减少，部分血小板可在正常范围。凝血功能检查基本正常。

（3）急性肾衰竭：90% 以上的患儿会出现急性肾衰竭，表现为少尿、无尿、氮质血症，少数伴有高血压，典型 HUS 高血压常为一过性，随肾功能好转可恢复。

（4）其他表现：重症可出现期前收缩、心动过速等心律失常征象。25%~50% 出现高血压及充血性心力衰竭表现。20%~50% 有神经系统症状，表现为易激怒、昏睡、昏迷、抽搐、偏瘫、失语、去大脑强直、高血压脑病等。

4. **疾病分型** 根据起病时临床表现及病因可分为典型 HUS（腹泻相关型）、非典型 HUS（非腹泻相关型）；根据发病时临床表现是否包含全部三联症分为完全型（即表现上述三项）、部分型（只表现其中两项）。

（五）实验室检查

1. **血液检查** 存在中、重度贫血，血小板计数降低，白细胞计数正常或增高，伴有核左移，网织红细胞计数明显升高，外周血涂片见异形红细胞和破碎红细胞；血管内游离血红蛋白增高，提示血管内溶血。Coombs 试验通常为阴性，但肺炎链球菌感染相关的 HUS 可为阳性。均有不同程度的肝肾损害，表现为血清转氨酶 ALT、AST 增高，间接胆红素升高，乳酸脱氢酶增高；血尿素氮及肌酐异常增高，电解质异常或酸中毒。

2. **尿常规** 可有不同程度的蛋白尿及血尿，严重溶血的有血红蛋白尿。尿比重正常或降低。

3. **骨髓象** 为增生性骨髓象，有核红细胞明显增多，粒细胞也增多，巨核细胞正常，纤维蛋白原、凝血酶原、Ⅴ因子、Ⅷ因子等均减少，并出现纤维蛋白原降解。

4. **肾活检** 肾脏活检病理不具特异性，可表现为广泛的肾血管（肾动脉及毛细血管）内皮细胞肿胀、剥脱，内皮下间隙增宽，肾小球内有毛细血管袢坏死，毛细血管外周袢分层或呈双轨征；慢性期血管内膜增厚，血管可出现洋葱皮样改变，严重者可致管腔狭窄或完全闭锁，致肾皮质坏死。肾小管及间质可表现为肾小管上皮细胞肿胀，间质水肿及单核细胞浸润。

（六）诊断与鉴别诊断

临床出现微血管病性溶血性贫血、急性肾功能不全和血小板减少三联症即可诊断 HUS（部分型及完全型）。对轻症或症状不典型者，诊断时需要注意与以下疾病进行鉴别。

1. **血栓性血小板减少性紫癜（thrombotic thrombocytopenic purpura，TTP）** 绝大多数患者由抗 ADAMTS-13 自身抗体引起，可能伴有抗核抗体阳性，表现为五联症：除微血管病性溶血性贫血、消耗性血小板减少和急性肾功能不全外，还有发热和神经系统症状。多见于成人，溶血及血小板减少较严重，肾功能损害相对较轻，神经系统症状多见，若不及时治疗，会出现痉挛发作、昏迷等。AMAMT-13 活性显著降低，而 HUS 的患者该酶活性基本正常。ADAMTS-13 缺乏致超大分子 vWF 介导血小板与损伤血管内皮黏附并聚集，微血管中形成大量 vWF 富集型血栓，引起血小板减少、血栓性溶血性贫血等临床表现。ADAMTS-13 检测有利于 TTP 的早期诊断。

2. **系统性红斑狼疮引起的贫血和肾功能不全**　本病所致的免疫性溶血性贫血，表现为外周血红细胞碎片阳性、胆红素增高等，同时有自身抗体阳性，慢性肾功能不全，肾脏缩小，肾脏病理表现为免疫荧光“满堂亮”等。

（七）治疗

重症 HUS 患儿如未能得到及时治疗，则预后较差。近年来随着对 HUS 的病因和发病机制的新认识，诊治方面也有了很大的提高。血浆治疗是治疗本病的主要方法。在此基础上注意纠正水、电解质平衡紊乱，控制高血压，保护肾功能。

1. **一般治疗**　治疗过程需要密切监测患儿生命体征，及时监测各项血液及尿液、粪便指标，必须监测 Hb、HCT、血小板计数，同时还需监测溶血相关指标如乳酸脱氢酶、结合珠蛋白，必要时可输红细胞，维持血压及电解质平衡，维生素及能量等的足够供应。对高血压患者应积极控制血压。一般当无尿超过 1 天，BUN 迅速升高，血钾顽固性升高和/或伴有水肿、心力衰竭和顽固性高血压时应立即进行血液透析或腹膜透析治疗。腹膜透析不需要全身肝素化，以避免加重出血倾向，对血流动力学影响小，特别适用于新生儿和婴幼儿。

2. **病因治疗**　大肠埃希菌感染者，若症状轻，通常仅给予维持水电解质平衡。由于抗生素可使细菌死亡而释放更多的 STx 使症状恶化，因而典型的 HUS 是否应用抗生素在国内外都存在争议，认为抗生素的使用会使细菌毒素释放增加，加重病情。在国内普遍认为早期可使用敏感的抗生素，并避免使用肾毒性的抗生素。

3. **血浆治疗**　输注血浆和血浆置换是目前治疗 HUS 最有效的方法，已大大提高了 HUS 患者的生存率。支持治疗、透析疗法和血浆治疗是治疗 HUS 的主要方法，血浆治疗包括输注新鲜血浆和血浆置换。输注新鲜冰冻血浆或冷沉淀上清血浆可以去除血小板聚集物质，补充抗血小板聚集物质。不同病因导致的血栓性微血管病治疗方案并不完全相同。在 STx 相关性 HUS 病例中通常不使用血浆置换。血浆置换可能对循环蛋白缺乏的病例有效，如 CFH 突变。HUS 的发生只是由于血浆中缺乏某个补体调节因子而已，血浆置换并不能补充这种缺失，仍需通过输注新鲜血浆或者重组蛋白来获得。因此，此时血浆置换未必优于输注新鲜血浆。当然，血浆置换可减少血容量，为输注大量新鲜血浆创造了条件，这可能是血浆置换治疗成功的主要原因。血浆治疗的基本原理是补充或替代循环中缺乏或突变的补体调节因子，如 H 因子。然而，由 CFH 突变诱发 HUS 的发病机制尚未完全明确，由于许多突变因子为杂合子，提示可能是显性失活的副作用，也可能是单倍体功能不全。血浆输注好像只克服了后者，但未解决前者的问题。血浆治疗对于孤立性 MCP（CD46）功能缺陷的患者效果欠佳。可能是因为 MCP 是膜结合的补体调节剂，而非血清结合的，本病的自行缓解率较高。血浆治疗对于其他补体调节功能紊乱的作用机制目前知之甚少。有报道称患者体内存在抗 CFH 的自身抗体。理论上血浆置换应该可以移除体内自身抗体，同时补充额外的 H 因子。同样，CFH 突变可以导致过多的补体激活，而血浆置换可以将过度激活的补体消除。

4. **其他治疗方法**　脾切除，对于血浆治疗无效和复发的 HUS，可行脾切除术。其他如阿司匹林、抗氧化剂、肝素、抗血小板剂和静脉注射丙种球蛋白、纤维蛋白溶解剂对 HUS 的治疗还没有一致的结论。但糖皮质激素和丙种球蛋白对于未经血浆治疗的患者有效，可阻止膜攻击复合物的产生，阻止活化的补体结合以及相应的组织损伤。

（裘　刚）

第四节　新生儿肾小管酸中毒

肾小管酸中毒（renal tubular acidosis，RTA）是一类由于近端肾小管 HCO_3^- 重吸收和/或远端肾小管泌 H^+ 功能障碍引起的临床综合征，是常见的肾小管间质疾病，以代谢性酸中毒、反常性碱性尿为主要特点，而肾小球滤过率通常是正常的。该病多见于儿童，按病变部位、病理生理改变和临床表现可分为远端肾小管型（Ⅰ型）、近端肾小管型（Ⅱ型）、混合型（Ⅲ型）和高血钾型（Ⅳ型）。若 RTA 未得到适当的治疗将导致患儿生长发育迟缓、骨质疏松，最终导致肾功能衰竭等严重并发症。早诊断、早治疗是防止该疾病进展的根本措施。

一、远端肾小管酸中毒（Ⅰ型）

远端肾小管酸中毒（distal renal tubular acidosis，

dRTA)是由于远端肾小管分泌 H^+障碍,尿 NH_4^+减少以及可滴定酸排出减少所致。

(一)病因

远端肾小管酸中毒Ⅰ型是我国最常见的类型,可分为原发性和继发性:①原发性:其遗传方式为常染色体显性遗传(常见)、常染色体隐性遗传(少见),涉及的基因有 *SLC4A1* 基因、*ATP6V1B1* 基因、*ATP6V0A4* 基因等。显性遗传者可伴早发性耳聋,常染色体隐性伴迟发性或无耳聋。②继发性:可继发于许多疾病,如肾盂肾炎、梗阻性肾病、高草酸尿症、干燥综合征、系统性红斑狼疮、甲状旁腺功能亢进、甲状腺功能亢进、维生素 D 中毒等。

(二)发病机制

该型近端肾小管功能正常,由于远端肾小管分泌 H^+障碍和维持小管腔液-管周间 H^+梯度功能障碍,使尿液酸化功能障碍,尿 pH 值>6.0,净酸排泄减少。正常人远曲小管 HCO_3^-重吸收很少,分泌的 H^+主要与管腔液中 $NaHPO_3$ 交换 Na^+,形成 NaH_2PO_4,与 NH_3 结合成 NH_4^+。$H_2PO_4^-$与 NH_4^+不能弥散到细胞内,因此产生小管腔液-管周间 H^+梯度增加。Ⅰ型肾小管酸中毒患者不能形成该梯度,使得 H^+蓄积,体内 HCO_3^-储备下降,血液中 Cl^-代偿性升高,出现高氯性酸中毒。由于机体分泌 H^+障碍,Na^+-H^+交换减少,大量 K^+、Na^+被排出体外,导致低钾血症、低钠血症,患儿由于长期酸中毒不能纠正,导致骨质脱钙、骨骼软化变形,由骨质游离出的钙可导致肾钙化、尿路结石。

(三)临床表现

1. **原发性 dRTA**　出生后即出现临床表现者。

2. **慢性代谢性酸中毒**　患儿可表现为恶心、吐泻、便秘、生长发育迟缓等尿 pH 值>5.5。

3. **电解质紊乱**　患儿可因高氯血症和低钾血症而出现全身肌无力和周期性瘫痪。

4. **肾性骨营养不良**　患儿常常表现为软骨病或佝偻病,出牙延迟、牙齿脱落,维生素 D 治疗无效。患儿可出现骨痛、骨折,骨畸形等。

5. **泌尿系统表现**　由于肾结石和肾钙化患儿可出现尿痛、血尿等表现,容易继发感染和梗阻性肾病。除此之外由于肾脏浓缩功能受损,患儿亦可出现多饮、多尿等症状。

(四)辅助检查

1. **血生化检查**　①血浆 pH 值、HCO_3^-和 CO_2 结合力降低;②血氯升高,血钾、血钠降低,血钙、磷偏低,阴离子间隙正常;③血碱性磷酸酶升高。

2. **尿液检查**　①尿 pH 值>5.5,尿比重低;②尿钾、钠、钙、磷升高;③尿氨明显减少。

3. **HCO_3^-排泄分数(FE HCO_3^-)**　正常值<5%;dRTA 时,FE HCO_3^-增加。

4. **肾功能检查**　早期可出现肾功能下降,随着肾结石、肾钙化的发生,进一步导致梗阻性肾病,可出现肾小球滤过率下降,血 Cr 和 BUN 上升。

5. **X 线检查**　骨骼 X 线可显示陈旧性骨折、骨密度普遍下降、佝偻病表现,腹部 X 线可见泌尿系统结石和肾钙化。

(五)诊断与鉴别诊断

代谢性酸中毒、电解质紊乱、碱性尿是新生儿 RTA 的重要特点。患儿存在多次尿检尿液呈碱性,低血钠、低血钾(部分类型可有高血钾)、高血氯等特征时,应考虑 RTA,排除其他疾病引起的代谢性酸中毒,即可考虑。

在新生儿中还需与以下疾病鉴别:①维生素 D 中毒:患儿亦可表现为恶心、烦躁、体重下降等,重者可出现心律不齐、酸中毒、脱水等,可出现血钙升高、尿钙强阳性等,但患儿多有维生素 D 摄入过量的病史。②甲状腺功能亢进:患儿可表现为兴奋、震颤,皮肤潮红、出汗,体重不增,心率、呼吸增快等表现,重者可出现严重心律失常、心力衰竭等,患儿母亲多有甲亢病史,甲状腺功能提示血清 T_3、T_4 升高,TSH 降低。

(六)治疗

1. **纠正酸中毒**　轻者可给予口服碳酸氢钠,重者可通过静脉用药。开始剂量为 2~4mmol/(kg·d),最大可用至 5~14mmol/(kg·d),根据血气分析及电解质情况调整剂量使血浆[HCO_3^-]在正常范围,使尿钙排出量<0.1mmol/(kg·d)。

2. **纠正电解质紊乱**　补充钾,常用枸橼酸钾,兼具纠正酸中毒的作用,避免使用氯化钾,否则可能加重高氯血症,开始剂量为 2mmol/(L·d),根据血钾结果调整剂量使得血浆钾在正常范围。

3. **肾性骨营养不良的治疗**　加用钙剂和维生素 D,维生素 D 每天 5 000~10 000IU,应从小剂量开始,缓慢加量,同时应监测血钙、尿钙浓度避免发生高钙血症。

4. **利尿剂**　可减少尿钙排出,促进钙的重吸收,防止钙在肾内蓄积,可用氢氯噻嗪 1~3mg/(kg·d),分 3 次口服。

5. **其他治疗**　营养支持、预防感染以及原发病的治疗均为疾病治疗中的重要手段。

（七）预防

早期发现、早期治疗可防止肾钙化、骨骼畸形的发生，预后良好，甚至可达到正常的生长水平。如未能得到及时、合适的治疗，患儿可进展为慢性肾功能衰竭而死亡，部分患儿可自行缓解。

二、近端肾小管酸中毒（Ⅱ型）

近端肾小管酸中毒（proximal renal tubular acidosis，pRTA）主要原因是近端肾小管重吸收 HCO_3^- 障碍。

（一）病因

Ⅱ型亦可分为原发性和继发性。原发性多为常染色体显性遗传，偶呈隐性遗传和 X 连锁遗传；对于新生儿 pRTA，以遗传因素引起多见。该病也可继发于 SLE、Wilson 病、甲状腺功能亢进症、干燥综合征、多发性骨髓瘤等自身免疫性疾病，应用非甾体抗炎药等因素也可引起 pRTA。

（二）发病机制

目前 HCO_3^- 重吸收障碍的机制尚未阐明，可能与以下因素相关：①近端肾小管管腔中碳酸酐酶功能障碍，影响了 HCO_3^- 分解成 CO_2 和 H_2O，使得近端小管分泌的 H^+ 与管腔液中的 HCO_3^- 结合；②分泌 H^+ 的泵障碍；③近端肾小管 H^+ 分泌的调节异常；④H^+-K^+-ATP 酶缺陷。

患儿肾小管 HCO_3^- 的阈值一般在 15～18mmol（正常值 21～25mmol/L），显著低于正常，因此即使血液 HCO_3^- 浓度低于 21mmol/L，仍有大量 HCO_3^- 从尿液中丢失，此时患儿可出现酸中毒但尿液呈碱性。其远端小管分泌 H^+ 功能正常，因此当患儿 HCO_3^- 浓度降至 5～18mmol/L 时，尿 HCO_3^- 丢失减少，尿液酸化正常，尿液 pH 值可低于 5.5。补碱后大量碳酸氢盐从尿液中排出，远端肾小管 K^+-Na^+ 交换增多，患儿可出现酸中毒。

（三）临床表现

该类型以男性多见，症状与Ⅰ型相似，但程度较轻：①生长发育落后，但大多数无严重骨骼畸形，肾结石、肾钙化少见；②低钾血症明显；③高氯性代谢性酸中毒；④可同时伴有其他近端小管功能障碍的表现，患儿多有多尿、脱水、烦渴的表现；⑤少数病例只有尿的改变，无代谢性酸中毒，即不完全型，但可进展为完全型。

（四）辅助检查

1. **血生化检查**　①血浆 pH 值、HCO_3^- 或 CO_2 结合力降低；②血氯明显升高，血钾显著下降，阴离子间隙正常。

2. **尿液检查**　①尿比重、渗透压低；②一般尿 pH 值>6；③当酸中毒加重，血[HCO_3^-]<16mmol/L 时，尿 pH 值<5.5。

3. FE HCO_3^-　>15%。

4. **氯化铵负荷试验**　阴性。

（五）诊断与鉴别诊断

当患儿出现多饮、多尿、呕吐、生长发育迟缓等表现，血液检查提示持续性低钾伴高氯性代谢性酸中毒时应考虑，确诊依据：①当血[HCO_3^-]<16mmol/l，尿 pH 值<5.5；②FE HCO_3^->15%；③尿钙不高，临床无明显骨骼畸形、肾钙化、肾结石表现；④氯化铵负荷试验阴性。

当患儿伴有其他肾小管近端功能障碍时，需与以下疾病鉴别：①原发性 Fanconi 综合征：该病可有高钙尿症、低磷血症、低钾血症、近端肾小管酸中毒等表现，是遗传性或获得性近端肾小管功能异常引起的一组综合征，该病临床表现复杂，在新生儿和儿童时期，多与遗传相关。②肝豆状核变性：该病属于少见的隐性遗传代谢病，因血浆铜蓝蛋白含量降低，铜氧化酶活性降低导致肠道大量吸收铜，沉积于肝、脑、角膜、肾小管引起相应的症状，如肝硬化、锥体外系神经症状等。

（六）治疗

1. **纠正酸中毒**　因儿童肾 HCO_3^- 阈值较成人低，因此患儿尿中丢失 HCO_3^- 更多，治疗所需碱较Ⅰ型多，剂量约 10～15mmol/（kg·d），给予碳酸氢钠或复方枸橼酸溶液口服，合并低钾血症时可给予枸橼酸氢钾钠颗粒口服（注意血钠变化）。

2. **纠正电解质紊乱**　纠正低钾血症，严重者可给予低钠饮食并加用利尿剂，以减少尿 HCO_3^- 的排出，促进其重吸收。

（七）预后

本型预后较好，多数患儿可随着年龄增长自行缓解。

三、混合型肾小管酸中毒（Ⅲ型）

其特点是Ⅰ型和Ⅱ型的临床表现均存在，混合型肾小管酸中毒存在阴离子间隙正常的高氯性代谢性酸中毒，代谢性骨病发生率高，大量碳酸氢根从尿中丢失，尿可滴定酸及铵离子排出减少。治疗措施同近端及远端肾小管酸中毒（Ⅰ型和Ⅱ型）。

四、高血钾型肾小管酸中毒（Ⅳ型）

发病原因有单纯醛固酮缺乏、醛固酮伴糖皮质激素缺乏和醛固酮耐受三种。醛固酮绝对不足可见于原发性肾上腺功能异常，也可继发于各种肾功能不全所致的低肾素血症；醛固酮相对不足多与梗阻性肾病和药物所致的肾病有关。患儿除有高氯性代谢性酸中毒外，主要临床特征为高钾血症和低钠血症；患儿由于血容量减少，可出现低血压表现。

治疗方法取决于潜在的病因，应寻找病因并积极干预。此外，控制血钾水平至关重要，如避免使用潴钾药物和高钾饮食；补充盐皮质激素（常用氟氢可的松），不仅可以纠正高氯性代谢性酸中毒，而且可以纠正高钾血症；呋塞米可增加尿 Na^+、Cl^-、K^+ 和 H^+ 的排泄，与氟氢可的松联用可增强疗效。

（裘　刚）

第五节　新生儿肾血管栓塞

肾血管血栓（renal vascular thrombosi）主要包括肾静脉血栓（renal vein thrombosis，RVT）及肾动脉血栓（renal artery thrombosis，RAT）。在新生儿期，由于止血、促凝和纤溶系统的特殊性，加之肾结构特点如肾血流量低、血管细小和高水平血管活性药物（儿茶酚胺、内皮素和血管紧张素Ⅱ等），增强了肾血管收缩效应，易发生肾血管栓塞性疾病。新生儿肾血管栓塞中，肾静脉血栓比肾动脉血栓更常见。

新生儿 RVT 是指肾静脉主干和/或分支血栓形成而致肾静脉部分或全部阻塞引起的一系列病理生理改变和临床表现。大多为非导管相关性血栓栓塞（自发性血栓形成），可发生于单侧（约占 70%），由于左肾静脉正常走行在肠系膜上动脉和主动脉之间，流入下腔静脉的内侧，左肾静脉血栓比右肾静脉血栓常见（占 64%）。20 世纪 90 年代，德国报道活产新生儿 RVT 发病率至少为 2.2/100 000。

RAT 的发生主要与导管置入如脐动脉置管（umbilical artery catheterization，UAC）相关。其发病率与诊断方法有关：基于临床报告，发病率在 1%～3%；基于超声报告（美国），发病率在 14%～35%；在离子血管造影研究中，RAT 最高发病率为 64%。随着越来越多地使用中央导管进行侵入性治疗干预，在脐动脉和脐动脉导管以及股动脉导管等部位，肾血管血栓形成的发生率预计会高得多。

（一）病因与发病机制

诱发 RVT 的高危因素中，胎儿或新生儿因素为导管置入、先天性心脏病、呼吸窘迫、败血症、脱水、窒息、红细胞增多症、遗传性血栓性血友病；母亲因素为不孕不育、羊水过少、血栓形成状态、先兆子痫、自身免疫（尤其是抗磷脂综合征）、糖尿病和绒毛膜羊膜炎等。

RAT 相关的胎儿和新生儿危险因素包括早产、低出生体重、原位动脉插管时间延长、败血症、早产视网膜病变、相对小口径的肾血管、插入导管期间的血管损伤、输注物质的类型（含钙物质和高渗溶液）、导管类型和导管位置。据报道，与脐动脉插管相比，股动脉插管的发病率更高。

血栓形成过程主要包括：血流量减少、血管内皮损伤和高凝状态；血栓形成可能有血管内皮细胞引发细胞损伤伴有血管流量减少、血液黏度增加、高渗或潜在血栓形成倾向。有研究发现莱顿因子 V 突变，蛋白 C 缺乏，蛋白 S 缺乏、亚甲基四氢叶酸还原酶（*MTHFR*）突变、抗核和抗磷脂抗体、同型半胱氨酸血症以及脂蛋白(a)升高均可引起血栓形成。新生儿生理条件下预防出血或血栓形成所涉及的促凝剂和抗凝剂蛋白的可变浓度和活性降低之间存在严格的调节平衡。缺氧、脱水、低血压和感染等很容易打破这种微妙的平衡，导致出血或血栓形成。同时肾脏缓慢的双重循环特别容易形成血栓。

（二）临床表现

肾血管血栓形成的临床特征变化很大，很大程度上取决于位置（单侧或双侧）和受累程度（从轻度血栓到重度血栓）。

1. RVT　研究表明，约 67% 新生儿 RVT 发生在生后 3 天内，26% 发生在出生后 3 天以上，70% 新生儿 RVT 通常是单侧（主要发生在左肾）。

临床表现多样：可以是典型的体征和症状，如腹部肿块（单侧或双侧肾脏增大）、血尿、蛋白尿、血压升高、继发性血小板减少；也可以是无症状，从其他腹部病变的影像中偶然发现；少数可出现明显肾衰竭等危及生命的状况。其他表现症状包括面色苍白、休克、呼吸困难、腹胀、少尿、代谢性酸中毒、黄疸、阴囊水肿、黄疸。RVT 的长期并发症包括高血压、肾萎缩和慢性肾脏病。

2. RAT　少见，主要与 UAC 等动脉置管相关。临床表现取决于血栓范围及程度，肾动脉栓塞主要表现为少尿型肾衰竭、高血压和血尿；腹主动脉栓塞则出现股动脉搏动减弱、下肢缺血、肠缺血、NEC 或多器官（心、肾等）功能衰竭。足月儿 RAT 多发生于生后几天之内，早产儿 RAT 出现症状的平均时间为 1 周。RAT 的并发症为高血压、肾萎缩和肾灌注不良。

（三）辅助检查

1. **血液检查**　主要包括肾功能、全血细胞计数、凝血功能等检查。必要时应检测母亲血液狼疮抗凝物和抗心磷脂抗体。

（1）肾功能：氮质血症（BUN 和 Cr 升高）和其他急性肾损伤的生化证据可能存在；此外，还可能出现电解质和酸碱平衡紊乱（高钾血症和酸中毒），取决于肾功能不全是否存在或病情严重程度。

（2）全血细胞计数：糖尿病母亲的婴儿在发病时可能出现红细胞增多症。微血管病性溶血性贫血、血小板减少症，网织红细胞计数可能升高或正常（取决于败血症、肾衰竭引起的溶血和/或骨髓造血之间的平衡）。

（3）凝血功能：血浆 PT、APTT 延长，Fib 降低，FDP 可能升高。

2. **尿液分析**　可发现蛋白尿和血尿。

3. **影像学检查**　主要为多普勒超声、必要时肾静脉造影、磁共振血管造影或磁共振静脉造影（MRV）或放射性同位素检测。

（1）多普勒超声监测：早期可能显示正常或轻度异常；随着病情进展，第 1 周可显示受影响的肾脏球状增大和肾实质弥漫性或局灶性回声增强，皮质髓质边界丢失（分化减弱或丧失）、回声条纹等，出现高动脉阻力和反向舒张血流；在 1~2 周，可出现代表出血和水肿的高回声和低回声的斑片状声像；2~3 周后，可见花边状或点状钙化和血栓，并从肾脏延伸到下腔静脉。严重 RAT 后期可见肾体积缩小和肾灌注不良。

（2）肾静脉造影：尽管肾静脉造影仍然是诊断 RVT 的金标准，但它使新生儿暴露在辐射和造影剂下，并且很少使用。

（3）磁共振血管造影术或磁共振静脉造影术（MRV）：对 RVT 来说是一种有用和准确的替代测试，可以避免传统的静脉造影。

（4）放射性同位素：使用^{99m}Tc-MAG-3（巯基乙酰三甘氨酸）的放射性核素肾造影术可用于评估肾灌注。急性 RVT 的器官损伤主要是由静脉压升高，引起动脉损伤所致，此种情况下的闪烁扫描显示肾脏灌注延迟或缺失。RAT 时，肾脏扫描显示很少或没有血流。

（四）诊断与鉴别诊断

新生儿 RVT 和 RAT 诊断主要根据病史特点、临床表现、实验室及影像学检查，多可以明确诊断。

超声发现肾静脉分支阻力或无流量对 RVT 诊断特别有用，有助于早期诊断；此外，还可排除新生儿肾脏增大的其他原因（如肾积水、囊性肾病、肾肿瘤、脓肿、血肿）。急性肾小管坏死引起的急性肾损害可能导致少尿症和一定程度的肾增大，以及肾超声回声增强。肾静脉造影是诊断 RVT 的金标准，但它使新生儿暴露在辐射和造影剂下，并且很少使用。MRV、放射性同位素检查可进一步协助明确诊断。

对于 RAT，需特别注意 RAT 与 PDA、动脉导管置入等高危因素的相关性；诊断主要基于临床上的动脉高压、影像学（超声和造影）上的肾体积缩小和肾灌注不良。

（五）治疗

1. **RVT 的治疗**　包括支持治疗、透析治疗、抗凝治疗、溶栓治疗和介入治疗等。

（1）支持治疗：无症状者一般无须特别处理，主要采取支持性治疗如补液、抗休克、纠正电解质紊乱、抗感染等。应密切监测血栓大小，如血栓进展，则需抗凝治疗。

（2）透析疗法：主要用于氮质血症和尿毒症并发症的处理，包括代谢性酸中毒、高磷血症、液体超载和高渗等，腹膜透析通常是新生儿的首选方式。

（3）抗凝治疗：目的是防止血栓扩大、栓塞和复发。有症状血栓应采取抗凝治疗，最常用的抗凝剂主要是肝素制剂，为普通肝素（UFH）和低分子量肝素（LMWH），必要时可用华法林。在抗凝治疗的同时，通过超声持续监测血栓变化直至消退，总疗程为 6 周至 3 个月。若考虑血栓形成与导管（中心静脉管、脐静脉导管）相关，应在抗凝治疗 3~5 天拔除。

1）普通肝素（UFH）：UFH 具有半衰期短（短于 LMWH）、可逆性大（易与鱼精蛋白中和）和非肾脏清除等特点，对于出血风险明显增加、急性临床状态不稳定和肾衰竭的患儿，首选 UFH 抗凝治疗（维持静脉滴注）。对于胎龄<28 周的早产儿，UFH 初始剂量为 25U/kg，8 小时后维持剂量 25U/（kg·h）；胎龄 28~36 周的早产儿，UFH 初始剂量为 50U/kg，8 小时后维持剂量 15~20U/（kg·h）；胎龄≥37 周的早产儿，UFH 初始剂量为 100U/kg，8 小时后维持剂量 25U/（kg·h）。初始剂量给予 4 小时后需定期监测抗Xa 因子水平和鱼精蛋白滴定范围：抗Xa 水平应控制在 0.2~0.4U/ml，当病情严重、存在出血风险时，应减少初始剂量；当发生出血且抗Xa 水平>0.8U/ml 时，建议停止 UFH 输注并立即给予鱼精蛋白中和。

2）低分子量肝素（LMWH）：对于早期发现且无双侧受累的 RVT 病例，已提出预防性使用肝素预防血栓扩展。有证据表明，在双侧 RVT 中，使用肝素和/或纤维蛋白溶解剂治疗可以预防或改善肾功能衰竭，但应注意的是，纤维蛋白溶解疗法可增加出血风险（特别是肾上腺出血）。目前应用于临床的 LMWH 有依诺肝素和达肝素钠，推荐皮下注射，抗凝治疗时间建议 6 周至 3 个月：①依诺肝素：一般每次为 1.5mg/kg，高出血风险患儿每次为 1.7mg/kg，每 12 小时给药一次，用药期间注意监测 APTT（目标为 60～85 秒或大约为年龄正常值上限的 1.5～2 倍）；应谨慎选用。②达肝素钠：预防剂量为每次 150U/kg，每天 1 次；治疗剂量为每次 150U/kg，每天 2 次。给药后 4～6 小时测定抗Ⅹa 因子活性，使其维持在 0.5～1.0U/ml。

3）溶栓治疗：血栓形成可影响器官或肢体功能，严重者甚至危及生命。若抗凝治疗无效，应考虑溶栓治疗。在溶栓前需纠正血小板减少症、低纤维蛋白原血症和凝血因子严重缺乏。存在活动性出血、前 3 天有创手术或大手术出血、严重窒息、2 天内惊厥、败血症、血小板<100×10^9/L、纤维蛋白原<1g/dl 等为溶栓禁忌证。首选组织纤溶酶原激活剂（rtPA），对于胎龄<28 周早产儿，0.03～0.06mg/（kg·h）；胎龄≥28 周的早产儿和足月儿，0.1～0.6mg/（kg·h），持续输注 6～12 小时，同时输注新鲜冰冻血浆 10～15ml/kg，有助于改善纤溶活性。也可选用尿激酶，初始剂量为 4 400U/kg，静脉注射，时间>12 分钟；维持量 4 400U/（kg·h）。溶栓时，若监测到 PT 和 APTT 延长，FDP 和 D-二聚体增加，以及 Fib 减少，提示溶栓治疗有反应。若发生出血危及生命，建议给予冷沉淀（5～10ml/kg）或纤维蛋白原静脉注射。

4）介入治疗：包括局部溶栓、取栓、滤器置入或肾动脉栓塞。部分患儿在溶栓的同时，还可以取栓治疗，可快速疏通血管，挽救患侧肾。

2. **RAT 治疗**　包括 UAC 的位置及留置时间、不同病情的处理、抗凝和溶栓治疗等。

（1）UAC 的位置及留置时间：UAC 尖端应在第 6～9 胸椎间，即腹主动脉、肠系膜上动脉或肾动脉上方，以降低缺血事件的发生；留置时间不应超过 5 天。

（2）不同病情的处理：无症状或症状轻微患儿，可拔除脐动脉导管，超声密切监测，多数栓子可自行溶解；有器官功能异常者，主要治疗高血压、肾功能不全及充血性心力衰竭。

（3）抗凝治疗：可用 UFH 或 LMWH 治疗，治疗过程中密切观察 APTT 等变化，以防过度肝素化。UFH 首剂 75～100U/kg，静脉输注 10 分钟以上；维持量 28～30U/（kg·h），静脉滴注，也可皮下注射。

（4）溶栓治疗：用于威胁生命的并发症如双侧肾血管血栓导致肾衰竭，用法同肾静脉栓塞。

（六）预后

肾脏萎缩、高血压和慢性肾病是肾血管血栓形成最常见的长期结果。有肾血管血栓形成的新生儿需要长期随访，以便早期发现和及时干预慢性肾病。应在每次临床就诊时定期监测蛋白尿和高血压，并且可能需要每年进行肾功能评估，尤其是双侧肾血管受累的患者，超声监测肾脏大小。

（肖昕　裘刚）

第六节　新生儿重度肾积水

肾积水（hydronephrosis）是由于泌尿系统的梗阻或反流导致肾盂与肾盏扩张，其中潴留尿液的疾病统称为肾积水。因为肾内尿液积聚，压力升高，使肾盂与肾盏扩大和肾实质萎缩，从而影响肾脏功能。新生儿肾积水则表现为患儿生后即存在肾积水，其病史甚至可追溯到产前，为新生儿常见先天性泌尿外科疾病之一。近年来发病率逐渐增高，发病隐匿，轻度积水时一般无明显临床症状，可外科手术治疗，预后效果佳。

（一）病因

1. **尿路阻塞**　是造成肾积水常见的疾病，多以输尿管狭窄为主，亦有输尿管末端囊肿等原因，就是输尿管的一小段发生因各种原因造成狭窄而引起阻塞，导致肾脏中的尿液不易流至膀胱，而停滞在肾脏。通常只要将输尿管狭窄的一段切除，再重新吻合起来，让输尿管保持通畅，就可以改善肾积水的情形。

2. **尿液逆流**　在正常的情况下，尿液是从肾脏产出并经由输尿管到达膀胱，然后排出体外；尿液逆流就是尿液从膀胱倒灌回输尿管，甚至回流到肾脏的一种不正常现象。此时，肾脏同时会有准备流到膀胱的尿液，以及从膀胱倒流回来的尿液，这个时候肾脏的水分就会太多，造成肾积水，引起肾功能损害。

（二）发病机制

泌尿系统的正常功能是尿液的形成、储存和排出。正常情况下，肾盂收缩舒张的协调动作，从而产生肾盂静水压约为 10cmH_2O 左右，保证尿液顺利通过。当尿路梗阻时，肾盂内压可增加到 60～90cmH_2O，一方面使包囊压增高，压迫肾皮质，另一方面使肾小球毛细血管压降低，由此肾小球的滤过压降低直至停止，尿液的反压力使肾小管远端扩张，近端变性，丧失原有的分泌及再吸收功能。由于肾内压增加使血管受压，尤其是肾小球的输出动脉受压后，肾组织营养发生障碍，肾乳头退化萎缩，由凸形变凹形，肾小管系统退化而使肾实质变薄，最后萎缩成纤维组织囊状。

（三）临床分类

1. **生理性肾积水**　发生率为40%～85%，通常无明显症状。可能与肾盂输尿管连接部变窄或发育早期发生自然扭结、皱褶有关，随着患儿生长发育而自然消退。因此，单次超声检查不能将生理性与真正（病理性）肾盂输尿管连接部梗阻区分开来，需连续超声随访。

2. **肾盂输尿管连接部梗阻**（ureteropelvic junction obstruction，UPJO）　为尿液通过肾盂和输尿管连接处梗阻，多由狭窄或息肉阻塞所致，可引起进行性肾损害。UPJO约占所有肾积水的50%，男性患儿多见，左侧发生率更高。

3. **膀胱输尿管反流**（vesicoureteral reflux，VUR）为尿液非生理性自膀胱逆行流入输尿管和肾盂，占肾积水的10%～20%，大多数为男性发病，1/3为重度反流。VUR常继发于其他类型尿路缺陷（如神经源性膀胱、后尿道瓣膜或输尿管膨出），易反复发生尿路感染，最后形成瘢痕而影响肾功能。VUR可通过排尿性膀胱尿道造影来诊断。

4. **输尿管膀胱交界处梗阻**（ureterovesical junction obstruction，UVJO）　占肾积水的5%～10%，临床表现为腹部肿物和/或反复泌尿系统感染，持续性UVJO对肾功能损害与UVPO相似。静脉肾盂造影患侧不显影或显示肾或输尿管积水。

5. **后尿道瓣膜**（posterior urethral valve，PUV）是一种先天性后尿道阻塞，通常由产前超声检测到，出生后可明确诊断，占肾积水的10%。PUV可导致双肾损伤、肾衰竭甚至死亡。可应用排尿性膀胱尿道造影和/或膀胱镜评估是否存在阻塞尿液通道的“阀门”或“膜”。置入膀胱导管可立即缓解症状。

（四）临床表现

肾积水根据肾盂和输尿管扩张程度分为轻度、中度和重度肾积水。患儿出生后可无症状，重度肾积水一般因出现腹部包块和腹胀明显时才被注意。包块多在无意中发现，一般有囊性感，症状一般较轻，甚至完全无痛；肾积水并发感染，则有可能出现脓尿和全身中毒症状，如寒战、发热及胃肠功能紊乱等；有的患者以尿路感染为最初症状，凡对尿路感染治疗效果不好的患者，一定要考虑肾积水因素的存在；梗阻严重时，炎性渗出物不能经尿排出，尿内无白细胞，但此种情况下局部疼痛和压痛都更明显。新生儿巨大的肾积水较易受到外伤的影响，轻微损伤即可能引起破裂和出血。尿液流入腹膜后间隙或腹膜腔即引起严重反应，包括疼痛、压痛和全身症状。

（五）辅助检查

1. **超声**　超声检查对肾积水的诊断具有较高临床价值，随着近年超声仪器发展的突飞猛进，影像清晰，判断迅速，而且超声波的操作简单，非侵袭性，无辐射及价格低廉，因此对肾脏泌尿系统异常的评估及诊断具有极高的地位。尤其是其显影不依赖肾功能，对于肾功能不佳或无功能者更具价值。

产前超声检查能发现约90%的胎儿泌尿系统异常，是产前监测和评估胎儿预后的重要手段。当肾盂前后径在妊娠中期≥4mm或妊娠晚期≥7mm，提示胎儿存在肾积水。

所有产前怀疑肾积水的胎儿，在生后5～7天均需再次确认；对疑有双侧肾积水、孤立肾并严重肾积水或后尿道瓣膜者，则需在生后2天内进行超声复查。

2. **X线检查**　小儿肾积水的X线诊断方法包括IVU、顺行肾盂造影、逆行肾盂造影及Whitaker灌注测压试验等多项检查方法。其中的顺行肾盂造影、逆行肾盂造影、Whitaker灌注测压试验因其操作方法的有创性及禁忌证的限制，因而对疑有PUJ梗阻的患儿已不再作为常规检查。目前使用较多的为IVU，能清晰显示肾盂肾盏的大小、形态、密度及梗阻部位，并粗略估计肾小球滤过功能，对明确诊断肾积水、同时对积水后肾功能的判断有极大帮助。

3. **肾核素动态显影**　利用肾核素动态显影，是近年来颇受重视的诊断尿路疾病的新方法（图19-6-1），具有非侵袭性，无肾功能依赖性，能较好显示尿路解剖情况等特点。对婴幼儿，特别是肾功能差的新生儿和严重肾积水的评估尤为适用，对指导临床进行进一步治疗有重要作用。

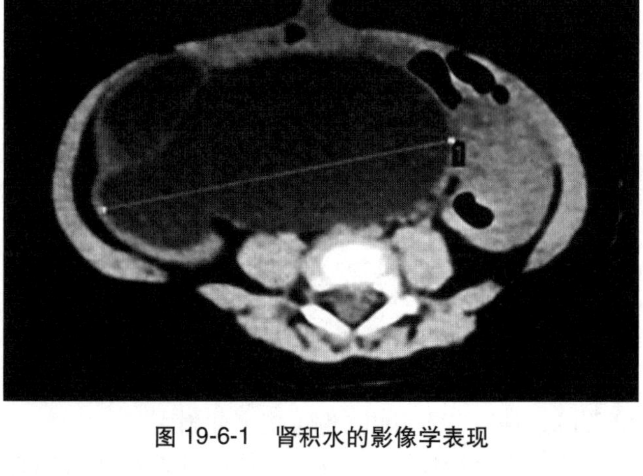

图19-6-1　肾积水的影像学表现

（六）治疗

治疗方法包括保守治疗和手术治疗。保守治疗主要是选择对肾功能无损害或损害小的抗生素预防感染、定期肾脏影像学评估 VUR 情况和肾损害程度。手术原则包括：①去除病因，解除梗阻；②情况太差或病因复杂可先经皮穿刺肾造瘘引流肾脏；③严重肾积水或脓肾，对侧肾功能好则行肾切除；④不能手术切除者，放双"T"管或支架管。目前对于新生儿手术方式大多为开放手术，亦有一些主张微创手术，常见手术方法有：肾盂输尿管离端吻合，输尿管膀胱再植，输尿管离断吻合，后尿道瓣膜切除术等。

1. **肾积水**　生理性肾积水无须特别治疗，可随年龄增大而逐渐消退。一部分非重度新生儿肾积水，出生后积水程度可缓解，甚至完全恢复正常；对于重度新生儿肾积水或逐渐加重的新生儿肾积水，在一般情况平稳状态下尽早进行一期手术治疗；新生儿巨大肾积水可急诊行超声引导下肾积水穿刺引流术，待病情稳定后择期二期行根治术；肾积水严重，肾功能破坏十分严重，而对侧肾正常者，可作积水肾切除术。

2. **UPJO、UVJO 和 PUV**　近年来，从早期积极手术治疗逐步转向选择性手术治疗和保守观察，即合理的应用整形手术，纠正肾盂输尿管连接部异常，争取肾功能的较大恢复；如存在阻塞或输尿管解剖结构异常，则将受累段切除，并将输尿管和膀胱重新连接。PUV 患儿可采取内镜消融术进行根治治疗。

3. **VUR**　治疗目的在于重建患儿膀胱与输尿管抗反流机制，抑制尿液反流，从而避免泌尿系统感染、肾损害等并发症的发生。轻度反流患儿，多有自愈趋势；部分轻度患儿及中重度反流者需要进行治疗。对于确诊患儿，若不进行手术治疗，第一年均服用抗生素（头孢类或青霉素类）预防性治疗，剂量一般为全日治疗量的 1/3，睡前单次口服；用药期间，定期监测、评估 VUR 和肾脏情况；若保守治疗期间出现反复尿路感染或瘢痕进展，应给予外科手术治疗。

（七）预防

新生儿重度肾积水是新生儿常见的外科疾病之一，但多因临床症状不明显，且疾病对患儿影响较大，故一旦发现就尽早、积极治疗，争取将损害降至最低。如定期产前检查，最终明确胎儿期肾积水情况，必要时可在胎儿期进行宫内手术；产后患儿一般情况稳定后，应尽早积极配合外科医生进行肾积水治疗，积极完善相关检查后尽早行手术治疗，切勿因患儿年龄较小而错过手术时机。

（劳伟华　俞钢）

第七节　新生儿多囊性肾发育不良

多囊性肾发育不良（multicystic dysplastic kidney，MCDK）是一种较为常见的先天性肾发育畸形，是肾囊性病变最严重的类型，表现为肾囊性化，缺乏正常肾结构，肾实质被大小不一非交通囊肿所取代、无集合系统和输尿管闭锁（无功能肾）。MCDK 在男性中常见，左侧多见；女性多为双侧。

（一）病因与病理

MCDK 的病因和发病机制尚不清楚，一般认为存在遗传易感性，外界不良因素影响相关基因正常表达可能是导致 MCDK 发生的原因。其主要病理特点为：肾脏缺乏正常结构，由不相通的小囊以及穿插其中的纤维组织、初级小管和软骨灶组成，易并发膀胱输尿管反流（VUR）、肾盂输尿管连接部梗阻（UPJO）和输尿管膀胱交界处梗阻（UVJO）等。

（二）临床表现

MCDK 常在产前超声检查中发现，其最显著的临床特征是一侧肾脏无功能，对侧肾功能正常（孤立性功能正常对侧肾）或功能基本正常，可合并 VUR（7%～26%）、UPJO（2%～25%）或 UVJO（2%）等；有时因患肾明显增大而导致腹围增加；部分患儿可存在单侧或双侧睾丸未降，极少患儿年长时发生高血压或恶性肿瘤。

（三）影像学检查

超声检查是 MCDK 诊断和确定肾组织损伤程度的最有效方式。产前超声特征为：①患肾大小可正常或增大。②患肾肾实质几乎或完全被大小不一、互不连通的囊肿取代（图 19-7-1）。③由于缺乏正常发育的集合系统，超声不能显示肾盂肾盏，间质出现异常回声；输尿管因闭锁也不能显示。④随着孕周增大，因患肾无功能，其大小稳定不变或逐渐缩小。⑤单侧 MCDK 病例，羊水量可正常；若 MCDK 双侧发病或对侧肾伴有相关异常（如 VUR、UPJO 等），肾功能严重受损时，可出现羊水过少，严重者围产期死亡。

双侧 MCDK 患儿多在出生前死亡；活产 MCDK 患儿产后超声影像表现同产前超声，显示单侧肾发病（图 19-7-2）；对侧肾大多正常，少部分可合并 VUR、UPJO，超声显示相应表现；因 MCDK 男性患儿可合并隐睾等肾外疾病，必须注意阴囊和腹股沟区的扫描。

（四）鉴别诊断

1. **严重肾积水**　可由肾盂输尿管或输尿管膀胱连接处梗阻、后尿道瓣、Eagle-Barrett 综合征和膀胱输

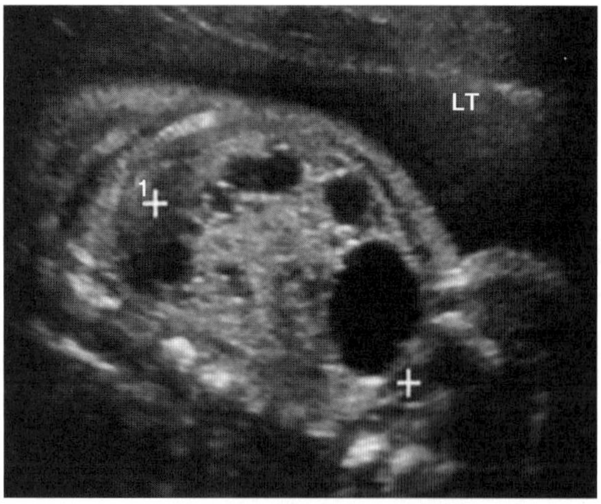

图 19-7-1　MCDK 产前超声图像
肾内可见多个大小不一、互不连通的囊肿；中央高回声结构为发育不良的未分化组织。

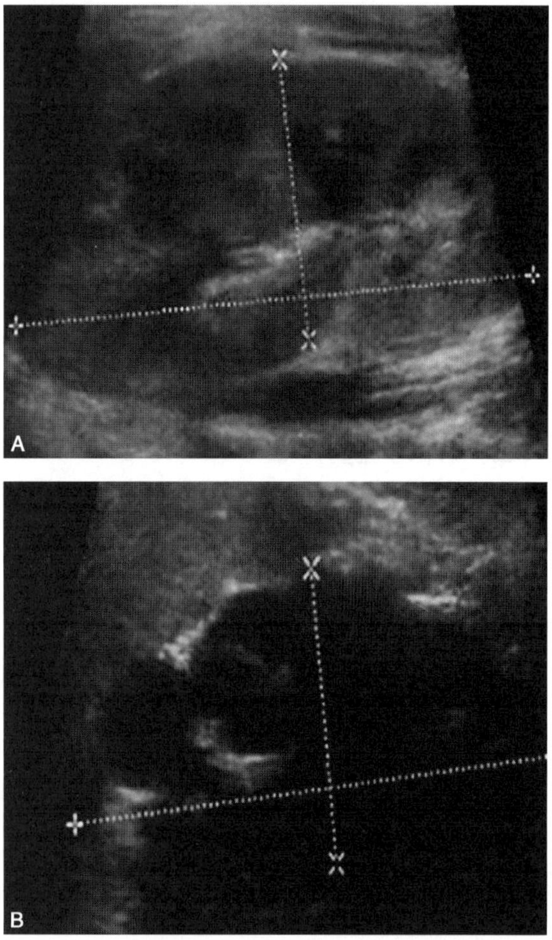

图 19-7-2　MCDK 出生后超声图像
A. 左侧肾 MCDK；B. 右侧肾正常。

尿管反流所致，肾脏超声可发现肾盂与肾盏明显扩张，尿液潴留其中。

2. **肾囊性病变**　对于肾囊性病变，若超声显示肾盂分离、输尿管扩张，则可排除 MCDK。

（1）多囊肾（Potter 综合征或 Perlmann 综合征）：超声表现为两侧肾都有囊肿，发生与基因突变相关，分为婴儿型（常染色体隐性遗传）和成人型（常染色体显性遗传）。在胎儿时期，若超声提示双肾存在囊肿，且羊水过少，基因检测确诊多囊肾，建议流产；如果超声提示单侧肾有单个或 2~3 个囊肿，羊水量也在正常范围，则可继续妊娠，囊肿有很大概率被自行吸收，肾功能不受影响。对于婴儿型多囊肾，新生儿出生后可见 Potter 面容：低位耳、短翘鼻、深眼纹和小下颌等，出现腹部包块、腹胀、严重高血压和肾功能不全，合并肺发育不良者可出现呼吸窘迫症状，死亡率高。成人型死亡率极低，但一般成年后出现肾衰竭，需血液净化维持。

（2）肾囊肿：较常见，与基因无关，不影响肾功能。超声表现为单个或少数几个囊肿，若 B 超提示囊肿内透性好（液体），边界清晰，囊肿无血流，即为良性，后期囊肿可自行吸收或手术干预。

（3）其他综合征的组成部分：囊性发育不良可作为其他综合征的组成部分，如 Bardet-Biedl 综合征（常染色体隐性遗传）、Beckwith-Wiedemann 综合征（散发性或常染色体显性遗传）、Meckel-Gruber 综合征（口腔-面部-指端综合征，常染色体隐性遗传）、Smith-lemli-Opitz 综合征（常染色体显性遗传）。

（五）治疗原则

1. **良性 MCDK**　大多数 MCDK 病例为良性，若 MCDK 患儿对侧肾正常，则预后良好，即随着时间推移，在生命的前 10~15 年，患肾逐渐缩小，60% 患儿在生后 1 年内完全退化消失，因此年长儿和成人先天性孤立肾患者中，包括了这部分 MCDK 患者。MCDK 患儿与正常人群相比，发生高血压、肾母细胞瘤的风险并未增加。

2. **生长性 MCDK**　部分 MCDK 会增大，对邻近器官产生抑制性占位效应（呼吸窘迫、胃肠道和对侧输尿管梗阻等）。若临床上出现明显抑制性占位效应、严重血尿、反复感染、高血压或癌变（肾母细胞瘤）时，需进行肾切除。

3. **复发性 MCDK**　由囊壁上皮细胞分泌液体引起。通过引入硬化物质时分泌细胞灭活，中断液体产生而达到治疗目的（硬化疗法）。当存在手术禁忌证时，经皮囊肿抽吸术可暂时缓解症状，但复发率高。

（六）预后

MCDK 可完全退化（35%~62%）、缩小（30%~44%）或稳定不变（13%~34%）；95% 的 MCDK 患儿 3 岁前存在对侧肾（如无畸形）代偿性肥大，一般预后良好;当对侧肾明显进行性增大时,才考虑手术摘除。MCDK 患儿有一定的肾感染、高血压和进展为肾衰竭的风险,因此所有的 MCDK 患儿均需密切随访。

第八节　新生儿急性肾损伤

急性肾损伤(acute kidney injury,AKI)是新生儿重症监护室常见的危重症之一,在极低出生体重儿中,AKI 的发生率高达 20%~40%,而在围产期窒息的足月儿中可达 40%,且预后不良,死亡率可达 10%~60%。早期诊断和及时干预是治疗新生儿 AKI 的关键。

(一) 病因与分类

导致新生儿 AKI 的病因多种多样,可继发于肾脏本身疾病,亦可继发于重度窒息、脓毒症、多器官功能障碍综合征、心脏外科术后、先天性发育异常、肾毒性药物使用等多种因素。按肾损伤性质及部位不同,可将病因分为肾前性、肾性以及肾后性 AKI(表 19-8-1)。

表 19-8-1　新生儿急性肾损伤分类及病因

分类		病因
肾前性	低血容量	胎盘血流量受损、脱水、出血、胃肠道丢失、伴盐丧失的肾或肾上腺疾病
	有效循环血量不足	败血症、低蛋白血症、NEC、RDS、DIC、缺氧、低温、充血性心力衰竭、心脏手术、正压通气压力过高
	药物	大剂量血管扩张或收缩剂
肾性	急性肾小管坏死	严重或长时间肾缺血
	感染	先天感染梅毒、弓形虫病、肾盂肾炎
	肾血管病变	肾动脉栓塞、狭窄、深静脉栓塞、DIC
	肾毒性物质	氨基糖苷类抗生素、两性霉素、多黏菌素、吲哚美辛、布洛芬、妥拉唑林、阿昔洛韦、IVIg、肌红蛋白尿、血红蛋白尿、过氧化物尿、放射造影剂
	发育异常	双肾不发育,肾囊性变等
	先天性肾病综合征、尿酸盐肾病	
肾后性	尿路梗阻	后尿道瓣膜、三联症、双侧输尿管肾盂结合部梗阻、尿道狭窄、包皮闭锁、尿道憩室、输尿管囊肿等肾外肿瘤压迫、医源性损伤

1. **肾前性 AKI**　为最常见类型,约占新生儿 AKI 的 85%,其主要原因为有效血容量不足导致肾脏血流灌注不足,是一种功能改变,如及时救治结局能得到明显改善,若不及时处理,可致肾实质损伤。

2. **肾性 AKI**　为新生儿 AKI 的第二大常见原因,发生率约为 10%,在组织学基础上,由于存在急性肾小管坏死(ATN)持续的功能改变,没有得到充分的纠正,可能导致真正的肾脏损害和 ATN。

3. **肾后性 AKI**　通常为泌尿道梗阻所致,新生儿期少见。

(二) 病理生理

1. **肾小球滤过率下降**　各种病因引起的肾灌注不足可致 GFR 下降而发生少尿;各种病因引起的血管活性物质如儿茶酚胺、5-羟色胺、组胺、血管紧张素Ⅱ及血栓烷等释放或活性增强,肾血管收缩,阻力增高,均可致 GFR 下降。

2. **肾组织细胞代谢紊乱**　缺氧时,肾组织细胞内氧化磷酸化障碍,ATP、ADP 减少,细胞功能紊乱,自由基生成,脂质改变,细胞膜损伤,细胞内 K^+ 下降,Na^+、Ca^{2+} 内流,溶酶体中酶释放,细胞进一步受损,抑制酶活性等。肾髓质粗升支是细胞色素氧化酶减少的重要部位,较近端小管更易受缺氧损害。

3. **肾小管内滤液回漏及再吸收障碍**　肾灌注不足,肾缺血缺氧或肾毒性物质使肾小管壁受损,小管细胞坏死、脱落,基膜断裂,近端肾小管 Na^+-K^+-ATP 酶活性改变。肾小球滤液经过受损的肾小管细胞的基膜,渗入间质,回漏至血液中,肾小管再吸收障碍导致机体内环境紊乱。

4. **感染及免疫反应**　严重感染(细菌、病毒等)时,免疫反应的抗原抗体复合物引起一系列反应可致 DIC,肾毛细血管梗死,血管阻力增高,GFR 降低及肾小管坏死等。

5. **肾血管神经内分泌**　肾血管周围含有神经肽Y(neuropeptide,NPY)的肾上腺素能神经,在缺血缺氧的刺激下,NPY很可能被释放出,扩散至近端肾小管,作用于NPY受体而影响Na^+-K^+-ATP酶的活性改变。

6. **肾后性尿路梗阻**　双侧尿路梗阻会导致肾功能损伤。

(三)临床表现

新生儿AKI缺乏典型临床表现,常因疾病检查时发现血生化异常;由于各类不利因素导致肾功能损害,临床可出现少尿或无尿、电解质紊乱、酸碱平衡失调以及代谢产物浓度增高(氮质血症)等表现,根据病情经过,可分为少尿或无尿期、多尿期、恢复期。主要临床表现如下。

1. **尿量改变**　一般早期表现为少尿或无尿,新生儿尿量<1ml/(kg·h)者为少尿,<0.5ml/(kg·h)者为无尿,但持续时间长短不一,持续3天以上可视为病情危重。随着肾小球、肾小管功能逐渐改善,患儿尿量迅速增加,然后待患儿一般情况好转,尿量逐渐恢复正常。

2. **电解质紊乱**　①高/低钾血症:高血钾为重要死亡原因之一,见于少尿期,可因钾排出减少、酸中毒使细胞内钾向细胞外转移、感染、溶血或大量组织破坏、摄入过多的钾而出现高钾血症,严重时可表现为心率减慢、心律失常、心音低钝以及心电图改变(T波高尖、QRS波增宽等);低血钾则见于多尿期;②低钠血症:少尿期为稀释性低钠血症,多尿期因钠排出增多而出现低钠,可出现惊厥等神经系统改变;③高磷、低钙、高镁血症等。

3. **液体平衡紊乱**　早期因水、钠排出减少,或因治疗不当未限制液体量,导致大量水潴留在体内,表现为全身水肿、胸腔积液、腹水,严重者可导致肺水肿、脑水肿、心力衰竭等全身各器官衰竭,是此期死亡的重要原因之一。如尿量迅速增多,可出现脱水。

4. **代谢性酸中毒**　由于肾小球滤过率下降导致氢离子交换以及酸性代谢产物排泄障碍所致,此外,代谢性酸中毒可加重高钾血症。

5. **氮质血症**　当急性肾衰竭时,因体内蛋白代谢产物从肾脏排泄障碍、蛋白分解旺盛,从而导致非蛋白氮含量增加,可表现为BUN和Cr增高,出现中毒症状。

(四)诊断标准

一直以来,对于AKI的诊断国际上缺乏统一标准。直到2002年,急性透析质量研究组(acute dialysis quality initiative,ADQI)首先提出了ARF的RIFLE分级诊断标准,依据血肌酐、肾小球滤过率(glomerular filtration rate,GFR)和尿量的变化将ARF分为3个等级:风险(risk)、损伤(injury)和衰竭(failure),以及2个预后级别,即肾功能丧失(loss)和终末期肾病(end stage renal disease,ESRD)。RIFLE分级诊断标准有较好的可操作性,以及敏感性和特异性,能在一定程度上反映预后。

2005年由急性肾损伤网络(acute kidney injury network,AKIN)在RIFLE分层诊断标准基础上对AKI的诊断及分级标准进行了修订,制定AKI的定义:病程在3个月以内血、尿、组织学或影像学检查肾脏结构和功能异常。诊断标准为:48小时内血肌酐上升26.5μmol/L(0.3mg/dl)或较基础值升高≥50%;和/或尿量<0.5ml/(kg·h),时间超过6小时(排除梗阻性肾病或脱水状态)。将AKI分为1、2、3期,分别对应于RIFLE标准的风险、损伤、衰竭。同时由于儿童和新生儿的特殊性,近来有研究者在AKIN的RIFLE分层诊断标准基础上分别提出了儿童和新生儿的RIFLE,分别称为pRIFLE(pediatric RIFLE)和nRIFLE(neonatal RIFLE)。RIFLE、pRIFLE、nRIFLE的主要差别在于pRIFLE、nRIFLE在诊断AKI 3期(衰竭)时用肾小球滤过率(GFR)<35ml/(min·1.73m^2)取代了血肌酐≥4.0mg/dl,此外nRIFLE对尿量的标准进行了重新修订,比较结果见表19-8-2。

AKI诊断标准仍基于对血肌酐以及连续尿量监测,但这些指标缺乏敏感性和特异性,且不利于AKI的早期诊断,同时在新生儿期间受许多因素影响。如新生儿Scr在生后48~72小时内反映的是母体血肌酐水平,随后在生后1周内逐渐下降,下降速率与胎龄相关,此外还受性别、日龄、高胆红素血症、摄入量、代谢状态、肌肉量等其他因素影响。肌酐是肾功能的一个指标,其上升滞后于肾脏损伤的发生,血清肌酐可能不会增加,直到25%~50%的肾功能丧失;其次,新生儿阶段常发生非少尿型肾功能衰竭,故易漏诊。因此,为了早期判断和识别AKI,更好的监测新生儿肾功能,近年来,一些新型生物学标志物如半胱氨酸蛋白酶抑制剂C(cystatin C,Cys-C)、中性粒细胞明胶酶相关脂质运载蛋白(neutrophil-gelatinase-associated lipocalin,NGAL)、白细胞介素-18(IL-18)、肾损伤分子-1(kidney injury molecule-1,KIM-1)等逐渐在临床开展应用于新生儿,但这些指标仍无法单独作为判断指标。

表 19-8-2　成人、儿童和新生儿 RIFLE 标准的比较

AKI 分期	RIFLE、pRIFIE 和 nRIFLE 比较				
	血清肌酐		尿量		
	RIFLE	pRIFLE/nRIFLE	RIFLE	pRIFLE	nRIFLE
风险（AKI 1 期）	基线水平的 1.5～2 倍或 GFR 下降>25%	基线水平的 1.5~2 倍或 GFR 下降>25%	尿量<0.5ml/(kg·h)，且时间>6 小时	尿量<0.5ml/(kg·h)，且时间>8 小时	尿量<1.5ml/(kg·h)，且时间>24 小时
损伤（AKI 2 期）	基线水平的 2～3 倍或 GFR 下降>50%	基线水平的 2～3 倍或 GFR 下降>50%	尿量<0.5ml/(kg·h)，且时间>12 小时	尿量<0.5ml/(kg·h)，且时间>16 小时	尿量<1.0ml/(kg·h)，且时间>24 小时
衰竭（AKI 3 期）	基线水平的 3 倍以上或 GFR 下降>75% 或肌酐 > 353.3μmol/L 或开始肾脏替代治疗	基线水平的 3 倍以上或 GFR 下降>75% 或 GRR<35ml/(min·1.73m^2)	尿量<0.3ml/(kg·h)，且时间>24 小时或无尿 12 小时	尿量<0.3ml/(kg·h)，且时间>24 小时或无尿 12 小时	尿量<0.7ml/(kg·h)，且时间>24 小时或无尿 12 小时
丧失	持续衰竭>4 周				
终末期肾病	持续衰竭>3 个月				

注：根据 Schwartz 公式，GFR[ml/(min·1.73m^2)]=0.55×L/Pcr，L 为身长(cm)，Pcr 为血浆肌酐(mg/dl)。

（五）治疗

治疗重点包括去除病因、维持内环境稳定、供应充足能量、减少肾脏负担等。高危儿密切监护血压、血生化以及出入量、纠正低氧血症、休克、低体温及防治感染。

1. **病因治疗**　肾前性 AKI，建议使用等渗的晶体补充血容量、改善肾灌注。肾后性 AKI 以解除梗阻为主，二者若不及时处理，均可导致肾性损害。

2. **控制液体量**　每日监测出入量、体重情况。在少尿或无尿期间，因水负荷过多可引起心力衰竭、肺水肿等严重并发症，故应严格控制液体量，入量=不显性失水[足月儿为 30ml/(kg·d)，早产儿为 50~70ml/(kg·d)]+前日尿量+胃肠道失水量+引流量-内生水，此期以体重不增或减少 0.5%～1% 为宜。多尿期前 3 天仍需适当限制液体量，以不出现脱水为原则，可按尿量 2/3 补给液体量，对于大量利尿患儿应警惕脱水情况的发生。

3. **纠正电解质紊乱**　①高钾血症：应立即停止静脉输液或肠外营养的外源性钾摄入。母乳的钾和磷含量通常较低，适合 AKI 患儿喂养，但也可以根据需要减少；对于配方奶粉喂养的新生儿，可以使用低钾配方。轻度血钾升高可给予阳离子交换树脂 1g/L，4~6 小时 1 次口服或灌肠，但在早产儿中可能增加 NEC 风险。静脉注射葡萄糖酸钙拮抗钾离子对心肌的毒性。5% 碳酸氢钠 1～2ml/kg 碱化血液，钾进入细胞内，若患儿存在高钠血症、心力衰竭则禁用。葡萄糖和胰岛素输入以促进钾进入细胞内。②低钠血症：轻度低钠血症（120～125mmol/L）一般限制液体量多可纠正。严重低钠血症并伴有症状者可适当补充高张钠，3% NaCl 1～2ml/kg 可提高 1mmol/L 血钠。③低钙血症：可给予 10% 葡萄糖酸钙 1ml/(kg·d) 静脉滴注，可同时给予维生素 D_2、D_3 或 25-羟胆钙化醇促进钙吸收。④高磷血症：主要通过限制磷酸盐的摄入来治疗；临时给予碳酸钙口服可以防止血清磷进一步增加。

4. **纠正代谢性酸中毒**　pH 值<7.2 或 BE<15mmol/L 可给予 5% 碳酸氢钠纠正，可按 2～3ml/(kg·次) 或按实际碱缺失计算给予，但避免矫枉过正。

5. **营养支持**　AKI 患儿易发生营养不良，从而增加病死率。充足的蛋白质才能保持代谢平衡，建议首选通过肠道给予，如果不能口服就采用鼻饲。

6. **药物使用**　①呋塞米：通过血管舒张、抑制钠-钾-氯共转运体泵、降低氧耗、增加尿量和减少肾小管阻塞。临床实践中发现，未能增加肾功能恢复率、未降低肾替代疗法的需求及未增加成活率，故不推荐用利尿剂预防 AKI，除容量过度负荷外，建议不用利尿剂治疗 AKI。②多巴胺：小剂量多巴胺[1～3μg/(kg·min)]仅仅使尿量增加了 24%，血清 Cr 水平无显著改善，不能预防以及治疗 AKI，亦不能保护肾功能。有资料显示，对于心脏外科手术后的肾损伤，使用小剂量的多巴胺可引起快速性心律失常、心肌缺血、小肠血流量减少、甲状腺功能减退和 T 淋巴细胞抑制；多巴胺的排钠效应，反而加重 AKI 时的低血容量，减少肾灌注。③甘露醇：该药在 AKI 期间禁用，其不良反应能诱发急性肺水肿、增加血浆渗透浓度、引起渗透性肾病。

7. **腹膜透析（peritoneal dialysis，PD）**　该原理

是通过腹膜半透膜特性，使血液中的水分和电解质可以在跨膜压差的作用下渗透或自由扩散，从而达到透析效果。基于以下优点：儿童单位体质量的腹膜面积为成人的2倍、血流动力学相对稳定、无需抗凝剂、无须建立血管通路、无穿刺痛、操作简单易行、价格相对低廉等。以下情况可采用腹膜透析：①持续加重的氮质血症，已有中枢抑制表现或血清 BUN>35.7mmol/L（100mg/dl）；②严重代谢性酸中毒，pH 值<7.15；③严重高钾血症；④严重液体超负荷，出现心力衰竭、肺水肿。禁忌证：①泌尿系统先天性疾病；②原发腹腔感染、腹膜广泛粘连或纤维化、腹部或腹膜后手术导致严重腹膜缺损；③外科无法修补的疝；④严重凝血障碍。

理想的 PD 液 pH 值应该为中性，糖降解产物浓度低，以碳酸盐或碳酸盐与乳酸盐的混合物作为缓冲剂，这样有利于保护腹膜功能，减少疼痛，在相同注入量的情况下较小幅度增加腹内压。推荐起始剂量（注入量）为 10~20ml/kg（300~600ml/m^2），如无渗漏和呼吸受限，可逐渐增加剂量至 30ml/kg（800ml/m^2）。起始的留腹时间建议 30~40 分钟，交换时间 60~90 分钟（包括注入、留腹、流出时间）。治疗过程中密切监测患儿生命体征、体重、出入量、热量、肾功能、电解质、血糖、血气分析及尿常规。根据指标变化情况调整透析液量、留置时间和频率。研究表明，透析后大部分患儿的血尿素氮和血钾水平降低，pH 值升高，出入量平衡得到改善。PD 常见并发症包括：腹膜炎、机械性引流障碍、置管处渗漏、出血等。

8. **持续血液净化（continuous blood purification，CBP）** 适用于心肺功能不稳定、液体负荷过多和严重的电解质或酸碱平衡紊乱、严重凝血异常或由于外科手术或外伤而不能行腹膜透析者，该方法使液体、电解质、小或中等大小的溶质持续通过对流或超滤从血液中滤出，在对流中由于压力使水分及其他分子滤过半透膜而得到清除，通过静脉输入与血液相似的电解质成分替代液体使血容量得以重新调整。

（六）预后

AKI 的病死率高，预后较差。预后与该病的病因和胎龄高度相关，尽管进行了适当的治疗，也有 25%~50% 的 AKI 新生儿死亡，幸存者则出现长期问题。AKI 的病因为多器官功能障碍综合征时，作为多器官之一的肾脏病死亡率最高。以前认为由于肾毒性物质或者因低氧、缺血导致的肾功能损伤一般均能恢复。但近年来越来越多的研究表明，新生儿 AKI 可逐渐演变为慢性肾脏疾病，可能与肾单位损失、内皮损伤、血管异常、间质炎症和纤维化等有关，此外早产和低出生体重也与慢性肾脏疾病相关。因此，对于任何原因导致 AKI 的新生儿均应进行长期随访。

（裘 刚）

参考文献

1. 敖翔. 儿童腹膜透析的应用. 临床肾脏病杂志，2017，17（3）：132-135.
2. 冯春月，毛建华. 遗传性肾小管酸中毒的病因及发病机制. 中华实用儿科临床杂志，2018，33（17）：1292-1295.
3. 邵肖梅，叶鸿瑁，丘小汕. 实用新生儿学. 5 版. 北京：人民卫生出版社，2019.
4. 邵怡，王安平，王先令，等. 肾小管酸中毒的诊疗进展. 国际内分泌代谢杂志，2017，37（1）：56-58.
5. 王恋. 新生儿窒息后急性肾损伤的诊治进展. 国际儿科学杂志，2012，39（1）：36-39.
6. 王卫平、孙锟、常立文. 儿科学. 9 版. 北京：人民卫生出版社，2018.
7. 吴莉. 现代小儿肾脏病学. 福州：福建科学技术出版社，2003.
8. 易著文，何庆南. 小儿临床肾脏病学. 2 版. 北京：人民卫生出版社，2016.
9. 周国平. 急性肾损伤的诊断与治疗进展. 中华实用儿科临床杂志，2013，28（9）：717-720.
10. 周婧婧，张鹏，程国强. 新生儿尿路感染研究进展. 临床儿科杂志，2013，31（6）：588-592.
11. KIMBERLIN D W，BRADY M T，JACKSON M A. Tables of antibacterial drug dosages. American Academy of Pediatrics，Itasca，2018：914.
12. ARCINUE R，KANTAK A，ELKHWAD M. Acute kidney injury in ELBW infants（<750 grams）and its associated risk factors. J Neonatal-Perinatal Med，2015，8（4）：349-357.
13. ARSHAD M，SEED P C. Urinary tract infections in the infant. Clin Perinatol，2015，42（1）：17-28.
14. BACCIEDONI V，ATTIE M，DONATO H，et al. Thrombosis in newborn infants. Archivos argentinos de pediatría，2016，114（2）：159-166.
15. BAKER L A，GOMEZ R A. Embryonic development of the ureter and bladder：Acquisition of smooth muscle. The Journal of Urology，1998，160（2）：545-550.
16. BARACCO R，MATTOO T K. Diagnosis and management of urinary tract infection and vesicoureteral reflux in the neonate. Clin Perinatol，2014，41（3）：633-642.
17. BECKNELL B，SCHOBER M，KORBEL L，et al. The diagnosis，evaluation and treatment of acute and recurrent pediatric urinary tract infections. Expert Rev Anti Infect Ther，2015，13（1）：81-90.
18. BESBAS N，KARPMAN D，LANDAU D，et al；European Paediatric Research Group for HUS. A classification of hemolytic

uremic syndrome and thrombotic thrombocytopenic purpura and related disorders. Kidney Int,2006,70(3):423-431.

19. BHAT R,KUMAR R,KWON S,et al. Risk Factors for Neonatal Venous and Arterial Thromboembolism in the Neonatal Intensive Care Unit-A Case Control Study. The Journal of pediatrics, 2018,195:28-32.
20. BONADIO W,MAIDA G. Urinary tract infection in outpatient febrile infants younger than 30 days of age: a 10-year evaluation. Pediatr Infect Dis J,2014,33(4):342-344.
21. BRANDÃO L R,SIMPSON E A,LAU K K. Neonatal renal vein thrombosis. Seminars in fetal & neonatal medicine, 2011, 16 (6):323-328.
22. CHATURVEDI S,NG K H,MAMMEN C. The path to chronic kidney disease following acute kidney injury: a neonatal perspective. Pediatr Nephrol,2017,32(2):227-241.
23. CICCIA E, DEVARAJAN P. Pediatric acute kidney injury: prevalence, impact and management challenges. Int J Nephrol Renovasc Dis,2017,10:77-84.
24. GHOBRIAL E E,ELHOUCHI S Z,ELTATAWY S S,et al. Risk factors associated with acute kidney injury in newborns. Saudi J Kidney Dis Transpl,2018,29(1):81-87.
25. GUREVICH E,TCHERNIN D,SCHREYBER R,et al. Follow-up after infants younger than 2 months of age with urinary tract infection in Southern Israel: epidemiologic, microbilolgic and disease recurrence characteristics. Braz J Infect Dis,2016,20 (1):19-25.
26. HEINEN S,HARTMANN A,LAUER N,et al. Factor H related protein 1(CFHR-1) inhibits complement C5 convertase activity and terminal complex formation. Blood, 2009, 114 (12): 2439-2447.
27. JETTON J G,GUILLET R,ASKENAZI D J,et al. Assessment of worldwide acute kidney injury epidemiology in neonates: design of a retrospective cohort study. Front Pediatr,2016,4:68.
28. JOZSI M,LICHT C,STROBEL S,et al. Factor H autoantibodies in atypical hemolytic uremic syndrome correlate with CFHR1/CFHR3 deficiency. Blood,2008,111(3):1512-1514.
29. LIBÓRIO A B,BRANCO K M,TORRES DE MELO BEZERRA C. Acute kidney injury in neonates: from urine output to new biomarkers. Biomed Res Int,2014,2014:601568.
30. MATSUSAKA T,MIYAZAKI Y,ICHIKAWA I. The renin angiotensin system and kidney development. Annual Review of Physiology,2002,64:551-561.
31. MIKOAJCZAK A,TYTKOWSKA A,JAWORSKA A,et al. Sequential sonographic features in neonatal renal vein thrombosis. Ginekologia polska,2018,89(5):271-275.
32. MOHSENY A B, VAN VELZE V, STEGGERDA S J, et al. Late-onset sepsis due to urinary tract infection in very preterm neonates is not uncommon. Eur Pediatr,2018,177(1):33-38.
33. NADA A,BONACHEA E M,ASKENAZI D J. Acute kidney injury in the fetus and neonate. Semin Fetal Neonatal Med,2017, 22(2):90-97.
34. NIADA F,TABIN R,KAYEMBA-KAY'S S. Spontaneous neonatal renal vein thromboses: Should we treat them all? A report of five cases and a literature review. Pediatrics and neonatology,2018,59(3):281-287.
35. NORIS M,CAPRIOLI J,BRESIN E,et al. Relative role of genetic complement abnormalities in sporadic and familial aHUS and their impact on clinical phenotype. Clin J Am Soc Nephrol,2010,5(10):1844-1859.
36. NORIS M,REMUZZI G. Atypical hemolytic-uremic syndrome. N Engl J Med,2009,361(17):1676-1687.
37. OKARSKA-NAPIERALA M, WASILEWSKA A, KUCHAR E. Urinary tract infection in children: Diagnosis, treatment, imaging-Comparison of current guidelines. J Pediatr Urol,2017,13 (6):567-573.
38. PAUCHARD J Y,CHEHADE H,KIES C Z,et al. Avoidance of voiding cystorethrography in infants younger than 3 months with Escherichia coliurinary tract infection and normal renal ultrasound. Arch Dis Child,2017,102(9):804-808.
39. RESONTOC L P,YAP H K. Renal vascular thrombosis in the newborn. Pediatric nephrology,2016,31(6):907-915.
40. RODRÍGUEZ DE CORDOBA S. aHUS: a disorder with many risk factors. Blood,2010,115(2):158-160.
41. RUANGKIT C,SATPUTE A,VOGT B A,et al. Incidence and risk factors of urinary tract infection very low birth weight infants. J Neonatal Perinatal Med,2016,9(1):83-90.
42. SAMAYAM P,RAVI CHANDER B. Study of urinary tract infection and bac-teriuria in neonatal sepsis. Indian J Pediatr, 2012,79(8):1033-1036.
43. STEIN R,DOGAN H S,HOEBEKE P,et al. Urinary tract infections in children: EAU/ESPU guidelines. Eur Urol,2015,67 (3):546-558.
44. RAINA R,CHAKRABORTY R,SETHI S K,et al. Diagnosis and management of renal cystic diseases of the newborn: core curriculum. Am J Kidney Dis,2021,78(1):125-141.
45. Society for Maternal-Fetal Medicine. Muticystic dyspastic kidney. Am J Obstet Gynecol,2021,225(5):B21-B22.
46. STEIN R,DOGAN H S,HOEBEKE P,et al. Urinary tract infections in children: EAU/ESPU guidelines. Eur Urol,2015,67 (3):546-558.
47. TAYLOR C M,CHUA C,HOWIE A J,et al. Clinicopathological findings in diarrhea-negative haemolytic uraemic syndrome. Pediatr Nephrol,2004,19(4):419-425.
48. USTYOL L,PEKER E,DEMIR N,et al. The use of acute peritoneal dialysis in critically ill newborns. Med Sci Monit,2016, 22:1421-1426.

第二十章　新生儿内分泌危重症

第一节　新生儿内分泌特点

下丘脑-腺垂体-靶腺轴调节系统是控制激素分泌稳态的调节环路（图 20-1-1），包括下丘脑-垂体-甲状腺轴（hypothalamic-pituitary-thyroid axis，HPTA）、下丘脑-垂体-肾上腺轴（hypothalamic-pituitary-adrenal axis，HPAA）和下丘脑-垂体-性腺轴（hypothalamic-pituitary-gonadal axis，HPGA）等。下丘脑和腺垂体之间没有直接的神经联系但存在独特的血管网络（垂体门脉系统）；通过这一系统的局部血流直接实现下丘脑-腺垂体之间的双向联系。在此系统中，激素的分泌与作用具有“等级性”，即“上级”激素对“下级”内分泌细胞的激素分泌活动具有促进作用；而“下级”激素对“上级”内分泌细胞的激素分泌多为负反馈调节作用。这种轴系反馈调节既是激素分泌稳定维持的基本调节方式，也体现了随内外环境变化后，中枢神经系统对内分泌系统的间接控制作用。

从胚胎形成至青春发育期，机体处于不断生长、发育和成熟的阶段，内分泌系统本身也在不断地发育和成熟。下丘脑、垂体是内分泌系统的中枢。下丘脑可以分泌促甲状腺激素释放激素（thyrotropin-releasing hormone，TRH）、促肾上腺皮质激素释放激素（corticotropin-releasing hormone，CRH）、促性腺激素释放激素（gonadotropin-releasing hormone，GnRH）、生长激素释放激素（growth hormone releasing hormone，GHRH）和生长抑素（somatostatin，SST）。腺垂体可以分泌促甲状腺激素（thyroid-stimulating hormone，TSH）、促肾上腺皮质激素（adrenocorticotropic hormone，ACTH）、促性腺激素（gonadotropin，Gn）和生长激素（growth hormone，GH），其中 Gn 包括黄体生成素（luteinizing hormone，LH）和卵泡刺激素（follicle-stimulating hormone，FSH）；神经垂体可分泌垂体后叶激素即精氨酸升压素（arginine vasopressin，AVP），分别调控甲状腺、肾上腺、性腺等内分泌器官的活动。如先天性下丘脑-垂体发育不良会造成上述激素的分泌异常，从而引起相应的临床症状。另外，在下丘脑-腺垂体-靶腺轴的任一环节出现问题均可导致内分泌功能异常，引起内分泌疾病。

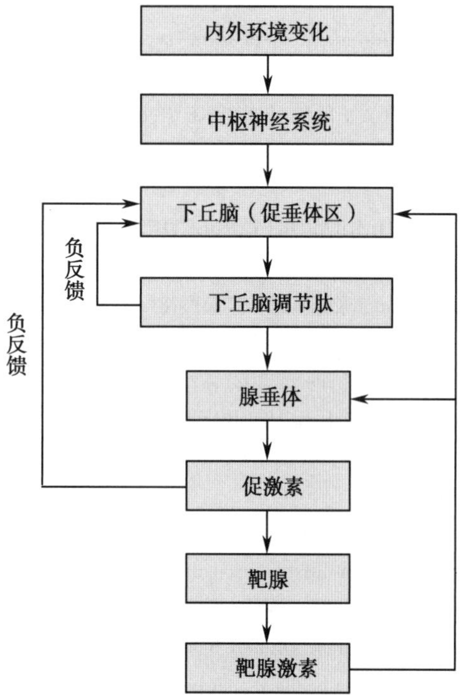

图 20-1-1　下丘脑-腺垂体-靶腺轴

一、下丘脑-垂体-甲状腺轴

胎儿甲状腺的发育始于孕 3 周，起源于咽底部。孕 10 周，甲状腺下降至正常位置，开始具有摄碘和合成激素的功能。孕 12~30 周，TSH 合成增加，并与下丘脑-垂体轴的成熟有关，而且甲状腺素（thyroxine，T_4）和三碘甲状腺原氨酸（triiodothyronine，T_3）合成也增加，直至出生。T_4、T_3 和 TSH 很少通过胎盘，因此新生儿出生后检测的血清甲状腺素水平基本反映其甲状腺素分泌和代谢水平。生后 1~6 小时，T_4、T_3 和 TSH 的水平增加，TSH 水平甚至可以达到 100mU/L。经过一段由于新生儿高 TSH 血症导致的外周血甲状腺激素水平升高后，T_3、T_4 水平随年龄增长而下降，游离甲状腺激素（free thyroxine，FT_4）的水平也下降。在生后 5~7 天，早产儿 FT_4、T_3 浓度达到最低点，并与胎龄相关，年龄越小，水平越低。新生儿期甲状腺激素的水平位于成人甲状腺亢进的范围，随年龄增加，T_3、T_4 水平下降，FT_4 水平也下降。在婴儿期和儿童期，T_3、T_4、FT_4 的水平进行性下降，但 TSH 浓度在生后短暂上升后则相对稳定。

甲状腺激素可影响胎儿神经系统的发育和成熟，促进儿童的生长发育和调节新陈代谢。若 HPTA 功能异常导致甲状腺激素分泌不足，则可引起智力落后、身材矮小等症状。在评价新生儿 HPTA 功能时，应注意结合抽血时间点进行分析。

二、下丘脑-垂体-肾上腺轴

皮质醇的分泌具有昼夜节律，早晨 4:00—6:00，皮质醇的分泌达高峰，夜间其水平通常≤凌晨的 50%。检测基础皮质醇的浓度通常可在早晨 8:00—9:00 和晚 8:00—12:00。出生时，孕酮、17α-羟孕酮（17α-hydroxyprogesterone，17α-OHP）、皮质酮、11-脱氧皮质酮水平升高；生后第 1 周及婴儿期晚期，孕酮、17α-OHP 降低 2~3 个数量级，而皮质醇、皮质酮仍处于高水平。

HPAA 除应注重肾上腺皮质功能的检测，如功能减退（原发性、继发性）、功能亢进（库欣综合征、肾上腺肿瘤）等外，还应注意分析酶的缺陷（各种类型的肾上腺皮质增生、多巴胺-β-羟化酶缺陷）及各种动态试验、影像学检查，以明确病因及定位诊断。

三、下丘脑-垂体-性腺轴

在胎儿及婴儿期，HPGA 处于较为活跃的状态，即所谓的“微小青春期”，外周血性激素处于青春发育早期的水平；随后，HPGA 进入相对静止或休眠状态；直至青春期出现 HPGA 再次激活。HPGA 功能异常的儿童可出现性发育异常，如性腺功能减退、性腺发育障碍、性早熟等。

儿童内分泌疾病的种类与成人不同，部分内分泌疾病的临床特征、发病机制、治疗手段也与成人有较大区别，而且儿童内分泌疾病在不同的年龄阶段各有特点。儿童常见的内分泌疾病主要有生长迟缓、性分化异常、性早熟、甲状腺疾病、糖尿病、肾上腺疾病、尿崩症等。若患儿在出生后即存在生化代谢紊乱和激素功能障碍，则可能严重影响其体格和智力发育。如果未能早期诊治，易造成残疾甚至夭折。如先天性甲状腺功能减退症、先天性肾上腺皮质增生症（失盐型）等。

儿童内分泌疾病一旦确诊，常需长期甚至终身治疗，治疗剂量需个体化，并根据病情及生长发育情况及时调整。在治疗过程中需要密切随访，以保证患儿的正常生长发育。

（熊慧　肖昕）

第二节　新生儿低血糖症与高血糖症

新生儿出生后，因环境变化、呼吸做功、肌肉活动导致葡萄糖需求明显增加，加之用于基础代谢的葡萄糖量要比成人大得多，以及脑组织需要连续葡萄糖供应，要求机体动用能量贮存以维持正常血糖水平。新生儿生后最初能量代谢反应是糖酵解，不足时动员糖异生作用来补充。新生儿出生时已开始动员脂肪分解，血浆游离脂肪酸水平明显增加，其代谢增加具有稳定血糖的作用。生长激素、胰高血糖素和儿茶酚胺水平增加可促进脂肪动员和葡萄糖异生的作用。

一、新生儿低血糖症

新生儿低血糖症（neonatal hypoglycemia）是指新生儿血糖值低于正常新生儿的最低血糖值。由于新生儿个体差异较大，有关低血糖的临界值存在争议，目前无公认的新生儿低血糖症的诊断标准。多数学者认为，无论胎龄及出生日龄，全血葡萄糖水平<2.2mmol/L（40mg/dl）应诊断为新生儿低血糖症，而低于 2.6mmol/L（47mg/dl）则为临床需要处理的临界值。低血糖多见于早产儿及小于胎龄儿，严重而持久的低血糖可导致低血糖性脑损伤。由于新生儿生后早期进行母乳喂养，监测动态微量血糖，以及对低血糖高危儿生后立即采取加喂糖水或静脉营养等预防措施，新生儿低血糖症的发生率已明显降低。

（一）病因与发病机制

1. 肝糖原和脂肪贮存不足　糖原是新生儿出生后数小时能量的主要来源。肝糖原的贮备主要在出生前 4~8 周，棕色脂肪储存从胎龄 26~30 周开始，故早产儿的肝糖原和棕色脂肪贮存少，生后代谢所需能量又相对较高，如不及时给予葡萄糖或母（牛）乳，易发生低血糖。小于胎龄儿除肝糖原贮存少外，其参与糖异生作用的酶活力也低，如生后延迟喂养 6~8 小时，也有发生低血糖的风险。孕母患有妊娠高血压综合征或胎盘功能不全者，其分娩的新生儿低血糖症发生率更高。

2. 葡萄糖消耗增加　围产期新生儿窒息缺氧、呼吸窘迫综合征（respiratory distress syndrome，RDS）、败血症或新生儿硬肿病等应激状态下，儿茶酚胺分泌增加，血中胰高血糖素、皮质醇类物质水平增高，肝糖原分解加速，糖原大量消耗，血糖先升后降，可导致低血糖发生；严重感染时患儿摄入、消化吸收功能均减弱，加剧低血糖发生；低体温、先天性心脏病等，由于能量摄入不足，葡萄糖利用增多，可导致血糖降低。

3. **高胰岛素血症**　许多因素可致新生儿高胰岛素血症，继而引起低血糖。①糖尿病母亲高血糖通过胎盘进入胎儿体内，刺激胎儿胰岛细胞代偿增生，血胰岛素水平高，分娩后母体供给葡萄糖中断，易导致新生儿低血糖发生；②胎儿宫内严重溶血，谷胱甘肽释放入血，破坏血液循环中胰岛素，胰岛细胞代偿增生以维持胰岛素高水平状态，生后易出现低血糖；③新生儿溶血病换血疗法时，保养液中葡萄糖浓度较高，刺激胰岛素分泌，换血后可出现暂时性低血糖；④突然停止长期高张葡萄糖的静脉补液，处于亢进状态的胰岛素分泌反应延迟，导致低血糖发生；⑤亮氨酸敏感的新生儿进食富含亮氨酸的牛乳或人乳后，可刺激其胰岛素分泌增加，引起低血糖；⑥Beckwith-Wiedemann综合征、胰岛细胞增生症、胰岛细胞瘤患儿胰岛素分泌异常增高，易出现低血糖症。

4. **内分泌缺陷和遗传代谢性疾病**　内分泌疾病如先天性肾上腺皮质增生症、胰高血糖素缺乏、生长激素缺乏和下丘脑激素缺乏等，可影响葡萄糖代谢，发生低血糖。某些遗传性代谢病如半乳糖血症、糖原贮积症、果糖不耐受症、糖原合成酶缺乏、甲基丙二酸血症、丙酸血症、枫糖尿病、中链酰基辅酶A脱氢酶缺乏症等，均可导致糖代谢异常，出现严重顽固性低血糖。

5. **其他**　一些低血糖患儿，找不出其明确原因，称为“特发性低血糖”。

（二）临床表现

新生儿低血糖常缺乏临床症状，若出现症状也多为非特异性：一般出现在生后数小时至1周内，多见于生后24~72小时；即使患儿血糖水平相似，临床表现也可轻重不一，或伴发于其他疾病过程而被掩盖，表现为反应差、嗜睡及抖动、易激惹、阵发性发绀、呼吸暂停或增快、哭声减弱或音调变高、肌张力低下、异常眼球转动及嗜睡，严重者出现惊厥；也可出现多汗、面色苍白、体温不升、心动过速和哭闹等。上述症状若经静脉注射葡萄糖后消失，血糖恢复正常，则称之为“症状性低血糖症”。

顽固性或反复发作性低血糖多由内分泌及遗传性代谢病所致。严重和持续性低血糖可引起脑损伤，但引起脑损伤的血糖临界值目前尚无定论。损伤部位常以顶、枕部为主，部分患儿将留有永久性的神经功能损害。

新生儿低血糖临床上分为下列4型。

1. **早期过渡型**　80%仅血糖低而无症状，多见于新生儿窒息、重度溶血病、糖尿病母亲所生婴儿、延迟开奶新生儿等。新生儿窒息与代谢率增加，耗糖过多有关；重度溶血病、糖尿病母亲所生婴儿与暂时性高胰岛素血症有关。

2. **继发型**　多见于新生儿硬肿症、新生儿败血症、先天性心脏病等。低血糖症状易与原发病症状混淆，病理生理机制主要与代谢率提高、耗氧量和耗糖增加以及无氧酵解作为主要能量来源，耗竭糖原储存有关。

3. **经典型或暂时发作型**　多见于婴儿母亲患妊娠高血压综合征、小于胎龄儿等。易反复低血糖，持续时间短，治疗敏感，预后好。母亲患妊娠高血压综合征与孕期胎盘供血不足，糖原合成酶活力降低，从而导致糖原合成障碍有关。小于胎龄儿与肝糖原贮量不足，同时糖原异生和分解功能低下有关。

4. **严重反复发作型**　多见于先天性内分泌或遗传代谢性疾病，如胰腺腺瘤、糖原贮积症等易发生顽固性低血糖，治疗反应差。胰腺腺瘤与胰岛素分泌过多有关，而糖原贮积症与糖原合成、分解障碍有关。

（三）辅助检查

1. **血糖测定**　血糖测定是早期发现和确诊新生儿低血糖症最重要的手段，所有高危儿生后应常规监测血糖。纸片法简单、快速、无创，可用于高危患儿筛查及监测，确诊须用化学法如葡萄糖氧化酶法。需注意全血标本血糖值较血浆标本血糖值低10%~15%；采血后应立即测定，因红细胞葡萄糖酵解速率很快，以免因在室温中放置过久使血糖水平下降。

2. **其他检查**　持续性低血糖者，在查找病因的同时行相应检查，如检测血胰岛素、C肽、胰高血糖素、皮质醇、生长激素等水平。高胰岛素血症时，应做胰腺B超、CT或MRI检查；疑有遗传性代谢病时，除测定血糖外，还应进行血氨、血乳酸、氨基酸和酰基肉碱测定，以及尿有机酸分析等，必要时行活体组织检查和基因分析；疑似低血糖性脑损伤时，头部MRI有助于早期诊断。根据需要测定血型、血红蛋白、血钙、血镁，必要时做脑脊液、胸部X线、心电图或超声心动图等检查。

（四）诊断

新生儿低血糖症诊断主要根据病史特点、临床表现、实验室检查及影像学检查等，其中血糖水平、血胰岛素（insulin，INS）、C肽（C-peptide，CP）、胰高血糖素、T_4、TSH、生长激素、皮质醇、血和尿氨基酸，以及有机酸等异常有助于诊断和鉴别诊断，影像学改变有助于预后评估。

（五）治疗

由于不能确定引起脑损伤的血糖阈值，故无论低血糖患儿有无临床表现，均应及时治疗。

1. **无症状性低血糖症**　由于母乳可促进生酮供能，减少葡萄糖的消耗，若患儿血糖低于 2.6mmol/L，无症状且能进食者，直接母乳（而不是葡萄糖）喂养为最优选方式。首次喂养后 1 小时复测血糖，若较前有所升高，可选择继续喂养并继续检测血糖；不能纠正者可转为静脉维持，应先按 6~8mg/（kg・min）的速率静脉输注 10% 葡萄糖液，4~6 小时后根据血糖测定结果调整，稳定 24 小时后逐渐停用。对于呼吸频率>60 次/min 的患儿，建议行鼻饲或静脉葡萄糖治疗。

2. **症状性低血糖症**　若患儿血糖低于 2.6mmol/L 且伴有低血糖症状，立即按 2ml/kg 的剂量，用 1ml/min 的速度静脉输注 10% 葡萄糖液，以求快速使血糖达到稳定水平；稳定后改为 6~8mg/（kg・min）维持。动态监测患儿血糖水平并调整输糖速度：如症状消失，血糖水平正常 12~24 小时可逐渐减慢输糖速度，并及时喂奶；如低血糖不缓解，逐渐增加输注葡萄糖量至 10~12mg/（kg・min），24~48 小时内逐渐停止输注葡萄糖，以防低血糖反跳。葡萄糖输注过多或速度过快会导致持续性高胰岛素血症，继而发生反应性低血糖及其他代谢异常如代谢性酸中毒和高乳酸血症等，应注意避免，严重时采取相应措施纠正。此外，生后 24~48 小时补充溶液中应给予生理需要量的氯化钠，必要时给予氯化钾。

3. **持续性低血糖症**　若静脉给予的糖速超过 12mg/（kg・min）仍不能维持正常血糖水平，提示患儿存在严重低血糖症。严重、反复和持续性低血糖可致神经系统损害，葡萄糖输注速率常需增加 12.5~15.0mg/（kg・min），以维持血糖为 2.6~4.5mmol/L。外周静脉能耐受的输注葡萄糖最大浓度为 12.5%，超过此浓度需经中心静脉输液。因此，对于严重、反复和持续性低血糖，在静脉输注葡萄糖的基础上，可加用以下药物纠正。①氢化可的松：可降低血糖的利用和诱导糖异生酶活性，一般为 5~10mg/（kg・d），静脉注射，每 12 小时 1 次，可持续数日至 1 周，至症状消失和血糖恢复后 24~48 小时停止用药。在使用氢化可的松之前应完善血糖、胰岛素和皮质醇检查，以检测 HPAA 完整性。②胰高血糖素：对糖原储备充足的低血糖患儿，肌内或皮下注射胰高血糖素 0.02~0.30mg/kg（最大剂量 1mg），作用时间仅 2~3 小时，或以 10μg/（kg・h）速度静脉间歇或维持给药。其作用消失后血糖水平常下降，仅限于等待静脉输糖期间紧急暂时性应用。③二氮嗪（diazoxide，DZ）：DZ 是胰岛 β 细胞 ATP 依赖性 K^+通道特异性阻滞剂，可抑制胰岛素释放，为持续高胰岛素血症所致低血糖症最常用的一线药物，剂量为 5~20mg/（kg・d），分 3 次口服，一般在 48~72 小时起效。由于 DZ 有水钠潴留的副作用，故常与氯噻嗪联合应用。④奥曲肽（octreotide）：为一种天然生长抑素，能够通过诱导胰岛 β 细胞超极化，直接抑制 Ca^{2+}通道，从而减少胰岛素分泌。适用于禁用 DZ 的患儿，也可与 DZ 联合应用于危重患儿，一般为 5~25μg/（kg・d），皮下注射或持续静脉滴注 6~8 小时。奥曲肽可减少内脏血流，故存在坏死性小肠结肠炎风险的患儿（如 PDA 开放导致肠道血流动力学不稳定和肠道血流灌注量下降、存在喂养不耐受或肠道感染时）慎用；长效奥曲肽疗效与奥曲肽相似，每 4 周注射 1 次（每次 15~60mg），副作用小，耐受性和依从性好。

4. **其他治疗**　注意保暖，保持正常体温，减少能量消耗，积极治疗各种原发病：对胰岛细胞增生症患儿，除药物治疗外，必要时做胰腺次全切除；对遗传性代谢病患儿，应采取特殊饮食疗法，如糖原贮积症患儿应昼夜喂奶；半乳糖血症患儿应完全停止喂养乳类食品，代以不含乳糖的饮食；对亮氨酸敏感者、甲基丙二酸血症或丙酸血症患儿应限制蛋白质饮食，用不含亮氨酸和/或甲硫氨酸、苏氨酸和缬氨酸的特殊奶粉喂养；脂肪酸氧化代谢障碍者应防止饥饿，补充一定量的葡萄糖和中链脂肪酸。

（六）预防

预防重于治疗策略对于防治低血糖具有现实意义。及早对高危患儿（胎儿生长受限、窒息、低体温、感染等）进行血糖监测尤其重要，而对高危低血糖损伤的新生儿，及早治疗对于防止神经系统损伤有重要作用。因此，早期诊断，及时纠正低血糖，是减少后遗症的关键。

二、新生儿高血糖症

新生儿高血糖症（neonatal hyperglycemia）也无统一诊断标准，国外有以 7.0mmol/L、7.8mmol/L、8.0mmol/L 或 8.3mmol/L 作为高血糖症的诊断标准，国内多将全血血糖>7.0mmol/L（125mg/dl），或血浆葡萄糖水平>8.0mmol/L（145mg/dl）定义为新生儿高血糖症。由于新生儿（尤其早产儿）肾糖阈值低，当血糖>6.7mmol/L（120mg/dl）时常出现糖尿。

（一）病因与发病机制

1. **血糖调节功能不成熟及耐受力低**　新生儿的

胰岛β细胞功能不完善,胰岛素活性差,对外源性输入葡萄糖反应迟钝、胰岛素分泌相对不足和葡萄糖清除率较低,易发生高血糖症。此外,新生儿胎龄越小、体重越低和日龄越小,对糖的耐受性越差,如早产儿和极低出生体重儿,即使输糖速率为4~6mg/(kg·min),也能出现高血糖。

2. **应激性高血糖症** 在窒息、缺氧、呼吸窘迫综合征、颅内出血、代谢性酸中毒、严重感染、寒冷损伤、创伤或休克等应激状态下,血中儿茶酚胺、皮质醇、胰高血糖素等异常分泌,糖原分解和糖异生增强,而新生儿本身胰岛细胞对高血糖反应迟钝,胰岛素对葡萄糖负荷反应低下,或存在相对性胰岛素抵抗等,可使患儿血糖水平升高。

3. **医源性高血糖症** 常见于早产儿,母亲分娩前应用葡萄糖或糖皮质激素,复苏时应用高渗葡萄糖或肾上腺素,以及其他药物如糖皮质激素、生长抑素、二氮嗪、氨茶碱、咖啡因及苯妥英钠等,可通过类儿茶酚胺作用或抑制磷酸二酯酶,使cAMP水平升高,抑制糖原合成,促进糖原分解、糖异生作用或抑制胰岛素作用使血糖水平升高。肠内喂养不当如高渗配方奶喂养也可引起暂时性血糖水平升高;肠道外营养输注脂肪乳时,脂肪酸氧化增加,促进糖异生作用而致血糖水平升高。

4. **新生儿糖尿病** 包括暂时性(假性)糖尿病和永久性(真性)糖尿病。暂时性糖尿病可能与胰腺发育不成熟、胰岛β细胞功能低下有关;永久性糖尿病多为基因突变所致,患儿存在宫内发育迟缓,与胰岛素分子功能异常、胰岛素受体缺陷或胎儿期胰岛素分泌不足有关。

(二) 临床表现

新生儿轻度高血糖症常无特异性临床症状。血糖升高显著或持续时间长的患儿,在原发病症状和体征加重的基础上,出现高渗透压血症和高渗性利尿,表现为脱水、烦渴、多尿、体重下降、电解质紊乱、酮症酸中毒和烦躁不安等,严重者(血糖为25mmol/L)可诱发颅内出血,出现惊厥或昏迷;尿糖阳性,尿酮可为阳性或阴性。

暂时性糖尿病少见,患儿可有糖尿病家族史,出生6周左右发病,主要以低胰岛素血症、进行性消瘦、多尿和糖尿为特征,少有酮症酸中毒,尿酮弱阳性或阴性,血糖常高于14mmol/L,病程呈暂时性经过,一般持续3~4周消失,严重者早期可能需用胰岛素治疗,治愈后多不复发;永久性糖尿病罕见,1/3的患儿有家族史,小于胎龄儿多见,病程可持续至儿童期甚至青春期,需要胰岛素治疗。

(三) 诊断

新生儿高血糖症无特异性临床症状,临床主要依据血糖及尿糖的检测进行诊断,血糖试纸在新生儿高血糖症诊断中较新生儿低血糖症可靠。由于新生儿尤其是早产儿肾糖阈低,血糖正常的情况下也会出现尿糖,故对于高血糖者应及时进一步查明引起血糖或尿糖增高的原因。

(四) 治疗

定期监测血糖和尿糖,早期发现高血糖,及时调节输糖速度是防治新生儿高血糖症的关键。

1. **医源性高血糖症** 依病情暂时停用或减少葡萄糖输入量,严格控制输液速度,对于超低出生体重儿,输注10%葡萄糖溶液的开始速度为4~6mg/(kg·min),并根据血糖监测结果随时调整;肠外营养中,氨基酸溶液和脂肪乳剂量需逐步增加,以保证生长发育和能量供应需要。尽早开始胃肠喂养并逐步增加喂养量,以促进胰岛素分泌。胎龄32~34周的早产儿肠内营养应每天增加基础量的1%,较大早产儿和足月儿每天增加基础量的2.5%。

2. **高血糖伴有脱水、酮症酸中毒** 在积极治疗原发病的基础上,及时补充电解质和碱性溶液,迅速纠正脱水、电解质和酸碱平衡紊乱状态,降低血糖浓度、减少尿糖和尿酮。

3. **高血糖难以控制** 当输注葡萄糖溶液浓度已降至5%且速度为4mg/(kg·min)时,高血糖仍难以控制(血糖>14mmol/L),尿糖阳性或由于限制葡萄糖摄入导致能量不足者,可加用胰岛素治疗(但不建议胰岛素常规用于新生儿尤其是极低出生体重儿),使用方法包括:①持续胰岛素输注:开始按0.05U/(kg·h)静脉滴注,每30分钟监测血糖1次,根据血糖变化调节滴注速度;若血糖仍>10mmol/L,增加滴注速度至0.1U/(kg·h);若发生低血糖,则停用胰岛素并加用一次10%葡萄糖溶液2ml/kg。②间歇胰岛素输注:0.05~0.10U/kg,每4~6小时1次,静脉缓慢推注。③胰岛素皮下注射:仅用于新生儿真性糖尿病,0.1~0.2U/kg,每6~12小时1次,喂奶前30分钟皮下注射。注射前和注射后2小时测定血糖和尿糖水平,指导胰岛素剂量调整。应用胰岛素期间,除密切监测血糖外,还应检测血钾水平变化。

(李思涛 肖昕)

第三节 新生儿先天性高胰岛素血症

先天性高胰岛素血症(congenital hyperinsulinism,

CH)是指一组与胰岛素分泌失调相关的临床、遗传和形态上的异质性疾病，是婴儿持续性低血糖最常见的原因，故又称婴儿持续性高胰岛素血症性低血糖症。CH 主要由于胰岛 β 细胞持续不适当地分泌胰岛素导致严重低血糖症。其临床特征为婴儿期出现高胰岛素性低血糖，常有低酮体血症及低脂肪酸血症，其低血糖常难以纠正，可导致神经系统并发症(尤其是低血糖脑病)，从而致残甚至致死。

(一) 病因与发病机制

本病的病因尚未完全清楚，目前发现此症是一种异质性 β 细胞功能不全性疾病，有相当一部分患者有家族史。病理学的改变主要表现为弥漫性胰岛 β 细胞病变和局部胰腺小结增生 2 种类型。参与调节胰岛 β 细胞分泌胰岛素的关键基因突变是 CH 的分子基础。直到最近分子遗传学的研究进一步证实，50% 以上的持续性高胰岛素血症主要由于 4 种基因的突变所致，即胰岛 β 细胞 ATP 敏感钾通道的 2 个亚单位变异、胰岛 β 细胞葡糖激酶(glucokinase，GCK)及谷氨酸脱氢酶(glutamate dehydrogenase，GDH)的基因突变，这种变异可表现为隐性或显性遗传。

1. **胰岛素分泌**　正常情况下胰岛 β 细胞的 KATP 通道的开放，使静息的胰岛 β 细胞膜保持在一种超极化的状态，当血浆中的葡萄糖浓度增高时，葡萄糖通过葡萄糖转运体 2(glucose transporter 2，GLUT-2)的转运，经过开放的 KATP 通道进入胰岛 β 细胞，在 GCK 的作用下，使 ADP 磷酸化后转变成 ATP，从而使 ATP/ADP 的比率增加，导致 KATP 通道关闭，使胰岛 β 细胞细胞膜去极化，这时 Ca^{2+}通道开放，细胞内 Ca^{2+}浓度增加，从而激活胰岛素分泌。GCK 和 GDH 在调节胰岛素的分泌中起重要作用。

2. **先天性高胰岛素血症**　主要与胰岛 β 细胞不受控制地持续分泌胰岛素、胰岛细胞腺瘤样增生、胰岛细胞瘤等因素有关。

(1) ATP 敏感性钾离子通道(ATP-sensitive potassium channel，KATP)失活：KATP 通道在调节胰岛素分泌过程中起到将体液中代谢物水平变化转化为胰岛 β 细胞膜电位变化的关键作用。KATP 通道是由 4 分子 SUR1 和 4 分子 Kir6.2 组成的八聚体，导致 CH 的最常见原因则是编码 SUR1 和 Kir6.2 的基因 *ABCC8* 和 *KCNJ11* 的突变，大多数呈常染色体隐性遗传。上述基因的突变导致其编码蛋白质的改变，从而使 KATP 通道失活，丧失对胰岛素分泌的调节作用，从而引起 CH。

(2) *GDH* 基因突变：仅次于 KATP 通道突变导致 CH 常见原因，为常染色体显性遗传。*GDH* 活化突变导致其催化产物 α-酮戊二酸、氨及 ATP/ADP 值升高，引起高胰岛素血症和高氨血症。除高胰岛素血症外，另一个特征在于血氨水平明显升高，但多无临床症状。有报道脑电图检测显示该类患儿常有癫痫的全面性发作，推测原因可能与其脑细胞 *GDH* 基因突变、复发性低血糖和慢性高氨血症有关。

(3) *GCK* 基因突变：在胰岛素分泌的生理调节中，GCK 可使葡萄糖磷酸化，最终引起 ATP/ADP 的变化，进而影响胰岛素分泌。*GCK* 基因的活化突变导致 GCK 与葡萄糖的亲和性增加，葡萄糖刺激的胰岛素分泌的葡萄糖阈值下降，引起高胰岛素血症性低血糖症。此类患儿对药物治疗反应良好，呈常染色体显性遗传。

(4) 羟酰基辅酶 A 脱氢酶(*HADH*)基因突变：*HADH* 基因失活突变引起 CH 的机制并不清楚，可能与 HADH 是 GDH 的抑制剂有关，即 *HADH* 基因失活突变导致 GDH 的活性增强，引起高胰岛素血症。

(5) *SLC16A1* 基因突变：为常染色体显性遗传，其突变可导致运动诱导的高胰岛素血症性低血糖(exercise-induced hyperinsulinemic hypoglycemia，EIHI)发生，表现为无氧运动或丙酮酸负荷下的高胰岛素性低血糖。

(二) 病理分型

根据 CH 患者胰岛细胞的增生情况，将其分为弥漫型、局灶型和混合型 3 种。弥漫型表现为胰腺弥漫分布增大的胰岛 β 细胞，此类型通常是由编码 KATP 通道的 2 个亚单位基因 *ABCC8* 和/或 *KCNJ11* 突变所致，为常染色体隐性遗传；而局灶型则表现为局灶性结节或腺瘤样增生肥大的胰岛 β 细胞，胰岛 β 细胞的细胞核增大，常由父系遗传的 *ABCC8* 和/或 *KCNJ11* 突变所致，为常染色体显性遗传。

(三) 临床表现

高胰岛素血症的临床表现主要为难以纠正的持续性低血糖，低血糖的临床表现无特异性，临床症状以心动过速、面色苍白、多汗最常见，小婴儿还可表现为发绀和呼吸暂停。严重者可出现休克和中枢神经系统症状，表现为易激惹、喂养困难、无力，甚至抽搐或昏迷。新生儿 CH 患儿中多数为巨大儿，部分患儿可伴中度肝大，肥厚型心肌病，以及有轻微的特殊面容，如前额突出、小鼻梁、四方脸等。

持续而反复的低血糖可能造成新生儿急性神经系统功能障碍，且可能造成远期神经系统发育异常。病理生理机制可能与葡萄糖代谢障碍、氧自由基损伤及兴奋性氨基酸增加导致神经元细胞毒性水肿有关。与氧一样，人类大脑对葡萄糖也高度依赖，为脑代谢所必需的物质之一；大脑几乎不能利用其他底物，且没有糖和氧的贮备，因而易受葡萄糖和氧代谢紊乱的影响，对处于发育关键时期的新生儿大脑更是如此。低血糖性脑损伤受累的主要部位是顶枕叶皮质及皮质下白质，脑干和齿状核也可累及，颞叶受影响最小。损伤后，最常见的神经学后遗症包括脑瘫、智力低下、视觉障碍、惊厥和小头畸形等。低血糖性脑损伤早期缺乏特异性临床表现，新生儿期头颅 MRI 检查结果对神经系统预后评估具有指导意义。

（四）辅助检查

1. **实验室检查**　①血糖低于 2.2mmol/L，严重者低于 1mmol/L，甚至测不出；②尿或血酮体阴性；③血胰岛素和 CP 水平增高。

2. **影像学检查**　常规的腹部 B 超、CT 和 MRI 检查常正常。有低血糖性脑损伤的患儿，头颅 MRI 在低血糖脑损伤早期（3 天内），DWI 检查表现为顶枕叶受累部位高信号，T_1WI 和 T_2WI 均为正常信号；晚期（6 个月后）则表现为相应病灶部位 DWI 正常信号，T_1WI 低信号，T_2WI 高信号。

（五）诊断

诊断 CH 的诊断依据：①新生儿或婴儿有低血糖症状发作，多为严重的低血糖，血糖<1mmol/L，甚至不能测出。②有绝对或相对的持续性高胰岛素血症，即低血糖时空腹血胰岛素>10U/L；血糖 0.6～0.8mmol/L，血胰岛素>5U/L；血胰岛素（U/L）/血葡萄糖（mg/dl）>0.3；注射胰高血糖素 1mg（静脉或肌内注射）后 0.5 小时，血胰岛素>80U/L。③无酮性低血糖。④静脉注射葡萄糖需要>10mg/（kg·min）才能维持血糖在正常范围。⑤一般影像学检查未发现异常，但严重持续低血糖患儿的头颅 CT 或 MRI 有时可发现特异性低血糖所致脑损伤。

一旦临床考虑新生儿 CH，应尽快完善患儿及其父母的基因检查，这不仅能确诊新生儿 CH，还能帮助分析病因及病理学类型。对基因检查支持或不能排除局灶性病变的患儿，应完善^{18}F-DOPA PET/CT 检查，该检查是术前鉴别弥漫性和局灶性病变的金标准，同时能进行病变定位。

实验室检查发现低血糖症伴有高胰岛素血症时还需与以下疾病鉴别：①围产期应激导致的暂时性高胰岛素血症性低血糖症；②孕母应用药物导致新生儿高胰岛素血症性低血糖症；③Beckwith-Wiedemann 综合征：以新生儿低血糖（多数为暂时性、无症状性）、高胰岛素血症、巨舌、巨体、巨内脏、偏身生长过度、前腹壁发育缺陷为特征，80% 患儿的基因变异发生在 11p15.5 区域；④Sotos 综合征：又称脑性巨人症（cerebral gigantism），与 Beckwith-Wiedemann 综合征相似，患儿 11p15.5 区域异常，也是一种躯体过度生长综合征，存在高胰岛素血症性低血糖；⑤胰岛素瘤：为胰岛 β 细胞肿瘤，由于胰岛过量分泌胰岛素，导致低血糖发生。根据血糖测定、禁食试验和影像学（B 超、CT 或 MRI）检查可确诊。

（六）治疗

新生儿期高胰岛素血症导致持续性低血糖可造成脑损伤，出现神经发育迟缓、脑瘫等严重后遗症，因此高胰岛素血症性低血糖症的主要治疗目的是维持患儿血糖波动在正常范围内。

1. **内科治疗**　包括喂养、静脉输注葡萄糖及药物治疗等。

（1）喂养：按一定时间表给患儿口服糖和其他碳水化合物，以防止低血糖发生，当患儿不能正常进食时，可采用管饲。

（2）静脉输注葡萄糖：详见本章第二节新生儿低血糖症与高血糖症中新生儿低血糖的治疗。

（3）药物治疗：①胰高血糖素：多在急性严重低血糖发作时使用，可单独使用也可联合奥曲肽使用。严重低血糖发作时若无静脉通道，可肌内注射胰高血糖素 0.5～1.0mg。大剂量使用胰高血糖素时，需配合静脉输注葡萄糖以防止低血糖发作，胰高血糖素维持剂量应为 5～10μg/（kg·h）。②二氮嗪：二氮嗪是治疗 CH 的一线药物。新生儿 CH 治疗的起始剂量为 5mg/（kg·d），每天 3 次，根据血糖监测情况可逐渐调整最大剂量至 20mg/（kg·d）；在最适剂量治疗 5 天后才能进行疗效判断。二氮嗪维持治疗时，剂量不需随体重增加而增加。③奥曲肽：奥曲肽是二氮嗪治疗无反应时的二线治疗药物。奥曲肽的推荐剂量为 5～35μg/（kg·d），可短疗程使用，也可长疗程皮下注射。评估奥曲肽的疗效一般需在用药后 48 小时。开始时应每 2 天调整一次剂量，病情稳定后其使用剂量随体重增加而增加。不推荐大剂量使用奥曲肽。④西罗莫司：为特定哺乳动物雷帕霉素靶蛋白抑制剂，可抑制胰岛 β 细胞增生和胰岛素分泌。近年来成功用于二氮嗪联合奥曲肽治疗失败的弥漫性 CH。⑤其他：磺酰脲类药物及卡马西平已被成功用于 *ABCC8* 基因突变所致的 CH 治疗，但药物的有效性及安全性仍未明确。

2. **手术治疗**　二氮嗪、奥曲肽不敏感、局灶性病变、饮食治疗及药物治疗无法控制的低血糖患儿需手术治疗，但手术切除范围需慎重考虑。局灶性病变可通过切除局部胰腺达到治疗目的，而弥散性病变需切除大部分胰腺，切除面积为 80%、90%，甚至 95%～98%胰腺组织均有报道，弥散性病变手术效果差异较大。在术式选择上，腹腔镜下切除术有逐渐取代开腹手术的趋势。

（熊慧　肖昕）

第四节　新生儿先天性糖尿病

新生儿糖尿病（neonatal diabetes mellitus，NDM）是指生后 6 个月内发病且需胰岛素治疗的糖尿病。NDM 常发生于生后第 1 个月或前 6 周，表现为持续高血糖，常>7.0mmol/L（120mg/dl），病程>2 周。因其临床表现具有隐匿性，往往不易被察觉，故生后 6 个月内诊断的糖尿病患儿都要考虑本病。NDM 分为暂时性新生儿糖尿病（transient neonatal diabetes mellitus，TNDM）和永久性新生儿糖尿病（permanent neonatal diabetes mellitus，PNDM）。活产婴儿中 NDM 发病率约为 1/160 000，PNDM 发病率为 1/260 000～1/215 000。TNDM 在生后 18 个月内缓解，但儿童期或青春期复发率高达 50%。

（一）病因与发病机制

研究表明，70%以上的 NDM 患儿存在基因突变。迄今发现 20 多种基因突变可引起 PNDM，这些基因与胰岛 β 细胞密切相关。根据基因功能将其分为胰腺发育与分化相关基因、胰岛 β 细胞数量相关基因和胰岛 β 细胞功能相关基因。胰腺发育与分化相关基因包括 *TCF2/HNF1B*、*PTF1*、*PDX1/IPF1*、*GLIS3*、*NEUROD1*、*GATA6*、*RFX6*、*NGN3* 等；胰岛 β 细胞数量相关基因包括 *INS*、*EIF2AK3*、*FOXP3*、*IER3IP1*、*WFS1* 等；胰岛 β 细胞功能相关基因包括 *GCK*、*KCNJ11*、*ABCC8*、*GLUT2* 等。我国 NDM 报道中最多见的为 *ABCC8*、*KCNJ11* 基因突变，其次为 *INS* 基因突变及 6q24 低甲基化。

1. 胰腺发育与分化相关基因突变　转录因子 GATA6 的杂合突变是人类胰腺发育不全的主要原因。GATA6 是一个转录因子，含有 2 个相连接的 GATA 锌指 DNA 结合域，错义突变影响了 DNA 结合域表面的氨基酸残基，携带 4 个不同错义突变的 GATA6 蛋白不能结合到 GATA6 结合位点，不能激活 GATA6 敏感启动子，因此，失活的 GATA6 突变导致胰腺发育不全。

2. 胰岛β细胞数量相关基因突变　*INS* 基因突变也是导致 PNDM 的常见原因。致 NDM 的 *INS* 基因突变可分为显性突变和隐性突变。目前认为显性突变是由于胰岛素原在内质网（endoplasmic reticulum，ER）中错误折叠，阻断其从内质网转运至下游的分泌通路，错误折叠的蛋白蓄积于 ER，导致 ER 应激与胰岛 β 细胞凋亡而致病；隐性突变是由于各种原因导致的胰岛素（insulin，INS）生物合成减少，包括基因缺失、翻译起始信号缺乏、mRNA 稳定性改变以及 INS 的异常转录。该突变可能通过减少 RNA 转录或降低 RNA 稳定性导致 INS 生物合成减少，并且患儿同时存在 4 个 SNPs 可能与该类型导致的 NDM 早期发病有关。

3. 胰岛 β 细胞功能相关基因突变　ATP 敏感性钾通道（KATP 通道）基因突变是 PNDM 最常见的病因。KATP 通道由磺酰脲类受体 1（sulfonylurea receptor 1，SUR1，*ABCC8* 基因编码）和通道蛋白 Kir6.2（内向整流钾离子通道蛋白，*KCNJ11* 基因编码）组成，高糖可导致该通道关闭，使细胞膜去极化而诱发钙离子通道开放，钙离子浓度升高可触发胰岛素分泌。突变导致 NDM 患者高血糖时 KATP 通道关闭延迟，从而阻止去极化和胰岛素分泌。

4. 染色体 6q24 印迹区突变染色体　6q24 印迹区突变的遗传学基础为该区域的印迹基因多腺瘤基因样因子 1（pleiomorphic adenoma gene-like 1，PLAGL-1）和葡萄胎相关的印迹转录子 1（hydatidiform mole-associated and imprinted transcript 1，HYMA-1）过表达，导致患儿胰岛 β 细胞发育成熟迟缓而引起 TNDM。基因组印迹是 2 个亲本等位基因的差异性甲基化，造成一个亲本等位基因沉默，另一个亲本等位基因保持单等位基因的活性。TNDM 患儿因各种原因导致的 6q24 区基因印迹异常而致过表达。其中，父源的单亲二倍体型是由于染色体 6q24 区基因均来自父本而未被印迹呈现过表达；父源性染色体 6q24 区基因异常复制，导致该区域基因重复出现，发生过表达而致病母源的 6q24 区基因甲基化缺陷会引起该区域基因低甲基化而发生印迹解除导致 TNDM。

（二）临床表现

NDM 包括暂时性新生儿糖尿病（TNDM）和永久性新生儿糖尿病（PNDM）。患儿临床表现通常情况下没有“三多一少”的典型症状，40%的患儿在就诊时已处于酮症酸中毒状态。

1. TNDM　最早出现于出生之后 5 天之内，最晚可能到生后 42 天左右发病，一般情况下于生后 21 天之内发病。通常情况下，患儿高血糖（全血血糖超过 7mol/L）能持续 14 天以上，尿糖呈阳性，尿酮体呈阴性或为弱阳性。多数患儿伴有宫内生长迟缓，可伴严重脱水。另外，较常见的症状还有消瘦、烦渴、多尿，两眼作警觉状，可伴脐、腹股沟病；少见的还伴巨颌、巨舌、先天性心脏病，也常可并发泌尿系统感染和败血症，偶可伴发酮症酸中毒。尽管 TNDM 是暂时性的，但 60%的患儿可在青春期复发，之后一直需要胰岛素治疗。

2. PNDM　又称为新生儿真性糖尿病，为终身性疾病，需终身依赖胰岛素治疗。

临床表现基本与 TNDM 相同，但症状较严重，多有酮症酸中毒及苯丙酮尿症，脱水发生率较高，高甘油三酯血症为常见表现，同时早期即可出现糖尿病血管并发症。

（三）辅助检查

1. **血糖测定**　空腹血糖>7mmol/L（125mg/dl），没有进行胰岛素治疗的患儿血糖迅速升高，可达到 100mmol/L（1 800mg/dl）以上。

2. **INS 及 CP 测定**　血浆 INS 及 CP 水平均降低或测不出。

3. **血气分析及电解质测定**　重症患儿血气 pH 值降低，严重者可低至 7.0 以下；血清钠浓度降低或正常，血钾浓度多数正常，少数增高。

4. **基因检测**　对已确诊 NDM 的患儿，需要进行基因检测。

（四）诊断

凡空腹血糖≥7mmol/L（新生儿期空腹 4 小时、婴儿期空腹 8 小时以上），持续 2 周以上，需要胰岛素治疗以维持正常血糖，发病年龄<6 月龄，C 肽水平降低或为正常低值，糖尿病抗体（抗胰岛细胞自身抗体 40kD、抗胰岛细胞自身抗体 60kD、抗胰岛细胞自身抗体 IA-2A、抗胰岛素抗体 AIA、谷氨酸脱羧酶抗体）阴性，排除其他原因导致的新生儿高血糖，考虑诊断为 NDM。基因检测可进一步明确诊断。NDM 发病与基因突变有关，但仍有约 1/3 的患儿未找到发病原因。

（五）鉴别诊断

1. **暂时性高血糖**　①早产儿及低出生体重儿：胰岛细胞发育不成熟，对血糖调节能力稍差，静脉滴注含葡萄糖的溶液速度过快，超过其葡萄糖清除率。降低葡萄糖滴速，高血糖即消失。②应激性高血糖：在应激因素和损伤因素如感染、休克、低体温、新生儿呼吸窘迫综合征及颅脑损伤等刺激下，可出现高血糖，并可能伴有胰岛素抵抗。在消除上述原发病后高血糖可得到纠正。

2. **Fanconi-Bickel 综合征**　表现为肝大、近端肾小管酸中毒和显著的生长迟缓，同时存在空腹低血糖、餐后高血糖、尿糖阳性且程度重于其他肾小管功能障碍，NDM 或酮症酸中毒可能是 Fanconi-Bickel 综合征的首发症状，根据其伴随症状可鉴别。

3. **Pearson 综合征**　又称骨髓-胰腺综合征，是一种罕见的线粒体 DNA 缺失异常，在婴儿早期主要影响造血系统和胰腺外分泌功能，特点是多器官损害，临床表现多变且预后不良，在生后可能出现 NDM 表现，基因分析有助于鉴别诊断。

（六）治疗

NDM 的治疗原则：①纠正脱水、酸中毒和电解质紊乱；②胰岛素替代治疗，降低高血糖和恢复糖、脂肪及蛋白质的正常水平，保证正常的生长发育；③控制感染；④向家属介绍相关知识，了解监护和持续治疗的一般方法和相关知识。

1. **液体疗法**　包括补充累积损失量、生理需要量和持续损失量。NDM 患儿按脱水征判定脱水程度不准确，以前后体重变化更为适宜。所以，轻、中、重度脱水分别按 120~150ml/（kg·d）、150~200ml/（kg·d）、200~250ml/（kg·d）作为初始试验剂量，同时将滴注胰岛素所用生理盐水量包括在内。

（1）扩充血容量：对中、重度脱水用生理盐水 20ml/kg，于 30~60 分钟静脉快速滴注，以迅速增加血容量，改善肾功能。

（2）补充累积丢失量：根据血钠水平决定液体张力，为不含糖盐水，输注速度按 10ml/（kg·h），以后按 6~10ml/（kg·h），于 12 小时内补充总量的 1/2，余量于 12~24 小时内滴完。当血糖水平降至 14~17mmol/L（250~300mg/dl）时，改用含 5%葡萄糖的 1/2 张糖盐溶液。

（3）纠正酸中毒：轻症酸中毒不需要补碱治疗。只有当 pH 值低于 6.9 时，才用 5%碳酸氢钠溶液 1~2ml/kg 在 1 小时以上静脉滴注，必要时可以重复。

（4）补钾：经扩容和纠酸后，见尿补钾，氯化钾溶液按 3~4mmol/（kg·d）[200~300mg/（kg·d）]加入静脉滴注液中；有明显缺钾症状者，可增加到 4~6mmol/（kg·d）[300~400mg/（kg·d）]，加入静脉滴注液中，混合后的溶液为 0.3%氯化钾溶液（40mmol/L）。

2. **胰岛素替代治疗**　酮症酸中毒的患儿多采用小剂量胰岛素持续静脉滴注治疗。胰岛素持续静脉滴注量为 0.1U/（kg·h），自另一静脉通道输入，每小时复测血糖水平，并根据血糖调整胰岛素输入量。当血糖水平降低至 8~12mmol/L，酮症消失和进食良好情况下，改为皮下注射，每日 0.5~3.0U/kg，分 6 次，喂奶前30分钟注射。注射前和注射后2小时测血糖和尿糖,调整剂量。如果进食不佳,仍需静脉滴注糖盐水溶液。在停止静滴胰岛素之前1~2小时即开始皮下注射一次胰岛素,以便让胰岛素有时间吸收。没有酮症酸中毒的患儿,同样需要接受胰岛素治疗,初始剂量为0.5U/(kg·d),根据血糖水平调整用量,增加或减少0.1U(kg·d),平分在24小时内应用。

3. **脲类药物治疗** 磺酰脲类降糖药物能直接作用到磺酰脲类受体,实现KATP通道的关闭功能,进而可让胰岛素释放功能正常;与此同时,因为磺酰脲类受体在神经组织或骨骼肌细胞中广泛存在,磺酰脲类药物对于一些基因缺陷所致的疾病(如癫痫)症状也有比较理想的改善。

在治疗过程中,应仔细监测生命体征、电解质、血糖和酸碱平衡状态,以避免酮症酸中毒治疗过程中发生合并症,如脑水肿等。其表现为头痛、意识模糊、嗜睡、痉挛、视神经乳头水肿或脑疝等。

(熊慧 肖昕)

第五节 新生儿先天性糖代谢异常

自然界中的糖类包括糖原、淀粉、多糖(如乳糖、蔗糖)、单糖(如葡萄糖、半乳糖、果糖)等。小肠绒毛上皮细胞的刷状缘存在各种水解酶,葡萄糖、半乳糖等可通过小肠黏膜转运吸收。先天性糖代谢异常包括糖原代谢异常、糖分解代谢异常和葡萄糖-6-磷酸脱氢酶缺乏等。

一、糖原贮积病

糖原贮积病(glycogen storage disease,GSD)是一组由于先天性酶缺陷所导致的糖代谢障碍,在糖原代谢异常中最常见,多数属常染色体隐性遗传。参与糖原合成和分解代谢的酶至少有8种,这些酶缺陷所致的临床疾病有12型,这类疾病的共同生化特征是糖原贮存异常,绝大多数患儿的肝脏、肌肉、肾脏等组织糖原贮积量增加。

(一)病因与发病机制

糖原是由葡萄糖单位构成的高分子多糖,主要贮存在肝和肌肉中作为备用能量,正常肝和肌肉分别含有约4%和2%的糖原。摄入体内的葡萄糖在葡糖激酶、磷酸葡糖变位酶和尿苷二磷酸葡萄糖焦磷酸化酶的催化下形成尿苷二磷酸葡糖(uridine diphosphate glucose,UDPG)。然后由糖原合成酶将UDPG提供的葡萄糖分子以α-1,4-糖苷键连接成一个长链;每隔3~5个葡萄糖残基由分支酶将1,4位连接的葡萄糖转移成1,6位连接,形成分支,如是扩展,最终构成树状结构的大分子。糖原的分解主要由磷酸化酶催化、从糖原分子中释放葡萄糖-1-磷酸。但磷酸化酶的作用仅限于1,4-糖苷键,并且当分支点前仅存4个葡萄糖残基时就必须由脱支酶将其中3个残基转移至其他直链以保证磷酸化酶的作用继续进行。与此同时,脱支酶可以解除α-1,6-糖苷键连接的一个葡萄糖分子,这样反复进行便保证了机体对葡萄糖的需求。存在于溶酶体中的α-1,4-葡糖苷酶(酸性麦芽糖酶)也能水解不同长度的葡萄糖直链,使之分解为麦芽糖等低聚糖分子。上述糖原合成和分解过程中任意一种酶的缺陷即导致不同临床表现的各型GSD,即GSD是由于患者缺乏糖原代谢有关的酶,使糖原合成或分解发生障碍,导致糖原沉积于组织中而致病。

(二)临床表现

根据已鉴定的酶缺陷或特异的临床表现,目前已分类的GSD至少有12种亚型(表20-5-1),但实际上国外已进行报道的亚型远不止12种。GSD主要临床表现为肝大、肝功能受损、低血糖、肌肉萎缩、肌张力低下和运动障碍等。GSD中,Ⅰ、Ⅲ、Ⅳ、Ⅵ、Ⅸ型以肝脏病变为主,Ⅱ、Ⅴ、Ⅶ型则以肌肉组织受损为主。最严重的GSD是GSD Ⅱ型,发病年龄早,肌肉损害导致肌球蛋白释放入血,肌球蛋白对肾脏有害。限制运动可降低血肌球蛋白水平;大量饮水(尤其运动后)可稀释和排除肌球蛋白。

(三)辅助检查

1. **血糖测定** Ⅰ型GSD患者空腹血糖降低至2.24~2.36mmol/L。

2. **血生化检测** 血糖原含量增高,血ALT、AST、CK、CK-MB、乳酸、脂肪酸、总胆固醇、甘油三酯、尿酸水平可升高。

3. **白细胞酶的测定** 有助于Ⅲ、Ⅳ、Ⅵ、Ⅸ型的诊断。

4. **糖代谢功能试验** 包括肾上腺素耐量试验、胰高血糖素试验、果糖或半乳糖转化为葡萄糖试验、糖耐量试验等,新生儿期一般不用。

5. **肌肉或肝组织活检** 活检组织作糖原定量和酶活性测定,可作为确诊的依据,但损伤性大。过碘酸希夫染色(PAS染色)阳性无增多,电镜见胞质糖原增多。

6. **基因检测** GSD均为遗传性疾病,基因突变分析是分型最可靠的依据,相关基因中的任何一个核苷酸位点发生突变,均可能使其编码的蛋白质结构与功能异常,从而导致发病。

表 20-5-1　各型糖原贮积病的特征

型别	病名	缺陷的酶	基因定位	基因名	主要受累器官	临床表现
0a	糖原合成酶缺乏	糖原合成酶	12p12.1	*GYS2*	肝脏	严重低血糖，酮症酸中毒，肝大（脂肪肝引起）
0b	糖原合成酶缺乏	糖原合成酶	19q13.33	*GYS1*	心肌、骨骼肌	酮症低血糖，肥厚型心肌病
Ⅰa	Von Gierke 病	葡萄糖-6-磷酸酶	17q21.31	*G6PC*	肝、肾、肠、红细胞、白细胞	生长迟缓，肝大，低血糖，高脂血症，酸中毒
Ⅰb	Von Gierke 病	葡萄糖-6-磷酸移位酶	11q23	*SLC37A4*	肝、肾、肠、红细胞、白细胞	肝大，低血糖，高脂血症，酸中毒
Ⅱ	Pompe 病	溶酶体 α-1，4-葡萄糖苷酶	17q25.3	*GAA*	全身性，主要为心肌、横纹肌，次为肝、中枢神经系统、白细胞	肌无力，巨舌，心肌肥厚，心脏扩大，PR 间期缩短，婴儿早期心力衰竭，洋地黄无效。1 岁内死亡
Ⅲ	局限性糊精病（Cori 病）	脱支酶（淀粉，1，6-葡萄糖苷酶）	1p21.2	*AGL*	肝、肌肉、红细胞、白细胞	低血糖，肝大，惊厥，肌无力，可分为肝型、肌型和肝、肌混合型，症状较Ⅰ型轻
Ⅳ	Andersen 病	分支酶	3p12.2	*GBE1*	肝、脾、心肌、横纹肌	异常糖原（糖原结构无分支）刺激肝纤维增生，早期门脉性肝硬化，肝脾大，幼儿期死于肝衰竭
Ⅴ	McArdle 病	肌磷酸酶	11q13.1	*PYGM*	横纹肌	肌无力，疼痛性肌痉挛，运动后肌僵硬、强直，后期肌萎缩，肌红蛋白尿
Ⅵ	Hers 病	肝磷酸酶 A	14q22.1	*PYGL*	肝	生长迟缓，轻度低血糖，肝大，无酸中毒和高脂血症
Ⅶ	Tarui 病	肌磷酸果糖激酶	12q13.11	*PFKM*	肌肉、红细胞	肌无力，疼痛性肌痉挛，后期肌萎缩，肌红蛋白尿
Ⅸa	Hug 病	肝磷酸酶激酶	Xp22.13	*PHKA2*	肝	肝大，低血糖
Ⅸb	Huijing 病	肌磷酸酶激酶	16q12.1	*PHKB*	横纹肌	肌无力，运动后肌僵硬、肌痉挛，后期肌萎缩，肌红蛋白尿

7. **其他检查**　骨骼 X 线检查、腹部 B 超、心电图、超声心动图、组织或器官病理活检等。

（四）诊断与鉴别诊断

新生儿时期 GSD 的临床表现少，对 GSD 的诊断意义不大；血糖等生化检测有助于 GSD 的诊断；诊断、鉴别诊断和分型更多依赖基因分析。

（五）治疗

GSD 的治疗原则和目标是高蛋白、高葡萄糖饮食，多次喂养，维持血糖水平正常，抑制低血糖所继发的各种代谢紊乱，延缓并发症的出现。

1. **防治低血糖**　日间少量多次喂养，夜间使用鼻饲点滴葡萄糖［速度为 10mg/（kg·min）］，维持血糖 4～5mmol/L 为宜。生玉米淀粉喂养适用于大多数 1 岁以上的婴儿，2 岁以下为 1.5g/kg，4～6 小时 1 次；2 岁以上为 1.75～2.50g/kg，6 小时 1 次。

2. **酶替代治疗**　Ⅱ型应用患儿酶替代治疗为目前公认最有希望的疗法。

3. **其他治疗**　包括防止感染，纠正酸中毒（可用 $NaHCO_3$，禁用乳酸钠）。纠正低血糖后如果血脂水平仍继续升高，可用氯贝丁酯 50mg/（kg·d）。对Ⅰ型糖原贮积病出现的高尿酸血症，如采用饮食疗法不能控制时，可用别嘌醇 5～10mg/（kg·d）。激素治疗有益于维持正常血糖水平、提高食欲。胰高血糖素、各种类固醇激素、甲状腺素对改善症状皆有暂时的疗效。外科方法，如行门腔静脉吻合术，使肠吸收的葡萄糖越过肝，直接进入血液循环，可能出现术后肝缩小，生长加速，但长期效果并不肯定。也有报告行肝移植者，效果不明且不易推广。

二、半乳糖血症

半乳糖血症（galactosemia）是由于半乳糖代谢途径中酶的遗传性缺陷所致，属常染色体隐性遗传病，发病率约为 1/62 000。临床上分 3 型，其中半乳糖-1-磷酸尿苷酰转移酶（recombinant galactose-1-phosphate uridylyltransferase，GALT）缺乏型最多见，且病情严重。

（一）病因与发病机制

半乳糖主要来源于乳糖，后者来源于乳汁，经乳糖酶水解后成为半乳糖和葡萄糖，再经肠道吸收入血液循环。半乳糖需通过 Leloir 途径转变为葡萄糖后才能加以利用，其相关酶缺陷如半乳糖激酶（galactokinase，GALK）、GALT 和尿苷二磷酸半乳糖-4-表异构酶（uridine diphosphate-4-epimerase，GALE）则导致半乳糖代谢障碍。

1. **GALT 缺乏型**　约占 80%，GALT 的编码基因位于 9p13~9p21，基因突变以 *S135L* 和 *Q188R* 纯合子等位基因最为多见。纯合子患儿 GALT 活性缺如，半乳糖、半乳糖-1-磷酸和半乳糖代谢旁路生成的半乳糖醇在各种组织中累积。半乳糖-1-磷酸具有细胞毒性，对糖原分解和糖异生均有抑制作用，临床上常出现低血糖。半乳糖进入晶状体后经醛糖还原酶还原为半乳糖醇，沉积在晶状体中导致白内障。肝、肾、脑等组织中沉积大量的半乳糖-1-磷酸和半乳糖醇导致器官功能受损。

2. **GALK 缺乏型**　较少见，编码基因位于 17q21，主要表现为白内障，少数患者有假性脑瘤等症状。

3. **GALE 缺乏型**　罕见，约占 1%，编码基因位于 1pter-1p32。大多数患儿为红细胞、白细胞内表异构酶缺乏和半乳糖-1-磷酸水平增高，患儿不出现任何症状，生长发育也正常；另有少数患儿酶缺陷累及多种组织器官，临床症状酷似 GALT 缺乏型的半乳糖血症。

（二）临床表现

1. **肝功能损害伴低血糖**　典型患儿常在喂食乳类食品后数天即出现呕吐、拒食、体重不增和嗜睡等症状，继而出现黄疸和肝大，常在 2~5 周内出现腹水、肝衰竭、出血等终末期症状。30%~50% 患儿在病程第 1 周左右并发大肠埃希菌败血症。

2. **白内障**　在发病早期即可见白内障。

3. **神经系统损害**　未经及时诊断和治疗的患儿多数在新生儿期死亡，即使幸免，多遗留有智力低下。

（三）诊断

1. **常规检查**　包括血糖、肝功能、凝血功能、乳酸、血及尿培养等。

2. **新生儿筛查**　Paigen 试验用于检测血滴纸片半乳糖和半乳糖-1-磷酸，属于半定量方法；应用 MS-MS 和/或 GC-MS 进行筛查更为便捷和准确。

3. **尿液还原糖测定**　对疑似患儿可进行尿还原物检测，如果为阳性，进一步采用滤纸或薄层层析方法进行鉴定。

4. **酶学诊断**　外周血红细胞和白细胞、皮肤成纤维细胞和肝活检组织等均可供测定酶活性之用，其中以红细胞最为方便。

5. **基因检测**　可对半乳糖血症进行确诊和分型。

（四）治疗

1. **停用乳类食品**　诊断明确后立即停喂乳类，改喂无乳糖奶粉或豆浆喂养等，并辅以维生素、脂肪等营养物质。通常在限制乳类食品 3~4 天后即可见临床症状改善，一周后肝功能好转。

2. **对症支持治疗**　静脉输注葡萄糖，纠正水、电解质和酸碱平衡紊乱，对合并败血症者给予适当的抗生素治疗。

三、其他罕见糖代谢异常

（一）遗传性果糖不耐受症

遗传性果糖不耐受症（hereditary fructose intolerance）是由于果糖二磷酸醛缩酶 B 基因突变，导致肝脏缺乏果糖二磷酸醛缩酶所致。本病患儿肝脏内果糖二磷酸醛缩酶活性完全缺如或仅为正常水平的 12% 左右，当摄入果糖后果糖-1-磷酸在肝脏内累积，并抑制糖异生和糖原分解，减少 ATP 的再生，导致低血糖和肝细胞坏死、脂肪浸润、胆管增生和纤维化，甚至肝硬化。

（二）先天性乳糖酶缺乏症

先天性乳糖酶缺乏症（congenital lactase deficiency）是一种常染色体隐性遗传病，1966 年由 Lifshitz 首先报道，该病极为罕见。先天性乳糖酶缺乏症是由于乳糖酶-根皮苷水解酶（lactase-phlorizin hydrolase gene，LPH）基因突变，导致小肠内该酶功能缺陷所致。该病表现为婴儿出生后进食母乳或牛乳后不久即出现呕吐，出现脱水、酸中毒、乳糖尿、氨基酸尿症及生长缓慢，病情严重，预后较差。

（三）先天性蔗糖酶-异麦芽糖酶缺乏症

先天性蔗糖酶-异麦芽糖酶缺乏症（congenital sucrase-isomaltase deficiency，CSID）为一种遗传缺陷病，1961 年由荷兰学者首次报道，该病是由于蔗糖酶-异麦芽糖酶（sucrase-isomaltase，SI）缺乏导致二糖吸收不良，肠道的正常生理功能受损，机体营养不良，生长发育落后，甚至产生危及生命的胃肠道症状，其最主要的临床表现是腹泻。中国人群的 CSID 发病率未见报道。

（四）葡萄糖/半乳糖吸收不良症

葡萄糖/半乳糖吸收不良症（congenital glucose-galactose malabsorption，CGGM）最早于 1962 年由瑞典 Lindquist 和 Meeuwisse 及法国 Laplane 等同时报道。CGGM 属常染色体隐性遗传，致病基因为 *SLC5A1*，位于 22 号染色体长臂 22q13.1。CGGM 系人类小肠黏膜上皮绒毛膜刷状缘表面的钠-葡萄糖耦联转运体 1（sodium-glucose linked transporter 1，SGLT-1）结构和功能缺失，葡萄糖与半乳糖不能在肠内吸收，而产生严重腹泻、脱水、营养不良、腹胀和呕吐等一系列临床表现。

（熊慧　肖昕）

第六节　新生儿甲状腺疾病

一、概　　述

（一）甲状腺激素的合成与代谢

甲状腺素包括 T_4 和 T_3，合成原料主要是碘和酪氨酸，合成途径包括碘的摄取、碘的活化和酪氨酸碘化，最终碘酪氨酸耦联成 T_4、T_3 和逆-三碘甲腺氨酸（reverse T_3，rT_3）。

（二）下丘脑-垂体-甲状腺轴

在甲状腺功能调节中，下丘脑-垂体-甲状腺轴（HPTA）是一个主要反馈环路（图 20-6-1），对甲状腺功能起核心调节作用：下丘脑分泌的 TRH 刺激腺垂体分泌 TSH，TSH 则刺激甲状腺细胞合成和分泌甲状腺素。甲状腺素水平升高可通过负反馈调节抑制垂体 TSH 或下丘脑 TRH 的释放；反之，甲状腺素水平降低可使两者水平增加。

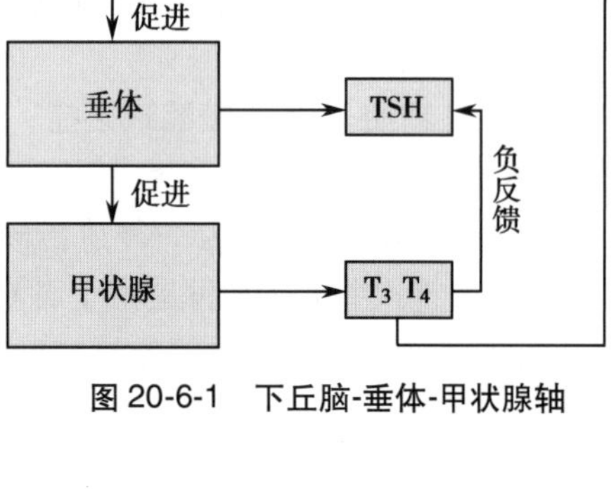

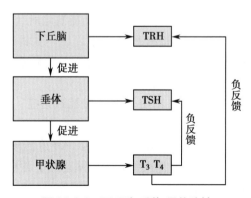

图 20-6-1　下丘脑-垂体-甲状腺轴

（三）TSH、T_4 和 T_3 水平变化

新生儿出生后，体内甲状腺素水平迅速发生显著变化。因此，在诊断甲状腺功能减退或亢进时，一定要根据胎龄、纠正日龄的正常值范围来评估甲状腺功能。

1. **血清 TSH**　新生儿出生后，血清 TSH 水平急剧升高，30 分钟时高达 70～100mU/L，24 小时后迅速下降，4 天内降至 4mU/L 以下。

2. **血清 T_4**　T_4 是评价甲状腺功能非常重要的指标之一，足月新生儿出生时血清 T_4 为 6.5～20.0μg/dl，24～36 小时内迅速上升至 11～12μg/dl（141.6～154.4mmol/L），72 小时～1 周上升至 16μg/dl（约 205.9mmol/L），1～2 周内逐渐下降至稳定水平［12μg/dl（154.4mmol/L）］；游离 T_4（free thyroxine，FT_4）则反映组织对甲状腺激素的利用度，其水平依胎龄不同而异，足月新生儿为 2.0～5.0ng/dl，而胎龄 25～30 周的早产儿为 0.6～3.3ng/dl。

3. **血清 T_3**　T_3 在新生儿出生时水平较低，脐血水平仅为 20～75ng/dl，生后 4 小时内可增加 3～6 倍，36 小时高达 100～400ng/dl，36 小时后下降，于 5～6 天内降至成人正常水平；血清 FT_4 出生时较高，生后 2 周内较恒定，随后 2～3 周降至成人水平。

4. **早产儿水平**　生后 HPTA 功能变化与足月儿相似，但血清 TSH 及 T_4 水平增高程度低于足月儿：血清 TSH 在生后 1 周可降至 5mU/L，在生后 4～6 周，血清 T_4 水平仍低于足月儿 20%～40%，血清 T_3 在生后 2～3 周达足月儿水平。

（四）甲状腺素的生理作用

1. **对代谢的影响**　①促进新陈代谢，提高基础代谢率，增加耗氧量和产热；②生理剂量促进蛋白质合成，大剂量使蛋白质分解；③生理剂量可增强胰岛素的作用，促进糖原合成和周围组织对葡萄糖的利用，大剂量促进小肠对葡萄糖的吸收和肝、肾的糖异生作用，并加强肾上腺素对糖原的分解作用，使血糖水平升高；④促进脂肪的合成、动员和分解利用；⑤甲状腺功能减退时，代谢缓慢，酶活性降低，皮肤和内脏组织间隙有大量黏多糖（氨基多糖）沉积，并与蛋白结合形成黏蛋白（蛋白多糖），后者亲水性强，又与水结合导致黏液性水肿发生；⑥促进胡萝卜素转化成维生素 A 并生成视黄醛。甲状腺功能减退时，可发生高胡萝卜素血症和维生素 A 缺乏症。

2. **对主要器官系统的影响**　①神经系统：甲状腺素缺乏可致脑生长速率减低、脑细胞发育不全、髓鞘形成延迟、脑皮质轴突及树状突密度减少等；甲状腺功能亢进则大脑皮质兴奋性增加。②骨骼系统：甲状腺功能减退时，骨骺发育不全、骨化及骨骺闭合延迟、骨龄落后，长骨发育严重障碍，四肢短小，鼻眶骨发育不良致特殊面容；甲状腺功能亢进时，骨成熟加快，骨龄超常。③心血管系统：甲状腺功能亢进时，心跳加快、心排出量增加，收缩压增高，而外周血管扩张，舒张压下降，脉压增大；甲状腺功能减退时则相反。④肾功能：甲状腺功能减退时，肾血流量、肾小球滤过率、肾小管稀释和浓缩功能均降低，尿量减少，易发生水钠潴留。⑤其他：甲状腺功能亢进时，肠吸收功能增强，肠蠕动增加，可引起腹泻；甲状腺功能减退时则相反，常发生腹胀和便秘；此外，甲状腺功能减退，促红细胞生成素（erythropoietin，EPO）生成减少，骨髓造血功能减退，易发生贫血。

二、先天性甲状腺功能减退症

先天性甲状腺功能减退症（congenital hypothyroidism，CH）（简称先天性甲减），是新生儿最常见的内分泌疾病之一，因甲状腺激素产生不足或其受体缺陷所致。先天性甲减的患儿在新生儿期可无特异性临床症状或者症状轻微，对新生儿进行群体筛查是早期发现先天性甲减的主要方法，早期诊断和治疗可防止症状的发生和发展，否则可导致严重的脑损害、智力低下和体格发育落后。在我国，通过新生儿筛查查出的患病率约为 1/2 050。

（一）病因和分类

先天性甲减按病变部位可分为原发性、继发性（中枢性）和外周性。原发性甲减即由甲状腺本身的疾病（如甲状腺先天性发育异常）所致，其特点为血促甲状腺激素（thyroid-stimulating hormone，TSH）水平升高和游离甲状腺素（free thyroxine，FT_4）降低；继发性甲减的病变部位在下丘脑和垂体（中枢性甲减），特点是 FT_4 水平降低，TSH 水平正常或者下降，较少见；另外，还有一种外周性甲减，因甲状腺激素受体功能缺陷所致，较罕见。

先天性甲减按疾病转归又分为持续性甲减及暂时性甲减。持续性甲减指由于甲状腺激素持续缺乏，患儿需终生替代治疗；暂时性甲减指由于母亲或新生儿的各种原因，致使出生时甲状腺激素分泌暂时性缺乏，但甲状腺功能可恢复正常的患儿。对于胎龄小于 30~32 周的早产儿，在生后出现暂时性甲状腺激素水平降低，包括低 T_4 和 FT_4，但降低程度不及先天性甲状腺功能减退者，同时不伴有 TSH 水平增高，而是正常或降低，称为早产儿暂时性甲状腺功能减退症（transiant hypothyroxinemia of prematurity，THOP）。生后第 1 周内，血液中 T_4 水平会降到最低，其降低水平和持续时间与胎龄相关：胎龄越小，T_4 水平越低，持续时间越长；此外，早产儿疾病的严重程度也会影响甲状腺素水平，故几乎所有的早产儿都有不同程度的暂时性甲状腺功减退。随着 HPTA 的发育逐渐成熟，经过 2~3 周，甲状腺激素水平降低会得以纠正，早产儿的甲状腺功能恢复正常。

（二）临床表现

患儿症状出现早晚及轻重程度与残留甲状腺组织多少或功能低下程度相关。新生儿期，多数先天性甲减患儿出生时无特异性临床症状或症状轻微，但仔细询问病史及体格检查常可发现可疑线索，如母亲怀孕时常感到胎动少、过期产、大于胎龄儿（large for gestational age infant，LGA），生后可出现黄疸较重或者黄疸消退延迟、反应差、嗜睡、少哭、哭声低下、食欲差、吸吮力弱、皮肤花纹（外周血液循环差）、硬肿、面部臃肿、前后囟较大、腹胀、便秘、脐疝、心率减慢、心音低钝、肌张力低下等。如果中枢性甲减合并其他垂体促激素缺乏，可表现为低血糖、小阴茎、隐睾及面中线发育异常，如唇裂、腭裂、视神经发育不良等。

（三）诊断

1. 新生儿筛查　先天性甲减发病率高，在新生儿期多无特异性临床症状，如在临床发病后开始治疗，将影响患儿的智力和体格发育。因此，对新生儿进行群体筛查是早期发现、早期诊断的必要手段。国家卫生健康委员会规定新生儿先天性甲减筛查方案：足月新生儿出生 72 小时至 7 天内，并充分哺乳，足跟采血，滴于专用滤纸片上测定干血滤纸片 TSH 值。该筛查只能检出原发性甲减和高 TSH 血症，无法检出中枢性甲减、TSH 延迟升高等。国际上，有些国家采用 T_4+TSH 同时筛查的方法，但是筛查成本高。由于技术及个体差异，约 5% 的先天性甲减患儿无法通过新生儿筛查系统检出。因此，对甲减筛查阴性病例，如有可疑症状，临床医生仍然应该采血再次检查甲状腺功能。危重新生儿或接受过输血治疗的新生儿可能出现筛查假阴性结果，必要时应再次采血复查。对于低/极低出生体重儿，由于 HPTA 反馈建立延迟，可能出现 TSH 水平延迟升高，为防止新生儿筛查假阴性，可在生后 2~4 周或体重超过 2 500g 时重新采血复查测定 TSH 和/或 FT_4。

2. 确诊性检查　主要测定血清 TSH 和 FT_4 水平［FT_4 浓度不受甲状腺结合球蛋白（thyroid-binding globulin，TBG）水平影响］。若血 TSH 增高和 FT_4 降低者，诊断为先天性甲状腺功能减退症；若血 TSH 增高，但 FT_4 正常，可诊断为高 TSH 血症；若 TSH 正常或降低，FT_4 降低，诊断为继发性（中枢性）甲减。

3. 其他辅助检查　主要用于不同类型甲减的诊断和鉴别诊断。

（1）甲状腺 B 超：可评估甲状腺发育情况，但对异位甲状腺判断不如放射性核素显像敏感，甲状腺肿大常提示甲状腺激素合成障碍或缺碘。

（2）甲状腺放射性核素显像（^{99m}Tc）：可判断甲状腺位置、大小、发育情况及占位病变。甲状腺吸碘率在儿科已少用。

（3）X 线片：新生儿膝关节正位片显示股骨远端骨化中心出现延迟，提示可能存在宫内甲减。幼儿和儿童手腕部摄片可显示骨成熟明显延迟。

（4）甲状腺球蛋白（thyroglobulin，Tg）测定：Tg 可反映甲状腺组织存在和活性，甲状腺发育不良患儿 Tg 水平明显低于正常对照。甲状腺摄碘缺乏而 Tg 升高者，提示甲状腺存在，需考虑 TSH 受体突变、碘转运障碍或存在母源性促甲状腺激素受体抗体（thyroid stimulating hormone receptor antibody，TRAb），而非甲状腺发育不良。

（5）促甲状腺激素受体抗体测定：自身免疫性甲状腺疾病的母亲产生的 TRAb 可通过胎盘影响胎儿甲状腺的发育和功能。5% 的孕龄女性患有自身免疫性甲状腺疾病，可伴有甲状腺球蛋白抗体或甲状腺过氧化物酶抗体水平升高，但 TRAb 阳性者少见。TRAb 可引起暂时性甲减。

（6）基因学检查：仅在有家族史或其他检查提示为某种缺陷的甲状腺功能减退时进行，报道甲状腺发育不良者因 *TTF-1*、*TTF-2*、*PAX8* 等基因突变所致者仅占 2%，多数患儿病因不明。

（四）鉴别诊断

1. 先天性巨结肠　患儿生后即开始便秘、腹胀，并常有脐疝，但其面容、精神反应及哭声等均正常，钡灌肠可见结肠痉挛段与扩张段，甲状腺功能测定可鉴别。

2. 21-三体综合征　患儿智能及动作发育落后，但有特殊面容，如眼距宽、外眼睑上斜、鼻梁低、舌外伸，皮肤和毛发正常。无黏液性水肿，且常伴有其他先天畸形。染色体核型分析可鉴别。

（五）治疗

本病应早期确诊、及时治疗，以免发生脑损伤。对于新生儿筛查初次结果显示干血滤纸片 TSH 值超过 40mU/L，同时 B 超显示甲状腺缺如或发育不良者，或伴有先天性甲减临床症状与体征者，可不必等静脉血检查结果立即开始左旋甲状腺素钠（$L\text{-}T_4$）治疗。不满足上述条件的筛查阳性新生儿应等待静脉血检查结果后再决定是否给予治疗。

1. 先天性甲减　一旦确诊，应终身服用甲状腺制剂，不能中断。新生儿期先天性甲减治疗首选 $L\text{-}T_4$，初始治疗剂量为 8~10μg/（kg·d），必要时使用大剂量 10~15μg/（kg·d），每日 1 次口服，尽早使 FT_4 和 TSH 恢复正常，FT_4 最好在治疗 2 周内，TSH 在治疗后 4 周内达到正常。对于伴有严重先天性心脏病患儿，初始治疗剂量应减少。治疗后 2 周抽血复查，根据血 FT_4 和 TSH 浓度调整治疗剂量。患儿大便次数和性状正常，食欲好转，腹胀消失，心率维持在正常范围，生长发育正常，提示剂量适当和治疗有效；药物过量时，可出现哭闹不安、多汗、发热、腹泻等。

2. 高 TSH 血症　对于 TSH 大于 10mU/L，而 FT_4 正常的高 TSH 血症，复查后 TSH 仍然增高者应予以治疗，$L\text{-}T_4$ 起始治疗剂量可酌情减量［7~8μg/（kg·d）］，4 周后根据 TSH 水平调整；由于在出生后前几个月内 TSH 可有生理性升高，使 TSH 始终维持在 6~10mU/L，对这种情况的婴儿需密切随访甲状腺功能，其处理方案目前仍存在争议。

3. 总 T_4 减低者　FT_4 和 TSH 测定结果正常，而总 T_4 水平降低这一情况，多见于 TBG 缺乏、早产儿或新生儿感染，一般不需治疗。

4. THOP　目前不建议在早产儿 THOP 常规使用甲状腺素，但早产儿同时存在 HPTA 功能障碍（如 TSH 升高）时，可以行小剂量 $L\text{-}T_4$ 治疗。

（六）随访

需定期复查患儿血 FT_4 和 TSH 浓度，以调整 $L\text{-}T_4$ 治疗剂量。治疗后 2 周首次进行复查。如有异常，调整 $L\text{-}T_4$ 剂量 1 个月复查。1 岁内每 2~3 个月复查 1 次，1 岁以上每 3~4 个月复查 1 次，3 岁以上每 6 个月复查 1 次，剂量改变后应在 1 个月后复查，并同时进行体格发育评估，在 1 岁、3 岁、6 岁时进行智力发育评估。

先天性甲减伴甲状腺发育异常者需要终身治疗，其他患儿可在正规治疗 2~3 年后尝试停药 1 个月，复查甲状腺功能、甲状腺 B 超或甲状腺放射性核素显像。治疗剂量较大的患儿如要停药检查，可先药量减半，1 个月后复查。如 TSH 增高或伴有 FT_4 降低者，应给予甲状腺素终身治疗。如甲状腺功能正常者为暂时性甲状腺功能减退症，继续停药并定期随访 1 年以上，注意部分患儿 TSH 水平会重新升高。

（七）预后

开始治疗的时间早晚、L-T_4 初始剂量和 3 岁以内的维持治疗依从性等因素与患儿最终智力水平密切相关。新生儿筛查患儿应尽早开始治疗，及时纠正甲减状态，以避免出现中枢神经系统损害。先天性甲减患儿如能在出生 2 周内开始足量治疗，大部分患儿的神经系统发育和智力水平可接近正常。新生儿筛查发现的甲减患儿，经过早期治疗，预后多数良好。晚发现、晚治疗者的体格发育有可能逐步赶上同龄儿童，但神经、精神发育迟缓不可逆。

三、新生儿甲状腺功能亢进症

新生儿甲状腺功能亢进症（neonatal hyperthyroidism），简称甲亢，又称新生儿甲状腺毒症（thyrotoxicosis），指新生儿期出现的暂时性或持续性甲状腺功能亢进症。其发病率低，约为 1/50 000，以暂时性为主，持续性极少。一旦发生，可引起严重并发症和较高病死率（15%～20%），幸存者可存在远期精神、认知功能障碍。

（一）病因与发病机制

1. 暂时性甲状腺功能亢进症　母亲妊娠前或妊娠期间存在甲状腺自身免疫性疾病（90% 为 Graves 病），母亲血中促甲状腺素受体刺激性抗体（thyroid stimulating hormone receptor-stimulating antibody，TSAb）属 IgG 抗体，经胎盘被动传递给胎儿。TSAb 与 TSH 竞争胎儿甲状腺滤泡细胞膜 TSH 受体的结合部位，激活腺苷酸环化酶-cAMP 系统，使甲状腺激素合成和分泌增加，而垂体受甲状腺激素负反馈抑制，TSH 分泌明显减少。

新生儿甲亢临床严重程度取决于新生儿血浆 TSAb 浓度，随着其浓度下降，症状逐渐消失。孕期应用硫脲类药物或孕妇血浆同时存在甲状腺抑制抗体（thyroid-inhibitory antibody，TIAb），也可经胎盘进入胎儿循环，硫脲类药物抑制甲状腺酪氨酸碘化及碘化酪氨酸的耦联，使甲状腺素合成减少，抑制时间为数日，故症状可延迟 5～7 天出现；而 TIAb 阻断 TSAb 对甲状腺素的刺激作用，延缓甲状腺功能亢进症状出现。

2. 持续性甲状腺功能亢进症　极少数持续性甲状腺功能亢进症是由于 TSH 受体突变（常染色体显性遗传）致病。

（二）临床表现

在胎儿时期，即有胎心增快、宫内发育迟缓、前囟小、骨龄提前、颅缝早闭、小头畸形，严重者胎死宫内。

新生儿症状和体征一般在 24 小时内出现，可因母亲妊娠期应用抗甲状腺药物或存在抑制性抗体，发病时间可延迟。①一般状态：多为早产儿，皮肤潮红、出汗多、气促、兴奋、易激惹、震颤；②眼：双眼睁大外突（突眼）、眶周水肿等；③甲状腺：肿大，有时压迫气道而出现三凹征；④食欲亢进但体重增长少、不增或下降，可有呕吐和腹泻；⑤心血管系统：心率增快、高血压；⑥重症：体温增高、室上性心动过速、节律不整、充血性心力衰竭、肝衰竭、黄疸、胆汁淤积、凝血障碍和血小板减少等。

（三）辅助检查

1. 甲状腺功能　血清总 FT_4 和 FT_3 水平增高，TSH 水平显著下降。如母亲妊娠期应用抗甲状腺药物，即使生后即出现甲亢临床表现，此时 T_4 和 T_3 也可正常（假阴性），故建议在生后 3～5 天再次进行甲状腺功能检测（典型甲亢新生儿在此时间段，甲状腺功能检测多为阳性结果），必要时生后 10～14 天复查。检测母婴血清 TSAb 水平均明显升高，也有其他抗甲状腺抗体（如 TIAb、甲状腺球蛋白抗体或抗微粒体抗体）水平升高。妊娠期孕母血清 TSAb 水平升高是预测胎儿甲亢的重要指标。

2. 甲状腺超声　可评估甲状腺发育情况，了解甲状腺大小、是否存在结节等，以排除肿瘤和囊肿。

3. 骨龄检测　X 线骨龄检测可发现部分患儿骨龄超前。

（四）诊断与鉴别诊断

1. 诊断　母亲妊娠前和妊娠期间有自身免疫性甲状腺疾病（尤其甲亢）病史对新生儿甲亢诊断非常重要。根据母亲甲亢病史、新生儿甲亢临床表现，结合辅助检查即可诊断。

2. 鉴别诊断　甲亢患儿出现兴奋、易激惹和震颤等表现时，应与缺氧缺血性脑病（hypoxic ischemic encephalopathy，HIE）、颅内出血或中枢神经系统感染相鉴别；患儿出现心率和呼吸增快、肝大、高血压时（甲亢性心脏病），应与先天性心脏病等鉴别；患儿肝脾大、黄疸、胆汁淤积，应与先天性巨细胞病毒或 EB 病毒感染相鉴别；甲状腺肿大应与颈部囊肿、肿瘤相鉴别。

（五）治疗

1. 暂时性甲亢　临床上，TSAb 所致暂时性甲亢新生儿，主要是针对一般甲亢病例和甲亢危象的治疗，一般选用硫脲类药物如甲巯咪唑（methimazole，MMI）或丙基硫氧嘧啶（propylthiouracil，PTU）、必要时短期加用碘剂、普萘洛尔、糖皮质激素和丙种球蛋白等。

（1）一般甲亢病例：①MMI：首选，开始剂量为0.2~0.5mg/(kg·d)，分3次口服；对于甲状腺功能检查异常而无临床表现的患儿，也可给予MMI 0.2~0.3mg/(kg·d)，分2次口服。用药期间，评估患儿临床症状，每周检测甲状腺功能，根据结果逐渐下调MMI剂量；在甲状腺功能恢复正常后，可每2周检测1次，整个疗程为2~3个月，甚至更长时间。MMI不良反应较轻，主要为皮疹、胃肠道反应、一过性粒细胞减少症和短暂性转氨酶增高等。②PTU：PTU的不良反应与MMI相似，但较严重，可导致肝衰竭，一般仅限于MMI治疗无效且无手术和放射指征患儿的短期使用，剂量为5~10mg/(kg·d)，分2~3次口服。用药期间应定期监测血象和肝功能变化。

（2）甲亢危象病例：①MMI+碘剂：对伴有血流动力学改变的重症甲亢患儿，首选MMI[0.5mg/(kg·d)，分3次口服]联合碘溶液（鲁氏碘液，含碘化钾100mg/ml，每次1滴，每天3次）治疗，碘化钾疗程为10~14天。碘是合成甲状腺素的重要原料，在生理剂量范围内，甲状腺素合成随碘量增加而增多；外源性补充碘剂则暂时性抑制甲状腺素的合成与释放，使患儿症状迅速缓解。若长期应用，则甲状腺对碘的“抑制”作用产生“适应”（抑制的暂时性），甲状腺素合成加速，反而引起甲亢复发或加重。因此，MMI和碘剂联合应用起效迅速，适合需迅速控制症状者短期使用。②美国甲状腺协会指南推荐PTU[10mg/(kg·d)，分3次口服]可用于甲亢危象。③普萘洛尔：剂量为2mg/(kg·d)，分2~3次口服，疗程为7~14天。可降低心率，存在充血性心力衰竭者禁用。④糖皮质激素：短期小剂量糖皮质激素用于治疗危重甲亢患儿。氢化可的松2.5~5mg/(kg·d)，分3次使用；泼尼松1~2mg/(kg·d)，分2次口服。⑤丙种球蛋白：剂量为1g/kg，连用2~3天。有资料报道，丙种球蛋白应用后5天内，患儿甲状腺功能可迅速改善。

2. **持续性甲亢**　对于基因突变所致的持续性新生儿甲亢目前无特殊治疗，部分严重患儿即使服用了高剂量抗甲亢药物仍不能控制症状，也无法避免甲状腺结节产生及早期甲状腺肿大，后期可能还需甲状腺次全切除或放射碘治疗等。

（六）预防和随访

1. **新生儿筛查**　孕妇为弥漫性毒性甲状腺肿（Graves病）时，需在妊娠20~24周检测孕妇外周血或新生儿出生时脐血TRAb水平（检测脐血TSH、FT_4、TT_3等无明确指导意义），正常者所生新生儿患甲亢风险不大，可不随访；检测异常或未检测者分别于生后3~5天和10~14天进行甲状腺功能（TSH、FT_4、TT_3等）检测，1月龄及3月龄复诊，正常者无甲亢风险，异常者需口服药物治疗。

2. **喂养问题**　对于有母乳喂养意向的甲亢母亲，抗甲状腺药物应用不是哺乳禁忌证，但由于甲巯咪唑在乳汁中分泌量较高，而丙基硫氧嘧啶可能会对新生儿产生严重肝损害，故母亲存在甲亢且在服药期间，建议停止母乳喂养。

（熊慧　肖昕）

第七节　新生儿肾上腺皮质增生症

先天性肾上腺皮质增生症（congenital adrenal hyperplasia，CAH）是常染色体隐性遗传代谢病，由于类固醇激素合成过程中某些酶（如21-羟化酶、11β-羟化酶、3β-羟类固醇脱氢酶等）先天性缺陷，导致肾上腺皮质功能减退，部分患儿伴有电解质紊乱及性腺发育异常。发病率为1/20 000~1/10 000，21-羟化酶缺乏症（21-hydroxylase deficiency，21-OHD）为CAH最常见的病因，占90%~95%。部分患儿在新生儿期可因肾上腺危象而危及生命。

（一）病因与发病机制

不同酶缺陷的CAH将发生相应的类固醇激素（终产物）的缺乏、所缺陷酶的相应阶段的前体（中间代谢产物）堆积和旁路代谢亢进所致产物增多，导致相应的临床表现。目前存在较明确的5种酶的缺陷，分别发生不同型别的CAH。最常见的是21-羟化酶缺陷，其次为11β-羟化酶缺陷、17α-羟基类固醇脱氢酶缺陷、17，20-裂解酶缺陷和3β-羟基类固醇脱氢酶缺陷；此外，还有胆固醇侧链剪切酶、类固醇激素合成急性调节蛋白（steroidogenic acute regulatory protein，StAR）缺陷。近年来，还发现了细胞色素P450氧化还原酶（cytochrome P450 oxidoreductase，POR）缺陷，以及CAH合并肌腱蛋白X（TNX）缺陷的CAH-X综合征。这些酶的编码基因已被克隆，结构和功能的关系大多已明确，对指导临床诊治和遗传咨询有积极的指导意义。

（二）临床表现

1. **21-羟化酶缺乏症(21-OHD)**　为最常见的类型，临床特征为皮质醇分泌不足、失盐及雄激素分泌过多而引起的各种表现。通常分为经典型（单纯男性化型及失盐型）与非经典型（轻型或迟发型）。新生儿CAH筛查是通过测定干滤纸血片中17-羟孕酮浓度进行21-OHD筛查，该筛查方法能检出约70%的经典型

21-OHD 患儿,而非经典型 21-OHD 难以通过筛查发现。

(1) 单纯男性化型:约占 25%,21-羟化酶活性为正常人的 1%~11%。该型患儿体内有失盐倾向,但因代偿性醛固酮增高使临床无失盐症状,仅表现为雄激素水平增高。男婴出生时外生殖器多正常,少数阴茎增大,睾丸大小正常;女婴出生时多伴有外生殖器不同程度男性化(阴蒂肥大,阴唇融合);随着年龄增大,生长加速、骨龄超前,最终矮小。

(2) 失盐型:占 75%,为 21-羟化酶完全缺乏型(严重型)。患儿出生 1~4 周左右出现呕吐、腹泻、体重不增、脱水、皮肤色素沉着、难以纠正的低血钠、高血钾、代谢性酸中毒,甚至休克,病死率为 4%~11%。此外,该型患儿雄激素水平增高及男性化程度严重。

(3) 非经典型:21-羟化酶活性达 20%~50%,我国少见。患儿在儿童后期或青春期出现雄激素增多的体征。

2. **11β-羟化酶缺乏症** 占 5%~8%,也可分为典型和非典型。典型 11β-羟化酶缺乏的患儿,部分出现高血钠、低血钾、碱中毒和高血容量,又可因皮质醇减少出现皮质醇功能减退及雄激素过高的症状,但雄性化程度比 21-羟化酶缺乏症轻,女性患儿仅有阴蒂增大,男性外生殖器出生时可正常,到儿童时期性发育提前。非典型者临床差异大,大部分因面部痤疮、月经不调而就诊,少数有高血压,大多血压正常。

3. **3β-羟基类固醇脱氢酶缺乏症** 该酶为肾上腺类固醇激素合成过程第二个酶,极少见。出生时即可出现失盐和肾上腺皮质功能不全症状,严重者因循环衰竭而死亡。男性为不同程度的外生殖器发育不全,如小阴茎;女性为不同程度男性化、多毛、月经不调。

4. **17α-羟基类固醇脱氢酶缺乏症** 极少见,可发生在不同年龄,临床大部分患儿出现高血压、高血钠、低血钾和碱中毒,有轻度皮质醇不足的症状。男性有假两性畸形,男性女性化;女性因雌激素缺乏,表现为性幼稚至青春发育期无第二性征、原发性闭经。

5. **先天性类脂质性肾上腺增生症** 由于 *StAR* 基因突变所致。StAR 失活导致类固醇激素生成严重受阻,胆固醇堆积于肾上腺皮质细胞并对其产生毒性作用致病。典型的临床表现为男性外生殖器完全女性化,皮肤色素沉着,糖皮质激素、盐皮质激素、性激素及其代谢物水平明显降低,发病早期若不进行适当治疗将导致死亡。

6. **CAH-X 综合征** 10%~15% 的 CAH 患者中可合并肌腱蛋白 X(TNX)缺陷(CAH-X 综合征),为 *CYP21A2* 和 *TNXB* 基因的连续性缺陷所致。临床上除 CAH 表现外,还存在埃勒斯-当洛综合征(Ehlers-Danglos syndrome,EDS)表型,即一系列的结缔组织症状,包括全身性关节活动过度、皮肤过度伸展、反复关节脱位、慢性疼痛和心脏缺陷等,严重影响患者生存质量。

(三) 实验室检查

1. **一般检查** 血清钠、钾、氯、血气及血糖测定。失盐型可有低钠、高钾血症和代谢性酸中毒;其他类型可见高钠、低钾和代谢性碱中毒。

2. **17-羟孕酮(17-OHP)** 血 17-OHP 浓度持续增高是 21-OHD 的重要诊断标准。通常 17-羟孕酮>300nmol/L 为经典型;6~300nmol/L 主要见于非经典型,或 21-羟化酶缺乏杂合子,或假阳性;<6nmol/L 为非经典型者或正常者。由于 17-OHP 易受多种因素(体质、应激、感染、情绪、疾病、服药时间、检测方法等)影响而波动,研究发现,即使基因型相同,17-OHP 浓度差异也很大,故不能单纯用 17-OHP 浓度进行分型。

3. **促肾上腺皮质激素及皮质醇** 失盐型患儿血促肾上腺皮质激素(adrenocorticotropic hormone,ACTH)多增高,伴皮质醇水平降低;单纯男性化型或非经典型患儿其 ACTH 及皮质醇水平可正常。

4. **血浆肾素和醛固酮** 评估盐皮质激素储备情况,并非是 21-OHD 特异性的诊断依据,其血液浓度受年龄、饮食钠的摄入量、抽血时体位及其他因素影响。正常新生儿及婴儿早期肾素及醛固酮水平可增高,无诊断意义。失盐型及部分单纯男性化型患儿其肾素水平有不同程度增高;一些患儿虽有不同程度的醛固酮合成缺陷而导致醛固酮水平降低,但临床可无失盐症状。

5. **雄烯二酮和硫酸脱氢表雄酮** 两者属于肾上腺雄激素,21-OHD 患儿此类激素水平有不同程度的增高。雄烯二酮受影响因素少,浓度相对较稳定,与 17-OHP 有较好的相关性;但硫酸脱氢表雄酮不敏感,不建议作为诊断标准。

6. **睾酮** 该雄激素主要来源于睾丸分泌,少量由肾上腺雄烯二酮经 17β-羟类固醇转变而来。21-OHD 患儿睾酮水平均增高,出生 5 个月内男婴存在生理性睾酮增高,不能作为 21-OHD 诊断依据。

7. **染色体核型分析** 对于外生殖器两性难辨患儿均需要做染色体检查以明确遗传性别。

8. **基因诊断** 基因诊断是遗传病诊断的最可靠方法。可对 21-羟化酶缺乏症的致病基因 *CYP21A2* 或其他相关致病基因进行DNA序列分析。*CYP21A2* 基因异常分3大类：①点突变，中国患者中约占70%；②大片段的基因缺失和基因转换，占20%~30%；③自发突变，少见，占4%~5%。基因型与表型(尤其失盐型或轻型)有较好的相关性，临床表型与两个等位基因中导致残余酶活性较高的突变相关。如大的基因缺失/转换突变、*p. Q318X*、*p. R356W*、*E6 cluster*、*Exon3 Del8bp* 及 *I2G* 可导致残存酶活性为0~1%，多与失盐型有关；*p. I172N* 突变导致残存酶活性为1%~5%，多与单纯男性化型相关；*p. V281L*、*p. P30L* 和 *p. P453S* 导致残存酶活性为20%~50%，多与非经典型相关。若为 *CYP21A2* 和 *TNXB* 基因的连续性缺陷所致，则为CAH-X综合征。

9. **影像学检查** CAH患儿肾上腺CT或MRI可显示肾上腺皮质增厚。由于新生儿肾上腺皮质较小，判断困难，不作为常规检查。

(四) 诊断

诊断CAH主要依据：①外生殖器性别不清，男性阴茎大或尿道下裂、隐睾，女性外生殖器男性化；②生后早期出现水盐代谢障碍或高血压；③家族史中有过本病患者；④实验室检查，其中一般实验室检查、17-OHP、ACTH、皮质醇等生化检测是CAH诊断的重要依据，染色体核型分析用于明确遗传性别，基因分析是CAH确诊依据。

(五) 鉴别诊断

主要是根据临床表现、实验室检查，主要对21-OHD与其他类型的CAH进行鉴别；此外，对于某些引起电解质及醛固酮水平变化的疾病也需鉴别。

1. **不同类型的CAH鉴别** 在CAH中，21-OHD失盐型最常见，需与其他类型鉴别(表20-7-1)。鉴别的意义除临床表现和实验室检查有所差异外，更重要的是处理措施也有所不同。

表20-7-1 CAH各类型的临床表现和实验室检查特征

酶缺陷类型	编码基因	临床表现	实验室检查
21-OHD失盐型	*CYP21*	失盐危象，女性假两性畸形，产前和产后男性化	17-OHP↑↑↑，PRA↑↑，皮质醇↓↓，醛固酮↓，雄烯二酮↑↑，T和DHEAS↑
21-OHD单纯男性化型	*CYP21*	肾上腺发动提前，月经不规律，多毛、痤疮、不育症	17-OHP↑↑，PRA正常或↑，皮质醇↓，醛固酮正常，雄烯二酮↑↑、T↑，DHEAS正常或↑
11β-羟化酶	*CYP11*	女性假两性畸形，出生后男、女两性畸形	17-OHP↑，PRA↓↓，皮质醇↓，醛固酮↓↓↓，雄烯二酮↑↑↑、T、DHEAS↑，11-去氧皮质醇和去氧皮质酮↑↑，低钾血症
17α-羟基类固醇脱氢酶	*CYP17*	男性假两性畸形，性幼稚，高血压	17-OHP和PRA↓↓↓，皮质醇↓↓、醛固酮↓↓↓，雄烯二酮、T和DHEAS↓↓↓，去氧皮质酮↑↑，低钾血症
3β-羟基类固醇脱氢酶	*HSD3B2*	失盐危象 男/女假两性畸形	17-OHP正常或↓，肾素↑，皮质醇↓，醛固酮↓↓，雄烯二酮、T↓、DHEAS↑↑↑
类脂性CAH	*StAR/CYP11A*	失盐危象，男性假两性畸形	所有类固醇激素缺乏/↓，PRA↑↑
CAH-X综合征	*CYP21A2* 和 *TNXB* 连续性缺陷	除失盐危象、女性假两性畸形或男性化等表现外，还存在关节活动过度或脱位、皮肤过度伸展和心脏缺陷等体征	17-OHP↑↑↑，PRA↑↑，皮质醇↓↓，醛固酮↓，雄烯二酮↑↑，T和DHEAS↑

注：21-OHD. 21-羟化酶缺乏症；17-OHP. 17-羟孕酮；PRA. 血浆肾素活性；T. 睾酮；DHEAS. 硫酸脱氢表雄酮。

2. **醛固酮缺乏症(aldosterone deficiency)** 又称醛固酮减少症(hypoaldosteronism)，是由于醛固酮(aldosterone，ALD)分泌减少或因受体功能障碍致外周作用缺陷的一种内分泌疾病。临床上以高钾血症、低钠血症、低血容量、体位性低血压和尿盐丢失为主要临床表现。醛固酮缺乏可能是单纯的选择性醛固酮缺乏，也可能是全肾上腺皮质功能减退(如Addison病、CAH、感染或出血破坏肾上腺等)的表现之一。

3. **假性醛固酮增多症** 又称Liddle综合征、肾潴钠过多综合征、先天性失钾综合征、低肾素高血压综合征等，属常染色体显性遗传病，为决定远端肾小管Na^+重吸收通道基因(*eNaC*)突变所致。临床上以严重高血压、低钾血症、代谢性碱中毒、低肾素血症但无醛固酮增加为特征的肾小管疾病。本病无特殊治疗方法，需积极治疗高血压和低钾血症，预防并发症发生。

（六）治疗

治疗原则：①替代肾上腺皮质分泌不足；②抑制垂体分泌过多 ACTH，减少皮质激素的前体类固醇异常增加和减少肾上腺皮质雄激素的过度产生，使男性化症状不再进展；③抑制垂体对黑色素细胞过度分泌的促进作用，减轻皮肤色素沉着；④对失盐型还需要补充盐皮质激素；⑤女性患者及失盐型男、女性患者应终身治疗。

1. **糖皮质激素治疗**　包括激素的一般治疗和应激状态处理。

（1）一般治疗：选用接近生理需要的氢化可的松片剂，不推荐氢化可的松悬液（效果欠佳），也不采用对患儿生长抑制作用较大的泼尼松或地塞米松。正常新生儿生理性皮质醇分泌量为 7~9mg/(m^2·d)，婴儿及儿童为 6~8mg/(m^2·d)。新生儿或小婴儿经典型（尤其失盐型）患儿开始氢化可的松剂量可偏大[20~25mg/(m^2·d)]，以尽快控制代谢紊乱，用药期间监测电解质及血压，数日至 1 周后待临床症状好转、电解质正常后则尽快减少氢化可的松剂量至维持量[8~12mg/(m^2·d)，甚至更低至 6~8mg/(m^2·d)]。婴儿期后根据临床及检测指标调节剂量。一般每日氢化可的松总量平均分 3 次（每 8 小时）口服，或根据患者疗效，适当调整早上或睡前剂量。

（2）应激状态处理：在发热超过 38.5℃、胃肠炎伴脱水、全麻手术、严重外伤等应激情况下，为预防肾上腺皮质功能危象发生，需要增加氢化可的松剂量为原剂量的 2~3 倍，如服药后出现呕吐，则在呕吐后 30 分钟补服药物，如不能口服可采用肌内注射；危重情况下也可增加氢化可的松剂量至 50~100mg/(m^2·d)。对需要手术的患者，可根据手术的大小调整静脉用药的时间和剂量：通常术前 1~3 天静脉滴注氢化可的松 50mg/(m^2·d)，分 2 次，手术日增加至 100mg/(m^2·d)，术后 1~2 天减至 50mg/(m^2·d)，之后根据患儿情况快速减少剂量，并改为口服，术后数日至 1 周内减量至原维持剂量。

2. **盐皮质激素治疗**　对于典型（失盐型及单纯男性化型）CAH，尤其是在新生儿期及婴儿早期，均需要同时给予盐皮质激素，以改善失盐状态。盐皮质激素也可用于非经典型（轻度）患者，有助于减少氢化可的松的剂量。临床上选用 9α-氟氢可的松 0.1~0.2mg/d，分 2 次口服，通常治疗数日后电解质水平趋于正常，维持量为 0.05~0.10mg/d。应激状态下，通常不需要增加 9α-氟氢可的松的剂量。

3. **氯化钠补充**　失盐型患儿在婴儿期对失盐耐受性差，另需每日补充氯化钠 1~2 g。

4. **急性肾上腺皮质功能危象处理**　见本章第八节新生儿肾上腺危象。

5. **外生殖器矫形治疗**　对阴蒂肥大明显的女性患者，在代谢紊乱控制后，应于出生后 3~12 个月时，由有一定手术经验的泌尿外科医师实行阴蒂整形手术。对阴蒂轻度肥大、随着年龄增大外阴发育正常而外观未显异常者，可无须手术。

（七）随访

CAH 治疗不当与治疗过度均可导致矮小及生理心理发育障碍等后遗症。因此，治疗后需定期随访，及时调整治疗方案，以最低药物剂量达到良好的代谢控制，避免或减少药物副作用，改善成年终身高。

1. **时间**　新生儿筛查诊断后治疗初期，需密切随访。每 2 周至 1 个月随访 1 次，代谢控制后，≤2 岁：每 3 个月 1 次；>2 岁：每 3~6 个月 1 次。

2. **内容**　定期监测实验室指标，有助于药物剂量的调节。

（1）糖皮质激素剂量的调整：氢化可的松剂量的重要指标为 17-OHP、雄烯二酮、睾酮。单一测定 17-羟孕酮难以判断疾病控制状态，需结合其他指标分析。通常控制血 17-OHP 浓度为 12~36nmol/L，雄烯二酮水平<2μg/L。ACTH 水平也可受某些因素（如情绪波动、抽血后标本未及时送检等）影响而波动，不能作为药物剂量调节的主要依据。男性患儿在新生儿期、婴儿早期及青春期因睾丸生理性分泌增加，不能用睾酮水平作为调节剂量的参考指标。

（2）盐皮质激素剂量的调整：在 9α-氟氢可的松治疗期间，电解质水平通常稳定在正常水平。对于失盐型患者需要监测电解质；如治疗过度可导致水肿、心动过速、高血压等，需定期监测血压、肾素活性以调节剂量。

3. **药物副作用监测**　CAH 患者需要终身糖皮质激素治疗，但需定期评估激素的副作用：如肥胖、糖耐量异常、骨质疏松、免疫抑制导致感染等。建议每 6 个月至 1 年检测血、尿常规、肝肾功能、钙磷、血糖及糖化血红蛋白，不推荐儿童期患者常规检测骨密度等。

（八）预防

1. **新生儿筛查**　主要是 21-羟化酶缺乏症的筛查，其目的是降低新生儿死亡率、减少女婴外生殖器男性化而造成的性别误判，改善生长发育。方法：采用于血滴纸片法，生后 2~5 天采集足跟血，检测 17-OHP 浓度。此方法作为初筛，如结果异常，需再次采血测定 17-OHP。正常新生儿出生时 17-OHP 生理性增高，12~24 小时可降至正常，此外，低出生体重儿 17-OHP 水平也会上升。

2. **遗传咨询和产前诊断** 患儿家庭再生育要进行遗传咨询和产前诊断。因 CAH 是常染色体隐性遗传病，每生育一胎就有 1/4 的概率为 CAH 患者，因此，对家族中有本病先证者的孕妇要在妊娠中期抽取羊水或者早期取绒毛膜抽提 DNA，进行产前的基因分析和诊断。

（熊慧 肖昕）

第八节 新生儿肾上腺危象

新生儿肾上腺危象（neonatal adrenal crisis，NAC）是致命的内分泌急危重症，其特征是有不同程度的急性血容量低下伴以低血钠和高血钾为主的电解质紊乱；根据其基本病理改变又可称为急性肾上腺功能减退（acute adrenocortical insufficiency，AAI）。本症常发生于原有慢性肾上腺皮质功能减退症（chronic adrenocortical hypofunction，CAI）的患儿处于应激状态时；也可见于原无肾上腺基础病变，但各类急性重症疾病使下丘脑-垂体-肾上腺轴（HPAA）受到继发损害，致使皮质醇分泌不足和/或作用障碍产生肾上腺危象。

（一）病因与发病机制

肾上腺皮质分泌的皮质醇是维持人体代谢平衡的重要物质。健康人在各种应激状态下 HPAA（也包括肾上腺髓质和交感神经系统）被激活，引起内源性的皮质醇分泌增加，产生对代谢、心血管和抗炎症调节作用，以维持机体在应激时全身和细胞的内环境稳定。此功能反应是机体生存所必需的。肾上腺皮质内并不储存皮质醇，它随时在 ACTH 的调控下增加合成和分泌，使 HPAA 功能完好才能应对应激。

1. **CAI 患儿应激时发生危象** 21-羟化酶缺陷、3β-羟基类固醇脱氢酶缺陷和其他少见的皮质醇合成高位酶缺陷患儿，在应激状态下 CAI 转化成 AAI。另外，某些少见遗传性先天性肾上腺发育不良（*SF-1* 突变）和肾上腺脑白质营养不良（*NROB1* 基因突变），也可导致 AAI 发生。

2. **危象前无 CAI** 肾上腺皮质功能减退缘于各类急性病变同时损害了 HPAA 或药物对肾上腺皮质功能的影响。常见原因如下：

（1）严重感染和其他急性重症病变：见于急性呼吸窘迫综合征（acute respiratory distress syndrome，ARDS）、脓毒败血症、重症肠道感染和心血管手术后（肾上腺皮质功能减退症发生率为 17%~54%，而败血症所致急性肾上腺功能不全发生率可高达 60%）。

（2）肾上腺出血或血栓。

（3）药物所致肾上腺功能的损害：如利福平、苯妥英钠、甲地孕酮和酮康唑等。

（二）临床表现

1. **失盐** 由于新生儿肾小管潴钠机制尚不完善，故在原有基础疾病临床表现的基础上，常于生后 1~4 周（平均 2 周）出现失盐危象症状。

2. **CAI 表现** 发生危象前已有不同程度的 CAI 表现，如拒食、不安、呕吐、腹泻、脱水等，因反复发生呕吐、腹泻出现体重下降，严重脱水和低钠血症，患儿血清钠<110mmol/L，血清钾>10mmol/L，有不同程度酸中毒，pH 值<7.1，神志淡漠直至昏迷，甚或抽搐。

3. **休克和心脏停搏** 病情严重者，可出现下列情形：①若未及时治疗，可导致血容量降低、心率明显增快、血压下降，最终导致低血容量性休克、循环衰竭造成患儿死亡；②如血容量不足表现明显，而心率却正常甚或变慢，是异常的机体应答，也有可能是致命的高钾心脏毒性致心搏骤停前的表现，应引起高度重视；③部分患儿开始可无明显脱水或外周循环衰竭症状而突然死亡，可能是由于高血钾引起的心脏停搏所致；④部分患儿发病前有相关诱因如感染（可以是非重症）、手术、预防接种后，也有可能是其他应激事件，可致病情加重，出现肾上腺危象。

（三）辅助检查

1. **血、尿常规** 正细胞正色素性贫血，淋巴细胞增多，可有嗜酸性粒细胞增多。脱水情况下，尿比重低于 1.030，提示肾上腺皮质激素尿浓缩功能缺陷。

2. **生化改变** ①低血钠、高血钾：除绝对值之外，血钠/血钾<27，是重要的判断指标（部分患儿以低钠性昏迷为首发表现）；②低氯性代谢性酸中毒；③低血糖：常见于继发性肾上腺皮质功能减退患儿（可以是以严重、持续的低血糖昏迷起病）；④氮质血症：缘于肾灌注不足，可以随补液纠正；⑤高血钙、低蛋白血症。

3. **血皮质醇和 ACTH 测定** 对原已确诊 AI 的患者不一定需测定；否认以往有肾上腺皮质功能减退患儿，并拟诊有肾上腺皮质功能减退原发病患儿则需要检查。①皮质醇：原肾上腺皮质功能正常患儿，在应激情况下皮质醇的分泌量至少是基础状态的 13~14 倍，甚至更高。已有共识认为：患儿重病时随机血清皮质醇<10μg/dl（276nmol/L）可视为低下；≤18μg/dl

(497nmol/L)时可考虑有皮质醇分泌不足。②ACTH：ACTH降低对垂体前叶功能减退的诊断有参考意义；ACTH升高的诊断意义不大，无法判断是应激性还是原有肾上腺皮质功能减退所致升高。

4. **病因学检查**　对疑似AAI患儿可按临床特征做相应其他有特异性诊断意义的检查，如疑似CAH中21-羟化酶缺陷，可以查17-羟孕酮等。急诊肾上腺CT或MRI可证实有出血、钙化、增生、萎缩或其他病变。

5. **其他**　对诊治有意义的检查包括：①中心静脉压测定：有助于合理评价治疗前后的血容量。②心电图：是制订抢救措施的重要内容，其改变包括严重的心动过缓、心房静止和窦-室传导(无P波)、室性心动过速或心室颤动。③胸部X线片：可显示肺的灌注不足和心脏缩小。

（四）诊断与鉴别诊断

肾上腺危象诊断需结合临床症状(CAI表现、失盐危象、低血容量休克等)和上述肾上腺功能相关检查(低钠血症、高钾血症、代谢性酸中毒、血皮质醇、ACTH及病因学检查等)综合判断。

此外，还需与其他可引起低血容量性休克和有低钠、高钾的疾病鉴别。

1. **感染性休克**　严重的败血症和其他重症感染性休克是鉴别的重点，因它与肾上腺危象表现可重叠。此类休克其外周血管阻力增加，是高动力性循环状态，而非低血容量性；低钠和高钾血症可不明显；此类休克处理要点不同于肾上腺危象，以多巴胺类药物扩张外周血管为主；若伴发肾上腺危象，也需一并处理。

2. **肾和肾小管疾患**　对于肾功能不全或原有涉及水盐回吸收异常的肾小管疾病，生化改变一般都有低血钾和碱中毒，有别于肾上腺危象时的酸中毒。

（五）治疗

一旦确诊应迅速处理，主要目标是迅速恢复血容量和组织正常的血流灌注，紧急处理高血钾所致的心律失常，足量补充皮质醇，纠正相关电解质紊乱和低血糖。

1. **抗休克和纠正水盐电解质紊乱**　主要针对低血容量性休克、高钾血症和低钠血症的处理。

（1）低血容量性休克处理：按丢失情况评估补充液体。一般单纯应用生理盐水补充血容量，首次补液量为20～25ml/kg，观察血管床灌注指标的改善(心率、脉搏力度、血压、精神状态、体温和尿量)，有好转时用以上液量的1/4量继续补充直至患儿的血管床灌注状态完全正常。应用中心静脉压的测定合理评估血容量的纠正状态。

（2）高钾血症的处理：对血钾>7mmol/L者，需行紧急降血钾及进行对抗高钾所致的致命心律失常治疗。①葡萄糖酸钙：能对抗高血钾引起的心电生理改变所致的心肌异常应激和心电传导，恢复静息电位正常。需明确的是，钙剂并无直接降血钾作用，而是保护心脏，改变心脏的应激性。用法：10%葡萄糖酸钙0.5～1.5ml/kg以葡萄糖稀释后，在心电图监护下缓慢静脉推注(不少于2～5分钟注完)，当心电图正常时即可停止注射。其作用可维持30～60分钟。②胰岛素：是常用的降低钾处理药物，与葡萄糖同时应用，在促进糖原合成同时使血钾从血浆转移入细胞内。用法：胰岛素0.25IU/kg加入5%葡萄糖内(每单位胰岛素配2g葡萄糖)匀速静脉滴注，至少维持6小时。滴注时应监测血糖水平，当血钾正常时，逐步减速至停用；若同时有低血糖时可先给25%葡萄糖静脉推注，血糖升高能刺激内源性胰岛素分泌，有助于血钾下降。

（3）低钠血症的处理：高张钠补给的指征与其他病因所致的低钠血症相同：血钠低于120mmol/L，或已有明显的中枢神经系统症状，如抽搐或有脑水肿表现。补钠时应仔细控制补钠速度，在24小时内血钠提升不超过12mmol/L，以防纠正过快引起的脑脱髓鞘病变。

2. **皮质醇的应用**　皮质醇制剂的补给是关键的处理，应在诊断后15分钟内即刻足量给予。一般情况下，随着补液和皮质醇制剂的补充替代，低血钠和高血钾会逐步纠正。推荐应用氢化可的松，氢化可的松同时有理盐和理糖作用，能针对性纠正电解质紊乱。静脉输注大剂量的氢化可的松50～100mg/(m^2·d)，分2次，电解质及血气恢复正常后，可改口服氢化可的松，约2周减量至维持量。9α-氟氢可的松一般亦不必联合使用，因足量的氢化可的松已足以克服失盐状态；若给予反会使低钠血症过快纠正，致发生脑脱髓鞘并发症；若原是失盐型的CAH患者，原9α-氟氢可的松替代剂量不变。

（熊慧　肖昕）

参考文献

1. 邵肖梅，叶鸿瑁，丘小汕. 实用新生儿学. 5版. 北京：人民卫生出版社，2019.
2. 侯阿娜，薛辛东. 新生儿低血糖症的诊疗策略. 中国中西医结合儿科学，2015，7(1)：12-14.
3. 陈昌辉，李茂军，吴青，等. 美国儿科学会胎儿和新生儿委员会《新生儿低血糖症 筛查和后续管理指南(2011 年版)》解读. 实用医院临床杂志,2011,8(6):70-72.
4. 闫果林,封志纯. 新生儿高胰岛素血症性低血糖症研究进展. 中国新生儿科杂志,2015,30(2):149-151.
5. 罗飞宏. 新生儿糖尿病的病因发病机制及临床诊治. 中华实用儿科杂志,2010,25(11):846-849.
6. 陶莉,王玲,陈晓文,等. 先天性葡萄糖-半乳糖吸收不良一例报告并文献复习. 中华新生儿科杂志(中英文),2017,32(2):123-127.
7. 中华医学会儿科学分会内分泌遗传代谢学组,中华预防医学会儿童保健分会新生儿疾病筛查学组. 先天性甲状腺功能减低症诊疗共识. 中华儿科杂志,2011,49(6):421-424.
8. 张韩珉,胡波,付庆明,等. 新生儿肾上腺出血 30 例临床分析. 中国新生儿科杂志,2013,28(4):249-251.
9. 中华预防医学会出生缺陷预防与控制专业委员会新生儿筛查学组,中国医师协会青春期医学专业委员会临床遗传学组,中华医学会儿科学分会内分泌遗传代谢学组. 先天性肾上腺皮质增生症新生儿筛查共识. 中华儿科杂志,2016,54(6):404-409.
10. 中华医学会儿科学分会. 儿科内分泌与代谢性疾病诊疗规范. 北京:人民卫生出版社,2016.
11. 颜纯,王慕逖. 小儿内分泌学. 2 版. 北京:人民卫生出版社,2006.
12. ASSIRI A,SAEED A,ALNIMRI A,et al. Five Arab children with glucose-galactose malabsorption. Paediatr Int Child Health,2013,33(2):108-110.
13. THOMPSON-BRANCH A,HAVRANEK T. Neonatal hypoglycemia. Pediatr Rev,2017,38(4):147-157.
14. ALSWEILER J,WILLIAMSON K,BLOOMFIELD F,et al. Computer-determined dosage of insulin in the management of neonatal hyperglycaemia (HINT2): protocol of a randomised controlled trial. BMJ Open,2017,7(3):e012982.
15. FALORNI A,MINARELLI V,MORELLI S. Therapy of adrenal insufficiency: an update. Endocrine,2013,43(3):514-528.
16. GUDMAND-HØYER E,FENGER H J,KERN-HANSEN P,et al. Sucrase deficiency in Greenland. Incidence and genetic aspects. Scand J Gastroenterol,1987,22(1):24-28.
17. GOMELLA T L,CUNNINGHAM M D,EYAL F G. Neonatology. 7th ed. New York:McGraw-Hill Education,2013.
18. GIDLOF S,WEDELL A,GUTHENBERG C,et al. Nationwide neonatal screening for congenital adrenal hyperplasia in Sweden: a 26-year longitudinal prospective population-based study. JAMA Pediatr,2014,168(6):567-574.
19. HAY W J,ROZANCE J R. Neonatal hyperglycemia-causes,treatments,and cautions. J Pediatr,2018,200:6-8.
20. HÜSEYIN D,KHALID H. Congenital hyperinsulinism: diagnosis and treatment update. J Clin Res Pediatr Endocrinol,2017,9(2):69-87.
21. JÄRVELÄ I,TORNIAINEN S,KOLHO K L. Molecular genetics of human lactase deficiencies. Ann Med,2009,41(8):5685-5675.
22. JACOB R,ZIMMER K P,SCHMITZ J,et al. Congenital sucrase-isomaltase deficiency arising from cleavage and secretion of a mutant form of the enzyme. J Clin Invest,2000,106(2):281-287.
23. KE H,LI L,JUN-FENG F,et al. Permanent neonatal diabetes mellitus in China. BMC Pediatrics,2014,14:188.
24. LEMELMAN M B,LETOURNEAU L,GREELEY S A W. Neonatal diabetes mellitus: an update on diagnosis and management. Clin Perinatol,2018,45(1):41-59.
25. LIFSHITZ F. Congenital lactasedeficiency. J Pediatr,1966,69(2):229-237.
26. MEEKING S. Treatment of acute adrenal insufficiency. Clin Tech Small Anim Pract,2007,22(1):36-39.
27. LEMELMAN M B,LETOURNEAU L,GREELEY S A W. Neonatal diabetes mellitus: an update on diagnosis and management. Clin Perinatol,2018,45(1):41-59.
28. MERKE D P,BORNSTEIN S R. Congenital adrenal hyperplasia. Lancet,2005,365(9477):2125-2136.
29. PODE-SHAKKED B,REISH O,AKTUGLU-ZEYBEK C,et al. Bitterness of glucose/galactose: novel mutations in the SLC5A1 gene. J Pediatr Gastroenterol Nutr,2014,58(1):57-60.
30. SPEISER P W,ARLT W,AUCHUS R J,et al. Congenital adrenal hyperplasia due to steroid 21-hydroxylase deficiency: an endocrine society clinical practice guideline. J Clin Endocrinol Metab,2018,103(11):4043-4088.
31. SPERLING M A. New insights and new conundrums in neonatal hypoglycemia: enigmas wrapped in mystery. Diabetes,2013,62(5):1373-1375.
32. GALCHEVA S,AL-KHAWAGA S,HUSSAIN K. Diagnosis and management of hyperinsulinaemic hypoglycaemia. Best Pract Res Clin Endocrinol Metab,2018,32(4):551-573.
33. SABZEHEI M K,AFJEH S A,SHAKIBA M,et al. Hyperglycemia in VLBW infants: incidence,risk factors and outcome. Arch Iran Med,2014,17(6):429-434.
34. WANG R,YU Y,YE J,et al. 21-hydroxylase deficiency-induced congenital adrenal hyperplasia in 230 Chinese patients: genotype-phenotype correlation and identification of nine novel mutations. Steroids,2016,108(4):47-55.
35. WASSNER A J. Congenital hypothyroidism. Clin Perinatol,2018,45(1):1-18.

第二十一章　新生儿危重遗传代谢病

第一节　遗传代谢病分类与发病机制

一切细胞、组织、器官和机体的生存与功能维持都必须依赖不断进行的物质代谢，而代谢的每一步骤都有由具有生物学活性的多肽和/或蛋白质组成的相应酶、受体、载体、膜泵等参与。当编码这些多肽和/或蛋白质的基因发生突变，不能合成或合成了无活性的产物时，就会导致相关代谢途径不能正常运转，造成体内生化物质在合成、代谢、转运和贮存等方面异常，出现氨基酸、有机酸、碳水化合物、脂肪酸、内分泌激素、核酸、金属元素等代谢紊乱和不同临床表现，即遗传代谢病（inherited metabolic disorder，IMD）或先天性代谢异常（inborn error of metabolism，IEM）。

IMD多属于单基因遗传病（孟德尔遗传病），绝大多数为常染色体隐性遗传，少数为常染色体显性遗传、X/Y连锁伴性遗传或线粒体遗传。IMD种类繁多，总数可高达数千种，其中常见的有500～600种；IMD单一病种患病率低，但若将所有IMD种类相加，其总发病率则不低，有报道新生儿IMD患病率高达0.5%以上；随着基础和临床医学的发展，将有更多的IMD被发现，因而IMD并非是“罕见病”，理解为“少见病”可能比较贴切。

一、分　类

IMD种类繁多，涉及各种生化物质在体内的合成、代谢、转运和储存等方面的先天缺陷，因此有较多的分类方法。临床上，一般根据累及生化物质分为小分子类和大分子（复合分子）类代谢异常。

1. **小分子类代谢异常**　多数发病时间较早（半数以上新生儿期发病），起病较急，与喂养有关，病情重但不典型、无特异性；部分患儿病程呈缓慢进展，间歇反复性发作，应激状态下（发热、感染、手术、饥饿等）加重；一般外周血或尿液中可检测到异常的标志性代谢物。小分子类IMD有糖、氨基酸、蛋白质和脂质代谢缺陷，尿素循环障碍，有机酸、金属元素、内分泌代谢异常和骨代谢病等（表21-1-1）。

表21-1-1　小分子类遗传代谢病

分类	疾病
糖代谢缺陷	糖原贮积病、半乳糖血症、先天性乳糖酶缺乏症、蔗糖和异麦芽糖不耐症、果糖不耐症、磷酸烯醇式丙酮酸羧化酶缺乏症等
氨基酸代谢缺陷	苯丙酮尿症、四氢生物蝶呤缺乏症、枫糖尿病、酪氨酸血症、同型半胱氨酸尿症、高甲硫氨酸血症、黑酸尿症、白化病、非酮症性高甘氨酸血症等
尿素循环障碍	鸟氨酸氨甲酰转移酶缺乏症、氨甲酰磷酸合成酶缺乏症、瓜氨酸血症、精氨酰琥珀酸尿症、精氨酸血症、高鸟氨酸血症、高鸟氨酸血症-高氨血症-同型瓜氨酸尿症综合征（HHH综合征）等
有机酸代谢异常	甲基丙二酸血症、丙酸血症、丙二酸血症、异戊酸血症、戊二酸血症1型、生物素酶缺乏症、全羧化酶合成酶缺乏症等
脂肪酸代谢缺陷	原发性肉碱转运障碍、肉碱-酰基肉碱移位酶缺乏症、肉碱棕榈酰基转移酶Ⅰ/Ⅱ缺乏症、短链/中链/极长链/多种酰基辅酶A脱氢酶缺乏症等
蛋白质代谢异常	家族性高脂蛋白血症、无白蛋白血症、转铁蛋白缺乏症
金属元素代谢异常	肝豆状核变性（Wilson病）和Menkes病
内分泌代谢异常	21/11/17-羟化酶缺乏症、*DAX-1*基因缺陷症、雄激素不敏感综合征等
骨代谢病	先天性低磷性佝偻病、软骨发育不全、成骨发育不全等
其他	希特林缺陷病、葡糖醛酸转移酶缺乏症（Crigler-Najjar综合征）、钠牛磺酸共转运多肽缺陷病、胆汁酸代谢障碍、卟啉病、遗传性乳清酸尿症、α-抗胰蛋白酶缺乏症等

2. **大分子类代谢异常**　主要根据大分子代谢异常所累及的细胞器进行分类，主要包括溶酶体病（lysosome disease）、线粒体病（mitochondrial disease）和过氧化物酶体病（peroxisomal disease）等（表 21-1-2）。如溶酶体内含 60 多种可降解各种生物大分子（蛋白质、脂质、黏多糖、糖原和核酸等）的酸性水解酶，当这些酶中某个酶缺陷时，就会导致相应大分子不能正常降解而贮积在溶酶体内并使之发生肿胀，细胞功能受到影响，最终出现一系列临床表现。线粒体存在于人体内的每一个细胞（红细胞除外）中，其主要功能是提供细胞所需要的 ATP。由于线粒体在细胞内起关键作用，其功能障碍往往是致命的。线粒体病往往是由于线粒体 DNA（mitochondrial DNA，mtDNA）突变、线粒体氧化磷酸化功能、ATP 合成障碍所致，临床上可出现神经肌肉系统异常表现如脑病、肌病、听力下降等。

表 21-1-2　大分子类遗传性代谢病

分类	疾病
溶酶体病	戈谢病、法布里病、黏多糖贮积症、异染性/球形脑白质营养不良、GM1 神经节苷脂贮积症、GM2 神经节苷脂贮积症变异型 B（Tay-Sachs 病）、尼曼-皮克病（Niemann-Pick 病）、GM2 神经节苷脂贮积症变异型 O（Sandhoff 病）、糖原贮积症Ⅱ型（Pompe 病）、岩藻糖苷贮积症、甘露糖苷贮积症、β-甘露糖苷贮积症、半乳糖唾液酸贮积症、酸性脂酶缺乏症（Wolman 病）
线粒体病	Leigh 病、Kearns-Sayre 综合征、线粒体脑肌病伴高乳酸血症和卒中样发作、Leber 病、肌阵挛性癫痫伴破碎红纤维综合征、心肌病、慢性进行性眼外肌麻痹、莱伯遗传性视神经病变、舞蹈症或色素性视网膜炎、家族性双侧纹状体坏死、横纹肌溶解综合征和婴儿猝死综合征等
过氧化物酶体病	X 连锁肾上腺脑白质营养不良、脑肝肾综合征（Zellweger 综合征）、婴儿 Refsum 病、高六氢吡啶羧酸血症、肢近端型点状软骨发育不良等

过氧化物酶体是存在于真核细胞内的一种细胞器，含有 40 余种氧化酶和过氧化物酶，其功能主要是通过氧化作用毒性物质（酚、甲酸、甲醛和乙醇等）进行解毒；催化 25%～50% 的脂肪酸进行 β-氧化（另外 50%～75% 在线粒体内进行），将极长链脂肪酸（very-long-chain fatty acid，VLCFA）分解为短链脂肪酸（short-chain fatty acid，SCFA）；此外，还参与氧自由基的清除和含氮物质（尿酸）的代谢等作用。近年来，越来越多的过氧化物酶体病被发现，患有过氧化物酶体病时，血浆、成纤维细胞、羊水细胞中的 VLCFA 水平明显增高。临床上，大分子（复合分子）代谢异常多在婴幼儿期起病，起病缓慢，与饮食和应激无关，病情进行性加重，一般外周血或尿液中无异常的特异性代谢物，临床有一定特征性表现（骨骼畸形、受累器官肿大、肌肉萎缩、生长发育落后或倒退等）且 MRI、B 超、X 线等影像学检查可发现异常。

二、发病机制

由于基因突变导致具有生物学活性的蛋白（转运蛋白或酶等）氨基酸顺序和空间结构发生改变，其转运或催化功能下降，体内出现一系列代谢改变是 IMD 的主要病理生理基础，其发生机制包括细胞膜转运蛋白功能障碍、主酶和辅酶缺陷，以及异常代谢旁路产生有毒代谢产物（图 21-1-1）。

1. **转运蛋白功能障碍**　许多重要物质进入细胞或线粒体需要具有生物学活性的膜转运蛋白参与，其编码基因突变可导致活性缺陷，影响物质代谢。如细胞膜上高亲和力的肉碱转运体（肉碱转运蛋白）编码基因突变导致其活性缺陷，从肠道吸收入血的肉碱再转入细胞内的量明显减少，引起原发性肉碱缺乏病；又如肝线粒体内膜天冬氨酸/谷氨酸载体蛋白（citrin 蛋白）缺陷，线粒体内产生的天冬氨酸不能转移至胞质参与尿素循环，导致机体代谢紊乱，新生儿可出现肝内胆汁淤积。

2. **酶活性降低或缺乏**　可产生下列不良后果：①其催化的正常代谢途径中断，具有毒性作用的前体物质（底物）堆积，导致机体中毒损伤，如蛋白质/氨基酸分解所产生的氨主要通过尿素循环转变成尿素经尿液排出而解毒；当尿素循环过程中所需的酶活性降低或缺乏时，氨代谢受阻，血氨增高（高氨血症），导致中枢神经系统功能性和器质性损害。②正常代谢途径中断后，前体物质（底物）可经异常代谢途径产生有毒性作用的异常代谢产物，如苯丙酮尿症时，苯丙氨酸羟化酶缺乏，导致底物苯丙氨酸水平增高，代谢旁路增强，产生异常代谢产物苯乙酸和苯乳酸增高和蓄积，最终引起神经系统损害；又如甲基丙二酰辅酶 A 变位酶缺陷时，甲基丙二酰辅酶 A 不能转化为琥珀酰辅酶 A 而经异常代谢途径生成甲基丙二酸（甲基丙二酸血症），后者对中

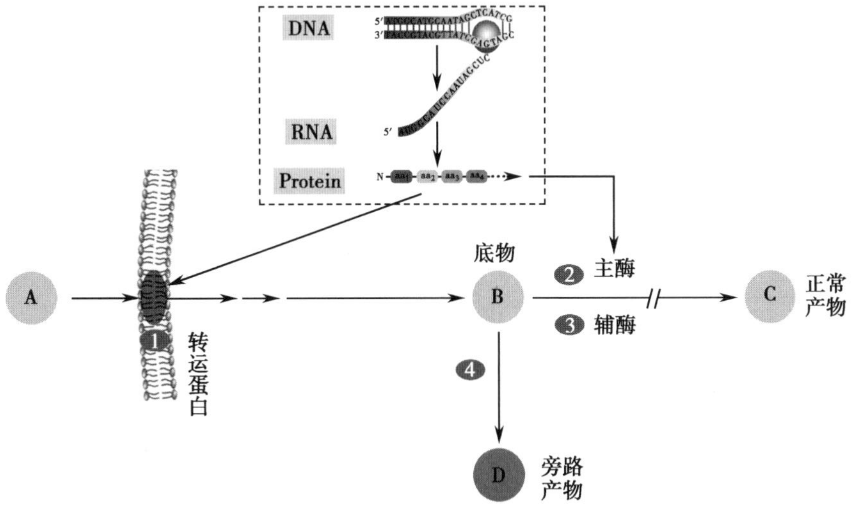

图 21-1-1　遗传代谢病的发病机制
①膜转运障碍；②主酶缺陷；③辅酶缺乏；④代谢旁路。

枢神经系统等具有明显损害作用。③具有生物学活性的终末代谢产物缺乏，如 21-羟化酶缺乏症，皮质醇和醛固酮缺乏可导致水、电解质代谢紊乱。

3. **能量代谢障碍**　多见于糖代谢异常（糖原贮积症、糖异生缺陷症等）、先天性高乳酸血症、脂肪酸氧化缺陷（各种酰基辅酶 A 脱氢酶缺陷症）或线粒体呼吸链功能障碍等，可间接或直接导致心、脑、肝、肾等重要器官能量代谢障碍，继而功能衰竭，严重者危及生命。

4. **重要细胞器受累**　在某些大分子 IMD（溶酶体病等），由于酶缺陷，生物大分子（核酸、蛋白质、脂质、黏多糖和糖原等）不能正常降解而贮积在细胞器内，并使其发生肿胀坏死，细胞功能丧失，如戈谢病在细胞蓄积的葡萄糖脑苷脂不能被降解，在肝、脾、骨骼、肺和脑组织的单核巨噬细胞溶酶体中贮积，形成典型戈谢细胞，导致机体多器官受损。

（肖　昕）

第二节　遗传代谢病的诊断技术

长期以来，新生儿遗传病筛查和诊断主要的实验方法有细菌抑制法、放射免疫分析法、酶免疫分析法或酶联免疫吸附试验等，这些方法均是一种实验检测一种疾病。随着可筛查和诊断疾病种类的增加，工作量和成本也大大增加，尤其是对遗传代谢病诊断和鉴别诊断的要求增加，临床上需要一种能同时检测多种氨基酸及其中间产物的方法。自 20 世纪 90 年代以来，新生儿筛查和诊断在全世界快速发展，包括质谱-质谱法（mass spectrometry-mass spectrometry，MS-MS）和气相色谱-质谱法（gas chromatography-mass spectrometry，GC-MS）开始应用于新生儿遗传代谢病筛查和诊断，实现了“从一种实验检测一种疾病”到“一种实验检测多种疾病”的转变。对于大分子 IMD，酶学检查也得到一定程度的发展并应用于临床。21 世纪初，随着分子生物学技术的迅猛发展和人们对测序技术的需求日益增大，第一代测序技术（first generation sequencing techniques）继续发扬光大，二代测序（next-generation sequencing，NGS）成为了新生儿 IMD 的诊断的金标准。

一、MS-MS 和 GC-MS 技术

1990 年，美国杜克大学 Millington 等科学家首次将 MS-MS 用于新生儿 IMD 检测。1995 年，Rashed 等将电喷雾串联质谱技术（electrospray ionization mass spectrometry mass spectrometer，ESI-MS-MS）应用于新生儿遗传代谢性疾病的筛查和诊断，检测出丙酸血症、甲基丙二酸血症、短链及中链酰基辅酶 A 脱氢酶缺乏症等多种疾病。随后该技术继续得以完善，发展到只需数滴血且在 2~3 分钟内就可以对同一标本进行几十种代谢产物分析，筛查和诊断包括氨基酸/有机酸代谢紊乱、尿素循环障碍和脂肪酸氧化缺陷等在内的 40 余种 IMD，实现了一次检测能同时定性、定量分析多种物质，大大提高了诊断效率，降低了检测成本。该方法还可以自动计算相关物质的比值，明显降低假阳性和假阴性的发生率，提高疾病诊断准确性。如某血样通过 MS-MS 分析，发现亮氨酸、异亮氨酸和缬氨酸等支链氨基酸水平升高，提示可能存在枫糖尿病；如亮氨酸/异亮氨酸比值也同时明显升高，则可确诊此病。MS-MS 技术开辟了新生儿疾病筛查和诊断

新领域,已在许多国家广泛应用,对 IMD 筛查和诊断起到了重要作用。近几年,某些溶酶体病也可通过 MS-MS 进行筛查和诊断。然而,MS-MS 筛查的准确度和灵敏度很大程度上依赖于临界值的选择,这一点在新生儿 IMD 筛查和诊断中显得特别重要,这是因为不同胎龄和体重的新生儿其体内营养物质及其代谢产物具有不同的正常值范围。

1966 年,日本学者 Tanaka 首先采用 GC-MS 检测到异戊酸血症,为 IMD 中有机酸血症的生化诊断开辟了新的途径。19 世纪 90 年代,Shoemaker 和 Matsumoto 等研究发现,尿液中的尿素含量较高,严重影响 GC-MS 检测尿代谢产物谱和精确度,必须予以排除。在尿液标本测试前,加入尿素酶可以去除尿素成分,使 IMD 诊断谱及准确性大幅度增加。其改良的尿素酶预处理-气相色谱-质谱技术(urease pretreatment-gas chromatography-mass spectrometry, UP-GC-MS)可以检测尿液中 250 余种代谢产物,结合临床可以诊断 128 种 IMD,已成为有机酸血症等 IMD 的主要筛查和诊断手段。与传统的有机酸萃取法 GC-MS 相比,UP-GC-MS 诊断 IMD 范围增加了近 80 种,除有机酸血症外,还包括氨基酸、单糖、二糖、糖醇、卟啉、嘧啶和核酸类等多种成分异常的 IMD。GC-MS 检测的不足之处是标本处理成本高,分析时间偏长,不适合大规模常规筛查。MS-MS 和 GC-MS 技术的临床价值体现为能够在无症状或症状前期患儿中发现 IMD,使 IMD 早期干预成为可能。在实际应用过程中,下列几点需要注意:①选择适当的检测方法进行 IMD 筛查和诊断,这是因为 MS-MS 和 GC-MS 具有各自的检测范围,仅存在部分交叉,两种方法不能完全替代。从检测指标分析,MS-MS 适合于氨基酸、脂肪酸代谢异常的检测,GC-MS 适合于有机酸、氨基酸、糖、核酸等代谢异常的检测。从检测时间、成本和判读的难易程度,以及检测的疾病种类等指标分析,MS-MS 适合于新生儿 IMD 筛查,GC-MS 适合于 IMD 高危儿检测。②MS-MS 和 GC-MS 检测结果可为 IMD 诊断提供有价值的线索,但确诊 IMD 往往要结合临床表现和其他实验室检查结果。③某些 IMD 在发作间歇期代谢异常不明显,饮食或药物又可干扰 GC-MS 结果,故一次检测有时不能确定或排除 IMD,必要时应复查或借助他法。

二、酶学诊断

酶活性测定是通过检测催化生化反应的酶蛋白活性,进行特异性 IMD 确诊的一种方法,可特异性确定某些 IMD 及其分型。临床上主要用于溶酶体贮积症(黏多糖贮积症、神经鞘磷脂贮积症和糖原贮积症等)疾病的诊断(表 21-2-1),其他 IMD(如鸟氨酸氨甲酰转移酶缺乏症、线粒体肌病及过氧化物酶体病等)也可通过酶学分析得以诊断。根据检测酶的类型不同可选择血清、红细胞、白细胞、皮肤成纤维细胞、肝和肾组织等作为分析样本,采用微量荧光底物或人工合成底物,使用荧光或普通分光光度计进行酶活性检测。由于酶活性测定操作较复杂,耗时较长,不能指导 IMD 早期临床治疗,加之基因测序的迅猛发展,使其临床应用受限。

表 21-2-1　常用酶活性测定的溶酶体贮积症

溶酶体贮积症	酶缺陷
黏多糖贮积症	
黏多糖贮积症Ⅰ型	α-L-艾杜糖酶
黏多糖贮积症Ⅱ型	艾杜糖醛酸硫酸酯酶
黏多糖贮积症Ⅲ型	
ⅢA 型	乙酰肝素-*N*-硫酸酯酶
ⅢB 型	α-*N*-乙酰氨基葡萄糖苷酶
ⅢC 型	α-氨基葡萄糖乙酰转移酶
ⅢD 型	*N*-乙酰氨基葡萄糖硫酸酯酶
黏多糖贮积症Ⅳ型	
ⅣA 型	半乳糖胺-6-硫酸酯酶
ⅣB 型	β-半乳糖苷酶
黏多糖贮积症Ⅳ型	芳香硫酸酯酶 B
黏多糖贮积症Ⅶ型	β-葡萄糖醛酸酶
神经鞘脂贮积症	
异染性脑白质营养不良	芳香硫酸酯酶 A
球形细胞脑白质营养不良(Kaabbe 病)	半乳糖神经酰胺酶
GM1 神经节苷脂贮积症	β-半乳糖苷酶
GM2 神经节苷脂贮积症	
Tay-Sachs 病	β-己糖苷酶 A
Sandhoff 病	β-己糖苷酶 A
半乳糖酸唾液酸贮积症	β-半乳糖苷酶
法布里病	α-半乳糖苷酶
戈谢病	β-葡萄糖苷酶
尼曼-皮克病(Niman-Pick 病)A/B 型	酸性鞘磷脂酶
寡糖贮积症	
甘露糖苷贮积症	α-甘露糖苷酶
岩藻糖苷贮积症	α-岩藻糖苷酶
Schindler 病	α-*N*-乙酰半乳糖苷酶
糖原贮积症Ⅱ型	α-葡萄糖苷酶

三、基因分析

基于生化技术的生化标志物可为小分子 IMD 的诊断提供正确的方向，但由于大(复合)分子 IMD 极少存在生化改变，加之环境因素的影响，患儿体内生化标志物水平会有所波动而出现一定的假阳性和假阴性，故不能作为 IMD 诊断的金标准。遗传物质的改变是发生 IMD 的分子基础，通过对 DNA 拷贝数变异及序列分析(分子诊断或基因诊断)在 IMD 确诊中具有重要意义，是 IMD 诊断的金标准。与传统生化检测相比，DNA 分析具有较高的特异度、灵敏度和准确度，对于 IMD 确诊具有无法比拟的优势，但由于时限关系，对临床首次发作的危重 IMD 患儿无法做到及时诊断和指导早期临床治疗，但对先证者的确诊及其对再次妊娠的产前诊断具有重要意义。分子(基因)诊断可在产前或产后进行：产前诊断最好有基因分析确诊的先证者存在，可取羊水分离出胎儿细胞或绒毛膜细胞，从中提取出 DNA 进行 DNA 扩增和基因分析；产后诊断可从新生儿外周血白细胞或其他组织(如口腔黏膜细胞或皮肤成纤维细胞)提取 DNA，细胞核 DNA 和线粒体 DNA 基因突变分析均可用于 IMD 的基因诊断。部分 IMD 必须通过突变基因检测才能诊断和分型，如甲基丙二酸血症可根据甲基丙二酰变位酶 A 编码基因及其辅酶腺苷钴胺素编码基因的突变种类进行分型。

NGS 具有高通量、高灵敏和低成本优势，可以一次性快速完成一个样品全部 DNA 序列的测定，揭示个体 DNA 序列多态性、点突变、缺失或重复等变化，已应用于临床 IMD 的确诊。针对具有相似临床表现而可能致病基因不同的单基因 IMD 患儿，相对于应用全基因组测序，全外显子组测序(whole exome sequencing，WES)或目的基因测序(target sequencing)是一种有效和价格相对低廉的测序策略。由于 NGS 应用于临床时间较短，技术还在不断完善中，对发现的患儿 DNA 突变还要用传统一代测序方法验证并与父母基因相应位点比较。基因序列分析在临床中的应用，使得新的基因突变类型被陆续发现，如在甲基丙二酸血症的 mut^0、mut^- 型中又分别发现 3、4 种新的突变基因，对一些意义不明的新变异，还需进一步进行功能研究，以确定变异是否有病理意义。基因序列分析对肝豆状核变性具有较高的检出率和准确度，有学者推荐其为此类疾病的首选筛查手段。许多代谢病基因型和表型的关系尚不完全清楚，难以找到目的基因进行序列分析。部分代谢病的基因突变存在组织特异性，如线粒体脑肌病基因突变，在肌组织突变与外周血白细胞中突变比例存在差异，故采集标本进行基因突变分析时应注意这一点。

四、其他检查

1. **细胞形态学检查**　肝脏、骨髓及肌肉等组织活检对部分大分子 IMD 的诊断可提供有价值的信息，如戈谢病患儿的骨髓、肝、脾等组织中可发现戈谢细胞，尼曼-皮克病患儿的骨髓涂片可以找到典型泡沫细胞等。不过，由于诊断特异性更强的酶学及基因分析技术的发展和临床应用，细胞形态学检查已逐渐少用。

2. **影像学检查**　X 线、CT、MRI 或 MRS 等影像学方法可辅助某些大分子 IMD 的诊断，如对骨骼(长骨和脊柱等)进行 X 线检查可协助黏多糖贮积症等骨代谢性疾病的诊断；头颅 CT、MRI 或 MRS 特征性变化(脑白质发育异常、脑萎缩、基底节损伤等)有助于肾上腺/异染性脑白质营养不良、海绵状白质脑病(spongiform leucoencephalopathy)、亚历山大病(Alexander disease)或线粒体脑肌病的诊断。

(肖　昕)

第三节　新生儿遗传代谢病代谢危象的快速识别与处理

在胎儿时期，由于母胎循环的存在，大部分有毒代谢产物可经胎盘清除，使宫内胎儿免受损害，故存在小分子 IMD 新生儿在生后几天内可不出现症状或症状轻微而未引起注意；随后几天，随着肠内外营养的开始和继续，进入新生儿体内的某些氨基酸、脂肪和碳水化合物等前体物质不能进行正常代谢而发生代谢紊乱，有毒代谢产物蓄积而发病。半数以上的 IMD 患者在新生儿期发病，由于对疾病的反应能力不成熟，临床上以非特异性症状为主，病情往往较重，如反应差、拒食、频繁呕吐、脱水、呼吸困难、肌张力增高或减低、顽固性惊厥等，常呈进行性加重，最终陷入严重中毒、能量代偿不足、神经意识障碍等代谢危象，许多常规治疗方法难以奏效，若诊断不及时或治疗不适当可导致患儿死亡，幸存者留有神经系统后遗症。因此，就诊时需要进行快速有效的相关生化和代谢检测来明确诊断和确定治疗方案。

当患儿出现不能用其他疾病或原因解释的非特异性表现，且常规治疗效果欠佳时均应考虑 IMD 的可能。对于临床怀疑 IMD 的患儿，常规实验室检查可提供重要的诊断线索，如无法解释的酸中毒伴阴离子间隙增高、顽固性低血糖、高氨血症、乳酸血症和酮症等均提示需要进一步应用 MS-MS 和 GC-MS 技术进行分析，在临床表现和生化指标上进行 IMD 诊断。部分危重患儿在确诊前死亡，而死后传统尸检又无特殊发现，往往通过特殊生化检测(血 MS-MS 和尿 GC-MS 检测)、酶学或基因分析，即所谓的“生化尸检”和“分子尸检”才能确诊。

一、IMD 及其代谢危象的识别

一般说来，首诊医生对因呕吐、拒奶、呼吸困难、惊厥、意识障碍、肌张力改变等严重非特异性症状就诊的患儿要建立“不要漏诊 IMD”的意识，在就诊 1 小时之内先紧急实施一线实验室检查(initial laboratory investigation)，包括血气、血糖、血氨、血乳酸和血电解质等项目，其结果是诊断和鉴别诊断 IMD、确定代谢危象存在，以及制订抢救治疗方案的重要参考依据；然后根据一线检查结果，24 小时内完善遗传代谢病二线实验室检查(secondary laboratory investigation)如血液氨基酸谱、脂酰肉碱谱和尿液有机酸代谢谱等，其结果是明确诊断 IMD 及其代谢危象并采取有效治疗方案的关键。

1. 一线实验室检查　IMD 及其代谢危象诊断的一线实验室检查项目和临床意义见表 21-3-1，其中最重要且不可缺少的项目是血气、血糖、血氨、血乳酸和电解质分析，根据检测结果可以先初步做出 IMD 大致方向性鉴别诊断(表 21-3-2)，在此结果之上再展开二线实验室检查的计划。值得强调的是：①乳酸增高是心脏疾病、休克缺氧的常见改变，但有机酸血症、氨基酸代谢异常疾病及线粒体疾病时乳酸也常常增高；因为乳酸增高不足 45mg/dl(5mmol/L)时，血 pH 值往往在正常范围，故血 pH 值正常也不能完全排除乳酸血症。②末梢血常规检查结合 CRP 或 PCT 检测除了判断患者有否感染外，若中性粒细胞减少则提示有机酸血症可能存在非常重要的信息。

表 21-3-1　遗传代谢病诊断的一线实验室检查项目

项目	临床意义
血气分析(pH 值、PO_2、PCO_2、HCO_3、BE)	判断代谢性酸中毒情况
血糖	判断有否有低血糖发生
血氨	判断有无高氨血症
血乳酸、丙酮酸	反映体内氧化还原反应的平衡状态，有助于高乳酸血症的鉴别诊断
电解质(碳酸氢根和阴离子间隙)	对判断体内电解质平衡状态和代谢性酸中毒意义重大
血酮体(丙酮、乙酰乙酸和 β-羟丁酸)	判断三羧酸循环对乙酰辅酶 A 的氧化能力和酮体代谢情况
尿酮	大部分有机酸血症急性发作的表现
血尿酸	主要判断嘌呤代谢是否异常
血心肌酶谱(CK、CK-MB)	判断是否有心肌和骨骼肌损伤的重要指标
血钙	有助于抽搐病因的鉴别诊断
肝功能	大部分代谢疾病的代谢关键反应酶位于肝脏，肝功能异常会影响一系列酶的活性
末梢血常规	了解患儿血液系统改变，有助于排除感染性疾病
尿常规	了解尿蛋白和尿糖水平
外周血 CRP、PCT	有助于遗传代谢病与感染性疾病的鉴别

表 21-3-2　一般血液检查结果与代谢病分类的相关性

代谢异常分类	pH 值	血糖	酮体	血氨	血乳酸
尿素循环异常	N/↑	N	N	↑↑	N/↑
有机酸血症	↓↓	N/↓	N/↑	↑	N/↑
酮体分解异常	N/↓	N/↓	↑↑	N	N/↑
脂肪酸氧化异常	N/↓	N/↓	↓↓	N/↑	N/↑
高胰岛素血症	N	↓↓	N	N/↑	N/↑
线粒体疾病	N/↓	N/↓	N/↓	N/↑	↑↑
脑垂体/肾上腺异常	N	↓	↑	N	N

通过一线实验室检查结果，可以迅速将代谢紊乱或危象归类为代谢性脑病、低血糖症、高氨血症、代谢性酸中毒及高乳酸血症等，这类代谢紊乱的程度和持续时间将是导致患者神经系统受损、脑损伤甚至休克死亡的直接原因，对于这些代谢紊乱或危象详细的鉴别诊断需要结合更详细的实验室检查来判断。

在初诊阶段尚无法判断其代谢紊乱或危象的最终原因时，不要一味等待确诊结果，应立即实施及时有效的“代谢急救”，以降低死亡率和减少神经系统后遗症的发生率。下述“代谢急救”措施非常重要，是救命的措施，其要点如下：①一线实验室检查提示低血糖，但无明显代谢性酸中毒和高氨血症时，立即静脉滴注葡萄糖；②一线实验室检查提示明显代谢性酸中毒或高氨血症时，补充充足能量、降血氨处理和预防用药如左旋肉碱、维生素 B_1、维生素 B_{12}、维生素 C、生物素、辅酶 Q_{10} 等；③一线实验室检查提示高乳酸血症时，输注 10% 葡萄糖溶液，监测血乳酸浓度，视乳酸浓度结果调整葡萄糖浓度。

通过上述一线实验室检查和“代谢急救”治疗的落实，大部分遗传代谢病患者的代谢危象会得到不同程度的控制或缓解，但是遗传代谢性疾病的种类繁多，同一种类疾病的临床表现也是多种多样的，详细的鉴别诊断需要借助特殊的实验室检查技术，无论所在医疗机构是否具备遗传代谢病的特殊检查条件，对可疑患者都必须进行检查，这也是防止遗传代谢病漏诊或误诊的重要措施。

2. 二线实验室检查　当一线实验室检查获得异常结果后，通过二线实验室检测展开更确切的 IMD 鉴别诊断和代谢危象的识别。二线实验室检查项目的检测技术特殊、检测数据解读烦琐，但检测结果的临床诊断参考意义重大。目前，在 IMD 诊断领域把这类实验室检查项目称为 IMD 高危筛查项目，意味着对于某些具有 IMD 高危因素的患者是一种接近于临床诊断技术，而对另一些病种只是一种可能性提示，或不能排除非遗传代谢性因素所致的一过性代谢紊乱。因此，对于二线实验室检查结果的解释需要结合遗传代谢病专家的咨询意见、临床各种患者资料及用药资料进行综合判断。二线实验室检查主要包括血/尿氨基酸谱、血游离肉碱和脂酰肉碱谱分析、尿有机酸，以及尿代谢病态分析等（表 21-3-3）。

表 21-3-3　二线实验室检查项目及临床意义

检查项目	标本材料	分析设备	检查结果	临床意义
血氨基酸	血浆	MS-MS	血浆氨基酸定量	氨基酸血症 尿素循环障碍
尿氨基酸	尿液	MS-MS	尿液氨基酸定量	氨基酸尿症 肾小管回吸收异常 尿素循环障碍
血脂酰肉碱谱	血清或血斑	MS-MS	游离肉碱和 C2～C18 脂酰肉碱定量	肉碱缺乏病 脂肪酸氧化障碍 部分有机酸血症
尿有机酸	尿液或尿滤纸片	GC-MS	尿中有机酸系列定量和定性	有机酸血症生化诊断
尿代谢产物	尿液或尿滤纸片	GC-MS	有机酸系列 氨基酸系列 脂肪酸系列 糖及醇系列 核酸及碱基系列 定量和定性	有机酸血症 氨基酸代谢病 氨基酸尿症 脂肪酸代谢障碍 糖代谢病 核酸代谢病 肾小管回吸收异常等其他疾病的化学诊断

二、以代谢危象为线索的 IMD 诊断与鉴别诊断

半数以上的 IMD 在新生儿期发病，病情往往较重，由于对疾病的反应能力不成熟，临床上以呈现非特异性症状为主，如反应差、拒食、频繁呕吐、脱水、呼吸困难、肌张力增高或减低、顽固性惊厥、嗜睡和昏迷等，发病后常呈进行性加重，出现代谢危象，许多常规治疗方法难以奏效。因此，当患儿出现不能用其他疾病或原因解释的非特异性严重表

现，且常规治疗效果欠佳时均应考虑 IMD 及其代谢危象的可能。对于临床怀疑 IMD 及其代谢危象的患儿，常规实验室检查可提供重要的诊断线索，如无法解释的神经系统表现（急性代谢性脑病）、高氨血症、顽固性低血糖、代谢性酸中毒伴阴离子间隙增高、酮症酸中毒和乳酸血症等均提示需要进一步应用 MS-MS 和 GC-MS 技术进行分析，在临床表现和生化指标上进行 IMD 诊断及其代谢性危象的识别。

1. **神经系统表现**　多数 IMD 都有不同程度的神经系统表现，新生儿期可出现反应差、嗜睡、昏迷、肌张力改变和惊厥等，即所谓的“急性代谢性脑病”。以单一抽搐为首发症状的新生儿疾病常见于维生素 B_6 依赖症、镁代谢障碍、亚硫酸盐氧化酶缺乏症和多种羧化酶缺乏症等。肌张力低下多数由于缺氧缺血性脑损伤和重症感染等非遗传性疾病造成；部分由于非代谢性遗传性疾病引起，如遗传性神经肌肉病变和染色体畸变等；少数由 IMD 引起，如尿素循环缺陷、有机酸血症、先天性高乳酸血症、氨基酸血症（枫糖尿病）和非酮症性高甘氨酸血症等，患儿早期可因反应差，进食少、呕吐、呼吸暂停或呼吸过快而被注意，逐渐出现嗜睡、昏迷、肌张力改变等危及生命的急性代谢性脑病表现（易被误诊为败血症或颅内病变）、低血糖症、严重代谢性酸中毒和高氨血症，脑电图常可见棘波和棘-慢综合波等，是中枢神经系统异常代谢产物累积的毒性效应。新生儿 IMD 所致急性代谢性脑病抢救成功有赖于及时正确诊断和鉴别诊断，其步骤见图 21-3-1。

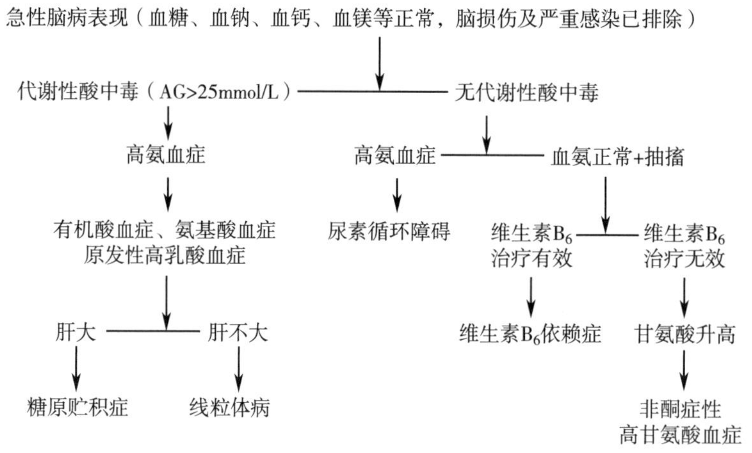

图 21-3-1　急性代谢性脑病的诊断和鉴别诊断步骤

2. **高氨血症**　高氨血症是 IMD 所致急性代谢性脑病的常见生化异常，其基本特征是患儿出生时正常，在进食数日后逐渐出现嗜睡、拒食、呕吐、肌张力低下，有时可见交替性肢体强直和不正常动作，严重者发生惊厥、昏迷、死亡。许多代谢紊乱或缺陷可导致高氨血症：尿素循环酶缺陷（氨甲酰磷酸合成酶缺乏症、鸟氨酸氨甲酰转移酶缺乏症、瓜氨酸血症、精氨酰琥珀酸尿症、精氨酸血症等）所致高氨血症常无酸中毒而伴呼吸性碱中毒，主要由于中枢性过度通气，呼吸过快引起；由脂肪酸氧化缺陷及多种羧化酶缺乏引起者常伴轻度酸中毒；支链氨基酸代谢紊乱引起者则有中度代谢性酸中毒；多数有机酸血症如甲基丙二酸血症、丙酸血症、异戊酸血症、生物素酶缺乏症等引起者多伴有严重酸中毒；在排除新生儿败血症和肝炎等所致的肝衰竭所致高氨血症（一般为轻度升高）的基础上，新生儿及婴幼儿高氨血症的诊断和鉴别诊断思路见图 21-3-2。

3. **代谢性酸中毒**　IMD 急性发作时另一重要生化依据是代谢性酸中毒，常伴阴离子间隙（anion gap，AG）增高（>16mmol/L），多数是由于细胞缺氧或低血糖造成能量供应不足，体内乳酸和其他酸性代谢产物堆积所致。新生儿肾功能不成熟，当体内乙酰辅酶 A 的生成超过三羧酸循环的氧化能力时，乙酰辅酶 A 即还原成酮体（丙酮、乙酰乙酸、β-羟丁酸），造成酮症酸中毒和酮尿。由于缺氧、糖酵解过度等因素的影响，丙酮酸不能正常氧化进入三羧酸循环时，乳酸大量累积，发生伴有丙酮酸和丙氨酸水平升高的乳酸性酸中毒。因此，对于存在严重而不易纠正的代谢性酸中毒患儿，应高度怀疑 IMD 的存在，应结合血 AG、乳酸、丙酮酸和有机酸等水平等进行综合考虑，做出正确的判断（图 21-3-3）。AG 正常的代谢性酸中毒仅限于严重腹泻病和肾小管性酸中毒；在存在 AG 增加的严重代谢性酸中毒患儿中，最常见的是有机酸血症（甲基丙二酸血症、丙酸血症和异戊酸血症）、枫糖尿病和全羧

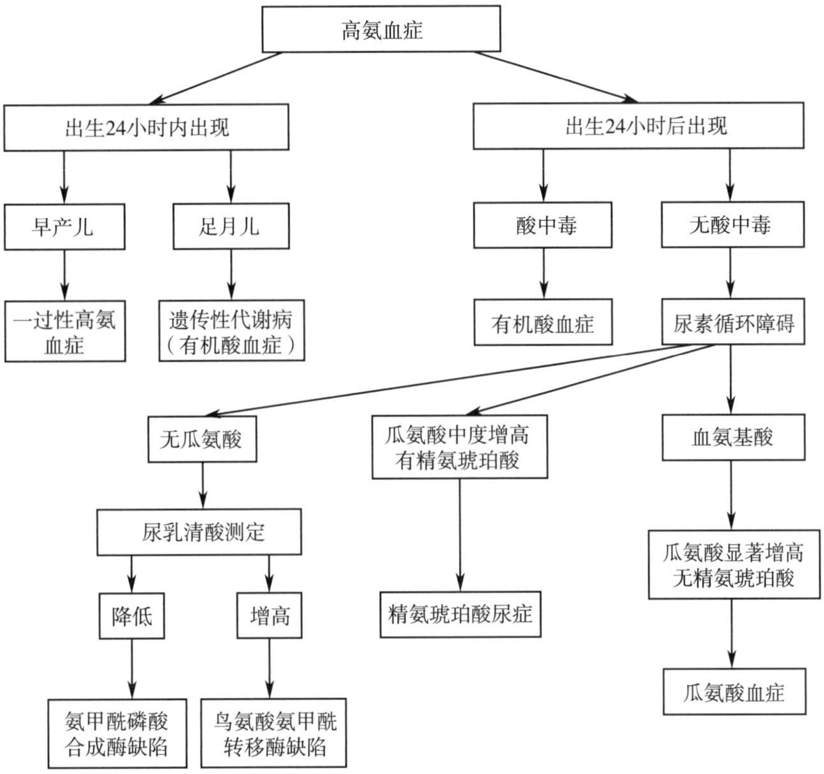

图 21-3-2　高氨血症的诊断思路

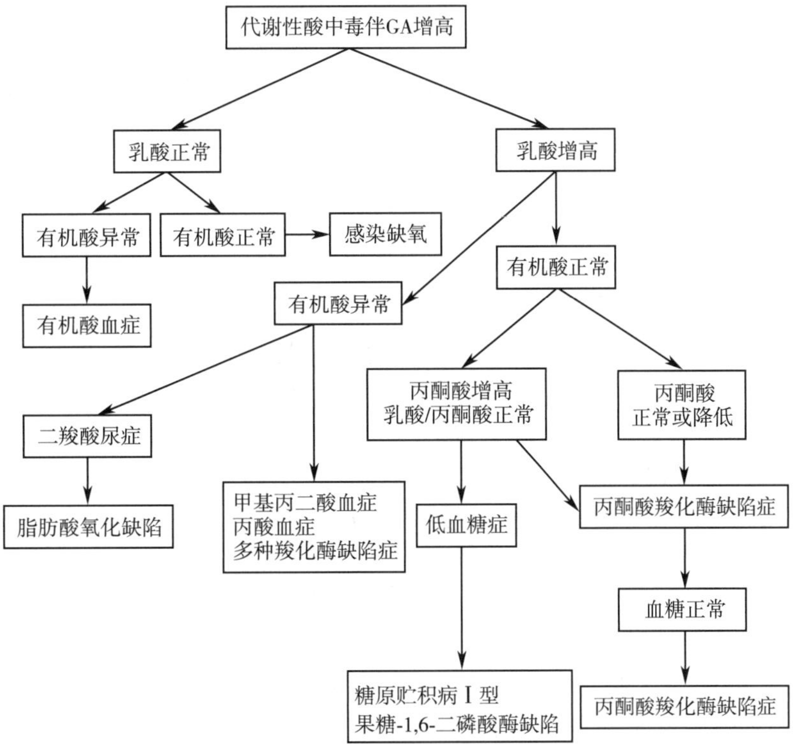

图 21-3-3　代谢性酸中毒的诊断和鉴别诊断思路

化酶合成酶缺乏症等；酮症酸中毒最常见的是糖尿病性酮症酸中毒，其次才是IMD（有机酸血症）所致，糖原贮积症也可出现。在以代谢性酸中毒伴AG增高为主线的IMD诊断和鉴别诊断过程中，下列几点值得注意：①血乳酸和丙酮酸水平升高时，首先应排除感染或组织缺氧等因素；②中度乳酸血症（3~6mmol/L）常见于有机酸血症和尿素循环障碍；当血乳酸水平超过6mmol/L并伴AG增高超过25mmol/L时，常提示有机酸血症等IMD存在；③检测同一标本中乳酸（lactic acid，L）、丙酮酸（pyruvic acid，P）、γ-羟基丁酸（γ-OHB）和乙酰乙酸（acetoacetic acid，AA）含量、L/P和γ-OHB/AA的比值等，可反映细胞质和线粒体氧化还原状态，有助于IMD的诊断和鉴别诊断，即正常情况下，L/P为25，γ-OHB/AA<1；丙酮酸羧化酶缺乏时，L/P>50；丙酮酸脱氢酶缺乏时，L/P<25；脂肪酸氧化障碍所致的有机酸血症时，血浆γ-OHB/AA>1。

4. **低血糖症** 新生儿低血糖症（<2.2mmol/L）一般见于内分泌紊乱、糖代谢缺陷、有机酸和氨基酸代谢紊乱、脂肪酸β-氧化障碍等（表21-3-4），其主要临床表现为反应差、阵发性发绀或苍白、震颤、凝视、惊厥、呼吸暂停等，易与原发疾病症状相混淆。新生儿低血糖发生在进食后，补给葡萄糖症状无明显缓解，或伴有明显酮症酸中毒或其他代谢紊乱，或反复发生低血糖时，需考虑由IMD引起：低血糖伴心功能不全，应考虑脂肪酸β-氧化障碍，其母常有HELLP综合征，生化检测可发现非酮症低血糖（为特征性生化改变，乙酰辅酶A和酮体生成减少所致）、代谢性酸中毒、高氨血症、肌酸磷酸激酶水平升高和血尿酸水平升高等。低血糖伴肝衰竭常见于半乳糖血症、遗传性果糖不耐症、酪氨酸血症Ⅰ型，也可以为脂肪酸β-氧化障碍所致，表现为喂给乳类食物后数天出现呕吐、拒食、体重不增和嗜睡等症状，继而出现Reye综合征表现（严重黄疸、肝大和肝功能异常），病程中血糖纠正后肝衰竭持续存在，生化检测发现低血糖、酸中毒和高氨血症等。糖原贮积症Ⅰ型患儿常表现为顽固性低血糖，补充葡萄糖后低血糖也很难纠正。低血糖伴肝大见于糖原贮积病Ⅲ型和果糖-1，6-二磷酸酶缺乏症，临床特征为持续葡萄糖液输入下血糖水平正常，肝进行性肿大而肝功能正常。

表21-3-4 导致低血糖症的内分泌疾病和主要遗传代谢病

病因	疾病
内分泌紊乱	高胰岛素血症、胰高血糖素缺乏症、垂体激素缺乏症、肾上腺皮质或髓质功能减退症、Beckwith-Wiedemann综合征、胰岛细胞增生症
糖代谢缺陷	糖原贮积症、果糖不耐症、半乳糖血症、果糖-1，6-二磷酸酶缺乏症、糖原合成酶缺乏症
有机酸血症	甲基丙二酸血症、丙酸血症
氨基酸代谢紊乱	酪氨酸血症、枫糖尿病
脂肪酸β-氧化障碍	中、长链酰基辅酶A脱氢酶缺乏症

5. **重要器官（心脏、肝脏）病变** 以心脏病变为首发症状的IMD可见于脂肪酸β-氧化障碍，主要表现为心肌病变、室性传导阻滞和室性心动过缓，严重者心跳停止；此外，呼吸链功能缺陷和Pompe病（α-葡萄糖苷酶缺陷）则表现为心脏扩大、心力衰竭、心肌病变、心律失常等，并伴有进行性肌张力低下、呼吸肌无力、运动功能减退和体重下降。临床上，许多疾病可导致肝大、肝功能不全（肝病综合征），除了应考虑引起小儿肝脏病变的常见病因（严重感染、病毒性肝炎、血液病和肿瘤等）外，还应根据临床表现、生化检测和影像学检查结果所提供的线索，考虑是否存在IMD。涉及肝大、肝功能不全（肝病综合征）的“常见”小儿IMD及其临床特征见表21-3-5。此外，还可见于黏多糖贮积症、神经鞘脂贮积症、肝豆状核变性等。若肝脾均肿大，还应注意与溶酶体贮积症鉴别，如戈谢病Ⅱ型、GM1神经节苷脂贮积症和尼曼-皮克病（Niemann-Pick病）A型等。严重黄疸伴生长迟缓常见于Crigler-Najjar综合征、希特林缺陷病、α_1-抗胰蛋白酶缺陷、过氧化物酶体病、胆汁酸代谢障碍、尼曼-皮克病C型和致死性肝内胆汁淤积综合征（Byler病）等。

6. **特殊气味或颜色** 某些代谢产物经尿大量排出时可使尿液或汗液呈现特殊气味，主要见于氨基酸和有机酸代谢紊乱。尿液/汗液存在特殊气味/颜色提示患儿体内存在异常代谢产物蓄积并经尿液或汗液排出体外，往往是临床医生首先注意的线索，应高度重视（表21-3-6）。

表 21-3-5　发生肝病综合征的 IMD 及其临床和生化特征

IMD	临床和生化特征
半乳糖血症	黄疸、肝大、低血糖症
酪氨酸血症Ⅰ型	血甲胎蛋白明显升高、琥珀酸丙酮尿
遗传性果糖不耐症	乳酸性酸中毒、高尿酸血症
糖原贮积症Ⅳ型	低血糖症、肝衰竭、凝血障碍
脂肪酸 β 氧化障碍	低血糖、肝功能障碍
中链酰基辅酶 A 脱氢酶缺乏症	低酮性低血糖症、代谢性脑病、中链二羧酸尿症
长链酰基辅酶 A 脱氢酶缺乏症	低酮性低血糖症、代谢性脑病、心肌病、长链二羧酸尿症
长链羟酰基辅酶 A 脱氢酶缺乏症	代谢性脑病、心肌病、长链单羧酸尿症、长链二羧酸尿症、母亲 HELLP 综合征
肉碱棕榈酸转移酶缺乏症	低酮性低血糖症、代谢性脑病、心肌病、特殊面容、成纤维细胞肉碱棕榈酰基转移酶Ⅱ缺乏
线粒体病	神经症状、肌病、乳酸性酸中毒
希特林缺陷病	阻塞性黄疸(胆汁淤积、直接胆红素水平升高)、血甲胎蛋白水平明显升高、多种代谢紊乱
Zellweger 病(脑肝肾综合征)	神经症状、特殊面容、肝肾损害

表 21-3-6　IMD 的异常代谢产物与体味/颜色的关系

IMD	气味或颜色	异常代谢产物
苯丙酮尿症(经典型)	鼠尿味、霉臭味	苯乙酸
甲基丙二酸血症	酸味	甲基丙二酸
异戊酸血症	汗脚味	异戊酸
枫糖尿病	枫糖浆味或焦糖味	α-支链酮酸
酪氨酸血症Ⅰ型	酸败黄油味	氧代甲硫丁酸
3-甲基巴豆酰甘氨酸尿症、全羧化酶合成酶缺乏症	猫尿味	3-羟基异戊酸
甲硫氨酸吸收障碍	烂白菜味	甲硫氨酸
胱氨酸尿症	甲硫味	硫化氢
三甲胺尿症	臭鱼味	三甲胺
黑酸尿症	黑色	尿黑酸
卟啉病	红色	卟啉及其前体(δ-氨基-γ-酮戊酸和胆色素原)

7. 其他　生长发育迟缓、面部丑陋和畸形常见于能量代谢异常和复合分子代谢紊乱:能量代谢异常包括戊二酸尿症Ⅱ型、脂肪酸氧化缺陷、线粒体呼吸链功能障碍等;复合分子代谢紊乱多见于黏多糖贮积症和神经鞘脂贮积症,可见于过氧化物酶体病;此外,胆酸合成缺陷、先天性高胰岛素血症、骨软骨发育不良和先天性糖基化缺陷等也有类似的临床表现。皮肤或毛发色素减少主要见于苯丙酮尿症、白化病、同型胱氨酸尿症等;皮肤黏膜色素加深则见于先天性肾上腺皮质增生症、肾上腺脑白质营养不良;全羧化酶合成酶缺乏症可导致严重的皮肤溃烂;α-半乳糖苷酶法布里病可出现皮下结节或皮肤血管角质瘤。角膜混浊见于黏多糖贮积症、黏脂贮积症和法布里病等;白内障见于半乳糖血症、同型胱氨酸尿症和 Lowe 综合征等;同型胱氨酸尿症、Lowe 综合征等可发生青光眼和晶状体半脱位;神经节苷脂贮积症和 Niemann-Pick 病等眼底可见黄斑部樱桃红点。耳聋见于黏多糖贮积症、神经鞘脂贮积症、Menkes 病和肾上腺脑白质营养不良等。

三、新生儿 IMD 及其代谢危象的处理

目前,对于多数 IMD 仍无特殊治疗方法,但通过相应的支持或对症治疗,许多 IMD 病情可以得到有效控制。大多数小分子 IMD(氨基酸、有机酸、脂肪酸、

糖代谢异常）多以饮食治疗为主，部分患者可通过维生素、肉碱和辅酶等进行治疗。近年来，酶替代治疗、基因治疗和器官移植开始用于 IMD 治疗，已在少数 IMD 中取得成功，使“不治之症”变为“可治之症”。IMD 的处理应该遵循如下原则：①病因未明但高度怀疑 IMD 的危重患儿，应做到诊断与治疗同步进行，即在积极治疗的同时进行相关检查以查明病因；②诊断明确的 IMD 患儿除采取综合治疗外，应调整营养支持方案，限制前体物质摄入，减少有毒代谢产物蓄积并促进其排出体外，同时应注意补充必需的营养需要。

1. 急性期处理 一些 IMD 患儿在间歇期无症状或症状轻微，在某种诱因刺激下出现急性严重代谢紊乱，起病急，病情重，死亡率高，即“代谢危象”。多为小分子（氨基酸和有机酸）代谢异常所致，患儿多存在严重代谢性酸中毒、低血糖症、高氨血症和能量代谢障碍等（表 21-3-7）。应用 MS-MS 和 GC-MS 技术检测氨基酸和有机酸水平等可以确诊 IMD，但须在 24～72 小时内完成，故对疑似 IMD 的危重患儿不要一味等待分析结果，应立即实施适当的干预措施，即使最终诊断可能被排除，也应该立即开始治疗，因为及时干预可能是救命的，可降低死亡率和减少神经系统后遗症发生率。急性期治疗的目的在于维持血糖水平，纠正严重酸中毒，降低高血氨。腹膜透析、血液透析及连续性肾脏替代治疗（continuous renal replacement therapy，CRRT）是代谢危象的有效治疗方法，已在有机酸血症和尿素循环障碍性疾病中应用。

表 21-3-7 危重 IMD 代谢危象的触发因素

疾病	触发因素
蛋白质、氨基酸、糖代谢障碍	禁食、感染、接种、发热、
氨基酸血症、有机酸血症、尿素循环障碍	手术、摄入高蛋白
高胰岛素血症、线粒体病	迅速吸收过多碳水化合物
果糖不耐受症	果糖、蔗糖
半乳糖血症	乳糖、乳制品
脂肪酸氧化缺陷、脂蛋白酶缺乏	高脂饮食
卟啉病、脂肪酸氧化缺陷	磺胺类药、非甾体抗炎药

（1）有机酸血症的紧急处理：包括饮食、纠正酸中毒、维生素 B_{12} 和左卡尼汀应用等处理。

1）饮食：首先去除有机酸异常代谢产物，若怀疑 IMD（半乳糖血症、果糖-1，6-二磷酸酶缺乏和苯丙酮尿症等）急性起病与乳糖、果糖、蛋白质摄入有关，应立即停止摄入相关营养物质。在禁食的同时，应输入葡萄糖以维持血糖水平在正常高值，避免因机体蛋白分解代谢造成毒性产物继续堆积。

2）纠正酸中毒：存在明显持续性代谢性酸中毒者（pH 值<7.2 或[HCO_3^-]<14mmol/L），应大剂量静脉给予碳酸氢钠，一般 1 mmol/kg 静脉缓慢推注后，再以相同的剂量持续静脉滴注；应用期间动态监测酸碱平衡状态并做出相应的调整。严重酸中毒用碳酸氢钠不能纠正者，应考虑腹膜透析、血液透析或 CRRT。出现呼吸衰竭、脑功能衰竭者，应及早实施机械通气。

3）维生素 B_{12} 和左卡尼汀应用：怀疑为有机酸血症，应肌内注射维生素 B_{12} 1mg，以期证实维生素 B_{12} 敏感的甲基丙二酸血症。全羧化酶合成酶缺乏的患儿对生物素敏感，应口服或鼻饲生物素 10mg。有机酸血症、脂肪酸氧化缺陷症和乳酸性酸中毒常伴发肉碱缺乏，疑诊患儿在等待结果期间应常规补充 L-肉碱[50～100mg/（kg・d），静脉或口服]，不良反应有恶心、呕吐和腹泻等。肉碱是小分子水溶性氨基酸衍生物，为各种代谢途径的辅助因子，对脂肪酸 β-氧化具有重要作用，可携带长链脂肪酸进入线粒体降解而产生能量，从线粒体移出的毒性复合物经尿排出体外。

（2）高氨血症的紧急处理：包括禁食蛋白质、血液净化和药物治疗。

1）禁食：首先去除氨等积累代谢产物，并立即停止摄入相关蛋白质。

2）血液净化：高氨血症的危重患儿必须立即进行血液透析或 CRRT，没有必要等待饮食调整、药物治疗或其他辅助治疗措施。

3）药物应用：对不伴酸中毒的明显高氨血症（尿素循环障碍）的患儿，可持续静脉滴注（90 分钟以上）10% 盐酸精氨酸 6ml/kg；对于瓜氨酸血症和精氨酰琥珀酸尿症的患者，该处理常可使血氨水平迅速降低。此外，也可应用苯甲酸钠、苯乙酸钠和苯丁酸钠治疗，但应注意患儿肝功能情况。

2. 饮食疗法 1953 年，德国 Bickel 医生首创通过低苯丙氨酸饮食疗法治疗苯丙酮尿症并获得成功后，这种疗法被逐步推广，成为氨基酸、有机酸、脂肪酸、碳水化合物等多种 IMD 治疗的经典方法。饮食疗法的目的是限制前体物质摄入，减少有害代谢产物在体内的代谢和堆积。通过饮食治疗，许多 IMD 可取得较好的疗效。例如，用不含异亮氨酸、缬氨酸、苏氨酸和甲硫氨酸等支链氨基酸（有毒代谢产物甲基丙二酸和丙酸的前体物质）的特殊奶粉喂养甲基丙二酸血症患儿就是饮食疗法；需要注意的是，由于支链氨基酸多为必需氨基酸，机体本身不能合成，长时间限制其摄入又可能导致患儿出现其他代谢紊乱，如体内缬氨酸含量过低，可引发患儿严重皮疹等不良反应。因此，饮食治疗过程中需要动态检测患儿体内甲基丙二酸水平，合理制订饮食治疗方案，必要时给予部分普通奶粉，在特殊奶粉和普通奶粉喂养间寻求平衡。其他一些 IMD 的饮食疗法见表 21-3-8。

表 21-3-8 IMD 的饮食治疗

IMD	饮食治疗
有机酸血症（甲基丙二酸血症、丙酸血症）	特殊奶粉喂养，低蛋白、高热量饮食
苯丙酮尿症	低苯丙氨酸饮食，苯丙酮尿症特殊奶粉
枫糖尿病	严格限制支链氨基酸饮食
高氨血症	低蛋白、高热量饮食
半乳糖血症	无乳糖、无半乳糖饮食
家族性高胆固醇血症	限制胆固醇饮食
肝豆状核变性	低铜饮食
糖原贮积症	生玉米淀粉喂养
脂肪酸代谢障碍	低脂肪饮食，预防饥饿

3. 药物治疗 药物治疗的目的是补充缺乏物质或辅酶，促进蓄积物的排泄。维生素作为辅酶参与物质代谢，而一些 IMD 就是辅酶代谢障碍所致。一些 IMD 通过维生素治疗，可增加残留酶的活性，有助于正常代谢的运行。甲基丙二酸血症、同型胱氨酸血症、戊二酸血症Ⅱ型、枫糖尿病、线粒体病、高乳酸血症和多种羧化酶缺乏症等 IMD 通过大剂量维生素治疗，可取得良好疗效。此外，其他药物对 IMD 也有很好的治疗效果，如青霉胺治疗肝豆状核变性，苯甲酸钠/苯乙酸钠/苯丁酸钠治疗尿素循环障碍所致的高氨血症，四氢生物蝶呤（BH_4）、L-多巴和 5-羟色胺联合治疗异型苯丙酮尿症等（表 21-3-9）。

4. 酶替代治疗 酶缺陷是 IMD 的病因之一，理论上补充相应的酶可纠正代谢紊乱。目前，戈谢病Ⅰ型（葡萄糖脑苷酶缺陷）、法布里病（α-半乳糖苷酶缺陷）、Pompe 病（α-葡萄糖苷酶缺陷）、黏多糖贮积症Ⅰ型及Ⅱ型（分解黏多糖的特定酶缺陷）等疾病可通过酶替代治疗取得良好的效果。但由于酶制剂价格昂贵，如戈谢病Ⅰ型的每年治疗费用为 100 万~200 万元，且须终身治疗；静脉输注的酶不能通过血脑屏障进入脑内，对于伴有神经系统症状的戈谢病治疗效果不佳。在我国，医疗社会保险已对部分罕见病的治疗提供支持方案，减轻了患者的高额医疗费用，相信在不久的将来也会逐渐开展酶补充疗法。

表 21-3-9 IMD 的治疗药物及其用量

IMD	药物及其用法
枫糖尿病	维生素 B_1（100~1 000mg/d）
高乳酸血症	维生素 B_1（100~500mg/d）、左旋肉碱［50~100mg/(kg·d)］、辅酶 Q_{10}［100~200mg/(kg·d)）
戊二酸尿症Ⅱ型	维生素 B_2（100~300mg/d）
同型半胱氨酸血症（维生素 B_6 反应型）	维生素 B_6（50~500mg/d）
同型半胱氨酸血症（维生素 B_6 无反应型）	甜菜碱（1 000~3 000mg/d）
同型半胱氨酸血症Ⅲ型	叶酸（15mg/d）
甲基丙二酸血症（维生素 B_{12} 反应型）	维生素 B_{12}（1~5mg/d）、左旋肉碱（100~300mg/kg·d）
黑酸尿症	维生素 C（300mg/d）
线粒体病	维生素 K_1［0.4mg/(kg·d)］、维生素 E（10~100 IU/d）
生物素酶缺乏症	生物素［维生素 H，10~100mg/(kg·d)］、左旋肉碱［50~300mg/(kg·d)］
全羧化酶合成酶缺乏症	生物素［维生素 H，10~100mg/(kg·d)］、左旋肉碱［50~300mg/(kg·d)］
异型苯丙酮尿症	BH_4（8~12mg/d）、5-羟色氨酸（5~10mg/d）、左旋多巴（25~50mg/d）

续表

IMD	药物及其用法
脂肪酸氧化障碍	左旋肉碱[50~100mg/(kg·d)]
肝豆状核变性	D-青霉胺[20~30mg/(kg·d)]、锌剂(50mg/d)
尿素循环障碍导致高氨血症	精氨酸[50~100mg/(kg·d)]、瓜氨酸[200~400mg/(kg·d)]、苯甲酸钠/苯乙酸钠/苯丁酸钠[450mg/(kg·d)]
鸟氨酸氨甲酰基转移酶缺乏症	瓜氨酸[200~400mg/(kg·d)]、苯丁酸钠[450mg/(kg·d)]
瓜氨酸血症	精氨酸(50~100mg/kg·d)、苯丁酸钠[450mg/(kg·d)]
糖原贮积症	生玉米淀粉[1.7~2.5g/(kg·次),4~6小时一次]
肉碱缺乏病	左旋肉碱[50~300mg/(kg·d)]
酪氨酸血症Ⅰ型	尼替西农[1mg/(kg·d)]
异戊酸血症	甘氨酸[150mg/(kg·d)]
Menkes病	组氨酸铜(0.2~1mg/d)、硫酸铜(1~2mg/d)

5. **其他治疗**　目前,骨髓造血干细胞移植治疗已成为IMD的一种治疗方法,应用于黏多糖贮积症、肾上腺脑白质营养不良、戈谢病、法布里病、岩藻糖苷贮积症、神经节苷脂贮积症和神经元蜡样质脂褐质沉积症等的治疗,取得了一定的疗效。近年来,肝、肾移植也试验性应用于临床,糖原贮积症、希特林缺陷病、肝豆状核变性、家族性高胆固醇血症、有机酸血症及尿素循环障碍等IMD通过器官移植,部分患儿的临床表现得以缓解。现阶段器官移植治疗仍具有较高的风险,需要充分同患儿家属进行沟通,权衡利弊,慎重选择。

修正缺陷基因是治疗单基因遗传病的根本途径,理论上基因治疗适用于所有的IMD。在实验室及临床研究水平,此法用于腺苷脱氨酶缺乏症和镰状红细胞病等疾病并已取得成功。由于基因治疗需病毒作为载体,存在一定的风险,且缺陷基因克隆、基因转染效率及潜在致瘤性等关键问题均未得到妥善解决,真正应用于临床还有很长的路要走。

(肖　昕)

第四节　新生儿有机酸血(尿)症

有机酸血症(organic acidemia)或有机酸尿症(organic aciduria)是临床最常见的一类遗传代谢病,目前已经发现50余种,多数在新生儿期发病。临床上多表现为顽固性代谢性酸中毒、发作性呕吐、喂养困难、肌张力低下、惊厥和意识障碍等。新生儿有机酸血(尿)症的临床表现复杂多样,常因为缺乏特异性而被漏诊和误诊,若不及时治疗,死亡率很高,存活者多数有严重的神经损伤,故利用GC-MS和/或MS-MS技术对疑似患儿进行早期生化诊断,继而早期干预是挽救患儿生命和改善预后的关键。

有机酸为氨基酸降解、糖酵解、脂肪酸氧化等分解代谢过程中产生的中间产物(羧基酸)。正常情况下,这些羧基酸在体内迅速转化,在体液内含量极低;相关酶缺陷可导致其代谢发生障碍,大量有机酸在体内蓄积,血液浓度增高,并从尿中大量排出,导致有机酸血症或有机酸尿症。有机酸血(尿)症单个病种发病率较低,但由于病种繁多,总体发病率并不低,自1966年Tanaka通过GC-MS技术诊断首例异戊酸血症以来,由于实验技术改进和发展,至今已发现了50多种有机酸血症,多数为常染色体隐性遗传病。临床上常见有机酸血症包括甲基丙二酸血症、丙酸血症、异戊酸血症、戊二酸血症Ⅰ型、生物素酶缺乏症和全羧化酶合成酶缺乏症等。

一、概　　述

(一) 临床表现与生化特点

新生儿生后几天内可不出现症状或症状轻微而未引起注意;随着肠内外营养的开始和继续,进入新生儿体内的某些氨基酸、脂肪和碳水化合物等前体物质增多且不能进行正常代谢,体内有机酸蓄积而发病。急性起病的新生儿病情往往较重,并呈现非特异性临床表现:反应差、拒食、频繁呕吐、脱水、呼吸困难、肌张力增高或减低、顽固性惊厥、嗜睡和昏迷等,易误认为新生儿常见危重症如肺透明膜病、严重感染

(肺炎、败血症、中枢神经系统感染)和脑损伤(缺血缺氧性脑病、颅内出血)等;发病后常呈进行性加重,许多常规治疗方法难以奏效。部分轻症患儿则在婴幼儿期、儿童期、青少年期甚至成年期发病,多由应激状态(高热、严重疾病、外伤或手术等)诱发。有机酸血症发病年龄越早,病情越重,死亡率越高,是不明原因危重患儿死亡的重要原因之一,存活者可造成永久性严重损害,如精神运动发育迟缓。

新生儿有机酸血症是否能得到及时诊断和有效处理,很大程度上取决于临床医生的认识水平。因此,当患儿出现不能用其他疾病或原因解释的非特异性表现时应考虑有机酸血症的可能。对于临床怀疑患儿,常规实验室检查(血/尿常规、血气分析、血电解质、血糖、血氨、血乳酸和肝肾功能等)可提供重要的诊断线索,如无法解释的明显代谢性酸中毒(动脉血pH值<7.2)伴阴离子间隙增高(AG>16mmol/L)、严重且难以纠正的低血糖、高氨血症、乳酸血症和酮症等均提示需要进一步进行尿特殊生化检测。GC-MS技术是早期有机酸血(尿)症生化诊断方法,MS-MS技术可辅助有机酸血(尿)症的诊断;酶活性测定和基因分析为有机酸血(尿)症确诊方法,但由于耗时较长,对有机酸血症难以做到早期诊断,无法指导临床早期干预。新生儿时期常见有机酸血症的酶缺陷、临床和实验室特征总结见表21-4-1。

表21-4-1　新生儿时期常见有机酸血症的酶缺陷及其特征

有机酸血症	酶缺陷	临床表现	尿有机酸
甲基丙二酸血症	甲基丙二酰辅酶A变位酶	新生儿早期(生后2~3天)起病,反应差、呕吐、昏迷、肌张力改变、抽搐、致死性代谢性酸中毒,死亡率高	甲基丙二酸、甲基枸橼酸等
丙酸血症	丙酰辅酶A羧化酶	新生儿期严重酸中毒、拒食、呕吐、嗜睡和肌张力低下、脱水、惊厥、肝大、酮症酸中毒	丙酸、甲基枸橼酸等
异戊酸血症	异戊酰辅酶A脱氢酶	生后数天内体温低下、拒奶、呕吐、脱水、倦怠、嗜睡、震颤或惊厥,特殊"汗脚"味,酮症或乳酸性酸中毒,显著高氨血症,低钙血症,死亡率高	异戊酰甘氨酸、3-羟基异戊酸等
戊二酸尿症Ⅰ型	戊二酰辅酶A脱氢酶	出生时正常,数周后出现急性脑病症状(嗜睡、昏迷、抽搐、肌张力改变)	戊二酸、3-羟戊二酸、戊烯二酸
3-甲基巴豆酰辅酶A羧化酶缺乏症	3-甲基巴豆酰辅酶A羧化酶	差异大,从无症状到严重代谢紊乱。可出现特殊"猫尿"味,喂养困难、呕吐、嗜睡、昏迷、抽搐、肌张力改变等急性脑病症状,皮肤损害、脱发、呼吸衰竭	3-甲基巴豆酰甘氨酸(3-MCG)、3-羟基异戊酸(3-HIV)
全羧化酶合成酶缺乏症	3-甲基巴豆酰辅酶A羧化酶、丙酰辅酶A羧化酶、丙酮酸羧化酶、乙酰辅酶A羧化酶	生后数小时开始至15个月内发病,吞咽困难,呼吸困难,肌张力低下,抽搐,昏睡,皮疹,脱发,口腔糜烂,角膜炎,结膜炎,发育迟缓,常合并感染,酮症酸中毒	3-HIV、3-MCG、3-羟基丙酸、甲基巴豆酰甘氨酸、甲基枸橼酸、乳酸、2-羟基丁酸、3-羟基丁酸

(二)治疗

目前,对于有机酸血症仍无特殊治疗方法,但通过相应的对症和支持治疗,许多可得到有效控制,其治疗原则是减少蓄积、补充需要、促进排泄。具体治疗方法包括对症治疗、饮食治疗、维生素治疗和补充治疗等。

1. **对症治疗**　新生儿期有机酸血症常伴严重代谢性酸中毒,表现为呕吐、抽搐、昏迷,在诊断尚未明确之前即应予以紧急处理,包括辅助呼吸,静脉滴注碳酸氢钠纠正酸中毒,输液纠正脱水,输入葡萄糖提供能量等;感染常为有机酸血症急性发作的诱因,故应积极控制感染。有机酸及其衍生物损害中枢神经系统,故应立即清除,可用交换输血、血液透析、腹膜透析和利尿等方法。

2. **饮食治疗**　对与氨基酸代谢障碍有关的有机酸血症应限制蛋白质摄入,每天不超过1.0~1.5g,摄取足量的碳水化合物以满足机体能量需要,以防止组织分解代谢。选用已去除患儿不能代谢的氨基酸及其前体的特殊配方奶粉进行喂养,如甲基丙二酸和丙酸血症的患儿用不含支链氨基酸效果甚佳。

3. **药物治疗**　某些维生素为有机酸代谢相关酶的辅酶,临床大剂量应用维生素治疗(增加残余酶的活性)有机酸血症已取得一定经验:大剂量维生素B_{12}治疗维生素B_{12}有效型甲基丙二酸血症;生物素(维生素H)治疗生物素酶缺乏症和全羧化酶合成酶缺乏症；甘氨酸治疗异戊酸血症；左旋肉碱对大部分有机酸血症都有一定作用。

4. **紧急处理**　一些有机酸血症患儿在某种诱因刺激下出现急性严重代谢紊乱如严重代谢性酸中毒、低血糖症和高氨血症等，起病急，病情重，死亡率高，即所谓的“代谢危象”。大多数有机酸血症在婴幼儿期发生代谢危象的频率最高，随着年龄增长，感染机会及蛋白质摄入减少，发作频率逐渐下降。对于原因未明但疑似有机酸血症的危重患儿，应用 GC-MS 技术检测有机酸等可以临床确诊，但检测最快也要 24～48 小时才能完成，故对疑似患儿不要一味等待分析结果，应在采集标本后立即实施干预措施，因为及时有效的干预是救命的措施，可降低死亡率和减少神经系统后遗症发生率；即使最终有机酸血症被排除，这些干预无用也不会对患儿造成损害。干预的主要目的是维持血糖水平、纠正严重酸中毒和降低血氨水平。

（1）限制前体物质摄入：立即停止摄入导致有机酸水平明显升高的相关营养物质（蛋白质和氨基酸等）；在禁食的同时，应输入葡萄糖和脂肪乳，以维持正常的血糖水平和能量供给，避免因机体蛋白分解（负氮平衡）代谢造成毒性产物继续堆积。

（2）纠正酸代谢性中毒：存在明显持续性代谢性酸中毒者（pH 值<7.2），应大剂量静脉给予碳酸氢钠，一般 1mmol/kg 静脉缓慢推注后，再以相同的剂量维持静脉滴注；严重酸中毒用碳酸氢钠不能纠正者，应考虑腹膜透析、血液透析或连续性肾脏替代疗法。

（三）预防

1. 避免近亲结婚。

2. 产前诊断为防止同一遗传性代谢病在家庭中重现的重要措施。在明确先证者基因分型的基础上，若母亲再次妊娠，可在妊娠 16～20 周时经羊水穿刺或妊娠 10～12 周经绒毛膜取样提取胎儿细胞 DNA，可对已知突变家系进行基因产前诊断。

3. 开展新生儿遗产性代谢病筛查，及早发现有机酸血症患儿，以便及时干预，减少死亡率和致残率。

二、甲基丙二酸血症

甲基丙二酸血症（methylmalonic acidemia，MMA）是一种常染色体隐性遗传病，为甲基丙二酰辅酶 A 变位酶或其辅酶腺苷维生素 B_{12}（腺苷钴胺素，cobalamin，cbl）先天性缺陷所致，在先天性有机酸代谢异常中较为常见。MMA 发病率在不同国家和地区差异较大，美国为 1.3/10 万，德国 0.4/10 万，意大利 1.6/10 万，日本 2.0/10 万，中国台湾地区 1.2/10 万；中国大陆遗传性代谢病筛查资料显示，MMA 发病率为（1.5～3）/10 万，北方多于南方，是我国有机酸血症中最常见类型，其中 MMA 合并同型半胱氨酸血症占 60%～80%。

（一）病因与发病机制

正常情况下，摄入体内的氨基酸（甲硫氨酸、异亮氨酸、缬氨酸、苏氨酸）、胆固醇侧链和奇数链脂肪酸分别经丙酰辅酶 A 羧化酶、甲基丙二酰辅酶 A 消旋酶、甲基丙二酰辅酶 A 变位酶及其辅酶腺苷维生素 B_{12}（腺苷钴胺素）的作用下转化生成琥珀酰辅酶 A，参与三羧酸循环。甲基丙二酰辅酶 A 变位酶缺陷或维生素 B_{12} 代谢障碍可使甲基丙二酰辅酶 A 正常代谢途径中断，经异常代谢途径生成甲基丙二酸和甲基枸橼酸等异常代谢产物并蓄积，引起神经、肝脏、肾脏等多系统损伤（图 21-4-1）。

（二）分类

根据酶缺陷类型将 MMA 分为甲基丙二酰辅酶 A 变位酶缺陷型（mut 型）及钴胺素代谢障碍型（cblA、cblB、cblC、cblD、cblF 和 cblH）两大类。

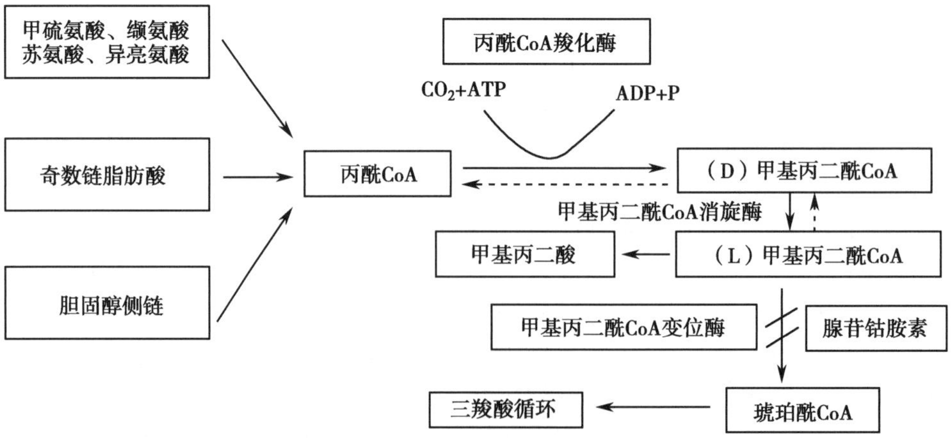

图 21-4-1　甲基丙二酸血症的发病机制

1. **mut 型**　酶完全无活性者为 mut^0 型，有残余活性者为 mut 型，临床上表现为不伴同型半胱氨酸血症的 MMA（单纯型 MMA）。

2. **钴胺素代谢障碍型**　胞质和溶酶体钴胺素代谢可分别形成甲基丙二酰辅酶 A 的辅酶、同型半胱氨酸代谢的辅酶腺苷钴胺素（adenosylcobalamin，AdoCbl）和甲基钴胺素（methylcobalamine，MetCbl）。存在 6 种类型的代谢障碍：线粒体钴胺素还原酶缺乏（cblA、cblH）和钴胺素腺苷转移酶缺乏（cblB）导致甲基丙二酰辅酶 A 的辅酶腺苷钴胺素（AdoCbl）合成缺陷，临床上与 mut 缺陷型一样，表现为单纯型 MMA；胞质和溶酶体钴胺素代谢异常（cblC、cblD、cblF）同时引起甲硫氨酸合成酶的辅酶甲基钴胺素（MetCbl）和甲基丙二酰辅酶 A 的辅酶腺苷钴胺素（AdoCbl）合成缺陷，临床上表现为 MMA 合并同型半胱氨酸血症（合并型 MMA）。近年来发现，cblD 缺陷型存在 2 种变异型 cblD-1 和 cblD-2：cblD-1 缺陷型引起 MMA 合并同型半胱氨酸血症；cblD-2 缺陷型实际上就是 cblH 缺陷型，导致单纯型 MMA。

钴胺素代谢与甲基丙二酰辅酶 A 代谢、同型半胱氨酸代谢间相互关系见图 21-4-2。

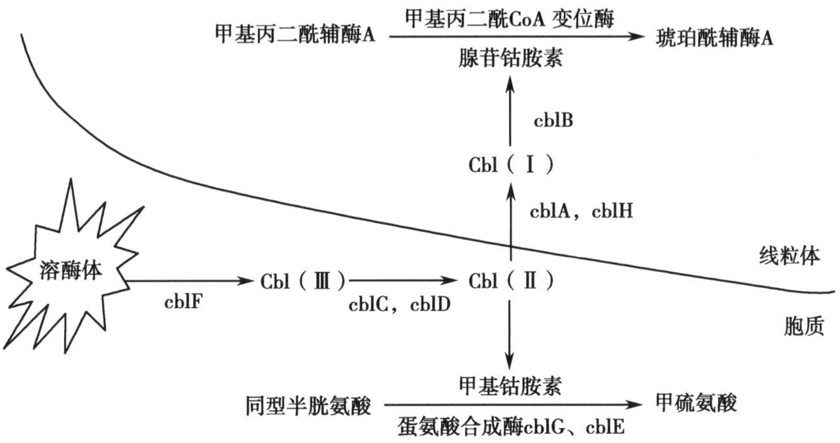

图 21-4-2　钴胺素代谢与甲基丙二酸辅酶 A、同型半胱氨酸代谢的关系

（三）编码基因

MMA 为单基因病，属常染色体隐性遗传代谢病。根据最新资料，编码甲基丙二酰辅酶 A 变位酶的基因为 *MUT*；编码 cblA、cblB、cblC、cblD、cblF、cblJ 和 cblX 的基因分别是 *MMAA*、*MMAB*、*MMACHC*、*MMADHC*、*LMBRDL*、*ABCD4* 和 *HCFC1*，各亚型及其编码基因情况见表 21-4-2。编码甲基丙二酰辅酶 A 变位酶的 *MUT* 基因至今已发现 200 余种突变，多数突变无共性；编码 cblA 的基因 *MMAA* 已有 20 余种突变；cblC 缺陷型是钴胺素代谢障碍中最常见类型，其编码基因为 *MMACHC*，已发现 50 余种突变；cblD 型存在 2 种变异型 cblD-1 和 cblD-2：*MMADHC* 基因编码的蛋白 N-末端区域（外显子 6、8 编码）发生改变，即 cblD-1 变异型，引起单纯同型半胱氨酸血症；C-末端区域（外显子 3、4、5 编码）发生改变，即 cblD-2 变异型（既往报道为 cblH 型），引起单纯型 MMA；外显子 5、8 或内含子 7 发生突变可导致经典型 cblD 表型，即甲基丙二酸血症合并同型半胱氨酸血症。编码 cblB 和 cblF 的基因 *MMAB*、*MMADCHC* 和 *LMBRDL* 突变的报道较少。cblJ 和 cblX 型为新近报道，其编码基因分别为 *ABCD4* 和 *HCFC1*。

表 21-4-2　甲基丙二酸血症编码基因的一般情况

类型	疾病 OMIM	编码基因	基因 OMIM	定位	外显子	长度/kb	氨基酸数量
mut 型	251 000	*MMUT*	609 058	6p12. 3	13	32. 8	750
cblA 型	251 100	*MMAA*	607 481	4q31. 21	7	40. 6	418
cblB 型	251 110	*MMAB*	607 568	12q24	9	19. 8	250
cblC 型	277 400	*MMACHC*	609 831	1p34. 1	4	1. 3	282
cblD 型	277 410	*MMADHC*	611 935	2q23. 2	8	1. 8	296
cblF 型	277 380	*LMBRDL*	612 625	6q13	17	1. 3	488
cblJ 型	614 857	*ABCD4*	603 214	14q24. 3	18	1. 8	447
cblX 型	309 541	*HCFC1*	300 019	Xq28	26	2. 4	2 035

（四）临床表现

MMA 可在新生儿期起病，临床表现无明显特异性，常见的有喂养困难、反复呕吐、呼吸急促、反应差、嗜睡、惊厥、肌张力异常等。mut 缺陷型患儿常较钴胺素代谢异常患儿神经系统损害出现早而严重，mut^0 型患儿起病最早，多数于生后数小时至 1 周内发病；mut^- 型、cblA 型和 cblB 型患儿多在生后 1 个月左右发病；cblC 型和 cblD 型在新生儿期至成年期发病均有报道；cblF 型患儿在新生儿期可出现口腔炎、肌张力低下和面部畸形，部分患儿存在血液系统改变。Mut 缺陷型患儿在发热、感染、饥饿、手术等应激状态下可诱发急性代谢危象，出现急性脑病表现，如昏迷、呼吸暂停、代谢性酸中毒、高乳酸血症、酮症、低血糖、高氨血症、高甘氨酸血症、肝损害、肾损害，甚至脑水肿和脑出血等，预后不良，死亡率极高。

根据 MMA 患儿对维生素 B_{12} 治疗反应性（负荷试验），临床上将 MMA 分为维生素 B_{12} 无效型和维生素 B_{12} 有效型。无效型主要见于 mut^0 型和 mut^- 型；有效型多见于 cblC 型、cblD 型和 cblF 型，cb1A 型大部分有效，cblB 型小部分有效。维生素 B_{12} 无效型是 MMA 新生儿期发病最常见的类型。

近年来，随着 GC-MS、MS-MS 及基因分析技术在遗传性代谢病筛查和诊断中的应用，发现了一些无症状的“良性”MMA，这些患儿血丙酰肉碱（propinoylcarnitine，C3）、乙酰肉碱（acetylcarnitine，C2）和尿甲基丙二酸水平升高，基因分析也证实为 MMA，但临床无症状，生长发育正常，无酸中毒发作，尿甲基丙二酸排泄量轻度增加，多见于钴胺素代谢异常（cblC、cblD 和 cblF 型）所致的 MMA。部分“良性”MMA 的患儿新生儿期不发病，但可在婴幼儿时期甚至成年期出现严重代谢性酸中毒，因此，对此类患儿须长期随访观察，其长期预后及临床表现型还有待进一步研究。

（五）并发症与后遗症

1. **神经系统损害** 主要是大脑双侧苍白球损伤，由甲基丙二酸等有毒代谢产物导致线粒体功能障碍、神经细胞凋亡、细胞骨架磷酸化改变及髓鞘形成障碍等引起。表现为惊厥、四肢肌张力改变、运动障碍、共济失调、手足徐动和智力障碍等。

2. **生长发育迟缓** 多见于新生儿时期发病者和 mut^- 型患儿，由于限制蛋白质饮食及疾病本身影响，体格发育明显落后，可见小头畸形。

3. **肝肾损害** 肝损害表现为肝大、肝功能异常；mut^0 型、cblB 型和 cblA 型易导致慢性肾损害，表现为肾小管酸中毒、间质性肾炎、高尿酸血症及肾病，严重时可合并溶血尿毒综合征和肾衰竭。

4. **血液系统异常** 可出现贫血、粒细胞减少和血小板减少，严重时出现骨髓抑制，cblC 型易发生巨幼细胞贫血。

5. **皮肤损害** 严重者免疫功能减退，可合并皮肤念珠菌感染；发生口角、眼角、会阴部皲裂/红斑或肠病性肢端皮炎，随着代谢紊乱的控制，患者皮肤损害逐渐恢复。

6. **其他** 少数患儿可合并心血管损害（肥厚型心肌病或血管炎）、胰腺炎、视神经萎缩或骨质疏松等。

（六）辅助检查

1. **常规检查** 对疑似 MMA 者，需做血/尿常规、血气分析、血电解质、血糖、血氨、血乳酸及肝肾功能等检查。MMA 患儿可出现贫血、粒细胞减少、血小板减少甚至全血细胞减少，代谢性酸中毒，电解质紊乱，血糖降低，血氨、乳酸、尿酮体及尿酸升高，肝肾功能异常等。

2. **尿有机酸分析** 应用 GC-MS 技术检测尿甲基丙二酸水平对临床确诊甲基丙二酸血（尿）症具有重要意义。正常患儿尿甲基丙二酸浓度<4mmol/（mol·Cr）；甲基丙二酸血（尿）症患儿尿液甲基丙二酸和甲基枸橼酸水平明显升高，可伴 3-羟基丙酸水平升高。

3. **血氨基酸谱及酰基肉碱谱检测** 应用 MS-MS 技术检测患儿血 C3 和 C2 等酰基肉碱，以及同型半胱氨酸和蛋氨酸等氨基酸，可辅助 MMA 临床确诊。正常新生儿血 C3、C2 水平分别为 0.30～3.00μmol/L 和 6.00～30.00μmol/L，C3/C2 为 0.04～0.40（<0.25）；甲硫氨酸、同型半胱氨酸水平分别为 10～35μmol/L 和 10～15μmol/L。MMA 患儿血 C3 水平及 C3/C2 升高；合并型 MMA 患儿的血甲硫氨酸水平降低，同型半胱氨酸水平升高。

4. **维生素 B_{12} 负荷试验** 用于 MMA 临床分析和指导 MMA 治疗。方法：连续 3 天肌内注射维生素 B_{12} 1mg，比较治疗前后临床表现、生化指标、尿甲基丙二酸水平、血 C3 水平及 C3/C2 比值等，判断患儿对维生素 B_{12} 的反应性：若症状好转，生化指标改善，尿甲基丙二酸水平、血 C3 水平及 C3/C2 比值较应用前下降 50%，则为维生素 B_{12} 有效型，否则为无效型。

5. **基因突变分析** 编码甲基丙二酰辅酶 A 基因为 *MUT*，编码 cblA、cblB、cblC、cblD 和 cblF 的基因分别是 *MMAA*、*MMAB*、*MMACHC*、*MMADHC* 和 *LMBRDL*。应用一代测序或 NGS 技术进行基因突变分析，可确诊 MMA 并可明确其基因分型。

6. **其他** MMA 患儿脑 MRI 扫描可见对称性基底节损害，双侧苍白球信号异常，脑白质脱髓鞘变性、软化、坏死，脑萎缩和脑积水等。MMA 可引起癫痫样发作，脑电图表现为高峰节律紊乱、慢波背景伴癫痫样放电；无抽搐者脑电图也可出现慢波背景伴局灶样放电。

（七）诊断

由于 MMA 临床表现无明显特征性，易与新生儿其他并发症表现重叠混淆，难以区分，且个体差异大，易发生误诊和漏诊。对于不明原因的反应差、神志改变、拒食、呕吐、惊厥、肌张力异常、严重酸中毒、低血糖或高氨血症患儿，应及时进行血常规、血气分析、血氨、血糖、血乳酸、尿酮体等检查，可为 MMA 诊断提供重要线索，继而进行尿 GC-MS 和血 MS-MS 检测。尿 GC-MS 检测发现大量甲基丙二酸、甲基枸橼酸可临床确诊 MMA，血 C3、C3/C2 水平升高有助于 MMA 的临床诊断。根据血同型半胱氨酸检测可区分单纯型和合并型 MMA；通过维生素 B_{12} 负荷试验可确定维生素 B_{12} 有效型和无效型；基因序列分析可指导 MMA 基因分型和预后评估。

（八）鉴别诊断

1. **继发性 MMA** 母亲慢性胃肠疾病和肝胆疾病、营养不良或长期素食，其体内维生素 B_{12} 及叶酸缺乏（多伴巨幼细胞贫血），导致经胎盘进入胎儿体内量少，新生儿出生后维生素 B_{12} 及叶酸处于缺乏状态，可发生继发性 MMA。母亲病史、营养状态、血维生素 B_{12} 和叶酸测定有助于鉴别。继发性 MMA 患儿通过短期外源性补充维生素 B_{12} 和叶酸逆转异常代谢，预后良好。

2. **丙酸血症** 由于丙酰辅酶 A 羧化酶缺乏，导致体内丙酸及其代谢产物蓄积所致。丙酸血症临床表现与 MMA 相似，且血 C3、C3/C2 水平也升高（常伴高甘氨酸血症），根据临床表现和血 MS-MS 检测难以鉴别。尿 GC-MS 有机酸分析是两者临床鉴别的重要依据：丙酸血症患儿尿 3-羟基丙酸水平明显升高，可伴甲基枸橼酸水平升高，但无甲基丙二酸；MMA 患儿尿甲基丙二酸水平明显升高和甲基枸橼酸水平升高，可有 3-羟基丙酸轻度升高。

（九）治疗

MMA 治疗原则为限制前体物质（蛋白质和某些氨基酸）的摄入，减少甲基丙二酸及其旁路代谢产物的生成，以及加速有毒代谢产物的清除。

1. **急性期治疗** 严格限制蛋白摄入，避免氨基酸静脉滴注，补充葡萄糖和脂肪乳以提供适当能量。大剂量应用碳酸氢钠，纠正酸中毒及电解质紊乱。左旋肉碱 100～300mg/（kg·d），静脉滴注；维生素 B_{12}（羟钴胺或氰钴胺）每天 1mg 肌内注射，连用 3～6 天。若伴有高氨血症，可静脉滴注精氨酸 250mg/（kg·d）或口服苯丁酸钠 450～600mg/（kg·d），严重者（血氨>600μmol/L），则需要通过 CRRT 或血液透析。

2. **缓解期与长期治疗** 包括饮食、药物及其他治疗。

（1）饮食治疗：在缓解期，单纯型 MMA 应限制天然蛋白质摄入，摄入量控制在 0.8～1.2g/（kg·d），用不含异亮氨酸、缬氨酸、甲硫氨酸和苏氨酸的特殊奶粉喂养。大部分 MMA 合并同型半胱氨酸则不需要严格控制天然蛋白质的摄入：维生素 B_{12} 无效型患儿长期治疗以低蛋白高热量饮食为主；维生素 B_{12} 有效型则以长期坚持维生素 B_{12} 治疗为主，辅以低蛋白高热量饮食治疗。由于甲硫氨酸、异亮氨酸和缬氨酸为必需氨基酸，体内不能合成，完全需要外源性补充，故限制天然蛋白摄入患儿需定期监测血液中必需氨基酸的水平，必要时适当补充，以避免缺乏。

（2）药物治疗：①维生素 B_{12}：用于维生素 B_{12} 有效型的长期维持治疗，每周肌内注射 1～2 次，每次 1～2mg，羟钴胺可以皮下注射，疗效优于氰钴胺素。②左旋肉碱：50～200mg/（kg·d），口服或静脉滴注。左旋肉碱可保持细胞内辅酶 A 稳态，改善脂肪酸代谢，促进甲基丙二酸和 C3 的排泄，增加机体对天然蛋白的耐受性，有助于 MMA 急性期病情控制和有效地改善预后。③甜菜碱：100～500mg/（kg·d），口服，用于 MMA 合并同型半胱氨酸的患儿。④叶酸：5mg/d，口服用于合并巨幼细胞贫血或同型半胱氨酸的 MMA 患儿。⑤苯甲（乙）酸钠：150～250mg/（kg·d），静脉滴注，高氨血症时用；也可口服苯甲丁酸钠 450～600mg/（kg·d）。⑥胰岛素或生长激素：应激状态下应用，可增加蛋白质和脂质合成，改善体内代谢，促进正氮平衡，防止急性代谢危象。⑦抗氧化剂：口服辅酶 Q_{10} 每次［10～20mg］，每天 3 次，维生素 E 可预防 MMA 患儿急性视神经损伤。

（3）其他治疗：应对患儿的感觉、运动和语言功能进行动态评估与康复训练；肝移植可部分纠正 MMA 代谢缺陷，肾移植可纠正肾衰竭并在一定程度上降低甲基丙二酸水平；基因治疗可能是 MMA 未来的治疗方向。

（十）预后

MMA 预后与起病年龄、患病类型（基因型），以及诊断治疗的时间和对维生素 B_{12} 的反应性（临床型）有关。起病越早，病情越重，预后越差；cblA 型预后最好，mut^0 型预后最差；mut^0 型、cblB 型较 mut^- 型、cblA 型并发症更多，病情更为严重；维生素 B_{12} 有效型预后较好；早期诊断和早期干预可有效地改善预后。幸存者可存在一定的神经系统后遗症，在上述饮食和药物治疗的同时，应对患儿的感觉、运动和语言功能进行康复训练，可降低致残率。肝、肾移植对于维生素 B_{12} 无效型和饮食控制不佳者能改善其预后，但长期预后及移植存活率值得探讨。

三、丙酸血症

丙酸血症（propionic acidemia，PA）是由于丙酰辅酶A羧化酶（propionyl CoA carboxylase，PCC）缺乏，导致支链氨基酸、胆固醇侧链和奇数链脂肪酸代谢异常的一种有机酸血症，为常染色体隐性遗传病（OMIM：606 054）。PCC缺乏，丙酰辅酶A不能正常转化为甲基丙二酰辅酶A，而通过异常代谢途径形成丙酸等异常代谢产物，临床上可出现一系列生化异常、神经系统和其他脏器损害症状，其中以反复发作的代谢性酮症酸中毒、蛋白质不耐受和血浆甘氨酸水平显著增高为特征。

（一）病因与发病机制

PCC是位于线粒体内的生物素依赖性羧化酶，催化丙酰辅酶A转化为甲基丙二酰辅酶A，最终转化为琥珀酰辅酶A进入三羧酸循环。丙酰辅酶A是某些支链氨基酸（异亮氨酸、缬氨酸、苏氨酸、甲硫氨酸）、奇数链脂肪酸和胆固醇侧链的常见降解产物，主要产生于肝脏、肌肉、肾脏、大脑。由于PCC活性缺陷使丙酰辅酶A不能转化为甲基丙二酰辅酶A，进而导致丙酰辅酶A蓄积，继而产生丙酸及丙酰肉碱、3-羟基丙酸、甲基枸橼酸等有毒代谢产物（图21-4-3）。此外，肠道细菌代谢也是丙酸的一部分来源，其产生的丙酸同样需经过PCC催化代谢降解。

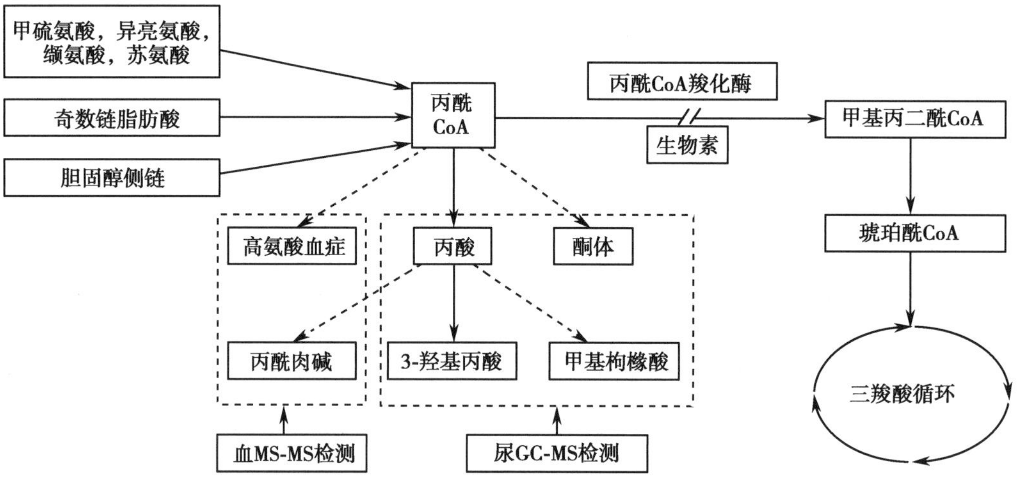

图21-4-3 丙酸血症的发病机制

上述异常代谢产物可导致机体损伤，主要表现为以下3个方面：①酮症代谢性酸中毒：位于线粒体的PCC缺乏导致能量代谢障碍，干扰了酮体的正常利用，引起酮症性代谢性酸中毒；②高血甘氨酸血症：PCC可抑制甘氨酸降解途径中的一个或多个酶，其血浆中甘氨酸水平与摄入能量呈负相关；③高氨血症：*N*-乙酰谷氨酸为尿素循环中氨甲酰磷酸合成酶的激动剂，丙酰辅酶A抑制*N*-乙酰谷氨酸的合成，继而该酶活性受抑导致尿素循环中断，血氨升高；④肉碱缺乏：大量蓄积的丙酸与内源性的游离肉碱结合形成丙酰肉碱（C3），导致机体继发性肉碱缺乏。

（二）编码基因

PCC是由α、β两个亚单位组成的α6β6多聚体，其编码基因分别为*PCCA*和*PCCB*，其一般情况见表21-4-3。2种基因突变均可导致丙酸血症发生。*PCCA*基因至今已发现60余种突变，突变位点多发生在外显子13、12、19和18，突变类型包括错义突变、缺失和插入、剪切突变和无义突变等；*PCCB*基因突变也有60余种，突变位点主要集中在外显子12、15、11和6，多为错义突变、缺失和插入等。中国人群的*PCCA*基因突变以错义突变为主，*PCCB*基因突变则以插入和缺失为主。

表21-4-3 丙酸血症编码基因一般情况

基因	编码蛋白	OMIM	定位	外显子	长度/kb	氨基酸数量
PCCA	丙酰辅酶A羧化酶（α亚单位）	232 000	13q32	24	2 112	703
PCCB	丙酰辅酶A羧化酶（β亚单位）	232 050	3q13.3-22	15	1 620	539

（三）临床表现

根据临床表现出现的时间，丙酸血症可分为早发型（新生儿起病型）和迟发型两种。

1. **早发型**　又称新生儿起病型，最常见，患儿多为正常妊娠和分娩的足月新生儿，常无明显围产期高危因素。生后一段时间（数小时至1周）无异常（无症状期）；无诱因下出现反应差、吮吸无力、拒食、呕吐、腹胀和呼吸急促等，随即迅速发展为不明原因的明显神经系统异常，如嗜睡、惊厥和肌无力等，脑电图可见暴发抑制现象；此时若不及时治疗，即可出现昏迷、进行性脑水肿、低体温和呼吸困难等，可在几天内死亡，幸存者则存在永久性脑损伤。常伴有AG增高型代谢性酸中毒、乳酸血症、酮尿症、低血糖、高氨血症、中性粒细胞和血小板减少等。

2. **迟发型**　多在婴幼儿时期及以后发作，根据发作形式又分为慢性进展型和间断发作型。

（1）慢性进展型：患儿早期无明显症状，多伴随多器官并发症而潜伏存在，表现为发育迟缓、慢性顽固性呕吐、蛋白质不耐受、运动障碍和肌张力改变等。

（2）间断发作型：常在应激状态下（发热、感染、损伤或手术）诱发，体内代谢失代偿，发生急性代谢危象，出现急性或反复间歇发作性脑病，昏迷或惊厥，发作时常伴有代谢性酸中毒、酮尿、高氨血症和血液系统异常。稳定期表现为精神、运动、语言及智力发育迟缓和癫痫发作等，可并发胰腺炎、心肌病、视神经萎缩、听力下降和慢性肾功能不全等。

（四）辅助检查

新生儿丙酸血症的临床表现缺乏特异性，临床易误诊为败血症和中枢神经系统感染。因此，对于不明原因且难以纠正的酸中毒、反复呕吐、惊厥、昏迷的新生儿，或不明原因的生长发育迟缓，且家族中有类似患儿者，均应考虑本病的可能，应及早进行常规生化、尿有机酸（GC-MS检测）和血酰基肉碱（MS-MS检测）分析，并结合基因分析以明确诊断。

1. **常规检查**　包括血尿常规、肝肾功能、血气分析、血氨、血糖、血酮体、血乳酸等，可发现贫血、粒细胞减少和血小板下降、低血糖、酮症和乳酸性酸中毒、血氨升高等。

2. **尿有机酸检测**　尿3-羟基丙酸、丙酰甘氨酸及甲基枸橼酸水平升高，可伴有甲基巴豆酰甘氨酸水平升高。

3. **血串联质谱检测**　血C3水平及C3/C2比值升高，部分患者甘氨酸水平升高。

4. **基因分析**　基因突变分析有利于丙酸血症的诊断、基因分型和产前诊断。*PCCCA*突变位点主要集中在外显子13、12、19和18；*PCCCB*突变多发生于外显子12、15、11和6。

5. **其他检查**　MRI可发现非特异性脑损伤表现，如脑萎缩伴脑室扩大、蛛网膜下隙增宽、脱髓鞘化及不同程度的基底节异常改变。丙酸血症患儿脑电图异常可先于癫痫发作，急性失代偿期EEG表现为严重弥漫性慢波，异常代谢状态纠正后可恢复正常。

（五）诊断

根据患儿临床表现，结合常规实验室检查异常结果，尿3-羟基丙酸、丙酰甘氨酸、甲基枸橼酸和甲基巴豆酰甘氨酸水平升高，以及血C3水平和C3/C2比值升高，即可临床诊断丙酸血症。*PCCA*和*PCCB*基因检测既有助于丙酸血症的确诊和基因分型，也有助于产前诊断。

（六）鉴别诊断

早发型丙酸血症临床表现无特殊性，易误诊为败血症和/或中枢神经系统感染等新生儿危重症；其他有机酸血症也可导致血C3水平和C3/C2增高，以及尿3-羟基丙酸和甲基枸橼酸排泄增加，故需鉴别；还有许多疾病可引起高AG型或酮症性代谢性酸中毒，也需鉴别。

1. **败血症和/或中枢神经系统感染**　新生儿或婴幼儿丙酸血症发生急性代谢危象时，其临床表现及血液系统变化（粒细胞和血小板减少）与败血症和/或中枢神经系统感染类似，易混淆。败血症患儿血C反应蛋白（C-reactive protein，CRP）和血小板压积（plateletcrit，PCT）可明显升高，抗生素治疗有效，血培养可阳性。在临床上，当抗生素治疗效果欠佳，病情急剧恶化时，应及时做尿有机酸和血酰基肉碱检测，以证实或排除丙酸血症等的存在。

2. **甲基丙二酸血症**　临床表现与丙酸血症非常相似，临床上难以鉴别。甲基丙二酸血症除血C3水平和C3/C2增高，尿3-羟基丙酸和甲基枸橼酸排泄增加外，尿甲基丙二酸明显增高具有特异性。

3. **多种羧化酶缺乏症**　包括生物素酶缺乏症和全羧化酶合成酶缺乏症，患儿血3-羟基异戊酰肉碱水平增高，加之尿液中3-羟基丙酸、甲基巴豆酰甘氨酸及丙酰甘氨酸增高，可资鉴别。

4. **引起代谢性酸中毒疾病**　其他疾病或原因也可引起高AG型代谢性酸中毒如糖尿病酮症性酸中毒、缺氧性乳酸性酸中毒，需与丙酸血症等有机酸血症所致相鉴别，后者往往有血酰基肉碱谱和尿特异性代谢产物（有机酸）谱变化。

（七）治疗

丙酸血症一旦诊断明确，应尽快治疗，包括新生儿期/急性期治疗、稳定期和长期治疗。

1. 新生儿期和急性期的治疗 ①限制天然蛋白质摄入：用不含异亮氨酸、苏氨酸、甲硫氨酸及缬氨酸的特殊配方奶粉或蛋白粉喂养，使用不产生丙酸前体的肠外氨基酸。②积极补充能量：按基础能量需求的1.5倍补充能量，以限制分解代谢，促进合成代谢：急性期按6~8mg/(kg·min)静脉滴注10%葡萄糖，若出现高血糖可加用胰岛素，为0.1U/(kg·h)，能量不足的部分以脂肪乳补充，从3g/(kg·d)开始。③药物治疗：使用大剂量碳酸氢钠纠正酸中毒，注意防止水、电解质平衡紊乱；静脉滴注左旋肉碱，为100~300mg/(kg·d)；血氨增高者，可口服苯丁酸钠450~600mg/(kg·d)，或静脉滴注精氨酸250mg/(kg·d)、苯甲(乙)酸钠250mg/(kg·d)，必要时应用CRRT或血液透析(血氨>300μmol/L)。研究表明，氨甲酰谷氨酸在丙酸血症急性期对高血氨有解毒作用，口服6小时后血氨水平降至正常，可避免进一步的透析治疗。

2. 稳定期和长期治疗 ①饮食治疗：为主要措施，给予不含异亮氨酸、苏氨酸、甲硫氨酸及缬氨酸的特殊配方奶粉或蛋白粉喂养，适当(非严格)控制天然蛋白质饮食，以保证足够的蛋白质和能量供应，防止必需氨基酸缺乏；应避免饥饿，抑制肌肉组织和脂肪组织分解代谢。部分丙酸血症患儿在婴幼儿时期已有生长发育落后，每日所需总蛋白质量婴儿为2.5~3.5g/kg，儿童为30~40g。②药物治疗：为辅助措施。左旋肉碱：一般口服50~100mg/(kg·d)，可与体内酸性物质结合，促进酸性物质代谢和排出；新霉素或甲硝唑：体内丙酸一部分是由肠道细菌代谢产生吸收入血，抗生素应用如新霉素50mg/(kg·d)，甲硝唑10~20mg/(kg·d)，可抑制肠道细菌的繁殖，减少肠道细菌代谢产生丙酸，但长期使用可能导致肠道内菌群紊乱，故建议短期间歇使用，并加用益生菌；氨甲酰谷氨酸：氨甲酰谷氨酸是一种安全有效的治疗药物，口服可明显降低血氨水平，减少尿丙酰甘氨酸的排泄，增加游离肉碱和总肉碱水平，从而改善有机酸血症患儿代谢的稳定性。③其他治疗：对于反复发生代谢危象的丙酸血症患儿，必要时行肝移植手术；应对患儿的感觉、运动和语言功能进行动态评估与康复训练。

四、异戊酸血症

异戊酸血症(isovaleric academia, IVA)是亮氨酸代谢过程中异戊酰辅酶A脱氢酶(isvaleryl-CoA dehydrogenase, IVD)先天性缺乏所致，属常染色体隐性遗传病(OMIM:243 500)。IVD缺陷导致异戊酰辅酶A转化为3-甲基巴豆酰辅酶A的途径中断，从而使其上游物质异戊酰辅酶A及其代谢产物异戊酸、3-羟基异戊酸、异戊酰甘氨酸和异戊酰肉碱等水平异常增高，引起机体损伤。

（一）病因与发病机制

IVD是线粒体中一种四聚体黄素蛋白酶，属于乙酰辅酶A脱氢酶家族，在亮氨酸代谢过程中催化异戊酰辅酶A转化为3-甲基巴豆酰辅酶A，进入三羧酸循环，同时把脱氢产生的还原传递给电子黄素转运蛋白。IVD缺乏导致异戊酰辅酶A旁路代谢物异戊酸等聚集，在线粒体酶甘氨酸-*N*-酰化酶催化下，这些异常代谢产物与甘氨酸氨基生成异戊酰甘氨酸，该产物无毒性但容易从尿液中排出体外，在IVA急性期排泄量最高，同时累积的异戊酰辅酶A超过了甘氨酸-*N*-酰化酶的最大负荷，游离的异戊酸也可随尿液排出；异戊酸还可与游离肉碱结合形成异戊酰肉碱；此外，游离的异戊酸通过ω-氧化生成3-羟基异戊酸(图21-4-4)。当IVA急性发作时，血浆异戊酸浓度可达600~5 000μmol/L，为正常的100~500倍。有毒代谢产物的异常堆积可使机体发生代谢紊乱，导致多脏器、多系统的损伤，尤以中枢神经系统功能受损常见且严重。

（二）编码基因

异戊酰辅酶A脱氢酶的编码基因为*IVD*(OMIM:607 036)，位于染色体15q14~15，长约15kb，包含12个外显子，编码394个氨基酸的蛋白。迄今为止，共发现近40种致病突变，包括错义突变、剪切突变、插入突变或小缺失等。

（三）临床表现

IVA主要分为急性新生儿型、慢性间歇型和无症状型。

1. 急性新生儿型 多在新生儿生后2周内急性发病，表现为出生时“正常”新生儿，在开奶后不久突然出现拒乳、呕吐、嗜睡、惊厥、脱水和低体温等表现，严重者迅速出现发绀、昏迷，甚至死亡。急性发作期在汗液和耵聍中易闻到特殊的“汗脚味”，为游离异戊酸经体液挥发所致。常出现有机酸血症的共同生化异常，如严重高AG型代谢性酸中毒、酮症、高氨血症、低血钙、低或高血糖；由于骨髓抑制可出现外周血红细胞、中性粒细胞和血小板降低等。若未及时诊断和处理，可因脑水肿和脑出血导致昏迷，甚至死亡；如果患儿顺利度过急性期的代谢危象而存活，可转为慢性间歇型。

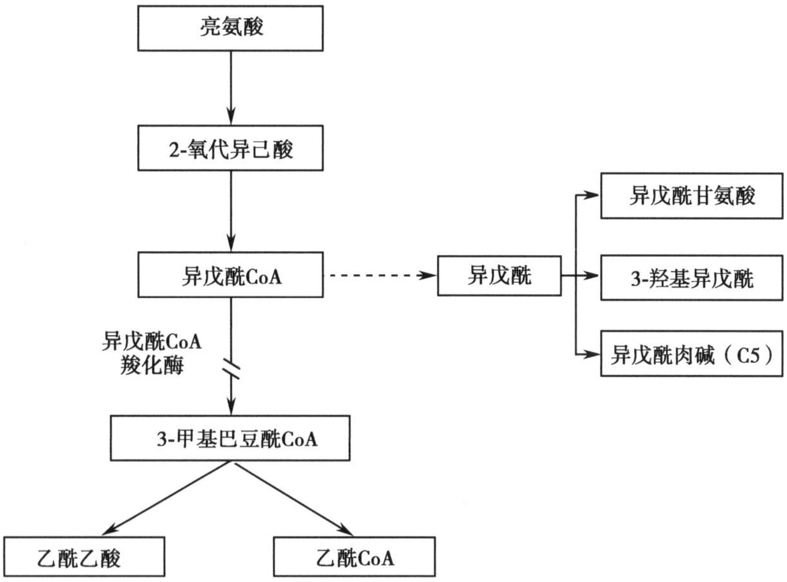

图 21-4-4 异戊酸血症的发病机制

2. **慢性间歇型** 新生儿型患儿度过早期急性期后的表现，也可以是新生儿期以后诊断的异戊酸血症。在慢性间歇期，其临床表现为厌食高蛋白食物、非特异性喂养不耐受和生长发育落后等。常由急性上呼吸道感染或摄入高蛋白饮食等应激状态下诱发急性代谢危象，表现为反复呕吐、嗜睡并较快进展为昏迷、严重酮症酸中毒，血异戊酸水平过高时可出现“汗脚味”，限制蛋白饮食并输入葡萄糖可缓解；少数患儿可并发急性胰腺炎、骨髓抑制、范科尼综合征和心律失常等。多数慢性间歇型异戊酸血症患儿精神运动发育正常，少数存在发育迟缓和/或智力障碍等后遗症。

3. **无症状型** 随着质谱技术在新生儿遗传性代谢病筛查和诊断中的应用，已发现越来越多的无症状患儿。这类患儿无明显临床表现，仅有生化改变，应激状态下可出现临床表现，但轻微且不典型，需通过新生儿遗传代谢病筛查发现。

（四）辅助检查

1. **常规检查** 急性发作期患儿可有 AG 升高的代谢性酸中毒、高氨血症、酮症、低钙血症和血糖异常。

2. **质谱分析** 在 MS-MS 中，血异戊酰肉碱（C5）与其同分异构体 2-甲基丁酰肉碱和异戊酰肉碱不能区分；IVA 急性发作时，血 C5 水平升高仍主要代表异戊酰水平增加。尿 GC-MS 检测可见异戊酰甘氨酸极度增高，伴有显著 3-羟基异戊酸、异戊酸增高，其他代谢物如 4-羟基异戊酸、甲基琥珀酸、3-羟基异庚酸、异戊酰谷氨酸、异戊酰葡萄糖醛酸、异戊酰丙氨酸和异戊酰肌氨酸也可增高。血 C5 和尿异戊酰甘氨酸水平升高程度与病情和基因型相关。

3. **酶活性和基因分析** 通过检测成纤维细胞、淋巴细胞和羊水细胞异戊酰辅酶 A 脱氢酶活性，可辅助 IVA 的诊断。基因突变分析可确诊 IVA 先证者的基因型，有助于产前诊断。

4. **影像学检查** 颅脑 MRI 改变与患儿病情相关：轻者 MRI 无异常；严重者可出现不同程度的脑发育不良和苍白球损害。

（五）诊断

临床表现无特异性，当新生儿或婴幼儿出现反应差、喂养困难、呕吐、嗜睡、昏迷等临床表现，常规实验室发现严重代谢性酸中毒、酮症、高氨血症、低钙血症、血液系统变化（粒细胞和/或血小板减少）等，不能用常见危重症解释时，应高度怀疑 IVA 等有机酸血症的存在。急性发作期尿液的“汗脚味”对该病诊断具有重要价值（戊二酸血症Ⅱ也可发出类似气味）。此时，应立即做血酰基肉碱谱和尿有机酸谱分析，血异戊酰肉碱（C5）水平升高和尿异戊酸甘氨酸水平明显升高为 IVA 的确诊依据。

（六）鉴别诊断

IVA 临床表现易与新生儿常见危重症、其他有机酸血症和尿素循环障碍相混淆，可通过血氨基酸谱、酰基肉碱谱和尿有机酸谱分析进行鉴别。异戊酰辅酶 A 的中间代谢产物也可见于 2-甲基丁酰辅酶 A 脱氢酶缺乏症，可通过酶学和基因分析鉴别。急性发作时，若患儿存在高血糖和酮症易误诊为糖尿病酮症酸中毒，但其血、尿中无特异性标志物（C5、异戊酸甘氨酸）存在。另外，孕妇产前、哺乳期母亲或新生儿自身应用头孢菌素治疗，可引起血 C5 水平轻度增加，但尿异戊酸甘氨酸水平正常。

（七）治疗

1. 急性期治疗 应激状态（饥饿、疾病、外伤、手术等）下，可诱发机体蛋白分解代谢增加，导致亮氨酸及异戊酰辅酶 A 旁路代谢产物增加，发生急性代谢危象。此时，应严格限制外源性天然蛋白质摄入，为提高能量和减少亮氨酸摄入，可口服糖类和无亮氨酸氨基酸酚；如患者不能经口摄入，可静脉补充 10% 葡萄糖，同时纠正脱水、代谢性酸中毒及电解质紊乱，给予左旋肉碱［100～300mg/（kg·d）］、甘氨酸［250～600mg/（kg·d）］静脉输注，以及大剂量维生素 B 和生物素等，促进毒性代谢产物的排出。若血氨水平升高，可静脉滴注苯甲酸钠或口服苯丁酸钠，必要时行血液透析或 CRRT。

2. 间歇期或缓解期治疗 可通过饮食控制减少来自亮氨酸及其分解产生的异戊酰辅酶 A 代谢物，以达到治疗的目的。给予低蛋白高热量饮食，同时应根据年龄调整氨基酸摄入量，选用不含亮氨酸的医用蛋白食品，可减少急性发作次数，但总蛋白和能量必须保证正常生长发育。亮氨酸在促进蛋白合成中具有重要作用，过度限制可能会有肌肉萎缩等副作用，需根据患儿生长发育情况进行调整。在饮食治疗的基础上，辅助应用左旋肉碱［50～100mg/（kg·d）］和甘氨酸［150～250mg/（kg·d）），分 3～4 次服用。

五、戊二酸血症Ⅰ型

戊二酸血症Ⅰ型（glutaric acidemia type Ⅰ，GA-Ⅰ）是赖氨酸、羟赖氨酸和色氨酸代谢过程中戊二酰辅酶 A 脱氢酶（GCDH）缺陷，导致体液中戊二酸、3-羟基戊二酸等蓄积所致，为常染色体隐性遗传病（OMIM：231 670）。GA-Ⅰ罕见，总发病率约为 1/100 000，具有种族和地区差异。临床以反复发作的非酮症性或低酮症性低血糖、脂质贮积性疾病、代谢性酸中毒及轻度的高氨血症为主要特征。

（一）病因与发病机制

GCDH 存在于线粒体基质中，在赖氨酸、羟赖氨酸和色氨酸分解代谢过程中发挥重要作用，催化戊二酰辅酶 A 转化为 3-甲基巴豆酰辅酶 A，进入三羧酸循环。该酶活性降低或缺失，使得这三种氨基酸分解阻滞，大量异常代谢产物戊二酸、3-羟基戊二酸等有机酸蓄积在组织和血液中，一方面，直接导致机体损伤（主要是脑组织），另一方面，戊二酸、3-羟基戊二酸抑制三羧酸循环中限速酶 α-酮戊二酸脱氢酶活性，使脑细胞能量供应障碍（图 21-4-5）。

（二）编码基因

戊二酰辅酶 A 脱氢酶编码基因 *GCDH*（OMIM：608 801）位于 19p13.2，全长 7kb，含有 11 个外显子，编码 438 个氨基酸。迄今为止，GCDH 约有 200 种突变，大部分属于错义突变。*GCDH* 基因突变具有遗传异质性，在不同种族和地区其热点突变不同，IVS10-2A→C 可能是中国人群的热点突变。

（三）临床表现

新生儿期临床表现不典型，可有呕吐、易激惹或暂时性肌张力低下等，易被忽视；多于出生时即有巨颅或出生后不久头围迅速增大，可为 GA-Ⅰ早期诊断

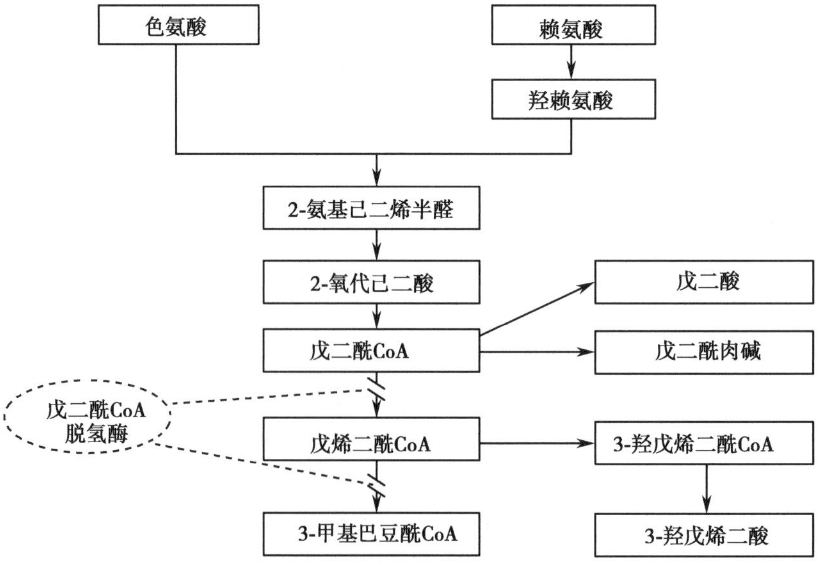

图 21-4-5 戊二酸血症Ⅰ型发病机制

线索。

多数患儿在婴幼儿期发病,除头颅异常增大外,可出现轻微的非特异性神经系统表现如喂养困难、呕吐、腹泻和兴奋等;部分患儿可在发热、感染、疫苗接种或外科手术等应激状态下诱发急性脑病,出现急性肌张力减退、肌力下降和癫痫样发作,继而运动能力、语言能力、咀嚼和吞咽能力,以及意识急性丧失等。随着病程进展和急性脑病反复发作,神经系统进行性损伤,出现明显发育倒退现象,最终出现严重认知障碍。

极少数患者于青春期或成年期发病,发病前可无症状或仅有不同程度的头痛、精细运动功能减退等轻微锥体外系表现。

(四)辅助检查

1. **常规检查** GA-Ⅰ可出现代谢性酸中毒、低血糖、血氨、血乳酸、转氨酶和肌酸激酶水平升高。

2. **质谱技术分析** GA-Ⅰ患儿 MS-MS 检测可发现血戊二酰肉碱(C5DC)水平及 C5DC/C2 比值升高;尿 GC-MS 检测发现戊二酸、3-羟基戊二酸等有机酸水平增高。

3. **酶学分析** 成纤维细胞或白细胞 GCDH 酶活力测定可明确诊断,但临床上少用。

4. **基因分析** 基因突变分析是 GA-Ⅰ诊断最可靠的依据,且有助于产前诊断。

5. **影像学检查** MRI 可发现额颞叶脑实质萎缩、大脑外侧裂增宽、髓鞘化延迟、脑回发育不成熟、蛛网膜或室管膜下囊肿以及慢性硬膜下积液等表现。急性脑病发作时,MRI 可发现基底神经节细胞毒性水肿表现:尾状核和壳核 T_2 呈高信号,DWI 提示水分子扩散受限。

(五)诊断

新生儿及婴幼儿在出现急性脑病前,因临床表现轻微不典型,缺乏特异性,故难以确诊;而在发生急性脑病才确诊,患儿大脑已受损,预后差。因此,新生儿早期筛查和诊断十分重要,巨颅或头围异常增大是早期诊断的重要线索之一。临床上,凡出现巨颅畸形、发育倒退、进行性运动障碍等表现,应立即做质谱(尿 GC-MS、血 MS-MS)分析和影像学(颅脑 CT 或 MRI)检查,若尿戊二酸、3-羟基戊二酸等有机酸水平增高、血戊二酰肉碱水平增加,以及 MRI 或 CT 发现脑基底节病变或进行性脑萎缩,可临床确诊 GA-Ⅰ。成纤维细胞或白细胞 GCDH 酶活力测定及 *GCDH* 基因分析是 GA-Ⅰ确诊"金标准"。*GCDH* 基因分析可明确基因突变类型,除基因水平确诊外,还有助于下一胎产前诊断。

(六)鉴别诊断

头围迅速增大而脑实质进行性萎缩是 GA-Ⅰ患儿的临床特征之一,应与其他原因所致脑积水相鉴别。患儿由发热、感染诱发的急性脑病极易被误诊为"脑膜炎"等中枢神经系统感染,应注意鉴别。有硬膜下出血或视网膜出血时,应与单纯颅脑外伤所致出血鉴别。此外,还应与其他引起戊二酸水平增高的疾病相鉴别:戊二酸血症Ⅱ型患儿尿戊二酸水平升高,但血中为多种酰基肉碱水平升高而不只是单纯戊二酰肉碱水平升高;虽然 α-氨基脂肪酸血症及短肠综合征患儿尿戊二酸水平升高,但血酰基肉碱水平正常。

(七)治疗

GA-Ⅰ仍无法治愈,治疗以避免急性发作与症状控制为主,既要保证生长发育基本要求,也要控制分解代谢水平,降低戊二酸、3-羟基戊二酸水平,减少有机酸对脑神经元的毒性损伤。

1. **急性期** 严格控制天然蛋白质摄入,必要时可停止;持续给予不含有赖氨酸、色氨酸的氨基酸混合物,同时提供足量的高碳水化合物,纠正分解代谢状态并保证能量供给,也可以口服 10%~20% 的葡萄糖,严重者可静脉输注。口服或静脉输注足量左旋肉碱 100~300mg/(kg·d),帮助有机酸排泄,避免或降低神经系统并发症。每天口服维生素 B_2 50~300mg,部分患者有效。要适时补充水分、电解质及营养成分,改善脱水与代谢性酸中毒的现象,若血氨水平升高,要即刻降低血氨。

2. **稳定期** 饮食限制,患者既要限制赖氨酸和色氨酸的摄取,避免中间毒性产物过量累积,也要注意维持适当的能量与蛋白质摄取,过度限制可能会造成生长迟滞。每天补充维生素 B_2 200~300mg,可以提升缺陷酵素作用的效率;每天补充肉碱 50~100mg,可以加快戊二酸与肉碱的结合从而促进戊二酸代谢,降低毒性物质的堆积。

六、多种羧化酶缺乏症

多种羧化酶缺乏症(multiple carboxylase deficiency,MCD)是一种以神经系统和皮肤损害为特征的常染色体隐性遗传病,根据病因可分为生物素酶缺乏症(biotinidase deficiency,BTD)(OMIM:253 260)和全羧化酶合成酶缺乏症(holocarboxylase synthetase deficiency,HCSD)(OMIM:253 270)两类。

(一)病因与发病机制

生物素属水溶性 B 族维生素(维生素 H 或 R),广泛存在于多种食物中,如酵母、蛋黄及动物内脏,但含量很低；人体肠道中的微生物可以合成生物素，满足人体所需。游离生物素是线粒体内 4 种重要羧化酶，即丙酰辅酶 A 羧化酶（PCC）、丙酮酸羧化酶（PC）、乙酰辅酶 A 羧化酶（ACC）和甲基巴豆酰辅酶 A 羧化酶（MCC）的辅酶，在碳水化合物、氨基酸和脂肪酸代谢等过程发挥重要作用。肠道内游离生物素可直接吸收进入体内游离生物素池；蛋白结合生物素则以生物胞素的形式进入体内，然后在生物素酶的作用下脱去赖氨酸等，释放生物素并进入游离生物素池。在正常生理条件下，游离生物素在全羧化酶合成酶（HCS）催化下，与 PCC、PC、ACC 和 MCC 四种羧化酶的脱辅基蛋白相结合，生成有活性的全羧化酶；而生物素酶则将生物素从降解的羧化酶上裂解下来，使生物素被循环利用，即所谓的生物素循环（图 21-4-6）。

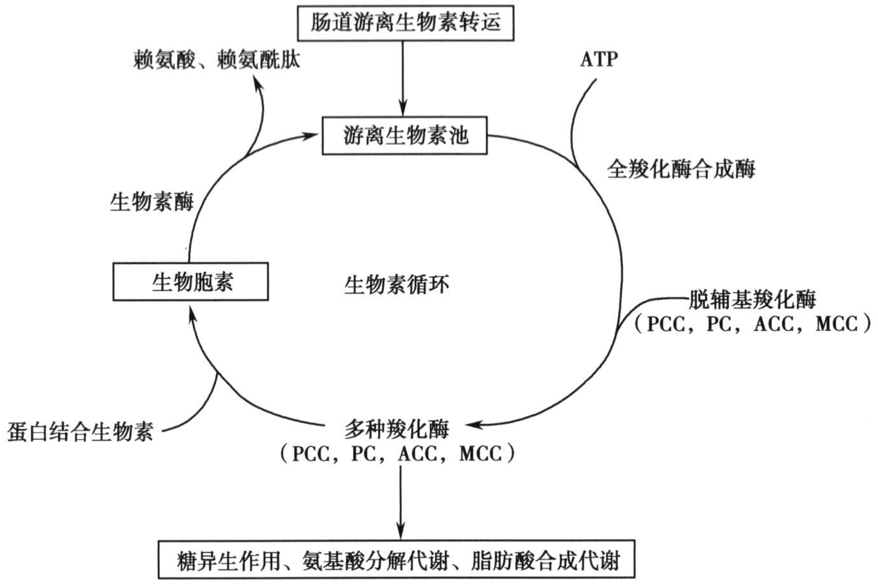

图 21-4-6　生物素循环

BTD 是由于生物素酶基因（*BTD*）突变，生物素酶活性下降，使生物胞素及食物中蛋白结合生物素裂解成生物素减少，生物胞素堆积，影响生物素体内再循环利用及肠道吸收，引起内源性生物素不足所致。HCSD 则由于全羧化酶基因（*HCS*）突变，全羧化酶合成酶活性下降，不能催化生物素与生物素依赖的多种羧化酶（PCC、PC、ACC 和 MCC）结合。2 种酶缺乏均可影响生物素依赖的多种羧化酶活性，使糖异生作用、支链氨基酸分解代谢和脂肪酸合成障碍，乳酸、3-羟基异戊酸、3-甲基巴豆酰甘氨酸、甲基枸橼酸及 3-羟基丙酸等异常代谢产物在血、尿中蓄积，引起一系列临床表现。

（二）编码基因

编码生物素酶的 *BTD* 基因（OMIM：609 019）定位于 3p25，含有 4 个长度分别为 79 bp、265 bp、150 bp 和 1 502bp 的外显子，共编码 543 个氨基酸。已报道的 *BTD* 基因突变有 140 余种，突变位点多在 2、3、4 外显子及其相邻内含子区域。编码全羧化酶合成酶的 *HLCS* 基因（OMIM：609 018）位于 21q22.1～3，全长 250kb，由 14 个外显子组成，其中 6～14 外显子含所有编码序列，共编码 726 个氨基酸，迄今已发现约 35 种突变类型。

（三）临床表现

根据起病时间可分为早发型 MCD 和迟发型 MCD，症状表现复杂多样，无特异性，涉及神经系统、皮肤、呼吸系统、消化系统和免疫系统等。难治性皮疹且伴有严重代谢性酸中毒和神经系统异常是该病的特征之一，需要高度关注。

1. 早发型　HCSD 以早发型为主，多数患儿于新生儿期、婴幼儿早期发病。发病初期皮肤表现为头部脂溢性皮炎，头发变细、脱落，严重者全秃，睫毛及眉毛也可脱落；可伴有口周、鼻周及其他褶皱部位难治性皮损如湿疹、全身性红斑、脱屑及尿布皮炎等，易合并真菌或细菌感染。此外，患儿还可有消化系统和呼吸系统症状（喂养困难、腹泻、呕吐、气促、喘鸣等）、以及精神运动发育落后、骨骼肌张力减退、嗜睡及惊厥（对抗惊厥药反应差）等表现。严重者或急性发作期可出现酮症酸中毒性昏迷，高乳酸血症（丙酮酸羧化酶缺乏所致）、高氨血症及尿中有机酸（甲基柠檬酸、乳酸、3-羟基异戊酸、3-羟基丙酸及 3-甲基巴豆酰甘氨酸等)聚积。早发型 HCSD 使用生物素疗效不佳,若未及时积极治疗,将留下严重的神经系统后遗症,死亡率极高。

2. **迟发型** BTD 以迟发型为主,可在幼儿至成人各阶段发病,多在青少年期发病,生物素治疗效果佳。临床上可见脂溢性皮炎、口腔周围皮炎、湿疹、过敏性皮炎等皮损,常继发白念珠菌或细菌感染;头发干燥、细软、稀疏、易脱落,但发根仍完好;其他表现有肌痉挛、肌张力减退、共济失调、痉挛性瘫痪等,这些表现呈间歇性发生或逐步加重,也可延迟发生,可因发热、感染、疲劳、饮食不当或外伤等诱发急性发作。约 70% 的 BTD 患儿因生物胞素堆积的毒性作用,导致神经源性听力障碍,约 50% 的 BTD 患儿因视神经萎缩、视网膜病变导致视力异常和眼球运动异常等。BTD 一旦出现视力下降、听力损伤和发育迟缓等,多为不可逆,即使应用生物素治疗也很难恢复。HCSD 患儿一般不伴听力和视力障碍。

(四)辅助检查

1. **常规检测** 可发现酮症酸中毒、高乳酸血症和高氨血症等异常。

2. **质谱分析** 尿 GC-MS 分析可发现 3-甲基巴豆酰甘氨酸、3-羟基异戊酸、3-羟基丙酸、甲基枸橼酸增高,可伴有乳酸、丙酮酸、乙酰乙酸、3-羟基丁酸等有机酸增高。血 MS-MS 检测可发现 3-羟基异戊酰肉碱(C5-OH)水平增高,可伴有或不伴有丙酰肉碱(C3)、C3/C2 比值增高。

3. **酶活性测定** 约 20% 的患儿尿有机酸分析未见异常,需通过生物素酶活性检测确诊。生物素酶活性不稳定,血清或血浆标本留取后应立即检测,否则需-70℃以下保存。完全缺乏型 BTD 患者生物素活性仅为正常人的 1%~10%;部分缺乏型患者酶活性为正常人的 10%~30%。BTD 临床表现出现的时间与其生物素酶活性相关:酶活性小于 1% 者在新生儿期或婴幼儿早期出现症状;酶活性在 1%~10% 者,多在生后数月出现症状。关于 HCS 酶活性测定,美国报道了一种高通量检测方法,国内尚未开展。

4. **基因分析** 基因突变分析是 BTD 和 HCSD 最可靠的确诊依据,基因型与临床表现(发病年龄、临床严重性等)无明显相关性,但可以确定先证者的突变位点及方式,有助于下一胎的产前诊断。

5. **影像学检查** 患儿头颅 MRI 或 CT 检查可发现脑皮质萎缩、脑白质减少、脑室扩大、基底节水肿或钙化、脑水肿、脑出血性梗死等脑损伤。

(五)诊断

MCD(BTD 和 HCSD)临床表现缺乏特异性,但当存在下列异常时,应怀疑 MCD 存在。①临床表现多样,常伴有多系统受累,不能用一种系统性疾病来解释;②有难治性皮肤损害,如口腔周围皮炎、湿疹及脱发等;③明显的神经系统症状,如惊厥、肌痉挛等,应激状态下常引起急性发病;④急性发作期生化检查发现酮症酸中毒、乳酸血症、高血氨、低血糖等代谢紊乱。也就是说,当患儿出现不可解释的惊厥发作,且伴有难以纠正的代谢性酸中毒,尤其是伴有酮症酸中毒及皮肤改变时应考虑 MCD 的可能。对临床高度怀疑 MCD 者应立即进行尿 GC-MS 检测,若乳酸、甲基柠檬酸、3-羟基丙酸、3-羟基异戊酸和 3-甲基巴豆酰甘氨酸等有机酸水平异常增高提示 MCD 存在。尿 GC-MS 测定可早期诊断 MCD,有利于及时对症治疗、降低误诊率及病死率。成纤维细胞及血清生物素酶活性分析和/或基因突变分析是 BTD 和 HCS 确诊依据。

(六)鉴别诊断

1. **BTD 与 HCSD** MCD 包括 BTD 和 HCSD 两类,对生物素治疗效果、后遗症发生有所不同,区别两者有助于治疗方案的制订和预后评估。BTD 和 HCSD 患儿临床表现、血酰基肉碱谱及尿有机酸谱变化相似,需通过生物素酶测定或基因突变分析进行鉴别诊断。

2. **C5-OH 增高的有机酸血症** 3-甲基巴豆酰辅酶 A 羧化酶缺乏症(MCCD)、3-羟基-3-甲基戊二酸尿症(HMG)等血 C5-OH 水平也增高,但不伴 C3、C3/C2 比值增高,尿 GC-MS 有机酸分析可资鉴别:MCCD 患儿尿 3-甲基巴豆酰甘氨酸和 3-羟基异戊酸水平可升高,但无 3-羟基丙酸和甲基枸橼酸水平增高;HMG 尿 3-羟基-3-甲基戊二酸排泄明显增加,且无酮体产生。

3. **继发性生物素缺乏症** 此病发生原因:①新生儿长期肠道外营养、慢性胃肠疾患如短肠综合征等导致生物素吸收障碍;②长期应用抗生素而未补充益生菌导致肠道细菌合成生物素能力下降;③长期使用抗癫痫药物或镇静药如苯妥英钠、卡马西平、丙戊酸等降低血液生物素含量;④生物素对热稳定,但易被酸、碱、氧化剂和紫外线破坏,故不适当的食品加工过程会造成食品内生物素含量减少。

4. **其他** 必需脂肪酸缺乏症、肠病性肢端皮炎和皮肤黏膜淋巴结综合征等均可出现皮肤损害,易与 BTD 所致皮损相混淆。新生儿及婴幼儿必需脂肪酸缺乏症的表现为全身皮肤干燥、泛发性红斑和间擦疹,弥漫性脱发,补充脂肪乳有效。肠病性肢端皮炎多发生在婴儿和儿童,以皮炎、脱发和反复腹泻为主要临床表现，其皮损好发于肢端及口腔周围，躯干一般不受累，多由锌缺乏所致，锌剂治疗有效。皮肤黏膜淋巴结综合征多见于婴幼儿，主要临床表现为持续发热、四肢末端多形性红斑和脱皮，结膜、口咽部黏膜充血，颈淋巴结急性非化脓性肿大，外周血 CRP 和血小板水平明显增高，大剂量丙种球蛋白治疗有效。

（七）治疗

MCD 治疗的关键在于早发现、早诊断和早治疗。早期应用生物素治疗 MCD 效果良好。

1. **对症支持治疗** 对于合并代谢性酸中毒或高氨血症的重症患儿，应限制蛋白质饮食[0.5~1.0g/(kg·d)]，补充大量葡萄糖供能，大剂量 5%碳酸氢钠纠正酸中毒，左旋肉碱 100~200mg/(kg·d)促进有机酸排泄。

2. **生物素治疗** 所有 BTD 和 HCSD 确诊后均需游离生物素治疗，一般为 5~20mg/d，口服，须长期维持，终身治疗。部分 HCSD 患儿需要的生物素治疗剂量大于 BTD 的治疗量(10~40mg/d)，但部分病例即使使用大剂量生物素(100~200mg/d)，其治疗效果欠佳，病情仍进展。生物素与维生素 A、维生素 B_2、维生素 B_6 及烟酸联合应用效果可能更佳。食物中所含生物素多为蛋白结合型生物素，而 BTD 患儿因生物素酶活性缺陷，无法使来自蛋白结合型生物素及生物胞素释放游离生物素，因此通过饮食并不能补充足量游离生物素而达到治疗效果。另外，由于悬液型或液体型生物素在胃内易与蛋白结合，故建议使用胶囊型或片剂型游离生物素，其治疗效果更佳。生物素治疗起效快，抽搐可在生物素治疗数小时内至 2~3 天停止，酸中毒得以纠正，血乳酸及血氨水平恢复正常；治疗后 1~2 周内皮损明显好转，尿异常有机酸水平随之下降；一般生物素治疗 2 个月左右可明显改善脑萎缩及脑白质异常；血 C5-OH 含量下降较慢，多在治疗 3~6 个月降至正常。

3. **其他干预** 对症进行康复治疗有利于肢体功能的恢复，儿童视力问题可进行视力援助干预，听力损失患者可佩戴助听器和植入人工耳蜗，并定期进行视觉和听觉评估。此外，因生鸡蛋含有抗生物素蛋白，影响生物素的生物利用度，降低其活性，应尽量避免食用。对可疑 MCD 的胎儿在其母亲孕 20 周后开始给予口服生物素，出生后继续服用。

七、3-甲基巴豆酰辅酶羧化酶缺乏症

3-甲基巴豆酰辅酶 A 羧化酶缺乏症(3-methylcrotonyl-CoA carboxylase deficiency，3MCC deficiency)属常染色体隐性遗传病，其编码基因 *MCCA* 或 *MCCB* 突变分别可致 3MCCD Ⅰ型(OMIM:210 200)和 3MCCD Ⅱ型(OMIM:210 210)。以往认为 3MCCD 是一种罕见遗传代谢病，随着 MS-MS 技术用于新生儿筛查，发现单纯型 3MCCD 是新生儿筛查中常见的有机酸尿症，总发生率为 1/360 000~1/50 000。

（一）病因与发病机制

3-甲基巴豆酰辅酶 A 羧化酶(3MCC)与其他 3 种羧化酶丙酰辅酶 A 羧化酶(PCC)、丙酮酸羧化酶(PC)和乙酰辅酶 A 羧化酶(ACC)均为生物素依赖性羧化酶。其中 MCC 由 MCC_α 和 MCC_β 两个亚单位组成，MCC_α 是生物素的结合位点，而 MCC_β 是含酰基辅酶 A 底物的结合位点，主要结合甲基巴豆酰辅酶 A。3MCC 催化亮氨酸中间代谢产物 3-甲基巴豆酰辅酶 A 转化成 3-甲基戊烯二酰辅酶 A。基因突变导致 MCC 活性缺乏时，3-甲基巴豆酰辅酶 A 堆积，继而与甘氨酸、左旋肉碱分别结合生成 3-甲基巴豆酰甘氨酸和 3-羟基异戊酸等异常有机酸并从尿中排出，导致有机酸尿症及继发性肉碱缺乏等代谢紊乱，出现临床表现(图 21-4-7)。

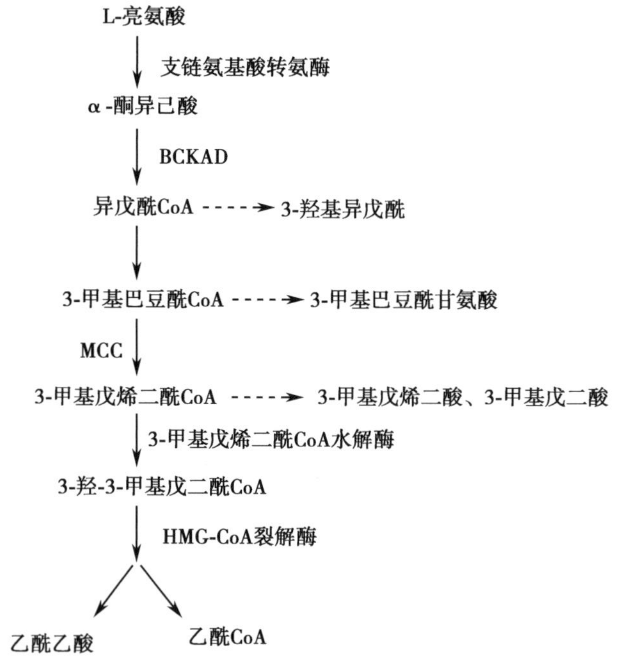

图 21-4-7 3-甲基巴豆酰辅酶 A 羧化酶缺乏症的发病机制
BCKAD. 支链酮酸脱氢酶复合体；MCC. 3-甲基巴豆酰辅酶 A 羧化酶。

（二）编码基因

MCCA 基因(OMIM:609 010)定位于染色体 3q27.1，含 19 个外显子，cDNA 长度为 2 580bp，编码 725 个氨基酸；*MCCB* 基因(OMIM:609 014)定位于染

色体 5q13.1，含 17 个外显子，cDNA 长度为 2 304bp，编码 563 个氨基酸。迄今为止，已发现 *MCCA* 和 *MCCB* 共有 120 余种突变类型，包括错义突变和无义突变等。

（三）临床表现

3MCCD 临床表现差异较大，可从无症状（无症状型或良性）到明显代谢性酸中毒等代谢紊乱（症状型），严重者甚至死亡。另外，新生儿体内增高的 C5-OH 也可来自无症状 3MCCD 母亲（母源性）。

1. **无症状型（良性）**　患儿无任何临床表现，甚至到成年也未出现症状。

2. **症状型**　大多在 1~3 周岁发病，也可早至生后数天或晚至 5 周岁发病。仅 10% 左右的患儿出现症状且无特异性，不同患儿可出现不同的临床表现，包括喂养困难、阵发性呕吐、腹泻、精神运动发育迟缓、嗜睡、昏迷、抽搐、反射亢进、肌张力增高或低下等，可有顽固性皮损、脱发和“猫尿”味等，严重者可出现脑水肿、呼吸困难、心肌病、脂肪肝（Reye 综合征表现）等多器官功能障碍。在感染、发热、高蛋白饮食或外伤等应激状态下易诱发威胁生命的低血糖和酮症酸中毒等代谢危象。

3. **母源性**　母亲为无症状 3MCCD，其增高的 C5-OH 可通过乳汁或胎盘进入新生儿血液循环。新生儿为杂合子，生后无任何临床表现，MS-MS 筛查可发现 C5-OH 水平增高，尿 GC-MS 有机酸检测提示轻度排泄或正常；婴幼儿期复查，异常的血、尿指标可恢复正常。

（四）辅助检查

1. **常规检查**　可有伴 AG 增高的代谢性酸中毒，血氨、血乳酸和酮体水平增高，血糖下降或正常，肝功能异常等。

2. **质谱分析**　血 C5-OH 水平增高，血 C0 浓度可降低。尿 3-甲基巴豆酰甘氨酸（3-MCG）水平增高（主要的诊断指标），也有患儿仅有少量或无 3-MCG 排出，易造成漏诊；可伴 3-羟基异戊酸（3-HIVA）水平增高，尿中少量 3-HIVA 排出不具诊断价值。

3. **酶活性测定**　必要时可行外周血单个核细胞或皮肤成纤维细胞 3MCC 活性测定确诊。患儿 MCC 酶活性常低于正常对照活性的 20%。3MCC 活性下降程度与临床表现、血和尿异常代谢产物浓度无明显相关性。

4. **基因分析**　*MCCA* 和 *MCCB* 基因突变分析是确诊 3MCCD 最可靠的依据，并有助于产前诊断。

（五）诊断

对所有临床诊断 MCCD 的患儿可做酶活性或基因突变分析，以进一步明确诊断。

1. **无症状型** MCCD　多数患儿无明显临床表现而不易发现（漏诊），应用 MS-MS 进行新生儿筛查发现血 C5-OH 后，需进行尿 GC-MS 检测，若尿 3-MCG 和 3-HIVA 水平升高，在排除其他导致血 C5-OH 水平增高的有机酸血症后，可考虑 3MCCD 可能。

2. **症状型** MCCD　当患儿出现低血糖、Reye 综合征表现时，结合血 C5-OH 增高，尿 3-MCG 和 3-HIVA 排出增加，即可临床诊断。

3. **母源性** MCCD　当无症状新生儿筛查发现其血 C5-OH 水平升高时，需常规对母亲进行血 C5-OH 测定，以排除或证实母源性 MCCD 存在。

（六）鉴别诊断

主要对血 C5-OH 水平增高和尿 3-HIVA 增高的 IMD 进行鉴别。

1. **血** C5-OH **水平增高**　①多种酰基辅酶 A 羧化酶缺乏症（生物素酶缺乏症和全羧化酶合成酶缺乏症）：除血 C5-OH 水平增高外，可伴或不伴 C3、C3/C2 比值增高；尿 3-MCG 和 3-HIVA 水平增高外，3-羟基丙酸、甲基枸橼酸、甲基巴豆酰甘氨酸及酮体水平增高。酶活性测定和基因突变分析可确诊。②3-羟基-3-甲基戊二酰辅酶 A 裂解酶缺乏症：尿特异性 3-羟基-3-甲基戊二酸增高。③3-甲基戊二酰辅酶 A 水解酶缺乏症：3-甲基戊烯二酸及 3-甲基戊二酸水平增高。④β-酮硫解酶缺乏症：除血 C5-OH 水平增高外，可有异戊酰烯肉碱（C5:1）水平增高，并出现大量酮尿。

2. **尿** 3-HIVA **水平增高**　任何原因所致的严重酮症或丙戊酸治疗均可导致尿 3-HIVA 水平增高，但尿中无 3-MCG 水平增高。

（七）治疗

无症状者一般无须治疗，有症状者及其急性发作期必须治疗。本病治疗效果及预后取决于发现、治疗早晚及是否长期治疗。对不明原因的代谢性酸中毒、酮症、高氨血症、高乳酸血症，如伴有生长发育迟缓、难治性皮肤损害及神经系统异常时，应及早进行病因分析，早期发现，早期治疗。

1. **长期治疗**　对有症状的患儿，应长期限制亮氨酸或蛋白质饮食［蛋白质摄入量一般为 0.75~1.50g/(kg·d)］，予以高糖饮食，并保证能量及各种营养素供应。可应用生物素治疗，但疗效欠佳；肉碱缺乏时，可给予左旋肉碱 50~100mg/(kg·d)。

2. **急性期治疗**　严格限制亮氨酸或蛋白质饮食，静脉输注葡萄糖等液体，纠正代谢性酸中毒、电解质紊乱、严重低血糖、高氨血症和脱水等代谢性紊乱。

给予左旋肉碱[100~200mg/(kg·d)]等药物治疗，监测血串联质谱和尿气相质谱中各主要指标变化，适时调整药物用量。

（肖　昕）

第五节　新生儿高氨血症

新生儿高氨血症（neonatal hyperammonemia，NHA）常见的遗传学病因是由于尿素循环相关6种主要酶的编码基因突变使氨基酸分解代谢所产生的氨不能形成尿素排出体外，导致血氨增高，引起一系列以脑功能障碍（拒乳、呕吐、嗜睡、昏迷、惊厥、共济失调、攻击性行为）为突出临床表现的一类疾病。该病临床表现的严重程度与酶缺乏程度呈正相关，酶缺陷越严重，患儿发病越早，病情越重，部分轻度酶缺乏的患儿可以出现间歇性发病或者晚发病。由于高氨血症对神经系统损伤严重，因此早期诊断和治疗是改善预后，拯救患儿生命的关键。

一、高氨血症

（一）尿素循环

人体内氨基酸分解代谢产生游离氨，对机体特别是神经系统有高度的毒性作用，氨通过鸟氨酸循环，即尿素循环（urea cycle，UC）转化为尿素而解毒（文末彩图21-5-1）。参与尿素循环主要由6种主要酶和2种载体（转运体），分别为氨甲酰磷酸合成酶（carbamyl phosphate synthetase，CPS）、鸟氨酸氨甲酰转移酶（ornithine transcarbamoylase，OTC）、精氨基琥珀酸合成酶（argininosuccinate synthetase，AS）、精氨酰琥珀酸裂解酶（arginino succinate lyase，ASL）、精氨酸酶（arginase，ARG）、*N*-乙酰谷氨酸合成酶（*N*-acetylglutamate synthetase，NAGS），以及希特林蛋白和鸟氨酸-瓜氨酸反向转运体（ORNT1）。在这些酶和转运体中，任何一种出现结构或功能缺陷，都会影响尿素合成而形成高氨血症，严重者发生代谢性脑病，这就是尿素循环障碍（urea cycle disorder，UCD）。导致尿素循环障碍的基因突变以点突变和小缺失突变为主，除OTC为X连锁显性遗传外，其他的均属常染色体隐性遗传。其中*OTC*和*AS*基因突变的发病率较高，分别为1/80 000和1/70 000。除尿素循环障碍外，还有其他的先天性代谢病也可以导致高氨血症，如丙酸血症、甲基丙二酸血症、异戊酸血症、多种羧化酶缺乏症、戊二酸血症Ⅱ型、3-羟基-3-甲基戊二酸血症、β-酮硫解酶缺乏症、中链脂肪酰辅酶A脱氢酶缺乏症、赖氨酸尿性蛋白不耐症、高鸟氨酸血症-高氨血症-同型瓜氨酸尿症、新生儿一过性高氨血症、胰岛素过度分泌/高氨血症综合征。部分药物也可导致高氨血症。

（二）发病机制

高血氨的毒性作用机制与以下两方面相关：一方面大量的氨进入脑组织，与脑细胞中的α-酮戊二酸结合生成谷氨酸，氨也可与脑中的谷氨酸进一步结合生成谷氨酰胺。α-酮戊二酸是人体能量代谢中枢三羧酸循环中重要的代谢产物，大量的α-酮戊二酸被消耗可导致三羧酸循环发生障碍，ATP生成减少，而人体大脑又是能量代谢最活跃的器官，能量代谢异常可损伤大脑功能；另一方面，谷氨酰胺在脑细胞内大量累积可使其渗透压增高，导致脑细胞水肿。由于大脑星形细胞富含谷氨酰胺合成酶，因此脑细胞水肿以星形细胞为主，脑水肿可进一步导致供血不足，损伤神经和大脑功能。

（三）分型与临床表现

无论何种原因导致的高氨血症，其临床表现均以神经系统为主，且病情严重程度与酶的缺乏程度、血氨水平密切相关。酶的活性越低、发病越早、病情越重、预后越差。血氨在100~200μmol/L主要表现为兴奋、呕吐；200~300μmol/L表现为意识障碍、惊厥；300~400μmol/L表现为昏迷。

按发病时间可分为早发型（新生儿）高氨血症和晚发型高氨血症。

1. **早发型高氨血症**　患儿症状多于新生儿生后1~5天出现，患儿体内酶活性完全缺乏或者极低。出生后24~48小时多无明显症状，在进食蛋白质饮食后逐渐出现拒乳、呕吐、呼吸急促、过度换气、体温不升、喂养困难、精神萎靡、嗜睡、昏睡，甚至昏迷、惊厥。患儿可出现肝大、脑水肿、血氨增高（>300μmol/L），尿素氮降低（<0.357mmol/L），容易被误诊为重症肺炎、脓毒症、脑出血、胃肠炎、脑炎、Reye综合征、癫痫等疾病，可因抢救处理不当而死亡。

2. **晚发型高氨血症**　在多个年龄阶段出现，患儿体内的酶有一定活性，在进食大量蛋白质后诱发，症状多较轻，可呈间歇性发作。急性发作时可表现为呕吐、神经精神症状如共济失调、神志恍惚、激惹不安、发热和攻击性行为，也可出现嗜睡甚至昏迷，部分患儿症状不典型，可表现为厌食、头痛、运动智力发育迟缓。

（四）辅助检查

1. **血氨测定**　是诊断高氨血症的主要标准，患儿血氨水平常高于200μmol/L，故临床上出现不能解释的呕吐、神经精神症状的患儿都要进行血氨检测；有时可伴血尿素氮降低。

2. **血气分析**　血氨水平增高可刺激呼吸中枢导致患儿呼吸深快，发生呼吸性碱中毒；有机酸血症患儿则可发生严重且顽固的代谢性酸中毒。

3. **质谱分析**　利用MS-MS、GC-MS检测患儿血液和尿液标本，可以发现体内氨基酸、有机酸等各种成分异常，对于临床诊断具有重要意义：如AS和ASL缺乏症患儿血液瓜氨酸水平明显增高，AS缺乏症患儿尿液中精氨酸代琥珀酸浓度特异性增高；ARG缺乏症患儿体内精氨酸水平明显增高；OTC缺乏症和ASS缺乏症尿液乳清酸水平中度增高，而CPS和NAGS缺乏症尿液乳清酸浓度降低或缺如。

4. **酶活性检查**　对肝脏、肠黏膜、皮肤成纤维细胞、红细胞进行酶活性检测可确诊疾病。

5. **基因分析**　基因突变分析（WES+CNV、WGS、线粒体基因分析等）有助于确诊疾病及分型，对于产前诊断也有重要意义。

（五）诊断与鉴别诊断

临床上，主要根据临床表现、常规生化（血常规、肝肾功能、心肌酶谱、血氨、血气、血糖、血乳酸、胆红素及胆汁酸等）、特殊生化（MS-MS和GC-MS）等检测结果进行临床诊断；酶活性检查也可用于疾病确诊，但少用。基因分析（包括第一代、第二代基因测序和分析技术）用于确诊IMD疾病及分型，对于产前诊断也有重要意义。

由于导致遗传性血氨增高的原因多而复杂，可通过图21-5-2的步骤和思路进行诊断和鉴别诊断。

（六）治疗

血氨水平和昏迷时间对患儿预后有显著影响，治疗不能延误，对于超过血氨正常值急性期的患儿，随时准备好基于共识或指南的处理方案（表21-5-1）。应及早收集血浆和尿液进行检测，及早处理，边治疗边等待结果，不要强求确诊后再处理。

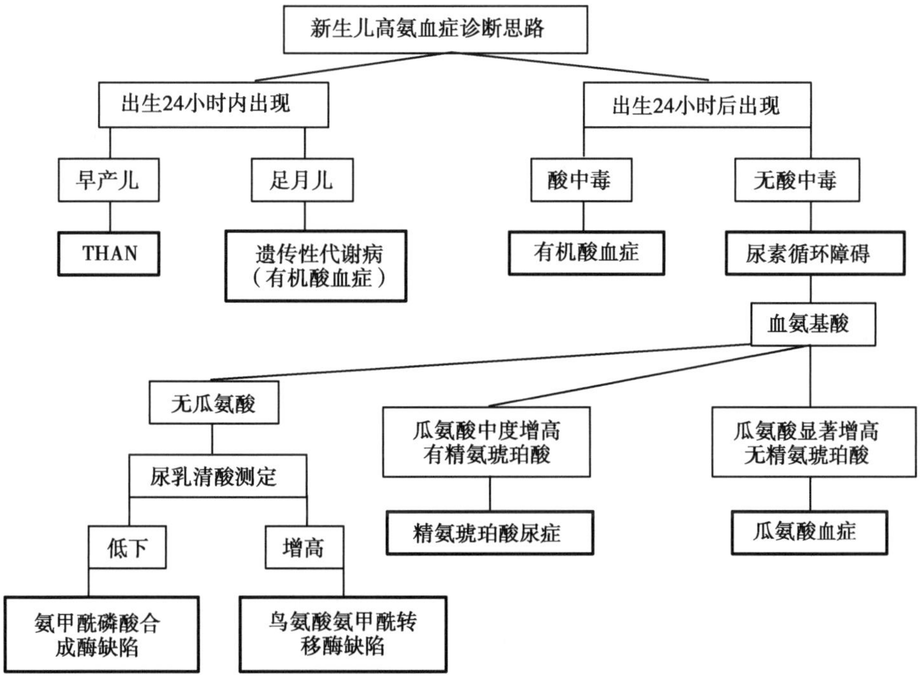

图21-5-2　新生儿高氨血症的诊断与鉴别诊断思路

表21-5-1　基于共识或指南的高氨血症的处理方案

血氨水平/（μmol·L^{-1}）	UCD未确诊患儿	UCD确诊患儿
高于正常值上限	1. 停止蛋白质摄入 2. 静脉输注葡萄糖 3. 每3小时监测一次血氨水平	1. 停止蛋白质摄入 2. 静脉输注葡萄糖 3. 每3小时监测一次血氨水平
100~250	1. 静脉输注L-精氨酸和苯甲酸钠 2. 氨甲酰谷氨酸、左卡尼汀、维生素B_{12}和生物素治疗	1. 继续精氨酸治疗，对于线粒体UCD可添加L-瓜氨酸、苯甲（丁）酸钠 2. 鼻胃管给予不含蛋白质食物（葡萄糖聚合物和脂质）

续表

血氨水平/(μmol·L⁻¹)	UCD 未确诊患儿	UCD 确诊患儿
251～500	1. 同上 2. 若出现严重脑病和/或早期高氨血症或起病非常早(第1、2天),准备血液透析 3. 若上述处理3～6小时内,血氨未下降,则开始血液透析	1. 同上,所有药物都是静脉给予 2. 若出现严重脑病和/或早期高氨血症或起病非常早(第1、2天),准备血液透析 3. 若上述处理3～6小时内,血氨未下降,则开始血液透析
501～1 000	治疗同上,并立即血液透析	治疗同上,并立即血液透析
>1 000	评估继续特定治疗还是姑息治疗	评估继续特定治疗还是姑息治疗

高氨血症治疗的总原则是减少氨的产生、增加氨的排除。干预和处理主要分急性期和后期2个阶段进行。

1. **急性期治疗**　为紧急治疗和处理,目的是尽快降低血氨水平,维持机体内环境稳定,防止脑损伤,具体方法如下。

(1) 控制蛋白质摄入:立即停止摄食蛋白质(禁食一般不能超过24小时),此时应通过静脉输注给予足量的热量、液体和电解质,其中10%的葡萄糖8～12mg/(kg·min),脂肪1～2g/(kg·d),必需氨基酸0.25g/(kg·d),以防体内分解代谢。输注葡萄糖期间,如果发生严重高血糖伴高乳酸血症则非常危险,此时首先应降低葡萄糖输注速度,必要时才考虑增加胰岛素。避免使用低张溶液和交换输血,根据电解质结果补充钠和钾。

(2) 降血氨药物的应用:临床上降氨药物有谷氨酸、精氨酸、瓜氨酸、苯甲酸钠/苯乙酸钠/苯丁酸钠、谷氨酸、卡谷氨酸(尚未在中国上市)等,其适应证、剂量和用法、使用注意事项(包括禁忌证)见表21-5-2。

表21-5-2　临床应用的降血氨药物

药品	适应证	剂量及用法	注意事项
精氨酸	碱性氨基酸,适用于忌钠患儿肝性脑病的治疗 适用于其他原因引起血氨增高所致的精神症状治疗	精氨酸0.1～0.6g/(kg·d)溶于10%葡萄糖溶液(20ml/kg)中,于1～2小时内静脉滴注,血氨水平降至正常停用;也可口服应用	禁用于精氨酸水平升高的疾病如精氨酸酶1(ARG1)缺乏症等,会使病情恶化 本药为盐酸盐,长期大剂量应用可引起高氯性酸中毒,有时会导致高钾血症
瓜氨酸	适用于氨甲酰磷酸合成酶(CPS)缺乏症、鸟氨酸氨甲酰转移酶(OTC)缺乏症所致高氨血症的治疗	瓜氨酸,口服,200～400mg/(kg·d)	禁用于瓜氨酸水平升高的疾病如精氨酰琥珀酰合成酶(ASS)缺乏症和精氨酸琥珀酰裂解酶(ASL)缺乏症,应用后病情恶化
苯甲酸钠、苯乙酸钠	用于尿素循环障碍的降氨治疗	苯甲(乙)酸钠0.25g/(kg·d)溶于10%葡萄糖溶液(20ml/kg)中,于1～2小时内静脉输注,血氨降至正常停用	早产儿和低出生体重儿使用苯甲(乙)酸钠时,需注意钠的摄入量,并密切监测血钠变化
苯丁酸钠	辅助治疗CPS、OTC或ASS缺乏等所致的尿素循环异常者	450～600mg/(kg·d),口服、经胃造口管或鼻胃管给药	早产儿和低出生体重儿使用苯丁酸钠时,需密切监测血钠变化
谷氨酸	酸性氨基酸,具有暂时性降血氨作用 防治肝性脑病、肝昏迷的辅助用药	28.7%谷氨酸钠或31.5%谷氨酸钾:新生儿1～2ml稀释于葡萄糖溶液中,静脉滴注,每日1次 肝昏迷时,谷氨酸钠与谷氨酸钾合用,其比例为3:1,低钾时1:1	不能透过血脑屏障,不能降低脑组织中的氨,可诱发代谢性碱中毒 治疗期间,严密监测血电解质水平,合并高钾血症用谷氨酸钠;水钠潴留者,用谷氨酸钾;少尿、无尿或碱中毒者禁用
卡谷氨酸	氨甲酰磷酸合成酶1(CPS1)激活剂,主要应用于*N*-乙酰谷氨酸合成酶(NAGS)缺乏所致急性和慢性高氨血症的治疗	100～300mg/(kg·d),口服,尚未在中国上市	也可应用于甲基丙二酸血症、丙酸血症或异戊酸血症引起的高血氨症

（3）透析治疗：如果严重高氨血症（高氨危象）患儿经上述药物治疗效果不佳，需将其转至NICU，立即开展透析：腹膜透析简单，容易操作，是比较实用有效的治疗方法；血液透析效果迅速，但对新生儿进行血管操作有一定的难度，连续性肾脏替代治疗（CRRT）对于新生儿和婴幼儿是比较好的透析方式。血液透析期间，应监测游离肉碱和磷酸盐水平，必要时及早补充左旋肉碱和磷酸盐。

2. **后期治疗**　治疗需兼顾两方面：既要使血氨水平维持在适当水平，避免高氨血症对中枢神经系统的损害作用，又要使患儿生长发育不因蛋白质等营养素限制而受到太大影响。

（1）减少氨的生成：适当限制蛋白质摄入量，新生儿摄入量维持在1.5～20g/（kg·d），其中一半可用混合必需氨基酸代替；补充足量碳水化合物和脂肪。

（2）促进氨的排出：可口服苯甲酸钠或苯丁酸钠（苯乙酸钠有恶臭，患儿口服不易接受）。苯甲酸钠可与内源性甘氨酸结合生成马尿酸排出，1mol苯甲酸钠可清除1mol氨（以甘氨酸的形式）；苯丁酸钠进入体内后，可迅速代谢成苯乙酸盐，与谷氨酸和氨形成的谷氨酰胺结合生成苯乙酰谷氨酰胺，通过肾脏排泄，1mol苯丁酸钠可清除2mol氨（以苯乙酰谷氨酰胺的形式）。

（3）改变代谢途径：UCD患儿可通过代谢旁路的方式降低血氨浓度。除ARG缺乏症（精氨酸血症）患儿外，其他患儿都可补充精氨酸，使血浆精氨酸浓度维持在50～200μmol/L。对于CPS和OTC缺乏症患儿，可补充精氨酸100～200mg/（kg·d）；重症CPS和OTC缺乏症（低瓜氨酸血症）也可补充瓜氨酸200～400mg/（kg·d），效果优于精氨酸。对于AS缺乏症（瓜氨酸血症）和ASL缺乏症的患儿可补充精氨酸200～600mg/（kg·d）。NAGS缺乏症的患儿可口服卡谷氨酸或*N*-氨甲酰谷氨酸100～300mg/（kg·d）。

（4）支持疗法：口服广谱抗生素（抑制肠道细菌产氨），乳果糖通便，积极治疗脑水肿和呼吸衰竭。使用苯甲、乙、丁酸钠易导致肉碱缺乏，应注意补充左旋肉碱。重症患儿在病情稳定后可考虑肝移植。

（5）长期治疗：患儿神志恢复远落后于血氨的恢复，因此，在患儿清醒后，血氨水平多已降到相对安全的范围，但需要对患儿进行长期治疗，包括限制蛋白质，口服苯甲（丁）酸钠、精氨酸、瓜氨酸、肉碱。定期监测血氨、血谷氨酰胺浓度等。

二、高氨血症相关性遗传性代谢病

（一）CPS缺乏症和NAGS缺乏症

CPS缺乏症（OMIM：237 300）和NAGS缺乏症（OMIM：237 310）均为常染色体隐性遗传病，有相似的临床症状和生化表现。多数患儿在生后数日内发病，表现为拒奶、呕吐、嗜睡、惊厥、昏迷。少数晚发型患儿以发作性呕吐、嗜睡，伴精神发育异常为特点。生化改变可见高氨血症、血谷氨酰胺和丙氨酸水平增高，尿中乳清酸水平降低或缺如。两者鉴别需要做酶活性或基因突变分析，卡谷氨酸和*N*-氨甲酰谷氨酸对NAGS缺乏症治疗有效。

（二）OTC缺乏症

OTC（OMIM：311 250）为最常见的尿素循环障碍性疾病，为X连锁不完全显性遗传，致病基因*OTC*位于X染色体短臂，致病突变多来源于母亲（携带者）。纯合子男性病情重，多在新生儿期和婴幼儿期发病，杂合子男性也比女性病情重，约75%的女性杂合子可无临床表现。重症患儿多在生后数日内反复出现高氨血症和蛋白不耐受，发生喂养困难、拒奶、呕吐、嗜睡、惊厥、昏迷，甚至死亡。轻症患儿在新生儿期有一过性非特异性表现，且多与其他合并症表现混淆而不易发现；在婴幼儿期，多在进食高蛋白食物、感染等诱发因素下发作，出现发作性呕吐、共济失调、精神发育迟缓、激惹、攻击性行为，可有智力落后、脑电图异常、肝大、肝功能异常。质谱检测可见尿乳清酸水平增高，血谷氨酰胺和丙氨酸水平增高常继发于高氨血症。可使用苯甲（丁）酸钠、精氨酸、瓜氨酸治疗，重症患儿可选择透析治疗，肝移植的疗效肯定。

（三）AS缺乏症

由于血浆瓜氨酸水平明显升高，故AS缺乏症又称瓜氨酸血症Ⅰ型（OMIM：215 700）。临床表现轻重不一，重症患儿多在新生儿期发病，症状与OTC缺乏症和CPS缺乏症相似，预后不良。轻症发病缓慢（多在婴幼儿期），有频繁呕吐、体重不增、智力落后、毛发干枯易断。质谱检测见血浆瓜氨酸水平增高，尿乳清酸水平增高。治疗与其他尿素循环障碍性疾病相同。

（四）ASL缺乏症

由于血浆瓜氨酸和精氨酰琥珀酸水平同时升高，尿液中存在大量精氨酰琥珀酸，故AL缺乏症又称精氨酰琥珀酸尿症（OMIM：207 900），分为轻、中、重3型：轻型患儿血氨轻度升高，尿有少量精氨酰琥珀酸，无明显临床表现；中型患儿在婴儿期逐渐出现生长发育迟滞，智力发育落后，发作性呕吐，肝大，毛发异常（干枯、脆而易断，显微镜下可见干发小结，与结节性脆发症类似）；重症患儿生后数日出现严重高血氨、呕吐、嗜睡、昏迷，病死率高。质谱检测可见精氨酰琥珀酸在血浆、尿液、脑脊液中显著增高，伴有瓜氨酸水平中度增高，血谷氨酰胺和丙氨酸水平非特异性增高。治疗与其他尿素循环障碍性疾病相同。

（五）ARG 缺乏症

ARG 缺乏症（OMIM：207 800）由于 ARG 缺乏，精氨酸不能转化成尿素，血浆精氨酸水平明显升高（高精氨酸血症）。该病与其他尿素循环障碍疾病显著不同的是起病隐匿，生后数月或数年内无症状，逐渐出现剪刀步、进行性痉挛性瘫痪、舞蹈样手足徐动症、智力发育迟缓或倒退、癫痫发作、肝大。严重高氨血症少见。质谱检测可见精氨酸在血浆、尿液、脑脊液中显著增高，尿液中赖氨酸、胱氨酸、鸟氨酸、乳清酸水平可增高。本病治疗不能使用精氨酸。

（六）希特林缺陷病

希特林缺陷病（citrin deficiency），又称瓜氨酸血症Ⅱ型（OMIM：603 471），是由于编码希特林蛋白（citrin）的 *SLC25A13* 基因（定位在 7q21.3，OMIM：603 859）突变所致，引起尿素循环及 NAD 的转运障碍和相关代谢紊乱。我国南方 *SLC25A13* 基因纯合子突变频率约 1/9 200，而在我国北方约 1/3 500 000，南方比北方的发病率高。新生儿期或婴儿期发病者主要表现肝内胆汁淤积症（NICCD）：主要表现为生长发育落后、黄疸、肝大、肝功能异常、AFP 水平明显升高、低蛋白血症、凝血功能减退等。在幼儿或少年时期发病者主要表现生长发育落后和血症异常，而青少年或成年人发病者（瓜氨酸血症Ⅱ型）则以反复发作的高氨血症和相关神经精神症状为主要临床表现。

（七）高鸟氨酸血症-高氨血症-同型瓜氨酸尿症

高鸟氨酸血症-高氨血症-同型瓜氨酸尿症（hyperornithinaemia-hyperammonaemia-homocitrullinuria syndrome，HHH 综合征）是 *SLC25A15* 基因（OMIM：603 861）突变而导致胞质中的鸟氨酸不能转运到线粒体内部，胞质内鸟氨酸堆积而线粒体内鸟氨酸不足，导致尿素循环障碍引起高氨血症（OMIM：238 970）；瓜氨酸水平增高是由于线粒体内鸟氨酸缺乏，导致氨基甲酰磷酸与赖氨酸反应生成同型瓜氨酸。可在任何年龄发病，发病时表现为拒食、呕吐、嗜睡、昏迷，如果没有及时治疗，可逐渐出现下肢无力、深部腱反射亢进、痉挛、癫痫、运动发育迟缓等。质谱检测可见血浆中鸟氨酸增高，尿液中同型瓜氨酸、乳清酸、尿嘧啶水平增高，可用精氨酸、苯甲酸钠、苯丁酸钠、瓜氨酸和鸟氨酸治疗，经过上述治疗的患者大多血氨控制理想，预后良好。

（八）新生儿一过性高氨血症

多发生在早产儿，可能与肝功能不成熟有关。轻度患儿血氨水平在 40～50μmol/L，持续 6～8 周，可无明显症状。重症患儿可有严重高血氨，血氨水平高达 4 000μmol/L，多数为早产儿并伴有呼吸窘迫，质谱检测可见血谷氨酰胺和丙氨酸、瓜氨酸水平增高，基因检测不能发现相关突变基因。治疗后高氨血症可以痊愈，正常蛋白质饮食也无再发。

（九）赖氨酸尿性蛋白质不耐受

又称家族性蛋白不耐症，是 *SLC7A7* 基因突变导致表达于小肠和肾小管上皮细胞基侧膜的 y+LAT-1 蛋白缺陷导致，该蛋白功能是负责吸收赖氨酸、精氨酸和鸟氨酸等双碱性氨基酸。精氨酸和鸟氨酸均为尿素循环的中间产物，其缺乏被认为是赖氨酸尿性蛋白质不耐受所致高氨血症的原因。临床表现有拒食、恶心、厌食蛋白、呕吐和轻度腹泻，摄入大量蛋白质后可出现高氨血症发作。患儿可有肝大、生长发育迟缓、肌张力低下、间质性肺炎、肾小球肾炎。质谱检测血浆赖氨酸、精氨酸、鸟氨酸水平降低，丝氨酸、甘氨酸、瓜氨酸、脯氨酸、丙氨酸和谷氨酰胺水平升高。尿液中乳清酸、赖氨酸水平增高。治疗要低蛋白饮食，口服瓜氨酸、赖氨酸。

（肖　昕）

第六节　新生儿氨基酸代谢病

氨基酸代谢病是由于氨基酸代谢障碍引起的一组出生缺陷疾病。氨基酸代谢病种类繁多，目前已超过 100 多种，可分为 2 类，一类是代谢酶缺陷或活性降低，使氨基酸分解代谢阻滞，如苯丙氨酸羟化酶缺乏导致苯丙酮尿症，支链 α-酮酸脱羧酶缺乏引起枫糖尿病，胱硫醚合成酶缺乏引起同型胱氨酸尿症，精氨酸酶缺乏引起精氨酸血症等；另一类是氨基酸吸收转运系统缺陷，常表现在肠道或其他组织对氨基酸吸收障碍，如 Hartnup 病等。除个别情况，氨基酸代谢病为常染色体隐性遗传，在近亲结婚的后代中较为常见。该病引起患儿肝功能异常或受损、高氨血症、智力发育落后，严重者甚至死亡，其临床表现无特异性，容易误诊，早期诊断主要通过串联质谱法对新生儿干滤纸血斑进行氨基酸含量检测，实现早发现、早治疗，减少患儿后遗症的发生。

临床没有明显症状的氨基酸代谢病患儿，不需要做特殊治疗；部分疾病适合饮食疗法，如苯丙酮尿症给予低苯丙氨酸的特殊奶粉，枫糖尿病限制支链氨基酸摄入；部分由辅酶缺乏导致的氨基酸代谢疾病，补充大量的维生素治疗，如维生素 B_{12} 治疗同型胱氨酸血症；不能改变预后和代谢异常者，仅做对症治疗，如抽搐发作时必须使用抗癫痫药物。不同类型氨基酸代谢病多数预后不良，预防显得尤其重要，主要包括避免近亲结婚、推行遗传咨询/携带者基因检测（产检诊断）等，预防患儿出生。本节将对高苯丙氨酸血症（苯丙酮尿症）、枫糖尿病、酪氨酸血症、Hartnup 病等进行简要介绍。

一、高苯丙氨酸血症

高苯丙氨酸血症（hyperphenylalaninemia，HPA）是由于苯丙氨酸代谢途径中酶缺乏导致的常染色体隐性遗传病，主要特征为血液中苯丙氨酸（phenylalanine，Phe）浓度持续增高超过 240μmol/L。HPA 中，98% 是由于苯丙氨酸羟化酶（phenylalanine hydroxylase，PAH）基因突变导致的苯丙氨酸羟化酶缺乏症（phenylalanine hydroxylase deficiency，PAHD，OMIM：261 600），多为经典型苯丙酮尿症（phenylketonuria，PKU）；另一种罕见类型是 PAH 辅酶-四氢生物蝶呤（tetrahydrobiopterin，BH_4）合成或代谢途径中某些酶的先天性缺陷引起的四氢生物蝶呤缺乏症（tetrahydrobiopterin deficiency，BH_4D）。患儿多于出生 6 个月后逐渐表现出发育迟缓、智力缺陷、语言障碍、小头畸形、色素脱失和鼠尿味等临床表现。PKU 发病率随种族而异，世界范围内的平均发病率为 1/12 000，我国的发病率约为 1/165 000。

（一）病因与发病机制

苯丙氨酸（phenylalanine，Phe）是人体必需氨基酸之一，摄入体内的 Phe 除少量供蛋白质合成外，将近 90% 在肝细胞中的 PAH（编码基因位于染色体 12q232）作用下，以 BH_4 作为辅助因子转化为酪氨酸（tyrosine，Tyr），供给合成甲状腺素、肾上腺素和黑色素等多种物质。若肝细胞内先天性 PAH 或 BH_4 缺乏，患者食物中的 Phe 无法转化为 Tyr，在血液中过量累积，通过旁路代谢途径产生大量苯丙酮酸、苯乳酸和羟基苯乙酸，对患儿的中枢神经系统造成不可逆的损伤（图 21-6-1）。

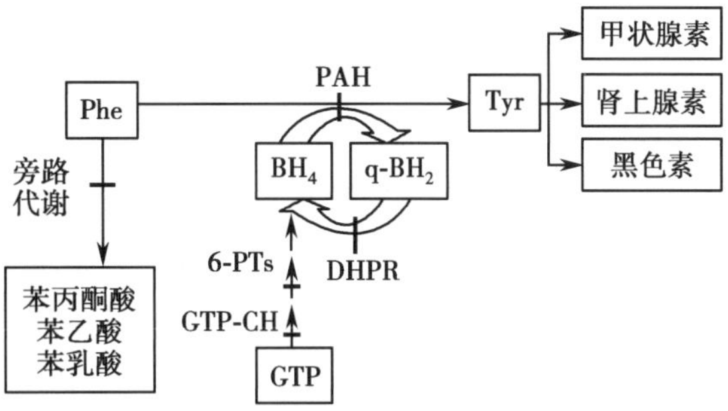

图 21-6-1　苯丙氨酸的代谢途径及苯丙酮尿症发病机制
Phe. 苯丙氨酸；Tyr. 酪氨酸；PAH. 苯丙氨酸羟化酶；BH_4. 四氢叶酸还原酶；GTP-CH. 鸟苷三磷酸环化水解酶；6-PTs. 6-丙酮酰四氢蝶呤合成酶；DHPR. 二氢蝶呤还原酶。

BH_4 不仅是苯丙氨酸羟化酶的辅助因子，BH_4 缺乏损害芳香族氨基酸羟化反应，导致脑内神经递质 L-多巴和 5-羟色胺的生成减少。因此，BH_4 缺乏除造成 HPA 外，还影响脑细胞中髓鞘蛋白的合成，造成神经介质的减少。

合成 BH_4 需要 3 种酶：即鸟苷三磷酸环化水解酶（GTPCH）Ⅰ型、6-丙酮酰四氢蝶呤合成酶（6-PTPS）和墨蝶呤还原酶（SR）；再生 BH_4 需要两种酶：二氢蝶呤还原酶（DHPR）和蝶呤-4α-甲醇胺脱水酶（PCD）。BH_4 代谢途径中任何一种合成酶或还原酶缺乏均可导致 BH_4 生成不足或完全缺乏（尚未发现 SR 缺乏所致的 BH_4 缺乏）。BH_4 缺乏不仅影响 PAH 的稳定性，从而使酶活性下降，阻碍 Phe 代谢，导致其浓度升高，出现类似经典 PKU 代谢异常；还降低了酪氨酸、色氨酸羟化酶活性，导致神经递质前质 L-多巴和 5-羟色胺生成受阻，从而影响脑内神经递质多巴胺和 5-羟色胺的合成，患者出现严重的神经系统损害症状和体征，故未治疗者临床表现比经典 PKU 更严重，预后更差。

（二）临床表现

1. 苯丙酮尿症　未经治疗的患儿出生时正常，在第 2 周或第 3 周开始即可对神经系统产生损伤，以后随着时间而发展，逐渐出现生长和智力发育迟缓、神经精神异常、皮肤毛发改变、鼠尿味等表现。

（1）生长和智力发育迟缓：经典 PKU 患儿在生后 4~9 个月就出现发育异常，表现为生长迟缓，智商低，语言障碍尤为明显。

（2）神经精神异常：由于脑萎缩而有小头畸形和严重神经系统损伤，如癫痫、震颤、肢体强直痉挛和脑电图异常。未治疗的 PKU 年长患儿脑细胞树突、突触损伤，髓鞘形成受损，出现锥体外综合征，如肌张力增高、反射亢进、异常步态和抽搐等等异常表现。几乎所有的未治疗患者都有行为问题，表现为过度亢进、兴奋不安、多动刻板、攻击性行为和社交回避等。

（3）皮肤毛发改变：由于黑色素缺乏，常表现为头发棕黄色，皮肤和虹膜色浅；皮肤常干燥，划痕征阳性，易发生湿疹。

（4）鼠尿味：血液中蓄积的苯丙氨酸经代谢旁路后转化为苯丙酮酸和苯乙酸，自汗液和尿中大量排出，使患儿常有令人不快的鼠尿味。

2. BH_4 缺乏症　由于患儿存在高苯丙氨酸血症，故晚期治疗患儿有经典型 PKU 的临床表现，如智力低下、头发黄、抽搐、湿疹、鼠尿味等；此外，BH_4 缺乏症突出的临床表现是肌张力低下和难以控制的抽搐，且具有高度异质性，表现为如下 3 种类型。

（1）中枢型：以脑脊液中神经递质代谢产物浓度低和严重神经系统症状为特征，新生儿晚期表现为躯干及四肢肌张力低下，双上肢内旋，吸吮力低下，吞咽困难，难以控制的抽搐。

（2）周围型（温和型）：脑脊液中神经递质代谢产物水平正常，新生儿期可无临床表现。

（3）短暂型：表现为一过性新生儿高苯丙氨酸血症，新生儿期无或有短暂性临床表现。

（三）辅助检查

1. 新生儿筛查 在临床表现出现之前进行新生儿 PKU 筛查，对早期发现和早期干预非常重要。血液 Phe 含量一直是 PKU 筛查和诊断检测的主要标记物。新生儿喂奶 3 日后，采集足跟血，采用 Guthrie 细菌生长抑制试验半定量测定 Phe 含量，其原理是 Phe 能促进已被 phe 拮抗剂（β-2 噻吩丙氨酸）抑制的枯草杆菌重新生长，根据细菌生长环的大小评估血液中 Phe 含量。正常人血 Phe 含量为 1～3mg/dl（60～180μmol/L），当 Phe 含量超过 4mg/dl（240μmol/L）时，应采静脉血定量测定 Phe 含量。

2. 外周血 Phe 含量测定 经典型 PKU 患者血液中 Phe 水平一般>20mg/dl（1 200μmol/L），非经典型 PKU 患者血液中 Phe 水平为 6～20mg/dl（600～1 200μmol/L），轻型高苯丙酮尿症患者血液中 Phe 水平为 2～6mg/dl（120～600μmol/L）。除 Guthrie 细菌抑制试验主要用于筛查外，还可使用酶定量检测法、化学荧光法等实验室检查方法检测血 Phe 浓度，用于 PKU 生化诊断和治疗效果评估，但此类方法普遍存在检测结果容易受干扰，灵敏度低等问题；HPLC 检测法检测血 Phe 浓度，检测结果准确可靠，能显著降低其他方法的假阳性率，可用于 PKU 进一步确诊。

3. 尿液代谢物分析 未经治疗的高苯丙氨酸血症患儿尿液中，苯丙酮酸、2-羟基苯乙酸、4-羟基苯乙酸、苯基乳酸和苯乙酸含量明显增加。尿代谢物分析能实现对高苯丙氨酸血症的生化诊断和鉴别诊断，有较高准确率，且不需要采血（非侵入性检测）。

4. 尿蝶呤分析 应用 HPLC 测定尿液中新蝶呤（nepterin，N）和生物蝶呤（biopterin，B）含量是筛查和鉴别各型 BH_4D 的有效方法：①经典型 PKU 患儿，尿蝶呤总排出量（B+N）增加，但 N/B 比值正常。②6-PTPS 缺乏症患儿，尿 N 明显增加，B 明显降低，N/B 比值升高。③DHPR 缺乏症患儿，尿蝶呤总量增加（N 可正常或稍高，B 明显增加，四氢生物蝶呤减少），N/B 比值降低；有些患儿尿蝶呤谱可正常，则需作 DHPR 活性测定确诊。④GTPCH 缺乏症患儿，尿蝶呤总排出量减少（N 和 B 均降低），N/B 比值正常。⑤PCD 缺乏时最大特点是尿中出现 7-蝶呤。

5. 脑脊液蝶呤和神经递质代谢物测定 在脑脊液中加入一定量的维生素 C 保存，用于脑脊液蝶呤测定，其分析方法与尿蝶呤相同。此外，可用 HPLC 测定脑脊液中神经递质代谢物，如 3-甲氧基-4-羟苯乙醇（MHPG）、高香草酸（HVA）和 5-羟基吲哚乙醇（HIAA）。中枢型 BH_4D 者，脑脊液中神经递质代谢物水平有不同程度的下降，临床出现不同程度的神经系统损害症状；外周型 BH_4D 者，脑脊液中神经递质代谢物水平多正常，往往无明显神经系统损害症状。

6. BH_4 负荷试验 血 Phe>600μmol/L 者，直接口服 BH_4 20mg/kg；或先口服 Phe 100mg/kg，3 小时后口服 BH_4 20mg/kg，然后分次检测血 Phe 和尿蝶呤水平，即所谓 BH_4 负荷试验或 Phe+BH_4 联合负荷试验，是一种快速而可靠的辅助诊断方法。由于采血次数和血量较多，BH_4 负荷试验在新生儿期患儿难以实施。结果判读：①BH_4 缺乏者，当给予 BH_4 后，因其 PAH 活性恢复，血 Phe 浓度明显下降；②6-PTPS 缺乏者，血 Phe 浓度在服用 BH_4 后 4～6 小时下降至正常；③DHPR 缺乏者，血 Phe 浓度一般在服 BH_4 后 8 小时或以后下降至正常，但尚有一部分患者下降不明显；④经典型 PKU 患者因 PAH 缺乏，血 Phe 浓度无明显变化；近年来发现，约 30% 的 PAH 缺乏症患儿对口服 20mg/kg BH_4 的负荷试验也有反应，称为“BH_4 反应性高苯丙氨酸血症”。

7. 酶学分析 PAH 仅存在于肝细胞，需经肝活检获取标本测定，不适合临床应用。目前可用干血滤纸片测定红细胞内 DHPR 活性以作 DHPR 缺乏症的筛查手段，DHPR 缺乏者该酶活性极低或测不出。采用红细胞或皮肤成纤维细胞作 6-PTPS 活性测定，6-PTPS 缺乏者酶活性降低。被刺激过的单核细胞可用于作 GTPCH 活性测定。PCD 活性测定也需要肝活检，临床难以实现。

8. 基因诊断检测 绝大部分（98%）PKU 均由 PAH 缺乏或活性降低引起，目前已有 500 多种 PAH 突变被鉴别出来，且都与表型有一定关系，但由于基因具有多态性，突变位点多而不集中，分析结果时须谨慎。对于 6-PTPS 缺乏症患儿，一般通过肝组织、皮肤成纤维细胞培养物或干血滤纸片中获得 RNA，通过 RT-PCR 反应进行基因突变检测。通过对基因型分析不仅能够对 HPA 进行确诊，还可以对父母基因型分析提前预知孩子患病的可能性和程度。

9. **其他检查** PKU 患儿脑电图检查可发现棘慢波、高波节律紊乱。颅脑 X 线检查可见小头畸形，CT 和 MRI 可发现弥漫性脑皮质萎缩等非特异性改变。

（四）诊断

1. **PAH 缺乏症** 可以通过 Phe 水平来分型。在临床实际病例中，血 Phe 浓度及疾病严重程度是连续的，但这种分类在指导饮食治疗方面是必须的；此外，还可根据血 Phe 浓度对 BH_4 治疗反应分为 BH_4 反应性及 BH_4 无反应性 PAH 缺乏症。研究发现，BH_4 反应性患儿在临床上往往为轻至中度 PKU 及轻型 PHA，经典 PKU 少见。

（1）典型 PAH 缺乏症（经典型 PKU）：Phe＞1 200μmol/L，PAH 活性剩余＜1%。

（2）轻型 PAH 缺乏症：Phe 600～1 200μmol/L，PAH 活性 1%～5%。

（3）无苯丙氨酸尿症的高苯丙氨酸血症：Phe＜600μmol/L，PAH 活性＞5%。

2. **BH_4 缺乏症** BH_4D 是一种罕见的常染色体隐性遗传代谢病，有多种类型，其中 6-PTPS 缺乏是最常见的 BH_4D 缺乏类型，其特点是血 Phe 浓度增高和进行性神经系统症状，即使用低 Phe 饮食将血 Phe 浓度控制在正常范围仍无法改善症状，同时对 BH_4 治疗有反应，即服用 BH_4 后 24 小时内，患者血 Phe 浓度较之服药前下降 30% 或以上（BH_4 反应性 PAH 缺乏症）。

（五）鉴别诊断

对于新生儿 PKU 筛查中发现高苯丙氨酸血症的患儿，都应常规行尿蝶呤分析，必要时进行 BH_4 负荷试验及干血滤纸片 DHPR 活性测定，以鉴别 PKU 和 BH_4D，以尽早争取相应的治疗，改善预后。若患儿经早期正规的低 Phe 饮食治疗后，血 Phe 浓度控制在理想范围，但上述神经系统症状未趋向好转，且进行性加重，此时应高度警惕是否为 BH_4 缺乏症，并给予相应的实验室检查。

1. **经典型苯丙酮尿症** 生物蝶呤所占比例［$B\% = B/(B+N) \times 100\%$］正常（＞50% 或偏高），$BH_4$ 负荷试验无反应，DHPR 活性正常。

2. **BH_4 反应性苯丙氨酸羟化酶缺乏型** B% 正常，BH_4 负荷试验明显反应（血 Phe 下降＞30%），DHPR 活性正常。

3. **GTPCH 缺乏型** B% 正常，但新蝶呤及生物蝶呤含量很低，BH_4 负荷试验有反应，DHPR 活性正常。

4. **6-PTPS 缺乏型** B%＜10%，BH_4 负荷试验有反应，DHPR 活性正常。

5. **DHPR 缺乏型** B%＞80%，BH_4 负荷试验有明显反应，DHPR 活性很低。

6. **PCR 缺乏型** 在尿液 HPLC 图谱中，出现 7-生物蝶呤（7-Biopterin）物质。

（六）治疗

1. **低苯丙氨酸特殊配方奶治疗** PKU 是一种可通过饮食控制治疗的遗传代谢病。对哺乳期患儿在确诊后虽应暂停母乳喂养，但切勿断奶，以便在控制血 Phe 浓度后可添加母乳。患儿给予无苯丙氨酸的特殊奶粉喂养，特殊奶粉含无苯丙氨酸的混合氨基酸、脂肪、碳水化合物、多种维生素和微量元素等，基本能满足儿童生长发育需要，应用原则如下。

（1）轻度 HPA 可不治疗，但需要定期检测血 Phe 水平，若超过 360μmol/L 则需要立即治疗。开始治疗的年龄越小，预后越好，新生儿早期治疗者智力发育可接近正常人，晚期治疗者都有程度不等的智力低下。由于新生儿筛查在我国已逐步推广和普及，筛查的患者往往能在出生 1 个月内，甚至 2 周之内得到确诊和治疗，为患儿的健康成长提供了保证。

（2）Phe 是一种必需氨基酸，为生长和体内代谢所必需。患者低苯丙氨酸配方奶喂养后需定期检测血 Phe，使血 Phe 浓度控制在相应年龄理想范围，一方面满足其生长发育的基本需要；另一方面避免过度治疗导致苯丙氨酸缺乏，患儿出现嗜睡、厌食、贫血、腹泻，甚至死亡。

（3）家长的积极合作是成功的关键因素之一。如果家长充分了解治疗原则，喂养控制比较合理，患儿的智力发育往往正常；反之，即使早期治疗，患者仍有后遗症。

（4）母亲的血苯丙氨酸增高会对胎儿造成影响，新生儿出生后可出现智力落后、小头畸形、先天性心脏病、出生低体重儿等（母源性 PKU）。为避免此类事件发生，应告知女性 PKU 患者怀孕之前 6 个月起直至分娩需严格控制血 Phe 浓度在 120～360μmol/L。

2. **BH_4 联合神经递质前体治疗** 治疗目的在于纠正苯丙氨酸血症和中枢神经系统神经递质的缺乏。对 BH_4 反应性 PAH 缺乏症，尤其是特殊奶粉喂养依从性差者，应 BH_4 或联合低 Phe 饮食，使血浆 Phe 水平尽可能维持在正常水平（＜6mg/dl）。BH_4 5～10mg/(kg·d)，分 2～3 次口服，对治疗 6-PTPS 缺乏症具有较好的疗效；对 DHPR 缺乏型患儿，BH_4 剂量加至 20mg/(kg·d)，血浆苯丙氨酸水平也可控制。即使 BH_4 替代疗法已经完全可以控制患者血浆苯丙氨酸水平，但临床一般推荐合用神经递质，如 L-多巴和 5-羟色胺，因为外源性 BH_4 不能进入脑组织参与神经递质合成。二氢蝶呤还原酶缺陷者还需补充叶酸。

二、酪氨酸血症

酪氨酸血症(tyrosinemia)是一种常染色体隐性遗传病，其代谢途径中各步骤酶的缺陷可导致多种不同表型的疾病。根据遗传性酶缺陷类型和临床表现，可分为Ⅰ型、Ⅱ型和Ⅲ型酪氨酸血症：Ⅰ型酪氨酸血症在世界范围内发病率约 1/10 万，在挪威、加拿大魁北克省的某些地区更常见，发病率高达约 1/1.6 万；Ⅱ型酪氨酸血症在世界范围内发病率低于 1/25 万；Ⅲ型酪氨酸血症罕见，至今只报道过几例。我国此病的患病率尚不清楚，不过随着 MS-MS 及 GC-MS 在遗传代谢病检测中的应用，越来越多的患者得到诊断。

（一）病因与发病机制

酪氨酸部分经饮食摄入，部分经苯丙氨酸代谢产生。酪氨酸除供蛋白质合成外，还是肾上腺素、去甲肾上腺素、甲状腺素、多巴胺和黑色素等物质的前体物质，多余的酪氨酸降解为二氧化碳和水。酪氨酸在体内分别经酪氨酸转氨酶、4-羟基苯丙酮酸双加氧酶、尿黑酸-1,2-双加氧酶及延胡索酰乙酰乙酸水解酶的作用下转化生成延胡索酸、乙酰乙酸，参与三羧酸循环及酮体的肝外组织氧化利用。酪氨酸转氨酶、4-羟基苯丙酮酸双加氧酶及延胡索酰乙酰乙酸水解酶缺陷均使酪氨酸正常代谢途径中断，使血中酪氨酸、琥珀酰丙酮等异常代谢产物蓄积，引起神经、肝脏、肾脏等多系统损伤(图 21-6-2)。

1. **Ⅰ型酪氨酸血症**　又名肝肾型酪氨酸血症(OMIM：276 700)，是由于酪氨酸代谢过程对应的终末酶延胡索酰乙酰乙酸水解酶(fumarylacetoacetase hydrolase，FAH)缺陷所致，为最常见且较严重的类型。FAH 主要在肝细胞和肾近端小管上皮细胞中表达，也可在淋巴细胞、成纤维细胞、羊膜细胞、绒毛膜绒毛等组织中检测到。然而，分解代谢途径的所有五种酶都只存在于肝脏和肾近端小管中，因此肝脏和肾脏是酪氨酸血症患者受影响的两个主要器官。FAH 缺陷导致体内马来酰乙酰乙酸、延胡索酸乙酰乙酸、其旁路代谢产物琥珀酰乙酰乙酸和琥珀酰丙酮蓄积，造成肝、肾功能损伤；延胡索酸乙酰乙酸水解酶缺陷时，4-羟基苯丙酮酸双加氧酶(4-hydroxyphenylpyruvate dioxygenase，4-HPPD)活性降低，造成血中酪氨酸增高，尿中排出大量对羟基苯丙酮酸及其衍生物。患儿体内异常累积的琥珀酰丙酮对 5-氨基酮戊酸脱水酶(5-aminolevulinate dehydrase，5-ALA dehydrase)活性还具有强力抑制作用，影响卟啉的合成代谢，患儿尿中排出大量 5-氨基酮戊酸(5-ALA)，并出现间歇性卟啉病的临床表现，这类患儿的肝细胞和红细胞中 5-氨基酮戊酸脱水酶

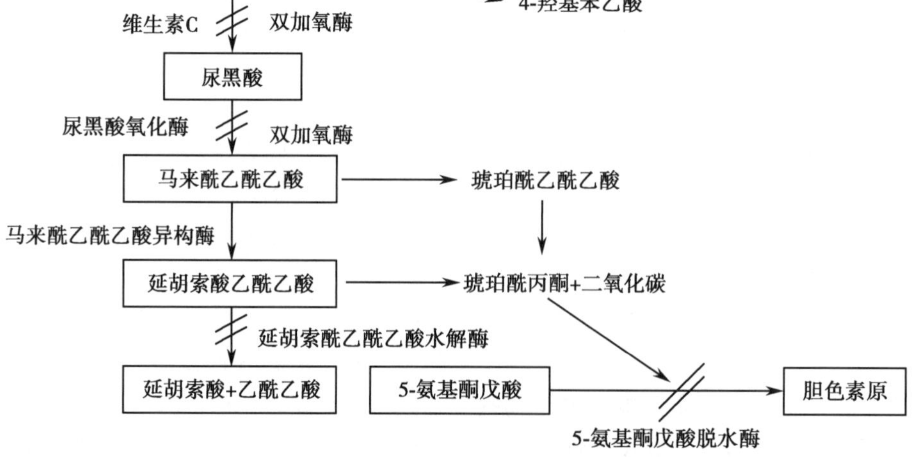

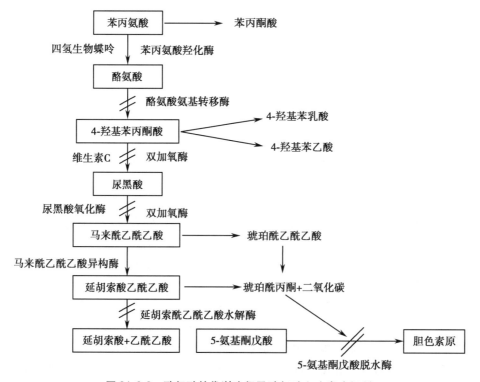

图 21-6-2　酪氨酸的代谢途径及酪氨酸血症发病机制

的活性明显降低；累积的琥珀酰丙酮对细胞生长、神经系统发育、免疫功能和肾小管转运有一定影响。

2. **Ⅱ型酪氨酸血症** 又称眼皮肤型酪氨酸血症（OMIM：276 600），是由于酪氨酸转氨酶（tyrosine aminotransferase，TAT）缺乏所致。酪氨酸氨基转移酶仅在肝细胞胞质中表达。酶缺陷导致酪氨酸在体内大量累积，由于酪氨酸溶解度很低，在角膜上皮细胞中形成晶体，晶体破坏细胞中的溶酶体，产生炎症反应。在皮肤中，酪氨酸的累积导致手掌和脚底角化过度。酪氨酸累积可能增强聚集的张力丝之间的交联，影响微管的数量和稳定性，但形成皮肤病变的机制尚不清楚。神经系统受累的程度和酪氨酸升高的水平有关，但导致智力障碍的血浆酪氨酸阈值至今仍未知。除血浆和尿液中酪氨酸升高外，尿液中酪氨酸代谢产物如4-羟基苯丙酮酸的排泄也会增加，这是因为当循环中酪氨酸浓度极度升高时，线粒体中的天冬氨酸转氨酶（TAT同工酶）可以催化酪氨酸与4-羟基苯丙酮酸的反应。然而，天冬氨酸转氨酶的活性不足以将酪氨酸浓度降低到正常值。

3. **Ⅲ型酪氨酸血症** 罕见类型，有3种不同情况与4-HPPD的功能障碍有关：4-HPPD缺乏导致Ⅲ型酪氨酸血症（OMIM：276 710）；新生儿4-HPPD水平暂时降低，导致暂时性酪氨酸血症；4-羟基苯丙酮酸转化成尿黑酸的中间过程中酶缺乏引起乙酸尿。

（二）编码基因

酪氨酸血症为单基因病，属常染色体隐性遗传性代谢病。根据最新LOVD数据库，编码延胡索酸乙酰乙酸水解酶的基因为*FAH*；编码酪氨酸转氨酶的基因为*TAT*，编码4-羟基苯丙酮酸双加氧酶的基因为*HPD*，各型的OMIM及其编码基因一般情况见表21-6-1。*FAH*基因至今已发现40种余种突变，最常见的突变为IVS12+5（G>A），*TAT*基因至今已发现12种突变，*HPD*基因至今已发现5种突变。目前没有明确的基因型与表型关系。

表21-6-1 各型酪氨酸血症编码基因一般情况

类型	基因	定位	编码蛋白	基因OMIM
Ⅰ型	*FAH*	15q25.1	延胡索酰乙酰乙酸酶	613 871
Ⅱ型	*TAT*	16q22.2	酪氨酸转氨酶	613 018
Ⅲ型	*HPD*	12q24.31	4-羟基苯丙酮酸双加氧酶	609 695

（三）临床表现

1. **Ⅰ型酪氨酸血症** Ⅰ型酪氨酸血症的临床表现差异很大，受影响的个体可以在从新生儿期至成年期的任何时候出现。即使在同一家庭成员之间，表现也有相当大的差异。临床上，Ⅰ型酪氨酸血症可根据症状开始出现的年龄为急性型、亚急性型和慢性型，疾病分型与疾病严重程度有密切的相关性：①急性型：在6个月前出现的急性肝衰竭，不及时治疗，患者多于生后6~8个月内因肝衰竭死亡；②亚急性型：表现在6个月至1岁之间，患有肝病、生长迟缓、凝血障碍、肝脾大、佝偻病和肌张力减低；③慢性型：在第1年之后表现为慢性肝病，肾病，佝偻病，心肌病和/或类似卟啉症。

肝脏是Ⅰ型酪氨酸血症受累的主要器官，其中肝脏合成功能与凝血功能受影响最大，可表现为急性肝衰竭、肝硬化或肝细胞癌，是发病和死亡的主要原因。急性肝衰竭可能是最初的发病表现，也可能由随后的肝功能损害和凝血功能障碍所致肝危象而引起。肝硬化是大多数Ⅰ型酪氨酸血症早期发病幸存者的晚期并发症，也可以是晚期发病形式的一种表现。患者早期发生肝细胞癌的风险高达37%。

大多数患者在出现症状时可检测到不同程度的肾功能障碍，范围从轻度肾小管功能障碍到肾衰竭不等。近端肾小管病很常见，在肝危象期间可严重恶化。低磷酸血性佝偻病是近端肾小管病最常见的表现，但氨基酸尿、肾小管酸中毒和糖尿也可能存在。

此外，任何年龄都可以发生急性神经系统危象，多在厌食和呕吐的基础上合并感染后容易发生。偶可发生心肌病、高胰岛素血症和低血糖等。

2. **Ⅱ型酪氨酸血症** 主要以眼部症状为主要特征，生后数月出现流泪、畏光和结膜充血等症状，继而出现角膜溃疡和混浊、眼球震颤等，1周岁以后手掌和足底出现水泡、溃疡和过度角化。半数患儿伴有智力障碍，少数伴有行为问题、癫痫和小头畸形等异常。

3. **Ⅲ型酪氨酸血症** 4-HPPD持续缺乏者通常会出现神经异常、智力迟钝和轻度共济失调，但尚未形成比较一致的表型。

4. **其他** 新生儿暂时性酪氨酸血症一般无症状；乙酸尿患儿在出生时都没有症状，直到断奶或食用高蛋白配方奶粉后会出现代谢性酸中毒和发育不良等症状。

（四）辅助检查

1. **常规检查** 多数患者肝功能检查异常：血浆转氨酶及胆红素水平升高，低蛋白血症，凝血因子合成减少，凝血功能明显异常，甲胎蛋白水平可升高。肾小管功能受损：蛋白尿、氨基酸尿和高磷尿，而血磷降低。血红素合成受到抑制，可有贫血。

2. **尿有机酸分析**　应用 GC-MS 检测尿 4-羟基苯乳酸、4-羟基苯乙酸、4-羟基苯丙酮酸、琥珀酰丙酮及乙酸水平对于诊断酪氨酸血症有重要意义。另外，由于患者体内积聚的琥珀酰丙酮可抑制红细胞卟啉胆原合成酶活性，尿中排出 5-ALA 水平升高。

3. **血氨基酸谱检测**　应用 MS-MS 检测患儿血氨基酸及琥珀酰丙酮水平，发现血酪氨酸及琥珀酰丙酮水平增高，部分患者伴有血苯丙氨酸水平增高。

4. **酶学分析**　Ⅰ型酪氨酸血症患者 FAH 活性低下或缺失，可通过测定肝活检组织、成纤维细胞或外周血淋巴细胞中 FAH 活性诊断此病。Ⅱ型酪氨酸血症可进行肝细胞中 TAT 活性检查。

5. **基因突变分析**　Ⅰ型酪氨酸血症的致病基因 *FAH* 定位于人染色体 15q25.1，其中最常见的突变是 IVS12+5(G>A)，这些突变多为单个碱基的突变，如错义突变、无义突变或剪辑点突变；Ⅱ型酪氨酸血症的基因突变位于 16q22.2；Ⅲ型酪氨酸血症的基因突变位于 12q24.31。

（五）诊断与鉴别诊断

1. **诊断**　根据患儿肝脏、肾脏受损的临床表现，尤其是肝脏合成功能严重受损，凝血功能障碍和/或低蛋白血症，并出现蛋白尿、氨基酸尿和高磷尿；在血酪氨酸水平升高的前提下，尿有机酸分析中检测琥珀酰丙酮定量显著升高可作为诊断Ⅰ型酪氨酸血症的确诊依据。肝活检组织测定活性、红细胞或淋巴细胞中 FAH 活性测定也可确诊Ⅰ型酪氨酸血症。

根据患儿眼、皮肤等临床表现，血 MS-MS 检测示血中酪氨酸水平升高，为 600～3 300μM（正常<90μM）；尿 GC-MS 检测示酪氨酸代谢产物如 4-羟基苯丙酮酸盐的排泄增多，基本可诊断Ⅱ型酪氨酸血症；通过测定肝脏活检中 TAT 的酶活性也可得到确诊，但这通常是不必要的。

Ⅲ型酪氨酸血症患者无特异性的临床表现，根据血浆酪氨酸水平(355～640μM)和尿 GC-MS 检测到的酪氨酸代谢物(4-羟基苯乳酸和 4-羟基苯乙酸)显著增加，可以推断出Ⅲ型酪氨酸血症的诊断。

2. **鉴别诊断**　急性型Ⅰ型酪氨酸血症应注意与其他可能导致早期急性肝损害的疾病鉴别，如先天或后天获得性感染性肝病，其他以肝损害为主要表现的代谢性疾病，如希特林蛋白缺陷所致新生儿肝内胆汁淤积症(NICCD)、遗传性果糖不耐受、半乳糖血症、线粒体疾病、脂肪酸氧化缺陷等。亚急性和慢性型Ⅰ型酪氨酸血症的佝偻病体征及肾小管功能不全表现突出，应注意与原发性范科尼综合征、肾小管酸中毒、抗维生素 D 佝偻病、胱氨酸尿症、眼-脑-肾综合征、肝豆状核变性等鉴别。

（六）治疗

治疗原则是减少酪氨酸的摄入和有毒代谢产物的堆积，从而减轻酪氨酸及其代谢产物对机体的损伤。

无论急性型还是慢性型患儿，都应给予低酪氨酸、低苯丙氨酸饮食，两种氨基酸的每日摄入量均应控制在 25mg/kg 以下。饮食疗法除对肝功能改善效果不佳外，对于改善肾小管功能、降低血浆酪氨酸及其代谢产物的浓度效果较好。

对于Ⅰ型酪氨酸血症，目前最佳的治疗药物为 2-(2-硝基-4-三氟甲基苯甲酰基)-1，3-环己二醇(NTBC)，它是一种 4-HPPD 抑制剂，可阻止延胡索酸乙酸乙酰及其衍生物琥珀酰丙酮的形成。起始服用剂量为 1mg/(kg·d)，分 2～3 次服用，后续服用剂量根据血琥珀酰丙酮或酪氨酸水平进行调整。对于 NTBC 的最佳药物浓度，目前还没有统一的标准。有人提出 NTBC 浓度低至 50～60μmol/L 时可完全控制酪氨酸代谢通路，但需要规律服药和密切监测血药浓度。对于无法解释的肝衰竭且未排除Ⅰ型酪氨酸血症患者，NTBC 可作为急救治疗，应尽快口服。NTBC 并不能预防肝细胞癌的发生，唯一的有效治疗是进行肝移植，但肝移植风险高，且需长期服用免疫抑制剂。

对于Ⅱ型酪氨酸血症，通过同时限制苯丙氨酸和酪氨酸饮食，可在 1～2 周内缓解眼睛和皮肤的体征和症状。然而，对于何时开始治疗及预防神经系统受累所需的血浆酪氨酸的最佳治疗水平，还没有达成共识。目前，酪氨酸水平<600μM 被认为是合理的目标值。

对于Ⅲ型酪氨酸血症，仍需要限制苯丙氨酸和酪氨酸的摄入量。此外，维生素 C 可能有助于增强 4-HPPD 酶的活性。大多数新生儿暂时性酪氨酸血症是良性的，通常不必要治疗，氨基转移酶在 2～3 个月后可恢复正常。

三、枫糖尿病

枫糖尿病(maple syrup urine disease，MSUD)是一种常染色体隐性遗传病，因尿中排出大量支链 α-酮酸，具有特殊枫糖气味而得名(OMIM：248 600)。MSUD 又称 BCKAD 缺陷症、支链酮酸脱氢酶缺陷、支链酮酸尿症，主要是由于支链酮酸脱氢酶复合体缺乏导致各种支链氨基酸的酮酸衍生物氧化脱羧作用受阻，大量支链氨基酸及相应酮酸衍生物在体内蓄积，通过与其他大分子中性必需氨基酸竞争载体，干扰氨基酸转运入脑，抑制脑内蛋白合成，导致髓鞘生成障碍，从而造成严重的脑损伤及一系列中枢神经系统损害。该病在人群中罕见，人群总体发病率约为 1/18.5 万，欧美高加索人发病率为 1/29 万，日本发病率为 1/56 万，我国发病情况不详。

（一）病因与发病机制

由于支链氨基酸 α-酮酸脱氢酶复合物（branched-chain α-ketoacid dehydrogenase complex，BCKDC）基因缺陷，酶活性下降或缺乏，使支链氨基酸（branched-chain amino acid，BCAA）如缬氨酸、异亮氨酸和亮氨酸转氨基反应后形成的支链 α-酮酸（branched-chain α-keto acid，BCKA）：α-酮异戊酸、α-酮-β-甲基戊酸和 α-酮异己酸不能氧化脱羧，组织中 BCAA 和 BCKA 水平异常增高，引起神经系统损害（图 21-6-3）。

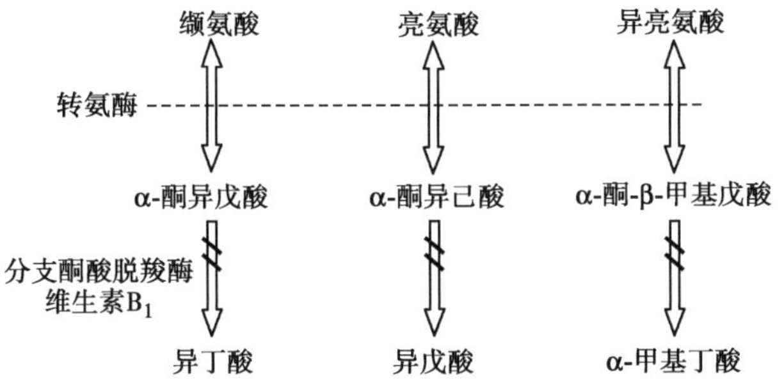

图 21-6-3 枫糖尿病的发病机制

BCKDC 为线粒体中的一类多酶复合物，组织分布以骨骼肌最高，其次是肝、肾，脑内也有少量分布。一个完整的 BCKDC 由 1 个二氢硫辛酰胺乙酰基转移酶（E2）核心及环绕其周的 12 个支链 α-酮酸脱羧酶（E1，又分为 E1α、E1β 两个亚单位），6 个二氢硫辛酰胺酰基脱氢酶（E3）及 1 个磷酸化激酶组成。E1α、E1β、E2、E3 分别由支链酮酸脱氢酶 E1α 多肽（branched chain ketoacid dehydrogen E1，alpha polypeptide，BCKDHA）、支链酮酸脱氢酶 E1β 多肽（branched chain keto acid dehydrogenase E1，beta polypeptide，BCKDHB）、二氢硫辛胺支链转酰基酶（dihydrolipoamide branched-chain transacylase E2，DBT）及二氢硫辛酰胺脱氢酶（dihydrolipoamide dehydrogenase，DLD）基因编码，任一基因的突变均可导致 BCKDC 活性下降而出现 MUSD 表现。

根据 *BCKDHA*、*BCKDHB*、*DBT*、*DLD* 基因是否受累，从分子水平将该病分为ⅠA 型、ⅠB 型、Ⅱ型、Ⅲ型 4 种基因型。目前已发现的突变类型超过 80 种，以 *BCKDHA*、*BCKDHB* 点突变最常见，且具有一定的种族差异。

（二）临床分型与临床表现

根据 BCKDC 残余酶活性、临床表现及发病年龄将 MSUD 分为下列 5 型：经典型（新生儿型）、中间型（轻型）、间歇型、硫胺素（维生素 B_1）反应型和 E3（二氢硫辛酰胺基脱氢酶）缺乏型。

1. 经典型（新生儿型） 最严重、最常见（占 75%）的类型。主要表现：①生后 12~24 小时，尿中出现枫糖浆气味，多为首发症状；②生后 2~3 天，出现酮尿、酸中毒、易激惹、呕吐、喂养困难；③4~5 天出现脑病加重征象，包括昏睡，惊厥，间歇性呼吸暂停，肌张力增高，出现刻板动作比如“击剑”“脚踏”动作等；④生后 7~10 天，病情进一步加重，可出现酮症酸中毒昏迷和中枢性呼吸衰竭；⑤可有低血糖，但惊厥和昏迷并非低血糖所致，因低血糖纠正后，这些症状并无改变；⑥早期血浆支链氨基酸（BCAA）如亮氨酸、异亮氨酸、缬氨酸及异亮氨酸水平增高，伴随全身血浆氨基酸成分比失调；生后 12~24 小时正常蛋白饮食的患儿可发现血浆异亮氨酸或缬氨酸水平降低或正常，亮氨酸、别异亮氨酸水平升高。

2. 中间型（轻型） BCKDC 活性 3%~30%。各年龄段均可发病，主要表现为新生儿时期尿中可有枫糖味和轻微症状如反应稍差、呕吐和喂养困难等；随着病情发展，逐渐出现神经系统受累表现如发育落后和癫痫发作等；在发热、感染等应激状态下，可发生急性代谢危象。实验室检查可发现血 BCAA 及 BCKA 水平持续升高但不及经典型。对大剂量维生素 B_1 治疗有反应。

3. 间歇型 BCKDC 活性 8%~10%。各年龄段均可发病，表现为发病前生长发育及智力正常，代谢性应激后可出现急性代谢危象表现，或复发性共济失调、意识障碍、酸中毒、精神症状。生化表现不发病时正常；发作时血、尿支链氨基酸水平增高，伴低血糖、低钾血症、高氨血症、酮症酸中毒等，MRI 检查 T_2 相双侧苍白球呈高信号表现。发病时临床类似于经典型，但症状稍轻。

4. 硫胺素（维生素 B_1）反应型 BCKDC 活性 2%~40%。理论上各年龄段均可发生，尚不确定该型是否独立存在。硫胺素（维生素 B_1）可以作为 BCKDC 的辅酶，当 BCKDC 因 E1、E2 或 E3 基因突变而活性降低时，则需要大量焦磷酸硫胺素为主要组成的辅酶。此型表现与中间型类似，大部分需要大剂量维生素 B_1（200~1 000mg/d）治疗 3 周才有效；也有小部分患儿使用小剂量维生素 B_1（10mg/d）治疗即有效。

5. **E3（二氢硫辛酰胺基脱氢酶）缺乏型**　该型极为罕见。由于E3是BCKDC、丙酮酸脱氢酶和α-酮戊二酸脱氢酶3种酶的共同成分，故E3缺乏同时影响三者功能。患者表现为肌张力低下，高乳酸血症以及发育迟缓，乳酸、丙酮酸、α-酮戊二酸与BCKA及BCAA均升高。使用生物素、二氯乙酸、硫辛酸治疗可能有效。

（三）辅助检查

1. **新生儿筛查**　新生儿MSUD筛查多用生后24~48小时干血滴纸片，采用MS-MS技术检测亮氨酸+异亮氨酸/丙氨酸+苯丙氨酸比值。

2. **一般生化检查**　低血糖和酮尿，代谢性（酮症）酸中毒，血及脑脊液中乳酸水平常可升高，高氨血症并不常见。

3. **血氨基酸分析**　血亮氨酸水平显著升高，异亮氨酸、缬氨酸水平通常也升高，但也可正常或略低。亮氨酸与其他氨基酸（丙氨酸、谷氨酸、色氨酸、甲硫氨酸、组氨酸、苯丙氨酸及酪氨酸）比值增高。

4. **尿BCKA检测**　通过HPLC检测可发现尿中支链氨基酸及其相应的酮酸增多。生后48~72小时，尿二硝基苯肼试验呈黄色沉淀或三氯化铁试验呈灰绿色，也提示尿中BCKA水平升高。

5. **BCKDC活性测定**　不是诊断MSUD的必要依据，且采用体外方法及在体内方法测定酶活性，结果存在差异。

6. **头颅影像学检查**　急性期常见弥漫性脑水肿，若治疗及时得当，水肿改变可逆。慢性期由于患儿脑白质发生海绵状变性和髓鞘形成障碍，可见对称性基底节、丘脑、齿状核、大脑脚部位损害。

（四）诊断与鉴别诊断

1. **诊断**　MSUD的诊断要点：①尿液及汗液中有特殊的枫糖味；②多种中枢神经系统受损表现，即出生时多正常，逐渐出现呕吐、喂养困难、反应低下、意识障碍、肌张力障碍、惊厥等脑病症状，严重者出现中枢性呼吸困难甚至呼吸衰竭；③血氨基酸分析：亮氨酸显著水平升高超过1 000μmol/L，血异亮氨酸、缬氨酸水平通常升高（也可正常或略低），血浆中异亮氨酸高于5μmol/L被认为是诊断各型MSUD最特异而且敏感的指标；④尿BCKA检测发现尿支链氨基酸及其相应的酮酸增多；⑤基因检测发现相关突变基因。

2. **鉴别诊断**　①非遗传因素所致新生儿脑病：如窒息、低血糖、癫痫持续状态、核黄疸、脑膜炎及脑炎等；②其他遗传代谢性疾病所致新生儿脑病：尿素循环缺陷、甘氨酸脑病及丙酸血症或甲基丙二酸血症等；③新生儿败血症：新生儿MSUD发病初期在临床上常表现精神萎靡、拒食、呕吐等非特异性症状，极易误诊为败血症。败血症患儿血常规和CRP等感染指标升高、尿液无焦糖味、MS-MS氨基酸谱分析有助鉴别。但应注意，遗传代谢病可合并败血症。

（五）治疗

MSUD早期诊治十分重要：新生儿IMD筛查可使MSUD得到早期诊断，早期治疗，预防严重的代谢危象发生，降低死亡率和后遗症发生率；产前基因诊断可阻止患儿出生，达到二级预防目的。经典型MSUD最佳治疗时机是7天以内，出生14天后开始治疗者预后较差，生后数周内死于代谢紊乱和神经功能障碍，存活者存在智力低下、痉挛性瘫痪等神经系统后遗症。MSUD治疗可分为急性期和慢性期治疗。

1. **急性期治疗**　目的是排出贮存在组织及体液中的分支氨基酸及其代谢产物，改善代谢环境，并促进蛋白合成、抑制蛋白分解。MSUD的治疗目标：①入院24小时内使血浆亮氨酸浓度明显降低（降低幅度大于750μmol/L）；②给予充足的异亮氨酸、缬氨酸，急性发作期使其浓度维持在400~600μmol/L；③尽量减少低张液体的摄入，保持血清[Na^+] 138~145mmol/L；④保持尿量为2~4ml/（kg·h），尿渗透压为300~400mmol/L。

（1）一般治疗：积极处理诱发因素如感染、发热等；供给新生儿足够能量：120~140kcal/（kg·d），可静脉给予10%及25%葡萄糖，密切观察血糖变化，必要时补充胰岛素；给予不含BCAA（亮氨酸、异亮氨酸、缬氨酸）氨基酸溶液2~3g/（kg·d）；脂肪摄入占总热量的40%~50%。维持水、电解质和酸碱平衡，血钠需保持在140~145mmol/L，必要时补充5%碳酸氢钠。

（2）腹膜透析：急性期（尤其代谢危象）时，腹膜透析是最佳治疗方法，应在确诊后2~4天内将血亮氨酸水平降至400μmol/L以下。与此同时，应补充必需与非必需氨基酸，如异亮氨酸和缬氨酸80~120mg/（kg·d），谷氨酰胺和丙氨酸各250~400mg/（kg·d），可根据临床表现和实验室检查做适当调整，使异亮氨酸和缬氨酸水平维持在400~600μmol/L。也可试用最大剂量维生素B_1治疗，每日100~300mg，口服。

（3）脑水肿预防及处理：血浆渗透压降低每日超过8mmol/L可导致致命性脑水肿。治疗期间密切监测头围、囟门大小、及时发现颅内压增高现象，如视乳头水肿、难治性呕吐、反射亢进、心动过缓性高血压及脑疝形成，如瞳孔不对称、眼肌麻痹等。为预防脑水肿，可抬高头部，监测体重或尿量、适时调整电解质和水的摄入，保持血渗透压 290~300mmol/L，尿渗透压<300mmol/L，尿比重<1.010。已发生脑水肿者，应及时治疗：呋塞米 0.5~1.0mg/kg，每 6 小时 1 次，预防水滞留；甘露醇 0.5~1.0g/kg，3%~5% 高渗盐水 5~10mmol/kg，使血钠维持在 140~145mmol/L。

2. **慢性期治疗** 目的是供给足够的热能和营养以满足其生长发育所需，给予无支链氨基酸特殊奶粉喂养，必要时适当补充亮氨酸 60~90mg/(kg·d)、异亮氨酸和缬氨酸 40~50mg/(kg·d)，以及其他必需氨基酸，控制血亮氨酸浓度在 100~300μmol/L。患儿需定期检测发育商、智商等。维生素 B_1 有效者，每日 100~300mg，长期口服。

四、同型胱氨酸尿症

同型胱氨酸尿症（homocystinuria），又称假性马方综合征，是一种常染色体隐性遗传病，是甲硫氨酸代谢过程中由于酶缺乏，甲硫氨酸代谢紊乱而所致的疾病，是一种含硫氨基酸的先天性代谢障碍性疾病。同型胱氨酸尿症在世界范围内的发病率约为 1/25 万。

（一）病因与发病机制

甲硫氨酸为一种必需氨基酸，约占饮食蛋白中氨基酸的 2.5%，在体内一部分合成组织蛋白，其余部分主要转换途径是把分子中的硫转给 L-同型半胱氨酸，再进一步转化为胱氨酸。甲硫氨酸转化为同型半胱氨酸的第一步是形成 *S*-腺苷甲硫氨酸，该反应由甲硫氨酸腺苷转移酶催化。正常时，ATP 分子的腺苷被转移到甲硫氨酸上，形成腺苷甲硫氨酸，这样就能参与几种转移甲基的反应。在正常人细胞内，*S*-腺苷甲硫氨酸转甲基形成 *S*-腺苷同型半胱氨酸，后者可很快水解成同型半胱氨酸，并可与丝氨酸合成胱硫醚，其间经过一步转硫反应也可再甲基化而形成甲硫氨酸或氧化为同型胱氨酸（图 21-6-4）。现已发现，在这种转化过程中，有多种酶的缺陷导致正常代谢途径中断，经异常代谢途径生成甲硫氨酸、同型胱氨酸，过多的同型胱氨酸激活凝血因子，抑制胶原的形成，引起结缔组织异常，病变可累及各个系统，以血管损害为主。其主要的临床表现是多发性血栓栓塞、智力落后、晶状体异位和指/趾过长，故有“假性马方综合征”之称。

同型胱氨酸尿症根据其酶缺陷不同可分为下列 3 型。

1. **胱硫醚 β 合成酶（cystathione β-synthase，CBS）缺乏型（合成酶型）** 此型最多见，包含维生素 B_6 反应和无反应两种情况。由于从同型半胱氨酸转化为胱硫醚的代谢途径发生阻碍，因而血和尿中同型胱氨酸和甲硫氨酸浓度都升高。甲硫氨酸经中间代谢产物 *S*-腺苷甲硫氨酸和 *S*-腺苷同型半胱氨酸转化为同型半胱氨酸，后者可被氧化成同型胱氨酸或丝氨酸并结合成胱硫醚。形成胱硫醚的反应受胱硫醚 β 合成酶催化，该酶需维生素 B_6 作为辅酶。因此，对维生素 B_6 反应的患者使用大剂量维生素 B_6 治疗有效。

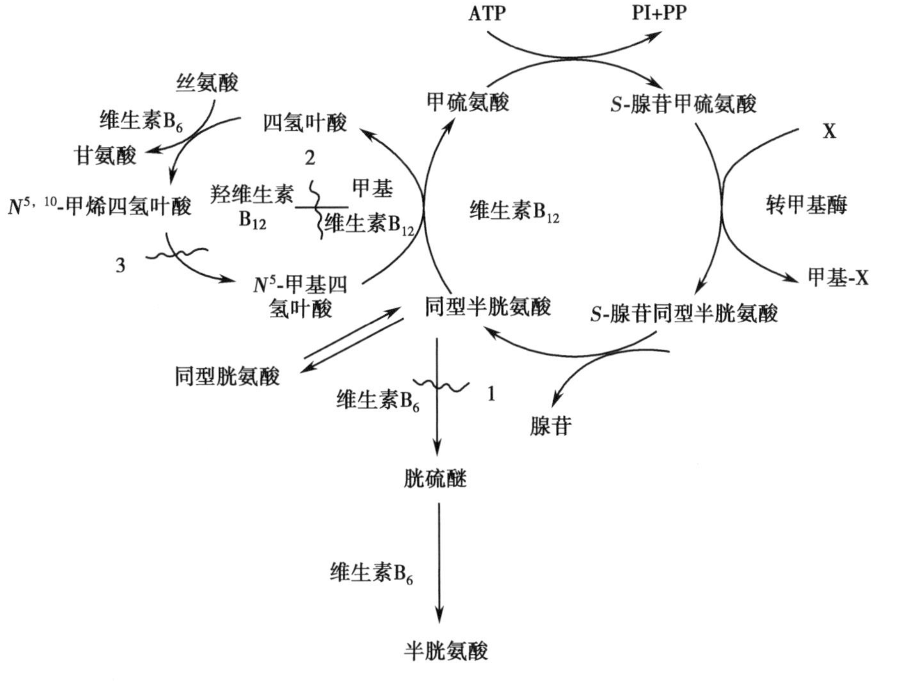

图 21-6-4 甲硫氨酸代谢和同型胱氨酸尿症发病机制

1. 同型胱氨酸尿症，合成酶型；2. 同型胱氨酸尿症，甲基转移酶型；3. 同型胱氨酸尿症，还原酶型。

2. **甲基四氢叶酸-高半胱氨酸甲基转移酶缺乏型（甲基转移酶型）**　此型患者的甲基转移酶酶蛋白本身的活性并未降低，而是辅酶（维生素 B_{12}）缺乏。正常时，同型半胱氨酸经过甲基化作用可形成甲硫氨酸，这种转化是在甲基转移酶催化下进行的，所需辅酶是维生素 B_{12} 的活化型，即甲基维生素 B_{12}。本型是由于体内维生素 B_{12} 代谢异常，不能将体内吸收的维生素 B_{12} 在细胞内转化为活性型有辅酶功能的维生素 B_{12} 所致。

3. **$N^{5,10}$-甲烯四氢叶酸还原酶缺乏型（还原酶型）**　此型的功能是催化 $N^{5,10}$-甲烯四氢叶酸还原为 N^{5}-甲基四氢叶酸。后者可为同型半胱氨酸经甲基化而转变为甲硫氨酸的反应中提供甲基。该酶缺乏时，不能形成足够的 N^{5}-甲基四氢叶酸，所以可引起同型胱氨酸甲基化不足而沉积于体内，同时出现同型胱氨酸尿症。

（二）编码基因

同型胱氨酸尿症为单基因病，属常染色体隐性遗传性代谢病。根据最新 GeneReviews 资料，编码胱硫醚合成酶的基因为 *CBS*；编码甲硫氨酸合成酶（cblC 型、cblD 型、cblF 型、cblG 型、cblJ 型）的基因分别为 *MMACHC*、*MMADHC*、*LMBRD1*、*MTR*、*ABCD4*；编码 $N^{5,10}$-甲烯四氢叶酸还原酶的基因为 *MTHFR*；各亚型的 OMIM 及其编码基因一般情况见表 21-6-2。*CBS* 基因至今已发现 130 余种突变，多数突变无共性；*MTHFR* 基因已发现 24 种突变；cblC 缺陷型是钴胺素代谢障碍中最常见类型，其编码基因为 *MMACHC*，已发现近 50 种突变；cblD 型存在 cblD-1 和 cblD-2 两种变异型：*MMADHC* 基因编码的蛋白 N-末端区域发生改变，即 cblD-1 变异型，引起单纯同型半胱氨酸血症；C-末端区域发生改变，即 cblD-2 变异型，引起单纯甲基丙二酸血症；外显子 5、8 或内含子 7 发生突变可导致经典型 cblD 表型，即甲基丙二酸血症合并同型半胱氨酸血症。编码 cblE、cblF 和 cblG 的基因 *MTRR*、*LMBRD1* 和 *MTR* 突变报道较少。cblJ 型为新近报道，其编码基因为 *ABCD4*。

表 21-6-2　同型胱氨酸尿症编码基因的一般情况

类型	编码基因	编码蛋白	定位	疾病 OMIM	基因 OMIM
合成酶型	*CBS*	胱硫醚合成酶	21q22.3	236 200	—
转移酶型					
cblC 型	*MMACHC*	甲硫氨酸合成酶	1p34.1	277 400	609 831
cblD 型	*MMADHC*	甲硫氨酸合成酶	2q23.2	277 410	—
cblE 型	*MTRR*	甲硫氨酸合成酶	5p15.31	236 270	612 625
cblF 型	*LMBRD1*	甲硫氨酸合成酶	6q13	277 380	612 625
cblG 型	*MTR*	甲硫氨酸合成酶	1q43	250 940	156 570
cblJ 型	*ABCD4*	甲硫氨酸合成酶	14q24.3	614 857	603 214
还原酶型	*MTHFR*	甲烯四氢叶酸还原酶	1p36.22	236 250	607 093

（三）临床表现

1. **合成酶缺乏型**　CBS 合成酶缺乏型初生时正常，5~9 个月起病，常有骨骼异常、晶状体脱位、血栓形成、智力发育落后及惊厥等典型症状。

（1）骨骼异常：儿童时期后，大部分出现骨质疏松症，其后果是脊柱侧凸、病理性骨折和椎体塌陷倾向。患者身材高大，手指细长，长骨长而薄，干骺端和骨骺增大，四肢关节不松弛但活动受限。X 线检查可见椎间盘扁平，胫骨远端生长停滞线、手足干骺端小梁和腕骨扩大，月骨发育迟缓及第四掌骨缩短。

（2）眼部症状：多发生于 3~10 岁，晶状体脱位、近视和青光眼是常见、严重且具有特征性的症状，最终可发生视网膜脱离和变性、视力萎缩和白内障，近视可先于晶状体脱位发生，之后逐渐加重。

（3）血栓栓塞：可发生于任何器官，血栓性静脉炎和肺栓塞最常见。栓塞部位和程度影响预后，大中型动脉（特别是颈动脉和肾动脉）血栓形成，是常见的主要死亡原因；CBS 缺乏型患者青春期可因冠状动脉闭塞发生缺血性心脏病而死亡。

（4）神经系统症状：较明显，大约 60% 患者会出现程度不一的发育迟缓和智力迟钝。约 50% 的患者出现癫痫、脑电图异常和精神障碍。发生脑梗死者可有偏瘫、失语和抽搐等局灶性神经体征。

2. **甲基转移酶缺乏型**　临床表现轻重不等，可有智力发育延迟、马方综合征样外观、反复感染、不同程度的神经症状如惊厥等。部分病例可有巨幼细胞贫血和肝脾大。晶状体脱位、骨骼异常和血管闭塞则较少见。本型虽有甲基丙二酸尿，但没有严重的酮症酸中毒表现。

3. **还原酶型缺乏型**　主要表现是神经系统症状如惊厥、智力低下、周围神经病变、肌病、精神分裂症样表现、肌张力增高、腱反射亢进、共济失调，没有血管、骨骼和晶状体症状。此型中还有一些患者以巨幼细胞贫血、同型胱氨酸尿症和甲基丙二酸尿症为特征，临床上表现为婴幼儿期严重的巨幼细胞贫血、烦躁不安、消瘦、反复感染、厌食、恶心、呕吐和腹泻，无神经、骨骼、血管和眼部异常。

（四）辅助检查

1. **常规检查**　甲基转移酶型有巨幼细胞贫血，血中叶酸水平升高。

2. **尿有机酸、血氨基酸谱分析**　血和尿中同型胱氨酸过高；合成酶缺乏型血中甲硫氨酸升高；转移酶缺乏型和还原酶缺乏型血、尿中胱硫醚浓度增多。

3. **酶活性测定**　肝活检测定酶活性，也可用皮肤成纤维细胞测定酶活性；产前诊断可测羊水细胞的酶活性。

4. **基因突变分析**　应用一代或NGS测序技术对编码胱硫醚合成酶、甲硫氨酸合成酶和$N^{5,10}$-甲烯四氢叶酸还原酶基因进行突变分析，可确诊同型胱氨酸尿症并可明确其基因分型。

5. **其他**　X线检查可发现前述骨质改变情况。眼部可发现晶状体脱位、近视、青光眼及视网膜脱离等表现；血管钙化，血管造影血管内膜呈条纹波浪状外观，体循环和肺血管阻塞（血栓形成和栓塞）。

（五）诊断和鉴别诊断

1. **诊断**　根据临床特征，怀疑本病者，需依靠实验室检查确诊。尿中同型胱氨酸增多，可用肝活检和培养的皮肤成纤维细胞以测定酶的活性或基因检测确定疾病分型。新生儿筛选试验在生后第4天即可进行，其方法是通过血MS-MS和尿GC-MS测定血甲硫氨酸、尿同型胱氨酸水平。产前检查可以通过培养羊水细胞以测定胱硫醚合成酶的活性，近年来，通过测定甲基转移酶的活性，从而诊断甲基转移酶缺乏型。

2. **鉴别诊断**　除同型胱氨酸尿症各型之间鉴别外，还需与马方综合征鉴别。

（1）同型胱氨酸尿症临床分型：胱硫醚合成酶缺乏型、甲基转移酶缺乏型和四氢叶酸还原酶缺乏型之间的临床表现、生化缺陷不同，治疗方法和疗效也不一样，故必须将3型加以区分和鉴别（表21-6-3）。

表21-6-3　同型胱氨酸尿症的临床分型和鉴别

项目	特征	胱硫醚合成酶缺乏型	甲基转移酶缺乏型	四氢叶酸还原酶缺乏型
临床表现	智力低下	常见	常见	常见
	生长障碍	无	常见	无
	马方综合征表现	常见	可有	无
	晶状体脱位	常见	无	无
	血管栓塞	常见	罕见	无
	巨幼细胞贫血	无	罕见	可有
	甲基丙二酸血症	无	有	无
生化异常	血和尿同型胱氨酸	增高	增高	增高
	血甲硫氨酸	增高	可能减少	可能减少
	血和尿胱硫醚	消失	可能增高	可能增高
	血叶酸	减少	增高	减少
治疗效果	维生素	维生素B_6	维生素B_{12}	叶酸
	限制甲硫氨酸摄入量	有效	有害	有害

（2）马方综合征：同型胱氨酸尿症和马方综合征的共同点是蜘蛛指/趾、心血管症状和晶状体异位。不同之处时遗传方式和病情发展不同：①同型胱氨酸尿症为常染色体隐性遗传，马方综合征是常染色体显性遗传。②马方综合征指/趾细长出生时即有，关节松弛；同型胱氨酸尿症在出生时正常，数年后骨骼的生长不成比例，四肢变长，四肢关节活动受限，与马方综合征的关节松弛形成鲜明对比。③马方综合征晶

状体一般向上脱位，同型胱氨酸尿症晶状体通常向下脱位。④同型胱氨酸尿症还有血栓栓塞症状，骨质疏松，椎骨有双凹畸形等。⑤更重要的是，马方综合征不存在生化代谢异常。

（六）治疗

1. **合成酶缺乏型** 应试用大剂量维生素 B_6（100～500mg/d）和低甲硫氨酸饮食治疗：对维生素 B_6 敏感者，可加用叶酸和维生素 B_{12}，这三种维生素结合可以降低同型半胱氨酸水平，并提供临床益处；对于大剂量维生素 B_6 完全无效者，应补充胱氨酸，加用甜菜碱。测量同型胱氨酸水平可用于监测治疗效果。合成酶缺乏型预后较差，若不经治疗，多于 20～30 岁死于血管栓塞并发症。

2. **还原酶缺乏型** 不需要限制蛋白质摄入量，通过口服甜菜碱 3～6g/d（最大量可达 10g/d）和亚叶酸 0.5～1.5mg/（kg·d），可获得良好的控制。还原酶缺乏型预后尚可，可存活至成年。

3. **甲基转移酶缺乏型** 需使用羟钴胺或甲钴胺治疗，每次肌内注射 1mg，每周 2～3 次，患者巨幼细胞贫血可纠正，但神经系统损伤很难恢复。甲基转移酶缺乏型预后大多不良，可早期死于反复感染。

五、高甲硫氨酸血症

高甲硫氨酸血症（hypermethioninemia）又称高蛋氨酸血症（OMIM：250 850）。引起甲硫氨酸（methionine，Met）水平升高的主要原因包括遗传（多为常染色体隐性遗传，少数为显性遗传）和非遗传两方面。遗传性高甲硫氨酸血症主要是因基因突变造成甲硫氨酸转化成 *S*-腺苷甲硫氨酸（*S*-adenosylmethionine，AdoMet）所需的甲硫氨酸-*S*-腺苷转移酶活性降低或缺乏，血液中 Met 堆积所致。

（一）病因

下列遗传因素和非遗传因素可引起高甲硫氨酸血症。

1. **甲硫氨酸-*S*-腺苷转移酶**（methionine adenosyltransferase，MAT）**缺乏** 由于 MAT 活性不足，Met 向 AdoMet 的转化受阻而累积，导致高甲硫氨酸血症发生。

2. **甘氨酸-*N*-甲基转移酶**（glycine-*N*-methyltransferase，GNMT）**缺乏** 体内累积 AdoMet 过多，使得 Met 进一步转化为 AdoMet 受阻，血中 Met 水平升高。

3. ***S*-腺苷同型半胱氨酸水解酶**（*S*-adenosylhomocysteine hyddrolase，AHCY）**缺乏** 由于没有正常分解，S-腺苷同型半胱氨酸累积并抑制许多依赖于 AdoMet 的甲基转移酶，产生 AdoMet 的累积，从而导致高甲硫氨酸血症。

4. **胱硫醚β合成酶（CBS）缺乏** 由于 CBS 缺乏，过多的同型半胱氨酸的再甲基化，导致 Met 水平明显升高。

5. **线粒体谷氨酸-天冬氨酸转运体（citrin 蛋白）缺乏** 通常发生暂时性高甲硫氨酸血症，主要见于亚洲国家的希特林缺陷病患者，其直接原因尚不清楚。

6. **延胡索酰乙酰乙酸水解酶缺乏（酪氨酸血症Ⅰ型）** 可能是因继发性肝损伤和/或延胡索酰乙酰乙酸积累所致，后者可高度抑制 MAT 的米氏系数（K_m），可导致高甲硫氨酸血症发生。

7. **非遗传性因素** 如肝病可引起轻度或重度高甲硫氨酸血症；低出生体重和/或早产儿，可能引起短暂的高甲硫氨酸血症；摄入相对较多的 Met 时，即使是足月正常出生的婴儿也可能导致高甲硫氨酸血症。

（二）发病机制

甲硫氨酸代谢是通过甲硫氨酸循环（methionine cycle）完成，主要包括转硫与转氨 2 个过程（图 21-6-5），主要参与的酶类包括甲硫氨酸 *S*-腺苷基转移酶、多种甲基转移酶、*S*-腺苷同型半胱氨酸水解酶、甜菜碱-同型半胱氨酸 *S*-甲基转移酶、N^5-甲基四氢叶酸同型半胱氨酸 *S*-甲基转移酶、胱硫醚合成酶、胱硫醚裂解酶、甲硫氨酸转氨酶（被谷氨酰胺转氨酶催化）和 2-酮-4-甲基硫代丁酸氧化脱羧酶（被支链 α-酮酸脱氢酶催化）。本节描述转硫代谢途径的酶缺乏所致高甲硫氨酸血症。

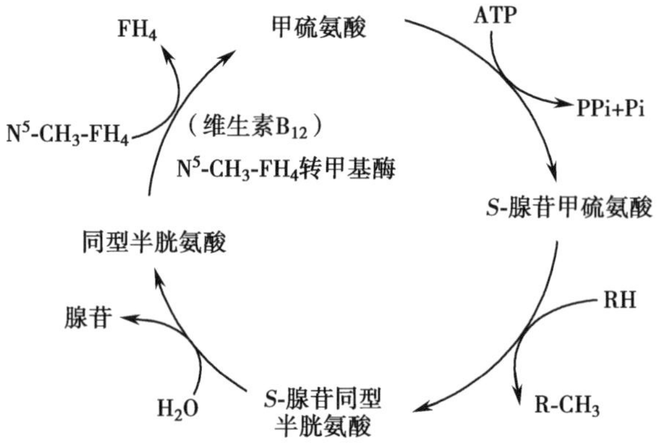

图 21-6-5 甲硫氨酸循环

1. **转硫过程** 甲硫氨酸通过 MAT 转变为 AdoMet，后者是细胞代谢中重要的甲基化供体，AdoMet 经 GNMT 转变成 *S*-腺苷同型半胱氨酸（*S*-adenosylhomocysteine，AdoHcy），AdoHcy 再经 AHCY 水解生成同型半胱氨酸(homocysteine,Hcy)。上述代谢途径中任何一种酶相关基因突变,均导致酶活性降低,影响甲基化反应,血中 Met 水平增高,而 Hcy 水平降低。

2. **转氨途径** 甲硫氨酸转氨酶或 2-酮-4-甲基硫代丁酸氧化脱羧酶影响转氨,后者导致 Met 水平增高。

(三)编码基因

高甲硫氨酸血症为单基因病,根据最新 LOVD 资料,编码甲硫氨酸 *S*-腺苷转移酶的基因为 *MAT1A*(OMIM:610 550),编码甘氨酸 *N*-甲基转移酶的基因为 *GNMT*(OMIM:606 628),编码 *S*-腺苷同型半胱氨酸水解酶的基因为 *AHCY*(OMIM:180 960),多数属于常染色体隐性遗传。MAT 有 3 种形式:MAT Ⅰ、Ⅱ和Ⅲ,其中 MAT Ⅰ和Ⅲ是由同一基因 *MAT1A* 编码,分别对应于单个 α1 亚基的四聚体和二聚体形式。*MAT1A* 基因定位于 10q22,*MAT1A* 基因突变可导致常染色体隐性或显性的高甲硫氨酸血症,至今已发现约 9 种突变。*GNMT* 基因定位于 6p12,已发现的突变极少。*AHCY* 基因定位于 20q11.22,至今已报道约 5 种突变,对 *AHCY* 基因测序显示存在母系来源的无义突变和父系来源的错义突变。

(四)临床表现

大部分患者无明显的症状,少部分患儿出现神经系统异常表现,如生长发育延迟、甘蓝样气味、呼吸有恶臭味。AHCY 缺乏者表现为智力和运动发育迟缓、生长滞后、张力减低、新生儿胆汁淤积、牙齿和头发异常及心肌病等。

(五)辅助检查

1. **氨基酸测定** 常用色谱方法进行检测。若血浆和尿液中的 Met 水平升高,Hcy、*S*-腺苷甲硫氨酸不高,高度提示 MAT Ⅰ/Ⅲ缺乏,但应排除其他导致高甲硫氨酸血症的原因。测定血浆中的 *S*-腺苷甲硫氨酸和 *S*-腺苷同型半胱氨酸,可以鉴别 MAT Ⅰ/Ⅲ缺乏和其他高甲硫氨酸血症:与 MAT 缺乏症患者的正常水平相比,GNMT 缺乏患者的 *S*-腺苷甲硫氨酸水平显著升高(高于正常上限 10~30 倍),但血浆中肌氨酸、*S*-腺苷同型半胱氨酸和 Hcy 水平均未升高。通过测量血浆中 *S*-腺苷同型半胱氨酸(大约升高 100 倍)、*S*-腺苷甲硫氨酸(大约升高 30 倍)和肌氨酸水平,可以区分 AHCY 缺乏症和其他 2 种高甲硫氨酸血症。

2. **头颅 MRI 检查** 可发现大脑脱髓鞘病变等。

3. **确诊性检查** 肝脏活检测定 MAT-Ⅰ/Ⅲ活性或行基因突变检测。

(六)诊断

生长发育迟滞、甘蓝样气味、呼吸有恶臭味,应高度怀疑此病;新生儿筛查可以利用 MS-MS 技术测定 Met 含量,正常值为 7~55μmol/L,当浓度持续高于 60μmol/L,血 Hcy 水平降低或正常,排除其他原因导致者可诊断(临床表现和生化指标)。进一步行基因检测可明确诊断和分型。

(七)鉴别诊断

1. **酪氨酸血症Ⅰ型** 临床表现多样,生长迟缓、呕吐、黄疸、肝大、肝硬化、腹水、凝血功能障碍、出血、佝偻病、低血糖、肾小管病变、肝衰竭等。血酪氨酸、Met 水平升高,但血琥珀酸丙酮酸增高是特异性诊断指标。

2. **胱硫醚β合成酶(CBS)缺陷型** 主要引起同型胱氨酸尿症,表现为晶状体脱位、近视、骨质疏松、血管栓塞形成、蜘蛛样指/趾等,血 Hcy 及 Met 水平均升高。

3. **腺苷激酶(ADK)缺陷症** 表现为全身发育迟缓、早期癫痫发作、异质性特征(包括巨头畸形、额部隆起、鼻间距增宽、四肢纤细)、进行性肌无力和消瘦。血浆 Met 水平升高,合并血浆 AdoMet/AdoHcy 增高,但 Hcy 正常。尿检腺苷分泌增多;脑部 MRI 显示大脑萎缩合并大脑白质非特异性退化。肝脏活检提示肝组织纤维化。

4. **其他疾病** 如早产儿摄入富含 Met 奶粉或高 Met 饮食导致暂时性高甲硫氨酸血症;希特林蛋白缺陷所致的新生儿肝内胆汁淤积、肝脏疾病也会导致继发性甲硫氨酸增高。

(八)治疗

1. **MAT Ⅰ/Ⅲ缺乏者** 一般不需要治疗,但存在脱髓鞘表现者,则需使用 *S*-腺苷甲硫氨酸予以纠正;若特定突变导致严重酶缺乏,使用 *S*-腺苷甲硫氨酸治疗有益。

2. **GNMT 缺乏者** 低 Met 饮食、补充胱氨酸可能有益,但目前缺乏相关数据支持。

3. **AHCY 缺乏症** 严格限制 Met 摄入,以蛋黄的形式给予磷脂酰胆碱,可使血浆异常代谢物的降低和临床改善,但长期结果尚不清楚。

六、非酮症性高甘氨酸血症

非酮症性高甘氨酸血症(nonketotic hyperglycinemia,NKH)又称甘氨酸脑病,是一种罕见的先天性遗传代谢性疾病,为甘氨酸裂解酶系统(glycine cleavage system,GCS)活性降低导致甘氨酸降解障碍,在体内各器官组织,尤其是脑脊液中异常蓄积而引起脑部症状。

(一)病因与发病机制

甘氨酸的分解代谢包括多个途径,其中甘氨酸裂解系统(glycine cleavage system,GCS)的作用最为重要(图 21-6-6)。这种多酶复合物将甘氨酸降解为 NH_3 和 CO_2,同时也将四氢叶酸转化为 $N^{5,10}$-亚甲基四氢叶酸。GCS 是一种线粒体酶复合体,由 4 种独立成分组成,分别是 P 蛋白即甘氨酸脱羧酶(glycine decarboxylase,GLDC)、T 蛋白即四氢叶酸依赖的氨甲基转移酶(aminomethyltransferase,AMT)、H 蛋白即甘氨酸裂解酶系统氢载体蛋白(glycine cleavage system H protein,GCSH)及 L 蛋白即二氢硫辛酰胺脱氢酶。这 4 种特殊的蛋白质使得甘氨酸在肝脏、肾脏和大脑中降解。若因基因突变使 GCS 缺陷,导致甘氨酸降解障碍,在体内蓄积,引起体内各器官组织等多系统损伤。

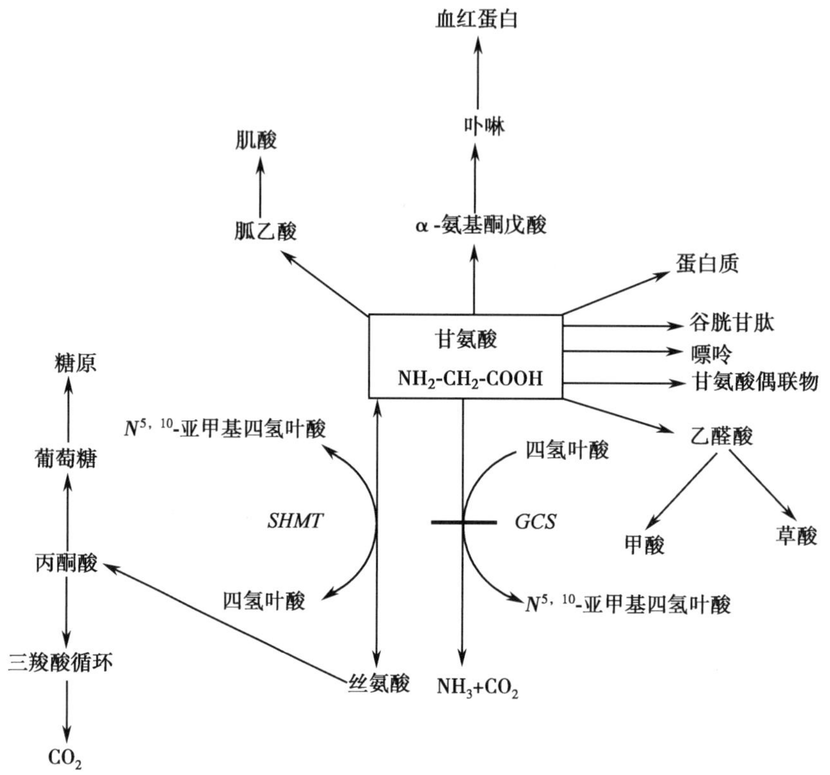

图 21-6-6 甘氨酸代谢途径及非酮症性高甘氨酸血症发病机制

GCS. 甘氨酸裂解系统;SHMT. 丝氨酸羟甲基转移酶。

(二)编码基因

非酮症性高甘氨酸血症为双等位基因病,属于常染色体隐性遗传病。根据最新 GeneReviews 资料,编码 P 蛋白的基因为 *GLDC*,T 蛋白的基因为 *AMT*,H 蛋白的基因为 *GCSH*。目前已发现 40 多种突变,其中 Ser564Ile、F756del、ARG515SER、GLY761ARG、ALA802VAL、ARG739HIS、2607C-A 等突变导致甘氨酸脱羧酶活性降低或无活性。目前报道的突变类型有 G269D、G47R、R320H、H42R、183delC、ASP276HIS、Q192X、IVS7,G→A,-1、N145I、C95V、E211K、H14R、G19R、Y197C、V184A。疾病 OMIM 及其编码基因一般情况见表 21-6-4。

表 21-6-4 NKH 编码基因一般情况

基因	编码蛋白	定位	疾病 OMIM	基因 OMIM
GDLC	P 蛋白	9p24. 1	605 899	238 300
AMT	T 蛋白	3p21. 31	605 899	238 310
GCSH	H 蛋白	16q23. 2	605 899	238 330

(三)临床表现

NKH 通常分为 2 种主要的临床类型:新生儿型(经典型)和迟发型(非经典型),其中新生儿型是最常见的。

1. **新生儿型(经典型)** 大多数患儿在出生时表现正常,但可在最初几个小时内发展为进行性脑病,其特征是昏睡、呃逆、四肢张力减退,Moro 试验低反应,呼吸变得越来越不规律,最终以呼吸暂停发作而告终,此时患儿处于深度昏迷状态,低肌张力逐渐演变为肌阵挛,最后出现强直性或阵挛性发作。大多数患者在 6 天至 5 岁死亡。幸存的患儿有严重的智力缺陷和顽固性癫痫。男性患儿比女性患儿更易存活,生长发育影响更小。

2. **迟发型(非经典型)**　患者在新生儿期无异常症状或体征,但此后出现不同程度非特异性神经症状。发病年龄从婴儿期至成年后期。非典型中最常见的是婴儿型,患儿在生后大约6个月前发育是正常的,6个月后逐渐出现发育迟缓和癫痫发作。随着年龄的增长,出现智力障碍、不自主运动和行为障碍。其他非典型类型的甘氨酸脑病出现在儿童或成年后期,引起各种主要影响神经系统的医学问题。

(四)辅助检查

1. **血浆及脑脊液中甘氨酸测定**　正常值随年龄而变化,新生儿期脑脊液和血浆甘氨酸浓度均较高,在生命最初几个月迅速下降(>1岁时,脑脊液甘氨酸浓度正常值<12μmol/L,血浆甘氨酸浓度<350μmol/L)。不同类型血浆及脑脊液中甘氨酸浓度及其比值见表21-6-5。值得注意的是血浆和脑脊液标本须同时获得。

表21-6-5　NKH脑脊液和血浆甘氨酸浓度

单位:μmol/L

甘氨酸浓度	甘氨酸脑病		正常对照
	新生儿型	迟发型	
脑脊液甘氨酸浓度	>80	>30	<20
血浆甘氨酸浓度	460~2 580	340~920	125~450
脑脊液/血浆甘氨酸比值	>0.08	0.04~0.20	<0.02

2. **尿气相色谱**　阴性,无酮体排出。

3. **^{13}C-甘氨酸呼气试验**　快速非侵袭性酶活性检查方法:口服^{13}C-甘氨酸10mg/kg(最大剂量为100mg)后15、30、45、60、90、120、180、240、300分钟分别收集150~250ml气体,用红外线$^{13}CO_2$分析机检测呼吸样本中$^{13}CO_2$的量,从而推测GCS活性。健康新生儿在5小时后$^{13}CO_2$恢复21.5%±4.3%,有报道NKH患儿5小时后$^{13}CO_2$仅恢复8.3%±2.3%。

4. **酶活性测定**　肝脏活检或淋巴母细胞中GCS活性直接测定是确诊性检查。

5. **基因突变分析**　*GLDC*、*AMT*、*GCSH*基因检测以确诊,*GLDC*基因突变为疾病的主要原因。

6. **其他**　头颅MRI胼胝体T_1加权像高密度,T_2加权像低密度,DWI高信号;进行性皮质萎缩,胼胝体变薄,髓鞘发育迟缓,尤其是在顶叶,锥体束、小脑中蒂和齿状核呈高信号。在磁共振波谱学中,乳酸和肌酸增加,*N*-乙酰天冬氨酸和肌醇-甘氨酸的水平可能是预后指标。早期脑电图显示一种暴发抑制(burst-suppression,BS)模式,由持续1~3Hz的高振幅活动周期组成,周期性地出现在低活跃背景下,且无时空分化。这种暴发在2个大脑半球上不同步,包括不规则的慢波、锐波和尖峰。BS从出生开始就存在(先于临床表现出现),生后第一个月结束时消失,变成高幅失律。

(五)诊断

临床怀疑NKH时,在未进行丙戊酸盐治疗的情况下,应行血浆氨基酸分析:如果发现甘氨酸水平单独升高,则必须通过尿液有机酸和/或血浆酰基肉碱分析,以排除酮症性高甘氨酸血症(丙酸血症或甲基丙酸血症常见);如果没有发现异常代谢物,则同时测定血浆和脑脊液甘氨酸水平。在NKH中,仅血浆甘氨酸水平明显增高,其他氨基酸水平均保持在正常值之内;脑脊液中甘氨酸绝对值增加,或脑脊液与血浆甘氨酸比值增加。可通过肝活检样本测量GCS的总体活性来确定NKH诊断,但临床上难以实现。从B淋巴细胞中获得的淋巴母细胞中,可以检测到GCS的总体活性,并根据甘氨酸-CO_2交换反应来确定缺乏的酶类型。在鉴定出缺乏酶后,可以对相应的基因进行编码区和内含子/外显子测序分析。

(六)鉴别诊断

1. **酮症性高甘氨酸血症**　酮症性高甘氨酸血症可由其他有机酸代谢病如丙酰辅酶A羧化酶(丙酸血症)、甲基丙二酰辅酶A变位酶(甲基丙二酸血症)、β-酮硫解酶(β-酮硫解酶缺乏症)或异戊酰辅酶A脱氢酶(异戊酸血症)缺陷,以及间歇性酮症酸中毒和高氨血症所致,血浆甘氨酸水平可升高,但脑脊液甘氨酸浓度正常。淋巴母细胞GCS活性和脑脊液/血浆甘氨酸比值有助于鉴别。

2. **一过性高甘氨酸血症**　出生时高甘氨酸血症,脑脊液/血浆甘氨酸比值增高,但GCS活性正常。一段时间后血甘氨酸水平可降至正常范围,大多数此型患儿生长发育正常;部分患儿即使甘氨酸水平正常,仍可出现智力落后和癫痫发作。

(七)治疗

NKH没有有效的治疗方法,产前诊断预防该类患儿出生非常重要。通过新生儿MS-MS筛查早期发现血甘氨酸增高患儿，及时干预，对预后改善有一定意义。

苯甲酸钠治疗对大部分新生儿型病例无效。泛酸作为辅酶A的前体可激活苯甲酸钠，可能有一定疗效。在迟发型病例中，低蛋白饮食、苯甲酸钠和丙米嗪的联合使用可能有效。

（肖 昕）

第七节 新生儿脂肪酸β氧化障碍

脂肪酸氧化障碍（fatty acid oxidation disorder，FAOD）是脂肪酸转运和线粒体β氧化途径中的酶或转运蛋白功能缺陷，导致脂肪酸β氧化代谢发生障碍所引起的一组疾病，均属于常染色体隐性遗传病。该病具有不同的临床特征，新生儿期常表现为高氨血症、低血糖、代谢酸中毒和猝死等，晚发型表现为神经病变、肌病及视网膜病变等。目前，大部分的脂肪酸氧化障碍疾病可通过MS-MS检测足跟血样本进行筛查。

一、概 述

（一）脂肪酸β氧化途径与发病机制

脂肪酸是体内重要的能量来源，禁食期间机体生命活动80%的能量由脂肪酸提供。在新生儿期，由于有限的糖原储备和较高的能量需要，脂肪酸更发挥了重要作用。当糖原储备消耗殆尽时，脂肪酸分解为乙酰辅酶A并进入三羧酸循环氧化产生ATP供能。长链脂肪酸（C16~C20）主要通过甘油三酯的形式存储在脂肪组织中，空腹或长时间运动时，在脂肪酶活化作用下转化为脂酰基辅酶A，氧化供能。短链和中链脂肪酸能够直接进入细胞质基质和线粒体内进行氧化分解，长链脂肪酸则需要生成酰基肉碱，通过转运蛋白协助穿过线粒体膜，进入线粒体内分解为乙酰辅酶A。乙酰辅酶A进入三羧酸循环，在脱氢酶催化作用下脱去电子并进入呼吸链，产生ATP供能（图21-7-1）。在脂肪酸进入线粒体进行代谢的途径中，任何一步发生障碍即可导致脂肪酸代谢受阻，乙酰辅酶A生成量减少，ATP合成减少，能量供给障碍，从而导致疾病。线粒体脂肪酸氧化障碍主要包括4个方面：①长链脂肪酸进入线粒体转运酶缺乏；②长链脂肪酸β氧化过程酶缺乏；③短链、中链脂肪酸β氧化过程酶缺乏；④线粒体β氧化电子传递过程酶缺乏。

（二）临床分类与表现

长、中、短链脂肪酸β氧化途径中的酶或转运蛋白功能缺陷不同，可发生不同类型的脂肪酸氧化缺陷症（表21-7-1）。

脂肪酸氧化障碍临床表现多样，既有轻度肝功能异常、心肌病变和骨骼肌病变，也有严重肝脏疾病，如婴儿时期反复发作的类Reye综合征、肝型脂肪变性、不明原因的肝功能障碍及低血糖。禁食、感染、发热等应激状态下会加重机体代谢紊乱，出现特异性和非特异性（普通）临床表现（图21-7-2）。

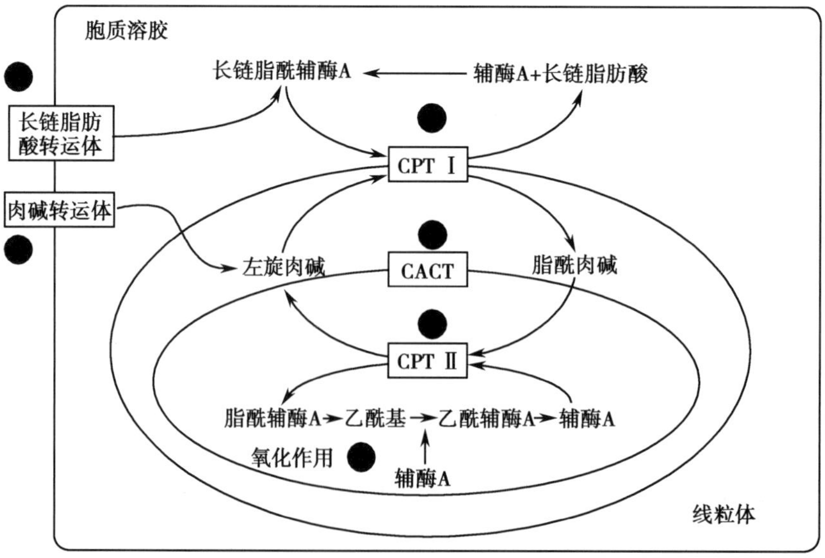

图21-7-1 脂肪酸氧化代谢途径

①长链脂肪酸转运蛋白；②肉碱转运蛋白；③肉碱棕榈酰基转移酶Ⅰ；④肉碱-酰基肉碱转移酶；⑤肉碱棕榈酰基转移酶Ⅱ；⑥（短、中、长链）酰基辅酶A脱氢酶。

表 21-7-1 脂肪酸氧化障碍分类

分类	疾病	分类	疾病
细胞质膜功能缺陷	原发性肉碱缺乏病		长链-3-羟酰基辅酶A脱氢酶缺乏症
	长链脂肪酸转运/结合体缺乏症	中链脂肪酸氧化缺陷	中链酰基辅酶A脱氢酶缺乏症
脂肪酸穿过线粒体膜转运缺陷	棕榈酰基转移酶Ⅰ缺乏症		中/短链-3-羟酰基辅酶A脱氢酶缺乏症
	肉碱酰基肉碱移位酶缺乏症		
	棕榈酰基转移酶Ⅱ缺乏症		中链-3-酮酰基辅酶A硫解酶缺乏症
长链脂肪酸氧化缺陷	极长链酰基辅酶A脱氢酶缺乏症	短链脂肪酸氧化缺陷	短链酰基辅酶A脱氢酶缺乏症

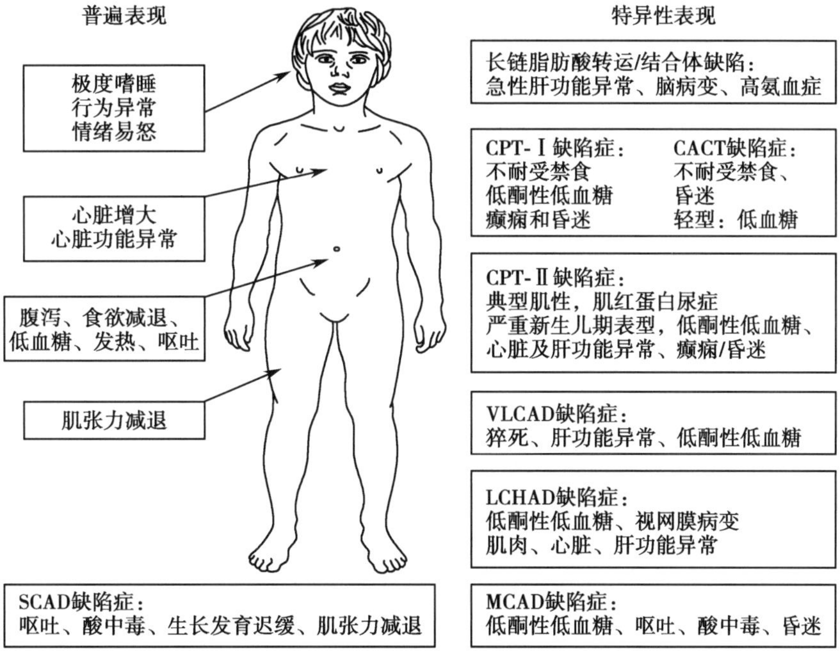

图 21-7-2 脂肪酸氧化障碍普遍和特异性临床表现

（三）诊断

结合临床表型、常规实验室检测及分子水平检查能够对脂肪酸氧化障碍进行临床诊断和确诊。

1. **常规检查** 如全血细胞分析、电解质分析、肝功能、血糖、血氨、血乳酸、血清磷酸肌酸激酶水平等。

2. **血 MS-MS 检测** 血浆游离肉碱、(短、中、长链)酰基肉碱水平、(短、中、长链)羟酰基肉碱水平及(短、中、长链)烯酰基肉碱水平。

3. **尿 GC-MS 检测** 特异性有机酸水平如丙酸、甲基丙二酸等(用于鉴别诊断)。

4. **基因突变分析** 特异性基因突变检测可对脂肪酸氧化障碍性疾病确诊和分类，并有助于产前咨询和诊断。

（四）治疗

1. **急性期治疗** 主要目的是逆转低血糖及控制并发症，治疗措施主要是静脉补充 10% 葡萄糖[12~15mg/(kg·min)]和氨基酸[2~3kg/(kg·d)]。急性期不能使用脂肪乳制剂。

2. **长期治疗** 治疗目的是抑制脂肪酸氧化代谢。通过增加给予高碳水化合物饮食及喂养频率改善低血糖。在中链脂肪酸和轻度长链脂肪酸氧化障碍时，限制脂肪酸摄入不是必需的。但对于严重的长链脂肪酸代谢异常类疾病，必须严格限制长链脂肪酸摄入，并补充中链甘油三酯。对于原发性肉碱缺乏病治疗而言，必须终身无间断补充左旋肉碱；对其他的脂肪酸氧化障碍类疾病，是否必须给予左旋肉碱治疗还存在争议，一方面，左旋肉碱能和体内大量蓄积的有机酸结合，促进其排出体外，减轻体内酸中毒；另一方面，不补充左旋肉碱，也有可能达到相应的治疗效果，长期使用左旋肉碱不但增加了医疗成本，还存在一定的毒性副作用。

（五）预防

新生儿血 MS-MS、尿 GC-MS 筛查可及早发现患儿，及时干预，防止并发症的发生。对基因突变位点已证实的先证者母亲再次妊娠时，可行产前诊断，防止下一胎患儿的出生。

二、原发性和继发性肉碱缺乏病

肉碱缺乏病（carnitine deficiency，CD）包括原发性肉碱缺乏病（primary carnitine deficiency，PCD）和继发性肉碱缺乏病（secondary carnitine deficiency，SCD）。

PCD 又称肉碱转运障碍或肉碱摄取障碍，是由于细胞膜上高亲和力的肉碱转运体（肉碱转运蛋白）基因突变所致的一种脂肪酸 β 氧化代谢病，表现为血浆肉碱水平明显降低及组织细胞内肉碱缺乏（OMIM：212 140）。PCD 发病率为（0.8～2.5）/10 万，不同地区的发病率存在差异：PCD 在法罗群岛的发病率最高，约 1/300，其在美国为 1/70 000～1/20 000，日本为 1/40 000，澳大利亚为 1/120 000，我国的发病率约为 1/30 000。1998 年 PCD 的基因 *SLC22A5* 被定位并克隆，该基因位于染色体 5q31.1，有 10 个外显子和 9 个内含子。目前已检测出 110 余种突变类型，多为错义突变、无义突变及移码突变，剪接位点突变较为少见，其中 R254X 为国内患儿中发生率最高的突变。

SCD 在临床上较为多见，其原因包括脂肪酸 β 氧化障碍、有机酸代谢异常、线粒体疾病、尿素循环障碍、摄入不足及合成下降（长期素食或低蛋白饮食者、慢性肝肾疾病者、甲状腺功能减退等）、丢失过多（透析、范科尼综合征、黏液性水肿等）、吸收异常（如短肠综合征）、服用某些药物（丙戊酸、β-内酰胺酶类抗生素、苯甲酸钠等）、发育尚未成熟（早产）。PCD 和 SCD 可通过病史、临床表现及左旋肉碱治疗后血浆游离肉碱浓度变化情况等鉴别诊断，可通过基因检测以明确诊断。本章着重介绍 PCD 的发病机制及临床诊断。

（一）肉碱及其生理作用

自然界的肉碱是一种水溶性的四胺化合物，化学名称为 L-3 羟基-4-三甲氨基丁酸，具有左旋和右旋 2 种形式，其中左旋肉碱（以下简称肉碱）具有生理活性。人体内肉碱以游离肉碱和酰基肉碱 2 种形式存在，约 98% 存在于心肌、骨骼肌等肌肉组织中，2% 存在于肝脏、大脑、肾脏及细胞外液（如血浆、尿液）。肉碱合成主要在肝脏中进行，通过血液运到肌肉，主要经肾脏排泄，仅有小部分经胆汁排出体外。研究发现，肉碱具有多种重要生理作用：①作为长链脂肪酸的唯一载体，将胞质中的长链脂肪酸转运至线粒体内进行 β 氧化，提供能量；②通过脂肪酸 β 氧化和其他线粒体代谢过程产生的酯酰辅酶 A 通过肉碱酯酰转移酶进行酯酰交换，调节线粒体内辅酶 A 和酰基辅酶 A 的比例，消除酰基辅酶 A 蓄积引起的不良反应；③协助肌细胞对葡萄糖的吸收和利用，在体内糖类过多、胰高血糖素与胰岛素比值降低时，使线粒体内过剩的乙酰基团转移至胞质中，降低线粒体内乙酰辅酶 A 与游离辅酶 A 的比例，增加丙酮酸的氧化，强化葡萄糖氧化途径；④抗氧化作用，避免自由基的损害，促进细胞膜磷脂的更新和修复，起到稳定线粒体膜和保护细胞的作用；⑤增加尿素合成，协助体内氨和氮的排泄。

（二）病因与发病机制

人体内的肉碱约 75% 来自食物，25% 由肝脏和肾脏合成。正常情况下，食入的肉碱通过细胞膜上肉碱转运蛋白的作用进入细胞内（肝细胞除外），在心肌和骨骼肌含量最高。体内脂肪酸的 β 氧化代谢是在线粒体中进行的，细胞内的长链脂肪酸不能直接进入线粒体，在酰基辅酶 A 合成酶作用下活化为长链酰基辅酶 A，并在线粒体外膜的肉碱棕榈酰基转移酶Ⅰ的催化下与肉碱结合生成酰基肉碱，后者在线粒体内膜的肉碱酰基肉碱移位酶的作用下进入线粒体基质，随后在线粒体内膜内侧的肉碱棕榈酰基转移酶Ⅱ的作用下分解为长链酰基辅酶 A 及游离肉碱，长链酰基辅酶 A 进一步参与 β 氧化，而释出的肉碱则在肉碱酰基肉碱移位酶的作用下被转运出线粒体以循环再利用。

肉碱转运蛋白是 Na^+ 依赖性有机阳离子/肉碱转运体，由 557 个氨基酸组成，包含 12 个跨膜区，广泛分布于心肌、骨骼肌、小肠、肾小管、皮肤成纤维细胞及胎盘等组织细胞膜上。肉碱转运蛋白的编码基因为 *SLC22A5*，该基因突变将导致肉碱转运蛋白转运肉碱功能减退，使肉碱不能进入细胞内，通过肠道吸收的肉碱减少，体液中游离肉碱相应减少导致肉碱缺乏。同时，细胞内肉碱缺乏，导致长链脂肪酸不能进入线粒体进行 β 氧化，乙酰辅酶 A 生成减少，致使机体在需要脂肪动员供能的情况下能量供应不足，而脂质等在细胞内大量蓄积。在心脏中，肉碱缺乏导致细胞能量不足，引起心肌收缩力降低，促进心肌重构，而脂肪酸的堆积加速了心肌不可逆的损伤过程，且游离脂肪酸可改变心肌细胞电活动导致心律失常。在骨骼肌中，肉碱缺乏使线粒体脂肪酸氧化障碍，不能提供机体运动所需的能量，导致运动强度和耐力下降，抗疲劳能力减退，而肌痛可能与脂肪酸及代谢中间产物蓄积有关。在肝脏中，当血浆肉碱极度缺乏，影响到被动扩散进入肝细胞的肉碱量时，肝脏脂肪酸代谢障碍，蓄积的游离脂肪酸在内质网中合成的甘油三酯增多，血脂水平升高的同时，肝细胞发生脂肪变性，且肝内过多的脂肪酸的毒性作用直接介导肝脏损害的进展，诱导肝细胞凋亡，下调其增殖能力，并增加其对内毒素的易感性。肝脏受损也使其合成肉碱的能力减退，进一步造成机体肉碱缺乏，而肝细胞再生所需能量供应不足，导致损伤更加恶化。另外，肝脏受损使酮体生成及糖异生减少，长期饥饿或糖供应不足时，葡萄糖耗尽后不能得到内源性补充，导致严重的低血糖，大脑缺乏葡萄糖及酮体的能量供应，使功能受损，出现意识障碍。

（三）临床表现

PCD 基因型与临床表型的相关性不明确，相同突变可导致不同临床表型，不同突变可呈现相似临床表型。研究发现，无义突变和移码突变多引起肉碱转运体功能极低，患者多表现出症状；错义突变和缺失突变导致体内肉碱转运体残留部分活性，在无症状患者中多见。相对于错义突变或杂合的无义突变来说，携带纯合无义突变的患者血肉碱水平最低，且突变越接近肽链 C-末端，血肉碱浓度越低，推断 *SLC22A5* 基因突变位置和类型可直接影响到血肉碱水平。然而，血清肉碱水平高低与临床表现轻重并未发现相关性，多数学者认为遗传和环境因素如饮食、疾病等都会对表型产生影响。

PCD 可于任何年龄发病，多数患儿于 3 月龄至 4 岁发病，临床表现差异较大，除发生急性能量代谢危象外，还可出现肝脏、心脏和肌肉损害，对患儿来说，是一种潜在的致死性疾病。

1. **急性能量代谢障碍危象** 发生低酮性低血糖、低血糖性脑病、高血氨及代谢性酸中毒等。

2. **肝脏损害** 表现为肝大、脂肪肝、肝功能异常等，部分肝损伤患儿急性起病，表现为抽搐、进行性意识障碍等。

3. **肌病** 表现为肌无力、肌张力减退、肌痛、运动耐力差、肌肉型肌酸激酶水平升高、肌纤维内脂质沉积等。

4. **心肌病** 表现为心室肥厚、心功能异常、心律失常及肌酸激酶水平升高等。

5. **其他** 可出现反复腹痛、呕吐、反复感染及贫血等。此外，PCD 被认为是一种潜在的致死性疾病，婴幼儿期或儿童期可因急性能量代谢障碍危象或急性心力衰竭而猝死；成年期症状较轻或无明显症状，多表现为耐受力降低或易疲劳；妊娠期孕妇会因能量消耗增加及生理性的血浆肉碱水平降低而出现疲劳和心律失常等。

（四）辅助检查

1. **常规检查** 患儿常出现低酮性低血糖、肌酸激酶水平增高、高血氨、代谢性酸中毒、转氨酶水平升高等。

2. **血 MS-MS 检测** 血游离肉碱浓度降低，正常参考值为 10~60μmol/L，患者检测值常低于 10μmol/L，且伴随多种酰基肉碱浓度降低。由于游离肉碱能通过胎盘从母体转运给胎儿，新生儿期间婴儿的肉碱水平可间接反映母亲的肉碱水平；若母亲体内肉碱充足，则新生儿生后一段时间内仍保持较充足的肉碱储备，导致新生儿 MS-MS 筛查时出现假阴性；若母亲为 PCD 或各种原因导致血液中肉碱不足，也会使新生儿筛查时血游离肉碱水平低于正常，出现假阳性。因此，新生儿筛查中肉碱水平低的患儿，需要同时检测其母亲血游离肉碱水平，以明确其母亲是否患有 PCD。

3. **尿 GC-MS 检测** 发病时尿中二羧酸浓度增高，间歇期检测结果可能无异常。通过尿 GC-MS 检测可以鉴别有机酸血症等其他疾病引起的 SCD。

4. **心电图** 提示各种心律失常、QT 间期延长、T 波增高等改变。

5. **心脏彩超** 可发现心腔扩张、心室壁或室间隔肥厚、射血分数降低、心肌收缩力减弱、继发性二尖瓣关闭不全等心脏结构及功能异常。

6. **肌肉活检** 脂肪沉积肌细胞内含有大量的脂滴纤维，以Ⅰ型为主，Ⅱ型肌纤维可能导致肌肉萎缩。

7. **基因检测** *SLC22A5* 基因突变分析可对 PCD 进行确诊并鉴别 PCD 和 SCD。

（五）治疗

PCD 需终身持续应用左旋肉碱替代治疗，以维持血浆游离肉碱水平趋于正常，并且要避免饥饿及长时间高强度运动。

1. **急性期治疗** 出现急性能量代谢障碍危象时，立即静脉输注足量葡萄糖以维持血糖水平>5mmol/L，调整左旋肉碱剂量为每天 100～400mg/kg，静脉给药。出现急性心力衰竭时，静脉输注左旋肉碱的同时，联合洋地黄、利尿剂等药物对症治疗，并限制钠盐摄入；对有心律失常者，同时给予抗心律失常药物治疗。

2. **长期治疗** 定期检测血游离肉碱及酰基肉碱水平，根据患者血浆游离肉碱和酰基肉碱水平并结合具体病情变化，进行个体化给予左旋肉碱治疗，推荐维持剂量为 100~400mg/(kg·d)，分 3~4 次口服。需终身补充，中途不能自行停药，否则会因反复低血糖导致猝死。左旋肉碱副作用较少，大剂量可能引起腹泻、恶心等胃肠道症状，通常减少剂量待症状改善后再逐步增至治疗剂量；若因肠道细菌降解肉碱生成三甲胺而造成口臭，可口服甲硝唑以避免。若伴有乙酰肉碱降低，可同时补充乙酰肉碱治疗，剂量50～100mg/(kg·d)。存在心肌损伤或心肌病的患者，定期进行超声心动图和心电图检查，并给予营养心肌治疗。

（六）预防

1. **新生儿筛查**　普及新生儿MS-MS筛查，做到早诊断早治疗，预防患儿发病及猝死。

2. **避免饥饿和运动**　饥饿及长时间高强度运动可导致PCD急性发作，应避免。

3. **加强监护**　并发其他疾病时，如出现呕吐、食欲缺乏、反应差等情况，易诱发急性代谢危象发生，需加强监测，并立即就诊。

4. **检测肉碱水平**　定期随访血浆游离肉碱及酰基肉碱水平，并定期进行心、肝、骨骼肌功能检查及各方面发育评估，全面了解病情进展以便于及时调整药物剂量维持血浆肉碱水平和病情的稳定。

5. **肉碱治疗**　强调终身使用左旋肉碱替代治疗，禁止自行更改药物剂量或停药。

6. **产前诊断**　对患儿及其父母进行基因检测以明确致病突变，母亲再次妊娠时需进行产前诊断，避免患儿的出生。

三、肉碱棕榈酰基转移酶Ⅰ缺乏症

肉碱棕榈酰基转移酶Ⅰ缺乏症（carnitine palmitoyltransferase Ⅰ deficiency）是由于肉碱棕榈酰基转移酶Ⅰ(carnitine palmitoyltransferase Ⅰ,CPT-I)缺乏导致中、长链酰基辅酶A转运进入线粒体进行β氧化受阻引起的疾病（OMIM:255 120）。

（一）病因与发病机制

脂酰辅酶A向线粒体基质转运是β氧化的限速过程，其关键取决于肉碱酰基转移酶的活性，而肉碱酰基转移酶包括肉碱乙酰转移酶、肉碱辛酰基转移酶和肉碱棕榈酰基转移酶（CPT），3种肉碱酰基转移酶有选择地催化不同碳链长度的底物。CPT-Ⅰ是一种定位于线粒体外膜的多次跨膜蛋白，是催化中、长链酰基辅酶A与肉碱合成酰基肉碱进入线粒体参与β氧化的主要限速酶。现已发现3种同工酶形式：肝型（CPT ⅠA）、肌肉型（CPT ⅠB）和脑型（CPT ⅠC），均具有组织特异性。CPT Ⅰ活性降低或缺乏时，肉碱与中长链酰基辅酶A合成酰基肉碱过程受阻，中长链脂肪酸不能进入线粒体进行β氧化代谢，导致乙酰辅酶A生成减少，同时影响肝脏的生酮作用，且长链酰基辅酶A等大量贮积，尤其是当葡萄糖摄入不足或其他疾病导致能量需求增高时，肝脏损害严重，并出现大脑功能障碍。

（二）编码基因

CPT Ⅰ的编码基因*CPT1A*（OMIM:600 528）定位于11q13.1～13.5，包含19个外显子，编码773个氨基酸，为常染色体隐性遗传。肉碱棕榈酰基转移酶Ⅰ缺乏症的患病率极低，均由*CPT1A*基因突变所导致，目前仅检测出34种突变，且多为点突变。

（三）临床表现

肉碱棕榈酰基转移酶Ⅰ缺乏症患者发病常因饥饿或感染性疾病而诱发，起病急骤，类似Reye综合征发作，常可复发，死亡率较高。发病时间常常在生后数小时至3岁左右。典型表现有低酮性低血糖或肝性脑病所致的呕吐、意识改变、惊厥、昏迷，肝大伴转氨酶升高、凝血功能异常，以及血氨、血脂增高等。可伴有酸中毒、碱性尿、磷酸盐排出增多及肾小管性酸中毒，脑部远期损害主要取决于低血糖的严重程度，而骨骼肌和心脏一般不受累。

（四）辅助检查

1. **常规检查**　低酮性低血糖、肌酸激酶水平增高、高血氨、转氨酶水平升高、血脂增高等。

2. **血MS-MS检测**　血游离肉碱水平明显增高，多种中长链酰基肉碱水平降低，以C16、C18、C18:1和C18:2降低为主，且C0/(CI6+CI8)比值显著增高。当大量服用左旋肉碱时，也会导致继发性的游离肉碱水平明显增高，但中长链酰基肉碱水平增高或正常。

3. **尿GC-MS检测**　发病时尿中二羧酸浓度增高，未发病时结果可能无异常。

4. **基因检测**　*CPT1A*基因突变分析可对CPT-Ⅰ确诊和鉴别诊断，有助于产前咨询和诊断。

（五）诊断与鉴别诊断

肉碱棕榈酰基转移酶Ⅰ缺乏症临床上可出现突发性呕吐、惊厥、昏迷等症状，伴低酮性低血糖、高血氨、高血脂、肝肿大和肝功能异常等。MS-MS检测发现血C0水平升高、C0/(C16+C18)比值增高，是筛查和诊断肉碱棕榈酰基转移酶Ⅰ缺乏症的必要条件。基因分析发现*CPT1A*突变可确诊肉碱棕榈酰基转移酶Ⅰ缺乏症。

临床上，肉碱棕榈酰基转移酶Ⅰ缺乏症与其他脂肪酸氧化障碍性疾病、有机酸血症等主要临床表现相似，需要进行鉴别：肉碱棕榈酰基转移酶Ⅰ缺乏症患儿通常缺乏心肌和骨骼肌损害表现，血酰基肉碱谱分析可资鉴别诊断。

（六）治疗

肉碱棕榈酰基转移酶Ⅰ缺乏症的主要治疗原则：①避免饥饿，减少低血糖的发生；②长期低脂高碳水化合物饮食，减少脂肪动员的供能途径并增加糖原储备。

1. **急性期治疗**　急性低血糖发作时，迅速给予足量10%葡萄糖溶液静脉输注，血糖纠正后应继续给予葡萄糖溶液静滴以利其肝糖原的合成。密切监测患儿血糖、血氨及肝功能情况，了解患儿病情转归。

2. **长期治疗**　以饮食控制为主，食物中三大营养素的分配一般遵循以下标准：脂肪20%～25%，碳水化合物65%～70%，蛋白质8%～10%；其中，需注意必需氨基酸和脂肪酸的补充。有学者建议，饮食中增加中链甘油三酯的摄入，对具有肾小管性酸中毒表现的患儿，可取得更理想的疗效。推荐多餐制，尤其<3月龄的婴儿，最好每4小时喂食1次，夜间碳水化合物的供给主要靠睡前进食生玉米淀粉，可有效避免低血糖的发生。在疾病发作期，若需要手术或其他医疗干预的情况下，禁食也不应超过12小时。

患儿自身应注意避免饥饿及禁食，坚持低脂、高碳水化合物饮食，以防止低血糖的发生，降低神经损害风险；平时慎用有潜在肝毒性的药物如丙戊酸钠、水杨酸类等，避免加重肝脏损害；当出现发热或胃肠炎时，适当增加碳水化合物补充，避免能量需求增高导致糖原消耗。

四、肉碱棕榈酰基转移酶Ⅱ缺乏症

肉碱棕榈酰基转移酶Ⅱ缺乏症（carnitine palmitoyltransferase Ⅱ deficiency）是由于肉碱棕榈酰转移酶Ⅱ（carnitine palmitoyltransferase Ⅱ，CPT Ⅱ）缺乏，导致中长链酰基辅酶A转运进入线粒体进行β氧化受阻引起的疾病。

（一）病因与发病机制

CPT Ⅱ是一种位于线粒体内膜内侧面的同源四聚体蛋白，在全身所有组织细胞中均有表达，其主要作用是把转入线粒体基质的酰基肉碱重新转变为相应的酰基辅酶A及游离肉碱，是长链脂肪酸进入线粒体参与β氧化的重要步骤。当CPT Ⅱ活性降低或缺乏，长链酰基肉碱虽然可转运通过线粒体膜，但不能有效地变成相应酰基辅酶A，蓄积在线粒体基质不能被氧化利用，能量产生障碍；由于长链酰基肉碱可被转运至线粒体外，故患者血浆长链酰基肉碱水平显著增高。能量缺乏和血浆中代谢产物的毒性作用最终导致一系列的生化异常和脏器损害。

（二）编码基因

CPT Ⅱ的编码基因*CPT2*（OMIM：600 650）定位于1p32.3，包括5个外显子，编码658个氨基酸，为常染色体隐性遗传。临床上CPT Ⅱ分为4种亚型：致死性新生儿型（OMIM：608 836）、婴儿型（OMIM：600 649）、迟发型（OMIM：255 110）及急性脑病型（OMIM：614 212）。

（三）临床表现

肉碱棕榈酰基转移酶Ⅱ缺乏症临床分为4种亚型：致死性新生儿型、婴儿型、迟发型及急性脑病型。迄今为止，已报道300余例迟发型，而致死性新生儿型、婴儿型和急性脑病型少见。

1. **致死性新生儿型**　胎儿期即有发育异常，导致先天性畸形如多囊肾、神经元移行异常及面部畸形等。出生数小时至数天内即出现症状，表现为低体温、呼吸衰竭、抽搐、昏迷、肝大、肝衰竭、心脏肥大、心律失常、张力减退、反射亢进等。此类型患儿大部分在出生后2天至6周内死亡。

2. **婴儿型**　婴儿期发病，临床表现为反复发作的低酮性低血糖症、惊厥、肝大、心脏扩大和心律失常。发热、手术、禁食和某些疾病如病毒感染为常见诱因，可导致猝死发生。

3. **迟发型**　首次发作在儿童期或成年期，男性多见。长时间体育锻炼、禁食和感染是常见的诱发因素，寒冷、睡眠不足及全身麻醉也可诱发。发作期特征为肌肉疼痛、肌无力、肌强直及横纹肌溶解，肌红蛋白尿、肌酸激酶水平升高、严重者可引起肾衰竭；间歇期肌酸激酶水平可正常，空腹时生酮作用降低，血浆和组织中肉碱水平正常。

4. **急性脑病型**　由流感病毒（常见）、腺病毒、轮状病毒或支原体等感染诱发。以持续高热伴12～48小时内惊厥为特征，通常导致昏迷、多器官衰竭、脑水肿等，死亡率高。

（四）辅助检查

1. **常规检查**　低酮性低血糖、肌酸激酶及转氨酶水平升高，尿肌红蛋白水平升高，严重者出现肾功能异常。

2. **血MS-MS检测**　血长链酰基肉碱水平升高，C12、C16、C14、C1C16：1、C18：2、C18：1水平增高，尤其C16和C18：1水平增高显著。

3. **尿GC-MS检测**　发病时尿中二羧酸浓度增高，未发病时可能无异常。

4. **心电图**　常伴心律失常，超声心动图发现心肌病，腹部超声发现脂肪肝等。

5. **基因检测** CPT Ⅱ基因突变分析可对肉碱棕榈酰基转移酶Ⅱ缺乏症进行确诊。严重新生儿型及婴儿型肉碱棕榈酰基转移酶Ⅱ缺乏症的临床表现、酰基肉碱改变与肉碱/酰基肉碱移位酶缺乏症患儿相似，鉴别诊断需进行基因检测。

（五）诊断和鉴别诊断

临床上，肉碱棕榈酰基转移酶Ⅱ缺乏症存在迟发型、致死性新生儿型、婴儿型和急性脑病型4种类型，表现各异，诊断主要靠依赖MS-MS检测：肉碱棕榈酰基转移酶Ⅱ缺乏症时，C12～C18：1增高，尤其C16、C18：1水平显著增高。

肉碱棕榈酰基转移酶Ⅱ缺乏症需与多种因素（糖原贮积症Ⅴ、磷酸果糖激酶缺乏症、癫痫、血管炎、肌炎或肌肉急性损伤等）所致的肌红蛋白血症或横纹肌溶解症，以及其他脂肪酸氧化障碍性疾病（PCD、肉碱棕榈酰基转移酶Ⅰ缺乏症、CACTD或MADD等）相鉴别。

（六）治疗

肉碱棕榈酰转移酶Ⅱ缺乏症治疗原则是避免饥饿和长时间运动，高碳水化合物和低脂饮食，对症处理及预防和治疗并发症。

1. **急性期治疗** 急性能量代谢危象时应持续高速静脉输注葡萄糖溶液，对于新生儿及婴幼儿期的患儿，为了迅速达到推荐速率，应考虑放置中心静脉导管；同时给予左旋肉碱静脉滴注，推荐剂量为每天100～200mg/kg。对于有心肌病的患儿，急性期除传统心脏病治疗外，应限制钠盐的摄入，联合洋地黄、利尿剂等药物；伴心律失常者，还应同时给予抗心律失常药物。对于迟发型患者，急性期最重要的治疗目的是防止横纹肌溶解所致的肾衰竭发生，应充分水化治疗，一旦出现急性肾衰竭的迹象，应尽早进行透析治疗。

2. **长期治疗** 以饮食控制为主，需补充必需脂肪酸和限制长链脂肪酸的摄入，多餐饮食，给予富含中链甘油三酯的食物，夜间给予生玉米淀粉减少低血糖的发生。继发肉碱缺乏时应补充左旋肉碱以维持血中游离肉碱水平稳定，剂量为每天50～100mg/kg。降脂药苯扎贝特可使CPT Ⅱ mRNA表达增加，从而使残余酶活性增加，近年来应用于治疗症状较轻微的迟发型患者，可改善症状。患者平时应注意避免饥饿，坚持低脂高碳水化合物饮食，限制运动时间和强度，慎用丙戊酸、布洛芬、地西泮等药物，预防感染，感染时采取静脉滴注葡萄糖溶液等措施，防止急性发病。

五、肉碱-脂酰肉碱转移酶缺乏症

肉碱-脂酰肉碱转位酶缺乏症（carnitine-acylcarnitine translocase deficiency，CACTD）是由于肉碱-脂酰肉碱转位酶（carnitine-acylcarnitine translocase，CACT）功能缺陷，导致长链酰基肉碱不能进入线粒体内膜参与β氧化导致的疾病（OMIM：212 138）。大部分该症患儿在新生儿期即出现症状，表现为抽搐、昏迷、心律失常、肌无力、肝大等，病情进展快，死亡率高。

（一）病因与发病机制

肉碱-脂酰肉碱转位酶（CACT）在依赖肉碱的长链脂肪酸转运进入线粒体过程中起重要作用，主要催化线粒体内膜两侧酰基肉碱和游离肉碱的交换。CACT功能缺陷导致脂酰肉碱与游离肉碱的跨线粒体内膜转运功能障碍，脂酰肉碱不能进入线粒体，游离肉碱不能转运出线粒体，导致中、长链酰基肉碱不能进入线粒体内进行β氧化，供能不足，以及蓄积的长链酰基肉碱的毒性作用导致一系列生化异常及器官损害，主要影响的器官包括大脑、心脏、骨骼肌及肝脏。

（二）编码基因

该病属于常染色体隐性遗传病，致病基因*SLC25A20*定位于3p21.31，包含9个外显子（OMIM：613 698）。其编码产物CACT位于线粒体内膜，包含301个氨基酸，有6个跨膜区和3个相似的结构域，N-末端和C-末端在细胞质。*SLC25A20*基因突变导致CACT功能缺陷，迄今已报道30余种突变，以错义突变、缺失突变为主。

（三）临床表现

患儿通常在较长时间饥饿或感染之后发病，新生儿期出现症状者致残、致死率高，较迟发病者预后较好。

1. **大脑损害** 主要为神经功能障碍，如抽搐、嗜睡、昏迷等，若诊治不及时，可导致严重的后遗症。

2. **心脏损害** 表现为心肌病、心律失常、心功能不全等。

3. **肝脏损害** 存在肝大、肝功能异常、急性肝衰竭等。

4. **肌肉损害** 主要表现为肌无力、肌张力减退。

（四）辅助检查

1. **常规检查** 低酮性低血糖、肌酸激酶水平升高、转氨酶水平升高及高氨血症等。

2. **MS-MS检测** 血长链酰基肉碱水平升高，即C12、C16、C14、C1C16：1、C18：2、C18：1浓度增高；C0浓度降低或正常。

3. **GC-MS检测** 发病时尿中二羧酸浓度增高，

未发病时可能正常。

4. **基因检测**　*SLC25A20* 基因突变分析可对 CACTD 患儿进行确诊。

（五）诊断与鉴别诊断

CACTD 临床上可出现肌无力、肝大、心律失常、惊厥、昏迷等表现，伴低酮性低血糖、高血氨和肝功能异常等。MS-MS 检测发现血 C0 浓度降低，长链酰基肉碱水平升高，是筛查和诊断 CACTD 缺乏症的必要条件。基因分析发现 *SLC25A20* 突变可确诊 CACTD 缺乏症。

CACTD 需与肉碱棕榈酰基转移酶Ⅱ缺乏症鉴别：两者临床表现、酯酰肉碱谱与 CACTD 患儿相似，主要靠基因分析以资鉴别。

（六）治疗

CACTD 患儿的主要治疗原则是避免饥饿、预防感染，高碳水化合物和低脂肪饮食。

1. **急性期治疗**　发病早期的治疗和干预对患儿存活至关重要，急性发病时应持续高速静脉输注葡萄糖溶液，同时降低血氨及其他对症支持治疗。尤其对于有心肌病的患者，应限制钠盐的摄入，联合洋地黄、利尿剂、抗心律失常药物等治疗，患儿出现心跳呼吸停止时应立即实施心肺复苏。

2. **长期治疗**　以饮食控制为主，食物中三大营养素的分配一般遵循以下标准：脂肪 20%～25%，碳水化合物 65%～70%，蛋白质 8%～10%；其中，需注意必需氨基酸和脂肪酸的补充及限制长链脂肪酸的摄入。需频繁喂养（约 4 小时一次），患儿 8 月龄时可于夜间给予生玉米淀粉，起始剂量为 1.0～1.5g/kg，2 岁时可逐渐增加至每次 1.75～2.00g/kg。需要注意的是，生玉米淀粉在患儿 2 岁以前不能完全发挥缓释葡萄糖的效用，故小于 2 岁的患儿在夜间不能仅依靠生玉米淀粉作用，需要另外加餐或连续肠内喂养，以防低血糖的发生。此外，临床使用左旋肉碱治疗该病仍存在争议，有学者认为大剂量左旋肉碱可能会增加长链酰基肉碱在线粒体的蓄积，增加对细胞的毒性作用。

六、短链酰基辅酶 A 脱氢酶缺乏症

短链酰基辅酶 A 脱氢酶缺乏症（short-chain acyl-CoA dehydrogenase deficiency，SCADD）是因短链酰基辅酶 A 脱氢酶（short-chain acyl-CoA dehydrogenase，SCAD）的缺乏造成血中丁酰基肉碱和尿中乙基丙二酸蓄积的一种短链脂肪酸氧化代谢障碍疾病（OMIM：201 470）。SCADD 患者的主要临床表现体现在神经系统上，其中发育迟缓最常见，多伴有语言发育落后和肌张力低下、惊厥、肌病、生长迟缓和喂养困难、昏睡等表现。SCADD 发病率有种族和地区差异，亚洲人群的发病率明显低于白种人，美国及德国通过新生儿串联质谱筛查结果提示其发病率约为 1/950 000，我国其发病率尚不明确。

（一）病因与发病机制

短链酰基辅酶 A 脱氢酶（SCAD）为线粒体 β 氧化代谢通路酰基辅酶 A 脱氢酶家族中一个重要酶，在体内主要可催化 C4～C6 等短链酰基肉碱，其活性最强的底物为丁酰辅酶 A，其辅酶为黄素腺嘌呤二核苷酸（flavin adenine dinucleotide，FAD）。SCAD 在细胞质中形成蛋白前体，然后转运至线粒体基质中经过修饰折叠形成活性蛋白。SCAD 功能缺陷导致丁酰基辅酶 A 蓄积，经旁路代谢生成丁酰基肉碱、丁酰基甘氨酸，丁酸盐或通过丙酰辅酶 A 羧化酶作用生成乙基丙二酸（ethylmalonic acid，EMA）。因此，短链酰基辅酶 A 脱氢酶缺乏症（SCADD）的生化特异性代谢产物变化为血丁酰基肉碱水平升高和尿乙基丙二酸水平升高。

（二）编码基因

SCAD 编码基因 *ACADS* 位于染色体 12q24.31，长约 13 kb，含 10 个外显子，编码 412 个氨基酸，为常染色体隐性遗传（OMIM：606 885）。现已发现 70 余种 *ACADS* 基因突变，大部分为错义突变，其中最常见的 2 个突变为 c.625G>A 及 c.511C>T。

（三）临床表现

SCADD 的临床特征为神经系统方面：发育迟缓、语言发育落后、肌张力低下、惊厥、肌病、喂养困难、昏睡等；部分患者可有畸形、心肌病、宫内发育迟缓和呼吸抑制，偶见急性酸中毒发作。该病从新生儿期至成人期均可发病，多数起病于 10 岁以内，Pedersen 等所报道 114 例 SCADD 患者中，25% 的患者生后第 1 天发病，61% 的患者生后 1 岁内发病，4% 的患者 10 岁以后发病。该病的临床表现、基因型及 SCAD 活性之间缺乏明显相关性，许多在新生儿期间经 MS-MS 筛查的患者可多年无症状。

（四）辅助检查

1. **MS-MS 检测**　血中 C4 浓度特异性增高是 SCADD 主要诊断指标，有时也伴随 C5 浓度增高。

2. **GC-MS 检测**　发病时尿中 EMA 浓度增高，但尿 EMA 增高也常见于戊二酸血症Ⅱ型和乙基丙二酸脑病等，需要鉴别诊断。在代谢紊乱时，尿中同时可有丁酰甘氨酸、丁酰肉碱等浓度升高。在发病间歇期，尿中可无相应有机酸检出。

3. **酶活性检测**　可用患者皮肤成纤维细胞或骨骼肌细胞等组织细胞进行酶活性测定，其活性降低可明确诊断。酶活性降低程度与病情程度（表型）无明显相关。

4. **基因检测**　对于新生儿血、尿筛查高度提示SCADD患儿，可进行ACADS基因突变分析以明确诊断。

（五）诊断与鉴别诊断

对临床疑似脂肪酸氧化障碍患者行血MS-MS和尿GC-MS检测，发现血C4浓度升高、尿EMA和丁酰基甘氨酸浓度升高，可做出SCADD的临床诊断；酶学和基因分析可明确诊断。

EMA水平也可以在乙基丙二酸脑病和多种酰基辅酶A脱氢酶缺乏症（异戊酸血症Ⅱ型）中升高；尿丁酰肉碱水平升高除与正常人异丁酰肉碱区别外，还可在异丁酰辅酶A脱氢酶缺乏症、乙基丙二酸脑病中检出。对这些疾病进行确诊和鉴别诊断需做酶学分析和基因检测。

（六）治疗

SCADD的主要治疗措施是改善临床表现，低脂饮食，适当补充肉碱或维生素B_2（核黄素），避免长时间禁食。

1. **急性期治疗**　急性发作期可静脉给予10%葡萄糖溶液或者口服葡萄糖液抑制分解代谢，尤其对于恶心、呕吐的不能口服葡萄糖的患者。

2. **长期治疗**　预防性措施主要为低脂饮食和避免长时间空腹。资料显示，使用左旋肉碱50mg/(kg·d)及高剂量核黄素（维生素B_2）20~50mg/(kg·d)进行治疗，大部分患者的临床表现和生化指标得以改善，但其可行性及有效性仍需进一步证实。

七、中链酰基辅酶A脱氢酶缺乏症

中链酰基辅酶A脱氢酶缺乏症（medium chain acyl-CoA dehydrogenase deficiency，MCADD）是由于中链酰基辅酶A脱氢酶（medium chain acyl-CoA dehydrogenase，MCAD）缺乏，中链脂肪酸氧化障碍，导致能量代谢异常和有毒代谢物（尤其有机酸）累积引起的疾病（OMIM：201 450）。MCADD是最常见的脂肪酸氧化缺陷症，MCADD在美国的发病率为1/14 600，在北欧与苯丙酮尿症发病率相当；在西欧，新生儿发病率为1/23 000~1/10 000，出生72小时死亡率约4%，6岁前死亡率为5%~7%；亚洲国家的发病率相对较低，日本大约为1.9/10万，中国的发病率尚无明确报道。随着串联质谱技术的发展和应用，许多国家和地区MCADD已经被列入新生儿筛查疾病系列。

（一）病因与发病机制

MCADD病因明确，是由于催化中链脂肪酸（C4~C12）β氧化反应第一步的中链酰基辅酶A脱氢酶（MCAD）活性异常所引起的。MCAD是一种四聚体的黄素蛋白，是酰基辅酶A脱氢酶家族成员之一，负责催化中链脂肪酸（C6~C12）β氧化反应的第一步，去掉线粒体基质中激活的酰基辅酶A巯酯α和β位的2个电子，引入一个双链，2个电子与FAD结合，进入电子传递链，在此过程生成一分子ATP；脱氢之后产生的烯酰基辅酶A在下游烯酰基辅酶A水合酶、羟酰基辅酶A脱氢酶和酮酰基辅酶A硫解酶的依次催化作用下，生成1分子乙酰辅酶A和少了2个碳原子的酰基辅酶A，即完成了一次β氧化过程。每一轮β氧化过程，脂肪酸会少掉两个碳原子，直至最终生成乙酰辅酶A，进入三羧酸循环彻底氧化分解，产生ATP为机体生命活动提供能量。在脂肪酸氧化速度快，能量需要最多的器官和组织，如肝脏、心脏、肾脏、棕色脂肪组织，酶表达量较高。MCAD缺陷时，中链脂肪酸氧化受阻，乙酰辅酶A生成量减少，ATP功能减退，中链酰基辅酶A蓄积在体内，抑制了三羧酸循环中酶的活性，进一步加剧了ATP合成障碍。体内能量匮乏，加快了糖酵解反应，消耗了大量的葡萄糖，所以能量代谢障碍的患者，若不及时补充葡萄糖，将会出现低血糖症状。

体内蓄积的中链酰基辅酶A可以和肉碱结合，生成已酰基肉碱（C6），辛酰基肉碱（C8），葵酰基肉碱（C10），通过肾脏进行代谢，所以通过串联质谱技术检测血样本中这三种肉碱的含量，对MCADD具有提示意义；也可以进行ω氧化，生成二羧酸（已二酸、辛二酸、葵二酸），后者可进一步与甘氨酸结合，形成已酰甘氨酸、辛酰甘氨酸和葵酰甘氨酸。综上所述，通过尿液气相色谱质谱技术检测以上代谢物，对该病的确诊有重要意义。

（二）编码基因

MCADD是一种常染色体隐性遗传病，基因*ACADM*位于1p31，有12个外显子和11个内含子，编码232氨基酸残基（OMIM：607 008）。当编码此酶的2个等位基因均发生突变时，酶活性降低或无活性，导致中链脂肪酸氧化代谢障碍。目前，*ACADM*基因已发现上百种单核苷酸多态性，其中34种为致病突变，最常见致病突变为c.985A>G，相应的酶蛋白第329位赖氨酸被谷氨酸取代；第二常见的突变是c.199T→C，导致酶蛋白第42位酪氨酸被组氨酸替换。MCADD的基因型和临床表型之间关系尚不明确，可能基因之间相互作用，基因与环境相互作用，都在一定程度对表型产生影响，因此，明确基因型也并不能准确预测患者的临床表现和发病的严重程度。

（三）临床表现

急性发作时，常见的表现是低血糖、呕吐和肌无力。90%的患者有低酮性低血糖发作，约50%的患者有呕吐和肌无力。患儿低血糖很严重，可低至检测不到，其他症状如呼吸暂停、抽搐、昏迷、心跳停止、猝死、肝大、高氨血症、肝功能不全等都很常见。32%有心理行为问题或神经功能障碍，如语言发育迟缓、肌无力、生长迟滞、惊厥、脑瘫、注意力缺陷障碍等。

MCADD是否发病与环境因素密切相关，新生儿、婴儿和儿童期均可发病。发病多有诱发因素导致临床表现，其中最常见的诱因为饥饿状态。临床表现轻重不一。大多在3月龄至3岁发病，婴儿为按需喂养，进食频率高，抑制脂质分解；随着月龄增加，大多数婴儿夜间为空腹状态，易诱发该病。患儿在4月龄时，MCADD可能造成身高增加缓慢。其他应激（感染、疫苗接种）也会诱发该病，需特别注意。后续喂养中，应注意适量降低饮食中的脂肪摄入，增加碳水化合物和蛋白质的摄入，避免饥饿造成不可逆的神经损伤。

（四）辅助检查

1. 常规检查　低酮性低血糖、肌酸激酶水平增高、高血氨、代谢性酸中毒、转氨酶水平升高。

2. MS-MS检测　血C6、C8、C10浓度高值，C8为首要特异性指标，结合C8/C10能够提高诊断敏感性和准确性。

3. GC-MS检测　疾病发作期尿二羧酸（己二酸、辛二酸、葵二酸）水平明显增高；在病情稳定期，也可含量正常。

4. 基因分析　基因突变检测可获得该病的确诊。

（五）诊断与鉴别诊断

MCADD常损害能量代谢旺盛的器官和组织（心脏、肝脏、大脑、肌肉等），导致多系统损害及代谢紊乱。确诊需依靠实验室检查：血液C0浓度降低，中链酰基肉碱（C8、C10）浓度明显升高。*ACADM*基因检测2个等位基因致病突变，即可确定诊断。

（六）治疗

1. 急性发作期　MCADD急性发作时，如果没有及时确诊和治疗，将会对神经系统造成损伤，并可能留下后遗症。确诊后，需要给予高热量营养物质，口服或者鼻饲喂养困难的患者，也可以通过静脉滴注葡萄糖。

2. 非急性发作期　避免空腹，在发热、感染等应激条件下，及时补充碳水化合物，日常饮食中提高碳水化合物和蛋白质含量，减少高脂肪食物摄入。是否补充左旋肉碱尚存在争议：资料显示，左旋肉碱能够和体内蓄积的有毒酸性代谢产物结合，加快排出，缓解症状；但也有观点认为，不补充肉碱，仅补充足够能量，不仅效果理想，也能降低患者的经济成本。

八、长链3-羟酰基辅酶A脱氢酶缺乏症

长链3-羟酰基辅酶A脱氢酶缺乏症（long-chain 3-hydroxyacyl-CoA dehydrogenase deficiency，LCHADD）是由于长链脂肪酸氧化过程中，编码长链3-羟酰基辅酶A脱氢酶（long-chain 3-hydroxyacyl-CoA dehydrogenase，LCHAD）基因突变，导致酶活性缺陷，线粒体功能异常，能量供应衰竭，毒性代谢物积累所致（OMIM：609 016）。不同种族和地理来源LCHADD发病率也不相同，目前文献报道欧洲地区发病率较高，我国的发病率缺乏相关的数据。

（一）病因与发病机制

长链3-羟酰基辅酶A脱氢酶（LCHAD）是催化脂肪酸β氧化中重要的多酶复合体，线粒体三功能蛋白酶的组成酶之一，该复合体定位在线粒体内膜上，是由4个α亚单位和4个β亚单位组成的八聚体复合物，另外2种酶分别是烯酰辅酶A水合酶和β-酮酰基辅酶A硫解酶，3种酶共同作用催化脂肪酸氧化循环反应（氧化、水化、再氧化、硫解）反应，是脂肪酸氧化过程的关键酶。LCHAD主要催化C12~C16脂肪酸的3-羟酰基辅酶A的脱氢，每次反应生成一个乙酰辅酶A和少2个碳原子的酯酰辅酶A，直至最终，长链脂肪酸全部转为乙酰辅酶A，进入三羧酸循环，产生ATP，为机体提供能量。LCHAD缺陷导致长链脂肪酸不能氧化功能，同时有毒代谢物大量蓄积在细胞内对心肌、骨骼肌和肝脏等产生毒性作用。LCHAD在肝脏、心脏、骨骼肌等均有表达，因此其缺乏对机体会产生极其严重的后果。

（二）编码基因

LCHADD属于常染色隐性遗传，编码长链3-羟酰基辅酶A脱氢酶的基因*HADHA*定位在染色体2p23，由20个外显子组成（OMIM：600 890）。现有文献报道，*HADHA*基因突变约有29种，多为移码突变、无义突变和剪切突变，常见突变点为c. 1528G→C。

（三）临床表现

LCHADD分为早发型（严重型）、肝型和肌型，严重程度不一。

1. **早发型（严重型）**　生后即可发病，出现多器官损害，表现为反应差、喂养困难、呕吐、四肢松软、昏迷、呼吸深大，黄疸、肝大等，死亡率高。

2. **肝型**　在婴幼儿期，临床常见症状有低酮性低血糖、代谢性酸中毒，心肌病变及肝脏疾病。存活的患者在幼年时期，主要表现为疲劳、运动不耐受、视网膜病变、周围神经病变等。早期治疗预后普遍良好，但也不是所有的患者都能够存活至成年。

3. **肌型**　多为青少年期或成年期发病，出现心肌病变、肌痛、肌无力，在饥饿、感染时等均可以诱发急性代谢性失代偿，导致横纹肌溶解，血肌酸激酶水平升高，酸中毒及低血糖症状。

（四）辅助检查

1. **常规检测**　酸中毒、低酮低血糖、肌酸激酶、肌酸激酶同工酶、乳酸脱氢酶、谷草转氨酶、谷丙转氨酶和血氨水平增高。

2. **MS-MS 检测**　血中多种羟酰基肉碱，如豆蔻羟酰基肉碱（C14-OH）、豆蔻羟烯酰基肉碱（C14：1-OH）、棕榈羟酰基肉碱（C16-OH）、棕榈羟烯酰基肉碱（C16：1-OH）、十八碳羟酰基肉碱（C18：OH）、十八碳羟烯酰基肉碱（C18：1-OH）水平升高，其中 C14-OH、C16-OH、C18-OH、C18：1-OH 是血筛查重要指标。

3. **GC-MS 检测**　疾病发作期，尿 C6～C14 的二羧酸水平显著升高，3-羟基二羧酸水平也有增高；病情稳定时，也可能处于正常浓度范围。

4. **基因分析**　发现 *HADHA* 基因双等位突变为确诊本病的金标准。

（五）诊断与鉴别诊断

根据临床表现，结合实验室检查发现血液 C0 水平降低、多种羟酰基肉碱水平升高，即可做出临床诊断。*HADHA* 基因检测两个等位基因致病突变为确诊金标准。

（六）治疗

治疗原则主要为避免饥饿，及时补充碳水化合物和中链甘油三酯，限制长链脂肪酸摄入。

1. **急性期治疗**　静脉滴注葡萄糖和碳酸氢钠溶液，纠正低血糖和酸中毒，必要时降血氨治疗，保护大脑、心脏、肝脏等重要器官功能，减少猝死及后遗症发生。

2. **长期治疗**　避免空腹和饥饿，新生儿一般 3 小时喂养一次；6 个月以内婴儿间隔 4 小时；6～12 个月婴儿夜间间隔时间不超过 8 小时；1～7 岁的儿童白天间隔 4 小时，夜间可延长 10 小时喂养。是否给予左旋肉碱存在争论：有观点认为，左旋肉碱会导致有毒中间代谢产物羟酰基肉碱水平增高；但若患儿 C0 水平降低，则可以考虑适量补充。

九、极长链酰基辅酶 A 脱氢酶缺乏症

极长链酰基辅酶 A 脱氢酶缺乏症（very long-chain acyl-CoA dehydrogenase deficiency，VLCADD）是由于极长链酰辅酶 A 脱氢酶缺乏，脂肪酸 β 氧化障碍所导致的遗传代谢病（OMIM：201 475）。VLCADD 罕见，是婴儿期潜在猝死性疾病之一，与 Reye 综合征、新生儿肝炎综合征等疾病表型相似。发达国家已采用串联质谱技术对新生儿进行包括 VLCADD 在内的遗传代谢性疾病筛查，澳大利亚、德国、美国等国家对共计 5 256 999 例新生儿进行筛查，检出率为 1：85 000，2006 年中国台湾地区对 433 874 例新生儿筛查，并未发现 VLCADD，中国大陆地区于 2007 年对 3 070 例遗传代谢病高危儿童进行筛查，发现 3 例 VLCADD 患儿。

（一）病因与发病机制

极长链酰基辅酶 A 脱氢酶（VLCAD）是线粒体脂肪酸 β 氧化过程第一步关键酶，可催化 14～18 个不同长度的碳链脱氢。同前面提到的中链酰基辅酶 A 脱氢酶一样，以 FAD 作为辅酶，接受产生的氢原子进入线粒体呼吸链进行氧化磷酸化产生 ATP，为心肌和骨骼肌提供能量来源。该酶存在于人体心肌、骨骼肌、肝脏、成纤维细胞等组织，是线粒体内 β 氧化的关键酶，其缺陷可致体内长链脂肪酸代谢障碍，不能供能，且在心肌、骨骼肌及肝脏等组织中堆积，产生毒性作用，引起一系列临床表现及生化改变。

（二）编码基因

VLCADD 属于常染色体隐性遗传病，其编码基因 *ACADVL*（OMIM：609 575），定位在染色体 17q13.1，包括 20 个外显子，共计编码 655 个氨基酸。极长链酰基辅酶 A 脱氢酶属于酯酰基辅酶 A 脱氢酶家族成员之一，位于线粒体内膜。目前，已有 100 余种基因突变类型被报道，错义突变为主要的突变类型。

基因型和临床表型之间的关系已被阐明，有明显相关性。临床表现危重的患儿多为无义突变，突变导致酶活性的完全丧失，引起心肌病变、肝脏损伤及反复发作的失代偿性代谢障碍；婴儿晚期及幼儿时期起病的基因突变类型多为错义突变或单个氨基酸缺失，由于酶活性尚未完全丧失，且婴儿期很少进行长时间的体力活动，故症状相对轻微。但当机体遭遇感染或处于饥饿状态时，残余酶活性不足以维持机体对能量的需要，可出现低血糖及脑病表现。随年龄增长，患儿逐渐开始长时间体力活动，酶残余活性不能维持运

动的骨骼肌需要，引起肌肉症状，如肌红蛋白尿、横纹肌溶解等。

（三）临床表现

极长链酰基辅酶A脱氢酶缺乏症（VLCADD）将导致体内长链脂肪酸不能氧化供能，积聚在细胞内对心肌、骨骼肌、肝脏等产生毒性作用，导致一系列的临床表现。早期多有喂养困难、呕吐、腹泻、呼吸困难、窒息、呼吸衰竭、心动过缓、黄疸、肝大、嗜睡、震颤等。

VLCADD个体差异显著，有明显异质性，根据脏器损害可分为心肌病型、肝病型、骨骼肌病型；根据起病时间可分为新生儿型、婴儿型和晚发型。根据脏器损害并结合时间等特点，临床实际分型如下。

1. **严重早发心肌病型** 最常见，主要于新生儿和婴儿早期发病，病情凶险，病死率高，常有心肌受累，如肥厚型或扩张型心肌病、心包积液和心律失常等，可合并多脏器损害和功能衰竭，如反复低血糖发作、肝大、呼吸困难、肌病（肌力、肌张力降低）、意识障碍，严重者猝死。在发热、感染和使用退热剂等应激状态下，可发生肝性脑病（类似Reye综合征）。

2. **肝病和低酮性低血糖型** 主要在婴儿后期或儿童期发病，表现为肝脏肿大、脂肪肝和肝功能异常，反复发作的低酮性低血糖，几乎不累及心肌。常因发热、感冒、腹泻、疲劳、高脂饮食和用药等诱发代谢危象，死亡率高。

3. **迟发间歇性骨骼肌病型** 主要在青少年至成年期发病，临床表现轻微，一般无心肌病和低血糖，但在剧烈运动、感染、饥饿、暴饮暴食或酗酒后发生横纹肌溶解、肌红蛋白尿、肌无力、肌肉酸痛或肌肉痛性痉挛。

（四）辅助检查

1. **常规检测** 常规血液化合物检查，急性发作期可表现为血清心肌酶谱水平升高，肌红蛋白尿、尿常规和肾功能试验异常。

2. **肌肉组织活检** 呈非特异性，约有1/3的患者可见肌纤维内脂肪滴增多并蓄积于Ⅰ型肌纤维。

3. **MS-MS检测** 血中多种长链酰基肉碱水平（C14、C14:2、C16、C18:1等）增高，其中肉豆蔻烯酰基肉碱（C14:1）升高水平比较显著，常作为VLCADD诊断的重要指标。由于体内积累大量的极长链酰基辅酶A，会消耗大量的C0，所以部分病例C0水平降低。

4. **GC-MS检测** 疾病发作期，尿二羧酸（己二酸、辛二酸、葵二酸、十二烷二酸等）有机酸水平明显升高；病情稳定时，也有可能处于正常浓度范围。

5. **基因突变分析** 基因突变检测可获得该病的确诊。

（五）诊断与鉴别诊断

VLCADD诊断需要通过生化检测（血肉豆蔻烯酰基肉碱水平升高）和基因分析（*ACADVL*基因突变），患者临床表现异质性高，缺乏特异性，仅能提供诊断参考。

VLCADD需要与其他脂肪酸氧化障碍、各种原因所致低血糖、肌肉溶解性疾病进行鉴别。

（六）治疗

VLCADD治疗原则包括避免空腹，预防感染，限制长链脂肪酸摄入，供给充足的富含中链三酰甘油饮食，及补充肉碱。

在新生儿和婴儿早期发作的患儿，起病较急，病情发展迅速，可能会因心力衰竭及心律失常导致猝死，因此，迅速纠正低血糖，及时采取有效的心肺支持也是必要和关键的。

目前，对于肉碱治疗尚存在争论：部分学者证实高水平的长链酰基肉碱可在鼠类模型中引起心律失常，但人类是否如此并不明确；也有文献报道，补充肉碱能够使血浆中肉碱总体水平和游离肉碱处于正常范围内，可采用动态监测体内肉碱和酰基肉碱水平，适时调整治疗方案中比例，对改善预后具有重要作用。

十、多种酰基辅酶A脱氢酶缺乏症

多种酰基辅酶A脱氢酶缺乏症（multiple acyl-CoA dehydrogenase deficiency，MADD）是一种常见的脂肪酸氧化代谢障碍，由电子转运黄素蛋白缺乏或电子转运黄素蛋白辅酶Q氧化还原酶缺陷导致的常染色体隐性遗传病（OMIM:231 680）。电子转运黄素蛋白及电子转运黄素蛋白辅酶Q氧化还原酶是脂肪酸β氧化电子传递过程中关键的转运体，其缺陷可导致线粒体呼吸链多种脱氢酶功能受阻，脱氢产生的电子不能下传，导致脂肪酸、支链氨基酸、维生素B及能量代谢障碍。由于尿GC-MS检测可发现大量戊二酸、异戊酰甘氨酸以及乙基丙二酸等二羧酸，故又称戊二酸血症Ⅱ型（glutaric academia-Ⅱ，GA-Ⅱ）。

MADD发病率尚无明确的文献报道，但并非“罕见”。自2005年，上海交通大学医学院附属新华医院对1.5万例高危儿行串联质谱检测，发现65例MADD患者，认为MADD是中国人常见而重要的脂肪酸代谢缺陷。

（一）病因与发病机制

细胞线粒体内脂肪酸β氧化过程是机体多个器官和组织的重要能量来源。酰基辅酶A脱氧酶家族的本质是一种黄素蛋白酶，均紧密结合 FAD 作为辅基，该家族成员能够在线粒体脂肪酸氧化过程中催化多种脂酰辅酶脱氧生成相应的反式烯脂酰辅酶。几乎均是由于电子传递黄素蛋白（electron transfer flavoprotein，ETF）或电子转运黄素蛋白辅酶 Q 氧化还原酶（ETF2 ubquinone oxidoreductase，ETF2QO）功能缺陷导致。电子传递贯穿脂肪酸 β 氧化代谢的始终。ETF 及 ETFDH 是脂肪酸 β 氧化电子传递过程中关键转运体，ETF 是由 α 单位和 β 亚单位组成的二聚体，每一分子中携带一个 FAD 辅基和一个 5'-单磷酸腺苷（adenosine 5'-monophosphate，AMP），位于线粒体基质内，接受来自脂肪酸-氧化过程中多种脱氢酶脱氢产生的电子，转运至位于线粒体内膜的 ETFDH，ETFDH 是一个单体，含有一个 FAD 结构域、一个 4Fe4S 簇和一个泛醌（ubiquinone，UQ）结构域。在线粒体中，至少 9 种含有 FAD 辅基的脱氢酶都需要 ETF 和 ETFDH 这两种酶复合体将电子传递到呼吸链中，ETF 或 ETFDH 缺陷均可引起线粒体呼吸链多种脱氢酶功能受阻，导致脂肪酸、支链氨基酸、维生素 B 及能量代谢障碍，其命名为多种酰基辅酶 A 脱氢酶缺乏症也表明了这点。由于气相质谱检测发现患者尿中有乙基丙二酸、戊二酸、己二酸、辛二酸及庚二酸等代谢物，又称为戊二酸血症Ⅱ型。

（二）编码基因

ETF 和 ETFDH 复合体有 3 个基因编码，分别位于 15q23～q25（*ETFA*，OMIM：608 053）、19q13.3（*ETFB*，OMIM：130 410）和 4q32 ～ q35（*ETFDH*，OMIM：231 675）。迄今为止，MADD 共计文献报道了 80 余种致病突变，总体上讲，患者所携带的突变多为杂合突变，没有明确的热点突变，呈现高度异质性。目前国内仅有小样本患者的临床和基因分析的报道，*ETFDH* 基因错义突变 A84T 携带率为 78.0%～83.3%。

（三）临床表现

1. **早发型（新生儿型）**　新生儿期发病的 MADD 表型较为严重，累及体内多个系统，常发生急性代谢性酸中毒、低血糖脑病、肌张力低下、呼吸困难，心肌病和肝大，尿中有大量脂肪酸及氨基酸代谢衍生物排泄，出现“汗脚味”体臭。多于生后数日因低酮性低血糖、严重代谢性酸中毒、快速进展的肥厚型心肌病、昏迷等死亡。

新生儿可合并各种先天畸形，如特殊面容（眼距过宽、耳畸形、巨颅、前囟过宽、前额突出、鼻梁低平等）、多囊肾、摇篮底足、腹肌缺失、尿道下裂、阴茎下弯、脑皮质发育不良和胶质增生等。上述畸形是有毒代谢产物累积的后果，即脂肪酸氧化障碍引起子宫内环境改变，进而阻碍胚胎的正常发育。

2. **迟发型**　生后数周至成人均可发病，临床表现多样（异质性）且无特异性，但相对较轻，无先天畸形，多为维生素 B_2 反应型。患者主要表现为间歇性肌无力，尤以颈部屈伸肌肌群为重，有时伴有吞咽困难及呼吸功能不全，可累及躯干及四肢近端骨骼肌，有时存在肝脏、心脏受累。部分患者可出现间歇性反复发作的嗜睡、呕吐、腹痛、肝大、心脏肥大、代谢性酸中毒、低酮体性低血糖、高氨血症或高乳酸血症。少数患者仅有运动不耐受、肌痛、肌无力、肌萎缩、肌细胞中脂质沉积等。上述症状通常在感染、腹泻、疲劳、暴饮暴食等应激状态或分解代谢压力下诱发或加重。

（四）辅助检查

1. **常规生化检测**　血转氨酶和心肌酶谱升高，可伴有低酮性低血糖，急性发作期可有代谢性酸中毒、高氨血症，凝血功能（PT、APTT）异常。

2. **组织活检**　肝活检显示脂肪变性，肌活检可见脂质沉积性肌病，其他以脂肪酸为基本能量来源的组织（心、肾等）都可存在脂质沉积。

3. **串联质谱检测**　血中可有短、中和长链酰基肉碱（C4～C18）水平升高。

4. **气相质谱检测**　尿中可有大量有机酸排出，主要为戊二酸和乳酸，也有大量的二羧酸（乙基丙二酸、异戊酸、己二酸、辛二酸和葵二酸）和羟基酸（2-羟基丁酸、2-羟基戊二酸和 5-羟基己酸，也有 3-羟基异戊酸和 2-羟基异己酸）。

5. **酶学分析**　肝活检或皮肤成纤维细胞脂肪酸氧化探针分析，进行酶学检测。

6. **基因突变**　分析对致病基因 *ETFA*、*ETFB* 和 *ETFDH* 进行突变分析可获得该病的确诊。

7. **影像学检查**　可见受累器官（肝、肾、心）体积增大，头颅 MRI 显示脑室旁白质脱髓鞘改变。

（五）诊断与鉴别诊断

MADD 是一种可治性脂肪酸氧化障碍性疾病，但因临床表现具有高度异质性，诊断有一定难度。因此，当患者出现阴离子升高型代谢性酸中毒合并低酮性低血糖、高乳酸血症、高氨血症，加之存在“汗脚味”时，需高度怀疑本病存在，最终诊断依靠血、尿串联质谱检测和基因分析。临床上，组织活检和酶学分析少用。

肉碱棕榈酰转移酶Ⅱ缺乏症（CPT2D）也可合并先天畸形，通过血 MS-MS 检测和基因分析可与本病鉴别；戊二酸血症Ⅱ型和Ⅰ型尿中均有大量戊二酸排泄，两者不同的是，Ⅱ型不仅有戊二酸的大量排泄，还可见乙基丙二酸、3-羟基异戊酸、异戊酸甘氨酸等，尿中中、长链二羧酸浓度也升高。此外，由于本病存在明显酸中毒、低血糖症和高氨血症，故还需与其他有机酸和尿素循环障碍性疾病相鉴别。

（六）治疗

1. 饮食治疗 MADD患者应避免空腹，进食低脂、低蛋白和高碳水化合物饮食。

2. 急性期治疗 急性发作时，首先限制脂肪和蛋白摄入，给予高热量饮食，补充适当的液体和葡萄糖，治疗酸中毒，低血糖，抑制分解代谢，促进合成代谢，减少酸性代谢产物的堆积，给予左旋肉碱和甘氨酸治疗，促进有毒代谢物排出。

3. 长期治疗 建议终身口服维生素 B_2，避免长期饥饿和剧烈运动，防止感染等，合并肉碱缺乏时补充左卡尼汀。

（肖 昕）

参考文献

1. 高平明，郝虎，李思涛，等. 尿素酶预处理气相色谱-质谱技术筛查遗传代谢高危儿. 中华实用儿科临床杂志，2012，27(20)：1569-1571.
2. 顾学范. 临床遗传代谢病. 北京：人民卫生出版社，2016.
3. 郝虎，宋元宗，肖昕，等. 双胞胎同患甲基丙二酸尿症合并同型半胱氨酸血症一例. 中华儿科杂志，2007，45(4)：99-100.
4. 李婕. 枫糖尿症诊治进展. 临床儿科杂志，2013，31(7)：683-686.
5. 李溪远，丁圆，刘玉鹏，等. 枫糖尿症患儿13例临床、生化及基因研究. 中华实用儿科临床杂志，2016，31(8)：569-572.
6. 李秀珍，刘丽. 尿素循环障碍的诊断与急诊处理. 中国小儿急救医学，2008，15(1)：88-89.
7. 刘宾，方竞，杨晓林，等. 苯丙酮尿症新生儿筛查及诊断方法研究进展. 国际生物医学工程杂志，2012，35(5)：298-302.
8. 宋元宗. 尿素循环障碍研究进展. 中国实用儿科杂志，2009，24(3)：168-170.
9. 孙云，许争峰. 苯丙酮尿症的基因诊断和产前诊断. 中国产前诊断杂志，2008，1(2)：47-49.
10. 王婵，何玺玉，封志纯，等. 5 400例新生儿期遗传代谢性疾病筛查结果分析. 中国当代儿科杂志，2010，12(9)：753-755.
11. 王琳，喻唯民，李晓雯，等. 中国北方人群四氢生物蝶呤缺乏症的研究. 中华医学遗传学杂志，2006，23(3)：275-279.
12. 肖昕，郝虎. 质谱技术在小儿遗传性代谢病筛查中的应用. 中国新生儿科杂志，2013，28(1)：4-7.
13. 杨利，黄慧，杨玉，等. 尿黑酸尿症一家系基因诊断及分析. 中华实用儿科临床杂志，2015，3(8)：608-610.
14. 杨楠，韩连书，叶军，等. 枫糖尿病患者临床表现及质谱检测结果分析. 中华医学杂志，2012，92(40)：2839-2842.
15. 杨艳玲，孙芳，钱宁，等. 尿素循环障碍的临床和实验室筛查研究. 中华儿科杂志，2005，43(5)：331-334.
16. 杨艳玲. 遗传代谢病的诊断与治疗. 国际内分泌代谢杂志，2005，25(4)：238-240.
17. 叶军，顾学范，张雅芬，等. 769例高苯丙氨酸血症诊治和基因研究. 中华儿科杂志，2002，40(4)：210-213.
18. YE J，LIU X，MA X，et al. Screening for tetrahydrobiopterin deficiency among hyperphenylalaninemia patients in Southern China. Chin Med J(Engl)，2002，115(2)：217-221.
19. ADAM S，ALMEIDA M F，CARBASIUS W E，et al. Dietary practices in pyridoxine non-responsive homocystinuria：a european survey. Mol Genet Metab，2013，110(4)：454-459.
20. DE LAET C，CDIONISI-VICI C，LEONARD J V，et al. Recommendations for the management of tyrosinaemia type 1. Orphanet J Rare Dis，2013，8：8.
21. CAMPOS H D. Tandem mass spectrometry as screening for inborn errors of metabolism. Rev Med Child，2011，139(10)：1356-1364.
22. CARMEL R，GREEN R，ROSENBLATT D S，et al. Update on cobalamin，folate，and homocystein. Hematology Am Soc Hematol Educ Program，2003：62-81.
23. CARPENTER K H，WIELRY V. Application of tandem mass spectrometry to biochemical genetics and newborn screening. Clin Chim Acta，2002，322(1/2)：1-10.
24. CERONE R，HOLME E，SCHIAFFINO M，et al. Tyrosinemia type Ⅲ：diagnosis and ten-year follow-up. Acta Paediatr，2010，86(9)：1013-1015.
25. CHACE D H，KALAS T A. A biochemical perspective on the use of tandem mass spectrometry for newborn screening and clinical testing. Clin Biochem，2005，38(4)：296-309.
26. CLEARY M A. Phenylketonuria. Paediatr Child Health，2011，21(2)：61-64.
27. COPELAND S. A review of newborn screening in the era of tandem mass spectrometry：what is new for the pediatric neurologist?. Semin Pediatr Neurol，2008，15(3)：110-116.
28. COUCE M L，DALMAU J，DEL TORO M，et al. Tyrosinemia type 1 in Spain：mutational analysis，treatment and long-term outcome. Pediatr Int，2015，53(6)：985-989.
29. ELSAID M，BENER A M，ALZYOUD M，et al. Are heterocygotes for classical homocystinuria at risk of vitamin B12 and folic acid deficiency?. Mol Genet Metab，2007，92(1/2)：100-103.
30. EL-SAID M F，BADII R，BESSISSO M S，et al. A common mutation in the CBS gene explains a high incidence of homocystinuria in the Qatari population. Hum Mutat，2010，27(7)：719.

31. FANOS V, BARBERINI L, ANTONUCCI R, et al. Metabolomics in neonatology and pediatrics. Clin Biochem, 2011, 44(7):452-454.
32. GU X H, YE J, HAN L S, et al. Neonatal screening for inborn errors of metabolism in Shanghai. Clin Pediatr, 2009, 27(2):101-105.
33. GUTHRIE R, SURI A. A simple phenylalanine method for detecting phenylketonuria in large populations of newborn infants. Pediatrics, 1963, 32:338-343.
34. HAO H, XIAO X, SONG Y Z, et al. Urease pretreatment-gas chromatography-mass spectrometry in the diagnosis of methylmalnic aciduria. J Inherit Metab Dis, 2006, 29:41.
35. HELD P K. Disorders of tyrosine catabolism. Mol Genet Metab, 2006, 88(2):103-106.
36. HEYLEN E, SCHERER G, VINCENT M F, et al. Tyrosinemia Type Ⅲ detected via neonatal screening: management and outcome. Mol Genet Metab, 2012, 107(3):605-607.
37. LINDBERG T, NILSSON K O, JEPPSSON J O. Hereditary tyrosinaemia and diabetes mellitus. Acta Paediatr Scand, 2010, 68(5):619-620.
38. MACSAI M S, SCHWARTZ T L, HINKLE D, et al. Tyrosinemia type Ⅱ: nine cases of ocular signs and symptoms. Am J Ophthalmol, 2001, 132(4):522-527.
39. MITCHELL G, LAROCHELLE J, LAMBERT M, et al. Neurologic crises in hereditary tyrosinemia. N Engl J Med, 1990, 322(7):432-437.
40. SAKTHIVEL S, ZAIKOVA A, NEMETHOVA M A, et al. Mutation screening of the HGD gene identifies a novel alkaptonuria mutation with significant founder effect and high prevalence. Ann Hum Genet, 2014, 78(3):155-164.
41. SERIVER C R, BEAUDET A L, SLY W S, et al. The metabolic and molecular bases ofinherited disease. 8th ed. New York: McCraw-Hill, 2001.
42. SIMON E, SCHWARZ M, WENDEL U. Social outcome in adults with maplesyrup urine disease(MSUD). J Inherit Metab Dis, 2007, 30(2):264.
43. SUMMAR M, TUCHMAN M. Proceedings of a consensus conference for the management of patients with urea cycle disorders. J Pediatr, 2001, 138(1 Suppl):S6-10.
44. SUN W H, WANG Y, YANG Y, et al. The screening of inborn errors of metabolism in sick Chinese infants by tandem mass spectrometry and gas chromatography/mass spectrometry. Clin Chim Acta, 2011, 412(13/14):1270-1274.
45. KUHARA T. Diagnosis and monitoring of inborn errors of metabolism using urease-pretreatment of urine, isotope dilution, and gas chromatography-mass spectrometry. J Chromatogr B Analyt Technol Biomed Life Sci, 2002, 781(1/2):497-517.

第二十二章 新生儿免疫系统危重症

第一节 新生儿免疫系统特点

免疫系统的组成包括免疫器官、免疫细胞和免疫分子。免疫细胞和免疫分子针对生物外源性物质所产生的反应称为免疫应答(immune response)。免疫应答可分为固有免疫(innate immunity)和适应性免疫(adaptive immunity)两种类型。固有免疫又称先天性免疫或非特异性免疫(non-specific immunity),是在生物进化中形成的,主要由物理屏障和生物化学屏障、固有免疫细胞和分子组成。适应性免疫又称获得性免疫(acquired immunity)或特异性免疫(specific immunity),是由抗原诱导的具有抗原特异性的免疫功能性反应,主要由T细胞介导的细胞免疫和B细胞介导的体液免疫组成。免疫系统的发育起始于胎儿早期,出生时尚未完全发育成熟,出生后有一个快速成熟阶段。因此,新生儿免疫系统功能与年长儿或成人相比有其显著的特点,了解新生儿时期免疫系统功能的特点,将有助于疾病的预防、诊断和治疗。

一、免疫细胞的起源及发育特点

在人类胚胎中,大约在孕5周时,造血干细胞(hematopoietic stem cell,HSC)首次在主动脉-性腺-中肾(aorta-gonad-mesonephros,AGM)区的背主动脉中出现,先于卵黄囊(yolk sac)和胎儿肝脏(fetal liver)造血。从孕6周开始迁徙到胎儿肝脏,并持续至孕24周,肝脏也成为这一时期最主要的造血器官。大约从孕15周开始,骨髓(bone marrow)开始造血活动,并逐渐替代肝脏成为主要的造血器官并持续终生。

HSC具有自我更新和多向分化能力,可分化为不同谱系的造血细胞。其中,来源于HSC的具有淋巴样潜能的干细胞可以在免疫器官和组织中进一步分化为T、B或自然杀伤细胞(natural killer cell,NK细胞)。初级(中枢)免疫器官(胸腺、骨髓)的发育始于孕初3个月的中期且发育迅速,紧随其后次级(外围)免疫器官(淋巴结、脾和黏膜相关淋巴组织等)也开始发育。此后,这些免疫器官成为干细胞进一步分化为T、B和NK细胞的场所,持续存在至整个生命周期。免疫器官的发生、发展和免疫细胞的不断分化成熟是淋巴细胞与微环境的相互作用,以及细胞表面分子和分泌的蛋白质持续发生排列组合的结果。

1. **T细胞的发育和分化特点** 最初的胸腺原基形成于胚胎第4周,从第三腮裂的外胚层和第3对咽囊的内胚层演化而成。在孕7~8周时,左、右胸腺原基移至中轴,来自胎肝的T细胞先驱定植于胸腺。在胸腺微环境的影响下,T细胞的发育经历淋巴样祖细胞→祖T细胞(progenitor T cell,pro-T)→前T细胞(pre-T cell)→未成熟T细胞→成熟T细胞,不同阶段的T细胞表达不同的表型和功能。依据CD4和CD8的表达情况,胸腺中的T细胞又可分为双阴性细胞(double negative cell,DN细胞)、双阳性细胞(double positive cell,DP细胞)和单阳性T细胞(single positive T cell,SP细胞)三个阶段。上述T细胞发育过程中,依次经历TCR基因重排、胸腺的阳性和阴性选择,最后成为成熟的T细胞,通过血液进入外周免疫器官。

胸腺细胞成为单阳性T细胞时开始具有T细胞功能,但直到离开胸腺时才发育完善。在胚胎11~12周,T细胞开始从胸腺迁移至脾脏和淋巴结,在胚胎14~15周时进入扁桃体。T细胞离开胸腺后经血流分布至全身,以淋巴结的副皮质区、脾脏的动脉周围和胸导管中最为密集。淋巴细胞归巢至外周的淋巴样器官是由淋巴细胞表面的黏附分子、L-选择素与淋巴器官特定区域的血管(高内皮小静脉)表面的糖类部分互相作用所引导的。胚胎12周时,T细胞已能应对植物血凝素和异体细胞产生增殖反应;胚胎20周时已能发现抗原结合T细胞。

2. **B细胞的发育和分化特点** 与T细胞的发育相平行,B细胞也从孕7周开始在胎儿肝脏发育。胚胎8周时胎儿肝脏的$CD34^+$干细胞被种植于锁骨骨髓,10周时到达长骨。B细胞的发育经历2个阶段——抗原非依赖阶段和抗原依赖阶段。抗原非依赖阶段是由免疫球蛋白基因重排的形式和细胞表面出现的蛋白而界定。在抗原非依赖阶段B细胞分别经历了祖B细胞(progenitor B cell,Pro-B)、前B细胞(precursor B cell,Pre-B)、未成熟B细胞(immature B cell)和成熟B细胞(mature B cell)等几个阶段。抗原非依赖发育的最后阶段，即成熟 B 细胞阶段，此时 B 细胞不仅表达 slgM，还表达 slgD。在孕 7 周胎儿肝脏可发现前 B 细胞；到孕 14 周时，血液循环中表达 slgM 和 slgD 成熟 B 细胞的百分比已与脐血相同，并且略高于成人的外周血。

B 细胞在骨髓的分化发育过程不受外来抗原的影响，故称为 B 细胞分化的抗原非依赖阶段。B 细胞在骨髓微环境诱导下发育为成熟 B 细胞，又称为初始 B 细胞，离开骨髓，到达外周免疫器官的 B 细胞定居区，在那里接受抗原刺激而活化、增殖，进一步分化为成熟的浆细胞和记忆 B 细胞，此过程成为 B 细胞分化的抗原依赖阶段。在宫内第 5 个月时，胎儿肠道已有相当数量的派尔集合淋巴结，孕 25 周肠道黏膜固有层已可看到浆细胞。胎儿出生前，淋巴结可能已有初级滤泡，但还没有次级滤泡。此外，约孕 12 周时，胎儿可以获得一定量的来自母体的 IgG，且持续增加，至出生时脐血的 IgG 浓度已与母体相当，甚至超过母体。

3. **NK 细胞的发育和分化特点** 孕 8~11 周时能在胎儿肝脏发现 NK 细胞的活性。NK 细胞也来源于骨髓的前体细胞，虽然在胸腺可发现 NK 细胞，但 NK 细胞并不一定在胸腺发育成熟。NK 细胞具有非主要组织相容性复合体（major histocompatibility complex，MHC）限制的细胞毒性。与 T 细胞和 B 细胞不同的是，NK 细胞在发育过程中没有抗原受体基因的重排。所有 NK 细胞都表达 CD56 分子，90% 以上的 NK 细胞表面有 CD16 分子。从骨髓迁出后 NK 细胞进入血液循环或脾，但淋巴结中 NK 细胞非常少。NK 细胞能特异性地识别正常的异基因细胞，在正常个体 NK 细胞占淋巴细胞的 10%，但在脐血这个百分比略低。

二、新生儿免疫细胞和免疫分子及其特点

1. **固有免疫** 新生儿抵抗病原微生物入侵的第一道防线——固有免疫，具有经遗传获得，针对病原体及异物的入侵可迅速应答，应答模式和强度不因与病原微生物的反复接触而改变等特征。固有免疫系统是由固有免疫屏障、固有免疫分子和固有免疫细胞组成。本节主要概述感染性病原体和非己抗原启动的固有免疫，主要涉及中性粒细胞、单核巨噬细胞、树突状细胞（dendritic cell，DC）、NK 细胞和补体的非特异性活化。

（1）中性粒细胞：新生儿（包括足月儿和早产儿）外周血中性粒细胞数量与年长儿和成人基本一致，但其对细菌感染的应答反应与成人有显著差异。新生儿在应对感染时产生中性粒细胞的能力不足，败血症患儿往往表现为中性粒细胞减少。而且，新生儿中性粒细胞的趋化能力显著低下。体外研究显示，新生儿出生时中性粒细胞的迁移能力异常，针对足月儿，由于发育迅速可很快达到正常；相反，早产儿在生后 2~3 周才开始发育，并且发育速度缓慢。此外，一些与中性粒细胞吞噬功能相关的重要蛋白质合成少，是影响新生儿中性粒细胞功能的重要因素。

（2）单核巨噬细胞：单核巨噬细胞对病原体的识别是启动固有免疫防御的关键环节，这一识别主要由 Toll 样受体（toll-like receptor，TLR）完成。TLRs 是一个能感受各种病原分子的保守的免疫受体家族，这些受体可识别病原相关分子模式，引起核转录因子-κB（nuclear factor-κB，NF-κB）和干扰素（interferon，IFN）调节因子的活化，在抗感染免疫中发挥重要的调节作用，而且在特异性免疫应答的诱导与调节中也同样发挥着关键作用。目前，已知人类表达 10 种 TLRs，其中 TLR1、TLR2、TLR4、TLR5 和 TLR6 主要表达于细胞膜上，识别来自胞外的病原体相关分子模式（pathogen associated molecular pattern，PAMP），活化下游信号通路。近来有研究结果显示，新生儿单核巨噬细胞 TLR4 介导的 NF-κB 依赖的转录活性降低，可导致对革兰氏阴性菌败血症的易感性增加；脐血来源的单核细胞经脂多糖（lipopolysaccharide，LPS）刺激后，TNF-α 的分泌量也较成人显著降低。提示单核巨噬细胞功能不全可能是新生儿天然免疫细胞缺陷的重要原因之一。

（3）树突状细胞：DC 分布十分广泛，是目前所知的体内功能最强的专职抗原提呈细胞，可有效地刺激 T 细胞和 B 细胞活化，从而将固有免疫和适应性免疫有机联系起来。虽然研究人体胚胎和新生儿时期 DC 在血液循环和周围组织的分布和分化发育相对困难，但是来源于小鼠实验数据显示，在孕 17 天就可以在胚胎胸腺中检测到 DC。研究还发现，出生 1 天的新生小鼠就可以在脾脏中检测到 DC 的存在。虽然上述数据提示，在胚胎及新生儿中可检测到 DC 存在，但其数量和功能是低下的。实际上，来自新生儿脐血的数据也显示，DC 的数量和功能较成人显著低下。

（4）NK 细胞：脐血中 NK 细胞的百分比通常较儿童和成人血液中低，但由于淋巴细胞数量多，NK 细胞的绝对计数与儿童和成人大致相当。同时，脐血 NK 细胞介导靶细胞溶解的能力也只有成人的 2/3 左右。近年来研究还发现，新生儿早发型败血症外周血 NK 细胞数量较迟发型败血症患儿降低更明显。提示 NK 细胞可以作为新生儿败血症早期诊断的敏感指标。

（5）补体系统：补体是固有免疫的重要组成部分，主要由肝细胞和巨噬细胞产生的一组血浆蛋白质。在生理情况下，大部分补体成分以无活性的酶前体形式存在，主要通过2条途径——经典途径或旁路途径被活化。经典途径是通过C1的亚单位Clq与抗原-抗体（IgM或IgG）复合物相互作用引发；旁路途径可直接由某些细菌激发。从胚胎第6周起胎儿已能自己合成补体成分，并随着胎龄的增长而增强，生后3~6个月达到成人水平。因此，早产儿经典和旁路途径的补体浓度均低于足月儿，而足月小样儿的浓度与正常新生儿相似。

2. 适应性免疫　主要涉及T淋巴细胞和B淋巴细胞。

（1）T细胞及T细胞亚群：虽然新生儿期$CD3^+$T细胞的百分比略低于儿童和成人，但由于淋巴细胞总数高，因此，$CD3^+$T细胞的绝对计数是高的。此外，脐血中$CD4^+$T细胞与$CD8^+$T细胞的比值[（3.5~4.0）∶1]较儿童和成人[（1.5~2.0）∶1]高。脐血T细胞已能对一些丝裂原，如植物血凝素（phytohemagglutinin，PHA）和伴刀豆凝集素A（concanavalin A，Con A）产生正常应答，以及进行混合白细胞反应。如果脐带血淋巴细胞不能产生这些反应，则提示存在原发性免疫缺陷的可能。正常新生儿在出生时已能产生特异性的T细胞免疫应答，接种卡介苗几周后就可出现强烈的结核菌素反应。

新生儿T细胞表型与成人有一定差异，如成人外周血极少表达的CD38，在脐血T细胞的阳性率可达75%~95%；代表初始T细胞表面标记的CD45RA，新生儿水平也显著高于成人水平。体外细胞试验显示，当有内源性抗原递呈细胞存在时，脐血T细胞对抗CD刺激的增殖反应很弱，所产生细胞因子水平也低。相反，对T细胞受体非依赖刺激，脐血T细胞增殖和IL-2的产生水平与成人相似。然而，当有成人抗原递呈细胞存在时，脐血T细胞的增殖可以达到成人水平。这些结果说明，新生儿T细胞对于依赖抗原递呈细胞、经细胞表面分子途径活化的生理性的刺激反应较弱，对于共刺激信号具有更高的需求，如果能获得足够的刺激信号，新生儿T细胞功能就能达到成人水平。

（2）B细胞和免疫球蛋白：脐血中B细胞的百分比略高，加之淋巴细胞总数高，B细胞绝对计数大大高于儿童和成人。然而，脐血中的B细胞经丝裂原或抗CD40抗体加IL-4共刺激后合成免疫球蛋白的种类和量都显著低于儿童和成人。出生后，新生儿应对新环境中遇到的免疫刺激合成IgM类免疫球蛋白的速度快速增高，早产儿也与足月儿相似。生后6天，血清IgM的浓度迅速增加，约在1岁时达到成人水平。脐血中IgA含量极低，在生后13天左右才能在血清中检测到，而后逐渐升高，在6岁时达到成人水平。脐血IgG的含量与母体血清相同或更高，这可能与在生后6~8个月来自母体的IgG含量逐渐下降，而婴儿自身合成的IgG含量不断增加有关。

经特异性抗原刺激后，新生儿能产生IgM，但不能有效地转换为其他类型的免疫球蛋白。有研究显示，在来自成人的成熟T细胞辅助时，新生儿的B细胞能够产生IgG、IgA和IgE。因此，新生儿B细胞不能进行免疫球蛋白类型转换，这可能与体内的T细胞功能不足有关。在诱导Ig类型转换中最关键的信号是表达于T细胞的CD40配体（CD40L）与表达于B细胞的CD40的相互作用。研究显示，成人T细胞被活化后，CD40L出现短暂的上调，而新生儿T细胞则不能检测到CD40L表达，只有经CD3抗体活化后，新生儿T细胞才出现CD40L表达上调。同时，如果在体外培养中加入IL-2和IL-4，可使新生儿T细胞充分表达CD40L，进而促进新生儿B细胞Ig的分泌和类型转换。因此，能促进Th1发育的因素，通过TCR依赖的途径使新生儿T细胞活化和产生细胞因子，可有效地上调CD40L的表达，从而促进Ig类型的有效转换。

三、影响新生儿免疫状态的因素

1. 分娩方式　研究发现，与剖宫产相比，虽然经阴道分娩的新生儿淋巴细胞亚群无明显变化，但白细胞总数、中性粒细胞、单核细胞和NK细胞均显著升高。还发现，经阴道分娩的新生儿脐血免疫球蛋白IgG、IgM，以及补体C3和C4水平也显著升高，这可能与胎儿-胎盘脉管系统压力变化而产生的一种超滤机制有关，这种超滤机制只有在胎儿通过产道时才发挥作用。分娩时子宫剧烈收缩使IgG通过主动转运的方式由胎盘进入胎儿体内，而剖宫产手术导致的应激反应使母体免疫功能下降或胎盘功能改变，致使IgG通透障碍。此外，对一些细胞因子及可溶性细胞因子受体的检测分析发现，正常经阴道分娩的新生儿血清可溶性IL-2受体（soluble inlerleukin-2 receptor，sIL-2R）、IFN-γ、IL-6、IL-1β、TNF-α等细胞因子或其受体水平均显著高于剖宫产组，说明阴道产对细胞因子可能具有活化作用。总之，上述研究提示，阴道产有助于新生儿免疫系统的活化和发育。

2. 母乳　母乳是多种生物活性物质的混合物，对于婴儿的免疫功能具有显著影响。它不仅含有大量的抗菌成分，对机体发挥免疫保护，还含有丰富的免疫细胞和免疫调节因子，从而促进婴儿免疫系统发育，对机体免疫耐受和炎症反应发挥调节作用。因此，母乳也被看作母亲与婴儿免疫系统之间相互交流的媒介。

3. **早产**　孕期最后3个月是细胞免疫功能成熟的关键时期，胸腺细胞、T细胞总数及各细胞亚群数量均快速增长，功能逐渐完善；该时期也是母体IgG通过胎盘进入胎儿体内的关键时期。因此，近年来研究发现，无论是$CD3^+$、$CD4^+$、$CD8^+$ T细胞的百分比，还是IgG、IgA、IgM，特别是IgG的水平，早产儿水平均显著低于足月儿。这说明由于早产儿T、B淋巴细胞功能不成熟，使其比足月儿更易受病原体侵袭，一旦感染，病情更严重，病程更长。

4. **肠道微生物**　肠道由于其巨大的表面积构成了人体最大的黏膜免疫器官，定植在肠道的微生物群对于免疫系统的发育成熟发挥着重要作用。肠道有丰富的肠相关淋巴组织（gut-associated lymphoid tissue，GALT），由小肠派尔集合淋巴结（Peyer patch，PP）、散在于整个肠道的孤立淋巴滤泡（isolated lymphoid follicle，ILF）、肠系膜淋巴结（mesenteric lymph node，MLN）、阑尾（vermiform appendix）及弥散的免疫细胞组成，这些淋巴组织的发育需要肠道微生物刺激。肠道菌群还通过肠道调节性T细胞（regulatory T cell，Treg）和Th17细胞的相互作用，维持肠道内环境平衡。此外，一些肠道益生菌可促进肠道产生分泌型IgA，增强黏膜的免疫力。

（马飞　肖昕）

第二节　新生儿免疫功能的实验室诊断

脓毒症、外伤、心肺复苏后等感染或非感染重症新生儿病程初期，机体处于严重应激状态，使神经-体液-免疫调节机制激活，导致机体抗炎反应和促炎反应的失衡，使机体处于过度炎症反应状态，持续的炎症反应最终使机体进入免疫抑制、蛋白质高分解代谢状态，加速重症患者多器官功能障碍的发展，最终导致多器官功能衰竭。因此，免疫功能紊乱对危重症的发生发展及预后的影响日益受到关注，及时准确的免疫功能评价对重症患儿也显得尤为重要。免疫功能评价需要临床与实验室相结合进行，本节仅介绍实验室评价方法。

免疫功能检测包括固有免疫功能检测和适应性免疫功能检测，可反映重症患儿免疫功能变化的性质和程度，判断病情严重程度，评估免疫调节、治疗效果和预测患者预后。

一、固有免疫

主要包括中性粒细胞（neutrophil）、单核巨噬细胞、自然杀伤细胞（natural killer cell，NK cell）等免疫细胞和补体分子。

1. **中性粒细胞功能检测**　中性粒细胞的功能有趋化性、吞噬活力及杀菌作用等。趋化性试验中以大肠杆菌培养过滤液提供趋化因子，在一特殊小培养盒（Boyden小室）内，观察细胞移行入滤膜中的距离（也可用琼脂糖做试验），判断白细胞趋化性的强弱。吞噬功能测定是将白细胞与葡萄球菌混合孵育，计算100个白细胞吞噬细菌数及吞噬指数。吞噬颗粒后的代谢活性可用硝基蓝四氮唑（nitro blue telrazolium，NBT）试验或化学发光法进行测定。近年来，使用流式细胞仪测定中性粒细胞吞噬二氢罗丹明（dihydrorhodamine，DHR）来判定其功能，更为简便和客观，已逐渐取代NBT试验。杀菌作用检测是将白细胞与金黄色葡萄球菌混合，加入健康人血清（提供补体），并做细菌培养及菌落计数，以推算白细胞的杀菌活性。

此外，中性粒细胞的一些标志物活化可能作为重症感染诊断的潜在生物标志物，如CD64和人髓系细胞触发受体-1（TREM-1）。生理情况下中性粒细胞表面CD64表达水平很低，但被促炎细胞因子刺激后其表达量增加10倍，细菌感染时CD64阳性的中性粒细胞百分比显著升高。TREM-1可分为胞膜型TREM-1（mbTREM-1）和分泌型TREM-1（sTREM-1）。因此，采用流式细胞仪可检测CD64和mbTREM-1；酶联免疫吸附试验（enzyme linked immunosorbent assay，ELISA）测定血清和尿液中sTREM-1水平，对重症感染早期诊断的灵敏度可能较白细胞（white blood cell，WBC）计数、C反应蛋白（C-reactive proten，CRP）、降钙素原（procalcitonin，PCT）更高。

2. **单核巨噬细胞功能检测**　包括单核巨噬细胞抗原提呈功能和细胞因子释放功能检测

（1）单核巨噬细胞抗原提呈功能：由于单核细胞在外周血中数量较多，寿命较长，表面的共刺激分子人类白细胞抗原DR（HLA-DR）表达呈现相对稳定的状态，通过流式细胞仪能被快速定量的检测。因此，目前动态检测$CD14^+$单核细胞HLA-DR可作为临床诊断免疫抑制功能及预测预后较为可靠的指标。

（2）单核巨噬细胞的细胞因子释放功能：肿瘤坏死因子-α（TNF-α）是一种主要由单核巨噬细胞释放的

促炎细胞因子，当重症感染患者发生免疫抑制时，单核细胞释放量会显著减少。此外，重症感染患者发生免疫抑制时，单核细胞释放的白细胞介素-12（IL-12）也会显著减少。因此，通常采用脂多糖（LPS）刺激重症感染和非重症感染患者外周血分离的单核细胞，通过 ELISA 检测 TNF-α 和 IL-12 的变化，以反映其分泌功能。

3. **自然杀伤细胞功能检测** NK 细胞作为天然免疫的重要组成部分，具有单独识别和攻击外来病毒、细菌的能力，在重症感染病理生理过程中扮演着重要角色。NK 细胞计数在重症感染患者明显下降，而 NK 细胞在淋巴细胞中占比较高的患者预后较好。应用流式细胞仪对包含 NK 细胞在内的免疫细胞亚群进行检测，可能是重症患者预后的评估指标。

4. **补体系统检测** 包括总补体（CH50）和各组分。总补体以 CH50（/ml）表示结果，正常值因方法不同而异。补体 C1～C9 中任何一个组分的含量降低，均可使总补体量降低，故可以此作为过筛试验。补体组分的测定可帮助明确其含量。先天性补体异常罕见，新生儿期因补体缺陷所致的疾病少见。

二、获得性免疫

获得性免疫包括 T 细胞介导的细胞免疫和 B 细胞及其终末分化浆细胞分泌的免疫球蛋白介导的体液免疫。

1. **T 细胞功能检测** 主要包括 T 细胞计数、T 细胞增殖与分泌功能，以及 T 细胞分化功能等检测。

（1）T 细胞计数：可通过特异性抗体荧光标记进行流式细胞计数，测定患者血中 $CD3^+$、$CD4^+$、$CD8^+$ 等多种 T 细胞的绝对计数。T 细胞计数即 $CD3^+$T 细胞计数无疑是 T 细胞总体功能的一个重要方面。重症感染时 T 细胞亚群变化也具有临床预测价值，如 $CD4^+/CD8^+$T 细胞比例下降可能是获得性免疫异常的重要表现。创伤患者中 $CD4^+/CD8^+$T 细胞比例的降低与患者发生重症感染的风险直接相关，且与多器官功能障碍综合征的发生有良好的相关性。

（2）T 细胞增殖与分泌功能：感染后机体获得性免疫反应发生改变，表现为 T 细胞增殖能力降低，凋亡增多，细胞因子分泌异常。重症患者外周循环中淋巴细胞计数明显减少，并且存活的淋巴细胞大部分处于克隆无反应状态。据报道，严重创伤、烧伤患者 T 细胞增殖活性明显降低，且与损伤严重程度及重症患者的高病死率密切相关，提示 T 细胞增殖在机体免疫紊乱过程中处于持续低反应状态。此外，通过观察丝裂原（包括植物血凝素）等诱导 T 细胞分泌 IL-2、IFN-γ、TNF-α 等细胞因子，应用流式细胞仪检测来评价 T 细胞分泌功能。

（3）T 细胞分化功能：脓毒症状态下辅助性 T 细胞（helper T cell，Th cell）向 Th2 型极化，导致 Th1/Th2 比例失调，且平衡失调的严重程度与疾病预后相关。同时，Th17 细胞在免疫反应中扮演着重要角色，可分泌 IL-17、IL-6、IL-22、IL-23 等细胞因子；而调节性 T 细胞（Treg）可促进效应 T 细胞凋亡，发挥免疫调节作用，使机体避免不必要的炎性损伤。Treg 通常是通过流式细胞仪分析 $CD4^+CD25^+FOXP3^+$ 或 $CD4^+CD25^+127^-$ 细胞来检测，而 Th17 通常通过分析 $CD4^+ROR\gamma t^+IL\text{-}17^+$ 细胞来检测。在典型脓毒症病程中，Th17/Treg 比例往往呈现先高后低的变化过程，而 Treg 水平异常升高同时伴随 Th17/Treg 比例倒置，提示机体已发生免疫抑制，预后不良。

2. **B 细胞功能检测** 主要包括 B 细胞数量和 B 细胞功能（包括免疫球蛋白和特异性抗体）。

（1）B 细胞数量：目前主要通过流式细胞仪进行检测，CD19 分子是正常成熟 B 细胞的表面标志。通过检测 $CD19^+$ 细胞的量可以帮助确定 B 细胞数是否正常。采用流式细胞仪可检测 B 细胞占外周淋巴细胞的百分比和 B 细胞的绝对计数。临床上 B 细胞数量减少的情况主要见于 X 连锁无丙种球蛋白血症（x-linked agammaglobulinemia，XLA）。新生儿期通过测定血清免疫球蛋白水平无法诊断 XLA，但检测 B 细胞的数量有助于早期诊断 XLA。许多情况下需要甄别 B 细胞在外周血淋巴细胞中比例的变化是因 B 细胞直接变化造成的还是其他淋巴细胞组分的变化间接引起的。由于体内淋巴细胞数量是一个动态过程，其变化可以较大。

（2）B 细胞功能：成熟 B 细胞的主要功能是产生免疫球蛋白和病原特异性抗体。不同地区人群的免疫球蛋白正常值范围略有差异，儿童免疫球蛋白正常值因年龄而变化。正常新生儿由于来自母亲的 IgG 的影响，出生时其 IgG 水平接近正常成人，而后迅速下降。婴儿期 IgA、IgM、IgE 水平均呈生理性低下，不能因此而诊断为抗体缺陷。如 IgA 和 IgM 水平过高，一般为患儿自身感染所致。测定同种血凝素是临床上最简便且有意义的检测机体抗体应答的方法，检测体内是否存在病原特异性抗体也有利于了解抗体产生的能力。一些特异性抗原刺激后机体产生抗体的能力可以帮助判断是否存在特异性抗体产生缺陷，如抗 LPS 抗体缺陷等。IgE 总量与年龄相关，脐血中 IgE 一般<2kU/L,新生儿 IgE 水平十分低下。儿童期血中 IgE 含量随年龄递增,12 岁以后逐渐接近并稳定在成人水平。

总之,尽管新生儿重症免疫检测取得了显著进展,但总体上缺乏灵敏度和特异度高的指标。随着研究的不断深入及新的检测手段的涌现,相信未来免疫功能评估可实现特异性、可量化和精准化,在此基础上根据患儿免疫功能状态进行目标导向的个性化免疫治疗,改善重症患儿的预后。

（马飞　肖昕）

第三节　新生儿原发性免疫缺陷病

原发性免疫缺陷病(primary immunodeficiency disease,PID)是一组因免疫器官、细胞、分子先天性缺陷导致的机体免疫功能不全的基因疾病。虽然种类繁多,但这些疾病具有易受感染的共同特点,疾病的严重程度主要取决于免疫功能缺陷程度,由于是先天性的,许多疾病的临床症状在婴儿期可以出现。及时的诊断和治疗对于提高患儿生活质量和改善结果具有重要意义。

一、病因与分类

PID 为一组基因疾病,迄今为止,已有 300 多个基因缺陷被确认为是造成 PID 的原因,可分为特异性和非特异性免疫缺陷病。

1. **特异性免疫缺陷病**　主要包括联合免疫缺陷病和抗体缺陷为主的免疫缺陷病两种。

(1) 联合免疫缺陷病:单纯的 T 细胞或 B 细胞免疫缺陷比较罕见,多数是 T 细胞缺陷并由此引起 B 细胞产生抗体的功能低下的联合免疫缺陷。

1) 重症联合免疫缺陷病(severe combined immunodeficiency,SCID):是一组比较罕见的 X 连锁(X-linked)或常染色体隐性(autosomal recessive,AR)遗传病,以细胞免疫和体液免疫联合缺陷为主要特点,对免疫系统的影响最为严重,预后较差。X 连锁是由于 IL-2 受体和 IL-4、IL-7、IL-15、IL-21 共有的 γ 链突变,以致 T 细胞成熟缺陷,而常染色体隐性遗传是由于细胞内激酶 *Jak3* 基因突变所导致。

2) 腺苷脱氨酶缺乏症(adenosine deaminase deficiency,ADA deficiency):一种严重的免疫缺陷病,由位于 20 号染色体上的 *ADA* 编码基因突变导致,腺苷脱氨酶的缺乏可使 T 淋巴细胞因脱氧腺苷及其三磷酸盐产物的累积而呈现功能障碍或死亡。

3) 嘌呤核苷酸磷酸化酶缺乏症(purine nucleoside phosphorylase deficiency,PNP deficiency):为常染色体隐性遗传疾病,由于嘌呤核苷磷酸化酶基因突变,导致胞内鸟核苷代谢障碍,多种中间代谢产物在淋巴细胞内积聚并产生毒性作用,表现为以 T 细胞功能障碍为主的联合免疫缺陷。

4) X 连锁高 IgM 综合征:属罕见免疫球蛋白缺陷病,为 X 连锁隐性遗传,因 X 染色体上 *CD40L* 基因突变,影响 T 细胞与 B 细胞间相互作用,B 细胞增殖和免疫球蛋白类别转换受阻。

5) MHC-Ⅱ类分子缺陷:即裸淋巴细胞综合征,为常染色体隐性遗传,因Ⅱ类反式激活蛋白(*CⅡTA*)基因缺陷,致 MHC Ⅱ类分子表达障碍。引起严重的细胞免疫缺陷和辅助 B 细胞抗体生成功能低下,血清免疫球蛋白减少。

(2) 抗体缺陷为主的免疫缺陷病:与细胞免疫缺陷相比,抗体介导的免疫缺陷起病较晚,以胞外菌及肠道病毒感染多见。

2. **非特异性免疫缺陷病**　包括吞噬细胞功能缺陷和补体系统缺陷。

(1) 吞噬细胞功能缺陷:慢性肉芽肿病是一种 X 染色体隐性遗传性疾病,是由于编码细胞色素 b 的 *qp91-phox* 亚单位基因突变引起。

(2) 补体系统缺陷:补体缺乏常伴发免疫性疾病及反复细菌感染中 C1、C4 和 C2 缺陷,常伴有免疫复合物病,C3、H 因子和 I 因子缺乏增加了患者对化脓性细菌感染的易感性,而备解素、C5、C6、C7 和 C8 缺陷的患者则易于发生严重的奈瑟菌感染。

3. **免疫缺陷综合征**　包括威斯科特-奥尔德里奇综合征(Wiskott-Aldrich syndrome,WAS)、22q11.2 缺失综合征(22q11.2 deletion syndrome)、自身免疫性多内分泌腺病-念珠菌病-外胚层发育不良(autoimmune polyendocrinopathy-candidiasis ectodermal dystrophy syndrome,APECED)和综合免疫功能失调(immunodysregulation)、多内分泌腺病(polyendocrinopathy)以及肠病(enteropathy)的 X 连锁(X-linked)遗传病综合征(IPEX)等。

(1) WAS:本病是一种 X 染色体隐性遗传性免疫缺陷病,是由于编码 WAS 蛋白(WASP)的 *WAS* 基因突变,该蛋白在造血细胞分化和迁移、细胞信号传导、免疫突触形成及淋巴细胞凋亡中起重要作用。

(2) DGS:由于胚胎期第 3、第 4 咽囊发育障碍,使胸腺和甲状旁腺缺如或发育不全,先天性无胸腺或发育不全,染色体 22q11 区域微缺失是该病的主要原因。

(3) APECED:该疾病是一种临床上罕见的常染色体隐性遗传病,是由*AIRE*基因突变所致。

(4) IPEX:编码T细胞转录因子的*FOXP3*基因发生突变而引发的罕见的自身免疫性疾病,属于X连锁隐性遗传。*FOXP3*是免疫调节性T细胞(Treg细胞)发挥正常功能的基础。

二、临床表现

由于免疫功能缺陷的不同,临床表现差异很大,新生儿期临床表现缺乏特异性,可表现为延续至婴儿期、幼儿期的反复感染等症状。

1. SCID　由于对细菌感染、念珠菌、真菌感染和巨细胞病毒感染等感染性疾病缺乏抵抗力,导致感染反复发生。可发生脓皮病、病毒疹、湿疹、败血症、肺炎、腹泻和肝脾肿大等,接种卡介苗等疫苗后可引起全身性进行性结核病等疫苗病。

2. **ADA缺乏症**　为一种严重的免疫缺陷病,临床分为早发型(1周内发病)及迟发型。早发型见于ADA完全缺乏,多于新生儿期发病,临床表现与上述联合免疫缺陷相同,但有50%出现骨骼异常,如方颅,肋骨外翻,肋软骨连接处凹陷,闭合不全,胸腰椎扁平,骨盆畸形,以及短肢侏儒等,某些患儿还合并有幽门狭窄和肝脏疾病,智力发育迟缓等,而迟发型尚保留ADA部分活性,发病于1~2岁,免疫球蛋白呈进行性下降为其突出表现。

3. **PNP缺乏症**　最重要的临床表现是反复感染,常在生后第1年开始发生,感染类型与SCID相同,特殊病原菌包括假单胞菌、巨细胞病毒、腺病毒、EB病毒、ECHO病毒、念珠菌和卡氏肺囊虫等。

4. **补体系统缺陷**　补体缺乏常伴发免疫性疾病及反复细菌感染中C1、C4和C2缺陷,常伴有免疫复合物性疾病,C3、H因子和I因子缺乏增加了患者对化脓性细菌感染的易感性,而备解素、C5、C6、C7和C8缺陷的患者则易于发生严重的奈瑟菌感染。

5. WAS　临床特征为湿疹、血小板减少和易发感染。早期表现为对多糖类抗原的体液免疫应答不全,发生肺炎、脑膜炎、败血症等;而由于血小板内在缺陷导致的血小板功能减退,常伴明显的出血倾向;湿疹是WAS的另一个特征性表现,但常在生后数月出现(详见本章第八节新生儿威-奥综合征)。

6. DGS　胸腺和甲状旁腺缺如或发育不全,可表现为心脏畸形、胸腺发育不良(反复感染)、腭裂、低钙血症等。新生儿若出现不易纠正的低钙性抽搐和心力衰竭等临床表现时,应怀疑该病的可能(详见本章第九节新生儿22q11.2缺失综合征)。

7. APECED　主要表现为甲状旁腺功能和肾上腺皮质功能及其他内分泌器官功能不全,伴有念珠菌病,牙釉质发育不良及其他畸形。

8. IPEX　自身免疫性疾病主要涉及肠道、内分泌腺体、皮肤等,临床表现为腹泻、早发的糖尿病、甲状腺炎、溶血性贫血、中性粒细胞减少、血小板减少、湿疹等。

三、诊　断

1. **病史**　母亲孕产史及患儿宫内妊娠情况,产前诊断中四维彩超、染色体结果或无创DNA检测等;脐带延迟脱落等病史均可为新生儿原发性免疫缺陷病的诊断提供重要的线索。家族中有无阳性病例,自身免疫性疾病病史等都有助于对先证者的评估。对于难以解释和治疗的感染时,应当注意可能合并存在免疫异常。对于存在新生儿接种卡介苗及乙肝疫苗后异常反应的患者同样需要进行系统的免疫学评价。

2. **体格检查**　某些原发性免疫缺陷病存在体重不增、发育落后、营养不良、肝脾肿大、贫血、皮肤出血、湿疹等,周围淋巴结异常(缺如或变小、增大);有些综合征还存在相应的特殊的体征,如胸腺发育不良、腭裂、小下颌、骨骼发育异常等。

3. **实验室检查**　对PID的诊断非常重要。

(1) 外周血检查:包括外周血中白细胞计数、淋巴细胞绝对计数、中性粒细胞计数、血小板计数等。淋巴细胞计数<1.5×10^9/L时,提示细胞免疫缺陷。而骨髓中淋巴细胞计数及浆细胞计数下降,提示体液免疫缺陷的可能。

(2) T细胞免疫功能检测:可以通过流式细胞仪检测原发性免疫缺陷病相关蛋白及功能(Btk、CD40L、DOCK8、WSAP、FOXP3、CD18等),测定淋巴细胞亚群数量及功能[包括成熟T淋巴细胞($CD3^+$)、辅助T细胞($CD4^+$)、细胞毒性T细胞($CD8^+$)、NK细胞($CD16^+$ $CD56^+$)等],还可以测定T细胞活化、磷酸化功能,淋巴细胞增殖功能及T细胞分化水平等。

(3) B细胞免疫功能检测:血清免疫球蛋白的测定是检查体液免疫功能最常用的方法,通过检测IgG、IgM、IgA发现三类Ig水平均明显低下,可考虑体液免疫缺陷,但在分析儿童Ig水平时,应注意Ig的水平随年龄而变化。分泌型IgA(sIgA)的水平测定是黏膜抗感染的重要因素。嗜异性凝集素、抗溶血素O抗体及麻疹病毒、脊髓灰质炎病毒抗体检测也是体液免疫水平的重要体现。另外，B 细胞计数及活化增值功能也是体液免疫检测的重要方面。

（4）非特异性免疫功能检测：包括吞噬细胞计数，白细胞动力观察，白细胞趋化性、变形性、黏附和凝聚功能检测，吞噬和杀菌功能测定等。NBT 试验用于中性粒细胞的胞内杀伤功能检测。补体 C3、C4 及 CH50 水平的检测有助于补体系统缺陷的诊断。

（5）DNA 检测：多数原发性免疫缺陷病为单基因遗传病，对编码基因的 DNA 序列分析可以发现疾病的突变位点及突变形式。

（6）其他：包括胸部 X 线片或胸腺增强 CT 有助于先天性胸腺发育不良的诊断。

四、鉴别诊断

原发性和继发性免疫缺陷病相鉴别，继发性免疫缺陷病继发于重症感染、某些理化因素、营养障碍等，临床表现主要为反复感染，多为暂时性，致病因素消除后多可恢复正常。

五、治　　疗

1. **一般治疗**　联合免疫缺陷患儿应实行严格的保护性隔离，减少与感染源的接触。合并感染时，根据细菌培养及药敏结果，选用杀菌性抗菌药物，剂量高于免疫正常感染患儿用药剂量。严重细胞免疫缺陷的患儿需要输注血液制品时，血液制品需经 X 线照射，以避免移植物抗宿主病（graft versus host disease，GVHD）的发生。DGS 发生低钙血症时，予以补充钙剂。存在细胞免疫缺陷的患儿禁忌接种活疫苗，防止严重疫苗性感染发生。

2. **替代治疗**　对于存在联合免疫缺陷的患儿定期注射丙种球蛋白制剂，可提高免疫力，降低感染率。当血清免疫球蛋白低于 2.5g/L 时，静脉 IVIg 剂量为 0.4~0.6g/kg。另外，γ 干扰素替代治疗可以有效应用于 IL-12/IFN-γ 及其受体通路的分子缺陷。

3. **免疫重建**　免疫重建的方法有胎儿胸腺组织移植、干细胞移植、骨髓移植、胎肝移植。胎儿胸腺组织移植是将 14 周以内的胚胎胸腺植于腹膜下或皮下，用于治疗细胞免疫缺陷病，尤其是胸腺发育不全症。干细胞移植包括脐血来源干细胞移植和外周血来源干细胞移植。骨髓移植有同种异体同型合子骨髓移植、同种异体半合子骨髓移植和无关供体骨髓移植，在新生儿期应用较少。胎肝移植中因胎肝内含有多能干细胞，可以将其制成单细胞悬液输注，但免疫重建效果不如上述移植。

4. **基因治疗**　某些原发性免疫缺陷病为单基因缺陷所致，一些突变位点已经明确，从而为未来基因治疗奠定了基础。

六、预　　防

预防原发性免疫缺陷最重要的手段是优生指导，而优生依赖于对家族史的了解。首先，对家族中怀疑有原发性免疫缺陷的患儿，应当明确诊断先证者，然后对先证者的家族成员通过实验室检测或基因分析技术进行遗传学评估。对于存在 X 连锁免疫缺陷病的家族（一般为男性发病），可以进行性别选择性生育。妊娠后可以通过羊水穿刺加强产前诊断与评估。另外，随着第三代试管婴儿的技术（也称胚胎植入前遗传学诊断/筛查）的发展，可以在胚胎移植前取胚胎的遗传物质进行分析，诊断是否有免疫缺陷的异常，筛选健康胚胎移植，防止免疫缺陷病的传递。

（谭宁　王斌）

第四节　新生儿继发性免疫缺陷病

继发性免疫缺陷病（secondary immunodeficiency disease，SID）是由各种继发性因素所致固有免疫系统和后天免疫系统受到损害的疾病。在新生儿临床实践中，常见的可导致免疫损害的疾病过程包括早产、各种疾病过程及其并发症、严重创伤及大手术后，以及一些特殊治疗手段和药物。此外，感染 HIV 病毒导致的获得性免疫缺陷综合征也是一种常见的特殊继发性免疫缺陷类型。

一、病　　因

1. **早产儿及小于胎龄儿**　自身免疫系统发育未完善，生后营养障碍及并发症存在均影响早产儿的免疫系统功能。孕妇患妊娠高血压综合征、糖尿病、营养不良等疾病或酗酒、吸毒，可导致胎儿宫内发育受限（小于胎龄儿），其免疫系统功能发育受影响。

2. **感染性疾病**　新生儿 TORCH 感染（如先天性风疹、单纯疱疹病毒感染、巨细胞病毒感染）、细菌性感染（脓毒症）或真菌感染均可导致 SID。

3. **营养不良**　喂养不耐受、短肠综合征、蛋白质过敏等可导致蛋白质-能量营养不良（protein-energy malnutrition，PEM），后者使皮肤黏膜、肠道上皮等屏障作用下降、肠道细菌过度生长移位、抗体水平下降。某些维生素（如维生素 A、C、D）不足和/或微量元素（如锌、硒、铁等）缺乏，也可导致机体出现免疫功能下降。

4. **母亲药物应用**　母亲患自身免疫缺陷病、自身免疫性疾病时，长期应用免疫抑制剂或糖皮质激素等，均有可能导致新生儿免疫系统功能缺陷。

5. **肿瘤和血液病**　患有组织细胞增生症、类肉瘤病、霍奇金病和淋巴瘤、白血病、骨髓瘤、粒细胞减少症和再生障碍性贫血，可并发免疫功能下降。

6. **严重创伤或大手术后**　创伤或手术破坏内皮细胞屏障，进而激活炎症应答和局部微生物活动；严重创伤和手术时，免疫系统启动代偿性抗炎反应（compensatory anti-inflammatory response），严重者会导致免疫功能抑制。

7. **放射线照射**　电离辐射可以对全系骨髓细胞造成抑制。

8. **HIV 感染**　HIV 感染后，RNA 逆转录成 DNA 并整合计入宿主 DNA，对免疫系统尤其是 $CD4^{+}T$ 细胞造成破坏，引起特殊的继发性免疫功能缺陷症，即获得性免疫缺陷综合征（acquired immunodeficiency syndrome，AIDS）。

二、临床表现

根据免疫系统受累的主要方面，可将 SID 大致分为以下几种：①抗体免疫缺陷病；②累及细胞免疫和体液免疫的免疫缺陷病；③吞噬细胞数目和/或功能缺陷病；④免疫失调性疾病；⑤自身炎症性疾病；⑥补体缺陷病。

各种类型的 SID 一般有其特征性的临床表现，但也有重叠的特征。因疾病导致的免疫缺陷患儿，首先是原发病的表现，因其免疫功能低下，最常见的相关表现为反复感染。当出现以下临床特征时，要考虑免疫缺陷的可能：①任何部位反复感染，如反复鹅口疮和溃疡、皮肤脓肿、反复肺炎、慢性腹泻；②皮疹、色素异常或脱发；③淋巴结肿大和/或肝脾大；④特殊面容及体型（综合征样外观）；⑤发生自身免疫性疾病；⑥脐带延迟脱落超过 30 日，提示白细胞黏附缺陷；⑦活疫苗接种（如卡介苗、轮状病毒疫苗、脊髓灰质炎疫苗）引发感染。

三、诊　断

当怀疑或诊断为免疫缺陷病时，在体检时应着重注意黏膜表面（气管/肺、口腔/小肠/结肠、结膜）、导管穿刺部位、皮肤伤口和中枢神经系统。实验室检查可提示诊断，以下项目可以作为筛查指标。

1. **血常规的细胞计数**　应特别注意淋巴细胞绝对计数，减少提示 T 细胞缺陷；血小板计数升高提示慢性炎症；白细胞总数变化及贫血，也能提供相关线索。

2. **生化分析**　如红细胞沉降率（erythrocyte sedimentation rate，ESR）或 CRP 水平升高，可提示慢性感染或自身免疫性疾病，其他疾病如代谢障碍、肝功能异常、肾脏疾病、营养不良等，也能在生化检查中找到证据。

3. **免疫球蛋白水平**　血清 IgG 水平下降，机体对疫苗应答低下。

4. **HIV 感染检查**　具有 HIV 感染风险的患儿，应做 HIV 特殊抗体和病毒检查。

5. **免疫系统功能评估**　①血清 Ig 测定：抗体缺乏或缺陷最常见的后果是荚膜细菌复发性严重肺感染，如肺炎链球菌和流感嗜血杆菌感染，血清 IgG、IgA 和 IgM 含量测定有助于疑似抗体缺陷病例的诊断。②婴儿总淋巴细胞计数 $<2\ 500/\mu l$ 应视为细胞数不足，可做流式细胞仪检测，以评估各种淋巴细胞的数量。或复查淋巴细胞计数以确认其是否能恢复正常。③细胞吞噬功能缺陷。④补体缺陷。

四、鉴别诊断

重点应与原发性免疫缺陷病进行鉴别诊断（详见本章第三节新生儿原发性免疫缺陷病），这对指导治疗和判断预后有重要意义。继发性免疫缺陷通常有较严重的原发疾病，但由于新生儿年龄小，有时难以判断。

五、治　疗

1. **治疗原发病**　熟悉了解免疫缺陷患儿的特殊感染性疾病，有助于及早采用经验治疗，很多继发性免疫缺陷状态是可逆的，这一点与原发性免疫缺陷不同。免疫系统以外疾病导致的免疫功能低下或缺陷，在纠正原发病后，相关免疫功能可以恢复。

2. **对症支持疗法**　足够的营养支持，根据患儿情况，可以输注人源性免疫球蛋白或使用胸腺肽。

3. **病原学治疗**　尽快确定继发感染的病原体，针对性地进行抗微生物治疗。等待培养结果期间应开始经验性抗生素治疗。

4. **成分输血**　如果有必要，可以输血或输注血小板，但应该使用经过辐照、滤除白细胞且病毒灭活的血制品。

5. **AIDS 的治疗**　新生儿 HIV 感染通常因母婴垂直传播而获得，治疗有相应规范[《预防艾滋病、梅毒和乙型肝炎母婴传播工作实施方案（2015 年版）》]：

HIV 感染母亲所生新生儿应在出生后 6～12 小时服用抗病毒药物。对于母亲已接受高效抗逆转录病毒治疗(highly active anti-retroviral therapy, HAART,鸡尾酒疗法),依从性较好,且达到长期病毒学抑制者,可给予 4 周齐多夫定(zidovudine, AZT)或奈韦拉平(nevirapine, NVP)进行预防;对于孕期抗病毒治疗没有达到长期病毒学抑制、治疗不满 4 周或分娩时发现 HIV 感染的孕产妇所生的新生儿应使用 AZT 或 NVP 6～12 周。应用于新生儿抗 HIV 的药物除 AZT、NVP 外,还有拉米夫定(lamivudine, LAM)、洛匹那韦(lopinavir, LPV)/利托那韦(ritonavir, RTV)等。HIV 阳性孕产妇急产新生儿或新生儿感染 HIV 后,国内外共识是应用三药治疗,一线方案是 AZT+LAM+LPV 或 RTV;备用方案是 AZT+LAM+NVP,有时也可选择 3 剂 NVP(分别于 24、48 和 72 小时使用)+AZT 6 周治疗。

（谭宁　王斌）

第五节　新生儿过敏性疾病

近年来,由于对过敏性疾病认识的深入,越来越多的新生儿过敏性疾病被报道,根据过敏原类别的不同,新生儿过敏性疾病可大致分为食物过敏、药物过敏、疫苗接种反应及蚊虫叮咬反应等,其中食物过敏是新生儿过敏性疾病中最主要的类型,而牛奶蛋白过敏(cow's milk protein allergy, CMPA)则是新生儿食物过敏中最常见的类型,CMPA 在新生儿中的报道逐年增多,但患病率不详。伴有腹泻的 CMPA 与乳糖不耐受难以区别,伴有大量血便的牛奶蛋白过敏则易与新生儿坏死性小肠结肠炎(necrotizing enterocolitis of newborn, NEC)混淆,需要临床医生及时识别,正确干预。本节重点论述新生儿 CMPA。

一、病　　因

牛奶中主要的过敏原为酪蛋白(包括 α1、α2、β 和 κ 酪蛋白)和乳清蛋白(包括 α 乳清蛋白和 β 乳球蛋白)。依据免疫机制不同,牛奶蛋白过敏可由 IgE 介导、非 IgE 介导或两者混合介导。新生儿牛奶蛋白过敏案例报道中以非 IgE 介导为主。

由于新生儿消化道黏膜尚未发育成熟,消化液分泌缺乏,肠壁通透性高,容易对外来蛋白质产生过敏反应。纯母乳喂养的新生儿也可能通过经母乳传递牛奶蛋白过敏原的方式引起牛奶蛋白过敏。母乳中缺乏某些免疫调节因子也会影响患儿 Th2 免疫稳定,从而促进过敏反应发生。

二、临床表现

新生儿 CMPA 以消化系统表现为主,可表现为小肠结肠炎、直肠结肠炎或肠病,皮肤表现以湿疹为主,呼吸道症状罕见。发病年龄多在 6 周之内,新生儿末期,极少数可在生后 1～2 周内发病,可能与宫内致敏有关。

根据严重程度,新生儿 CMPA 可分为轻至中度和重度,其表现缺乏临床特异性。

1. **轻至中度 CMPA**　①消化系统:可表现为腹泻、血便、腹胀、呕吐、肠绞痛,少数个案报道有便秘表现,这些症状可单独或合并出现。②皮肤黏膜:可有湿疹、肛周皮疹、红斑、风团、手足血管神经性水肿。个别有阴茎水肿。

2. **重度 CMPA**　除皮疹和消化系统表现(腹泻、呕吐、腹痛和便血等)以外,还包括:①由于慢性腹泻、呕吐造成的生长发育迟缓、喂养困难及营养性缺铁性贫血、蛋白丢失性肠病,以及严重溃疡性结肠炎;②低白蛋白血症;③严重的特应性皮炎合并低白蛋白血症或合并生长发育受限或缺铁性贫血;④严重者因大量出血致循环衰竭和休克。

根据发生部位,新生儿 CMPA 可分为下列 6 种:牛奶蛋白诱导的小肠结肠炎综合征、直肠结肠炎、肠病、特应性湿疹、胃食管反流病、便秘和肠绞痛。

1. **牛奶蛋白诱导的小肠结肠炎综合征**　多发生于新生儿期和婴儿期早期,有牛奶暴露史,反复呕吐、腹泻,甚至脱水、代谢性酸中毒,可有发热,肠梗阻表现。血 WBC、血小板水平增高,低蛋白血症,粪潜血阳性。症状严重者可类似于败血症。早产儿可有腹胀、血便、易激惹、X 线提示肠壁积气等类 NEC 表现。结肠活检组织病理黏膜总体完好,可见隐窝脓肿和广泛炎症(浆)细胞浸润,嗜酸性细胞浸润(>20 个/HPF),小肠可见炎症和绒毛损伤。本病预后良好,大多于 2～3 岁缓解,少数患儿生长发育迟缓。

2. **牛奶蛋白诱导的直肠结肠炎**　新生儿和婴儿最多见于食物导致的过敏腹泻,多为纯母乳或合并少量配方奶喂养,其症状常无诱因突然出现,以血丝便为主要表现,轻度腹泻,粪便含黏液和斑点状血。大便常规镜检红细胞增多,潜血阳性,少见白细胞。一般不影响摄食,不存在发育迟缓及贫血。结肠镜检病理为黏膜灶性红斑、变脆、小结节、糜烂甚至溃疡,组织病理为灶性、固有层有嗜酸性粒细胞浸润。

3. **牛奶蛋白诱导的肠病**　可表现为摄入牛乳数天后出现呕吐和慢性腹泻,还有肠吸收不良综合征表现。组织学检查可显示隐窝增生、绒毛萎缩、上皮内淋巴细胞增多，有些患儿血常规检查可见轻度嗜酸性粒细胞浸润。

4. **特应性湿疹**　在新生儿中至重度湿疹中起到一定作用，目前认为大部分牛奶蛋白引起的湿疹是IgE介导的免疫反应，但仍有约10%病例与IgE无关（非IgE介导而是IgG4介导）。

5. **胃食管反流病**　食物过敏在新生儿及婴儿胃食管反流病中起到很重要的作用，但是这种免疫反应通常不是IgE介导的（为IgG4介导）。

6. **便秘和肠绞痛**　目前对于CMPA是否会导致便秘和肠绞痛尚存在争议，但是部分病例在去除牛奶蛋白饮食后，症状即消失。

三、实验室检查

1. **诊断性回避试验**　牛奶喂养患儿疑诊CMPA时，初步筛查可采用牛奶回避试验。速发型患儿牛奶回避3~5天，迟发型回避1~2周，慢性腹泻、生长缓慢等胃肠道表现者回避2~4周。母乳喂养儿可继续母乳喂养，但母亲需回避牛奶及奶制品，包括酸奶、奶酪、黄油等。若症状无改善，可排除CMPA，考虑回避其他易过敏食物。若症状改善，母亲应避免摄入牛奶及奶制品，直至回避试验阴性。

2. **口服激发试验**　进一步确诊需行口服激发试验。若患儿2周后未被激发，提示激发试验阴性，可排除CMPA；若出现客观过敏症状，且症状与病史相符，提示激发试验阳性，即可确诊CMPA。

3. **其他检查**　包括皮肤点刺试验（skin prick test，SPT）、特异性IgE测定、斑贴试验（patch test，PT）、IgG4测定和嗜酸性粒细胞计数等。

（1）SPT、特异性IgE测定：均可筛查IgE介导的过敏。SPT阳性和/或血清牛奶蛋白特异性IgE增高，结合回避试验阳性也可确诊CMPA。

（2）PT、IgG4测定：PT在诊断非IgE介导的免疫反应中具有一定的应用前景。但因其特异度高，灵敏度低，且结果读取困难，存在主观性，限制了其在临床中的应用。若SPT、特异性IgE测定阴性，但临床仍高度怀疑存在CMPA时，可选用IgG4测定，以证实非IgE过敏存在。

（3）嗜酸性粒细胞计数：嗜酸性粒细胞是过敏炎症反应中的重要细胞，CMPA患儿常出现嗜酸性粒细胞计数增多。但因早产、感染、支气管肺发育不良、输血等均可引起患儿嗜酸性粒细胞增多，故该项检查不能作为重要辅助诊断指标。

四、诊断与鉴别诊断

新生儿CMPA的诊断需结合家族史、临床表现、体格检查，排除感染及外科如NEC等疾病后，行诊断性回避试验。症状消失后，行口服激发试验确诊。辅助检查如SPT、特异性IgE测定或IgG4测定、PT和嗜酸性粒细胞计数等有助于CMPA的诊断。

以腹胀、腹泻为主者，易与乳糖不耐受相混淆，后者一般无皮疹，由于乳糖酶缺乏，乳糖在肠内产气多，腹胀和肛门排气较为明显，尿乳糖酶阳性。以腹胀、血便为主要表现的CMPA需与NEC鉴别，特别是极、超早产儿CMPA可被误诊为NEC，接受不必要的长期禁食、抗生素治疗；表现为呕吐、腹泻、休克等的重型CMPA需与新生儿败血症鉴别。

五、治　　疗

1. **饮食回避**　确诊CMPA的患儿应立即进行牛奶回避，回避6个月或至9~12月龄，IgE介导的严重速发型过敏反应回避至12~18月龄，并予以低敏配方替代治疗，保证生长发育所需营养。

纯母乳喂养儿可继续母乳喂养，但母亲需回避牛奶及其制品至少2~4周，若症状明显改善，母亲可逐渐加入牛奶，若症状未再出现，则恢复正常饮食；若症状再现，则母亲在哺乳期间均应进行饮食回避，并注意补充钙剂。严重CMPA患儿，母亲饮食回避无效时，可考虑直接给予深度水解配方或氨基酸配方奶粉喂养。

非纯母乳喂养儿根据症状严重程度选择深度水解配方奶粉（eHF）或氨基酸配方粉（AAF）作为替代乳品。eHF适用于轻至中度CMPA患儿；对于严重CMPA、非IgE介导的胃肠道疾病、不能耐受eHF者需选用AAF。

近年来，研究证实早期（5~6月龄添加辅食时）小剂量长期口服过敏原（如含多种小剂量常见过敏原辅食），可产生黏膜免疫耐受，达到类似脱敏的效果。

2. **对症处理**　因呕吐、腹泻或严重过敏反应出现循环衰竭和休克时应及时给予相应处理。对于腹泻患者可以给予肠道黏膜保护剂治疗。对于合并湿疹的患儿给予局部保湿、润肤、保持皮肤弱酸性环境，必要时给予非甾体软膏（磷酸二酯酶4抑制剂）、短期外用激素（地奈德）及口服抗组胺药（如左西替利嗪）治疗。

六、预　　防

预防CMPA最重要的是坚持母乳喂养，母乳中的营养成分有利于促进患儿胃肠道黏膜成熟，维持胃肠道菌群稳态,增强免疫调节能力,预防过敏发生。研究表明,益生菌可促进免疫系统发育成熟,产生免疫耐受。母亲孕期或哺乳期应用益生菌可能会预防婴幼儿早期过敏。

（马丽亚　王斌）

第六节　新生儿红斑狼疮

新生儿红斑狼疮(neonatal lupus erythematosus, NLE)是由于母亲体内的自身抗体,主要是抗 SSA 抗体(anti-Sjögren syndrome A antibody,也称抗 Ro 抗体)和/或抗 SSB(anti-Sjögren syndrome B antibody,也称抗 La 抗体),通过胎盘进入胎儿,在胎儿体内引起自身免疫反应所致。发病率约为 1/20 000,无明显种族差异。在具有抗 SSA 或抗 SSB 抗体的母亲的后代中,NLE 的发生率约为 2%,在随后的妊娠中复发率为 18%~20%。由 NLE 引发的严重先天性房室传导阻滞(congenital heart block,CHB)病例 80%~95% 发生在新生儿期。现尚无 NLE 死亡率的完整统计报道,但伴心脏损害的 NLE 患儿死亡率约为 20%。尽管 NLE 发病率无明显种族差异,但其临床表现有一定差异。据文献报道,我国 NLE 皮肤损害约占 96%,远远高于美国 NLE 皮肤损害报道的 15%~25%。在美国,NLE 最常见的临床表现为心脏损害,主要为房室传导阻滞,约占 60%,而在我国报道的 NLE 心脏损害仅为 8.9%。

一、病　　因

目前认为母体内自身抗体进入胎儿体内形成抗原抗体复合物引起胎儿组织免疫器官损害而导致 NLE 形成。患儿母亲常患有自身免疫疾病,如系统性红斑狼疮(systemic lupus erythematosus, SLE)、干燥综合征、混合性结缔组织病、未分化结缔组织病等。在患儿被诊断为 NLE 时,也有 30%~50% 的母亲没有任何症状及自身免疫疾病史,但在之后的随访中,部分母亲会出现自身免疫性疾病相关症状甚至发展为自身免疫性疾病。母亲体内的抗 SSA 抗体、抗 SSB 抗体或抗 RNP 抗体在孕 12 周左右可经胎盘传递给胎儿,使胎儿或新生儿发生组织器官免疫损伤。患儿血清学检测常出现抗 SSA 抗体、抗 SSB 抗体阳性(98%~100%、73%~76%)。CHB 主要与抗 SSA 抗体相关,该抗体引起房室处的炎症和纤维化,而瘢痕形成的程度决定了房室传导阻滞的程度。研究显示,母亲抗 SSA 抗体阳性的胎儿 CHB 发病率约为 2%,而对于有 CHB 孕史的母亲,其再次怀孕胎儿出现 CHB 的概率可增加 10 倍。

并非所有暴露于母亲自身抗体的胎儿都会发展为 NLE,也有部分为健康新生儿,因此可能还存在其他的因素参与 NLE 的发生。此外,宫内环境、特异的自身抗体谱在 NLE 的发病中也起着重要作用。

二、临床表现

1. **皮肤损害**　为我国 NLE 最常见的临床表现,出生时即有,但多于出生后 4~6 周出现,4~6 个月消失。皮损以大小不等的环形红斑为主(文末彩图 22-6-1),可伴有水疱、鳞屑等,皮损表现类似于亚急性皮肤型红斑狼疮。皮损好发于曝光部位,脸和头皮最为常见,其次为躯干和四肢,这可能与抗 SSA 抗体的光敏性相关。部分尿布包裹处也可见皮疹,表明阳光暴露并不是皮疹发生的必需因素。如果眶周区域受累,可出现典型的"浣熊眼"或"猫头鹰眼睛"体征。随着母亲抗体在患儿血液循环中逐渐清除,皮损可自行消退,通常不留痕迹,少数患儿可遗留色素沉着或永久的毛细血管扩张。

2. **心脏损害**　NLE 最常见的心脏损害是一至三度房室传导阻滞(atrioventricular block, AVB),其中三度最常见,但 AVB 并非逐渐进展,患儿可在之前没有一度或二度条件下直接发生三度 AVB。一度、二度 CHB 也可缓解甚至完全消失,但三度 CHB 通常不可逆。NLE 患儿心脏结构大多正常,也有部分患儿合并动脉导管未闭、卵圆孔未闭、房间隔或室间隔缺损等。约 20% 的患儿可发展成危及生命的心肌病,也可单独存在心肌病,病死率约为 18%。部分患儿也会发生瓣膜功能不全或心内膜纤维化等严重并发症,会导致终末期的心力衰竭和死亡。心脏损害通常可在孕 18~24 周通过胎儿超声心动图诊断,孕 20~24 周是高发时段,也有出生后发生的报道。

3. **肝脏和血液系统受损**　表现短暂,很少单独出现。肝脏系统受损有时是无临床症状或短暂的肝脏转氨酶水平轻度升高、肝和/或脾轻度肿大、高胆红素血症等。大约有 10%~35% 的 NLE 患儿会出现血液系统异常,主要为血小板减少、贫血和中性粒细胞减少等。肝脏和血液系统异常通常可于数天至数月内自然缓解,稍严重者经对症处理,均可获得改善。

4. **其他系统**　仅有 1.4% 的 NLE 患儿中枢神经系统受累,大多无临床症状,可通过神经影像学诊断。NLE 患儿也会出现呼吸系统受累,发生狼疮肺炎,甚至发生呼吸衰竭,但较罕见。肾脏受累也少见,有

NLE 患儿出现膜性肾小球肾炎的报道，提示来自母体的自身抗体可导致新生儿发生肾小球肾炎。

三、辅助检查

1. **抗体及生化检测** 对于母亲抗 SSA 抗体、抗 SSB 抗体或抗 RNP 抗体阳性，或有 NLE 分娩史的母亲所生的新生儿，出生后进行抗 SSA 抗体和/或抗 SSB 抗体及血常规、肝肾功能等血生化检测。

2. **超声心动图及心电图检查** 胎儿超声心动图是评估心脏结构、节律和功能的有用工具。通常在妊娠 18 周后可诊断心律失常，但在妊娠 16~17 周时很少有病例报告。因此，对于 SSA 抗体、SSB 抗体或抗 RNP 抗体阳性，或有 NLE 分娩史的孕妇，建议在妊娠 16 周进行系列筛查。仅不到 20% 的病例在妊娠 26 周后出现，因此，如果没有诊断 AVB，可以在妊娠 26 周后减少超声心动图筛查频率。

四、诊　断

美国风湿病学会提出的诊断标准：新生儿出现 CHB，同时伴有母亲或/和新生儿抗 SSA 抗体和/或 SSB 抗体阳性；新生儿出现经本科专家和/或组织病理学确定与 NLE 相关的皮肤损害同时伴有母亲或/和新生儿抗 SSA 抗体和/或抗 SSB 抗体阳性。满足上述任何一条即可诊断为 NLE。

五、鉴别诊断

皮肤症状在临床上需与先天性梅毒、新生儿痤疮、特应性皮炎、急性环状荨麻疹、体癣、脂溢性皮炎、儿童环形红斑、先天性毛细血管扩张皮肤、朗格汉斯组织细胞增多症和一些自身炎症综合征（CANDLE 综合征、APLAID 综合征、SAVI 综合征和 C1q 缺乏症）等鉴别。也有 NLE 患儿皮损呈现为 Stevens-Johnson 综合征的病例报道，此种类型鉴别有一定难度。

NLE 伴胎儿心动过缓或 AVB 者需与其他伴有 AVB 的疾病鉴别，如大动脉 1 型转位、心内膜垫缺损、特发性家族性先天性心脏传导阻滞等。

六、治疗与随访

NLE 患儿除心脏、神经损害外，大多数预后良好，其治疗主要为对症治疗，因而加强孕期产检，进行产前干预就显得更为重要。

1. **产前干预** 对于有自身免疫疾病的母亲，目前的产检建议是在怀孕的前 3 个月进行抗 SSA 抗体、抗 SSB 抗体监测，如为阴性，则可不必做胎儿超声心动图；抗体阳性的母亲或曾经有 NLE 孕史的母亲，建议在妊娠 16~26 周，每周进行胎儿超声心动图检查。宫内房室传导阻滞的治疗选择有限，治疗主要是密切监测和随访。曾有报道关于倍他米松/地塞米松用于预防房室传导阻滞的发展，但最近更多的研究尚未证实这一益处对产前已经诊断房室传导阻滞的胎儿，可使用地塞米松/倍他米松和/或静脉注射免疫球蛋白治疗，对于缓解一度、二度 AVB 和阻止其进展可能有益处。心室率<55 次/min，胎儿积液，心脏肥大，房室瓣反流或主动脉流速低提示胎儿预后和预后不良。

有关于静脉注射免疫球蛋白预防和治疗 NEL 的有益报道，但结果仍不确定。研究表明，从妊娠 6~10 周开始每天使用 400mg 羟氯喹可降低新生儿心脏性狼疮的发生风险，特别是对有患过婴儿病史的女性。

2. **出生后干预和随访** 非心脏可逆性表现如皮疹通常可自行消退，临床观察即可。对生后皮损持续不缓解或加重的患儿，避免日晒，光保护是处理皮肤表现的关键，通常无须使用皮质类固醇，或可局部用低效可的松，如果有残余毛细血管扩张可以使用激光治疗。出现症状的贫血和血小板减少可通过输血和血小板治疗，使用糖皮质激素或静脉注射免疫球蛋白在某些病例中显示有效，但结果仍不确定。虽然皮肤等损害可自愈，但在儿童期或成年后发生自身免疫性疾病的概率会增加。

对于胎儿期诊断为 AVB 的新生儿，出生后须密切随访：新生儿出生后常规进行心电图检查；如果在子宫内有短暂的一度 AVB 者，或在出生后 3 个月内有短暂的二度 AVB 者，并在出生后恢复正常窦性心律，应在 1 岁时进行心电图和超声心动图检查。对于严重 AVB 的患儿，酌情考虑给予药物治疗或适时植入起搏器，指征为：新生儿心率<55 次/min 或者儿童、青少年心率<50 次/min，心脏停搏>3 秒，QRS 波宽大畸形（>120 毫秒）或长 QT 间期综合征。

胎儿期发生暂时性一度传导阻滞的患儿，少数在生后、儿童期甚至成年以后仍可发生房室传导阻滞。因此，对胎儿期发现过任何异常的新生儿，生后都应请儿童心脏病专家会诊，且在生后 2 周随访，满月后每月随访 1 次至生后 6 个月，此后每 3 个月行 1 次随访，至少至 1 岁，甚至推荐终身随访。

对有危险因素的孕妇进行充分筛查以及 NLE 风险患者的识别是一项跨专业工作，需要产科医生、新生儿科医生、儿童心内科医生、皮肤科医生等工作人员进行团队合作，量身定制防治及随访计划。

（马丽亚　王斌）

第七节　新生儿川崎病

川崎病（Kawasaki disease，KD）又称皮肤黏膜淋巴结综合征（MLNS），是一种以全身血管炎为主要病变的小儿急性发热性出疹性疾病，其临床主要特点有发热、口腔黏膜和结膜充血、皮疹、颈淋巴结肿大等。1967 年，由日本川崎富作（Tomisaku Kawasaki）首先报告，该病在婴幼儿多见，80% 左右的患者发生在 5 岁以内，好发于 6~18 月龄的婴儿。新生儿发病较少且临产表现不典型，易造成误诊、漏诊，从而延迟治疗。

一、病　因

该疾病病因迄今未明。

1. **抗原致病学说**　Leung 首先提出了 KD 的超抗原致病学说。该学说认为某些微生物，如细菌、病毒、真菌等通过呼吸道、消化道或其他途径进入体内，其产物具有强大的激活 T 淋巴细胞的能力，分泌大量的细胞因子，导致机体免疫紊乱所致。

新生儿期的免疫系统是独特的，超抗原导致了超抗原反应性 T 细胞减少，而不是超抗原有关的细胞因子的释放，而从幼年小鼠 KD 模型中发现，超抗原在冠状动脉炎和冠状动脉瘤的形成过程中起作用。这种独特的年龄相关的疾病模式和超抗原介导的免疫过程，可以解释 KD 的发病高峰主要在儿童期，而新生儿期少发病的现象。

2. **遗传易感性学说**　大量流行病学资料显示，KD 是一种广泛分布的疾病，欧美及亚洲均有发生，但具体发病率有差异，亚洲人的发病率高，尤以日本和韩国为高。有证据表明，KD 患者的同胞兄弟发病率远高于普通人群，KD 具有家族聚集倾向，这些证据支持遗传易感因素在川崎病发病中起着重要作用。

综上，现在多认为 KD 是由多种病原体通过呼吸道、消化道或其他途径进入遗传易感性个体，触发机体免疫紊乱而造成系统性血管炎综合征。

二、临 床 表 现

新生儿川崎病的临床表现不典型，缺乏特异性。

1. **发热**　几乎所有患者有发热（5~14 天），热型不一，抗生素治疗往往无效。

2. **皮疹**　为多形性斑丘疹，猩红热样皮疹或红斑等，多分布于躯干部及四肢，常在 3~5 天消退，无色素沉着。新生儿可表现为会阴部皮疹及肛周潮红脱皮。

3. **眼部改变**　多表现为结膜充血，无痛性非化脓性结膜炎，通常双侧累及，为一过性改变，大约持续 1~5 天。

4. **口腔改变**　口腔黏膜弥漫性充血、杨梅舌、口唇红肿皲裂等。

5. **颈部淋巴结肿大**　常与发热同时或发热前出现，常为单侧颈前淋巴结无痛性肿大，偶有压痛，触之硬，无波动感。

6. **肢端改变**　表现为指/趾端充血和硬肿，往往持续 1~3 天。热退后 1~3 周（恢复期）指/趾端常有膜状脱皮。

7. **心脏损害**　发生心肌炎、心包炎、心内膜炎等。冠状动脉炎（瘤）多出现在病程 2~4 周。

8. **其他系统损害**　肝炎、肺炎、肠炎、无菌性脑膜炎等。

三、辅 助 检 查

实验室检查虽然缺乏特异性，但在 KD 诊断和预后评估中具有重要意义。

1. **血常规**　急性期外周血白细胞总数和中性粒细胞数量明显增高，并伴有核左移（尤其细菌感染诱发者），血小板明显增高，有时有轻度贫血。

2. **血生化指标**　CRP 和 ESR 明显升高；合并心肌、肝损害时相应的心肌酶谱（CK、CK-MB）、肝功能（ALT、AST）水平升高。

3. **心脏超声**　起病 2 周左右可发现冠状动脉扩张或动脉瘤形成，有时伴有三尖瓣反流。

4. **心电图**　多有 ST-T 改变，QT 间期延长或 Q 波异常等表现。

四、诊　断

目前通常采用美国心脏病协会的诊断标准进行临床诊断。诊断标准为发热持续 5 天以上，抗生素治疗无效，且符合下述条件中的 4 项或以上：①皮疹：多形性，通常无水疱及结痂；②结膜充血：双眼球结膜一过性充血，非化脓性，无渗出；③口腔黏膜改变：口唇发红或皲裂，草莓舌，口咽部黏膜弥漫性充血；④颈部淋巴结肿大：非化脓性，直径>1.5cm；⑤四肢末端变化：急性期手掌和脚底出现红斑，手足硬性水肿；恢复期手指/足趾甲床移行处膜状脱皮。

另外，如发热未达 5 天，但其他标准已符合，也要高度怀疑川崎病诊断；如 5 项临床表现中不足 4 项，但超声心动图有冠状动脉损害，考虑不完全性川崎病。

五、鉴 别 诊 断

由于川崎病的临床表现无特异性，需与以下疾病鉴别。

1. **病毒感染**　麻疹病毒、流行性感冒病毒、腺病毒、疱疹病毒等发热、出疹性病毒感染常有发热、皮疹、抗生素治疗无效，临床上需要与川崎病鉴别。病毒感染较少出现口唇皲裂、杨梅舌、手足肿胀脱皮等症状，实验室检查（CRP和血小板计数不高）也可协助鉴别诊断。

2. **猩红热**　为A组乙型溶血性链球菌感染所致，可有发热、咽峡炎、杨梅舌、皮疹及皮疹消退后有脱皮和脱屑等临床表现，其皮疹为红色针尖大小的丘疹，不同于川崎病的多形性斑丘疹；猩红热咽部及扁桃体充血明显，有脓性分泌物，而川崎病口唇皲裂明显，咽部较少脓性分泌物；其皮疹消退时按出疹顺序开始脱皮、脱屑，较少有大块样脱皮，而川崎病脱皮只限于指/趾末端膜状脱皮；川崎病用抗生素治疗无效，猩红热则对青霉素类抗生素敏感。

3. **金黄色葡萄球菌型中毒性表皮坏死松解症**　为金黄色葡萄球菌感染引起，表现为发热、皮疹伴口周红肿结痂、眼结膜炎等，但该病皮疹特点为皮疹出现早，持续时间长，为弥漫性表皮红肿、大疱及脱皮，常有脓疱疮。

4. **传染性单核细胞增多症**　临床表现上有发热、皮疹、颈淋巴结肿大，与川崎病相似。该病发热时间可以较长，无川崎病的结膜充血、手足肿胀脱皮等表现。外周血中单核细胞增多，可见异型淋巴细胞，嗜异性凝集反应阳性等。

5. **渗出性多形性红斑**　是一种与免疫相关的急性非化脓性炎症，表现为广泛的黏膜病变及内脏受累，其皮疹可见典型的靶形损害（水疱性红斑，皮损向四周扩大，可有脱皮、糜烂和结痂），而川崎病较少见到；该病眼结膜充血伴有明显的脓性分泌物，口咽部充血常伴假膜形成，不同于川崎病；渗出性多形红斑可有心肌炎的表现，但较少累及冠状动脉。

6. **其他可引起冠状动脉扩张的疾病**　可引起冠状动脉扩张的疾病包括多发性大动脉炎、先天性冠状动脉瘘、系统性红斑狼疮等。对发热、超声诊断冠状动脉扩张的患者在诊断川崎病之前需要排除上述疾病。

六、治　　疗

川崎病的治疗目标是控制全身血管炎症、减少冠脉损伤，防止冠状动脉瘤形成以及血栓性阻塞。符合诊断标准者应尽早开始治疗。新生儿期主要是急性期及亚急性期治疗，恢复期需跟踪随访。

1. **丙种球蛋白**　主张早期应用静脉注射免疫球蛋白（IVIg）治疗，同时联合使用阿司匹林，通常在发病7~10天以内开始治疗，可降低冠状动脉瘤的发生风险。用法：静脉滴注丙种球蛋白400~800mg/（kg·d），2~4小时输入，连续2~4天；同时加口服阿司匹林30~50mg/（kg·d），分3~4次，连续4天，以后减至3~5mg/（kg·d），顿服。

2. **阿司匹林**　早期口服阿司匹林可控制急性炎症过程，减轻冠状动脉病变，在新生儿期临床应用资料不多，一般服用剂量为30~50mg/（kg·d），必要时为100mg/（kg·d），分3~4次，连用14天，热退后逐渐减量至3~5mg/（kg·d），一次顿服，通常需持续用药2~3个月。如超声心动图正常，可停药；如有冠状动脉异常，需长期使用，直至消退。

3. **糖皮质激素**　该药的应用存在争议，目前主要针对IVIg治疗无效或存在免疫球蛋白耐药风险的患者可考虑使用糖皮质激素。泼尼松1~2mg/（kg·d），分2次口服，病情稳定后逐渐减量。

4. **其他治疗**　根据病情予以对症支持治疗，如补充液体和足够热量、维持心脏功能等。对阿司匹林不能耐受者，可用双嘧达莫3~6mg/（kg·d），分2~3次口服。存在冠状动脉巨瘤者易形成血栓，继而发生冠状动脉狭窄或闭塞，可用口服华法林治疗。由感染诱发或合并感染者，应加用抗生素治疗。

七、预后与随访

1. **预后**　绝大多数患儿预后良好，呈自限性。问题在于其心血管系统广泛受累（如严重冠状动脉瘤），少数病例若诊断和治疗不及时可发生猝死，或遗留冠状动脉病变至成年。

2. **随访**　对于没有冠状动脉扩张患儿，直接跟踪随访；对于一过性冠状动脉扩张的患儿，应用阿司匹林3~5mg/kg，应用至3个月；对于轻度冠状动脉扩张的患儿，阿司匹林用至冠状恢复正常后3个月；中等大小的冠状动脉瘤患者，建议抗血栓治疗。以上情形定期在发病后1个月、2个月、3个月、6个月、1年及发病后的5年内的每年随访一次。而发生冠状动脉巨大瘤患者，持续抗血栓治疗3个月，药物治疗期间每月随访，病情稳定后每3个月随访1次。随访内容包括心脏超声、心电图、血常规（血小板）、CRP和血沉等。

（谭宁　王斌）

第八节　新生儿威-奥综合征

威-奥综合征（Wiskott-Aldrich syndrome，WAS）是

一种 X 连锁隐性遗传性疾病，以血小板减少-湿疹-免疫缺陷三联症为主要表现。最早于 1937 年由德国医生 Wiskott 描述一个家族三兄弟出现以上临床表现，而其姐妹无症状。1954 年 Aldrich 再次在一家族的 40 名男性中发现 16 例类似患者。此后陆续发现此类患者出现免疫功能障碍、自身免疫缺陷病和恶性肿瘤等表现。1994 年，发现这类疾病由 *WAS* 基因突变所致，WAS 也与 X 连锁血小板减少相关。

一、病因与发病机制

WAS 是一种罕见病，美国的发病率约 1/250 000，由 *WAS* 基因突变引起。WAS 是 X 连锁隐性遗传。*WAS* 基因由横跨约 9kb 基因组 DNA 的 12 个外显子组成，该基因编码一种含有 502 个氨基酸的蛋白质（WASP），此种蛋白质仅在造血细胞的细胞质中表达。WASP 是一个蛋白质家族的成员，包括神经元 WASP（N-WASP）和 WASP 家族 verprolin 同源蛋白质（也称为 WAVE），它们参与从细胞表面到肌动蛋白细胞骨架的信号转导。WASP 在造血细胞的细胞质信号传导中起着重要作用。WAS 突变常表现为 1～4 外显子的错义突变，而在 6～11 外显子常见无义突变、移码突变、剪接点突变。

细胞骨架重构异常导致 T 细胞功能缺陷，其迁移和黏附能力受损，且突触形成异常，导致 T 细胞与其他细胞的相互作用不足。由于 T 细胞功能异常，B 细胞稳态受到干扰，导致循环中成熟 B 细胞、脾边缘区前体细胞及边缘区 B 细胞的耗竭缺乏，WASP 的 NK 细胞的细胞毒性受损。血小板减少的原因在于血小板清除增加、无效血小板生成、血小板固有异常导致血小板寿命缩短和/或免疫介导性事件。

WAS 基因突变导致的疾病严重程度不一，可以是重度表型（经典型）WAS，表现为细菌和病毒感染、重度湿疹性自身免疫和/或恶性肿瘤；也可以是轻型，表现为血小板减少，以及不太严重或有时不存在的感染和湿疹，称为 X 连锁血小板减少症（X-linked thrombocytopenia，XLT）；或者是 X 连锁中性粒细胞减少症（X-linked neutropenia，XLN）。

二、临床表现

WAS 基因突变位点及突变后编码 WASP 的特点，可导致至少 4 种不同的表型。

1. **典型威-奥综合征**　WAS 最严重的类型，常因自身免疫性疾病和恶性肿瘤而使临床表现复杂化。患病男孩在儿童早期出现以下情况：血小板减少导致的出血；反复细菌、病毒和真菌感染；广泛湿疹。患者常存在淋巴结肿大，伴慢性湿疹的 WAS 患者中，肝脾大也较常见。经典 WAS 患者往往发生自身免疫性疾病、淋巴瘤或其他恶性肿瘤，常导致过早死亡。

2. **X 连锁血小板减少症（XLT）**　表现为先天性血小板减少的 WAS 亚型，血小板减少有时为间歇性；如果存在湿疹，则为轻度。与经典 WAS 相比，这些患者一般为良性病程，且长期生存状况良好，但仍有出现严重事件的风险，例如危及生命的感染（尤其是脾切除后）、严重出血、自身免疫性并发症及肿瘤。

3. **X 连锁中性粒细胞减少症（XLN）**　可无任何 WAS/XLT 特征的临床表现，主要表现为重度先天性中性粒细胞减少。XLN 患者发生以中性粒细胞减少为特征的感染，但也可能发生淋巴细胞功能障碍相关性感染。这些患者发生骨髓增生异常的风险也增加。

就临床接诊发现患者的症状而言，通常可发现患者有以下情况。

1. **出血**　患儿可以因出生头几天即出现出血性皮疹而去就医，90% 患儿早期即可检出血小板减少。新生儿也可以表现为或脐带残端持续出血，紫癜、呕血、黑便、鼻出血、血尿，以及诸如口腔、消化道和颅内出血等危及生命的症状。婴儿则可能表现为重度难治性血小板减少，可能是由于产生了抗血小板自身抗体所致，预后不良。

2. **免疫缺陷及感染**　婴儿期早期可能出现反复感染，感染频率随年龄增加而上升。WAS 患者免疫缺陷的严重程度主要取决于突变及其对蛋白表达的影响。婴儿易感肺炎链球菌、脑膜炎奈瑟菌和流感嗜血杆菌。临床表现包括中耳炎、鼻窦炎、肺炎、脑膜炎、脓毒症和结肠炎。血小板减少患儿有些会进行脾切除术，这可进一步增加严重感染和脓毒症的风险。耶氏肺孢子菌、传染性软疣病毒、水痘带状疱疹病毒和巨细胞病毒的机会性感染也较常见。真菌感染相对罕见（10%），主要包括白色假丝酵母菌导致的皮肤黏膜感染。

3. **湿疹**　湿疹的严重程度不一，常伴二重感染，约一半的 WAS 患者在 1 岁前发生湿疹，类似于经典特应性皮炎。

4. **自身免疫性疾病**　已在经典 WAS 和 XLT 患者中发现多种自身抗体，25%～70% 的 WAS 患者存在自身免疫性疾病。患儿可以出现溶血性贫血、中性粒细胞减少、累及大血管和小血管的血管炎、炎症性肠病及肾脏病。

5. **恶性肿瘤**　B 细胞淋巴瘤（EB 病毒常呈阳性）和白血病在经典 WAS 患者中较常见，但也发生于 XLT

患者,不过较少见。恶性肿瘤可发生在儿童期,但最常见于经典 WAS 表型的青春期和年轻成年男性。

国外开发了一个 WAS 疾病严重程度的评分系统(表 22-8-1),该评分系统有助于患者的临床分类,在预测疾病严重程度和造血干细胞移植结局方面也有着一定的意义。评分系统评分结果为 1 或 2 分为 XLT 患者;3~4 分为经典 WAS 患者;5 分仅指发生自身免疫反应和/或恶性肿瘤的 XLT 或 WAS 患者。

表 22-8-1　WAS 突变相关疾病严重程度评分系统

疾病类型	XLN	iXLT	XLT			典型 WAS	
分数	0	<1	1	2	3	4	5
血小板减少症	−	−/+	+	+	+	+	+
小血小板	−	+	+	+	+	+	+
湿疹	−	−	−	(+)	+	++	−/(+)/+/++
免疫功能低下	−/(+)	−	−/(+)	(+)	+	+/++	−/(+)/+/++
感染	−/(+)	−	−	(+)	+	+/++	−/(+)/+/++
自身免疫疾病/恶性肿瘤	−	−	−	−	−	−	+
先天性中性粒细胞减少	+	−	−	−	−	−	−
骨髓增生异常	−/+	−	−	−	−	−	−

注:XLN. X 连锁中性粒细胞减少症;iXLT. 间歇性 X 连锁血小板减少症;XLT. X 连锁血小板减少症。−. 无症状;−/+. 间歇性或者不存在;(+). 轻度;+. 中度;++. 重度。

三、诊　断

新生儿科和儿科医生特别要警惕,任何男性有早发性瘀斑、瘀点和血小板减少,都应该考虑本病;如有湿疹或者其他免疫功能异常,则更需要提高警惕。检测 *WAS* 基因出现有害突变,则可以确诊。

实验室检查可出现异常:①血小板减少和血小板体积减小,血小板计数通常在$(20\sim30)\times10^9/L$;②T 细胞数量减少且功能下降;③IgG 和 IgM 水平较低或正常,IgA 和 IgE 水平较高。

四、治　疗

WAS 的预后很差,造血干细胞移植(hematopoietic stem cell transplantation,HSCT)仍然是 WAS 的首选治疗方法。在诊断时应尽可能地检测基因以明确诊断,如有条件检测 WASP 蛋白表达水平,有助于分清临床表型。对于轻度病例,如 XLT,可采用常规治疗;随着生物技术的发展,基因治疗有望成为 WAS 治疗前景技术。

1. **常规治疗**　血小板减少是 XLT 和 WAS 的共同特征。脾切除术可以使血小板水平增加到正常水平,并且在某些情况下,可以校正 XLT 住院患者的平均血小板体积。由于脾切除术患者缺乏对多糖抗原的抗体生成,因此有计划地使用预防性抗生素和静脉注射免疫球蛋白(IVIg)可降低脾切除术患者感染的风险。然而,脾切除术不能降低自身免疫和淋巴增生性疾病的风险,接受 HSCT 的患者 T 细胞和 B 细胞功能减退,因此,如果考虑 HSCT,脾切除术则不是太理想的干预措施然而,使用有效的疫苗和抗生素,脾切除术仍然是轻度疾病 XLT 患者的合理治疗方法。

2. **造血干细胞移植**　HSCT 是目前唯一的治愈方式,特别是 HLA 相合的亲属或非亲缘供者,或者部分相合的脐血供者,移植效果较好。对于任何存在具有临床意义的疾病(评分为 3~5 分)或缺乏 WASP 表达的 WAS 患者,供者需满足如下条件:HLA 基因型相同的同胞;9/10 或者 10/10 等位基因匹配的非亲缘供者(URD);4/6~6/6 脐血是标准治疗方法。若没有这样的供者,也可采用半相合供者。对于轻度疾病 XLT 患儿,给予比较正规的支持疗法,也能有较好的远期结局,不需要给予决定 HCT。

3. **基因治疗**　现代生物学技术为基因病的治疗提供了可能性。有研究将正常的 *WAS* 基因拷贝引入从 WAS 患者中分离出的造血 $CD34^+$ 干细胞中,之后在经清髓剂量的白消安处理后,将这些细胞回输给该患儿,有一定的疗效。最近,有报道基于慢病毒的基因治疗试验,早期结果令人鼓舞:在所有 3 例经强度减低的清髓性预处理后接受自体基因纠正的造血干细胞(使用内源性启动子控制下的慢病毒载体)的 WAS 患者中,显示髓样细胞、淋巴样细胞和血小板中有 WASP 表达。患者可避免发生出血、严重感染和湿疹。

(马丽亚　王斌)

第九节　新生儿22q11.2缺失综合征

22q11.2缺失综合征(22q11.2 deletion syndrome)又称迪格奥尔格综合征(DiGeorge's syndrome),是先天性无胸腺或发育不全,末梢淋巴组织和血液循环中缺乏T细胞或T细胞功能障碍而导致原发性细胞免疫缺陷病。患儿常伴有甲状旁腺功能减退,患儿常有顽固性低钙血症和手足搐搦。

一、病因与发病机制

本病由于胚胎期第三、第四咽囊发育障碍,除胸腺缺如或发育不全外,常伴其他先天性畸形如甲状旁腺发育不全,属多基因遗传性疾病,染色体22q11.2区域缺失是主要原因。

本病累及T细胞,导致细胞免疫功能差,表现为外周血淋巴细胞绝对计数<1.5×10^9/L,T细胞数量显著减少,E花环细胞形成率<10%,T细胞功能试验呈“无反应”;外周血B细胞数增高,血清免疫球蛋白浓度正常。患儿X线检查无胸腺影。组织病理检查提示淋巴结深皮质胸腺依赖区的淋巴细胞减少;胸腺体积小,仅含10%~20%的正常胸腺组织,甲状旁腺也缺如或发育不全;外周淋巴组织中的浆细胞数量和分布正常。

二、临床表现

本病多见于新生儿,患儿表现为特殊面容、心脏畸形、并发感染;合并甲状旁腺功能减退者可出现低钙血症。

1. **特殊面容**　眼眶距离增宽,耳郭位置低且有切迹,上唇正中纵沟短,颌小和鼻裂。

2. **心脏畸形**　常存在大血管异常,如法洛四联症和主动脉弓右位。

3. **低钙血症**　由于患儿甲状旁腺功能减退和低血钙,可出现手足搐搦,低钙血症倾向于生后1年内缓解。

4. **并发感染**　由于细胞免疫功能丧失,幸存者在生后3~4个月可发生各种严重的病毒、真菌(如念珠菌)和卡氏肺囊虫感染,而细菌感染较轻;接种牛痘疫苗、麻疹疫苗或卡介苗等易发生严重反应,甚至致死。

三、辅助检查

1. **免疫学检查**　患儿细胞免疫功能差,T细胞功能试验呈“无反应”。

2. **影像学检查**　患者X线检查无胸腺影。

3. **组织病理检查**　淋巴结深皮质胸腺依赖区的淋巴细胞减少。胸腺体积小,仅含10%~20%的正常胸腺组织甲状旁腺也缺如或发育不全。

四、诊断与鉴别诊断

根据患儿特殊面容、心脏畸形和反复并发感染等临床表现,结合免疫学和影像学检查进行诊断和鉴别诊断。

五、治　　疗

1. **一般疗法**　①加强护理和营养:以提高患者的抵抗力和免疫力;②预防感染:应注意隔离尽量减少与病原体的接触;③避免接种疫苗:对疑似细胞免疫缺陷的新生儿,应禁止接种牛痘、冻干卡介苗等活疫苗,也应避免接种麻疹和脊髓灰质炎疫苗,否则可因接种牛痘而发生全身性牛痘疹,接种冻干卡介苗而致全身播散性致死。

2. **纠正低钙或低镁血症**　出现低钙性手足搐搦或心力衰竭时,需立即补充钙剂:10%葡萄糖酸钙1~2ml/kg,缓慢推注(10~15分钟),必要时间隔6~8小时重复给药1次(每天最大剂量不超过6ml/kg),一般可控制。惊厥停止后可口服元素钙50~60mg/(kg·d)2~4周,使血钙维持在2~2.3mmol/L(8~9mg/dl)或游离钙1.2~1.5mmol/L为宜。若使用钙剂后,惊厥仍不能控制者,应考虑是否同时存在低镁血症:若血镁<0.6mmol/L,应肌内注射25%硫酸镁0.4ml/次。甲状旁腺功能减退者,在长期口服钙剂的同时补充维生素D 10 000~25 000U/d或1,25$(OH)_2D_3$ 0.25~0.50μg/d。治疗过程中,定期监测血钙水平,指导维生素D剂量调整。

3. **抗感染疗法**　由于细胞免疫能力低下,机体无法杀灭感染的病毒、真菌等病原体。因此,一旦发生感染,应选择有效的抗病毒制剂如阿昔洛韦、伐昔洛韦、泛昔洛韦等和抗真菌药物如伊曲康唑、特比萘芬、氟康唑等进行治疗。

4. **免疫替补疗法**　主要是补充T细胞和增强T细胞的功能。

(1) 新鲜全血:输血前需考虑到由组织配型差异引起严重移植物抗宿主反应(graft versus host reaction, GVHR)的风险。所以,血液输注前须经过25~50Gy放射线的照射,以清除T细胞的增殖能力,防止血液中的淋巴细胞进入新生儿体内后攻击宿主组织从而避免严重GVHR的发生。另外,反复输血,仍易引起过敏反应。

（2）转移因子(transfer factor,TF)：系T细胞释放的一种淋巴因子,可将正常人特异性免疫信息转移至T细胞,激活受者静止的淋巴细胞,从而起恢复和扩大细胞免疫反应的作用。它作用迅速,皮试阴性者接受相应的TF后18~24小时即可出现阳性反应,且可维持数月之久。临床上可用于先天性无胸腺或发育不全等免疫缺陷病,对慢性皮肤黏膜念珠菌病疗效肯定,可起到一定程度的免疫重建作用并能控制病毒、真菌或一些细胞内细菌的感染。TF剂量为2ml(相当于1.8×10^8个白细胞的提取物),肌内注射,每天或隔天1次连用3~6天。注射部位以接近淋巴结的皮下组织为宜。

（3）胸腺素(thymosin)：系从牛胸腺或猪胸腺提取出的多肽类激素,不仅可诱导T细胞分化发育,而且增强成熟T细胞对抗原或其他刺激的反应,提高免疫功能调节免疫平衡。可用于先天性无胸腺或发育不全等免疫缺陷病,但仅能改善临床症状。剂量为5~10mg,肌内注射,每天1次,连用1~3周后改为隔天或每周1次,持续数月。

（4）干扰素(interferon,IFN)：细胞感染病毒时产生的一种淋巴因子,可抑制病毒的增殖和促进NK细胞活化,故可增强免疫功能低下患者的抗病毒能力。常用制剂为基因工程制备的重组γ干扰素,剂量为100万U,肌内注射,隔天1次或每周2次,持续数月。

（5）白细胞介素-2(IL-2)：系辅助T细胞产生的一种淋巴因子,可促使淋巴细胞和其他免疫活性细胞的增殖,增强NK细胞和淋巴因子激活杀伤细胞的能力。新生动物病毒感染的实验表明,该药具有保护宿主的作用。

（6）骨髓移植：通过同种异体骨髓移植给患者植入正常的造血干细胞,可重建正常的细胞和体液免疫功能,是先天性无胸腺或发育不全患者的理想疗法。先天性免疫缺陷病进行骨髓移植时,应根据其细胞免疫缺陷的程度选择程度不同的免疫抑制准备,以防移植的骨髓遭排斥对细胞免疫缺陷的程度不太完全者,要求应用较强的免疫抑制准备,如用大剂量环磷酰胺和白消安,或全身性放射线照射,才能避免被排斥。移植过程中和随后的一段时间,因免疫功能低下而并发一些原虫如卡氏肺囊虫、病毒如疱疹病毒的感染,可应用磺胺甲噁唑/甲氧苄啶高效价特异性抗疱疹病毒免疫球蛋白加以防治。

（7）胸腺移植：胸腺小体分泌的胸腺素对T细胞健康搜索的成熟具有重要作用,因此可通过多种方式将胎儿的胸腺植入患者体内,以促进T细胞的成熟,恢复细胞免疫功能。胸腺移植的方式有多种：可将胎儿胸腺的匀浆或薄片植入患者腹直肌内；或将胸腺上皮细胞经体外培养后再行植入；植入带供血血管的胸腺整体,并将供血血管与患者腹腔内的小血管进行吻合。胸腺移植尤其适用于先天性无胸腺或发育不全的患者。

（8）免疫淋巴细胞：近年有采用免疫淋巴细胞进行治疗获得暂时疗效的报道。

六、预　　后

多数完全型22q11.2缺失综合征患儿在婴儿期死亡,死因可为心力衰竭而非感染并发症；不完全型患儿的临床经过较为良性。血清钙水平趋向于随年龄而逐步恢复正常。

（肖　昕）

参考文献

1. 刘蕾,华益民,周开宇. 新生儿狼疮综合征诊疗研究进展. 中国循证儿科杂志,2018,13(3):231-235.
2. 罗璇,王华. 新生儿红斑狼疮研究进展. 中国皮肤性病学杂志,2019,33(6):717-720.
3. 邵肖梅、叶鸿瑁、丘小汕. 实用新生儿学. 5版. 北京：人民卫生出版社,2019.
4. 王晓川. 儿童临床免疫功能评价. 实用儿科临床杂志,2008,23(21):1635-1638.
5. 魏铭,李文斌. 新生儿牛奶蛋白过敏. 中华儿科杂志,2018,33(6):471-474.
6. 幸春林,孙金峤,张晓磊,等. PICU危重症患者免疫变化研究. 中国小儿急救医学,2017,24(2):118-122.
7. 中国研究型医院学会休克与脓毒症专业委员会,中国人民解放军重症医学专业委员会,重症免疫研究协作组. 脓毒症免疫抑制诊治专家共识. 中华危重病急救医学,2020,32(11):1281-1289.
8. 中华医学会儿科学分会消化学组. 食物过敏相关消化道疾病诊断与管理专家共识. 中华儿科杂志,2017,55(7):487-492.
9. AGARWAL S,AGRAWAL D K. Kawasaki disease:etiopathogenesis and novel treatment strategies. Expert Rev Clin Immunol,2017,13(3):247-258.
10. AIUTI A,BIASCO L,SCARAMUZZA S,et al. Lentiviral hematopoietic stem cell gene therapy in patients with Wiskott-Aldrich syndrome. Science,2013,341(6148):1233151.
11. AKTAŞ S,ERGENEKON E,ÜNAL S,et al. Different presentations of cow's milk protein allergy during neonatal period. Turk

J Pediatr,2017,59(3):322-328.
12. ALTAMMAR F,LANG B. Kawasaki Disease in the neonate: case report and literature review. Pediatr Rheumatol Online J, 2018,16(1):43.
13. AXELROD H,ADAMS M. Biologic agents and secondary immune deficiency. Pediatr Clin North Am, 2019, 66 (5): 1007-1020.
14. CHEN N,ZHANG Z Y,LIU D W,et al. The clinical features of autoimmunity in 53 patients with Wiskott-Aldrich syndrome in China:a single-center study. Eur J Pediatr, 2015, 174 (10): 1311-1318.
15. CRESTANI E,VOLPI S,CANDOTTI F,et al. Broad spectrum of autoantibodies in patients with Wiskott-Aldrich syndrome and X-linked thrombocytopenia. J Allergy Clin Immunol,2015, 136(5):1401-1404.
16. DEVONSHIRE A L,MAKHIJA M. Approach to primary immunodeficiency. Allergy Asthma Proc,2019,40(6):465-469.
17. DEYA-MARTINEZ A,FLINN A M,GENNERY A R. Neonatal thymectomy in childrenaccelerating the immunologic clock?. J Allergy Clin Immunol,2020,146(2):236-243.
18. DIAZ-FRIAS J, BADRI T. Neonatal lupus erythematosus. Treasure Island:StatPearls Publishing,2021.
19. DIMITRIADES V R, BROWN A G, GEDALIA A. Kawasaki disease: pathophysiology, clinical manifestations, and management. Curr Rheumatol Rep,2014,16(6):423.
20. FISCHER A,NOTARANGELO L D,NEVEN B,et al. Severe combined immunodeficiencies and related disorders. Nat Rev Dis Primers,2015,1:15061.
21. GOLLWITZER E S,MARSLAND B J. Impact of early-life exposures on immune maturation and susceptibility to disease. Trends Immunol,2015,36(11):684-696.
22. HANNA S,ETZIONI A. MHC class Ⅰ and Ⅱ deficiencies. J Allergy Clin Immunol,2014,134(2):269-275.
23. IZMIRLY P M, HALUSHKA M K, ROSENBERG A Z, et al. Clinical and pathologic implications of extending the spectrum of maternal autoantibodies reactive with ribonucleoproteins associated with cutaneous and now cardiac neonatal lupus from SSA/Ro and SSB/La to U1RNP. Autoimmun Rev, 2017, 16 (9):980-983.
24. KALBERMATTER C, TRIGO N F, CHRISTENSEN S, et al. Maternal microbiota, early life colonization and breast milk drive immune development in the newborn. Front Immunol, 2021,12:683022.
25. TUANO K S,SETH N,CHINEN J. Secondary immunodeficiencies: an overview. Ann Allergy Asthma Immunol, 2021, 127 (6):617-626.
26. KULIEV A,RECHITSKY S,TUR-KASPA I,et al. ,Preimplantation genetics:improving access to stem cell therapy. Ann N Y Acad Sci,2005,1054:223-227.
27. KUMAR S K,BHAT B V. Distinct mechanisms of the newborn innate immunity. Immunol Lett,2016,173:42-54.
28. LI C,DU Y,WANG H,et al. Neonatal Kawasaki disease:case report and literature review. Medicine(Baltimore),2021,100 (7):e24624.
29. LIU W,MA D L. Neonatal lupus erythematosus. CMAJ,2020, 192:E163.
30. MASSAAD M J,RAMESH N,GEHA R S. Wiskott-Aldrich syndrome: a comprehensive review. Ann N Y Acad Sci, 2013, 1285:26-43.
31. MCCOY K D,THOMSON C A. The impact of maternal microbes and microbial colonization in early life on hematopoiesis. J Immunol,2018,200(8):2519-2526.
32. MCCRINDLE B W, ROWLEY A H, NEWBURGER J W, et al. Diagnosis,treatment,and long-term management of Kawasaki disease: a scientific statement for health professionals from the American Heart Association. Circulation,2017,135(17): e927-e999.
33. MCDONALD-MCGINN D M,SULLIVAN K E,MARINO B,et al. 22q11. 2 deletion syndrome. Nat Rev Dis Primers, 2015, 1:15071.
34. MEYER-BAHLBURG A, BECKER-HERMAN S, HUMBLET-BARON S,et al. Wiskott-Aldrich syndrome protein deficiency in B cells results in impaired peripheral homeostasis. Blood, 2008,112(10):4158-4169.
35. MOREL N,LÉVESQUE K,MALTRET A,et al. Incidence,risk factors,and mortality of neonatal and late-onset dilated cardiomyopathy associated with cardiac neonatal lupus. Int J Cardiol, 2017,248:263-269.
36. NA I K,BUCKLAND M,AGOSTINI C,et al. Current clinical practice and challenges in the management of secondary immunodeficiency in hematological malignancies. Eur J Haematol, 2019,102(6):447-456.
37. NOTARANGELO L D, MIAO C H, OCHS H D. Wiskott-Aldrich syndrome. Curr Opin Hematol,2008,15(1):30-36.
38. OZSAHIN H,LE DEIST F,BENKERROU M,et al. Bone marrow transplantation in 26 patients with Wiskott-Aldrich syndrome from a single center. J Pediatr,1996,129(2):238-244.
39. POGOSIAN L G,AKOPIAN ZHI. Purine nucleoside phosphorylase. Biomed Khim,2013,59(5):483-497.
40. RENZ H,ADKIN B D,BARTFELD S,et al. The neonatal window of opportunity-early priming for life. J Allergy Clin Immunol,2018,141(4):1212-1214.
41. RIFE E, GEDALIA A. Kawasaki disease: an update. Curr Rheumatol Rep,2020,22(10):75.
42. SHCHERBINA A, ROSEN F S, REMOLD-O' DONNELL E. Pathological events in platelets of Wiskott-Aldrich syndrome

patients. Br J Haematol,1999,106(4):875-883.

43. SHIELDS A M,BURNS S O,SAVIC S,et al. COVID-19 in patients with primary and secondary immunodeficiency:the United Kingdom experience. J Allergy Clin Immunol, 2021, 147(3):870-875.

44. SMOLEN K K,PLOTKIN A L,SHANNON C P,et al. Ontogeny of plasma cytokine and chemokine concentrations across the first week of human life. Cytokine,2021,148:155704.

45. SULLIVAN K E. Chromosome 22q11.2 deletion syndrome and DiGeorge syndrome. Immunol Rev,2019,287(1):186-201.

46. TEIXEIRA A R,RODRIGUES M,GUIMARÃES H,et al. Neonatal lupus-case series of a tertiary hospital. Acta Reumatol Port,2017,42(4):318-323.

47. VANONI F,LAVA S A G,FOSSALI E F,et al. Neonatal systemic lupus erythematosus syndrome:a comprehensive review. Clin Rev Allergy Immunol,2017,53(3):469-476.

48. WESTERBERG L S,DE LA FUENTE M A,WERMELING F, et al. WASP confers selective advantage for specific hematopoietic cell populations and serves a unique role in marginal zone B-cell homeostasis and function. Blood,2008,112:4139.

49. YAZDANI R,FEKRVAND S,SHAHKARAMI S,et al. The hyper IgM syndromes:Epidemiology,pathogenesis,clinical manifestations, diagnosis and management. Clin Immunol, 2019, 198:19-30.

第二十三章　新生儿重症感染

第一节　新生儿先天性巨细胞病毒感染

巨细胞病毒感染（cytomegalovirus infection）是由巨细胞病毒（cytomegalovirus，CMV）引起的感染性疾病，因受染细胞的典型改变是细胞变大，核内和胞质内出现包涵体，故本病又称为巨细胞包涵体病（cytomegalic inclusion disease，CID）。CMV 于 1881 年由德国病理学家 Hugo R 首先发现，于 1960 年正式命名，为疱疹病毒属，含双链 DNA，于 1990 年完成 CMV 的基因序列分析。新生儿 CMV 感染可发生在宫内（先天性）、分娩时和出生后，可导致先天性发育缺陷和其他多器官的损害，是患儿听力丧失（感音性耳聋）和精神运动发育迟缓的主要原因。原发性或继发性免疫缺陷患儿易合并 CMV 感染，病情严重，死亡率高。目前，关于先天性 CMV 感染的诊治仍面临许多挑战。

一、流行病学

人类对 CMV 普遍易感，感染率在不同的国家与区域、社会经济状况及人种之间差异很大。欧美等西方发达国家孕妇 CMV IgG 阳性率一般为 40%～60%，亚非等地区的发展中国家孕妇 CMV IgG 阳性率较高，可达 90%以上。我国为 CMV 感染高发区，据报道我国北京孕妇平均 CMV IgG 阳性率在 90%以上，上海育龄女性 CMV IgG 阳性率甚至超过 95%。

二、感染途径与分类

在免疫功能正常的个体，多数 CMV 感染后呈无症状亚临床感染状态，既可以发生后期听力损伤，也可以通过体液排毒而感染他人。在某些特殊人群，如免疫缺陷（先天性或获得性）、器官移植后应用免疫抑制剂及早产儿等免疫功能不成熟者常有症状性感染。根据胎儿/新生儿感染发生的时间，CMV 感染可以分为先天性感染（宫内感染）与后天性感染（获得性感染）。

孕妇初次感染（原发感染）或再发感染时，病毒可通过胎盘感染胎儿，引起先天性（宫内）CMV 感染。宫内 CMV 感染可导致多系统受损，发生听力损伤及神经发育远期后遗症的比例可达 18%。原发感染的传播率较高，胎儿在妊娠中晚期感染的比例更高，10%～15%的先天感染者在出生后出现症状，但孕早期（前 20 周）胎儿感染更严重，可导致死胎或致畸，出生时出现症状的比例也更高（20%～30%）。再发感染包括孕母潜伏感染重新激活（复燃）和不同抗原的 CMV 再感染。孕早期 CMV 原发感染对胎儿神经系统的损害较孕中、晚期再发性感染者重。

获得性 CMV 感染可分为产时感染与产后感染，产时感染因分娩过程中胎儿暴露于母亲生殖道分泌物而感染，出生后用含 CMV 母乳喂养（排毒率为 20%～70%）是生后感染的重要途径之一。血清学阳性产妇在人群中的比例较高，妊娠和哺乳期间可导致潜伏的 CMV 被激活，故 CMV 血清学阳性产妇的乳汁中普遍存在 CMV，乳清或细胞成分中 CMV 病毒或 DNA/RNA 检出率可高达 40%～97%。产后第 1 周乳汁中就可以检出 CMV，4～8 周乳汁排毒达高峰，然后逐渐减少，持续 9～12 周。一项荟萃分析表明极低出生体重早产儿采取新鲜母乳喂养的 CMV 感染率为 11%～32%。

三、发病机制

CMV 通过不同途径进入胎儿或新生儿体内，可引起一过性病毒血症，到达靶细胞后通过病毒表面吸附蛋白与靶细胞受体结合，经胞饮作用吞入细胞内，病毒脱去外壳释放核酸，其携带的遗传信息在细胞内进行基因复制及蛋白质合成，最后装配成新一代病毒后释出细胞外，引起第二次病毒血症，再次经血流或淋巴液移至网状内皮系统或在靶器官继续复制，如此循环往复，干扰了细胞的正常代谢或引起细胞破坏。若孕母为原发感染，可产生病毒血症，CMV 经母体多形核白细胞和淋巴细胞转运至胎盘感染胎儿，或病毒直接造成胎盘绒毛膜炎后再感染胎儿；若孕母为子宫颈 CMV 潜伏活化，则 CMV 可经子宫内膜上行感染胎儿。CMV 侵入宿主细胞引起的反应与孕期密切相关：孕早期感染干扰了受染细胞的正常分裂，使胚胎发育受阻，染色体变异，组织器官分化受损而引起胎儿流产、死胎或各种先天性畸形；孕中期胚胎的组织器官分化已近完成，CMV 感染常使胎儿发育受阻而导致死胎、死产、宫内发育迟缓、智力障碍、视觉和听力损害等；孕晚期及新生儿期感染则主要是受累器官的炎症反应。

四、病 理

CMV 感染的基本病理改变为组织变性、坏死，淋巴细胞、单核细胞、浆细胞和中性粒细胞浸润；特征性病理改变为包涵体形成，即被 CMV 侵袭的细胞增大呈巨细胞样变，核内及包浆内核酸聚集（包涵体）。炎症反应及免疫病理是其损伤的重要机制。

CMV 可通过胎盘垂直感染引起胎盘炎症性病理改变，如胎盘绒毛膜炎；胎儿时期首先受损的器官为肝脏，也可导致胎儿宫内发育迟缓，中枢神经系统、泌尿系统血液系统等组织或器官受损。分娩过程中和出生后 CMV 感染最常侵入的部位为呼吸道及消化道，引起相应的炎症反应；肝脏是先天性 CMV 感染最常累及的器官，病理表现为胆管炎、肝内外胆汁淤积等；中枢神经系统受损可引起严重后遗症如感音性耳聋和脉络膜视网膜炎；肾脏大体结构无明显改变，但显微镜下可见肾小管上皮细胞含巨细胞病毒包涵体；血液系统受损可引起贫血、血小板减少和灶性髓外造血等。

五、临床表现

本病的临床表现因患儿 CMV 感染时间、感染方式及合并症不同而有差异。

1. **先天性（宫内）感染** 母亲原发性感染、不同病毒株再次感染或潜伏期感染病毒激活均可经胎盘垂直传播引起宫内感染，受染新生儿生后 3 周内有 CMV 从尿中排出。5%~10%患儿出现典型全身 CID 表现，另有 5%患儿为非典型临床表现，其余 85%~90%呈亚临床经过，无明显临床症状和体征。新生儿 CID 特征是单核巨噬细胞系统和中枢神经系统受累，主要表现为早产、宫内发育迟缓、小头畸形、黄疸、肝脾大及肝功能损害、贫血、血小板减少、皮肤瘀点瘀斑、脉络膜视网膜炎、惊厥、脑积水、脑组织软化或钙化等，部分还可出现心肌炎、关节炎、肾炎、间质性肺炎和脑膜脑炎等。严重者多在生后数天或数周内死亡；幸存者大多留有后遗症，如精神运动发育迟缓、感音性耳聋、癫痫、牙釉质钙化不全、视力减退（视神经萎缩）等。

2. **围产期感染** 主要由妊娠晚期经生殖道传播或含 CMV 母乳喂养引起。新生儿出生时多无感染症状，生后 3~12 周从尿中排出 CMV。主要发生在早产儿，病变主要累及肝脏、呼吸系统、血液系统和中枢神经系统，出现相应临床表现，严重者引起脉络膜视网膜炎、心肌损害、脓毒血症样综合征甚至 MODS，死亡率较高。足月儿常呈自限性经过，预后一般良好。

六、辅助检查

1. **CMV 特异性抗体检测** 检测新生儿血清 CMV-IgM 和/或 IgG 有助于 CMV 的诊断。IgM 抗体不能通过胎盘屏障，若新生儿出生时脐血或生后 3 周内血清 CMV-IgM 抗体阳性，则为先天性 CMV 感染；IgG 抗体可以透过胎盘，故血清中出现 CMV-IgG 抗体，可以来自母体，也可能由新生儿自身产生，只有在恢复期血清抗体效价增高 4 倍以上，才提示近期 CMV 感染。

2. **CMV-DNA 及标志物检测** CMV 感染患儿经尿液和唾液排毒量高，血液和脑脊液（cerebrospinal fluid，CSF）中 CMV 量稍低，故 PCR 可快速、敏感且特异性检测体液（尤其尿液）CMV-DNA，是早期诊断 CMV 感染的有效方法。CMV 为细胞内感染，受染组织和细胞内存在典型包涵体、病毒抗原或颗粒等标志物，因此取新鲜晨尿，沉渣涂片查找 CMV 特异性标志物也有助于 CMV 感染诊断。

3. **病毒分离** 是最可靠的直接诊断病毒感染方法，从组织、体液或分泌物分离 CMV 即可确诊，但需时间较长，临床上难以实现。由于含巨细胞病毒包涵体的肾小管上皮细胞脱落，尿液中 CMV 量高，排毒时间长但多为间歇性，故反复多次尿培养分离可提高阳性率。

4. **影像学检查** 胎儿或新生儿超声、CT 或 MRI 等影像学检查可发现宫内发育迟缓、小头畸形、脑室扩大、脑积水、颅内软化或钙化、肝脾大等表现，对 CMV 感染的诊断和神经发育评估有重要意义。

5. **其他** 中枢神经系统受损时，CSF 呈脑膜脑炎改变，即白细胞（以淋巴细胞为主）水平和蛋白质水平升高。早期听力筛查及脑干听觉诱发电位检测可早期发现并动态监测患儿听觉损害。眼底检查可发现 CMV 所致视觉损害。

七、诊 断

1. **胎儿期 CMV 感染的诊断** 主要根据胎儿超声检查和羊水穿刺检查进行诊断。

（1）影像学检查：孕母确诊为原发性 CMV 感染后，胎儿超声检查是最主要的非创伤性评估手段，主要表现为脑室扩大、颅内钙化、小头和枕角异常，以及脑外表现如肠回声增强、宫内生长受限、肝脾大、腹水和心脏扩大等。MRI 也常用于检测胎儿神经系统异常，尤其是超声无异常发现时。先天性CMV感染的其他表现如脉络膜视网膜炎、紫癜、神经发育缺陷等无法通过产前影像学诊断，因此，胎儿影像学无异常发现不能排除胎儿受损。

（2）羊水穿刺检查：羊水穿刺结合CMV-DNA PCR检测可以确诊胎儿先天性CMV感染，其灵敏度（92%~98%）与特异度（90%~98%）都相当高，但依赖于检测时间。胎龄小于21~22周或母亲感染小于6~9周通常检测不到CMV，因为胎儿感染并排毒到羊水需要一定时间和一定的泌尿功能，故建议羊水穿刺检查时间在胎龄21~22周后或者母亲感染7周以后进行，同时进行病毒分离培养可以提高检出率。根据羊水CMV病毒载量来预测是否有症状性感染尚存在争议。

2. 新生儿期先天CMV感染的诊断　一般说来，新生儿期出现不明原因的明显黄疸、惊厥、皮肤瘀点、肝脾大及肝功能损害者均应考虑有CMV感染的可能。确诊需要实验室证据，存在下列4项之一者，即可确诊CMV感染：①尿液或CSF等体液中分离出CMV；②尿液、唾液或血液等体液中检测出CMV-DNA；③尿液、血液或CSF等体液中检测出CMV抗原；④血CMV-IgM阳性和/或双份血清CMV-IgG滴度超过4倍升高。

（1）临床表现：先天性CMV感染仅10%~15%有症状，如小于胎龄儿、小头畸形、肝脾大、皮肤瘀点、黄疸、脉络膜视网膜炎、血小板减少及贫血等，其中20%~30%会导致死亡。另有85%~90%的先天性CMV感染患儿出生时无症状，但其中5%~15%的婴儿会出现迟发性感觉神经性听力障碍、视力损伤和心理动作发育迟缓等后遗症。出生后的体征包括黄疸、紫癜、肝脾大，神经系统异常的体征非常普遍（高达75%），如小头、颅内钙化灶。肝胆系统异常如转氨酶水平升高、阻塞性黄疸也较常见，但大多在数周后恢复。其他少见的体征包括白内障、小眼球、心脏畸形和心肌炎。中枢神经系统受累常导致永久性后遗症，包括感觉神经性耳聋、智力发育障碍、运动缺失、视网膜脉络膜炎和癫痫。出生时无症状者预后相对较好，但仍可能出现后遗症，有7%~15%发展为感觉神经性耳聋。其他少见的后遗症有小头、神经肌肉障碍、脉络膜视网膜炎等。

症状性先天CMV感染可分为轻、中、重三度。①轻度：临床不重要或暂时性的单独表现（最多2项），如紫癜、轻度肝脾大或生化/血液学异常（包括血小板减少、贫血、白细胞减少、转氨酶水平稍升高、结合胆红素水平升高）、SGA不伴有小头畸形；②中度：血液/生化指标异常持续2周以上或2个器官系统以上轻度异常；③重度：累及中枢神经系统（神经系统或眼科异常、小头畸形、神经影像学异常符合先天性CMV如钙化、轻至重度脑室扩大、囊腔、白质改变、大脑小脑海马发育不良、豆状核纹状体血管病），感觉神经性耳聋，其他威胁生命的症状，严重单器官损伤（肝衰竭和明显肝脾大），多器官明显受累（不包括暂时性数周恢复）。

（2）实验室检查：是确诊CMV感染的依据。母亲孕期证实原发性或继发性CMV感染者，或新生儿出生后出现相应症状，或听力筛查异常者都应进行CMV检测，必须在出生3周内采集标本检测到CMV才能明确是先天感染。传统诊断的金标准是尿液或血液CMV病毒分离培养阳性。目前推荐采用PCR检测尿液或唾液/血液中CMV-DNA。唾液检测采集标本方便、灵敏度与特异度均较高，但有报道存在假阳性（喂哺母乳中可能存在CMV激活），故可作为筛查，阳性者需检测尿液或血液CMV-DNA。尿液与血液检测较为可靠，尤其是尿液检测的阳性率较高，灵敏度与特异度接近100%。尿液检测阴性者可以排除感染，部分新生儿3周后才首次检测到CMV阳性，要注意与后天获得性感染鉴别，可以利用新生儿疾病筛查的滤纸血片进行回顾性先天性感染的诊断，但多中心RCT结果显示其灵敏度仅84%，不如尿液检测高，而假阴性最高可达2/3，故阴性结果并不能排除先天感染的可能。

（3）全面评估：一旦确诊为先天性CMV感染后，应进一步全面检查，包括血液（全血细胞、肝肾功能、凝血功能）、神经影像学（颅脑超声筛查，必要时MRI）、眼科检查、听力检查等。欧洲2017年专家共识建议，任何有临床表现者均应做MRI，应以检测血液DNA作为基线，用于判断预后，腰椎穿刺检测CSF不作为常规检查。

八、治　　疗

由于抗病毒药物治疗疗程较长，且可能存在较严重的副作用，如骨髓抑制、潜在生殖系统影响及致畸作用等，故治疗方面应该慎重。首先必须在全面检查的基础上判别患儿是否为症状性感染、感染严重程度如何、是否存在严重器官（系统）感染或中枢神经系统病变，在此基础上权衡利弊决定是否采取抗病毒治疗。对于无症状先天性CMV感染患儿的处理意见尚未统一，目前普遍共识是症状性感染或存在严重局部器官损害（肝炎、间质性肺炎、血液系统损害等）才进行抗病毒治疗。

1. **治疗指征及时间**　推荐要点：①中枢神经系统症状如小头畸形、钙化灶、脉络膜视网膜炎、脑白质病变或 MRI 异常者，需用更昔洛韦(ganciclovir，GCV)治疗 6 个月；②其他严重症状如威胁生命或严重单器官/多器官病变者，需更昔洛韦治疗 6 周至 6 个月；③单独听力损伤，更昔洛韦治疗 6 周；④中度 CMV 感染，考虑更昔洛韦治疗 6 周至 6 个月；⑤轻度 CMV 感染，不推荐治疗；⑥无症状、无生化异常者，无须治疗。

2. **治疗方案**　治疗仍以对症治疗，保护受累器官，协助其恢复功能为主，抗病毒药及免疫功能调节药物应用仍在探索之中。对有症状的先天性 CMV 感染(2 个系统以上受损和发生肝炎者)首选更昔洛韦或其前体缬更昔洛韦(valganciclovir，VGCV)治疗。

(1) 更昔洛韦：对于有症状先天性 CMV 感染主要采取更昔洛韦早期、高剂量、足疗程的治疗方案：6~7.5mg/kg，每 12 小时 1 次，缓慢静脉滴注，连续治疗至少 6 周。更昔洛韦的副作用有中性粒细胞减少、转氨酶和直接胆红素水平升高、血小板下降和脉络膜视网膜炎等。

(2) 缬更昔洛韦：缬更昔洛韦口服后，在体内转变为更昔洛韦发挥抗病毒作用，其临床疗效及安全性与更昔洛韦静脉用药相当。研究表明，口服缬更昔洛韦 16mg/(kg·d)(分 2 次)可达到相当于静脉用药浓度，因此有学者推荐静脉使用更昔洛韦 2~3 周后，继而改为缬更昔洛韦口服完成 6 周的疗程，患儿依从性好；对存在中枢神经系统受累的患儿，可延长口服缬更昔洛韦治疗达 6 个月。RCT 研究表明，口服缬更昔洛韦 6 个月较 6 周更为有效且不增加副反应的发生。

3. **治疗监测**　抗病毒治疗期间必须监测副反应：每周查全血细胞计数、肝肾功能与电解质，以及病毒载量、血药浓度等。中性粒细胞$<0.5\times10^9$/L 时应停药，直至恢复至$>0.75\times10^9$/L；血小板$<50\times10^9$/L 时应停药，直至恢复至$>50\times10^9$/L；肌酐清除率为 10~19ml/(min·1.73m^2)减量为每天 1 次直至恢复至>20ml/(min·1.73m^2)。

九、随访与预后

即使是非症状性新生儿 CMV 感染中，仍有 10%~15%的患儿在 2 岁前可发生听力障碍，故对所有先天 CMV 感染者均应常规进行随访检查，通过早期听力和智力评估等，及时发现异常及早干预。

1. **症状性 CMV 感染者**　出生时有临床症状的 CMV 感染患儿预后较差，30%~50%可发生中枢神经系统后遗症如小头畸形、智力运动发育迟缓、听力和视觉受损、学习困难和行为异常、惊厥或脑瘫等。因此，症状性感染需抗病毒治疗者应在 6 个月和 1 岁进行儿科临床检查；1 岁进行神经发育评估；每 3~6 个月进行听力学评估，3 岁后每年 1 次直至 6 岁；每年 1 次眼科检查直至 5 岁。

2. **无症状感染者**　出生时无临床症状新生儿虽不需抗病毒治疗，但仍会发生感音性耳聋(发生率高达 7%~15%)，在非遗传性感音性耳聋儿童中，约 1/3 由 CMV 感染所致。故也需长期随访，1 岁进行儿科临床检查；每 3~6 个月进行听力学评估，3 岁后每年 1 次直至 6 岁。

十、预　　防

进行三级预防可降低新生儿 CMV 感染发生率：①加强环境和手卫生，避免孕产妇及新生儿感染 CMV。②对原发性 CMV 感染的孕产妇使用抗病毒药物及 CMV 高价免疫球蛋白有可能切断母婴垂直传播途径。③对尿液或唾液进行 CMV-DNA 检测，可早期发现先天性感染，指导临床防治；CMV 血清学阳性的母亲一般不进行母乳喂养，可用母乳库中经巴氏消毒的捐赠人乳或配方奶替代。

(俞惠民)

第二节　新生儿单纯疱疹病毒感染

单纯疱疹病毒(herpes simplex virus，HSV)是一种终生感染的双链包膜 DNA 病毒，有 2 种不同的病毒类型：Ⅰ型和Ⅱ型，两者有 50%的同源性。新生儿 HSV 感染主要经母亲生殖系统传播而发生感染，75%~80%由 HSV-Ⅱ型引起，部分由 HSV-Ⅰ型感染所致，两型的临床表现相似，但Ⅱ型 HSV 感染后的预后较差。新生儿感染途径包括宫内、产时或产后 3 个时期，因此在孕早期发生宫内 HSV 感染是罕见的，多数新生儿 HSV 感染是由于围产期接触母亲产道内感染灶而获得的。

一、流 行 病 学

感染 HSV 会导致终身疾病，病毒会周期性地重新激活和黏膜脱落。国外报告至少 80%的人感染 HSV，这既是复发性口唇疱疹性疾病的原因，也是生殖系统疾病日益严重的原因。我国的一项流行病学研究表明，通过 HSV-PCR 检测，20~49 岁女性人群阳性率为 2.5%，其中 HSV-Ⅰ型和 HSV-Ⅱ型的感染率分别为

11.9%和88.1%。新生儿感染往往是由于直接接触病毒造成的,最常见的是在围产期从母体生殖器疾病或无症状病毒脱落接触感染。如果母亲的原发感染发生在分娩时,30%~50%的婴儿会感染HSV,而如果出生时有免疫力(复发性疾病)的女性,则<1%的婴儿会感染HSV,这可能是由于婴儿血清或产道中的保护性母体型特异性抗体所致。国外研究报道,新生儿感染HSV的发生率约为4.5/10 000,我国新生儿HSV感染的发生率尚不清楚。

HSV是最早发现的人类疱疹病毒,人为唯一传染源,HSV感染的重要特点为病毒可长期存在于体内。HSV经4种途径感染新生儿:即经感染的生殖道分娩、胎膜早破后上行感染、宫内感染和出生后接触感染。根据感染发生时间又可分为产前(宫内)、产时(分娩时)和产后(出生后)感染。分娩时感染最常见(85%),母亲初次感染对新生儿感染影响最大,胎膜早破可增加感染发生机会,母亲体内高滴度特异性抗体可保护新生儿免受感染;其次为出生后感染(10%),主要经父母口腔疱疹或经咬破的乳头感染;经胎盘母婴垂直传播的宫内感染少见(5%)。

二、传播途径

多发生在围产期,母亲可无生殖器HSV感染病史,也无HSV感染表现。

1. **产时传播**　是新生儿HSV感染最常见的原因,主要是与分娩时子宫颈或外阴病毒的主动脱落有关。母体免疫和母体病毒脱落的相关量和持续时间是围产期传播的主要决定因素,孕期原发性HSV感染的传播风险最大,但当母亲抗体存在时即使新生儿在出生时暴露于HSV,虽然也有感染HSV的风险,但发生率远低于原发性母婴感染。此外,胎膜破裂会增加产时感染的风险,尤其是在破裂超过4小时时。其他直接监测胎儿的方法,如用头皮电极,在主动脱落的情况下可增加胎儿传播的风险,因此应避免这些技术应用于有反复感染史或疑似感染原发性HSV的女性疾病。

2. **产前传播**　宫内发生HSV感染并不常见。自然流产在妊娠20周前就已发生原发性母婴感染,但对胎儿早期3个月的原发性感染的真正风险尚不清楚。胎儿感染可能通过胎盘或其他上升途径发生,常发生在原发性和罕见的复发性女性疾病中。可能有广泛的临床表现,从局部皮肤或眼睛受累到多器官疾病和先天畸形。脉络膜视网膜炎、小头畸形和脑积水可见于这些少数的先天性感染患者中。

3. **产后传播**　少数新生儿HSV感染是由出生后HSV暴露引起的。可能的来源包括父母、医院人员或其他接触者有症状和无症状的口咽病毒脱落,以及母亲的乳腺病变等。因此尽量减少这些来源的接触可预防HSV的生后感染。

三、临床表现

1. **产前(宫内)感染**　少见,为先天性单纯疱疹病毒感染,主要累及皮肤、中枢神经系统和眼部,也可引起早产、宫内生长迟缓、胎儿水肿、先天畸形或智力发育障碍等,预后不良。临床表现为出生时即存在或者出生后不久出现的水疱样皮疹或瘢痕,可分布于全身,伴随各种先天畸形如皮肤发育不良、色素沉着或变浅、小头畸形、颅内钙化、积水性颅脑畸形、脑坏死、脑萎缩、小眼畸形、脉络膜视网膜炎和视神经萎缩等(表23-2-1)。

表23-2-1　先天性HSV感染与围产期获得性HSV感染的不同特点

项目	先天性HSV	皮肤-眼-口疾病	中枢神经系统疾病	播散性疾病
传播	宫内	围产期	围产期	围产期
发病时间	出生时	1~2周	2~4周	1~2周
临床特征	早产、宫内生长迟缓、小头畸形、脉络膜视网膜炎	皮肤、口腔疱疹,角膜、结膜炎	喂养困难、昏迷、惊厥、呼吸暂停	黄疸、肺炎、凝血功能障碍、败血症样表现
疱疹	疱疹或瘢痕	100%	50%	20%
预后不良发生率	100%	0	70%	13%

2. **分娩时和出生后感染**　常见,新生儿感染HSV后可呈无症状隐性感染,也可引起不同形式或不同程度损害,新生儿HSV发病率和死亡率与疾病的表现类型密切相关:①局限于皮肤、眼和口腔(skin-eye-mouth,SEM)感染;②脑炎伴或不伴局限性皮肤黏膜疾病;③播散性感染伴多器官受累。

(1) SEM感染:约50%的患儿可出现SEM感染,常于生后5~11天起病,可反复发作。主要表现为皮肤、口腔、眼部等部位发生疱疹：皮肤疱疹好发于皮肤黏膜交界处，以唇缘、口角和鼻孔周围等处多见；口腔疱疹表现为口腔黏膜、舌部、齿龈、咽部出现大面积水疱，随之形成溃疡；眼疱疹表现为单疱性角膜炎、结膜炎，大多为单侧性，常伴患侧眼睑疱疹或水肿及耳前淋巴结肿大。即使部分病例在诊断时没有播散性疾病的现象，若未及时抗病毒治疗，病情也可加重：30%～40%的患儿可发生中枢神经系统损害，也可发生白内障、脉络膜视网膜炎等。因此，对所有患有皮肤黏膜HSV感染的婴儿都需要进行眼科和神经科的评估和随访。有3次或3次以上疱疹复发的婴儿，可能提示对病毒复制的免疫控制不良，将增加神经系统并发症发生的风险。

（2）中枢神经系统感染：大约1/3的HSV感染新生儿在没有播散的情况下出现脑炎，即仅为单纯脑炎而无皮肤黏膜疱疹，感染主要累及额叶和颞叶，严重者可发展为出血坏死性脑炎。通常在出生后10～14天出现症状，表现为不吃不哭、体温不升或发热、前囟饱满、嗜睡昏迷、激惹惊厥、肌张力低下等。在播散的背景下，HSV被认为是通过血行播散侵入中枢神经系统。大多数情况下，婴儿体内含有经胎盘获得的病毒中和抗体，这种抗体可以防止广泛传播，但不会影响神经内病毒的复制。未经治疗的中枢神经系统HSV感染死亡率很高，经治疗的死亡率约为15%。延迟治疗与死亡率增加相关，因此在怀疑新生儿HSV感染时需要早期治疗。大约2/3的存活婴儿神经发育受损，急性单纯疱疹病毒性脑炎的长期后遗症包括小头畸形、脑积水、脑囊肿、癫痫、失明、耳聋、脉络膜视网膜炎和学习障碍等。

（3）全身播散型：为最严重的新生儿HSV感染临床类型，约占新生儿HSV感染的25%，主要累及肺和/或肝，其次为心脏和肾上腺，大约2/3的婴儿合并脑炎，可导致半数以上患儿死亡，肺炎和重型肝炎与较高的死亡率相关。症状通常在出生第1周内开始，临床表现为发热、肺炎（呼吸窘迫、肺部啰音、呼吸衰竭）、肝炎（黄疸、转氨酶水平升高）、心肌炎（心率快、心肌酶水平升高）和脑炎（意识改变、抽搐）等多系统器官损害表现，严重者可出现脓毒症样休克和DIC，病死率高。20%的婴儿可能没有典型的水疱疹，约40%存活者预后不良。

四、辅助检查

1. **实验室检查**　直接免疫荧光检测HSV抗原、PCR扩增HSV特异性DNA片段、病原微生物mNGS分析或病毒培养等实验室检查可确诊HSV感染。

（1）病毒培养：取口腔、结膜、鼻咽部、肛周拭子标本，血液、脑脊液、尿液或皮损部位标本进行培养，特异性和敏感性高，为HSV感染的金标准，但操作有一定困难，限制其临床应用。

（2）PCR检测或mNGS分析：血浆、外周血单个核细胞或脑脊液PCR检测HSV病毒DNA或mNGS分析病原体可快速诊断，特异度和灵敏度高，阳性有助于HSV确诊。

（3）疱疹皮损处刮取物镜检：可见典型的多核细胞及核内嗜酸性包涵体，以确定疱疹类疾病，有助于临床诊断，但不能与其他病毒感染鉴别。

（4）HSV特异性抗体检测：由于新生儿HSV感染多发生在分娩时和出生后，自身还未产生特异性IgM和IgG，故检测意义不大。

（5）脑脊液检查：病初时脑脊液无明显变化，随着病情进展（尤其合并脑炎时），脑脊液细胞数增加（以淋巴细胞为主）、蛋白水平升高、糖正常或轻度降低。

2. **影像学检查**　头颅CT可正常、弥漫性低密度或脑水肿改变；早期MRI表现为多个部位轻度受累，后期为全脑炎改变，其异常表现与神经系统预后相关。

3. **脑电图**　中枢神经系统受累时，脑电图呈弥漫性异常。

五、诊断与鉴别诊断

根据典型的皮肤、眼和口腔黏膜疱疹临床表现，结合母亲感染史，可临床诊断新生儿HSV感染（SEMI）；在没有明显细菌感染原因或早产儿难以解释的呼吸窘迫病程等，以及早产儿的其他常见问题合并HSV感染的可能性；在新生儿皮肤黏膜疱疹的基础上，若出现脓毒血症样表现、中性粒细胞明显减少，或严重肺炎（弥漫性间质性改变或实变）、肝炎（肝转氨酶水平、直接高胆红素升高）、惊厥、DIC（血小板减少和凝血障碍）时，应警惕HSV全身型、播散性感染的存在。此时，应取皮损部位组织、口咽拭子、结膜拭子、肛周拭子、尿液等标本进行病毒培养，或取血液、脑脊液标本行PCR检测HSV-DNA或mNGS寻找HSV，以明确病原学诊断。

新生儿疱疹性脑炎诊断依据：①急性脑炎、脑膜脑炎症状，但流行病学史不支持乙脑脑炎；②病毒性脑脊液表现，初始值可能在正常范围内，需连续的脑脊液检查，如为血性脑脊液或检出大量红细胞、脑脊液蛋白水平明显升高则高度提示本病可能；③脑电图、MRI 提示病变以额叶和颞叶为主，呈弥漫性不对称损害；④CSF RT-PCR 检测 HSV-DNA 阳性或 mNGS 提示 HSV 存在，则可确诊。

HSV 感染在新生儿疾病的鉴别诊断中应引起重视，包括中枢神经系统异常、发热、休克、DIC 和/或肝炎。进行病毒分离或病毒 DNA 的 PCR 检测是诊断和鉴别诊断的关键，因此对于有皮肤黏膜损伤的婴儿，应从囊泡中刮取组织迅速进行培养和/或 PCR；也可以从口咽和鼻咽、结膜、大便、尿液和脑脊液中分离或 PCR 技术检测 HSV-DNA。据报道，从脑脊液中分离病毒的成功率高达 40%，PCR 检测率可达 70%~100%。虽然许多女性感染了 HSV-Ⅰ型，但这些检测通常缓慢时间，所以 HSV-Ⅰ型和-Ⅱ血清学联合检测的价值很小。因 IgM 抗体往往是迟发的，婴儿单纯疱疹病毒特异性 IgM 检测对早期诊断价值也不大。

六、治　疗

1. **治疗原则**　对 PCR 检测 HSV-DNA 阳性、病毒培养阳性或有 HSV 感染症状者都需要治疗，早期抗病毒治疗非常有效，但治疗时机至关重要。小范围浅表处皮肤黏膜的疱疹病损，可采用局部抗感染治疗；对病情严重者，尤其是重要脏器受累者（如全身播散型），应给予全身性抗病毒治疗及对症支持处理；对于疱疹性脑炎，除抗病毒治疗外，还应积极防治脑水肿。抗病毒治疗首选阿昔洛韦，其次为泛昔洛韦或缬更昔洛韦。

2. **抗病毒治疗**　临床常用的有阿昔洛韦（acyclovir）、阿糖腺苷（vidarabine）、更昔洛韦（ganciclovir）等。这些药物均能抑制病毒 DNA 合成，使病毒在细胞内不能复制，从而减轻临床症状，但不能彻底防止潜伏感染的再发。

阿昔洛韦经肾排泄，存在肝肾功能不全时，要根据血肌酐清除率情况调整用药剂量。一般皮肤、黏膜或眼疱疹患儿，可用 5% 阿昔洛韦滴眼液或眼膏外用，每天 3~4 次，或口服阿昔洛韦 300mg/m^2[20mg/（kg·次）]，每天 3 次，疗程 5~7 天。对于严重 SEMI、HSV 脑炎和全身播散性感染等重症足月新生儿，应予以阿昔洛韦 20mg/（kg·次）静脉滴注，每 6 小时 1 次，SEMI 疗程为 10~14 天，中枢神经系统感染或全身播散性感染为 21 天。中枢神经系统感染的患儿最好在临近疗程结束时，复查脑脊液和 PCR 检测 HSV-DNA，如仍为阳性，则需延长疗程直至 HSV-DNA 转阴；若不能进行脑脊液检查，则推荐更长的疗程。中枢神经系统感染或全身播散性感染患儿完成静脉疗程后，还需继续口服阿昔洛韦 300mg/m^2，每天 3 次，疗程为 6 个月，有利于改善新生儿 HSV 感染婴儿的发育结局。早产儿肾功能发育未成熟，静脉使用间隔需延长：<30 周的早产儿 20mg/（kg·次），每 12 小时 1 次；30~36 周的早产儿 20mg/（kg·次），每 8 小时 1 次。进行连续性肾脏替代治疗（continuous renal replacement therapy，CRRT）或体外膜肺氧合（extracorporeal membrane oxygenation，ECMO）治疗的患儿，由于经肾排出增加，剂量可增至 30mg/（kg·次），每 8 小时 1 次。新生儿使用阿昔洛韦最常见的副作用是粒细胞减少，故治疗过程中应密切监测患儿白细胞和中性粒细胞数量变化。如中性粒细胞绝对计数<500/mm^3，则应减少阿昔洛韦剂量并加用粒细胞集落刺激因子。

七、预　防

1. **孕期预防**　对于在怀孕期间感染原发性疱疹病毒或反复发作的女性，用阿昔洛韦（口服治疗或更严重疾病时静脉注射）10 天疗程治疗有临床症状的原发性疱疹病毒感染孕妇，可提高剖宫产的有效性和安全性；此外，建议对携带 HSV-Ⅱ型的女性进行 HIV 检测，因为 HSV-Ⅱ型血清阳性者获得 HIV 感染者比 HSV-Ⅱ型血清阴性者多。

2. **产时预防**　建议对分娩时有活跃性生殖器损伤或前驱症状的女性进行剖宫产，当羊膜破裂超过 4 小时时，剖宫产的效果可能会减弱。一般建议，即使胎膜破裂持续时间较长也应考虑剖宫产。对于有生殖器疱疹病史的女性，应仔细检查以确定分娩时是否有损伤。如发现病变，应行剖宫产术；如果没有发现病变，可阴道分娩，但应进行宫颈拭子培养和/或 PCR，以及母体血清学检测，以确定是否发生了新的 HSV-Ⅰ型或 HSV-Ⅱ型非原发性感染。有已知的临床疾病或血清学证据表明有原发性或非原发性首发感染的女性，可在分娩前短期服用阿昔洛韦，如果没有明显的病变，可阴道分娩，但这一策略对预防新生儿疾病的影响尚未确定。

3. **高危新生儿的管理**　目前还没有证据支持预防性使用抗病毒药物或免疫球蛋白可防止 HSV 传染给新生儿。在宫颈病变的环境中意外阴道分娩的婴儿应与其他婴儿隔离，并在 12~24 小时内进行口咽/鼻咽、结膜和肛拭子病毒检测。如果母亲既往没有 HSV 病史，在等待实验室结果时即可开始阿昔洛韦治疗。如果可以确定母亲有反复感染，新生儿感染的风险很低；如果出现皮疹或其他临床变化（嗜睡、呼吸急促、喂养不良），应指导父母咨询儿科医生，建议在第 1

个月内每周进行随访。如果发现母亲近期有原发性或非原发性、首次感染和生殖器损伤，即使婴儿没有症状或检测到病毒，一些专家仍建议给予阿昔洛韦治疗10天。来自任何部位的阳性培养物或PCR结果，或临床表现改变的婴儿均应立即重复培养或PCR检测并开始抗病毒治疗。在开始阿昔洛韦治疗之前，婴儿应进行结膜、鼻咽、肛拭子培养/PCR、血浆病毒载量、CSF评估和CSF HSV-DNA检测。

4. 产后预防 患有HSV病变的婴儿和母亲应进行接触隔离。注意仔细洗手，防止婴儿直接接触看护者身上的任何损伤。如有乳腺病变应避免母乳喂养，口服抗疱疹病毒药物的女性在母乳喂养时应戴口罩。口腔HSV感染的医院人员对新生儿的风险较低，但如果存在活动性病变，则建议戴口罩。如果是患有疱疹性白癜风的育婴人员，因具有较高的病毒脱落风险，即使使用了手套，也可能发生传播，所以不应照顾新生儿。

（袁天明　肖昕）

第三节　新生儿重症流行性感冒

流行性感冒（influenza）简称流感，是由流行性感冒病毒（简称流感病毒）引起的一种急性呼吸道传染病，在世界范围内暴发和流行。流感起病急，虽然大多为自限性，但部分因出现肺炎等并发症可发展至重症流感，少数重症病例病情进展快，可因急性呼吸窘迫综合征（acute respiratory distress syndrome，ARDS）和/或多脏器衰竭而死亡，最近报道认为婴儿（<12月龄）流感死亡率为0.07/1 000活产数，较呼吸道合胞病毒低。目前关于新生儿流感的临床报道不多，但新生儿因免疫力差，属于易感人群，故严重者可致死。新生儿流感缺乏特异的临床表现，因此及早发现、快速准确地诊断并进行对症治疗是降低新生儿流感死亡率的主要手段。

一、流行病学

流感病毒属于正黏病毒科，为RNA病毒。根据核蛋白和基质蛋白分为甲、乙、丙、丁4型。目前感染的主要是甲型流感病毒中的H1N1、H3N2亚型及乙型流感病毒中的Victoria和Yamagata系。流感病毒结构自外而内可分为包膜、基质蛋白及核心3部分。流感病毒的核心包含了贮存病毒信息的遗传物质及复制这些信息必需的酶，遗传物质是单链RNA（single-stranded RNA，ssRNA），ssRNA与核蛋白（nuclear protein，NP）相结合，缠绕成核糖核蛋白（ribonucleoprotein，RNP）；甲型和乙型流感病毒的RNA分别编码RNA多聚酶、血凝素、核蛋白、神经氨酸酶、基质蛋白，以及其他拼接RNA功能的非结构蛋白。基质蛋白与病毒最外层的包膜紧密结合有保护病毒核心和维系病毒空间结构的作用。当流感病毒在宿主细胞内完成其繁殖之后，基质蛋白是分布在宿主细胞细胞膜内壁上的，成型的病毒核衣壳能够识别宿主细胞膜上含有基质蛋白的部位，与之结合形成病毒结构，并以出芽的形式突出释放成熟病毒；成熟的流感病毒从宿主细胞出芽，先将宿主的细胞膜包裹在自身后脱离细胞，再去感染下一个目标。包膜中除磷脂分子外，还有两种非常重要的糖蛋白：血凝素和神经氨酸酶，在甲型流感病毒中血凝素和神经氨酸酶的抗原性会发生变化，这是区分病毒毒株亚型的依据。

二、传染源与传播途径

流感的传染源主要是患者，其次为隐性感染者，被感染的动物也可能是一种传染源。主要传播途径是带有流感病毒的飞沫，经呼吸道进入体内。少数也可经共用手帕、毛巾等间接接触而感染。流感病毒一般只引起表面感染，不引起病毒血症；流感病毒侵袭的目标是呼吸道黏膜上皮细胞，偶有侵袭肠黏膜的病例，会引起胃肠型流感。人群普遍易感，潜伏期长短取决于侵入的病毒量和机体的免疫状态，一般为1~4天。流感的特点是发病率高，病死率低，死亡通常由并发细菌性感染所致。

三、妊娠期流感对新生儿的影响

关于与季节性或大流行性流感病毒感染有关的胚胎或胎儿风险的信息有限。病毒血症似乎很少发生在流感发病期间；迄今为止，有限的证据表明，流感病毒从母亲到胚胎或胎儿可以经胎盘（垂直）传播，但非常罕见。即使在没有流感病毒经胎盘传播的情况下，胎儿或胚胎在怀孕期间也可能受到母亲流感的不利影响，特别是当母亲病情严重时，早产风险和死产率增加，也可能增加婴儿不良结局的发生风险。在怀孕期间，季节性流感或大流行性流感之后，儿童的其他不良后果和先天性异常的发生风险增加。妊娠期季节性流感与新生儿先天性异常有关，特别是在有限的研究中，与腭裂、神经管和先天性心脏缺陷的唇裂有关；母亲流感（季节性流感或大流行性流感）也可能与其他不良后果（包括儿童白血病、精神分裂症）有关。还有研究表明，母亲接种流感疫苗可减少婴儿患流感的不良后果，通过产前接种预防流感可改善胎儿宫内发育。

四、发病机制

甲型、乙型流感病毒通过血凝素结合呼吸道上皮细胞表面的唾液酸受体启动感染，流感病毒通过细胞内吞作用进入细胞，病毒基因组在细胞核内进行转录和复制。复制大量新的子代病毒颗粒，这些病毒颗粒通过呼吸道黏膜扩散并感染其他细胞。流感病毒感染人体后，可以诱发细胞因子风暴，导致全身炎症反应，出现ARDS、休克及多脏器功能衰竭、急性坏死性脑病等。病理变化主要表现为呼吸道纤毛上皮细胞呈簇状脱落、上皮细胞化生、固有层黏膜细胞充血、水肿伴单核细胞浸润等病理变化。重症肺炎可发生弥漫性肺泡损害。合并脑病时出现脑组织弥漫性充血、水肿、坏死。急性坏死性脑病表现为以丘脑为主的对称性坏死性病变，局部无明显炎症反应。合并心脏损害时出现心肌细胞肿胀、间质出血，淋巴细胞浸润、坏死等炎症反应。

五、临床表现

潜伏期一般为1~7天，多为2~4天。临床主要为呼吸和消化系统表现，一旦发生肺炎、神经系统损伤、心脏损害、肌炎、横纹肌溶解综合征和感染性休克等，则提示为重症流感。

1. **一般临床表现** 典型患者主要以发热起病，体温可达39~40℃，可有畏寒、寒战、干咳、鼻塞、流涕、颜面潮红、眼结膜充血等；部分以呕吐、腹痛、腹泻为特点，常见于感染乙型流感病毒者。新生儿症状往往不典型，除有发热、鼻塞、流涕外，还有气促、吐奶、发绀、腹胀、烦躁、精神差、食欲减退等表现，无并发症者病程呈自限性，多于发病3~4天后体温逐渐下降，全身症状好转，但咳嗽等症状恢复常需1~2周。早产儿临床表现不典型，可仅表现为反复呼吸暂停。

2. **重症表现(并发症)** 新生儿流感易并发肺炎，其他并发症有神经系统损伤、心脏损害、肌炎、横纹肌溶解综合征和感染性休克等，但新生儿较为少见。流感并发的肺炎可分为原发性流感病毒性肺炎、继发性细菌性肺炎或混合性肺炎。流感起病2~4天后进一步加重，或在流感恢复期加重，可出现高热、剧烈咳嗽、脓性痰、呼吸困难，肺部湿啰音及肺实变体征，严重者需呼吸支持治疗。此外，也可出现脑炎、脑膜炎、急性坏死性脑病、脊髓炎、吉兰-巴雷综合征(Guillain-Barre syndrome)等神经系统损伤；可有心肌炎、心包炎，以及肌酸激酶水平升高、心电图异常甚至心力衰竭等心脏损伤；也可并发肌炎和横纹肌溶解；严重者并发感染性休克。

六、辅助检查

1. **血常规和生化检查** 外周血常规白细胞总数一般不高或降低，重症病例淋巴细胞计数明显降低；少数病例血生化指标异常，如肌酸激酶、天冬氨酸转氨酶、丙氨酸转氨酶、乳酸脱氢酶、肌酐等水平升高。

2. **病原学相关检查** 临床主要进行病毒核酸、抗原，血清学检测临床少用，病毒分离培养为疾病预防控制中心在流行季节作流行病学调查用，临床一般不用。

(1) 病毒核酸检测：以RT-PCR法检测呼吸道标本(咽拭子、鼻拭子、鼻咽或气管抽取物、痰)中的流感病毒核酸。病毒核酸检测的特异度和灵敏度最好，且能区分病毒类型和亚型。

(2) 病毒抗原检测：抗原检测方法可采用胶体金法和免疫荧光法，可进行快速诊断。由于快速抗原检测的灵敏度低于核酸检测，因此对快速抗原检测结果的解释应结合患者流行病学史和临床症状综合考虑。

(3) 血清学检测：动态检测的IgG抗体水平恢复期比急性期升高4倍或4倍以上有回顾性诊断意义，但临床上不常用。

(4) 病毒分离培养：从呼吸道标本中分离出流感病毒，时间较长。在流感流行的季节，流感样病例快速抗原诊断和免疫荧光法检测阴性的患儿建议也作病毒分离。

3. **影像学表现** 并发肺炎者影像学检查可见肺内斑片状、磨玻璃影、多叶段渗出性病灶；进展迅速者，可发展为双肺弥漫的渗出性病变或实变，个别病例可见胸腔积液。

七、诊断与鉴别诊断

诊断主要结合流行病学史、临床表现和病原学检查。在流行期结合临床症状诊断流感并不困难，但要确诊或流行监测时必须进行实验室检查，主要包括病毒分离培养、血清学诊断和快速诊断方法。快速诊断主要采用间接或直接免疫荧光法、ELISA检测病毒抗原。常取患者鼻甲黏膜印片或呼吸道脱落上皮细胞涂片，用荧光素标记的流感病毒免疫血清进行免疫荧光染色检查抗原，或用ELISA检测抗原。单克隆抗体经免疫酶标法仅用24~72小时即可快速检测甲、乙型流感病毒在感染细胞内的病毒颗粒或病毒相关抗原。

PCR、核酸杂交或序列分析等方法也被用于检测流感病毒核酸或进行分型。

1. **临床诊断病例**　出现上述流感临床表现，有流行病学证据或流感快速抗原检测阳性，且排除其他引起流感样症状的疾病。

2. **确定诊断病例**　有上述流感临床表现，具有以下一种或一种以上病原学检测结果阳性：①流感病毒核酸检测阳性；②流感病毒分离培养阳性；③急性期和恢复期双份血清的流感病毒特异性 IgG 抗体水平升高 4 倍或 4 倍以上。

3. **重症与危重型流感**　出现以下情况之一者为重症病例：①持续高热>3 天，伴有剧烈咳嗽，咳脓痰、血痰等；②呼吸频率快，呼吸困难，口唇发绀；③神志改变：反应迟钝、嗜睡、躁动、惊厥等；④严重呕吐、腹泻，出现脱水表现；⑤合并肺炎；⑥原有基础疾病明显加重。出现以下情况之一者为危重病例：①呼吸衰竭；②急性坏死性脑病；③感染性休克；④多脏器功能不全；⑤出现其他需进行监护治疗的严重临床情况。

流感病例需与以下疾病进行鉴别诊断：①普通感冒：流感的全身症状比普通感冒重，多有乏力、肌肉酸痛等全身表现，追踪流行病学史有助于鉴别，普通感冒的流感病原学检测阴性，或可找到相应的感染病原证据。②其他病毒引起的呼吸道感染包括腺病毒、呼吸道合胞病毒、副流感病毒等，局部分泌物病原学检查可以鉴别。③流感合并肺炎时需要与其他病原感染的肺炎鉴别，包括细菌性肺炎、衣原体肺炎、支原体肺炎、病毒性肺炎、真菌性肺炎、肺结核等。

八、治　　疗

1. **治疗原则**　对临床诊断病例和确诊病例应尽早隔离治疗，密切观察病情变化；早产儿或合并基础疾病如先天性心脏病、慢性肺部疾病等、符合重症或危重流感诊断标准、伴有器官功能障碍需住院治疗。新生儿尤其是早产儿流感病毒感染易引发重症流感，尽早抗病毒治疗可减轻症状，减少并发症，缩短病程，降低病死率。避免盲目或不恰当使用抗菌药物。仅在有细菌感染指征时使用抗菌药物。

2. **对症治疗**　高热者可进行物理降温，或应用解热药物。咳嗽、咳痰严重者加强呼吸道护理，吸痰等；根据缺氧程度采用适当的方式进行氧疗。

3. **抗病毒治疗**　确诊者应尽早给予抗流感病毒治疗，发病 48 小时内进行抗病毒治疗可减少并发症、降低病死率、缩短住院时间；发病时间超过 48 小时的重症患者依然可从抗病毒治疗中获益。非重症且无重症流感高危因素的患者，在发病 48 小时内，在评价风险和收益后，也可考虑抗病毒预防性治疗。

神经氨酸酶抑制剂（NAI）对甲型、乙型流感均有效。奥司他韦（颗粒）：足月新生儿为 3mg/（kg·次），每日 2 次。早产儿（纠正年龄）：<38 周为 1mg/（kg·次），每日 2 次；38～40 周为 1.5mg/（kg·次），每日 2 次；>40 周为 3mg/（kg·次），每日 2 次。疗程为 5 天，重症患者疗程可适当延长。不推荐预防性使用。其他抗病毒药物如扎那米韦、帕拉米韦、玛巴洛沙韦、金刚烷胺和金刚乙胺等，因新生儿安全性和有效性的数据有限，不推荐应使用。

4. **重症治疗**　积极治疗原发病，防治并发症，并进行有效的器官功能支持。措施如下：①如出现低氧血症或呼吸衰竭，应及时给予相应的治疗措施，包括氧疗或机械通气等；②合并休克时给予抗休克治疗；③出现其他脏器功能损害时，给予支持治疗；④出现继发感染时，给予抗感染治疗。

九、预　　防

1. **一般预防措施**　新生儿照护者保持良好的个人卫生习惯是预防新生儿流感等呼吸道传染病的重要手段，流感流行期间新生儿病房宜减少母婴接触及探视，以及限制流感样母亲母乳喂养等。

2. **疫苗接种**　接种流感疫苗是预防流感最有效的手段，可以显著降低接种者罹患流感和发生严重并发症的风险。但对于 6 月龄以下的婴儿和新生儿接种流感疫苗预防流感病毒感染的证据不足。根据季节性流感和大流行性流感的数据，孕妇和婴儿与流感有关不良后果的风险增加。孕期接种流感疫苗已证明可减少 6 月龄以下婴儿患流感或其并发症的频率，因此孕期接种流感疫苗是预防孕妇及其婴儿流感及流感相关并发症的关键策略；此外，推荐 6 月龄以下的儿童家庭成员和看护人员、慢性病患者和医务人员等人群接种流感疫苗。

3. **药物预防**　药物预防不能代替疫苗接种，只能作为没有接种疫苗或接种疫苗后尚未获得免疫能力的重症流感高危人群的紧急临时预防措施。但新生儿不推荐常规预防性使用奥司他韦预防流行性病毒感染。

（袁天明）

第四节　新生儿重症肠道病毒感染

肠道病毒（enterovirus，EV）在分类上属于小核糖核酸(RNA)病毒科,包括柯萨奇病毒(coxsackievirus,COX)、埃可病毒(enterocytopathic human orphan virus,ECHO virus)、脊髓灰质炎病毒(poliovirus)及新型肠道病毒等70多个亚型。近年来研究发现,非脊髓灰质炎肠道病毒至少有317种,并呈不断增多趋势。大部分新生儿肠道病毒感染是由柯萨奇B组病毒和埃可病毒引起的,COX B2~5和ECHO 6、11、19是重症新生儿肠道病毒感染的常见原因,绝大多数重症致死性肠道病毒感染由ECHO 11所致,易引起败血症样表现,进而发展为脑炎、肝炎、凝血功能障碍等。新生儿肠道病毒感染的临床表现和细菌性感染难以鉴别,且新生儿肠道病毒感染易造成新生儿病房的暴发流行,病情危重可引起死亡,新生儿医生必须高度警惕。

一、病原学与流行病学

肠道病毒感染可发生于任何年龄,流行期间新生儿的感染率可高达13%,且被感染的新生儿中21%有症状。感染流行传播高峰常在8—10月,我国的一项单中心前瞻性研究发现,夏秋季发热新生儿肠道病毒检测阳性率达39.22%。新生儿肠道病毒感染可发生在宫内、产时和生后。病毒可通过胎盘由孕妇传给胎儿导致宫内感染,胎盘肠道病毒鉴定阳性,羊水和脐血,以及出生后数小时新生儿肠道病毒培养、出生第1天血清肠道病毒IgM抗体检测阳性等,均支持宫内感染的发生,且研究认为约22%致命的新生儿COX B组病毒感染和11% ECHO感染系宫内感染;新生儿分娩时吸入含有感染病毒的母血或产道分泌物可发生产时感染,宫内感染和产时感染发病较早(常在生后3~4天)。此外,常在出生1周后可因患病的母亲、探视的家属、医护人员或新生儿间经粪-口途径、呼吸道途径引起交叉感染及婴儿室暴发流行等;医院肠道病毒暴发或散发国内外均有报道。

二、发病机制

感染患儿从咽部排毒时间为1~3周,粪便中排毒长达8周。肠道病毒入侵呼吸道、消化道,病初1~3天在局部定植并复制,产生一过性轻微的病毒血症,使病毒播散至远处的淋巴结、肝、脾、骨髓网状内皮组织。病毒在这些器官中进一步复制,3~4天后病毒进入血内引起持续(严重)的病毒血症,再播散至靶器官如心肌、脑、脑膜、肝脏、肺和皮肤,并出现临床症状。随着机体抗体的产生,病毒血症逐渐终止,临床表现逐渐消失。

三、临床表现

新生儿非脊髓灰质炎肠道病毒感染的临床表现无特异性,病情轻重不等且多样化,从无症状到严重的、潜在的致死性疾病均可出现。多数患儿无症状或病情轻微,主要表现为发热、烦躁、少吃、嗜睡、腹泻等。发热平均3天,38℃左右,其他症状约7天消退。严重疾病常发生在出生2周内,包括败血症、脑膜脑炎、心肌炎、肺炎、肝炎、凝血功能障碍等,死亡率高且幸存者可能会发生长期后遗症。严重疾病相关的危险因素和临床特点包括母亲产前患病或分娩时患病、早产、出生早期发病、多器官受累、重症肝炎、血清病毒培养阳性,以及某些血清型感染(如COX B组和ECHO 11)。新生儿肠道病毒感染可出现其他并发症,包括NEC、肌炎、全血细胞减少、噬血细胞综合征等。常见并发症如下。

1. **败血症样表现** 大多数伴发热,体温可达39℃,热型不规律,持续3~15天;可有少吃、少哭、少动、呕吐、腹胀、腹泻等。皮疹常见,常在发病后3~5天内出现,多为斑疹或斑丘疹,偶见疱疹,呈结节状或大疱性,多在1~2天内消退,COX比其他肠道病毒更常引起皮疹。少数体温不升、嗜睡、黄疸、肝脏增大、皮肤黏膜瘀斑、血小板减少。

2. **中枢神经系统表现** 约半数患儿有中枢神经系统感染,表现为无菌性脑膜炎或脑膜脑炎,以COX 4型、6型、9型、11型、16型、30型和ECHO 2型、5型多见;病情轻重不等,轻者无任何表现或仅有低至中度发热,但腰椎穿刺脑脊液检查阳性;少数重症表现为意识障碍、昏迷、抽搐、偏瘫、迟缓性麻痹等,常伴有心肌炎或肝炎,病死率达10%。经头颅B超和MRI检查发现,新生儿肠道病毒感染引起的中枢感染在发病早期即可出现脑白质损伤,并可导致不良神经系统后遗症,如脑瘫;且MRI成像异常的严重程度与神经发育相关,故对肠道病毒中枢感染的新生儿应进行MRI检查。

3. **呼吸系统表现** 既有鼻塞、喷嚏、流涕、打鼾、咳嗽等上呼吸道症状,也有支气管炎、肺炎,表现为呼吸增快、喘息或呼吸暂停,但肺部体征不明显,肺炎可迅速进展和加重。

4. **消化系统表现** 可有呕吐、腹胀、腹泻等;肝脏损害时表现为黄疸、肝大、肝功能损害,并常伴血小板减少和凝血功能障碍;病情进展可表现为急性重型肝炎和内皮损伤、肝衰竭,并发弥漫性凝血功能障碍、肾衰竭等。血清总胆红素水平显著升高提示肝细胞坏死严重，预后不良。重症病例多为ECHO 11型所致；可在2~3天内出现皮肤瘀斑瘀点、穿刺部位出血不止，肾、脑、肺、胃肠道及黏膜自发出血、贫血，PT及APTT显著延长，血清转氨酶水平显著升高，即出血-肝炎综合征（hemorrhage-hepatitis syndrome），80%的患儿在1~3周死亡，少数存活者可发展为肝硬化及慢性肝功能不全。

5. **心血管系统表现**　胎儿期感染可致心肌钙化，新生儿感染表现为心肌炎，占肠道病毒感染25%，以COX B组病毒2~5型最多见。多在生后3~8天突然起病，查体见面色发灰、拒食、水肿、与体温不成比例的心动过速、心律失常等，重症可迅速发展为心源性休克，可在1~2天甚至数小时内死亡。COX B组病毒心肌炎常合并脑膜脑炎，称为脑炎-心肌炎综合征（encephalomyo-carditis syndrome）；单纯心肌炎患儿的病死率一般为30%~50%，当合并其他器官受累时病死率更高。心肌炎痊愈者临床表现一般在1~2周消失，心肌酶谱一般约2周恢复正常、最长达2个月，心电图一般在1~2个月恢复正常。

四、辅助检查

1. **常规检查**　包括：①外周血白细胞计数、CRP可正常或升高。②心肌炎时血清CK-MB及肌钙蛋白水平升高，肝炎时转氨酶及胆红素水平可升高，凝血功能障碍时，PT及APTT延长。③脑脊液检查表现为压力增高，外观清亮或微浑浊，50%的脑膜炎患儿白细胞总数增多，多在500×10^6/L以下，以单核细胞增多为主，蛋白水平增高，糖、氯化物水平正常；有时CSF病毒核酸检测阳性，但细胞计数和生化正常。④胸部X线渗出性改变提示肺炎或心脏衰竭；心脏扩大提示心肌炎或心包炎。⑤超声心动图可以测定心功能、心脏大小和心包积液。⑥心电图表现为心动过速、低电压、PR间期延长、QT间期延长及各种心律失常，ST-T改变明显，严重者ST段抬高呈单项曲线并伴有深Q波，似心肌梗死图形。⑦MRI T_1加权显示白质弥漫性高信号和局灶性低信号，T_2加权显示高信号；DWI显示在脑室周围白质、胼胝体压部、内囊后肢与半球深部白质的异常高信号弥散受限等。

2. **病原学检测**　①病毒分离培养：粪便阳性率最高（约90%），其次为CSF（60%~80%）和鼻咽拭子（50%~70%），血清和尿液培养阳性率较低（25%~45%）。病毒培养需要大量的时间，临床应用有限。②RT-PCR法检测病毒核酸：所需的材料比较少，且灵敏度（95%）、特异度（100%）高，已广泛应用于临床。③免疫荧光法检测特异性抗原：灵敏度不理想，因缺乏大多数肠道病毒的共同抗原，故临床少用。④ELISA法测定特异性IgG抗体：需感染极期与恢复期双份血清抗体滴度4倍以上增加才有诊断价值，临床应用有限。⑤ELISA法测定特异性IgM抗体：母婴特异性IgM抗体均阳性可提示垂直传播感染；由于血清中IgM抗体存在时间短，故阳性率不高。

五、诊断与鉴别诊断

夏秋季节，母婴室暴发流行或母亲、密切接触者不明原因发热，患儿有发热、呼吸系统、消化道系统、神经系统或心血管系统表现，甚至败血症、休克和DIC等重症表现，均需高度警惕肠道病毒感染。可留取粪便、咽拭子、脑脊液、血液或组织细胞等标本，进行肠道病原学检测，如肠道病毒核酸检测阳性可确诊。

在流行季节，发热新生儿的鉴别诊断应常规考虑肠道病毒感染。新生儿免疫力低，肠道病毒感染易形成暴发流行，且早期临床表现较难与细菌（如无乳链球菌和革兰氏阴性杆菌）感染相鉴别，易增加不必要的抗生素使用率，故必须引起高度重视。新生儿早期惊厥性疾病鉴别时除考虑缺氧缺血性脑病外，肠道病毒感染也需排除。另外，需注意鉴别其他病毒感染（如单纯性疱疹病毒、巨细胞病毒、腺病毒和风疹病毒）及非感染性疾病（如代谢紊乱、先天性心脏病）。

六、治　　疗

目前，新生儿肠道病毒感染尚无特殊而有效的治疗方法，主要为对症支持治疗。

1. **对症治疗**　加强护理，保证能量摄入，维持水电解质平衡。心肌炎时可用营养心肌药物如大剂量维生素C、1,6-二磷酸果糖、ATP、辅酶A等；心力衰竭时可用利尿剂、洋地黄制剂；心源性休克时抗休克治疗；中枢神经系统感染时可用甘露醇降颅内压、苯巴比妥或地西泮止惊；暴发性肝衰竭和凝血功能障碍时给予输血浆、血浆置换、人工肝，甚至肝移植治疗；此外，疾病早期不能与败血症及细菌性脑膜炎鉴别时可使用抗生素。

2. **支持治疗**　①IVIg及母亲血浆应用：IVIg 750mg/kg可以更快地清除病毒血症，已被用于治疗新生儿严重肠道病毒感染，但临床疗效尚未得到证实。近年来一项回顾性研究发现，早期（发病3天内）使用IVIg有助于提高严重肠道病毒感染的存活率。母亲恢复期血清具有针对致病病毒血清型的高滴度中和抗体，尚需进一步验证。②干扰素：可抑制病毒复制，确切疗效需进一步研究。

3. **特异性抗病毒治疗**　普可那利(pleconaril)为近年来研制的口服抗小核糖核酸(RNA)病毒制剂,具有抑制病毒附着到宿主细胞受体和使病毒核酸脱壳的作用,包括大多数肠道病毒和许多鼻病毒均有效;体外试验可抑制90%以上肠道病毒血清型的复制。临床前数据表明在脑膜、脑和脊髓中浓度是血液中的2~6倍;早期应用效果好,但不能逆转已经形成的器官损害,口服生物利用度为70%,剂量为5mg/kg,每天3次,疗程为7天。普可那利耐受性良好,可有恶心、腹泻、头痛等不良事件。美国一项关于普可那利治疗严重的新生儿肠道病毒感染(重症肝炎、凝血功能障碍和/或心肌炎)的RCT试验结果提示:普可那利早期治疗肠道病毒感染有较好的作用,可使病毒核酸检测阳性患儿更快转阴,有更高的生存率。

七、预　　后

预后取决于感染病毒的血清型、病毒数量、侵入途径、是否被动获得母亲抗体,以及是否合并多器官损害。新生儿肠道病毒感染大多为自限性疾病,预后良好,无后遗症。仅少数(0.5%)发展为合并多器官功能衰竭。男婴、低体重、低胎龄、低日龄、母亲抗体少与病死率高相关;肝炎合并凝血功能障碍或心肌炎死亡率分别高达24%~83%和30%~50%,幸存者可能会遗留长期的肝功能障碍、心功能障碍、神经发育障碍等,需长期随访。

八、预　　防

主要预防措施是良好的卫生习惯,切断传播途径;母婴病房要加强管理,严格遵守消毒隔离制度。发生感染后患儿隔离2周,接触者需检疫,易感儿可注射丙种球蛋白或恢复期血浆预防感染。另外,还需做好围产期保健,如果孕妇可能感染了肠道病毒,除胎儿异常或产科急症外,最好不要紧急分娩;相反,延长怀孕可能是有利的,能为胎儿争取时间被动地获得保护性抗体。新生儿肠道病毒感染易引起医院感染暴发流行,病情危重、难预见,必须引起高度重视。

(袁天明　俞惠民)

第五节　新生儿重症病毒性肝炎

新生儿重症病毒性肝炎(virus hepatitis)主要由甲型肝炎病毒、乙型肝炎病毒、巨细胞病毒、单纯疱疹病毒、柯萨奇病毒和风疹病毒所致,也可由ECHO病毒、EB病毒、弓形虫、李斯特菌等所致。本节主要论述的是乙型肝炎病毒所致新生儿肝炎,虽然发病率低,但起病急,临床症状严重,肝功能损害显著,常合并消化道出血、感染或脑水肿;晚期多出现功能性肾衰竭、肝性脑病等,病死率较高,仍需要临床医生密切关注。

一、病　　因

临床上可以引起新生儿肝脏损伤的病毒有很多,主要为肝炎病毒。甲型和乙型肝炎病毒感染时,主要损害在肝脏,故称为嗜肝性病毒感染。母亲患乙型肝炎或病毒携带,可通过胎盘感染胎儿,或在产程中或产后感染新生儿。因新生儿出生后没有接种乙肝疫苗和注射高价免疫球蛋白,故发病率高。引起新生儿重症病毒性肝炎感染的主要是乙型肝炎病毒,甲型肝炎引起重症罕见。

二、临床表现

新生儿重症病毒性肝炎临床表现具有多样性和不典型性,发病快,病情凶险而复杂:开始表现为拒乳、恶心、呕吐、腹泻、腹胀,严重者黄疸进行性加深,迅速出现肝衰竭、肝性脑病、脑水肿、出血、感染、少尿或无尿等多脏器多系统损害,严重者死亡。重症肝炎的临床特点如下。

1. **酶胆分离**　深度黄疸是重症肝炎重要特点,黄疸进展速度快,通常与病情恶化程度相一致。常出现黄疸急剧上升,但谷丙转氨酶反而大幅度下降,形成酶胆分离现象。

2. **腹水与腹胀**　腹水与腹胀相互影响,腹水多在发病后1~3周内出现。高度腹水者预后较差。

3. **肝界变化**　急性肝炎重症肝炎初期肝大明显;后期会出现肝界缩小。

4. **呼吸异常**　脑水肿是重症肝炎呼吸异常的主要原因。呼吸异常可表现为叹息样呼吸、呼吸暂停、呼吸深浅或快慢不一等,可出现呼吸性碱中毒,严重时有两侧瞳孔不对称等。

5. **肝性脑病**(hepatic encephalopathy)　肝功能严重损害,高氨血症可导致肝性脑病。肝性脑病前期,可以出现嗜睡或兴奋、烦躁、抽搐;晚期可出现浅昏迷至深度昏迷。

6. **凝血功能异常**　肝衰竭,维生素依赖因子Ⅱ、Ⅶ、Ⅸ、Ⅹ合成减少,PT、APTT明显延长,可出现注射针眼处渗血不止、消化道出血和肺出血。

7. **肝肾综合征**(hepatorenal syndrome)　严重肝病时,出现大量腹腔积液,有效循环血量不足及肾内血流重新分布,加之感染因素和前列腺素减少等因素,可发生功能性急性肾衰竭。临床表现为少尿或无尿、氮质血症、稀释性低钠血症和低尿钠。一旦发生,治疗困难,存活率很低。

8. **严重感染** 易合并感染如原发性腹膜炎,肺部感染,卡介苗注射处化脓性感染,肠道真菌感染,新生儿乙型肝炎的暴发型近期预后极差,凝血功能异常,多数死亡原因是败血症、肺大出血、肝性脑病伴脓毒血症;如能度过急性期,暴发型新生儿肝炎的远期预后较好,存活者于病后 3~14 个月活检证实肝组织已完全恢复正常。甲胎蛋白反应肝细胞修复增生,可作为判断预后的一个指标。

三、辅助检查

1. **生化检查** 母亲肝功能异常,乙肝表面标志物检测提示乙肝病毒感染;新生儿血清 ALT、AST 水平升高,胆红素增高,以直接胆红素增高为主,严重时出现酶胆分离;甲胎蛋白水平明显升高,尿胆原阳性;PT、APTT 等延长提示凝血功能障碍;出现稀释性低钠血症、氮质血症等,提示肝肾综合征存在。

2. **影像学检查** 包括肝脏、肾脏 B 超,颅脑 CT 或 MRI 检查有助于肝炎、肝肾综合征或肝性脑病的诊断和了解疾病的严重程度。

四、诊断与鉴别诊断

1. **诊断** 对于新生儿重症病毒性肝炎的诊断主要是典型病史,临床表现加辅助查体和检查。多数新生儿病毒性感染来源于母亲,在产前检查中孕母多会提供病史协助诊断。典型的临床表现如下:①黄疸迅速加深,胆红素数值迅速升高,每日超过 10mg;②肝脏迅速增加,或者伴有脾脏增大,后期肝脏缩小;③凝血功能显著异常,特别是 PT 显著延长 20 秒;④血小板减少,血清白蛋白明显降低,血氨增高,白细胞增高可达 2 万以上;⑤尿蛋白阳性,可有红细胞及管型;⑥血清病毒学检测到相应病毒证据。

2. **鉴别诊断** 包括普通型病毒性肝炎、巨细胞病毒性肝炎、输血传播病毒(transfusion transmitted virus,TTV)、EB 病毒性肝炎和败血症所致肝损害。

(1) 普通型病毒性肝炎:普通型病毒性肝炎控制不好可重症化,若临床上出现黄疸进行性加深或酶疸分离、肝脏缩小,凝血功能异常、多器官功能损害(肝性脑病、肝肾综合征)等表现,提示已发展至重症肝炎。

(2) 巨细胞病毒性肝炎:是新生儿先天性或围生期感染巨细胞病毒所致的疾病,以黄疸、胆汁淤积、肝脾大、肝功能损害为主要临床表现,40%~60% 的患儿可出现生长发育迟缓、智力障碍、心脏畸形等后遗症,生长发育质量受到严重影响,很少引起重症肝炎发作。

(3) TTV 感染:TTV 可引起人类肝损害,即 TTV 肝炎。妊娠期孕妇存在 TTV 感染,并可通过胎盘屏障进入胎儿体内。1997 年首先报道了 TTV,与其他单股 DNA 病毒相似,属细小病毒科。TTV 在肝炎患者、静脉注射毒品者、血液透析、器官移植和血友病患者等高危人群中 TTV 感染率较高,可以通过胎盘传给胎儿导致新生儿发生病毒感染性肝炎,但临床表现以肝损伤为主,很少发生重症。

(4) EB 病毒性肝炎:由 EB 病毒感染引起的肝脏炎症反应,80%~90% 表现为自限性肝炎或轻中度肝损伤,预后良好,少数可发展为慢性肝病。EB 病毒感染属于泛嗜性病毒,可以侵犯全身多个器官,临床表现多种多样,如发热、咽炎、皮疹、淋巴结肿大、肝损伤、肺炎。EB 病毒感染引起的肝脏炎症和急性病毒性肝炎表现类似,可见一些非特异性症状,包括食欲减退、体质量减轻、腹痛、恶心、呕吐和流感样症状等,但症状往往较轻,容易被忽视,大多为轻度短暂的转氨酶水平升高,具有自愈性,预后良好。

(5) 败血症:有发热、出血、肝脏等多种器官损害,白细胞增多,易与重症肝炎混淆。两种病的治疗及预后不同,须早期鉴别,鉴别要点为:①败血症一般有原发病灶可寻,病程中可出现迁移性病灶;②起病较重症肝炎为急骤;③一般没有腹水出现;④深度黄疸少见(胆道感染所引起的败血症除外),肝脏无缩小现象;⑤血培养可获得致病菌。

五、治 疗

新生儿重症病毒性肝炎发病率低,但一旦诊断,预后较差,以综合治疗为主。

1. **维持水和电解质的平衡** 重症肝炎水电解质代谢失衡,突出表现为周围性水肿、重度腹水、低钾症和酸碱失衡。腹水形成的原因主要为低白蛋白血症;血浆胶体渗透压与门静脉毛细血管压之间的失常,为导致腹水的次要因素;急性门脉高压,肝脏对水的调节功能减退,肝功能衰竭时对醛固酮的灭活能力降低等因素,对腹水的产生均有作用。近年来,早期采用输入鲜血或鲜血浆和早期较大量使用螺内酯等利尿剂,对预防和消除腹水效果满意。本病早期和中期常出现难以矫正的低血钾症,临床表现为腹胀加重,食欲减退,肌肉软而无力,膝跳反射迟钝或消失,第一心音也可降低，低钾可诱发肝性脑病。低钾产生的原因为：①摄入量不足；②钾排出量增加，尤其使用利尿剂等时；③激素和高糖治疗，使钾离子向细胞内转移。一般每日应静脉补充氯化钾或口服枸橼酸钾，根据每日生化结果进行调整。补充液体和葡萄糖，对补给能量和维持水电解质平衡十分重要。

2. **脑水肿和脑病的治疗**　重症肝炎有下列表现之一者应考虑为早期脑水肿：①恶心、呕吐频繁，对症处理无好转；②新生儿烦躁不安、嗜睡或抽搐；③血压逐渐升高，收缩压超过基础血压 20mmHg；④眼底检查发现视神经乳头水肿。当出现瞳孔不等大，无肺功能障碍而出现呼吸衰竭，如呼吸节律和频率的改变或呼吸骤停，意识不清等，则提示脑病已形成。对脑水肿的处理一般采用脱水剂、肾上腺皮质激素、利尿剂、中枢呼吸兴奋剂，以及纠正低蛋白血症等综合措施。

3. **肝性脑病的治疗**　肝脏疾病至功能衰竭时，肝性脑病是常见且极为严重的并发症。多年来高氨血症与肝性脑病的关系一直被人们重视。因肝细胞大片坏死时，肝细胞线粒体将血氨合成为尿素的能力降低或丧失，血氨蓄积致血氨水平升高，氨使脑组织代谢抑制，表现为昏迷。在综合治疗中，早期足量给予去氨药物，对重症肝性脑病疗效是肯定的。碱中毒时选用盐酸精氨酸；也可应用苯丁酸钠，可迅速代谢为苯乙酸盐，与谷氨酰胺（谷氨酸盐和氨结合形成）生成苯乙酰谷氨酰胺，通过肾脏排泄，其降低血氨水平速度快；最近有人用乳果糖改变肠道的酸碱度使结肠呈酸性，减少氨的吸收。

4. **肝肾综合征的治疗**　昏迷前期相继发生少尿，尿中出现蛋白、红白细胞、颗粒管型，血中非蛋白氮水平不同程度地升高（肝肾综合征）。晚期肝肾综合征的肾衰竭是重要的致死原因。一般认为肾衰竭是因黄疸、出血、感染、低钾等因素引起。急性肾衰竭时，常选用氢氯噻嗪、呋塞米等利尿剂，但疗效较差。腹膜透析治疗能够维持水和电解质的平衡，并可移除黄疸和有害的代谢产物如氨及非蛋白氮等。

5. **出血的治疗**　重症肝炎由于肝功能严重损害，肝脏内合成的凝血因子如凝血酶原、纤维蛋白原及其他凝血因子均减少。且凝血因子半衰期很短，凝血因子缺陷，早期即可出现广泛的出血倾向。DIC 是急性重型肝炎大出血，甚至是肝脏大块坏死的主要原因。预防出血可采取以下措施：应用维生素 K 和其他止血剂；也可根据出血的时期选用凝血酸、6-氨基己酸、抗血纤溶芳酸等。对消化道弥漫性渗血，可先用胃管将胃内容物抽吸后，再用冷生理盐水冲洗，然后在每 25ml 生理盐水中加去甲肾上腺素 1mg 反复进行灌洗，出血可以缓解。

六、预　防

目前，引起新生儿重症肝炎的主要病因是乙型肝炎病毒，婴儿全程接种乙肝疫苗和/或乙肝高价免疫球蛋白是预防和控制乙肝传播的最根本措施。全国资料显示，1～4 岁儿童 HBsAg 阳性率为 8.73%～12.21%，5～9 岁为 9.4%～12.63%，10～14 岁组为 9.85%，全人群平均为 10.26%。第六届全国小儿肝病学术会议纪要中提出了抗 HBs 阳性率在少年、青年中明显降低的目标，因此应强调间隔 3～5 年的强化免疫，而且乙肝疫苗在全程初次免疫 5 年后加强接种保护效果好的观点。

（肖　昕）

第六节　新生儿先天性梅毒

先天性梅毒（congenitalsyphilis，CS）是指由于母亲患有梅毒（早期梅毒和螺旋体血症）后，梅毒螺旋体（Microspironema pallidum，MP）通过胎盘进入胎儿血液循环而引起的感染，受累胎儿约有 50% 发生流产、早产、死胎或新生儿期死亡。先天性梅毒可发生在小儿生长发育的任何时期，其临床表现多种多样，可表现为早产、低出生体重，常见肝脾大、皮肤黏膜损害、血液系统、骨骼系统及神经系统受累，少数有泌尿系统及眼睛损害，重者可发生多器官功能衰竭导致死亡。近年来，我国先天性梅毒发病率有明显上升趋势，为 0.2%～0.5%，未经治疗的原发性梅毒孕妇的胎传率可高达 70%～100%，死亡率极高，必须高度重视。

一、病原体与传播途径

引起新生儿先天性梅毒的病原体为梅毒螺旋体，形似螺旋状纤维，有 8～12 个排列规则的螺旋，两端尖直，在暗视野下可见其波浪状运动。梅毒螺旋体在体外的生活力较弱，对干燥和温度特别敏感，在干燥环境和阳光直射下迅速死亡；在-10℃可生存 3 小时，但 100℃时立即死亡；普通化学消毒剂在短时间内即可使其死亡。

先天性梅毒主要通过胎盘屏障而传播。目前认为，妊娠的任何时期都有可能发生母婴垂直传播，具体传播过程是：①梅毒螺旋体经胎盘静脉进入胎儿体内，发生胎儿梅毒感染，累及胎儿各器官；②梅毒螺旋体感染胎盘发生动脉内膜炎，形成多处梗死灶，导致胎盘蜕膜组织炎症,然后侵犯相邻的绒毛组织,其绒毛间质中的霍夫鲍尔细胞发挥抗原递呈作用,最后透过胎盘进入胎儿血液循环而发生感染。此外,分娩过程中,胎儿可通过接触早期梅毒母亲外生殖器的初疮而导致后天性感染(罕见)。父亲体内梅毒螺旋体不能随精子或精液直接传给胎儿。

二、病理变化

梅毒螺旋体侵犯胎盘后,胎盘变大、变硬且色苍白,出现小动脉内膜炎或血管周围炎、绒毛膜炎、局灶性组织坏死和纤维结缔组织增生等。通过受损胎盘进入胎儿血液循环的梅毒螺旋体则进一步播散至全身器官组织:肝脾体积变大,肝组织明显纤维化及髓外造血;肺组织弥漫纤维化,淋巴细胞和巨噬细胞灶性浸润,称为“白色肺炎”;其他病变有皮肤、骨组织(骨软骨炎、骨组织树胶样肿)、血液系统和中枢神经系统损害(慢性脑膜脑炎)、心肌炎、胰腺炎、肾炎、低蛋白血症、非免疫性水肿、淋巴结肿大及脉络膜视网膜炎等。在组织镀银染色切片中有时可找到梅毒螺旋体。

三、临床表现

大多数先天性梅毒患儿出生时无症状,于 2~3 周后逐渐出现症状。一般说来,发生在 2 岁以内的先天性梅毒为早期先天性梅毒;如未早期诊断和及时治疗,2 岁以后常发展为晚期先天性梅毒。根据患儿受染程度不同,临床症状和体征出现的时间早晚不定呈多样化表现,即从无症状感染(隐性先天性梅毒)至致死性并发症,可累及一个或多个脏器(骨骼、肝脏、肺、皮肤和脑等)。

1. **早期先天性梅毒** 胎儿期梅毒感染与母亲梅毒的病程、妊娠期是否治疗密切相关。孕母早期梅毒或螺旋体血症时更易传播至胎儿,可引起胎盘增大和增厚、胎儿宫内生长迟缓、胎儿水肿、非免疫性溶血、肝脾大、死胎、流产、早产或小于胎龄儿等。多数患儿出生时临床表现不明显,约 2/3 的患儿常于 3 周至 3 个月后逐渐出现临床症状和体征,表现为多种多样,缺乏特异性。

(1) 一般情况:早产、发育和营养状况均落后于同胎龄儿,皮肤松弛,貌似老人,可有发热和易激惹等。

(2) 肝脾及淋巴结肿大:几乎所有患儿存在肝大,1/3 伴有梅毒性肝炎(黄疸、肝功能异常),可持续数月至半年,部分患儿肝大和脾大同时存在;约 1/2 的患儿出现全身淋巴结肿大,其中滑车上淋巴结肿大具有较大的诊断意义。

(3) 皮肤黏膜损害:30%~60%的患儿有此表现。皮疹有时出生即有,但常于生后 2~3 周出现,初为粉红或紫红色、圆形或多形性斑丘疹,以后变为紫褐色并脱屑。皮疹分布及其变化特征的诊断意义比形态更为重要,多见于口周、臀部、手掌或足跖,严重者渐及躯干,手掌或足跖皮疹内含浆液或脓血(梅毒性天疱疮或天疱疹),数月后口周或臀部皮肤出现放射状裂痕及足底脱皮等。此外,梅毒性鼻炎也为先天性梅毒早期特征表现之一,多于生后 1 周出现,可持续 3 个月,表现为鼻塞或张口呼吸,分泌物初期清亮,继之呈脓性或血样,鼻黏膜受损破溃并累及鼻软骨时形成“鞍鼻”,累及喉部引起声嘶(喉炎)。

(4) 骨损害:占 80%~90%,多发生于生后数周,多数无临床体征,少数因疼痛而造成“假瘫”,X 线显示长骨多发性、对称性损害,且上肢最易受累,表现为骨干骺炎、软骨骨膜炎或骨髓炎等改变。

(5) 血液系统损害:可出现血小板减少、白细胞数减少或增多等;也可出现非免疫性溶血性贫血(Coomb 试验阴性)。

(6) 呼吸系统损害:多表现为气促、发绀、咳嗽,重者可出现呼吸衰竭、肺出血,胸部 X 线检查多提示肺炎,呼吸系统损害可能同时合并其他细菌、病毒感染。

(7) CNS 损害:梅毒螺旋体感染可导致 CNS 受损,但新生儿期很少出现症状和体征(无症状性神经梅毒)。多于生后约 3 个月出现急性梅毒性脑膜炎表现:发热、呕吐、惊厥、前囟紧张或颈项强直等,CSF 检查发现白细胞数增加,但一般不超过 200×10^6/L,以淋巴细胞为主,蛋白中度增高,糖正常。未治疗的慢性梅毒性脑膜炎常并发交通性脑积水、视神经萎缩、血管性脑梗死、脑瘫或癫痫等。

(8) 其他组织器官病变:尚可见脉络膜视网膜炎、胰腺炎、心肌炎、肾炎、肾病综合征、非免疫性水肿、低蛋白血症或吸收不良综合征等。

当患儿出现多系统、多器官功能损害如呼吸、循环衰竭,消化道功能、肝肾功能、血液系统异常时,提示重症,预后较差。研究表明,重症先天性梅毒以皮肤黏膜损害、胃肠功能损害和肺损害为主,骨和关节损害较少见,均合并多器官功能障碍,病死率高达为 20%。发病年龄小、早产儿及发病时间较长是婴儿初发重症先天性梅毒发病的影响因素;早产儿、机械通气及多器官功能障碍是婴儿重症先天性梅毒死亡的危险因素。

2. **晚期先天性梅毒** 一般在2岁以后发病,类似于获得性三期梅毒。出现炎症性损害如结节性梅毒疹(瘤)、间质性角膜炎、视神经萎缩、神经性耳聋、胫骨骨膜炎、膝关节积液和慢性梅毒性脑膜炎后遗症等,或标记性损害如前额圆凸、马鞍鼻、骨膜增厚、马刀状胫骨(佩刀胫)、胸锁关节骨质肥厚、楔状齿和孔口周围皮肤放射状皲裂纹等。

3. **隐匿性先天性梅毒** 指无临床症状和体征,仅血清学反应阳性(需排除假阳性)且未经治疗的先天性梅毒。年龄<2岁者为早期先天性隐性梅毒,≥2岁者为晚期先天性隐性梅毒。

四、辅助检查

1. **病原学检查** 取胎盘、脐带、皮肤或黏膜损害处渗出物墨汁涂片,暗视野显微镜下有时可见呈波浪状运动的梅毒螺旋体;也可经镀银染色普通显微镜下观察梅毒螺旋体。近年来,PCR选择性扩增梅毒螺旋体DNA序列或蛋白印迹试验分析应用于梅毒的诊断,灵敏度及特异度极高,是国际公认确诊试验中的"金标准"。

2. **血清学试验** 梅毒螺旋体感染48小时后,机体可产生特异性抗梅毒螺旋体抗体和非特异性抗心磷脂反应素(抗类脂质抗体),故可应用抗原抗体反应试验进行检测。

(1)MP非特异性试验:非梅毒螺旋体(非特异性)试验包括性病研究实验室试验(venereal disease research laboratory test,VDRL)、快速血浆反应素试验(Rapid plasma reagent test,RPR)及甲苯胺红不加热血清试验(tolulized red unheated serum test,TRUST)。检测原理是用心磷脂等作为抗原,检测患儿血清中是否存在抗心磷脂抗体(反应素),梅毒感染4周内即可出现阳性反应,阳性率高达90%;其他疾病(病毒感染、自身免疫性疾病等)、吸毒或妊娠也可能出现阳性反应,特异性较差,故仅作为梅毒的筛查试验,即阳性结果需用下列特异性试验进一步证实。反应素未经治疗者长期存在,抗体滴度与梅毒活动相关,经正规治疗后或在疾病晚期减少或消失,因此可作为动态观察疗效、复发及再感染的指标。

(2)TP特异性试验:梅毒螺旋体(特异性)试验包括梅毒螺旋体荧光抗体吸附试验(fluorescent treponemal antibody absorption test,FTA-ABS)、梅毒螺旋体血凝试验(trepomema palidum hmagglutination assay,TPHA)和梅毒螺旋体乳胶凝集试验(treponema pallidum particle assay,TPPA)等。检测原理是用梅毒螺旋体或其成分作为抗原测定相应的特异性抗体,特异度和灵敏度高,可避免生物性假阳性,为确诊试验。这类特异性抗体在患儿经过有效治疗后仍长期存在,抗体滴度与疗效无关,血清反应持续存在(终生持续阳性),故上述试验可确认患儿正在感染或既往感染梅毒螺旋体,但不能判断梅毒感染活动与否,不能作为疗效监测指标。

(3)特异性MP-IgM检测:近年来,应用ELISA等方法检测血清特异性MP-IgM得到改良和优化,可用于早期先天性梅毒、梅毒螺旋体再感染的诊断。由于母体IgM不能通过胎盘,新生儿体内IgM为自身产生,故新生儿血清MP-IgM阳性可诊断先天性梅毒。

3. **脑脊液检查** 由于无症状神经梅毒是神经梅毒的最初阶段,早期发现进行规范治疗,可以阻止其发展为症状性神经梅毒,故应对所有先天性梅毒患儿常规进行腰椎穿刺和CSF分析:若淋巴细胞增加、蛋白增高、VDRL阳性,无论临床有无症状,均可诊断神经梅毒。脑脊液VDRL诊断神经梅毒的特异度高,但灵敏度低;与脑脊液VDRL相比,脑脊液FTA-ABS灵敏度高,特异度低。

4. **X线检查** 病变累及肺部时,胸部X线检查可显示肺部炎性浸润影。先天性梅毒新生儿骨骼受损不多,随着日龄和年龄增加,骨损发生率增加和程度加重,表现为先期钙化带增厚致密、不规整,与其下方横行透亮带形成"夹心饼"征;对称性干骺端骨质虫蚀样或囊样破坏及增生;若出现对称性胫骨干骺端内侧骨皮质破坏缺损(Winberger征)则具有特征性。

五、诊断与鉴别诊断

先天性梅毒的诊断须结合母孕期病史、实验室检查和临床表现进行综合考虑,诊断评估见图23-6-1。参照《中华人民共和国卫生行业标准:梅毒诊断》(WS 273-2018),先天性梅毒的诊断标准如下。

1. **确诊病例** 生母为梅毒患者,具有先天性梅毒的临床表现,先天性潜伏梅毒可无临床表现,且具有以下任何一项可诊断先天性梅毒:①皮肤黏膜损害或组织标本中可观察到梅毒螺旋体或核酸扩增试验检测梅毒螺旋体核酸阳性;②体液抗MP-IgM抗体阳性;③比较母亲(分娩时)和婴儿由同一实验室和同一种方法所做的非MP抗原血清学抗体滴度大于等于母亲4倍,且血清学确诊试验阳性;④出生时不能诊断先天性梅毒的儿童,任何一次随访过程中非梅毒螺旋体抗原血清学试验由阴转阳或者滴度上升,且梅毒螺旋体抗原血清学试验阳性;⑤18月龄前不能诊断先天性梅毒的儿

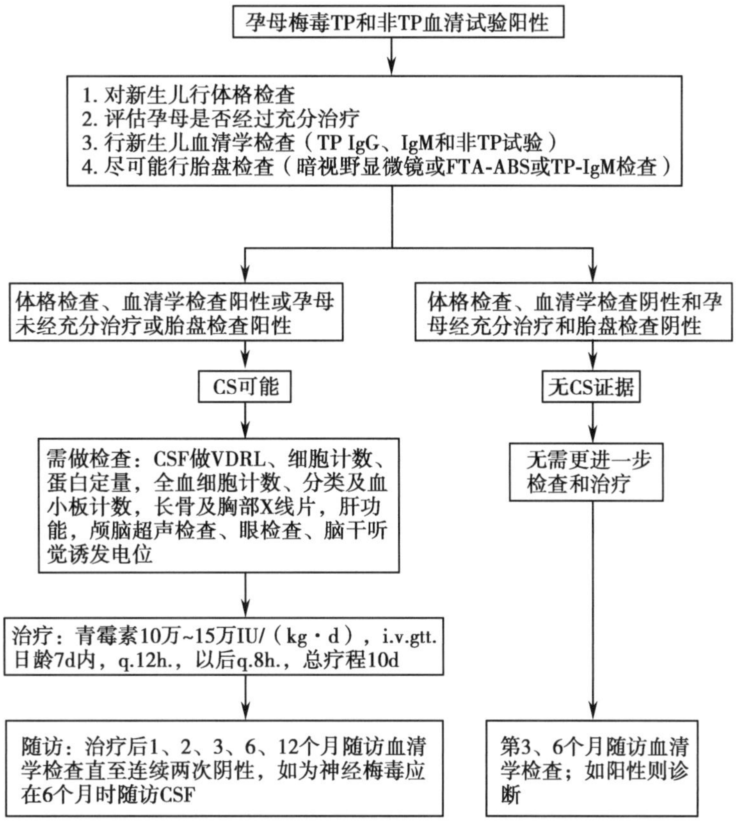

图 23-6-1　先天性梅毒的诊断评估与处理

童，18 月龄后梅毒螺旋体抗原血清学试验仍阳性。

2. **疑似病例**　所有未经有效治疗的梅毒母亲所生的婴儿，证据尚不足以确诊胎传梅毒者。

3. **先天性神经梅毒**　先天性神经梅毒的诊断：①脑脊液 RPR 或 VDRL 试验阳性；②CSF 异常，如白细胞计数增多或蛋白定量增高；③伴有神经系统相关症状和体征。诊断时需注意以下几点：①患儿有神经系统症状且 CSF-VDRL 阳性即可诊断；②患儿有神经系统症状但 CSF-VDRL 阴性，而血清试验阳性且 CSF 异常，可按神经梅毒处理；③CSF FTA-ABS 特异性低，但具有较高的敏感性，若患儿没有神经系统症状且 CSF FTA-ABS 阴性则可排除神经梅毒。

先天性梅毒临床表现多种多样，缺乏特异性，需与皮肤病、新生儿溶血病、其他原因导致的婴儿肝炎、其他病原体所致的感染及噬血综合征等疾病鉴别。

六、治　疗

主要依据 2015 年美国疾病预防控制中心性传播疾病诊断和治疗指南，并参阅先天性梅毒的诊断评估与处理（图 23-6-1）对新生儿先天性梅毒进行治疗。

1. **确诊或疑似病例治疗**　首选水剂青霉素 G 治疗，为避免因大量螺旋体被杀灭而释放出异种蛋白质所致的赫氏反应，应从小剂量开始使用，每次 5 万 U/kg，出生 7 天内新生儿为每 12 小时 1 次，出生≥7 天的新生儿为每 8 小时 1 次，10 天为 1 个疗程；普鲁卡因青霉素 G，5 万 U/kg，肌内注射，每天 1 次，10 天为 1 个疗程。治疗期间，如中断治疗 1 天以上，则整个疗程必须重新开始。

2. **先天性神经梅毒治疗**　出生 7 天内新生儿：水剂青霉素 G，每次 5 万 U/kg，每 12 小时 1 次，连用 10~14 天；出生≥7 天的新生儿：水剂青霉素 G，每次 5 万 U/kg，每 8 小时一次，或普鲁卡因青霉素 G，每日 5 万 U/kg，肌内注射，连用 10~14 天。如无条件检查脑脊液者，可按脑脊液异常者治疗。有资料显示，头孢曲松可很好地通过血脑屏障，可减少治疗失败率和/或神经梅毒可能性；但也有相反的结论。全身症状反应严重者，应加用肾上腺皮质激素和丙种球蛋白。

3. **其他特殊情形的处理**　特殊情形包括：①当新生儿体检正常，非特异性 MP 血清学抗体滴度（如 VDRL）与母亲的滴度相同或升高未达 4 倍时；②感染孕产妇所生新生儿的预防性治疗；③青霉素过敏患儿的治疗（表 23-6-1）。

表 23-6-1　几种特殊情形的患儿的处理

主要指标	同时存在下列情形之一	补充检查	青霉素治疗
1. 新生儿体检正常（无临床表现） 2. 非特异性 MP 血清学抗体滴度与母亲的滴度相同或升高未达 4 倍	1. 母亲患梅毒而未经治疗或未恰当治疗者 2. 妊娠期应用非青霉素治疗者 3. 分娩前抗梅毒治疗小于 4 周	1. 脑脊液检查 2. 长骨 X 线检查 3. 血常规检查	1. 水剂青霉素 G：5 万 U/kg，静脉滴注，q. 12h.（出生 7 天内）或 q. 8h.（出生 7 天后），连用 10 天 2. 普鲁卡因青霉素：5 万 U/kg，肌内注射，q. d.，共 10 天；或苄星青霉素 5 万 U/kg，单次肌内注射
	1. 在孕期接受恰当治疗，且在分娩前治疗时间大于 4 周 2. 无梅毒复发或再感染证据	无须进行有关临床和实验室的检查	苄星青霉素：5 万 U/kg，单次肌内注射
	1. 母亲在怀孕前得到恰当治疗 2. 孕期和产时非梅毒螺旋体抗体滴度维持在低水平（VDRL≤1∶2；RPR≤1∶4）	无须对婴儿进行有关临床和实验室的检测	1. 无须对婴儿进行治疗 2. 在不能保证随访时，可应用苄星青霉素每次 5 万 U/kg，单剂肌内注射
感染孕产妇所生新生儿的预防性治疗	1. 孕期未接受全程、足量的青霉素治疗 2. 接受非青霉素方案治疗或在分娩前 1 个月内才进行抗梅毒治疗的孕产妇所生新生儿 3. 出生时非梅毒螺旋体抗原血清学试验阳性、滴度不高于母亲分娩前滴度的 4 倍且没有临床表现的新生儿	—	治疗应是出生后应用；苄星青霉素 G，5 万 U/kg，分双臀肌内注射
青霉素过敏者		使用非青霉素治疗（如红霉素），则应在咨询专家后密切随访患儿的临床症状、血清学检查及脑脊液检查	患儿对青霉素过敏则建议脱敏治疗后再使用青霉素治疗 可试用红霉素每日 15mg/kg，连用 2 周，口服或静脉滴注，但目前没有充足的证据证实其他抗生素对先天性梅毒的有效性

4. **对症支持治疗**　重症先天性梅毒给予氧疗、必要时给予机械通气，血小板严重减少者必要时可输血小板、贫血严重者输血治疗，注意保护脏器功能、维持内环境稳定。

七、随　　访

先天性梅毒患儿疗程结束后，应在 2 个月、4 个月、6 个月、9 个月和 12 个月时监测 VDRL 试验，直至其滴度持续下降或转阴。治疗 6 个月内血清抗体滴度未出现 4 倍下降，或滴度维持稳定甚至增高，应视为治疗失败或再感染，应选择水剂青霉素重复治疗（5 万 U/kg，q. 4～6h.，静脉滴注，连用 10 天）。神经梅毒患儿应每 6 个月复查 CSF 1 次，直至 CSF 中细胞计数正常为止，如细胞计数仍不正常或无下降，应重复治疗。

八、预　　防

所有孕妇首次产检（最好妊娠 3 个月内）均需进行梅毒血清学筛查；对梅毒高发地区或高危孕妇，在妊娠 28～32 周及临产前再次筛查。治疗妊娠期梅毒是预防先天性梅毒的重要措施，应早期规范进行，首选青霉素（过敏者可选用头孢曲松或红霉素）。妊娠期母亲经适当治疗者，新生儿患病率明显下降，患病者病情也较轻；母亲在妊娠早期感染梅毒又未及时治疗，则新生儿期发病时间早且病情重。临床资料表明，分娩前 30 分钟完成规范青霉素治疗也可以预防 94%～99% 的新生儿先天性梅毒。

（林新祝　肖昕）

第七节　新生儿先天性结核病

新生儿先天性结核病(congenital tuberculosis,CT)为结核分枝杆菌主要经胎盘感染所致。临床上并非罕见,多于出生后1~2周内发病,预后极差,死亡率极高;由于临床症状不典型,临床表现多种多样,生前易漏诊或误诊,常死亡后经尸检发现。临床表现与感染部位有关,最常见的是呼吸窘迫、发热、肝脾肿大。

一、病因与感染途径

病原体主要为人型结核分枝杆菌,少数为牛型结核分枝杆菌。先天性结核病是由于孕妇产前被结核菌感染,新生儿感染发生在宫内胎儿期或出生时吸入或吞咽了被结核菌污染的羊水,其原发病灶则位于肺部或肠道;也可经胎盘脐带途径(垂直传播)感染,最初的原发病灶在肝脏。具体传播途径如下。

1. **血行性**　母亲先有结核杆菌血症并感染胎盘,进而经脐静脉血行播散至胎儿肝脏,先由肝内原发灶及肿大的肝门淋巴结形成原发综合征,再经血行播散至全身;也可由脐静脉经静脉导管直接进入下腔静脉而引起全身血行播散。出生后肺内氧气较肝脏丰富,更有利于结核分枝杆菌繁殖,其病变程度可超过肝脏。

2. **非血行性**　母亲患有结核性子宫内膜炎或粟粒性肺结核,胎盘的干酪样坏死灶可破入羊水,母亲子宫内膜结核污染产道,患儿在宫内或出生时吸入或吞咽了结核分枝杆菌感染的羊水或产道分泌物,会导致原发性肺部感染或胃肠道感染,再由此播散至全身。

二、病理变化

经胎盘血行播散性感染者的主要病变部位在肝脏,表现为肝门淋巴结肿大及肝内多个原发病灶干酪样坏死,内含大量抗酸杆菌;此外,肺、脾、肾等器官也有粟粒至黄豆大小的灰白色结节;浆膜、脑膜及脑组织也同样受累;胸腺萎缩,皮质及髓质分界不清,淋巴细胞减少,可有干酪样坏死,导致继发性细胞免疫缺陷。非血行感染者,肺门、纵隔淋巴结或肠系膜淋巴结肿大及干酪样坏死明显。

三、临床表现

新生儿先天性结核实质上是全身血行播散性结核病,病情凶险、进展快速。先天性结核患儿可早产,一般生后数天至数周(多见于2~3周)出现临床症状;因缺乏宿主免疫反应,故临床症状呈非特异性,与病毒感染和细菌感染的脓毒血症相似,表现为发热、厌奶、呕吐、腹胀、体重不增和浅表淋巴结肿大等;因肺含氧丰富有利于结核分枝杆菌生长,呼吸系统症状如咳嗽、气促和肺部湿啰音等明显;由于先天性结核原发灶大多在肝脏,故多有肝脾大、肝功能异常和黄疸加重;此外,吸入感染者因鼓膜穿孔出现耳流脓,合并结核性脑膜炎可出现精神萎靡或激惹、抽搐和前囟饱满等症状;生长发育迟缓、丘疹样皮肤损害、听力损害等也时有发生。

四、辅助检查

1. **结核分枝杆菌检查**　可采用胃液、痰液、气管内痰液抗酸染色或做细菌培养:细菌涂片找结核分枝杆菌要求吸取物至少20ml,检出率可达75%,是既快又好的诊断方法;痰液或血液中的结核分枝杆菌在培养基上生长缓慢,费时太长,6~12周才能得到结核分枝杆菌培养结果,临床上可操作性差,限制了其临床应用。

2. **结核菌素试验**　由于新生儿缺乏宿主免疫反应,结核菌素试验常为阴性,所以结核菌素试验对先天性结核病缺少诊断价值。但在结核杆菌感染后4~8周,机体对结核蛋白处于过敏状态,此时用旧结核杆菌素做OT试验或结核菌素蛋白衍生物作PPD试验,局部有可能出现明显硬结、水疱甚至坏死。

3. **结核分枝杆菌抗体检测**　应用ELISA法检测患儿血清、浆膜腔液、CSF等标本中的结核分枝杆菌抗体。

4. **结核分枝杆菌核酸检测**　应用核酸杂交、PCR、病原微生物mNGS等方法,检测患儿血清、支气管肺泡灌洗液、浆膜腔液、CSF、尿液等标本中结核分枝杆菌核酸物质,可使先天性结核得以快速诊断,特异度和灵敏度高。此外,通过PCR结合寡核苷酸阵列杂交(16S rDNA)技术也可快速诊断结核分枝杆菌。

5. **结核分枝杆菌斑点(T-SPOT)试验**　为一种检测人体是否受到结核分枝杆菌感染的特异性T细胞免疫试验,快速简便,灵敏度高。其基本原理是人体受到结核分枝杆菌感染后,体内产生特异性记忆T淋巴细胞,这些淋巴细胞受刺激后产生干扰素,即T-SPOT阳性,提示曾经或正在感染结核分枝杆菌,对结核分枝杆菌感染具有辅助诊断意义。

6. **影像学检查**　包括X线检查、超声、CT及MRI检查。

(1) 胸部X线:主要表现为两肺弥漫性粟粒样病变及两肺广泛分布的斑片结节样病变,可提示急性粟粒性肺结核、弥漫性肺炎样病变、肺门淋巴结结核、支气管旁淋巴结结核、胸膜渗出等表现。胸部X线检查可确定结核的范围、性质、类型和病灶活动或进展，也可以作为治疗过程中疗效的判断指标，反复检查有助于结核与非结核疾患的鉴别。值得注意的是，由于新生儿先天性结核的X线表现无特异性，异常X线征象有时出现较晚，故不能作为确诊性检查。

（2）CT及MRI检查：胸部CT及MRI扫描的临床意义优于X线检查，可进一步了解肝内病变及胸内淋巴结病变，有利于先天性结核病的早期诊断，主要表现为双肺大量团块影。胸部CT扫描的临床意义优于X线检查，先天性结核CT表现为双肺大量团块影；此外，头颅CT及MRI检查还用于中枢神经系统结核病的诊断。

（3）腹部超声检查：可以了解有无肝脾肿大并辅助肝脏组织活检。

7. **胎盘病理检查**　对可疑患儿应详细询问其母亲有无结核感染及结核接触史，对产前就提示胎儿原因不明的肝脾大者，产后仔细检查胎盘有无结核病灶并做胎盘组织病理检查，特别应注意有无干酪样坏死灶等病变。

8. **肝脏活检**　肝原发综合征或干酪性肉芽肿是经脐静脉感染的先天性结核非常重要的依据，需要病理学的诊断。

五、诊断与鉴别诊断

先天性肺结核是妊娠期间或生产过程中由感染了结核分枝杆菌的母亲传染给胎儿引起的，关于其诊断标准仍有争议，Cantwell等于1994年提出如下修正标准：确诊先天性结核病，除了上述临床表现外，必须加上以下至少1条，①出生后1周内发病；②肝原发综合征或干酪性肝肉芽肿；③胎盘和/或母体生殖道结核感染；④通过详细调查排除出生后感染（临床上要区分产前还是产后感染仍有困难）；⑤体液（痰液、胃液或脑脊液等）、脓液中找到抗酸杆菌，或PCR证实结核分枝杆菌存在。虽然肝原发综合征或干酪性肉芽肿是经脐静脉感染的先天性肺结核的重要依据，但基本上是病理学和尸解的诊断，并非是临床上肝大或肝脾肿大的直接证据，且出生后感染的结核也可经淋巴血行播散引起肝结核导致肝大。很多先天性肺结核婴儿的母亲在产前不知患有肺部或生殖道结核。值得一提的是，诊断为先天性结核的新生儿须同时检查是否存在人类免疫缺陷病毒（human immunodeficiency virus，HIV）感染，因HIV感染会增加结核感染的机会。

由于先天性结核病的症状和体征缺乏特异性，极易与新生儿期重症感染与败血症混淆，故而临床上需与其他细菌、真菌或病毒感染引起的败血症相鉴别。

六、治　疗

1. **新生儿先天性结核感染**　先天性结核预后不良，必须积极治疗，除加强营养支持和对症处理外，应及时应用抗结核药物，用药原则是早期、联合、规律、全程用药。采用合理的治疗方案可以缩短疗程和减少药物的毒副作用，常用药物为异烟肼和利福平，前者用药1年以上，后者用药9个月至1年，两药联用时应注意肝功能情况。具体治疗方案如下。

（1）一般病例：新生儿先天性结核往往伴有肺外结核感染，故采取异烟肼+利福平联合治疗，即异烟肼10～20mg/（kg·d），病初最好静脉滴注，后期可改口服；利福平10～20mg/（kg·d），口服。

（2）重症病例：除常规应用异烟肼+利福平外，需加用吡嗪酰胺20～30mg/（kg·d），每日一次顿服，共2个月。如果感染的结核分枝杆菌株多重耐药，治疗时间要延长至12～18个月。由于链霉素具有耳肾毒性，乙胺丁醇具有视神经炎，在新生儿慎用。必须应用时，推荐剂量为链霉素20～30mg/（kg·d），肌内注射；乙胺丁醇15～25mg/（kg·d），口服。

（3）结核性脑膜炎：合并结核性脑膜炎时，选用异烟肼+利福平联合治疗，剂量均为20mg/（kg·d），必要时加用链霉素或乙胺丁醇，应警惕耳毒性；用抗结核药48小时后，再加用糖皮质激素如泼尼松1～2mg/（kg·d），1个月后逐渐减量，疗程8～12周。由于利福平干扰维生素K的代谢，应用利福平治疗的患儿可引起颅内出血，治疗期间应补充维生素K_1。

2. **母亲患有活动性结核病**　新生儿生后即使无临床表现，也应与母亲隔离，并预防性化疗，给予异烟肼10mg/（kg·d）口服，直到母亲痰培养阴性后3个月停止治疗。如果母亲胸部X线检查提示为非活动性肺结核，并且PPD试验为阴性，则不需要隔离及治疗。

3. **生后结核暴露**　如果新生儿生后有明确的结核接触史，应立即给予结核菌素试验，无论阴性还是阳性，均应给予异烟肼预防性治疗3个月，3个月后如果结核菌素试验阴性，并且无临床症状则停止治疗，如为阳性，则按结核感染正规治疗。

七、预　防

对患有结核病的育龄妇女、有活动性结核病的产妇应予以积极的规范化治疗以防止先天性结核病的发生，而对有疑似结核病症状的新生儿应尽可能查找结核感染的病原学依据，并进行胎盘病理检查，做腹部 CT 或 MRI，一旦发现肝脏结核病灶即可诊断。

（林新祝）

第八节　新生儿 B 族链球菌感染

在新生儿期，因 B 族链球菌（group B streptococcus，GBS）感染所致疾病称为新生儿 B 族链球菌感染。GBS 与围产期感染密切相关，在发达国家孕妇 GBS 定植率为 20%～30%，在我国的台湾、香港地区约为 20%，厦门地区 GBS 定植率为 14.5%，是引起围产期新生儿败血症和化脓性脑膜炎的一个重要病原体。

一、病因与高危因素

GBS 又称无乳链球菌，是一种需氧革兰氏阳性球菌，常定植于妊娠女性的下消化道和泌尿生殖道，属于条件致病菌。产妇通常无临床症状，但可引起绒毛膜羊膜炎或子宫内膜炎。若没有任何预防措施，存在 GBS 定植的孕妇分娩过程中，GBS 可转移定植于新生儿呼吸道或消化道，但一般不发病，只有 1%～2% 的新生儿会发展为侵袭性感染。根据发病时间，在生后 7 天内发病者为早发型 GBS 感染（early-onset GBS disease，GBS-EOD）；在生后 7 天后发病者为晚发型 GBS 感染（late-onset GBS disease，GBS-LOD）。在 20 世纪 70 年代末至 90 年代中期，欧美发达国家的新生儿 GBS-EOD 的发病率为 3‰，病死率为 40%；自 20 世纪 90 年代起，由于产时预防性应用抗生素（intrapartum antibiotic prophylaxis，IAP），GBS-EOD 的发病率骤降至 0.5‰以下，但 IAP 对 GBS-LOD 无明显作用，其发病率仍为 0.25‰～0.50‰。

许多围产期高危因素可以导致新生儿 GBS 感染。对于新生儿 GBS-EOD 来说，首要危险因素是母体 GBS 的定植，GBS 菌尿症是重度定植的一个重要标志；其他危险因素包括分娩时胎龄<37 周、极低出生体重儿、胎膜破裂≥18 小时、绒毛膜羊膜炎、妊娠期发热、前一胎有过 GBS 感染、母亲年龄偏小等。对于新生儿 GBS-LOD，约 50% 的 GBS-LOD 母亲孕期也存在 GBS 定植，其他 50% 原因不明确，可能与早产、医院环境、母乳喂养、母亲 HIV 感染及孕妇年龄<20 岁等因素有关。

二、发病机制

GBS 的毒力因子包括荚膜多糖（capsular polysaccharide，CPS）、脂磷壁酸和神经氨酸酶等。毒力因子 CPS 等可帮助 GBS 躲避宿主的免疫防御，从而生长繁殖，通过黏附、侵袭、胞吞转运上皮和内皮细胞而致病。根据 CPS 的抗原性不同，现已分离出 10 种 GBS 血清型分型，其中Ⅲ型毒力最强，感染发病率最高。GBS-EOD 多由Ⅰa、Ⅱ、Ⅲ和Ⅴ型所致，GBS-LOD 主要由Ⅲ型所致。GBS 经生殖道上行感染，通过胎膜进入羊水，胎儿可能吸入 GBS 造成新生儿肺炎，致病菌可进入血液循环播散至全身各器官，引起脑膜炎、骨髓炎，并导致败血症。同时，GBS 感染还可引起母体及胎盘中白细胞介素-1β 高表达，继而激活趋化因子 1 和多核中性白细胞渗透胎盘，并同时释放基质金属蛋白酶-10，这些炎性因子均可对新生儿各器官组织细胞产生损伤作用。

三、临床表现

1. **新生儿 GBS-EOD**　多为宫内感染所致，可在出生后不久发病，早产儿多在生后 6～12 小时发病，足月儿则晚至生后 24～48 小时发病。感染轻者为无症状的菌血症，严重者为出生时窒息、暴发性肺炎、败血症或脑膜炎，常合并呼吸窘迫综合征（respiratory distress syndrome，RDS）、新生儿持续性肺动脉高压（persistent pulmonary hypertension of newborn，PPHN）等，临床出现体温不稳、发绀、呼吸暂停、呼吸困难、三凹征，甚至惊厥、嗜睡、昏迷、循环障碍等表现。若不及时治疗，病情可能迅速恶化，死亡率高。

2. **新生儿 GBS-LOD**　多由产时上行感染及出生后水平传播所致。临床表现多为脑膜炎、败血症和局部病灶，可合并骨髓炎、关节炎、蜂窝织炎和泌尿系统感染等。发病隐匿，表现为发热、昏睡、呕奶、惊厥和颅内高压等，病死率为 20%，存活的婴儿中 15%～30% 可有严重的后遗症。

四、辅助检查

对怀疑新生儿 GBS 感染者，需完善血液炎症标志物检查包括白细胞分类、血小板计数及 CRP 等，胸部 X 线片（如果存在呼吸异常），细菌培养如血培养、气管内痰培养，腰椎穿刺作细菌培养和脑脊液分析。GBS-LOD 的评估还应包括尿液培养。当诊断 GBS 脑膜炎时，颅脑成像通常可用于评估脑室管膜炎或脑脓肿等并发症。如果怀疑骨或关节感染，还需完善包括 X 线片、MRI 和骨或关节液细菌培养。实时荧光定量-聚合酶链反应检测 GBS DNA 能较短时间内得出结果，是灵敏度、特异度均较高的 GBS 快速筛查方法。

五、诊断与鉴别诊断

当新生儿存在肺炎、败血症和脑膜炎的相关临床表现,母亲存在链球菌感染证据(发热、外周血白细胞和CRP升高,阴道拭子培养阳性),结合血液、气管内痰液、脑脊液和关节腔脓液分离或培养GBS阳性可诊断。如1小时内胃液细菌培养为GBS,有相应临床症状亦可诊断。

在新生儿时期,还需与下列疾病鉴别。

1. **新生儿RDS** 出生后不久即出现进行性呼吸困难、发绀、呼气性呻吟、吸气性三凹征和呼吸衰竭。多发生在早产、剖宫产儿,或有窒息史、孕母有糖尿病、妊娠高血压综合征等。主要因PS不足导致进行性肺不张,胸部X线检查可呈现广泛的白色阴影称"白肺",并有支气管充气征(RDS Ⅳ级)。GBS肺炎临床表现及胸部X线检查与RDS相似,应注意鉴别(图23-8-1)。RDS患儿几乎均为早产儿,GBS培养阴性,使用肺表面活性物质(pulmonary surfactant,PS)有效;但有时早产儿RDS与GBS肺炎同时存在,此时病情严重,不但要进行PS的应用和呼吸支持,还应及时静脉给予对GBS有效的抗生素。

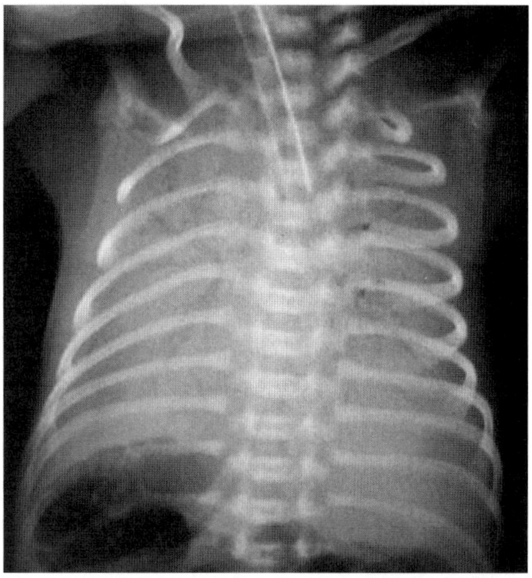

图23-8-1 GBS感染所致宫内感染性肺炎
整个肺野充气不良,透亮度降低,呈"白肺",可见支气管充气征,肺与膈缘、心脏边缘分界不清。

2. **其他病原菌所致新生儿败血症** 包括大肠埃希菌、单纯疱疹感染、凝固酶阴性葡萄球菌(coagulase-negative staphylococcus,CNS)细菌或真菌感染等所致,临床表现可为进奶量减少或拒乳、嗜睡或烦躁不安、哭声低、发热或体温不升,也可表现为体温正常、反应低下、面色苍白或灰暗、精神萎靡、体重不增等非特异性症状。可根据细菌培养及病毒分离或核酸检测进行鉴别。

3. **其他疾病** 新生儿纤维性骨营养不良综合征(McCune-Albright syndrome,MAS)、PPHN、代谢性疾病(低血糖、高氨血症)、解剖异常(先心病、膈疝)或其他原因也可有发绀和败血症样表现,应注意鉴别。

六、治 疗

1. **抗生素使用** 2019年,美国疾病预防控制中心最新指南建议,新生儿GBS感染(GBS-EOD和GBS-LOD)首选青霉素治疗,氨苄西林可为青霉素的替代药物,对青霉素过敏者可选择克林霉素和万古霉素。临床相关药敏试验结果提示,GBS对第三代头孢、美罗培南等抗生素也敏感。越来越多的文献报道,GBS对红霉素和克林霉素的耐药性呈上升趋势,故对GBS-LOD患儿怀疑脑膜炎或有合并症者,不建议使用红霉素和克林霉素治疗。

对于GBS菌血症及脑膜炎的抗生素治疗,主要选择青霉素和氨苄西林,耐药者可选用万古霉素等(表23-8-1),均为静脉给药,菌血症疗程为10天,脑膜炎疗程为14天,如有并发症或病情迁延抗生素疗程需延长,如存在脑室管膜炎疗程需至少4周。抗生素使用之前均需完善腰椎穿刺CSF检查,确诊脑膜炎后建议在抗生素使用24~48小时后行第二次腰椎穿刺CSF检查;如颅内感染迁延不愈,神经系统阳性体征持续存在,建议再次复查腰椎穿刺及完善头颅影像学检查;脑膜炎患儿出院前均需完善听力检查。

2. **并发症治疗** 严重GBS感染常合并新生儿肺出血、休克、新生儿PPHN或DIC等,故相应的治疗有呼吸支持如机械通气、输注血浆补充凝血因子、血管活性药物使用等(具体治疗可参考本书其他相应章节)。

3. **其他处理措施** 患儿若存在肺炎,出现气促、发绀等,可给予氧疗、吸痰等处理;存在脑膜炎,出现颅内压增高时,可酌情使用脱水剂;存在骨关节感染,抗生素治疗需延至3~4周。

七、预 防

1. **新生儿GBS-EOD的一级预防** 2010年,美国疾病预防控制中心要求所有孕妇均应在孕35~37周进行阴道/直肠GBS定植筛查。2019年,美国妇产科医师学会(American College of Obstetricians and Gynecologists,ACOG)将孕妇GBS筛查孕周推迟至36^{+0}~37^{+6}周,我国《孕前和孕期保健指南(2011版)》推荐在35~37周进行GBS检查,具体筛查及处理流程见图23-8-2。除外胎膜完整情况下进行的剖宫术,所有GBS

表 23-8-1　GBS 菌血症及脑膜炎的抗生素治疗(静脉滴注)

疾病	抗生素	胎龄≤34 周		胎龄≥35 周	
		日龄≤7 天	日龄>7 天	日龄≤7 天	日龄>7 天
新生儿 GBS 菌血症	青霉素 G	5 万 U/kg,q. 12h.	5 万 U/kg,q. 8h.	5 万 U/kg,q. 12h.	5 万 U/kg,q. 8h.
	氨苄西林	50mg/kg,q. 12h.	75mg/kg,q. 12h.	50mg/kg,q. 8h.	50mg/kg,q. 8h.
新生儿 GBS 脑膜炎	青霉素 G	15 万 U/kg,q. 8h.	12. 5 万 U/kg,q. 6h.	15 万 U/kg,q. 8h.	12. 5 万 U/kg,q. 6h.
	氨苄西林	100mg/kg,q. 8h.	75mg/kg,q. 6h.	100mg/kg,q. 8h.	75mg/kg,q. 6h.
	万古霉素	10mg/(kg·次),q. 12h.	10mg/(kg·次),q. 8h.	首剂 15mg/kg,继以 10mg/kg,q. 12h.	首剂 15mg/kg,继以 10mg/kg,q. 8h.

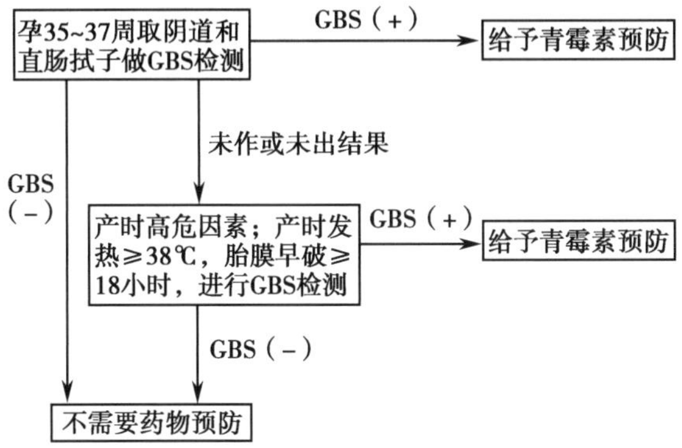

图 23-8-2　围产期 GBS 筛查及处理流程

定植阳性孕妇在分娩或胎膜破裂时,均应接受充分产时预防性应用抗生素(IAP)。充分 IAP 是指在分娩开始发动或者胎膜破裂时给予静脉注射青霉素、氨苄西林或头孢唑林治疗满 4 小时,用药原则和方法见图 23-8-3;口服抗生素、非使用上述 3 种药物或治疗期间未满 4 小时,视为治疗未充分 IAP。

2. **新生儿 GBS-EOD 的二级预防**　主要是对新生儿 GBS-EOD 的风险评估管理。

(1) 胎龄≥35 周新生儿 GBS-EOD 的风险评估管理:包括分类风险评估(图 23-8-4)和基于新生儿临床情况的风险评估(图 23-8-5)。

(2) 新生儿早发型败血症(early-onset sepsis,EOS)计算器:美国已普遍使用该计算器多变量评估新生儿发生 EOS 包括 GBS-EOD 的风险概率。预测模型中变量包括出生胎龄、分娩前母亲发热的最高温度、母亲 GBS 定植状态、胎膜早破持续时间、分娩期抗生素种类及使用时间。该模型的计算基于已知的该地区平均 EOS 发病率,如美国进行大规模多中心调查显示 EOS 的发病率为 0. 5/1 000。目前我国尚缺乏该数据,故尚不能开展使用,有待多中心调研进一步获得相应信息。

(3) 胎龄≤34 周新生儿 GBS-EOD 的风险评估管理:2019 年,美国儿科学会在更新新生儿 GBS 感染管理政策时单独列出胎龄≤34 周的新生儿 GBS-EOD 风险评估(图 23-8-6)。

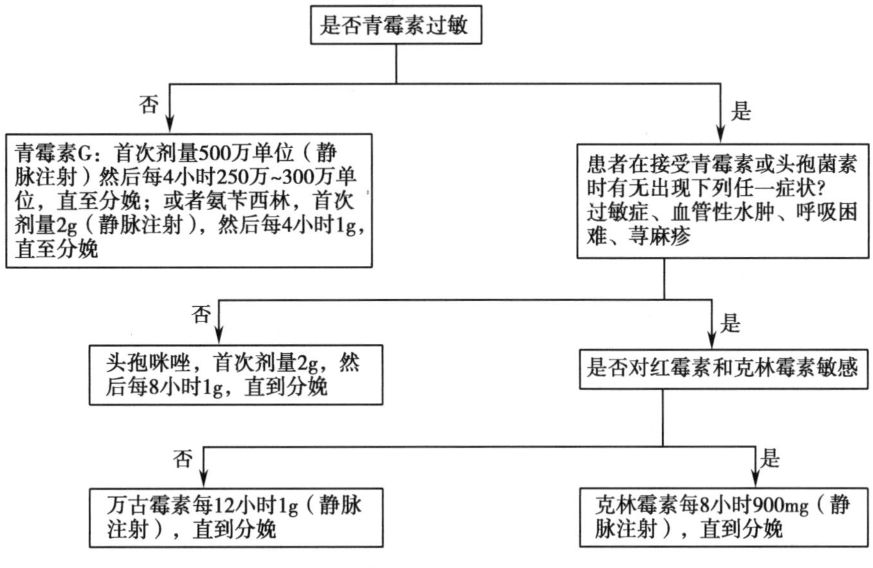

图 23-8-3　产时充分 IAP 的原则和方法

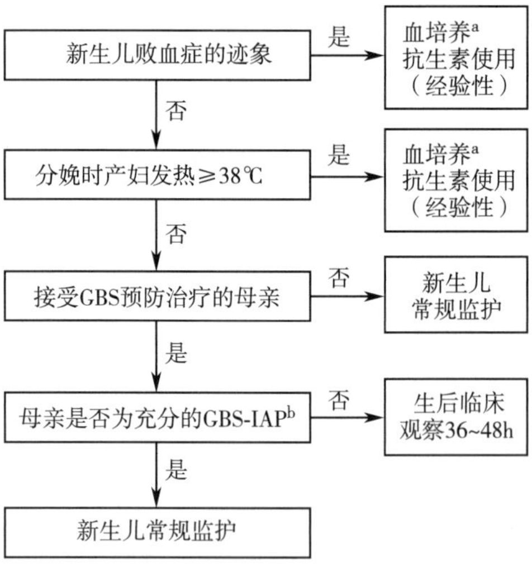

图 23-8-4　胎龄≥35 周新生儿 GBS-EOD 分类风险评估

[a]如败血症风险高，尤其是病情较严重者，建议在抗生素使用前且患儿情况稳定可承受穿刺的情况下完善腰椎穿刺检查及脑脊液细菌培养，如病情不允许行腰椎穿刺，需立即使用抗生素，不能延迟至完善腰椎穿刺。[b]充分 IAP 定义为母亲分娩前获得青霉素、氨苄西林或头孢唑林（静脉注射）≥4 小时。

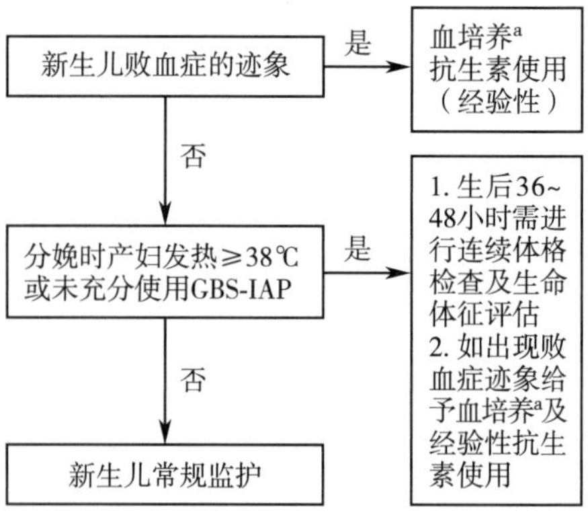

图 23-8-5　新生儿 GBS-EOD 临床风险评估

[a]如败血症风险高，尤其是病情较严重者，建议在抗生素使用前且患儿情况稳定可承受穿刺的情况下完善腰椎穿刺检查及脑脊液细菌培养，如病情不允许行腰椎穿刺，需立即使用抗生素，不能延迟至完善腰椎穿刺。[b]充分 IAP 定义为母亲分娩前获得青霉素、氨苄西林或头孢唑林（静脉注射）≥4 小时。

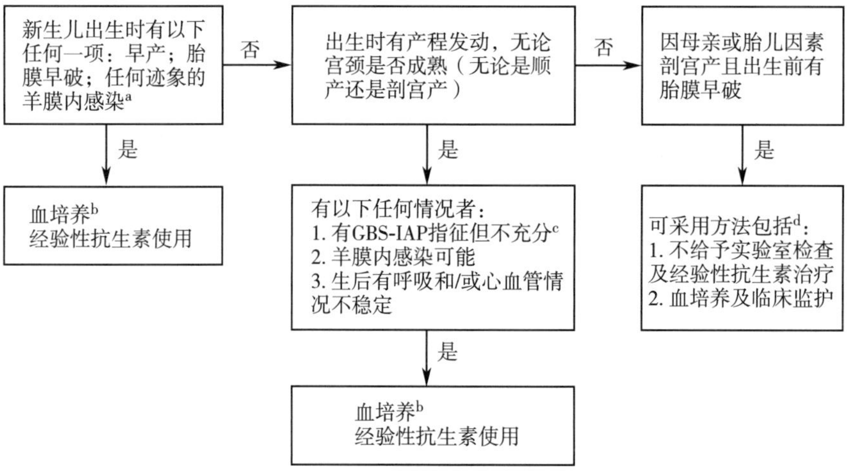

图 23-8-6　胎龄≤34 周新生儿 GBS-EOD 临床风险评估

[a]当孕妇出现无法解释的胎儿运动减少和/或突然和无法解释的胎儿测试不良时，应考虑羊膜腔内感染；[b]如败血症风险高，尤其是病情较严重者，建议在使用抗生素前且患儿情况稳定可承受穿刺的情况下完善腰椎穿刺检查及脑脊液细菌培养，如病情不允许行腰椎穿刺，需立即使用抗生素，不能延迟至完善腰椎穿刺。[c]充分 IAP 定义为母亲分娩前获得青霉素、氨苄西林或头孢唑林（静脉注射）≥4 小时。[d]对于初始处理后未改善和/或有严重循环不稳定的新生儿，经验性抗生素使用可能是合理的，但不是强制性的。

3. **新生儿 GBS-LOD 的预防**　IAP 只能降低早发型 GBS 感染的发病率，对 GBS-LOD 发病率影响不大，侵袭性 GBS 疾病负担还在增加。疫苗不仅可以减少 IAP 的副作用，还可以减少 GBS-LOD、宫内感染和产后感染的发生。

GBS 疫苗主要包括 CPS 疫苗、多糖-蛋白结合疫苗和蛋白疫苗，CPS 疫苗是 GBS 疫苗的早期阶段。目前认为，GBS 疫苗仍是最有可能通过母体免疫预防新生儿细菌感染的疫苗，多糖-蛋白结合疫苗具有良好应用价值，蛋白疫苗可能是 GBS 疫苗的未来方向。目前研发的针对Ⅰa、Ⅰb 和Ⅲ型的三价结合疫苗（荚膜多糖-CRM197）已进入一期和二期临床试验阶段，另一种五价（Ⅰa、Ⅰb、Ⅱ、Ⅲ、V）荚膜多糖-CRM197 疫苗已进入早期动物实验阶段。针对基因序列的反向疫苗、基于针对荚膜多糖保护性免疫的机械免疫是当今研究热点。针对细菌表面菌毛蛋白的反向基因序列疫苗的研制已进入动物实验阶段。

（林新祝　肖昕）

第九节　新生儿恶性百日咳

百日咳（pertussis，whooping cough）是由百日咳鲍特菌（百日咳杆菌）所致的一种急性呼吸道传染病。典型表现为阵发性痉挛性咳嗽，伴有深长的“鸡鸣样”吸气性吼声，病程可迁延数月。近年来，全球百日咳发病率有上升趋势，加之新生儿百日咳临床表现不典型，发病早期难以识别，容易漏诊和误诊，继而发生严重并发症，应引起足够重视。

百日咳病情的严重程度与患者年龄、免疫状态和是否存在混合感染有关。目前报道的百日咳病死率为1.2%～3.0%，几乎均见于未接种疫苗或疫苗接种不全的婴幼儿。Pilorget将危及生命的重症百日咳称为恶性百日咳，都发生在小月龄婴儿，表现为持续性心动过速、早期重度呼吸衰竭，频发的神经症状、严重的高白细胞血症、淋巴细胞血症、肺动脉高压、严重低钠血症伴少尿及水肿等。

一、病　因

传统认为，百日咳鲍特菌是引起百日咳的唯一病原菌；实际上，鲍特菌属的其他菌种如副百日咳鲍特菌、支气管败血鲍特菌和霍氏鲍特菌也可以引起痉挛性咳嗽。临床常把这些非百日咳鲍特菌导致的或病原不明的痉挛性咳嗽称为类百日咳综合征。

百日咳鲍特菌为革兰氏阴性杆菌，严格需氧，营养要求高。百日咳鲍特菌可因环境条件改变而发生表型变化，毒力因子的表达也可不同。毒力因子包括毒素及黏附素：毒素有百日咳毒素（pertussis toxin，PT）、腺苷酸环化酶毒素（adenylate cyclase toxin，ACT）、皮肤坏死毒素（dermatonecrotoxin，DT）、气管细胞毒素（tracheal cytotoxin，TCT）和百日咳鲍特菌内毒素；黏附素包括丝状血凝素（filamentous hemagglutinin adhesin，FHA）、百日咳黏着素（pertactin，PRN）、菌毛（fimbrium，FIM）等。FHA、PRN和FIM可帮助细菌黏附在宿主细胞上，PT、TCT和ACT可使细菌破坏上皮层，并躲避宿主的免疫系统。虽然百日咳杆菌几乎不会播散到呼吸系统之外，但其产生的毒素可进入血液，导致机体出现相关系列病变，在发病机制中起重要作用。

二、流 行 病 学

1. **传染源**　百日咳患者和潜在感染者是新生儿百日咳的主要传染源。百日咳的传染源76%～83%来源于患儿的家庭成员或照护人员。

2. **传播途径**　百日咳具有高度的传染性，百日咳杆菌在人的鼻咽部密集聚集，当咳嗽或打喷嚏时病原菌随飞沫得以迅速传播。

3. **易感人群**　人是百日咳鲍特菌的唯一感染宿主，人群普遍易感。由于疫苗接种产生的抗体随年龄增长而下降，孕妇体内的抗体传送给胎儿很少，因此婴儿对百日咳杆菌的抵抗力弱，未接种疫苗或疫苗接种不全的，导致3月龄以下婴儿（尤其早产儿和低出生体重儿）百日咳的发病率较其他年龄组明显升高。

三、发 病 机 制

百日咳的发病机制，包括其致死机制至今尚不完全清楚。百日咳杆菌产生的很多成分对患儿细胞、组织器官和机体功能产生复杂的生物学影响：PT可引起发热、白细胞及淋巴细胞增多、组胺致敏性增强及胰岛素分泌增加等；TCT可使气管纤毛上皮细胞变性、坏死；ACT通过对巨噬细胞、T淋巴细胞的直接作用或其他间接作用对免疫系统进行调节。

重症（恶性）百日咳死亡的相关危险因素包括以下几个方面。

1. **患儿年龄**　国外报道，超过50%的重症百日咳患儿未到接种年龄即发病，死亡病例主要见于<3月龄的婴儿、新生儿。

2. **孕妇疫苗接种**　研究表明，孕27～32周的孕妇进行无细胞百日咳疫苗接种，对降低未到接种年龄婴儿的百日咳发病率和病死率效果显著。

3. **呼吸系统并发症**　伴有重症肺部感染是恶性百日咳死亡的危险因素，需要机械通气的百日咳患儿死亡率骤增，百日咳患儿使用ECMO时间越长，病死率越高。

4. **血液及循环系统并发症**　肺动脉高压和重度高白细胞血症（$>50\times10^9/L$）是恶性百日咳死亡的独立危险因素。百日咳杆菌可导致淋巴器官释放淋巴细胞，引起高白细胞血症，并因其变形能力差，易栓塞于狭窄的肺泡毛细血管床，形成白细胞团块状栓塞，导致低氧血症和肺动脉高压。

5. **神经系统并发症**　百日咳杆菌感染时易出现精神意识改变、晕厥、惊厥、颅内出血、急性播散性脑脊髓炎等。婴儿呼吸及心血管调节中枢调节功能差，缺乏能够感受并应对缺氧和高二氧化碳的保护机制，易引起呼吸暂停。

6. **内分泌和消化系统** PT也可导致高胰岛素血症，百日咳小婴儿发生的低血糖可能与此相关，并可能因严重低血糖死亡。剧烈的痉挛性咳嗽经常引起大量呕吐，可导致大量误吸，引起婴儿猝死。

四、临床表现

1. **典型百日咳** 病程分卡他期（前驱期）、痉咳期和恢复期，自然病程一般持续6~10周。

（1）卡他期：以上呼吸道感染症状为主，3~4天后其他症状减轻而咳嗽加重，持续1~2周。

（2）痉咳期：出现连续十至数十声短促痉挛性咳嗽，继而深长吸气，并于咳嗽末出现高调"鸡鸣样"吸气回声为特征表现，反复阵发性痉咳，直至咯出大量黏稠痰液或胃内容物，阵咳表现为日轻夜重。因剧烈咳嗽可出现颜面水肿，结膜充血水肿，舌系带溃疡等体征，此期常伴有白细胞计数升高，以淋巴细胞增高为主，持续2~6周。

（3）恢复期：2~3周，咳嗽逐渐减轻，至最终消失。

2. **新生儿百日咳** 新生儿卡他期较短，痉咳期和恢复期较长，早期症状往往不典型，容易漏诊和误诊。

（1）一般病例：新生儿百日咳病初症状轻微，多以咳嗽起病，伴或不伴低热；病程1周后咳嗽逐渐加重，喘憋，以阵发性、痉挛性或刺激性咳嗽为特点，伴或不伴鸡鸣样回声；发作间歇期呼吸平稳，肺部体征轻，感染中毒症状轻。

（2）重症（恶性）百日咳：主要表现为痉挛性咳嗽后屏气或呼吸停止、阵发性发绀、心动过缓或心脏骤停，呈窒息样表现；可伴有晕厥、惊厥发作等神经系统症状；常合并呼吸衰竭、明显的白细胞/淋巴细胞升高和肺动脉高压。

五、辅助检查

1. **血常规** 发病第1周末外周血白细胞总数及淋巴细胞分类开始增高，至痉挛期达高峰，可高达(20~40)×10^9/L，甚至呈类白血病反应(>50×10^9/L)，分类以淋巴细胞为主(>60%)；继发细菌感染时，中性粒细胞可升高。研究表明，外周血白细胞总数和淋巴细胞增高与疾病严重程度呈正相关。

2. **病原学检查** 百日咳病原学诊断的金标准是在卡他期和痉咳初期获得的鼻咽部样本中培养出百日咳杆菌，但其灵敏度较低。用鼻咽拭子或鼻咽抽吸物，以荧光抗体染色检测百日咳特异性抗原，可早期诊断但易出现假阳性；RT-PCR检测鼻咽拭子或呼吸道分泌物中百日咳杆菌DNA，具有快速、灵敏、特异度高的特点，已成为临床常用的早期诊断方法。

3. **血清学检查** 对新生儿而言，百日咳血清学检测阳性率低，且结果易受母亲胎传抗体的影响，故不作为新生儿百日咳早期诊断方法。疾病后期，百日咳杆菌DNA载量下降，RT-PCR阳性率下降，此时用ELISA法检测血清百日咳毒素抗体(PT-IgG)则成为明确诊断的重要方法：PT-IgG≥100IU/ml为阳性，40IU/ml≤PT-IgG<100IU/ml为可疑，PT-IgG<40IU/ml为阴性。若恢复期特异性IgG抗体滴度较急性期升高4倍以上，有助于新生儿百日咳回顾性诊断或不典型病例的辅助诊断。

4. **影像学检查** 胸部X线检查常提示支气管肺炎，表现为渗出、实变、肺气肿或肺不张等，无特殊临床鉴别意义。头颅B超、CT或MRI检查可协助硬膜下出血及脑病的诊断。心脏彩超可协助诊断肺动脉高压，并排除青紫型先天性心脏病。

六、诊断

1. **百日咳诊断** 参照WHO百日咳诊断标准（2000年）和《中国儿童百日咳诊断和治疗建议》（2017年）。

（1）WHO百日咳诊断标准：≥2周的持续性咳嗽，且有以下之一者：①阵发性咳嗽，吸气性吼声，咳嗽后呕吐；②实验室分离出百日咳杆菌、PCR检测阳性或配对血清学阳性。

（2）《中国儿童百日咳诊断和治疗建议》：适用于0~3月龄婴儿。

1）临床诊断：无热或低热，频率和严重度均进行性增加的咳嗽，再加上鸡鸣样回声、呼吸暂停或咳嗽后呕吐、发绀、抽搐、肺炎、密切接触长期无发热咳嗽的患者（多为家庭成员）中的一项即可诊断；也可不出现咳嗽，仅表现为阵发性呼吸暂停、发绀和抽搐。

2）实验室确诊：符合临床诊断标准，实验室检查有以下之一即可确诊，即：①血常规检查提示白细胞计数升高(≥20×10^9/L)伴淋巴细胞增多症（淋巴细胞比例≥60%）；②PCR检出百日咳鲍特菌核酸；③培养检出百日咳鲍特菌；④发病初期与恢复期双份血清PT-IgG滴度出现显著升高(>2~4倍)。

2. **重症百日咳的诊断** 百日咳患儿出现反复呼吸暂停、呼吸衰竭、百日咳脑病、心血管功能障碍之一者考虑为重症（恶性）百日咳。

七、鉴别诊断

1. **细菌性肺炎**　3月龄以下的患儿社区感染性肺炎常见病原菌为大肠埃希菌、肺炎链球菌、流感嗜血杆菌等，感染后多伴有发热，全身症状及中毒症状明显，肺部浸润明显，可并发脓胸及脓毒症；血常规提示白细胞计数升高，以中性粒细胞为主；仅感染流感嗜血杆菌，因可合并局部脓肿、淋巴结压迫可表现为痉咳或刺激性咳嗽。

2. **支原体肺炎**　本病多在生后3~12周发病，50%病例伴有眼部黏稠分泌物病史，病程迁延，起病缓慢，无发热或仅有低热，可出现刺激性咳嗽；外周血象正常；支原体IgM阳性或咽部分泌物PCR支原体DNA阳性。

3. **病毒性肺炎**　病毒性感染如呼吸道合胞病毒、腺病毒，感染后小婴儿易出现咳喘，可出现痉挛样或刺激性咳嗽，严重者可出现发绀，呼吸困难、呼吸暂停等，但通常痉挛样咳嗽持续时间短；血象基本正常；早期的呼吸道病毒抗原快速检测可进一步明确。

八、治　　疗

1. **一般治疗**　应按呼吸道传染病隔离，避免引起院内交叉感染，保持室内安静、温度适宜、空气新鲜，避免易引起呛咳的刺激因素。呛奶严重难以经口喂养的新生儿可给予肠道外营养，痰液黏稠者可用布地奈德联合*N*-乙酰半胱氨酸雾化吸入，阵咳严重者可适当镇静（苯巴比妥每次5mg/kg），抽搐可选用苯巴比妥钠或地西泮治疗，考虑脑水肿时应及时脱水治疗。

2. **抗生素治疗**　痉咳期前（卡他期）使用有效抗生素可减轻百日咳的严重程度、防止病情进展，减少重症的发生；痉咳期应用不能缩短疾病临床过程，但能减轻疾病的严重程度及并发症发生。此外，抗生素治疗还能清除患儿体内百日咳杆菌，预防疾病传播。国内首选红霉素，30~50mg/（kg·d），静脉滴注，连用14天为1个疗程。由于红霉素的耐药性增加及有诱发肥厚性幽门梗阻的风险，2014年美国疾病预防控制中心和APP推荐对疑诊或实验室确诊的新生儿百日咳患儿最好在6周内给予抗生素治疗，首选阿奇霉素10mg/（kg·d），口服或静脉滴注，连用5天为1疗程。重症百日咳患者常合并其他感染，需要根据病原学检测结果合理联合其他抗菌药物。

3. **重症百日咳**　除上述一般治疗和抗生素治疗外，还可能需要下列治疗措施。

（1）镇静解痉：包括支气管扩张药、抗组胺药和白三烯受体拮抗剂、镇咳药、镇静剂、维生素K_1、糖皮质激素等。因缺乏大样本的随机双盲对照研究，临床使用此类药物治疗重症百日咳意见也不一致，缺乏可靠的推荐意见。

（2）呼吸支持：加强呼吸道管理，反复痉挛性咳嗽者应尽早鼻饲，可预防吸入性肺炎，预防并发症。依据病情可采用鼻导管、面罩吸氧、鼻塞正压通气，机械通气治疗，甚至ECMO治疗。

（3）心血管功能支持：心血管功能障碍时，可考虑使用多巴胺、多巴酚丁胺、肾上腺素等血管活性药物。米力农等可降低肺动脉高压，改善心室功能，增加心脏指数；西地那非和NO作为选择性肺血管扩张剂，可舒张肺血管，降低肺动脉压，然而其对于百日咳杆菌感染引起的肺动脉高压疗效欠佳，推测可能的一种原因是NO的炎性效应和TCT抵消了其肺血管的扩张作用。

（4）血液置换疗法：Berger等建议对高白细胞血症（白细胞计数$>30\times10^9$/L）、难以纠正的肺动脉高压、心源性休克者（心率>170次/min和呼吸>70次/min）应及早采取血浆置换疗法（血浆容量的1.5~2.0倍），以减少白细胞和血液循环中的PT，防止肺动脉高压和休克进一步恶化。

（5）免疫及支持疗法：百日咳免疫球蛋白内含高效价抗毒素及特异性免疫球蛋白，对严重病例可能有效，可用于脑病等重症患儿，用量15ml/kg，静脉注射，72小时内见效，但国内市场无供应，可试用丙种球蛋白400~500mg/（kg·次）。

九、预　　防

新生儿免疫系统不成熟，感染百日咳后易转变为重症病例，发生严重并发症甚至死亡，因此针对新生儿的预防应更加积极。

1. **呼吸道隔离**　对确诊或疑似新生儿患者进行呼吸道隔离，隔离期自发病起30天或痉咳期开始21天。疑似患儿经规范化抗生素治疗，若排除诊断方可解除隔离。

2. **疫苗预防接种**　疫苗虽不能完全避免百日咳，但对缩短病程、减轻严重程度及降低病死率有明确作用。世界卫生组织和疾病预防控制中心推荐高危地区疫苗接种年龄可提前至出生后6~8周。美国免疫与咨询委员会推荐对孕27~32周的孕妇进行无细胞百日咳疫苗接种，可显著降低未到接种年龄小婴儿百日咳的发病率和病死率；同时，密切接触1岁以下婴儿的人群，在接触前2周实施预防接种，可预防该病在婴幼儿中的流行。

3. **药物预防**　已经密切接触过百日咳患者且可能出现严重并发症的易感者，包括未接种或未完全接种疫苗的婴儿和即将分娩的孕妇应及时服用抗菌药物予以预防性治疗。及早使用抗菌药物，可减少发病，减轻病情，避免重症百日咳发生。

（林新祝）

第十节　新生儿败血症

新生儿败血症（septicemia of newborn）是指细菌和真菌等病原微生物感染侵入新生儿血液循环，并在其中生长繁殖、产生毒素，从而引起的全身炎症反应综合征（systemic inflammatory response syndrome，SIRS）。新生儿败血症为威胁新生儿生命的重大疾病，细菌感染仍是新生儿败血症最主要的病因，本文主要讨论新生儿细菌性败血症（bacterial septicemia of newborn）。根据发病时间和发病原因，分为早发型败血症（early-onset septicemia，EOS）及晚发型败血症（late-onset septicemia，LOS）。EOS 由产前和产时感染所致，对于绝大多数病原菌，EOS 均是指生后 72 小时以内发病，而对于 B 族溶血性链球菌（GBS），生后 6 天内起病均认为是产前和产时感染，故也属于 EOS。由社区感染和院内感染所致新生儿败血症，一般在 72 小时以后发病者则归为 LOS。新生儿 EOS 在足月儿发生率（1～10）/1 000，病死率为 20%～26%，早产儿发生率为 15%，病死率近 50%。

一、病原学与高危因素

EOS 与 LOS 在病原菌、高危因素、治疗及预后等方面都有很大的差别。

1. **病原学**　EOS 主要通过母亲产道和/或宫内血行感染而来，常见病原菌包括表皮葡萄球菌、GBS、大肠埃希菌和肺炎克雷伯菌等；李斯特菌虽检出率不高，但其致死率极高，幸存者多留有严重后遗症。对于 LOS，以凝固酶阴性葡萄球菌（coagulase-negative staphylococcus，CNS）为最多，尤其是长期动静脉置管者，金黄色葡萄球菌主要见于皮肤化脓性感染，气管插管机械通气者以 G^-菌如铜绿假单胞菌、肺炎克雷伯菌、沙雷菌等多见。

2. **高危因素**　导致 EOS 和 LOS 的高危因素有所不同。

（1）EOS：EOS 发生主要与通过母亲产道定植和逆行，或者血行感染后经胎盘入侵相关。高危因素包括：①早产/低出生体重儿，是 EOS 最重要的危险因素，即胎龄越小、体重越轻，发生 EOS 的可能性越大，这可能与早产儿围产期并发症多和免疫系统发育不完善有关。②胎膜早破（premature rupture of membranes，PROM）≥18 小时，PROM 羊膜腔内检出 GBS 比胎膜完整者高 2.3 倍，发生 EOS 的概率为 20%；如伴有 PROM 却没有预防性使用抗生素，发生 EOS 的概率将上升至 33%～50%。③母亲羊膜腔内感染，包括羊水、胎盘及绒毛膜感染，临床上主要表现为绒毛膜羊膜炎，母亲出现发热、外周血白细胞和 CRP 水平升高、母体心率>100 次/min，胎心率>160 次/min、子宫触痛、羊水混浊或发臭。绒毛膜羊膜炎与 PROM 互为因果，其患儿 EOS 的概率是正常羊膜的 4.5 倍。

上述 3 项危险因素在临床上通常共存，如 PROM 母亲常早产或伴有绒毛膜羊膜炎，若患儿同时具有上述 3 项高危因素，则高度提示 EOS 的可能。其他危险因素还包括频繁的宫内检查、GBS 定植及孕母的全身感染等。

（2）LOS：LOS 主要由院内感染（NICU 住院）和社区获得性感染所致，主要经脐炎、肺炎或皮肤化脓性感染而来。引起 LOS 的高危因素：①早产/低体重儿，也是 LOS 首要的高危因素，即胎龄小、体重轻的早产儿住院时间长、并发症多，免疫力较低，发生院内感染的可能性大。②各种有创操作：气管插管加机械通气、外周中心静脉导管（peripherally inserted central venous catheter，PICC）置管、脐动脉/静脉置管（umbilical artery/vein catheter，UAC/UVC）加肠外营养等易造成院内感染。③社区获得性感染：家庭成员间感染相互传播、不良的卫生习惯或无知（如不洁处理脐带、挑“马牙”、挤乳房、挤痈疖等）导致社区获得性感染。④其他：免疫缺陷如原发性免疫缺陷病（primary immunodeficiency disease，PID）或 HIV 感染；合并 NEC 时，病原体内源性地从肠黏膜入侵到血液形成血流感染。

二、发病机制

新生儿非特异性和特异性免疫功能差，易罹患各种细菌感染并发展为败血症，导致 SIRS，严重者可出现 MODS。

1. **非特异性免疫功能差**　新生儿皮肤、呼吸道、消化道及血-脑屏障功能等非特异性免疫功能差，易发生消化道和呼吸道感染，严重者引起败血症合并细菌性脑膜炎等；淋巴结发育不全，缺乏吞噬细菌的过滤作用，感染难以局限在局部淋巴结；补体 C3、C5 及调理素等补体成分少，对细菌抗原调理作用差；中性粒细胞产生及储备少，趋化和黏附功能差，溶菌酶等成分含量低；单核细胞产生粒细胞集落刺激因子（granulocyte colony-stimulating factor，G-CSF）、白介素 8（IL-8）等因子能力低。

2. **特异性免疫功能不成熟**　来自母体的 IgG 含量与胎龄相关，即胎龄越小，IgG 含量越低，故早产儿更易发生感染；母体 IgM 和 IgA 不能通过胎盘，胎儿/新生儿本身产生 IgM 和 IgA 极少，因此易发生 G^-杆菌感染；T 细胞未接触特异性抗原，处于初始状态，细胞因子产生低下，难以对外源性抗原产生特异性应答；自然杀伤细胞活性低，难以发挥抗体依赖细胞介导的细胞毒作用（antibody dependent cell mediated cytotoxicity，ADCC）。

三、临床表现与分类

1. **临床表现**　新生儿败血症的临床表现变化快且微妙，但不典型、无特异性，不同致病菌引起的临床表现难以区别（表 23-10-1）；尽管接近一半患儿无发热，但若存在持续 1 小时以上的发热，提示感染的可能性大，体温改变（发热或体温不升）可能是新生儿唯一的临床表现；反应差、少吃、少哭、少动，面色欠佳、四肢凉、体重不增等往往是病程稍晚的表现；生后 24 小时内出现黄疸且排除新生儿溶血病者，应怀疑新生儿败血症存在的可能，有时黄疸是败血症的重要临床表现。在早产儿或极低出生体重儿中，临床表现也没有特征性，往往与其他并发症的症状重叠，不易被发现。

表 23-10-1　新生儿败血症的常见临床表现

器官、系统	临床表现
全身情况	发热或体温不稳，反应差、少吃、少哭、少动，面色欠佳、四肢凉、水肿，体重不增或生长缓慢，高乳酸血症（酸中毒）
皮肤、黏膜	硬肿、皮下坏疽、脓疱疮，脐周或其他部位蜂窝织炎，甲床感染，瘀斑、瘀点，口腔黏膜有挑割损伤
呼吸系统	气促、呻吟、呼吸困难、鼻翼扇动、三凹征、呼吸暂停、发绀等
消化系统	厌食、呕吐、腹泻、腹胀、黄疸、肝脾肿大
循环系统	面色苍白或发灰，四肢厥冷，脉搏细数，血氧不稳定，心跳过速或过缓，皮肤大理石样花斑纹，灌注不良（低血压或 CRT>3 秒）
泌尿系统	少尿、无尿、水肿甚至肾功能衰竭
血液系统	瘀点、瘀斑，针刺部位出血不止、呕血、便血和肺出血，血小板减少
中枢神经系统	反应差、嗜睡、尖叫、激惹、惊厥，前囟饱满，原始反射减弱，肌张力下降
其他	骨关节化脓性炎症及深部脓肿

2. **临床分类**　新生儿败血症可分为 EOS 和 LOS 两种，其主要特征如下。

（1）EOS：①出生 3 天内起病（对于足月儿 GBS 感染，其起病时间可延迟至生后 7 天内；早产儿仍在出生 3 天内发病）；②感染一般发生在出生前或出生时，多有感染高危因素存在；③以 GBS 和 G^-杆菌如大肠埃希菌感染多见，多由血行或上行感染所致；④最常出现呼吸系统临床表现，可导致多系统器官受累，病死率高（26%）。

（2）LOS：①出生 3 天后起病；②感染多发生在出生后，常有脐炎、皮肤感染或肺炎等局灶性感染存在；③多由院内感染和社区感染引起，以葡萄球菌及机会性致病菌感染为主；④病情较轻，病死率较低（13%）。

部分 EOS 患儿临床表现不典型（尤其是早产儿和低出生体重儿），刚出生没有表现，若未早期发现、处理较晚或不当，易发展为感染性休克、DIC、MODS 和死亡，故需特别注意新生儿败血症病情变化，注意是否出现重症迹象，临床诊断上需更多依靠产前高危因素及实验室检查。LOS 患者可出现体温不稳、呼吸暂停、心动过缓，氧需求量增加，喂养不耐受、腹胀或大便隐血阳性，嗜睡和肌张力低下，不能用其他疾病解释的代谢性酸中毒、低血糖及代谢紊乱也应考虑感染的可能。

四、辅助检查

1. **病原学检查**　包括血/尿培养、抗原或核酸检测等。细菌培养仍然是诊断败血症的金标准，可留取血、脑脊液和尿液等进行细菌培养和药敏试验；细菌抗原或核酸检测也有助于病原学诊断。

（1）血细菌培养：进行血培养时，应注意以下事项：①应严格执行无菌操作程序，避免血样污染；②尽量在使用抗生素之前采血，血量不少于1ml，以提高培养阳性率；③除行需氧菌培养外，疑为肠源性感染者或母亲有较长时间应用β-内酰胺类抗生素者，应同时进行厌氧菌或L型细菌培养；④怀疑合并化脓性脑膜炎时，在血培养和CSF常规分析的基础上，应进行CSF细菌培养；⑤新生儿抵抗力低下，即使血培养发现机会致病菌也应予以重视；⑥血培养存在一定的假阴性，故临床上阳性结果可确定败血症的诊断，而阴性结果不能完全排除败血症。

（2）分泌物细菌培养和涂片：脐部及拔除的导管尖端分泌物细菌培养结果阳性有助于LOS感染诊断；上述部位分泌物涂片及革兰氏染色找到细菌，对新生儿败血症早期诊断有重要的参考价值。

（3）尿细菌培养：新生儿出生72小时内因血源性途径引起泌尿系统感染的可能性极小，故尿细菌培养对EOS的诊断意义不大；而LOS中，尿培养阳性则具有诊断价值，可认为是LOS败血症的致病菌。应注意采用耻骨上膀胱穿刺抽取尿液或清洁导尿才能符合尿培养标本要求。

（4）核酸和抗原检测：适用于临床怀疑败血症但已用抗生素治疗的患儿，其缺陷是假阳性率偏高且不能提供病原菌的耐药信息，因而不能替代血细菌培养。目前研究较多的核酸分析法，包括病原特异性检测法如FISH，病原特异性PCR、病原微生物mNGS或者基于细菌16S rDNA的广谱病原检测法。抗原检测阳性率低，且不同病原体抗原之间存在交叉反应，在新生儿败血症中，应用并不广泛。应用相对较广的抗原检测是GBS抗原检测，在母体中GBS抗原检测阳性常作为母体预防性使用抗生素的依据，以避免早发败血症的发生，通过抗原检测法检测GBS比传统培养具有更高的灵敏度。此外，细菌抗原检测还被用于新生儿脑膜炎的诊断，常用的是大肠埃希菌K1抗原检测、脑膜炎链球菌抗原检测及GBS抗原检测。

2. **筛查试验**　综合分析外周血白细胞数、未成熟中性粒细胞/总中性粒细胞（immature /total neutrophil，I/T）比值，血小板数、IL-6、CRP和PCT，对新生儿败血症做出诊断。

（1）外周血象：新生儿出生早期外周血白细胞总数波动较大，生后6~12小时趋于稳定，检测结果较为可靠。发生败血症时，白细胞总数<5.0×10^9/L或增多（出生≤3天者，WBC>30×10^9/L；>3天者，WBC>20×10^9/L）；也可出现中性粒细胞核左移现象，即I/T增高（出生≤3天者，I/T≥0.16；>3天者，I/T≥0.12）。血小板计数在诊断败血症中特异度及灵敏度均不高，且反应较慢，价值并不大，但在判断预后上有重要价值，血小板数下降（<100×10^9/L）往往提示预后不良。

（2）IL-6、CRP和PCT：IL-6为免疫细胞产生的细胞因子，而CRP和PCT属急性时相蛋白。如图23-10-1所示，发生细菌感染时，首先募集IL-6，其血浆水平于感染后1小时开始升高，2小时左右达峰值，随后刺激肝脏合成CRP，故EOS患儿出生不久的CRP值可能不高而IL-6升高（>10mg/L）。

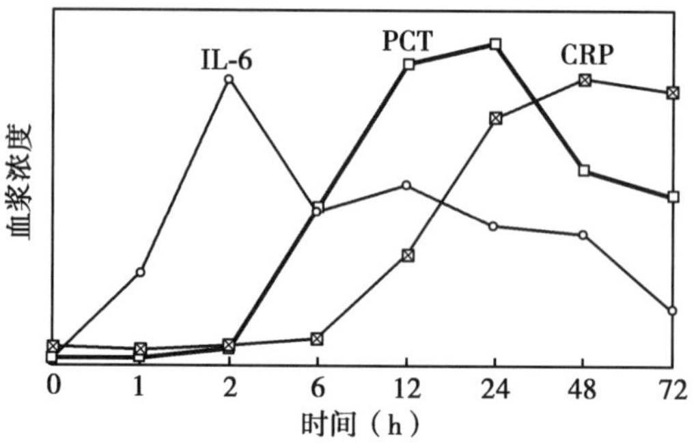

图23-10-1　IL-6、CRP和PCT水平随时间变化规律示意图

CRP是目前临床上最常用的急相蛋白，通常于细菌感染后6~8小时上升，24~48小时达高峰；一旦感染控制，其血液水平迅速下降，故动态观察CRP变化有助于临床感染诊断、抗生素疗效判断及停用指征。目前推荐生后6小时内CRP>3mg/L，6~12小时>5mg/L，以后>10mg/L作为界值。在生后或者怀疑感染后6~24小时及随后24小时后进行动态测定，如果两次CRP均正常，对新生儿败血症（EOS和LOS）的阴性预测值达到99.7%。

PCT也是细菌感染时常用的急相蛋白标志，常于感染后4~6小时升高，12~24小时达峰值（相比CRP更快出现且更快消失），其水平与感染严重程度呈明显正相关，有效抗生素治疗后可快速下降。其参考范围应该考虑日龄，在新生儿出生72小时内PCT存在生理性升高（图23-10-2）。PCT在EOS及LOS的价值也不完全一样，在EOS中，PCT更多作为抗生素停药的指征，一般连续两次PCT正常即可停用抗生素；而在LOS中，PCT在诊断以及停药方面都有一定价值。

上述单个非特异性检查在EOS中的阳性预测价值不高，但对LOS的诊断及指导停药方面仍有一定价值；对这些非特异性检查指标，采取不同组合形式用于新生儿败血症评估，阳性预测值将有所提高，若≥2项阳性对新生儿败血症有一定的诊断价值。

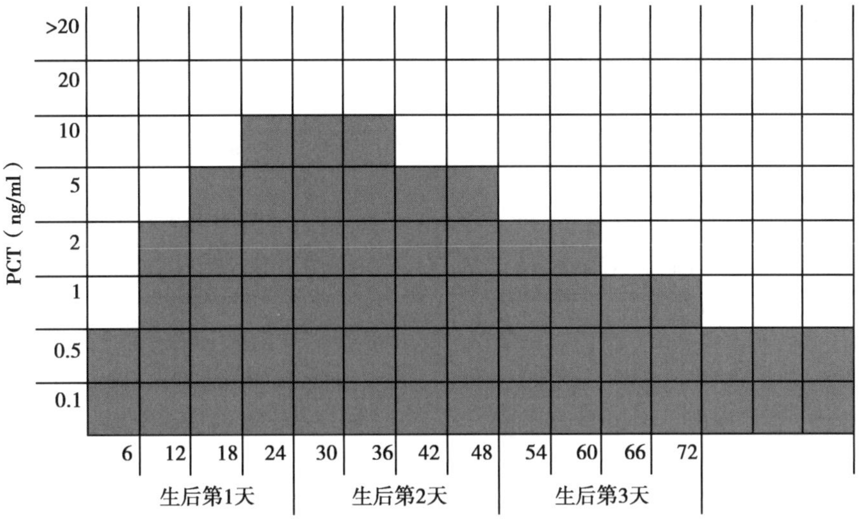

图 23-10-2　新生儿早期 PCT 参考上限值

3. **脑脊液检查**　约 20% 的新生儿败血症患儿可能并发化脓性脑膜炎，因此，腰椎穿刺留 CSF 检查在新生儿败血症的诊断和诊疗中极为重要。在新生儿脑膜炎患儿中，因 38% 的患儿血培养阴性，故血培养阴性不能视为排除败血症合并新生儿脑膜炎的指标。在血培养阳性、临床感染指标严重或抗感染效果不佳的患儿中应及时进行 CSF 分析，所有化验需要在取标本后 2 小时内完成，否则糖浓度和 WBC 将会下降。脑脊液参考界值为 WBC<20 个/mm^3，糖<240mg/L（或<当时血糖的 40%），蛋白<1.7g/L。

五、诊　断

新生儿败血症的诊断不能只依靠临床表现，EOS 刚出生数小时可无临床表现或仅有轻微的感染表现，常需要有危险因素的病史，继而进展成为 EOS。血培养出致病菌是新生儿败血症诊断的金标准，但部分败血症和脑膜炎患儿的血培养为阴性，故不能因为血培养阴性而否定败血症或新生儿脑膜炎的诊断。

中华医学会儿科分会新生儿学制订的《新生儿败血症诊断及治疗专家共识（2019 年版）》中，将 EOS 诊断分为疑似诊断、临床诊断和确定诊断 3 个层次，而 LOS 分为临床诊断和确定诊断 2 个层次。

1. **新生儿败血症（疑似诊断）**　仅针对新生儿 EOS，3 日龄内有下列任何一项者即可做出 EOS 疑似诊断：①母亲有绒毛膜羊膜炎，或全身性感染，或泌尿系统感染；②早产 PROM≥18 小时；③异常临床表现。如无异常临床表现，出生 72 小时内血培养阴性，间隔 24 小时连续 2 次血液非特异性检查<2 项阳性，则可排除 EOS。

2. **新生儿败血症（临床诊断）**　在异常临床表现存在的前提下，同时满足下列条件中任何一项，可做出 EOS 或 LOS 的临床诊断：①血液非特异性检查≥2 项阳性；②CSF 检查符合化脓性脑膜炎改变；③血中检出致病菌 DNA 或抗原。

3. **新生儿败血症（确定诊断）**　在异常临床表现存在前提下，血培养或 CSF（或其他无菌腔液）培养阳性，即可确诊 EOS 或 LOS。

六、并　发　症

1. **化脓性脑膜炎**　约 25% 的新生儿败血症可并发化脓性脑膜炎。当患儿出现三不（不吃、不哭、不动）、嗜睡、激惹、惊厥，原始反射消失或肌张力改变等中枢神经系统表现，或临床感染指标（≥2 项）严重，或抗生素疗效欠佳时，应高度怀疑并发化脓性脑膜炎，立即腰椎穿刺抽 CSF 进行常规检查和细菌培养。一般情况下，正常足月儿 CSF 中白细胞计数<20×10^6/L，蛋白质<1.7g/L，葡萄糖>400mg/L 或超过当时血糖的 40%。在新生儿败血症并发脑膜炎病例中，接近 40% 的患儿血培养阴性，故血培养结果不能作为排除新生儿败血症和脑膜炎的指标。

2. **其他**　新生儿肺炎、坏死性小肠结肠炎（necrotizing enterocolitis，NEC）可以发展为败血症，而败血症患儿有时也可并发新生儿肺炎、NEC 等，并出现相应的临床表现，影像学检查（X 线、CT、MRI）有助于诊断。

七、治　疗

1. **抗生素治疗**　无论是 EOS 还是 LOS，一旦怀疑即开始使用抗生素，再根据血培养、药敏结果及其他非特异性检查结果，决定换用或者停用抗生素。因为抗生素发挥作用需要至少6小时，许多败血症新生儿在抗生素未达到有效杀菌浓度就已死亡，不是抗生素无效，而是等到筛查和培养结果出来后才用抗生素，错过了使用的最佳时机，因此，应遵循下列抗生素应用原则。

（1）抗生素应用原则：对新生儿败血症，抗生素应用应遵循下列原则，即①及早用药：对临床高度疑似败血症的患儿，不必等待血培养结果，应及早使用抗生素。②联合用药：对于重症患儿，病原菌未明确前，可根据病原菌可能来源，经验性选择2种抗生素联合使用；明确病原菌后，根据药敏试验结果调整或更换抗生素。③足疗程静脉用药：一般采取静脉途径给予，血培养阴性者经抗生素治疗1周左右；血培养阳性者至少需2周；有并发症者应延长至3周。④给药间隔：1周以内的新生儿肝、肾功能不成熟，每12~24小时给药1次；1周后每8~12小时给药1次。⑤药物不良反应：第三代头孢菌素虽具有较广的抗菌谱，但易诱发NEC等严重并发症、细菌耐药及继发性真菌感染。

（2）常用抗生素的选择：在我国，主要应用于新生儿败血症的抗生素包括青霉素类、头孢菌素类、碳青霉烯类和糖肽类等。新生儿败血症常用抗生素及其使用方法、抗菌谱及其临床应用见表23-10-2。

表23-10-2 新生儿败血症常用抗生素

抗生素	每次剂量/（$mg \cdot kg^{-1}$）	每日次数		主要抗菌谱及临床应用
		<7天	>7天	
青霉素G[a]	5万~10万U	2	3	对G^+球菌（链球菌、金黄色葡萄球菌等）、G^-球菌（脑膜炎球菌、淋球菌等）及各种致病螺旋体感染有效。首选用于链球菌（GBS、肺炎链球菌）感染和先天性梅毒的治疗
苯唑西林[a]	25~50	2	3~4	耐酶青霉素，活性不如青霉素G。临床主要用于产青霉素酶的金黄色葡萄球菌感染
哌拉西林[b] 哌拉西林+他唑巴坦	50~100	2	3	酰脲类青霉素，对铜绿假单胞菌有明显抗菌活性，对大多数G^-和G^+菌也有良好作用。主要用于铜绿假单胞菌、变形杆菌、大肠埃希菌和肺炎球菌感染
头孢呋辛	50	2	3	第二代头孢菌素，临床上主要用于G^-菌（大肠埃希菌、肺炎克雷伯氏杆菌等）和G^+菌（金黄色葡萄球菌、肺炎链球菌等）感染
头孢噻肟	50	2	3	第三代头孢菌素，广谱，对大多数G^-菌（大肠埃希菌、肺炎克雷伯氏杆菌、变形杆菌、枸橼酸杆菌等）作用强大，对G^+菌（金黄色葡萄球菌、链球菌等）有一定抗菌活性
头孢哌酮[b] 头孢哌酮+舒巴坦	50	2	3	第三代头孢菌素，广谱，在G^-菌中，对流感嗜血杆菌和脑膜炎球菌高度敏感，对大肠埃希菌、变形杆菌和克雷伯菌属等敏感；对G^+菌（金黄色葡萄球菌、表皮葡萄球菌、肺炎链球菌等）较敏感
头孢曲松	20~80	1	1	第三代头孢菌素，广谱，长效，其抗菌谱及抗菌活性近似头孢噻肟。常用于敏感细菌所致的严重感染如败血症及化脓性脑膜炎
头孢他啶	30~50	2	3	第三代头孢菌素，广谱，对铜绿假单胞菌作用尤其突出，对脑膜炎双球菌、大肠埃希菌、肺炎克雷伯菌、流感嗜血杆菌、沙门菌属、沙雷菌属有效。临床首选用于铜绿假单胞菌败血症治疗
头孢吡肟	30~50	3	3	第四代头孢类抗生素，广谱，对G^-及G^+菌均敏感；对ESBLs稳定，对第三代头孢菌素耐药的菌株仍有较强的抗菌活性，但对MRSA感染无效
红霉素	10~15	2	3	大环内酯类，抗菌谱与青霉素G相似，临床上主要用于衣原体、支原体、螺旋体、立克次体及青霉素耐药菌株感染的治疗

续表

抗生素	每次剂量/(mg·kg^{-1})	每日次数		主要抗菌谱及临床应用
		<7天	>7天	
阿奇霉素	10~20	1	1	第二代大环内酯类,长效,抗菌谱及临床应用同红霉素
万古霉素[c]	10~15	2	3	糖肽类,窄谱,对 G^+ 菌作用强大。临床上主要应用于 MRSA 或对头孢菌素不敏感的金黄色葡萄球菌、表皮葡萄球菌、链球菌所致感染
替考拉宁	负荷量:10~20;维持量:8~10(24小时后给予)	2	3	新糖肽类,抗菌谱、抗菌活性及临床应用同万古霉素,并具备耐受性好、耳肾毒性较低和组胺型反应较少等优点
亚胺培南-西司他丁	20~30	2	3	不易被细菌 ESBLs 水解,对 G^+、G^- 和厌氧菌均具有强大的杀菌效应,主要用于严重的细菌感染。不易进入血脑屏障,故不推荐用于中枢神经系统感染的治疗
氨曲南	30	2	3	单环 β-内酰胺类,主要对 G^- 菌作用强大,对铜绿假单胞菌有一定作用,对 G+菌及厌氧菌不敏感
夫西地酸钠	20	2	3	具有甾体骨架的抗生素,对 G^+ 细菌具有强大的抗菌作用,对 MRSA 高度敏感,极少产生交叉耐药性
甲硝唑	负荷量:15;维持量:7.5(12小时后给予)	1	2	硝基咪唑类衍生物,对厌氧菌、阿米巴和滴虫有强大杀灭作用,对需氧菌无效,临床上主要用于厌氧菌感染的治疗

注:[a] 合并化脓性脑膜炎时,剂量应加倍;[b] 对于 ESBLs 菌株,应选用含酶抑制剂(舒巴坦或他唑巴坦等)的复方制剂;[c] 应监测血药浓度,最佳峰浓度 20~30μg/ml,谷浓度<10μg/ml。ESBLs. 超广谱 β-内酰胺酶;GBS. B 族链球菌;MRSA. 耐甲氧西林金黄色葡萄球菌。

(3)新生儿 EOS 的处理:当感染高危因素存在而怀疑 EOS 时,在血液培养和非特异性检查结果出来前,应进行评估和处理(图 23-10-3)。在新生儿 EOS 抗生素治疗方案中,一般先采取经验性联用广谱抗菌药物以尽量覆盖 G^+ 和 G^- 菌,临床上常用氨苄西林(或青霉素)联合第三代头孢菌素(头孢噻肟、头孢吡肟、头孢曲松等)作为一线抗菌药物,然后根据血细菌培养和药敏试验结果再作调整。尽管第三代头孢菌素相较氨基糖苷类药物抗菌谱更广,但是患儿的死亡率及引起 NEC 等严重并发症的概率可增加,继发真菌感

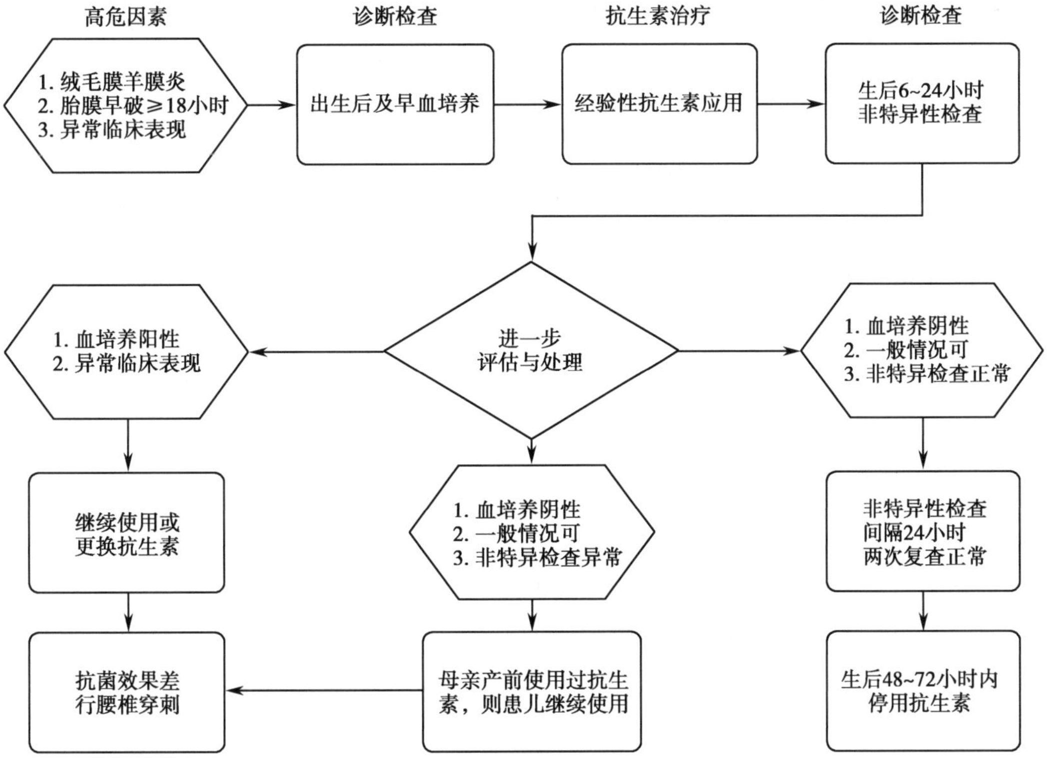

图 23-10-3 新生儿 EOS 评估与处理流程

染可能性也随之增加。西方国家最常使用的是氨苄西林+氨基糖苷类抗生素如庆大霉素，对 GBS、大肠埃希菌和李斯特菌有很好的协同杀菌作用。有专家认为，对氨基糖苷类抗生素只要进行血药浓度监测及耳聋相关基因检测，则发生耳毒性的可能性极小。考虑到金黄色葡萄球菌（包括 MRSA）和 CNS 的表皮葡萄球菌较多，也可经验性选用萘夫西林、万古霉素或利奈唑胺+第三代头孢或碳青霉烯类；对产 ESBLs 耐药菌如大肠埃希菌和克雷伯菌，主要选用第三代头孢类或碳青霉类（美罗培南）。对青霉素类敏感的 GBS，可以考虑停用头孢类抗生素而单用青霉素或氨苄西林治疗，严重者可联合万古霉素。针对李斯特菌感染，西方发达国家常使用氨苄西林+氨基糖苷类治疗，能取得较好的协同作用；国内考虑到氨基糖苷类有严重耳肾毒性且缺乏血药浓度监测，故改用氨苄西林+第三代头孢菌素。对于厌氧菌感染，可选用甲硝唑或克林霉素。

（4）新生儿 LOS 的处理：以凝固酶阴性葡萄球菌（CONS）及金黄色葡萄球菌较多，可根据地区的耐药谱，经验性选用苯唑西林、利奈唑胺（针对表皮葡萄球菌）或者万古霉素联用第三代头孢或者氨基糖苷类药物。如果怀疑有铜绿假单胞菌感染则用头孢他啶+氨基糖苷类药物（血药浓度监测及耳聋相关基因检测的情况下），对于极低出生体重儿或胎龄<27 周的早产儿，有专家认为应在使用广谱抗生素 2 周后，预防性使用呋喃唑酮抗真菌，这一观点尚有争论。

（5）并发脑膜炎：如果 CSF 检测有脑膜炎证据，庆大霉素将被头孢噻肟取代，因其易于渗入 CSF，即一般用头孢噻肟+氨苄西林；如果 CSF 培养出金黄色葡萄球菌，用万古霉素或利奈唑胺。GBS 引发的脑膜炎通常疗程需要 14～21 天，G^-菌所致则需要 21 天或者 CSF 正常后再用 14 天，铜绿假单胞菌需要头孢他啶，脆弱拟杆菌用甲硝唑。

2. **对症支持治疗**　保温，供给足够热量和液体，维持血糖稳定，纠正缺氧、电解质及酸碱平衡紊乱等非常重要。局部有脐炎、皮肤感染灶或其他部位化脓病灶时，应及时予以相应处理。对危重患儿可应用 400～800mg/kg 的 IVIg。对于感染性休克患儿，则应在使用抗生素的同时，积极抗休克治疗，在 60 分钟内用生理盐水或胶体液，一次快速扩容达到目标是纠正休克的关键（图 23-10-4），必要时用血管活性剂和糖皮质激素。

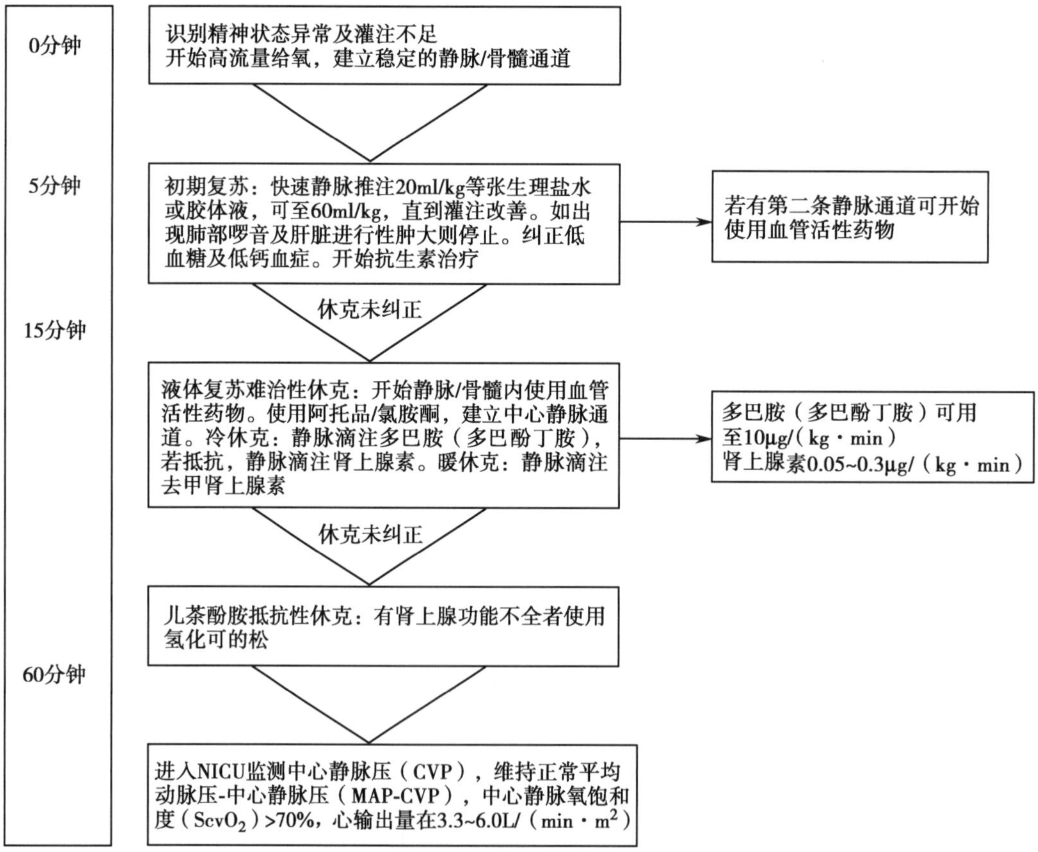

图 23-10-4　美国危重医学会指南推荐第一小时复苏流程图

（余加林）

第十一节　新生儿破伤风

新生儿破伤风(neonatal tetanus，NT)是由破伤风梭状芽孢杆菌侵入脐部，产生痉挛毒素而引起的急性严重感染性疾病。常在出生后7天左右发病，临床上以全身肌肉强直性痉挛和牙关紧闭为特征，死亡率较高。中华人民共和国成立后十分重视NT的防治工作，随着我国城乡新法接生技术的推广和医疗水平的提高，本病发病率已明显降低。

一、病原体与发病机制

破伤风梭状芽孢杆菌为G^+专性厌氧菌，破伤风杆菌广泛存在于土壤、尘埃和粪便中，其芽孢抵抗力强，普通消毒剂无效。接生时用未经严格消毒的剪刀剪断脐带，或接生者双手不洁，或出生后未注意脐部清洁，破伤风杆菌可侵入脐部而导致疾病发生。脐残端包扎或合并需氧菌生长，局部所形成的相对缺氧环境更有利于破伤风杆菌生长繁殖。

破伤风杆菌在坏死的脐部残端发芽生长并产生破伤风痉挛毒素和溶血毒素。痉挛毒素主要经淋巴液和血液循环入血，与球蛋白结合后到达中枢神经系统；也可由神经肌肉接头处吸收，通过外周神经或运动神经轴上行至脊髓前角细胞和脑干运动神经核。痉挛毒素一旦与中枢神经组织中神经节苷脂结合，抗毒素也不能中和，导致抑制性神经递质(甘氨酸和氨基丁酸)释放减少，以致α运动神经系统失去正常的抑制性，引起特征性的全身横纹肌(屈肌和伸肌)的紧张性强烈收缩，出现肌痉挛和强直现象。活动越频繁的肌群，越先受累：咀嚼肌痉挛使牙关紧闭；面肌痉挛呈苦笑面容；腹背肌收缩出现角弓反张。痉挛毒素还可使交感神经兴奋，导致心动过速、血压升高和多汗等。此外，溶血毒素可引起组织局部坏死和心肌损害等。

二、临床表现

破伤风的临床表现源于运动神经元放电的去抑制化，导致骨骼肌张力过高和痉挛，病情严重者还存在自主神经功能障碍。由于破伤风毒素不能中和与中枢神经系统结合的神经节苷脂，要恢复正常需等待生长新的神经末梢，所以患儿恢复正常肌张力的时间较长。

破伤风的潜伏期为2~14天，临床上多于生后1周左右发病，且发病时间越早，病情越重，预后越差，病死率越高。一般以患儿哭闹不安、难以张口及吸吮困难为首发症状，如用压舌板压舌时，用力越大、张口越困难，有助于早期诊断。随后逐渐出现面肌紧张、牙关紧闭、“苦笑”面容，阵发性双拳紧握，上肢过度屈曲，下肢伸直，呈角弓反张状等；严重者阵发性全身肌肉强直性痉挛，任何轻微刺激(如声、光、轻触、轻刺等)即可诱发痉挛发作，间歇期肌肉收缩仍然存在；呼吸肌和咽喉肌痉挛可导致呼吸困难、面色青紫、唾液充满口腔而窒息；膀胱及直肠括约肌痉挛可导致尿潴留及便秘。

患儿痉挛发作时神志清醒为本病特点之一，早期多不发热，后期发热多因全身肌肉反复痉挛或吸入性肺炎、败血症等感染所致。经及时合理处理，有的患儿能度过痉挛期(一般需3周左右)，表现为其痉挛发作强度逐渐减轻、次数逐渐减少，能吮乳，完全恢复需2~3个月；否则，痉挛越发越频，常因缺氧窒息或继发严重感染(肺炎和败血症)死亡。

三、辅助检查

1. **外周血象**　可因脐带继发感染或持续痉挛引起应激反应而出现感染性血象变化。

2. **细菌培养**　部分患儿脐部分泌物可培养或分离出破伤风杆菌或芽孢。

3. **其他检查**　为了明确有无继发肺部感染可行胸部X线检查；明确诊断者一般不做CSF检查，脑电图一般无明显异常；脑部影像学(B超、CT或MRI)检查主要用于新生儿颅内疾病(新生儿颅内出血等)鉴别诊断。

四、诊断与鉴别诊断

1. **诊断**　根据消毒不严接生史，脐部感染病灶存在，以及生后1周左右出现牙关紧闭、吞咽困难、“苦笑”面容、刺激后诱发痉挛发作或角弓反张等，诊断一般不难。早期尚无典型抽搐临床表现时，可用压舌板检查患儿咽部，若越用力下压，压舌板反被咬得越紧，以至于无法看到咽部，即所谓“压舌板试验”阳性，也可确诊。

2. **鉴别诊断**　需与下列抽搐性疾病，如新生儿化脓性脑膜炎、新生儿缺血缺氧性脑病、新生儿颅内出血和新生儿低钙血症等进行鉴别诊断。

(1) 新生儿化脓性脑膜炎：可有发热、全身性痉挛和抽搐，常有皮肤、黏膜破损感染史或败血症史，很少出现牙关紧闭，CSF检查呈化脓性改变有助于诊断。

(2) 新生儿缺血缺氧性脑病：患儿常有围生期严

重缺氧病史，惊厥多发于生后 12 小时左右，发作时无牙关紧闭。

（3）新生儿颅内出血：惊厥一般出现在生后 1~3 天，多见于早产儿或缺氧难产的足月儿，无牙关紧闭，头颅 CT 可确诊。

（4）新生儿低钙血症：可表现为惊跳、震颤、惊厥。惊厥发作时无牙关紧闭，生化提示低钙血症，静脉补钙有效。

五、并发症

除可发生骨折、尿潴留和呼吸停止外，尚可发生以下并发症：①窒息：由于喉头、呼吸肌持续性痉挛和黏痰堵塞气管所致。②肺部感染：喉头痉挛、呼吸道不畅，支气管分泌物蓄积，不能经常翻身等，都是导致肺炎、肺不张的原因。③酸中毒：呼吸不畅、换气不足而致呼吸性酸中毒。肌肉强烈收缩，禁食后体内脂肪不全分解，使酸性代谢产物增加，造成代谢性酸中毒。④循环衰竭：由于缺氧、中毒，可发生心动过速，时间过长后可造成心力衰竭，甚至发生休克或心搏骤停。这些并发症往往是造成患儿死亡的重要原因，应加强防治。

六、治疗

破伤风是一种极为严重的疾病，应采取积极的综合治疗措施。要成功治疗新生儿破伤风，控制痉挛和破伤风抗毒素的应用是关键措施，积极防治感染和营养支持是重要手段，保持呼吸道通畅和防治并发症等处理也不容忽视。

1. **控制痉挛**　疾病初期，除应用破伤风抗毒素或破伤风免疫球蛋白外，合理应用止痉药控制痉挛尤为重要，是本病治疗的关键。常用药物有苯二氮䓬类、苯巴比妥类和水合氯醛等。

（1）苯二氮䓬类：首选地西泮，其松弛肌肉和抗惊厥作用强而迅速，每次 0.1~0.3mg/kg，静脉缓慢注射。该药脂溶性高，易进入脑组织，注射后 5 分钟内即可生效；因口服地西泮半衰期长达 24 小时，故痉挛控制后，立即置入胃管，改用口服制剂从胃管注入以维持疗效，一般每次 0.5~1mg/kg，4~6 小时 1 次，好转后逐渐延长间隔时间。地西泮效果欠佳时，可选用咪达唑仑，作用更强更快，2~5 分钟即能控制惊厥，半衰期为 40 分钟。一般负荷量为 0.15mg/kg，静推 5 分钟以上，然后维持量 0.05~0.10mg/(kg·h)的速度微泵注入，惊厥变为小抽动且次数较少时，可逐渐减量直至停药。

（2）苯巴比妥类：苯巴比妥钠对呼吸中枢抑制性相对较小，半衰期长达 120 小时，作用维持时间长但起效较慢，需 30 分钟后才能在脑内达到药物浓度高峰，故在地西泮等药物控制后作为长效药物协同使用。对于破伤风所致痉挛，苯巴比妥钠首次负荷量为 20mg/kg，静脉缓注，维持量为 5mg/(kg·d)，静脉注射。有时苯巴比妥钠用此维持量往往难以控制，而增大剂量或增加次数又易出现蓄积中毒。临床经验表明，使用苯二氮䓬类（地西泮、咪达唑仑）静脉推注紧急控制破伤风痉挛后，再采用苯巴比妥钠静脉推注联合地西泮胃管注入或咪达唑仑维持静脉滴注可持续控制痉挛。

（3）水合氯醛：水合氯醛止惊作用快，不易引起蓄积中毒，常作为痉挛发作时的临时用药，或应用于负荷量苯巴比妥治疗效果不理想者，每次剂量为 10% 溶液 0.5ml/kg(50mg/kg)，经胃管注入或保留灌肠。

（4）其他：上述药物应用后痉挛不止时，可选用硫喷妥钠：按每次 10~20mg/kg 计算，用生理盐水配成 2.5% 溶液缓慢静脉注射，边推边观察，痉止即停；静脉注射时不能搬动患儿头部，以免引起喉痉挛，一旦发生，应立即静脉或肌内注射阿托品 0.1mg。重症破伤风患儿实施机械通气时，应用肌松药泮库溴铵（pancuronium），每次 0.05~0.10mg，每 2~3 小时 1 次，可减少人机对抗，提高治愈率。

2. **抗毒素应用**　诊断一旦确定，立即给予马血清破伤风抗毒素（tetanus antitoxin，TAT），越早用越好，只能中和游离破伤风毒素，对已和神经节苷脂结合的毒素无效。用法：TAT 1 万~2 万 U 肌内注射，精制剂型可静脉滴注；3 000U 作脐周注射；用药前需做皮肤过敏试验，皮试阳性者需用脱敏疗法注射。也可用人破伤风免疫球蛋白（human tetanus immunoglobulin，TIG），作用迅速持久，半衰期长达 30 天，血浓度高，且不会发生过敏反应，无须做过敏试验，新生儿一般为 500U，深部肌内注射 1 次。

3. **抗生素应用**　用于杀灭破伤风杆菌，首选青霉素，每日 10 万~20 万 U/kg，分 2 次用，共 10 天；也可选用甲硝唑，首剂 15mg/kg，以后 7.5mg/kg 维持静脉滴注，每 12 小时一次，疗程 7~10 天。存在混合感染时，加用其他敏感抗生素。

4. **对症支持疗法**　患儿置于安静而避光的环境中，尽可能减少刺激以降低痉挛发作。脐部用 3% 过氧化氢或 1∶4 000 高锰酸钾清洗，并涂抹碘伏或酒精以消灭残存破伤风杆菌。痉挛期禁食，维持气道通畅，通过肠道外营养保证能量供给；痉挛症状减轻后试用胃管喂养。采取隔离和消毒措施,防止交叉感染。

七、预　防

本病预防为主,做好新法接生完全可预防本病的发生。

1. 大力推广新法接生,广泛宣传使用无菌脐带夹或脐带圈。如遇急产,可用2.5%碘酊涂抹剪刀待干后断脐,结扎脐带的线绳应用2.5%碘酊消毒。

2. 接生不严格者争取在24小时内减去残留脐带的远端再重新结扎,用上法重新消毒脐带,同时肌内注射破伤风抗毒素1 500~3 000U或人血免疫球蛋白75~250U。对断脐消毒不严者,可重新处理。同时肌内注射破伤风抗毒素3 000U,口服或静脉滴注甲硝唑。

3. 对不能保证无菌接生的孕妇,于妊娠晚期可注射破伤风类毒素,每次0.5ml,共2次,每次间隔1~2个月。消毒接生的基础是推广"三消毒"即手消毒;接生器械、敷料消毒;产妇外阴、新生儿脐带断段消毒。

（张金萍　肖昕）

第十二节　新生儿骨髓炎

新生儿骨髓炎(neonatal osteomyelitis)是指新生儿期由细菌等病原微生物引起的骨和骨髓炎症。发生率占NICU住院患儿的1/1 000~3/1 000。由于新生儿免疫功能不成熟,抗感染能力弱,局部及全身对炎症反应能力差,局部体征隐匿,所以早期临床表现不典型,易漏诊和误诊,临床延误治疗可能造成患儿严重后遗症。因此,早期诊断和及时治疗对改善预后具有决定性意义。

一、病因与高危因素

引起急性骨髓炎的常见病原菌有金黄色葡萄球菌、大肠埃希菌、B组溶血性链球菌(GBS)、肺炎克雷伯菌和凝固酶阴性葡萄球菌(CNS)等,其中耐甲氧西林金黄色葡萄球菌(methicillin resistant Staphylococcus aureus,MRSA)为医院感染的主要病原菌,且近年来有增多趋势,在社区获得性骨髓炎中也可出现。对于早产儿/低出生体重儿,真菌(如白念珠菌)等特殊感染也不能忽视。围产期窒息、PROM、母亲孕37周之前的皮肤软组织和呼吸道等感染,以及医源性因素如频繁抽血、反复静脉穿刺用药、脐动静脉插管、气管插管、PICC等有创操作是导致骨髓炎的高危因素;早产/低出生体重儿、全身感染如肺炎、败血症和脑膜炎等患儿是急性骨髓炎的易患人群。

二、感染途径

新生儿骨髓炎感染途径主要为血源性感染、蔓延性感染和创伤性感染。新生儿急性血源性骨髓炎常合并有化脓性关节炎、病理骨折、肢体生长障碍、关节挛缩及强直等。

1. **血源性感染**　为主要感染途径,细菌(如金黄色葡萄球菌)从其他感染灶如脐部、皮肤黏膜、呼吸道、消化道等经过血流到达骨组织。

2. **蔓延性感染**　由骨附近的化脓性感染灶直接扩散蔓延感染于骨组织。

3. **创伤性感染**　对于已有部位的骨髓炎,细菌也可能经血液到达其他部位骨组织发生感染。

三、临床表现

新生儿骨髓炎早期表现往往轻微而无特异性,包括体温不稳定、喂养不耐受或活动减少,常被怀疑为败血症的早期表现。随着病程进展逐渐出现特异性表现,包括局部或弥漫性红肿、肢体活动受限("假性瘫痪")、进行触诊或搬动时患儿哭闹,部分患儿出现明显发热等。

1. **起病过程**　不同新生儿患骨髓炎时,可有不同的起病过程,即良性过程和严重过程。

(1) 良性过程:除感染部位局部肿胀和发热外(可能是唯一有价值的体征),很少有全身性的反应。触摸或活动患处时,部分患儿出现哭闹不安,但不一定会引起家长和医师注意,且新生儿皮下软组织丰富,掩盖了炎症的局部症状,使炎症所引起的局部红、肿、热、痛在患儿中表现不明显或无表现,可造成误诊或漏诊。若未早期正确诊断和及时治疗,可导致生长板停滞、关节软骨溶解、早期退行性改变和晚期缺血性坏死。因此,对不明原因发热、白细胞增高的新生儿应仔细查体,对新生儿不明原因肢体运动受限或压之哭闹征象,需警惕骨髓炎存在。

(2) 严重过程:当新生儿骨髓炎累及多个部位时,可出现败血症样表现,伴有多部位骨受累征象。

2. **病变部位**　新生儿急性骨髓炎通常好发于四肢长骨干骺端的管状长骨,最常见为股骨(39%)、肱骨(18%)、尺骨(14%)和桡骨(5%)等。上颌骨感染为新生儿期特有(4%),易感因素是母亲乳腺脓肿。由于新生儿期干骺端与骨骺间存在着不同形式的血液交通,感染的细菌可经干骺端进入骨骺及骺板形成骨骺,骨髓炎造成严重后遗畸形。

四、辅助检查

1. **非特异性检查** WBC、ESR、CRP 和 PCT 等灵敏度及特异度均不高，但可作为评估病情、治疗效果及指导临床治疗的标志物。值得注意的是，外科干预本身也可使 ESR、CRP 等炎性标志物升高，故骨髓炎实施外科引流术后，需动态检测 ESR、CRP 水平，才能评估病情进展和术后疗效等。

2. **细菌培养** 关节液、血液、骨穿刺液或引流液细菌培养对骨髓炎病原学诊断尤为重要，但阳性率不高，特别是患儿在采样前已用抗生素者。近年来，应用 RT-PCR 或 mNGS 检测上述体液中病原微生物核酸成分，在骨髓炎病原学诊断方面发挥重要作用。

3. **影像学检查** 包括 X 线、CT、MRI、B 超等检查，对诊断新生儿骨髓炎具有重要意义。

（1）X 线：怀疑骨髓炎时，X 线是主要诊断方法，最常见的表现为邻近软组织肿胀，骨膜反应，骨骺区密度减低，骺线不规则，骨坏死溶解区域周围皮质增厚等。由于早期 X 线片可能无明显改变，骨膜反应或溶骨性破坏至少要在发病 1 周后才出现，故不能仅依据 X 线片无异常排除骨髓炎。

（2）CT、MRI：CT 对早期诊断骨髓炎较敏感，尤其在显示骨皮质破坏、骨坏死和骨内气体方面优于 MRI。MRI 对于急性骨髓炎诊断的特异性和敏感性均很高，可在疾病早期（感染后 3~5 天）发现变化，显示骨髓腔内高信号有助于骨关节感染的诊断。增强 MRI 是目前早期发现骨髓炎、骨脓肿及骨外软组织感染的金标准，高度怀疑骨髓炎患儿应首选 MRI 检查。

（3）B 超：骨髓炎 B 超显像为局部软组织水肿，层次不清，骨膜不同程度增厚，随着病变的发展，骨膜与骨皮质之间出现液性暗区，但是 B 超也只有在髓腔内脓液经伏克曼氏管蔓延至骨膜下时才能显示。B 超是识别软组织肿胀、骨膜厚度、骨皮质液性暗区的有效诊断工具，但 B 超检查正常并不能排除骨髓炎的可能。

（4）^{99m}Tc 骨闪烁扫描：早期灵敏度高，仅能显示骨异常区域，但不能区分异常区域是因感染、肿瘤还是损伤所致。当感染部位不能确定或怀疑多部位受累时，可考虑行该项检查。

五、诊断与鉴别诊断

新生儿骨髓炎诊断基于临床表现及辅助检查（感染生物标志物、细菌培养和影像学检查）。骨髓炎诊断和鉴别诊断过程中，下列几点值得注意。

1. 早期最具诊断意义的体征是患肢保护性“假性瘫痪”和弥漫性肿胀。

2. 存在典型临床表现如发热、肢体运动受限、外周白细胞总数升高、ESR 加快、CRP 和 PCT 升高、X 线提示患肢深部软组织肿胀及骨穿刺抽得脓液，新生儿骨髓炎即可确诊。

3. 诊断有困难时，可结合 CT、MRI、B 超和^{99m}Tc 骨闪烁扫描结果，其中 CT 显示干骺端溶骨性破坏与新生骨并存为诊断急性化脓性骨髓炎的特异性征象。

4. 部分早期新生儿骨髓炎缺乏临床表现，诊断较为困难，但当存在晚发型败血症或长期住院患儿出现败血症表现时，必须考虑骨髓炎存在的可能，防止漏诊或误诊，因为其预后取决于诊断和治疗早晚。

5. 在骨髓炎诊断过程中，应与败血症、梅毒性骨髓炎、骨结核和骨皮质增生症等疾病鉴别；需明确有无合并病理性骨折、邻近关节脱位等；同时需排除免疫缺陷病和肿瘤等。

六、治疗

新生儿急性骨髓炎容易误诊或漏诊而造成较高的致残率及死亡率，治疗的关键是早期诊断、早期治疗。加强对新生儿急性骨髓炎的认识，当患儿肢体出现任何异常，尤其患有感染性疾病的患儿，如出现肢体活动受限、红肿、疼痛时，需警惕骨髓炎发生，及时进行骨和关节方面的检查，早期发现，早期治疗，从而减少后遗症的发生。Nade 提出的骨髓炎治疗原则迄今仍有指导意义：①在脓肿形成前，使用适当的抗生素是有效的；②抗生素不能消灭无血供组织和脓液内的细菌，只有通过手术才能清除；③如果手术清创有效，使用抗生素可以防止脓肿的再次形成，只有在这种情况下，一期缝合切口才是安全的；④手术中应避免损伤已经缺血的骨质和软组织，清除脓液的目的是恢复骨膜和骨皮质的连续性，以及骨髓内流动；⑤手术后必须继续使用抗生素治疗。

1. **抗生素治疗** 新生儿骨髓炎治疗成功与否，取决于早期诊断和足量、足疗程有效抗生素的治疗（表 23-12-1）。在使用抗生素治疗之前，尽早完善病原菌的培养和药敏试验，开始应选择覆盖 G^+球菌（金葡菌、GBS 等）和 G^-杆菌（大肠埃希菌、肺炎克雷伯菌等）的广谱抗生素，β-内酰胺类（青霉素类和第二、三代头孢菌素）骨组织浓度相对较高，是早期治疗骨髓炎常用的药物，后期可依据药敏结果调整治疗方案。如为 MRSA 或 CNS 所致院内感染，可应用万古霉素、克林霉素，静脉用药 2~3 周后可改为口服治疗，总疗程为 4~6 周。万古霉素对新生儿的损害主要是肝功能及听力，在定期监测血药浓度的同时还要定期监测肝功能及听力。

表 23-12-1 治疗新生儿骨髓炎的抗生素种类及剂量

病原菌及耐药性	抗生素	剂量/(mg·kg⁻¹·d⁻¹)	用法	骨血浓度比/%
社区 MSSA 菌株(>90%)	第一代头孢菌素	150	i. v. ,q. 6h.	6~7
	苯唑西林	200	i. v. ,q. 6h.	15~17
	克林霉素	40	i. v. ,q. 6h.	65~78
社区 MRSA 菌株(>10%)+克林霉素耐药(<10%)	克林霉素	40	i. v. ,q. 6h.	
社区 MRSA 菌株(>10%)+克林霉素耐药(>10%)	万古霉素	40	i. v. ,q. 6h.	5~67
耐万古霉金黄色葡萄球菌	利奈唑胺	30	i. v. ,q. 8h.	40~50
A 或 B 族溶血性链球菌	苯唑西林	200	i. v. ,q. 6h.	—
	氯唑西林	125	p. o. ,t. i. d.	—
革兰氏阴性菌	头孢噻肟	150	i. v. ,q. 8h.	—
	头孢曲松	50~75	i. v. ,q. 12h.	—
	头孢他啶	150	i. v. ,q. 8h.	—

注:MSSA. 甲氧西林敏感的金黄色葡萄球菌;MRSA. 耐甲氧西林金黄色葡萄球菌。

2. **外科治疗** 对于新生儿单纯性骨髓炎首先选择敏感抗生素,联合用药;如果临床症状好转,血沉减慢和外周血象下降,继续抗生素治疗至少 3~4 周;如果症状未见好转甚至加重,则应立即行骨髓穿刺,如有脓液穿出,需手术切开清除坏死组织,引流脓液,术后继续使用抗生素至少 2 周。此外,骨髓炎合并骨膜下积脓,有急性脓肿形成、骨坏死、化脓性关节炎时,则需行切开引流术。这种情况下,任何内科治疗均不能替代外科手术,在未清除脓肿并充分引流的情况下,患儿的骨髓炎迁延不愈转变为亚急性、慢性骨髓炎,髓腔内过大的压力会加速骨质破坏和死骨形成。手术的目的在于清除脓肿,以及失活、坏死组织,若髓腔内有脓液则应行骨皮质开窗以减少髓腔内压力。

我国学者发明的负压封闭引流技术,是一种高效、经济简单促进创面愈合的纯物理疗法。它是利用生物半透性膜的作用,使开放性创面封闭,利用负压,通过引流管和敷料作用于创面,可充分引流,减轻水肿,减少污染,抑制细菌生长,加快创面愈合的一种新型引流技术,是治疗新生儿急性骨髓炎安全而有效的方法,值得在临床推广。

3. **术后护理** 新生儿骨髓炎手术后的护理也非常重要,需注意如下事项。

(1) 患儿术后观察予以心电及血氧监护,监测生命体征并记录,警惕感染的发生。

(2) 如下肢手术,臀部护理患儿因石膏及支架固定中,尿布不能很好地固定,大小便容易渗出,因此大小便后及时更换,更换尿布后给予液体敷料按摩臀部 1~2 分钟,防止红臀的发生。

(3) 石膏固定时妥善保护患肢,置于制动体位,患肢抬高 30°,促进血液回流,石膏松紧适宜,以伸入一手指为宜,要注意观察患肢末端露趾皮肤温度、颜色、活动度及感觉,保证患肢供血正常。

(4) 对于有压疮倾向的患儿,可以生理盐水冲洗待干后将银离子及水胶体敷料敷于疮面。

(5) 注意对患儿进行疼痛评估或操作前后进行疼痛评估室内保持安静环境,对患儿的操作要集中进行,减少刺激;操作时可给予安抚奶嘴、糖水、棉包被包裹等措施减轻疼痛。

(6) 出院时鼓励家属进行母乳喂养,可以减轻疼痛。

七、预 后

急性血源性骨髓炎所引起的患肢短缩,骨骺早闭等后遗畸形和年龄有关,年龄越小,后遗畸形越重,发病率越高。且急性骨髓炎合并相邻部位关节炎,尤其是髋关节炎导致后遗症的风险增加,故合并关节炎时早期切开引流是重要治疗方法之一,减少后遗症的关键治疗。对于新生儿急性骨髓炎出院后要常规进行随访,后期需定期 X 线检查达 1 年,有并发症的患儿随访时间需更久。

(张金萍)

第十三节　新生儿侵袭性真菌感染

新生儿侵袭性真菌感染(neonatal invasive fugal infection,NIFI)或深部真菌感染是指真菌侵入新生儿血液和/或组织内并在其中生长、繁殖导致机体组织发生炎症损害、器官功能障碍等病理过程。新生儿(特别是早产儿和低出生体重儿)免疫力低下,是 NIFI 的高发群体,其病死率及致残率非常高。美国的研究报告中提到新生儿出生体重>2 400g 的 NIFI 率低于 0.5%,而新生儿出生体重<2 400g 的 NIFI 率则高达 20%。

近年来,随着国内 NICU 的建设加速,我国新生儿 NIFI 临床病例报道逐渐增加,且随着小胎龄和低出生体重早产儿救治数量增加,以及广谱抗生素、机械通气、血管置管、外科手术和肠外营养等广泛应用,使 NIFI 成为 NICU 不容忽视的问题。NIFI 在新生儿中发病率、病死率高,且新生儿发生 NIFI 后缺乏特异性临床表现,在诊断上可能出现误诊的情况,易延误患儿最佳治疗时机,因此全面认识 NIFI 非常重要。

一、病　原　学

导致 NIFI 主要致病真菌包括念珠菌、隐球菌、组织胞浆菌、毛霉菌或曲菌等,其中念珠菌属最为常见(白念珠菌、白色假丝酵母菌和近平滑念珠菌等),占新生儿侵袭性真菌感染的 90%~95%,其次为曲菌属,它们寄生于人体体表及口咽等部位,可通过皮损或呼吸道侵入人体;隐球菌属感染者多为严重免疫缺陷患者,尤其是 T 细胞功能缺陷(如感染人类免疫缺陷病毒)者;组织胞浆菌孢子经呼吸道吸入机体引起感染;近年来文献报道,除白念珠菌外,白色假丝酵母菌和近平滑念珠菌也已成为 NIFI 常见病原体,这可能与其黏附力强,易污染含葡萄糖溶液(如静脉营养液),容易导致暴发流行有关。因此,对于新生儿 NIFI 主要病原菌要动态随访,可能随着用药习惯及真菌耐药性的产生,优势菌会逐步发生变化。

二、高 危 因 素

认识 NIFI 的高危因素很重要,主要包括:①早产儿、低出生体重儿,尤其是胎龄<32 周,出生体重<1 500g 者;②长时间使用广谱抗生素和糖皮质激素;③长时间气管插管和机械通气;④各种留置导管如脐动脉、脐静脉及其他中心静脉导管;⑤静脉营养脂肪乳剂输入;⑥真菌原发定植;⑦其他病理状况如胃肠道疾病、使用 H_2 受体拮抗剂、休克和凝血功能异常等。

三、临 床 表 现

新生儿 NIFI 临床表现与其他细菌性败血症早期类似,无特异性,多表现为呼吸暂停、反应差、喂养不耐受、血糖波动、灌注差、呼吸支持需求增加,少数患儿有发热表现,容易导致临床误诊。因此,临床医师在诊断时若发现患儿出现喂养不耐受、呼吸暂停等早期不典型临床感染表现时,需结合病史、高危因素、辅助检查及影像学检查等其他临床指标对患儿进行综合诊断。另外,患儿若出现其他病因不能解释的喂养不耐受及反复呼吸暂停等情况时应给予相关实验室进行检查,防止漏诊并错过最佳治疗时机。随着病程进展,念珠菌感染易侵犯中枢神经系统导致脑膜脑炎,累及其他重要器官(如肺、肾、心内膜、肝脾、骨关节、视网膜等)时,出现相应的临床表现。

四、辅 助 检 查

由于新生儿 NIFI 的临床表现没有特异性,延迟、错误诊断及治疗的情况时有发生。该病进展迅速,若不能及时有效治疗则预后不良,因此,早期准确地识别真菌感染及及时治疗至关重要。对存在新生儿真菌感染的高危因素,临床高度怀疑发生真菌感染新生儿,应立即进行血清学检查、真菌培养和涂片、组织学检查,以及眼、腹部、头颅超声检查,必要时行腰穿检查、尿培养或直接镜检。

1. **外周血象**　约 1/4 的患儿外周血中性粒细胞计数$<1.0\times10^9/L$,血小板减少$<100\times10^9/L$较为普遍。临床上,对新生儿不明原因导致的血小板减少,尤其是早产儿晚期血小板减少,应高度警惕 NIFI 存在。

2. **血清学检查**　包括用于念珠菌和曲霉菌等深部(侵袭性)真菌感染早期诊断的 G 试验,以及仅用于深部(侵袭性)曲霉菌早期诊断的 GM 试验。G 试验和 GM 试验联合检测可提高深部真菌感染的诊断率;G 试验和 GM 试验均存在假阳性和假阴性结果,故可以通过多次检测降低假阳性或假阴性率,且需结合临床综合判断其临床意义。

(1) G 试验:1-3-β-D 葡聚糖为真菌胞壁主要成分,尤其在酵母样真菌中含量可更高。真菌进入人体血液或深部组织后,经吞噬细胞的吞噬、消化等处理后,1-3-β-D 葡聚糖从胞壁中释放出来,导致血液及其他体液(如尿、脑脊液、腹腔积液、胸腔积液等)中含量增高。血液或其他体液标本中 1-3-β-D 葡聚糖可特异性激活鲎（limulus）变形细胞裂解物中的 G 因子，引起裂解物凝固，即 G 试验阳性，可用于早期诊断深部真菌（尤其念珠菌和曲霉菌）感染和确定抗真菌药物的疗效。此检查迅速、简便（检测仅需 2 小时），且不受内毒素或抗生素的影响，灵敏度为 90%，特异度为 100%。某些因素可以导致患儿 G 试验出现假阳性：①暴露于纱布、纤维素膜（血透时）等含葡聚糖的材料；②使用真菌类药物如布拉氏酵母菌，静脉输注免疫球蛋白、白蛋白、凝血因子等血液制品；③链球菌感染；④标本污染。因此，新生儿在做此项检查前应尽可能排除上述影响因素，避免假阳性的出现；结果超过正常值时，应结合患儿基础疾病及用药情况综合分析。下列情况可导致 G 试验假阴性：①隐球菌细胞壁外有夹膜致使葡聚糖释放不出，结合菌（如毛霉菌和根霉菌等）等真菌细胞壁没有 1-3-β-D-葡聚糖成分；②标本存放时间过长会导致葡聚糖分解，也会造成假阴性；③真菌在体内含量较少时，机体免疫系统可迅速清除 1-3-β-D 葡聚糖；④浅部真菌感染中，无吞噬细胞的吞噬、消化作用，1-3-β-D 葡聚糖未被释放，在体液中的含量不增高。

（2）GM 试验：主要检测曲霉菌细胞壁早期释放的抗原成分半乳甘露聚糖（GM）。GM 释放量与菌量呈正相关，可以早期反映感染程度（临床症状出现前 5~8 天即可阳性），连续监测 GM 可以观察治疗效果。下列情况可出现假阳性：①新生儿、婴幼儿和儿童；②使用半合成青霉素如哌拉西林/他唑巴坦；③血液透析；④自身免疫性肝病；⑤喂养的牛奶中含有 GM。以下情况则出现假阴性：①病情不重，释放入血的曲霉菌 GM 含量不高，很快被清除；②检测之前已用抗真菌药物；③非粒细胞缺乏患儿。

3. **真菌培养和涂片**　目前，真菌感染诊断的金标准仍是血液或脑脊液等无菌体液培养阳性或显微镜下发现真菌。血培养证据可靠但阳性率不高，血培养阴性不能排除真菌感染，加之检测时间长，不能用于早期诊断。单纯口腔痰培养的念珠菌阳性意义不大，应做深部痰液或支气管肺泡灌洗液直接镜检或培养，如镜检发现大量念珠菌的真假菌丝，说明念珠菌处于致病状态，结合临床症状则具有诊断意义。由于尿道内有真菌寄居，尿培养阳性应结合临床资料加以考虑，样本应经导尿管采集或耻骨上穿刺留取。组织学检查发现真菌的 5 种表现形态：即孢子、菌丝、真假菌丝、颗粒和球囊或内孢囊可明确诊断。上述血培养和组织活检历时太长，且阳性率较低，加之深部真菌感染的临床征象复杂，缺少 NIFI 的临床表现，病情进展迅速，故若单纯依赖真菌培养结果诊断深部真菌感染，容易错失最佳的诊治时机。

4. **真菌核酸检测**　分子学方法（PCR 检测）具有更高的灵敏度，允许在临床样品中检测少量 DNA，更适用于新生儿，逐渐崛起成为代替传统检测真菌感染的方法。

5. **影像学检查**　对于 NIFI 合并颅内感染，头颅 MRI 有一定的诊断价值。颅内 T_2W_1 明显高信号，颅内肉芽肿 T_1W_1 低信号内容物，是 NIFI 特征性表现；矢状位 T_1W_1 可见脑下垂现象，脚间池向下位移，冠状位 T_1W_1 可见硬膜下积液和弥漫性硬脑膜强化，提示患儿出现颅内低压。B 超对内脏实质性器官（肝、脾、肾）及心内膜感染，胸部 X 线、CT 和 MRI 对肺部真菌感染的诊断有辅助价值。

五、合　并　症

NIFI 易导致多个器官受累，在早产儿、极低出生体重儿依次为脑膜脑炎（15%）、心内膜炎（5%）、肾实质感染（5%）、脑脓肿（4%）、眼内炎（3%）、肝脓肿（3%）等。白色假丝酵母菌具有较强的侵袭力，发生 NIFI 时应高度关注是否有上述器官受累。近平滑假丝酵母菌及光滑假丝酵母菌两种真菌毒力虽低于白色假丝酵母菌，但对于胎龄小、抵抗力差的新生儿，也可能累及颅脑、眼底等器官。

六、诊断与鉴别诊断

新生儿深部真菌感染的诊断主要依据患儿的高危因素、临床特征及实验室检查。确诊深部真菌感染的金标准仍是血、尿、CSF 或其他清洁部位标本分离出真菌或组织病理学检查发现真菌孢子、菌丝。NIFI 感染的诊断分为拟诊、临床诊断及确诊 3 个层次：①拟诊：患儿存在高危因素且有临床表现，或有高危因素且有微生物标准。②临床诊断：患儿存在高危因素、临床表现、微生物标准或拟诊、抗真菌治疗有效。③确诊：组织病理学检查发现真菌孢子或菌丝或者血液、CSF、胸腔液等无菌性体液中真菌培养阳性，并排除了标本污染及真菌定植。

七、治　　疗

目前，用于 NIFI 抗真菌药物主要有三唑类（氟康唑、伊曲康唑、伏立康唑）、多烯类（两性霉素 B 及其含脂复合制剂），棘球白素类（卡泊芬净、米卡芬净）、氟胞嘧啶（5-氟胞嘧啶）等。特别强调是：①当临床高度怀疑 NIFI 存在时，应及时进行有效的抗真菌治疗，而不是为了追求确诊而延误了最佳治疗时机。②NIFI可累及多个重要器官系统，故在选择抗真菌药物时需明确是否存在中枢神经系统和泌尿系统感染。

1. **三唑类** 新生儿临床常用三唑类抗真菌药包括氟康唑、伏立康唑等，其毒性较低，对大多数真菌敏感。

（1）氟康唑：新型三唑类抗真菌药，价格低廉，安全性高，抗真菌谱广，具有强力而特异的抑制真菌甾醇合成作用，被广泛应用于NIFI的防治。氟康唑能较好地渗入包括CSF在内的全身体液，主要经肾脏排泄，尿液浓度高，特别适用于合并中枢神经系统和泌尿系统感染的深部真菌感染。氟康唑对白念珠菌和新型隐球菌效果最好，但对光滑念珠菌、克柔念珠菌却几乎完全耐药，对曲菌无效。美国新生儿药物治疗手册对氟康唑的推荐治疗及预防用量和用法见表23-13-1。用药期间应密切观察肾功能、转氨酶和血常规。氟康唑治疗效果不佳时可考虑及时更换更敏感而高效的抗真菌药物，如伏立康唑、两性霉素B脂质体或卡泊芬净等。

表 23-13-1 新生儿氟康唑的用量及用法

新生儿	用量及用法*
新生儿（早产儿及足月儿）	治疗量：首剂12mg/kg，以后每次6mg/kg，口服或静脉滴注，静脉滴注需30分钟左右
足月儿	生后<7天，隔日用药1次；生后≥7天，每日1次
早产儿（胎龄30~36周）	生后<14天，隔日用药1次；生后≥14天，每日1次
早产儿（胎龄≤29周）	生后<14天，隔2日用药1次；生后≥14天，隔日1次
NICU中高风险新生儿	预防量：3mg/kg，每日1次

注：*氟康唑在早产儿血浆半衰期长（30~180小时），用药间隔时间一般较长，且随胎龄而异。

（2）伏立康唑：于2002年分别在欧盟和美国获准上市，2004年我国食品和药品监督管理局批准在国内上市。伏立康唑为第二代三唑类抗真菌药，主要在肝脏中通过CYP2C19进行代谢。CYP2C19活性存在显著的个体和种族差异，故应用伏立康唑前，可对该酶编码基因多态性（突变）进行测定而决定其用量。伏立康唑具有药物间相互作用少、安全性高、组织中分布广泛且浓度高的特点，对常见深部真菌感染的抗菌活性明显高于氟康唑，特别是对氟康唑天然耐药的非白念珠菌（如光滑假丝酵母菌和克柔假丝酵母菌）明显有效，但在新生儿领域本药的应用报道少见，参考剂量为3~4mg/（kg·次），足月儿每8~12小时1次，早产儿每12小时1次。

2. **多烯类** 主要为两性霉素B，包括两性霉素B去氧胆酸盐（AmB-D）及3种含脂复合制剂（LFAmB）：两性霉素脂质体（L-AmB）、两性霉素脂质复合体（ABLC）和两性霉素B胶质分散体（ABCD）。AmB-D抑制真菌细胞麦角甾醇合成，对念珠菌、新型隐球菌、曲菌、毛霉菌和组织胞浆菌等多种真菌有较强的杀菌作用，目前仍是侵袭性真菌感染的主要选用药物之一，需静脉滴注。首剂为1mg/kg，先用注射水溶解，再稀释于葡萄糖液内缓慢滴入，浓度不超过0.05~0.10mg/ml，滴注时应避光，6~8小时滴完；维持量为0.5mg/kg，静脉滴注，间隔24~48小时1次，疗程4周左右。LFAmB对念珠菌、新型隐球菌、曲霉菌、毛霉菌组织胞浆菌均显示较强的杀伤力，是目前认为最有效、起效最快的治疗真菌败血症的首选药物。LFAmB具有易透过血脑屏障（CSF浓度高），但在肾组织浓度较低的特性，新生儿对其耐受性好，故当AmB-D治疗无效或不能耐受，且无泌尿系未累及的侵袭性真菌感染时（包括中枢神经系统感染），可选用LFAmB治疗，剂量为3~5mg/kg。

3. **棘球白素类** 包括卡泊芬净和米卡芬净。卡泊芬净是目前唯一获美国批准的棘球白素类药物，为天然环六肽类抗真菌药，是1-3-β-D-葡聚糖合成酶抑制剂，使真菌细胞壁合成及结构异常，对耐氟康唑念珠菌、曲菌和孢子菌等真菌均有较好活性，广泛分布在包括大脑的各组织中。在新生儿，卡泊芬净推荐使用剂量为1mg/（kg·d）。米卡芬净具有广泛的抗念珠菌活性，作用较强而副作用较少，目前新生儿推荐剂量为10mg/（kg·d）。卡泊芬净和米卡芬净一般用于不能耐受两性霉素B类或氟康唑的新生儿念珠菌血症初始或挽救性治疗。

4. **氟胞嘧啶** 5-氟胞嘧啶（5-flucytosine，5-FC）抑制真菌胸腺嘧啶的合成，干扰DNA合成和细胞生长。5-FC可以口服也可静脉滴注，进入体内后可以广泛分布于组织和体液内，90%的药物原型从尿中排泄，但对肾脏不产生直接毒性。本药易产生耐药性，单独应用时最为显著。临床上，5-FC主要与两性霉素B联用治疗念珠菌、隐球菌和少数曲菌所致感染，对耐药菌株亦有协同作用。新生儿剂量为每次12.5~37.5mg/kg，每6小时口服1次，由于5-FC副作用比其他抗真菌药明显，新生儿深部真菌感染时少用。

八、预　　防

新生儿真菌感染临床不典型，后果严重，难以治疗，因此要特别注意预防。新生儿属于免疫低下群体，因此，要求临床医师规范医疗操作行为，尽可能减少医源性感染的机会：①加强无菌观念，防止交叉感染；②有创操作要避免皮肤、黏膜屏障的损害；③合理使用抗生素，尽量缩短疗程，避免滥用激素；④发生导管相关深部真菌感染时，应及时拔出气管插管、PICC、引流管、导尿管等；⑤维护胃肠功能，尽量缩短肠外营养时间，尽早胃肠内营养。目前，许多学者建议给予NICU的极低出生体重儿氟康唑预防性治疗，可有效预防念珠菌菌血症的发生，并显著降低病死率，但仍然需要大规模临床研究以确定预防方案的安全性和有效性。

（张金萍　肖昕）

第十四节　新生儿重症新型冠状病毒感染

2020年2月11日，国际病毒分类委员会（International Committee on Taxonomy of Viruses，ICTV）正式将新型冠状病毒命名为严重急性呼吸综合征冠状病毒-2（severe acute respiratory syndrome coronavirus-2，SARS-CoV-2）。同日，WHO正式命名此病为2019冠状病毒病（corona virus disease 2019，COVID-19）。根据WHO数据统计，新生儿新型冠状病毒感染率为0.05%～2%，在感染患儿中，死亡率约为0.1%。新生儿作为免疫低下的特殊人群，主要通过产时、产后水平传播感染，极少通过垂直传播感染，且均有可能引起临床症状。

一、病　原　学

SARS-CoV-2是COVID-19的病原体，该病毒于2020年1月首次被我国科学家成功分离并鉴定，并于2020年2月由ICTV正式命名。该病毒为β属冠状病毒，属于单股正链RNA病毒，有包膜，病毒颗粒呈圆形或椭圆形，直径为60～140nm。病毒具有5个必需基因，分别编码刺突蛋白（spike，S）、包膜蛋白（envelope，E）、膜蛋白（membrane，M）和核壳蛋白（nucleocapsid，N）4种结构蛋白及RNA依赖性的RNA聚合酶。与其他RNA病毒相似，SARS-CoV-2的基因易发生变异，目前已经历了阿尔法（Alpha）、贝塔（Beta）、伽马（Gamma）、德尔塔（Delta）和奥密克戎（Omicron）5种变异株。Omicron变异株于2021年11月份在人群中出现，相比Delta等其他变异株，尽管其致病性逐渐减弱，其传染性和免疫逃逸能力明显增强，因此，需持续监测SARS-CoV-2的基因突变与其新变异株的出现及其生物学特性。

冠状病毒对紫外线和热敏感，56℃ 30分钟、有机溶剂（乙醚、75%乙醇、氯仿等）、含氯消毒剂和过氧乙酸等脂溶剂均可有效灭活病毒，但氯己定不能有效灭活病毒。

二、流 行 病 学

1. **传染源**　主要为新型冠状病毒感染患者和无症状感染者，潜伏期1～14天，感染者潜伏期即具有传染性，发病3～5天内传染性最强。

2. **传播途径**　主要通过呼吸道飞沫和密切接触被感染，在相对封闭的环境中可经气溶胶传播，接触被病毒污染的物品也可感染。对新生儿而言，孕母SARS-CoV-2感染可经胎盘垂直传播而被感染。现有证据显示，孕早、中期确诊COVID-19的孕产妇发生母婴垂直传播的风险较大，孕晚期发生垂直传播的风险较小。此外，患COVID-19的母亲在做好手卫生和戴口罩等防护措施的前提下，经母乳喂养传播SARS-CoV-2的风险很小。

3. **易感人群**　新生儿对SARS-CoV-2普遍易感，感染后可获得一定的免疫力。

三、发 病 机 制

SARS-CoV-2入侵人体呼吸道后，主要依靠其表面的S蛋白上的受体结合域识别宿主细胞血管紧张素转换酶2（angiotensin-converting enzyme 2，ACE-2）受体，并与之结合而感染人的呼吸道上皮细胞。ACE-2在肺脏、心脏、肠胃道和肾脏中都有表达，所以通过该靶点进行感染的病毒不仅会在呼吸系统中引发病变，同样也可以引起消化、循环等系统症状。此外，ACE-2也被发现表达于胎盘、卵巢、子宫和阴道等部位，尤其在蜕膜血管周围细胞群表达量较高，可能是母婴垂直传播的机制之一。

尽管新生儿自身免疫力比较低下，但从母体获得IgG抗体，起到一定的免疫防御功能。同时，新生儿肺部ACE-2表达量较成人低，这些为新生儿特有的生理特点，导致新型冠状病毒感染新生儿的比例较低，症状较轻。

四、病 理 改 变

目前，国内外关于新生儿重症COVID-19的病理改变有少数研究报道，胎盘组织学显示，绒毛膜下间隙可见中性粒细胞和单核细胞的浸润，胎盘蜕膜组织和胎盘外膜可见淋巴细胞和巨噬细胞浸润，大量绒毛周围纤维蛋白沉积，绒毛血管显著增多，脐带结缔组织可见炎性浸润。孕中期感染 SARS-CoV-2 的孕妇，胎盘组织和脐带血的 PCR、质谱和免疫组化染色可显示 SARS-CoV-2 阳性。尸检结果显示，胎儿的肺脏、肝脏、胸腺、腋窝、口腔和肛门等组织进行 PCR 检测，均显示 SARS-CoV-2 核酸阴性。

五、临 床 表 现

1. **新生儿 SARS-CoV-2 感染临床特点**　新生儿 COVID-19 病例少见，其临床表现和感染变异株的致病性密切相关，部分感染者从无症状到轻症病例、重症病例，具有基础疾病或合并症的新生儿甚至发生死亡。既往报道，早期致病性强的 Alpha 毒株，新生儿感染中有一定比例的普通型及重型病例，甚至有死亡病例报道。重型或者危重型病例大多合并早产、先天畸形或其他基础疾病。最近的 Omicron 变异株致病性减弱，新生儿感染的临床表现主要以呼吸道和消化道症状为主，大部分为无症状、轻型或普通型病例，少数为重症或危重症病例。

新生儿 SARS-CoV-2 感染大多无症状，COVID-19 轻症和普通型病例的临床表现不典型，主要表现为发热、咳嗽、鼻塞、流涕等呼吸道感染症状，部分新生儿病例可有吃奶量减少、拒乳、呕吐、腹泻、腹胀等消化道症状。

目前报道的新生儿重症或危重症 COVID-19 病例极少，主要以新生儿多系统炎症综合征（multisystem inflammatory syndrome in neonates，MIS-N）形式出现，临床表现为患儿高热、呼吸急促、呼吸暂停、低氧血症、呼吸衰竭、喂养困难、腹胀、胃肠道出血、低血压、心动过速、心源性休克，甚至并发心肌炎、气胸等；少数危重患儿出现脑炎、脑膜炎、脑病，甚至出现急性坏死性脑病（acute necrotizing encephalopathy，ANE）症状，表现为肌张力减弱、拥抱反射迟钝、拒食、嗜睡，可无前囟隆起，急性期可有惊厥发作，伴角弓反张和双眼上翻；极少数患儿表现类似川崎病，可见枕部和臀部受压部位皮肤损害或皮肤斑疹，可并发血栓栓塞和冠状动脉弥漫性增厚。

2. **重型/危重型病例早期预警指标**　当出现下列指征之一者，应注意病情加重，可能是重症或危重症早期表现：①精神反应差、嗜睡；②呼吸频率增快；③血乳酸水平进行性升高；④血 CRP、PCT、铁蛋白等炎症标志物水平明显升高；⑤影像学显示双侧或多肺叶浸润、胸腔积液或短期内病变快速进展。对有基础疾病（先天性心脏病、支气管肺发育不良、呼吸道畸形、异常血红蛋白、重度营养不良等）、有免疫缺陷或低下（长期使用免疫抑制剂）的新生儿更应注意这些预警指标。

六、辅 助 检 查

1. **非特异性检查**　新生儿 COVID-19 病例外周血白细胞数正常或减少，可见淋巴细胞减少，CRP、PCT 可正常。部分患儿出现转氨酶、肌酶、LDH、肌红蛋白和铁蛋白水平升高，合并 MIS-N 时，IL-6、CRP、PCT 等炎症标志物水平可显著升高；合并心功能不全时，肌钙蛋白、ProBNP 水平可显著升高；部分患儿可合并凝血功能异常（血 D-D 升高）；以脑病为表现的病例，CSF 分析正常或轻度异常。病情严重者，还需完善血气分析、肝肾功能检测、心肌酶谱、凝血功能检测等实验室检查。

2. **病原学检查**　包括核酸检测、抗原检测、血清学检查和病毒培养分离等。

（1）核酸检测：采用 RT-PCR 等方法检测鼻咽拭子、痰和下呼吸道分泌物（痰或气道抽取物）、血液、粪便、尿液等标本中新型冠状病毒。特异度、灵敏度高，是目前最常用的新型冠状病毒检测方法。

（2）抗原检测：采用胶体金法或免疫荧光法检测呼吸道等标本中病毒抗原成分。检测速度快，其灵敏度与感染者病毒载量呈正相关：阳性支持新型冠状病毒感染的诊断，但阴性不能排除诊断。

（3）血清学检查：发病 1 周后，患儿可出现新型冠状病毒特异性 IgM、IgG 抗体阳性。恢复期 IgG 抗体水平为急性期 4 倍或以上有回顾性诊断意义。

（4）病毒培养与分离：可从呼吸道标本、粪便标本等分离、培养新型冠状病毒。对实验室环境要求极为苛刻，同时操作过程烦琐、耗时且难度高，临床应用有限。

3. **影像学检查**　新生儿 COVID-19 患者可表现为轻度肺部毛玻璃影或非特异性条索状浸润，重症患者可表现为双肺广泛浸润或毛玻璃影等 ARDS 表现；并发 MIS-N 时，心功能不全患者可见心影增大和肺水肿；并发血栓栓塞时，可发展为肺部空洞，胸部 X 线检查表现为双肺多发结节伴空洞形成。

以脑炎为表现的新生儿病例，胸部 X 线检查可正常，颅脑 MRI 弥散加权成像（diffusion-weighted imaging，DWI）可见脑室周围和深部白质、胼胝体、内囊及锥体束周围广泛弥散受限，液体衰减反转恢复序列（fluid-attenuated inversion recovery，FLAIR）T_2 像可见两侧丘脑外周血管高信号征，伴弥散受限。

七、诊断标准与临床分型

1. 新生儿新型冠状病毒感染诊断标准 新生儿新型冠状病毒感染后，临床表现可能和婴幼儿相似，如发热、咳嗽、气促、喂养不耐受、呕吐、腹泻等。主要根据流行病学史、临床表现、实验室检查等综合分析做出诊断，其中新型冠状病毒核酸检测阳性为确诊的首要标准。具体诊断标准如下。

（1）具有新型冠状病毒感染的相关临床表现。

（2）具有下列一条或以上病原学或血清学检查结果：①新型冠状病毒核酸检测阳性；②新型冠状病毒抗原检测阳性；③新型冠状病毒分离、培养阳性；④恢复期新型冠状病毒特异性 IgG 抗体水平为急性期升高 4 倍或以上。

（3）在分娩前 14 天和分娩后 28 天以内有新型冠状病毒感染病史的母亲分娩的新生儿，或者新生儿期间直接暴露其他有新型冠状病毒感染史的接触者（包括家庭成员、照护者、医护人员、探视者），有助于新型冠状病毒感染的诊断。

2. MIS-N 诊断标准 MIS-N 是指新生儿新型冠状病毒感染确诊 4 周内，出现多器官功能严重障碍，并排除其他疾病所致。MIS-N 是新生儿新型冠状病毒感染的危重症，必须早期诊断和处理，其诊断标准如下。

（1）存在感染新型冠状病毒实验室和流行病学证据。

（2）超过 2 个器官受累功能障碍和/或病情严重需要入住 NICU。

（3）心房传导异常或冠脉扩张。

（4）辅助检查证据：①CRP、PCT、IL-6、铁蛋白等炎性指标明显或进行性升高，中性粒细胞明显升高或降低，淋巴细胞减少；②纤维蛋白原降低及 D-D 明显升高；③LDH 增高，乳酸进行性增高，白蛋白降低；④胸部 X 线检查或 CT 提示双侧或多叶浸润，磨玻璃样改变或白肺，迅速进展的肺部病灶。

3. 临床分型 分为轻型、普通型（中型）、重型和危重型四种。

（1）轻型：临床症状轻微，以上呼吸道症状为主，影像学未见肺炎表现。

（2）普通型（中型）：具有发热、呼吸道症状等，静息状态下，吸空气时指氧饱和度<93%；影像学可见肺炎表现。

（3）重型：符合下列任何一条：①持续高热超过 3 天；②出现气促，频率≥60 次/min，除外发热和哭闹的影响；③静息状态下，吸空气时指氧饱和度≤93%；④鼻翼扇动、三凹征、喘鸣或喘息等呼吸困难表现；⑤意识障碍、嗜睡、惊厥等中枢神经系统表现；⑥拒食或喂养困难，出现脱水征。

（4）危重型：符合以下情况之一者：①呼吸衰竭，且需要机械通气；②休克；③其他器官功能衰竭需 NICU 监护治疗。

4. 重型/危重型早期预警指标 存在以下指标之一者应警惕病情恶化成重症或危重症：①呼吸频率明显增快；②精神反应变差、嗜睡、惊厥；③外周血淋巴细胞数降低和/或血小板减少；④高/低血糖和/或乳酸升高；⑤CRP、PCT 或铁蛋白等炎症因子明显升高；⑥AST、ALT、CK 明显增高；⑦D-D 等凝血功能指标明显异常；⑧头颅 CT 或 MRI 提示脑水肿等改变，胸部 X 线或 CT 提示肺部病变明显进展；⑨存在并发症或合并症，如原发或继发性免疫功能障碍、慢性肺疾病、神经肌肉疾病、重度营养不良等。

八、鉴别诊断

需与其他病毒所致的上呼吸道感染、肺炎鉴别；新型冠状病毒感染孕母所生早产儿出生时出现气促、三凹征等呼吸系统表现时，需与 RDS 鉴别；出现发热、休克或中枢神经系统表现时，需与细菌等病原体所致的败血症或化脓性脑膜炎鉴别；出现皮疹、黏膜损害时，需与川崎病鉴别。

九、治疗

新生儿确诊病例应隔离治疗，在隔离病房行接触隔离，产生气溶胶操作时行空气隔离。尚无适合新生儿的有效抗新型冠状病毒药物，总的治疗原则是对症支持治疗，因为症状多为非特异性，所以密切观察病情变化是治疗的重要环节。

1. 对症支持疗法 保证适当的热量和液体，体温 38.5℃以下，物理降温，持续 39℃以上物理降温无效可用布洛芬或对乙酰氨基酚。呼吸道分泌物增多、气促者，首选叩背排痰等物理疗法；不能缓解可试用乙酰半胱氨酸溶液雾化吸入，每次 1ml，2 次/d，或干扰素-α 雾化 2~4μg/kg，2 次/d。

2. 一般治疗 无症状感染采取期待疗法，密切监测病情变化；表现为急性上呼吸道感染者，期待疗法及对症支持治疗。

3. 重症和危重症治疗 新型冠状病毒肺炎患儿

应根据病情予以氧疗,早产和/或有并发症的情况下,若病情突然加重,应警惕 ARDS、休克、DIC、脑炎或 MIS-N 等重症和危重症发生,并给予相应抢救性治疗。

(1) 重症肺炎及 ARDS:根据呼吸窘迫和缺氧程度选择不同的氧疗和呼吸支持方法。对于接受鼻导管或面罩吸氧患儿,若短时间(1~2 小时)内呼吸窘迫和/或低氧血症无明显改善(SpO_2<93%),应使用无创通气如经鼻高流量氧疗或 CPAP;若 CPAP 压力>6cmH_2O、FiO_2>0.30 仍不能维持 SpO_2 在 93%以上时,应果断气管插管有创机械通气(常频通气或高频振荡通气),俯卧位通气有助于改善低氧血症。氧合指数低、弥漫性白肺表现者考虑足量 PS 使用和 NO 吸入,特别危重的患儿(如 ARDS)需要 ECMO 治疗。在氧疗的同时,精确给予液体疗法,根据患儿血浆白蛋白水平输注白蛋白,并使用利尿剂,以维持体内液体轻度负平衡;

凡需持续氧疗的重症及危重症患儿,还应给予免疫调节治疗,首选地塞米松,剂量 0.15~0.30mg/(kg·d),最大剂量为 6mg,疗程不超过 10 天,以促进肺内炎症吸收,减轻肺水肿,改善肺气体交换。

(2) 神经系统并发症:出现脑炎、脑膜炎、脑病甚至 ANE 等多种中枢神经系统并发症时,给予甘露醇、高渗盐水等降颅内压,治疗期间监测血钠变化;地西泮或咪达唑仑镇静止惊;对癫痫持续状态及反复惊厥发作者可加用左乙拉西坦等抗癫痫发作药物;严重脑病特别是 ANE 病情凶险,病死率较高,治疗推荐为①激素和 IVIg 冲击治疗:甲泼尼龙 20~30mg/(kg·d),连用 3 日,随后根据病情逐渐减量;IVIg,2g/kg,分 1~2 天给予。②托珠单抗:对存在高炎症反应者,尤其是 IL-6 水平明显增高者,若激素和 IVIg 等治疗效果不佳,可试用托珠单抗剂量 8mg/kg;若转氨酶水平异常(高于正常 3~5 倍)或中性粒细胞[(0.5~1.0)×10^9/L]、血小板计数[(50~100)×10^9/L]降低,减量至 4mg/kg,输注时间大于 1 小时。③血浆置换:可酌情选用,尤其是合并急性肝衰竭者。④鸡尾酒疗法:可试用维生素 B_1、维生素 B_6、左卡尼汀等,以期改善线粒体代谢。

(3) MIS-N:常合并休克、DIC 或心血管功能障碍,应收入 ICU 严密监护。治疗原则是尽早抗炎、纠正休克和出凝血功能障碍及脏器功能支持。病情急剧进展、炎症反应过度激活患儿,一线治疗是糖皮质激素[甲泼尼龙 1~2mg/(kg·d),或地塞米松 0.5mg/(kg·d)]和 IVIg(2g/kg)冲击治疗;若无好转或加重,可予甲泼尼龙 10~30mg/(kg·d)静脉注射,或英夫利西单抗 5~10mg/kg 或托珠单抗(剂量同神经系统并发症)。心血管功能障碍时,在血流动力学监测基础上适当液体复苏,合理使用血管活性药物,根据心功能情况酌情使用强心剂,维持心排血量和血压循环稳定。存在血栓形成风险及血栓导致 MIS-N 症状新生儿,根据出凝血检查结果,早期、小剂量、皮下注射低分子量肝素,必要时联合抗凝血酶Ⅲ(antithrombin Ⅲ, AT-Ⅲ)治疗,治疗期间密切监测 PT、PTT 纤维蛋白原和 D-D。

(4) 其他:急性肾损伤、严重酸中毒、细胞因子风暴予以 CRRT 治疗;在有条件时使用抗病毒药物如 Paxlovid(奈玛特韦+利托那韦)或 COVID-19 患者高滴度抗体恢复期血浆治疗;明确合并细菌感染时根据抗生素使用规范合理使用抗生素。

十、预　防

新生儿主要经呼吸道飞沫和密切接触感染新型冠状病毒,垂直传播感染也不能完全排除,因此对疑似/确诊新型冠状病毒的母亲分娩的新生儿,需遵守严格的呼吸道防护措施,分娩时不提倡延迟脐带结扎和脐带挤压,必要时可留取脐血、羊水、胎盘等以备核酸检测。如新生儿出生后反应欠佳,有发热或呼吸道症状,需按照疑似新型冠状病毒感染病例进行隔离诊治,并尽快采集鼻咽/口咽拭子进行新型冠状病毒核酸检测,必要时可增加脐血、羊水、胎盘、肛拭子等进行核酸检测。对于母乳喂养问题:①没有证据证明经母乳传播新型冠状病毒,现有证据支持继续母乳喂养;②如果母亲新型冠状病毒急性期发热或病情严重不宜母乳喂养,可考虑吸出母乳由其他护理人员经奶瓶喂养,由专业医护人员指导母亲保护性隔离取奶和转运;③无症状感染母亲和轻症母亲可以直接哺乳,但需要做好手消毒和戴 N95 口罩。

十一、预　后

据美国报道,新生儿新型冠状病毒感染总体发生率约为 91.1/10 万,在感染患儿中,严重病例约为 7.7%,死亡率约为 0.1%。我国报道新生儿新型冠状病毒 Omicron 变异株感染通常为轻型或无症状型,临床表现及实验室检查结果无特异性,近期预后好;但也有少数病例发生惊厥、急性脑炎等中枢神经系统损伤和 MIS-N 等罕见并发症,因此,要警惕新生儿新型冠状病毒感染导致脑损伤的风险及神经系统的不良预后。

(周晓光)

参考文献

1. 中国当代儿科杂志编辑委员会,围产新生儿新型冠状病毒感染防控管理预案工作组. 围产新生儿新型冠状病毒感染防控管理预案(第三版). 中国当代儿科杂志,2023,25(1):1-4.
2. 国家儿童医学中心,首都医科大学附属北京儿童医院新型冠状病毒感染重症救治专家组,北京儿童新型冠状病毒感染医疗救治市级专家组. 儿童新型冠状病毒 Omicron 变异株感染重症早期识别和诊治建议. 中华儿科杂志,2023,61(3):199-202.
3. 北京地区母婴巨细胞病毒感染调查协作组. 北京地区母婴巨细胞病毒感染状况调查. 中华围产医学杂志,2012,15(8):459-461.
4. 雷旻,李迟,田树凤,等. 新生儿流行性感冒 16 例临床分析. 临床儿科杂志,2018,36(5):381-383,388.
5. 王来栓,倪锦文,周文浩. 先天性梅毒的流行病学和诊断治疗现状. 中国循证儿科杂志,2010,5(1):64-70.
6. 倪启飞,许巍. 婴儿初发重症先天性梅毒临床特征及相关因素分析. 临床误诊误治,2017,30(7):75-78.
7. 徐晔,甘兰丰,余世才,等. 先天性肺结核:胸片在诊断中的价值. 临床放射学杂志,2001,20(3):228-230.
8. 陈桂华,万朝敏. 先天性结核病的研究现状. 临床儿科杂志,2007,25(2):151-153.
9. 林新祝,吴健宁,张雪芹,等. 晚孕期阴道 B 族链球菌定植与新生儿感染的关系. 中华围产医学杂志,2016,19(7):491-496.
10. 中华医学会儿科学分会感染学组,中华儿科杂志编辑委员会. 中国儿童百日咳诊断和治疗建议. 中华儿科杂志,2017,55(8):568-572.
11. 周凯,韩青. 百日咳致婴儿死亡的机制和预防. 中华实用儿科临床杂志,2017,32(22):1699-1701.
12. 中华医学会儿科学分会新生儿学组,中国医师协会新生儿科医师分会感染专业委员会. 新生儿败血症诊断及治疗专家共识(2019 年版). 中华儿科杂志,2019,57(4):252-257.
13. 李敏,王亚亭,金丹群,等. 金黄色葡萄球菌感染致新生儿急性骨髓炎的临床分析. 中华医院感染学杂志,2016,26(19):4526-4528.
14. 宁桂军,高源,夏伟,等. 中国 2010—2017 年新生儿破伤风流行病学特征. 中国疫苗和免疫,2018,24(4):379-382.
15. 张可,蒋思远,严恺,等. 新型冠状病毒 Omicron 变异株流行期间新生儿感染 16 例临床特征分析. 中华儿科杂志,2022,60(11):1158-1162.
16. 曾凌空,陶旭炜,袁文浩,等. 中国首例新生儿新型冠状病毒肺炎. 中华儿科杂志,2020,58(4):279-280.
17. 莫艳,莫坚,梁汝英,等. 新生儿重型新型冠状病毒肺炎 1 例报告. 中国当代儿科杂志,2022,24(11):1266-1268.
18. 费正华,潘海鹏,罗志琴,等. 新生儿侵袭性真菌感染的临床特点与核磁共振影像学研究. 中华医院感染学杂志,2019,29(19):3031-3035.
19. 李辉桃,林冰纯,黄智峰,等. 应用微滴式数字 PCR 技术快速诊断新生儿侵袭性真菌病. 中国当代儿科杂志,2019,1(29):45-51.
20. 张金萍,陈超. 氟康唑预防极低出生体重儿真菌感染有效性和安全性的 Meta 分析. 中华儿科杂志,2009,47(12):891-897.
21. 赵奇思,韦红,华子瑜,等. 新生儿骨髓炎 13 例临床分析. 中国实用儿科杂志,2014,29(8):600-603.
22. 戎荣,吴本清. 新生儿侵袭性真菌感染研究进展. 中华实用儿科临床杂志,2015,30(10):790-792.
23. 韩俊彦,曹云,蒋思远,等. 76 例新生儿侵袭性真菌感染回顾性分析:2004 年至 2014 年. 中华围产医学杂志,2016,19(8):586-591.
24. AMATYA S,CORR T E,GANDHI C K,et al. Management of newborns exposed to mothers with confirmed or suspected COVID-19. J Perinatol,2020,40(7):987-996.
25. American College of Obstetricians and Gynecologists,Committee on Obstetric Practice. Prevention of group B streptococcal early-onset disease in newborns: ACOG committee opinion, number 782. Obstet Gynecol,2019,134(1):e19-e40.
26. Aap Committee on Infectious Diseases. Recommendations for prevention and control of influenza in children, 2018—2019. Pediatrics,2018,142(4):e20182367.
27. BALE J F. Cytomegalovirus infections. Semin Pediatr Neurol,2012,19(3):101-106.
28. BHATTA A K,KEYAL U,LIU Y,et al. Vertical transmission of herpes simplex virus:an update. J DtschDermatolGes,2018,16(6):685-692.
29. BERTI E,VENTURINI E,GALLI L,et al. Management and prevention of pertussis infection in neonates. Expert Rev Anti Infect Ther,2014,12(12):1515-1531.
30. CABALLERO M T,BIANCHI A M,NUÑO A,et al. Mortality associated with acute respiratory infections among children at home. J Infect Dis,2019,219(3):358-364.
31. CANTWELL M F,SHEHAB Z M,COSTELLO A M,et al. Brief report: congenital tuberculosis. NEJM, 1994, 330(15):1051-1054.
32. DI R G C,MELIN P,BERARDI A,et al. Intrapartum GBS screening and antibiotic prophylaxis:a European consensus conference. J Matern Fetal Neonatal Med,2015,28(7):766-782.
33. EDMOND K M,KORTSALIOUDAKI C,SCOTT S,et al. Group B streptococcal disease in infants aged younger than 3 months: systematic review and meta-analysis. Lancet, 2012, 379(9815):547-556.
34. HAMPRECHT K,GOELZ R. Postnatal cytomegalovirus infection through human milk in preterm infants:transmission,clini-

cal presentation, and prevention. Clin Perinatol, 2017, 44(1): 121-130.

35. GRAMMATICO-GUILLON L, MAAKAROUN VERMESSE Z, BARON S, et al. Paediatric bone and joint infectons are more common in boys and toddlers: an ational epidemiology study. Acta Pediatr, 2013, 102(3): e120-e125.

36. GUILBERT J, MEAU-PETIT V. Coagulase-negative staplococcal osteomyelitis in preterm infants: aproposal for a diagnostic procedure. Arch Pediatr, 2010, 17(10): 1473-1476.

37. KYLE M H, GLASSMAN M E, KHAN A, et al. A review of newborn outcomes during the COVID-19 pandemic. Semin Perinatol, 2020, 44(7): 151286.

38. LUCK S E, WIERINGA J W, BLÁZQUEZ-GAMERO D, et al. Congenital cytomegalovirus: a European expert consensus statement on diagnosis and management. Pediatr Infect Dis J, 2017, 36(12): 1205-1213.

39. LV X Q, QIAN L H, WU T, et al. Enterovirus infection in febrile neonates: a hospital-based prospective cohort study. J Paediatr Child Health, 2016, 52(8): 837-841.

40. LIU L, OZA S, HOGAN D, et al. Global, regional, and national causes of child mortality in 2000-13, with projections to inform post-2015 priorities: an updated systematic analysis. Lancet, 2015, 385(9966): 430-440.

41. LUTSAR I, CHAZALLON C, CARDUCCI F I, et al. Current management of late onset neonatal bacterial sepsis in five European countries. Eur J Pediatr, 2014, 173(8): 997-1004.

42. MANICKLAL S, EMERY V C, LAZZAROTTO T, et al. The "silent" global burden of congenital cytomegalovirus. Clin Microbiol Rev, 2013, 26(1): 86-102.

43. MAHANT S, HALL M, SCHONDELMEYER A C, et al. Neonatal herpes simplex virus infection among medicaid-enrolled children: 2009—2015. Pediatrics, 2019, 143(4): e20183233.

44. MELIN P, EFSTRATIOU A. Group B streptococcal epidemiology and vaccine needs in developed countries. Vaccine, 2013, 31 (Suppl 4): D31-D42.

45. MONTAGNA M T, LOVERO G, DE G O, et al. Invasive fungal infections in neonatal intensive care units of Southern Italy: a multicentre regional active surveillance (AURORA project). J Prev Med Hyg, 2010, 51(3): 125-130.

46. OBA Y, IWATA K. Treatment of neonatal sepsis with immune globulin. N Engl J Med, 2012, 366(1): 91.

47. PUOPOLO K M, LYNFIELD R, CUMMINGS J J. Management of infants at risk for group B Streptococcal disease. Pediatrics, 2019, 144(2): e20191881.

48. RASMUSSEN S A, JAMIESON D J, UYEKI T M. Effects of influenza on pregnant women and infants. Am J Obstet Gynecol, 2012, 207(3 Suppl): S3-S8.

49. SAMIES N L, JAMES S H. Prevention and treatment of neonatal herpes simplex virus infection. Antiviral Res, 2020, 176: 104721.

50. WU T, FAN X P, WANG W Y, et al. Enterovirus infections are associated with white matter damage in neonates. J Paediatr Child Health, 2014, 50(10): 817-822.

51. QIAN J Y, BAI X Y, FENG Y L, et al. Cholestasis, ascites and pancytopenia in an immunocompetent adult with severe cytomegalovirus hepatitis. World J Gastroenterol, 2015, 21(43): 12505-12509.

52. STRANEY L, SCHIBLER A, GANESHALINGHAM A, et al. Burden and outcomes of severe pertussis infection in critically ill infants. Pediatr Crit Care Med, 2016, 17(8): 735-742.

53. YAACOBI N, BAR-MEIR M, SHCHORS I, et al. A prospective controlled trial of the optimal volume for neonatal blood cultures. Pediatr Infect Dis J, 2015, 34(4): 351-354.

54. SARAH K L, GRIFFITHS U, AZHAR A R, et al. An investment case for maternaland neonatal tetanus elimination. Vaccine, 2020, 38(9), 2241-2249.

55. SANKARAN D, NAKRA N, CHEEMA R, et al. Perinatal SARS-CoV-2 infection and neonatal COVID-19: a 2021 update. Neoreviews, 2021, 22(5): e284-e295.

56. TAN T Q, GERBIE M V. Pertussis, a disease whose time has come: what can be done to control the problem?. Obstet Gynecol, 2013, 122(2 Pt 1): 370-373.

57. ZERVOU F N, ZACHRIOUDAKISS I M, ZIAKAS P D, et al. MRSA colonization andrisk of infection in the neonatal and pediatric ICU: a meta analysis. Pediatric, 2014, 133(4): e1015-e1023.

58. ZHENG P J, ZHU Q R. Sixth national conference on pediatric liver disease. Chinese Journal of Infectious Diseases, 2000, 18 (1): 68.

59. ZHAO D, CHEN X, HAN D, et al. Pulmonary ACE2 expression in neonatal and adult rats. FEBS Open Bio, 2021, 11(8): 2266-2272.

60. ZENG L, XIA S, YUAN W, et al. Neonatal early-onset infection with SARS-CoV-2 in 33 neonates born to mothers with COVID-19 in Wuhan, China. JAMA Pediatr. 2020, 174(7): 722-725.

第二十四章　新生儿其他重症

第一节　新生儿寒冷损伤综合征

新生儿寒冷损伤综合征（neonatal cold injury syndrome），又称新生儿低体温（neonatal hypothermia）或新生儿硬肿病（scleredema neonatorum），是由寒冷、摄入热量不足及感染等因素引起新生儿低体温（腋下温度常低于36.5℃），继而皮肤和皮下脂肪硬化、水肿的一种临床综合征，严重者可继发肺出血、休克和多脏器功能衰竭而致死，是新生儿危重症之一。既往，新生儿寒冷损伤综合征多发生在寒冷季节，也可能与产房温度低有关；随着人民生活水平的提高和医疗技术的进步，由寒冷所致者已少见，目前临床上所见的寒冷损伤综合征多由早产、摄入不足或继发于严重感染、颅内出血、窒息缺氧等所致。

（一）病因

1. 新生儿特殊生理　新生儿有下列生理特点是发生低体温和皮肤硬肿的主要原因。

（1）体温调节中枢不成熟：早产儿和低出生体重儿的体温调节中枢发育尚未成熟，当环境温度过低时，新生儿增加产热和减少散热的自身调节功能差，继而出现低体温。

（2）体表面积大：新生儿体表面积相对较大，血管丰富，易于散热。寒冷季节环境温度降低时而又未有效保暖，散热增加使体温下降。

（3）能量不足：早产儿、低出生体重儿和小于胎龄儿（small for gestational age infant，SGA）棕色脂肪组织肝糖原贮备少，加之生后摄入热量不足，生后48小时内即可耗尽而产热不足，发生低体温。

（4）饱和脂肪酸多：新生儿白色脂肪中，饱和脂肪酸较多，且熔点高，当体温降低时，皮脂易发生硬化。

2. 基础疾病影响　新生儿严重感染（如败血症、肺炎、化脓性脑膜炎）、窒息和心力衰竭时，可发生缺氧、休克、酸中毒和微循环障碍等，影响棕色脂肪氧化分解，产热能力明显不足，加之摄入不足而能量消耗过多，易发生体温过低和皮肤硬肿。

（二）病理生理变化

低体温可使局部血液循环瘀滞，引起缺氧和代谢性酸中毒，导致皮肤毛细血管壁通透性增加，出现水肿；加之白色脂肪（饱和脂肪酸）在低温环境下易凝固，出现皮肤和皮下脂肪硬肿。如低体温持续存在或硬肿面积继续扩大，缺氧和代谢性酸中毒加重，容易引起休克、肺出血、弥散性血管内凝血（disseminated intravascular coagulation，DIC）和肾衰竭等多系统器官功能损害。

（三）临床表现

临床表现包括四大主征，即反应低下、低体温、皮肤硬肿和多系统器官功能损害。

1. 反应低下　患儿早期常有少吃、少哭、少动、嗜睡等反应低下表现。

2. 低体温　是本病主要表现之一。全身或肢端凉，体温常在35℃以下，严重者可在30℃以下。低体温患儿中，以早产儿和低出生体重儿居多（分别占低体温患儿总数的37%和65%）。低体温+硬肿病患儿中，产热良好（腋下温度≥肛门温度，腋下温度-肛门温度差为正值，在0~0.9℃）者占绝大多数（90.7%），产热衰竭（腋下温度<肛门温度，腋-肛温差为负值）者仅占9.3%。前者多为病程短、硬肿面积偏小，复温效果佳，预后良好，病死率低。后者多为病程长，硬肿面积大，易伴有多脏器功能衰竭，复温效果差，预后不良，病死率高。

3. 皮肤硬肿　包括皮脂硬化和水肿两种病变。皮脂硬化处皮肤变硬，皮肤紧贴皮下组织，不易提起，严重时肢体僵硬，不能活动，触之如硬橡皮样，皮肤呈紫红或苍黄色。皮脂硬化与水肿各占比例不同：以硬化为主者，多为出生1周后或感染、病情危重的患儿；以水肿为主者，多为生后1~2天或早产儿。硬肿为对称性，累及多发部位顺序依次为下肢（93%）、臀（90%）、面颊（67%）和上肢（47%），严重者可蔓延至背腹和胸部等，此时多伴有心率及呼吸减慢，运动减少。硬肿面积与病情及预后关系密切，面积越大，各器官功能损害越大，病情越重，病死率越高。

4. 多系统器官功能损害　随着体温降低，硬肿出现或加重，可引起全身多器官、系统损害，如循环障碍、肺出血、急性肾衰竭、DIC、电解质和酸碱平衡失调、内分泌调节等多系统功能损害表现。

（1）循环障碍：重度低体温患儿，特别是体温<30℃或硬肿加重时，常伴有明显的微循环障碍如面色苍白、发绀、四肢凉、皮肤花纹，血块收缩试验（clot retraction test，CRT）延长。早期心率一过性增快（>160次/min），随病情加重或体温降低逐渐减慢，严重时可低于100次/min，且心音低钝，节律不正。早期血压常无改变，复温过程中部分病例有一过性下降趋势，尤其是舒张压和平均动脉压改变明显。如体温恢复，心率仍低于<100次/min可考虑存在心源性休克或心力衰竭，此时常有明显心肌损害。心肌酶谱主要表现血清CK、CK-MB、LDH、AST及α-羟丁酸脱氢酶活性升高。心电图主要表现窦性心动过缓、低电压、QT间期延长ST-T波改变和一度房室传导阻滞等。一般认为，在本病患儿心肌损害的评估中，临床体征和心酶谱改变（尤其CK-MB）有一定价值，心电图改变与预后常无关。

（2）急性肾衰竭：严重硬肿症可有尿少甚而无尿等急性肾功能损害表现。如诊断治疗不及时可迅速引起呼吸困难、发绀、肺部啰音、出血性肺水肿等急性左心力衰竭表现，并在数小时或1～2日内死亡。中、重度硬肿病患儿多数（78%）合并氮质血症，2.5%发生急性肾衰竭（acute renal failure，ARF）。因此，早期发现治疗ARF是防治本病并发肺出血的主要措施之一。

（3）呼吸功能障碍和肺出血：多发生在重度低体温（<30℃）硬肿病患儿的极期。主要表现为呼吸减慢、呼吸暂停、呼吸不规律；严重者可发生急性呼吸窘迫综合征（acute respiratory distress syndrome，ARDS）和/或肺出血：ARDS表现为发绀突然加重，给氧后仍不缓解，肺内湿啰音迅速增加，血气显示PaO_2迅速下降，$PaCO_2$增加；肺出血除前述表现外，还可从气管插管内吸出血性液体或泡沫性鲜血自鼻、口涌出。肺出血是本病最危重临床征象和主要死因，如不及时急救，可在数小时内死亡。如症状不典型，必要时可做床边胸部X线检查以协助诊断。

（4）胃肠功能障碍和NEC：表现为吐奶、腹胀、肠蠕动减弱，严重者出现NEC。

（5）凝血功能障碍和DIC：主要表现为出血倾向，血小板计数、血凝时间、凝血酶原时间、纤维蛋白原、纤维蛋白降解产物水平降低等，严重者可发生DIC。

（6）其他损害表现：可发生酸碱平衡紊乱，主要为代谢性酸中毒，动脉血气pH值<7.0者病死率高。此外，还可出现高钾血症、低钠血症、低钙血症、高磷血症和低血糖等。

（四）辅助检查

1. **血气分析**　出现明显代谢性酸中毒和乳酸水平升高，提示组织缺氧严重，各脏器功能不全，病情严重。

2. **外周血象**　可出现HCT增高、血小板明显降低，血白细胞数改变（尤其继发感染时）。血小板降低常与病情严重性密切相关。

3. **肾功能检查**　血尿素氮（blood urea nitrogen，BUN）和肌酐（creatinine，Cr）水平明显升高者，提示急性肾衰竭。

4. **X线检查**　低体温患儿若出现肺纹理增粗、斑片状或团块状影，应警惕肺出血可能。

5. **ECG检查**　可见QRS波延长，ST段抬高和/或T波倒置，严重者心律失常。

（五）诊断

1. **病史**　寒冷季节、环境温度过低、保温不当或有严重感染、窒息、产伤等所致的摄入不足或能量供给低下病史。

2. **临床表现**　早期吮乳差，哭声低，反应低下。病情加重后，体温（肛门温度或腋下温度）<35℃，严重者<30℃。周身对称性硬肿。多器官功能损害：早期心率减慢，微循环障碍，严重时可有心源性休克或心力衰竭、DIC、肺出血、肾衰竭等。

3. **实验室检查**　根据需要检测动脉血气、血糖、钠、钾、钙、磷、BUN或Cr、心电图、胸部X线检查。

（六）临床分度

临床上，新生儿寒冷损伤综合征可根据体温（腋下温度、肛门温度）、硬肿范围（皮肤硬肿占全身面积的百分数）和器官功能变化分别评分，按分值分为轻、中、重3度：总分为0分者属轻度，1～3分为中度，4分以上为重度（表24-1-1）。

表24-1-1　新生儿寒冷损伤综合征评分标准

评分	肛门温度/℃	腋-肛温差/℃	硬肿范围/%	器官功能改变
0分	≥35	0	<20	无明显改变
1～3分	30～<35	0或正值	20～50	明显改变
4分	<30	负值	>50	功能衰竭

在评分标准中，肛门温度测定在直肠内距肛门约3cm处，持续4分钟以上；腋下温度为将上臂紧贴胸部测8～10分钟。硬肿范围计算：头颈部20%，双上肢18%，前胸及腹部14%，背部及腰骶部14%，臀部8%，双下肢26%。器官功能低下包括不吃、不哭、反

应低下、心率慢或心电图及血生化异常;器官功能衰竭指心源性休克或心力衰竭、DIC、肺出血、肾衰竭等。

(七)治疗

治疗原则是低温者正确复温,防止复温后休克及肺出血;合理供给液量及能量;积极去除病因;加强监护,维持脏器功能,及早防止脏器功能衰竭。

1. 复温 对低体温患儿是治疗关键,若低温持续时间延长,病情易于恶化。

(1)复温时监护:①生命体征:包括血压、心率、呼吸等;②判定体温调节状态:检测肛门温度、腋下温度、腹壁皮肤温度及环境温度(室温或暖箱温度),以肛门温度为体温平衡指标,腋-肛温差为棕色脂肪代偿产热指标;③摄入或输入能量、液量及尿量监护。

(2)复温方法:根据病情程度,选择不同的复温方法。

1)轻、中度:患儿产热一般良好,直肠温一般>30℃,腋-肛温差为正值。用暖箱复温,将患儿放置在预热至30℃的暖箱内,通过暖箱的自控调温装置或人工调节箱温至30~34℃,使患儿6~12小时恢复正常体温。乡村、基层医疗单位可用热水袋、热炕、电热毯包裹或母怀取暖等方法,如无效立即转诊上级医院。

2)重度低体温:患儿产热不良(直肠温度<30℃)或产热衰竭(腋-肛温差为负值)。先以高于患儿体温1~2℃的暖箱(温度不超过34℃)开始复温,每小时提高箱温1℃,于12~24小时恢复正常体温。必要时辅以恒温水浴疗法(水温39~40℃,脐部置消毒小纱布,用橡皮膏固定,头露水外,12min/次,1~2次),浴后立即擦干放入30~32℃暖箱内保温。或用远红外线抢救台(开放式暖箱)快速复温,床面温度从30℃开始,每15~30分钟升高台温1℃,随着体温升高逐渐提高远红外线箱的温度(最高33℃),恢复正常体温后置于预热至适中环境温度的暖箱中。

2. 热量和液体供给 开始的能量为每天200kJ/(kg·d)[50kcal/(kg·d)],迅速增至420~500kJ/(kg·d)[100~120kcal/(kg·d)],早产儿或产热衰竭的患儿适当增加热量。尽早胃肠喂养,重症伴有尿少、无尿或明显心肾功能损害者,应严格限制输液速度和输液量。

3. 纠正器官功能紊乱 积极防治循环障碍、急性肾衰竭、肺出血或DIC等系统、器官功能障碍。

(1)循环障碍:有微循环障碍或休克者及时扩容、纠正酸中毒,具体措施如下。

1)扩容:先用2∶1溶液15~20ml/kg(明显酸中毒者用1.4%碳酸氢钠等量代替),1小时内静脉滴注,继而用1/3或1/4张溶液,以低于生理需要量每天静脉滴注70~90ml/kg。

2)纠正酸中毒:5%碳酸氢钠每次3~5ml/kg,或以血气值计算:补充碳酸氢钠(mmol)=BE×体重(kg)×0.5;或补充碳酸氢钠(mmol)=(22-实测[HCO_3^-])mmol×体重(kg)×0.5。先给1/2的量,以2.5倍注射用水稀释成等渗溶液,快速静脉滴注(5%碳酸氢钠1.7ml含钠1mmol),余量4~6小时内给予。

3)血管活性药应用:心率降低者首选多巴胺5~10μg/(kg·min)静脉滴注和/或酚妥拉明每次0.3~0.5mg/kg,4小时/次,或山莨菪碱每次0.5~1ml/kg,15~20分钟滴完。

(2)肺出血:一经确立早期给予气管内插管,进行正压通气治疗,针对肺出血的病因(如DIC、肺水肿、急性心力衰竭、急性肾衰竭)积极治疗。

(3)DIC:确定为DIC及高凝状态者,立即用肝素,首次剂量为1mg/kg,6小时后为0.5~1mg/kg,病情好转后改为每8小时1次,逐渐停用。两次肝素后应给予新鲜血浆,每次20~25ml,以补充凝血因子。

(4)急性肾衰竭:尿少或无尿者用呋塞米,每次1~2mg/kg,并严格限制输液量,无效加用多巴胺。高钾血症者限制钾的摄入,严重时给予胰岛素加葡萄糖静脉输注(每2~4g葡萄糖+1U胰岛素)或静脉注射适量的葡萄糖酸钙,以期抵消高血钾对心脏的毒性作用。

4. 控制感染 根据病原学检查结果选择相应的抗生素,慎用对新生儿有肾毒性的药物。

5. 中医辅助治疗 新生儿寒冷损伤综合征属中医"痹证"范畴,治疗上可采取活血化瘀、温经散寒的方法辨证论治,即用红花、透骨草(活血化瘀),艾叶(温经散寒),以及防风、桑枝(祛风寒、利关节)药浴和按摩,可使皮肤血管扩张,血液循环增加,皮肤和皮下脂肪变软,有辅助硬肿消退作用。

(八)预防

预防新生儿低体温是降低新生儿硬肿病的关键。2010年WHO指南建议分娩室温度应≥25℃,降低母亲分娩前低体温,用塑料袋、帽子及热的气体进行复苏;足月儿生后立即、早产儿稳定后开始母婴皮肤接触有利于新生儿体温控制、生理稳定、脑发育及增加母乳喂养率;延迟洗澡及称重;保证转运时的环境温度。所有低体温新生儿均应排除各种病原体感染。

(罗立倩 李占魁)

第二节 新生儿毛细血管渗漏综合征

毛细血管渗漏综合征(capillary leakage syndrome,CLS)是由各种明确病因或诱因所致的毛细血管内皮损伤,血管通透性增加,大量血浆蛋白渗入组织间隙,出现以全身水肿、低蛋白血症、血液浓缩、低血容量、低血压、肾脏缺血等为特征的临床综合征,为一种突发性、可逆性毛细血管高渗透性状态。CLS 临床分期模糊,病情复杂多样,危重凶险,与多器官(心、肺、肾等)功能障碍互为因果,预后不佳,死亡率高。

(一) 病因与发病机制

1. 病因 临床上,新生儿 CLS 的常见病因或独立危险因素包括重症感染(脓毒血症)伴 DIC、重度窒息和缺氧缺血性脑病(hypoxic ischemic encephalopathy,HIE)、急性肺损伤、RDS 和机械通气(>7 天)、严重低体温、严重创伤(外科大手术)、高血糖、母亲妊娠期子痫等。对先天性心脏病患儿来说,心肺转流术(cardiopulmonary bypass,CPB)后 CLS 较为常见,一般认为 CPB 时间、心脏病类型、年龄及 CPB 温度是其独立危险因素。

2. 发病机制 各种病因或诱发因素(严重感染、ARDS、严重窒息缺氧、HIE、烧伤/创伤等),可诱导内毒素的产生和释放,一方面直接损伤毛细血管内皮细胞;另一方面激活单核巨噬细胞系统,释放大量炎症介质,如肿瘤坏死因子 α(TNF-α)、γ 干扰素(INF-γ)、IL-1、IL-6、IL-8、补体 C3a、白三烯 B4(leukotriene B4,LTB4)、前列腺素(prostaglandin,PG)、血栓素 A2(thromboxane A2,TXA2)、血小板活化因子(platelet activating factor,PAF)、血管内皮生长因子(vascular endothelial growth factor,VEGF)和血管生成素 2(angiopoietin-2,ANG-2)等,激活多形核白细胞和内皮细胞等效应细胞,引起毛细血管内皮细胞广泛损伤,导致全身炎症反应综合征(systemic inflammatory response syndrome,SIRS)发生,表现为内皮细胞收缩,细胞间连接结构分离,间隙增大,血管通透性增高,血浆蛋白渗透至组织间隙,淋巴回流受阻和血管静水压升高,机体迅速出现进行性全身水肿、体重增加、低蛋白血症、血浆胶体渗透压降低等。

毛细血管通透性增加,血浆物质(尤其白蛋白)外渗是 CLS 的重要病理生理变化之一。轻者,仅见水和电解质等小分子物质通过毛细血管屏障进入组织间隙;严重者,大分子物质(9×10^5Da)如白蛋白可渗漏到组织间隙,胶体渗透压升高,水分进一步外渗,引起全身严重水肿、血压和中心静脉压降低,有效循环血量下降,组织器官缺血、缺氧,肺渗出时可致低氧血症,形成恶性循环,最终发生多器官功能障碍综合征(multiple organ dysfunction syndrome,MODS)。

(二) 临床表现与分期

新生儿 CLS 典型表现为全身水肿(包括肺水肿、腹水)、体液潴留、体重增加、低白蛋白血症、血液浓缩和低容量性低血压;严重时可引起心、肺、肾等 MODS。

1. 毛细血管渗漏前期 在感染性休克早期,存在血液浓缩、有效血容量不足和严重低血压,患儿出现反应差、肢冷和少尿等表现,为维持循环稳定而需要大量补充液体。此期若处理不当(如补液不及时或量不足),常难以维持基本生命体征,数小时内即可进入毛细血管渗漏期。

2. 毛细血管渗漏期(强制性血管外液体扣押期) 病情进一步恶化,血管内液体和大分子物质急剧外渗至组织间隙,循环血量下降,组织灌注不足。临床表现为弥漫性全身水肿(甚至腹水、胸腔和心包积液)、难以控制的严重低血压、尿少等。此期持续时间 1~4 天。一般而言,出现上述 CLS 征象时提示内皮细胞屏障功能已严重受损,血容量已显著减少,若不及时处理,可因器官灌注不足、缺血缺氧而发生 MODS。

3. 毛细血管恢复期(血管再充盈期) 毛细血管通透性逐渐恢复正常,血浆、白蛋白等逐渐回收,血容量逐渐恢复。临床表现为全身水肿逐渐消退、血压回升、体重减轻、尿量增加。此时应限制液体补充(需在血流动力学监测条件下补液),因为继续大量补液,常会引起急性肺间质水肿、弥散功能障碍、动静脉血分流增加、低氧血症和组织缺氧,进而发生急性左心衰竭或急性肺水肿,是死亡的主要原因。

对先天性心脏病患儿心肺分流术后,可进行 CLS 预测试验,方法:在一侧大腿皮下置入微量透析管,以 1.0μl/min 的速度进行透析,连续分析透析液中 IL-6、IL-8 及活化 C3a 等的水平。若术后 8 小时,C3a 等炎性因子水平显著升高,且存在长时间置管、高应力需求和血乳酸水平显著升高者,CLS 发生可能性大。

(三) 辅助检查

1. 常规检查和一般生化检查 在毛细血管渗漏期,可见白蛋白水平降低,HCT、Hb 和 WBC 水平增高,Cr 和 BUN 水平升高等;外周血 Hb、HCT 和 WBC 水平恢复正常,血浆蛋白水平上升,Cr 和 BUN 水平降低等。

2. **血清炎性因子测定**　包括 IL-1/6/8、TNF-α、INF-γ、VEGF、ANG-2、LTB4 和 C3a 等，对 CLS 病情评估和干预有一定的指导意义。

3. **影像学检查**　相应部位 X 线、超声可提示是否存在心力衰竭、肺水肿、胸腔、心包和腹腔积液等。

（四）诊断和鉴别诊断

1. **CLS 诊断**　根据不同条件，分为疑似诊断、临床诊断和确定诊断 3 个层次。

（1）疑似诊断：在基础疾病的基础上，患儿出现低血压/休克、低血容量，合并水肿时应高度怀疑 CLS 发生。

（2）临床诊断：符合以下 4 个条件，可临床诊断为 CLS：①有明确的病因或诱因；②同时出现全身性水肿、血压及中心静脉压降低、少尿或无尿、体重增加等临床表现；③实验室检查发现低蛋白血症和血液浓缩（Hb 和 HCT 水平上升）；④补液试验阳性，即输注小分子晶体物质后水肿更加严重。

（3）确定诊断：在满足以上 4 个临床诊断基础上，同时满足如下金标准：在输入白蛋白后，细胞外液菊粉分布容量试验阳性、生物电阻抗分析和胶体渗透压异常。此方法安全无创，但试验复杂且价格昂贵，临床上少用。

2. **鉴别诊断**　CLS 需与急性肾衰竭（少尿型）、Clarkson 综合征、新生儿硬肿病、特发性过敏反应、下腔静脉阻塞综合征、遗传性血管性水肿等疾病鉴别。

（1）急性肾衰竭（少尿型）：主要区别点为是否存在血压变化和血液浓缩（表 24-2-1）。

表 24-2-1　CLS 与急性肾衰竭（少尿型）的鉴别

鉴别要点	CLS	急性肾衰竭（少尿型）
严重水肿	有	可有
少尿	可有	有
血压	低	不低，常常升高
血液浓缩	有，Hb 和 HCT 水平升高	无，Hb 和 HCT 水平正常

（2）Clarkson 综合征：又称系统性毛细血管渗漏综合征（systematic capillary leak syndrome，SCLS），于 1960 年由 Clarkson 等首次报道，是一组以原因不明的低容量性低血压、血液浓缩、非蛋白尿性低蛋白血症和全身水肿为临床表现的综合征，易与 CLS 混淆，但多数伴有意义未明单克隆丙种球蛋白血症（monoclonal gammopathy of undetermined significance，MGUS），无诱因，可反复发作，病死率较高（表 24-2-2）。

表 24-2-2　CLS 与 Clarkson 综合征（SCLS）的鉴别

鉴别点	CLS	SCLS
病因或诱因	因毛细血管通透性增加所致，病因明确	因毛细血管通透性增加所致，但病因不明确
发作次数	一般仅 1 次	反复发作，静止期从 4 天至 12 个月不等
MGUS	一般无	持续异常
家族史	一般无	有
转归	随原发疾病好转而可完全逆转，原发疾病治愈后不再发作	少数可进展为多发性骨髓瘤

（3）硬肿病：常见于早产儿及低出生体重儿，伴有体温不升（≤35℃，甚至≤30℃），体核温度（肛门温度）<体表温度（腋下温度）；硬肿特点为冷、硬、肿；有一定的发生顺序：小腿，大腿外侧，下肢，臀部，面颊，上肢，最后至全身；只硬不肿时，皮肤颜色苍白，犹如橡皮，范围较局限，只影响大腿和臀部；多发生于寒冷季节或感染、缺氧，重症者可发生休克、肺出血和 DIC；缓慢复温和抗凝治疗有效（表 24-2-3）。

表 24-2-3　硬肿病与 CLS 的鉴别

鉴别点	CLS	硬肿症
新生儿	足月儿、早产儿均可发生	多发生于早产儿和低出生体重儿
体温不升	少有	常见
硬肿特点	多为凹陷性，肿比硬明显（特别是下坠部位）	冷、硬、肿
低蛋白血症	有	无

（4）特发性过敏反应：晚期新生儿可发生，表现为荨麻疹、喉头水肿和血纤维蛋白溶酶水平升高，但全身水肿不明显，血浆白蛋白水平正常。

（5）下腔静脉综合征：表现为进行性不可逆性低血压，但血浆蛋白水平正常。

（6）遗传性血管性水肿：属于先天性常染色体显性遗传病，由补体 C1 酯酶抑制剂缺陷引起。因 C1 缺陷，C2、C4 等补体成分大量消耗，裂解产物增多，激活血管活性肽，引发血管性水肿，血压正常。水肿特点为多发生在皮下组织较疏松部位，常累及呼吸道和胃肠道，一般不发生全身性水肿。活性降低的雄激素可控制症状并预防复发。

（五）治疗

CLS 的治疗包括原发病治疗，液体治疗（包括补液种类、补液量估算、补液时机、补液速度以及继续与维持补液的决策）以恢复正常循环血容量，以及心肺支持和其他治疗。

1. **原发病治疗**　是 CLS 治疗的根本措施。以脓毒血症为例，感染源引起的 SIRS 是导致毛细血管内皮细胞的最重要原因，因此关键治疗措施是集束化治疗措施，控制感染源和抑制炎症风暴。

2. **液体治疗**　CLS 患儿渗漏期存在严重组织水肿、血液浓缩、血压和中心静脉压（central venous pressure，CVP）下降，继而导致器官灌注不良和功能受损，以此通过补充液体，改善循环是 CLS 治疗的重要措施，其中 CLS 诊断后的第 1 小时是“黄金 1 小时”，需要尽快恢复正常血容量和有效血管灌注，改善循环功能，纠正休克引起的组织低灌注和缺氧，尤其是重要脏器的供氧。

液体治疗步骤：首先排除其他原因引起的低血容量休克，在血流动力学的严密监测下，快速补充胶体溶液如新一代羟乙基淀粉（必要时选择白蛋白或新鲜冰冻血浆），提高胶体渗透压及中心静脉压；待血压稳定后，逐渐减少胶体入量，维持至渗漏减轻；适当补充晶体溶液（乳酸林格液、葡萄糖电解质液），维持水、电解质和酸碱平衡，恢复有效内容量，保证充足心排血量，血流动力学稳定，组织灌注正常。需要注意的是，由于 CLS 存在进行性全身组织水肿，临床进行补液治疗时，应在保证循环的前提下限制液体量，必要时可酌情使用利尿剂边补边脱。

（1）补液种类：包括血浆代用品（羟乙基淀粉、右旋糖酐、明胶制剂）、血液制品（白蛋白、新鲜冰冻血浆）和晶体液（乳酸林格液、葡萄糖电解质液）等。对 CLS 来说，如何选择首选复苏液体尚存在争议。

1）血浆代用品：本质为由高分子物质制成的胶体溶液，可以代替血浆扩容，可较长时间在循环中保持适当浓度，一般不会蓄积，无抗原性和致敏性，不引起红细胞聚集和凝血障碍等不良反应。①羟乙基淀粉：新一代羟乙基淀粉可有效地扩充血容量，维持胶体渗透压，保证适当尿量；补充细胞外液电解质，提供碱储备；阻止机体炎性反应系统激活，减少白细胞与内皮细胞的相互作用，减少内皮损伤；同时堵塞渗漏血管系统，减少血管活性物质的释放，降低血浆黏稠度，提高心脏指数和供氧量。用量为 20~35ml/（kg·d），半衰期>12 小时，故每天输注 1~2 次。一般说来，羟乙基淀粉的分子量较大，理论上不易渗透到组织间隙，并可降低毛细血管通透性，减少血浆蛋白外漏作用，可作为 CLS 治疗的首选，但实际上其临床疗效还存在争议。②低分子右旋糖酐或 6% 右旋糖酐等渗盐溶液：分子量较小，易于渗漏，且输注后血中存留时间短，扩容作用仅能维持 1.5 小时，故不推荐在 CLS 时使用。③明胶类代血浆：为各种明胶与电解质组合的血浆代用品，可提高肾小球滤过分数，产生渗透性利尿，分子量很小（约 3.5 万），半衰期相对较短（约 2 小时），扩容作用较弱，实际应用很少。

2）血液制品：理论上，白蛋白能渗透到组织间隙而加重水肿，且有引起血源传播性疾病和免疫性疾病的风险，故一般不单独作为常规扩容剂使用；在临床实际工作中，对于 CLS 渗漏期患儿，4 小时内连用人血清白蛋白（每次 1g/kg）+呋塞米（每次 1mg/kg）2 次，疗程为 1~3 天，多数患儿可出现血压稳定、尿量增多的效果。新鲜冰冻血浆可在 CLS 合并凝血功能障碍时使用，不应作为常规扩容剂使用。

3）晶体液：对 CLS 患儿而言，晶体溶液（如乳酸林格液）分子量小，易通过毛细血管渗漏至组织间隙，大量应用时可引起血浆蛋白稀释，血浆胶体渗透压下降，组织水肿加剧；若患儿存在心、肾功能代偿不全，可致高血容量和肺水肿，引发呼吸衰竭。因此，一般也不作为首选扩容液体。

总之，对于 CLS 的治疗，应在进行病因治疗的同时积极扩容，扩容液体不单纯选择新一代羟乙基淀粉，可适当加用一定比例的血液制品（白蛋白）或晶体液（乳酸林格液），必要时还可联合利尿治疗。

（2）补液量估算：补液的目的为尽快恢复组织器官的血流灌注而不过多扰乱机体的代偿机制和内环境。补液量和补液速度应依据个体化原则，补液量一般根据以下情况估算：即精神状态、血压、尿量、肺毛细血管楔压（pulmonary capillary wedge pressure，PCWP）、心脏指数（cardiac index，CI）等。

1）精神状态：是脑组织血流灌流和全身状况的反映，若循环血量已基本满足，则患儿神志清楚，有自主活动和觅食意愿；若血流灌流不良，则可见表情淡漠、烦躁不安、不吃不哭或嗜睡等。

2）血压：是最常用的指标，应定时监测收缩压、舒张压和脉压差，条件允许可同时监测 CVP。尽管 CVP 与血容量无明显相关，但其可反映右心室充盈和排空情况，在反映全身血容量及功能方面比动脉压更早，若液体不足，在液体复苏过程中 CVP 无明显变化，但若液体已过多，CVP 水平则会升高，MAP-CVP 减少。

3）尿量：<1ml/（kg·h）时，尿比重增加，提示患儿仍存在肾血管收缩和供血不足；尿量>1.5～3ml/（kg·h）时，一般认为休克已纠正。

4）PCWP：反映肺静脉、左心房和左心室的功能状态，正常值为6～15mmHg。降低反映血容量不足，应补充液体；增高则应限制输液量，以免发生或加重肺水肿。

5）CI：正常值为2.5～3.5L/（min·m^2）。一般需结合其他参数综合评估患儿病情，如中心静脉氧饱和度、碱缺失、氧输送指数、氧消耗指数、胃黏膜内pH，动脉血气分析、动脉乳酸盐测定和DIC检测等，以优化败血症休克的血流动力学。

6）其他：如补液试验，即每组液体10～20ml/kg快速扩容后，评估患者对容量负荷是否有反应，如心输出量（cardiac output，CO），每搏量（stroke volume，SV），外周血管阻力（peripheral vascular resistance，PVR）及心肌收缩力水平有否改善；若患儿出现新的肺部啰音、呼吸做功增加、低氧血症加重、肝大增加或MAP-CVP减小，提示液体已超载；体重改变、心率、血钠/尿钠变化及毛细血管充盈试验也有一定的参考意义。

（3）补液时机：损伤的毛细血管最佳修复时间为48～72小时，因此扩容宜早期、适量及分期治疗。

1）渗漏前期：渗漏前期与渗漏期相似，但程度相对较轻，补液参考渗漏期。

2）渗漏期：此期患儿全身毛细血管通透性增加，大量血管内液体进入组织间隙，有效循环血量减低。因此，应在严密监测下进行液体复苏，维持有效血容量，采取在维持有效灌注前提下的“允许性低前负荷”策略；由于少尿或无尿是因循环血量不足所致，在恢复有效血容量之前，慎用利尿剂利尿；应根据病因进行液体选择，如新一代羟乙基淀粉、白蛋白、新鲜冰冻血浆等，或联合应用一定比例的晶体液；可考虑序贯疗法，即先控制原发病，使用乌司他丁/地塞米松等改善毛细血管通透性，然后联合使用羟乙基淀粉、较大剂量的白蛋白等，必要时适当使用呋塞米。

3）恢复期：在保证有效循环的前提下，适当限制入水量；或辅以利尿剂，减轻多脏器的水肿。

（4）补液速度：强调黄金1小时，尽量在1小时内恢复并维持有效血容量：①根据病因不同，每组液体为10～20ml/kg，初始液体复苏（开始1小时）常需40～60ml/kg；②每组液体的输注时间为15～20分钟，根据治疗反应适当调整；③患儿机械通气或急性/慢性贫血性休克时，输液速度需适当减慢；④快速扩容的相对禁忌证包括肝脏增大、心影增大、肺部啰音、急性/慢性溶血性贫血和因液体过多而引起的CVP增高。

（5）继续与维持补液：随着毛细血管通透性的恢复，部分大分子物质逐渐回到血管内，血容量增加，尿量明显增多，提示患儿进入恢复期。对于恢复期的患儿，在继续和维持补液期间，应积极处理液体负平衡（出多入少），如限制液体量进入，补液速度需根据血压、血气及电解质等适当调整，必要时应用利尿剂等，以防因血容量过大（输入量+回吸收量）引起心力衰竭和肺水肿等并发症。

1）继续补液阶段：液体选择1/2～2/3张液体，补液速度应在基础补液速度的基础上上调5～10ml/（kg·h），一般维持时间为6~8小时。

2）维持补液阶段：液体选择1/3张液体，补液速度应在基础补液速度的基础上上调2～4ml/（kg·h），一般维持时间≥24小时。

3. 改善毛细血管通透性　在CLS渗漏期，除病因治疗和液体疗法外，可考虑采取抑制炎性风暴治疗（序贯疗法），即控制原发病-改善毛细血管通透性-液体疗法。肾上腺皮质激素具有抑制炎性反应，降低毛细血管通透性，进而减轻血管渗漏作用，可试用小剂量地塞米松［0.15mg/（kg·d），每12小时1次］。乌斯他丁是一种高效广谱水解酶抑制剂，能下调炎性细胞因子、趋化因子及黏附因子的表达，抑制中性粒细胞和内皮细胞的黏附聚集和炎性介质的释放，从而减少内皮细胞损伤，改善毛细血管通透性，可用于CLS的治疗，建议剂量为0.5万～1.0万U/（kg·d）；活化蛋白C已被证实具有明显抑制炎性反应，减轻毛细血管渗漏作用，显著提高患儿生存率。活化蛋白C应用于新生儿CLS的确切剂量尚未确定。

4. 血管活性药物的应用　在CLS渗漏期，初步纠正酸中毒扩容后，必要时可使用正性肌力药物和血管活性药物。①多巴胺：常用剂量为2～8μg/（kg·min），超过此剂量有α受体兴奋作用，使周围血管收缩，阻力增加；②多巴酚丁胺：增强心肌收缩作用优于多巴胺，主要用于心源性休克多巴胺疗效不明显时，常用剂量为3～5μg/（kg·min）；③异丙基肾上腺素：主要用于心率缓慢时，剂量为0.05～0.50μg/（kg·min），应从小剂量开始，注意心率不应超过160次/min。

5. 连续性肾脏替代疗法（CRRT）　在CLS渗漏期，由于血容量不足是少尿或无尿的主要原因，故一般不主张单独使用利尿剂，可考虑应用CRRT，能迅速减轻全身水肿和肺水肿，改善机体缺氧状态，维持水、电解质平衡，排出有毒代谢产物和炎性因子，有效防治CLS所致的MODS。CLS患儿应用CRRT的指征包括急性肾损伤或肾衰竭、ARDS、肝衰竭、严重脑水肿，以及严重水(液体超负荷)、电解质和酸碱平衡紊乱。病情严重者，可CRRT联合机械通气或ECMO治疗。

6. **呼吸支持**　在快速补液期间尤其强调心肺支持治疗。CLS的病理过程与ARDS相似：肺间质液体渗出，肺顺应性降低，通气阻力增高，换气效率降低，患儿常存在严重低氧血症和高碳酸血症，需根据病情使用呼吸支持(必要时联合ECMO治疗)，呼吸机参数调整参照ARDS治疗原则，采用肺保护性通气策略。

经上述积极治疗后效果仍不佳时，需注意潜在疾病，如心包积液、气胸、失血、肾上腺皮质功能减退症、甲状腺功能减退症、先天性代谢性疾病和先天性心脏病等，根据病因采取相应的治疗。

7. **治疗期间临床监护**　CLS治疗过程中的监测有助于干预措施的调整和预后评估。

(1) 一般监测指标：包括精神状况、皮肤温度与色泽、CRT、血压、休克指数、尿量、动脉血气分析和血乳酸水平等。其中，休克指数为脉率/收缩压比值，1.0~1.5提示存在休克；>2.0提示重度休克。血乳酸水平是反映组织灌注和氧运输不足的早期敏感指标，有助于评估治疗效果和预后。乳酸水平升高可伴或不伴代谢性酸中毒：血乳酸水平2~5mmol/L为轻至中度升高；>5mmol/L为重度升高，合并代谢性酸中毒时称为乳酸性酸中毒。

(2) 特殊监测指标：①中心静脉压(CVP)：反映全身血容量与右心室功能之间的关系，正常为6~10cmH_2O。②肺毛细血管楔压(PCWP)：反映肺静脉、左心房和左心室的功能状态，平均值为6~12mmHg，>12mmHg为升高；PCWP为12~15mmHg时，一般无肺充血；>15mmHg时，肺充血明显；>25mmHg时，常存在肺间质水肿；>35mmHg时，则出现急性肺水肿。③心脏指数(CI)：为心脏每分输出量与体表面积比值，受心率和每搏输出量的影响，是反映预后的重要指标，正常值为2.5~3.5L/(min·m^2)等。

(农绍汉　肖昕)

第三节　新生儿戒断综合征

妊娠期女性因疾病需要或某种嗜好(依赖)而长期或大量服用镇静、麻醉、止痛剂或致幻剂，药品可通过胎盘使胎儿也产生对该药品一定程度的依赖。新生儿出生后，由于其血中药物浓度逐渐下降，从而出现一系列神经系统、呼吸系统和消化系统的症状和体征，称为新生儿戒断综合征(neonatal abstinence syndrome，NAS)或新生儿撤药综合征(neonatal drug withdrawal syndrome，NDWS)。

(一) 病因与发病机制

母亲妊娠期服用成瘾药物(如阿片类、中枢神经系统抑制剂、迷幻剂、中枢神经系统兴奋剂等)，药物通过胎盘进入胎儿体内，以至于胎儿也对这些药物产生依赖；新生儿出生后，来源于母体的药物中断，血药浓度逐渐下降，临床上出现戒断表现。母亲可能应用的成瘾药物具体见表24-3-1。

表24-3-1　孕妇可能应用的成瘾药物或化学物

药物类型		具体药物或化学物
阿片类	同效剂	吗啡、美沙酮、可待因、哌替啶、海洛因、芬太尼、丙氧芬、氢吗啡酮、羟考酮
	同效兼拮抗剂	喷他佐辛、丁丙诺啡、纳布啡、布托啡诺
中枢神经系统抑制剂	巴比妥类	苯巴比妥、异戊巴比妥、司可巴比妥
	苯二氮䓬类	地西泮、奥沙西泮、氟西泮、艾司唑仑、氯氮䓬
	其他镇静催眠剂	甲喹酮、格鲁米特、甲哌啶酮、氯炔醇、炔己蚁胺、水合氯醛、溴化物、甲丙氨酯
	抗焦虑抑郁药	丙米嗪、氯米帕明、地昔帕明、羟嗪、多塞平、氟哌啶醇、西酞普兰
	大麻碱类	大麻叶、大麻
迷幻剂	吲哚烷胺类	麦角酸二乙酰胺、psilocyn、psilocybin、二甲色胺、二乙色胺
	苯乙胺类	mescaline、peyote
	苯异丙胺类	甲烯二氧苯丙胺、二亚甲基二氧甲苯丙胺、二亚甲基二氧乙苯丙胺
	吸入剂类	亚硝酸酯类、氧化亚氮

续表

药物类型		具体药物或化学物
中枢神经系统兴奋剂	苯丙类	苯丙胺、右旋苯丙胺、甲基苯丙胺
	苯丙胺同源剂	甲基苯异丙基苄胺、二乙胺苯酮、氟苯丙胺、氯丙咪吲哚、苯丁胺、苯丙醇胺、苯甲吗啉、苯双甲吗啉
	其他兴奋剂	可卡因、咖啡因、匹莫林、苯环己哌啶、哌甲酯

（二）临床表现

1. 发病时间和类型　新生儿戒断综合征的发病时间和持续期限与母亲所用药物的种类、剂量、用药时间的长短、末次用药距离分娩的时间、胎龄和出生体重、分娩时是否使用了麻醉剂及其剂量，以及新生儿是否合并原发疾病等有关。母亲用药剂量越大（血药浓度下降越快）、药物的半衰期越短、胎儿越成熟（对药物的代谢排泄能力增强）、胎儿脂肪量越少（对药物的结合和蓄积能力低）、母亲末次用药时间距分娩时间越长，患儿发病越早；反之，发病越迟。但母亲最后一次用药距分娩时间超过1周时，患儿的发病率相对较低。几种常见成瘾药物出现新生儿戒断症状的大致时间见表24-3-2。

表24-3-2　常见药物出现新生儿戒断症状的时间

药物或化学物	撤药症状出现时间	高峰出现时间
海洛因	0~96小时	12~24小时
美沙酮	12~72小时	24~48小时
地西泮	2~6小时	7~12天
苯巴比妥	14天	≥7天
可待因	12~24小时	<24小时
乙醇	3~12小时	<24小时
中枢兴奋剂	0~6小时	0~24小时

2. 症状和体征　不同的成瘾药物引起新生儿戒断综合征的临床表现缺乏特异性，但均为作用于中枢神经系统的药物，其共同特点为出现中枢神经系统、消化系统、呼吸系统、循环系统和自主神经方面的症状和体征。

（1）中枢神经系统兴奋症状：颤抖、易激惹、警醒度增强、听觉过敏、睡眠困难、高音调哭声、惊厥、啃手指；肌张力增强、深腱反射亢进、角弓反张、拥抱反射增强；由于活动过度，可致膝、肘、足跟部皮肤磨损。

（2）消化系统表现：胃肠功能失常，吃奶差或食欲亢进，不协调、反复不间断的吸吮和吞咽动作，呕吐、腹泻、失水，体重不增。

（3）呼吸系统表现：呼吸加快但无其他呼吸困难表现。

（4）循环系统表现：心动过速或过缓，血压升高。

（5）自主神经方面体征：多汗，鼻塞，频繁打哈欠和喷嚏，流涎，皮肤发花或肤色潮红，发热，体温不稳定。

3. 病情分度　分为轻、中和重3度：轻度稍有异常；中度刺激时出现症状；重度为安静时也有症状。

4. 临床表现评分　新生儿戒断综合征评分方法包括Lipsite评分法、修正的Finnegan评分法和简易评分法。临床表现评分有助于明确诊断、量化病情、指导治疗和调整药物剂量。目前，上述评分表主要用于足月儿和近足月儿，<35周的早产儿由于中枢神经系统发育尚未完全成熟，在宫内受到药物影响的时间短和出生后对体内残留药物的代谢和排泄较慢，病情相对较轻，故上述评分法对病情评估可能会出现误差。

（1）Lipsite评分法（表24-3-3）：共11项指标，每项指标分别赋0分、1分、2分、3分，总分大于4分具有诊断意义（灵敏度为77%），总分大于6分则需药物干预。

（2）修正的Finnegan评分法（表24-3-4）：一般于生后24小时喂奶后开始评估，以后根据临床情况每3~4小时续评1次，如评分连续3次≥8分或3次平均分≥8分需要考虑用药干预；一旦评分≥8分，应把评分间隔缩短至2小时1次，如连续2次≥12分则需立即用药。

（3）简易评分法：根据以下10项常见症状进行评分：①易激惹、兴奋、有抓痕；②尖声哭叫；③震颤；④肌张力增高；⑤惊厥；⑥体温>38℃，呼吸>60次/min；⑦呕吐、腹泻；⑧打哈欠、呃逆；⑨流涎、鼻塞；⑩出汗、脱水。每项1分，>6分诊断明确，需予以药物治疗。

（三）辅助检查

1. 药物及其代谢产物测定　用高效液相色谱仪或高效气相色谱仪检测母、儿血药物浓度和/或尿液药物特异性代谢产物。血药检测阳性可确诊；由于药物从尿中排出时间相对快，假阴性率高，故阳性有助于诊断，阴性也不能完全否定诊断，必要时取胎粪筛查，结果较为可靠。

表 24-3-3　Lipsite 新生儿戒断综合征评分

临床表现	0 分	1 分	2 分	3 分
肢体抖动	无	饥饿或打扰时略有颤抖	明显颤抖,喂奶或舒适抱位时消失	明显或持续性颤抖
激惹(过度哭闹)	无	略增强	饥饿或打扰时明显	安静时即有明显颤抖
原始反射	正常	增强	明显增强	—
大便	正常	喷发式但次数正常	喷发式,每日 8 次以上	—
肌张力	正常	增强	紧张	—
皮肤擦伤	无	膝、肘部位发红	皮肤擦破	—
呼吸/(次 · min^{-1})	<55	55~75	76~95	—
频繁喷嚏	无	有	—	—
频繁哈欠	无	有	—	—
呕吐	无	有	—	—
发热	无	有	—	—

表 24-3-4　修正的 Finnegan 新生儿戒断综合征评分

临床表现	1 分	2 分	3 分	>3 分
激惹(哭闹)		高调	持续	
喂奶后睡眠时间/h	3	2	1	
拥抱反射		活跃	亢进	
刺激时震颤		轻度	明显	
安静时震颤			轻度	明显(4 分)
惊厥				存在(8 分)
肌张力增强				存在(6 分)
狂吮拳指	有			
吃奶差	有			
呃逆	有			
喷射性呕吐	有			
大便		稀	水样便	
体温/℃		>37.8		
呼吸/(次 · min^{-1})	>60	伴三凹征		
皮肤擦伤	鼻、膝、足趾			
频繁哈欠	有			
喷嚏	有			
鼻塞	有			
出汗	有			

2. **新生儿脑电图**　30% 以上患儿脑电图有异常，但可无临床表现。因此,脑电图检查对诊断和治疗效果评估有一定的意义。

（四）诊断与鉴别诊断

本病临床表现无特异性,容易误诊。诊断主要依靠母亲服药史病史,特别是孕期用药史,并排除其他疾病。

1. **母亲病史**　对怀疑患本病的婴儿的母亲,应详细询问孕期是否用过表 24-3-1 中所列的药物、何时开始使用、药物的品种及其剂量、末次用药距离分娩的时间，以及是否母乳喂养，因不少药物可通过乳汁分泌。

使用成瘾药物的母亲，常有死胎、死产、流产、急产、胎盘早剥的既往史，可有阵发性高血压、脑血管意外或心肌梗死的既往史，分娩的婴儿多为早产儿和小于胎龄儿。由于部分母亲可能有性生活混乱史或性病，忌讳叙述病史和孕期用药史及家庭、社会背景，应耐心诱导以获取准确的详细资料，并注意遵守医学伦理学的有关规定，保护其隐私。

2. **症状体征和评分表** 根据临床实际，可选用 Lipsite 评分法、修正的 Finnegan 评分法或简易评分法，对患儿临床症状和体征进行评分，可帮助明确诊断，量化病情，指导治疗，调整药物剂量。

3. **实验室检查** 检测母亲或婴儿血液、尿液或胎粪药物及其代谢物，对新生儿戒断综合征具有确诊意义。新生儿脑电图检查有助于临床诊断。

4. **鉴别诊断** 当出现可疑症状时，须进行有关检查，以排除 HIE、新生儿颅内出血（intracranial hemorrhage of newborn，ICH）、化脓性脑膜炎、电解质紊乱（低血钙、低血镁）、低血糖、甲状腺功能亢进症、败血症和肺部疾病等。

（五）治疗

1. **治疗原则** ①根据起病早晚、病情轻重及进展制订治疗方案：一般在症状出现前不予治疗；病情轻、中度都不需药物治疗，重度用药物治疗。②治疗开始前需了解药物的副作用，新生儿是否能接受等。治疗药物一般选用与母亲成瘾药同源性的药物，如对使用阿片类者首选阿片酊或美沙酮，对使用镇静催眠药者首选苯巴比妥。③严密观察并记录症状改善情况，正确评定疗效。④症状控制后调整剂量，逐渐减量及停药，但需继续观察，防止复发，定期随访。

2. **一般治疗和护理** ①减少外界刺激：提供安静的中性温度环境，舒适的患儿包裹方式，轻柔、集中的护理操作，尽量减少触觉刺激；必要时抱起患儿给予抚慰；密切观察、记录患儿的喂养情况、睡眠状况、体温变化、体重增减，以及各种症状和体征的变化。②供给足够热量：应少量多次喂养配方奶，由于患儿多为早产儿或小于胎龄儿，发病后常出现喂养困难、吸吮吞咽动作不协调，使摄入减少；加上活动增加、哭闹、呕吐、腹泻等造成的消耗增加，体重常下降。故应按照各日龄的正常需要量适当增加热量，以满足其生长需要。③补充液体：在急性期或患儿有持续呕吐、腹泻或脱水表现时，应予以输液以维持水、电解质和酸碱平衡。按病情需要给予全静脉营养或部分静脉营养。

3. **药物治疗** 本病为自限性疾病，对有宫内药物影响史，但无症状或病情轻至中度的患儿无须用药。重症可危及患儿生命，应在前述各种评分法的指导下采用药物疗法，用药越早，预后越好。治疗的目的是应用适量的镇静剂缓解神经系统及消化系统症状。

（1）阿片酊（tincture of opium）：含无水吗啡 0.4mg/ml，为治疗阿片类新生儿戒断综合征的首选药。初始剂量为每次 0.05~0.20mg/kg，每 4 小时 1 次，哺乳时同喂；如症状未控制，可每隔 4 小增加 0.05~0.10mg/kg（每天最大剂量为 1.3mg/kg）直至症状控制（Finnegan 评分<8 分），继续采用该剂量 72 小时后逐渐减少每次剂量，每日减少总剂量的 1/10，但勿改变给药间隔，减量过程至少需要 1 周。如在减药过程中症状重现，需要重新恢复至控制症状的剂量。吗啡的副作用包括嗜睡、便秘、呼吸抑制和低血压等。

（2）美沙酮（methadone）：近年来用于治疗阿片类戒断综合征的药物之一，口服制剂含 8% 乙醇。美沙酮在新生儿血浆中的半衰期为 26 小时。应用方案：①首次剂量为 0.05~0.10mg/kg，口服或静脉注射，每 6~12 小时用药 1 次；②若无效，可每次增加 0.05mg/kg，症状控制后改为每 12 小时 1 次，并每天逐渐减量 10%~20% 直至每天 0.05mg/kg；③然后每 24 小时减量 0.01mg/kg，直至 0.01mg/kg，每 12 小时 1 次；④再 0.01mg/kg，每 24 小时 1 次，连续观察 72 小时若无反弹方可停药。治疗过程中，主要根据 Finnegan 评分进行药物剂量调整：在过去的 24 小时内<8 分，需进行下一次减量；若为 8~12 分，则不减量；若>12 分，则回到上一次剂量；如果连续 2 天不能减量，可加用苯巴比妥。

（3）苯巴比妥（phenobarbital）：对麻醉剂类戒断综合征的效果不及以上药物，尤其是不能减轻胃肠症状；用于镇静、催眠、安定剂戒断综合征安全有效，但很少单独使用，常用作吗啡或美沙酮治疗戒断综合征的辅助用药，对控制中枢神经系统症状，尤其是控制过度兴奋及惊厥效果好，但过度镇静可抑制中枢神经系统，以及减弱吸吮和吞咽反射造成误吸或液体、能量摄入不足。应用方案：①负荷量为 10~20mg/kg，静脉注射或口服；②如果 Finnegan 评分连续 3 次>8 分或连续 2 次>12 分，可每 8~12 小时追加 10mg/kg，直至累积最大负荷量为 30~40mg/kg；③24 小时后改为维持量，其剂量取决于总负荷量：累积负荷量为 20mg/kg、30mg/kg 或 40mg/kg，则维持量分别为 5.0mg/kg、6.5mg/kg 或 8.0mg/kg，每 24 小时

1次，疗程为10~14天。

（4）地西泮（diazepam）：对控制中枢神经系统症状效果好，口服或静脉注射，0.5~1mg/kg，每8小时1次，症状控制后改12小时1次。对中枢神经系统症状控制效果较好，但停药后易复发，过度镇静会造成吸吮无力和喂养困难。值得提醒的是，静脉推注可抑制呼吸和心动过缓，且可取代胆红素与白蛋白连接，故对早产儿、高胆红素血症患儿慎用。

（5）其他药物：①可乐定（clonidine）：主要用于阿片类、乙醇戒断综合征的治疗，首次口服0.5~1.0μg/kg，维持量为3~5μg/（kg·d），每4~6次1次，疗程为10~14天。②氯丙嗪（chloropromazine）：对控制麻醉和非麻醉药品戒断症状非常有效，剂量为3mg/（kg·d），分3~6次应用。由于有降低惊厥发作阈值、致小脑功能障碍和抑制骨髓造血等较为严重的副作用，慎用于新生儿。③丁丙诺啡（buprenorphine）：一种半合成的阿片类药物。一项CRT研究发现，丁丙诺啡舌下给药可缩短新生儿戒断综合征症状。

（6）联合用药：一项CRT研究发现，阿片酊加水稀释（1∶25）后与苯巴比妥联合应用效果优于其单独使用；阿片酊与可乐定（1μg/kg，每4小时1次）联合应用也可缩短新生儿戒断综合征的治疗时间。

（7）长期治疗：无论使用何种药物治疗新生儿戒断综合征，停药后至少留院观察3天，观察症状和体征是否重新出现，再决定留院继续治疗或出院。出院后，轻度戒断症状可能会持续几个月，因此出院时要向家长交代有关注意事项，如病情观察、喂养、护理等，并安排好随访事宜。

（六）预后

近期不良预后主要是早产、感染和窒息。远期影响主要发生在中至重度病例，如婴儿猝死综合征（sudden infant death syndrome，SIDS），多发生在出生后2~4个月，发生率较正常婴儿高5~10倍；此外，还可致神经行为发育运动协调能力落后、学习阅读能力落后，甚至脑瘫。

（罗立倩　李占魁）

第四节　新生儿剥脱性皮炎

新生儿剥脱性皮炎（exfoliative dermatitis of newborn），又称葡萄球菌性中毒性表皮坏死松解症（staphylococal toxic epidermal necrolysis）、葡萄球菌性烫伤样皮肤综合征（staphylococcal scalded skin syndrome，SSSS）或Ritter病，为金黄色葡萄球菌感染所致的急性严重皮肤疾病，主要特征为全身泛发性暗红色红斑，表皮出现起皱、松弛性大疱及大片表皮剥脱，黏膜也常受累，伴有发热等全身症状。新生儿以接触感染为主，在新生儿病房可引起医院内感染暴发流行，应引起重视。早产儿、极低和超低出生体重儿因暂时性免疫功能低下，极易发生，且可为宫内感染，出生后24小时内起病，病情危重，如未及时诊治，病死率高。

（一）病因

主要由凝固酶阳性噬菌体Ⅱ组71型和55型金黄色葡萄球菌感染所致。该细菌可产生表皮松解素（剥脱毒素），包括蛋白酶毒素A和B，分别由细菌染色体和质粒基因控制。剥脱毒素可使表皮细胞间桥粒溶解，细胞间黏附力减弱，检查者施压在皮肤上可出现表皮松解和水疱形成（尼科利斯基征阳性）。感染严重程度、细菌毒素及机体的免疫功能与疾病发生有关。

（二）病理

表皮颗粒层细胞离解，其中可见水疱形成。真皮炎症反应轻微，仅在血管周围有少量细胞浸润，主要为淋巴细胞。

（三）临床表现

多发生在出生后1~5周，发病突然，皮疹最先见于面部，尤其是口周和颈部，后迅速蔓延至腋窝、腹股沟、躯干和四肢近端甚至泛发到全身。表现为局限性充血潮红随后向周围扩展，2~3日内迅速蔓延，可全身广泛分布，有红斑皮损，在红斑基础上发生松弛性大疱，在口周留有放射状皲裂。表皮浅层起皱，摩擦表皮剥脱，露出鲜红糜烂面，类似烫伤。手足皮肤可呈手套样或袜套样剥脱，之后剥脱处由鲜红色逐渐变为紫红色、暗红色，不再剥脱，而后可出现糠状脱屑。皮肤触痛明显，黏膜可受累，表现为结膜炎、鼻炎和口腔炎。并伴有发热、厌食、呕吐和腹泻等全身症状。合并症有蜂窝织炎、肺炎和败血症等。一般经过7~14天痊愈。

（四）诊断

根据起病急骤，在红斑基础上出现松弛性大疱、表皮剥脱类似烫伤、口周放射状皲裂、无口腔黏膜损害等临床表现，结合血常规、病原菌培养、胸部X线、B超检查等可诊断。皮损中不能检测到细菌，应从黏膜取材进行培养。

（五）鉴别诊断

1. 新生儿脓疱疮　在面、躯干和四肢突然发生大疱，由豌豆大到核桃大，为大小不等、薄壁的水脓疱，四周红晕不显著。

2. 脱屑性红皮病　多见于生后1~3个月的婴儿，

全身弥漫性潮红，伴有细小灰白色糠状鳞屑。头皮、眉部和鼻翼凹等处有油腻性灰黄色鳞屑。

（六）防治

有效抗生素药物治疗结合支持治疗和皮肤护理。

1. **药物治疗**　及时应用抗生素，宜用耐青霉素酶的药物如氯唑西林等，可根据药物敏感试验调整抗生素。

2. **支持疗法**　注意水、电解质平衡，补充营养，严重患儿可静脉使用丙种球蛋白治疗。

3. **局部用药**　如外用2%莫匹罗星软膏，每日2次。局部用碱性成纤维细胞生长因子促进皮肤生长。

本病病情多严重，病死率高，须加强支持治疗。

（罗立倩　李占魁）

第五节　新生儿大疱性表皮松解症

大疱性表皮松解症（epidermolysis bullosa，EB）是一组皮肤黏膜受轻微外伤或摩擦后形成水疱、大疱的遗传性皮肤病，发生率为2/10万活产儿，一般分为3型：单纯型、营养不良型和交界型。其主要特征为皮肤受压或摩擦后即可引起大疱，被归于机械性大疱病，皮损易发生在受外力影响的部位，如四肢关节等处。临床表现变异性大，内脏器官可受累，伤口修复后可遗留皮肤损害和结痂。

（一）病因

真皮表皮交界区内编码蛋白的不同基因发生突变是EB发病的遗传学基础，单纯型主要为常染色体显性遗传，营养不良型可表现为常染色体显性或隐性遗传，交界型为常染色体隐性遗传。

（二）病理

1. **单纯型**　可见基底细胞空泡变性形成的水疱，过碘酸希夫染色（periodic acid-Schiff staining，PAS）阳性，基底膜完整，弹力纤维正常。电镜检查示核周有水肿，线粒体变性，张力原纤维溶解，细胞器破坏，胞质分解。

2. **营养不良型**　水疱位于表皮下，其上表皮正常，PAS阳性，基底膜分界不清。电镜检查显示水疱位于致密板下带，锚状纤维数量减少乃至缺如。

3. **交界型**　表皮下水疱，偶见基底层坏死的角朊细胞，真皮内炎症细胞很少或无。电镜检查示水疱位于表皮基底膜透明板，同时伴桥粒的数目明显减少。

（三）临床表现

各型大疱性表皮松解症的共同特点是皮肤在受到轻微摩擦或碰撞后出现水疱及血疱，好发于肢端及四肢关节伸侧，严重者可累及机体任何部位。皮损愈合后可形成瘢痕或粟丘疹，肢端反复发作的皮损可使指/趾甲脱落。

1. **单纯型**　单纯型仅累及肢端及四肢关节伸侧，不累及黏膜，皮损最表浅，愈后一般不留瘢痕，外显率高，根据临床疾病严重程度至少可进一步分为11种不同亚型，其中7种为常染色体隐性遗传，最严重的亚型出生时即有明显表现。3种最常见的亚型均为常染色体隐性遗传，包括泛发性大疱性表皮松解症（Köbner亚型）、局限性大疱性表皮松解症（Weber-Cockayne亚型）和疱疹样大疱性表皮松解症（Dowling Meara亚型）。其中，泛发性大疱性表皮松解症起病于新生儿和婴儿早期，皮损多见于手、足和四肢，也可见掌、跖过度角化和脱屑，不累及甲、牙齿和口腔黏膜。疱疹样大疱性表皮松解症出生时即可起病，是最严重的类型，水疱广泛分布于全身，可累及口腔黏膜，躯干和四肢近端可出现疱疹样水疱。因水疱裂隙位于表皮内，愈后不留瘢痕。指/趾甲可脱落，但常可再生。少数患儿水疱严重，易于继发感染，但很少危及生命，一般至青春期症状可减轻。

2. **营养不良型**　营养不良型可累及任何部位（包括黏膜），病情多较重，常在出生后即出现皮损，且位置较深，愈合后遗留明显的瘢痕，肢端反复发生的水疱及瘢痕可使指/趾间的皮肤粘连，指骨萎缩形成爪形手；口咽部黏膜反复溃破、结痂可致张口、吞咽困难。临床表现因遗传方式不同而有差异。

（1）显性营养不良型：多在出生时发病，皮损为松弛大疱，尼科利斯基征阳性，愈后留有萎缩性瘢痕、白斑和棕色斑，常伴有粟粒疹。生长和智力发育正常。

（2）隐性营养不良型：多在出生或婴儿早期发病。皮损除松弛大疱外，可有血疱，尼科利斯基征阳性，愈后留有萎缩性瘢痕、白斑和棕色斑。黏膜易受累。随侵犯部位不同，可有失音、吞咽困难、唇龈沟消失等表现。患儿生长发育不良、毛稀少、甲和牙有畸形。

（3）新生儿暂时性大疱性表皮松解症：是少见的亚型，特点为出生时或摩擦后出现水疱、大疱性皮疹，表皮下水疱起于真皮乳头层，出生数月后可自行恢复，无瘢痕形成。

（4）Bart综合征：常染色体显性遗传，主要特征为先天性表皮缺损、机械性水疱、甲畸形，预后较好。

3. **交界型**　较罕见，出生后即出现广泛水疱、大疱及糜烂面，多在2岁内死亡。最常见的类型为Her-

litz 型、mitis 型和泛发性良性营养不良型。Herlitz 型是最严重的大疱性表皮松解症，出生时即可发病，表现为泛发性水疱，伴严重的口腔肉芽组织形成，可累及多器官系统，包括上皮水疱呼吸道、胃肠道和泌尿生殖道损害，常合并气道水疱、狭窄引起呼吸道梗阻。少见的临床表现包括幽门和十二指肠闭锁，患儿常死于败血症、多器官衰竭和营养不良。mitis 型为轻型，又称非致死型，患儿出生时可表现为中等程度的皮肤损害，也可表现为严重皮损，但可存活到婴儿期，并随年龄的增长而缓解。泛发性良性营养不良型为非致死型的亚型，出生时即可有临床表现，累及全身皮肤，主要在四肢出现大小不等的水疱，头面部和躯干也可受累，水疱萎缩性愈合是本型的特征，甲可出现严重营养不良，可有轻度口腔黏膜受累，水疱随年龄增长而缓解，但牙齿异常和皮肤萎缩性瘢痕可持续到成年，生长正常。

（四）诊断

本病主要特征为皮肤受压或摩擦后即可引起大疱。根据家族史、临床特点，结合免疫组化及透射电镜检查一般可以确诊及分型。

（五）治疗

目前尚无特效疗法。应保护皮肤，防止摩擦和压迫。单纯型和营养不良型用大剂量维生素 E 可减轻症状。交界型可短期应用肾上腺皮质激素以缓解症状。此外，需要精心护理，避免外伤、摩擦、受热，保护创面，防止继发感染，给予营养支持。局部用碱性成纤维细胞生长因子促进表皮生长。

（六）产前诊断

根据先证者基因突变类型，可进行产前咨询指导。在妊娠早期行脐带穿刺或羊水穿刺，收集胎儿细胞行基因突变分析；也可用胎儿镜直视皮损部位或行胎儿皮肤组织活检，若存在相关病理改变或胶原酶过度表达则可在产前确诊。

（罗立倩 李占魁）

第六节 新生儿皮下坏疽

新生儿皮下坏疽（subcutaneous gangrene of newborn）是新生儿期一种严重的皮下组织急性感染，绝大多数由金黄色葡萄球菌引起，多发生在生后 1 周，好发于新生儿容易受压的背部或腰骶部，偶发枕部、肩、腿和会阴部。发病后皮下组织广泛坏死及蔓延，病情发展快，冬季和潮冷地区发病率高，如不及时进行积极治疗，可能并发败血症、支气管炎和肺脓肿等，死亡率较高。近年来由于预防措施的加强，发病率和病死率逐渐下降。

（一）病因

1. **皮肤防御能力差** 新生儿的皮肤薄嫩，皮肤防御能力及对炎症的反应均差，淋巴结屏障功能也不完善，局部皮肤在冬季又易受压，不易保持清洁，故细菌容易从皮肤受损处侵入，引起感染。

2. **细菌感染** 新生儿极易受细菌感染而发生皮下坏疽。感染的细菌常为金黄色葡萄球菌，也可偶为铜绿假单胞菌、草绿色链球菌等。并发败血症时，血培养可得阳性结果。

3. **物理刺激** 新生儿长期仰卧位，衣服的摩擦、大小便浸渍或哭闹躁动等都可诱发局部皮肤损伤，使细菌得以侵入。

因此，严格的消毒隔离制度和加强新生儿护理是很重要的预防措施。

（二）病理

主要病理改变是皮下组织广泛性炎症和坏死。坏死区有细菌存在，但仅少数有多核白细胞浸润，表明中性粒细胞的趋化作用不良，对炎症缺乏局限能力，但坏死组织周围的组织结构完整。皮肤病变较轻，其中心部分可有坏死，周围皮肤的真皮层只有充血而无其他改变。少数病例的局限能力较强，可形成脓肿。

（三）临床表现

1. **坏疽好发部位及特征** 好发于身体受压部位、多见于臀部和背部，也可发生在枕部、颈部、骶尾部、会阴等部位，其特征为起病急，病变发展快，数小时内明显扩散，局部典型表现为皮肤片状红肿，温度增高，触之稍硬，毛细血管反应明显，周围无明显界限。病变迅速向四周扩散，中央部位的皮肤渐变为暗红、紫褐色，触之较软，有漂浮感，少数病例积脓较多时有波动感。晚期病例皮肤呈紫黑色，甚至破溃有稀薄脓液流出。

2. **感染中毒表现** 患病后常首先表现为哭吵、拒食、发热等症状。体温多波动在 38～39℃，高者可达 40℃，也有腹泻、呕吐者。若未及时处理，病情进展快，合并败血症时表现嗜睡、体温不升、唇周发绀、腹胀、黄疸；晚期病例出现脓毒症休克、弥散性血管内凝血、呼吸衰竭和肾衰竭而致死。

3. **临床分型** 根据病变区域改变可分为坏疽型（最常见）、脓肿型、蜂窝织炎型和坏死型。

（四）辅助检查

1. **外周血象** 白细胞计数多升高，中性粒细胞水平增高。

2. **细菌学检查** ①涂片检查:取皮缘周围的分泌物或浆液进行染色,有利于鉴别细菌种类;②细菌培养+药敏试验:取病灶分泌物或浆液进行培养,多为金黄色葡萄球菌;药敏试验对临床治疗有指导作用。

(五)诊断

当新生儿有发热、哭吵、拒乳时,应行全身皮肤检查,尤其是身体受压部位(腰、骶、臀、背等),发现局部皮肤有边界不清的红肿等典型表现时,不难做出诊断。对于病变范围的估计,可按小儿烧伤面积的计算方法来计算,面积在10%以上者属重型。根据病史、临床症状和实验室检查资料可以诊断。

(六)治疗

1. **病初处理** 病变初起时即应及时局部处理,包括外敷莫匹罗星、鱼石脂或多磺酸黏多糖软膏。

2. **切开引流** 当皮肤出现暗红色及有漂浮感时,应早期切开引流。

(1)多处切开:一般需做5~7个切口,切口长1.0~1.5cm,间距2~3cm,相互交叉呈筛状,保证皮肤的血液供应和皮下引流通畅。

(2)压迫引流:边切边在两切口间皮下间隙填塞凡士林纱条压迫止血和引流。皮下组织不宜广泛分离,以免造成大面积坏死。

(3)清洗换药:术后每天用生理盐水、呋喃西林或含抗生素的溶液冲洗伤口,每日换药2~3次;如病变扩散,随时补充切口,务必使引流安全、通畅,无出血伤口不必填塞;对坏死组织要及早清除。一般创口愈合后不留严重瘢痕,如有大片皮肤坏死留有较大创面时,可应用负压封闭引流(vacuum sealing drainage,VSD),以促进引流和周围皮肤生长,缩短愈合时间。

3. **抗生素治疗** 同时选用2种抗生素联合应用,静脉滴注给药。通常可用青霉素类和头孢菌素类。以后根据细菌对药物的敏感试验结果,更换抗生素。

4. **支持治疗** 加强婴儿营养,注意补充热量和维生素C。必要时给予新鲜全血、血浆或人血白蛋白,肌内注射维生素K,以提高患儿的抵抗力和促使伤口愈合。

5. **点状植皮** 如大片皮肤坏死留有较大创面时,待创面清洁后考虑点状植皮术,使创面及早愈合。

6. **护理要点** 加强创面护理,及时换药引流,采取适当体位,避免创口受压。

(七)预后

预后与就诊时间早晚和治疗是否正确有关,一般皮肤创面10~15天愈合,多留有瘢痕,但不影响功能。

(罗立倩 李占魁)

第七节 早产儿视网膜病变

早产儿视网膜病变(retinopathy of prematurity,ROP),是早产儿视网膜新生血管生长异常而导致视网膜发育的异常。毛细血管床血管提前收缩甚至闭塞可导致新生血管长入玻璃体、视网膜水肿、视网膜出血、纤维化甚至牵拉而导致视网膜脱离。上述过程多数情况下在纤维化发生前可逆,病变的最终阶段可致盲。2004年,我国卫生部将出生体重<2 000g的早产儿列为ROP高发对象,要求加强防治。

(一)发病率

由于体重<1 000g极低出生体重儿的生存率的增长,ROP的发生率近年有增长趋势。1986—1987年美国国立卫生研究院(National Institutes of Health,NIH)发起的CRYO-ROP研究表明,体重<1 250g的患儿65.8%存在ROP不同表现。体重在1 000~1 250g的患儿有2%发展为Ⅲ期+病变极期,符合治疗条件;体重<750g的患儿这种情况占15.5%。2011年,我国对16家三级甲等医院的早产儿治疗用氧量和视网膜病变防治情况进行了飞行检查,共抽查病历1 023份,其中612例(59.8%)曾行眼底检查,检出ROP 69例,检出率为11.27%,其中阈值ROP 7例,检出率为1.14%。

(二)病因与高危因素

1. **早产和低出生体重** ROP的发病因素很多,但目前公认早产和低体重是发生ROP的根本原因。胎龄越小,体重越低,视网膜发育越不成熟,ROP的发生率越高,越病情越严重。CRYO-ROP小组研究显示,胎龄≤27周、28~31周和≥32周的早产儿ROP的发病率分别为83.4%、55.3%和29.5%;出生体重<750g、750~999g和1 000~1 250g的早产儿ROP的发病率分别为90%、78.2%和46.9%;Ⅰ期以上ROP的发病率随出生体重及胎龄的增加而下降。说明出生胎龄越小、体重越轻,ROP的发生率越高、病情越重。

2. **吸氧** 早产低体重儿由于呼吸系统发育不成熟,通气和换气功能障碍,生后给予一定量的氧气吸入才能维持生命。多数学者认为吸氧与ROP存在一定关系,有些早产儿即使不吸氧也发生ROP,而有些即使吸氧时间超过1个月甚至更长也没有发生ROP,提示ROP的发生有明显的个体差异,可能与特殊基因有关,甚至有人提出适当吸氧可延缓ROP的进展。因此,吸氧与ROP的关系非常复杂,吸氧是否会导致ROP取决于多个因素:吸氧浓度、吸氧时间、吸氧方式、动脉氧分压的波动及对氧的敏感性等。

3. **贫血和输血**　早产儿贫血的发生率较高，目前输血仍是治疗重度贫血的重要手段之一。有些学者认为贫血及输血可能与ROP的发生和发展有关，Englert等的回顾性资料分析表明，贫血不会影响ROP的严重性，而输血次数与ROP的发展有关。Cooke等研究发现，体重<1 500g的早产儿中未发生ROP者与发生ROP者的输血次数明显不同(1 *vs.* 7)，发生ROP Ⅰ～Ⅲ期与ROP阈值病变的早产儿输血次数不同(6 *vs.* 16)。

4. **感染**　有学者认为，念珠菌败血症的发生与ROP的发生和发展有关，可增加早产儿ROP的发生率和加重ROP的严重程度，是重度ROP的危险因素之一。

5. **代谢性酸中毒**　研究显示，代谢性酸中毒是ROP的发病因素之一。应用SD大鼠酸中毒模型研究发现，酸中毒可引起新生鼠视网膜新生血管形成，酸中毒的持续时间越长，新生血管形成的发生率越高，并且在酸中毒发生后2～5天发生率最高。

6. **动脉血$PaCO_2$过低**　研究证实，$PaCO_2$过低可致脑血管收缩，同样也可使视网膜血管收缩，导致视网膜缺血。

（三）发病机制

早产儿视网膜血管发育未成熟，在血管进一步成熟的过程中，由于代谢需求增加导致局部视网膜缺氧，在各种高危因素的作用下，发育未成熟的视网膜血管收缩、阻塞，视网膜血管发育停止，导致视网膜缺氧。视网膜缺氧可继发血管生长因子大量产生，从而刺激新生血管形成最终导致ROP。因此，ROP的发生可分为2个阶段：第一阶段，视网膜血管阻塞或发育受阻、停止；第二阶段，视网膜缺氧继发新生血管形成。新生血管均伴有纤维组织增殖，纤维血管膜沿玻璃体前面生长，在晶状体后方形成晶状体后纤维膜，膜的收缩将周边部视网膜拉向眼球中心，引起牵引性视网膜脱离，使视网膜结构遭到破坏，最终导致眼球萎缩、失明。

（四）临床表现

根据ROP的国际分类法(CROP)，ROP的眼底病变包括以下几个概念。

1. **按区域定位**　将视网膜分为三区。

（1）Ⅰ区：以视盘为中心，以视盘到黄斑中心凹距离的2倍为半径的圆内区域。

（2）Ⅱ区：以视盘为中心，以视盘至鼻侧锯齿缘距离为径，Ⅰ区以外的圆内区域。

（3）Ⅲ区：Ⅱ区以外的颞侧半月形区域，是ROP最高发的区域。

2. **按时钟钟点定位**　病变范围将视网膜按时钟钟点分为12个区域计算病变范围。

3. **按疾病严重程度**　分为Ⅰ～Ⅴ期。

（1）Ⅰ期：视网膜后极部有血管区与周边无血管区之间出现一条白色平坦的细分界线。

（2）Ⅱ期：白色分界线进一步变宽且增高，形成高于视网膜表面的嵴形隆起。

（3）Ⅲ期：嵴形隆起愈加显著，呈粉红色，此期伴纤维增殖，进入玻璃体。

（4）Ⅳ期：部分视网膜脱离，根据是否累及黄斑可分为a、b两级，Ⅳa为周边视网膜脱离未累及黄斑，Ⅳb为视网膜脱离累及黄斑。

（5）Ⅴ期：视网膜全部脱离，常呈漏斗形，可分为宽、窄、前宽后窄、前窄后宽4种漏斗形。

4. **特定病变**　ROP存在以下5种特定病变。

（1）附加病变(plus)：后极部视网膜血管怒张、扭曲或前部虹膜血管高度扩张。附加病变是ROP活动期指征，一旦出现常意味预后不良。存在Plus时在病变分期的期数旁写“+”，如Ⅲ期+。

（2）阈值病变(threshold ROP)：指Ⅲ期ROP，位于Ⅰ区或Ⅱ区，新生血管连续占据5个时钟范围，或病变虽不连续，但累计达8个时钟范围，同时伴plus。此期是早期治疗的关键时期。

（3）阈值前病变(prethreshold ROP)：包括2种情况。若病变局限于Ⅰ区，ROP可为Ⅰ期、Ⅱ期、Ⅲ期。若病变位于Ⅱ区，则有3种可能：Ⅱ期ROP伴plus；Ⅱ期ROP不伴plus；Ⅲ期ROP伴plus，但新生血管占据不到连续5个时钟范围或不连续累计8个时钟范围。

（4）Rush病变：ROP局限于Ⅰ区，新生血管行径平直。Rush病变发展迅速，一旦发现应提高警惕。

（5）退行期：大多数患儿随年龄增长ROP自然停止，进入退行期。此期的特征是嵴上血管向前面无血管区继续生长为正常视网膜毛细血管，嵴逐渐消退，周边视网膜逐渐透明。

（五）诊断与筛查

1. **筛查对象和指征**　由于ROP主要发生于较小的早产儿，国际上一般将出生体重小于1 500g或胎龄小于32周的所有早产儿，无论是否吸过氧都列为筛查对象；对出生体重为1 500～2 000g或胎龄在32～34周的早产儿，如吸过氧或有严重合并症者，也列为筛查对象。《早产儿治疗用氧和视网膜病变防治指南》中明确了我国目前ROP的筛查对象：①胎龄<34周或出生体重<2 000g的早产儿；②出生体重>2 000g的新生儿，但病情危重曾经接受机械通气或CPAP辅助通气，吸氧时间较长者。

2. **筛查时间**　初次筛查的时间最好同时考虑生后日龄和纠正胎龄，尤其是纠正胎龄与严重ROP出现的时间更相关，即出生时胎龄越小者发生ROP的时间相对越晚。目前，大多数国家将首次筛查时间定在生后第4周或矫正胎龄32周。我国的《早产儿治疗用氧和视网膜病变防治指南》规定，首次筛查时间为生后4~6周。

3. **检查方法**　一般用间接检眼镜或眼底数码相机检查。

（六）预防

应针对ROP的发病因素，采取预防措施。在ROP的发病因素中，早产儿视网膜发育不成熟是公认的关键因素，而其他各种因素是相关高危因素，有些还存在较大的争议。在临床工作中针对各种相关高危因素采取综合预防措施，对降低ROP发生率具有重要作用。

1. **加强对早产儿各种合并症的防治**　早产儿合并症越多、病情越严重，ROP的发生率越高，加强对早产儿各种合并症的治疗，使早产儿尽可能平稳地度过危险期，减少吸氧机会，可以降低ROP的发生率。

2. **规范吸氧**　早产儿由于呼吸系统发育不成熟，通气和换气功能障碍，生后常依靠吸氧才能维持生命，在吸氧时要注意以下问题：①尽可能降低吸氧浓度；②缩短吸氧时间；③减少动脉血氧分压的波动。

3. **其他**　积极防治呼吸暂停，治疗代谢性酸中毒，预防贫血及减少输血，防治感染，防治 $PaCO_2$ 过低。ROP的致病因素众多，发病机制非常复杂，目前还没有单一的预防手段，应采取综合性的预防措施，尽可能使病情保持稳定，同时对高危病例进行规范的筛查，早期发现ROP病变，及时进行激光或手术治疗。

4. **建议**　①进行全国范围多中心的早产儿用氧和ROP流行病学调查，获取更全面数据；②有必要在卫生监管部门的领导下，建立常态监督机制，按地区在有条件的医疗机构设立专门的ROP防治指导中心，负责本地区的早产儿用氧监督、ROP防治培训及治疗，以降低ROP发病率，减少致盲的发生；③指南修改：如初次筛查时间为生后4~6周或纠正胎龄32~34周，这一条未予以详细解释，容易导致延误诊治，应该在修订时予以明确，即按照严格标准实施。此外，目前早产儿最佳氧饱和度在国际上多中心大样本研究较多，推荐目标 SO_2：维持在88%~92%，建议予以修订。

（七）ROP的治疗

在筛查过程中，一旦发现Ⅲ期病变，应及时开始治疗。目前国际上主要采用以下治疗方法。

1. **激光光凝治疗**　近年来，随着间接检眼镜输出激光装置的问世，光凝治疗早期ROP取得良好效果。

2. **冷凝治疗**　冷凝治疗通常在局麻下进行，也可在全麻下操作，在间接检眼镜直视下通过结膜透入眼内施行40~50个冷凝点。目前ROP冷凝治疗的短期疗效已得到肯定，但远期疗效还有待进一步确定。

3. **巩膜环扎术**　如果阈值ROP没有得到控制，发展至Ⅳ期或尚能看清眼底的Ⅴ期ROP，采用巩膜环扎术可能取得良好效果。巩膜环扎术治疗ROP的目的是解除视网膜牵引，促进视网膜下液吸收及视网膜复位，阻止病变进展至Ⅴ期。但也有学者认为部分患儿不做该手术仍可自愈。

4. **玻璃体切除手术**　巩膜环扎术失败及Ⅴ期患者只能做复杂的玻璃体切除手术。术后视网膜得到部分或完全解剖复位，但患儿最终视功能的恢复极其有限，很少能恢复至有用视力。

5. **内科治疗**　目前ROP的内科治疗仍在研究之中，还没有用于临床。现正在研究的有VEGF抗体、PEDF重组蛋白、IGF-1替代治疗等方法。

（罗立倩　李占魁）

第八节　新生儿乳糜胸与乳糜腹

新生儿乳糜胸（neonatal chylothorax）最早报道于1917年，由乳糜样淋巴液在胸腔内异常聚积引起，又称淋巴胸（lymphothorax），是新生儿胸腔积液的常见病因。新生儿乳糜胸的发病率为0.1%~0.5%，病死率可高达64%，其中男女发病比例约为2∶1。由于胸导管通常位于右侧胸膈，因此，常发生在右侧胸膜腔。新生儿乳糜腹（neonatal chyloperitoneum）则是由于富含甘油三酯的淋巴液在腹腔泄漏所致。

（一）病因

1. **乳糜胸**　由于胸导管损伤或者胸腔内淋巴管异常（损伤、回流障碍或发育缺陷），淋巴液漏入胸腔内形成乳糜胸。约50%的乳糜胸患儿无明确病因，为自发性乳糜胸。根据病因不同，乳糜胸可大致分为以下3类。

（1）先天性乳糜胸：系淋巴系统先天性发育异常或胸腔发育缺陷所致，大多在产前发现，其余患儿则在出生喂养后出现症状。由于先天性胸导管发育缺如或部分梗阻及狭窄，淋巴管发育畸形，导致乳糜液从淋巴管溢出形成胸腔积液。先天性乳糜胸常伴有其他先天性疾病或遗传综合征（如唐氏综合征、努南综合征及特纳综合征等），临床多合并有肺发育不良、胎儿水肿及早产风险。

（2）创伤性乳糜胸：常见于医源性并发症，由于产伤或者胸外科手术过程中对胸导管的损伤导致。新生儿在分娩期间或者复苏过程中由于胸壁过度扩张/拉伸导致胸导管破裂，可在生后2~10天出现。近年来，随着心脏外科、体外循环及新生儿重症监护技术的进步，不少胸部及心脏手术已能在新生儿甚至是早产儿中进行，手术难度的增加导致乳糜胸的发生率也相应增多，占胸部手术的0.2%~0.5%，先天性心脏病手术的0.5%~2.0%，常于术后3~14日发生，且可表现为双侧胸腔积液。新生儿外周中心静脉导管（peripherally inserted central venous catheter，PICC）致乳糜胸多见于极低或超低出生体重儿，与PICC置管失败使血管穿孔，导管逆行入淋巴管，上腔静脉栓塞使淋巴液回流障碍，以及高渗透压致血管通透性增高等因素有关。

（3）非创伤性乳糜胸：此型在新生儿中较少见，可由淋巴管瘤、胸腔内肿瘤继发淋巴引流阻塞引起。研究发现，乳糜胸也可在先天性心脏病手术后并且在胸导管没有损伤的情况下发生，目前认为可能与中心静脉血栓形成或者感染性疾病有关。

2. **乳糜腹** 乳糜微粒由小肠绒毛的中心乳糜管吸收后，经肠系膜淋巴管、肠干淋巴管汇入乳糜池，胸导管在第2腰椎水平起始于乳糜池进入体循环。因此，当胸导管及肠内淋巴管异常时，乳糜液进入腹腔导致乳糜腹发生。先天性乳糜腹在新生儿期罕见，仅占新生儿腹水病例的4%，可分为原发性、继发性和先天性（遗传性）。

（1）原发性乳糜腹：主要由于淋巴管发育畸形（淋巴管扩张、闭锁或狭窄、肠系膜囊肿和淋巴管瘤等）和成熟障碍（淋巴管瘘）引起。

（2）继发性乳糜腹：主要是由于外部压迫导致淋巴管内压力增加使淋巴液漏出，如肠旋转不良、嵌顿疝、肠套叠、淋巴结发炎增大和恶性肿瘤等。

（3）先天性（遗传性）乳糜腹：部分遗传性、染色体异常疾病也可并发先天性乳糜腹。

（二）病理生理

乳糜液营养丰富，富含脂肪、白蛋白、球蛋白、酶、电解质及淋巴细胞等（表24-8-1）。一旦胸导管发生破裂，一方面大量乳糜液渗入胸腹腔内，引起肺部或者腹腔受压表现，静脉回流受阻，产生一系列呼吸、循环和代谢功能紊乱；另一方面大量物质丢失也会导致机体电解质紊乱、营养障碍及免疫细胞的消耗，削弱机体抵抗力从而继发感染。同时，纤维蛋白原和凝血酶原的丢失也增加了机体出血并发症的发生风险。

表24-8-1 乳糜液的一般特性及成分

物理特性和成分	正常值
外观	乳白色
pH值	7.4~7.8
比重	1.012~1.025
细胞计数/μl^{-1}	>1 000
淋巴细胞比例	>80%
细菌	无
胆固醇晶体	无
苏丹红Ⅲ染色	脂肪球着色
总蛋白/（$g \cdot L^{-1}$）	21~59
白蛋白/（$g \cdot L^{-1}$）	12~41.6g/L
甘油三酯	>血浆含量
胆固醇	≤血浆含量
胆固醇/甘油三酯	<1.0
脂肪总量/（$g \cdot L^{-1}$）	4~60
脂蛋白电泳	存在乳糜微粒
葡萄糖/（$mmol \cdot L^{-1}$）	2.7~11
尿/（$mmol \cdot L^{-1}$）	1.4~3.0
电解质	同血浆含量

（三）临床表现

乳糜胸（腹）的临床表现主要取决于乳糜液渗漏的速率和持续时间。乳糜胸出现的孕周、持续时间，以及积液程度是决定肺发育和出生后呼吸情况的主要因素。先天性乳糜胸患儿出生时常有窒息与呼吸窘迫史，早产儿多伴有水肿表现，也有部分患儿在生后逐渐出现呼吸困难、发绀等表现。患侧胸部叩诊浊音，听诊呼吸音减低，心脏和纵隔向健侧移位。当乳糜胸长期存在时，由于淋巴细胞和免疫球蛋白的慢性丢失可致免疫缺陷，而脂肪和脂溶性维生素的慢性损失可导致营养不良，体重增加缓慢，这些因素导致患儿易继发感染。

乳糜腹通常表现为腹部膨隆、食欲不振、呕吐、进行性双下肢水肿等，当鞘状突未闭则同时合并阴囊或阴唇水肿。随着腹膜腔内淋巴液的增加，纵隔抬高，严重者出现呼吸困难甚至呼吸衰竭的症状。体检可见腹胀，腹部静脉怒张，叩诊有移动性浊音，听诊早期肠鸣音增加，以后减轻。

（四）辅助诊断

对于乳糜胸（腹）患儿，由于病因较多，经常与先天性发育异常及遗传性疾病相关联，因此应首先完善超声心动图、头、肺、腹部、肾脏等脏器超声检查以及基因评估等。

1. **超声检查**　产前超声检查是发现胎儿期胸腹腔积液的常用手段，可发生在妊娠早、中、晚期，通常在孕32~33周较多见。而出生后的超声检查也有助于胸腔、腹腔穿刺的定位及动态监测积液量。对于有PICC置管的患儿，定期的超声检查可以监测导管尖端在中心静脉的位置变化。

2. **X线或CT检查**　乳糜胸X线表现为患侧胸腔密度增深，肋膈角消失，单侧积液量较大时心脏与纵隔向健侧移位。胸部CT则表现为患侧胸腔液体密度影像，当积液量少时，则表现为后肋膈窦区的低密度影，积液量大时可见肺膨胀不全及纵隔移位表现。腹部CT检查有助于发现少量腹腔积液，当积液量大时立位X线片可见腹腔积液征，肠袢位于腹腔中央。此外，直接淋巴管造影术、核素淋巴显像及核磁检测能够直接显示胸导管，以明确病因及病因部位，但在新生儿中开展具有局限性。

3. **胸/腹水检查**　胸腔或腹腔穿刺能够明确胸腹水性质。当患儿处于禁食或摄取富含中链三酰甘油（MCT）配方奶粉时，乳糜液外观可呈黄色清亮或橘黄色，乳糜试验可能呈阴性；而普通配方奶或母乳喂养患儿乳糜液多呈乳白色。因此，以乳糜液颜色判断乳糜胸，可能出现假阳性或假阴性，需要强制性的最低限度口服脂肪摄入量来诊断，并同时考虑饮食因素和胸腔积液脂蛋白含量，以免误诊或漏诊。Büttiker提出当积液中甘油三酯含量>1.1mmol/L，绝对细胞计数>1 000个细胞/μL，淋巴细胞比例>80%时可诊断乳糜液。

（五）治疗

1. **胸腔/腹腔穿刺**　如胎儿积液量大，可通过超声引导下行胎儿胸（腹）腔穿刺、胸腔羊膜腔分流术来进行产前干预。出生后进行胸（腹）腔穿刺不仅是诊断措施，更是有效缓解压迫症状的治疗手段。当反复胸腔穿刺抽液后乳糜液仍增长较快者可采取闭式胸腔引流术。

2. **营养支持治疗**　饮食管理是治疗乳糜胸（腹）的重要环节之一，目前认为早期应禁食，并予以肠外营养、白蛋白或血浆等支持。由于乳糜液的丢失，病程中要定期检测血电解质、白蛋白水平及凝血功能等。根据病情逐渐给予富含MCT特殊配方奶粉或脱脂奶喂养，现有研究认为将母乳进行离心脱脂后喂养，能够作为MCT奶粉的辅助方式，并且不会增加乳糜量。

3. **药物治疗**　现有研究认为生长抑素、奥曲肽能够通过有效抑制乳糜生成治疗乳糜胸或乳糜腹。生长抑素开始剂量为3.5μg/（kg·h），持续静脉滴注，可逐渐增加剂量至最大剂量12μg/（kg·h）。奥曲肽最常用的剂量从1μg/（kg·h）开始，1~2μg/（kg·h）逐渐加量至最大剂量10μg/（kg·h）。有文献报道，治疗难治性新生儿乳糜胸时奥曲肽最高剂量可达20μg/（kg·h）；当乳糜液生成减少后，每天以1μg/（kg·h）的速度进行减量。此外，米多君、普萘洛尔、西地那非及西罗莫司等药物对乳糜胸的治疗效果也有相关个案报道，但在新生儿阶段治疗经验仍有限。

4. **手术治疗**　多数患儿经内科2~4周的保守治疗后可自愈，当保守治疗无效时及时进行外科干预可以缩短住院时间，以及减少营养不良和免疫抑制的风险。传统手术治疗包括胸导管结扎术、胸膜腹膜分流术、胸膜部分切除术、胸导管栓塞术、胸膜擦伤术等。胸导管结扎术是最常用的、有效率可达95%的外科干预手段，其主要目的是找到胸导管的泄漏点进行结扎，可以通过胸腔镜或者开胸手术完成。胸膜固定术是通过向胸膜腔灌注化学或生物制剂引起胸膜炎症反应造成粘连，常用制剂包括滑石粉、四环素、红霉素、纤维蛋白胶、高渗葡萄糖等。胸膜固定术较其他术式而言，操作更简便，风险更小，适用于接受闭式引流术2周以上仍无效者，且难以耐受手术的早产儿等。若上述治疗方式>4周仍无效，可予以胸腔镜下探查术，明确渗漏点同时予以修补手术治疗。

（六）预后

新生儿乳糜胸预后大多较好，半数以上能自愈，少数病例需手术治疗。但先天性乳糜胸严重情况下可导致宫内胎肺发育受限、肺发育不良、重度胸腔积液及胎儿水肿等，往往提示预后不良。当新生儿乳糜胸（腹）合并其他先天性发育异常时，则预后差，死亡率高，因此早期行基因检测和染色体检查明确病因较为关键。

（潘晶晶　周晓光）

第九节　新生儿肿瘤

新生儿肿瘤（neonatal tumor）是在新生儿肿瘤诊断的基础上逐渐地认识和发生发展的医学体系，它是在新生儿期有限时间内对各种良恶性肿瘤的统称，综合了当今在新生儿医学方面的最新和最先进的诊断理念及技术，并使发展的内容逐渐与上至胎儿肿瘤、下至小儿肿瘤及成人的肿瘤相衔接。新生儿肿瘤是一组具有不同组织学类型、解剖位置及病理生理学特性的新生物的统称，其发生、发展及转归与儿童期肿瘤和成人期肿瘤有明显不同，在现阶段常用的描述新生儿肿瘤的学术名词有新生儿囊肿、肿块、肿物、占位、囊实性肿块、实性肿块、肿瘤等；在超声下的描述可有无回声暗区、混合回声、强回声等；在 MRI 下可描述为高信号、中信号或低信号等。了解新生儿时期不同肿瘤类型及其生物学行为，是临床诊断和处理的基础，准确早期诊断将为新生儿治疗提供重要参考依据。新生儿医学影像学的发展，为新生儿肿瘤学基础奠定了明确的发展方向，而新生儿生化和分子生物学等又为新生儿肿瘤学提供了巨大的发展空间。新生儿或小儿肿瘤有许多共性，它与胎儿期肿瘤密切相关，有很多共性，但也有其特点，它是人类研究疾病特别是危及人类的主要疾病-肿瘤的追求和探索，即在更早的时间，也就是胚胎成形后的肿瘤发生和衍变的规律中探寻肿瘤的特征，并有机会将其控制在萌芽中。

现已查明，许多肿瘤的发生从胎儿发育初期就已经形成了，这使得新生儿肿瘤研究备受关注，一种可能的解释是在胚胎发育过程中胚胎的各种组织始终保持着持续的旺盛的发育状态，而肿瘤细胞也可以在合适的状态下被激活，它可以是遗传因素也可以是环境因素等，都是影响妊娠期肿瘤的因素。此外，无论新生儿肿瘤是良性还是恶性，大多表现为良性生长甚至分化成熟，多数对治疗敏感且预后良好。因此，预防肿瘤需要在胚胎发育时期就开始，而对于部分肿瘤胚胎期还应作为预防和干预疾病的重要时期。

（一）流行病学与分类

1. **流行病学** 新生儿期肿瘤多在孕中晚期超声常规产检和筛查中意外发现，故新生儿肿瘤常在早期即可诊断，由于超声对囊性液性暗区的敏感性，所以发现更多的是良性肿瘤和肿块。而恶性肿瘤则需要有能力鉴别，这些肿瘤具有生物学行为多样性，开始表现为囊性，逐渐在胚胎发育中出现囊实性改变甚至完全实性的肿块占位，如腹膜后的畸胎瘤；还可以在胚胎发现肿瘤后，随着生长逐渐消失，如肾的囊性发育等；更有如神经母细胞瘤，虽然是恶性肿瘤，但可以在生长发育中不变化，或生长缓慢或到一定时期才呈现恶性变化。

新生儿肿瘤有报道的发病率为（2.7～13.5）/10万。因此，新生儿肿瘤是相对少见疾病，但随着产前诊断的开展，有逐渐增加的趋势。从流行病学角度来看，其真实发病率并不清楚，因为死胎和新生儿期死亡病例常常无法统计在内，而且对发病的位置、肿瘤病史等报道都各有差异。英国、美国报道的发病率为1/27 500 活产儿。总体来说，发病率最高的是日本儿童，最低的是美国黑种人儿童。国内高解春等认为新生儿实体肿瘤的发病率约为 0.6%，占小儿肿瘤的1%～1.5%。

2. **分类** 新生儿期肿瘤的类型与成人不同，均以先天性或胚胎的原始性为特征，而由于肿瘤在胎儿期间的特殊性，往往要在引产后或出生后才可以最终得到病理确诊或临床确诊。目前，新生儿肿瘤尚无公认的分类标准，多数学者倾向于根据肿瘤发生部位进行分类。根据肿瘤的囊性和实性变化、肿瘤发生部位，将新生儿肿瘤分为头颈部肿瘤、胸部肿瘤（包括心脏肿瘤）、腹部肿瘤、其他全身系统肿瘤（肢体肿瘤、血管淋巴管肿瘤、骶尾部肿瘤及皮肤肿瘤）等（表 24-9-1）。尽管可以按其解剖分类初步区分，但还有很多相关新生儿肿瘤难以纳入其中，仍需要通过新生儿学的发展来逐步完善。

表 24-9-1 常见的新生儿肿瘤

肿瘤		解剖部位
新生儿全身系统肿瘤	血管瘤	可发生在身体任何部位，以头部最多见
	淋巴管瘤	以颈部、腋下和身体体表最多见
	畸胎瘤	可发生在任何部位，以颈部和骶尾部常见
	神经母细胞瘤	以腹膜后肾上腺区域、胸部纵隔常见
	横纹肌肉瘤	可发生在身体任何部位
	骶尾部肿瘤	发生在骶尾部
头颈部肿瘤	视网膜母细胞瘤	眼部
	前肠囊肿	颈部
	舌囊肿	口腔
	喉囊肿	咽喉部

续表

肿瘤		解剖部位
胸部和呼吸系统肿瘤	肺囊腺瘤	肺组织的囊状结构
	支气管肺隔离症	残余的肺组织错构瘤,多发生在肺底或膈肌下
	支气管肺纤维母细胞瘤	肺的实体肿瘤
	肺膜母细胞瘤	肺组织的实体恶性肿瘤
	纵隔畸胎瘤	纵隔的囊性或囊实性肿瘤
	心脏横纹肌肉瘤	心脏部位
腹部消化系统肿瘤	胆总管囊肿	上腹肝门下的单个囊肿
	肝脏错构瘤	肝脏内的良性占位
	肝脏血管内皮瘤	肝脏内的血流丰富的肿瘤
	肝母细胞瘤	肝脏的恶性肿瘤
	肠囊肿(重复畸形)	腹部单个的囊性占位
泌尿生殖系统肿瘤	肾囊性发育不良	肾脏区域的原发肾呈囊性瘤性改变
	中胚叶肾瘤	肾脏的原始胚胎发育肿瘤
	肾母细胞瘤	肾脏的恶性肿瘤
	肾上腺畸胎瘤	肾上腺区域的囊性或囊实性占位
	卵巢囊肿	胎儿腹部孤立的囊性占位
	卵黄囊性肿瘤	胎儿腹部与脐孔相关的囊性肿瘤

(二) 遗传学特征

新生儿肿瘤的遗传学特征包括常染色体显性、隐性及性染色体遗传性疾病,还有某些性分化异常疾病也可能与新生儿肿瘤相关。常见的常染色体显性遗传综合征包括家族性结肠息肉病、多发性神经纤维瘤等。这些肿瘤通常并不一定在新生儿期出现,但可以在新生儿的成长过程中逐渐进展而发生。通常认为肿瘤是遗传相关性疾病,与基因突变相关。但目前基因检测方法有限,大多数基因检测只局限于实验研究,无法认识确切的基因作用机制,目前的检测手段亦无法识别特殊的基因改变。某些特定肿瘤如肾母细胞瘤的致病因素似乎比其他类型肿瘤如视网膜母细胞瘤等更为复杂,因此评估特定肿瘤相关临床表现及综合征十分重要。对于家族性发病率及同卵双生子的肿瘤发病率明显增高,表明恶性肿瘤与特定位点等位基因的关系,这并不排除特殊类型肿瘤也可能与其他类型肿瘤发病机制相关。

(三) 常见恶性肿瘤

虽然新生儿恶性肿瘤的发生少见,但能早期发现意义特殊,其从病因上探讨可包括基因和环境因素。在新生儿肿瘤发病中遗传基因起主要作用,而环境因素则是逐渐发展导致的。目前认为,无论发生遗传性或非遗传性恶性肿瘤,很大程度上都是一种在细胞水平的基因异常。新生儿恶性肿瘤细胞中多有染色体异常和基因突变产生,有明显遗传的恶变倾向。

新生儿恶性肿瘤流行病学中有 3 种重要的基因异常,即增加恶性肿瘤患病风险的基因;与基因异常相关的综合征,增加恶性肿瘤的发生风险;基因导致对环境因素易感性增加等。

1. 视网膜母细胞瘤 视网膜母细胞瘤是小儿最常见的眼部肿瘤,胎儿期即可诊断,部分可在新生儿期或婴幼儿期诊断。有家族史和高危因素者,需要进行常规的产前诊断筛查。

2. 肾母细胞瘤 肾母细胞瘤是儿科最常见的肾脏肿瘤(文末彩图 24-9-1)。在新生儿期或婴幼儿期相对常见,若为双侧肾母细胞瘤,有家族史,伴有畸形的患者有早发的趋势。肾母细胞瘤相关的遗传因素比其他肿瘤如视网膜母细胞瘤要复杂。部分常染色体显性遗传,女性多见,尤其是多发及双侧肿瘤的患儿。

3. 神经母细胞瘤 神经母细胞瘤是新生儿最常见恶性实体瘤之一(图 24-9-2),在所有新生儿肿瘤中,发病率仅次于畸胎瘤。超过 90% 的新生儿神经母细胞瘤起源于肾上腺。超声表现常为囊性病变,但也可表现为实性或混合性病变;而在新生儿神经母细胞瘤病例中钙化较少出现。神经母细胞瘤侵袭性强,1 岁前发病的病例预后较好,新生儿期发病者预后更好,生存率可达 90%~96%。

4. 畸胎瘤 新生儿期畸胎瘤发生恶变的概率很小,畸胎瘤多位于骶尾部(图 24-9-3)和颈部(图 24-9-4)。新生儿骶尾部肿瘤常为良性,在新生儿的早期进行完

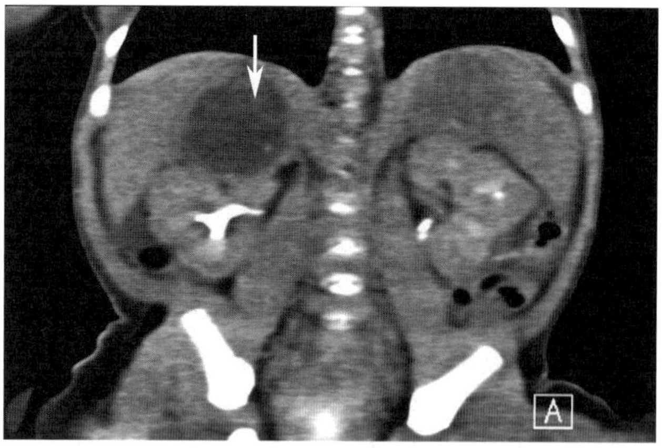

图 24-9-2 神经母细胞瘤

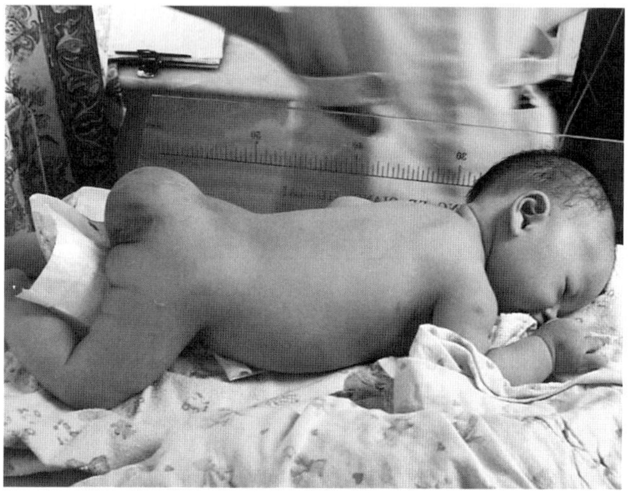

图 24-9-3 骶尾部畸胎瘤

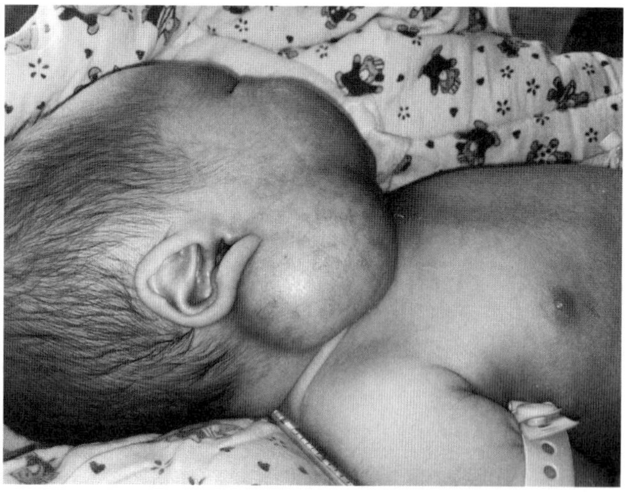

图 24-9-4 颈部畸胎瘤

整手术切除，则多数不会恶变。超过 3 个月，或手术肿瘤残留，则恶变危险性增加，手术之外还需加用化疗。

5. **横纹肌肉瘤** 横纹肌肉瘤在宫内诊断有一定难度，但生后有机会得到确诊，发生率约占新生儿恶性肿瘤的 10%，是最常见的软组织恶性肿瘤，尤其是在围产期。横纹肌肉瘤的预后较差。

6. **肝母细胞瘤** 肝母细胞瘤也是小儿最常见的肝脏恶性肿瘤，常常需要与良性的新生儿肝脏肿瘤进行鉴别（文末彩图 24-9-5）。新生儿肝母细胞瘤的预后较差，常伴有转移。

（四）诊断标准

新生儿肿瘤的诊断多源于胎儿产前诊断，因此强调产前胎儿肿瘤的筛查和手段非常重要，最常用的是超声检查，需要有一个详细的超声检查流程和方案。筛查的主要目的在于：①随着孕期常规超声检查普及，胎儿肿瘤的诊断率显著提高，但肿瘤发病自然史和最佳的处理方案仍没有规范；②随着对肿瘤病理生理学和肿瘤生物行为学的进一步认识，胎儿肿瘤的检出可以早期介入分析和评估，并为后期治疗提供可行的治疗方案；③可以通过分子遗传学分析引起肿瘤的相关危险因素，研究其肿瘤发生机制；④寻找可能的环境因素和致畸因素。

由于新生儿肿瘤的诊断主要是根据肿瘤形态学改变的发生而发现，所以根据新生儿的解剖结构可以将新生儿肿瘤纳入各生理系统内，呼吸系统肿瘤如肺囊腺瘤、支气管肺隔离症、纵隔畸胎瘤等；消化系统肿瘤如肝脏肿瘤、胆总管囊肿等；泌尿系统肿瘤如中胚叶肾瘤、肾母细胞瘤等；心血管肿瘤如心脏横纹肌肉瘤、黏液瘤等。另有一部分是全身系统的肿瘤，如血管瘤、淋巴管瘤、畸胎瘤、神经母细胞瘤等。因从胎儿到新生儿经历了不同的生长阶段，故肿瘤在发生发展过程中也是从细胞到组织再到器官的变化过程，故产前筛查需要贯穿整个胎儿生长过程，在胎儿不同的孕周检查和发现异常。有证据表明，胎儿乃至出生后新生儿肿瘤的自然病史过程预后都是良好的，即使是通常认为的恶性肿瘤如神经母细胞瘤等。因此有理由相信，恶性肿瘤早期也是一个良性的过程，只是由于某个因素启动了细胞的恶性增殖，导致肿瘤失控，但目前还缺乏相关流行病学和病因学数据。

综上所述，新生儿肿瘤的诊断有以下特征：①新生儿肿瘤大多数在妊娠晚期被检出；②新生儿肿瘤最常见的部位为胸部、腹部和颈部；③结合典型的超声、CT 特征和肿瘤发生的解剖部位，可以明确诊断新生儿肿瘤；④颈部囊性肿瘤超声声像多为良性病变，而混合性回声和实性回声声像则有可能为恶性病变；⑤颈部囊性淋巴管瘤与染色体核型异常关系密切；⑥新生儿肿瘤总体预后取决于病理组织学类型，临床结局大多良好。

虽然新生儿肿瘤的研究已经较为深入，但尚无明确的诊断规范和标准，基于新生儿肿瘤占位对新生儿整体和各器官功能的影响，可以做出一个评判标准，考虑到新生儿整体的发育影响，主要的指标如下。

1. 新生儿肿瘤对新生儿整体发育评估是一个重要指标，若出现因肿瘤而导致新生儿生长发育缓慢、肿瘤恶液质等将会对后期的治疗造成影响。

2. 新生儿肿瘤对呼吸系统功能的判断主要是肺容积对新生儿肺发育的影响，当肿瘤压迫正常肺组织到达一定程度时就可能构成危险，产前的肺头比可帮助对生后的肺发育做出客观判断。新生儿 CT 检查可对肺部占位做出准确诊断。

3. 新生儿因腹部相对容量较大，一般的肿块占位对新生儿很少构成危险，所以多数新生儿的腹部肿瘤都不影响呼吸，治疗可选择新生儿期或婴幼儿期，但对于巨大肿瘤仍需要尽早处理。

4. 对于产前发现的所有囊性结构占位，当肿瘤直径大于 4cm 时，需要考虑新生儿期的早期干预指征；而囊实性或实体肿瘤大于 10cm，是新生儿期外科治疗的绝对指征。

5. 新生儿颈部无论是囊性或实性肿瘤均要求判断是否有气道压迫表现，并根据需要考虑新生儿期外科手术。

6. 当新生儿肿瘤监测中发现肿瘤短期增大迅速者，需要加大检查频率；若出现肿瘤边缘不整，肿瘤性质由囊性转为实性或囊实性等，需作为肿瘤发生恶变的信号，调整处理方案。

（五）治疗

大多数新生儿囊性肿瘤都可以等待治疗，而是否需要新生儿期治疗、什么方法治疗等目前尚未统一。当出现瘤体巨大，超过 4cm，有明确的器官功能损害，需要选择新生儿期治疗。

当肿瘤为囊性，直径大于 4cm 时，可以选择超声定位下囊肿穿刺治疗，穿刺液可以做生化分析，判断囊液性质，同时可通过减压有效达到器官功能的保护。对于穿刺后囊肿再次增大者，可反复多次进行；除部分可以对囊肿穿刺治疗外，还可以考虑行药物的瘤体内注射治疗。常见的新生儿囊性肿瘤有巨大卵巢囊肿、巨大淋巴管瘤、胆总管囊肿、发育不良性的肾囊肿等。对于囊实性或实性肿瘤不主张穿刺，因为瘤体的性质不明，穿刺中有可能使恶性肿瘤种植传播。

对于明确的新生儿囊实性或实性肿瘤，需要考虑新生儿期外科治疗。如新生儿的淋巴管瘤，尽管是良性的，但可因巨大导致气管压迫，有必要早期手术。当新生儿骶尾部畸胎瘤出现明显的心力衰竭时，需要新生儿期外科手术治疗。

对于考虑为恶性的新生儿肿瘤，可选择尽早手术治疗，尽管报道病例不多，但成功的案例和良好的预后对新生儿肿瘤治疗还是令人鼓舞的。新生儿外科治疗是当前小儿肿瘤治疗的最佳早期选择，常见的神经母细胞瘤、骶尾部畸胎瘤、巨大肝脏肿瘤、颈部巨大淋巴管瘤和畸胎瘤、肾母细胞瘤等均可在新生儿期治疗，达到满意的治疗效果。这一阶段的肿瘤尽管有恶性的可能，但一般治疗后都不需要化疗或放疗，后续的治疗主要是随访和预防瘤体的复发，原位的肿瘤切除是达到满意治疗的根本原因。

新生儿期的囊性肿瘤和瘤体小于 4cm 的囊实性或实性肿瘤，可以考虑在出生的短时间内给予观察和监测，进一步明确肿瘤性质。部分囊肿可在观察中逐渐消失，如卵巢囊肿；部分可能会逐渐增大，如淋巴管瘤、血管瘤等，需要采取治疗措施；部分在短期内还可以出现恶变，需要尽快治疗，如骶尾部畸胎瘤。新生儿肿瘤何时治疗并没有明确定义，应根据具体疾病的特征和需要决定，早诊断、早治疗仍然是肿瘤治疗的大方向和基本准则，新生儿肿瘤也不例外。所有新生儿肿瘤在确诊后均可选择适时治疗，而不需要等出现症状或有转移倾向时才治疗。由于产前诊断的缘故，很多成人型新生儿肿瘤可以得到早期治疗，如肺隔离症、肺囊腺瘤、巨大卵巢囊肿或畸胎瘤等，使肿瘤的防治前移到生命的较早期，这也是医学发展和进步的里程碑。

（六）预后

对肿瘤患者后代的大样本研究发现，肿瘤罹患风险并未增加，也没有证据表明肿瘤治疗存在额外风险。肿瘤发生率无家族性升高，与相关报道相符，幸存的肿瘤患儿已证实儿童肿瘤或肿瘤治疗并无遗传效应。

前已述及，新生儿肿瘤的总体预后良好，最常见的问题是治疗后的后遗症和远期复发和化疗。当新生儿肿瘤侵犯至正常的器官或组织时，后遗症也就必然发生，如中胚叶肾瘤侵犯至整个肾脏，则必须切除患侧肾脏，是否获得满意后果取决于健侧肾功能是否完好。肿瘤可以是良性的，但存在着治疗过程出现的手术并发症，如颈部淋巴管瘤术后会有复发和面部神经损伤及功能恢复等问题。即使是恶性肿瘤，但只要在原位手术切除，也不存在复发，所以手术彻底切除是治疗的关键。大多数新生儿原发性恶性肿瘤在手术后均不需要化疗，远期随访均显示预后良好。

（张刚　俞钢）

第十节　新生儿中枢性低通气综合征

中枢性低通气综合征是一组包括多种病因的疾病综合征，由呼吸中枢或呼吸调节控制异常所引起，在新生儿期主要表现为呼吸幅度减弱或呼吸暂停，且存在无法用心肺原发病解释的高碳酸血症、低氧血症，并排除了呼吸肌病变。中枢性低通气综合征的呼吸情况常呈现睡眠-觉醒变化，即睡眠后低通气状态较清醒时加重，这主要与呼吸的神经调节机制有关。机体对呼吸的调节有2套不同的神经机制，即随意呼吸控制系统及自发性节律呼吸控制系统。前者的中枢位于大脑皮质，可由意识随意控制；后者的中枢位于延髓和脑桥。人体在清醒状态下的呼吸由2套机制共同调节，睡眠状态下大脑皮质活动受抑制，呼吸完全由自发性节律呼吸控制系统调节。某些原因导致脑干功能受损后，睡眠后的呼吸调节发生障碍，低通气状态加重；清醒后随着皮质中枢的介入，通气状态又有所改善。

新生儿期常见的中枢性低通气综合征多为继发性，主要见于严重的窒息、颅内出血、脑栓塞、感染或持续性惊厥，还可见于颅内肿瘤及颅脑畸形压迫脑干时（如小脑扁桃体下疝畸形）。针对以上疾病在给予适当呼吸支持的同时主要以治疗原发病为主，原发病改善后低通气状态常可自行好转。原发性中枢性肺泡低通气多为罕见病，诊断困难，且常常缺乏有效的治疗方案。下面将对3种可在新生儿期发病的原发性中枢性低通气综合征做简单介绍。

一、先天性中枢性肺泡低通气

先天性中枢性肺泡低通气（congenital central hypoventilation syndrome，CCHS）是一种罕见的常染色体显性遗传病，以呼吸中枢的控制调节障碍为特征，有些病例合并先天性巨结肠、神经嵴源性肿瘤及吞咽困难、心律失常、低体温、肠动力减弱、多汗等自主神经调节障碍表现。1970年，该病由Mellins等首次报道，在活产婴儿中的发病率为1/200 000~1/148 000，多于新生儿期发病，也有病例在儿童期甚至成人期发病，称为晚发型CCHS。

（一）病因与发病机制

CCHS的主要发病机制是中枢化学感受器的发育异常导致其对二氧化碳分压变化的敏感性降低，机体缺乏相对应的通气反应，从而引起高碳酸血症及低氧血症。*PHOX2B*基因已被证实为CCHS的主要致病基因，目前已报道的研究中90%以上的病例均存在*PHOX2B*基因突变。该基因位于4p12染色体上，突变形式分为2种：一种是多聚丙氨酸重复扩展突变（polyalanine repeat expansion mutation，PARM），约占90%的病例；另一种为非多聚丙氨酸重复扩展突变（NPARM），该类型突变的病情较重，合并先天性巨结肠及神经嵴源性肿瘤的可能性大。*PHOX2B*基因编码表达的转录因子在自主神经系统的发育过程中起关键作用，呼吸系统的神经调控通路也在受其调控。此外，*PHOX2B*基因在神经嵴细胞移行分化过程中也起一定的作用，而目前普遍认为CCHS和先天性巨结肠的发病均与神经嵴细胞移行异常有关。近来的研究还发现新的基因突变如*MYO1H*及*LBX1*等，也与CCHS的发生有关。

（二）临床表现

CCHS多见于足月儿，生后第1天即可发病，常表现为呼吸表浅、呼吸暂停及发绀，伴有高碳酸血症及低氧血症，常无鼻扇及三凹征等呼吸费力表现，症状在睡眠后加重，尤其是非快速眼动睡眠期，轻症在清醒时可恢复正常通气，重症则持续存在低通气状态，需要呼吸支持；至少有20%的病例合并先天性巨结肠，约5%的病例合并神经嵴源性肿瘤，NPARM突变的病例并发先天性巨结肠及神经嵴源性肿瘤的可能性更高；有些还合并自主神经系统调节障碍，表现为吞咽困难、严重便秘、心动过缓、心搏骤停、血压异常、体温降低、瞳孔对光反射减弱、多汗等；部分患儿有典型的面部偏短、扁平等面部特征。

（三）诊断

参考2010年美国胸科协会声明，新生儿期诊断CCHS需符合以下几条：①有睡眠期低通气证据（$PaCO_2$>60mmHg）。在新生儿病房内，床旁脑电监测可协助判断睡眠期，并可辨别是否惊厥发作。②低通气不能用心肺原发疾病解释。③排除神经肌肉疾病，需完善肌肉活检检查。④有基因检测的证据。基因检测在CCHS的诊断及治疗中起重要的作用，也可预测疾病的严重程度及可能的并发症，对有相关临床表现的患儿，建议积极进行基因诊断。

（四）辅助检查

典型的CCHS普通头颅MRI平扫常无异常，但可帮助排除HIE等脑病及颅内出血，功能性磁共振成像可发现脑桥及延髓区异常，血尿有机酸及肉碱水平检测有助于排除原发的代谢性疾病，如有腹胀、便秘表现，需完善下消化道造影及直肠活检以确定是否合并先天性巨结肠。

（五）治疗

CCHS是一种终身性疾病，需要医院及家庭的长期良好合作才能得到良好的治疗效果。该病治疗的核心是改善通气，目前仍无有效药物能解决呼吸调节障碍，呼吸支持是最主要的治疗方式。主要的呼吸支持方式包括气管切开正压通气、无创双相气道正压（bi-level positive airway pressure，BiPAP）通气、负压通气及膈肌起搏。有效通气的标准是 $PaCO_2$ 在 35～45mmHg，动脉血氧饱和度≥95%。治疗前需进行全面评估，根据病情选择合适的通气方案非常重要。①气管切开正压通气是美国胸科协会推荐的通气方式，尤其是对于需要持续通气的重症病例及年龄小于6岁的病例，可以保证有效通气及最佳氧合，且机器方便携带；缺点是影响发生及语言交流，也会增加肺部感染风险，6～8岁后患儿可尝试由气管切开通气过渡到无创通气。②无创 BiPAP 通气是近年来应用比较多的通气方式，适用于仅睡眠期需要呼吸支持的轻症病例；缺点是不能提供足够压力，易因局部压迫引起面部畸形，需要选择合适的鼻塞、鼻罩或面罩，增强舒适性。③负压通气也是一种无创通气方式，通过机器产生负压带动胸廓运动，该方式有较大局限性，目前已很少应用。④膈肌起搏适用于1岁以上患儿，可自由活动，不影响发声，生活质量大大提高；缺点是需手术植入，有发生膈肌疲劳及设备故障的风险，且需专业团队定期维护。

其他治疗主要是针对并发症的治疗。先天性巨结肠可能需要外科手术干预，定期胸腹影像学检查以及时发现神经嵴源性肿瘤，自主神经调节障碍如有心动过缓及心搏骤停需安装心脏起搏器，胃肠动力弱可能需要药物干预等。

（六）预后

CCHS 如无有效的呼吸支持，反复高碳酸血症及低氧血症容易导致肺动脉高压并进一步引起右心衰竭，伴有先天性巨结肠的患儿生存率显著下降。但也有研究证实，如无严重的并发症，很多病例经积极治疗后病情会逐渐好转，能存活至成年，并获得良好的生存质量。

二、Leigh 病

Leigh 病（Leigh disease）又称亚急性坏死性脑脊髓病，1951 年由英国神经病理学家 Leigh 首次发现并命名，发病率约为 1/40 000，从新生儿期至成人期均可发病，多数发病于生后 3～12 个月，是儿童期最常见的线粒体病。

（一）病因与病理特征

该病具有遗传异质性，可表现为多种遗传形式，目前发现可能与此病相关的基因已达 89 个，包括 *NDUF* 家族、*COX* 家族及 *SDHA* 等，这些基因突变导致线粒体氧化磷酸化障碍及丙酮酸脱氢酶复合体活性异常。

Leigh 病的典型病理特征是丘脑、中脑、基底节、脑桥、延髓等部位多发对称性神经变性及坏死。

（二）临床表现

产前常有宫内生长受限，新生儿期的主要临床表现有肌张力减低、惊厥、中枢性低通气、动眼神经异常、面部无力、喂养困难、发育停滞，随年龄增长肌无力表现进行性加重。该病新生儿期发病后进展较快，呼吸衰竭是其常见死因。

（三）诊断

1. 脑干及基底节功能障碍的临床证据。

2. 认知及运动发育迟缓。

3. 与氧化磷酸化及丙酮酸脱氢酶复合物活性等能量代谢相关的生化指标异常，如血或脑脊液乳酸水平增高、血尿有机酸代谢检测异常。

4. 基因检测异常。

5. **影像学检查**　头部 MRI 的典型改变是丘脑、基底节、胼胝体、脑干等部位 T_2 加权高信号，DWI 序列及 FLAIR 序列均呈高信号表现，双侧、对称性基底节区和/或脑干病灶是诊断 Leigh 病的标志之一。

6. **模型诊断工具**　Rahman 等根据既往的研究建立了一种 Leigh 病计算模型（the Leigh map），临床医生可利用该工具进行快速准确诊断从而采取最优化的治疗策略。

（四）治疗

1. 如有呼吸衰竭需选择合适的通气方式予以呼吸支持。

2. **药物治疗**　①丙酮酸脱氢酶激活剂：丙酮酸盐、二氯乙酸盐；②呼吸链成分：辅酶 Q_{10}；③代谢辅因子左旋肉碱；④维生素 B_1、维生素 C、维生素 E 等。

3. **基因治疗**　目前还处于动物实验阶段。

（五）预后

该病预后较差，发病越早病情越重，1 岁以内发病，多在 2 岁左右死亡。

三、Moebius 综合征

1888 年由德国学者 Moebius 首次报道，是一种罕见的菱脑发育不良性疾病，病因及发病机制尚不清楚。此前普遍认为该病与出血或药物等子宫内不良事件有关，大部分病例无家族史，近期研究发现某些病例存在 *PLXND1* 和 *REV3L* 基因的突变，呈常染色体显性遗传。该病典型的临床表现为先天的非进行性的单侧或双侧、对称或不对称的面神经及展神经麻痹，具有完全垂直凝视，累及脑干可出现呼吸节律不整、呼吸暂停等中枢性低通气表现，同时还可能有周围神经病变及原发性肌病。影像学检查主要是头颅

MRI，可见神经核团发育不良或缺如，脑桥及延髓部位呈缺血钙化改变。目前本病尚无有效治疗方案，主要为对症治疗及后天畸形的矫正治疗，如有呼吸衰竭风险需给予呼吸支持。

（刘骁　毛健）

参考文献

1. 陈超. 切实加强对早产儿视网膜病的防治. 临床儿科杂志，2008，26(9)：735-739.
2. 陈茂琼，陈素昀. 新生儿海洛因戒断综合征 15 例临床分析. 中国新生儿科杂志，2007，22(6)：368-369.
3. 李凤英，陈自励. 新生儿撤药综合征研究近况. 中国当代儿科杂志，2000，2(1)：57-62.
4. 王宇，周晓光，陈志均. 早产儿视网膜病治疗研究进展. 中华实用儿科临床杂志，2017，32(2)：146-148.
5. 王玉环，陈超，石文静，等. 不同吸氧对新生鼠视网膜血管发育的影响. 中国当代儿科杂志，2006，8(2)：129-132.
6. 中华医学会眼科学分会眼底病学组. 中国早产儿视网膜病变筛查指南（2014 年）. 中华眼科杂志，2014，50（12）：933-935.
7. NICU 早产儿用氧及 ROP 防治现状调查组. 16 家三甲医院新生儿重症监护病房早产儿用氧及早产儿视网膜病变防治现状调查. 中华儿科杂志，2012，50(3)：167.
8. American Academy of Pediatrics Committee on Drugs. Neonatal drug withdrawal. Pediatrics，1998，101(6)：1079-1088.
9. BAARTMANS M G，MAAS M H，DOKTER J. Neonate with staphylococcal scalded skin syndrome. Arch Dis Child Fetal Neonatal Ed，2006，91(1)：F25.
10. BARTRALOT R，GARCIA-PATOS V，SITJAS D，et al. Clinical patterns of cutaneous nontuberculous mycobacterial infections. Br J Dermatol，2005，152(4)：727-734.
11. BOUCHER N，BAIRAM A，BEAULAC-BAILLARGEON I. A new look at the neonate's clinical presentation after in utero exposure to antidepressants in late pregnancy. J Clin Psyclopharmaol，2008，28(3)：334-339.
12. brook I. Microbiology and management of soft tissue and muscle infections. Int J Surg，2008，6(4)：328-338.
13. CHALMERS E A. Neonatal thrombosis. J Clin Pathol，2000，53(6)：419-423.
14. DE ALMEIDA M F，GUINSBURG R，SANCHO G A，et al. Hypothermia and early neonatal mortality in preterm infants. J Pediatr，2014，164(2)：271-275.
15. EL HALALI N，CARBONNE A，NAAS T，et al. Nosocomial outbreak of Staphylococcal scalded skin syndrome in neonates：epidemiological investigation and control. J Hosp Infect，2005，61(2)：130-138.
16. FINE J D，JOHNSON L B，WEINER M，et al. Cause-specific risks of children death in inherited epidermolysis bullosa. J Pediatr，2008，152(2)：276-280.
17. FLECK B W，MCLNTOSH N. Pathogenesis of retinopathy of prematurity and possible preventive strategies. Early Hum Dev，2008，84(2)：83-88.
18. HERNANDEZ-MIRANDA L R，IBRAHIM D M，RUFFAULT P L，et al. Mutation in LBX1/Lbx1 precludes transcription factor cooperativity and causes congenital hypoventilation in humans and mice. Proc Natl Acad Sci USA，2018，115（51）：13021-13026.
19. KAPOOR V，TRAVADI J，BRAYE S. Staphylococcal scalded skin syndrome in an extremely premature neonate：a case report with a brief review of literature. J Paediatr Child Health，2008，44(6)：374-376.
20. KUMAR V，SHEARER J C，KUMAR A，et al. Neonatal hypothermia in low resource settings：a review. J Perinatol，2009，29(6)：401-412.
21. PRICE-DOUGLAS W，DIEHL-SVRJCEK B. Epidermolysis bullosa：a case study in transport，treatment and care. Adv Neonatal care，2007，7(6)：289-294.
22. RAHMAN J，NORONHA A，THIELE I，et al. Leigh map：a novel computational diagnostic resource for mitochondrial disease. Ann Neurol，2017，81(1)：9-16.
23. SHIMOKAZE T，SASAKI A，MEGURO T，et al. Genotype-phenotype relationship in Japanese patients with congenital central hypoventilation syndrome. J Hum Genet，2015，60(9)：473-477.
24. SPIELMANN M，HERNANDEZ-MIRANDA L R，CECCHERINI I，et al. Mutations in MYO1H cause a recessive form of central hypoventilation with autonomic dysfunction. J Med Genet，2017，54(11)：754-761.
25. STROBELT N，MARIANI E，LOCATELLI A，et al. Threatened premature delivery with prolapsed amniotic sac leading to neonatal limb gangrene. Acta Obstet Gynecol Scand，2000，79(9)：805-806.
26. TOMAS-ROCA L，TSAALBI-SHTYLIK A，JANSEN J G，et al. De novo mutations in PLXND1 and REV3L cause Möbius syndrome. Nat Commun，2015，6：7199.
27. VUCINOVIC M，ROJE D，VUCINOVIC Z，et al. Maternal and neonatal effects of substance abuse during pregnancy：our ten-year experience. Yonsey Med J，2008，49(5)：705-713.
28. ZEB A，DARMSTADT G L. Sclerema neonatorum：a review of nomenclature，clinical presentation，histological features differential diagnoses and management. J Perinatol，2008，28（7）：453-460.
29. FINNEGAN L P，CONNAUGHTON J F，JR KRON R E，et al. Neonatal abstinence syndrome：assessmental and management. Addict Dis，1975，2(1/2)：141-158.
30. LIPSITE P J. Proposed narcotic withdrawal score for use with newborn infants. A pragmatic evaluation of its efficacy. Clin Pediatr，1975，14(6)：592-594.

第二十五章　新生儿危重症出院评估和出院后管理

第一节　新生儿危重症出院前准备

当危重新生儿经过积极治疗，原发病痊愈，生命体征稳定，吃奶好时，可以出院。出院前须经治疗组对患儿进行全面评估，包括全面体格检查、必要的辅助检查等。当通过评估决定出院时，需制订出院后管理方案。

由于新生儿随访内容是院内医疗行为的延续，与院内医疗行为相关性大，所以在出院前应该完成以下项目。

一、卡介苗、乙肝疫苗的预防接种

（一）卡介苗的接种

需要严格执行我国疫苗接种计划规定，新生儿接种指征：①胎龄≥37 周且出生体重≥2 500g 的新生儿出生 24 小时内进行卡介苗接种；②对于胎龄>31 周的早产儿，医学评估稳定后，可以接种；③胎龄≤31 周的早产儿，医学评估稳定后可在出院前接种；④未接种卡介苗的早产儿在出生 3 个月内满足纠正胎龄和体重要求后可直接进行接种。

（二）乙肝疫苗接种

1. 母亲 HBsAg 阴性所生新生儿　足月新生儿在出生后 24 小时内接种首针重组酵母乙肝疫苗或重组仓鼠卵巢细胞（CHO）乙肝疫苗，每剂次 10μg，最迟在出院前完成。

2. 母亲 HBsAg 阳性新生儿　母亲 HBsAg 阳性新生儿，无论出生后身体状况如何，首先在 12 小时内必须肌内注射 100IU 乙肝免疫球蛋白（hepatitis B immunoglobulin，HBIg），然后进行乙肝疫苗接种，具体接种指征如下：①若生命体征稳定，无须考虑出生体重及胎龄，应尽快在不同（肢体）部位接种第 1 针 10μg 重组酵母乙肝疫苗或 20μg 重组 CHO 细胞乙肝疫苗；②如果生命体征不稳定，待稳定后，尽早接种首针乙肝疫苗；③若为早产儿或低出生体重儿，出生时接种的疫苗剂次不应计算在必需的 3 针次程序内，在满 1 月龄后，再按 0 个月、1 个月、6 个月方案完成 3 剂次共 4 针乙肝疫苗接种程序；④危重新生儿，如极低出生体重儿，有严重出生缺陷、重度窒息、呼吸窘迫综合征等，应在生命体征平稳后尽早接种首针乙肝疫苗；⑤如果母亲 HBsAg 结果不明，先给予新生儿注射 HBIg，然后立即对母亲进行乙肝标志物快速检测，根据检测结果参照上述标准执行。鉴于目前多数文献研究不支持间隔 3～4 周后再注射 1 次 HBIg 的策略，故不推荐 3～4 周后再次注射 HBIg。

目前，国内乙肝疫苗第 2 针接种延迟现象较突出，主要原因为疫苗接种相关工作人员顾忌疫苗接种可能出现的不良反应。根据《国家免疫规划疫苗儿童免疫程序及说明（2021 年版）》，下列情况不应作为禁忌证延迟接种乙肝疫苗：①晚发型母乳性黄疸和单纯间接胆红素增高的婴儿，不能仅依据经皮胆红素增高作为禁忌证；②可能自愈或不影响新生儿血流动力学稳定的早期心脏超声异常，如卵圆孔未闭、动脉导管未闭、单纯房间隔缺损、单纯室间隔缺损等；③恢复期、无明确神经系统症状的早产儿，如早产儿颅内出血恢复期、早产儿脑白质损伤。

二、喂养指导

新生儿处于体格发育和智力发育的快速发展阶段，需要更多的营养供给。新生儿喂养方式包括母乳喂养、混合喂养和人工喂养。

（一）母乳喂养

母乳是新生儿最好的食品，告知家长母乳喂养优点：①营养丰富，各种营养素比例合理，如乳蛋白和酪蛋白比例适合新生儿生长发育需要，容易消化和利用；②富含免疫因子（尤其初乳），可增强新生儿抗病能力，乳铁蛋白可增加胃肠道抵抗力；③母乳中半胱氨酸和牛磺酸可以促进新生儿大脑发育；④可促进母亲产后恢复，减少乳腺癌的发生风险，增进母婴感情，提高新生儿安全感。

1. 常见母乳喂养问题　在母乳喂养过程中，常会遇到乳量不足、乳头内陷或皲裂、溢奶和母乳性黄疸等问题，其解决办法如下。

（1）乳量不足：新生儿每日体重增加 30g 以上，说明母乳喂养量充足，生长发育良好。当婴儿体重生长不理想，尿量减少，哺乳后哭闹不能安睡时考虑乳量不足问题，若确因乳量不足影响婴儿生长，应劝告母亲不要轻易放弃母乳喂养，可在每次哺乳后用配方奶补充母乳不足（混合喂养）。

（2）乳头内陷或皲裂：可以每日做乳头护理或用乳头矫正器矫正乳头内陷。母亲应学会“乳房喂养”而不是“乳头喂养”，大部分婴儿仍可从扁平或内陷的乳头吸吮乳汁。每次哺乳后可挤出少许乳汁均匀地涂在乳头上，乳汁中丰富的蛋白质和抑菌物质对乳头表皮有保护作用，可防止乳头皲裂及感染。

（3）溢奶：婴儿胃容量较小（正常足月儿为25~50ml），呈水平位置，贲门括约肌松弛而幽门括约肌较紧张，加之喂养不当等原因均可导致婴儿溢奶，应在喂奶后将婴儿头靠在母亲肩上竖直抱起，轻拍背部，可帮助排出吞入的空气而预防溢奶。婴儿睡眠时宜右侧卧位，可预防睡眠时溢奶而致窒息。

（4）母乳性黄疸：母乳性黄疸婴儿一般体格生长良好，无任何临床症状，无需治疗，如胆红素水平过高，可停母乳3天，停母乳期间应定时挤奶，维持泌乳，婴儿可用配方奶暂时替代喂养，黄疸自然消退后，应继续母乳喂养。

2. **喂养方法** 应教家长正确的母乳喂养方法，演示正确的哺乳技巧：①尽早接触、早吸吮、早开奶，在产后1小时内应帮助新生儿尽早实现第一次吸吮。②在临床实践中，一般至少间隔2~3小时喂奶1次；如能做到按需哺乳则最好，既能充分满足新生儿的生理需要，更好地促进其生长发育，又可通过促进婴儿频繁吸吮，促进乳房排空，防止乳腺感染。③喂奶后将婴儿头靠在母亲肩上竖直抱起，轻拍背部，以防溢奶。④一般情况下，建议母乳喂养至少持续至生后6个月。

（二）人工喂养

因医疗原因无法母乳喂养时，可采用配方奶人工喂养。不宜母乳喂养情况：①母亲正接受化学治疗或放射治疗；②患有活动期肺结核且未经有效治疗、患乙型肝炎且新生儿出生时未接种乙肝疫苗及HBIg、HIV感染、乳腺炎或乳房疱疹等情况；③母亲服用药物期间，应咨询医生，根据情况决定是否可以哺乳；④母亲有不良嗜好，如吸毒等。

基于牛奶的配方奶粉是人工喂养的第一选择。使用配方奶喂养时，应教授家长喂养方法及奶粉调配方法，告知家长每日记录喂养次数及奶量，用于评估婴儿生长情况，如体重增长情况不理想，可咨询医生改为合适的高能量早产儿奶粉。如婴儿发生牛奶蛋白过敏或乳糖不耐受等情况，需要咨询医生改为合适的治疗性配方奶。

（三）混合喂养

母乳不足时，需要混合喂养（母乳+配方奶），一般先母乳喂养，不足时再加配方奶，以保证新生儿尽可能获得更多的母乳。应告诫家长，配方奶喂养时需严格按照产品说明调制，不要随意增减奶粉量。

（杨 杰）

第二节 新生儿危重症随访

凡在胎儿期、分娩期和新生儿期筛查确定为高危儿者，在其满月时到辖区妇幼保健机构儿童保健科（儿童早期发展中心）建立专案，进行高危因素筛查、健康检查、发育评估、保健指导、早期干预等高危儿健康管理。

2003年*JAMA*中有文献表明，支气管肺发育不良、严重早产儿视网膜病变、脑损伤是极低出生体重儿12月龄不良预后的高危因素，其中并发症的数量与不良预后的发生率有关，可作为低出生体重儿18月龄死亡、脑瘫、精神发育迟缓、听力损伤、视力损伤等不良预后的预测模型。支气管肺发育不良、严重早产儿视网膜病变综合征、BI对于极低出生体重儿的早期预后有良好的预测性，3个并发症的预测性各自独立又相互关联。因此，对新生儿期疾病进行针对性随访，能够早期发现相关并发症并及时干预。

随访时，首先要进行病史询问，重点询问胎儿期、分娩期、新生儿期及婴儿期的高危因素，早期发育问题的预警征象，既往评估结果和干预治疗经过。重点评估高危儿的生长发育、营养、神经运动、心理行为发育及家庭养育环境。根据高危儿个体情况进行头颅磁共振成像（magnetic resonance imaging，MRI）、头颅计算机断层扫描（computed tomography，CT）、脑干听觉诱发电位（brain stem auditory evoked potential，BAEP）、眼底筛查等专项检查。同时，需制订以下个体化的高危儿随访方案。

1. **针对新生儿期疾病的目的性随访** 新生儿出院后随访的人群、时间和内容可以根据不同的疾病进行分类随访，从而增加患者的依从性，保证随访的质量。使其在最佳的时间接受早期干预；监测早期干预后严重的神经发育学后遗症如脑瘫、智力低下等的发生率。进一步优化新生儿出院后的随访方案。

2. **针对新生儿黄疸的随访制度** 2022年，AAP在《新生儿高胆红素血症管理指南》中强调，出院时医院应给家长提供书面和口头信息，内容包括黄疸相关知识的介绍及出院后如何监测黄疸。所有新生儿在出院后最初几天应由有资质的专业人员进行随访，评估新生儿是否有活力、有无黄疸。随访的时间根据出院时日龄及是否存在危险因素确定，基本可遵循的原则即出生后72小时内出院者，于出院后48小时随访。如出生后48小时出院者，可在出生后96小时随访。

出院后评估包括婴儿体重、体重下降的百分比、摄入奶量、排便情况及黄疸情况。用手指压一下新生儿皮肤更易于观察黄疸情况。但肉眼判断黄疸易有误差，可疑明显黄疸时需测定血清总胆红素（serum total bilirubin，TSB）或经皮胆红素（transcutaneous bilirubin）。AAP指出，任何时间TSB>428μmol/L（25mg/dl）应作为紧急情况立即住院治疗。近年来，我国已有对新生儿黄疸出院前评估和出院后随访重要性的认识。

3. **针对听力异常随访** 原中华人民共和国卫生部《新生儿疾病筛查技术规范（2010年版）》中指出，所有婴儿应该在出生1个月内进行听力筛查；所有筛查未通过的婴儿，最迟应该在3个月内接受全面的听力评估；所有确诊为永久性听力损失的婴儿都应该诊断之后尽快接受干预服务，最迟不超过6月龄（1-3-6月模式）。

初次听力筛查未通过的新生儿，指导家长于出生后42天内到原筛查机构或有资质的医疗保健机构进行听力复筛；有高危因素的新生儿，告知家长应在3年内每6个月随访复查一次，听力高危因素包括在新生儿重症监护室中住院超过24小时；儿童期永久性听力障碍家族史；巨细胞病毒、风疹病毒、疱疹病毒、梅毒螺旋体或弓形虫等引起的宫内感染；颅面形态畸形，包括耳郭和耳道畸形等；出生体重低于1 500g；高胆红素血症达到换血要求；母亲孕期曾使用过耳毒性药物；细菌性脑膜炎；Apgar评分1分钟0~4分或5分钟0~6分；机械通气时间5天以上；临床上存在或怀疑有与听力障碍有关的综合征或遗传病等。未复查的筛查阳性新生儿，指导家长让患儿尽快复查。

4. **针对早产儿视网膜筛查异常患儿的随访** 2013年4月，我国颁布了《儿童眼及视力保健规范》，规范中指出健康儿童应在生后28~30天进行首次眼病筛查，分别在3月龄、6月龄、12月龄和2岁、3岁、4岁、5岁、6岁进行健康检查的同时进行阶段性眼病筛查和视力检查。因此新生儿时期的眼底筛查只是儿童眼病筛查的第一步，建立和健全完整的随访观察和干预机制，系统监测儿童眼病的发展和视力的发育才是今后工作的重点和目标。

随访中加强宣传教育，提高人群的眼保健意识，从孕产妇抓起，利用孕妇学校的平台，给准父母们讲解新生儿及儿童眼病筛查的意义，让他们了解筛查的必要性、重要性，以及复查随访的时间和不同阶段检查的内容和意义。

5. **针对新生儿疾病筛查异常的随访** 了解患儿是否接受治疗。对于未接受治疗的确诊患儿，指导家长尽快接受治疗。

（杨 杰）

第三节 新生儿危重症家庭治疗和管理

由于危重新生儿多合并较严重的并发症，如支气管肺发育不良，早产儿视网膜病变综合征及神经系统的损伤，即使出院后仍需长时间的随访监测，因此，危重新生儿的成长过程与家庭治疗和家庭管理密不可分。应减轻和消除高危儿家长的恐惧心理，稳定其情绪，取得积极的配合，发挥主动性和积极性。

作为新生儿科医生，应鼓励家长参与高危儿保健服务过程，做好自我管理，家长要根据医嘱严格按照预约时间就诊和进行干预治疗。主动邀请高危儿家长参与医疗安全管理，尤其是在高危儿进行体格发育监测、神经运动发育监测、营养评估与指导、早期综合干预及药物治疗时。让家长了解与正常孩子比较，自己孩子的差距。

同时，新生儿科医生应针对高危儿的疾病诊疗信息，评估结果，向家长提供相关的健康知识教育，协助家长对诊疗方案的理解与选择。对高危儿家长进行常见家庭干预方法的操作培训，鼓励家长坚持在家进行早期干预，定期复诊。

要对家长进行健康教育，指导高危筛查、评估、监测、干预管理，可采取网络课程、现场培训、母婴俱乐部、举办学校课程、发放健康教育宣传材料、个体化指导等多种形式相结合的方式向家长传播保健知识；并根据各年龄段神经行为发育特点进行指导训练。告知家长高危儿家庭监测内容及方法。

家长应知道母乳喂养不仅能促进婴儿体格发育，还可促进神经系统发育，同时增进母婴感情。对高危儿应更加鼓励母乳喂养，告知母乳喂养的好处，鼓励家属积极参与，帮助妈妈树立信心。在早期干预治疗过程中不要给儿童喂食，避免误吸。

（杨 杰）

第四节　新生儿危重症出院后康复

对于入院患儿，以家长谈话的形式，在入院时及入院后每周集中宣教1次，针对患儿家长在住院期间及康复训练过程中经常遇到的个性及共性问题，由主管医师、康复治疗师、责任护士分别进行宣教及沟通。对于体质偏差的小年龄患儿，应告知家长加强护理及合理喂养，预防感染及并发症，降低康复效果。对于未达到预期康复效果的患儿，应及时请上级医师查房，必要时择期组织全科进行病例讨论，或全院多学科会诊。根据病情变化不断调整康复治疗方案，详细告知患儿存在的问题及下一步解决方案。对于病情较重，且家长期望值较高者，应充分告知病情及预后，避免医疗纠纷发生。

对于家庭康复治疗的孩子，医生应对家长进行家庭康复指导。重视家庭康复指导工作，充分告知家庭康复的重要性及必要性。制订家庭康复训练计划，依靠病残儿童主动练习，在家人协助下进行功能训练。指导家长辅助器具的正确使用方法、日常生活活动能力训练方法等，让家属在治疗师治疗之余自行给患儿进行康复训练。对于经常处于不良肢位的患儿，一定要向家长及患儿说明其不利影响，杜绝日常生活中引起挛缩与变形的危险因素，指导家长正确的肢体功能位摆放及维持性训练方法。因脑瘫患儿有不同程度的障碍，家长往往给予过分的照顾，使他们缺乏日常生活的能力，所以要针对这些弱点及时与家长沟通，说明道理，取得家长配合，加强日常生活的作业训练。

建议以家长课堂形式，对康复过程中、住院期间家长关注的、常见的共性问题，以及家庭康复方法、常见合并症的处理、患儿及家长常见心理问题疏导等由高年资康复医师、康复治疗师及康复护理人员集中授课。

（杨　杰）

参考文献

1. 中国妇幼保健协会新生儿保健专业委员会，中国医师协会新生儿科医师分会. 新生儿期疫苗接种及相关问题建议. 中华新生儿科杂志（中英文），2017，32（3）：161-164.
2. 儿童眼及视力保健技术规范. 中华眼科杂志，2013，49（7）：651-652.
3. 杨杰，陈超. 新生儿保健学. 3版. 北京：人民卫生出版社，2017.
4. 饶韵蓓，杨杰，曹蓓，等. 新生儿期并发症对极低出生体重早产儿校正胎龄12月龄时不良预后的预测性. 中华儿科杂志，2017，55（8）：608-612.
5. SCHMIDT B，ASZTALOS E V，ROBERTS R S，et al. Impact of bronchopulmonary dysplasia，brain injury，and severe retinopathy on the outcome of extremely low-birth-weight infants at 18 months. results from the trial of indomethacin prophylaxis in preterms. JAMA，2003，289（9）：1124-1129.
6. 霍怡萱，彭程，侯新琳，等. 美国儿科学会新生儿高胆红素血症临床指南修订：胎龄35周及以上新生儿高胆红素血症的管理. 中华新生儿科杂志，2023，38（9）：513-524.

附录 1　新生儿危重症常用检查正常值

一、血液正常值

附表 1-1-1　正常血液学检查

测定项目	早产儿		足月儿(脐血)	第 1 天	第 3 天	第 7 天	第 14 天
	28 周	34 周					
血红蛋白/(g·L^{-1})	145	150	168 (137~218)	184 (140~220)	178 (138~218)	170 (140~200)	168 (138~198)
红细胞压积	0.45	0.47	0.53	0.58	0.55	0.54	0.52
红细胞/(10^{12}·L^{-1})	4.00	4.40	5.25	5.80	5.60	5.20	5.10
MCV/fl	120	118	107 (96~118)	108	99	98	96
MCH/pg	40	38	34 (33~41)	35	33	32.5	31.5
MCHC/%	0.31	0.32	0.32 (30~35)	0.33	0.33	0.33	0.33
网织红细胞	0.05~0.10	0.03~0.10	0.03~0.07	0.03~0.07	0.01~0.03	0~0.01	0~0.01

附表 1-1-2　足月儿白细胞值及分类计数

单位:×10^9/L

时龄	白细胞总数	中性粒细胞	杆状核细胞	淋巴细胞	单核细胞	嗜酸性细胞
0h	10.0~26.0	5.0~13.0	0.4~1.8	35~8.5	0.7~1.5	0.2~2.0
12h	13.5~31.0	9.0~18.0	0.4~2.0	3.0~7.0	1.0~2.0	0.2~2.0
72h	5.0~14.5	2.0~7.0	0.2~0.4	2.0~5.0	0.5~1.0	0.2~1.0
144h	6.0~14.5	2.0~6.0	0.2~0.5	3.0~6.0	0.7~1.2	0.2~0.8

附表 1-1-3　正常足月儿血小板计数

单位:×10^9/L

日龄	均值	范围
出生时(脐血)	200	100~280
1d	192	100~260
3d	213	80~320
7d	248	100~300
14d	252	100~300

二、血液化学正常值

附表 1-2-1 新生儿正常血气分析值

测定项目	样本来源	出生时(脐血)	1 小时	3 小时	24 小时	2 天	3 天
足月儿(阴道分娩)							
pH 值	动脉	7.26	7.30	7.30	7.30	7.39	7.39
	静脉	7.29	—	—	—	—	—
PO_2/mmHg	动脉	8~24	55~80	—	54~95	—	83~108
PCO_2/mmHg	动脉	54.50	38.80	38.30	33.60	34	35
	静脉	42.80	—	—	—	—	—
SO_2/%	动脉	19.80	93.80	94.70	93.20	94.00	96.00
	静脉	47.60	—	—	—	—	—
pH 值	左心房	—	7.30	7.34	7.41	7.39	7.38
HCO_3/(mmol·L^{-1})	动脉	18.80	18.80	18.80	19.50	20.00	21.40
CO_2 容量/(mmol·L^{-1})		—	20.60	21.90	21.40	—	—
早产儿(毛细血管血)							
pH 值	<1 250g	—	—	—	7.36	7.35	7.35
PCO_2/mmHg		—	—	—	38	44	37
pH 值	>1 250g	—	—	—	7.39	7.39	7.38
PCO_2/mmHg		—	—	—	38	39	38

附表 1-2-2 正常脐血血气分析值(足月,5 分钟 Apgar 评分>7 分)

测定项目	脐动脉			脐静脉		
	均值	标准差	第 2.5 百分位数	均值	标准差	第 2.5 百分位数
pH 值	7.26	0.07	7.10	7.34	0.06	7.20
PCO_2/mmHg	53	10	35	41	7	28
PO_2/mmHg	17	6	6	29	7	16
HCO_3/(mmol·L^{-1})	24	3	21.10	23	3	28

附表 1-2-3 足月儿正常血液化学值

测定项目	出生时(脐血)	1~12 小时	>12~24 小时	>24~48 小时	>48~72 小时
钠/(mmol·L^{-1})	147(126~166)	143(124~156)	145(132~159)	148(134~160)	149(139~162)
钾/(mmol·L^{-1})	7.80(5.60~12)	6.40(5.30~73)	6.30(5.30~8.90)	6.00(5.20~7.30)	5.90(5.00~7.00)
氯/(mmol·L^{-1})	103(98~110)	100.70(90~111)	103(87~114)	102(92~114)	103(93~112)
钙/(mmol·L^{-1})	2.32(2.05~2.78)	2.10(1.82~2.3)	1.95(1.73~2.35)	2.00(1.53~2.48)	1.98(1.48~2.43)
磷/(mmol·L^{-1})	1.81(1.20~2.62)	1.97(1.13~2.78)	1.84(0.94~2.62)	1.91(0.97~2.81)	1.87(0.90~2.45)
血尿/(mmol·L^{-1})	4.84(3.51~3.68)	4.51(1.34~4.01)	5.51(1.50~10.52)	5.34(2.17~12.86)	5.18(2.17~11.36)
总蛋白质/(g·L^{-1})	61(48~73)	66(56~85)	66(58~82)	69(59~82)	72(60~85)
血糖/(mmol·L^{-1})	4.09(2.52~5.38)	3.53(2.24~5.43)	3.53(2.35~5.82)	3.14(1.68~5.10)	3.30(2.24~5.04)
乳酸/(mmol·L^{-1})	2.16(1.22~3.33)	1.62(1.22~2.66)	1.55(1.11~2.55)	1.59(1.00~2.44)	1.50(0.78~2.33)
乳酸盐/(mmol·L^{-1})	2.00~3.00	2.00	—	—	—

附表 1-2-4　外周血血糖测定值

单位:mmol/L(mg/dl)

年龄	血糖测定值(血清)	年龄	血糖测定值(血清)
出生时(脐血)	2.5~5.3(45~96)	1天	2.2~3.3(40~60)
早产儿	1.1~3.3(20~60)	>1天	2.8~5.0(50~90)
足月儿	1.7~3.3(30~60)		

注:临床上,无论早产儿或足月儿,当血糖值低于2.2mmol/L(40~60mg/dl)时,均需处理。

附表 1-2-5　足月儿生后7天内血清胆红素水平的百分位数分布

单位:μmol/L

百分位数	第1天	第2天	第3天	第4天	第5天	第6天	第7天
P_{25}	58.65	99.69	134.92	158.34	161.59	142.78	126.03
P_{50}	77.29	123.29	160.91	183.82	195.28	180.23	163.98
P_{75}	95.41	146.71	187.42	217.51	227.43	226.74	200.75
P_{90}	116.79	168.43	216.82	252.91	262.14	258.89	236.15
P_{95}	125.17	181.60	233.75	275.31	286.42	267.44	264.19

附表 1-2-6　血清酶正常值

测定项目	年龄	正常值	CK-MB	CK-BB
肌酸激酶				
	出生时(脐血)	70~380U/L	0.3%~3.1%	0.3%~10.5%
	生后5~8小时	214~1 175U/L	1.7%~7.9%	3.6%~13.4%
	生后24~33小时	130~1 200U/L	1.8%~5.0%	2.3%~8.6%
	生后72~100小时	87~725U/L	1.4%~5.4%	5.1%~13.3%
乳酸脱氢酶(LDH)	出生	4.84~8.37μmol·S^{-1}/L(290~501U/L)		
	1天~1个月	3.09~6.75μmol·S^{-1}/L(185~407U/L)		
谷草转氨酶(AST)	出生~7天	男30~100U/L;女24~95U/L		
	8~30天	22~71U/L		
谷丙转氨酶(ALT)	出生~7天	6~40U/L		
	8~30天	男10~40U/L;女8~32U/L		
碱性磷酸酶(ALP)	出生~1个月	0.57~1.90μmol·S^{-1}/L(34~114U/L) (4.8~16.5金氏单位)		
酸性磷酸酶(ACP)	出生~1个月	0.12~0.32μmol·S^{-1}/L(7.4~19.4U/L)		
α_1-抗胰蛋白酶(α_1-AT)	出生~5天	1.43~4.40g/L(143~440mg/dl)		
α-谷氨酸转肽酶(GGT,GGTP)	出生时(脐血)	37~193U/L		
	出生~1个月	13~147U/L		
	1~2个月	12~123U/L		

附表 1-2-7 肌钙蛋白正常值

单位:μg/L

肌钙蛋白	均值(中位数)	95%可信区间
心肌肌钙蛋白 I(CTnI)	0.031 1	0.088~1.120
心肌肌钙蛋白 T(CTnT)	0	0~0.140

附表 1-2-8 C 反应蛋白正常值

单位:mg/L

C 反应蛋白(CRP)	<16	
超敏 C 反应蛋白(hCRP)	男	女
0~90 天	0.8~15.8	0.9~15.8
91 天~12 个月	0.8~11.2	0.5~7.9

附表 1-2-9 其他血液化学值

测定项目	年龄		化学值
镁(血浆、血清)		0~6 天	0.48~1.05mmol/L(1.2~2.6mg/dl)
		7 天~2 岁	0.65~1.05mmol/L(1.6~2.6mg/dl)
磷(无机的,血浆、血清)	早产儿	出生时	1.81~2.58mmol/L(5.6~8.0mg/dl)
		6~10 天	1.97~3.78mmol/L(6.1~11.7mg/dl)
		20~25 天	2.13~3.04mmol/L(6.6~9.4mg/dl)
	足月儿	出生时	1.62~2.52mmol/L(5.0~7.8mg/dl)
		3 天	1.87~2.91mmol/L(5.8~9.0mg/dl)
		6~12 天	1.58~2.87mmol/L(4.9~8.9mg/dl)
		1 个月	1.62~3.07mmol/L(5.9~9.5mg/dl)
铜(血浆、血清)		0~6 个月	10.99μmol/L(70mg/dl)
锌			11.78~20.96μmol/L(77~130μg/dl)
铅	小儿(新生儿参考)		0.48mmol/L(<10mg/dl)中毒量:≥4.83mmol/L(≥100mg/dl)
铁(血清)	新生儿		17.90~44.75μmol/L(100~250μg/dl)
肌酐(血浆、血清)	脐血		53~106μmol/L(0.6~1.2mg/dl)
	新生儿		70.72~123.76mmol/L(0.8~1.4mg/dl)
胆固醇(血浆、血清)	早产儿,脐血		1.74mmol/L,1.2~2.5mmol/L(67mg/dl,47~98mg/dl)
	足月儿,脐血		1.74mmol/L,1.2~2.5mmol/L(67mg/dl,45~98mg/dl)
	足月新生儿		2.21mmol/L,1.2~4.3mmol/L(85mg/dl,45~167mg/dl)
	3 天~1 岁		3.38mmol/L,1.8~4.5mmol/L(130mg/dl,69~174mg/dl)
游离脂肪酸(血浆)	新生儿		(0.91±0.47)mmol/L
(血清)	早产儿 10~55 天		0.15~0.7mmol/L

附表 1-2-10　新生儿血清总蛋白及蛋白电泳

单位：g/L

测定项目	年龄			
	脐血	出生时	生后 1 周	生后 1~3 个月
总蛋白	47.8~80.4	46~70	44~76	36.4~73.8
白蛋白	21.7~40.4	32~48	29~55	20.5~44.6
α_1	2.5~6.6	1~3	0.9~2.5	0.8~4.3
α_2	4.4~9.4	2~3	3.0~4.6	4.0~11.3
β	4.2~15.6	3~6	1.6~6.0	3.9~11.4
γ	8.1~16.1	6~12	3.5~13.0	2.5~10.5

三、免疫功能正常值

附表 1-3-1　足月儿血清免疫球蛋白值

年龄	IgG/($g \cdot L^{-1}$)	IgA/($mg \cdot L^{-1}$)	IgM/($mg \cdot L^{-1}$)
脐血	7.6~17	0~50	40~240
新生儿	7~14.8	0~22	50~300
1~6 个月	5~12	30~820	150~1 090
成人	6~16	760~3 900	400~3 450

附表 1-3-2　新生儿血清补体含量

补体成分	相当于成人水平的百分比		成人水平正常值	
	新生儿/%	1 个月比/%	成人/($U \cdot ml^{-1}$)	成人/($mg \cdot ml^{-1}$)
C1q	73	65	118	—
C2	76	102	141	—
C4	60	73	—	51
C3	50	70	—	130
C5	56	72	—	8
C9	16	—	—	23
B 因子	49	72	—	24
C3PA	50	—	—	—

四、尿正常值

附表 1-4-1　新生儿尿常规

项目	年龄	正常值
量/($ml \cdot d^{-1}$)	出生~生后 6 天	20~40
	生后 1 周	200
比重		1.001~1.020
蛋白/($mg \cdot d^{-1}$)		8~12
管型及白细胞		出生 2~4 天可出现
渗透压/($mmol \cdot L^{-1}$)	出生时	100
	出生 24 小时后	115~232
pH 值		5~7

附表 1-4-2　新生儿尿生化值

电解质/(mmol·L^{-1})		
钠		18~60
钾		10~40
氯		1.7~8.5
钙		<2.0
碳酸氢盐		1.5~2.0
其他尿生化值		
氨/(μmol·min^{-1}·m^{-2})	婴儿 2~15 个月	4.0~40
	幼儿	5.9~16.5
肌酐/(mg·kg^{-1}·d^{-1})	早产儿生后 2~12 周	8.3~19.9
	足月儿生后 1~7 周	10.0~15.5
	小儿 2~3 岁	6.4~21.9
葡萄糖/(mg·L^{-1})		50
渗透压/(mmol·L^{-1})	婴儿	50~600
VMA/(μg·mg^{-1})(肌酐)		5~19
HVA/(μg·mg^{-1})(肌酐)		3~16
蛋白		微量
尿素氮/(mg·L^{-1})		300~3 000
可滴定酸度/(μmol·min^{-1}·m^{-2})	早产儿	0~12
	足月儿	0~11

五、脑脊液正常值

附表 1-5-1　脑脊液检查

测定项目	足月儿	早产儿
白细胞/(10^6·L^{-1})		
均值	8	9
SD	7	8
范围	0~32	0~29
±2*SD*	0~22	0~25
中性粒细胞	0.613	0.572
蛋白		
均值	0.9g/L	1.15g/L
范围	0.02~1.7g/L	0.65~1.5g/L
葡萄糖		
均值	2.912mmol/L(52mg/dl)	2.8mmol/L(50mg/dl)
范围	1.904~6.664mmol/L(34~119mg/dl)	1.344~3.53mmol/L(24~63mg/dl)
脑脊液/血葡萄糖比值		
均值	0.81	0.74
范围	0.44~2.48	0.55~1.05

六、骨髓检查值

附表 1-6-1　生后 1 周骨髓象

单位：%

测定项目	0~24 小时	7 天	成人
原始粒细胞	0~0.02	0~0.03	0.03~0.50
早幼粒细胞	0.005~0.060	0.005~0.070	0.018~0.080
中幼粒细胞	0.01~0.09	0.01~0.11	0.055~0.225
晚幼粒细胞	0.045~0.250	0.07~0.35	0.13~0.32
带状粒细胞	0.10~0.40	0.11~0.45	—
成红细胞	0~0.01	0~0.005	0.01~0.08
原红细胞	0.005~0.090	0~0.005	0.02~0.10
幼红细胞	0.18~0.41	0~0.15	0.07~0.32
粒：红比例	1.5∶1.0	6.5∶1.0	3.5∶1.0

附录2 新生儿脉搏、呼吸、血压正常值

附表 2-0-1 脉搏、呼吸、血压正常值

年龄	脉搏/(次·min^{-1})	呼吸/(次·min^{-1})	血压/mmHg			血容量/(ml·kg^{-1})	心搏出量/(ml·min^{-1}·m^{-2})
			收缩压	舒张压	平均压		
胎儿	130~140	—	—	—	—	—	
出生时	180	—	50~90	45	53	76(61~92)	
1天	125	20~60	66	—	50	83	35~51
1周	125	30~70	73	—		83(67~100)	
2周	135	35~55	75	—		87	
2个月	130		84	60		86	

附表 2-0-2 出生6天内健康足月儿血压、心率值(dinamap 监护仪,均值±*SD*)

测定项目	1天	2天	3天
收缩压/mmHg			
觉醒	70.54±9.13	71.65±10.08	77.08±12.34
睡眠	70.41±9.59	70.50±8.96	74.47±11.28
舒张压/mmHg			
觉醒	42.73±9.81	44.76±11.15	49.33±9.74
睡眠	42.28±11.97	43.69±9.43	47.52±10.29
平均压/mmHg			
觉醒	55.32±8.63	56.58±10.28	63.44±12.87
睡眠	55.45±11.35	55.69±9.02	58.77±9.25
心率/(次·min^{-1})			
觉醒	130.78±14.79	131.78±22.08	131.64±18.47
睡眠	129.30±13.84	128.03±13.96	123.328±16.15
测定项目	**4天**	**5天**	**6天**
收缩压/mmHg			
觉醒	78.85±10.31	80.70±10.72	75.72±10.10
睡眠	76.22±10.26	77.13±13.31	72.95±11.18
舒张压/mmHg			
觉醒	51.87±12.03	51.12±11.85	48.55±11.02
睡眠	46.45±10.27	47.60±11.22	45.45±12.30
平均压/mmHg			
觉醒	63.67±11.11	65.54±12.17	62.05±11.82
睡眠	63.67±9.36	59.90±11.79	57.50±11.95
心率/(次·min^{-1})			
觉醒	142.81±13.86	142.12±20.31	141.0±18.28
睡眠	130.45±17.20	137.0±15.85	135.15±19.62

附表 2-0-3　早产儿血压正常值(按体重)

体重/g	平均压/mmHg	收缩压/mmHg	舒张压/mmHg
501~750	38.0~49.0	50~62	26~36
751~1 000	35.5~47.5	48~59	23~36
1 001~1 250	37.5~48.0	49~61	26~35
1 251~1 500	34.5~44.5	46~56	23~33
1 501~1 750	34.5~45.5	46~58	23~33
1 751~2 000	36.0~48.0	48~61	24~35

附表 2-0-4　早产儿和足月儿血压正常值范围(1~7 天和 30 天)

日龄	血压	胎龄			
		≤28 周	29~32 周	33~36 周	37 周
1	收缩压/mmHg	38~46	42~52	51~61	57~60
	舒张压/mmHg	23~29	26~38	32~40	35~45
	平均压/mmHg	29~35	33~43	39~47	44~52
2	收缩压/mmHg	38~46	46~56	54~62	58~70
	舒张压/mmHg	24~32	29~39	24~42	36~46
	平均压/mmHg	29~37	35~45	42~48	46~54
3	收缩压/mmHg	40~48	47~59	54~64	58~71
	舒张压/mmHg	25~33	30~35	35~43	37~47
	平均压/mmHg	30~38	37~47	42~50	46~54
4	收缩压/mmHg	41~49	50~62	56~66	61~73
	舒张压/mmHg	26~36	32~42	36~44	38~48
	平均压/mmHg	31~41	39~49	44~50	46~56
5	收缩压/mmHg	42~50	51~65	57~67	62~74
	舒张压/mmHg	27~37	33~43	37~45	39~49
	平均压/mmHg	32~42	40~50	44~52	47~57
6	收缩压/mmHg	44~52	52~66	59~69	64~76
	舒张压/mmHg	30~38	35~45	37~45	40~50
	平均压/mmHg	35~43	41~51	45~53	48~58
7	收缩压/mmHg	47~53	53~67	60~70	66~76
	舒张压/mmHg	31~39	36~44	37~45	40~50
	平均压/mmHg	37~45	43~51	45~53	50~58
30	收缩压/mmHg	59~65	67~75	68~76	72~82
	舒张压/mmHg	35~49	43~53	45~55	46~54
	平均压/mmHg	42~56	52~60	53~60	55~63

参考文献

1. 邵肖梅，叶鸿瑁，丘小汕. 实用新生儿学. 5版. 北京：人民卫生出版社，2019：909-912.
2. RENNIE J M. Rennie & Roberton's Textbook of Neonatology. 5th ed. London: Churchill Livingstone, 2012: 3776-3779.
3. MACDONALD M C, SESHIA M M. Avery's Neonatology: Pathophysiology and management of the newborn. 7th ed. Philadelphia: A Wolters Comp, 2016: 2589, 3306.
4. GOMELLA T L, CUNNINGHAM M D, EYAL F G, et al. Neonatology: Management, Procedure, On-Call Problem, Diseases, and Drugs. 7th ed. New York: McGraw Hill Comp, 2013: 288.
5. Fanaroff J M, Fanaroff A A. Klaus & Fanaroff's Care of the high-risk neonate. 6th ed. Philadelphia: W. B. Saunders Comp, 2012: 1360-1399.
6. PEJOVIC B, PECO-ANTIC A, MARINKOVIC J. Blood pressure in non-critically ill preterm and full-term neonates. Pediatr Nephrol, 2007, 22(2): 249-257.

附录3　新生儿常用药物剂量表

药名	给药途径	剂量	用法		
抗生素					
青霉素类					
青霉素 G(penicillin G)	i. v.	一般感染：	孕周	日龄	间隔时间
	i. m.	2. 5 万~5 万 u/(kg·次)	≤29 周	0~28 天	q. 12h.
	i. v. gtt.	化脓性脑膜炎：		>28 天	q. 8h.
		7. 5 万~10 万 u/(kg·次)	30~36 周	0~14 天	q. 12h.
				>14 天	q. 8h.
			37~44 周	0~7 天	q. 12h.
				>7 天	q. 8h.
氨苄西林(ampicillin)	i. v.	一般感染：	孕周	日龄	间隔时间
	i. m.	25~50mg/(kg·次)	≤29 周	0~28 天	q. 12h.
	i. v. gtt.	化脓性脑膜炎：		>28 天	q. 8h.
		75mg/(kg·次)，最大量 400mg/(kg·d)	30~36 周	0~14 天	q. 12h.
				>14 天	q. 8h.
		尿路感染预防用药：	37~44 周	0~7 天	q. 12h.
		50mg/(kg·d),q. 12h.		>7 天	q. 8h.
氨苄西林+舒巴坦(注射用氨苄西林钠舒巴坦钠)	i. v.	一般感染：	孕周	日龄	间隔时间
	i. m.	25~50mg/(kg·次)	≤29 周	0~28 天	q. 12h.
	i. v. gtt.	化脓性脑膜炎：50~75mg/(kg·次)，最大量 400mg/(kg·d)		>28 天	q. 8h.
			30~36 周	0~14 天	q. 12h.
				>14 天	q. 8h.
			37~44 周	0~7 天	q. 8h.
				>7 天	q. 6h.
阿莫西林+克拉维酸钾	i. v.	一般感染：	孕周	日龄	间隔时间
	i. m.	20~25mg/(kg·次)	≤29 周	0~28 天	q. 12h.
	i. v. gtt.	严重感染：		>28 天	q. 8h.
		40~45mg/(kg·次)	30~36 周	0~14 天	q. 12h.
				>14 天	q. 8h.
			37~44 周	0~7 天	q. 8h.
				>7 天	q. 6h.
苯唑西林(oxacillin)	i. v.	一般感染:25mg/(kg·次)	孕周	日龄	间隔时间
	i. m.	严重感染:50mg/(kg·次)	≤29 周	0~28 天	q. 12h.
	i. v. gtt.			>28 天	q. 8h.
			30~36 周	0~14 天	q. 12h.
				>14 天	q. 8h.
			37~44 周	0~7 天	q. 8h.
				>7 天	q. 6h.

续表

药名	给药途径	剂量	用法		
甲氧西林 (meticillin)	i. v. i. v. gtt.	一般感染:25mg/(kg・次) 脑膜炎:50mg/(kg・次)	孕周 ≤29 周 30~36 周 37~44 周 	日龄 0~28 天 >28 天 0~14 天 >14 天 0~7 天 >7 天	间隔时间 q. 12h. q. 8h. q. 12h. q. 8h. q. 8h. q. 6h.
氯唑西林 (cloxacillin)	i. v. i. m. i. v. gtt.	一般感染:25mg/(kg・次) 脑膜炎:50mg/(kg・次)	体重 ≤2kg >2kg 	日龄 0~14 天 >14 天 0~14 天 >14 天	间隔时间 q. 12h. q. 8h. q. 8h. q. 6h.
替卡西林 (ticarcillin) (注射用替卡西林钠克拉维酸钾)	i. v. i. v. gtt.	75~100mg/(kg・次)	孕周 ≤29 周 30~36 周 37~44 周 	日龄 0~28 天 >28 天 0~14 天 >14 天 0~7 天 >7 天	间隔时间 q. 12h. q. 8h. q. 12h. q. 8h. q. 8h. q. 6h.
羧苄西林 (carbenicillin)	i. v. i. v. gtt.	日龄　剂量 0~7 天　75mg/(kg・次) >7 天　100mg/(kg・次)	体重 ≤2kg >2kg 	日龄 0~7 天 >7 天 0~7 天 >7 天	间隔时间 q. 12h. q. 6h. q. 8h. q. 6h.
头孢菌素类					
头孢唑林 (cefazolin)	i. v. i. m. i. v. gtt.	25mg/(kg・次)	孕周 ≤29 周 30~36 周 37~44 周 	日龄 0~28 天 >28 天 0~14 天 >14 天 0~7 天 >7 天	间隔时间 q. 12h. q. 8h. q. 12h. q. 8h. q. 12h. q. 6h.
头孢呋辛 (cefuroxime)	i. v. i. m. i. v. gtt.	30~50mg/(kg・d)	≤7 天,分 2 次		
头孢哌酮 (cefoperazone)	i. v. i. m. i. v. gtt.	50~100mg/(kg・d)	>7 天,分 2 次		
注射用头孢哌酮钠舒巴坦钠	i. v. i. v. gtt.	40~80mg/(kg・d)	足月儿生后第一周内,每 12 小时一次,一周后可每 8 小时一次		
头孢吡肟 (cefepime)	i. v. i. v. gtt.	50~100mg/(kg・d) 严重感染,100~150mg/(kg・d)	>7 天,分 2~3 次		

续表

药名	给药途径	剂量	用法		
头孢噻肟	i. v.	50mg/(kg·次)	孕周	日龄	间隔时间
(cefotaxime)	i. m.		≤29 周	0~28 天	q. 12h.
	i. v. gtt.			>28 天	q. 8h.
			30~36 周	0~14 天	q. 12h.
				>14 天	q. 8h.
			37~44 周	0~7 天	q. 12h.
				>7 天	q. 6h.
		淋球菌性结膜炎:25mg/(kg·次),q. 12h.,共 7 天			
		淋球菌性脑膜炎:50mg/(kg·次),i. v.,q. 6h.,14~21 天			
头孢曲松	i. v.	50mg/(kg·d)	BW≤2kg,任何日龄,q. d.		
(ceftriaxone)	i. m.		BW>2kg,生后日龄>7 天,q. d.		
	i. v. gtt.	75mg/(kg·d)	BW>2kg,生后日龄>7 天,q. d.		
		25~50mg/kg	早产儿淋病眼炎,肌内注射 1 次		
		125mg/kg	足月儿淋病眼炎,肌内注射 1 次		
		100mg/(kg·d)	脑膜炎,q. 12h.		
头孢吡肟	i. v.	>28 天:50mg/(kg·次)	q. 12h.		
(cefepime)	i. v. gtt.	≤28 天:30mg/(kg·次)			
		脑膜炎:50mg/(kg·次)			
碳青霉烯类					
亚胺培南/西司他丁	i. m.	20mg/(kg·次)	孕周	日龄	间隔时间
(imipenem/cilastatin)	i. v. gtt.		≤29 周	0~28 天	q. 24h.
				>28 天	q. 12h.
			30~36 周	0~14 天	q. 12h.
				>14 天	q. 8h.
			37~44 周	0~7 天	q. 12h.
				>7 天	q. 8h.
美罗培南	i. m.	20mg/(kg·次)	孕周	日龄	间隔时间
(meropenem)	i. v. gtt.	脑膜炎:40mg/(kg·次)	≤29 周	0~28 天	q. 24h.
				>28 天	q. 12h.
			30~36 周	0~14 天	q. 12h.
				>14 天	q. 8h.
			37~44 周	0~7 天	q. 12h.
				>7 天	q. 8h.
帕尼培南-倍他米隆	i. m.	20mg/(kg·次)	孕周	日龄	间隔时间
(panipenem-betamipron)	i. v. gtt.	脑膜炎:40mg/(kg·次)	≤29 周	0~28 天	q. 24h.
				>28 天	q. 12h.
			30~36 周	0~14 天	q. 12h.
				>14 天	q. 8h.
			37~44 周	0~7 天	q. 12h.
				>7 天	q. 8h.

续表

药名	给药途径	剂量	用法		
大环内酯类					
红霉素 (erythromycin)	p. o. i. v. gtt.	10mg/(kg·次) 50~10mg/(kg·次)	每6~8小时一次 ≤7天,q. 12h. >7天,q. 8h.		
阿奇霉素 (azithromycin)	p. o. i. v. gtt.	10mg/(kg·次) 5mg/(kg·次)	共5天,q. d. q. d.(仅用于不能口服者)		
克林霉素 (clindamycin)	i. v. gtt.	5~7.5mg/(kg·次)	孕周	日龄	间隔时间
			≤29周	0~28天	q. 12h.
				>28天	q. 8h.
			30~36周	0~14天	q. 12h.
				>14天	q. 8h.
			37~44周	0~7天	q. 8h.
				>7天	q. 8h.
氨基糖苷类					
阿米卡星 (amikacin)	i. v. gtt.	7.5mg/(kg·次)	孕周	日龄	间隔时间
			≤29周	0~28天	q. 24h.
				>28天	q. 18h.
			30~36周	0~14天	q. 18h.
				>14天	q. 12h.
			37~44周	0~7天	q. 12h.
				>7天	q. 8h.
庆大霉素 (gentamycin)	i. v. gtt.	2.5mg/(kg·次)	孕周	日龄	间隔时间
			≤29周	0~28天	q. 24h.
				>28天	q. 18h.
			30~36周	0~14天	q. 18h.
				>14天	q. 12h.
			37~44周	0~7天	q. 12h.
				>7天	q. 8h.
妥布霉素 (tobramycin)	i. v. gtt.	2.5mg/(kg·次)	孕周	日龄	间隔时间
			≤29周	0~28天	q. 24h.
				>28天	q. 18h.
			30~36周	0~14天	q. 18h.
				>14天	q. 12h.
			37~44周	0~7天	q. 12h.
				>7天	q. 8h.
其他					
万古霉素 (vancomycin)	i. v. gtt.	脑膜炎:15mg/(kg·次) 一般感染:10mg/(kg·次)	孕周	日龄	间隔时间
			≤29周	0~28天	q. 24h.
				>28天	q. 12h.
			30~36周	0~14天	q. 12h.
				>14天	q. 8h.
			37~44周	0~7天	q. 12h.
				>7天	q. 8h.
			>45周		q. 6h.

续表

药名	给药途径	剂量	用法		
利奈唑胺 (linezolid)	i. v. p. o.	10mg/(kg·次)	q. 8h. ,但小于一周的早产儿 q. 12h.		
甲硝唑 (metronidazole)	i. v. gtt.	首剂量:15mg/kg 维持剂量:7. 5mg/kg 在首剂量后 1 个间隔时间开始	孕周	日龄	间隔时间
			≤29 周	0~28 天	q. 48h.
				>28 天	q. 24h.
			30~36 周	0~14 天	q. 24h.
				>14 天	q. 12h.
			37~44 周	0~7 天	q. 24h.
				>7 天	q. 12h.
抗结核菌类					
利福平 (rifampin)	p. o.	10mg/(kg·d) 15mg/(kg·d) 预防奈瑟菌性脑膜炎	≤7 天,晨顿服 >7 天,晨顿服 年龄<1 个月,10mg/(kg·d),q. 12h. ,连用 2 天 年龄>1 个月,20mg/(kg·d),连用 2 天		
异烟肼 (isoniazid)	i. v. p. o.	预防量:10~15mg/(kg·d) 治疗量:15~20mg/(kg·d)	p. o. ,晨顿服 晨顿服或 2~3 次/d		
抗病毒药					
阿昔洛韦 (acyclovir)	i. v. gtt.	20mg/(kg·次)	足月儿 q. 8h. ,疗程 21 天 早产儿 q. 8h. ,疗程 21 天 中枢感染 q. 8h. ,疗程 21 天		
		局部用药	每 4~6 小时一次,疗程 21 天		
更昔洛韦(ganciclovir)	i. v. gtt.	10mg/(kg·d)	每 12 小时一次,CMV 感染,疗程 6 周		
抗真菌药					
氟康唑 (fluconnazole)	i. v. gtt. p. o.	治疗量:6~12mg/(kg·次) 预防量:3mg/(kg·次) <1 000g 的早产儿中心静脉置管期间,3mg/(kg·次),每周 2 次	孕周	日龄	间隔时间
			≤29 周	0~28 天	q. 72h.
				>28 天	q. 48h.
			30~36 周	0~14 天	q. 48h.
				>14 天	q. 24h.
			37~44 周	0~7 天	q. 48h.
				>7 天	q. 24h.
卡泊芬净	i. v. gtt.	25mg/m^2(约 2mg/kg)	每天 1 次,至少输注 1 小时		
两性霉素 B (amphotericin B)	i. v. gtt.	试用剂量	0. 1mg/kg,蒸馏水稀释至 0. 25mg/ml,静脉滴注 3~4 小时		
		起始剂量	0. 25~0. 5mg/kg,10% GS 稀释至 0. 1mg/10ml,静脉滴注 2~6 小时,每 24 小时一次		
		维持剂量	每日增加 0. 125~0. 25mg/(kg·d),至大剂量 0. 5~1mg/(kg·d),每 24~28 小时一次,静脉滴注 2~6 小时		
两性霉素 B 脂质复合体	i. v.	5mg/(kg·d)	每天一次,至少输注 2 小时		
两性霉素 B 脂质体	i. v.	5~7mg/(kg·d)	每天一次,至少输注 2 小时		

续表

药名	给药途径	剂量	用法
心血管药			
肾上腺素 (epinephrine)	i. v. 气管内 i. v. gtt.	1∶10 000 1∶1 0000 0. 1μg/(kg·min),至有效量,最大 1. 0μg/(kg·min)	0. 1~0. 3ml/(kg·次),每 3~5 分钟重复一次 0. 3~0. 5ml/(kg·次),每 3~5 分钟重复一次,至静脉通道建立
异丙肾上腺素 (isoproterenol)	i. v. gtt. 雾化	0. 05~0. 5μg/(kg·min) 0. 1~0. 25μg/(kg·min)	以 0. 05μg/(kg·min)开始,每 5~10 分钟增加 0. 05μg/(kg·min),至有效量,最大剂量 2μg/(kg·min) 加生理盐水 2ml,每 4~6 小时一次
地高辛 (digoxin)		负荷量(μg/kg) 维持量	≤29 周 / 30~36 周 / 37~48 周 i. v. 15μg/kg / 20μg/kg / 30μg/kg p. o. 20μg/kg / 25μg/kg / 40μg/kg 洋地黄化量 1/4~1/5,每 12 小时一次
去乙酰毛花苷 (deslanoside)	i. v.	10μg/(kg·次)	2~3 小时后可重复,1~2 次后改为地高辛洋地黄化
卡托普利 (captopril)	p. o.	早产儿:0. 01~0. 05mg/(kg·次) 足月儿:0. 05~0. 1mg/(kg·次),最大量:0. 5mg/(kg·d)	每 8~12 小时一次
多巴胺 (dopamine)	i. v. gtt.	小剂量 中剂量 大剂量	<5μg/(kg·min) 5~10μg/(kg·min) 10~20μg/(kg·min)
酚妥拉明 (phentolamine)	i. v. i. v. gtt.		每剂 0. 3~0. 5mg/kg 或 2. 5~1. 5μg/(kg·min),持续静脉滴注
吲哚美辛 (indomethacin)	i. v. p. o.	<2 天 2~7 天 >7 天	第一剂 / 第二剂 / 第三剂 0. 2mg/kg / 0. 1mg/kg / 0. 1mg/kg 0. 2mg/kg / 0. 2mg/kg / 0. 2mg/kg 0. 2mg/kg / 0. 25mg/kg / 0. 25mg/kg
布洛芬 (ibuprofen)	p. o. i. v.	10mg/(kg·次) 第一次 10mg/kg,其余两次 5mg/kg,每次间隔 24 小时	PDA:每天一次,连用 3 天 镇痛:每 6~8 小时一次 预防接种前预防用药:同酚麻美敏
前列腺素 E_1 (prostagladin E_1)	i. v. gtt.	起始剂量 0. 05~0. 1μg/(kg·min),需要时增加到 0. 4μg/(kg·min),起作用后渐减量至最低起作用量约 0. 01~0. 025μg/(kg·min);剂量范围:0. 01~0. 4μg/(kg·min)。	
二氮嗪 (diazoxide)	i. v. p. o. p. o.	高血压危象:1~3mg/(kg·d) 高胰岛素低血糖:8~15mg/(kg·d)	可每 15~20 分钟重复 1 次,随后每 4~24 小时一次;或 8~15mg/(kg·d),口服,每 8~12 小时一次。 每 8~12 小时一次
依那普利 (enalapril)	i. v. p. o.	5~10μg/(kg·次) 0. 04mg/(kg·次) 最大量 0. 15mg/(kg·次)	每 8~12 小时一次 q. d.

续表

药名	给药途径	剂量	用法
米力农 (milrinone)	i. v. i. v. gtt.	负荷量：5mg/kg，大于30分钟。	维持量:0.3~0.75μg/(kg·min)
西地那非 (sildenafil)	i. v. p. o.	首剂0.4mg/kg,输注3小时以上;维持0.067mg/(kg·h)。 0.5~2mg/(kg·次),每6~12小时一次,最大量3mg/(kg·次)。	
抗心律失常药			
阿托品(atropine)	p. o.	0.02~0.09mg/(kg·次)	每4~6小时1次,生理盐水稀释至0.08mg/ml
	i. v.	0.01~0.03mg/(kg·次)	每10~15分钟重复,2~3次,最大剂量0.04mg/kg
	气管内	0.01~0.03mg/(kg·次)	随后给予生理盐水1ml
	插管前	10~20μg/kg	
	雾化吸入	治疗BPD	0.05~0.08mg+2.5ml生理盐水,每4~6小时一次,最小剂量0.25mg,最大剂量1mg
	i. v.	麻醉前用药	0.04mg/(kg·次),手术前30~60分钟使用
利多卡因 (lidocaine)	i. v.	首剂:0.5~1mg/kg 维持:10~50 mg/(kg·min)	缓慢静脉推注5分钟以上,可10分钟重复一次,3次总剂量小于5mg/kg 早产儿应给予低剂量
普萘洛尔 (propranolol)	心律失常	p. o.　0.5~1mg/(kg·次) i. v.　0.01~0.1mg/(kg·次)	p. o.,每6~8小时一次 i. v.,最大剂量1mg/(kg·次)(小于1mg/min)
	高血压	p. o.:0.25mg/(kg·次);最大量3.5mg/(kg·次) i. v.:0.01~0.15mg/(kg·次)	p. o.,每6~8小时一次 i. v.,每6~8小时一次
	甲亢	2mg/(kg·d)	p. o.,每6小时一次
	法洛四联症	i. v.:0.15~0.25mg/(kg·次) p. o.:1~2mg/(kg·次)	i. v.,必要时可15分钟重复一次 p. o.,每6小时一次
普罗帕酮 (propafenone)	p. o. i. v.	p. o.:首剂5~7mg/kg,以后15~20mg/(kg·d),每6~8小时一次;维持量3~5mg/(kg·次),每6~8小时一次 i. v.:1~2mg/kg,缓慢静脉注射,1~2小时后可重复应用	
腺苷(adenosine)	i. v.	50μg/(kg·次)	快速静脉推注,每2分钟追加50μg/kg,直到恢复窦性心律。最大剂量250μg/kg
中枢神经系统药物			
地西泮(diazepam)	惊厥	0.1~0.3mg/(kg·次)	必要时半小时后可重复,一般不超过3次。静脉注射时间不少于3分钟,不能控制的惊厥可静脉滴注,0.3mg/(kg·h)
	镇静	i. v.:0.04~0.3mg/(kg·次) p. o.:0.12~0.8mg/(kg·次)	i. v.:每2~4小时一次,最大量8小时内0.6mg/kg p. o.:每6~8小时一次
	癫痫持续状态	0.1~0.3mg/(kg·次)	每15~30分钟一次,最大量2~5mg
	撤药综合征	0.1~0.3mg/(kg·次)	每6~8小时一次
	高甘氨酸血症	1.5~3mg/(kg·d)	每6~8小时一次,与苯甲酸钠125~200mg/(kg·d)同用
苯妥英钠 (phenytoin)	i. v. p. o.	镇静:首剂:20mg/kg;维持:0.5~0.1mg/(kg·d) 抗心律失常:负荷量10mg/kg,维持量5~10mg/(kg·d)	首剂静脉注射1次;24小时后维持,可静脉注射或口服,每12小时一次,偶尔需8小时一次 负荷量静脉注射,30~60分钟,负荷量后24小时给予维持量,每12小时一次,口服或静脉注射

续表

药名	给药途径	剂量	用法
苯巴比妥 (phenobarbital)	i. v. i. m.	抗惊厥: 负荷量 20mg/kg,最大量 30mg/kg;维持量 3 ~ 5mg/(kg·d) 镇静:5mg/kg	维持量在首剂后 12~24 小时给予,每日一次或每 12 小时一次
	p. o. i. v.	胆汁淤积	4~5mg/(kg·d),qd,连用 4~5 天
	p. o. i. v.	撤药综合征	评分 剂量 间隔时间 8~10 分 6mg/(kg·d) q. 8h. 11~13 分 8mg/(kg·d) q. 8h. 14~16 分 10mg/(kg·d) q. 8h. >17 分 12mg/(kg·d) q. 8h.
咪达唑仑 (midazolam)	i. v. i. v. gtt.	镇静:0. 05~0. 15mg/(kg·次),按需每 2~4 小时给药一次;或 1~6μg/(kg·h)持续静脉滴注 抗惊厥:负荷量 0. 15mg/kg,静脉推注 5 分钟以上;维持量:0. 06~0. 4mg/(kg·h)[1. 7μg/(kg·min)]	
水合氯醛 (chloralhydrate)	p. o. p. r.	25~50mg/(kg·次)	必要时每 8 小时用药一次
泮库溴铵 (pancuronium)	i. v.	0. 04~0. 15mg/(kg·次)	必要时每 1~2 小时用药一次
甘露醇 (mannitol)	i. v.	利尿 降颅内压	0. 2g/kg,静脉注射 0. 25~1g/kg,每 2~6 小时静脉滴注
对乙酰氨基酚 (acetaminophen)	p. o. 直肠	首剂:20~25mg/kg 维持:12~15mg/(kg·次) 首剂:30mg/kg 维持:12~18mg/(kg·次)	足月儿每 6 小时一次 胎龄≥32 周,每 8 小时一次 胎龄<32 周,每 12 小时一次 早产儿 PDA:15mg/(kg·次),每 6 小时一次
呼吸系统用药			
咖啡因 (caffeine)	p. o. i. v. gtt.	首剂:10~20mg/kg 维持:2. 5~4mg/(kg·d)	用于治疗早产儿呼吸暂停,首剂后 12 小时维持给药,每 24 小时一次
氨茶碱 (aminophylline)	i. v.	首剂:4~6mg/kg 维持:1. 5mg/(kg·d)	主要用于治疗早产儿呼吸暂停,首剂后 8~12 小时维持给药,每 8~12 小时一次
	i. v. gtt.	首剂:6mg/kg,静脉滴注超过 30 分钟;维持量 0. 2mg/(kg·h)	
纳洛酮(naloxone)	i. v. 或 i. m.	0. 1~0. 2mg/kg	3~5 分钟无效可重复
肺表面活性物质 (pulmonary surfactant,PS)	气管内	100~200mg/(kg·次)	天然 PS 主要从猪肺或牛肺中提取,必要时间隔 12 小时重复应用
沙丁胺醇(albuterol)	雾化	0. 1~0. 5mg/(kg·次)	每 2~6 小时一次
	p. o.	0. 1~0. 3mg/(kg·次)	每 6~8 小时一次
异丙托溴铵 (ipratropium)		75~150μg/次	每 6~8 小时一次
一氧化氮 (nitric oxide,NO)	吸入	开始剂量 10ppm	根据氧分压和吸入氧浓度调整剂量

续表

药名	给药途径	剂量	用法
利尿剂			
呋塞米 (furosemide)	p. o. i. m. i. v.	1～2mg/(kg·次)	早产儿 24 小时一次,足月儿 12 小时一次
氢氯噻嗪 (hydrochlorothiazide)	p. o. i. v.	2～5mg/(kg·d)	每 12 小时一次,与牛奶同服更好
螺内酯(spironolactone)	p. o.	1～3mg/(kg·d)	q. d. 或 q. 12h.
内分泌制剂			
氢化可的松 (hydrocortisone)	i. v. gtt.	急性肾上腺功能不全	起始 1～2mg/kg,静脉注射;然后 25～50mg/(kg·d)维持,每 4～6 小时一次
		肾上腺皮质增生症	治疗剂量:0. 5～0. 7mg/(kg·d) 维持量:0. 3～0. 4mg/(kg·d)。分三次给予,早晨和中午各 1/4 量,剩余晚上给予。也可以口服,剂量相同
		抗炎症介质和免疫抑制	0. 8～4mg/(kg·d),每 6 小时一次
		G^-杆菌休克治疗	1～2mg/(kg·次),每 12 小时一次,连用 48～72 小时
		低血糖	10mg/(kg·d),每 12 小时一次
地塞米松 (dexmethasone)		气管插管拔管	0. 25～1mg/(kg·次),每 6 小时一次,拔管前 24 小时开始给予,拔管后给予 3～4 次
		低血糖	0. 25mg/(kg·次),每 12 小时一次
		支气管肺发育不良	0. 15mg/(kg·d),每 12 小时一次,连用 3 天,0. 1mg/(kg·d),每 12 小时一次,连用 3 天,0. 05mg/(kg·d),每 12 小时一次,连用 2 天,0. 02mg/(kg·d)。必要时此剂量维持,总疗程 10 天
氟氢可的松(fludrocortisone)	p. o.	0. 05～0. 2mg/d	每天一次
胰岛素 (insulin)	i. v. i. v. gtt. 皮下	高血糖	首剂:0. 1U/(kg·次) 维持量:0. 02～0. 1 U/(kg·h),皮下注射 0. 1～0. 2 U/kg,每 6～12 小时一次
		极低出生体重儿高血糖	0. 02～0. 4U/(kg·h),滴注速度 0. 1ml/h
		高血钾	葡萄糖 0. 3～0. 6g/(kg·次)加胰岛素 0. 2U/(kg·次)
胰高血糖素 (glucagon)	i. v. i. v. gtt. 皮下	0. 025～0. 3mg/(kg·次) 10～20μg/(kg·h)	必要时每 20 分钟一次,最大剂量 1mg
左旋甲状腺素 (levothyroxine, T_4)	i. v. p. o.	5～10μg/(kg·d) 10～14μg/(kg·d)	每天一次,每两周增加 5～10μg 每天一次,调整剂量每两周增加 12. 5μg,渐增加至 37. 5～50μg/d,维持 T_4 于 10～15μg/dl,TSH 低于 15μU/ml

续表

药名	给药途径	剂量	用法
左卡尼汀 (L-carnitine)	i. v. gtt. p. o.	100~300mg/(kg·d)(i. v. gtt.) 50~100mg/(kg·d)(p. o.)	轻症口服，重症静脉点滴，每天1~2次；原发性肉碱缺乏症终身服用。
精氨酸 (arginine)	i. v. gtt. p. o	100~200mg/(kg·d)	最大量600mg/(kg·d)，24小时静脉滴注。(1ml/kg+5% GS 5ml/kg)；血浆精氨酸水平增高者慎用。
苯甲酸钠 (sodium benzoate)	i. v. gtt.	250~400mg/kg	首剂90~120分钟输注，维持量24小时给予
苯丁酸钠颗粒剂 苯丁酸甘油酯 (sodium phenylbutyrate)	p. o	颗粒剂：450~600mg/(kg·d) 甘油酯：每日每平方米体表面积8.5ml	分3次口服、经胃造口管或鼻胃管给药，根据血氨水平调整剂量 体表面积(m^2)=0.035×体重+0.1
卡谷氨酸(分散片) (carglumic acid)	p. o	起始剂量为100mg/kg，必要时可增至250mg/kg	出生后第1天即可开始治疗，然后根据血氨水平进行调整
奥曲肽 (octreotide)	i. v. 或皮下	起始剂量：1μg/(kg·次)。根据疗效调整，最大量10μg/(kg·次)	每6小时一次
	i. v. gtt.	1μg/(kg·h)，最大量7μg/(kg·h)	治疗乳糜胸
消化系统药物			
西咪替丁 (cimetidine)	p. o. i. v.	2.5~5mg/(kg·次)	每6~12小时1次(配成6mg/ml)
雷尼替丁(ranitidine)	p. o.	2~4mg/(kg·次)	每8~12小时1次
	i. v.	0.1~0.8mg/(kg·次)	每6~8小时1次
	i. v. gtt.	0.6mg/(kg·次)	逐渐减至0.1 mg/(kg·h)(喂液pH值>4)
法莫替丁(famotidine)	i. v.	0.25~0.5mg/(kg·次)	每天1次
奥美拉唑(omeprazole)	p. o.	0.5~1.5mg/(kg·次)	每天1次
熊去氧胆酸(ursodiol)	p. o.	10~15mg/(kg·次)	每12小时1次
其他用药			
肝素 (heparin)	i. v. i. v. gtt.	插管或冲洗试管 全身应用	0.5~1U/ml 起始剂量：50U/kg，静脉注射 维持：5~35U/(kg·h) 间断用药：50~100U/(kg·h)，每4小时一次
		DIC	<1.5kg，20~25U/(kg·h) >1.5kg，25~30U/(kg·h)
	小剂量i. v.	DIC相关的缺血或坏死	10~15U/(kg·h)
低分子量肝素 (enoxaparin)	皮下	血栓治疗：足月儿1.7mg/(kg·次)；早产儿2mg/(kg·次)	每12小时一次，根据抗Xa水平调节，维持Xa在0.5~1U/ml，剂量范围一般为0.3~3mg/kg
		预防：0.75mg/(kg·次)	每12小时一次。根据抗Xa水平调节，维持Xa在0.1~0.4U/ml
破伤风抗毒素(TAT)	i. m.	预防量：1 500U/次	治疗量：1万~2万U/d

续表

药名	给药途径	剂量	用法
重组人红细胞生成素（HuE-PO）	皮下给药或 i. v.	200U/kg 总量 500～1 400U/kg	每天或隔天一次，疗程 2～6 周。
尿激酶 （urokinase）	i. v. i. v. gtt.	负荷量 维持量	4 000IU/kg，静脉推注 20 分钟以上。 4 000～6 000IU/（kg・h）
链激酶 （streptokinase）	i. v. i. v. gtt.	负荷量 维持量	1 500～2 000 IU/（kg・h），30～60 分钟。 1 000IU/（kg・h），维持使用 24～72 小时。
硫酸鱼精蛋白 （protamine sulfate）	i. v. i. m.	抗肝素过量	根据最后一次应用肝素的时间决定剂量 ● 2 小时前：0. 25～0. 375mg/100U 肝素； ● 30～60 分钟：0. 5～0. 75mg/100U 肝素； ● <30 分钟：1mg/100U 肝素。

中英文名词对照索引

D

E

F

G

H

J

K

L

M

N

O

P

Q

R

S

T

W

X

Y

Z

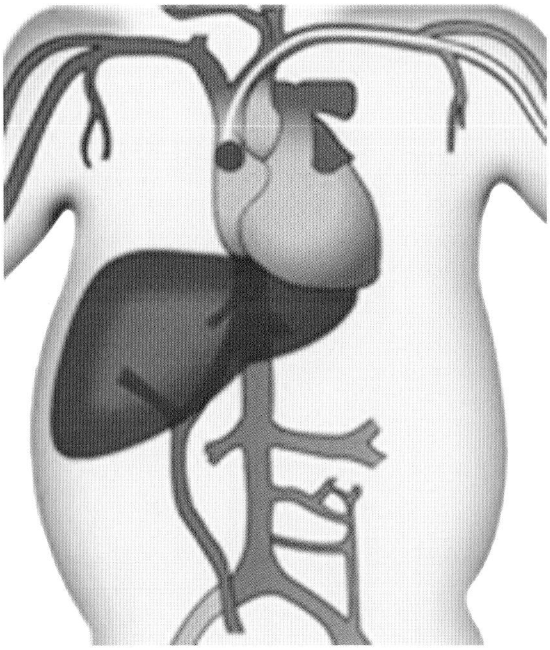

彩图 3-3-5　上腔静脉与右心房交界处 CAJ 点

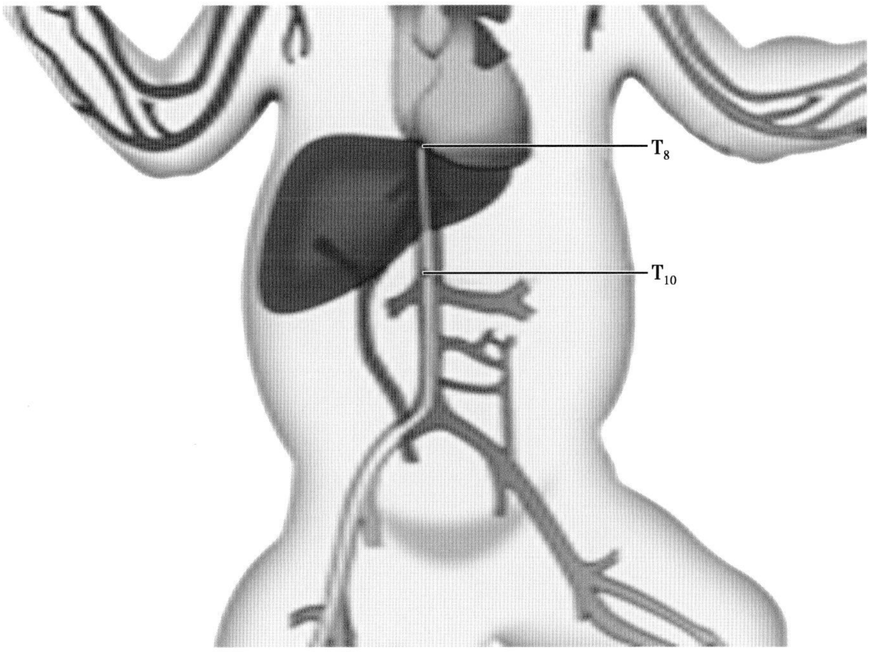

彩图 3-3-6　下腔静脉理想导管尖端位置

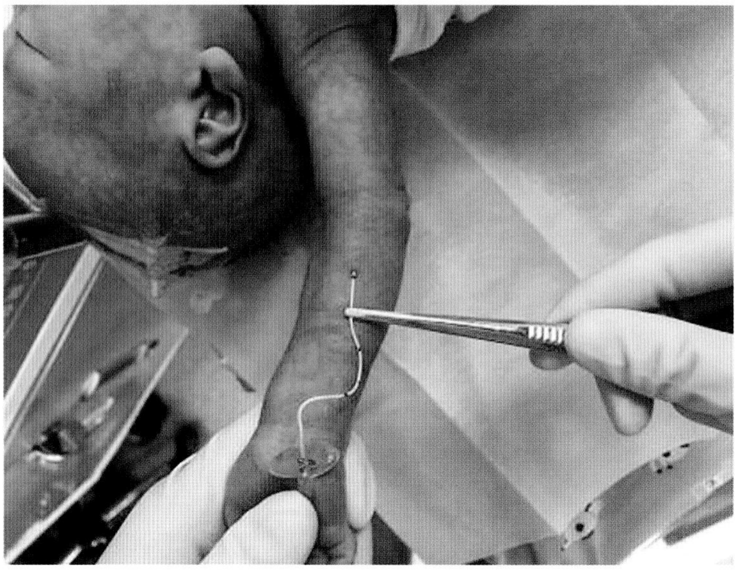

彩图 3-3-7　拔管方法

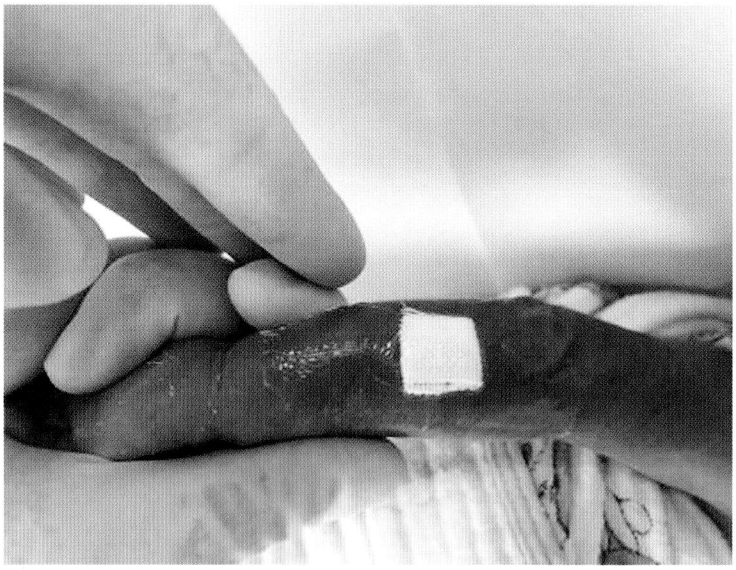

彩图 3-3-8　拔管后以纱布敷料密封穿刺口、固定导管

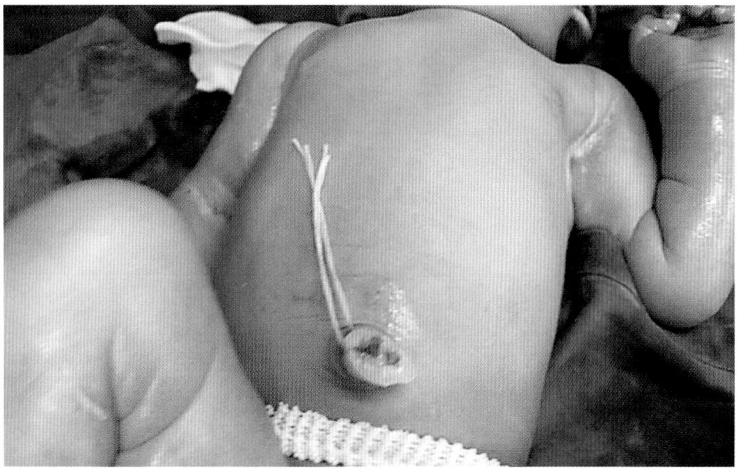

彩图 3-4-2　脐部的残端及准备

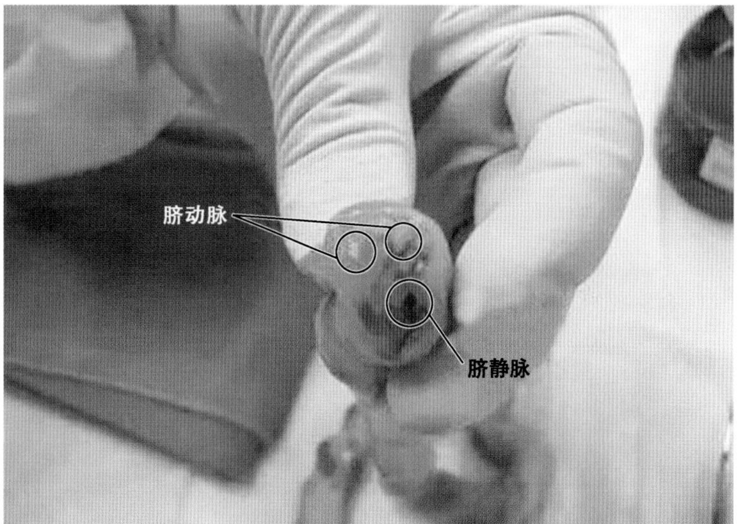

彩图 3-4-3　脐部血管

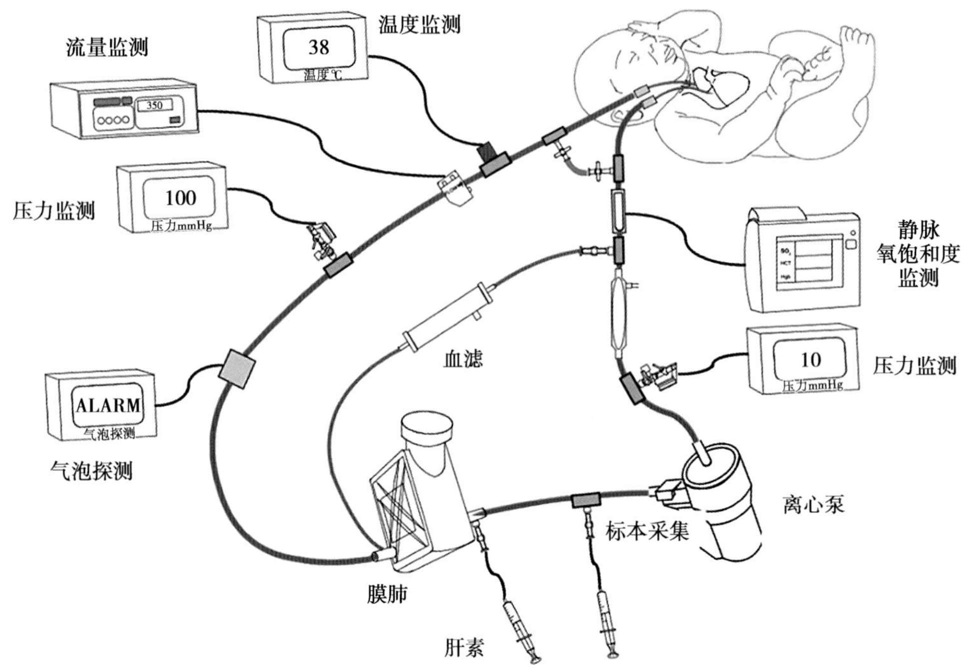

彩图 5-12-1　静脉-动脉 ECMO 管道连接

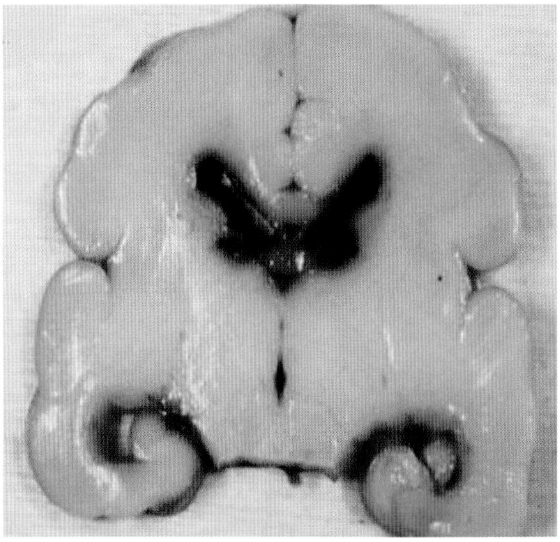

彩图 13-3-1　新生儿核黄疸

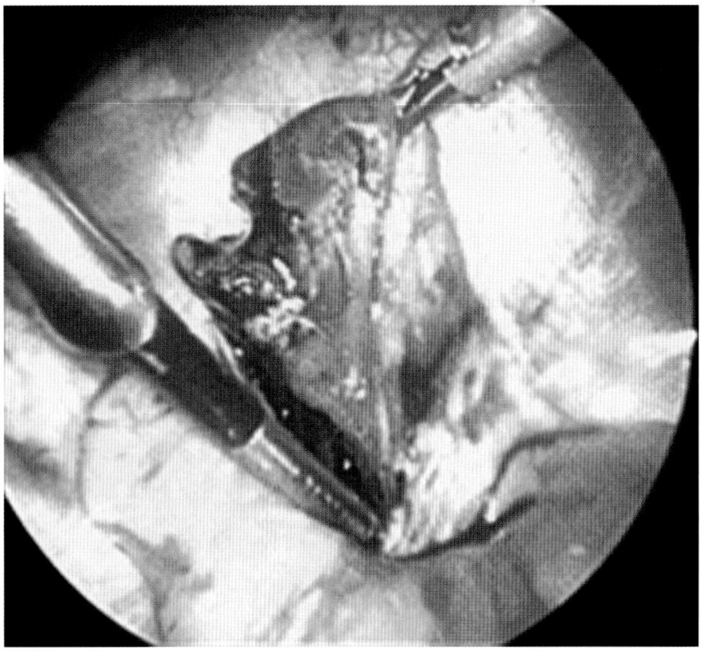

彩图 14-2-1　腔镜下游离出膈肌下隔离肺组织

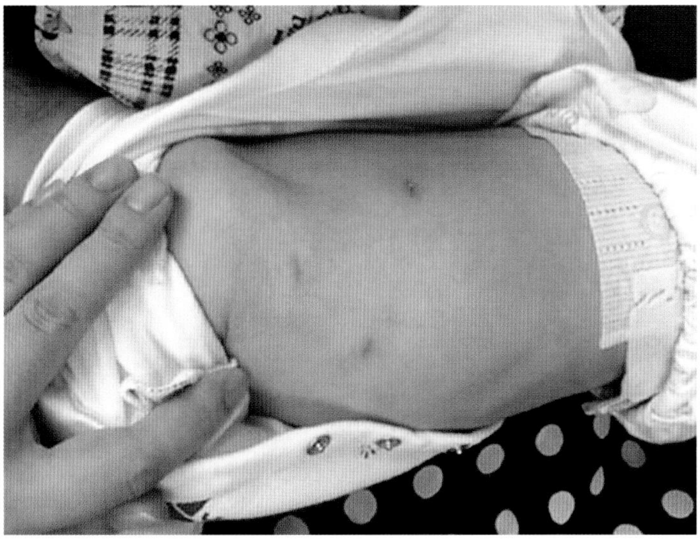

彩图 14-2-2　术后伤口外观

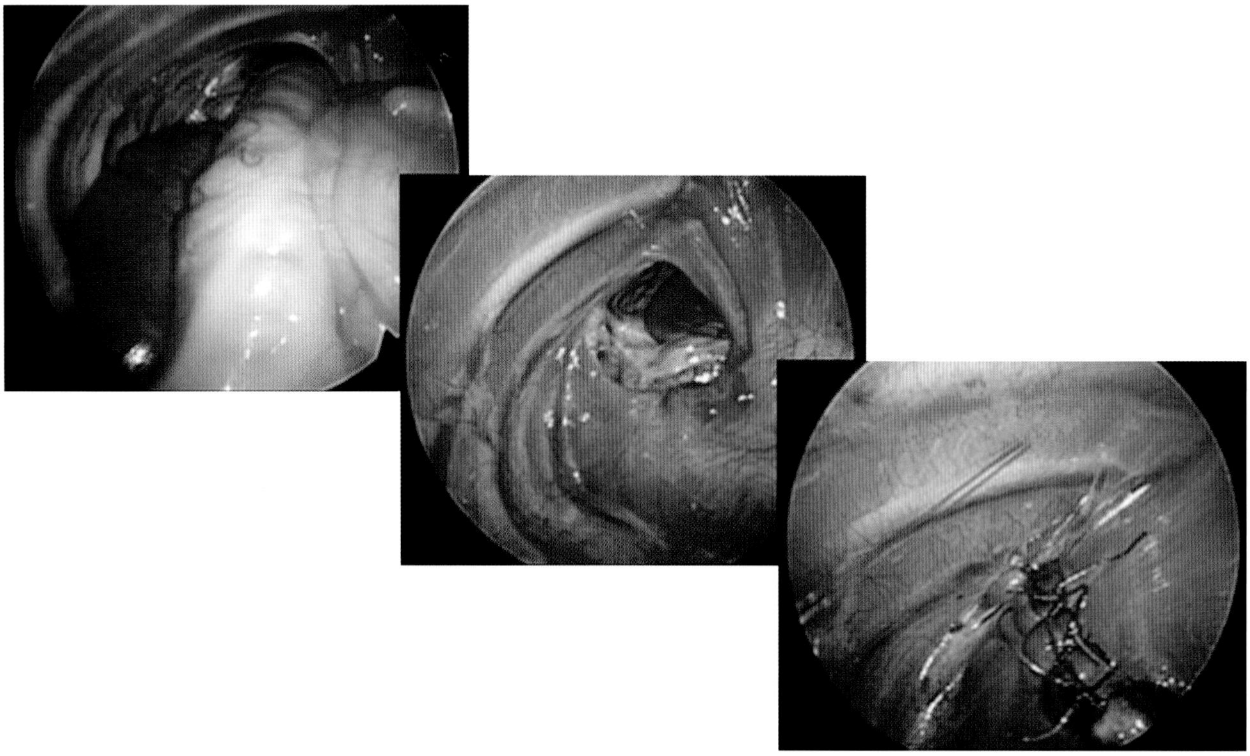

彩图 14-2-6　胸腔镜下膈肌修补术

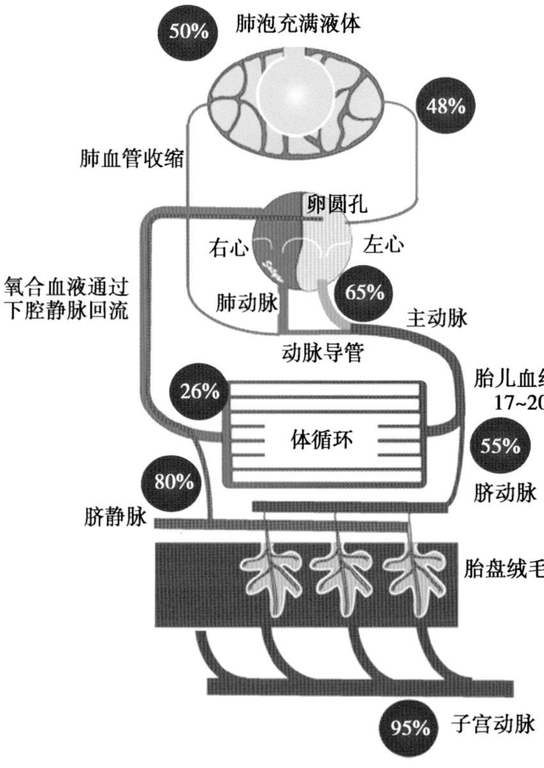

胎儿部位	氧饱和度/%
脐静脉	80
升主动脉	65
降主动脉	60
脐动脉	55
上腔静脉	45
下腔静脉	35

彩图 15-1-1　胎儿循环示意图

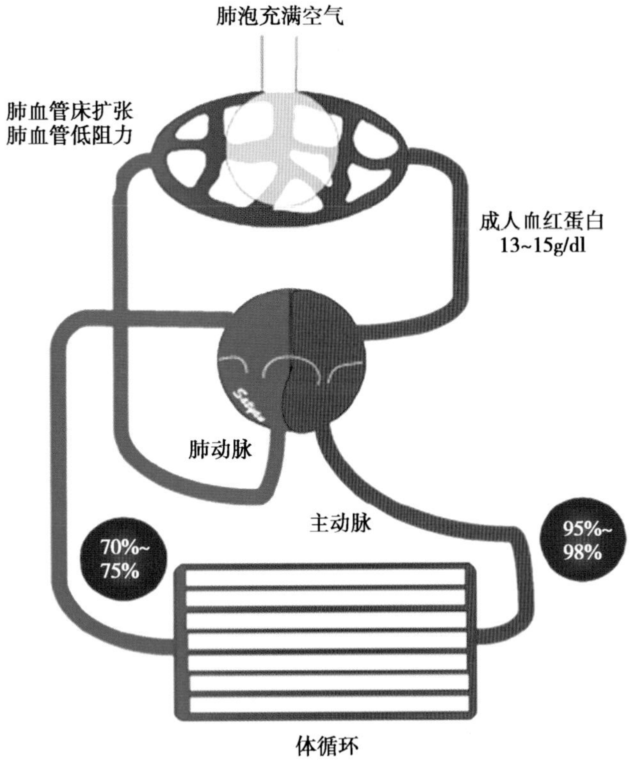

彩图 15-1-2　成人循环示意图

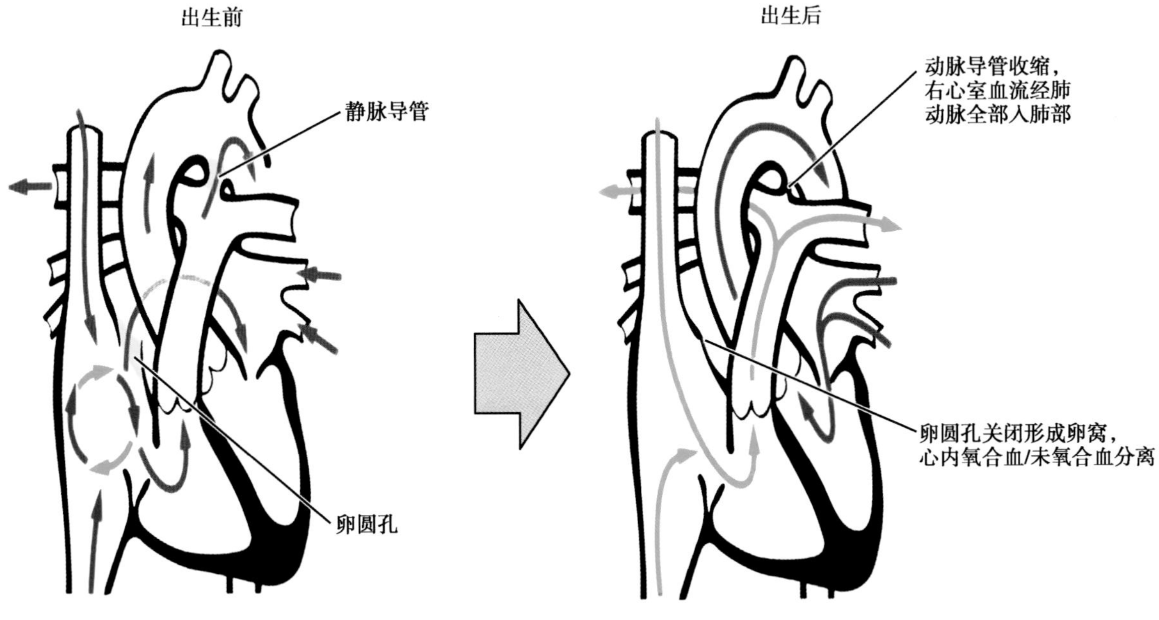

彩图 15-1-3　静脉导管关闭示意图

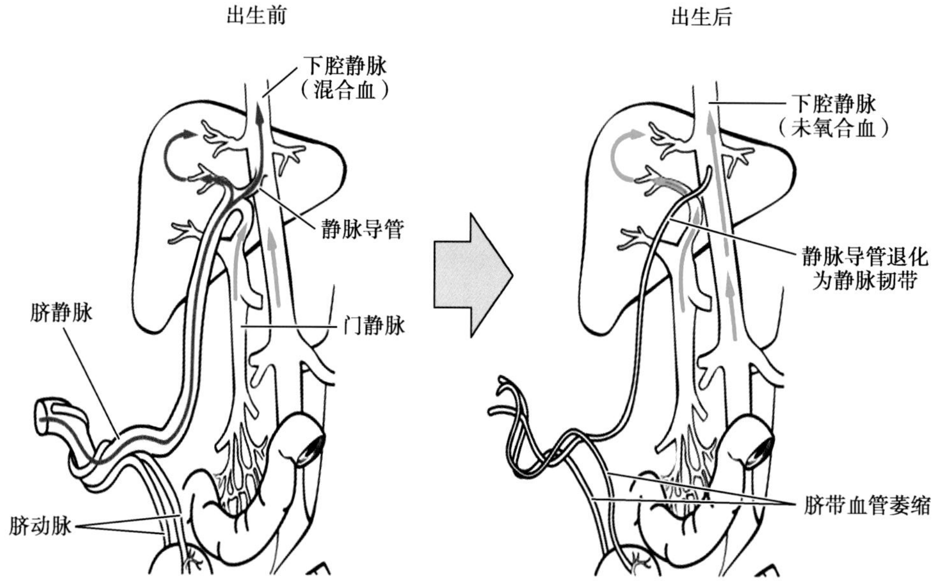

彩图 15-1-4　卵圆孔和动脉导管关闭示意图

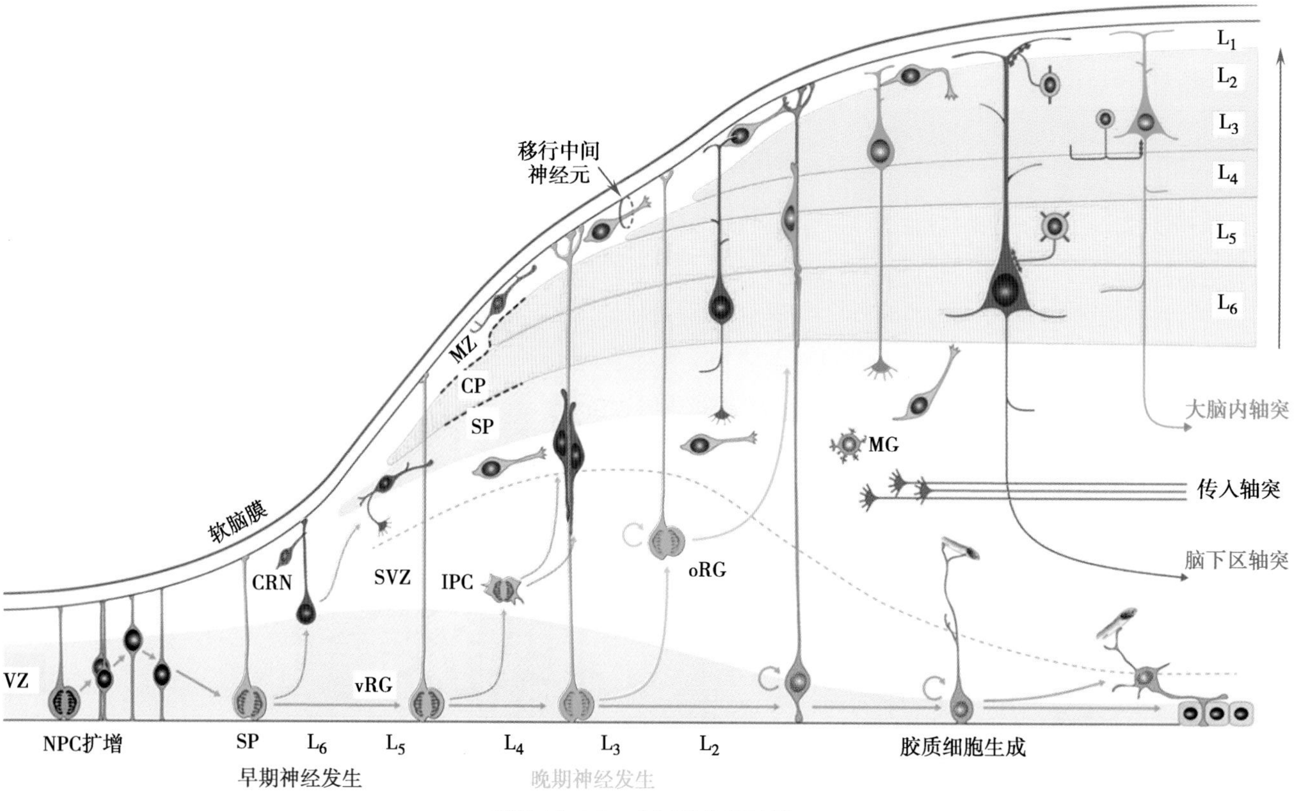

彩图 16-1-1　皮层的发育过程

vRG. 脑室区放射状胶质细胞；oRG. 外层（脑室下区）放射状胶质细胞；CP. 皮质板；CRN. Cajal-Retzuis 神经元；IPC. 中间祖细胞；MG. 小胶质细胞；MZ. 边缘区；NPC. 神经上皮祖细胞；SP. 板下区；SVZ. 脑室下区；VZ. 脑室。神经上皮细胞经过对称性细胞分裂产生皮层祖细胞池，其后来分化成脑室区放射状胶质细胞（vRGC）。vRGC 非对称性分裂产生另外的 vRGC 和初期的投射神经元。这些神经元从脑室沿着 RGC 基底突起放射状移行至皮质板。最先到达的神经元形成前皮质板，后来者劈裂前皮质板分为边缘区（MZ）和板下区（SP）。随神经发育不断进行，放射状胶质细胞通过连续非对称性分裂产生不同亚类型的神经元。早期产生的初期投射神经元定居在第 5、6 层，后期投射神经元依次定居在外侧各层。此外，一些放射状胶质细胞子代细胞分化成中间祖细胞（IPC）或外层放射状胶质细胞（oRGC）位于脑室下区（SVZ）。在神经发生后期，放射状胶质细胞框架从顶部开始拆卸，vRGC 分化成成胶质细胞产生星形胶质细胞，或转化成室管膜细胞。中间神经元在 MZ、中间区（IZ）与 SVZ 切线方向移行。新皮层的投射神经元成熟转变为皮层投射神经元（CPN），层状排列，且不同类型神经元显示不同形态特征，发出轴突建立不同投射突触连接。

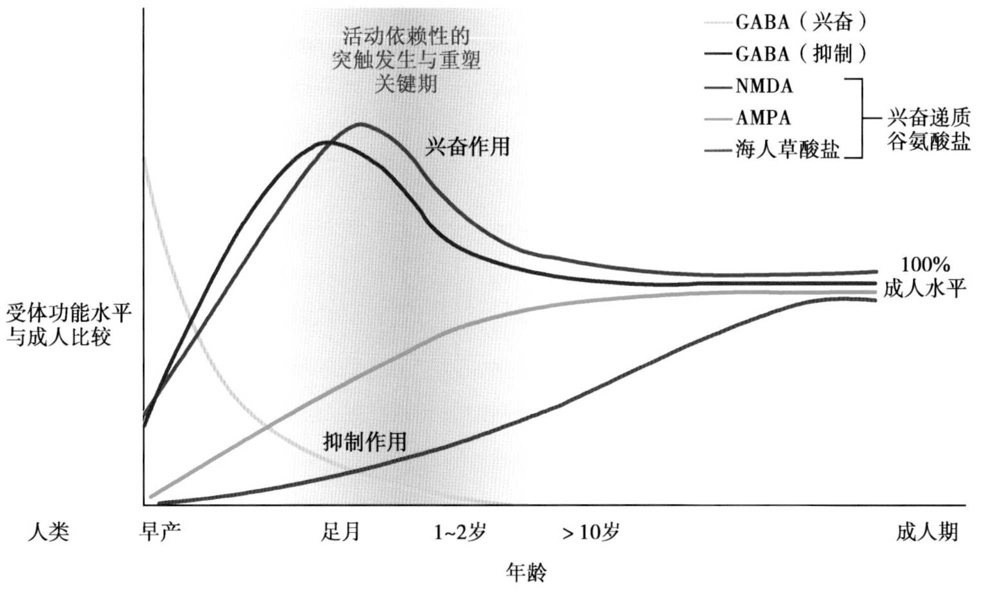

彩图 16-1-5　发育中脑谷氨酸盐与 GABA 受体功能成熟性变化

AMPA. α-氨基-3-羟基-5-甲基-4-异噁唑丙酸；GABA. γ-氨基丁酸；NMDA. *N*-甲基-D-天门冬氨酸。

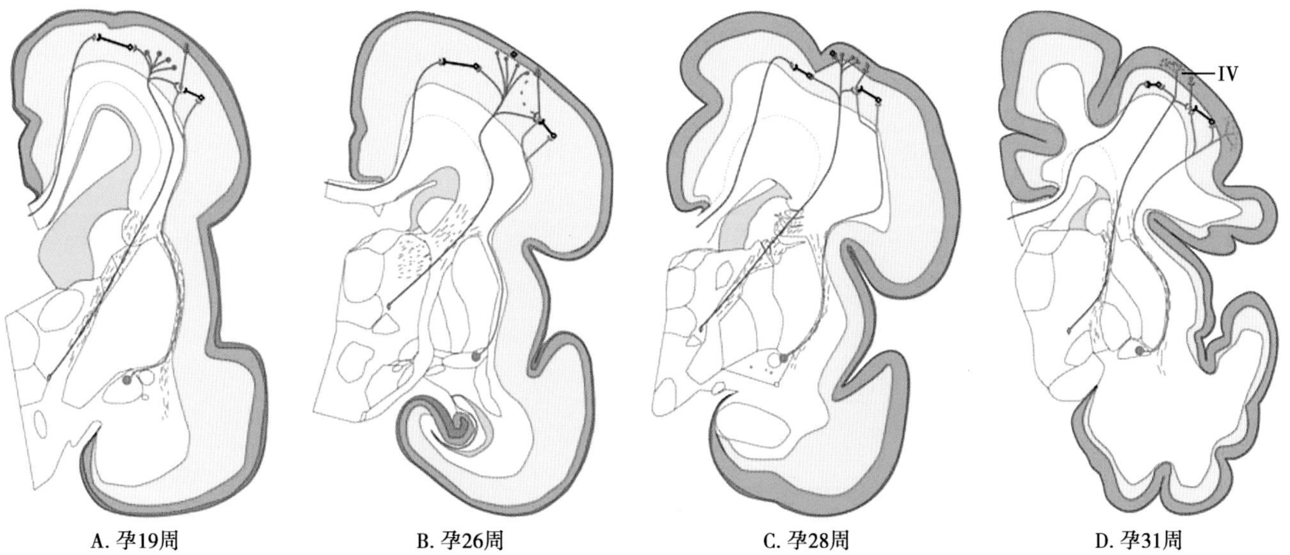

彩图 16-1-6　胎儿与早产儿传入系统与暂时性皮层环路的组织化进程

A. 胎儿中期等待期，传入纤维聚集在板下区上层及皮质板下；B. 准备穿过板下区及皮质板；C. 24 周后进入皮层形成丘脑皮层网络；D. 29 周后，丘脑皮层纤维在皮层间联系形成。

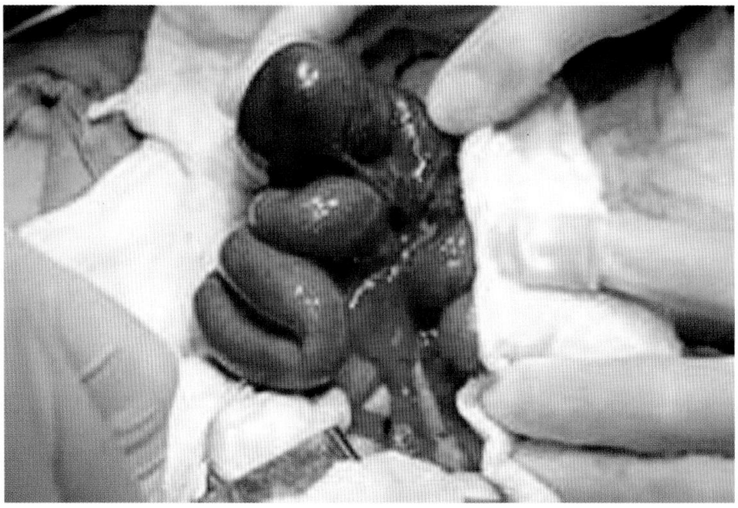

彩图 17-7-3　术中见小肠闭锁（近端扩张，远端细小）

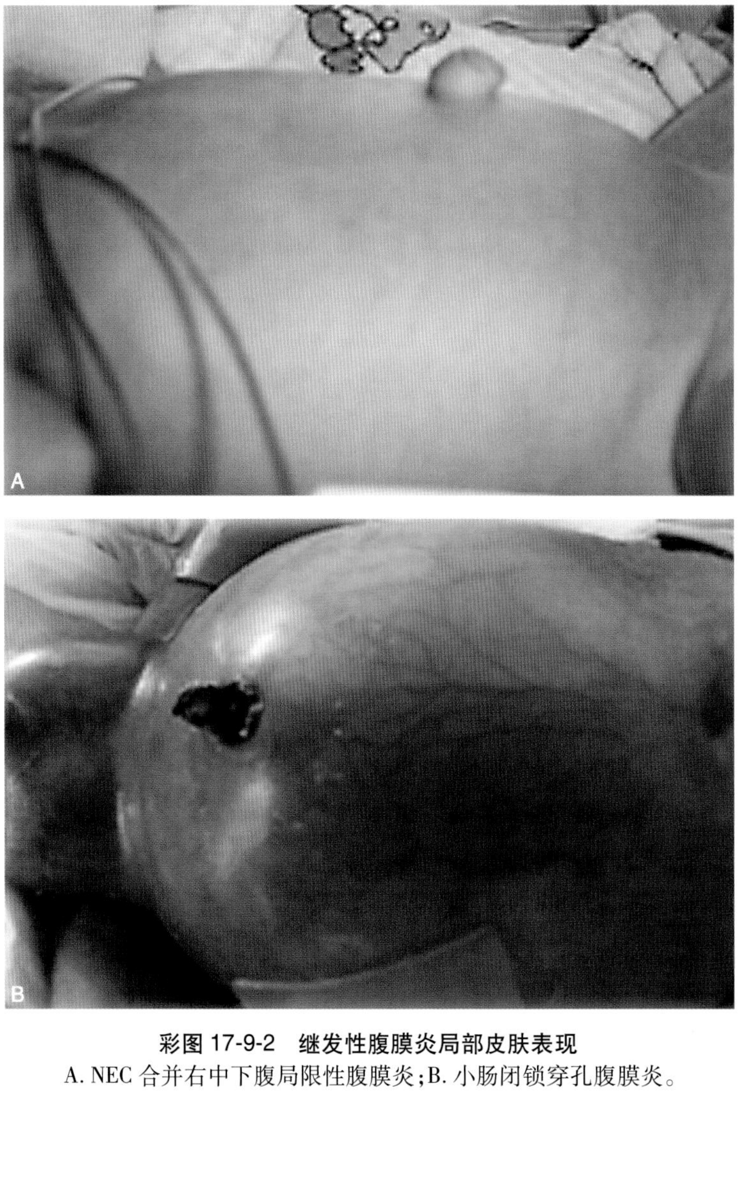

彩图 17-9-2　继发性腹膜炎局部皮肤表现

A. NEC 合并右中下腹局限性腹膜炎；B. 小肠闭锁穿孔腹膜炎。

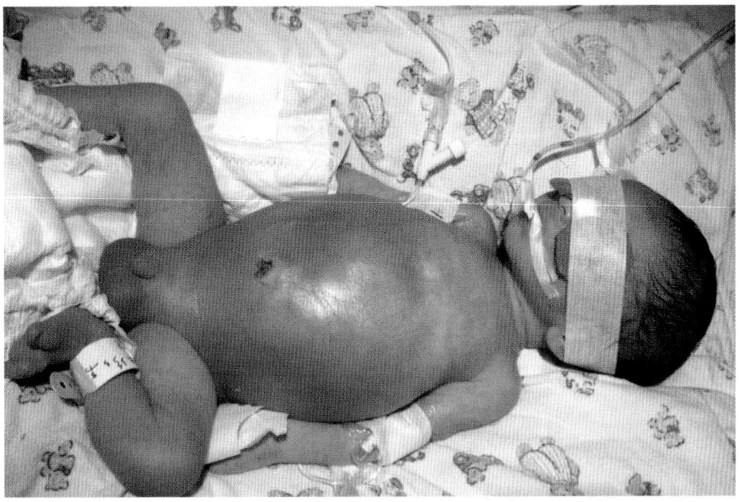

彩图 17-9-3　胎粪性腹膜炎的表现

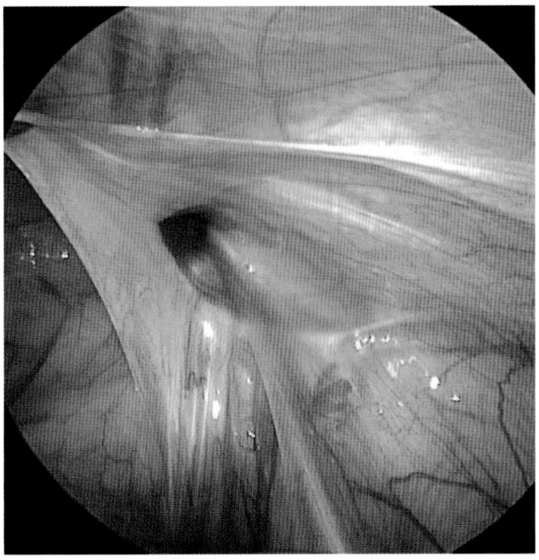

彩图 17-13-1　未闭合的内环口

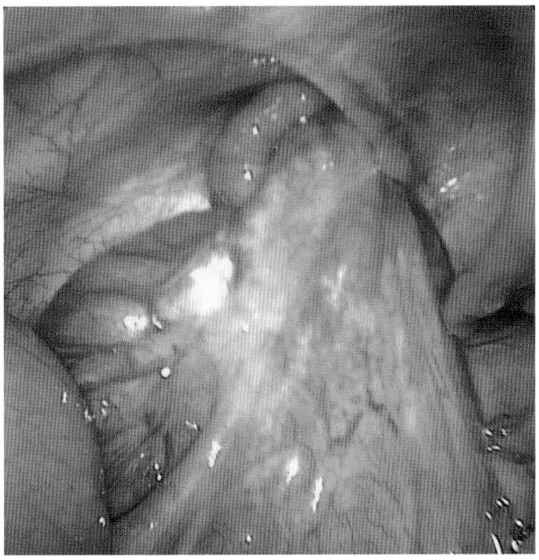

彩图 17-13-2　嵌顿疝

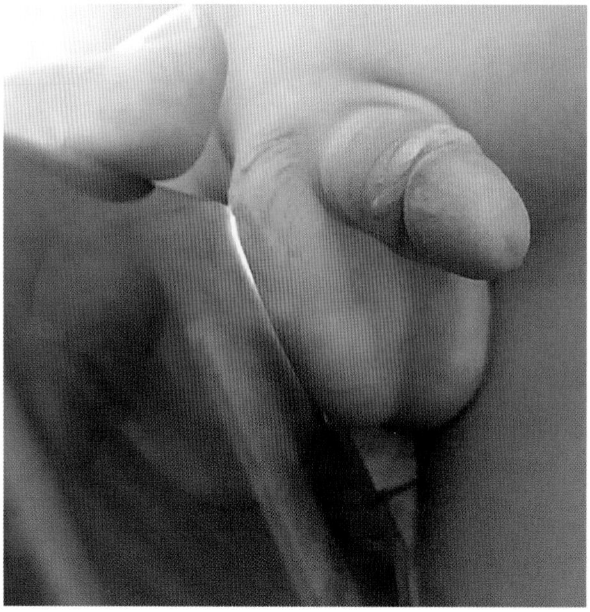

彩图 17-13-3　透光试验(+)

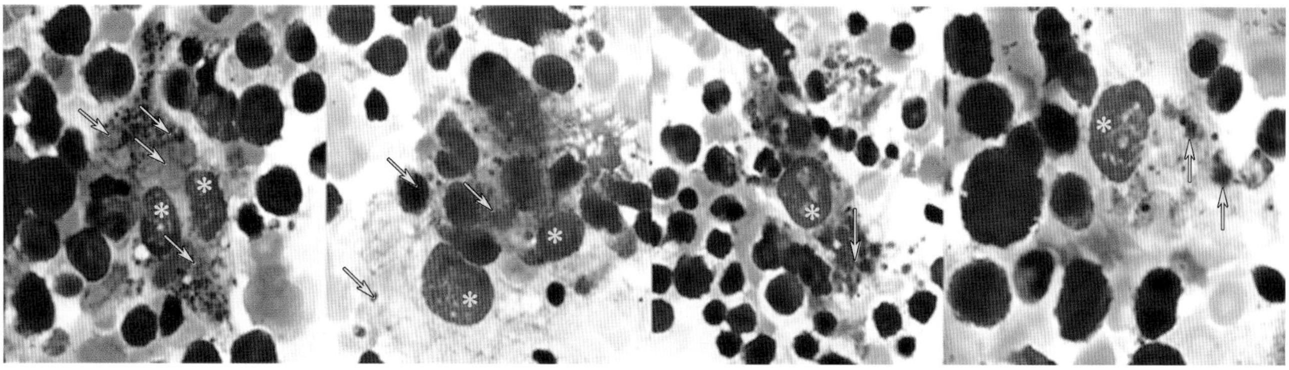

彩图 18-11-1　HLH 骨髓象

黄色星号表示组织细胞核,大量组织细胞显示被吞噬的碎片;黄色箭头表示特异性红细胞碎片的区域,证实噬血细胞活动(Wright-Geimsa 染色,×1 000)。

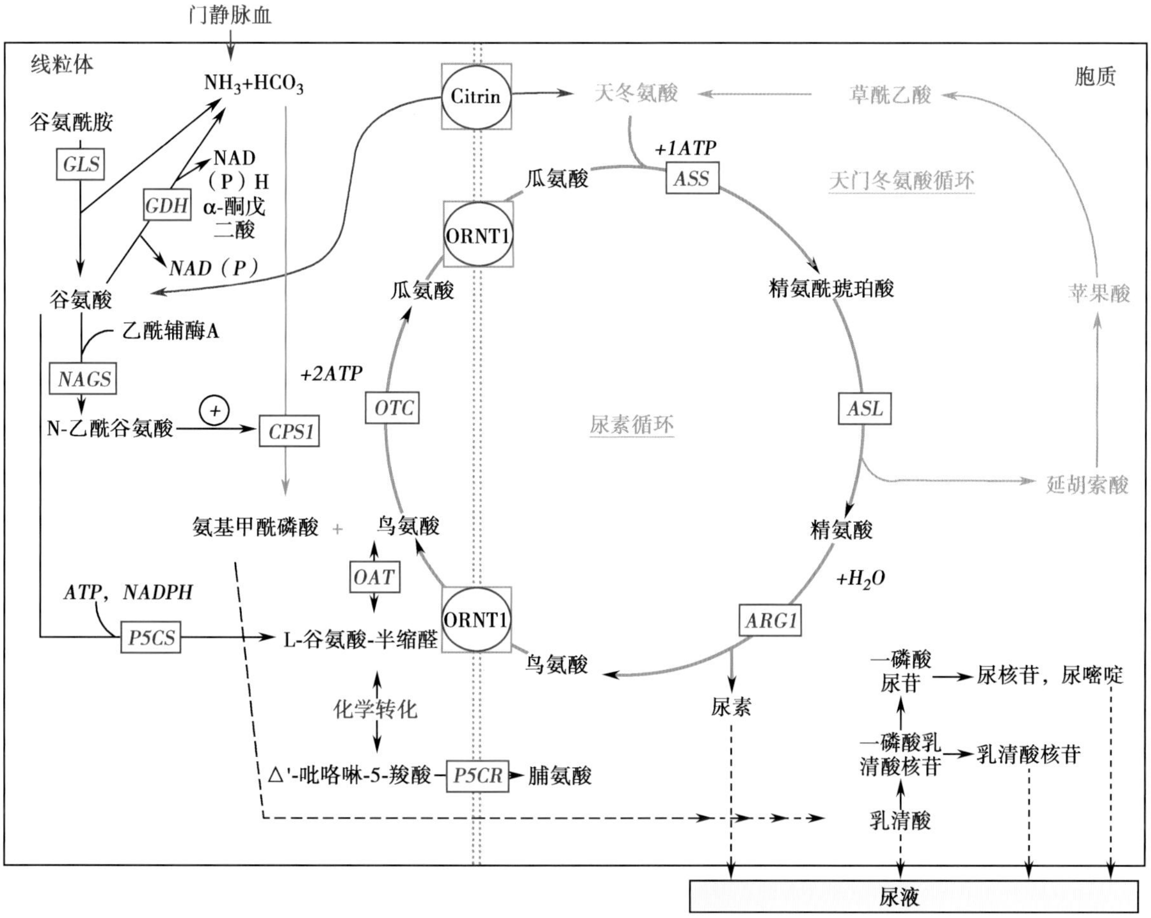

彩图 21-5-1　氨的代谢途径:尿素循环

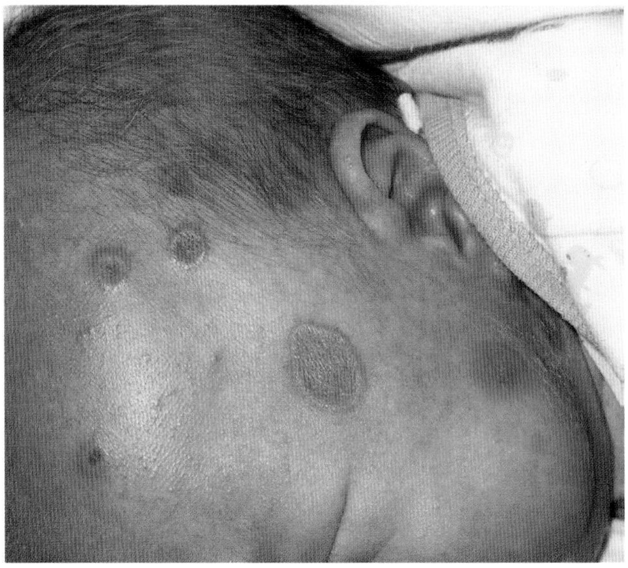

彩图 22-6-1　新生儿红斑狼疮的皮肤损害(环形红斑)

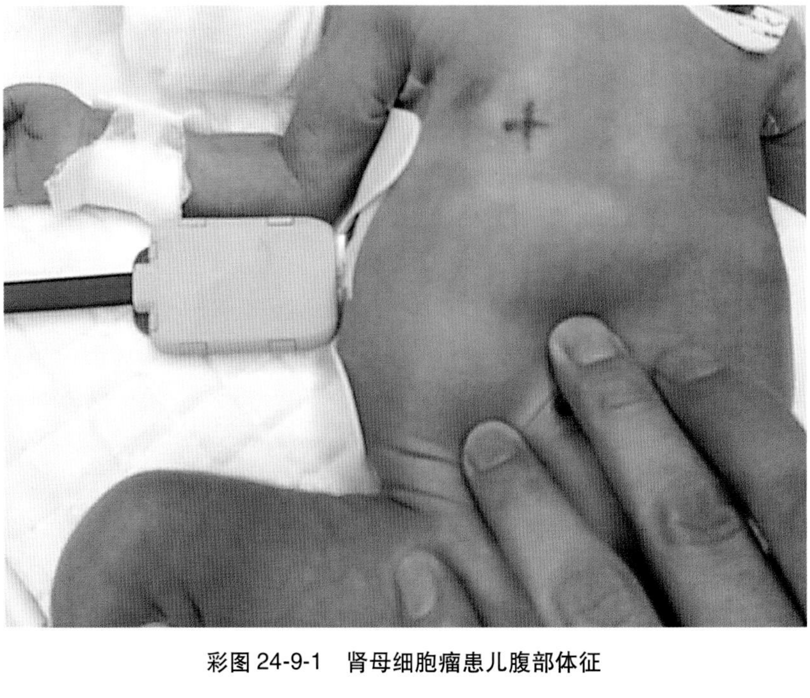

彩图 24-9-1　肾母细胞瘤患儿腹部体征

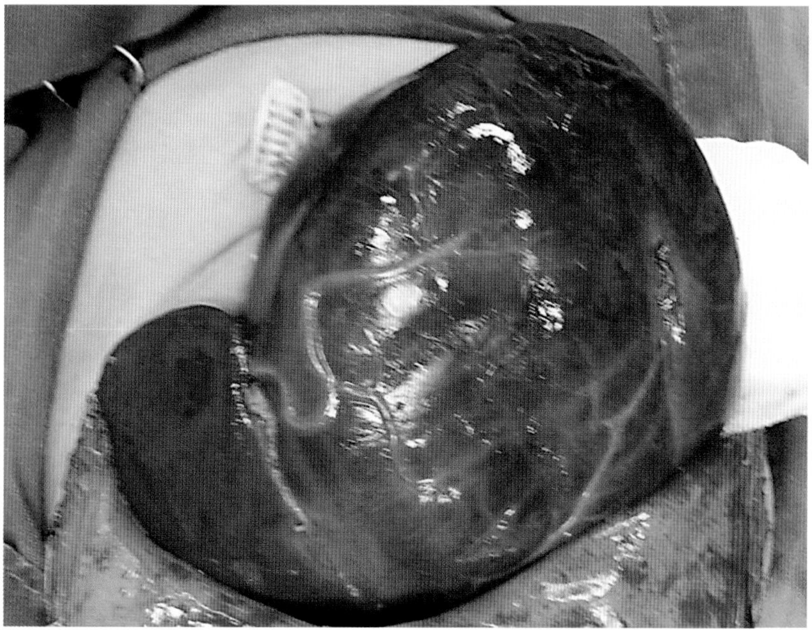

彩图 24-9-5　肝母细胞瘤